D1683786

Orthopädie
in Praxis und Klinik

Band VII, Teil 2

Orthopädie
in Praxis und Klinik

in 7 Bänden

Fortführung des Handbuches der Orthopädie
Herausgeber: G. Hohmann, M. Hackenbroch, K. Lindemann

2., neubearbeitete Auflage

Herausgegeben von

Allgemeine Orthopädie:
A. N. Witt, H. Rettig, K. F. Schlegel, M. Hackenbroch, W. Hupfauer

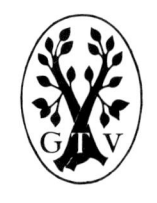

Spezielle Orthopädie:
A. N. Witt, H. Rettig, K. F. Schlegel

Georg Thieme Verlag Stuttgart · New York

Band VII

Spezielle Orthopädie

Hüftgelenk und untere Extremität

Teil 2: Fuß, Traumatologie, Amputationen und Tumoren

Bearbeitet von

W. Becker	W. Marquardt	M. Spranger
J. Breitenfelder	K. Müller	J. Steinhäuser
G. Dahmen	H. Rettig	U. Weber
H. U. Debrunner	A. Rütt	C. J. Wirth
G. Fries	K. F. Schlegel	A. N. Witt
W. Gördes	J. M. Schmidt	H. Zollinger
G. Imhäuser	A. Schreiber	J. Zsernaviczky

415 teilweise farbige Abbildungen in 952 Einzeldarstellungen
27 Tabellen

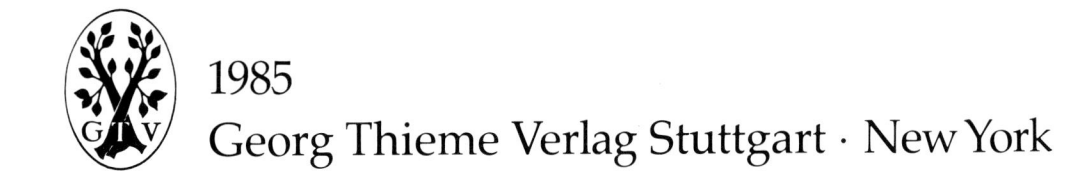

1985
Georg Thieme Verlag Stuttgart · New York

CIP-Kurztitelaufnahme der Deutschen Bibliothek

Orthopädie in Praxis und Klinik : in 7 Bd. ;
Fortführung d. Handbuches der Orthopädie, Hrsg.:
G. Hohmann . . . / hrsg. von A. N. Witt . . . –
Stuttgart ; New York : Thieme
   1. Aufl. u. d. T.: Handbuch der Orthopädie
NE: Witt, Alfred N. [Hrsg.]
Bd. 7. Spezielle Orthopädie : Hüftgelenk u. untere
Extremität.
Teil 2. Fuss, Traumatologie, Amputationen und
Tumoren / bearb. von W. Becker. – 2., neubearb. Aufl. –
1985.

NE: Becker, W. [Bearb.]

1. Auflage 1961		
1. italienische Auflage:	Band I	1962
	Band II	1963
	Band III	1965
	Band IV	1967

Wichtiger Hinweis: Medizin als Wissenschaft ist ständig im Fluß. Forschung und klinische Erfahrung erweitern unsere Kenntnisse, insbesondere was Behandlung und medikamentöse Therapie anbelangt. Soweit in diesem Werk eine Dosierung oder eine Applikation erwähnt wird, darf der Leser zwar darauf vertrauen, daß Autoren, Herausgeber und Verlag größte Mühe darauf verwandt haben, daß diese Angabe genau dem **Wissensstand bei Fertigstellung des Werkes** entspricht. Dennoch ist jeder Benutzer aufgefordert, die Beipackzettel der verwendeten Präparate zu prüfen, um in eigener Verantwortung festzustellen, ob die dort gegebene Empfehlung für Dosierungen oder die Beachtung von Kontraindikationen gegenüber der Angabe in diesem Buch abweicht. Das gilt besonders bei selten verwendeten oder neu auf den Markt gebrachten Präparaten und bei denjenigen, die vom Bundesgesundheitsamt (BGA) in ihrer Anwendbarkeit eingeschränkt worden sind.

Geschützte Warennamen (Warenzeichen) werden *nicht* besonders kenntlich gemacht. Aus dem Fehlen eines solchen Hinweises kann also nicht geschlossen werden, daß es sich um einen freien Warennamen handele.
Alle Rechte, insbesondere das Recht der Vervielfältigung und Verbreitung sowie der Übersetzung, vorbehalten. Kein Teil des Werkes darf in irgendeiner Form (durch Photokopie, Mikrofilm oder ein anderes Verfahren) ohne schriftliche Genehmigung des Verlages reproduziert oder unter Verwendung elektronischer Systeme verarbeitet, vervielfältigt oder verbreitet werden.
© 1961, 1985 Georg Thieme Verlag, Rüdigerstraße 14, D-7000 Stuttgart 30
Printed in Germany
Satz und Druck: Georg Appl, D-8853 Wemding; gesetzt auf Digiset 40T30

ISBN 3-13-561902-8   1 2 3 4 5 6

Anschriften

Becker, W., Prof. Dr., Orthopädische Klinik Volmarstein, 5802 Wetter (Ruhr) 2

Breitenfelder, J., Prof. Dr., Orthopädische Klinik des St.-Vincenz-Hospitals, Danziger Str. 17, 3492 Brakel

Dahmen, G., Prof. Dr., Orthopädische Universitätsklinik und Poliklinik Hamburg-Eppendorf, Martinistr. 52, 2000 Hamburg 20

Debrunner, H. U., Priv.-Doz. Dr., Ebnetrain 9, CH-6045 Meggen

Fries, G., Prof. Dr., Orthopädische Klinik, Kliniken der Stadt Saarbrücken, Akademisches Krankenhaus, 6600 Saarbrücken

Gördes, W., Prof. Dr., Orthopädische Abteilung im Krankenhaus der Barmherzigen Brüder, Romanstr. 93, 8000 München 19

Imhäuser, G., Prof. Dr., Frangenheim-Straße 17, 5000 Köln 41

Marquardt, W., Prof. Dr., Orthopädische Klinik „Paulinenhilfe", Seidenstr. 37, 7000 Stuttgart 1

Müller, K., Dr., Günthersgraben 16, 6300 Gießen

Rettig, H., Prof. Dr., Orthopädische Klinik der Justus-Liebig-Universität, Paul-Meimberg-Str. 3, 6300 Gießen

Rütt, A., Prof. Dr., Orthopädische Klinik, König-Ludwig-Haus, Brettreichstr. 11, 8700 Würzburg

Schlegel, K. F., Prof. Dr., Orthopädische Universitätsklinik und Poliklinik der Gesamthochschule Essen, Hufelandstr. 55, 4300 Essen

Schmidt, J. M., Dr., Friedastr. 17, 8000 München 71

Schreiber, A., Prof. Dr., Orthopädische Universitätsklinik Balgrist, Forchstr. 340, CH-8008 Zürich

Spranger, M., Prof. Dr., Klinik am Eichert, Postfach 660, 7320 Göppingen

Steinhäuser, J., Prof. Dr., Chefarzt der Orthopädischen Abteilung des Kreiskrankenhauses Mechernich, Betriebsstätte Zülpich, Kölnstr. 14, 5352 Zülpich

Weber, U., Prof. Dr., Orthopädische Klinik der Justus-Liebig-Universität, Paul-Meimberg-Str. 3, 6300 Gießen

Wirth, C. J., Prof. Dr., Orthopädische Klinik und Poliklinik des Klinikums Großhadern, Marchioninistr. 15, 8000 München 70

Witt, A. N., Prof. Dr. Dr. med. h. c., Burgstallerstr. 3, 8184 Gmund/Tegernsee

Zollinger, H., Dr., Leitender Arzt, Orthopädische Universitätsklinik Balgrist, Forchstr. 340, CH-8008 Zürich

Zsernaviczky, J., Priv.-Doz. Dr., Dreifaltigkeitshospital, Hospitalstr. 4, 4780 Lippstadt

Inhaltsverzeichnis

III. Fuß

1 Normale und pathologische Mechanik des Fußes 1.1

Von H. U. DEBRUNNER

Einleitung, Allgemeines 1.1
Der Fuß als Ganzes 1.1
   Mechanik des Fußes beim Stehen 1.2
      Projektion des Körperschwerpunktes . 1.2
      Fußsohle und ihre Belastung 1.2
      Gewichtsverteilung unter Fuß und Sohle 1.3
      Flächendruck unter der Sohle 1.3
      Muskelfunktion beim Stehen 1.4
      Modelle des Fußes 1.5
      Schlußfolgerungen 1.5
   Mechanik des Fußes in Bewegung 1.6
      Kinematische Untersuchungsmethoden 1.6
      Kinetische Untersuchungsmethoden . 1.6
      Bewegungsablauf beim Gehakt (Kinematik) 1.6
      Beim Gehen auf den Fuß wirkende Kräfte (Kinetik) 1.11
      Fuß bei großer physiologischer Belastung 1.22
      Schlußfolgerungen 1.24
Mechanik der Fußgelenke 1.24
   Talotibialgelenk (oberes Sprunggelenk, Talokruralgelenk) 1.24
   Unteres Sprunggelenk 1.30
   Queres Tarsalgelenk (Chopart) 1.35
   Tarsometatarsalgelenk (Lisfranc) 1.35
   Modelle der Fußbelastung 1.39
Schlußbetrachtungen 1.39
   Literatur 1.40

2 Differenzierungsstörungen und Variationen des Fußskelettes 2.1

Von J. STEINHÄUSER

Inkonstante Fußknochen (Ossa accessoria) 2.1
   Os tibiale externum 2.2
   Os trigonum 2.3
   Os peronaeum 2.4
   Os vesalianum 2.4
   Os intermetatarseum 2.5
   Calcaneus secundarius 2.6
   Os supranaviculare 2.7
   Sonstige inkonstante Knochen und Verknöcherungen am Fuß 2.8
Fusionen der Fußknochen 2.8
Koalitionen des Tarsus 2.15
   Coalitio talocalcanea 2.15
   Coalitio calcaneonavicularis 2.15
   Coalitio naviculare – Cuneiformia .. 2.18
Sonstige Varianten 2.18
   Teilungen einzelner Fußknochen 2.18
      Os naviculare bipartitum 2.18
      Os cuneiforme I bipartitum 2.18
   Processus trochlearis calcanei 2.18
   Haglund-Exostose 2.19
   Literatur 2.21

3 Klassische Fuß- und Zehenfehlformen 3.1

Spitzfuß – Hängefuß – Hackenfuß 3.1

Von G. DAHMEN und J. ZSERNAVICZKY

Spitz- und Hängefuß 3.1

Angeborener Spitzfuß – Pes equinus congenitus 3.2
Erworbener Spitzfuß – Pes equinus acquisitus 3.2

Lähmungsspitzfuß – Pes equinus paralyticus ... 3.3
  Spitzfuß bei Muskel- und Sehnenkrankheiten ... 3.8
  Spitzfuß bei Systemkrankheiten ... 3.11
  Spitzfuß aus mechanischer Ursache ... 3.14
Hackenfuß ... 3.19
  Angeborener Hackenfuß (Pes calcaneus congenitus) ... 3.21
  Erworbene Formen des Hackenfußes ... 3.24
  Literatur ... 3.27

Angeborener Klumpfuß und angeborener Sichelfuß ... 3.32
Von G. IMHÄUSER

Angeborener Klumpfuß ... 3.32
  Historischer Rückblick ... 3.32
  Entwicklung der Korrektur- und Fixierungsmethoden ... 3.33
    Manuelle Korrektur ... 3.33
    Zwingen, Osteoklasten und redressierende Schienen ... 3.34
    Operationsmethoden ... 3.35
    Fixierungstechnik ... 3.37
  Idiopathischer Klumpfuß ... 3.38
    Charakteristik der Deformität ... 3.38
    Behandlungsgrundsätze ... 3.39
    Technik der Behandlung nach Imhäuser ... 3.40
  Mißbildungsklumpfuß ... 3.50
    Klumpfuß bei Arthrogryposis ... 3.50
    Klumpfuß bei Tibiadefekt ... 3.55
    Klumpfuß in Verbindung mit Schnürfurchen ... 3.56
    Klumpfuß im Rahmen von Systemerkrankungen ... 3.57
    Klumpfuß als Teil eines Mißbildungskomplexes und beim Kreuzbeindefekt ... 3.57
  Lähmungsklumpfuß bei Myelomeningozele ... 3.58
  Rückschlüsse auf Ätiologie und Pathogenese unter Berücksichtigung der verschiedenartigen Klumpfußtypen ... 3.61
Angeborener Sichelfuß (Metatarsus adductus) ... 3.62
  Klinisches und röntgenologisches Bild ... 3.62
  Gedeckte Reposition (Kinder im 1. Lebensjahr) ... 3.64
  Operative Mobilisation in den Tarsometatarsalgelenken (Kinder im Spielalter) ... 3.65
  Reihenosteotomie der Metatarsalien (Kinder im Schulalter) ... 3.67
  Literatur ... 3.68

Hohlfuß (Pes cavus) ... 3.72
Von M. SPRANGER und A. RÜTT

  „Klassischer" Hohlfuß ... 3.74
  Hackenhohlfuß ... 3.76
  Sog. „Ballenhohlfuß" ... 3.77
  Ätiologie und Pathogenese ... 3.77
  Idiopathischer Hohlfuß ... 3.79
    Operative Therapie des kontrakten Pes cavus ... 3.83
Therapie des Hohlfußes ... 3.80
    Weichteileingriffe ... 3.80
  Literatur ... 3.85

Plattfuß ... 3.87
Von W. GÖRDES

Terminologie ... 3.87
Statistik ... 3.87
Statik und Mechanik ... 3.88
  Aufbau und Funktion des Fußes ... 3.88
  Fußsenkungstheorien ... 3.90
  Ätiologie und Pathogenese ... 3.94
Diagnostik ... 3.97
  Klinische Untersuchung ... 3.98
  Radiologische Untersuchung ... 3.98
  Ergänzende Methoden ... 3.102
Formen des Plattfußes ... 3.103
  Kindlicher Knick-Platt-Fuß ... 3.103
    Supinationskontraktur des Vorfußes ... 3.108
  Adoleszentenplattfuß ... 3.108
    Adoleszentenkontraktur des Fußes ... 3.108
  Erwachsenenplattfuß ... 3.110
    Traumatischer Plattfuß ... 3.113
    Lähmungsplattfuß ... 3.114
  Angeborener Schaukelfuß ... 3.116
Präventive Maßnahmen ... 3.117
  Literatur ... 3.118

Zehendeformitäten ... 3.123
Von J. BREITENFELDER und A. RÜTT

Erworbene Zehendeformitäten ... 3.123
  Hallux rigidus (flexus) ... 3.123
  Hallux valgus ... 3.127
  Hammerzehenplattfuß ... 3.137
  Hallux malleus (Großklauenzehe) ... 3.139
  Hammerzehen (Klauen-, Krallenzehen) ... 3.140
Angeborene Zehendeformitäten ... 3.143
  Kongenitale Hammerzehe ... 3.144
  Digitus V superductus ... 3.144
  Phalanx hallucis valga congenita ... 3.145
  Varuszehen ... 3.146
  Hallux valgus congenitus ... 3.146
  Hallux varus congenitus ... 3.146
  Polydaktylie ... 3.147
  Syndaktylie ... 3.147
  Partieller Riesenwuchs ... 3.149
  Literatur ... 3.149

4 Entzündungen ... 4.1

Entzündliche Erkrankungen des Fußes unter besonderer Berücksichtigung des polyarthritischen und gichtigen Fußes ... 4.1

Von A. Schreiber und H. Zollinger

Infektiös-entzündliche Erkrankungen ... 4.1
    Unspezifische Infektionen ... 4.1
        Akute Osteomyelitis ... 4.1
        Chronische Osteomyelitis ... 4.2
        Besondere Formen der Osteomyelitis . 4.4
        Unspezifisch bakterielle Arthritiden . 4.4
        Weichteilinfektionen ... 4.6
    Spezifische Infektionen ... 4.7
        Fußtuberkulose ... 4.7
        Ostitis multiplex cystica Jüngling ... 4.11
        Lues ... 4.11
        Bei uns seltene spezifische Infektionen 4.12
Entzündlich-rheumatische Erkrankungen . 4.12
    Im engeren Sinn ... 4.12
        Rheumatismus verus ... 4.12
        Progredient chronische Polyarthritis . 4.12
        Juvenile chronische Arthritis ... 4.20
        Morbus Bechterew ... 4.20
    Besondere Fromen der Arthritis ... 4.22
        Psoriasisarthritis ... 4.22
        Reiter-Syndrom ... 4.22
        Kollagenosen ... 4.23
        Mukokutane Syndrome ... 4.23
        Rheumatoide ... 4.24
        Allergische Arthritiden ... 4.24
        Arthropathien bei intestinalen Erkrankungen ... 4.24
Stoffwechselbedingte Gelenkerkrankungen ... 4.24
    Gichtarthropathie am Fuß ... 4.24
        Akute Gichtarthritis ... 4.25
        Chronische Gichtarthropathie ... 4.27
    Hämochromatose ... 4.29
    Chondrokalzinose (Pseudogicht) ... 4.29
    Primärer Hyperparathyreoidismus ... 4.30
    Lipidstoffwechselstörungen ... 4.30
Neuroarthropathien ... 4.32
Literatur ... 4.34

Haglund-Ferse – Fersensporne – Fußhöcker – Talusnase ... 4.36

Von G. Fries

Haglund-Ferse ... 4.36
Fersensporne ... 4.41
Fußhöcker ... 4.45
Talusnase ... 4.46
Literatur ... 4.48

5 Erkrankungen mit besonderen Ursachen ... 5.1

Trophische Störungen ... 5.1

Von W. Gördes

Kontraktur der Plantaraponeurose (Morbus Ledderhose) ... 5.1
Zirkumskripte Sklerodermie (Morphée en plaques) ... 5.2
Malum perforans ... 5.5
Phlegmasia alba dolens, Phlegmasia coerulea dolens, Atrophie blanche, Perniosis ... 5.8
    Phlegmasia alba dolens ... 5.8
    Phlegmasia coerulea dolens ... 5.8
    Atrophie blanche ... 5.8
    Perniosis ... 5.9
Sudecksches Syndrom des Fußes ... 5.10
Schwielen, Klavi, Verrucae plantares, subunguale Tumoren ... 5.14
    Schwielen ... 5.14
    Klavi ... 5.14
    Verrucae plantares ... 5.15
    Subunguale Tumoren ... 5.16
Unguis incarnatus, Onychogryphosis ... 5.16
    Unguis incarnatus ... 5.16
    Onychogryphosis ... 5.17
Literatur ... 5.17

IV. Traumatologie des Hüftgelenks und der unteren Extremität

6 Traumatologie der unteren Extremität und ihre Folgezustände ... 6.1

Traumatische Schädigungen des Beckens und des Oberschenkels ... 6.1

Von A. N. Witt

Beckenschaufelfrakturen ... 6.1
Hüftgelenkpfannen-Verletzungen ... 6.3
Oberschenkelfrakturen ... 6.7
Oberschenkelschaft-Frakturen ... 6.13

Frakturen und Kapsel-Band-Verletzungen am Kniegelenk ... 6.21

Von J. M. Schmidt

Femurkondylenfraktur ... 6.21
    Kondylenfraktur des Femur beim Erwachsenen ... 6.21

Femurfrakturen mit Beteiligung der distalen Epiphysenfuge 6.23
Kartilaginäre und osteokartilaginäre Frakturen 6.25
Patellafraktur 6.26
Tibiakopffraktur 6.28
  Tibiakopffraktur des Erwachsenen . . . 6.28
    Begleitverletzungen 6.28
  Ausrisse der Eminentia intercondylica . 6.30
  Proximale Tibiafraktur mit Beteiligung der Epiphysenfuge 6.31
  Knöcherne Bandausrisse beim Kind . . 6.32
Kapsel-Band-Läsionen des Kniegelenks . . 6.33
  Funktionelle Anatomie 6.33
  Knie-Instabilitäten 6.35
  Literatur 6.51

Traumatische Veränderungen des Unterschenkels und des Fußes 6.54
Von A. N. Witt und C. J. Wirth

Weichteilschädigungen 6.54
  Muskelprellung und -quetschung, Muskelriß 6.54
  Sehnenverletzungen 6.56
    Verletzungen der Achillessehne 6.56
    Habituelle Peronäalsehnenluxation (habituelle Fußluxation) 6.58
    Verletzungen der übrigen Sehnen des Fußes 6.59
    Dorsalflektoren 6.59
  Nervenlähmungen 6.60
    Schädigung des N. peronaeus 6.60
    Tibialisverletzungen 6.61
  Kontusion und Distorsion des Unterschenkels und des Fußes 6.62
    Distorsionen im Bereich der Sprunggelenke 6.63
    Distorsionen im Bereich der distalen Fußwurzel und des Mittelfußes 6.64
    Gefäßverletzungen 6.66

Knöcherne Verletzungen 6.67
  Frakturen des Unterschenkels 6.67
    Isolierter Tibiaschaftbruch 6.67
    Isolierte Fibulafraktur 6.70
    Kompletter Unterschenkel-Schaftbruch 6.70
    Komplizierter Unterschenkel-Schaftbruch 6.75
    Kallusverzögerung und Pseudarthrose 6.80
    Beseitigung von frischen und veralteten Fehlstellungen am Unterschenkel . 6.82
    Sprunggelenknahe Unterschenkelbrüche 6.83
  Verletzungen des oberen Sprunggelenks 6.85
    Frische Frakturen 6.85
    Veraltete, schlechtstehende Brüche des oberen Sprunggelenks 6.93
    Malleolarpseudarthrosen 6.95
    Gabelsprengung 6.96
  Epiphysenverletzungen des Unterschenkels 6.97
    Epiphysenverletzungen am Schienbeinkopf 6.97
    Verletzungen an der Tuberositas tibiae 6.98
    Epiphysenverletzungen an der Tibiabasis 6.100
Traumatische Schädigung des Fußes 6.106
  Talusfrakturen 6.106
  Komplette Talusluxation 6.110
  Luxatio pedis sub talo 6.111
  Fersenbeinbrüche 6.112
  Luxation im Chopart-Gelenk ohne und mit Frakturbeteiligung 6.116
  Kahnbeinverletzungen 6.118
  Verletzungen der übrigen Fußwurzelknochen 6.120
  Luxation im Lisfranc-Gelenk 6.120
  Mittelfuß- und Zehenfrakturen 6.120
    Mittelfußfrakturen 6.120
    Zehenfrakturen 6.124
  Literatur 6.124

V. Amputationen der unteren Extremität

7 Amputationen 7.1
Von W. Marquardt

Einleitung 7.1
Patientengerechter Amputationsstumpf . . 7.2
Amputationen in der Wachstumsperiode . 7.3
Amputationen beim Alternden 7.7
Indikationen zur Amputation 7.9
  Traumen 7.9
  Septische Erkrankungen 7.9
  Frostnekrose 7.9
  Hitzenekrose 7.9
  Arterielle Durchblutungsstörungen . . . 7.10
  Gliedmaßengeschwülste 7.10

Deformitäten 7.10
Wundinfektionen und septische Erkrankungen 7.11
Zum Behandlungsablauf bei der Amputation 7.11
Amputationstechnik an den unteren Gliedmaßen 7.12
  Allgemeine Technik 7.12
  Schmerzausschaltung 7.13
  Bluttransfusionen und Flüssigkeitsaustausch 7.13

Blutleere 7.13
Elektrisches Operieren 7.13
Lagerung 7.13
Sonstige Vorbereitungen 7.14
Nachbehandlung 7.14
Hautschnitte 7.14
Muskelversorgung 7.15
Nervenversorgung 7.15
Gefäßversorgung 7.15
Knochenversorgung 7.15
Wunddrainage und Wundschluß . . . 7.16
Zehenamputationen 7.16
Großzehe 7.16
Zehen II–V 7.17
Amputationen in den Mittelfußknochen 7.17
Amputationen in der Fußwurzel 7.19
Amputationstechnik bei den Fußwurzelstümpfen 7.21
Modifizierte Pirogowsche Amputation 7.22
Amputation nach Syme 7.22
Korrekturen bei den Fußstümpfen . . 7.23
Amputationen im Unterschenkel 7.23
Notamputation und Stumpfkorrekturen 7.26
Nachbehandlung 7.26
Kniegelenkexartikulation 7.27
Amputationen im Oberschenkel 7.28
Stumpfkorrekturen 7.29
Hüftexartikulation und Oberschenkelkurzstümpfe 7.30
Ablatio interilioabdominalis 7.30
Stumpfkrankheiten 7.31
Versicherungsrechtliche Fragen bei Amputationen der unteren Gliedmaßen 7.32
Literatur 7.33

VI. Tumoren des Hüftgelenks und der unteren Extremität

8 Weichteiltumoren 8.1

Von U. WEBER und K. MÜLLER

Literatur 8.2

9 Knochentumoren 9.1

Von W. BECKER

Einleitung 9.1
Allgemeine Überlegungen zur Biopsie . . . 9.2
Allgemeine Überlegungen zur Radikalität . 9.2
Knochentumoren des Beckens 9.4
Spezielle Operationsverfahren 9.5
A. Radikale Eingriffe 9.5
Ablative Eingriffe 9.5
Resektionen 9.8
B. Unradikale Eingriffe im Bereich des Beckens 9.12
Knochentumoren des Oberschenkels . . . 9.13
Spezielle Operationsverfahren 9.14
Proximales Femur 9.15
A. Radikale Eingriffe 9.15
B. Unradikale Eingriffe 9.17
Femurdiaphyse 9.19
A. Radikale Eingriffe 9.19
B. Unradikale Eingriffe 9.21
Distales Femur 9.23
A. Radikale Eingriffe 9.24
B. Unradikale Eingriffe 9.33
Knochentumoren des Unterschenkels und der Patella 9.34
Patella 9.34
Tibia 9.34
Spezielle Operationsverfahren 9.35
A. Radikale Eingriffe 9.35
B. Unradikale Eingriffe 9.39
Fibula 9.40
Spezielle Operationsverfahren 9.41
A. Radikale Eingriffe 9.41
B. Unradikale Eingriffe 9.42
Knochentumoren des Fußes 9.44
Tarsus und Metatarsus 9.44
Spezielle Operationsverfahren 9.44
A. Radikale Eingriffe 9.44
B. Unradikale Eingriffe 9.45
Phalangen 9.46
Spezielle Operationsverfahren 9.46
A. Radikale Eingriffe 9.46
B. Unradikale Eingriffe 9.47
Literatur 9.47

Sachverzeichnis XIII

Gesamtumfang des Bandes XXXI + 526 Seiten

Inhaltsübersicht über den 1. Teil dieses Bandes

Hüftgelenk und Oberschenkel
    Normale und pathologische Mechanik
    Angeborene Deformitäten
    Erkrankungen mit besonderen Ursachen
    Dysmelien
    Erworbene Erkrankungen des Hüftgelenks
    Degenerative Erkrankungen
    Hüftmuskellähmungen

Knie und Unterschenkel
    Normale und pathologische Mechanik
    Angeborene Störungen
    Erworbene Erkrankungen des Kniegelenks
    Degenerative Erkrankungen
    Juvenile Osteochondrosen und Osteonekrose des Erwachsenen
    Erkrankungen mit besonderen Ursachen
    Angeborene Fehlbildungen des Unterschenkels

Spezielle Probleme des Hüftgelenks und der unteren Extremität
    Spezifische Probleme der unteren Extremität
    Durchblutungsstörungen
    Orthopädische Probleme der plasmatischen Gerinnungsstörungen

III. Fuß

1. Normale und pathologische Mechanik des Fußes*

Von H. U. Debrunner

Einleitung, Allgemeines

Der Fuß ist ein sehr komplexes Gebilde mit einer einmaligen, recht komplizierten Funktion. Diese ist durch zentrale Steuerungsmechanismen gewährleistet, die zu einem großen Teil automatisiert sind und auch Beine und Rumpf in den funktionellen Ablauf einbeziehen.

Die Mechanik des Fußes umfaßt sowohl die konstruktiven Details, wie Gelenkarchitektur und Festigkeit der daran beteiligten Gewebe, als auch den recht komplexen Bewegungsablauf (Kinematik) und die Beschreibung der aktiven und passiven Kräfte, die auf ihn einwirken (Kinetik). Die Beschreibung der Mechanik des Fußes wird durch Vereinfachungen und Modelle erleichtert, indem die komplexen Funktionen auf Teilfunktionen reduziert werden, die an sich meßbar und damit verständlich werden. Die Untersuchungsmethoden haben in den letzten Jahren enorme Fortschritte gemacht durch die Anwendung neuer technischer Hilfsmittel. Der Einsatz moderner elektronischer Sensoren für Kräfte und Bewegungen, aber auch moderner Methoden der Signalanalyse, und die Verarbeitung der Resultate mit Hilfe von Computer und EDV erlauben heute Reihenuntersuchungen, die vor wenigen Jahren noch nicht denkbar waren. Die Bearbeitung großer Datenmengen ist jetzt möglich geworden (zum Vergleich: Braune u. Fischer (1895) brauchten mehrere Jahre für die Auswertung von drei Gangversuchen!). Umfangreiche Wertetabellen können in Sekunden auf dem Bildschirm graphisch (und damit auch für den Mediziner verständlich) dargestellt werden.

Parallel zur zunehmenden Vervollkommnung der Untersuchungs- und Auswertungstechnik ist aber auch eine Arbeitsteilung notwendig geworden, da der orthopädisch geschulte Arzt die spezialisierte Technik nicht mehr beherrscht. Er ist auf den Physiker, den Ingenieur und den Computerspezialisten angewiesen, die ihm die Apparate herstellen und bedienen. Die Zusammenarbeit mit dem Biomedical Engineer erfordert jedoch von ihm, daß er sich zumindest mathematisch-technisches Grundwissen aneignet, wenn er die Resultate moderner Forschungsarbeit kritisch verstehen und für seine klinischen Fragestellungen verwerten will. Dies gilt vor allem auch für die dank Computereinsatz möglich gewordenen technisch-mathematischen Modelle (z. B. Seireg u. Arvikar 1973, Simkin 1982, Procter 1982, Wynarsky u. Greenwald 1983), die vertiefte Einsichten in die Funktion des Fußes gestatten. Bei der folgenden Darstellung der Biomechanik des Fußes wird erwartet, daß der Leser mit der funktionellen Anatomie des Fußes bekannt ist, und es wird die Kenntnis der Grundgesetze der Newtonschen Punktmechanik, der Festigkeitslehre und der technischen Mechanik vorausgesetzt. Vorteilhaft ist auch die Beschäftigung mit einigen Gebieten der höheren Mathematik und Statistik sowie mit den Grundlagen der Informationsverarbeitung in der EDV.

Bei der Darstellung der Fußmechanik wurde vor allem die neueste Literatur berücksichtigt. Dabei mußte in Kauf genommen werden, daß viele ältere Arbeiten, die z. T. noch heute geltende, grundlegende Überlegungen enthalten, im Literaturverzeichnis zu kurz kommen.

Der Fuß als Ganzes

Die Erkennung von krankhaften Veränderungen am Fuß erfolgt häufig über die Beobachtung der Funktion, vor allem des Bewegungsablaufes beim Gehen. Die Fußbewegungen erfolgen sehr rasch in zyklischem Ablauf. Daher sind Veränderungen des phasischen Ablaufes oft die einzigen erkennbaren Zeichen. Die Abgrenzung von Varianten des Gehaktes von pathologischen Verläufen ist sehr wichtig, weshalb zunächst die Funktion des Fußes als Ganzes beschrieben wird.

Die Funktion des Fußes kann aufgeteilt werden in:

1. Stützung des Körpers im Stehen, auch auf unebenem und geneigtem Boden (s. S. 1.2 ff.);

---
* Mit Unterstützung durch den Schweizerischen Nationalfonds (Projekt 3.880.81)

1.2 Normale und pathologische Mechanik des Fußes

2. Bildung einer sicheren Basis für den Körper beim Gehen und einer mobilen, aber feststehenden Plattform beim Lastentragen, Laufen und Springen (s. S. 1.6 ff.);
3. sensorische Erfassung der vom Boden aus wirkenden mechanischen Einwirkung von statischen und dynamischen Kräften (worauf hier nicht näher eingegangen werden kann).

Mechanik des Fußes beim Stehen

Das ruhige, entspannte beidbeinige Stehen ist ein ausgesprochen dynamischer Zustand mit kleinen, langsamen Bewegungen. Das Körpergewicht wird über die beiden oberen Sprunggelenke auf die Tali geleitet und gemäß der Konstruktion des Fußskeletts beidseits auf das Tuber calcanei sowie auf den Vorfuß übertragen. Die Fußsohle unter Ferse und Zehenballen wirkt als mechanischer viskoelastischer Puffer und verteilt die Kräfte der belasteten Skelettpunkte auf eine ausgedehnte Bodenkontaktfläche. Erschütterungen und Bewegungen des Bodens werden über den spezifischen sensorischen Apparat (Druckrezeptoren der Sohlenhaut, propriozeptive Sensorik in den Gelenkstrukturen und Spannungssensoren in Sehnen und Muskeln) erfaßt und lösen automatisch kleine Korrekturbewegungen aus.

Projektion des Körperschwerpunktes

Beim ruhigen Stehen pendelt die Projektion des Körperschwerpunktes (KSP) auf den Boden dauernd um eine mittlere Lage in der Mittellinie etwa 1 cm vor dem Navikulare hin und her. Die Aufzeichnung der Projektion des KSP im Stabilogramm zeigt Ausschläge von 3–4 mm; die bestrichene Fläche beträgt mit offenen Augen etwa 80 mm^2, bei geschlossenen etwa 125–140 mm^2 (Abb. 1). (MURRAY 1975, KOLES u. CASTELEIN 1980). Die Frequenz der Auslenkung liegt bei etwa 1–6 Hz.

Bei Patienten mit Störungen des Gleichgewichtssinnes oder mit Paresen der unteren Extremitäten werden die Schwankungen im Stabilogramm größer, wobei vor allem die Amplitude wächst. Auch im Alter sind die Ausschläge oft größer als bei jungen Erwachsenen.

Die gesamte vertikale Bodendruckkraft, die dem Körpergewicht (KG) entspricht, oszilliert auch beim ruhigen Stehen ständig mit einer Frequenz von 4–6 Hz um bis zu 0,8 kg um das wirkliche KG. Diese Oszillationen sind Ausdruck der dynamischen Kräfte, die beim Hin- und Herschwanken des Körpers auftreten (MURRAY 1975).

Fußsohle und ihre Belastung

Ein Großteil von Fußbeschwerden hat ihren Ursprung auf dem Weg der Kraftübertragung durch die Fußsohle. Die Haut der Fußsohle wird durch kräftige Bindegewebssepten, die große Fettgewebskammern umschließen, fest mit der Skelettunterlage verbunden. Diese subkutane Druckkammerstruktur findet man an den belasteten Sohlenstellen; sie ragt aber auch seitlich über den Rand des Kalkaneus heraus, ebenso am Rand des Vorfußballens (Abb. 2). Die Konstruktion der kräftigen Bindegewebssepten garantiert eine feste, elastisch deformierbare Verbindung zwischen Skelett und Boden (BOJSEN-MÖLLER 1979). Unter

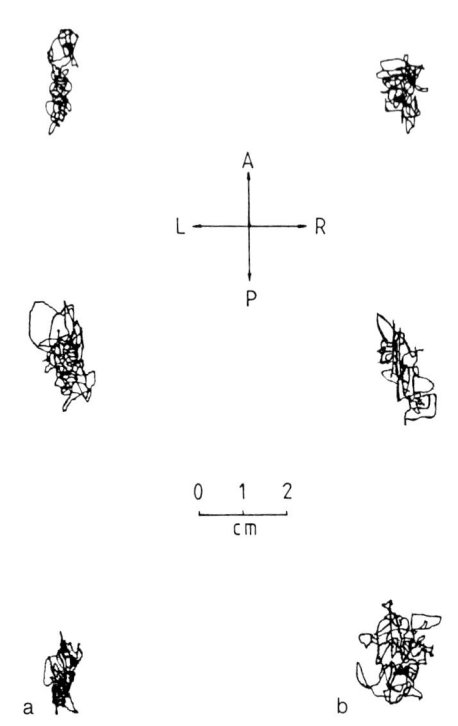

Abb. 1 a u. b Stabilogramme von 6 gesunden Personen. Schwankungen des KSP während 30 Sek. a) 70–75jährige, b) 30–35jährige (nach *Marshall* u. Mitarb.)

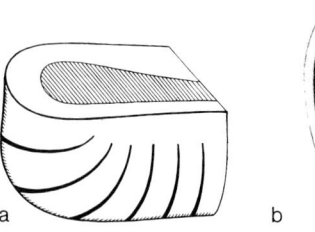

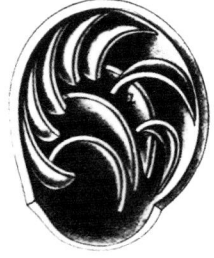

Abb. 2 a u. b Anordnung der Hautleisten und der oberflächlichen Anheftung der Bindegewebesepten unter der Ferse in Spiralform a), und b) Schema der Kammerung der Septen und Druckkammern. Bei Belastung verdrehen sich die Septen etwas und verdichten damit das Fersenpolster (aus *Blechschmidt, E.*: Gegenbaurs Morphol. Jahrb. 73 [1934] 20)

Tabelle 1 Gewichtsverteilung unter dem Vor- und Rückfuß in Prozent des Körpergewichtes (KG) (nach *Arvikar* u. *Seireg*)

	Met. I	Met. II	Met. III	Met. IV	Met. V	Ferse	Total
Belastung in % KG	5,06	6,82	7,48	6,72	6,56	18,94	51,58
Streuung	1,12	1,25	0,74	0,86	1,04	2,75	

dem Tuber calcanei wird die Fußsohle bei der Belastung bis auf die Hälfte ihrer Dicke zusammengedrückt. Die Sohlenkonstruktion verteilt den Kraftfluß von den kleinen Tragflächen der Metatarsalia und des Kalkaneus auf eine breitere Fläche.

Die Sohlenkonstruktion erleidet bei Belastung eine nichtlineare Deformation. Die Kompression erreicht bei einer Druckbeanspruchung von etwa 40 N/cm² rund 40%; der Elastizitätsmodul steigt bei dieser Belastung gegen 1000 N/cm² an. Bei der Entlastung zeigt die Kraft-Dehnungs-Kurve eine deutliche Hysterese.

Gewichtsverteilung unter Fuß und Sohle

Die Belastung der Metatarsalköpfchen hängt von der Körperhaltung ab (Tab. 1). In der Normalhaltung werden vor allem die mittleren Strahlen belastet. In leichter Rücklage wird die Belastung des Metatarsale I geringer; die Metatarsalia III–IV werden jedoch mehr belastet. Bei der Vorverlagerung des KSP wird der I. Strahl stärker belastet. Die Belastung des II. Strahles bei dieser Gewichtsverlagerung bleibt ungefähr gleich. Die Kraftübertragung im I. Tarsometatarsalgelenk beim Stehen folgt besonderen Gesetzen: diejenige im II. Tarsometatarsalgelenk weist eine besondere Stabilität auf.

Im Schuh wird die Ferse nach DIEBSCHLAG (1982) wesentlich stärker belastet als barfuß (Ferse 75%, Vorfuß 25%). Beim beidbeinigen Stehen werden die Metatarsalia mit je 5–8% KG belastet, und zwar in der Reihenfolge 3 = 4 > 1 > 2 > 5. Im Zehenstand wird die Reihenfolge jedoch 1 > 2 > 3 > 4 = 5, d.h., es wird nur der mediale Fußteil belastet, wobei das I. Metatarsale die Hauptlast (bis 30% KG!) übernimmt (Abb. 3) (STOTT u. Mitarb. 1973).

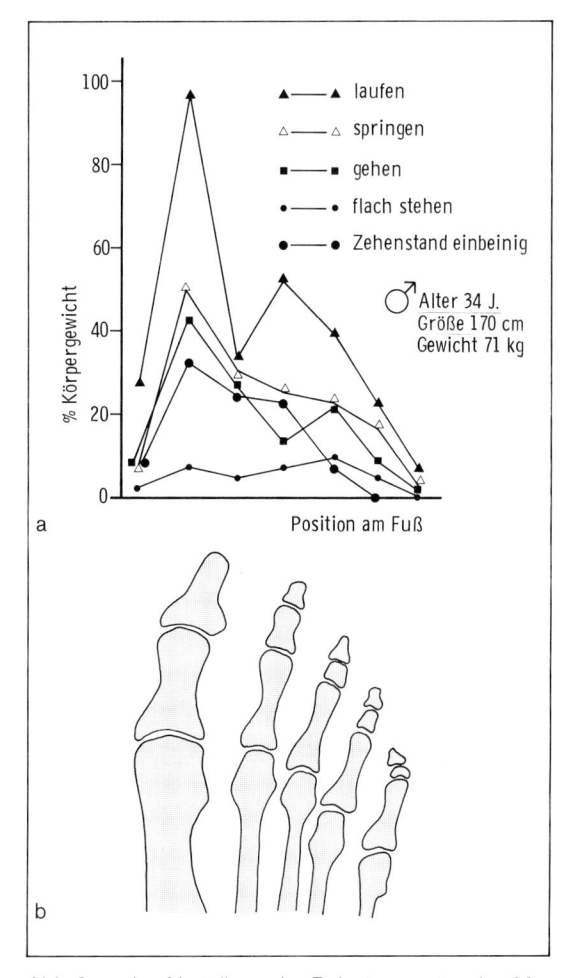

Abb. 3 a u. b Verteilung der Belastung unter den Metatarsalköpfchen unter verschiedenen Bedingungen: Stehen, Zehenstand, Gehen, Laufen und Springen. Beim Stehen ziemlich gleichmäßige Belastung mit Maximum unter dem III. Strahl. Der I. Strahl wird bei dynamischen Belastungen mehr beansprucht (nach *Stott* u. Mitarb.)

Flächendruck unter der Sohle

Unter den Metatarsalköpfchen wurden Drücke von 5–15 N/cm² gemessen, unter der Ferse zentral 11–40 N/cm². Unter der Großzehe werden Werte bis 25–40 N/cm² erreicht. MÜLLER-LIMROTH u. Mitarb. (1977) fanden bei einem Plattfuß unter dem Mittelfuß (Isthmus) beim symmetrischen Stehen 7,4 N/cm², im Einbeinstand sogar 19–29 N/cm² (Abb. 4). Bei Kindern mit Spitzfuß bei Myelomeningozele wurden am Vorfuß Werte von 20–40 N/cm² gefunden.

Das Verteilungsmuster der Sohlenbelastung wird durch die Beschaffenheit des Fußes (Skelett, Sohle) sowie durch die Fußhaltung bestimmt. Bei der Versorgung mit Einlagen muß die Verteilung der Flächendruckwerte unter der Fußsohle berücksichtigt werden, denn sie können nur durch Veränderung der Druckverteilung wirken. Die Belastungsfähigkeit der Haut im Bereich der medialen Längswölbung ist geringer als diejenige der eigentlichen Sohlenhaut. Die „Stützung" des Fußes darf nicht so weit gehen, daß der lokale Druck die üblichen Werte übersteigt.

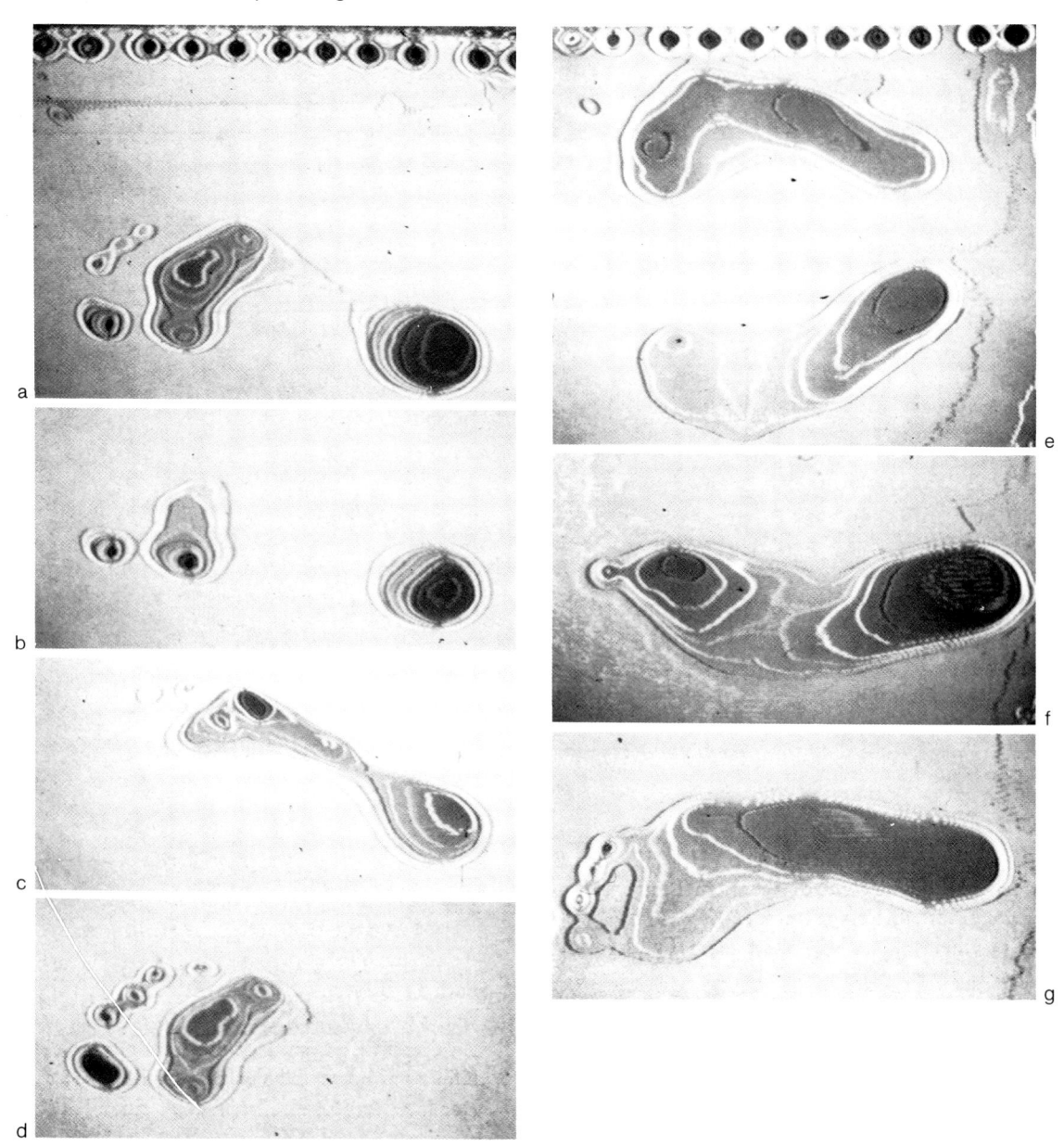

1.4 Normale und pathologische Mechanik des Fußes

Abb. 4 a–g Belastung der Fußsohle, gemessen mit der Methode von *Arcan*. a–d unauffälliger Fuß, a) in Mittelstellung, b) bei Belastung medial, c) auf dem äußeren Fußrand und d) im Zehenstand. Die Druckzonen werden farbig auf dem Bildschirm dargestellt und sind leicht voneinander zu unterscheiden. e–g) Plattspreizfuß, e) im beidseitigen Stehen, bei Belastung des f) inneren und g) äußeren Fußrandes. Mit dieser Darstellung kommen die unterschiedlichen Druckzonen sehr gut zur Darstellung (aus *Müller-Limroth, W., H. R. Beierlein, W. Diebschlag*: Z. Orthop. 115 [1977] 929)

Muskelfunktionen beim Stehen

Die anatomische Form des belasteten Fußes bleibt ohne die Mitwirkung der Unterschenkel- und Fußmuskeln durch nichtmuskuläre Elemente erhalten (Tab. 2) (BASMAJIAN u. BENTZON 1954, BASMAJIAN u. STECKO 1963). Die Muskeln sind jedoch notwendig, um den Fuß an Unebenheiten des Bodens anzupassen, zur Erhaltung des Gleichgewichtes und um die dynamischen Kräfte beim Stehen und Gehen aufzufangen. Nur beim „weichen" Fuß, bei dem die Gelenke unter der Belastung nachgeben, sind die Muskeln zum Stehen notwendig (HICKS 1957).

OKADA u. FUJIWARA (1983) messen im Stehen die Aktivität im EMG für Tibialis anterior, Gastrocnemius lateralis und medialis, Soleus und Abductor hallucis bei verschiedenen Positionen (aufrecht, Vor- und Rückneigen). Sie finden einen kurzen Bereich zwischen 30–40% der Fußlänge (von der Ferse an gemessen), in dem die Muskelaktivität für alle untersuchten Muskeln

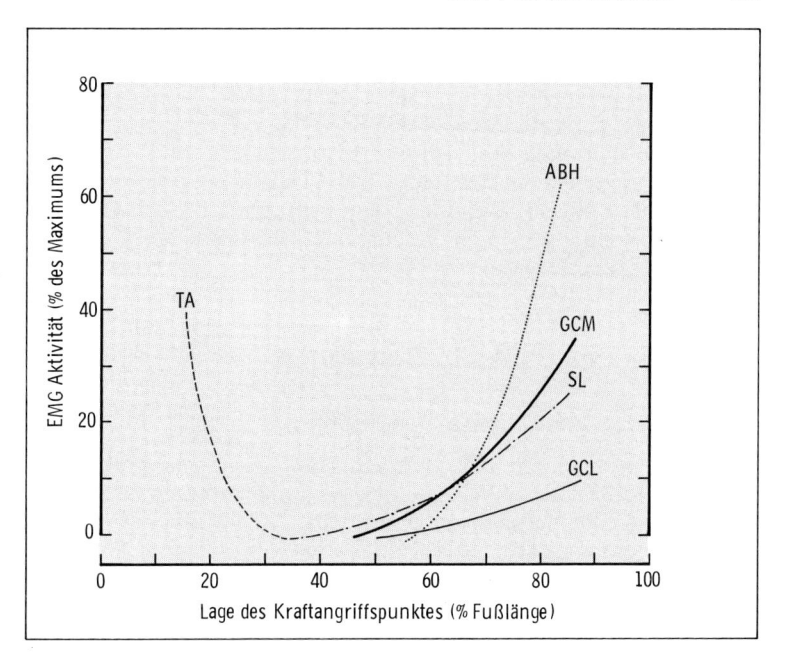

Abb. 5 Relative Muskelaktivität (in % der max. Aktivität) beim Stehen in Abhängigkeit der Schwerpunktslage. Abszisse: Lage des KSP in der Sagittalrichtung (0% = Ferse, 100% = Zehen). In einer Mittellage von 35–40% ist die Aktivität praktisch Null. Bei Rücklage arbeitet der M. tibialis anterior, in Vorlage die Wadenmuskeln und der M. abductor hallucis. TA = Tibialis anterior, ABH = Abductor hallucis, SL = Soleus, GCM, GCL = Gastrocnemius medialis und lateralis (nach *Okada* u. *Fujiwara*)

Tabelle 2 Reißspannung, Elastizitätsmodul und Dehnung der Plantarfaszie (nach *Wright* u. *Rennels*)

Belastung	250 N	Elastizitätsmodul	345 N/mm^2
	1000 N		830 N/mm^2
Reißspannung	ca. 27 N/mm^2		
bei Zugspannung von	10 N/mm^2	Dehnung	2–2,5%
	20 N/mm^2		4,5%
In vivo: Verlängerung des Fußes bei Belastung der Tibia	Belastung Tibia	Verlängerung des Fußes	
	245 N	0,04 mm	0,24%
	490 N	0,20 mm	1,2 %
	736 N	0,24 mm	1,44%
	981 N	0,28 mm	1,68%

unmeßbar klein wird (Abb. 5). In Rücklage tritt der Tibialis anterior zunehmend in Aktion, beim Belasten des Vorfußes hingegen die Wadenmuskulatur und auch der Abductor hallucis. Die Unterschenkel- und die Fußmuskulatur werden also zur Erhaltung der aufrechten Körperhaltung eingesetzt, wenn sich der Schwerpunkt aus seiner habituellen Position hinausbewegt.

Im gleichen Sinne sprechen auch die Röntgenuntersuchungen der Fußwölbung mit und ohne Belastung (HASSELWANDER 1940, CARLSÖÖ u. WETZENSTEIN 1968). Die Längswölbung des gesunden, unauffälligen Fußes wird auch unter der Körperbelastung nicht nachweisbar niedriger. Hingegen findet man dann, wenn das Fußskelett unter Belastung flacher wird, auch eine Einwärtsdrehung des Talus. Die Erniedrigung der Fußwölbung ist damit Ausdruck einer Rotation des Talus mit Eversion des Fußes und nicht einer effektiven Formänderung.

WEITNAUER (1955) und NIEDERECKER (1959) benützen die Senkung des Fußskeletts unter Belastung und bei Ermüdung, um die untersuchten Füße in fünf verschiedene Gruppen einzuteilen, die auch zur Definition des Knick-Platt-Fußes benützt werden. Das unterschiedliche mechanische Verhalten des Fußes erlangt damit pathognomonische Bedeutung. Nur beim „insuffizienten Knick-Senk-Fuß" wird eine nachweisbare Senkung der Längswölbung und gleichzeitig eine Verlängerung des Fußskeletts gefunden. Die einfache Abflachung der Längswölbung unter Belastung, ohne Verlängerung des Fußes, wird durch eine vermehrte Eversionsstellung im unteren Sprunggelenk vorgetäuscht.

Modelle des Fußes

Mathematische Modelle gehen von den möglichst genau bekannten dreidimensionalen Strukturen aus. Druck-, Zug- und Scherkräfte können unter bestimmten Voraussetzungen unter Berücksichtigung der gegenseitigen Wechselwirkungen insgesamt berechnet werden. Sie ergänzen die Meßwerte und erlauben einen tieferen Einblick in die Statik (und Dynamik) des Fußes. Als Beispiel seien hier nur die Modelle von ZITZLSPERGER (1960) und SIMKIN (1982) erwähnt, die in der Originalarbeit gelesen werden müssen.

Schlußfolgerungen

Beim beidbeinigen entspannten Stehen werden die Füße ziemlich gleichmäßig belastet. Der KSP oszilliert um eine Mittelstellung, die etwas vor dem Navikulare liegt, mit einer Frequenz um 1,5 Hz hin und her. Die aufrechte Haltung wird

1.6 Normale und pathologische Mechanik des Fußes

durch geringe Muskelaktionen, die automatisch ablaufen, kontrolliert und reguliert. Die Form des Fußskeletts unter Belastung bleibt auch ohne Muskelarbeit dank der Bänder der Fußsohle erhalten. Die Belastung des Vorfußes ist im allgemeinen geringer als die der Ferse. Der Flächendruck an der Fußsohle liegt unter dem Vorfuß in der Größenordnung 5-15 N/cm^2, unter der Ferse bei 11-40 N/cm^2.

Mechanik des Fußes in Bewegung

Kinematische Untersuchungsmethoden

Die Standardmethode der Bewegungsuntersuchung am Fuß ist die Filmaufnahme, die allmählich von der Videoaufnahme abgelöst wird. Müssen besondere Körperpunkte in ihrer Bewegung verfolgt werden, bezeichnet man sie z.B. mit auf die Haut geklebten Marken.

Das SELSPOT-System zeichnet an ausgewählten Körperpunkten befestigte Leuchtdioden auf, die in einer bestimmten Sequenz aufleuchten. Das VICON-System verwendet Reflektoren, die am Körper befestigt werden; Lichtquelle und Empfänger sind in der Kamera integriert (MACELLARI u. COSTEL 1983).

Kinetische Untersuchungsmethoden

Die bei den Fußbewegungen wirkenden Kräfte können bei bekannter Masseverteilung aus den Bewegungsbahnen und den auftretenden Beschleunigungen berechnet werden (BRAUNE u. FISCHER 1895). Die Kräfte, die zwischen Fuß und Boden wirken, können direkt gemessen werden (ABRAMSON 1926, FENN 1930 a, ELFTMAN 1938). Es werden viele Konstruktionen von Meßplattformen veröffentlicht, die entweder nur die vertikal wirkende Bodenreaktionskraft messen oder alle drei Komponenten des Kraftvektors erfassen.

Die lokale Druckbelastung unter der Fußsohle hat MORTON (1930) erstmals mit der elastischen Deformierung einer Gummiplatte gemessen (Eine gute Übersicht über die Methoden der Bodendruckmessungen findet der Interessierte bei LORD 1981). Wird die Gummiplatte vor der Belastung mit Stempelfarbe eingefärbt und auf ein Blatt Papier gelegt, erhält man ein einfaches Podogramm.

ARCAN u. BRULL (1976) benützen die Photoelastizität einer dünnen Plastikschicht zur Messung des lokalen Druckes. Die Totalreflexion zwischen einer Glasplatte und einer Plastikfolie wird von CHODERA (1960) zur Messung des Flächendruckes ausgenutzt (Pedobarograph). Diese beiden Verfahren eignen sich zur dynamischen Messung (Filmbilder).

Die direkte Messung des Bodendruckes mit an der Sohle befestigten Aufnehmern wurde erstmals von SCHWARTZ u. HEATH (1947) mit flachen Kohleaufnehmern realisiert. Andere Meßprinzipien für die lokale Druckmessung sind: Kondensatoren mit elastischem Dielektrikum (BAUMANN u. BRAND 1963), Dehnungsmeßstreifen-Technik (LEREIM u. SERCK-HANSEN 1973), piezoelektrische Aufnehmer (HENNACY u. GUNTHER 1975, HARGRAEVES u. SCALES 1975, CAVANAGH u. Mitarb. (1983) oder elektrisch leitender Schaumstoff (DURIE u. SHEARMAN 1979).

Die Belastungsdauer an einzelnen Stellen der Fußsohle wird mit kleinen elektrischen Kontakten, an die gewünschte Stelle geklebt oder in einer Einlagesohle oder Sandale angebracht, bestimmt (SCHERB 1952, SCHWARTZ u. HEATH 1933).

Den Orthopäden interessiert im allgemeinen nur das Endresultat einer Untersuchung oder Messung. Angesichts der Fülle von Einzeldaten, welche eine Messung liefert, kommt praktisch nur noch die kurvenmäßige Darstellung oder eine andere graphische Darstellungsmethode in Frage: Vektordarstellung (ELFTMAN 1939, CONTINI u. Mitarb. 1964, CAPPOZZO u. Mitarb. 1974, BOCCARDI u. CHIESA 1976, STÜSSI 1977), dreidimensionale Histogramme (CAVANAGH u. LAFORTUNE 1980), Farbdensitometrie (MIURA u. Mitarb. 1974, DUCKWORTH u. Mitarb. 1982) und andere Methoden.

Rechnerisch erhält man aus den Werten der Belastungskurven mittels Fouriertransformation Frequenzspektren mit charakteristischen Parametern (z.B. JACOBS u. Mitarb. 1972, YAMASHITA u. KATOH 1976, ALEXANDER u. JAYES 1980, SCHNEIDER u. Mitarb. 1983). Solche Parameter erlauben, die Belastungskurven bei verschiedenen Geschwindigkeiten miteinander in Beziehung zu bringen und sie gegenüber pathologischem Gehen abzugrenzen. Varianzanalytisch kann aus vieldimensionalen Untersuchungsresultaten eine Clusterverteilung gesucht werden, die zur Charakterisierung von gesunden und krankhaften Bewegungsabläufen dient (z.B. TIBAREWALA u. GANGULI 1982, 1983).

Bewegungsablauf beim Gehakt (Kinematik)

Zur allgemeinen Mechanik des Gehaktes s. INMAN u. Mitarb. (1982) und ENDLER (1980, S.155ff.).

Der Gangzyklus, die Grundeinheit des Gehaktes, umfaßt den ganzen Doppelschritt, d.h. den Zeitraum zwischen zwei Fersenauftritten desselben Fußes. Für den einzelnen Fuß bedeutet dies eine Standphase und eine Schwungphase. (Wir wählen als Beispiel eine Zykluszeit von 1000 ms. Dem entspricht eine Schrittkadenz von 120 Schritten/Min. Die weiteren Berechnungen dieses Abschnittes beruhen ebenfalls auf diesen Daten).

Zur näheren Analyse teilt man die Zyklen prozentual auf. Es hat sich eingebürgert, zwei ver-

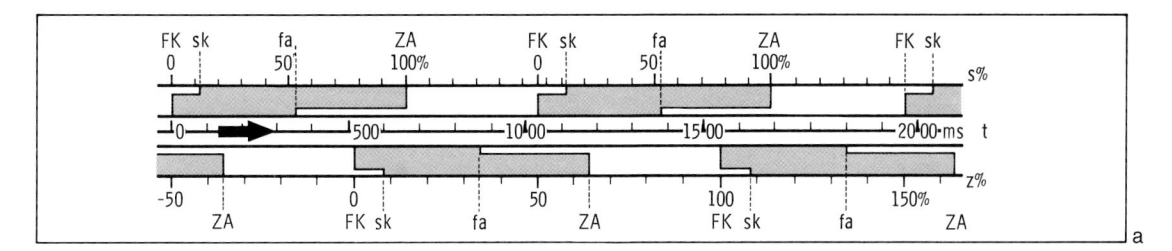

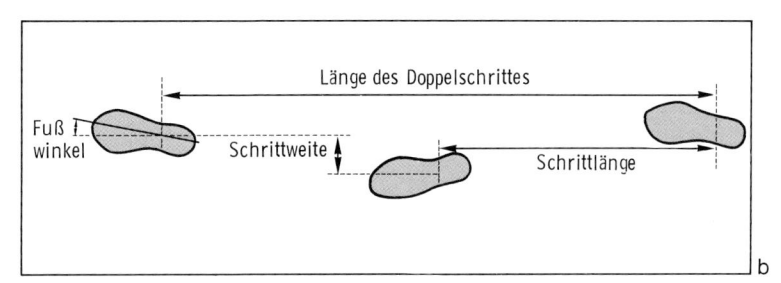

Der Fuß als Ganzes **1.7**

Abb. 6 a u. b   Zeitlicher Ablauf des Schrittes, dargestellt mit den beiden prozentualen Skalen der Standphase resp. des ganzen Zyklus. FK = Fersenkontakt, ZA = Zehenabheben, sk = Sohlenkontakt, fa = Fersenabheben. Skalen: t = absolute Zeit (in ms), s% = Standphase = 100%, z% = ganzer Zyklus = 100%

schiedene Zykleneinteilungen zu gebrauchen (Abb. 6, Tab. 3):
1. Der ganze Doppelschritt wird zu 100% gewählt; die *Standphase* beansprucht davon etwa 60–64% oder 600–640 ms.
a) *Erste Doppelbelastung:* vom Fersenauftritt („heel strike") bis zum Zehenabheben der Gegenseite („toe off"), dauert es etwa 10–15% oder 100–150 ms.
b) *Einzelbelastung:* vom Zehenabheben bis zum Fersenauftritt der Gegenseite, entspricht der Schwungphase der Gegenseite, Dauer 36–40% = 360–400 ms.
c) *Zweite Doppelbelastung:* gleiche Dauer wie die erste Doppelbelastung = 10–15%, d. h. von 50 bis 60–65%.
d) *Schwungphase:* vom Zehenabheben („toe off") bis zum Fersenauftritt derselben Seite; Dauer wie Einzelbelastung bei gleichmäßigem Gehen ohne Hinken, d. h. etwa 36–40% oder 360–400 ms.
2. Für den Bewegungsablauf des Fußes während der *Standphase* wird diese zu 100% genommen (die Zahlen gelten für das obige Beispiel und sind in Prozent der Standphasendauer angegeben) (Tab. 3):
a) vom Fersenkontakt bis zur Berührung des Bodens durch den Vorfußballen (beim Gesunden nach 12% der Standphase = 80 ms);
b) während des vollen Sohlenkontakts bis zum Abheben der Ferse (bei etwa 53% = 340 ms, Dauer 41% = 260 ms;
c) vom Abheben der Ferse bis zum Abheben der Zehen vom Boden (bei 100% = 640 ms, Dauer 47% = 300 ms);
d) *Schwungphase,* 56% der Standphase oder 360 ms.
Diese Unterteilung kann mithelfen, den Gangstil

Tabelle 3   Beispiel einer Umrechnung der charakteristischen Zeitpunkte des Gehaktes. Absolute Zeiten in ms, Relative Zeiten in bezug auf den ganzen Zyklus und auf die Standphase gerechnet. FK = Fersenkontakt; SK = Sohlenkontakt; FA = Fersenabheben; ZA = Zehenabheben. Die Doppelbelastung dauert von FK bis ZA der Gegenseite, sie ist durch Längsstrich gekennzeichnet

Fuß		Zeitpunkt ms	Zyklus %	Standphase %
links	rechts			
FK		0	0	0
SK		80	8	12
	ZA	140	14	22
FA		340	34	53
	FK	500	50	78
	SK	580	58	90
ZA		640	64	100
	FA	840	84	
FK		1000	100	(156)
⋮	⋮	⋮	⋮	⋮

genauer zu charakterisieren (z. B. spätes oder frühes Abheben der Ferse als Ausdruck der Ermüdung oder besonderer Leistungsbereitschaft).
Der Fuß wird beim Gehen in einer leichten Auswärtskreiselung aufgesetzt mit einem Fußwinkel von normalerweise etwa 3–6° (BRINCKMANN 1981); beim Plattfuß findet man Werte bis ca. 20°.
Während des Gangzyklus erfolgen Bewegungen in den Fußgelenken (Abb. 7). Im oberen Sprunggelenk steht der Fuß kurz vor dem Auftreten in einer Dorsalextension von 2–3°; nach dem Aufsetzen erfolgt eine rasche Plantarflexion bis ungefähr 7°. Während der vollen Sohlenbelastung dreht sich der Unterschenkel im oberen Sprunggelenk über den Talus nach vorn, was zu einer zu-

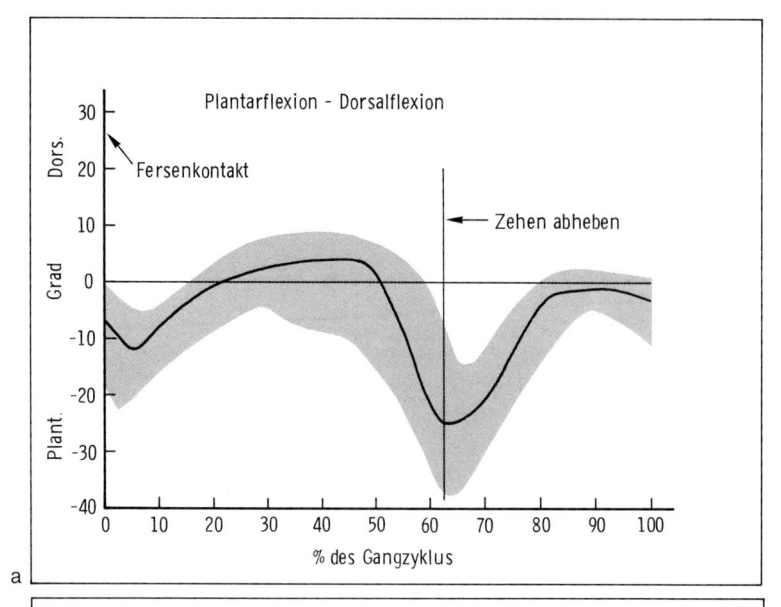

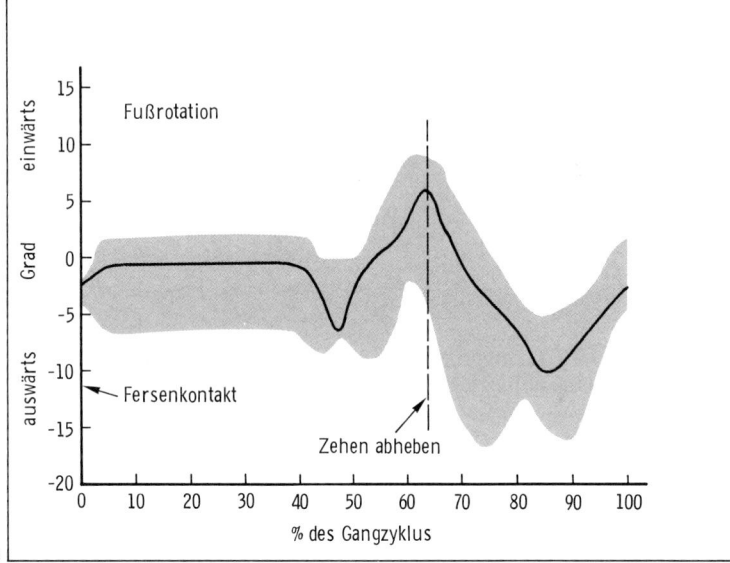

1.8 Normale und pathologische Mechanik des Fußes

Abb. 7 a u. b a) Bewegung im OSG und b) Drehung des Fußes im Gangzyklus. Während der Sohlenbelastung ist der Fuß am Boden fixiert; in der Abrollphase wird er zunächst nach außen, dann nach innen gedreht. Die graue Zone gibt die Variationsbreite an; sie ist erheblich. Messung nach Filmaufnahmen (nach *Sutherland* u. *Hagy*)

nehmenden Dorsalextension führt, die beim Abheben der Ferse 10° erreicht. Vom Abheben der Ferse bis zum Abstoßen der Zehen erfolgt wieder eine Plantarflexion bis etwa 20°. In der Schwungphase wird der Fuß in eine Dorsal-Extensions-Stellung von etwa 3–4° angehoben.

Beim Aufsetzen der Ferse ist der Fuß im unteren Sprunggelenk um etwa 3–4° invertiert; während der Fersenbelastung erfolgt bis zum Aufsetzen der Zehenballen eine rasche Eversion bis 7°, die bis zum Abheben der Ferse (während der vollen Sohlenbelastung) wieder in eine Inversion von rund 2–3° übergeht. Der Zehenballen wird dann in einer Inversionsstellung von etwa 4° abgestoßen. Während der Schwungphase bleibt der Fuß in leichter Inversionsstellung (betr. Inversion und Eversion s. S. 1.31 ff.).

Beim Fersenkontakt steht die Großzehe in fast 30° Extension, flektiert sich dann in 10% der Zykluszeit bis fast zur Streckstellung. Sie erreicht kurz vor dem Zehenabheben eine Dorsalextension von 50°, um während der Schwungphase in etwa 30–40° Dorsalextension zu bleiben (FUJITA u. Mitarb. 1983, BOJSEN-MÖLLER 1979).

Beim Laufen verschwindet die Phase der Doppelbelastung. Zwischen den Bodenkontakten tritt eine Schwebephase auf, die je nach Lauftechnik und Geschwindigkeit in ihrer relativen Dauer wechselt. Die Kontaktzeit des einzelnen Fußes verringert sich auf etwa 100 (Sprint) bis 250 ms (Traben).

Die zeitliche Folge der Belastung von Ferse, lateralem und medialem Zehenballen wurde zur Beurteilung von Gangstörungen herangezogen (Abb. 8). (SCHERB 1952, GARDNER u. MURRAY 1975, HARRIS u. HALBACH 1983 u.a.). Auch die

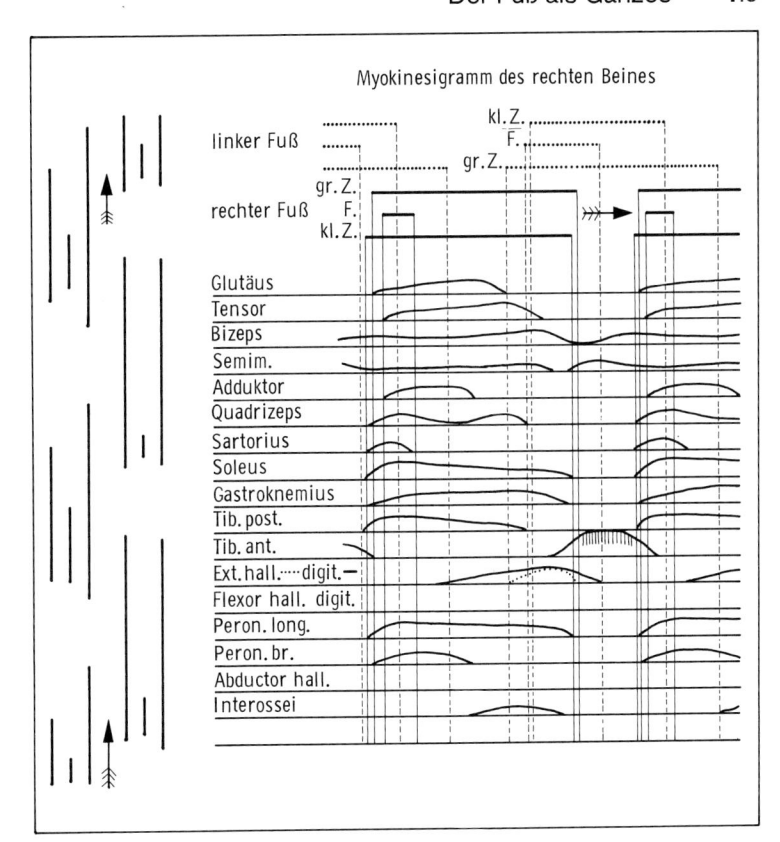

Abb. 8 Darstellung der Bodenkontaktzeiten für diskrete Sohlenpunkte. Links ist der zeitliche Verlauf festgehalten; am rechten Fuß berührt die Ferse den Boden erst nach dem Vorfuß; die Fersenbelastung ist kurz. Im Myokinesigramm (rechts) ist die Phasenverschiebung der Aktion der langen Zehenextensoren in die Standphase dargestellt. Spastischer Spitzfuß (nach *Scherb*)

Gehgeschwindigkeit hat einen Einfluß auf das Verhältnis von Standphase: Schwungphase. ANDRIACCHI u. Mitarb. (1977) vergleichen die Schrittlänge und die Dauer von Stand- und Schwungphase bei verschiedener Geschwindigkeit von Kniepatienten mit gesunden Probanden. Sie finden dabei deutliche Unterschiede, die zur Operationsindikation und Erfolgskontrolle herangezogen werden können. Beim Gesunden nehmen Schrittlänge und Kadenz linear mit der Gehgeschwindigkeit zu. Die Dauer von Stand- und Schwungphase ist umgekehrt proportional zur Gehgeschwindigkeit. Kniepatienten gehen – bei gleicher Geschwindigkeit – mit kürzeren, rascheren Schritten, bei denen vor allem die Schwungphase verkürzt ist.

Beim Hinken, der Asymmetrie des Gehens, unterscheidet man die Distanz- von der Zeitasymmetrie. MURRAY (1978), DEWAR u. JUDGE (1980) sowie CHEUNG u. Mitarb. (1983) (Abb. 9) verwenden z. B. die Zeitsymmetrie. Die Dauer der Doppelbelastung (in Prozent der Doppelschrittzeit) und die mittlere Dauer der Schwungphase ergeben einen Zeitsymmetrieindex. Die Asymmetrie ändert sich mit der Gehgeschwindigkeit, Doppelbelastungszeit, Stand- und Schwungphase sowie Schrittlänge und dient zur Beurteilung der Behandlungsresultate bei Hemiplegikern (s. auch VAN DER STRAATEN u. SCHOLTEN 1978).

Während der Schwungphase erreicht der Fuß ho-

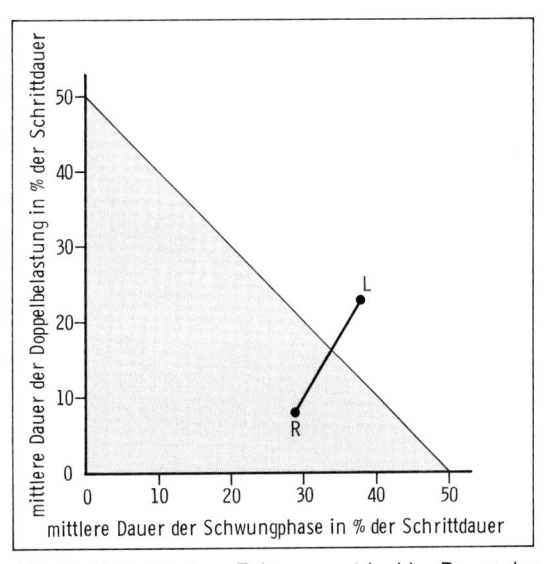

Abb. 9 Beispiel einer Zeitsymmetrie, hier Dauer der Doppelstandphase zur Schwungphase, je in % des Gesamtzyklus. Die entsprechenden Werte für den linken und rechten Fuß werden bei L und R eingetragen; der Asymmetrieindex wird als Abstand der beiden Punkte R und L definiert (nach *Dewar* u. *Jugde*)

1.10 Normale und pathologische Mechanik des Fußes

Tabelle 4 Ausmaß der Bewegungen und Geschwindigkeiten am Fuß beim Gehen (nach *Foley* u. Mitarb.). Schrittkadenz 116 Schritte/Min.

		Ferse	Zehen-ballen	Zehen	
Vertikal:					
Weg		24,4	11,8	12,6	cm
Geschw.	aufwärts	147	91	98	cm/s
	abwärts	143	77	98	cm/s
Beschl.	aufwärts	1350	1230	1210	cm/s^2
	abwärts	2250	1640	2320	cm/s^2
Horizontal:					
Geschw.	max.	323	338	351	cm/s
Beschl.	min.	1340	2070	2100	cm/s^2
	max.	2490	2240	2800	cm/s^2
Winkelgeschwindigkeit:		OSG	Tibia	Fuß	
Flexion		256	337	446	°/s
Extension		155	229	431	°/s
Winkelbeschleunigung:					
Flexion		4460	3910	7100	°/s^2
Extension		4540	4160	6590	°/s^2

Tabelle 5 Longitudinal gerichtete Scherkraft an der Sohlenhaut beim Gehen, gemessen an verschiedenen Punkten des Vorfußes (nach *Tappin* u. Mitarb.)

	Zehen	Met. I	Met. II–III	Met. IV	Met. V
Lederschuh	1	13	9	7	4 N/cm^2
Lederschuh mit Plastazoteeinlage	1	4	8	5	3 N/cm^2
weicher Schuh	2	7	4	4	2 N/cm^2

he Geschwindigkeiten und Beschleunigungen (Tab. 4) (Foley u. Mitarb. 1979). Die Horizontalgeschwindigkeit erreicht 4,5 m/s; vor dem Fersenkontakt wird der Fuß mit etwa 18 m/s^2 (etwa 2 g) abgebremst und tritt dann mit noch etwa 30 cm/s auf den Boden auf. Beim Schnellauf erreicht die Horizontalgeschwindigkeit 20 m/s, die Verzögerung vor dem Auftritt etwa 17,5 g während rund 120 ms (Dillmann 1974).

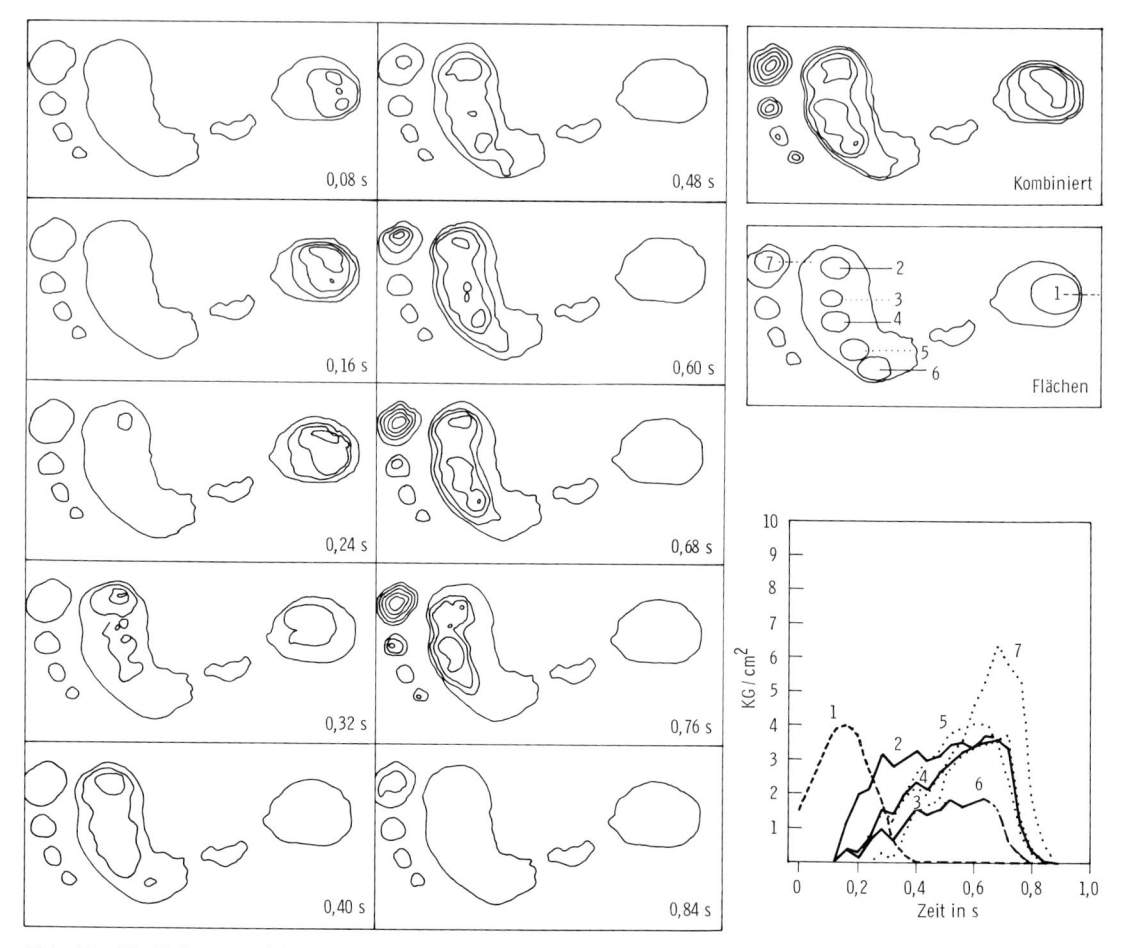

Abb. 10 Die Belastungsfolgen während einer Standphase, dargestellt mit Isobaren (am Bildschirm Farbflächen). Rechts oben die Gesamtbelastung an den verschiedenen Meßstellen, darunter die relative Belastung der ausgewählten diskreten Punkte während der Standphase. Unter dem Vorfuß erreicht der Druck 30–40 N/cm^2 (nach *Betts, Duckworth, Austin, Crocker, Moore*)

Der Fuß als Ganzes   1.11

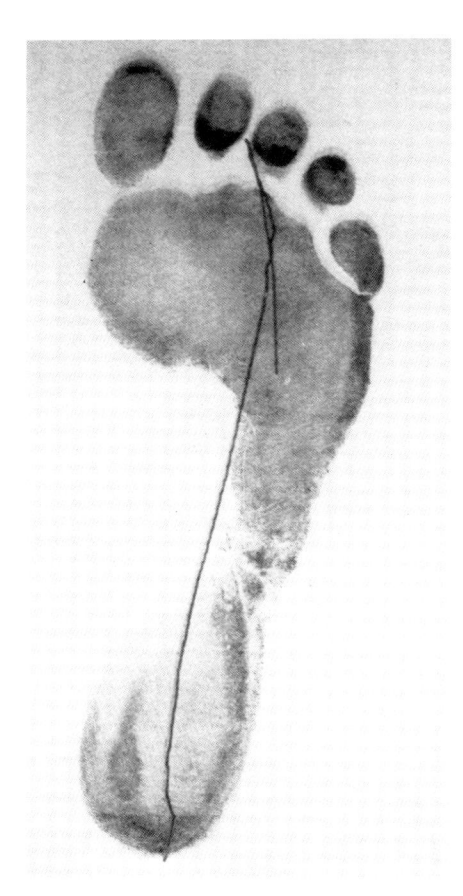

Abb. **11** Verlauf des Angriffspunktes der Bodenreaktionskraft auf dem Podogramm von der Ferse nach vorne laufend (aus *Aebersold, P., E. Stüssi, H. U. Debrunner:* Orthop. Prax. 16 [1980] 836)

Beim Treppaufgehen bleibt der Standfuß in leichter Dorsalextension von 10°, biegt sich dann vor dem Abstoßen noch kurz weiter dorsal bis 20°, um sich nach dem Abheben rasch auf etwa 20–30° plantar zu flektieren und während der Schwungphase wieder 12–30° dorsal extendiert zu bleiben. Beim Treppabgehen wird der Fuß während der Schwungphase je nach Individuum entweder stark plantar oder stark dorsal gebeugt gehalten, um während der Standphase dann wieder in Dorsalextension zu gehen. Beim Treppabgehen erreichen die Bewegungsausschläge nach dorsal wie plantar etwa je 40° (ANDRIACCHI 1977).

Zusammenfassend kann festgestellt werden, daß die Anpassungsfähigkeit der Fußbewegungen an die Umwelt des Bodens sehr groß ist. Daher kommt auch die große Variabilität der Fußbewegungen, sowohl intraindividuell wie interindividuell. Pathologische Veränderungen am Fuß werden dank der funktionellen Adaptation in einem weiten Rahmen kompensiert.

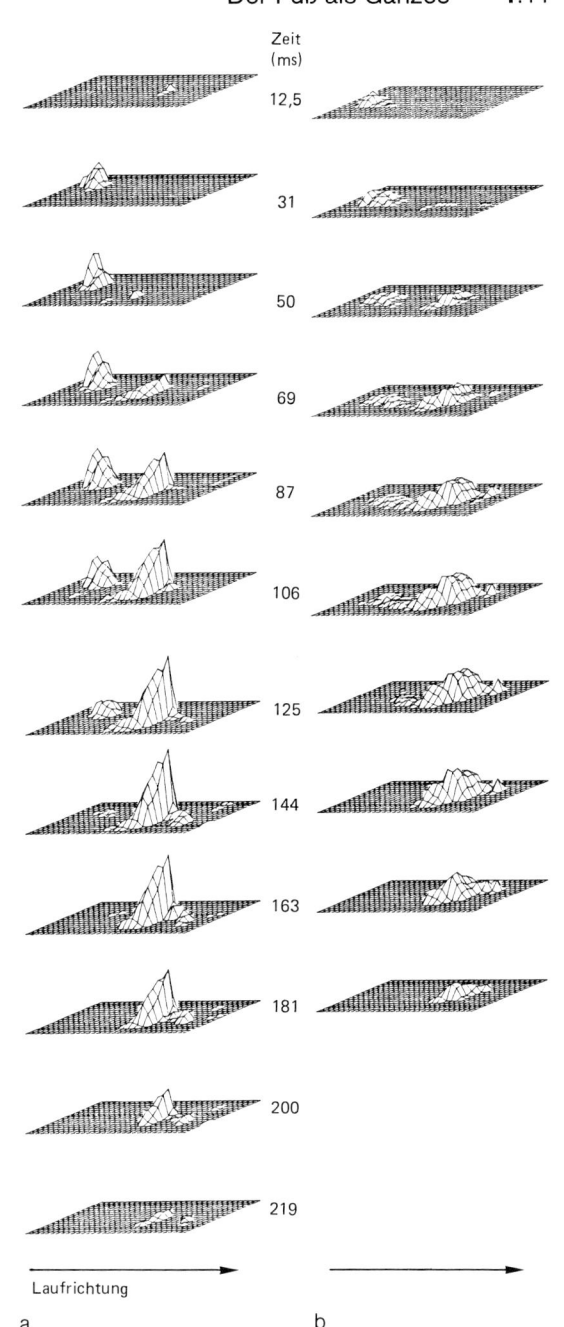

Abb. **12** a u. b   Dynamischer Verlauf der Bodendrücke beim Hohlfuß. Zeitlicher Abstand der Abbildungen 18,8 ms. Beachte den Aufbau einer schmalen Druckzone unter der Ferse und einer ebenso schmalen Druckverteilung unter dem Vorfuß mit Vorwiegen der Großzehenseite. a) Hohlfuß, b) unauffälliger Fuß (nach *Gerber*)

Beim Gehen auf den Fuß wirkende Kräfte (Kinetik)

Neben der Kinematik der Bewegungen ist für das Verstehen des Gehaktes die Kenntnis der wirkenden Kräfte notwendig. Zwei Verfahren stehen im Vordergrund des Interesses: die Messung der Bo-

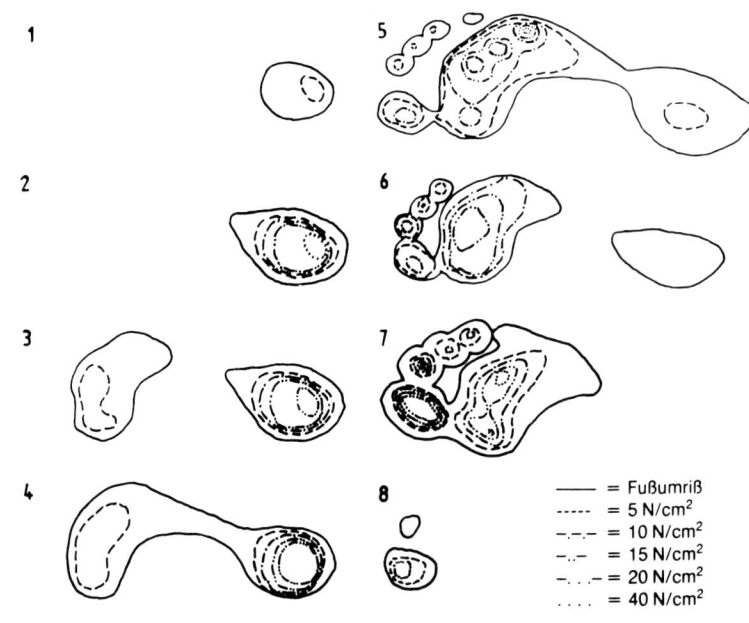

1.12 Normale und pathologische Mechanik des Fußes

Abb. 13 Abrollvorgang (1–8) beim Barfußgehen. Die Hauptbelastung folgt der Sequenz Ferse – lateraler Vorfuß – medialer Vorfuß – Großzehe (aus *Diebschlag, W.*: Schuhtechnik 7 [1982] 643)

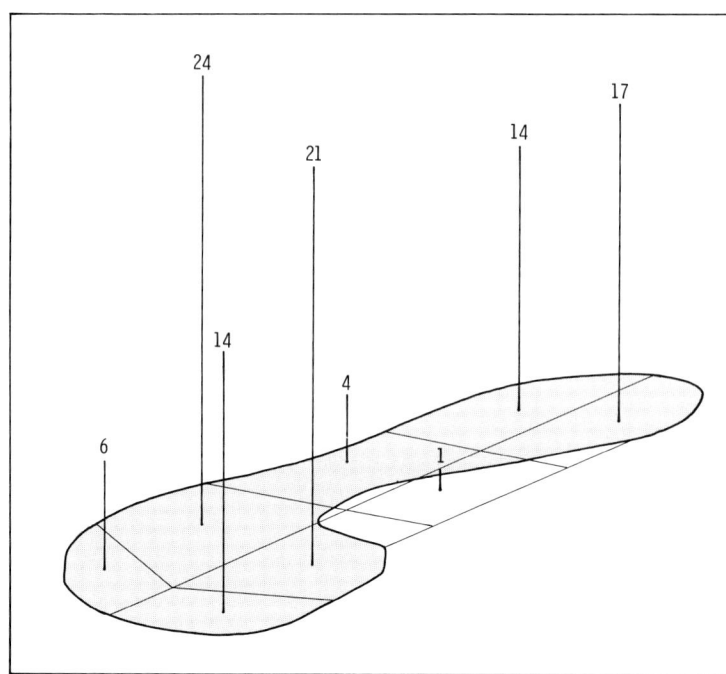

— = Fußumriß
---- = 5 N/cm^2
–·–·– = 10 N/cm^2
–··– = 15 N/cm^2
–···– = 20 N/cm^2
···· = 40 N/cm^2

Abb. 14 Einteilung des Fußes in anatomisch-funktionelle Regionen, in denen die Teilbelastung bestimmt wird mit Darstellung des Teilimpulses (in % des Gesamtimpulses) für jede Region. Abweichungen von der normalen Verteilung der Teilimpulse können unter bestimmten Umständen klinisch relevant sein (nach *Clarke*)

dendrücke an diskreten Stellen unter der Sohle (entweder als Matte mit vielen Elementen, als Einzelaufnehmer an bestimmten Punkten der Fußsohle montiert oder als ganze Einlagesohle) und die Messung der Bodenreaktionskraft mit Kraftmeßplatten verschiedenster Konstruktion. Jede Methode hat ihre Vor- und Nachteile; sie ergänzen sich aber sehr gut. Sie werden oft parallel zur kinematischen Bewegungsaufnahme eingesetzt, womit alle notwendigen Elemente für die Berechnung der inneren Kräfte und der verfügbaren Energie vorliegen, sofern die Materialeigenschaften und die Geometrie der Strukturen bekannt sind.

Druckverteilung unter der Sohle

Bei der dynamischen Messung des Flächendruckkes wird im allgemeinen nur die Vertikalkraft gemessen. TAPPIN u. Mitarb. (1980) und POLLARD u. Mitarb. (1983) messen die Scherkräfte zwischen Fuß und Sohle. Die Werte hängen von der Art der Schuhe ab; barfuß sind die Scherkräfte, vor allem unter dem II. und III. Metatarsalköpfchen, bedeutend stärker (Tab. **5**).

Entsprechend der Fußbewegung während der Standphase wird zuerst die Ferse belastet; hierauf senkt sich auch der Vorfuß auf den Boden. Die volle Plantarflexion im oberen Sprunggelenk ist nach etwa 60–80 ms erreicht (Abb. **10**). Beim

Abheben der Ferse nach rund 340 ms wird der Vorfuß, dann die Zehen stark belastet. Das Zentrum der Belastung wandert beim Abrollen des Fußes zunächst von der Fersenmitte nach vorn etwa gegen das Metatarsale III-IV, biegt dann nach medial um und endet zwischen den ersten beiden Zehen (vgl. Abb. 11). Von diesem Verlauf gibt es jedoch starke Abweichungen; für bestimmte Krankheitsbilder kann er typisch sein. CLARKE (1980) und GERBER (1982) verwenden für die Druckmessung im Schuh die Bodenmatte von NICOL u. HENNIG (1976) (Abb. 12). Beim Gehen erreicht der Druck unter der Ferse 65 N/cm². Beim Laufen mit 3 m/s steigt er auf ungefähr 75 N/cm²; unter dem Vorfuß werden Spitzen bis 150 N/cm² erreicht.

Die dynamische Messung des Druckes zwischen Sohle und Schuh resp. Boden geht auf SCHWARTZ u. HEATH (1947) zurück. HOLDEN u. MUNCEY (1953), NICOL (1977), SOAMES u. Mitarb. (1982), DIEBSCHLAG (1982 a) u. a. verwenden flache Druckaufnehmer, die an diskreten Punkten der Sohle zwischen Haut und Schuh angeordnet sind. CAVANAGH u. Mitarb. (1983) und HENNIG u. Mitarb. (1983) haben eine Sohle aus vielen piezokeramischen Einzelelementen von 4,7 mm Seitenlänge konstruiert, mit welchen der Druck unter dem ganzen Fuß gemessen werden kann.

Beim Stehen und in der Standphase des Gehens erfolgt die Hauptbelastung des Vorfußes auf den mittleren Strahlen, der I. und der letzte Strahl sind meistens weniger belastet. Dies ändert sich in der Abstoßphase (vor allem beim Laufen): Die Belastung des Vorfußes erfolgt nun vorwiegend auf dem Großzehenstrahl. Die kräftige Konstruktion des Metatarsale I genügt der starken dynamischen Belastung, während die – geringere – statische Belastung mehr den mittleren Strahlen zufällt (Abb. 13).

Die Berichte über Untersuchung pathologischer Fälle sind noch spärlich. Druckkurven nach Hallux-Valgus-Operationen und von Füßen mit Polyarthritis zeigen typische Veränderungen der Hauptbelastung (SIMKIN 1982, SOAMES u. Mitarb. 1982). Patienten mit diabetischer Neuropathie und Ulzera weisen abnorm hohe Sohlendrücke auf, die über 110 N/cm² liegen (Normbereich unter 40 N/cm², BOULTON u. Mitarb. 1983).

Aus Zeitreihen der Druckverteilung unter dem ganzen Fuß kann neben Kontaktdauer, Druckverlauf und Zeit des maximalen Druckes der Impuls einer ganzen Fußregion ermittelt werden, der die funktionelle Bedeutung dieser Partie besser erhellt. CLARKE (1980) teilt die Fußsohle in acht Regionen ein (Abb. 14), in denen der Teilimpuls berechnet wird; die Summe aller Teilimpulse ergibt den Gesamtimpuls. Das Muster dieser Impulsverteilung zeigt z. B., daß bei schnellem Gehen der Impuls der Region von Großzehe und medialem Vorfuß deutlich größer wird, hingegen unter den seitlichen Metatarsalia abnimmt.

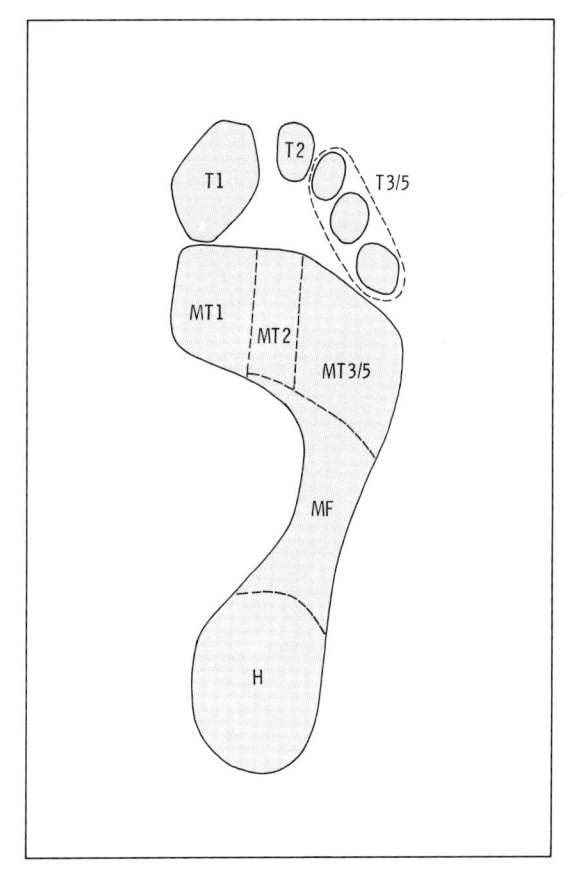

Abb. 15 Funktionell günstigere Aufteilung der Kontaktfläche in Belastungsregionen für die Berechnung der Teilbelastungen und Teilimpulse (nach *Sharma*)

SHARMA u. Mitarb. (1979) teilen die Fußsohle etwas anders ein (Abb. 15). Die maximalen Druckwerte beim Abrollen des Fußes unter jedem Feld ergeben typische Muster, z. B. bei Füßen mit rheumatoider Arthritis. Die Aufteilung der Vorfußpartie in drei Zonen sowie die Erfassung der Zehenbelastung sind von der Klinik her zweckmäßiger als die geometrische Aufteilung von CLARKE (1980).

Ein wichtiges Kriterium für die Beurteilung des Ganges ist der zeitliche Verlauf der Lage des Kraftangriffspunktes. Normalerweise wandert er rasch von der Ferse zum Vorfuß. Beim rheumatischen und arthritischen Fuß hingegen verweilt er oft lange unter dem Mittelfuß oder unter den mittleren Metatarsalköpfchen. GRUNDY u. Mitarb. (1975) und SIMKIN (1980) berechnen aus den lokalen Maximaldruckwerten einen Kraft-Konzentrations-Faktor („peak force") als Verhältnis vom lokalen Druck zum durchschnittlichen Druck sowie den Gesamtimpuls in jeder Sohlenpartie als Produkt von Bodendruck und Dauer seiner Wirkung. Mit diesen Parametern läßt sich die Belastungsphase gut charakterisieren.

Zusammenfassend stellen wir fest, daß die Belastung des Fußes während der Standphase eine

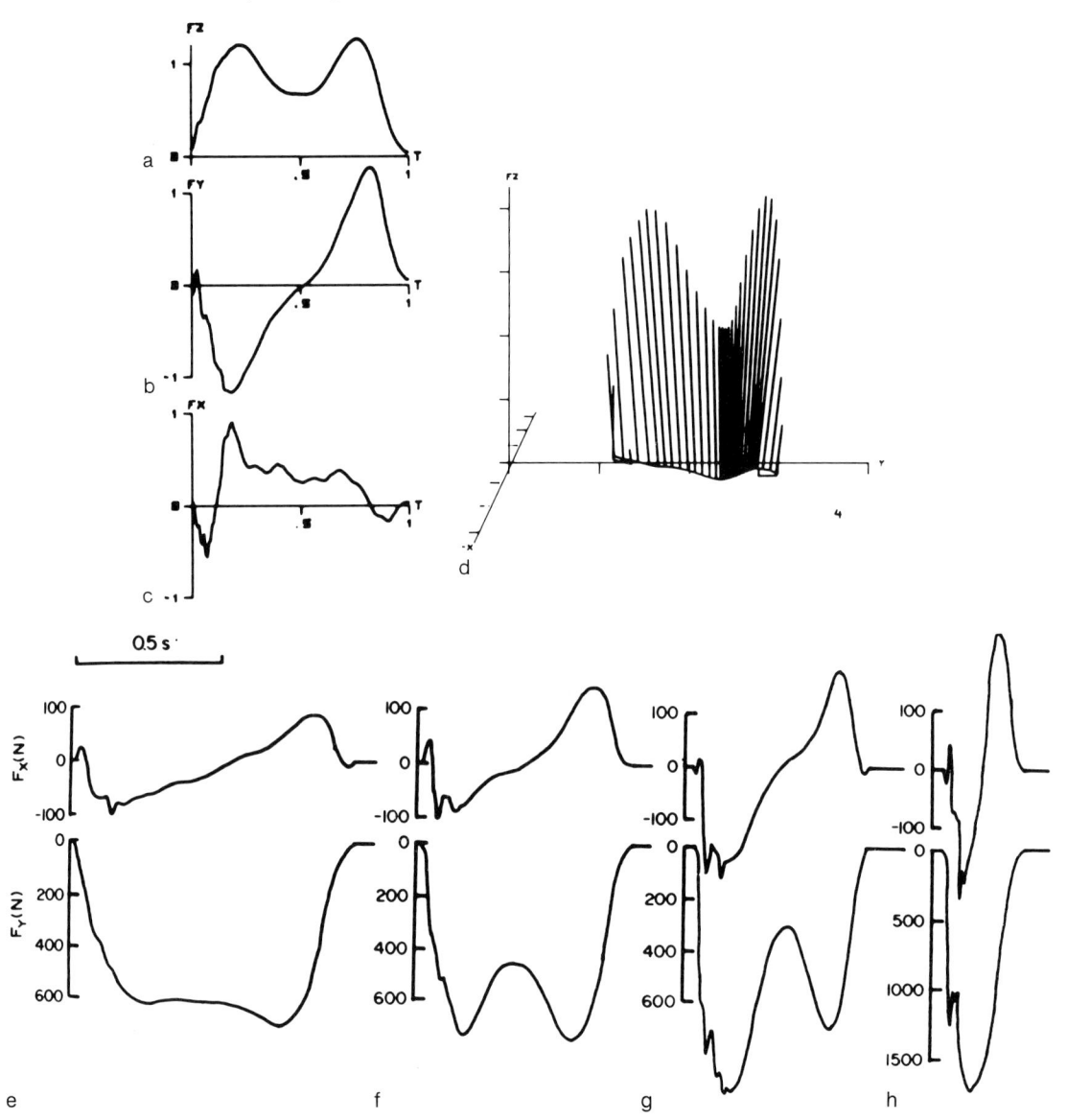

1.14   Normale und pathologische Mechanik des Fußes

Abb. 16 a–h Typisches Bild der Kurven, welche die einzelnen Komponenten der Bodenreaktionskraft ergeben. a) Z-Kurve, mit zwei Maxima über dem KG, b) Y-Kurve mit einem großen negativen und anschließenden positiven Gipfel. Wichtig ist der Nulldurchgang, der die Bremsphase von der nachfolgenden Beschleunigungsphase trennt. c) X-Kurve, etwas unregelmäßiger Verlauf, während der meisten Zeit nach medial gerichtet. Die kurze Initialzacke ist mit wechselnder Ausbildung vor allem in der Z- und Y-Kurve zu erkennen, d) das zugehörige 4dimensionale Vektordiagramm. Die Vektoren haben einen Zeitabstand von 20 ms, sie wandern mit dem Kraftangriffspunkt nach vorn. Dicht gestellte Vektoren bedeuten, daß die Belastung an diesen Stellen länger verbleibt als an Stellen mit weit auseinanderstehenden Vektoren. (a–d aus *Aebersold, P., E. Stüssi, H. U. Debrunner:* Orthop. Prax. 16 [1980] 836. e–h aus *Alexander, R. McN., A. S. Jayes:* J. Biomech. 13 [1980] 383)

große Mannigfaltigkeit aufweist und sich mit der Gehgeschwindigkeit ändert.

Bodenreaktionskräfte

Die drei Raumkomponenten der Reaktionskräfte ergeben charakteristische Kurven (Abb. 16), die mit der Gehrichtung resp. Zeitachse von links nach rechts dargestellt werden (Zeitdiagramm).
1. Die Z-Kurve (Vertikalkraft) entspricht der Summenkurve aus den Messungen der Druck-verteilung unter der Sohle. Typisch ist der zweigipflige Kurvenverlauf mit zwei Maxima, die etwa 10–20% über dem Körpergewicht (KG) liegen, und der dazwischenliegenden Senke, in der die Vertikalkraft auf etwa 80% des KG absinkt. Der Anstieg und der Abfall der Kurve verlaufen ziemlich steil (Belastungsrate etwa 7 KG/s, Entlastungsrate etwa −5 KG/s, STÜSSI u. DEBRUNNER 1980).
2. Die Y-Kurve (Horizontalkraft in Gehrichtung) zeigt zuerst eine negative Auslenkung, gefolgt

Der Fuß als Ganzes 1.15

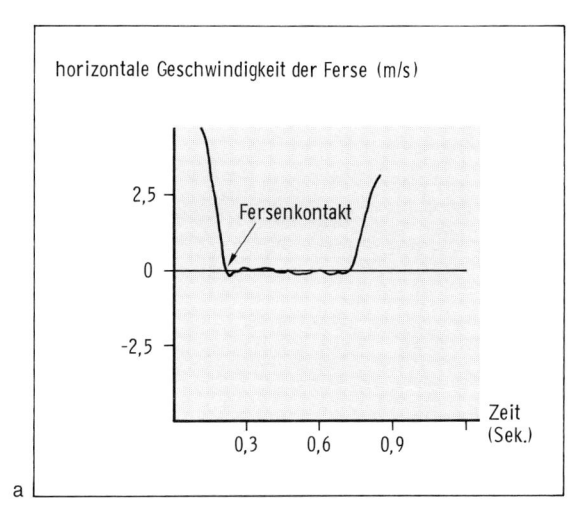

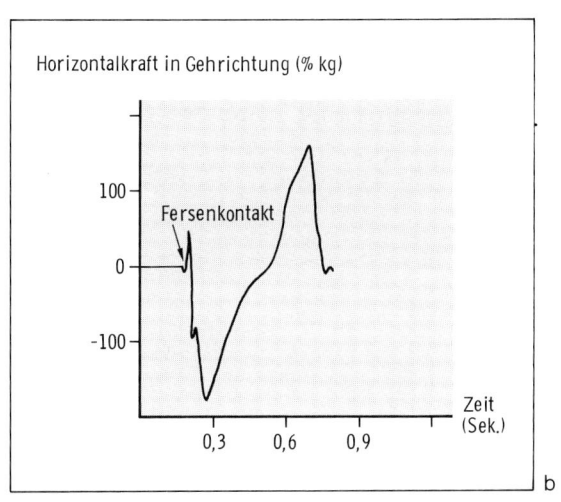

Abb. 17 a u. b Erklärung der Initialzacke: Die Horizontalgeschwindigkeit der Ferse (a) nimmt vor dem Fersenkontakt schnell ab und ist beim Fersenkontakt ganz kurze Zeit nach hinten gerichtet. Dies bewirkt eine kurzdauernde Beschleunigungskraft, die in der Y-Kurve (b) deutlich zu erkennen ist. (nach *Lanshammar*)

von einem ausgeprägten positiven Teil (je etwa 0,2 KG). Der Nulldurchgang ist deutlich erkennbar. Die positiven Werte entsprechen einer Beschleunigung des Körpers in Gehrichtung, negative Werte einer Abbremsung des Untersuchten. – Eine kurze positive Zacke am Beginn des Zeitdiagrammes ist fast immer zu erkennen (s.u.).
3. Die X-Kurve (Horizontalkraft quer zur Gehrichtung) weist ebenfalls einen typischen Verlauf auf: Sie ist mit Ausnahme einer kurzen initialen sowie einer präterminalen Phase nach medial gerichtet (kleiner als 0,05 KG). Dem entspricht eine nach lateral gerichtete Kraft des Fußes auf die Unterlage.
4. Die M-Kurve (Drehmomentenkurve) beschreibt den zeitlichen Verlauf des freien Drehmomentes bezüglich einer zur resultierenden Kraft im Ansatzpunkt normalen Drehachse während des Abrollvorganges (etwa 1 cm* KG).

Besondere Aufmerksamkeit wurde der initialen kurzen Zacke, die vor allem im Z- und Y-Zeitdiagramm auftritt, gewidmet. Die Form dieser Zacke ist verschieden je nach Gehgeschwindigkeit und Schuhwerk resp. Höhe und Elastizität des Absatzes. Sie tritt in den ersten 30–50 ms nach dem Fersenkontakt auf. Wie LANSHAMMAR u. STRANDBERG (1983) (Abb. 17) nachgewiesen hat, bewegt sich während dieser Zeit die Ferse resp. der Absatz etwas nach rückwärts im Sinne eines Überschwingens bei der rapiden Abbremsung der Horizontalgeschwindigkeit. NIGG u. Mitarb. (1981) wiesen nach, daß die Amplitude dieser Initialzacke (Impact peak) mit der Geh- und Laufgeschwindigkeit anwächst. In der Vertikalrichtung steigt sie bei einem Absprung bis auf 5000 N und mehr an, die Dauer bleibt unter 30–50 ms. Sie fassen diese Zacke als Wirkung der „passiven" Abbremskräfte auf, die noch nicht unter Muskelkontrolle ablaufen.

LIGHT u. Mitarb. (1980) fanden an der Tibia beim Auftritt Beschleunigungen von 2–8 g mit einer Dauer von 15–25 ms. Sie zeigten, daß der der Initialzacke entsprechende „Auftrittsschock" durch dämpfendes Material am Absatz vermindert werden kann.

Die Interpretation von Änderungen der Kraft-Zeit-Diagramme unter pathologischen Bedingungen erfolgt an Hand von geeigneten Parametern: Amplitude und Zeit der Extremwerte, Wendepunkte, Nulldurchgänge, Neigung der ansteigenden und abfallenden Flanken der Kurven (Belastungs- und Entlastungsrate). Um interindividuelle Unterschiede zu beseitigen, werden alle Kräfte auf das KG bezogen. Die Normierung der Zeiten auf die aktuelle Belastungsdauer beseitigt inter- und intraindividuelle Unterschiede der Gehgeschwindigkeit. – Die individuelle Gehgeschwindigkeit wird zweckmäßig in die Gruppen langsam, normal und schnell unterteilt, welche jeweils charakteristische Besonderheiten aufweisen.

LÖFFEL-WAGNER (1977), DEBRUNNER u. Mitarb. (1981) und AEBERSOLD u. Mitarb. (1980) stellten charakteristische Parameter der Kurven in Beziehung zu pathologischen Bewegungsabläufen:
1. Allgemeine Form des Kurvenverlaufes: Die typische Zweigipfligkeit der Z-Kurve verschwindet z. B. bei der Hemiplegie; es treten nur zwei schwach erkennbare Maxima ohne eindeutiges Minimum auf oder nur ein Maximum (Abb. 18).
2. Die Dauer der Belastungsphase ist ein Indikator für die Geschwindigkeit und das Hinken.
3. Anstieg und Abfall der Z-Kurve sind charakteristisch verändert, wenn das Aufsetzen des Fu-

1.16   Normale und pathologische Mechanik des Fußes

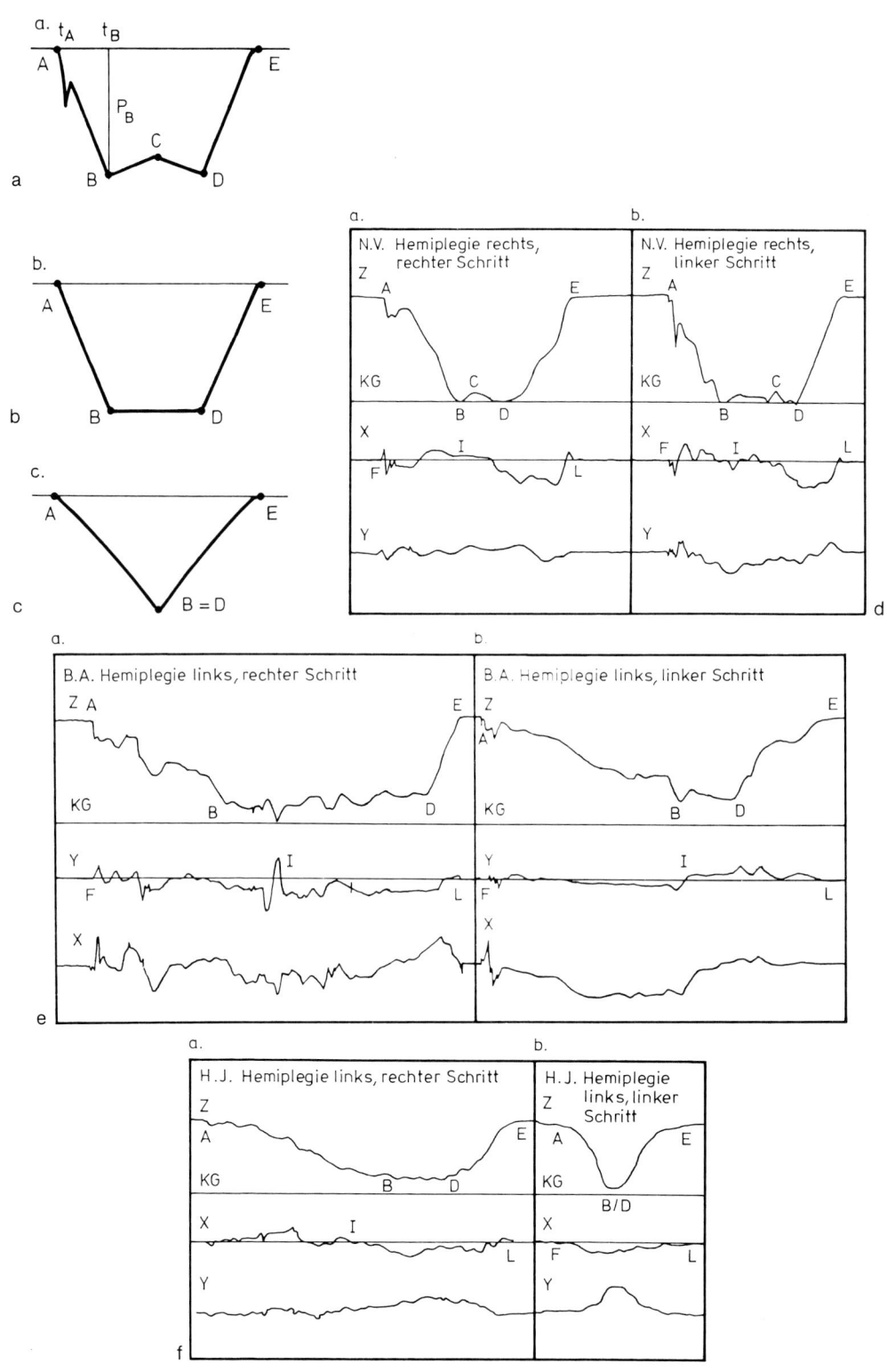

Abb. **18** a–f   a–c) Schematische Darstellung der pathologischen Verläufe der Z-Kurve bei Hemiplegikern. a) Normalkurve; b) Kurve mit Plateau ohne Maxima und Minimum, auch die Initialzacke fehlt; c) eingipflige Kurve, die Standphase ist dabei meistens sehr lang. d–f) Beispiele von pathologischen Kurvenverläufen (Hemiplegie): d) relativ gutes Gangbild, Plateaubildung; e) mittlere Gehfähigkeit: Die Kurve ist durch den ausgesprochenen Tremor überlagert, sie verläuft langgestreckt, nur ein Maximum. Beachte, daß die nicht gelähmte rechte Seite ebenfalls eine massive Gehstörung aufweist. Die Y-Kurve ist sehr flach, Brems- und Beschleunigungsphase können kaum unterschieden werden; f) schwere Gangstörung, typische dreieckige Z-Kurve besonders links (aus *Löffel-Wagner, M.:* Med. orthop. Techn. 97 [1977] 174)

Abb. 19 Berechnung der Parameter „Belastungsrate" b und „Entlastungsrate" e. Referenzpunkt für die Berechnung ist der Punkt, an dem 80% des ersten resp. zweiten Maximums erreicht werden. Zur Berechnung und zu Vergleichen müssen die Kurven sowohl nach der Zeit (gesamte Belastungsphase = 100%) wie nach der Amplitude (KG = 100%) normalisiert werden. B,E = Berechnungspunkte, h = Amplitude, F_z = Vertikalkraft (aus *Debrunner, H.U., P.Aebersold, E.Stüssi:* Computer-aided analysis by means of four-dimensional vector diagrams and characteristic parameters. Biomechanics VII B. University Park Press, Baltimore 1981 (p. 141–150)

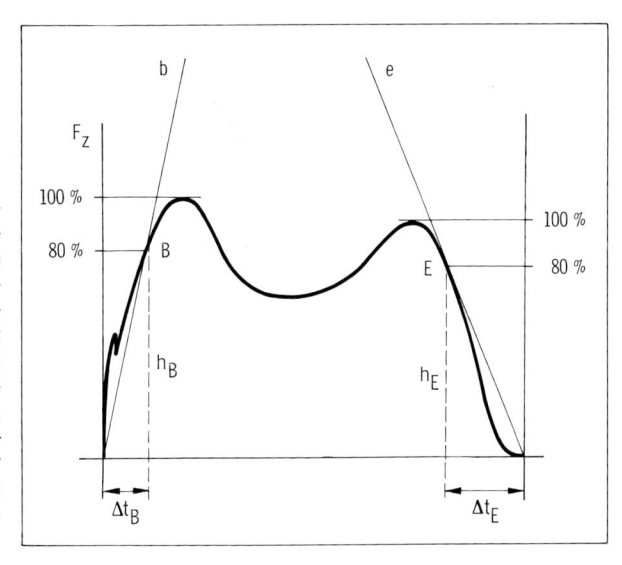

Abb. 20 Impulsberechnung an der Y-Kurve: Der Impuls wird durch die Fläche unter der Kurve bestimmt. Aus der Differenz zwischen dem negativen Impuls P2 und dem positiven Impuls P1+P3 kann die Impulsbilanz errechnet werden. Der Nulldurchgang (P_1–P_3) trennt den (negativen) Bremsimpuls vom (positiven) Beschleunigungsimpuls (nach *Aebersold* u. Mitarb.)

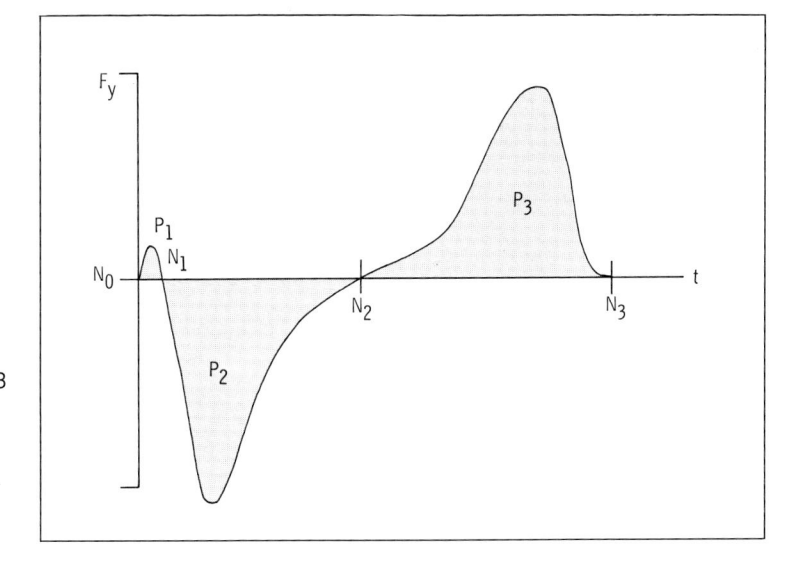

Abb. 21 a–c Variabilität der verschiedenen Kurven als Parameter (PVP = pattern variation parameter): Aus mindestens 10 Einzelkurven werden Mittelwert, Vertrauensbereich des Mittelwertes und Toleranzbereich für jeden Zeitpunkt bestimmt. Dazu müssen die Kurven nach Dauer und Körpergewicht normiert werden. Die Variabilität wird durch die gestrichelten (Vertrauensbereich des Mittelwertes) und die punktierten Kurven (Toleranzgrenzen) dargestellt. a) Normale Standphasenkurven, b) Unterschenkelamputation rechts, die Variabilität ist erhöht besonders in der X-Kurve, c) derselbe Patient, gesundes Bein: deutlich erhöhte Variabilität in allen Kurven (nach *Aebersold* u. Mitarb.)

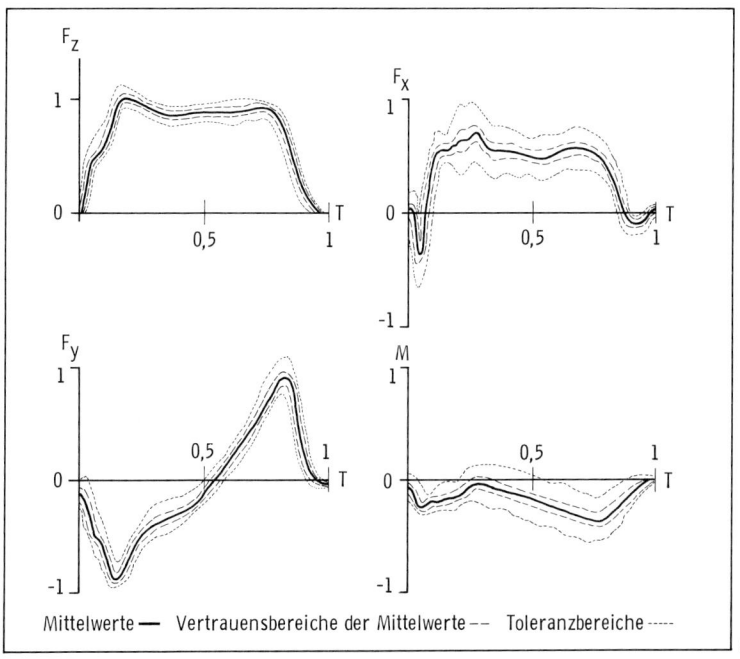

Mittelwerte —— Vertrauensbereiche der Mittelwerte –– Toleranzbereiche ·····

a

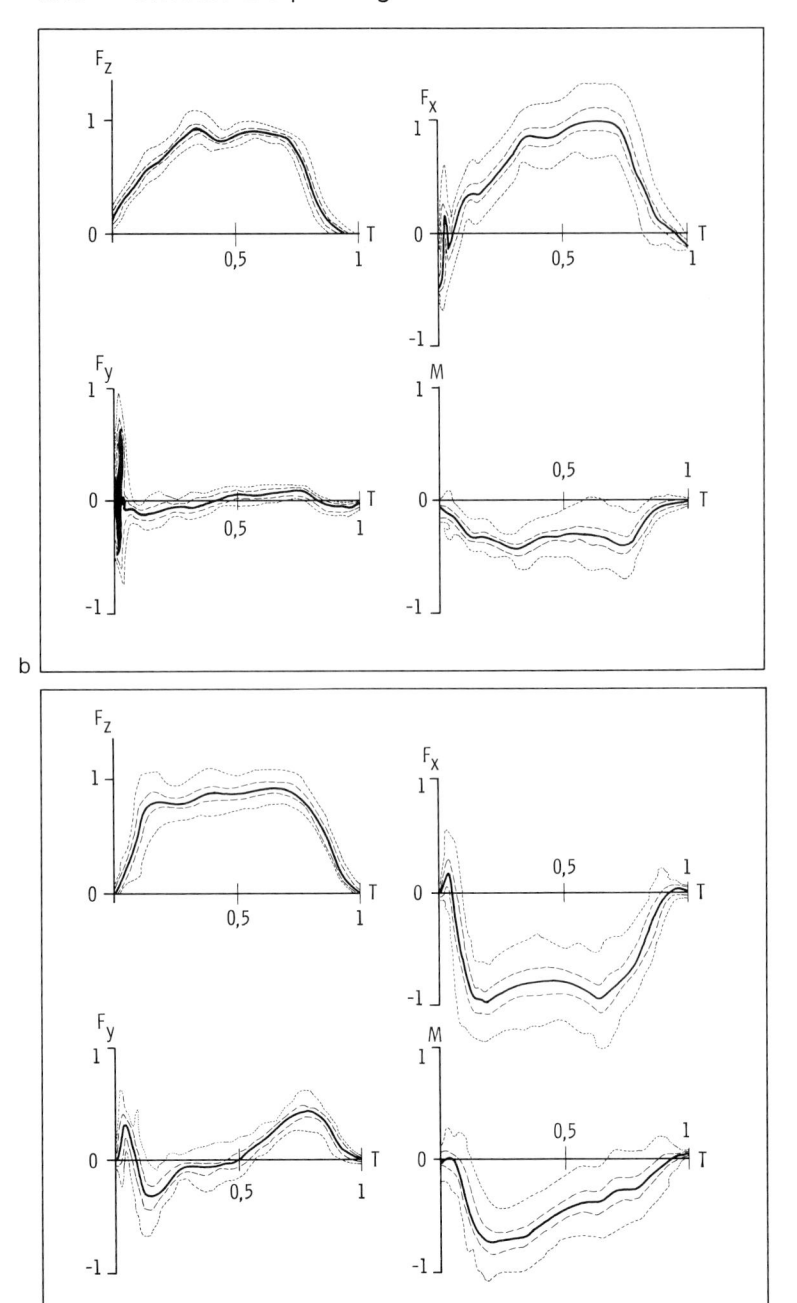

1.18　Normale und pathologische Mechanik des Fußes

Abb. 21 b u. c

ßes oder das Abrollen über den Vorfuß gestört ist. Normalwerte für „Belastungsrate b" und „Entlastungsrate e" s. Abb. 19.
4. Aus der Y-Kurve kann der Horizontalimpuls ermittelt werden, der beim Abbremsen resp. in der Beschleunigungsphase auf den Boden ausgeübt wird (Abb. 20). Der Nulldurchgang entspricht dem Übergang von Brems- zur Beschleunigungsphase.

Die Variabilität der Einzelkomponenten Z, Y und X (normierte Kurven) ist beim normalen Gehen gering, steigt aber bei pathologischen Gangformen deutlich an (z.B. nach Operationen an den unteren Extremitäten oder bei Hemiplegikern).

Die Präzision der Gangautomatik, gemessen an den intraindividuellen Unterschieden aufeinander folgender Schritte, ist charakteristisch für die Pathologie des Ganges. Die Variabilitätsanalyse liefert für diese Schrittvariabilität zusätzliche Parameter (PVP=„pattern variation parameter"), welche zur Typisierung und Charakterisierung der Gangfunktion bei Erkrankungen herangezogen werden können (Abb. 21) (DEBRUNNER u. Mitarb. 1981). Parameterwerte, welche außerhalb des Normalbereiches liegen, sind als Zeichen einer pathologischen Funktion zu werten.

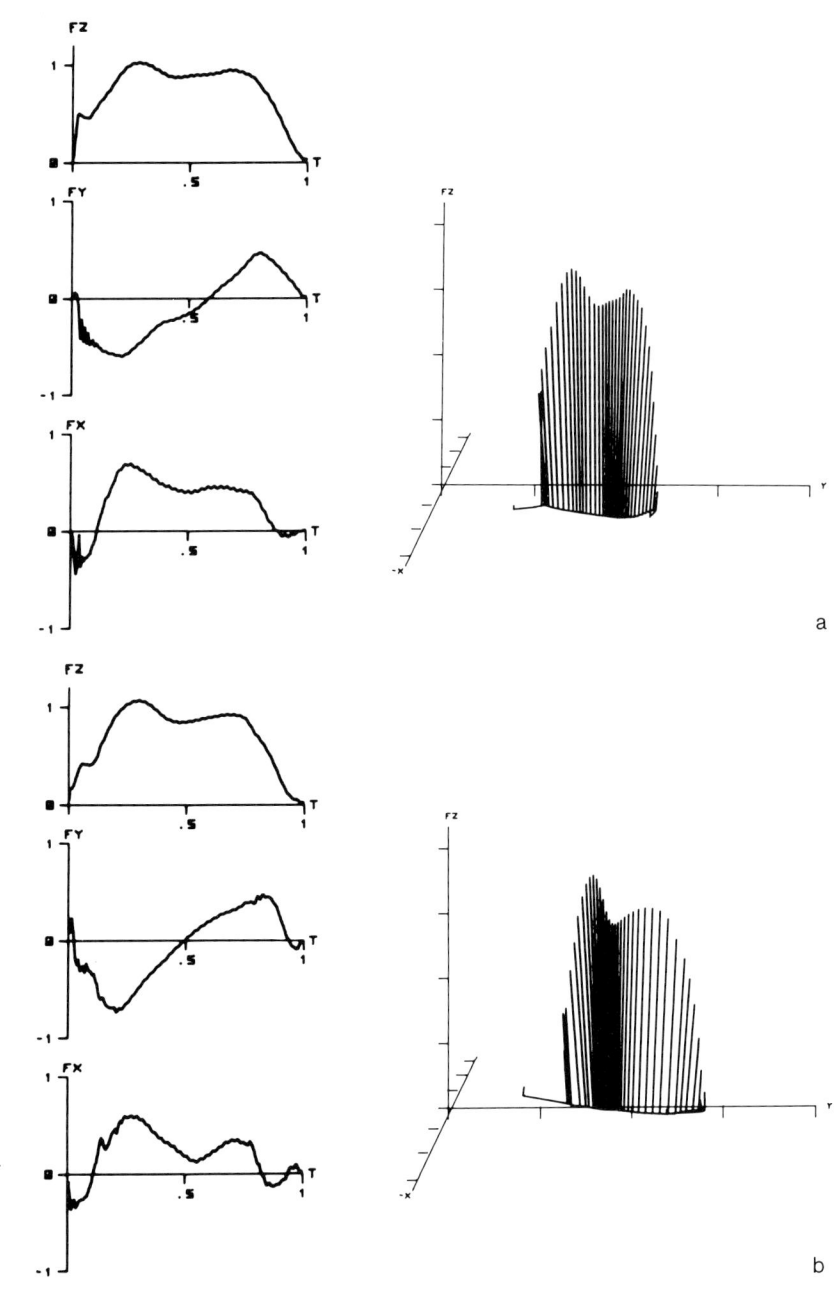

Abb. 22a u. b Kraft-Zeit-Kurven und Vektordiagramm einer Patientin mit Arthrodese des OSG. a) barfuß, b) mit Schuhen. Die Belastung des Vorfußes (a) und des vorderen Teiles des Absatzes (b) ist im Vektordiagramm deutlich zu erkennen; die Kraft-Zeit-Kurven zeigen kaum eine Abweichung (aus *Debrunner, H. U.*: Orthop. Prax. 16 [1980] 422)

Um die immense Datenflut, die bei diesen Untersuchungen anfällt, anschaulich zu machen, wurde das 4dimensionale Vektordiagramm eingeführt (STÜSSI 1977). Der Untersucher erhält damit einen aufschlußreichen Einblick in geringe Veränderungen des Ablaufes während der Gangphase. So lassen sich geringe Unterschiede beim Tragen von Schuhen oder Barfußgehen auf einen Blick erkennen. Noch wichtiger ist jedoch, daß sofort sichtbar wird, ob die Belastungsphase im Beginn (bei der Belastung des Rückfußes) oder am Schluß der Belastungsphase (bei der Belastung des Vorfußes) gestört ist (Abb. 22).
JACOBS u. Mitarb. (1972), YAMASHITA u. KATOH (1976), ALEXANDER u. JAYES (1980), SCHNEIDER u. Mitarb. (1983) u.a. führen eine Fourieranalyse der Einzelkurven (vor allem der Z-Kurve) durch und erhalten damit typische Fourierkoeffizienten, die bei pathologischem Gangbild charakteristische Änderungen aufweisen.
KATOH u. Mitarb. (1983) (Abb. 23) bringen den zeitlichen Ablauf der vertikalen Z-Kraft in Bezug mit dem Ort der Belastung an der Sohle. Auch mit dieser Darstellungsart kann pathologisches Abweichen von der Norm rasch erkannt werden.
SUZUKI u. Mitarb. (1983) widmet dem Übergang vom einen zum andern Fuß bei Prothesenträgern

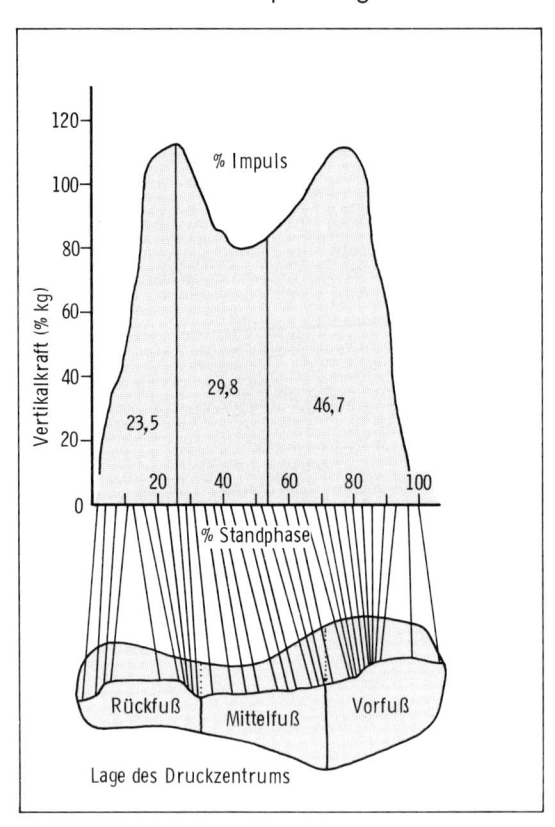

1.20 Normale und pathologische Mechanik des Fußes

besondere Beachtung. Er findet während der Doppelbelastung einen zusätzlichen Gipfel der Vertikalkräfte, der im Zusammenhang mit der Umkehr der Abwärtsbewegung des Körperschwerpunktes in eine Aufwärtsbewegung steht. Die Höhe dieser Kraftspitze und der Wechsel der Belastung vom hinteren auf das vordere Bein sind bei Trägern von Oberschenkelprothesen in typischer Weise verändert (Abb. 24).

Elektromyogramm und Muskelkräfte

Die aktiven Muskelaktionen wechseln beim Gehen dauernd. SCHERB (1952) schätzte die jeweiligen wirkenden Muskelkräfte an der Anspannung der Sehnen palpatorisch ab (Myokinesigraphie, s. FRANCILLON 1981). Die phasischen Aktivitäten der Muskeln beim Gehakt konnten festgestellt und Abweichungen von der kinetischen Partitur ermittelt werden (Abb. 25).

Das Elektromyogramm (EMG) zeigt die Dauer der Aktivität (Anfang und Ende) an; eine absolute, quantitative Aussage über die Intensität der Kraftentfaltung ist jedoch nicht möglich. Auch mit dem integrierten EMG oder der Zählung der

◁ Abb. 23 Korrelation der Kraft-Zeit-Kurve (Z-Kurve) mit dem Schuhumriß (nach *Katoh* u. Mitarb.)

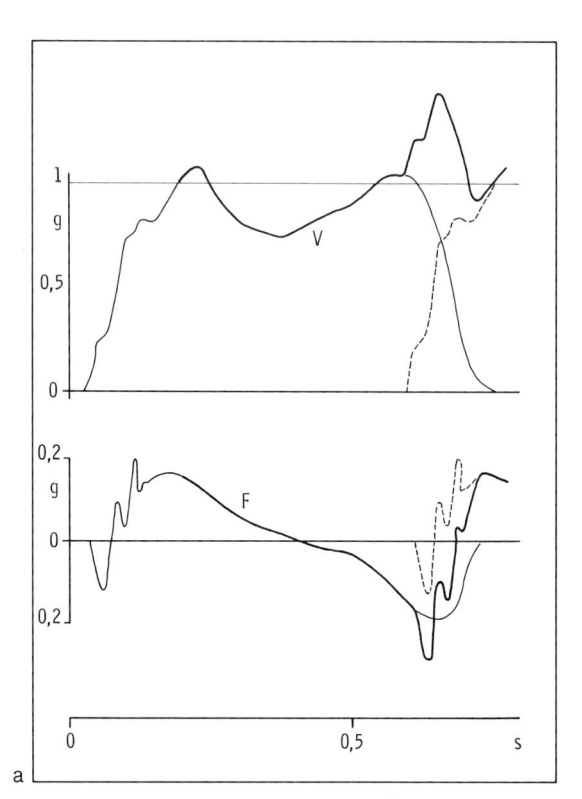

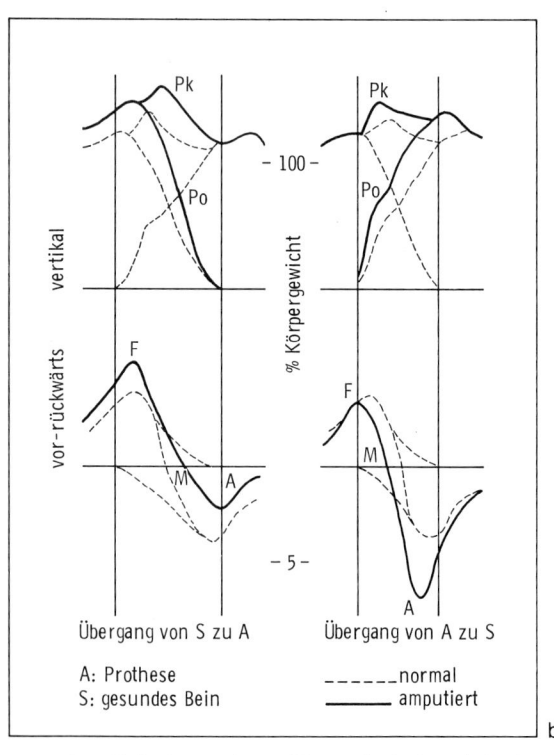

Abb. 24 a u. b Kraft-Zeitkurven. (a) Übergang von einer zur andern Belastungsphase (Doppelbelastung). In der Doppelbelastungsphase zeigt die Summenkurve (rechts und links zusammen) einen zusätzlichen Gipfel in der Vertikalkraft und eine wesentliche Änderung in der horizontalen Y-Kraft. Die Bedeutung dieser zusätzlichen Informationen ist noch nicht eingehend bearbeitet. b) Der Übergang der Belastung während der Doppelbelastung ist bei Prothesenträgern für links und rechts verschieden von rechts-links (nach *Suzuki* u. Mitarb.)

Der Fuß als Ganzes 1.21

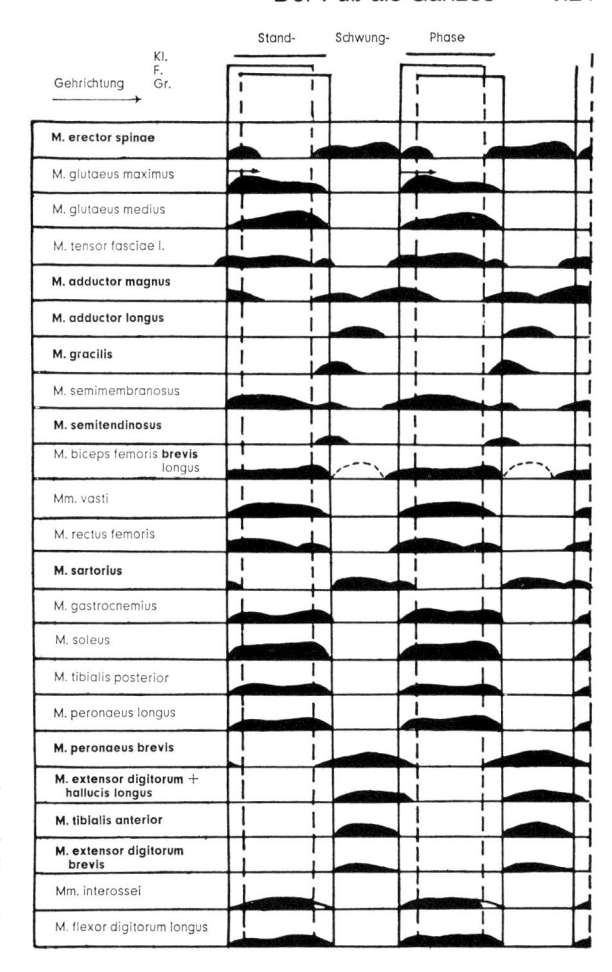

Abb. 25 Myokinesigramm der unteren Extremitäten. Oben sind die Belastungszeiten von Ferse, Groß- und Kleinzehenballen als Referenz angegeben. Die phasische Aktivität der Einzelmuskeln ist typisch; die Aktivitäten sind als relative Aktivitäten anzusehen (aus *Debrunner, H. U.*: Orthopädisches Diagnostikum, 4. Aufl. Thieme, Stuttgart 1982)

Peaks (CLOSE 1964, DEBRUNNER 1971) kann keine sichere Aussage über die auf die Sehne des untersuchten Muskels ausgeübte Kraft gemacht werden. Die Summierung von mehreren EMG-Kurven („average integrated electromyogram AI-EMG", ELLIOTT u. BLANKSBY 1979, SHIAVI u. GREEN 1983), die für zyklisch wiederholte Funktionsabläufe geeignet ist, wie sie beim Gehen und Laufen vorkommen, reduziert die Störungen, die im einzelnen EMG auftreten.

DIETZ u. NOTH (1980) wiesen nach, daß beim Laufen schon 120-150 ms vor dem Fersenkontakt eine Vorinnervation des Gastroknemius erfolgt. Etwa 35-45 ms nach dem Aufsetzen der Ferse folgt ein rund 60 ms dauernder, wesentlich höherer Aktivitätsanstieg, der 2-3mal größer ist als die maximale Willkürinnervation. Dieser zweite Aktivitätsanstieg wird durch den spinalen Muskeldehnungsreflex bedingt und mobilisiert eine der Willkürinnervation nicht zugängliche Leistungsreserve. Die Vorinnervation ist beim Gehen zweckmäßig, da die mechanische Kraftwirkung im Muskel erst etwa 30 ms nach dem Beginn der Aktivierung folgt.

Das EMG gibt besonders bei zerebralen Bewegungsstörungen die Dauer der Muskelaktivität gut wieder (dynamische Elektromyographie, STOBOY 1980). PERRY u. Mitarb. (1974) stellen z. B. die Indikation zur Achillessehnenverlängerung an Hand des EMG (s. auch PERRY u. HOFFER 1977, HOFFER u. PERRY 1983, BAUMANN 1984).

Zusammenfassend ist das EMG der Muskeln der unteren Extremität beim Gehen, besonders als AIEMG, für viele orthopädische Probleme aussagekräftig. Auch wenn es keine absoluten Werte der Muskelkraft ergibt, wird das phasische Verhalten der Muskeln gut wiedergegeben. Die große Variabilität der Aktivitäten im EMG ist erstaunlich.

Die Berechnung der Muskelkräfte beim Gehen

Die Berechnung der Muskelkräfte für jedes Segment und jeden Zeitpunkt der Bewegung erfolgt nach den bekannten Gleichgewichtsbedingungen für Kräfte und Momente (SEIREG u. ARVIKAR 1973) an Hand mathematischer Modelle. Diese Modelle sind meist statisch und dynamisch unbestimmt, d. h., es sind sehr viele verschiedene Lösungen möglich. Man muß deshalb Kriterien suchen, um diejenigen Lösungen zu finden, die den

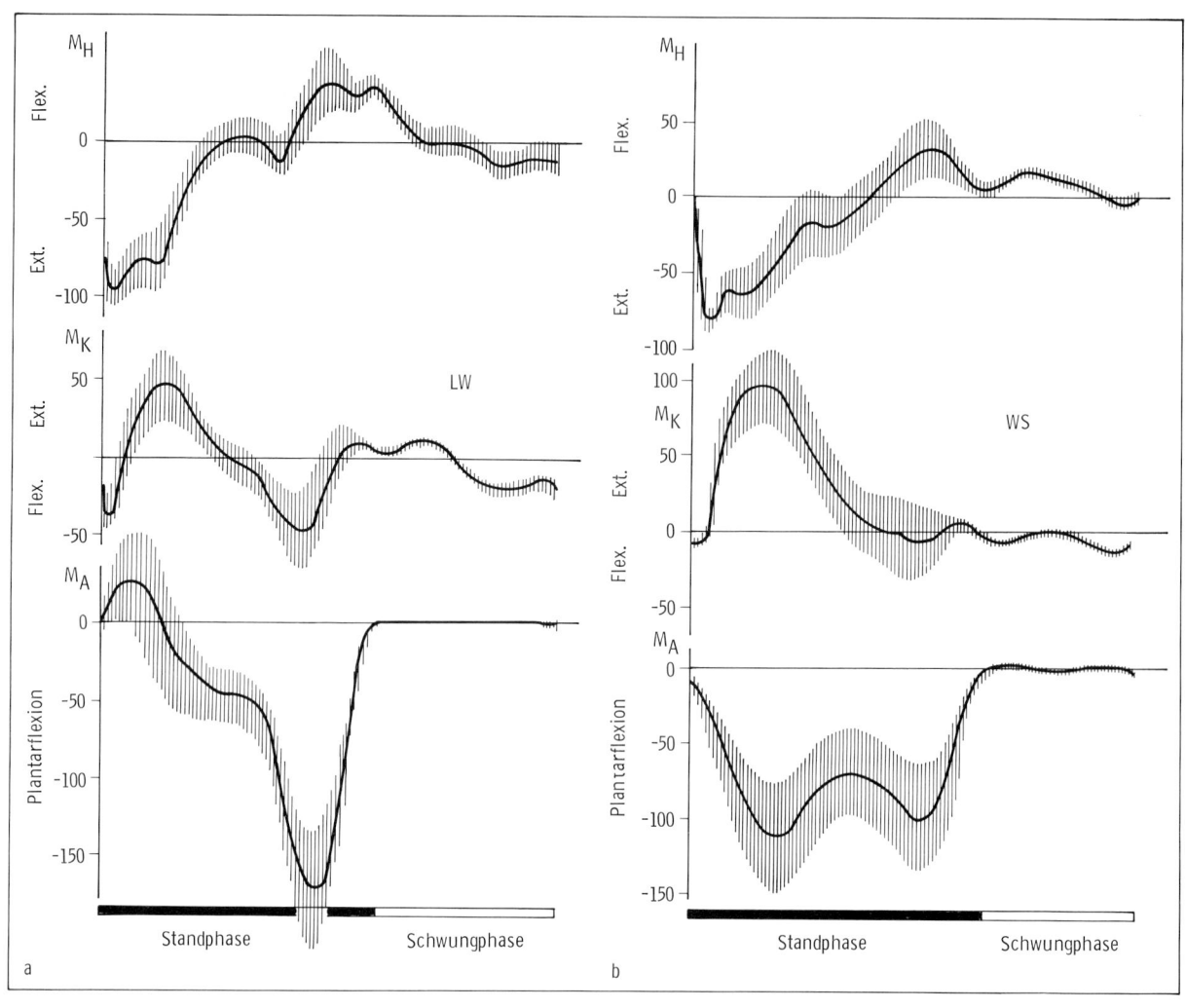

1.22 Normale und pathologische Mechanik des Fußes

Abb. 26 a u. b Muskelkraftmomente am Hüft-, Knie- und oberen Sprunggelenk (MH, MK, MA) bei 2 verschiedenen Versuchspersonen. Der ähnliche Verlauf der Kurven kann nicht darüber hinwegtäuschen, daß die Berechnungen von mehreren Faktoren in ihrer Genauigkeit beeinflußt werden (aus *Cappozzo, A., T. Leo, A. Pedotti:* J. Biomech. 8 [1975] 307)

objektiven Befunden am besten entsprechen (Optimierung).
CAPPOZZO u. Mitarb. (1975) betrachteten nur ein Bein mit den drei Gliedern Fuß, Unterschenkel und Oberschenkel und rechnen nur in der Sagittal- oder Frontalebene (Abb. 26). BOCCARDI u. Mitarb. (1981) haben dieses Modell in einer Apparatur realisiert, mit der sie sehr rasch und ohne großen Rechenaufwand auch klinische Probleme angehen können. Es muß hier auf die einschlägige Literatur verwiesen werden (CAPPOZZO u. Mitarb. 1975, PATRIARCO u. Mitarb. 1981).

Der Fuß bei großer physiologischer Belastung

Bei sportlicher Betätigung wird der Fuß oft sehr stark belastet. Bei CAVANAGH u. LAFORTUNE (1980) finden wir eine Analyse der Bodenreaktionskräfte beim Laufen. Sie unterscheiden nach dem Verlauf des Kraftangriffspunktes Läufer, die mit der Ferse zuerst den Boden berühren, von anderen, die zuerst mit dem Mittelfuß auf den Boden auftreffen. Der Fersenläufer setzt den Fuß zuerst mit der seitlichen Kante der Ferse auf. Das Kraftzentrum wandert dann in 42 ms bis zur Schuhmitte in der Mittellinie und weiter nach vorn. Nach 146 ms verläßt der Fuß den Boden; das Kraftzentrum liegt dann unter dem Vorfußballen. Die Variabilität des Weges, den der Kraftangriffspunkt macht, ist bedeutend (Abb. 27).
Der Mittelfußläufer setzt seinen Fuß so auf, daß das Kraftzentrum im mittleren Drittel des Fußes am lateralen Fußrand liegt. Es wandert dann rasch nach vorn und wieder bis zur Fußmitte in der Mittellinie, die es nach 20 ms erreicht. Nach 40 ms erreicht es 65% der Fußlänge und wandert dann nach vorn. Das 4dimensionale Vektordiagramm zeigt den Kraftverlauf sehr schön.
Die Kurven der drei Kraftkomponenten verhalten sich beim Gehen und beim Laufen unter-

Der Fuß als Ganzes 1.23

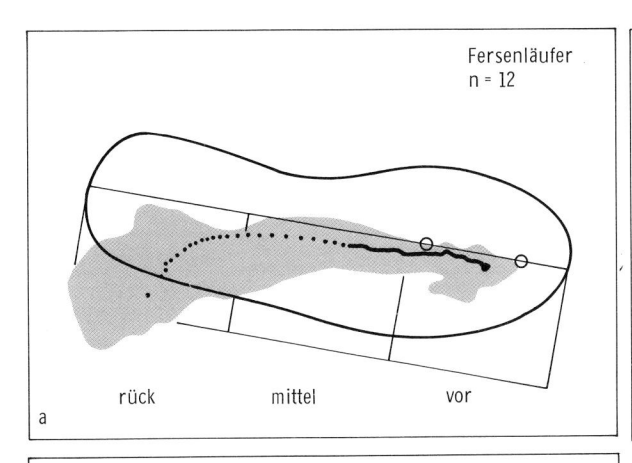

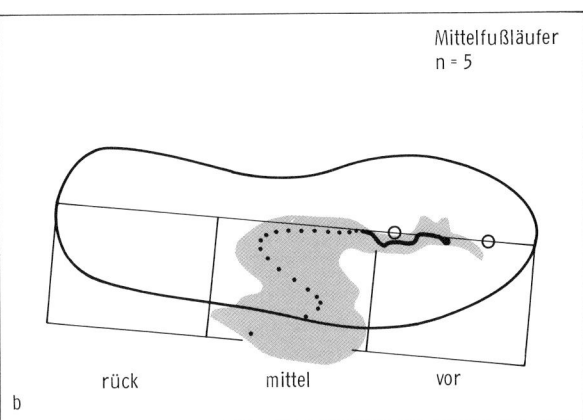

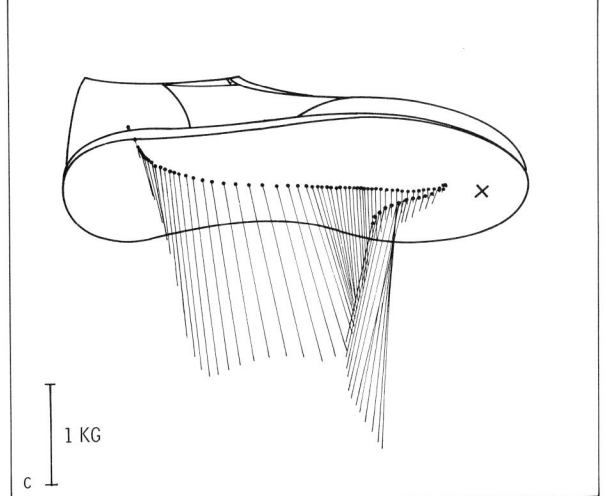

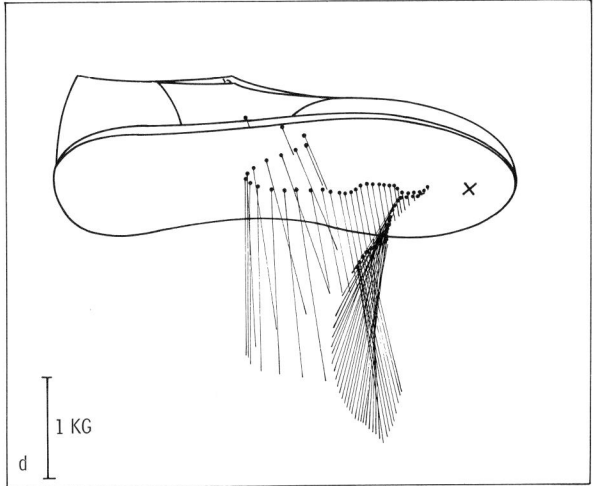

Abb. 27 a–d Der Kraftangriffspunkt am Schuh bei Fersenläufern und Mittelfußläufern. a u. b) die Bereiche, in denen die Kraftangriffspunkte liegen, c u. d) vierdimensionale Vektordiagramme von Sohle und Kraftvektoren. Skala links = KG (aus *Cavanagh, P.R., M.A. Lafortune*: J. Biomech. 13 [1980] 397)

schiedlich. Die vertikale Z-Komponente erreicht fast das 3fache KG (Belastungsanstiegsrate etwa 95 KG/s!). Die Bremsphase geht nach 48% der Standphasenzeit in die Beschleunigungsphase über; sie erreicht nach 135 ms 0,5 KG. Während der Standphase erhält der Körperschwerpunkt eine vertikale Geschwindigkeit von 3,5 m/s, in der Laufrichtung eine solche von 0,18 m/s, was 4,5% der Laufgeschwindigkeit ausmacht.

Der Verlauf des Weges des Kraftangriffspunktes stimmt mit der Beobachtung überein, daß der Fuß beim Laufschritt kurz vor dem Bodenkontakt supiniert ist bei Adduktion des Hüftgelenks, so daß der Bodenkontaktpunkt am seitlichen Fußrand liegen muß. Die Kräfte, die beim Laufen auftreten, sind 1,5- bis 2mal größer als beim Gehen. Da viele Läufer der Spitzenklasse pro Woche rund 100–130 km laufen und dabei etwa 40 000mal ihre Füße belasten, können chronische Überlastungsschäden besonders dann auftreten, wenn der Fuß in der Belastungsphase stark proniert wird. Richtige Schuhkonstruktionen können hier Abhilfe schaffen.

Die Belastung beim Start wurde von PLANENDON u. ROY (1984) untersucht. Der erste kurze Schritt ist durch eine hohe Vertikalbelastung charakterisiert, die das 3½fache KG erreicht. Die Horizontalbelastung erreicht nach einigen Schritten das KG. Der Horizontalimpuls erreicht den hohen Wert von 200 Ns.

Beim Hochsprung wirkt der Fuß mit einer Vertikalkraft bis zu 8 KG und einer Horizontalkraft von 1,5–3 KG. Dies bedeutet eine sehr hohe Belastung für den Fuß während der kurzen Absprungzeit von 100–200 ms. – Die größte Belastung des Fußes wird jedoch beim Weitsprung erreicht (BAUMANN u. STUCKE 1980).

Diese hohen Belastungen des Fußes werden bei zweckmäßigem Training ohne Dauerschaden ertragen, da der Bewegungsablauf vorausgesehen und durch die Vorinnervation der Muskulatur richtig gesteuert werden kann. Sobald jedoch derartige Belastungen unvorhergesehen auftreten, kommt jede muskuläre Reaktion zu spät, und es treten Verletzungen auf.

1.24 Normale und pathologische Mechanik des Fußes

Schlußfolgerungen

Die kontinuierliche Messung der Druckverteilung unter der Sohle während der Standphase und die Messung der Reaktionskräfte sind wohl die wichtigsten Neuerungen, die wir in den letzten Jahren verzeichnen können. Daneben ist auch die mathematische Modellbildung zur Berechnung der Muskelkräfte sehr weit entwickelt worden, und die energetischen Untersuchungen versprechen weitere nützliche Impulse. Allen diesen Methoden ist gemeinsam, daß sie den ganzen Fuß, z. T. auch den ganzen Körper in die Messungen einbeziehen. Bei Kenntnis der individuellen anatomischen Verhältnisse ist dann der Rückschluß auf die Kräfte an den Einzelgelenken möglich. Entscheidend für die kinetische Forschung ist, daß die klinische Relevanz der Meßergebnisse bisher – mit verschwindenden Ausnahmen – noch nicht bekannt ist. Die orthopädische kinetische Analyse des Fußes und die Abgrenzung gegen Einflüsse durch die übrigen Teile der unteren Extremitäten sind Aufgaben, die unsere volle Aufmerksamkeit verdienen.

Mechanik der Fußgelenke

Die Mechanik der Fußgelenke wurde mehrfach beschrieben (z. B. BATEMAN u. TROTT 1980, INMAN 1976 u. a.); im Folgenden werden die wichtigsten Daten, welche die Einzelgelenke betreffen, kurz zusammengefaßt. Grundkenntnisse der funktionellen Anatomie des Fußes werden vorausgesetzt.

Talotibialgelenk (oberes Sprunggelenk, Talokruralgelenk)

Die Bewegungen eines Gelenks werden durch die Form der Gelenkkörper und der die Bewegung führenden Bänder festgelegt. Das obere Sprunggelenk hat in erster Näherung die Form eines Scharniergelenks. Die Malleolengabel und die distale tibiale Gelenkfläche bilden die konkave Gelenkfläche, der Talus die konvexe. Die Gelenkflächen sind nun keineswegs ganz kongruent. Einmal ist die Talusrolle vorn 4–5 mm breiter als hinten; der fibulare Rand verläuft konvex gebogen. Weiterhin weist die tibiale Gelenkfläche im Sagittalschnitt regelmäßige kreisförmige Konturen auf; sie ist medial und lateral mehr gebogen (Radius = 20 mm), in der Mitte verläuft die Krümmung (als Krümmung wird der reziproke Wert des Radius bezeichnet: $K = 1/r$) flacher ($r = 24$ mm) (Abb. 28) (SCHMIDT 1981). Die Krümmung der Talusrollenkanten ändert sich gegenläufig: An der medialen Kante nimmt sie von vorn nach hinten kontinuierlich ab (der Krümmungsradius ist hinten größer als vorn). An der lateralen Kante ist der Krümmungsradius hinten kleiner als vorn ($r = 25,4$ mm resp. 18,4 mm). Im ganzen ist die tibiale Gelenkfläche etwas flacher als die Talusrolle (Abb. 29). Die Kongruenz der

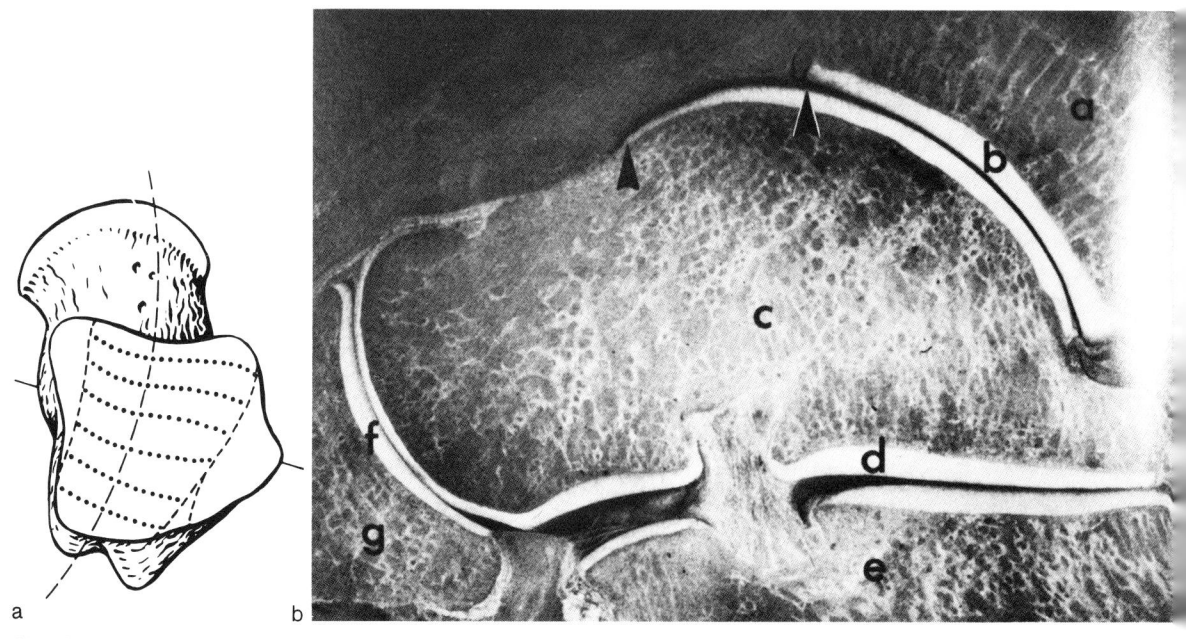

Abb. 28 a u. b   a) Tibiale Gelenkfläche des Talus. Gestrichelt die gebogene Führungsrinne der Facies superior. Die gepunkteten Linien deuten das unterschiedliche Krümmungsverhalten der Mantelfläche an. b) Sagittalschnitt durch das OSG: Die untere Tibiagelenkfläche ist etwa 30% kürzer als die obere Rollenfläche des Talus. d = Gelenkspalt der Articulatio subtalaris, davor das Lig. interosseum (aus *Schmidt, H. M.:* Adv. Anat. Embryol. Cell. Biol. 66 [1981] 1)

Mechanik der Fußgelenke **1.**25

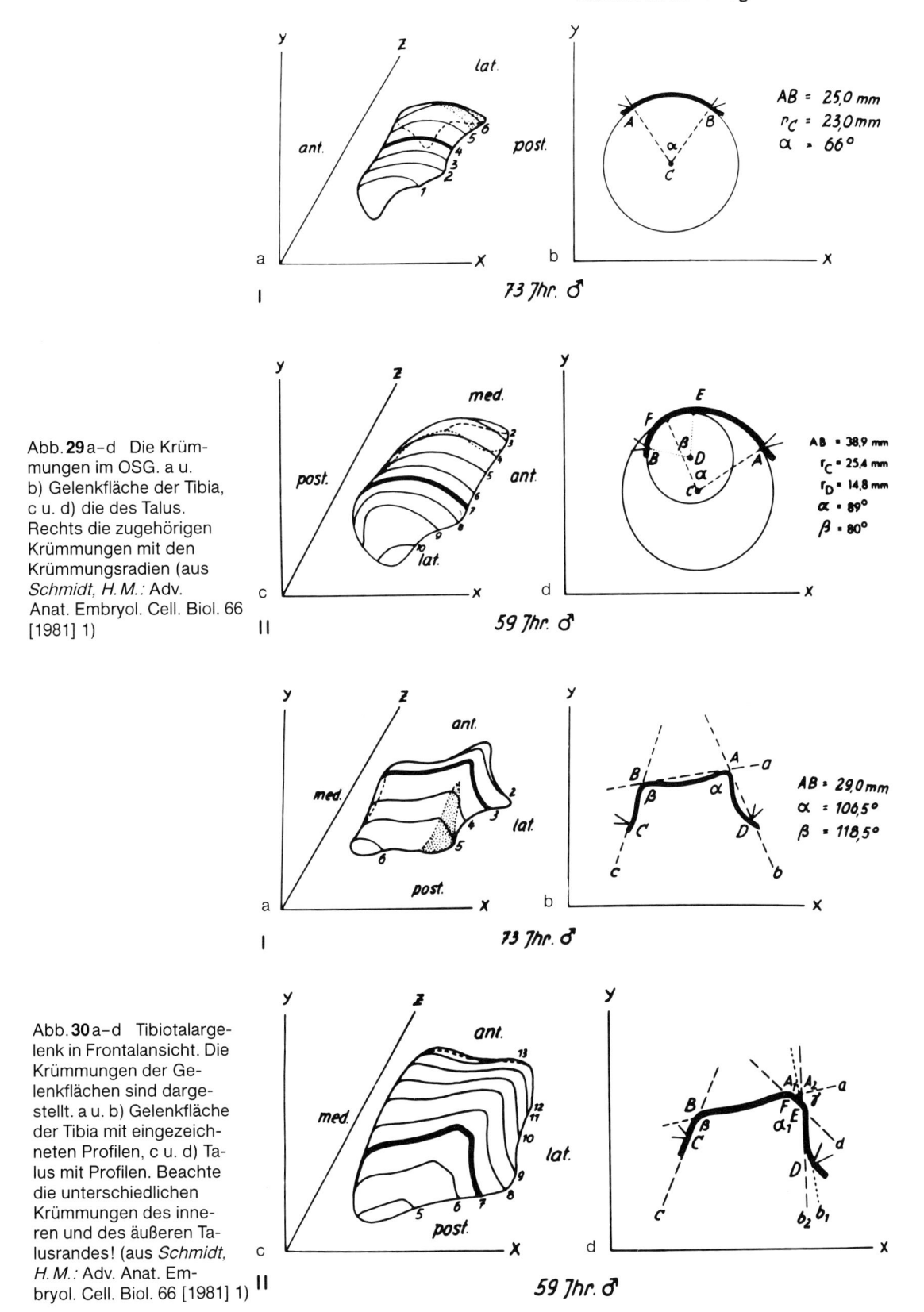

Abb. 29 a–d Die Krümmungen im OSG. a u. b) Gelenkfläche der Tibia, c u. d) die des Talus. Rechts die zugehörigen Krümmungen mit den Krümmungsradien (aus *Schmidt, H. M.:* Adv. Anat. Embryol. Cell. Biol. 66 [1981] 1)

$AB = 25{,}0$ mm
$r_C = 23{,}0$ mm
$\alpha = 66°$

73 Jhr. ♂

$AB = 38{,}9$ mm
$r_C = 25{,}4$ mm
$r_D = 14{,}8$ mm
$\alpha = 89°$
$\beta = 80°$

59 Jhr. ♂

$AB = 29{,}0$ mm
$\alpha = 106{,}5°$
$\beta = 118{,}5°$

73 Jhr. ♂

Abb. 30 a–d Tibiotalargelenk in Frontalansicht. Die Krümmungen der Gelenkflächen sind dargestellt. a u. b) Gelenkfläche der Tibia mit eingezeichneten Profilen, c u. d) Talus mit Profilen. Beachte die unterschiedlichen Krümmungen des inneren und des äußeren Talusrandes! (aus *Schmidt, H. M.:* Adv. Anat. Embryol. Cell. Biol. 66 [1981] 1)

59 Jhr. ♂

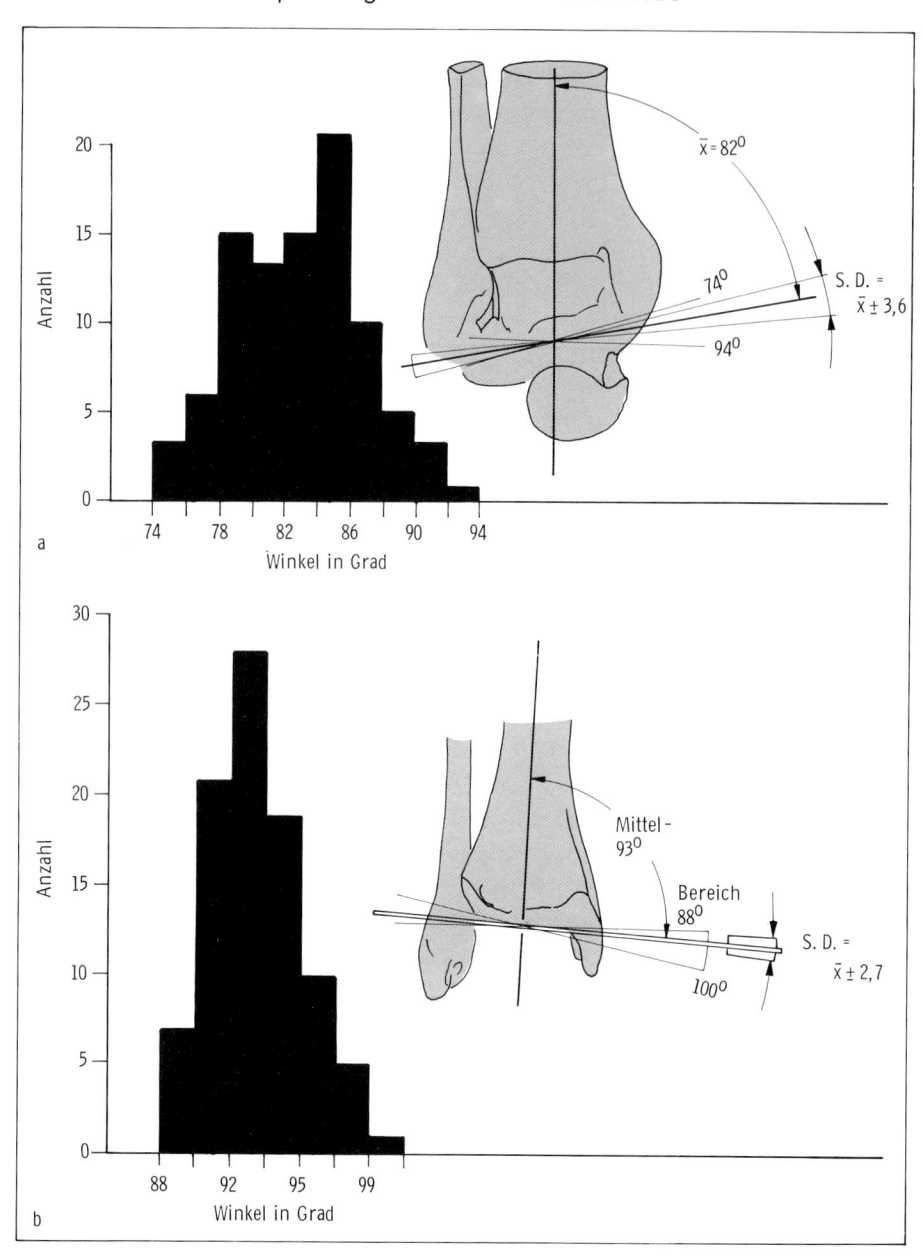

1.26 Normale und pathologische Mechanik des Fußes

Abb. 31 a–d a u. b) Lage der Gelenkachse des OSG und Neigung der tibialen Gelenkfläche. Beachte die breite Streuung der Achsenlage (*Inman* 1976). c u. d) Position der Achsenlage in bezug auf die Spitzen der Malleolen. Auch hier ist die breite Streuung der Meßwerte zu beachten (nach *Inman*)

korrespondierenden Gelenkflächen wird dadurch jedoch kaum beeinträchtigt, da die Flächendifferenz des Rollendaches (die Talusgelenkfläche weist einen Mittelpunktswinkel von 103–106° auf, die Tibia hingegen einen solchen von 62–75°, mißt also nur 70% der Talusgelenkfläche) den notwendigen Kraftschluß der momentanen Gelenkstellung gewährleistet.

Auf dem frontalen Schnitt der Tibia ist eine unterschiedlich stark ausgeprägte konvexe Führungsleiste zu erkennen, der die bogenförmige, etwas stärker konkave Rinne im medialen Flächendrittel der Talusrolle entspricht. Daher ist die Belastungsfläche besonders bei geringer Belastung auf die beiden Talusrollenkanten beschränkt. Die laterale Knöchelgelenkfläche steht senkrecht; die mediale verläuft flacher (Abb. 30).

Die Bewegungsachse des oberen Sprunggelenks kann mit BARNETT u. NAPIER (1952), ISMAN u. INMAN (1968) und INMAN (1974) als quer liegend, gegen die Tibiaachse um 82±3,6° nach außen geneigt und etwas schräg zur Taluslängsachse liegend angenommen werden (Abb. 31). Infolge die-

Mechanik der Fußgelenke **1.27**

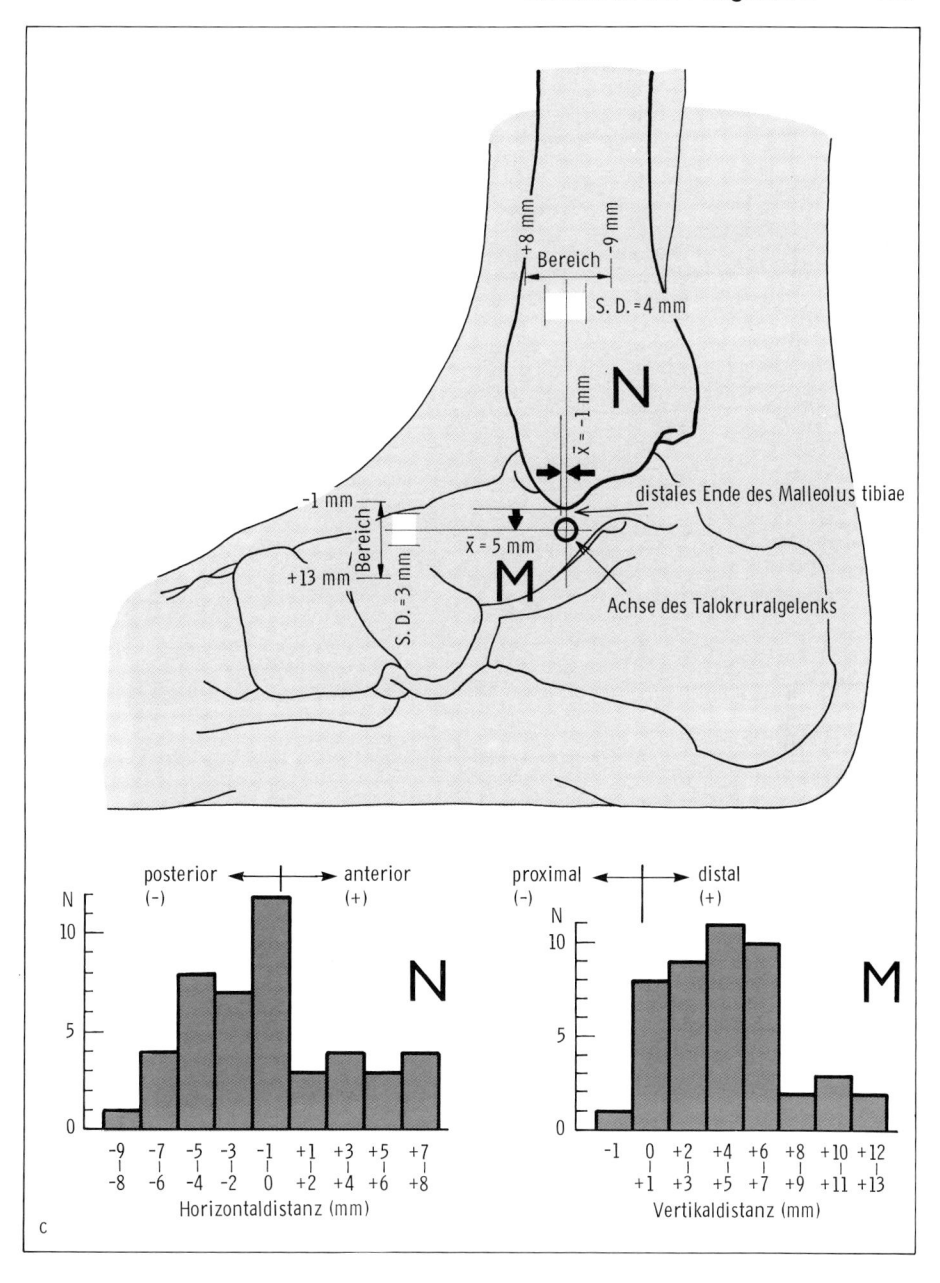

Abb. 31 c

ser Schräglage und der Anordnung der Führungsbänder (fibulare Bänder und Lig. deltoideum) ist der Weg der Talusrolle bei Flexions- und Extensionsbewegungen lateral größer als medial. Deshalb ist bei der Dorsalextension im oberen Sprunggelenk eine gegenüber dem feststehenden Fuß deutliche Innenrotation der Malleolengabel (und damit der Tibia) gekoppelt (total etwa 5-12°). Bei feststehendem Fuß ist die Tibia nach außen rotiert, wenn der Fuß beim Gehen in Plantarflexion Boden faßt; beim Abstoßen in Dorsalextension ist sie jedoch einwärts gekreiselt. Ein Fuß mit Arthrodese des unteren Sprunggelenks kann daher beim Gehen die notwendigen Rotationen ausführen; bei der Arthrodese im oberen Sprunggelenk hingegen müssen andere Gelenke dafür sorgen.

Die Untersuchungen von van Langelaan (1983) bestätigen die Lage der Drehachse im oberen Sprunggelenk. Er betont ebenfalls die große Variabilität der Lage dieser Achse. Sammarco u. Mitarb. (1973) haben die Bewegungszentren am Lebenden untersucht (Abb. 32). Sie finden bei Dorsal-Plantar-Bewegungen verschiedene Bewegungszentren. Dies dürfte mit den unterschiedlichen Krümmungsradien der Talusrolle in Zusammenhang stehen. Die Bewegungen im oberen Sprunggelenk sind nicht nur reine Gleitbewegungen: In den Extremstellungen können Kompressionen oder Distraktionen der Gelenkflächen

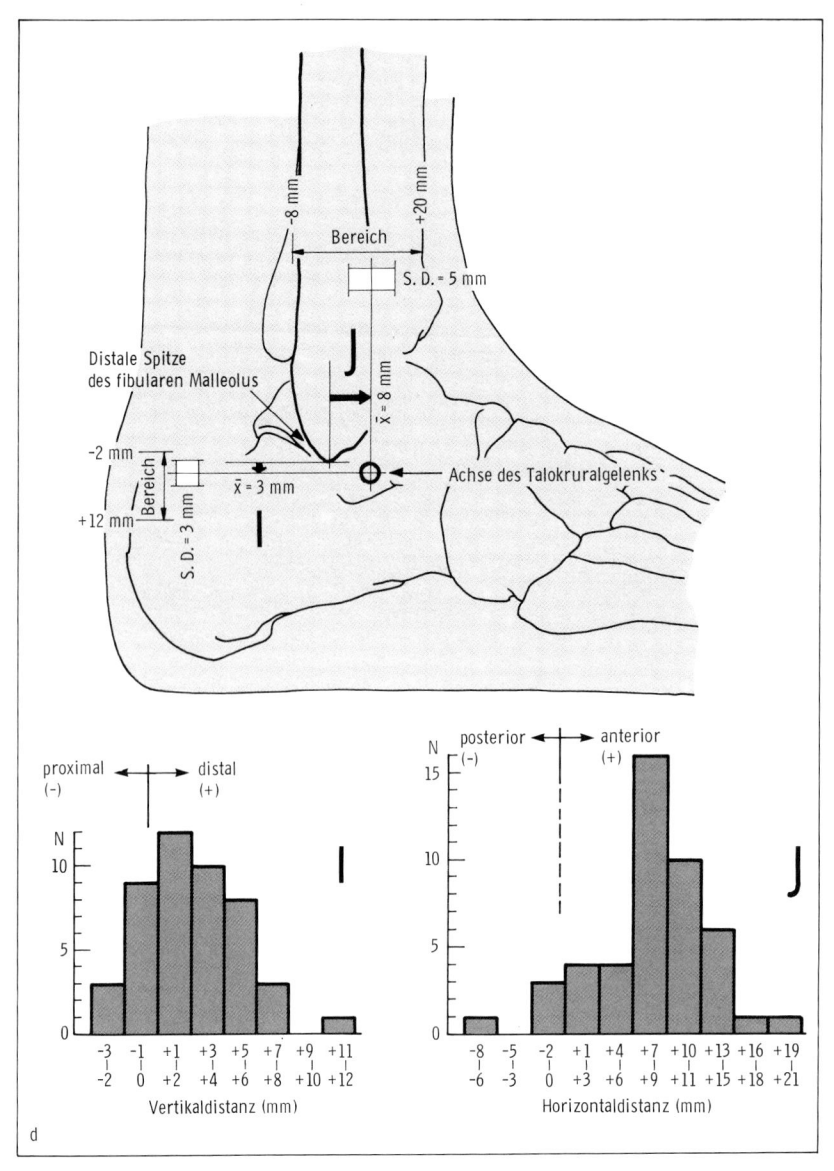

1.28　Normale und pathologische Mechanik des Fußes

Abb. 31 d

auftreten. Bei pathologischen Gelenken finden SAMMARCO u. Mitarb. (1973) unregelmäßige Bewegungsabläufe mit Phasen von Distraktion resp. Kompression.

Auf das obere Sprunggelenk wirken große Kräfte ein. VERES (1977, 1980) gibt eine einfache geometrische Konstruktion an, mit der die auf die Fußgelenke wirkenden Druckkräfte berechnet werden können (Abb. 33). Beim Stehen und Gehen sowie bei sportlicher Betätigung treten im allgemeinen keine größeren Kräfte auf als 3–5 KG (RÖSLER 1976). Das muskuläre Drehmoment, das auf das obere Sprunggelenk wirkt, wurde von ALEXANDER u. VERNON (1975) berechnet. Bei den alltäglichen Belastungen bleibt es unter etwa 200 Nm (Tab. 6).

Die belastete Kontaktfläche umfaßt sowohl bei unbelasteter wie bei belasteter Bewegung nur einen Bruchteil der zur Verfügung stehenden Gelenkfläche (Abb. 34). Dementsprechend ist der Flächendruck relativ hoch. Es werden mittlere Druckwerte von etwa 200–300 N/cm^2 erreicht; die maximalen lokalen Druckwerte erreichen jedoch Werte von ungefähr 1000–1500 N/cm^2 (Tab. 7) (KIMIZUKO u. Mitarb. 1980).

Die Flächenbelastung wird auch durch die Funktion der Fibula beeinflußt. CLOSE (1956) fand, daß sich die Malleolengabel bei der Dorsalflexion des Fußes um etwa 1–2 mm erweitert und dabei Rotationen der Fibula von wenigen Graden auftreten. LEDERMANN (1979) bestätigte bei Untersuchungen in vivo diese Fibulabewegungen, fand dabei jedoch keine einheitliche Bewegungsrichtung. – Bei Verbreiterung der Malleolengabel durch Syndesmosensprengung verkleinert sich die effektive Kontaktfläche im oberen

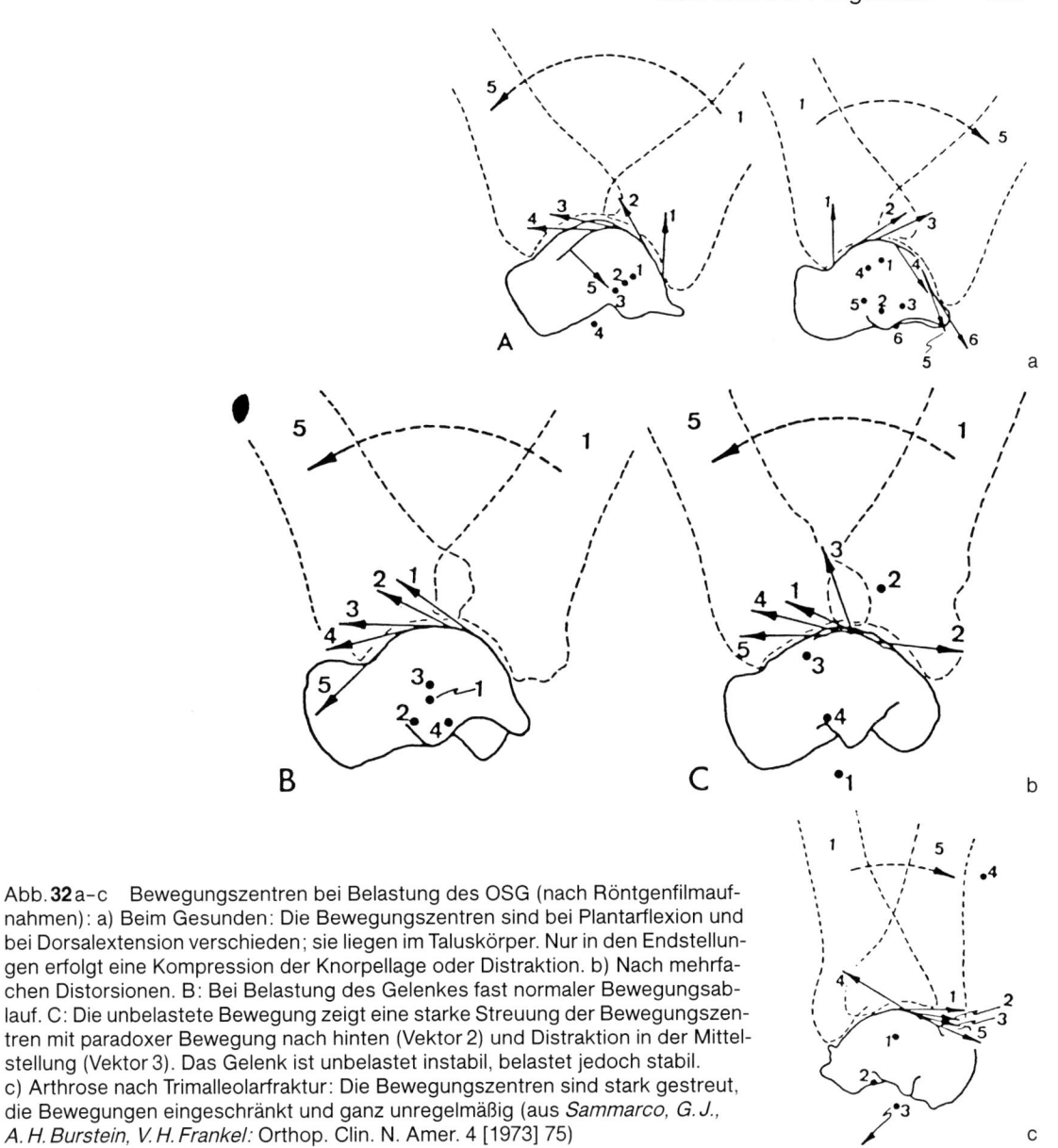

Abb. 32 a–c Bewegungszentren bei Belastung des OSG (nach Röntgenfilmaufnahmen): a) Beim Gesunden: Die Bewegungszentren sind bei Plantarflexion und bei Dorsalextension verschieden; sie liegen im Taluskörper. Nur in den Endstellungen erfolgt eine Kompression der Knorpellage oder Distraktion. b) Nach mehrfachen Distorsionen. B: Bei Belastung des Gelenkes fast normaler Bewegungsablauf. C: Die unbelastete Bewegung zeigt eine starke Streuung der Bewegungszentren mit paradoxer Bewegung nach hinten (Vektor 2) und Distraktion in der Mittelstellung (Vektor 3). Das Gelenk ist unbelastet instabil, belastet jedoch stabil. c) Arthrose nach Trimalleolarfraktur: Die Bewegungszentren sind stark gestreut, die Bewegungen eingeschränkt und ganz unregelmäßig (aus *Sammarco, G. J., A. H. Burstein, V. H. Frankel:* Orthop. Clin. N. Amer. 4 [1973] 75)

Sprunggelenk bis auf 50% des Normalwertes; ebenso kann bei Verkürzung der Fibula nach Frakturen eine bedeutende Verkleinerung der belasteten Fläche resultieren (Tab. 8) (MARTINEK u. EGKHER 1978).
Die Bedeutung der Fibula bei den Bewegungen im oberen Sprunggelenk sind noch nicht vollständig geklärt. WEINERT jr. u. Mitarb. (1973) berichteten, daß sich die Fibula während der Belastung des Fußes etwa 3 mm nach unten bewege, mit anderen Worten, daß die tibiale Gelenkfläche um so viel nach oben gedrückt werde. Diese Beobachtungen wurden nicht bestätigt, und man muß sich fragen, ob es sich nicht um einen Projektionseffekt bei der röntgenkinematischen Aufnahme gehandelt hat. Man kann sich schwer vorstellen, wie eine so starke Verschiebung zwischen Tibia und Fibula zustande kommen kann ohne Verletzung der Membrana interossea und der Syndesmose.
PROCTER (1980) sowie PROCTER u. PAUL (1982) haben an einem Modell des oberen Sprunggelenks und des subtalaren Gelenks die Kräfte errechnet, welche auf diese Gelenke während des Gehaktes einwirken. Der Verlauf der Kräfte und ihr Angriffspunkt interessieren den Orthopäden besonders, da die mechanische Überlastung und damit Verletzungen in diesem Gebiet sehr häufig sind. Das Modell basiert auf den kinematischen Daten und der Messung der Bodenreaktionskraft. Die Belastungsphase im oberen Sprunggelenk ist durch eine zweigipflige Kraftkurve cha-

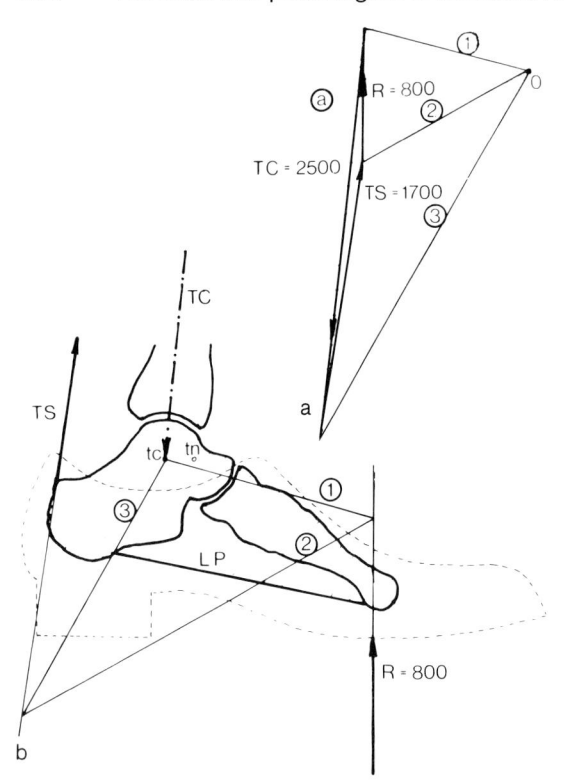

1.30   Normale und pathologische Mechanik des Fußes

Abb. 33 a u. b Einfache graphische Berechnungsart der Kräfte im Bereich des Fußes. An Hand der anatomischen Strukturen werden durch einfache Vektoraddition die wirksamen Kräfte mit geometrischer Konstruktion ermittelt. Die Genauigkeit genügt für die Schätzung der auftretenden Belastungen. Fuß im Stehen im Schuh mit Belastung des Vorfußes allein (aus *Veres, G.:* Graphic analysis of forces acting upon a simplified model of the foot. In *Klasson, B.:* The deformed foot and orthopedic footwear. ISPO Workshop, Stockholm 1980, S. 84–101)

Tabelle 6 Dimensionen der Kräfte und Drehmomente im oberen Sprunggelenk (nach *Alexander* u. *Vernon*)

	Boden-kraft	Drehmoment im oberen Sprunggelenk	Muskelkraft pro cm²
Gehen mit 1,8 m/s			
Fersenauftritt	970 N	–20 Nm	20 N/cm²
Abstoßen	700 N	96 Nm	
Laufen 3,9 m/s	1910 N	220 Nm	42 N/cm²
Absprung	815 N	103 Nm	20 N/cm²
Landung aus 81 cm Höhe	945 N	100 Nm	

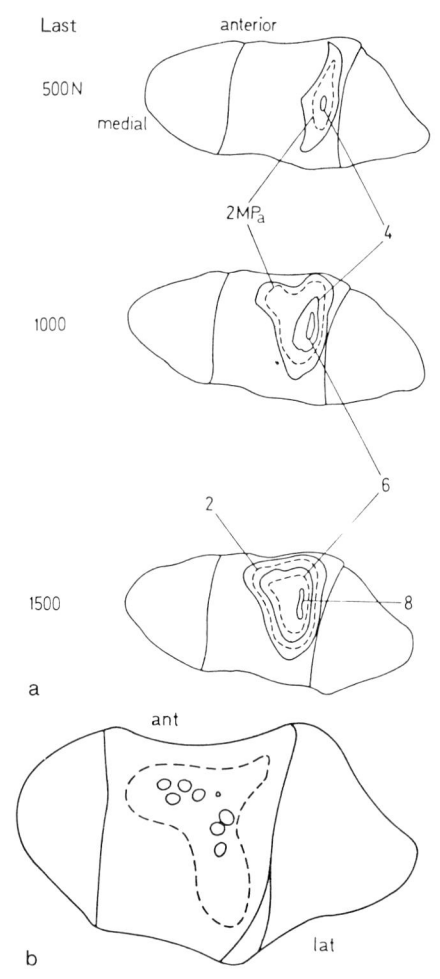

Abb. 34 a u. b Die Verteilung der Flächendrücke im OSG bei verschiedenen Belastungen. Bei dieser Versuchsanordnung wurde fast nur die seitliche Talusrolle belastet. Bei stärkerer Belastung wird die Kontaktfläche größer, erreicht aber nur einen Teil der Gesamtfläche. Bei solchen Untersuchungen muß man sich klar sein, daß beim Gehen immer wieder neue Kontaktflächen belastet werden und damit neue Belastungsverhältnisse entstehen. Die Ergebnisse der statischen Versuche sind mit der notwendigen Kritik zu werten (aus *Kimizuko, M., H. Kurosawo, T. Fukubayashi:* Arch. Orthop. Trauma.-Surg. 96 [1980] 45)

rakterisiert: Der erste Gipfel erreicht etwa das 1½fache des KG; der zweite Gipfel steigt kurz vor dem Zehenabheben bis zum 4fachen des KG an. Der erste Gipfel betrifft dabei mehr die mediale Gelenkseite, der zweite Gipfel vorwiegend die fibulare Seite des Gelenks (Abb. 35). Die Resultate sind konform mit der Beobachtung von

KIMIZUKO u. Mitarb. (1980), der am Oberen-Sprunggelenk-Präparat die Hauptbelastung auf der lateralen Talusrolle fand (vgl. Abb. 34, Tab. 7).
– Derartige Modellberechnungen sind geeignet, klinische Erfahrungen an Patienten mit Schädigungen am oberen Sprunggelenk besser verstehen zu lernen.

Unteres Sprunggelenk

Der Talus artikuliert mit dem unter ihm liegenden Kalkaneus und dem vor ihm liegenden Navikulare. Die gelenkige Verbindung mit diesen

Tabelle 7 Druckverteilung und Kontaktflächen im oberen Sprunggelenk bei verschiedenen Belastungen (nach *Kimizuko* u. Mitarb.)

Gesamtbelastung im oberen Sprunggelenk	200	500	1000	1500	N
Kontaktfläche	2,3	3,4	4,3	4,8	cm^2
in % der Gesamtfläche (7,19 cm^2)	32	48	60	67	%
mittlerer Druck	87	147	233	313	N/cm^2
maximaler Druck		200–900	500–1000	800–1300	N/cm^2

Tabelle 8 Sekundäre Valgusstellung des Talus bei Verkürzung der Fibula im oberen Sprunggelenk (nach *Martinek* u. *Egkher*)

Verkürzung der Fibula	Sekundärer Valgus des Talus
3 mm	6,8°
4 mm	10,4°
6 mm	14,4°

Knochen wird zweckmäßig in ein hinteres Talokalkanealgelenk und eine vordere Gelenkkammer unterteilt, die beide durch den Sinus und Canalis tarsi sowie durch das in diesen Buchten liegende Lig. interosseum getrennt werden (Abb. 28, 36). Die Gelenkflächen des hinteren Talokalkanealgelenks sind unregelmäßig gewölbt; die kalkaneale Gelenkfläche ist konvex. Dagegen ist die vordere Kammer des subtalaren Gelenks an der plantaren Seite konkav; der Taluskopf liegt in einer fast kugeligen Gelenkhöhle, die MacConnail u. Basmajian (1969) als „acetabulum pedis" bezeichnet haben.

Das Lig. interosseum ist zwischen Talus und Kalkaneus straff ausgespannt. Es enthält viele elastische Fasern (Schmidt 1978) und führt die Bewegungen des unteren Sprunggelenks zusammen mit den Bändern, die von Tibia und Fibula her nach unten ziehen, sowie den Ligg. talocalcaneare fibulare, posterior sowie tibiale. Die Bewegungsachse des unteren Sprunggelenks verläuft schräg von hinten lateral unten nach vorn medial oben. Sie ist um rund 42° gegen die Längsachse des Fußes nach oben und etwa 23° nach vorn innen geneigt (Abb. 37). Wir bezeichnen die Bewegungen um diese Achse des unteren Sprunggelenks mit Elftman (1960) als Inversion/Ever-

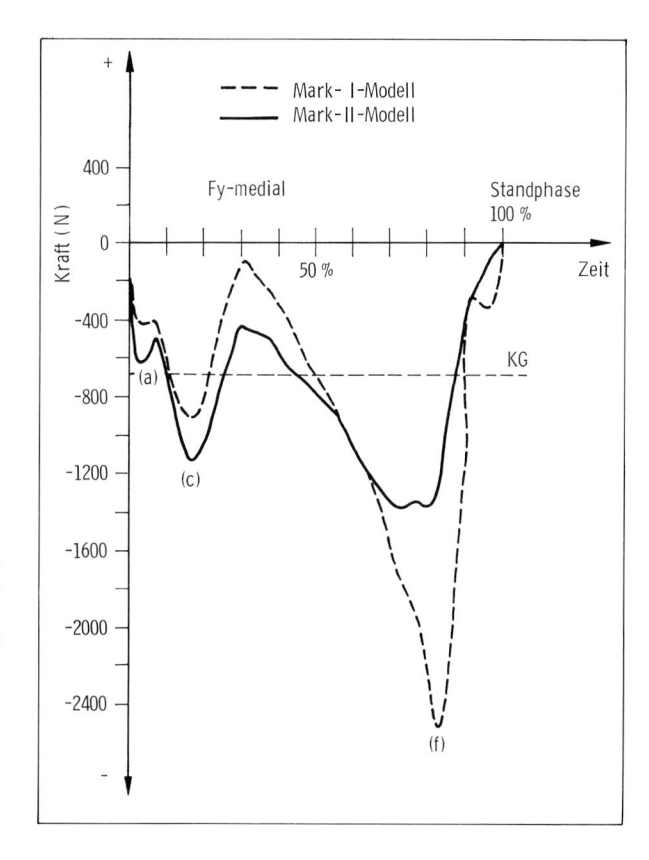

Abb. 35 Berechnungen der Vertikalbelastung im OSG (Modell Mark II). Die Belastung wird im medialen Teil des Gelenks unter Belastung mit dem Körpergewicht während der Standphase gerechnet. Die Belastung ist lateral größer und steigt am Ende der Abstoßphase stark an. An der medialen Seite tritt kurz nach Fersenkontakt eine kleinere Belastungsspitze auf, die lateral fehlt. Die Modellrechnung gibt einen guten Anhaltspunkt für den Verlauf der effektiven Belastungsverteilung (nach *Procter*)

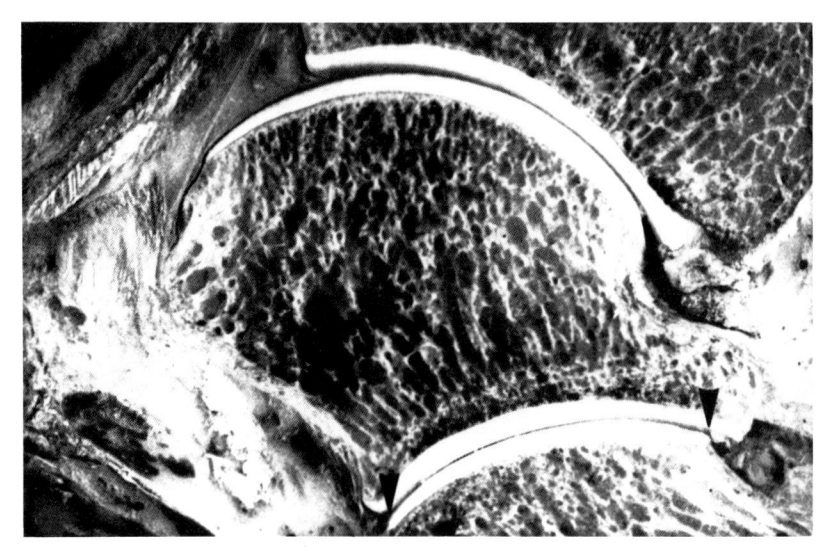

Abb. **36** Seitlicher Parasagittalschnitt durch Talus und unteres Sprunggelenk. Im hinteren Talocalcanealgelenk ist die Krümmung medial (vgl. Abb. **28** b) sehr gering, lateral (vgl. Abb. **36**) hingegen deutlich ausgeprägt. Beachte die Lage des Lig. interosseum und des Sinus tarsi vor der Gelenkfläche (aus *Schmidt*, H.M.: Adv. Anat. Embryol. Cell. Biol. 66 [1981] 1)

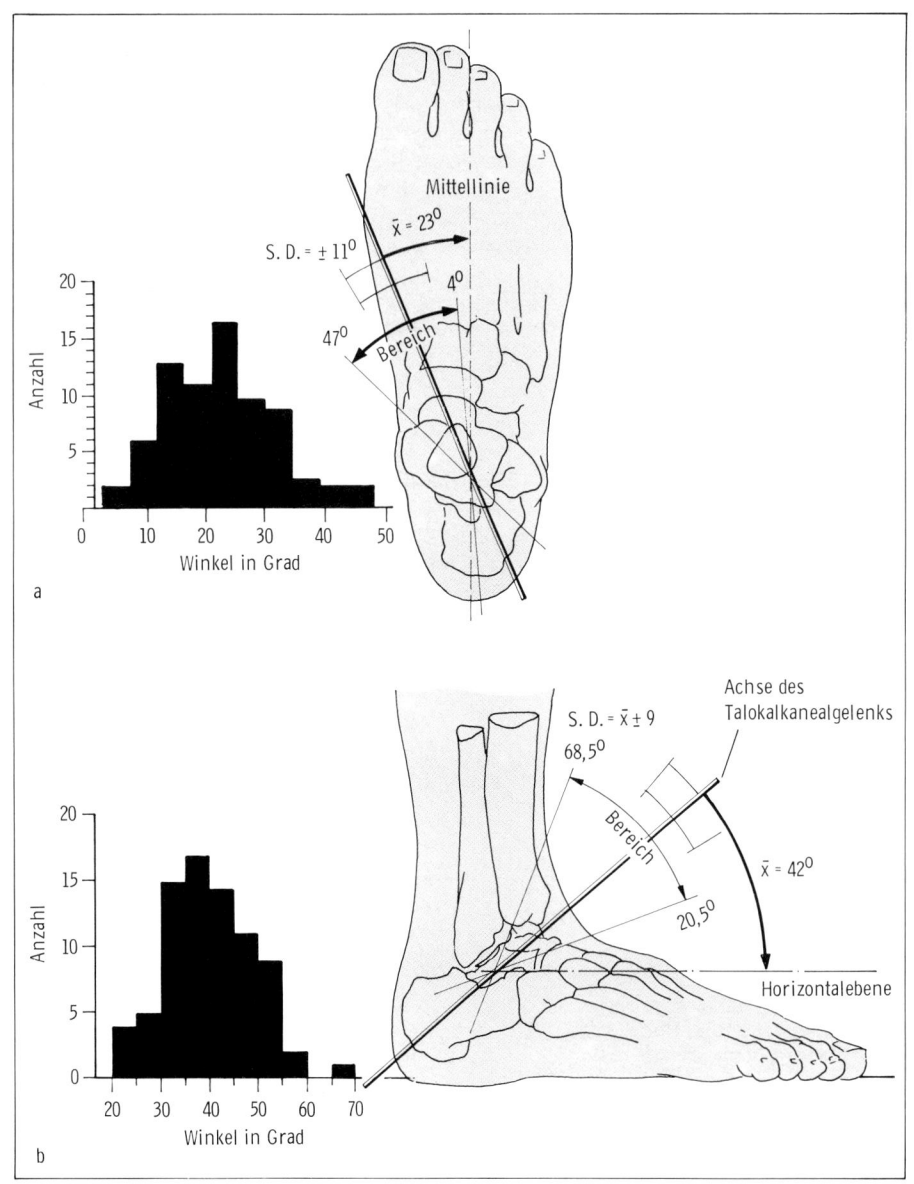

Abb. **37** a u. b Lage der Bewegungsachse des unteren Sprunggelenks. In dieser Achse erfolgen die Inversion und die Eversion. Beachte die breite Streuung der Winkelwerte! (nach *Inman*)

sion.* Die Rotation um die Fußlängsachse bezeichnen wir dagegen als Supination/Pronation. Die Inversion um die Untere-Sprunggelenk-Achse bewirkt eine Plantarflexion, Adduktion und Supination der subtalaren Fußplatte, die Eversion eine Dorsalextension, Abduktion und Pronation. Die Inversion (Rotation des Fußes nach medial) wird durch die seitlichen Bandmassen des Lig. interosseum (Lig. talocalcaneare obliquum und Retinaculum extensorum) begrenzt, die Eversion durch die medial liegenden Anteile, die als Lig. canalis tarsi bezeichnet werden (SCHMIDT 1978).

Bei der Bewegung des Talus um den – festgestellt gedachten – Kalkaneus erfolgt nun nicht nur eine einfache Rotation. Gleichzeitig verschiebt sich der Talus in der Richtung der Bewegungsachse. Nach INMAN (1976) und VAN LANGELAAN (1983) erfolgt diese Translationsbewegung bei der Hälfte der untersuchten Füße bei der vollen Eversion aus der Inversionsstellung nach vorn (bis 2,1 mm nach VAN LANGELAAN 1983) (Abb. 38). Dies bedeutet, daß der Talus bei der Eversionsbewegung in das Talonavikulargelenk hineingepreßt wird, womit dieses blockiert wird. Die nähere Bedeutung dieser Translationsbewegung ist nicht sicher bekannt. Nach MCCONNAIL u. BASMAJIAN (1969) wird dadurch die Verbindung zwischen dem Talus und der subtalaren Fußplatte blockiert.

Die schräge Lage der Bewegungsachse des unteren Sprunggelenks hat zur Folge, daß jede Rotationsbewegung der Tibia (bei feststehendem Fuß) auch eine Rotation um die Längsachse des Fußes auslöst, d. h., daß die Drehung um ungefähr 90° „umgebogen" wird, und zwar hat eine Innenrotation der Tibia eine Pronation der (starr gedachten) subtalaren Fußplatte zur Folge, die Außenrotation der Tibia um ihre Längsachse eine Supination des Fußes (Abb. 39). Bleibt jedoch bei diesen Bewegungen der Vorfuß auf dem Boden stehen, ergibt sich bei der Innenrotation der Tibia wohl die Supination des Rückfußes, aber eine Pronation des Vorfußes und umgekehrt. Die Pronation des Vorfußes bei supiniertem Rückfuß ergibt wiederum eine Erhöhung der medialen Längswölbung, umgekehrt die Supination des Vorfußes bei proniertem Rückfluß (bei Innendrehung der Tibia) eine Plattfußstellung. Diese Verhältnisse kann man sich gut am eigenen, stehenden Fuß durch einfache Rotation der Tibia demonstrieren.

---

* Die Bewegungen um die schrägstehende Achse des unteren Sprunggelenkes werden sichtbar, wenn man in der Richtung dieser Achse auf die Fußwurzel blickt. Dazu muß der Fuß im Liegen etwa um 45° nach plantar flektiert und die Fußspitze etwa 25° nach außen gedreht werden. Blickt man nun von oben in Richtung der Achse des unteren Sprunggelenks, kann man den Fuß leicht um diese Achse drehen. Der ruhende Punkt des Achsendurchtrittes läßt sich von den darum kreisenden Hauptpartien gut abgrenzen.

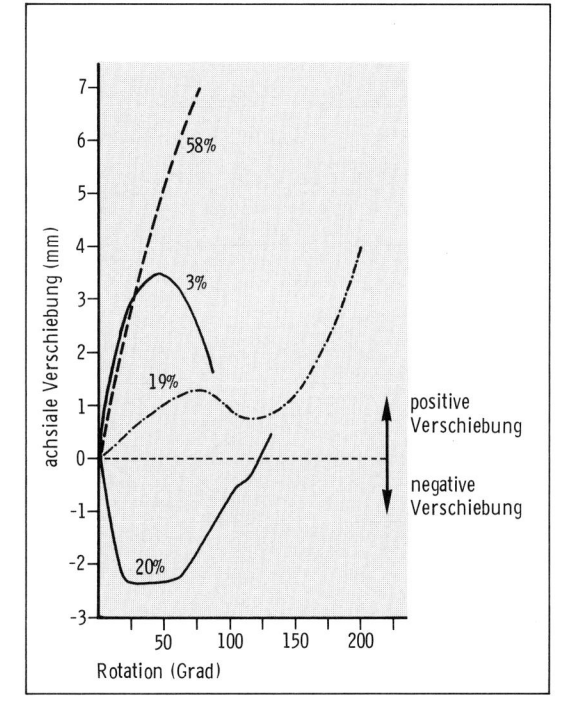

Abb. 38 Die axiale Verschiebung im USG bei In- und Eversionsbewegungen. Eine einfache Vorwärtsbewegung bei der Eversion findet sich bei 58% der Untersuchten, bei 22% eine unregelmäßige Vorwärtsbewegung und bei 20% eine Bewegung nach rückwärts. Dies zeigt die Bedeutung der individuellen Faktoren deutlich (nach *Inman*)

Zum Verständnis der Mechanik des Fußes ist es zweckmäßig, den unterhalb des Talus liegenden Anteil des Fußskelettes als eine einzige „subtalare Fußplatte" zu betrachten. Wir werden sehen, daß in dieser Fußplatte weitere Bewegungen stattfinden, und zwar eine Pro- und Supination des Vorfußes sowie die Ad- und Abduktion und die Plantar- und Dorsalflexion im queren Tarsalgelenk (Chopartgelenk).

Beim Gehen rotiert die Tibia um ihre Längsachse (CLOSE u. Mitarb. 1967). Kurz nach Fersenauftritt, der bei leichter Außenrotation der Tibia erfolgt, dreht sich die Tibia rasch einwärts, um beim Zehenabheben wieder in leichte Außenrotation zu gehen (Abb. 40a). In den ersten 50–80 ms der Standphase erfolgt eine Eversionsbewegung um etwa 10° im unteren Sprunggelenk, verbunden mit einer Valgusstellung des Fersenbeines (Abb. 40b). Am Schluß der Standphase wird der Fuß wieder in Inversionsstellung übergeführt. Der gesamte Bewegungsausschlag im unteren Sprunggelenk beträgt beim Gehen rund 6–10°. Nach WRIGHT u. RENNELS (1964 a), CLOSE u. Mitarb. (1967) u. a. ist er beim Hohlfuß gering (3–4°), beim Plattfuß jedoch mit 16° groß.

Beim Laufschritt sind die Bewegungsausschläge im oberen Sprunggelenk größer und erreichen et-

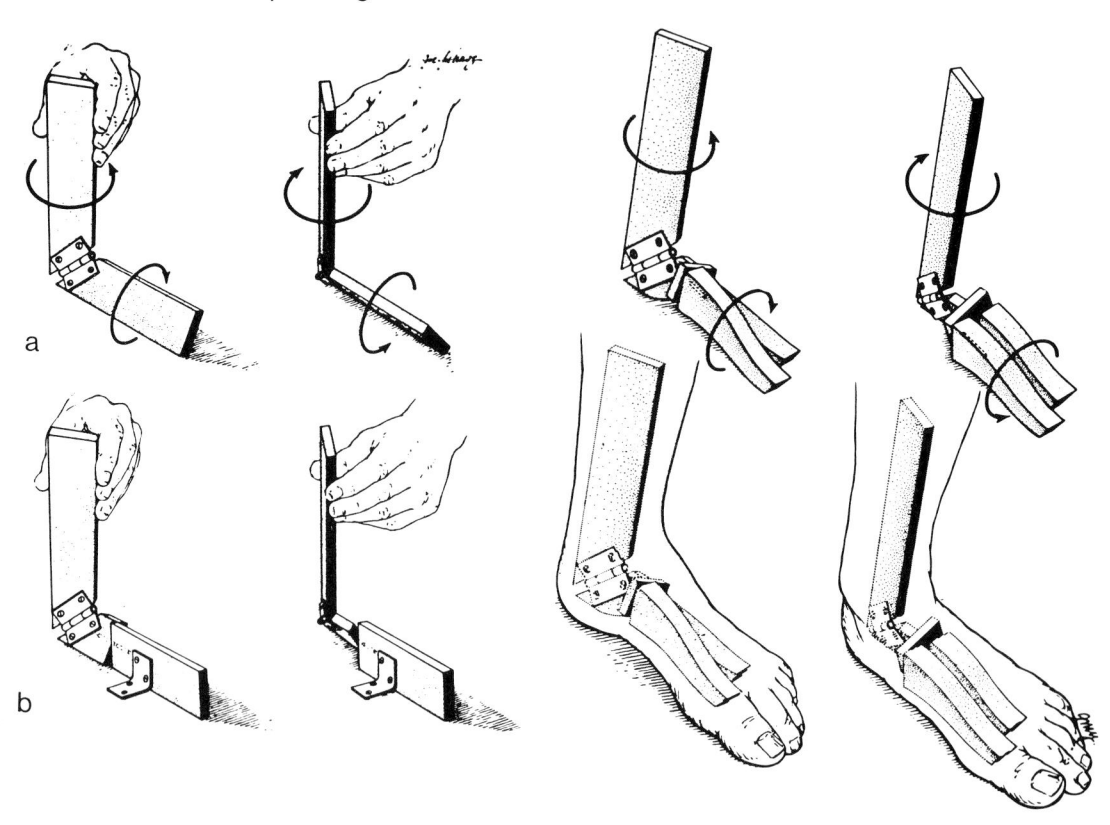

1.34 Normale und pathologische Mechanik des Fußes

Abb. 39 a u. b Wirkung der Schrägstellung der Achse des unteren Sprunggelenks. a) Bei frei beweglichem Fuß bewirkt die Rotation des Unterschenkels eine entsprechende Rotation des Gesamtfußes; er ist nur durch die Bodenfläche geführt. b) bei feststehendem Vorfuß bewirkt eine Rotation der Tibia eine Verdrehung im Rückfuß, die wegen des feststehenden Vorfußes eine Pro- und Supination der subtalaren Fußplatte zur Folge hat. Rechts sind diese Verhältnisse eingezeichnet (aus *Inman, V. T., H. J. Ralston, F. Todd:* Human walking. Williams & Wilkins, Baltimore 1982)

wa 20°. Durch geeignete Schuhkonstruktion kann die Bewegung verringert werden. Besonders stark wird das untere Sprunggelenk bei Kampfspielen belastet, wenn der Fuß seitlich abgestützt wird zum Bremsen. Bei diesem Manöver kann der Fuß in einer Supinationsstellung von 30–35° blockiert werden, wobei die seitlichen Kräfte sehr groß werden (Abb. 41).

Die Eversion im unteren Sprunggelenk beim Fersenauftritt ist eine sehr zweckmäßige Einrichtung, da der Bremsweg, auf dem die dynamischen Kräfte beim Fersenauftritt aufgefangen werden, dadurch verlängert wird, womit die Bremskraft verringert und die Belastung der Gelenke kleiner wird.

Queres Tarsalgelenk (Chopart)

In der subtalaren Fußplatte liegen quer zur Längsachse gestellt zwei Gelenklinien, die für die Funktion des Fußes sehr wichtig sind: die Chopartsche Gelenklinie (Talonavikulargelenk und Kalkaneokuboidgelenk) und die Lisfrancsche Gelenklinie (Tarsometatarsalgelenk). In diesen beiden Gelenken erfolgen Plantar- und Dorsalbewegungen sowie die Verschränkbewegungen, die zur Pro- und Supination des Vorfußes (bei fixiertem Kalkaneus) führen.

Das Kalkaneokuboidgelenk ist nach BOJSEN-MÖLLER (1979) ein Ausschnitt aus einem sanduhrförmigen Sattelgelenk, das sich um den weit nach hinten ragenden, medioplantar liegenden Processus calcanearis des Kuboids drehen kann (Abb. 42). Zusammen mit dem Talonavikulargelenk, dessen Bewegungsachsen ebenfalls schräg stehen, wird der vordere Teil der subtalaren Fußplatte im Sinne der Pro- und Supination in diesem Gelenk verdreht. Nach ELFTMAN (1960) liegen die Bewegungsachsen der beiden Gelenke bei voller Eversion (die nur beim Plattfuß möglich ist) parallel, wodurch eine entsprechende Beweglichkeit resultiert. Die Gelenkachsen stimmen jedoch in Inversionsstellung nicht überein (Abb. 43). Nach BOJSEN-MÖLLER ist das Gelenk in Mittelstellung nicht blockiert; bei Eversion im unteren Sprunggelenk wird die Bewegung jedoch durch den straffen Schluß von Gelenkflächen und Bändern eingeschränkt. In Mittelstellung werden die Bewegungen im Gelenk nur durch die

Mechanik der Fußgelenke **1.35**

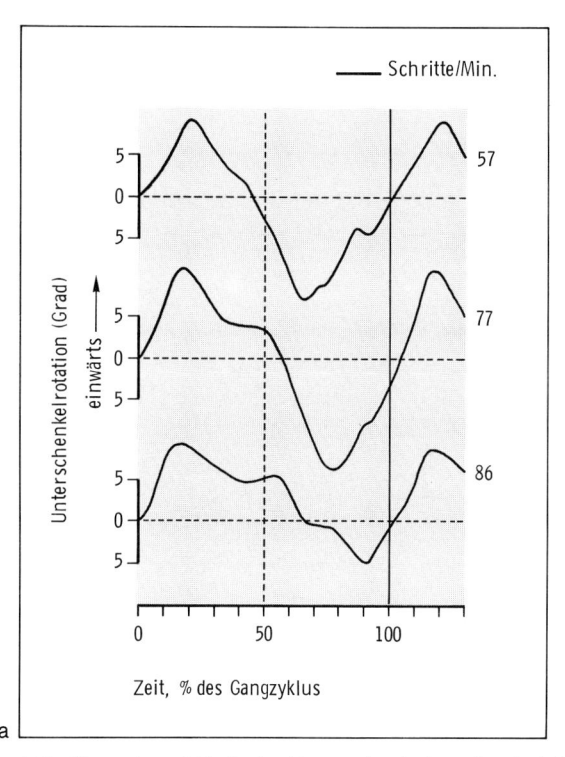

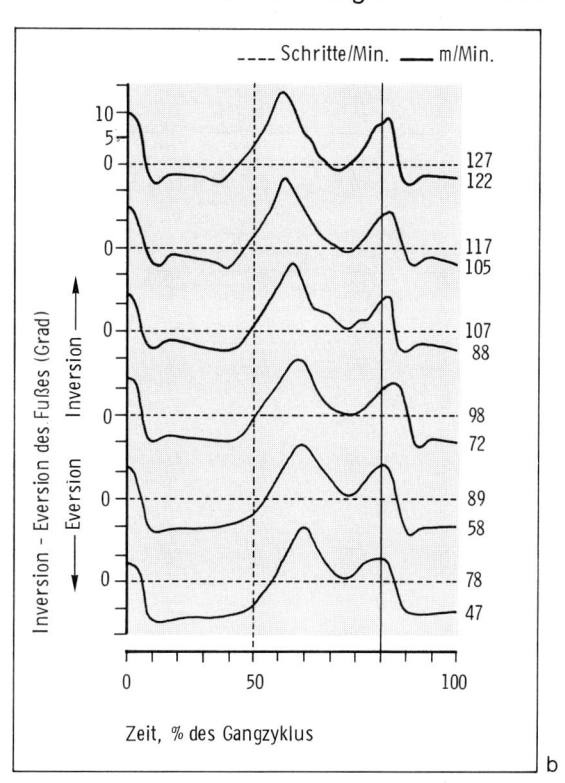

Abb. 40 a u. b a) Typische Unterschenkelrotation bei drei Personen während des Gangzyklus. Die Standphase endet ungefähr bei 64%. b) In- und Eversion während des Gangzyklus bei verschiedenen Schrittkadenzen und Geschwindigkeiten. Beachte die rasche Eversion nach Fersenauftritt und die starke Inversion bei Beginn der Schwungphase! (nach *Inman*)

Bänder begrenzt; in Inversionsstellung wird das Gelenk durch die Bänder (Lig. bifurcatum und Lig. calcaneocuboideum plantare) wieder blokkiert. Durch diesen Mechanismus und die Verbindung des subtalaren mit dem Talonavikulargelenk wird die subtalare Fußplatte in einer Stellung, in der sie plantar flektiert, adduziert und supiniert ist, locker und beweglich, während sie in Abduktion, Dorsalextension und Pronation blockiert und damit fähig ist, größere Kräfte zwischen Rückfluß und Metatarsalia zu übertragen (ELFTMAN 1960, INMAN u. Mitarb. 1982).

Im queren Tarsalgelenk wird die Höhe der medialen Längswölbung des Fußes reguliert. Dieses Gelenk ist wahrscheinlich das Schlüsselgelenk des Plattfußes: Nur der Plattfuß kann die volle Beweglichkeit dieser Artikulationslinie ausnützen.

Die Kontrolle der Bewegungen im Chopart-Gelenk kann nur unter Berücksichtigung der übrigen Gelenke im Rück- und Mittelfußbereich verstanden werden. Das Kalkaneotalargelenk ist mit dem Talonavikulargelenk funktionell eng gekoppelt, und dieses wiederum agiert mit dem Kalkaneokuboidgelenk zusammen. Die Gelenkführung ist durch die Gelenkflächengeometrie gegeben, die aber nur dann spielt, wenn die Gelenkflächen mit einem minimalen Kompressionsdruck gegeneinander gepreßt werden. Im Bereich des Chopart-Gelenks ist ein solcher Druck gegeben, wenn der Fuß durch das Körpergewicht belastet ist. Im unbelasteten Zustand werden die Gelenke durch den Muskeltonus geführt. Um im Bereich des unteren Sprunggelenks die Muskelwirkungen abschätzen zu können, hat ELFTMAN (1960) ein Schema der Sehnenlage und ihrer relativen Wirkung erstellt (Abb. 44). Daraus können die Momente der Muskeln resp. ihrer Sehnen auf die in verschiedenen Richtungen verlaufenden Drehachsen abgelesen werden.

Tarsometatarsalgelenk (Lisfranc)

Die Verbindung der Metatarsalia mit Kuboid und Kuneiformia ist weniger starr als angenommen wird. HONNART (1974) (Abb. 45) findet eine sagittale Beweglichkeit vor allem der Randstrahlen; aber auch das Metatarsale II und III, die als relativ starre Mittelpfeiler gelten, lassen eine Bewegung um einige Grad zu. An der Plantarseite werden die Bänder dieser Gelenklinie durch die Einstrahlung der Endfasern der Sehne des Tibialis posterior und des Lig. calcaneocuboideum an die Basen der Metatarsalia II–IV verstärkt. Die beiden Randstrahlen besitzen eigene Muskeln und sind dementsprechend beweglicher. Ihre Bewegungsausschläge gehen von plantar nach dor-

1.36 Normale und pathologische Mechanik des Fußes

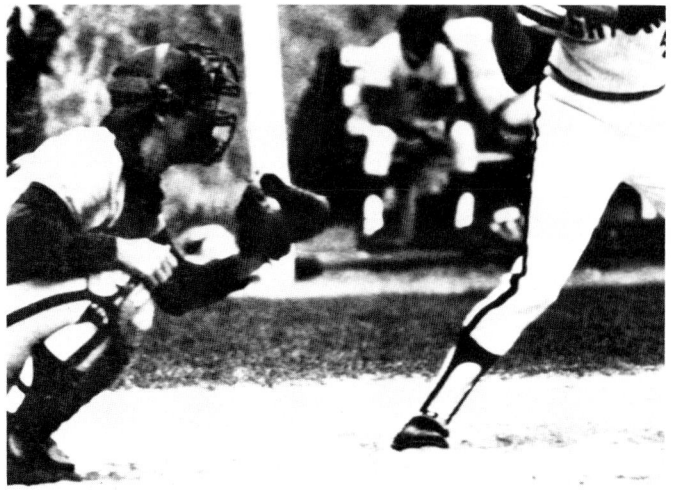

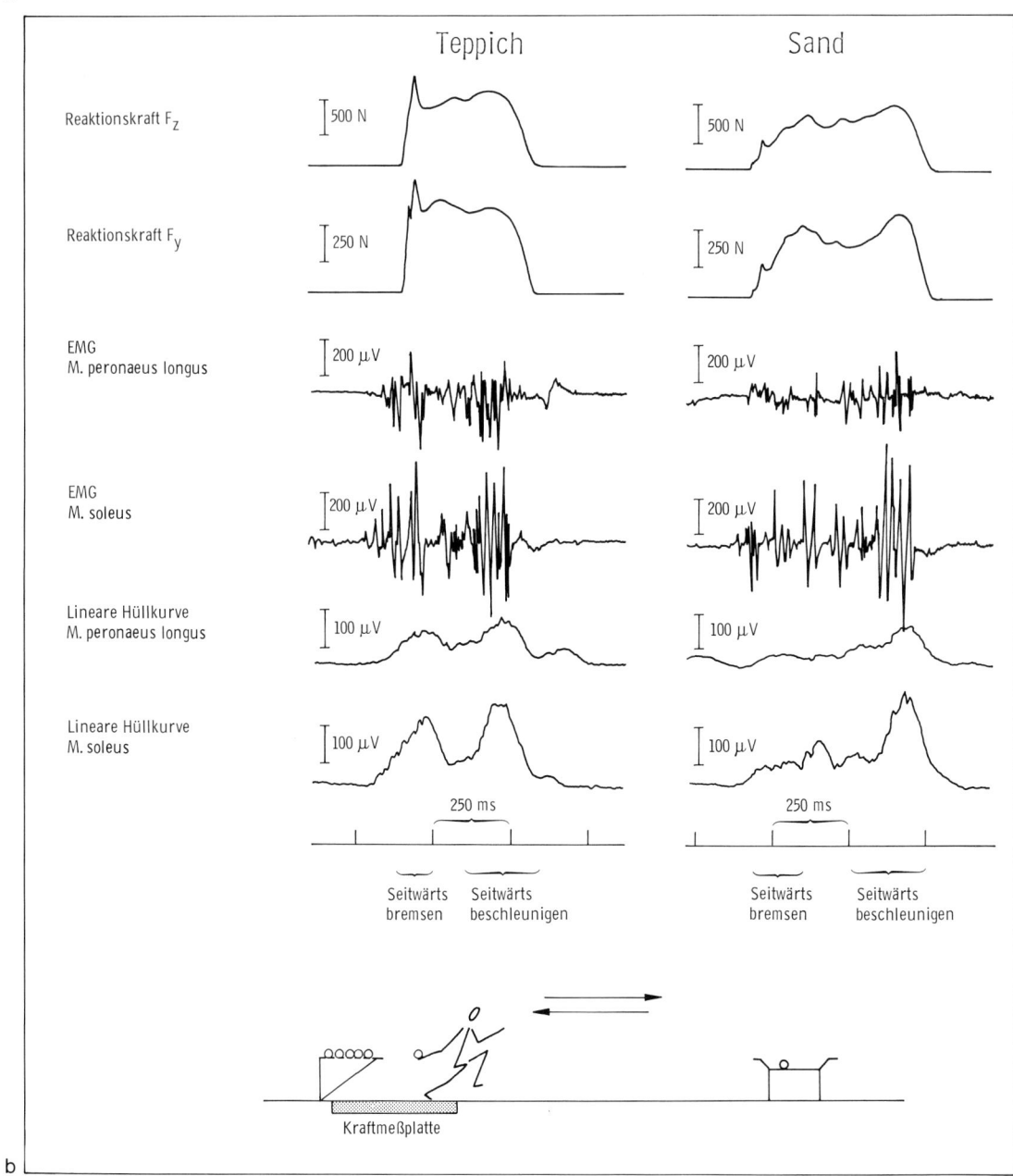

Mechanik der Fußgelenke

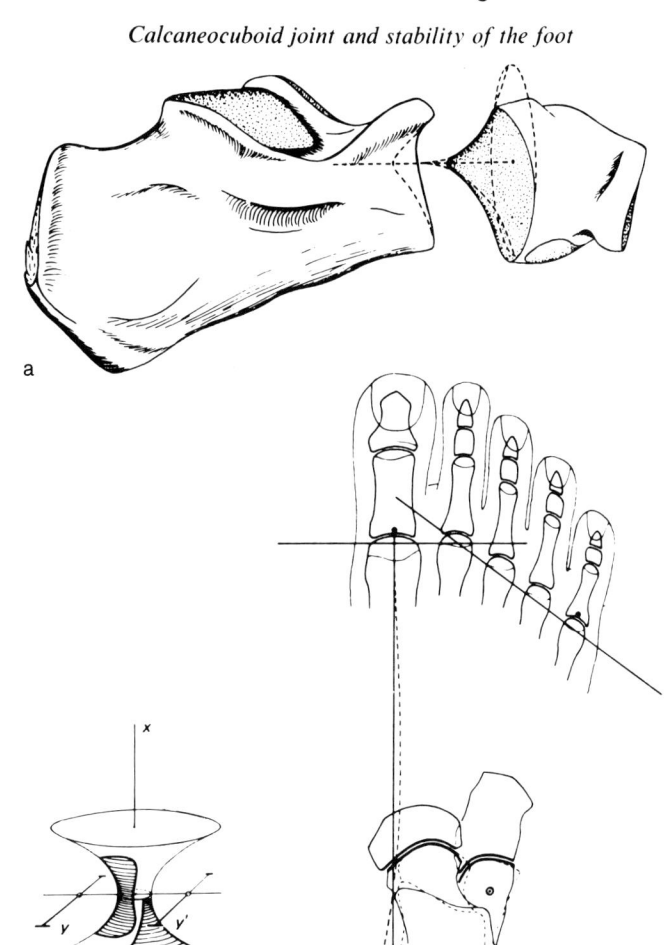

Calcaneocuboid joint and stability of the foot

Abb. 42 a–c Struktur des Kalkaneokuboidgelenks als Ausschnitt eines sanduhrförmigen Sattelgelenks. Die Drehachse ist im Processus calcanearis des Kuboids lokalisiert. Diese Anordnung erklärt die großen Ausschläge im Kalkaneokuboidgelenk in vertikaler Richtung, die auf Röntgenaufnahmen zu sehen sind (aus *Bojsen-Möller, F.*: J. Anat. 129 [1979] 165)

Abb. 43 a u. b Das quere Tarsalgelenk (Chopart) in der Ansicht von vorn, links in Eversion, rechts in Inversionsstellung. Die Bewegungsachsen im Kalkaneokuboidgelenk (CC1 und CC2) und Talonavikulargelenk (TN1 und TN2) sind eingezeichnet. In dieser Darstellung ist die unter Abb. 42 erwähnte längsgerichtete Drehachse um den Processus calcanearis des Kuboids nicht berücksichtigt. ST = Achse des Subtalargelenkes (aus *Elftman, H.*: Clin. Orthop. 16 [1960] 41)

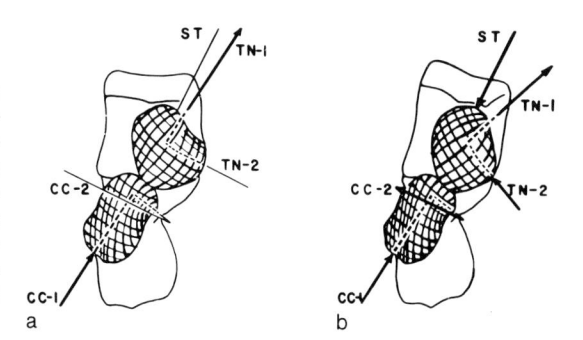

◁ Abb. 41 a u. b a) Starke – passive (!) – Inversion bei Kampfspielen. Beachte die starke Innenrotation des Unterschenkels bei einer Neigung von etwa 35° nach innen! (aus *Inman, V.T.*: The joints of the ankle. Williams & Wilkins, Baltimore 1976). b) Belastung des Fußes bei seitlichem Stoppen auf Teppichboden (links) und natürlichem Boden (rechts). Die große Horizontalkraft, die auf Teppichboden während der ganzen Bremsphase 650 N erreicht, geht auf Naturboden jedoch nur beim Wiederabstoßen bis zu diesem Wert. Die großen seitlichen Kräfte müssen im USG aufgefangen werden. Beachte auch die intensive Aktivität des Peronaeus longus! (aus *Tiegermann, V.R.*: Reaction forces and EMG-Activity of M. peroneus longus and M. soleus in fast sidewards movements on two different surfaces. Symposium Sport Shoes and Playing surfaces, Calgary 1983)

1.38 Normale und pathologische Mechanik des Fußes

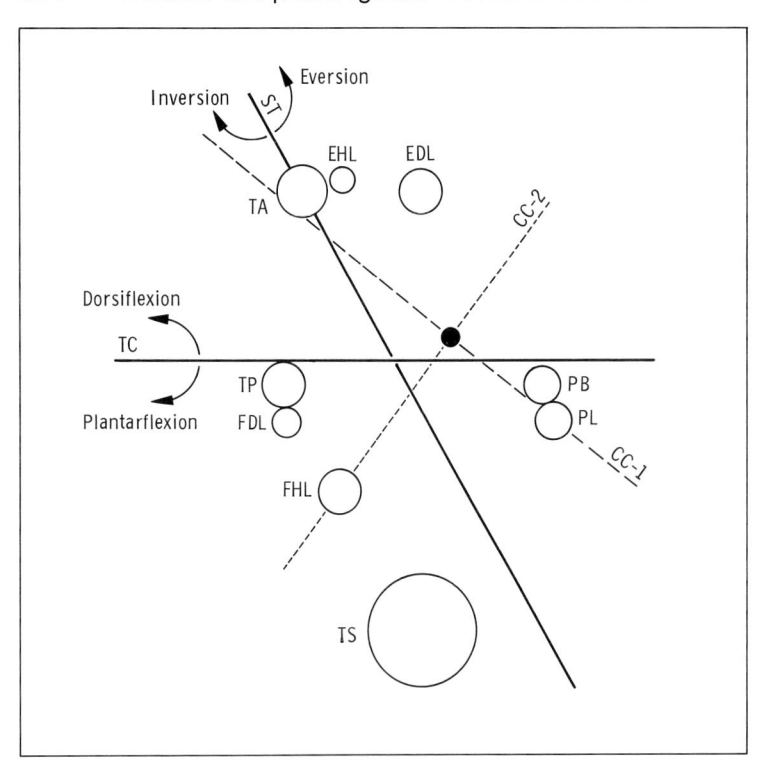

Abb. 44 Anordnung der Sehnen der Unterschenkelmuskeln um das obere und untere Sprunggelenk. Die Lage der Sehnen entspricht den wirklichen Maßen, die Größe der Kreise ihrer relativen Muskelkraft. Die Drehmomente um die entsprechenden Bewegungsachsen können dieser Zeichnung entnommen werden (nach *Elftman*)

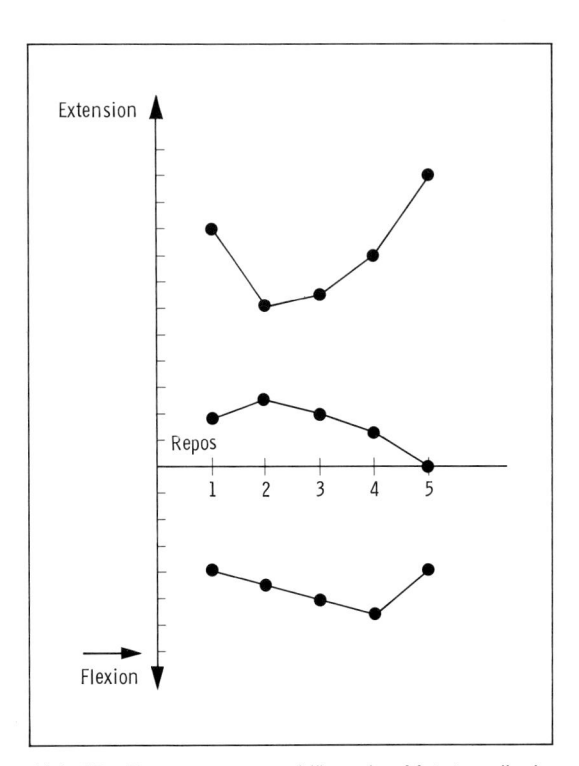

Abb. 45 Bewegungsausschläge der Metatarsalia im Tarsometatarsalgelenk (Lisfranc). Die Beweglichkeit der Randstrahlen ist wesentlich größer als die der zentralen. Diese sind jedoch nicht starr mit dem Tarsus verbunden (nach *Honnart*)

sal und gleichzeitig von den Mittelstrahlen weg (Abb. 46). Damit wird die Reihe der Zehengrundgelenke nach dorsal auseinandergefächert (KAPANDJI 1966).

Die Beweglichkeit der Metatarsalia im Lisfranc-Gelenk erklärt die unterschiedliche Belastung der einzelnen Metatarsalköpfchen im Stehen und im Gehen (s. S. 1.3 u. 1.10). Die Zehengrundgelenke stehen an den relativ langen Hebelarmen der Metatarsalia, die durch die passiven und aktiven Zügel mit mehr oder weniger großem Federweg gegen den Boden gedrückt werden. Dies gewährt eine gute Lastverteilung, die mit der schon von VIRCHOW abgelehnten Auffassung einer auf drei Füßen stehenden Gewölbekonstruktion nicht vereinbar ist.

BOJSEN-MÖLLER (1978, 1979) hat den Abrollvorgang am Vorfuß näher untersucht. Der Fuß kann auf zwei verschiedene Arten am Ende der Standphase über die Zehengrundgelenke gedreht werden: entweder über die quere Achse der Zehengrundgelenke I und II oder über eine schräge Achse durch die seitlichen Zehengrundgelenke. Der Hebelarm ist beim Abrollen über die ersten beiden Metatarsalia, also über die quere Achse, um ⅕ größer (Abb. 47). Beim Abrollen über die schräge Achse der seitlichen Metatarsalköpfchen wird der Fuß in Inversionsstellung gehalten; die Plantaraponeurose ist weniger gespannt, während sie beim Abrollen über die quere Achse stark gespannt ist. Der Abrollvorgang ist bei langsamer Bewegung rationeller über die quere Ach-

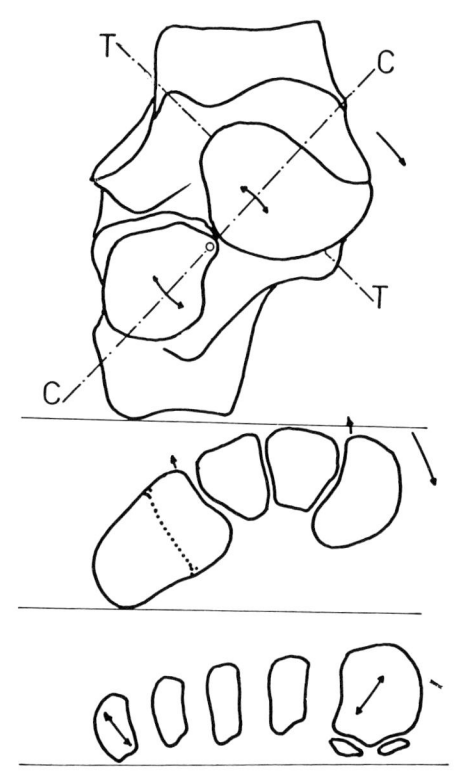

Abb. 46 Gelenke der subtalaren Fußplatte, von vorn gesehen. T = Achse der Bewegungen im Talonavikulargelenk, CC = schräge Achse des Chopart-Gelenks, o = Drehachse für Rotationen des Tarsus um die Längsachse. In der Mitte ist die Bewegungsmöglichkeit im Lisfranc-Gelenk dargestellt, die vor allem die Randstrahlen betrifft. Die resultierende Bewegung der Metatarsalköpfchen (unten) ergibt bei dorsaler Extension eine Spreizbewegung, bei Plantarflexion eine seitliche Kompression (aus *Debrunner, H. U.:* Orthop. Praxis 16 [1980] 422)

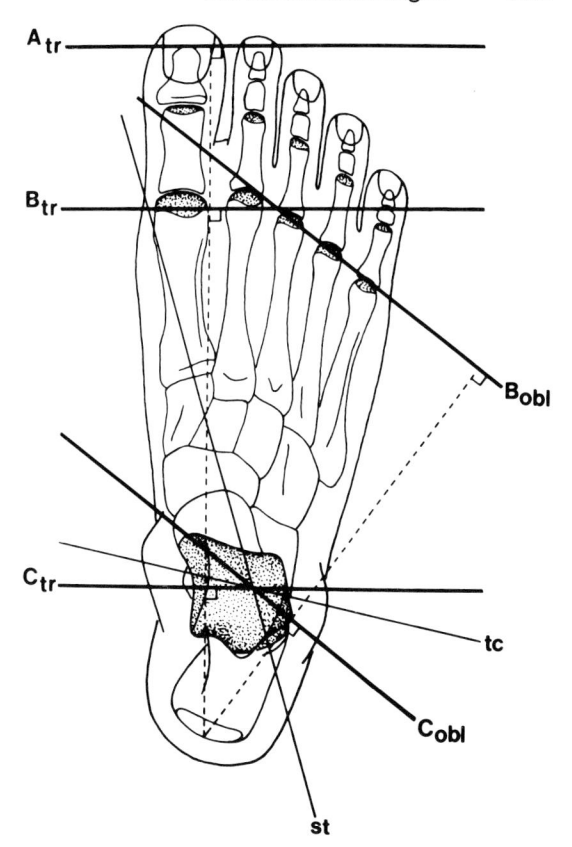

Abb. 47 Darstellung der beiden Achsen zur Abrollung des Fußes: die quer gestellte Achse B_{tr} mit längerem Hebelarm, die schräg gestellte Achse B_{obl} der III.–V. Zehengrundgelenke mit kürzerem Hebelarm. tc = Talokruralgelenkachse (OSG), st = subtalare Gelenkachse (USG), A_{tr} = vorgeschobene Querachse, C_{tr} = Querachse im OSG, C_{obl} = Schrägachse im OSG (aus *Bojsen-Möller, F.:* J. Anat. 129 [1979] 165)

se, bei rascher Bewegung über 36°/s jedoch effizienter über die schräge Achse.
Am Schluß der Abrollphase werden die Zehen passiv bis 50° dorsal flektiert. Dadurch werden die plantaren Zügel der Plantaraponeurose passiv gespannt und halten auf diese Weise die Längswölbung des Fußes aufrecht.

Modelle der Fußbelastung

SIMKIN (1982) erstellte ein 3dimensionales strukturanalytisches Modell des Fußes. Die genau ausgemessene Geometrie der Gelenkmittelpunkte und Richtungen der Gelenke werden mit den Belastungs-Flexions-Koeffizienten (Flexibilitätsmatrix) kombiniert. Mit diesem Modell lassen sich die Verteilung der Bodenkräfte, die lokalen Kräfte und Momente an den Knochenenden sowie die Deflektion an den Knotenpunkten (Gelenken) bei verschiedenen Belastungen ermitteln. Mit einem derartigen Modell kann der Einfluß einer Arthrodese, einer schmerzhaften Versteifung oder einer Hallux-valgus-Operation auf die Belastung simuliert werden. Dies würde eine völlig neue Grundlage für die Behandlungsplanung ergeben.

Schlußbetrachtungen

Die modernen Methoden der biomechanischen Analyse der Fußfunktion (Stehen und Gehen) sind noch wenig für klinische Fragestellungen eingesetzt worden. Die Auswirkungen der pathologischen Veränderungen am Fuß auf den Funktionsablauf sind relativ monoton: Bei Schmerz in einem Gelenk wird der Bewegungsablauf so gesteuert, daß der Schmerz nach Möglichkeit vermieden werden kann, und bei Versteifung eines Gelenks wird sehr leicht durch funktionelle Umstellungen eine genügende Ersatzfunktion aufgebaut. Diese Umstellungen des Funktionsablaufes sind sehr schwer zu erkennen. Mit modernen Analysemethoden, wie sie beschrieben wurden, lassen sich jedoch sehr feine Funktionsunterschiede erfassen. Es ist deshalb zu erwarten, daß diese Methoden auch bei komplexen Störungen näheren Einblick in das pathologische Geschehen erlauben werden. Dazu sind allerdings, neben den anspruchsvollen Untersuchungstechniken, auch verfeinerte Auswertungsmethoden einzusetzen, von denen einige erwähnt wurden.

Es dürfte aber auch erkennbar sein, daß durch einfache Monitoringmethoden wie Messung der Standphasendauer usw. bestimmte Probleme angegangen werden können. Der Einsatz von Personalcomputern für die Auswertung derartiger relativ wenig aufwendiger Untersuchungen verspricht, auch Serienuntersuchungen durchführen zu können, die bei gezielter Fragestellung Antwort auf viele orthopädische Probleme versprechen.

Literatur

Abramson, E.: Zur Kenntnis der Mechanik des Mittelfußes. Scand. Arch. 51 (1926) 175
Aebersold, P., E. Stüssi, H. U. Debrunner: Computer-unterstützte Bestimmung der Gangvariabilität der Bodenkräfte. Biomed. Techn. 24, Suppl. (1979) 342
Aebersold, P., E. Stüssi, H. U. Debrunner: Computerunterstützte Ganganalyse. Orthop. Prax. 16 (1980) 836–840
Alexander, R. E., C. K. Battye, C. J. Goodwill, J. B. Walsh: The ankle and subtalar joint. Clin. rheum. Dis. 8 (1982) 703
Alexander, R. McN., A. S. Jayes: Fourier analysis of forces exerted in walking and running. J. Biomech. 13 (1980) 383–390
Alexander, R. McN., A. Vernon: The dimensions of knee and ankle muscles and the force their exert. J. hum. Movem. Stud. 1 (1975) 115–123
Andriacchi, T. P., J. A. Ogle, J. O. Galante: Walking speed as a basis for normal and abnormal gait measurements. J. Biomech. 10 (1977) 261–268
Arcan, M., M. A. Brull: A fundamental characteristic of the human body and foot, the foot-ground pressure pattern. J. Biomech. 9 (1976) 453
Arvikar, R., A. Seireg: Pressure distribution under the foot during static activities. J. engng. Med. 9 (1980) 99
Barnett, C. H., J. R. Napier: The axis of rotation at the ankle joint in man. Its influence upon the form of the talus and the mobility of the fibula. J. Anat. 86 (1952) 1–8
Basmajian, J. V., J. W. Bentzon: An electromyographic study of certain muscles of the leg and foot in the standing position. Surg. Gynec. Obstet. 98 (1954) 662–666
Basmajian, J. V., G. Stecko: The role of the muscles in arch support of the foot. J. Bone Jt Surg. 45-A (1963) 1184
Bateman, J. E., A. W. Trott: The Foot and Ankle. Decker, New York 1980
Baumann, J. H.: Clinical experience of gait analysis in the management of cerebral palsy. Prosthet. Orthot. int. 8 (1984) 29–32
Baumann, J. H., P. W. Brand: Measurement of pressure between foot and shoe. Lancet 1963/I, 629
Baumann, J. H., J. P. Girling, P. W. Brand: Plantar pressures and trophic ulcers. J. Bone Jt Surg. 45-B (1963) 652–673
Baumann, W., H. Stucke: Sportspezifische Belastungen aus der Sicht der Biomechanik. In Cotta H., H. Krahl, K. Steinbrück: Die Belastungstoleranz des Bewegungsapparates. Thieme, Stuttgart 1980 (S. 55–64)
Betts, R. P., C. I. Franks, T. Druckworth, J. Burke: Static and dynamic foot-pressure measurements in clinical orthopaedics. Med., biol. Engng, Comput. 18 (1980) 674
Betts, R. P., T. Duckworth, I. G. Austin, S. P. Crocker, S. Moore: Critical light reflection at a plastic/glass interface and its application to foot pressure measurements. J. med. Engng Technol. 4 (1980) 136
Blechschmidt, E.: Die Architektur des Fersenpolsters. Gegenbaurs Morphol. Jahrb. 73 (1934) 20–68 (Reprint in: Foot & Ankle 2 (1982) 260–283)
Boccardi, S., G. Chiesa: Evaluation of gait impairments by means of vector diagrams. 3rd int. Congr. Electrophys. Kinesiol., Pavia 1976
Boccardi, S., A. Pedotti, R. Rodano, G. C. Santambrogio: Evaluation of muscular moments at the lower limb joints by an on-line processing of kinematic data and ground reactions. J. Biomech. 14 (1981) 35–45
Bojsen-Møller, F.: The human foot – a two speed construction. In: Biomechanics, vol. VI A. University Park Press, Baltimore 1978 (pp. 261–266)
Bojsen-Møller, F.: Calcaneocuboid joint and stability of the longitudinal arch of the foot at high and low gear push off. J. Anat. (Lond.) 129 (1979) 165–176
Bojsen-Møller, F.: Normale und pathologische Anatomie des Vorfußes. Orthopäde 11 (1982) 148
Bojsen-Møller, F., L. Lamoreux: Significance of free dorsiflexion of the toes in walking. Acta orthop. scand. 50 (1979) 471–479
Boulton A. J., C. A. Hardisty, R. P. Betts, C. I. Franks, R. C. Worth, J. D. Ward, Th. Duckworth: Dynamic foot pressure and other studies as diagnostic and management aids in diabetic neuropathy. Diabet. Care 6 (1983) 26–33
Braune, W., O. Fischer: Der Gang des Menschen. I. Versuche am unbelasteten und belasteten Menschen. Abh. K. S. Ges. Wiss. 21 (1895) 153–320
Brinckmann, P.: Die Richtung der Fußlängsachse beim Gehen. Z. Orthop. 119 (1981) 445–448
Buchartowski, W. D., H. Lippert: Schlagbruchfestigkeit und Kompaktastruktur der Mittelfußknochen. Z. Orthop. 110 (1972) 34–41
Cappozzo, A., T. Leo, A. Pedotti: A general computing method for the analysis of human locomotion. J. Biomech. 8 (1975) 307–320
Cappozzo, A., M. Maini, M. Marchetti, A. Pedotti: Analysis by hybrid computer of ground reactions in walking. In: Biomechanics, vol. IV. Macmillan, London 1974 (pp. 496–501)
Carlsöö, S., H. Wetzenstein: Change of form of the foot and the foot skeleton upon momentary weight-bearing. Acta orthop. scand. 39 (1968) 413–423
Cavanagh, P. R., M. A. Lafortune: Ground reaction forces in distance running. J. Biomech. 13 (1980) 397–406
Cavanagh, P. R., E. M. Hennig, R. P. Bunch, N. H. Macmillan: A new device for the measurement of pressure distribution inside the shoe. In: Biomechanics, vol. VIII B. Human Kinetics Publ., Champaign 1983 (pp. 1089–1096)
Cheung, C., J. C. Wall, S. Zelin: A microcomputer-based system for measuring temporal asymmetry in amputee gait. Prosthet. Orthot. int. 7 (1983) 131–140
Chodera, J. D.: Pedobarograph – Apparatus for the Visual Demonstration of the Clining Surface of the Irregularly Shaped Objects. Czs Patent 104 514 30d, 1960
Clarke, T. E.: The pressure distribution under the foot during barefoot walking. Thesis. Pennsylvania Univ., Coll. Hlth, phys. Educ. and Recreat., 1980
Close, J. R.: Some application of the functional anatomy of the ankle joint. J. Bone Jt Surg. 38-A (1956) 761–781
Close, J. R.: Motor Function in the Lower Extremity. Thomas, Springfield/Ill. 1964
Close, J. R., V. T. Inman, P. M. Poor, F. N. Todd: The function of the subtalar joint. Clin. Orthop. 50 (1967) 159–179
Contini, R., H. Gage, R. Drillis: Human gait characteristics. In Kenedi: Biomechanics and Related Bio-Engineering Topics. Pergamon, Elmsford/N. Y. 1964

Debrunner, H. U.: Quantitative electromyography by impulse analysis. In: Biomechanics, vol. II. Karger, Basel 1971 (pp. 304-307)

Debrunner, H. U., G. Mäder: Ganguntersuchungen an Patienten. Z. Orthop. 110 (1972) 549-555

Debrunner, H. U.: Zur Biomechanik des Fußes. Orthopäde 3 (1974) 127-134

Debrunner, H. U.: Statische Anatomie und Gelenkmechanik des Fußes. Orthop. Prax. 16 (1980) 422-426

Debrunner, H. U.: Orthopädisches Diagnostikum, 4. Aufl. Thieme, Stuttgart 1982

Debrunner, H. U., P. Aebersold, E. Stüssi: Computer-aided analysis by means of four-dimensional vector diagrams and characteristic parameters. In: Biomechanics, vol. VII B. University Park Press, Baltimore 1981 (pp. 141-150)

Dewar, M. E., G. Judge: Temporal asymmetry as a gait quality indicator. Med., biol. Engng, Comput. 18 (1980) 689-693

Diebschlag, W.: Die Druckverteilung an der Fußsohle des Menschen im Stehen und Gehen, barfuß und im Schuh. Z. Orthop. 120 (1982a) 814-820

Diebschlag, W.: Ergebnisse der Druckmessungen an der Fußsohle des Menschen. Schuhtechnik 7 (1982b) 643-650

Dietz, V., J. Noth: Elektromyographische und kinesiologische Analyse von Sportleistungen. In Cotta, H., H. Krahl, K. Steinbrück: Die Belastungstoleranz des Bewegungsapparates. Thieme, Stuttgart 1980 (S. 22-34)

Dillmann, C. J.: Effect of leg segmental movements on foot velocity during the recovery phase of running. In: Biomechanics, vol. IV. Macmillan, London 1974 (pp. 98-105)

Duckworth, T., R. P. Betts, C. I. Franks, J. Burke: The measurement of pressures under the foot. Foot & Ankle 3 (1982) 130-141

Durie, N. D., L. Shearman: A simplified limb load monitor. Physiother. Can. 31 (1979) 28-31

Elftman, H.: The measurement of the external force in walking. Science 88 (1938) 152-153

Elftman, H.: Forces and energy changes in the leg during walking. Amer. J. Physiol. 125 (1939) 339-356

Elftman, H.: The transverse tarsal joint and its control. Clin. Orthop. 16 (1960) 41-46

Elliott, B. C., B. A. Blanksby: The synchronisation of muscle activity and body segment movements during a running cycle. Med. Sci. Sports 11 (1979) 322-327

Endler, F.: Einführung in die Biomechanik und Biotechnik der Bewegungsapparates. In Witt, A. N., H. Rettig, K. F. Schlegel: Orthopädie in Praxis und Klinik, Bd. I. Thieme, Stuttgart 1980 (S. 2.1-2.301)

Fenn, W. O.: Frictional and kinetic factors in the work of sprint running. Amer. J. Physiol. 92 (1930a) 583-611

Fenn, W. O.: Work against gravity and work due to velocity changes in running. Amer. J. Physiol. 93 (1930b) 433-462

Foley, C. D., A. O. Quanbury, T. Steinke: Kinematics of normal child locomotion - a statistical study based on TVdata. J. Biomech. 12 (1979) 1-16

Francillon, M. R.: Myokinesigraphy in Witt, A. N., H. Rettig, K. F. Schlegel: Orthopädie in Praxis und Klinik, Bd. II. Thieme, Stuttgart 1981 (S. 3.1-3.10)

Fujita, M., N. Matsusaka, T. Noriwatsu, G. Chiba: Motion and role of the MP joints in walking. In: Biomechanics, vol. VIII A. Human Kinetics Publ., Champaign 1983 (pp. 467-470)

Gardner, G. M., M. P. Murray: A method of measuring the duration of footfloor contact during walking. Phys. Ther. 55 (1975) 751-756

Gerber, H.: A system for measuring dynamic pressure distribution under the human foot. J. Biomech. 15 (1982) 225-227

Gerber, H., E. Stüssi, Ph. Procter: The dynamic pattern of different foot-types. III. Meet. Europ. Soc. Biomech., 1982.

Grundy, M., P. A. Tosh, R. D. McLeish, L. Smidt: An investigation of the centers of pressure under the foot while walking. J. Bone Jt Surg. 57-B (1975) 98-103

Hargreaves, P., J. T. Scales: Clinical assessment of gait using load measuring footwear. Acta orthop. scand. 46 (1975) 877-895

Harris, G. F., R. E. Halbach: A simple means for recording foot contact sequence during gait. Med. Instrum. 17 (1983) 119-120

Hasselwander, L.: Der Einfluß der Belastung auf die Gestalt des menschlichen Fußes. Z. Anat. Entwickl.-Gesch. 110 (1940) 154-172

Hennacy, R. A., Gunther, B. S.: A piezoelectric crystal method for measuring static and dynamic pressure distribution in the feet. J. Amer. Podiat. Ass. 65 (1975) 444-449

Hennig, E. M., P. R. Cavanagh, N. H. Macmillan: Pressure distribution measurements by high precision piezoelectric ceramic force Transducers. In: Biomechanics, vol. VIII. Human Kinetics Publ., Champaign 1983 (pp. 1081-1088)

Hicks, J. H.: The mechanics of the foot. IV. The actions of muscles on the foot in standing. Acta anat. (Basel) 27 (1957) 180-192

Hoffer, M. M., J. Perry: Pathodynamics of gait alterations in cerebral palsy and the significance of kinetic electromyography in evaluating foot and ankle problems. Foot & Ankle 3 (1983) 128-134

Holden, T. S., R. W. Muncey: Pressures on the human foot during walking. Austr. J. appl. Sci. 4 (1953) 405-417

Honnart, F.: Anatomie et physiologie de l'avant pied. Rev. Chir. orthop. 60 (1974) 107-112

Huguenin, P., C. Themar-Noel, H. Bensahel: Etude de l'appui plantaire chez l'enfant par photo-elastometrie. Rev. Chir. orthop. 67 (1981) 765-770

Inman, V. T.: The Joints of the Ankle. Williams & Wilkins, Baltimore 1976

Inman, V. T., H. J. Ralston, F. Todd: Human walking. Williams & Wilkins, Baltimore 1982

Isman, R. E., V. T. Inman: Anthropometric Studies of the Human Foot and Ankle. Biomech. Lab. Univ. California, Berkeley 1968, Techn. Rep. 58

Isman, R. E., V. T. Inman: Anthropometric studies of the human foot and ankle. Bull. prosthet. Res. (1969) 97-129

Jacobs, N. A., J. Sorecki, J. Charnley: Analysis of the vertical component of force in normal and pathological gait. J. Biomech. 5 (1972) 11-34

Kapandji, I. A.: Physiologie articulaire. Libr. Maloine, Paris 1966

Katoh, Y., E. Y. Chao, B. F. Morrey, R. K. Laughman, E. Schneider: Objective evaluation of painfull heel syndrome by gait analysis. In: Biomechanics, vol. VIII A. Human Kinetics Publ., Champaign 1983 (pp. 490-497)

Kimizuko, M., H. Kurosawo, T. Fukubayashi: Load bearing pattern of the ankle joint. Contact area and pressure distribution. Arch. orthop. traumat. Surg. 96 (1980) 45-49

Koles, Z. J., R. D. Castelein: The relationship between body swing and foot pressure in normal man. J. med. Engng Technol. 4 (1980) 279-285

Lanshammar, H., L. Strandberg: Horizontal floor reaction forces and heel movements during the intial stance phase. In: Biomechanics, vol. VIII B. Human Kinetics Publ., Champaign 1983 (pp. 1123-1128)

Ledermann, M., J. Cordey: Messung der fibularen Mitbewegung gegenüber der Tibia auf Höhe des oberen Sprunggelenkes. Helv. chir. Acta 46 (1979) 7-11

Lereim, M. D., F. Serck-Hansen: A Method of recording pressure distribution under the sole of the foot. Bull. prosthet. Res. (1973) 118-125

Light, L. H., G. E. McLellan, L. Klenerman: Skeletal transients on heel strike in normal walking with different foot wear. J. Biomech. 13 (1980) 477-480

Löffel-Wagner, M.: Parameterdarstellung des pathologischen Ganges am Beispiel der Hemiplegie. Med. orthop. Techn. 97 (1977) 174-176

Löffel-Wagner, M., H. U. Debrunner, B. Steinmann, R. Curti: Ganganalyse beim Hemiplegiker. Akt. gerontol. 7 (1977) 427–438

Lord, M.: Foot pressure measurement. A review of methodology. J. biomed. Engng 3 (1981) 91–99

MacConnail, M. A., J. V. Basmajian: Muscles and Movement. Williams & Wilkins, Baltimore 1969 (pp. 315–335)

Macellari, V.: Costel: a computer peripheral remote sensing device for 3-dimensional monitoring of human motion. Med., biol. Engng, Comput. 21 (1983) 311–318

Marshall, L., C. le Duc, S. Turner: Human standing balance with augmented visual feedback. BRADU-Report 1982 (pp. 103–113)

Martinek, H., E. Egkher: Untersuchungen zur Biomechanik des obern Sprunggelenkes bei Verkürzungen des Außenknöchels. Arch. orthop. Unfall-Chir. 91 (1978) 39–43

Miura, M., M. Miyashita, H. Matsui, H. Sodeyama: Photographic method of analyzing the pressure distribution of the foot against the ground. In: Biomechanics, vol. IV. Macmillan, London 1974 (pp. 482–487)

Mizrahi J., Z. Susak, L. Heller, T. Najeson: Objective expression of gait improvement of hemiplegics during rehabilitation by time-distance parameters of the stride. Med., biol. Engng, Comput. 20 (1982) 628–634

Morton, D. J.: Structural factors in static disorders of the foot. Amer. J. Surg. 9 (1930) 315

Müller-Limroth, W., H. R. Beierlein, W. Diebschlag: Die Druckverteilung unter der menschlichen Fußsohle: Qualitative und quantitative Meßergebnisse. Z. Orthop. 115 (1977) 929–936

Murray, D.: Rhythmic features of gait. Cadence Analysis for Clinical Assessment. BRADU-Report, 1978 (pp. 259–269)

Murray, M. P., A. A. Seireg, S. B. Sepic: Normal postural stability and steadiness: Quantitative assessment. J. Bone Jt Surg. 57-A (1975) 510–516

Nicol, K.: Druckverteilung über den Fuß bei sportlichen Absprüngen und Landungen im Hinblick auf eine Reduzierung von Sportverletzungen. Leistungssport 7 (1977) 220–227

Nicol, K., E. M. Hennig: Time-dependent method for measuring force distribution using a flexible mat as a capacitor. In: Biomechanics, vol. V B. University Park Press, Baltimore 1976 (pp. 433–440)

Niederecker, K.: Der Plattfuß. Enke, Stuttgart 1959

Nigg, B. M., J. Denoth, P. A. Neukom: Quantifying the load on the human body: problems and some possible solutions. In: Biomechanics, vol. VII A. University Park Press, Baltimore 1981 (pp. 88–99)

Okada, M., K. Fujiwara: Muscle activity around the ankle joint as correlated with the center of foot pressure in an upright stance. In: Biomechanics, vol. VIII A. Human Kinetics Publ., Champaign 1983 (pp. 209–216)

Patriarco, A. G., R. W. Mann, S. R. Simon, J. M. Mansour: An evaluation of the approaches of optimisation models in the prediction of muscle forces during human gait. J. Biomech. 14 (1981) 513–525

Perry, J., M. M. Hoffer: Preoperative and postoperative dynamic electromyography as an aid in planning tendon transfers in children with cerebral palsy. J. Bone Jt Surg. 59-A (1977) 531–537

Perry, J., M. M. Hoffer, P. Giovan, D. Antonelli, R. Grenberg: Gait analysis of the triceps surae in cerebral palsy. J. Bone Jt Surg. 56-A (1974) 511–520

Planenden, A., B. Roy: Cinematique et Cinetique de la Course Accélérée. Canad. J. appl. Sport Sci. 9 (1984) 42–52

Pollard, J. P., L. P. LeQuesne, J. W. Tappin: Forces under the foot. J. biomed. Engng 5 (1983) 37–40

Procter, Ph.: Ankle Joint Biomechanics. Diss. Univ. Strathclyde, Glasgow 1980

Procter, Ph., J. P. Paul: Ankle joint biomechanics. J. Biomech. 15 (1982) 627–634

Rösler, H.: Die biomechanische Berechnung der Belastungen am obern Sprunggelenk für freie stabile Gliedmaßenstellungen. Z. Orthop. 114 (1976) 397–427

Sammarco, G. J., A. H. Burstein, V. H. Frankel: Biomechanics of the ankle: a kinematic study. Orthop. Clin. N. Amer. 4 (1973) 75–96

Scherb, R.: Kinetisch-diagnostische Analyse von Gehstörungen. Enke, Stuttgart 1952

Schmidt, H. M.: Gestalt und Befestigung der Bandsysteme im Sinus und Canalis tarsi des Menschen. Acta anat. (Basel) 102 (1978) 184–194

Schmidt, H. M.: Die Artikulationsflächen der menschlichen Sprunggelenke. Advanc. Anat. Embryol. cell. Biol. 66 (1981) 1–18

Schneider, E., E. Y. S. Chao, R. K. Laugham, J. E. Bechtold, B. P. Cahill: Automated acquisition and analysis of data in clinical gait evaluation. In: Biomechanics, vol. VIII A. Human Kinetics Publ., Champaign 1983 (pp. 403–410)

Schwartz, R. P., A. L. Heath: Electrobasographic method of recording gait. Arch. Surg. 27 (1933) 926–934

Schwartz, R. P., A. L. Heath: The definition of human locomotion on the basis of measurement. With a description of oszillographic method. J. Bone Jt Surg. 29 (1947) 203–214

Seireg, A., R. J. Arvikar: A mathematical model for evaluation of forces in lower extremities of the musculoskeletal system. J. Biomech. 6 (1973) 313–326

Sharma, M., M. Dhanendran, W. C. Hutton, M. Corbett: Changes in lead bearing in the rheumathoid foot. Ann. rheum. Dis. 38 (1979) 49–52

Shiavi, R., N. Green: Ensemble averaging of locomotor electromyographic patterns using interpolation. Med., biol. Engng, Comput. 21 (1983) 573–578

Simkin, A.: The dynamic vertical force distribution during level walking under normal and rheumatic feet. Rheum. Rehabil. 20 (1981) 88–97

Simkin, A.: Structural Analysis of the Human Foot in Standing Position. Diss. Tel Aviv Univ., 1982

Soames, R. W., J. R. Stoot, A. Goodbody, C. D. Blake, D. A. Brewerton: Measurement of pressure under the foot during function. Med., biol. Engng, Comput. 20 (1982) 489–495

Stoboy, H.: Die Elektromyographie und ihre Anwendbarkeit zur Beurteilung von Muskelkontraktionen und Bewegungsabläufen. In: Witt, A. N., H. Rettig, K. F. Schlegel: Orthopädie in Praxis und Klinik, Bd. I. Thieme, Stuttgart (S. 6.1–6.16)

Stott, J. R. R., W. C. Hutton, I. A. F. Stokes: Forces under the foot. J. Bone Jt Surg. 55-B (1973) 335–344

Stüssi, E.: Vierdimensionale Vektordarstellung der Bodenkräfte beim Gehen. Med. orthop. Techn. 97 (1977) 176–178

Stüssi, E., H. U. Debrunner: Parameter-Analyse des menschlichen Ganges. Biomed. Techn. 25, Suppl. (1980) 222–224

Sutherland, D. H., J. L. Hagy: Measurement of gait movements from motion picture film. J. Bone Jt Surg. 54-A (1972) 787–797

Suzuki, K., M. Takhama, Y. Mizutani, M. Arai: Locomotive mechanics of normal adults and amputees. In: Biomechanics, vol. VIII-A. Human Kinetics Publ., Champaign 1983 (pp. 380–385)

Tappin, J. W., J. P. Pollard, E. A. Beckett: Method of measuring shearing forces on the sole of the foot. Clin. Phys. physiol. Measur. 1 (1980) 83–85

Tiberawala, D. N., S. Ganguli: Pattern recognition in tachographic gait records of normal and lower extremity handicapped subjects. J. biomed. Engng 4 (1982) 233–240

Tibarewala, D. N., S. Ganguli: Biomechanical evaluation of human lower extremity disability in erect standing. Med., biol. Engng, Comput. 21 (1983) 91–96

Tiegermann, V. R.: Reaction forces and EMG-Activity of M. peroneus longus and M. soleus in fast sidewards movements on two different surfaces. Symposium Sport Shoes and Playing Surfaces, Calgary 1983. (pp. 83–90)

Van der Straaten, J. H. M., P. J. M. Scholten: Symmetry and periodicity in gait patterns of normal and hemiplegic children. In: Biomechanics, vol. VI-A. University Park Press, Baltimore 1978 (pp. 287–292)

Van Langelaan, E. J.: A kinematical analysis of the tarsal joints. Acta orthop. scand. 54, Suppl. (1983) 204

Veres, G.: Graphic analysis of forces acting upon a simplified model of the foot. Prosthet. Orthot. int. 1 (1977) 161–172

Veres, G.: Graphic analysis of forces acting upon a simplified model of the foot. In Klasson, B.: The Deformed Foot and Orthopedic Footwear. ISPO Workshop, Stockholm 1980 (pp. 84–101)

Weinert jr., C. R., J. H. McMaster, R. J. Ferguson: Dynamic function of the human fibula. Amer. J. Anat. 138 (1973) 145–149

Weitnauer, H.: Formveränderung des Fußes bei Ermüdung. Z. Orthop. 85 (1955) 119–127

Wright, D. G., D. C. Rennels: A study of the elastic properties of plantar fascia. J. Bone Jt Surg. 46-A (1964a) 482–492

Wright, D. G., S. M. Desai, W. H. Henderson: Action of the subtalar and ankle joint complex during the stance phase of walking. J. Bone Jt Surg. 46-A (1964b) 361–382

Wynarsky, G. T., A. S. Greenwald: Mathematical model for the ankle joint. J. Biomech. 16 (1983) 241–251

Yamashita, T., R. Katoh: Moving pattern of point of application of vertical resultant force during level walking. J. Biomech. 9 (1976) 93–99

Zitzlsperger, S.: The mechanics of the foot based on the concept of the skeleton as a statically indeterminate space framework. Clin. Orthop. 16 (1960) 47–63

2 Differenzierungsstörungen und Variationen des Fußskelettes

Von J. STEINHÄUSER

Grundsätzlich unterliegt die postnatale Entwicklung des Fußskelettes zeitlichen Schwankungsbreiten, die von SCHMID u. HALDEN (1949) an Hand größerer Serienuntersuchungen eingehend überprüft und in einer schematischen Übersicht dargestellt wurden.

Störungen dieser Entwicklung können einerseits zur Ausbildung zusätzlicher Skelettelemente in Form der sog. „Accessoria", andererseits – bei Ausbleiben der endgültigen Gelenkdifferenzierung – zu mehr oder weniger kompletten Verschmelzungen einzelner oder mehrerer knöcherner Elemente untereinander (mit und ohne Funktionseinbuße) führen.

Gegenstand des vorliegenden Kapitels sind die verschiedenen Variationen im Aufbau des knöchernen Fußskelettes – speziell des Tarsus – nicht aber die komplexen Mißbildungen bzw. Dysmelien, welche an anderer Stelle ausführlich abgehandelt werden. Wir unterscheiden: die inkonstanten Fußknochen, die Fusionen der Fußknochen, sonstige Varianten.

Inkonstante Fußknochen (Ossa accessoria)

Über die *Entstehung* der akzessorischen Fußknochen gibt es verschiedene Theorien, die hier nicht im einzelnen erörtert werden können. Fest steht, daß sie bereits embryonal angelegt sind (von BARDENLEBEN 1885) und sich weder makroskopisch noch mikroskopisch von den „kanonischen Skelettelementen" unterscheiden.

Die *klinische* Bedeutung sog. überzähliger Knochenstücke am Fuß erstreckt sich im wesentlichen auf die differentialdiagnostische Abgrenzung gegenüber Frakturen und Absprengungen bzw. Ausrissen auf der einen und posttraumatischen Verkalkungen auf der anderen Seite. Unerläßliche Voraussetzung bildet ihre Kenntnis für die gutachterliche Beurteilung.

Eine lückenlose Wiedergabe sämtlicher bislang bekannter *Accessoria* würde allerdings nicht nur den vorgesehenen Rahmen weit übersteigen, sie

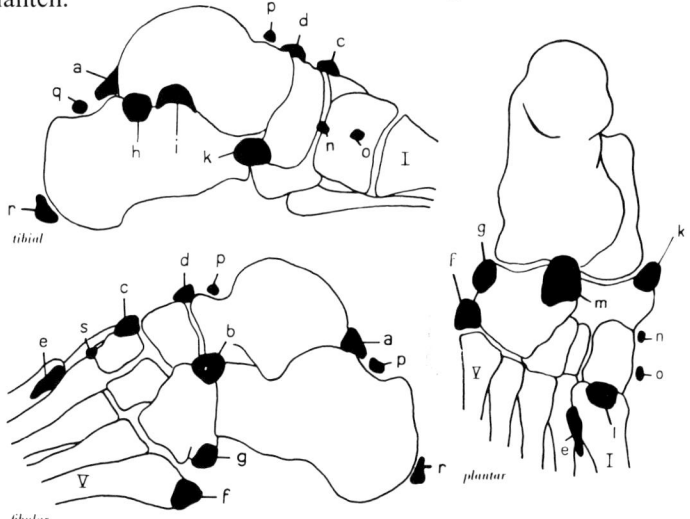

Abb. 1 Schematische Darstellung der wichtigsten inkonstanten Fußknochen. a Os trigonum, b Calcaneus secundarius, c Os intercuneiforme dorsale, d Os supranaviculare, e Os intermetatarseum dorsale, f Os Vesalianum, g Os peroneum, h Talus accessorius, i Os sustentaculum, k Os tibiale ext., l Pars peronea ossis metatars. I, m Os cuboideum sec., n Os paracuneiforme, o Sesamum tibiale anterius, p Os supratalare (entspricht „Pirie's bone"), q Os accessorium supracaleaneum, r Os tuberis calcanei, s Os cuneo-metatarseum II dorsale (nach *Grashey* u. *Birkner*)

2.2 Differenzierungsstörungen und Variationen des Fußskelettes

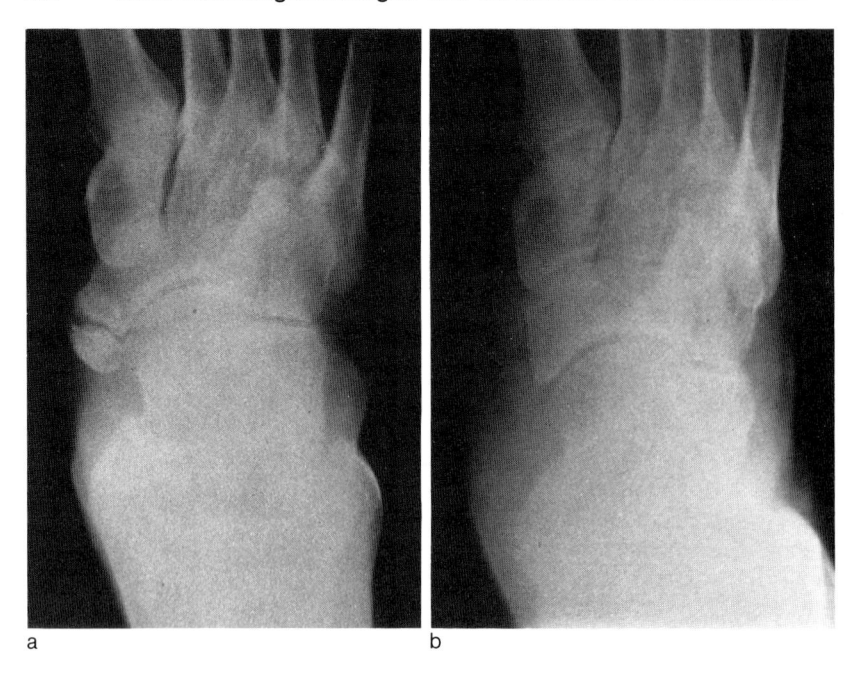

Abb. 2a u. b
Großes Os tibiale externum, das subjektiv erhebliche Beschwerden verursachte und operativ entfernt werden mußte. Dabei sind das gleichzeitige Ausmulden der nach medial hervorstehenden Tuberositas des Os naviculare und die Reinsertion der Postikussehne erforderlich (b) (vgl. Text)

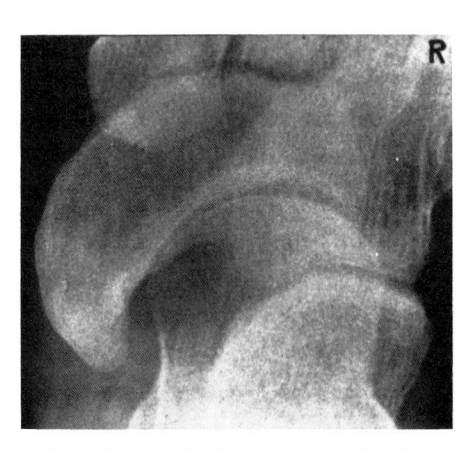

Abb. 3 Sog. „Naviculare cornutum", entstanden durch knöcherne Verschmelzung des Os tibiale externum mit der Tuberositas navicularis

Os tibiale externum

Zu den am häufigsten beobachteten überzähligen Fußknochen gehört zweifellos das Os tibiale externum (Abb. 2), welches schon 1605 von BAUTRIER beschrieben wurde. Dieses von PFITZNER (1896) fälschlicherweise als „Sesambein in der Endsehne des M. tibialis posticus" angesehene, meist halbkugelig geformte, unterschiedlich große Knöchelchen (hirsekorngroß, bis zu 30 mm Durchmesser nach NEISS 1967) legt sich an die Tuberositas navicularis an, ist mit dieser teils durch Koaleszenz, teils durch Synostose verbunden und liegt an der plantaren/dorsalen Seite desselben. Entwicklungsgeschichtlich scheint es ein Überbleibsel aus dem Prähallux darzustellen (RABL u. NYGA 1982). Bei Frauen fast doppelt so oft beobachtet wie bei Männern, wurde das Os tibiale externum von VOLKOW (1939) bei „primitiven" Rassen häufiger gefunden (bei Melanesiern in 31, bei Negern in 50%) als bei Europäern (durchschnittlich 11%). Sein Anteil an sämtlichen Accessoria des Fußes beträgt nach LELIÈVRE (1952) etwa 10%. Der Verfasser konnte im Vergleich zu seinem früheren Wirkungskreis im Rheinland eine auffallende Häufung dieser Variante bei den Bewohnern Mittelfrankens beobachten.

Im dorsoplantaren Röntgenbild sieht man außer dem hinter und unter dem Navikulare liegenden rundlichen Schatten des Os tibiale meist eine typische Formabweichung des Os naviculare, die in einer hakenförmigen Vergrößerung seiner Tuberositas besteht und schon PFITZNER (1896) bekannt war. SCHEDE (1929) hat das haken- oder hornartig vergrößerte Os naviculare treffend als

wäre auch insofern wenig sinnvoll, als die meisten dieser Gebilde klinisch belanglos sind und überdies – dank einer ständig verfeinerten Röntgentechnik (gezielte Aufnahmen, Vergrößerungen, Schichtaufnahmen, Xeroradiographie), welche die Möglichkeiten zu ihrer Aufdeckung und diagnostischen Abgrenzung entscheidend verbessert hat – „jeder Tag irgendein neues Knöchelchen bringen kann" (HOHMANN 1954).
Wir wollen uns deshalb im Folgenden auf die Beschreibung derjenigen inkonstanten Fußknochen beschränken, die einerseits aufgrund der Häufigkeit ihres Vorkommens, andererseits durch die Möglichkeit von Verkennung und Verwechslung mit anderen (insbesondere traumatischen) Skelettveränderungen von besonderem Interesse sind (Abb. 1).

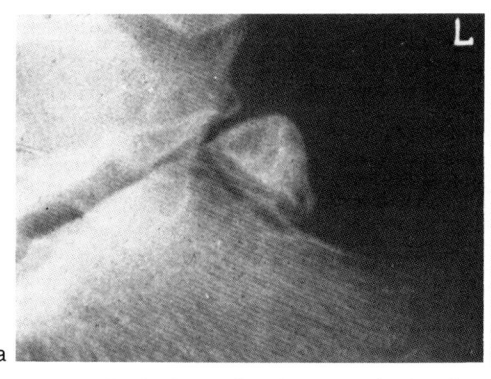

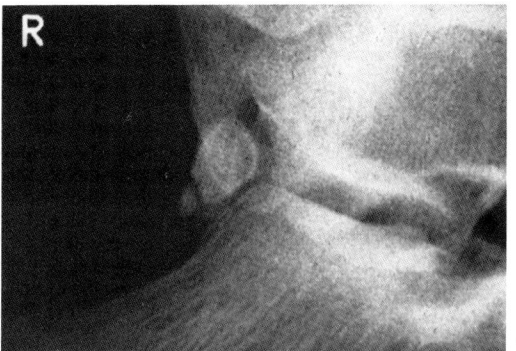

Abb. 4a u. b Beidseitiges Os trigonum, a) mit seiner Unterfläche in gelenkiger Verbindung mit dem Kalkaneus, b) zweigeteiltes Os trigonum

„Naviculare cornutum" bezeichnet. Besondere Ausprägung erreicht diese Formvariante, wenn das Os tibiale externum mit der Tuberositas navicularis knöchern verschmilzt (Abb. 3).
Durch seine exponierte Lage auf der einen und seine Beziehungen zur Sehne des M. tibialis posticus sowie zum Bandapparat auf der anderen Seite ist das Os tibiale externum traumatischen Einwirkungen stärker als andere Knochenstücke ausgesetzt. Auch ohne Verletzungen können in dieser Gegend Beschwerden auftreten, vornehmlich bei jugendlichen Patienten mit lockeren Knickfüßen.
Diese *klinischen Beschwerden* sind offenbar bedingt durch seine Beziehungen zur Tibialis-Postikus-Sehne, welche zum Teil an der Tuberositas navicularis ansetzt, während andere Fasern in die Fußsohle einstrahlen. Sie umfaßt in einem Teil der Fälle das Os tibiale taschenförmig; in einem anderen Teil inseriert ein Zipfel der Sehne direkt am Os tibiale externum. Die auf solche Weise herabgesetzte Wirkung dieses den Fuß stabilisierenden Muskels einerseits und die durch den gegen Sehne und Band vordrängenden Knochen bedingte Dehnung und Lockerung – vornehmlich im Talonavikulargelenk – andererseits haben ein häufiges Umknicken des Fußes mit hartnäckigen subjektiven Beschwerden zur Folge. Sie können durch eine Lösung der Koaleszenzverbindung zwischen Os tibiale und Navikulare erklärt werden. Aber auch der direkte Druck des Schuhes auf den an dieser Stelle prominenten Knochen wird oft unangenehm empfunden, wobei längeres Stehen und Gehen die Beschwerden steigert.
Demgegenüber sind traumatische Schäden äußerst selten. MIKAMI u. AZUMA (1978) beschreiben den Fall einer Fraktur des Os tibiale externum mit erheblicher Dislokation eines Fragmentes (bis unter den Innenknöchel!). Erst die operative Entfernung des abgesprengten Fragmentes führte zur Beschwerdefreiheit. Die *Differentialdiagnose* zwischen einer Fraktur des Tibiale externum bzw. der Tuberositas navicularis

sowie einem evtl. Knochenausriß aus der Tuberositas navicularis und einem schmerzhaften Os tibiale externum muß im wesentlichen aus der Anamnese gestellt werden.
Röntgenologisch imponierende zackige Knochenkonturen, leichte Verkantungen und Teilungen (bipartita und tripartita) des Os tibiale externum berechtigen nicht ohne weiteres zur Anerkennung eines Unfallschadens.
Der Versuch einer *konservativen Behandlung* durch Stützung des Knickfußes mit einer gut korrigierenden Einlage und evtl. mit Heftpflasterverband, unterstützt durch Lokalbehandlung mit Bädern und Cortisonsalben, führt leider nur selten zum Erfolg. Man sollte bei einer deutlichen äußeren Verformung und Therapieresistenz gegenüber den genannten Behandlungsmaßnahmen nicht zögern, die operative Entfernung des Os tibiale externum vorzunehmen, wobei gleichzeitig das Abschlagen des medialen Überschusses vom Os naviculare cornutum sowie die Reinsertion der Sehne des M. tibialis posterior an den inneren Fußrand (KIDNER 1929) unerläßlich sind (vgl. Abb. 2b).

Os trigonum

In der Häufigkeitsskala an zweiter Stelle rangiert das Os trigonum (Abb. 4), welches 8% der inkonstanten Fußknochen ausmacht und beim Menschen in 7–8% (PFITZNER [1896] 8%, HIPP [1965] etwa 10%, O'RAHILLY [1953] 2,5–11,4%) vorkommt. Das Os trigonum lagert sich dem Tuberculum laterale des Prozessus posterior tali an und ist mit ihm fast stets durch Koaleszenz straff verbunden. Auch mit dem Kalkaneus kann seine Unterfläche eine gelenkige Verbindung aufnehmen.
Von Hirsekorn- bis Erbsgröße kann das Os trigonum mitunter zweigeteilt sein (Abb. 4b). Häufig wird es mit Frakturen des Prozessus posterior tali verwechselt, die allerdings vorkommen. Für ein Os trigonum spricht die scharf umgrenzte, glatte

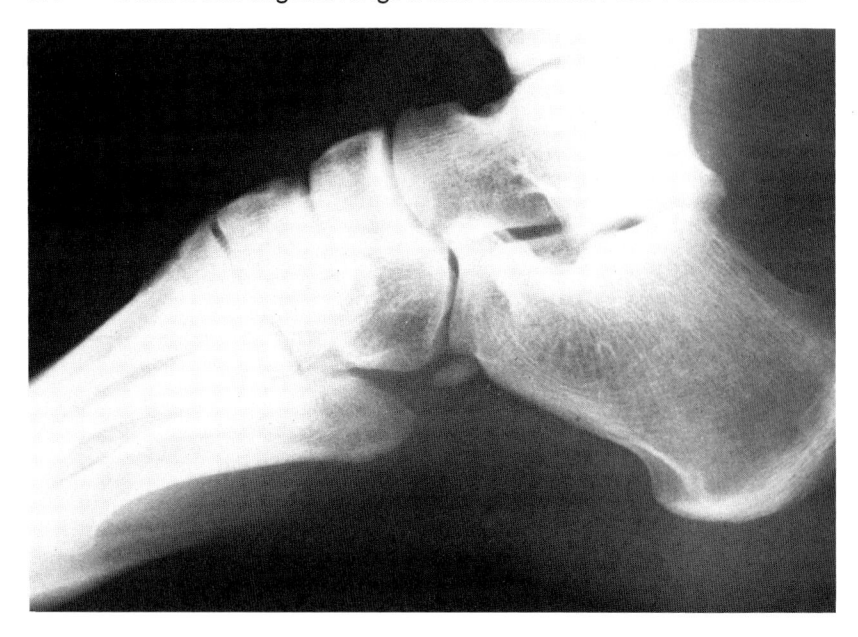

2.4 Differenzierungsstörungen und Variationen des Fußskelettes

Abb. 5 Os peroneum in Verbindung mit einem Hohlfuß

Begrenzung an Trigonum und Talus und evtl. die Doppelseitigkeit, die allerdings nicht gesetzmäßig vorhanden sein muß. Auch eine Fraktur des Os trigonum selbst kann vorkommen, wobei eine Abreißung vom Talus und eine Trennung der Koaleszenzverbindung durch äußere Gewalt eintreten. Das Os trigonum liegt dann als freier Körper im Gewebe, zumal das oft am Trigonum ansetzende Lig. tali posterior abreißen kann. Hierdurch entstehen mitunter Gehbeschwerden, welche eine gezielte *Behandlung* erfordern. Da konservative Maßnahmen in der Regel nicht zum Erfolg führen, sollte man in Fällen, bei denen eindeutig geklärt ist, daß die subjektiven Beschwerden mit dem Os trigonum in Zusammenhang stehen, dieses operativ entfernen. Über einen seitlichen Hautschnitt kann man das in der Tiefe liegende Knochenstück unter starker Dorsalflexion des Fußes zwischen Achillessehne und den Peronealsehnen tasten. Gelegentlich täuschen ältere Knochenausrisse von der hinteren Tibiakante ein Os trigonum vor (KÖHLER u. ZIMMER 1982).

Os peronaeum

Ein drittes näher zu beschreibendes inkonstantes Fußknöchelchen stellt das Os peronaeum dar, welches, 1555 von VESAL entdeckt, ca. 7% der Accessoria ausmacht (LELIÈVRE 1952). Im Gegensatz zu den anderen Accessoria ist das Os peronaeum meist nicht hyalinknorpelig vorgebildet, wenn man von einer Einzelbeobachtung von TROLLE (1948) absieht. Es scheint vielmehr durch Verkalkung und Verknöcherung von Bindegewebe in der langen Peronaeussehne unter Mitwirkung von Druck- und Zugmomenten dort zu entstehen, wo die Sehne einer besonderen funktionellen Belastung ausgesetzt ist (SIECKE 1964).

Hierfür spricht auch das vermehrte Vorkommen bei Hohlfüßen, gelegentlich auch bei Klumpfüßen. Meist wird das Os peronaeum beidseitig beobachtet, beim Erwachsenen in etwa 15% (Abb. 5). Von halbkugeliger bis längs-ovaler Form mit einem Durchmesser zwischen 0,5 und 3 cm liegt das Os peronaeum am lateralen-plantaren Rand des Os cuboid, mit welchem es durch Synostose verbunden sein kann (PFITZNER 1896). Abgesehen von der *differentialdiagnostischen* Abgrenzung gegenüber Knochenausrissen aus dem Kuboid und Absprengungen aus dem Kalkaneus – die im Zweifelsfalle mit Hilfe der Durchleuchtungskontrolle ausgeschlossen werden müssen –, kommt dem Os peronaeum eine wesentliche *klinische* Bedeutung nicht zu. Zu bemerken ist, daß Zwei- und sogar Dreiteilungen des Os peronaeum beobachtet wurden.

Os vesalianum

Gewisse Beachtung verdient das zu Ehren seines Erstbeschreibers VESAL (1553) von PFITZNER (1896) so bezeichnete Os vesalianum (Abb. 6), welches in unmittelbarer Nachbarschaft zum Os peronaeum, proximalwärts der Basis des V. Metatarsalknochens, im Dreieck zwischen Os cuboideum und Metatarsale V gelegen ist. Unter Berücksichtigung seiner Herkunft scheint die von GRUBER (1885) geprägte Bezeichnung „Os tuberositas proprium" zutreffender. Nach den Untersuchungen von de CUVELAND (1955) tritt in einem bestimmten Entwicklungsstadium an der Tuberositas des Metatarsale V regelmäßig eine Apophyse auf, welche meist im Alter von 12–13 Jahren mit dem Hauptknochen verschmilzt und während dieser Zeit umschriebene Belastungsbeschwerden verursachen kann, wel-

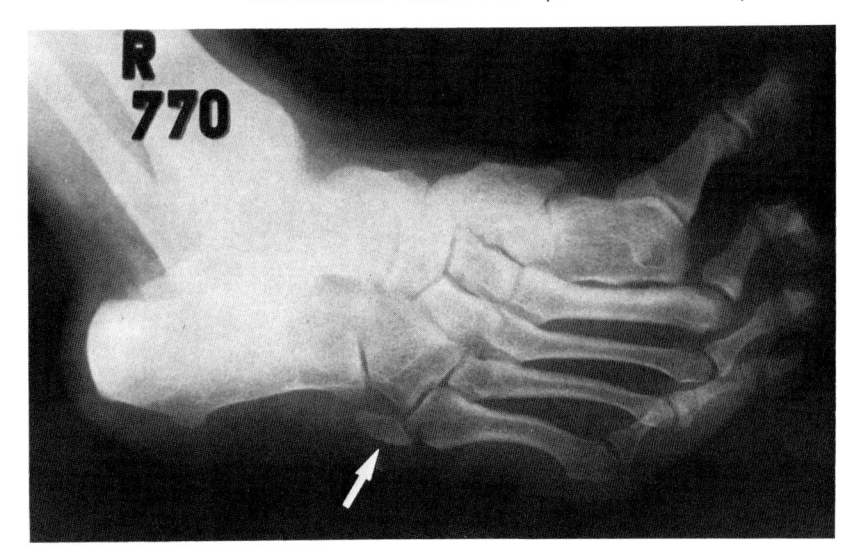

Abb. 6 Großes Os vesalianum in Verbindung mit einem Hallux varus bei massiver Hypertrophie des I. Metatarsale

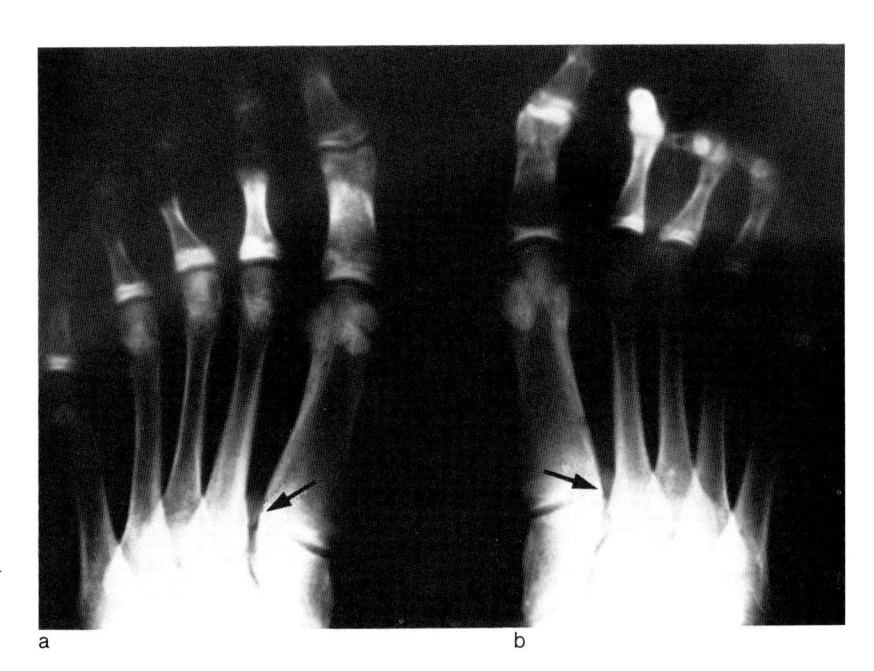

Abb. 7 a u. b Doppelseitiges sog. „Os intermetarseum"

che als „Apophysitis" bezeichnet worden sind. Sie verschwinden in der Regel spätestens nach dem 16. Lebensjahr spontan. Aufgrund eines von ihm selbst beobachteten isolierten Os vesalianum von ansehnlicher Größe, welches erhebliche Gehbeschwerden verursachte und entfernt werden mußte, sieht SVEN JOHANSSON (1922) es als echten überzähligen Tarsalknochen an.
Differentialdiagnostische Schwierigkeiten können nach basalen Distorsionsfrakturen des V. Mittelfußknochens entstehen, welche kein so seltenes Ereignis darstellen. Sie werden in jedem Falle sehr langsam knöchern überbaut (BÖHLER 1964), heilen gelegentlich pseudarthrotisch aus und erfordern mitunter eine operative Osteosynthese.

Os intermetatarseum

1852 von GRUBER entdeckt, liegt das Os intermetatarseum (Abb. 7) auf der Dorsalseite des Fußes innerhalb des Spaltraumes, welcher vom Os cuneiforme I und den Basen des I. und II. Metatarsale begrenzt ist. Mit jedem der drei benachbarten Knochen kann das Os intermetatarseum synostosieren, koaleszieren und artikulieren; dabei werden Verbindungen mit dem Kuneiforme I und dem Metatarsale I bevorzugt. Enge anatomische Beziehungen zur Ursprungssehne des M. interosseus dorsalis I werden diskutiert (FRIEDL 1924 und TOMAKOFF 1928/29), wenn dieser als Varietät vom Os cuneiforme I entspringt. Der Knochen kann dann frei innerhalb der Sehne lie-

2.6 Differenzierungsstörungen und Variationen des Fußskelettes

gen oder aber mit dem Kuneiforme I verbunden sein; die Bezeichnung „Intermetatarsalsporn" scheint für diese spezielle anatomische Varietät treffend. Wegen seiner ziemlich versteckten Lage kann sich das Os intermetatarseum dem röntgenologischen Nachweis entziehen; aus diesem Grunde geben Statistiken aus Fußröntgenbildern über die tatsächliche Häufigkeit des Knochens im allgemeinen nur ungenügenden Aufschluß. FABER (1934) fand es bei der Durchsicht von 1000 Röntgenaufnahmen in 1,2%, während PFITZNER (1896) ihm eine Häufigkeit von 8–9% zuschreibt.

Klinisch kommt dem Os intermetatarseum kaum Bedeutung zu; nach HOHMANN (1954) mußte es wegen Beschwerden angeblich in 2 Fällen operativ entfernt werden. Bemerkenswert ist, daß verkalkte Gefäße gelegentlich ein Intermetatarseum vortäuschen können.

Calcaneus secundarius

Als kleines isoliertes Knöchelchen am vorderen oberen Rand des Prozessus anterior calcanei wird der Calcaneus secundaris – 1869 von STIEDA entdeckt – bei etwa 2% aller Menschen beobachtet. Mit dem Prozessus anterior calcanei ist er in der Regel durch Koaleszenz, mit Talus und Kuboid gelenkig verbunden und steht mit dem Navikulare durch straffe Bänder in Verbindung. Bedeutung kann er dadurch erlangen, daß er die Brücke zwischen Kalkaneus und Navikulare bildet, über welche die Synostose beider Knochen erfolgt (vgl. unten: „Coalitio calcaneo navicularis"). Als ein solches „Schaltelement" hat insbesondere PFITZNER (1896) den Calcaneus secundaris gedeutet, während de CUVELAND (1961) ihn für eine inkonstante, persistierende Kalkaneusapophyse hält. BERNBECK (1960) möchte den Knochen als Teilerscheinung einer unvollständigen Trennung des Kahnbeines vom Fersenbein angesehen wissen, wobei als Abtrennungsmechanismus – neben osteochondrotischen Prozessen – Ermüdungsfrakturen sowie Abtrennungen durch einmalige Traumen in Betracht kommen, vornehmlich wenn ein besonders langer Prozessus

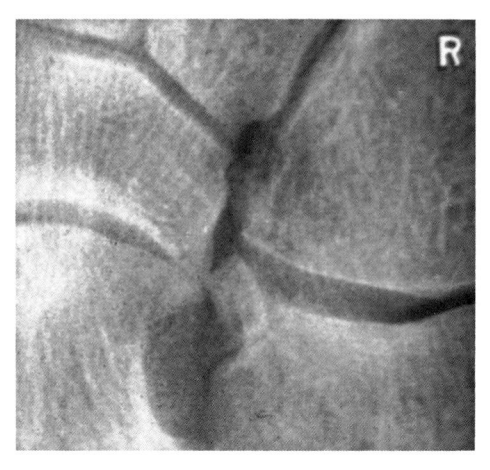

Abb. 8 Calcaneus secundarius (Schrägaufnahme)

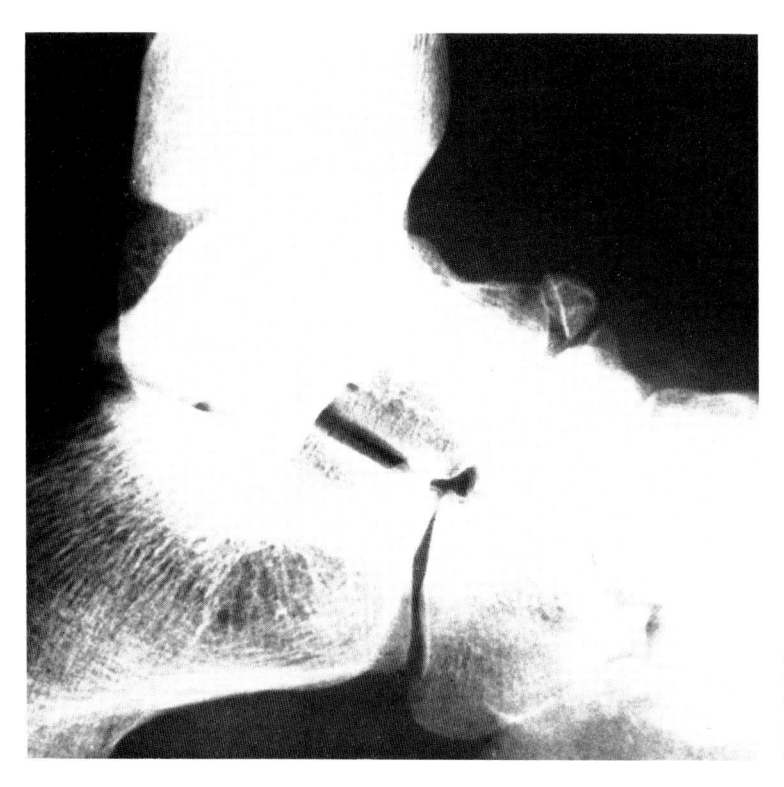

Abb. 9 Os supranaviculare; in einer dorsalen Mulde zwischen Navikulare und Talus gelegen und mit beiden in gelenkiger Korrespondenz

Inkonstante Fußknochen (Ossa accessoria) 2.7

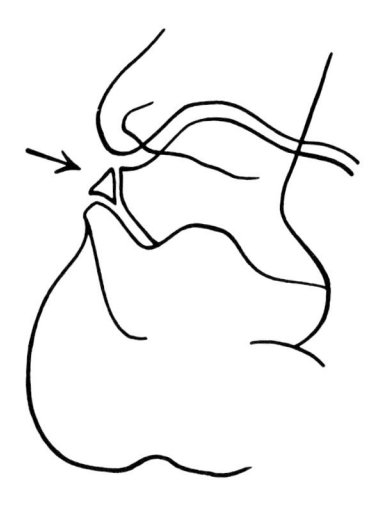

Abb. 10 Os sustentaculi tali (schematisch dargestellt)

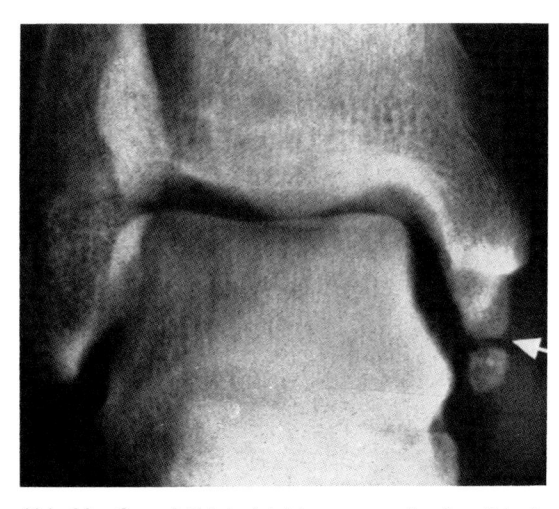

Abb. 11 Os subtibiale (nicht zu verwechseln mit knöchernen Bandausrissen aus der Spitze des Malleolus internus!)

anterior bei der Kompromißbewegung der subtalaren Gelenke um die gemeinsame Achse stärkeren Abscherungskräften ausgesetzt ist.
Verwechslungsmöglichkeit besteht vor allem mit einer (seltenen) Abscherfraktur des Prozessus anterior calcanei; der Verlauf – knöcherne Ausheilung nach einigen Monaten – kann hier im Zweifelsfalle Aufschluß geben. Röntgentechnisch ist der Calcaneus secundarius am besten auf Schrägaufnahmen des Fußes (laterodorsal nach medioplantar) sichtbar zu machen (Abb. 8).

Os supranaviculare

Das von HYRTL (1860) entdeckte und als „Prozessus trochlearis ossis scaphoidis" beschriebene, im Verhältnis zu den anderen überzähligen Fußwurzelknochen relativ seltene Knöchelchen ist auf seitlichen Röntgenaufnahmen kaum zu übersehen (Abb. 9). Es liegt dorsal am Talonavikulargelenk, ist meist dreieckig, scharf begrenzt und koalesziert in der Regel mit dem Navikulare. Daher ist der Name Os supranaviculare allen anderen Bezeichnungen vorzuziehen. Ein anlagemäßig bedingtes Auftreten eines Os supranaviculare ist nicht nur wegen der vermutlichen Vererbung anzunehmen, sondern auch weil Füße mit groben Entwicklungsstörungen (z. B. angeborene Klumpfüße) oft gleichzeitig ein Supranavikulare aufweisen (ZIMMER 1938). *Verwechslung* mit einer traumatischen Absprengung von der obersten Ecke des Os naviculare ist möglich, doch sind solche Verletzungen selten. Demgegenüber können auch ohne Unfall an der Stelle seines Sitzes subjektive Beschwerden entstehen. Die *differentialdiagnostische* Abgrenzung gegenüber entzündlichen oder posttraumatischen Verkalkungen ist einmal aus seiner Form, vor allem aber aus seiner

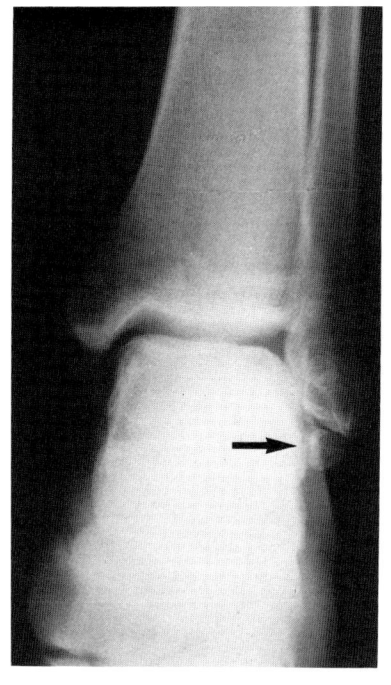

Abb. 12 Os subfibulare, oft mit Ossifikationen nach Bandausrissen verwechselt

Lage in einer dorsalen Mulde zwischen Navikulare und Talus (REISSNER 1930) vorzunehmen (Abb. 9).
GÖRDES u. KAISSER (1979) haben versucht, das prozentuale Vorkommen der wichtigsten Accessoria am Fuß an Hand von Reihenuntersuchungen bei 102 Bundeswehrsoldaten statistisch zu erfassen. Leider scheint die Gesamtzahl der untersuchten Probanden hierfür zu gering. Eine weitere kleine Studie an 500 Röntgenfußaufnahmen im Hinblick auf inkonstante Skelettelemente stammt von WECZEREK (1966).

2.8 Differenzierungsstörungen und Variationen des Fußskelettes

Sonstige inkonstante Knochen und Verknöcherungen am Fuß

Die relative Bedeutungslosigkeit der im Folgenden zu besprechenden Skelettelemente erlaubt es, sich auf eine kommentarlose Aufzählung zu beschränken, welche überdies keinen Anspruch auf Vollständigkeit erhebt.

Den interessierten Leser weisen wir – nicht zuletzt im Hinblick auf die mitunter schwierige differentialdiagnostische Abgrenzung gegenüber traumatischen Skelettschäden (vornehmlich im Rahmen gutachterlicher Stellungnahmen) – auf die ausführlichen Darstellungen in der Monographie von KÖHLER u. ZIMMER (1982) sowie auf die Arbeit von HENCHE (1974) hin. Schon 1946 hat WILNER einen Überblick der akzessorischen Skelettelemente am Fuß mit *differentialdiagnostischer Abgrenzung gegenüber Frakturen* gegeben. Eine recht anschauliche Gesamtübersicht inkonstanter Fußknochen stellt auch der in Abb. 1 wiedergegebene Ausschnitt aus der Röntgentafel (von GRASHEY u. BIRKNER (1980) dar.

Klinische Bedeutung kann das *Os sustentaculum tali* im Rahmen der Synostosen erlangen (Abb. 10). Anlaß zu Verwechslungen mit knöchernen Bandausrissen aus der Knöchelspitze kann sowohl das *Os subtibiale* (Abb. 11) als auch das (etwas häufigere) *Os subfibulare* (Abb. 12) geben. Die *dorsale Talusnase* ist als typische Veränderung bei *Fußballern* bekannt (Abb. 13) (MCMURRAY 1950).

Hinsichtlich einer Reihe häufiger beobachteter inkonstanter Knochen und Verknöcherungen im Bereich des Os cuneiforme I verweisen wir auf die Beschreibung von HENSSGE (1968a).

Eine Reihe *kasuistischer Raritäten* können ebenfalls dort nachgelesen werden. Daneben sei kurz auf das *Os metatarsale* GÜNTZ hingewiesen, einen kleinen dreieckigen akzessorischen Knochen am Fußrücken zwischen Kuneiforme II und Metatarsale II, welcher der Mitteilung von GÜNTZ (1935) zufolge nach einem Unfall Beschwerden verursachte und entfernt werden mußte.

Fusionen der Fußknochen

Fusionen von zwei oder mehreren (viel seltener) Skelettelementen des Tarsus wie auch des Karpus treten als *angeborene* oder *erworbene* Verschmelzungen auf (Abb. 14). An Hand des Röntgenbefundes allein kann es mitunter – vor allem im Erwachsenenalter – schwierig sein, eine entsprechende Unterscheidung zu treffen, zumal eine erhaltene äußere Form und selbst eine durchgehende Knochenstruktur keine Beweise für den anlagebedingten Charakter solcher Veränderungen darstellen (DREIACK u. HOLLAND 1970, ROCHLIN u. ZEITLER 1968, SCHACHERL u. SCHILLING 1965).

Während die Verknöcherungstendenz in querer Richtung zur Längsachse, die bei angeborenen Verschmelzungen häufig angetroffen wird, lediglich als zusätzlicher Hinweis gewertet werden kann (ALBRECHT 1968, BORGNIS 1952, HENSSGE 1968a, LÖNNERBLAD 1935, MESTERN 1934, B. WEBER 1954), scheint heute erwiesen, daß bei symmetrischem Befall von Hand- und Fußwurzel (zumal dann, wenn die Synostosierung beiderseits die gleichen Knochen betrifft) nur endogene

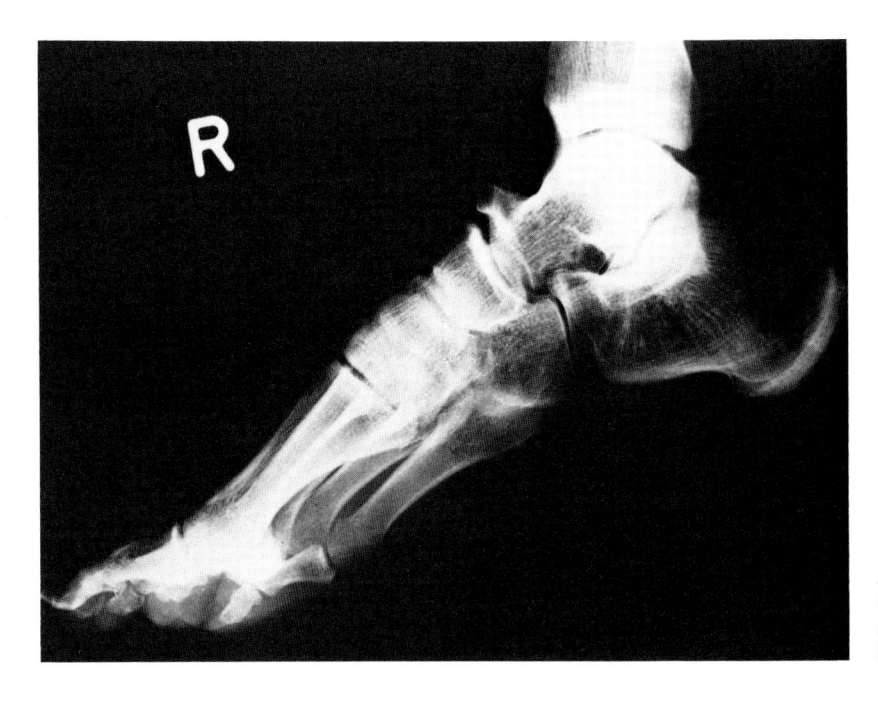

Abb. 13 Ausgeprägte dorsale Talusnase, wie sie bei Fußballern häufig beobachtet wird

Faktoren ursächlich in Frage kommen (ALBRECHT 1968, BORGNIS 1952, DREWES u. GÜNTHER 1966, GOMBERT 1959, HOPF 1959, HOLL 1880, KADELBACH 1940, KLAPP u. GEBHARD 1952, KORVIN 1934, M. LANGE 1935, LEGER 1956, LISZKA u. SITZ 1959, MARTI 1947, POLITZER 1933, PORTMANN, ROCHLIN u. ZEITLER 1968, ROGER u. MÉARY 1969, SCHACHERL u. SCHILLING 1965, B. WEBER 1957, WETTE).

Wenngleich die von einer Reihe Autoren angenommene Vererbungsneigung (APRAILLÉ 1901, BANKI 1965, BLENCKE 1926, HOHMANN 1954, LANGE 1951, A. SCHREIBER 1968, WEBER 1954) – einige vermuten sogar einen dominanten Erbgang (ALBRECHT 1968, AUSTIN 1951, BERSANI u. SAMILSON 1957, BOYD 1944, MESTERN 1934, NIEVERGELT 1944, PEARLMAN u. Mitarb. 1964) – nach der Ansicht von HOPF (1959) „bis heute eigentlich nur behauptet worden ist", so besteht kein Zweifel darüber, daß knöcherne Fusionen im Bereich der Hand- und Fußwurzel über mehrere Generationen von verschiedener Seite beobachtet worden sind (ALBRECHT 1968, ESAU 1928, HAYECK 1934, KADELBACH 1940, KEWESCH 1934, MESTERN 1934, POLITZER 1933, A. SCHREIBER 1968). ALBRECHT, KEWESCH, MESTERN und A. SCHREIBER stellten darüber hinaus bei Verwandten 1. Grades ein symmetrisches Auftreten der Synostosen fest. Die von STEINHÄUSER (1972) mitgeteilte Beobachtung symmetrischer Hand- und Fußwurzelsynostosen mit Befall *derselben* Skelettelemente, in Verbindung mit *Hypoplasien bestimmter Interphalangealgelenke* in etwa gleichem Reifungsstadium des knöchernen Skelettsystems *bei zwei Geschwistern* macht es wahrscheinlich, daß nicht nur – wie MESTERN (1934) annimmt – die allgemeine zur Synostosierung führende Störung erblich ist, sondern daß darüber hinaus auch bezüglich der Form der knöchernen Fusionen eine gewisse familiäre Disposition besteht (Abb. 15).

Ein wesentliches *diagnostisches* Problem liegt zweifellos darin, daß postnatal noch keine (Abb. 16) Synostosen im Röntgenbild sichtbar sind, wenngleich Form und Lagebeziehung der Knochenkerne gewisse Hinweise auf die Möglichkeit späterer Fusionen geben (IMHÄUSER 1970, WEBER 1957). Die außerdem oft fehlende Funktionseinbuße kann einmal auf der beachtlichen Kompensationsmöglichkeit innerhalb des Gelenksystems beruhen; zum anderen wissen wir, daß angeborene oder in der frühkindlichen Entwicklungsphase auftretende anatomische Gelenksperren funktionell bedingte Umbauvorgänge an Nachbargelenken auszulösen vermögen. So kann am Fuß beispielsweise aus dem scharnierförmigen oberen Sprunggelenk – vorausgesetzt, die Verschmelzung zwischen Talus und Kalkaneus tritt vor Abschluß des 4. Lebensjahres ein (IMHÄUSER 1970) – ein „Kugelgelenk", das „ball and socket joint" der Angelsachsen (LAMB 1958) bzw.

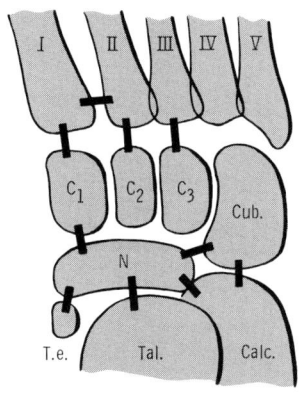

Abb. 14 Möglichkeiten von Synostosen unter Fußwurzelknochen (*Mestern*)

„cupule et dôme" der Franzosen (ROGER u. MÉARY 1969) entstehen, welches dem Fuß – trotz der Bewegungssperre im unteren Sprunggelenk – ausgiebige Seitbewegungen gegenüber dem Unterschenkel ermöglicht (Abb. 17). Seit der bemerkenswert späten Erstbeschreibung röntgenologisch dokumentierter kugelförmiger Talokruralgelenke durch LAMB (1958) sind uns mittlerweile 58 derartiger Varianten bekannt (STEINHÄUSER 1981).

Aufgrund der mitgeteilten Berichte unter Einbeziehung von 17 Eigenbeobachtungen aus der Klinik von IMHÄUSER scheinen uns – nicht zuletzt im Hinblick auf die z. T. unterschiedlich interpretierte Pathogenese der Veränderung – bestimmte Kriterien von besonderer Bedeutung:

1. Allen Füßen mit kugelförmigem oberen Sprunggelenk gemeinsam ist die Sperrung der Seitbeweglichkeit im Rückfuß.
2. Diese wird – mit wenigen Ausnahmen – bewirkt durch knöcherne Fusionen im Bereich des Tarsus, wobei die Synostose zwischen Talus und Kalkaneus mit 87% der Fälle offenbar die dominierende Rolle spielt. – Häufig sind ausgedehnte Blockbildungen im Rückfuß als Folge zusätzlicher knöcherner Verbindungen zwischen Talus und Navikulare bzw. Kalkaneus und Kuboid röntgenologisch nachweisbar (Abb. 18), während die ausschließliche Verschmelzung zwischen Sprung- und Kahnbein, die im Erwachsenenalter eine sichere Sperre der Seitbeweglichkeit des Fußes verursacht, außerordentlich selten anzutreffen ist.
3. Nach IMHÄUSER (1970) erfolgt die endgültige Verschmelzung der Knochenkerne in der Regel im Spielalter, gelegentlich erst im späteren Schulalter.
4. In auffallender Häufung finden sich äußerlich erkennbare *Begleitfehlbildungen* in Form von Hypoplasien, Strahlendefekten (meist IV. und V. Strahl), Wirbelsäulenanomalien sowie Fuß- und Handdeformitäten. Die Verkürzung der betroffenen unteren Extremität (bis maximal

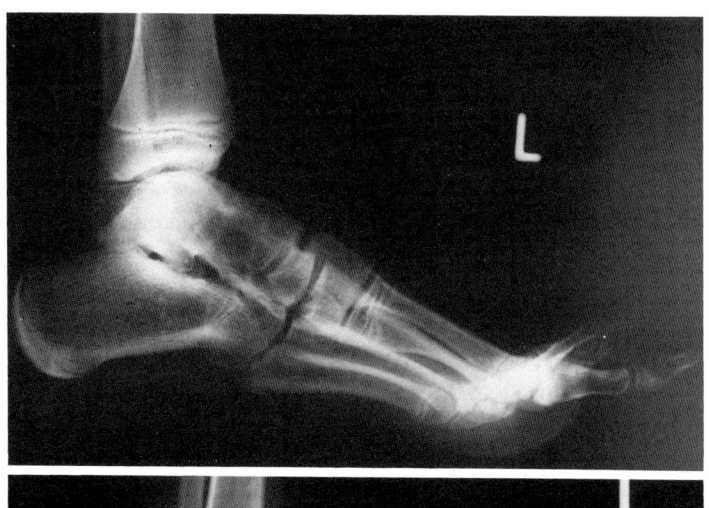

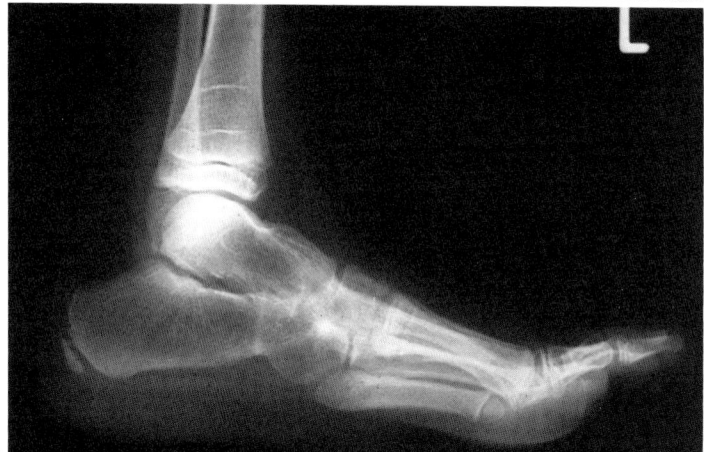

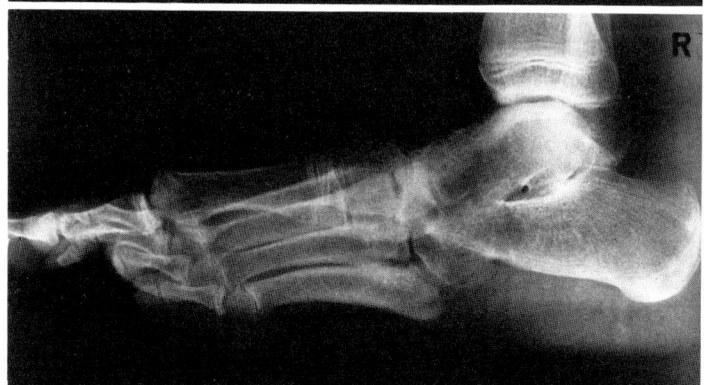

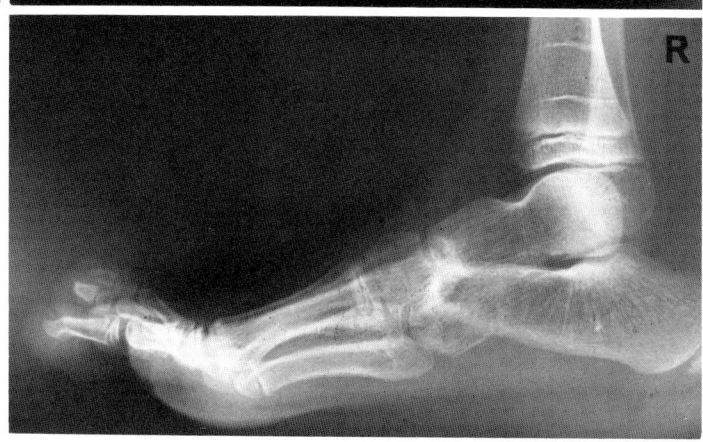

2.10 Differenzierungsstörungen und Variationen des Fußskelettes

Abb. 15 a–d   a u. c) Kind Renate St., 13 J., b u. d) Kind Elisabeth St., 11 J.: Konkordante Fusionen am rechten und linken Fuß der Geschwister zwischen Talus und Navikulare, Kalkaneus und Kuboid, Kuneiformia II und III; Teilfusion zwischen Talus und Kalkaneus; knöcherne Brücke zwischen Navikulare und Kuboid. Supinatorische Aufdrehung des Vorfußes mit Hervortreten des V. Metatarsale zur Fußsohle hin

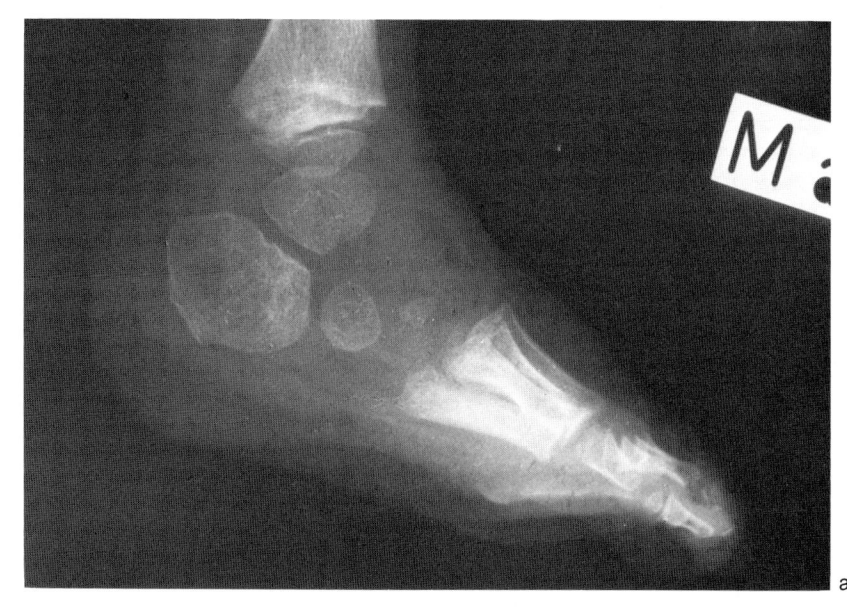

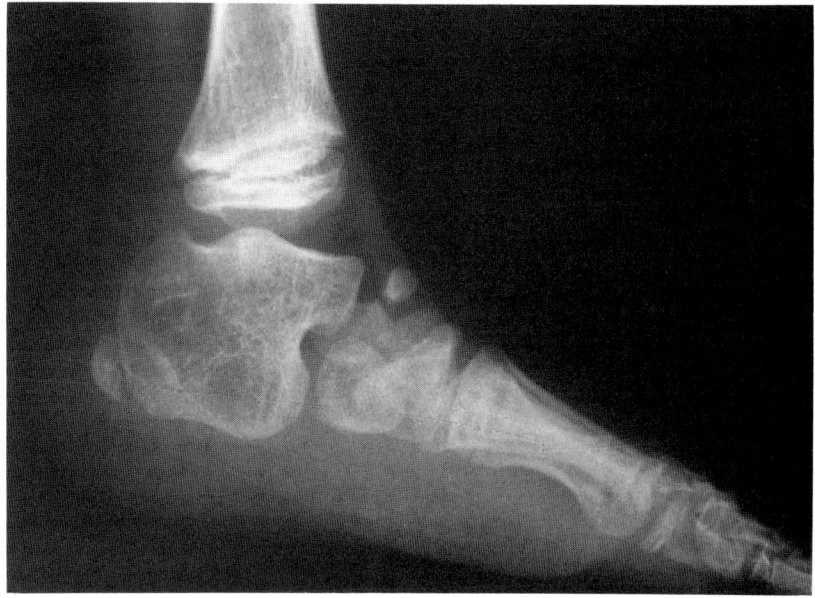

Abb. 16a u. b Im 1. Lebensjahr des Kindes sind noch keine Synostosen im Bereich der Fußwurzel erkennbar (a), doch weisen Form und Lagebeziehung der Knochenkerne bereits auf die Möglichkeit späterer Fusionen hin. – b) Im Alter von 4 Jahren ausgedehnter knöcherner Rückfußblock, in welchen Talus und Kalkaneus einbezogen sind

5 cm) bei einseitiger Ausbildung gilt als regelmäßiges Begleitsymptom.

5. Die von HENSSGE u. ENGELKE (1970) vermutete *gesetzmäßige* Kombination mit Hypoplasien bzw. Defektbildungen der *Fibula,* die von den Autoren als Beweis für den anlagebedingten Charakter kugelförmiger Knöchelgelenke angesehen wurde, konnte mittlerweile von IMHÄUSER (1970 u. 1975) widerlegt werden. – Anhand von Verlaufsbeobachtungen haben IMHÄUSER (1975) in 3 Fällen und STEINHÄUSER (1968) in 1 Fall nachgewiesen, daß die Fibula primär normale Länge besitzt, sich jedoch im Rahmen der funktionellen Umgestaltung der das Talokruralgelenk bildenden Skelettanteile ebenfalls morphologisch umformt. Dabei kann sie ihre normale Länge behalten oder relativ kürzer werden. An einer Verlaufsbeobachtung vom 5. Monat bis zum 15. Lebensjahr konnte IMHÄUSER darüber hinaus zeigen, daß in einseitigen Fällen anfänglich kein Seitenunterschied in der Gestaltung des Knöchelgelenks vorhanden ist, der etwa die Vermutung einer primären Formänderung der Gelenkkörper erwecken könnte. Nach IMHÄUSER, dessen Auffassung wir teilen, ist die Kugelform des ursprünglich normal angelegten Knöchelgelenks die „morphologische Antwort auf die gestörte Funktion."

6. In Übereinstimmung hierzu sind die Funktionseinbußen meist gering, wird doch die als Folge der Rückfußsynostosen verlorengegangene Seitbeweglichkeit in den unteren Sprunggelenken durch die im kugelförmig umgeform-

2.12 Differenzierungsstörungen und Variationen des Fußskelettes

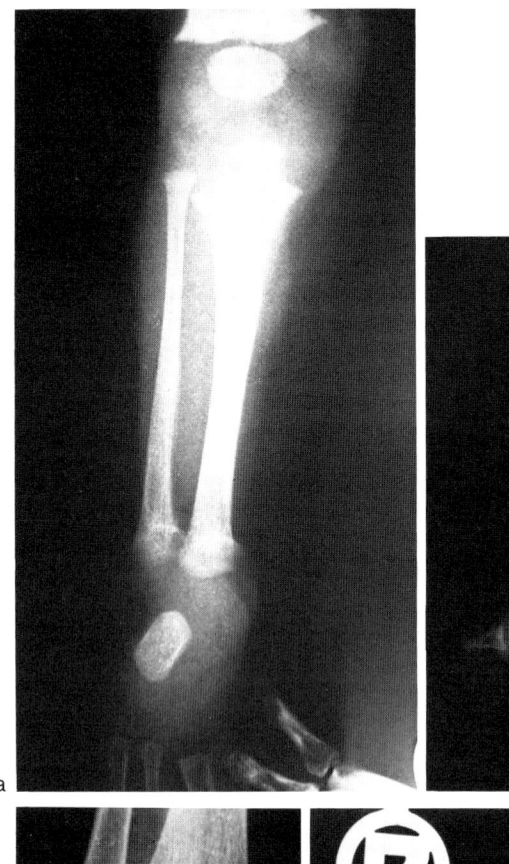

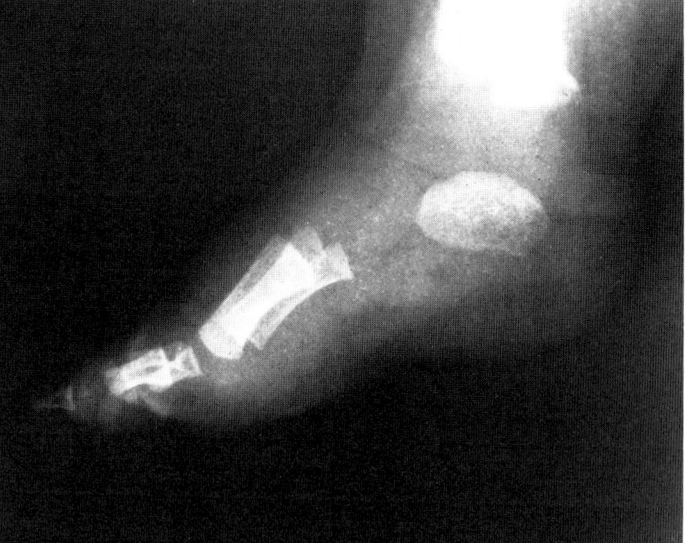

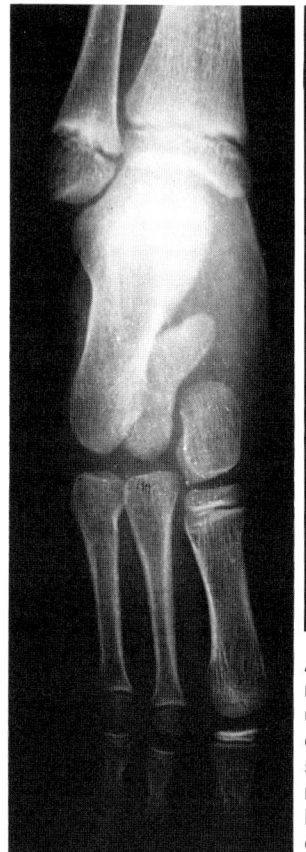

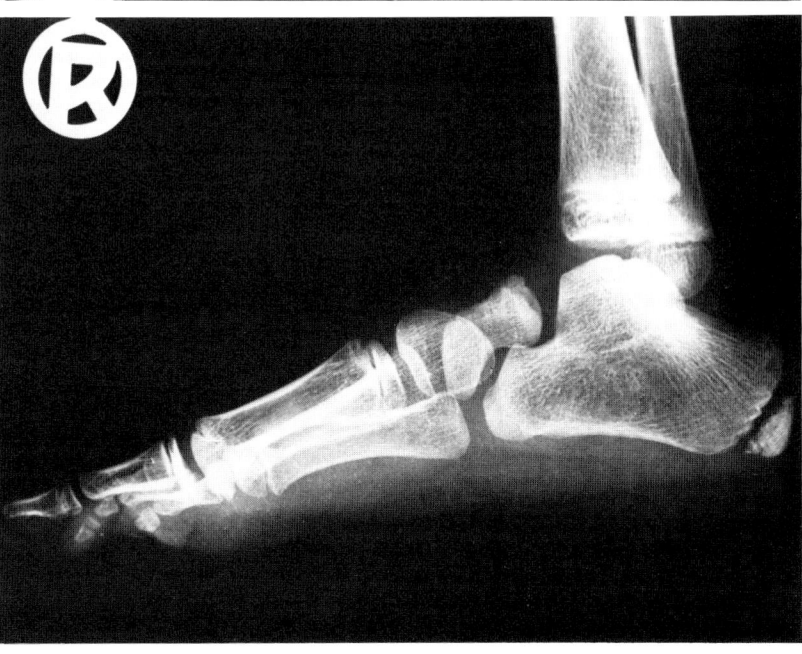

Abb. 17 a–g a u. b) Im Alter von 4 Mon. nur 1 großer Knochenblock im Tarsalbereich, Aplasie der beiden fibularen Strahlen, oberes Sprunggelenk in der Aufsicht unauffällig.
c u. d) Mit 7,5 Jahren großer knöcherner Block im Rückfußbereich (komplette Verschmelzung von Kalkaneus, Talus und Kuboid), zudem Verlötung des Navikulare mit dem Kuneiforme II zu einem knöchernen Block; das Kuneiforme I liegt isoliert. In der a.-p. Aufsicht zeigt die Talusrolle (c) eine deutliche Kugelform; in der gleichen Weise ist auch die distale Gelenkfläche der Tibia umgestaltet. Die Fibula erscheint geringfügig verkürzt.

Fusionen der Fußknochen **2**.13

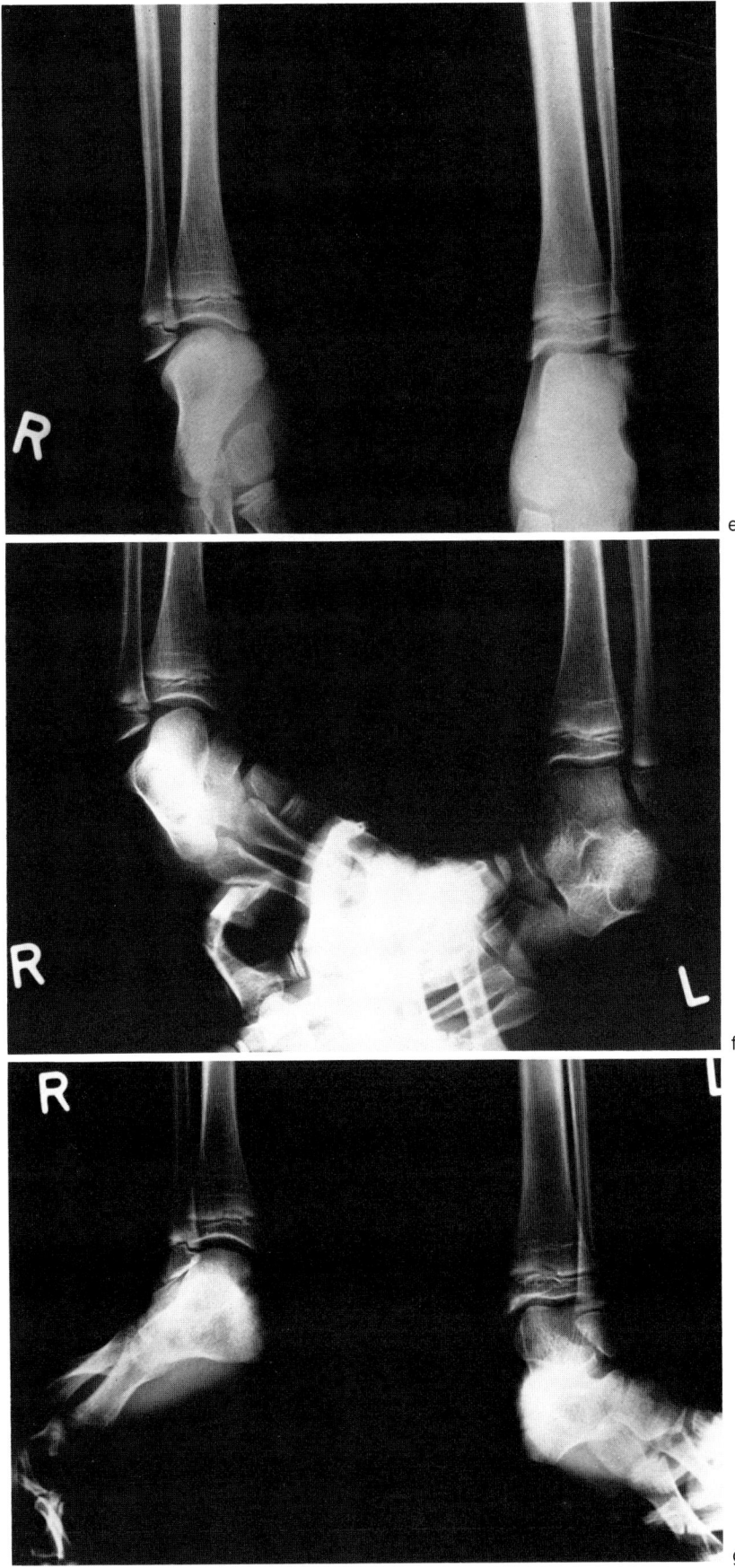

e) Die im Vergleich zur gesunden Seite umgestaltete Gelenkfläche des oberen Sprunggelenks erlaubt so ausgiebige Seitbewegungen des Fußes, daß weder im Sinne der Supination/ Adduktion (f) noch im Sinne der Pronation/Abduktion (g) eine Behinderung gegenüber der gesunden Seite festzustellen ist

2.14 Differenzierungsstörungen und Variationen des Fußskelettes

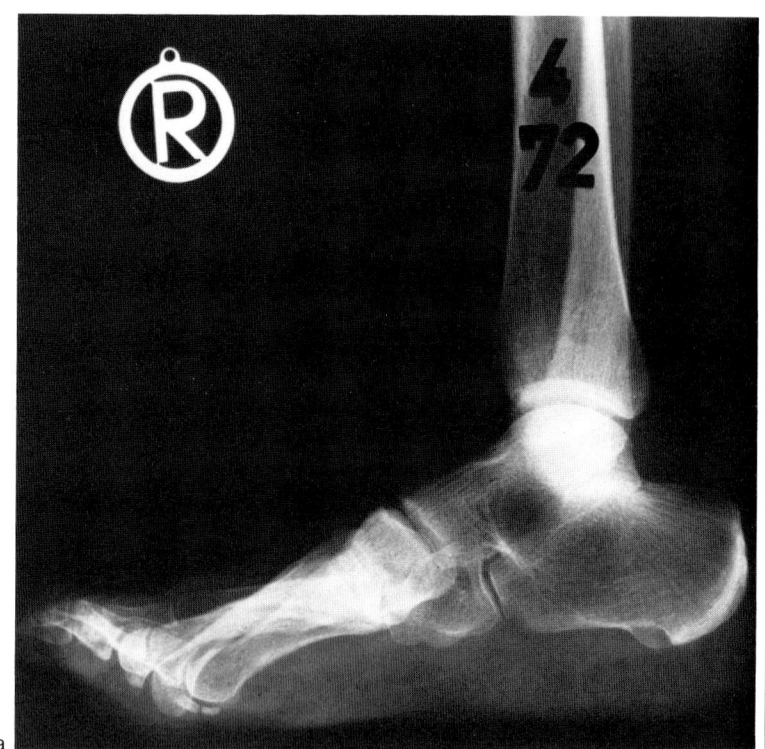

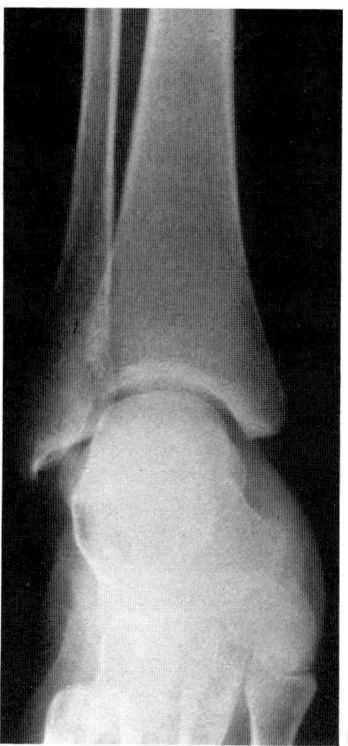

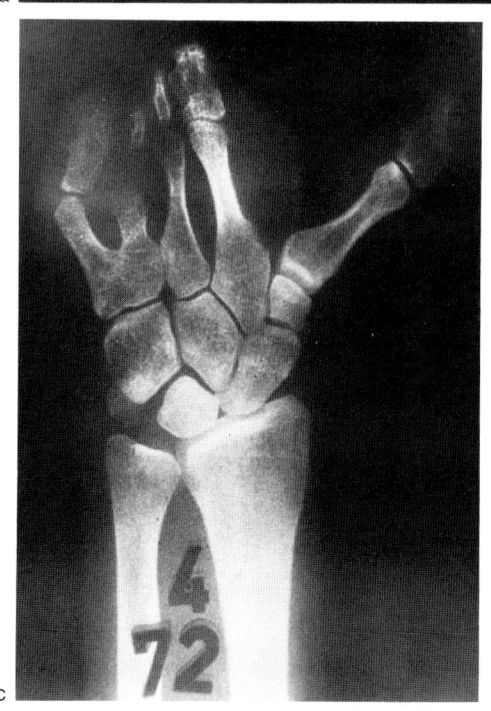

Abb. 18 a–c Kugelförmiges Knöchelgelenk bei einer 42jährigen (b) mit komplettem knöchernen Rückfußblock rechts (a), in welchen Talus, Kalkaneus und Navikulare einbezogen sind. Gleichzeitig bestand eine Symbrachydaktylie III. Grades an der linken Hand (c), deretwegen die Patientin sich in unsere Behandlung begab. Am rechten Fuß waren ihr lediglich eine leichte Verschmächtigung und Verkürzung um 1,5 cm im Vergleich zur linken Seite aufgefallen. Eine Funktionsbehinderung bestand nicht

ten oberen Sprunggelenk möglichen Zusatzbewegungen voll kompensiert; nicht selten übersteigt sie sogar diejenigen der gesunden Seite (vgl. Abb. 17).
7. Subjektive Klagen gehören – entsprechend der kompensierten Seitbeweglichkeit – zu den Ausnahmen.
8. Die wenigen bislang bis ins 5. Dezennium beobachteten Probanden ließen weder klinisch noch röntgenologisch Aufbraucherscheinungen am kugelförmigen oberen Sprunggelenk erkennen.
9. Nur in Ausnahmefällen ist ein operatives Eingreifen erforderlich.

Unter unseren 17 Fällen hatten wir einmal einen angeborenen Klumpfuß im Säuglingsalter operativ zu korrigieren; eine weitere harte Klumpfußdeformität mußte gegen Ende der Pubertät durch korrigierende Keilosteotomie aus dem Tarsus beseitigt werden.

Koalitionen des Tarsus

Von den beschriebenen schon frühzeitig bestehenden ausgedehnten knöchernen Blockbildungen des Tarsus grundsätzlich abzugrenzen sind die erst in der Pubertätszeit – nicht selten über bereits als Anlage vorhandene Schaltknochen – zur ossären Brücke sich komplettierenden *Koalitionen* der Fußwurzel.

Coalitio talocalcanea

Die erste Beschreibung einer Coalitio talocalcanea verdanken wir ZUCKERKANDL (1877). Er teilte insgesamt 3 Beobachtungen mit, wobei jeweils eine Synostose des Sustentaculum tali mit der dazugehörigen Gelenkfläche des Sprungbeines vorlag, während das übrige Gelenk zwischen Sprungbein und Fersenbeinkörper freigeblieben war. CHAPUT berichtet 1886 über eine *totale* knöcherne Verschmelzung zwischen Talus und Kalkaneus. Auch LEBOUCQ schildert 1890 einen Fall von Verknöcherung zwischen Talus und Kalkaneus im Bereich des Sustentakulum am linken Fuß, während er rechts eine totale Verschmelzung im Bereich des hinteren unteren Sprunggelenks sowie zwischen Kalkaneus und Navikulare feststellte. MORESTIN (1894) konnte über 9 eigene Fälle berichten, von denen 7 die Verlötung ausschließlich im Bereich des Sustentakulum aufwiesen. Diese Beobachtung deckt sich mit den weiteren Angaben im Schrifttum, wonach die knöcherne Barriere sich in den meisten Fällen im Bereich des Sustentaculum tali ausbildet, entweder unter vollkommener Freilassung der übrigen Gelenkanteile oder unter gleichzeitiger mehr oder weniger ausgeprägter Verschmelzung auch zwischen Sprung- und Fersenbeinkörper. Weitere Fälle von Coalitio talocalcanea wurden von ESAU (1928), MICHAILOW (1972) und KORVIN (1934) mitgeteilt, welcher die erste *klinische* Beobachtung dieser Art festhalten konnte. Auch in seinen beiden Fällen bestand die Verschmelzung im Bereich des Sustentaculum tali.

Das wohl erste anatomische Präparat einer *kompletten* Brückenbildung zwischen Sprung- und Fersenbein verdanken wir HUNTER. Eine Abbildung desselben veröffentlichten HARRIS u. BEATH (1950). Eingehende anatomische Beschreibungen haben auch PFITZNER (1896) und DWIGHT (1907) dieser Anomalie gewidmet. Nach HARRIS u. BEATH (1950) zwingt die Brückenbildung zwischen Talus und Kalkaneus den letzteren in eine Valgusstellung. In ihrer Arbeit über die Ursache des kontrakten Plattfußes weisen HARRIS u. BEATH neben der Coalitio calcaneonavicularis insbesondere auf die Brückenbildung zwischen Talus und Kalkaneus hin, welche sie in 12 von 17 Fällen beobachteten. Auch bei diesen war die Synostose vorwiegend zwischen Sustentaculum tali und Talus ausgebildet; gleichwohl konnten die Autoren eine Parallele zwischen der Ausprägung der knöchernen Verschmelzung und der Stärke der klinischen Beschwerden nicht feststellen.

Das stimmt mit den Ergebnissen der experimentellen Prüfungen von STEINHÄUSER (1968) überein, nach welchen die bei Fußkontrakturen Jugendlicher nicht selten beobachtete Coalitio talocalcanea als *mechanische* Ursache derselben ausscheidet. In ähnlicher Weise wie bei der unten zu besprechenden *Coalitio calcaneonavicularis* scheint die Ursache der Kontrakturen vielmehr durch eine „Irritation" im Talonavikulargelenk bedingt zu sein; dafür sprechen nicht zuletzt die *röntgenologisch* von HOHMANN (1954) nachgewiesenen früharthrotischen Zeichen in diesem Gelenk, welche wir bei 7 von 10 jugendlichen Probanden im Alter zwischen 10 und 24 Jahren aus dem Krankengut der Klinik IMHÄUSER mit knöcherner Blockbildung zwischen Talus und Kalkaneus und begleitenden schmerzhaften Fußkontrakturen an Hand feingeweblicher Untersuchungen des Talonavikulargelenkknorpels bestätigt fanden.

Schmerzfreiheit konnte in allen diesen Fällen durch die von IMHÄUSER (1952) empfohlene Arthrodese des Talonavikulargelenks in guter Stellung erzielt werden.

Auf die nicht unerhebliche Rolle der Coalitio talocalcanea in Zusammenhang mit kontrakten Füßen Jugendlicher (JACK [1953] fand sie bei 68 Fällen mit Fußkontrakturen in über 39%!) hat in letzter Zeit vor allem HENSSGE (1961) hingewiesen und eine ätiologische Klärung kontrakter Plattfüße an Hand gezielter Röntgentechnik (Schichtaufnahmen, Spezialaufnahmen – z. B. im suroplantaren Strahlengang) gefordert.

Coalitio calcaneonavicularis

Die zweifellos häufigste knöcherne Brückenbildung, die Coalitio calcaneonavicularis, läßt sich in kompletter Ausprägung bei jedem 4. kontrakten Fuß durch gezielte Röntgentechnik (Schrägaufnahmen) nachweisen (BADGLEY 1927, BERNBECK 1960, BLOCKEY 1955, BORGNIS 1952, BURCKHARDT 1953, ERNSTING 1956, GEYER 1958, HARRIS u. BEATH 1948, HAYD 1950, HENSSGE 1968a, G. HOHMANN 1954, IMHÄUSER 1952, JACK 1953, M. LANGE 1965, MERCER 1950, NIEDERECKER 1959, STEINHÄUSER 1968, A. WERTHEMANN 1952 u. a.).

Bekannt ist ferner, daß bei der Coalitio calcaneonavicularis die endgültige ossäre Verschmelzung von Kahn- und Fersenbein vorzugsweise im *Pu-*

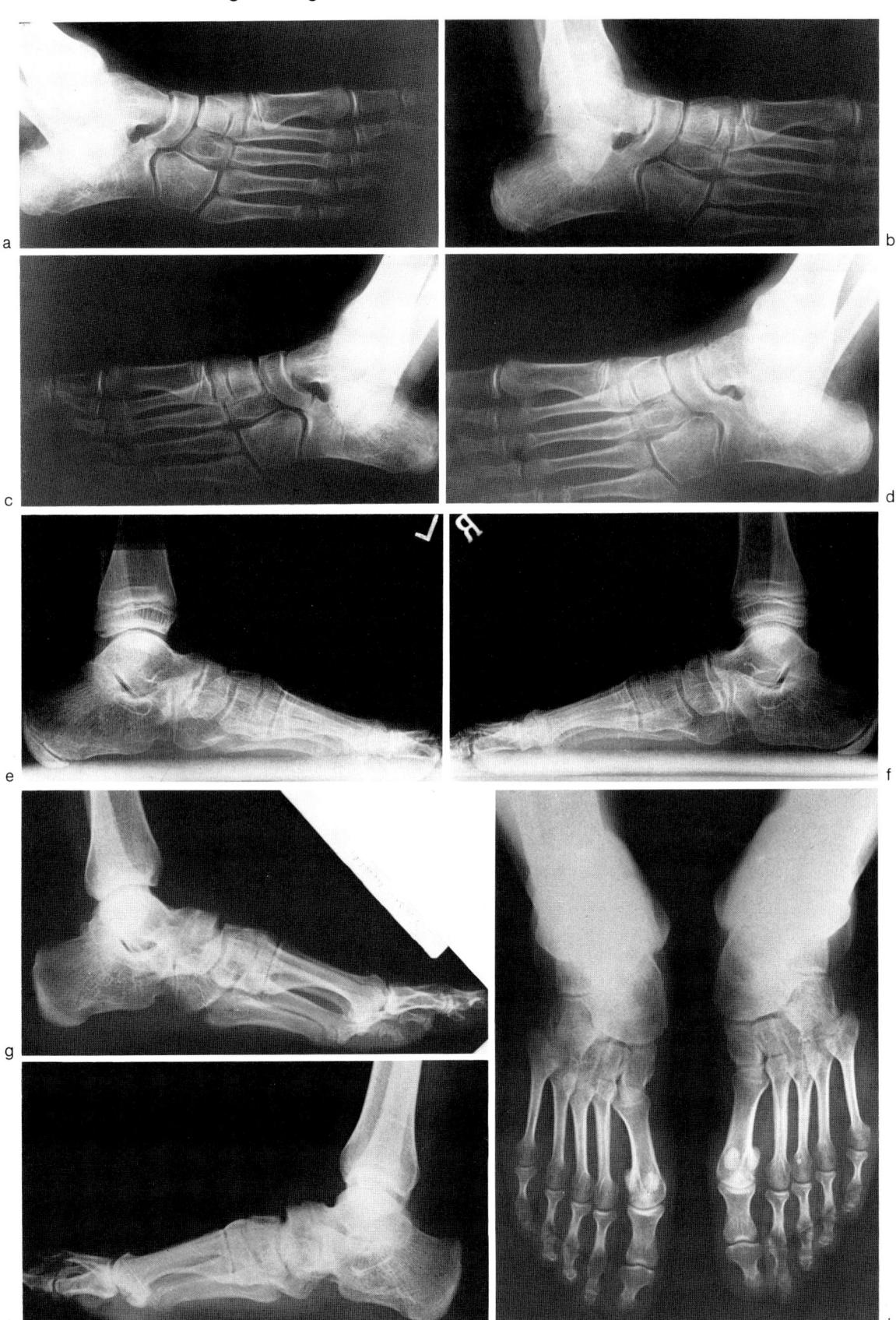

2.16 Differenzierungsstörungen und Variationen des Fußskelettes

Abb. 19a–j

bertätsalter stattfindet, zum gleichen Zeitpunkt also, an dem sich im allgemeinen auch die hartnäckige pronatorische Steife einstellt (IMHÄUSER 1952, STEINHÄUSER 1968) (Abb. 19 a–d), wenn auch FRANCILLON (1934) hochschmerzhafte Kontrakturen schon in Verbindung mit dem oben beschriebenen Calcaneus secundarius beobachten konnte.

Interessant erscheint in diesem Zusammenhang, daß bereits HOHMANN (1954) und SCHERB (1924) auf röntgenologische Anzeichen der Früharthrose im *Talonavikulargelenk* bei der Coalitio calcaneonavicularis aufmerksam gemacht haben. Nach HOHMANN (1954) findet man bei den *durchweg jugendlichen Patienten* die ersten Anfänge der knöchernen Deformierung immer an derselben Stelle, und zwar an den lateralen Kanten von Talus und Navikulare. Man könne dort feine Knochenspitzen und -zacken entdecken. Ähnliche Beobachtungen stammen von ANDREASEN (1968), BERNBECK (1960), BURCKHARDT (1953), ERNSTING (1956), HACKENBROCH sen. (1961), HAYD (1950), IMHÄUSER (1954), NIEDERECKER (1953), STEINHÄUSER (1968) u. a. HENSSGE (1967) ist ihnen systematisch nachgegangen und zog aus seinen Beobachtungen den Schluß, daß *isolierte* Deformierungen des Talonavikulargelenks stets verdächtig seien auf kalkaneonavikulare oder talokalkaneale Knochenbrücken (Abb. 19 e u. f).

Übereinstimmend mit BURCKHARDT (1953) und NIEDERECKER (1951) stellten wir am Material der Klinik IMHÄUSER (ERNSTING 1956, STEINHÄUSER 1968) bei *histologischen* Untersuchungen des Talonavikulargelenkknorpels an kontrakten Füßen Jugendlicher mit einer Coalitio calcaneonavicularis *regelmäßig Anzeichen einer Früharthrose* in diesem Gelenk fest.

Diese Befunde gaben eine Reihe von Autoren Veranlassung, die Vorgänge bei der Coalitio calcaneonavicularis auf folgende Weise zu deuten: Das durch die feste Verankerung zwangsläufige „Mitgehen" des Navikulare mit dem Kalkaneus führe zu einer „Abfälschung" (HENSSGE 1968a) seiner physiologischen Bewegungen gegenüber dem Sprungbein im Talonavikulargelenk.

In Verbindung mit der abnormen Druckbelastung durch das „Heranschrauben der Kahnbeinpfanne an den Taluskopf" (BERNBECK 1960) übe diese *dauernde Fehlbeanspruchung* einen *chronischen Reiz* auf das Talonavikulargelenk aus. Die Folge dieser ständigen „Irritation" (BERNBECK 1960, BURCKHARDT 1953, ERNSTING 1956, HAK-KENBROCH 1961, HENSSGE 1967, HOHMANN 1954, IMHÄUSER 1952, LEGAL 1929, LORENZ 1883, NOVÉ-JOSSERAND 1923 u. a.) sei – neben der reflektorischen Fußkontraktur (Peronäen und Extensor digitorum longus) – verformendes Wachstum mit dem Ergebnis der präarthrotischen Deformierung des Sprungbein-Kahnbein-Gelenks.

Auf der anderen Seite konnte STEINHÄUSER (1968) auf *experimentellem* Wege den Nachweis erbringen, daß die Verankerung zwischen Kahn- und Fersenbein *keine wesentliche mechanische Blockierung* in den unteren Sprunggelenken hervorrufe, so daß dieser Brückenbildung in *gelenkmechanischem Sinne* eine ursächliche Bedeutung für die Fußkontrakturen Jugendlicher nicht zukommen kann. Dem entspricht die *klinische* Beobachtung von BLOCKEY (1955) sowie MITCHELL u. GIBSON (1967) über schmerzlose und vollkommen *freie Seitbeweglichkeit* bei Füßen mit kompletter knöcherner Brücke zwischen Prozessus anterior calcanei und Navikulare. Ähnlich wie zwischen Navikulare und Kuboid sind ja zwischen Kahn- und Fersenbein auch normalerweise nur unbedeutende „Scherbewegungen" möglich, wovon man sich unschwer durch aktive und passive Bewegungsprüfungen unter dem Bildverstärker überzeugen kann.

Wenn außerdem – selbst nach ausgiebiger Resektion der Knochenbrücke – Rezidive die Regel darstellen (ANDREASEN 1968, ERNSTING 1956, IMHÄUSER 1954, MÉARY, NAVARRE 1968), muß die Rolle der Coalitio calcaneonavicularis, zumindest als *unmittelbar* auslösendes Moment der schmerzhaften Pronationskontraktur angezweifelt werden. Sie ist vielmehr als eine „*reflektorische Schonhaltung zur Ruhigstellung des irritierten Talonavikulargelenks*" anzusehen. Hierfür spricht auch die Tatsache, daß – trotz der knöchernen Verbindung von Kahn- und Fersenbein – einerseits durch Ruhigstellung (HACKENBROCH 1961) andererseits durch Injektion von Cocain bzw. Novocain in das Talonavicualrgelenk (BRANDES 1927, LORENZ 1883, SCHANZ 1938, WEIL 1955) die hartnäckige Steife vorübergehend gelöst werden kann.

Es ist das Verdienst IMHÄUSERS, aus dieser Erkenntnis die therapeutische Konsequenz abgeleitet zu haben, indem er, den Hebel am Angelpunkt der Kontraktur ansetzend – nach Redression des Fußes –, das *Talonavikulargelenk* operativ verriegelte. Über die hervorragenden Spätresultate mit

◀ Abb. 19 a–j a u. c) Die Schrägaufnahmen beider Füße eines 12jährigen zeigen die noch inkomplette Brücke zwischen Navikulare und Processus anterior calcanei, welche im Alter von 13 Jahren (b u. d) zu einer durchgehenden knöchernen Verbindung zwischen Kahn- und Fersenbein geworden ist. e u. f) Auf der normalen seitlichen Übersichtsaufnahme erkennt man an beiden Füßen des erst 13jährigen deutliche arthrotische Veränderungen im Bereich des Talonavikulargelenks mit hochgradiger Verschmälerung des Gelenkspaltes, unregelmäßigen Gelenkkonturen und spornartigen Knochenausziehungen des Taluskopfes nach dorsal. (Eigenbeobachtung). g–j) 15 Jahre nach der operativen Verriegelung des Talonavikulargelenks zeigt sich die Arthrodese beidseits fest bei annähernd normaler Fußform. Es besteht volle Belastbarkeit beider Füße ohne subjektive Beschwerden

2.18 Differenzierungsstörungen und Variationen des Fußskelettes

diesem Verfahren hat STEINHÄUSER (1970) berichtet; demgegenüber sind die Dauerresultate mit *konservativen* Maßnahmen bekanntermaßen ebenso schlecht wie die operative Versteifung des Talokalkanealgelenks oder die *Resektion der Knochenbrücke*.
Gegenüber der heute von den meisten Verfassern als sicherstes Verfahren empfohlenen *Triplearthrodese* scheint die ausschließliche Verriegelung des Talonavikulargelenks bedeutend einfacher und ist doch von gleich gutem Effekt (Abb. 19 g–j).

Coalitio naviculare – Cuneiformia

Isolierte bilaterale Verschmelzungen zwischen Os naviculare pedis und Ossa cuneiformia in Verbindung mit kontrakten Plattfüßen in 2 Fällen werden von GREGERSEN u. POULSEN (1978) beschrieben. Wir verfügen nicht über eigene Beobachtungen dieser Anomalie.

Sonstige Varianten

Teilungen einzelner Fußknochen

Os naviculare bipartitum

Die (meist einseitige) Zweiteilung des Os naviculare pedis ist in der Regel mit einer Plattfußbildung verbunden (Abb. 20) (BRAILSFORD 1939, G. HOHMANN 1954, VOLK 1937, WILEY u. BROWN 1981).
Infolge der Sekundärarthrose im Talonavikulargelenk bzw. im gesamten Chopart-Spalt kommt es bei älteren Erwachsenen mit Kahnbeinteilung fast immer zu subjektiven Beschwerden und Funktionsstörungen der unteren Sprunggelenke. Anhaltspunkte für eine eigenständige Erkrankung des Kahnbeines konnten bislang weder durch röntgenologische noch durch makroskopische oder mikroskopische (MÜLLER 1928, ZIMMER 1938) Untersuchungen erbracht werden. Kombiniertes Auftreten einer Kahnbein-Zweiteilung mit einer kalkaneonavikularen Knochenbrücke beobachtete MAU (1960). *Differentialdiagnostisch* sind Kahnbeinteilungen nach Frakturen bzw. nach Ermüdungsbrüchen abzugrenzen; die Entwicklung einer Zweiteilung des Os naviculare in zwei nahezu gleich große Stücke nach Reposition eines angeborenen Talus verticalis im Kleinkindesalter wurde von HENSSGE (1968b) mitgeteilt. Zusammenhänge mit der aseptischen Nekrose des Kindesalters bestehen offenbar nicht, so daß es abwegig erscheint, von einer „Köhlerschen Erkrankung des Erwachsenen" zu sprechen (ZIMMER 1938).
Die durch die Arthrose im Talonavikulargelenk ausgelösten Beschwerden können zu operativem Eingreifen (Arthrodese des Sprungbein-Kahnbein-Gelenks) zwingen.

Os cuneiforme I bipartitum

Beim Erwachsenen soll die Häufigkeit des Os cuneiforme I bipartitum bei etwa 0,5% liegen. Die Teilstücke werden wegen ihrer typischen Lage als Os cuneiforme I *plantare* und *dorsale* bezeichnet. Die Varietät ist auch an Zwillingspaaren beobachtet worden und kann bilateral auftreten. Beim Erwachsenen läßt sich die Diagnose an Hand dorsoplantarer Röntgenaufnahmen in leichter Pronationsstellung des Fußes stellen. *Klinisch* ist die Zweiteilung des Os cuneiforme I ohne Bedeutung.

Processus trochlearis calcanei

An der äußeren Kante des Fersenbeines im Bereich der vorderen Abschnitte kann es gelegentlich zur Ausbildung eines mehr oder weniger stark ausgeprägten Processus trochlearis kom-

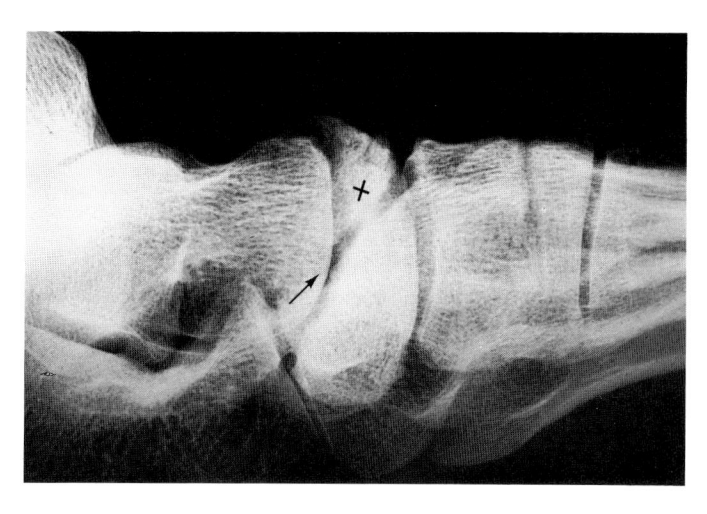

Abb. 20 Naviculare pedis bipartitum mit beginnenden arthrotischen Randzacken zum Fußrücken hin

men, an dessen Spitze sich nicht selten ein isoliertes Ossifikationszentrum röntgenologisch erfassen läßt. Da dieser kleine Knochenvorsprung die Sehne des M. peronaeus longus und brevis teilt, wird er im englischen Sprachgebrauch als „Peroneal process" bezeichnet (Abb. 21).

An Hand feingeweblicher Untersuchungen stellte FRANCILLON (1932) fest, daß es sich bei dem Processus trochlearis calcanei – im Gegensatz zum Os tibiale externum – *nicht* um einen phylogenetisch bedingten akzessorischen Knochen handelt, sondern um eine Apophysenbildung mit epiphysärem Verknöcherungstypus. Präziserweise sollte man deshalb von einer *Apophyse* des Processus trochlearis calcanei sprechen.

Analog den Ossifikationsstörungen im Bereich anderer Epiphysen – welche Ursache lokaler Knochenschmerzen sein können – können auch am Processus trochlearis calcanei sog. „Ossifikationsschmerzen" vorkommen.

In der Regel sind die subjektiven Beschwerden allerdings durch äußeren Druck im Schuh bedingt, so daß die Betroffenen ausnahmslos Schuhe mit niedrigem Rahmenleder tragen können. Zwischen Knochen- und Hautbedeckung finden sich mitunter Schleimbeutel; in selteneren Fällen ist die Haut über der Spitze auch mit einer Druckschwiele bedeckt.

Die *Behandlung* besteht in der operativen Entfernung des knöchernen Vorsprunges, wobei die Peronäalsehnen selbstverständlich zu schonen sind.

Haglund-Exostose

Eine weitere Formvariation des Fersenbeines stellt die sog. Haglund-Exostose dar, eine unterschiedlich stark ausgeprägte – mitunter ziemlich spitz zulaufende – Knochennase an seiner hinteren oberen Ecke (Abb. 22).

Auf Zusammenhänge zwischen dieser knöchernen Formabweichung und einer – vornehmlich bei Kindern und Jugendlichen, aber auch bei Erwachsenen – nicht selten beobachteten chronischen *Bursitis* in der Gegend des oberen Pols des Tuber calcanei hat als erster JACOBSTHAL (1909) aufmerksam gemacht.

Eine eingehende Beschreibung und folgerichtige Deutung des Krankheitsbildes verdanken wir HAGLUND (1908). Es zeichnet sich aus durch eine Hautrötung und geschwulstartige Verdickung im

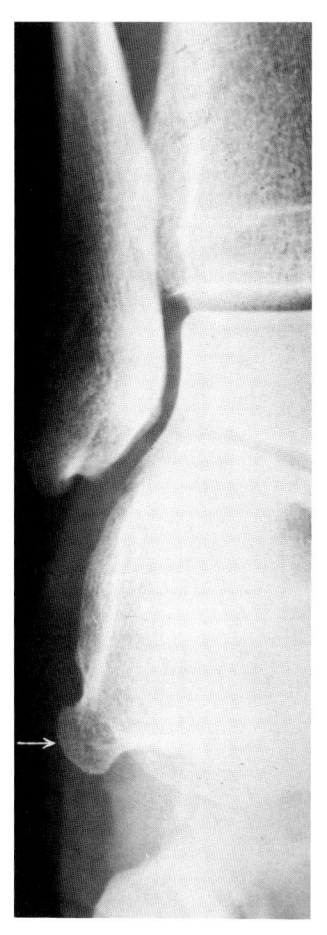

Abb. 21 Ausgeprägter Processus trochlearis calcanei, der zu lokalen subjektiven Beschwerden Anlaß gab

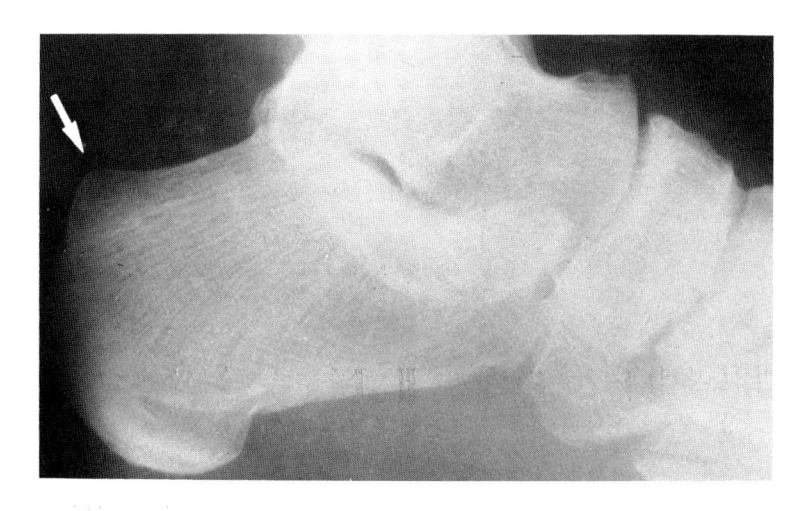

Abb. 22 Typische Haglund-Exostose

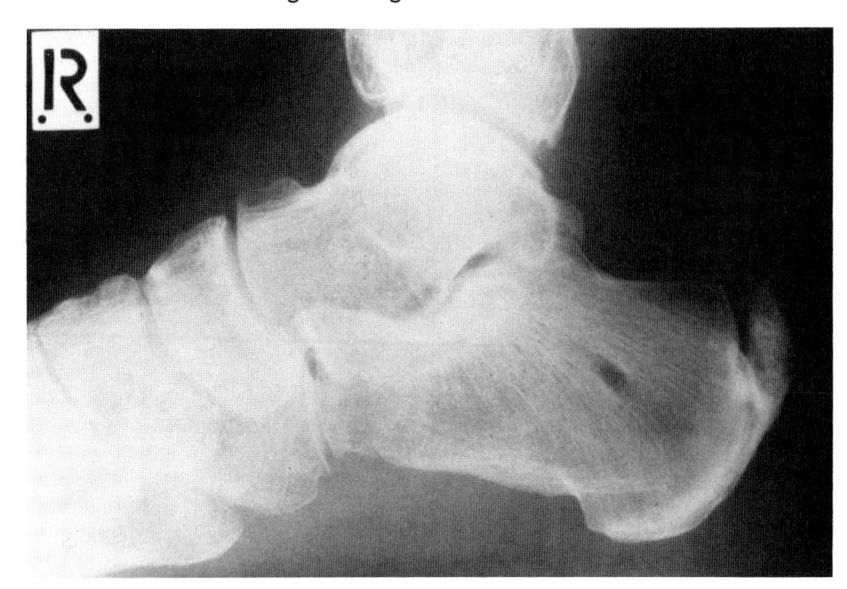

2.20 Differenzierungsstörungen und Variationen des Fußskelettes

Abb. 23 Ausgeprägter dorsaler Fersensporn bei einem Marathonläufer

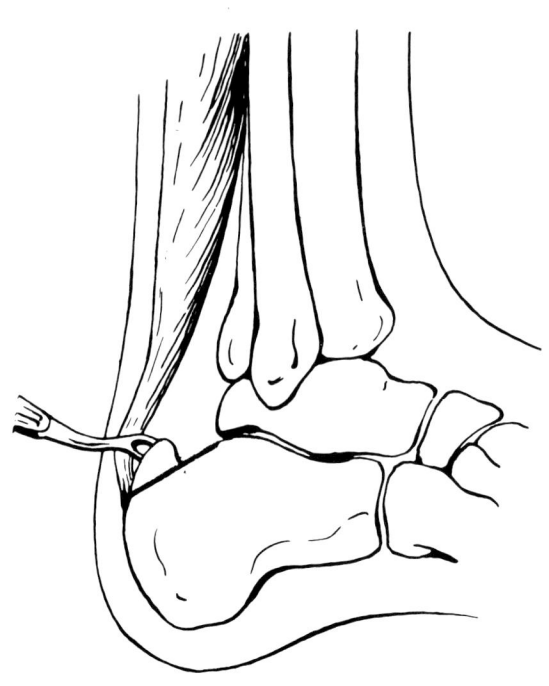

Abb. 24 Die Haglund-Exostose muß großzügig reseziert und die Resektionsstelle sorgfältig geglättet werden (nach *M. Lange*)

Bereich des oberen Pols des Tuber calcanei, welche sowohl beim Gehen wie auch auf Druck Schmerzen verursacht. Die Schwellung tritt vor allem nach hinten hervor und fühlt sich hart an. Eine Fluktuation besteht in der Regel nicht. Man hat diesen Zustand als *Bursitis achillea* bezeichnet. Es handelt sich bei diesem Schleimbeutel nicht um jenen inkonstanten, zwischen oberer glatter Hinterfläche des Tuber calcanei und der Achillessehne, wie wir ihn bisweilen bei älteren Leuten mit arthrotischen Zackenbildungen am Fersenbein finden, sondern um einen weiter proximal gelegenen Schleimbeutel, welcher sich an der Stelle befindet, wo die hintere obere Ecke des Kalkaneus und die Achillessehne einander berühren.

Die noch heute gültige Auffassung von HAGLUND (1961) geht dahin, daß die spitz bzw. scharfkantig zulaufende Form der oberen hinteren Ecke des Fersenbeines in solchen Fällen in Konflikt mit der harten Fersenkappe des Schuhes gerät. Insbesondere mit dem querverlaufenden Rand beim Halbschuh übt diese Kappe einen Druck von hinten her auf das Fersenbein aus und belästigt hierbei die zwischen dem Kalkaneus und der Kappe gelegene Achillessehne, was vor allem beim Gehen geschieht, „wo ein ständiges Scheuern und Wetzen stattfindet" (HOHMANN 1954). SAXL (1937) will eine ossifizierende Periostitis an der hinteren Fersenbeinfläche infolge Schuhdruckes gesehen haben. Demgegenüber meint HOHMANN (1954), daß solche periostitischen Wucherungen primär vorhanden und arthrotischen Ursprungs sind, ausgelöst durch den Zug der Achillessehne, wobei der Schuhdruck erst sekundär störend wirke.

Neben Soldaten sind von dem Krankheitsbild vornehmlich junge Mädchen und Frauen befallen, nicht selten nachdem sie erstmals modische Damenschuhe mit hohem Absatz getragen haben.

Bemerkenswert ist eine Zunahme der Beschwerden im Winter, wofür ABERLE (1937) druckanämische Erfrierungssymptome verantwortlich macht, doch scheint der Häufigkeitsanstieg eher auf das winterliche Schuhwerk zurückzuführen zu sein. Wenngleich der *Röntgenbefund* in der Regel *doppelseitige* Haglund-Exostosen aufdeckt, treten die *klinischen* Beschwerden oft nur einseitig auf.

Eine chronische Bursitis achillea kommt – insbesondere bei jugendlichen Patienten (BREITENFELDER 1955) – durchaus auch bei Fehlen einer röntgenologisch nachweisbaren Haglund-Exostose vor. *Differentialdiagnostisch* sind vor allem Bursitiden anderer Ursache abzugrenzen, daneben die ossifizierende Periostitis und Tendinitis; zu denken ist auch an tumoröse Veränderungen. Gleichzeitiges Vorkommen mit einer Tendopathie des Achillessehnenansatzes ist möglich (H. SCHNEIDER 1959).

Es sei außerdem auf den dorsalen oder oberen (im Gegensatz zum plantaren!) *Fersensporn* hingewiesen, der – von BERENWENGER (1930) als „Achillessehnensporn" bezeichnet – infolge Schuhdruckes zu ähnlichen Beschwerden wie die Haglund-Ferse Anlaß geben kann (Abb. 23).

Als *Therapie der Wahl* bei der Haglund-Exostose hat sich allgemein die Abtragung der oberen spitzen Ecke des Fersenbeines durchgesetzt. Diese Methode geht schon auf HAGLUND (1908) zurück; man sollte allerdings großzügiger vorgehen als dies auf den Originalröntgenaufnahmen HAGLUNDS zu erkennen ist. Wesentlich ist, daß die operative Abrundung des „hohen Kalkaneus" (SPITZY 1937) mit Sorgfalt geschieht, d. h., die Resektionsstelle muß sauber geglättet sein und keine Zackenbildung aufweisen. HOHMANN (1954) beschreibt Fälle, bei welchen eine rauhe, zackige Knochenfläche zurückgeblieben war, in denen es zu Reizerscheinungen kam, die eine Nachoperation erforderlich machten.

Berücksichtigt man diese Kautelen, so liefert die Methode nach LANGE (1951) „gute bis sehr gute Dauerresultate" (Abb. 24).

Demgegenüber ist die Entfernung der Bursa achillea *allein* ohne Glättung des Fersenbeinrandes ein „palliativer zweckloser Eingriff" (HOHMANN 1954). Die Keilosteotomie aus dem Tuber calcanei nach Zadek (Basis des Keiles an der kranialen Fläche des Tubers, vor der Exostose gelegen) hat sich nicht durchsetzen können, wenngleich BREITENFELDER (1955) gute Erfahrungen bei jugendlichen Patienten gesammelt hat. Auch ZADEK hat für die gleichzeitige Entfernung der oberflächlichen Bursa plädiert (ZADEK u. GOLD 1948). Wir selbst bevorzugen die technisch wesentlich einfachere Kantenabmeißelung unter gleichzeitiger Bursektomie, womit wir ausgezeichnete Dauerresultate erzielt haben.

Literatur

Aberle, W.: Der hohe Calcaneus u. seine operative Behandlung nach Spitzy. Z. Orthop. 66 (1937) 281
Aberle, W.: Narbenverknöcherung nach Achillotenotomie. Z. Orthop. 66 (1937) 301
Albrecht, R.: Beitrag zum Vorkommen der Synostosen an Hand- u. Fußwurzel-Skelett Z. Orthop. 105 (1968) 215
Anderson, R.J.: The presence of an astragalo-scaphoid bone in man. J. Anat. (Paris) 14 (1879) 452
Andreasen, E.: Calcaneo-navicular-coalition. Acta orthop. scand. 39 (1968) 424
Appraillé: Malformations congénitales de l'extrémité supérieure du radius. G. Steinheil, Thése de Paris 1901
Austin, F. H.: Symphalangism and related fusions of tarsal bones. Radiology 56 (1951) 882
Badgley, C. E.: Coalition of the calcaneus and the navicular. Arch. Surg. 15 (1927) 75
Banki, Z.: Kombination erblicher Gelenk- und Knochenanomalien an der Hand. Zwei neue Röntgenzeichen. Fortschr. Röntgenstr. 103 (1965) 598
von Bardenleben, K.: Zur Entwicklung der Fußwurzel. Supl. jenaische Z. Naturwiss. 19 (1885) 27
Bargellini, D.: Verschmelzung zwischen Calcaneus und Cuboid. Arch. ital. chir. 21 (1928) 386
Barlow, T.E.: Os cuneiforme 1 bipartitum. Amer. J. phys. Anthropol. 29 (1942) 95
Barthels, C.: Zur Frage des Os tibiale externum. Beitr. Chir. 135 (1925) 729
Barysnikov, K.: Extreme Typen des Processus posterior tali. Z. sovrem. ges. Radiol. 6 (1929) 825
Beath, T.: zit. bei R.J. Harris, T. Beath
Becker, B.: Assimiliertes Os sustentaculi. Röntgenpraxis 15 (1943) 185
Behr, K.: Über eine symmetrische Synostose der Hand- und Fußwurzelknochen. Arch. orthop. Chir. 32 (1933) 12
Bender, G., F. Horvath: Über eine seltene Entwicklungsanomalie des Talus und des Os naviculare pedis. Fortschr. Röntgenstr. 94 (1961) 281
Bentzon, P.G.K.: Coalitio Calcaneo Navicularis mit besonderer Bezugnahme auf die operative Behandlung des durch diese Anomalie bedingten Plattfußes. Verh. dtsch. orthop. Ges. 20 (1928) 269
Bentzon, P.G.K.: Ein Fall von Morbus Haglundii calcanei mit monströsen röntgenologischen Veränderungen. Act. chir. scand. 67 (1930) 52
Bentzon, P.G.K.: Spätere Resultate der operativen Behandlung des durch Coalitio Calcaneo Navicularis bedingten Plattfußes. Verh. dtsch. orthop. Ges. 23 (1931) 374
Berenwenger, P.: Calcaneussporn und Achillodynie. Langenbecks Arch. klin. Chir. 159 (1930) 472
Bergmann, E.: Die Calcaneusepiphyse. Langenbecks Arch. klin. Chir. 141 (1926) 463
Bernbeck, R.: Zur funktionellen Anatomie u. klin. Pathologie der Regio-calcaneo-navicularis. Z. Orthop. 92 (1960) 575
Bersani, F.A., R.L. Samilson: Massive familial tarsal synostosis. J. Bone Jt Surg. 39 A (1957) 1187
Biandi: Über Fußvarietäten. Chir. Organ: Morium 353 (1931)
Bircher, E.: Neue Fälle von Varietäten der Handwurzel und des Fußgelenkes. Fortschr. Röntgenstr. 26 (2918) 85
Blauth, W., J.Gekeler: Zur Morphologie u. Klassifikation der Symbrachydaktylie. Handchirurgie 4 (1971) 123
Blencke, H.: Bemerkungen über den „Calcaneussporn". Z. Orthop. 20 (1908) 363
Blencke, H.: Die Ossifikationsstörung des Calcaneus als eigenes Krankheitsbild. Zbl. Chir. 50 (1923) 308
Blencke, H.: Ein seltener Fall von Synostosis Talonavicularis. Z. Orthop. 47 (1926) 594
Blockey, N.J.: Peroneal spastic flat foot. J. Bone Jt Surg. 37 B (1955) 191
Böhler, L.: Die Technik der Knochenbruchbehandlung. Maudrich, Wien 1964
Böker, H., W. Müller: Das Os cuneiforme I bipartitum – eine fortschreitende Umkonstruktion des Quergewölbes im menschlichen Fuß. Anat. Anz. 83 (1936) 193
Borggreve, J.: Synostosis talonavicularis in Verbindung mit anderen Synostosen. Z. Orthop. 61 (1934) 383
Borgnis, G.: Symmetrische Fußwurzelsynostosen. Z. Orthop. 81 (1952) 620
Borsay, J., G. Kardos: Isolierte Fraktur des Processus posterior tali. Z. Orthop. 82 (1952) 430
Boyd, H.B.: Congenital talo-navicular synostosis. J. Bone Jt Surg. 26 (1944) 682

2.22 Differenzierungsstörungen und Variationen des Fußskelettes

Bozdeck, Z.: Calcaneo-navicular fusion as a cause of the contracted flat foot. Acta Chir. orthop. Traum. čech. 27 (1960) 3

Brailsford, J. F.: Osteochondritis of the adult tarsal navicular. J. Bone Jt Surg. 21 B (1939) 111

Brand, K.: Über die Häufigkeit inkonstanter Skelettelemente beim Pes plano-valgus. Inaug.-Diss., Würzburg 1950

Brandes, M.: Zur operativen Behandlung des Calcaneusspornes. Zbl. Chir. 54 (1927) 1602

Brandt, C.: Coalitio calcaneo-navicularis. Fortschr. Röntgenstr. 81 (1954) 93

Brandt, C.: Über die Bedeutung u. spezielle Diagnostik der Coalitio calcaneo-navicularis. Arch. Orthop. 48 (1956) 75

von Braunbehrens, H.: Abbruch an der Facies articularis anterior calcanei – ein Beitrag zur Mechanik der Fersenbeinbrüche –. Dtsch. Z. Chir. 245 (1935) 359

Brdiczka, G.: Vererbbare u. angeborene multiple Synostosen an zahlreichen Gelenken der oberen u. unteren Extremität. Fortschr. Röntgenstr. 58 (1938) 228

Breitenfelder, H.: Zur operativen Behandlung der Haglund-Ferse. Zbl. Chir. 80 (1955) 1947

Brown, D. E.: zit. bei J. J. Wiley, D. E. Brown 1981

Bruno, G.: Beobachtungen zur Morphologie des Calcaneus, Form und Lage der Fortsätze im Röntgenbild. Fortschr. Röntgenstr. 53 (1936) 140

Bullit, J.: Variations of the bones of the foot, fusion of the talus and navicular, bilateral-congenital. Amer. J. Roentgenol. 20 (1928) 548

Burckhardt, E.: Zur Pathogenese des kontrakten Knickfußes. Z. Orthop. 83 (1953) 365

Burckhardt, E.: Multiple kongenitale Synostosen des Fußskelettes. Z. Orthop. 86 (1955) 589

Burmann, M. S., P. W. Lapidus: The functional disturbance caused by the inconstant bones and sesamoids of the foot. Arch. Surg. 22 (1931) 936

Burmann, M. S., S. E. Sinberg: An anomalus talocalcaneal articulation: Double ankle bones. Radiology 34 (1940) 239

Buschke, F.: Cuneiforme I bipartitum im Kindesalter. Röntgenpraxis 6 (1934) 383

Chambers, C. H.: Congenital anomalies of the tarsal navicular with particular reference to calcaneo-navicular. Brit. J. Radiol. 23 (1950) 580

Channon, G. M., B. J. Brotherton: The ball and socket ankle joint. J. Bone Jt Surg. 61 B (1979) 85

Chaput: Etude anatomo-pathologique du piéd plat valgus. Progr. méd. (Paris) 4 (1886) 857

Chrysopathes, I. G.: Der Calcaneussporn. Z. Orthop. 23 (1909) 327

Clausen, A.: Os naviculare bipartitum pedis. Nord. Med. 23 (1944) In Trolle, D.: Accessory Bones of the human Foot. Munksgaard, Kopenhagen 1948

Cramer, K.: Der Plattfuß. Dtsch. Orthop. (Stuttg.) 6 (1925)

Crasselt, C.: Eine seltene Fußgelenksdeformität kombin. mit Varietäten am Os naviculare, Os cuneiforme u. mit Os supra-naviculare. Z. Orthop. 93 (1960) 113

Cruveilhier, J.: Anatomie pathologique du corps human. Vices de conformation 2. livr., p. 6 u. pl. IV, fig. 5. Paris 1829–1835

de Cuveland, E.: Über Beobachtungen von Apophysen der unteren Fibulaepiphysen. Arch. orthop. Unfall-Chir. 46 (1954) 647

de Cuveland, E.: Die Apophyse des Metatarsale V und Os vesalianum. Fortschr. Röntgenstr. 82 (1955) 251

de Cuveland, E.: Selten beobachtete Ossifikationen am menschlichen Tarsus. Z. Orthop. 89 (1958) 268

de Cuveland, E.: Neue Feststellungen zur Herkunft und Differentialdiagnose inkonstanter Skelettelemente des Fußes. Jahresbericht Borstel, Bd. V Göttingen-Heidelberg 1961 (S. 93)

de Cuveland, E., F. Heuck: Osteochondritis eines akzessorischen Knochenkerns am Malleolus tibiae (des sogen. Os subtibiale). Fortschr. Röntgenstr. 79 (1953) 728

Danillidis: Über das Os naviculare pedis. Diss., Berlin 1929

Daubenspeck, K.: Über den Proc. post. tali. Dtsch. med. Wschr. 30 (1938)

Delano, P. J.: Os intermetatarseum, an unusual variant. Radiology 27 (1941) 102

O'Donoghue, D. H.: Impingement exostoses of the talus and tibia. J. Bone Jt Surg. 39 A (1957) 835

Dreiack, D., C. Holland: Synostosen im Handwurzelbereich, angeboren oder erworben? Z. Orthop. 108 (1970) 461

Drewes, J., D. Günther: Über angeborene Synostosen im Handwurzelbereich. Radiologie 6 (1966) 64

Dwight, T.: Os intercuneiforme tarsi, Os paracuneiforme tarsi, Calcaneus secundarius. Anat. Anz. 20 (1902) 465

Dwight, T.: Variations of the bones of the hands and feet. In: A Clinic Atlas. Lippincott, Philadelphia 1907

Ehalt, W.: Anatomie oder Verletzung. Mschr. Unfallheilkunde H. 2 (1933)

Elsner, W.: Über einen seltenen akzessorischen Knochen am Fußskelett. Arch. orthop. Unfall-Chir. 45 (1952) 53

Endler, F.: Der kontrakte Pes valgus, seine Behandlung u. Spätprogn. Z. Orthop. 86 (1955) 181

Ernsting, R.: Zur klinischen Bedeutung d. Coalitio Calc.-Nav. Arch. orthop. Unfall-Chir. 98 (1956) 433

Esau, P.: Fußwurzelsynostosen. Langenbecks Arch. klin. Chir. 153 (1928) 641

Esau, P.: Angeborene Mißbildungen der Glieder. Langenbecks Arch. klin. Chir. 153 (1928) 643

Esau, P.: Überzähliger Tarsalknochen. Röntgenpraxis 2 (1930) 189

Esau, P.: Angeborene Synostosen im Bereich des Carpus u. Tarsus. Röntgenpraxis 5 (1933) 235

Faber, A.: Über das Os intermetatarseum. Z. orthop. Chir. 61 (1934) 186

Faber, A.: Os tibiale externum bei erbgleichen Zwillingen. Erbarzt 4 (1934) 83

Faber, A.: Zur Vererbung von Varietäten des Fußskelettes. Verh. dtsch. orthop. Ges. (1936)

Ferguson: Fußvarietäten. J. Bone Jt Surg. 14 B (1932) 382

Fick, R.: Handbuch der Anatomie und Mechanik der Gelenke. Fischer, Jena 1904 bzw. 1911

Fischer, H.: Beitrag zur Kenntnis der Skelettvarietäten (überzählige Karpalia, Tarsalia, Sesambeine, Kompaktainseln). Fortschr. Röntgenstr. 19 (1912/13) 43

Fischer, V., H. J. Refior: Talo-crurales Kugelgelenk bei Rückfußsynostosen. Arch. orthop. Unfall-Chir. 73 (1972) 278

Francillon, M. R.: Untersuchungen zur anatomischen u. klinischen Bedeutung des Os tibiale externum. Z. orthop. Chir. 56 (1932) 61

Francillon, M. R.: Zur Anatomie u. Klinik d. Proc. trochlearis calcanei Epiphysenbildung am Processus trochlearis calcanei. Z. orthop. Chir. 57 (1932) 544

Francillon, M. R.: Zur Histogenese akzessorischer Skelettelemente. Z. Orthop. 59 (1933) 429

Francillon, M. R.: Beitrag zur Klinik u. Röntgenologie inkonstanter Skelettelemente des Fußes. Dtsch. med. Wschr. 29 (1934) 1097

Friedl, E.: Das Os intermetatarseum und die Epiphysenbildung am proc. trochlearis calcanei. – Eine röntgenol.-morphol. Studie. – Dtsch. Z. Chir. 188 (1924) 150

Friedl, E.: Os cuneiforme I bipartitum. Röntgenpraxis 3 (1934) 117

Friedl, E.: Zweigeteiltes I Keilbein im Kindesalter. Röntgenpraxis 6 (1934) 193

Frisch: Zur Ätiologie u. Therapie d. Schwielenbildung üb. d. Ansatzstelle d. Achillessehne. Schweiz. med. Wschr. Nr. 4 (1935)

Froelich: Des osselets surnumeraires tu tarse, leur importance pratique. Rev. Orthop. 6 (1924)

Fröhlich, E.: Über die Haglundferse. Röntgenpraxis 12 (1940) 221

Fröhlich, G.: Einzelmißbildung des Fußes mit Strahldefekten und Fußwurzelknochenreduzierung. Fortschr. Röntgenstr. 104 (1966) 572

Frosch, L.: Die patholog. Fraktur des Os naviculare pedis. Dtsch. Z. Chir. 232 (1931) 487

Fuhrmann, W., Ch. Steffens, G. Rompe: Dominant erhebliche doppelseitige Dysplasie und Synostose des Ellenbogengelenkes mit symmetrischer Brachymesophalangie u. Brachymetakarpie sowie Synostosen im Finger-, Hand- u. Fußwurzelbereich. Humangenetik 3 (1966) 64

Galeazzi, R.: Sulla fusione calcaneosea foidea congenita. Arch. Ortop. (Milano) 104 (1924)

Gantenberg, Koch: Über röntgenolog. Untersuchungen am Fußskelett von Sportleuten, insbes. von Fußballspielern. Röntgenpraxis 4 (1932) 937

Gardner, E., Ph. Gray, R. O'Rahilly: The prenatal development of the skeleton and joints of the human foot. J. Bone Jt Surg 41 A (1959) 847

Gerlach: Über akzessorische Fußwurzelknochen und ihre Bedeutung für die Fehlbeurteilung von Röntgenbildern. Med. Welt 37 (1933)

Geyer, E.: Beitrag zu den Synostosenbildungen der Hand- und Fußwurzel. Z. Orthop. 90 (1958) 395

Giraudi, G.: Os tibiale externum. Chir. Organi Mov. 20 (1934) 69

Göcke: Kahnbeinfraktur oder überzählige Fußwurzelknochen. Mschr. Unfallheilk. 78 (1931)

Gombert, A.: Rechtsseitige kongenitale Verschmelzung des Os naviculare und lunatum u. d. Radiusepiphyse. Fortschr. Röntgenstr. 91 (1959) 527

Gördes, W., P. Kaisser: Schmerzhafte Stellen am Fußskelett. Orthop. Prax. 3 (1979) 240

Grashey, R.: Calcaneus secundarius – Absprengung am Processus anterior calcanei. Röntgenpraxis 6 (1934) 487

Grashey, R.: Articulatio talo-calcanea (Os sustentaculi). Röntgenpraxis 14 (1942) 139

Grashey, R., R. Birkner: Atlas typischer Röntgenbilder vom normalen Menschen, 10. Aufl. Urban & Schwarzenberg, München 1964

Grasmann: Zur Kenntnis des Os subtibiale. Münch. med. Wschr. 21 (1932)

Gregersen, H. N., J. O. Poulsen: Naviculo-cuneiform coalition. Int. Orthop. 1 (1978) 299

Grice, D. S.: An extra-articular arthrodesis of the subastragalar joint for correction of paralytic flat feet in children. J. Bone Jt Surg. 34 A (1952) 927

Gross, K.: Schmerzhaftes Os naviculare pedis mit histologisch nachgewiesener subchondraler Nekrose. Z. Orthop. 84 (1954) 50

Gruber, W.: Abhandlungen aus der menschlichen und vergleichenden Anatomie (Os intermetatarseum). St. Petersburg u. Leipzig 1852 (S. 111)

Gruber, W.: Über einen am Malleolus externus artikulierenden Knochen. Virchows Arch. path. Anat. 27 (1863) 205

Gruber, W.: Vorläufige Mitteilung über die sekundären Fußwurzelknochen des Menschen. Arch. Anat. Physiol. (1864) 286

Gruber, W.: Über den Fortsatz des Höckers des Kahnbeines der Fußwurzel-Processus tuberositas navicularis- und dessen Auftreten als Epiphyse oder als besonders artikulierendes Knöchelchen – ein Beitrag zu den sekundären Fußwurzelknochen. – Arch. Anat. Physiol. (1871) 281

Gruber, W.: Anatomische Notizen II. Weitere Nachträge zum Vorkommen des Processus tuberositas navicularis und der Navicularia secundaria tarsi. Virchows Arch. path. Anat. 70 (1877) 281

Gruber, W.: Über die beiden Arten des überzähligen Zwischenknöchelchens am Rücken des Metatarsus (Ossiculum intermetatarsale Gruber) und über den durch Ankylose entstandenen und eine Exostose am Os cuneiforme I und Os intermetatarsale II vortäuschenden Fortsatz. Virchows Arch. path. Anat. 71 (1877) 440

Gruber, W.: Auftreten der Tuberositas des Os metatarsale V sowohl als persistierende Epiphyse als auch mit einer an ihrem äußeren Umfange aufsitzende persistierenden Epiphyse. Virchows Arch. path. Anat. 99 (1885) 460

Gruber, W.: Über eine im Sinus tarsi hängende bewegliche Ossifikation. Virchows Arch. path. Anat. 113 (1888) 533

Gruber, W.: Kongenitale Verschmelzung des Calcaneus und Naviculare an beiden Füßen eines 10-jährigen Knaben. – Beobachtungen aus der menschlichen u. vergleichenden Anatomie. Berlin H. 1 (1897) 15

Güntz, E.: Os tibiale und Unfall. Arch. orthop. Unfall-Chir. 34 (1933) 320

Güntz, E.: Klinische Beobachtungen eines seltenen akzessorischen Knochenkerns am Fußskelett, eines Os sustentaculi. Zbl. Chir. 21 (1934) 1206

Güntz, E.: Traumatische Veränderung oder akzessorischer Knochen am Fußrücken zwischen Cuneiforme II und Metatarsale II? Röntgenpraxis 7 (1935) 463

Hackenbroch, M.: In Hohmann, G., M. Hackenbroch, K. Lindemann: Handbuch der Orthopädie, Bd. IV/2. Thieme, Stuttgart 1961 (S. 998, 1037); 2. Aufl.: Witt u. Mitarb.: Orthopädie in Praxis und Klinik, 1982

Haglund, P.: Über den sogenannten Calcaneussporn. Z. orthop. Chir. 19 (1908) 457

Haglund, P.: Beitrag zur Klinik der Achillessehne. Z. orthop. Chir. 49 (1961) 290

Haid, B.: Beobachtungen einer neuen Form des Os intermetatarseum. Z. Orthop. 80 (1950/51) 298

Hammond, G.: Unilateral, Congenital synostosis of lunate and triangular bones. Surgery S. Bone 22 (1947) 566

Harris, R. J.: Rigid valgus foot due to congenital subluxation of the talus. J. Bone Jt Surg. 37 B (1955) 357

Harris, R. J.: Rigid valgus foot due to talocalcaneal-bridge. J. Bone Jt Surg. 37 A (1955) 169

Harris, R. J., T. Beath: Etiology of peroneal spastic flat foot. J. Bone Jt Surg. 30 B (1948) 624

Harris, R. J., T. Beath: John Hunter's specimen of talocaneal-bridge. J. Bone Jt Surg. 32 A (1950) 203

Harris, R. J., T. Beath: Army Foot Survey. National Research Council of Canada, Ottawa 1947; 2nd ed. 1952

Hass, J.: Zur Behandlung des sogenannten kontrakten Plattfußes. Wien. klin. Wschr. 36 (1923) 753

Hass, J.: Über die Ossifikationsstörung der Calcaneusepiphyse nebst mikroskopischem Befund. Z. orthop. Chir. 53 (1931) 302

Hasselwander, A.: Über die Ossifikation des Fußskelettes. Anat. Anz. 32 (1908) 608

Hasselwander, A.: Untersuchungen über die Ossifikation des menschlichen Fußskelettes. Habil., Stuttgart 1909

Hasselwander, A.: Über die Entwicklung des Processus posterior tali und des Os trigonum tarsi. Z. Morph. Anthropol. 18 (1914) 553

Hasselwander, A.: Skelettvarietäten des Tarsus. Z. Konstit.-Lehre 79 (1921)

Hasselwander, A.: Einige neue Gesichtspunkte für die Bedeutung der Skelettvarietäten des Tarsus. Ihre praktische Bedeutung. Z. Konstit.-Lehre 8 (1922) 79

Hasselwander, A.: Atlas der Anatomie des menschlichen Körpers im Röntgenbild. Bergmann, München (1926)

Hasselwander, A.: Untersuchungen über die Ossifikation des menschlichen Fußskelettes. Z. Morph. Anthrop. 5. Dez. (1928)

Hayd, F. W.: Die Coalitio calc. navicularis u. ihre klin. Bedeutung. Z. Orthop. 78 (1950) 292

Hayeck, W.: Synostosis talonavicularis. Z. Orthop. Chir. 60 (1934) 231

Heidsieck, E.: Os cuneiforme I bipartitum. Röntgenpraxis 10 (1936) 712

Heikel, B.: Coalitio calcaneo-navicularis and calcaneus secundarius. Acta orthop. scand. 32 (1962) 72

Heimerzheim, A.: Über einen seltsamen Knochenbefund am Calcaneus. Dtsch. Z. Chir. 187 (1924) 281

Heimerzheim, A.: Über einige akzessorische Fußwurzelknochen nebst ihrer chirurgischen Bedeutung. Dtsch. Z. Chir. 190 (1925) 96

Henche, H. R: Die Bedeutung überzähliger Knochenelemente u. Exostosen am Fuß. Ther. Umsch. 31 (1974) 29

Henderson, R. S.: Os intermetatarseum and a possible relationship to hallux valgus. J. Bone Jt Surg. 45 B (1963) 117

2.24 Differenzierungsstörungen und Variationen des Fußskelettes

Henssge, J.: Zur operativen Stabilisierung von Verrenkungsbrüchen des Vorfußes. Mschr. Unfallheilk. 61 (1958) 180

Henssge, J.: Die talo-kalcaneale Knochenbrücke. Z. Orthop. 94 (1961) 88

Henssge, J.: Deformierungen des Talo-Navicular-Gelenkes. Verh. dtsch. orthop. Ges. (1967) 119

Henssge, J.: Fuß und Fußgelenke. In Diethelm u. Mitarb.: Handbuch der medizinischen Radiologie, Bd IV/2. Springer, Berlin 1968 a

Henssge, J.: Das sogenannte Naviculare bipartitum pedis – angeborene oder erworbene Knochenteilung? Hefte Unfallheilk. 93 (1968 b) 171

Henssge, J.: Diskussionsbemerkung zur Arbeit von J. Steinhäuser: „Weitere Beobachtungen kugelförmiger Knöchelgelenke bei angeborenen Fußwurzelsynostosen." Z. Orthop. 112 (1974) 433

Henssge, J., B. Engelke: Die fibulo-ulnare Hypoplasie mit kugelförmigem Knöchelgelenk, Strahlendefekt u. Synostosen. Z. Orthop. 107 (1970) 502

Hipp, E.: In Lange, M.: Lehrbuch der Orthopädie und Traumatologie, Bd. IV. Enke, Stuttgart 1965 (S. 350)

Hnevkovsky: Eine Apophyse auf der unteren Epiphyse der Fibula. Slov. Sborn. orthop. (Tschech.) (1934)

Hohmann, G.: Fuß und Bein. 5. Aufl. Bergmann, München 1954

Hohmann, G.: Die klinische Bedeutung der sogen. Ossa accessoria am menschlichen Fuß. Wien. med. Wschr. 20 (1954)

Hohmann, G.: In Hohmann, G., M. Hackenbroch, K. Lindemann: Handbuch der Orthopädie, Bd. IV/2. Thieme, Stuttgart 1961 (S. 842); 2. Aufl.: Witt u. Mitarb.: Orthopädie in Praxis und Klinik, 1982

Holl, M.: Beiträge zur chirurgischen Osteologie des Fußes. Langenbecks Arch. klin. Chir. 25 (1880) 211

Holle, F.: Über die inkonstanten Elemente am menschlichen Fußskelett. Inaug.-Diss., München 1940

Hopf, A.: Die angeborenen Veränderungen des Unterarmes und der Hand. In Hohmann, G., M. Hackenbroch, K. Lindemann: Handbuch der Orthopädie, Bd. III. Thieme, Stuttgart 1959 (S. 473)

Hunter, J.: zit. bei R. J. Harris, T. Beath 1950

Hyrtl, J.: Über die Trochlearfortsätze der menschlichen Knochen. Denkschr. Akad. Wiss., math.-naturwiss. Kl. 18 (1860) 141

Illieritz, A. B.: In: J. Bone Jt Surg. Bd. 4 A (1928) 550

Imhäuser, G.: Der kontrakte Fuß des Adoleszenten und seine Behandlungsergebnisse. Arch. orthop. Unfall-Chir. 45 (1952) 328

Imhäuser, G.: Tagung Nordwestdtsch. orthop. Ges. Z. Orthop. 84 (1954) 123

Imhäuser, G.: Veränderungen des oberen Sprunggelenkes bei Fußwurzelsynostosen. Verh. dtsch. orthop. Ges. 48 (1960) 299

Imhäuser, G.: Kugelförmige Knöchelgelenke bei angeborenen Fußwurzelsynostosen. Beitrag zur Form-Funktions-Beziehung. Z. Orthop. 108 (1970) 247

Imhäuser, G.: In Bier, Braun, Kümmel: Chirurgische Operationslehre, Bd. VI., 8. Aufl. Barth, Leipzig 1975 (S. 653)

Izatpannah, M.: Ein Beitrag zur Coalitio-Calcaneo-Navicularis. Orthop. Prax. 11 (1977) 862

Jack, E. A.: Naviculo-cuneiform fusion in the treatment of the flat foot. J. Bone Jt Surg. 35 B (1953) 75

Jacobsthal, H.: Über Fersenschmerzen. – Ein Beitrag zur Pathologie des Calcaneus und der Achillessehne. – Arch. klin. Chir. 88 (1909) 146

Johansson, S.: Os vesalianum pedis. Z. orthop. Chir. 42 (1922) 301

Kadelbach, G.: Ein Beitrag zu den Fußwurzelsynostosen. Arch. orthop. Unfall-Chir. 40 (1940) 363

Keibel, Mall: Handbuch der Entwicklungsgeschichte des Menschen, Bd. I. Leipzig 1910

Kendricks, J. I.: Treatment of calcaneo-navicular-bar. J. Amer. med. Ass. 172 (1961) 242

Kewesch, E. L.: Über hereditäre Verschmelzung der Hand- u. Fußwurzelknochen. Fortschr. Röntgenstr. 50 (1934) 550

Kidner, F. C.: The prehallux (accessory scaphoid) in its realation to flatfood. J. Bone Jt Surg. 11 (1929) 831

Kienböck, R., W. Ehalt: Angeborene Mißbildungen der Füße im tarsalen Abschnitt. Röntgenpraxis 7 (1935) 401

Kienböck, R., W. Müller: Os tibiale externum und Verletzung des Fußes. Z. orthop. Chir. 66 (1937) 257

Klapp, B., W. Gebhard: Symmetrische Synostosenbildung an Hand und Fuß. Z. Orthop. 81 (1952) 637

Köhler, A.: Grenzen des Normalen und Anfänge des Pathologischen im Röntgenbild, 6. Aufl. Thieme, Leipzig 1931

Köhler, A., E. A. Zimmer: Grenzen des Normalen und Anfänge des Pathologischen im Röntgenbild des Skelettes, 12. Aufl. Thieme, Stuttgart 1982

Kölbel, R., H. J. Hermann: Tarsale Synostose u. talo-crurales Kugelgelenk. Z. Orthop. 113 (1975) 952

Konermann, H., F. Chigote-Campos: Klinik u. Therapie des Os naviculare externum. Orthop. Prax. 11 (1977) 858

Korvin, H.: Coalitio Talocalcanea. Z. Orthop. 60 (1934) 105

Krause, K.: Handbuch der menschl. Anatomie, 3. Aufl. Hannover 1876

Kremser, A. K.: Os accessorium supracalcaneum. Fortschr. Röntgenstr. 82 (1955) 279

Lamb, D.: The ball and socket ankle joint – a congenital abnormity. J. Bone Jt Surg. 40 B (1958) 240

Lange, M.: Die typischen Sesambeinerkrankungen des I. Metatarsalknochens mit Ausgang in Vereiterung. Z. orthop. Chir. 49 (1928) 595

Lange, M.: Die Arthrodese im unteren Sprunggelenk (Talo-Calcaneal-Gelenk) zur Behandlung der Plattfüße m. Arthritis deform. Z. orthop. Chir. 57 (1932) 106

Lange, M.: Erbbiologie der angeborenen Körperfehler. Enke, Stuttgart 1935

Lange, M.: Orthopädisch-chirurgische Operationslehre. Bergmann, München 1951

Lange, M.: Lehrbuch der Orthopädie und Traumatologie, Bd. II/2. Enke, Stuttgart (1965) 344

von Lanz, T., W. Wachsmuth: Praktische Anatomie, Bd. I/4: Bein und Statik. Springer, Berlin 1972

Lapidus, P. W.: Congenital fusion of the bones of the foot; with a report of a case of congenital astragaloscaphoid fusion. J. Bone Jt Surg 14 B (1932) 888

Leboucq, H.: Recherches sur la morphologie du carpe chez les manifiéres. Arch. biol. 5 (1884) 35

Legal, H.: Der kontrakte Plattfuß. Bruns Beitr. klin. Chir. 137 (1929) 651

Leger, W.: Beobachtungen einer angeborenen Synostose zwischen Multangulum minus u. Metacarpale II. Z. Orthop. 87 (1956) 70

Leimbach, G.: Beiträge z. Kenntnis d. inkonstanten Skelettelemente des Tarsus. (Akzessorische Fußwurzelknochen). Arch. orthop. Unfall-Chir. 38 (1938) 423

Lelièvre, J.: Pathologie du pied. Masson, Paris 1952

Lewin, P.: Epiphyses. Their growth, development, injuries and disease. Amer. J. Dis. Child. 37 (1929) 141

Lewin, P.: The Foot an the Ankle, 2nd ed. Lea & Febiger, Philadelphia 1941

Lindemann, K.: In Hohmann, G., M. Hackenbroch, K. Lindemann: Handbuch der Orthopädie, Bd. IV/2. Thieme, Stuttgart 1961 (S. 741); 2. Aufl.: Witt u. Mitarb.: Orthopädie in Praxis und Klinik, 1982

Liszka, J. Sitz: Der Fall einer radio-lunarischen Synostose. Fortschr. Röntgenstr. 90 (1959) 771

Lönnerblad, L.: Über zwei seltene Anomalien (?) im Carpus „Verschmelzung von Os lunatum u. Os triquetrum sowie von Os multangulum minus u. Os capitatum". Acta radiol. (Stockh.) 16 (1935) 682

Lorenz, A.: Die Lehre vom erworbenen Plattfuß. Enke, Stuttgart 1883

Lusby, H. L. J.: Naviculo-cuneiform synostosis. J. Bone Jt Surg. 41 A (1959) 150

McMurray, T. P.: Footballer's ankle. J. Bone Jt Surg. 32 B (1950) 68

Maier, K.: Über die Möglichkeit einer Verschmelzung des Os trigonum mit dem Calcaneus. Fortschr. Röntgenstr. 92 (1960) 715
March, H., R. London: The os sustentaculi. Amer. J. Roentgenol. 76 (1956) 1114
Marti, T.: Die Skelettvarietäten des Fußes – ihre klinische und unfall-medizinische Bedeutung. Huber, Bern 1947
Marti, T.: Über den Calcaneus secundarius. Fortschr. Röntgenstr. 82 (1955) 124
Matzen, P. F.: Lehrbuch der Orthopädie, Bd. II. VEB Volk u. Gesundheit, Berlin 1959
Matzen, P. F., H. K. Fleissner: Orthopädischer Röntgenatlas. Thieme, Stuttgart 1969; 2. Aufl. 1980
Mau, H.: Wesen und Bedeutung der enchondralen Dysotosen. Thieme, Stuttgart 1958
Mau, H.: Zur Röntgenologie u. Histologie d. Naviculare bipartitum pedis. Z. Orthop. 93 (1960) 404
Mercer, W.: Orthop. Surgery, 4th ed. Arnold, London 1950
Mestern, J.: Erbliche Synostosen d. Hand- u. Fußwurzelknochen, erbliches Os tibiale externum. Röntgenpraxis 6 (1934) 594
Meyer, H.: Über die Entstehung u. d. Behandlung d. kontrakten Plattfußes. Arch. orthop. Unfall-Chir. 23 (1927) 22
Meyer, M., J. Cuny, F. Trensz: L' os tibial externs et ses divers aspects radiologiques. Strasbourg méd. 85 (1927) 24
Michailow, S.: Über eine angeborene Synostosis zwischen Talus und Calcaneus. Beitr. Orthop. Traum. 5 (1972) 278
Mikami, M., H. Azuma: Fracture of the Os tibiale externum. J. Bone Jt Surg. 60 A (1978) 556
Mitchell, S. P., J. M. C. Gibson: Excision of calcaneo-navicular-bar for painful spasmodic flat foot. J. Bone Jt Surg. 49 B (1967) 281
Mohing, W., P. Polyzoides: Beitrag zur Ätiologie des Fersensporns. Arch. orthop. Unfall-Chir. 57 (1965) 205
Morestin, H.: De l'ankylose calcanéo-astragaliénne. Bull Soc. Anat. Paris 69 (1894) 985
Morton, D. J.: Structural factors in static disorders of the foot. Amer. J. Surg. 9 (1930) 315
Morton, D. J.: The Human Foot. Columbia University Press, New York 1935
Mouchet: Os tib. ext., tarsalgie, fracture du scaphoide. Rev. Chir. (1931) 825
Müller, W.: Malazie d. Sesambeinknochen d. I. Metatarsale – ein typisches Krankheitsbild –. Beitr. Chir. 134 (1925) 308
Müller, W.: Über eine typische Gestaltveränderung beim Os naviculare pedis u. ihre klin. Bedeutung. Fortschr. Röntgenstr. 37 (1928) 38
Naumann, E.: Außergewöhnlich großer Calcaneus secundarius mit gelenksähnlicher Verbindung zum Calcaneus u. Naviculare. Fortschr. Röntgenstr. 83 (1955) 413
Navarre, M.: Synostose astragalo-scaphoidienne familiale. Acta orthop. belg. 34 (1968) 407
Neiss, A.: Proc. trochlearis permagnus (Sustentaculum fibulae). Fortschr. Röntgenstr. 84 (1956) 655
Neiss, A.: Das os vesalianum ist eine Konstruktion. Verh. anat. Ges. (Jena) 113 (1964) 226
Neiss, A.: Akzessorische Skelettelemente. Bericht 47. Tagung d. Dtsch. Röntgenges. (1967) 224
Neumann, G.: Os cuneiforme bipartitum. Inaug.-Diss., Leipzig 1939
Neumeyer, G.: Zur operativen Behandlung der Haglundferse. Zbl. Chir. 82 (1957) 381
Niederecker, K.: Beiträge z. Entstehung d. Plattfußes auf Grund von Muskelanomalien an Hand eines größeren Operationsmaterials. Z. Orthop. 79 (1950) 499
Niederecker, K.: Pathologische Veränderungen des Fußskelettes bei Plattfüßen an Hand eines größeren Operationsmaterials. Z. Orthop. 80 (1951) 97
Niederecker, K.: Der Plattfuß. Enke, Stuttgart 1959
Nievergelt, K.: Positiver Vaterschaftsnachweis auf Grund erblicher Mißbildungen d. Extremitäten. Arch. Klaus-Stift. Vererb.-Forsch. 19 (1944) 157
Nové-Josserand, M.: Formes anatomiques du piéd plat. Rev. Chir. orthop. 10 (1923) 97

Oertel, O.: Beitrag z. Anatomie u. vergleichenden Anatomie des Proc. trochlearis calcanei als Grundlage f. seine Patholog. Virchows Arch. path. Anat. 247 (1923) 563
Ott, J.: Eine seltene Lagebezeichnung des Os supranaviculare. Zbl. Chir. (1960) 2370
Paal: Fraktur oder Os supranaviculare. Arch. Orthop. 34 (1934)
Pearlman, H. S., R. E. Edkin, R. F. Warren: Familial tarsal and carpal synostosis with radialhead subluxation (Nievergelt's-Syndrom). J. Bone Jt Surg. 46 A (1964) 585
Penrose, J. H.: Tarsal synostosis and the ball and socket ankle joint. J. Bone Jt Surg. 56 B (1974) 22
Pfitzner, W.: Die kleine Zehe. Arch. Anat. Physiol. Anat. (1890) 12
Pfitzner, W.: Beiträge z. Kenntnis d. menschlichen Extremitätenskelettes V. Anthropologische Beziehungen d. Hand- u. Fußmaße. Schwalbe's morph. Arb. 2 (1893) 93
Pfitzner, W.: Die Variationen im Aufbau des Fußskelettes. Verh. anat. Ges. 6 (1896) 245
Pirie, A. H.: A normal ossicle in the foot, frequently diagnosed as a fracture. Arch. Radiol. Electrother. 24 (1920) 93
Pitzen, P.: Plattfuß u. Entzündung im Chopart'schen-Gelenk. Z. orthop. Chir. 52 (1930) 569
Podkaminski, N.: Os subcalcaneum. Bull. Soc. radiol. Méd. France 23 (1935) 572
Poland, A.: The deficiency of the pectoral muscles. Guy's Hosp. Rep. 6 (1841) 191
Politzer, G.: Über Mißbildungen des Hand- und Fußskelettes und über ihre formale Genese. Fortschr. Röntgenstr. 43 (1933) 605
Popow, W. S.: Über d. Proc. trochlearis d. Fersenbeines Isw. Donsk. Univ. Rostow 5 (1925); Ref. Anat. Ber. 5 (1926)
Porstmann, W., J. Krenz: Beitrag z. d. akzessorischen Tarsalelementen am Calcaneus. Fortschr. Röntgenstr. 81 (1954) 95
Rabl, C. R. H.: Orthopädie des Fußes, 5. Aufl. Enke, Stuttgart 1975
Rabl, C. R. H., W. Nyga: Orthopädie des Fußes, 6. Aufl. Enke, Stuttgart 1982
Raffler, K.: Das zweigeteilte erste Keilbein im Quergewölbe des menschlichen Fußes. Anat. Anz. 93 (1942) 299
O'Rahilly, R.: A survey of carpal and tarsal anomalies. J. Bone Jt Surg. 36 A (1953) 626
Reinhard, K.: Der Talus accessorius. Fortschr. Röntgenstr. 104 (1966) 121
Reissner, A.: Drei Fälle von Os supranaviculare. Röntgenpraxis 2 (1930) 422
Rendu, A.: Traitement de la tarsalgie avec pied plat occaisionneé par la synostose calcanéo-scaphoidienne. Rev. Ortho. 15 (1938) 672
Rey: Angeborene Verschmelzungen von Calcaneus und Cuboid. Zbl. Chir. (1932) 2666
Rochlin, D.: Über hereditäre symmetrische Hypoplasie der Gelenke. Vestn. Roentgenol. Radiol. 5 (1928) 1
Rochlin, D., E. Zeitler: Röntgendiagnostik der Handwurzel. In Diethelm u. Mitarb.: Handbuch der medizinischen Radiologie, Bd. IV/2. Springer, Berlin 1968 (S. 93)
Roger, A. J.: Les synostoses congenitales des os du tarse. Diss. 1970, R. Vezin, Paris
Roger, A. J., R. Méary: Les synostoses congenitales des os du tarse. Rev. Chir. orthop. 55 (1969) 721
Rössler, H.: Erfahrungen u. Gedanken über die Fußkontrakturen bei Jugendlichen. Z. Orthop. 87 (1956) 555
Sack, G. M.: Über den Calcaneussporn. Röntgenpraxis 4 (1932 a) 158
Sack, G. M.: Os trigonum und Shephard'sche-Fraktur. Röntgenpraxis 4 (1932 b) 1028
Sarrazin, R.: Der Calcaneussporn. Ergebn. Chir. Orthop. 7 (1913) 729
Saxl, A.: Die basale Distorsionsfraktur des 5. Mittelfußknochens. Arch. orthop. Unfall-Chir. 33 (1933) 580
Saxl, A.: Die Schuhgeschwulst der Ferse. Z. orthop. Chir. 51 (1937)
Schacherl, M., F. Schilling: Zur Differentialdiagnose er-

worbener und angeborener Karpalsynostosen. Fortschr. Röntgenstr. 102 (1965) 68

Schanz, A.: Über Plattfußbeschwerden, Plattfußdiagnose und Plattfußbehandlung. Z. Orthop. 6 (1938) 495

Schede, F.: Die Operation des Plattfußes. Z. orthop. Chir. 50 (1929) 528

Schede, F.: Die Fußschwäche und ihre Bekämpfung, Verh. dtsch. orthop. Ges. 32 (1937)

Schede, F.: Grundlagen der körperlichen Erziehung. Enke, Stuttgart 1969

Scheid, F.: Über die sogenannte Apophysitis calcanei. Münch. med. Wschr. 72 (1925) 1792

Scherb, R.: Bemerkungen zur Ätiologie des Klauenhohlfußes. Z. orthop. Chir. 44 (1924) 564

Schinz, H. R.: Ossifikationsstörungen des Calcaneus als eigenes Krankheitsbild. Zbl. Chir. 49 (1922) 1786

Schlichter, H.: Beitrag zu den Varietäten des menschlichen Fußskelettes. Fortschr. Röntgenstr. 71 (1949) 498

Schlüter, A.: Drei Fälle von Calcaneus bipartitus im Kindesalter. Arch. orthop. Unfall-Chir. 45 (1952) 122

Schlüter, A.: Zwei Fälle von Talus secundarius im jugendlichen Alter. Arch. orthop. Unfall-Chir. 45 (1953) 624

Schmid, F., L. Halden: Die postfetale Differenzierung und Größenentwicklung d. Extremitäten-Knochenkerne. Fortschr. Röntgenstr. 71 (1949) 975

Schmidt, F.: Über eine symmetrische Synostosis calcaneonavicularis bei gleichzeitigem Klump-Hohlfuß. Arch. orthop. 30 (1931) 289

Schmitt, H.: Ein akzessorischer Knochen oberhalb d. Calcaneus (Os accessorium supracalcaneum bilaterale u. unilaterale). Röntgenpraxis 10 (1938) 137

Schneider, H.: Die Abnutzungserkrankungen der Sehnen und ihre Therapie. Thieme, Stuttgart 1959

Schoen, H.: Seltenere akzessorische Knochem am Fußrücken. Röntgenpraxis 7 (1935) 775

Schoen, H.: Das Os vesalianum. Fortschr. Röntgenstr. 75 (1951) 489

Schönekess, P.: Anomalien der Fußwurzelknochen. Inaug.-Diss., Münster 1935

Schreiber, A.: Symmetrische Fuß- u. Handwurzelsynostosen in 4 Generationen. Z. Orthop. 104 (1968) 197

Schreiber, R. R.: Talo-navicular synostosis. J. Bone Jt Surg. 45 A (1963) 170

Schröder: Os supranaviculare pedis. Dtsch. Z. Chir. (1931) 233

Schröder: Über die klin. Bedeutung und die Genese des Os supranaviculare pedis. Röntgenpraxis 9 (1937) 549

Seddon, H. J.: Calcaneo-scaphoid coalition. Proc. roy. Soc. Med. 26 (1923) 419

del Sel, J. M., N. E. Grand: Cubo-navicular synostosis. J. Bone Jt Surg. 41 B (1959) 149

Shands, A. R.: The accessory bones of the foot. An X-ray study of the feet of 1054 Patients. Sth. med. Surg. 93 (1931) 326

Shands jr., A. R., I. R. Wentz: Congenital anomalies, accessory bones and osteochondritis in the feet of 850 children. Surg. Clin. N. Amer. 33 (1953) 1643

Siecke, J.: Beitrag zur Genese des Os peroneaeum. Z. Orthop. 98 (1964) 358

Simon, S.: Das schmerzhafte Os tibiale externum. Dtsch. Z. Chir. 191 (1925) 127

Sloane, M. W. M.: A case of anomalous skeletal development in the foot. Anat. Rec. 96 (1946) 23

Sloman, H. G.: On coalitio calcaneo navicularis. J. orthop. Surg. 19 (1921) 586

Sloman, H. G.: On the demonstration and analysis of calcaneonavicular coalition by Roentgenexamination. Acta radiol. 5 (1926) 304

Sorge, F.: Zur Frage der Fußskelettvarietäten. Arch. orthop. Chir. 38 (1937) 511

Sour, R.: Le pied plat contracturé. Rev. Chir. orthop. 45 (1959) 817

Spitzy, H.: Operation bei schmerzhaftem Kalkaneussporn. Münch. med. Wschr. 84 (1937) 807

Sprengell: Die akzessorischen Fußwurzelknochen und ihre Bedeutung für die Begutachtung Unfallverletzter. Mschr. Unfallheilk. (1951) 162

Spronck, H. H.: Auftreten d. ganzen Tuberositas (lateralis) des Os metatarsale V als ein für sich bestehendes, an Metatarsale u. Cuboid artikulierendes Skelettelement. Anat. Anz. 2 (1887) 734

Steinhäuser, J.: Beitrag zur funktionellen Bedeutung d. Coalitio calcaneo-navicularis an Hand von Experimenten. Z. Orthop. 105 (1968) 358

Steinhäuser, J.: Über die gelenkmechanische Bedeutung d. Coalitio talo-calcanea sowie der Coalitio talo-navicularis und calcanea-cuboidea. Z. Orthop. 105 (1968) 369

Steinhäuser, J.: Beitrag zur Umformung d. Knöchelgelenkes zum Kugelgelenk bei angeborenen Fußwurzelsynostosen. Z. Orthop. 105 (1968) 381

Steinhäuser, J.: Spätergebnisse operativ behandelter Fußkontrakturen bei Coalitio calcaneo-navicularis. Verh. dtsch. orthop. Ges. 56 (1970) 377

Steinhäuser, J.: Die funktionelle Bedeutung d. Talo-Naviculargelenkes. Habil., Köln 1970

Steinhäuser, J.: Konkordanz symmetrischer Hand- u. Fußwurzelsynostosen bei zwei Geschwistern. Z. Orthop. 110 (1972) 367

Steinhäuser, J.: Weitere Beobachtungen kugelförmiger Knöchelgelenke bei angeborenen Fußwurzelsynostosen. Z. Orthop. 112 (1974) 433

Steinhäuser, J.: Symbrachydaktylie u. kugelförmiges Knöchelgelenk. Handchir. VII (1975) 45

Steinhäuser, J.: Die Arthrodesen d. Chopart'schen-Gelenklinie. Bücherei des Orthopäden, Bd. XX. Enke, Stuttgart 1978

Steinhäuser, J.: Angeborene u. erworbene Synostosen im Fußbereich und ihre klinische Bedeutung. Prakt. Orthop. 9 (1979) 169

Steinhäuser, J.: Zur Kugelform des oberen Sprunggelenkes bei angeborenen Fußwurzel-Synostosen. In Murri, A.: Der Fuß. Buchr. Orthop. u. Orthop.-Gr.-Geb. 3 (1981) 211

Steinhäuser, J., G. Imhäuser: Stellungnahme z. d. Diskussionsbemerkung von J. Henssge zur Arbeit von J. Steinhäuser: „Weitere Beobachtungen kugelförmiger Knöchelgelenke b. angeborenen Fußwurzelsynostosen." Z. Orthop. 113 (1975) 427

Stieda, L.: Über sekundäre Fußwurzelknochen. Arch. Anat. Physiol. (1869) 108

Stieda, L.: Der Talus u. d. Os trigonum Bardelebens beim Menschen. Anat. Anz. 4 (1889) 305

Stracker, O.: Die Pathogenese des kindl. Knickfußes. Z. Orthop. 83 (1953) 355

Strasser, H.: Lehrbuch d. Muskel- u. Gelenkmech., Bd. III. Springer, Berlin 1917

Tomakoff, A. S.: Zur Anatomie des Os intermetatarseum Gruberi. Anat. Anz. 66 (1928/29) 334

Tréves: Os tibiale externum douloreux. Opération, Guérison. Rev. Orthop. (1928)

Trolle, D.: Accessory Bones of the Human Foot. Munksgaard, Kopenhagen 1948

Uhrmacher: Varietäten des Fußskelettes als Grundlage von Fußbeschwerden. Z. Orthop. 61 (1934)

Vancura, J.: Ein Beitrag z. d. akzessorischen Knochenelementen in der Gegend von Naviculare u. Cuneiforme I. Arch. orthop. Unfall-Chir. 51 (1960) 643

Vaughan, W. H., G. Segal: Tarsal Coalition, with special reference to roentgenographic interpretation. Radiology 60 (1953) 855

Vesal: zit. nach W. Pfitzner

Vizkelety, T.: Eine seltene Form der Synostose der Fußwurzelknochen. Z. Orthop. 97 (1963) 245

de Voldere, J.: A case of familial congenital synostosis in carpal und tarsal bones. Arch. Chir. Neerl. 12 (1960) 185

Volk, C.: Zwei Fälle von Os naviculare pedis bipartitum. Z. Orthop. 66 (1937) 396

Volkert, R.: Über die sogenannte Apophysitis des Calcaneus. Arch. Orthop. 45 (1952) 93

Volkmann, J.: Das Os subtibiale. Fortschr. Röntgenstr. 48 (1933) 225

Volkow: zit. nach G. Hohmann 1954
du Vries, H. L.: Heel spur (calcaneal spur). Arch. Surg. 74 (1957) 536
Wagoner, G.: Verschmelzung zwischen Calcaneus u. Cuboid. J. Bone Jt Surg. 20 B (1938) 220
Waschulewski, H.: Knöchelscheibe. Patella malleoli Röntgenpraxis 12 (1941) 76
Waschulewski, H.: Os subtibiale I u. II Os subfibulare. Röntgenpraxis 13 (1942) 468
Waugh, W.: Structural deformities of the outer third of the adult tarsal navicular. Proc. roy. Soc. Med. 49 (1956) 965
Waugh, W.: Partial cubo-navicular coalition as a cause of peroneal spastic flat foot. J. Bone Jt Surg. 39 B (1957) 520
Weber, B.: Multiple symmetrische Synostosen an Hand u. Fuß. Arch. orthop. Unfall-Chir. 46 (1954) 277
Weber, B.: Beitrag zur Klinik der Hand- und Fußwurzelsynostosen. Arch. orthop. Unfall-Chir. 49 (1957) 27
Webster, F. S., W. N. Roberts: Tarsal anomalies and peroneal spastic flat-foot. J. Amer. med. Ass. 146 (1951) 1099
Weczerek, B.: Bedeutung der inkonstanten Skelettelemente der Hand- und Fußwurzel. Diss., Bonn 1966
Weil, S.: Über Erfahrungen an operativ behandelten kontrakten Plattfüßen. Z. Orthop. 86 (1955) 204
Weitzner, I.: Congenital talonavicular synostosis associated with hereditary muliple ankylosing arthropathies. Amer. J. Roentgenol. 56 (1946) 185
Werthemann, A.: Handbuch der speziellen pathologischen Anatomie und Histologie, Bd. IX/6. Springer, Berlin 1952
Wiley, J. J., D. E. Brown: The bipartite tarsal scaphoid, J. Bone Jt Surg. 63 B (1981) 583

Wilner, D.: Amer. J. Roentgenol. 55 (1964) 583
Witt, A. N.: Supramalleoläre Fraktur kombiniert mit Luxationsfrakturen des oberen Sprunggelenkes, ihre Gefahren für die Zirkulation und ihre Behandlung. Wiederherstellungschir. u. Traum. 5 (1960) 15
Witt, A. N., H. Mittelmeier: Unterschenkel und Fuß. Traumatische Veränderungen. In Hohmann, G. M. Hackenbroch, K. Lindemann: Handbuch der Orthopädie, Bd. IV/2. Thieme, Stuttgart 1961 (S. 1137)
Wray, J. B., C. N. Hernson: Hereditary transmission of congenital coalition of the calcaneus to the navicular. J. Bone Jt Surg. 45 A (1963) 365
Wrede, A.: Zur Entstehung d. Os trigonum tali. Inaug.-Diss., Kiel 1963
Zadek, I., A. M. Gold: The accessory tarsal scaphoid. J. Bone Jt Surg. 30 A (1948) 957
Zeitler, E.: Multizentrische Ossifikation und Knochendystrophie des Os cuneiforme I. Z. Orthop. 92 (1959) 298
Zimmer, E. A.: „Knochenherde" in den Metatarsalia. Röntgenpraxis 7 (1935) 114
Zimmer, E. A.: Krankheiten, Verletzungen u. Varietäten des Os naviculare pedis. Arch. orthop. Unfall-Chir. 38 (1938) 396
Zimmer, E. A.: Skelettelemente medial des Cuneiforme I. Acta radiol. (Stockh.) 39 (1950) 102
Zuckerkandl, E.: Über einen Fall v. Synostose zwischen Talus u. Calcaneus. Wien. med. Z. (1877) 253
Zuckerkandl, E.: Neue Mitteilungen über Coalitionen von Fußwurzelknochen. Wien. med. Jb. (1880) 125
Zuckerkandl, E.: Coalitio talocalcanea. Wien. med. Jb. (1880) 125
Zuckerkandl, E.: Coalitio Talonavicularis. Allg. Wien. med. Ztg (1877) 293; Wien. med. Jb. (1880) 125

3 Klassische Fuß- und Zehenfehlformen

Spitzfuß – Hängefuß – Hackenfuß

Von G. Dahmen und J. Zsernaviczky

Spitz- und Hängefuß

Definition

Die Bezeichnung Spitzfuß – Pes equinus – soll die formale Analogie zum Pferdefuß mit Zehengang aufzeigen.
Unter *Spitzfuß* versteht man die Zwangsstellung des Fußes in ständiger Plantarflexion. Dabei kann die Plantarflexionsmöglichkeit vermehrt sein; die Dorsalextension ist vermindert. Bei maximal gestreckten Kniegelenken, also bei mechanischer Anspannung der Gastroknemiusmuskulatur, ist eine Dorsalextension über die Mittelstellung hinaus passiv nicht möglich. Wenn dagegen die anatomischen Gegebenheiten für eine freie Dorsalextension vorhanden sind, die Änderung der Fußstellung aber nur wegen der fehlenden Kraft der Extensoren nicht ausführbar ist, spricht man vom *Hängefuß*. In diesem Falle ist die passive Dorsalextension des Fußes über die Null-Stellung hinaus möglich. Diese passive freie Dorsalextensionsfähigkeit unterscheidet den Hängefuß von dem kontrakten Spitzfuß. Der Übergang zwischen beiden Formen kann fließend sein. So kann im Falle einer Lähmung der Extensoren zunächst ein Hängefuß vorliegen. Durch die Schwerkraft und/oder das Übergewicht der Beuger entsteht dann im Laufe der Zeit aus dieser Spitzfußhaltung durch Schrumpfung der Kapseln der Sprunggelenke allmählich der kontrakte Spitzfuß.

McGlamry u. Ketting (1973) gehen in ihrer Unterteilung noch weiter und grenzen den allgemeinen Spitzfuß bei der Untersuchung, ob der Patient auf den Zehen oder dem vorderen Teil des Fußes geht, als Folge einer Kontraktur im Bereich der Achillessehne, vom Sprunggelenkspitzfuß ab. Beim Sprunggelenkspitzfuß ist die Spitzfußstellung dadurch verursacht, daß eine Dorsalextension des Fußes gegenüber dem Unterschenkel wegen einer eingeschränkten Beweglichkeit im Sprunggelenk, meist bei Tibiaveränderungen oder seltener Veränderungen im Bereich des Talus nicht möglich ist. Als besondere Form wird die Gastroknemius-Soleus-Spitzfußstellung von ihnen hervorgehoben, bedingt durch eine angeborene oder auch erworbene Verkürzung des Trizepsmuskels. Der *Vorfußspitzfuß* wird von ihnen unterteilt in den metatarsalen Spitzfuß, in welchem die Spitzfußabbiegung in den Tarsometatarsalgelenken erfolgt. Diese Form der Spitzfußstellung ist rigider als die reine Vorfußspitzfußstellung, obwohl auch gleichzeitiges Vorkommen beobachtet wurde. Nach ihrer Meinung ist die Vorfußspitzfußstellung im Bereich der vorderen Tarsalgelenkreihe häufiger und auch als der flexiblere Typ anzusehen, aber oft auch schwerer in der Ausprägung als die übrigen Formen.

Einteilung und Ätiologie

Der Sammelbegriff *Spitzfuß* muß nach den verschiedenen Ursachen differenziert und aufgeteilt werden, denn es gibt die verschiedenartigsten Entstehungsursachen einer Spitzfußdeformität: Angeborenes Vorkommen ist extrem selten; es kann sowohl „anlagebedingt" wie auch „lagebedingt" sein. Im späteren Leben erworbene Spitzfüße sind meist Folge neurogener oder muskulärer schlaffer oder spastischer Funktionsstörungen. Außerdem kommen entzündliche, traumatische oder arthrotische Momente ursächlich in Frage.
Neben der ursächlichen Einteilung ist auch eine Unterscheidung nach der Form möglich. Im wesentlichen soll hier die Spitzfußstellung des gesamten Fußes behandelt werden. Daneben gibt es die Spitzfuß-Plantarflexionsstellung von Talus und Kalkaneus bei Hochbiegen der vorderen Fußwurzel, im Extrem beim Talus verticalis als Rückfußspitzfuß, und die Vorfußspitzfußstellung bei orthograder Einstellung von Talus und Kalkaneus und maximaler Plantarflexionsstellung der vorderen Fußwurzelreihe und des Vorfußes beim Ballenhohlfuß.
Die Einteilung der Spitzfußdeformitäten nach ihren Ursachen ist sehr schwierig. Als grobe Einteilung lassen sich angeborene von erworbenen Fehlstellungen trennen. Bei den angeborenen Spitzfußfehlstellungen müssen Weichteilveränderungen von ossären Fehlbildungen unterschieden werden. Bei den erworbenen Spitzfüßen sind neurogene und muskuläre Krankheiten und Läh-

3.2 Klassische Fuß- und Zehenfehlformen

mungen die häufigste Ursache für eine Spitzfußentstehung. Daneben sind tendogene Veränderungen und langdauernde Fehlstellungen zu nennen und zuletzt Arthropathien, wobei all diese Erkrankungen sowohl isoliert als auch im Verlauf von Allgemein- und Systemkrankheiten auftreten können, wie die folgende Übersicht zeigt:

Ursachen der Spitzfußfehlstellung
1. Angeboren
   a) muskuläre Kontraktur,
   b) knöcherne Fehlbildung bis zum Tibiadefekt.
2. Erworben
   a) Lähmungsspitzfuß:
      Infektionskrankheiten, z. B.
         Poliomyelitis,
         Lepra,
         Herpes zoster;
   b) apoplektischer Insult;
   c) isolierte Fibularisparese:
      Traumatisch, durch Quetschung, Dehnung bis zur Zerreißung des N. peronaeus,
      Intoxikation
         Diphtherie,
      Polyneuropathien,
      Ischiadikusverletzungen,
      lokale Druckschäden
         iatrogen bei Osteotomie, Kniegelenkendoprothese, Verlängerungsosteotomie,
         Tumoren;
   d) lokale Ursachen bei Muskel- und Sehnenkrankheiten:
      Narbenschrumpfung,
      intramuskuläre Hämangiome,
      Gastroknemius- und Soleusverkürzung,
      Verknöcherung der Achillessehne,
      intratendinöse Tumoren,
      rheumatische Erkrankungen,
      ischämische Kontrakturen
         Tibialis-anterior-Syndrom,
         Peronäalsyndrom;
   e) Systemkrankheiten z. B.:
      progressiv-chronische Polyarthritis,
      Hämophilie,
      Arthrogryposis multiplex,
      infantile Zerebralparese,
      Polyradikulopathie,
      Guillain-Barre-Syndrom,
      Charcot-Marie-Tooth-Hoffmann-Syndrom;
   f) Mechanische Ursache
      Bettdeckendruck,
      zu hohe Absätze,
      Bauchlageschaden des Säuglings.

Angeborener Spitzfuß – Pes equinus congenitus

Der angeborene Spitzfuß kommt als isolierte Fehlform nur äußerst selten vor. So beschreiben BONNELL u. CRUESS (1969) eine nichtprogressive Spitzfußkontraktur bei einem italienischen Jungen. Bei ihm blieb auch bei Kniebeugung eine Spitzfußstellung von 30° bestehen. Bei der operativen Revision wurde ein zweiter Soleusmuskel als Ursache für diese ungewöhnliche Spitzfußstellung unter dem Gastroknemiussehnenanteil gefunden.

HALL u. Mitarb. (1967) beschreiben 33 Fälle mit angeborener Spitzfußkontraktur ohne weitere andere Erkrankungen. Die beiderseitige Spitzfußstellung lag zwischen 30 und 60° und war nicht symmetrisch. Eine derartige Spitzfußkontraktur kann nach ihrer Meinung häufig zu Fehldiagnosen, wie infantile Zerebralparese, muskuläre Dystrophie oder Nervenläsion, Anlaß geben. Häufig wird sie auch bei jüngeren Patienten mit dem Zehenspitzengang des Laufanfängers verwechselt. In allen beschriebenen Fällen war eine Achillotenotomie zur Normalisierung des Gangbildes notwendig, wobei die Operation erst nach einem Beobachtungszeitraum von 1–2 Jahren durchgeführt wurde.

Nach dem Studium von auffälligen Haltungsanomalien der unteren Extremitäten bei Neugeborenen nach Kaiserschnittentbindungen wäre der folgende Entstehungsmechanismus für den angeborenen Spitzfuß denkbar (BERNBECK 1954 u. BROWN 1959): Bei Beckenendlagen mit im Knie überstreckten Beinen erfolgt eine muskelmechanisch durch Gastroknemiuszugspannung am Kalkaneus bedingte Plantarflexion, die als intrauterine Dauerhaltung zur Spitzfußkontraktur führen könnte.

Eine Sonderstellung im Rahmen der angeborenen Spitzfußdeformitäten nehmen die ossären Fehlbildungen mit Minderentwicklung der Tibia und Fibula und/oder Hypo- und Aplasie des Talus ein, wie sie im Rahmen der Dysmelie bei Strahlfehlbildungen beobachtet werden. Dabei ist die Spitzfußfehlstellung häufig kombiniert mit Strahldefekten des Fußes (Abb. 1 u. 2).

Am noch weitgehend knorpeligen Fußskelett des Neugeborenen und jüngeren Säuglings ist eine röntgenologische Detaildiagnostik nicht möglich. Zur Dokumentation sollten deshalb Fotos und, nur wenn nötig, Röntgenaufnahmen und dabei zur Funktionsbeurteilung in maximaler Dorsalextension und Plantarflexion angefertigt werden. Die Erkennung des angeborenen Spitzfußes bietet keine besonderen Schwierigkeiten, weil ähnliche Fußdeformitäten sonst nicht vorkommen. Hier ist lediglich die Abgrenzung der weichteilbedingten von den ossären Fehlbildungen notwendig. Dagegen wird meist erst vom späteren Säuglingsalter an die Abgrenzung gegen ursächlich andersartige Spitzfußanomalien notwendig.

Erworbener Spitzfuß – Pes equinus acquisitus

Die ätiologischen Faktoren des erworbenen Spitzfußes sind vielfältig. Alles, was das Gleichgewicht zwischen Extensoren und Flexoren des

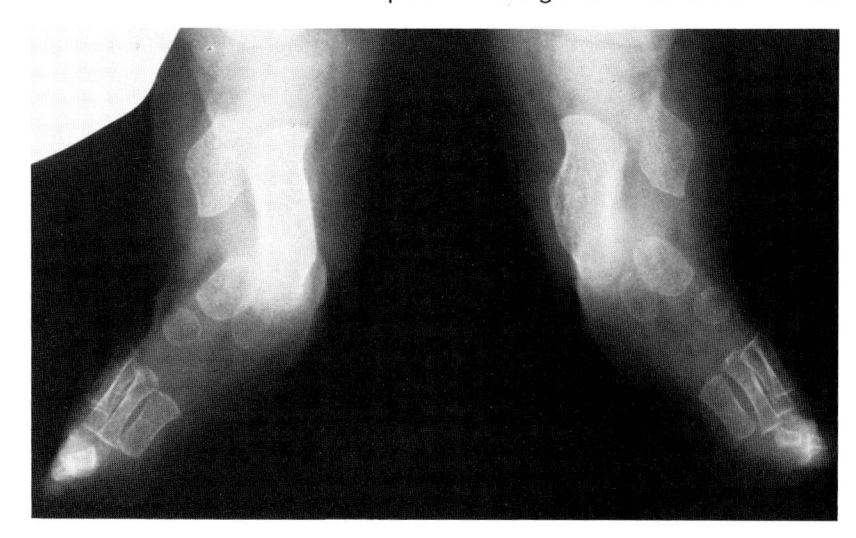

Abb. 1 Angeborene Spitzfußbildung bei Dysmelie mit ausgeprägter Tibiafehlbildung und Strahldefekt

Fußes zugunsten der Flexoren verändert, kann zur Entstehung eines Spitzfußes führen. Verschiedenste pathologische Veränderungen der Haut, der Muskulatur, des Bindegewebes und des Knochens im Fuß und Unterschenkelbereich, die die Dorsalflexion hindern, münden ebenfalls zwangsläufig nach einer gewissen Zeit in eine Spitzfußstellung (Abb. 3).

Vor allem, wenn diese während des Wachstums über längere Zeit eingehalten wird, kommt es durch die ossären Veränderungen dann zu einem nur schwer beeinflußbaren stellungsbedingten Mißverhältnis zwischen Sprunggelenkgabel und Fußwurzel.

Lähmungsspitzfuß – Pes equinus paralyticus

Die zahlenmäßig häufigste Ursache des erworbenen Spitzfußes ist in Lähmungen zu sehen, wie es bereits GIULIANI (1961) beschreibt. Die relativ leichte Entstehung eines Spitzfußes als Folge der Störung des muskulären Gleichgewichtes zwischen den geschädigten Extensoren und den erhalten gebliebenen Flexoren läßt sich nach VON LANZ u. WACHSMUTH (1972) aus der Leistung der Plantarflektoren mit 18,8 mkg gegenüber 4,2 mkg der Dorsalextensoren ableiten. Die Arbeitsleistung der Dorsalextensoren beträgt also nur etwa ¼ der Plantarflektoren. Sie sind ausschließlich „Stellmuskeln" und werden vom N. fibularis versorgt.

Die allgemeine Bezeichnung Lähmungsspitzfuß umfaßt alle schlaff paretischen und zerebral spastischen neuromotorischen Störungen mit partiellen oder totalem Funktionsausfall, entweder Fußhebeschwäche oder Plantarflexionsübergewicht. In selteneren Fällen kommt auch eine Spitzfußparese bei parenchymatöser Muskelerkrankung der Peronäusgruppe mit Spannungsverlust oder aber im Wadenmuskelbereich mit resultierender Verkürzung bei lokaler Myositis,

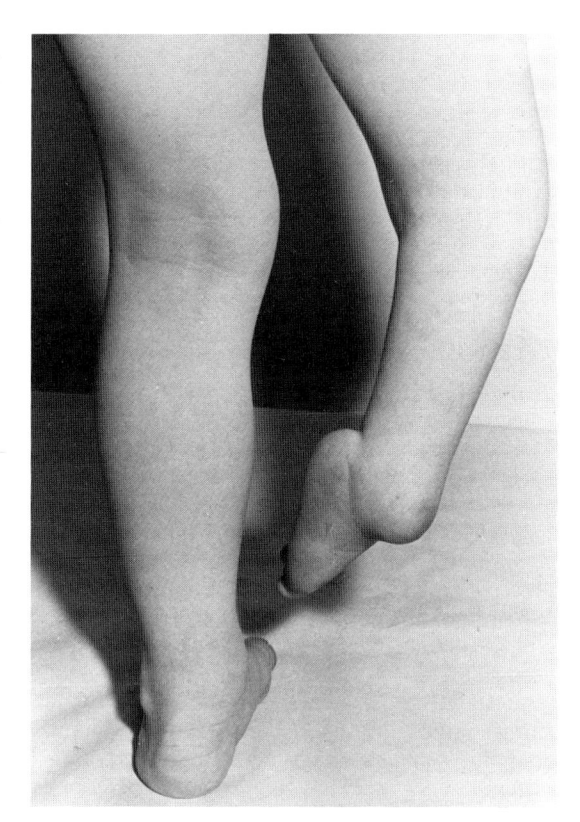

Abb. 2 Hochgradige Spitzfußstellung bei Dysmelie mit Tibiaaplasie

Myasthenie oder progressiver Muskeldystrophie vor.

Die früher zahlenmäßig große Gruppe der Lähmungsspitzfüße, bedingt durch eine *Poliomyelitis,* wird heute auf Grund der wesentlich geringeren Häufigkeit einer spinalen Kinderlähmung infolge der Schutzimpfungen nur noch selten beobachtet. Bei teilweisem (geschwächt) oder kompletten Ausfall (FLINT u. MACKENZIE 1962) der

3.4 Klassische Fuß- und Zehenfehlformen

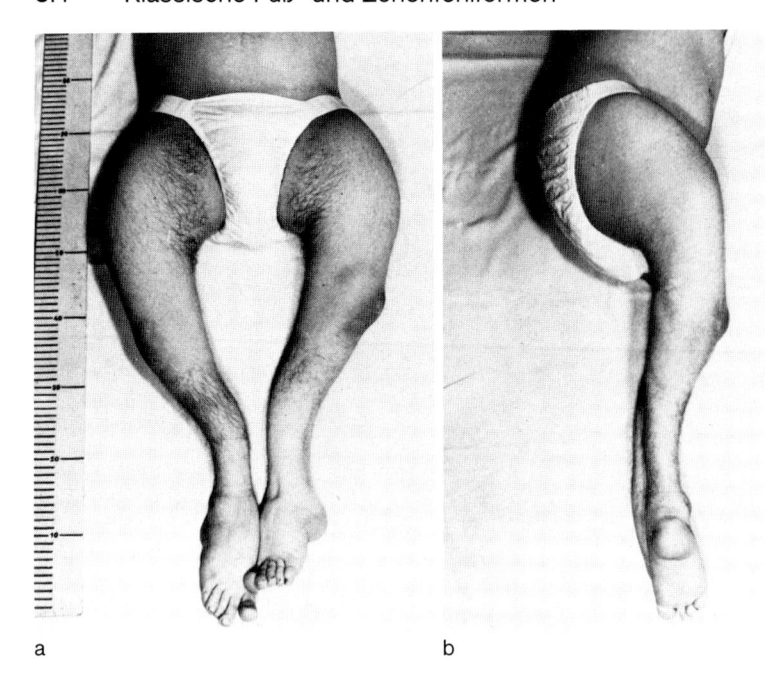

Abb. 3 a u. b   Maximale Spitzfußentwicklung im Verlauf der Osteogenesis imperfecta

Fußhebemuskulatur kommt es zur schlaffen Equinusdeformität, dem Hängefuß. Bei totaler Fußlähmung, also dem Ausfall auch der Plantarflexionsmuskel, entsteht allein durch das Fußgewicht ein schlaffer Spitzfuß, der wegen seiner lokkeren Schleuderbeweglichkeit als „Dreschflegelfuß" bezeichnet wird. Der schlaffe Lähmungsspitzfuß ist häufig eine progrediente Spitzfußdeformität. Die fehlende Fußhebefunktion bedingt eine zunehmende Wadenmuskelkontraktur, und dementsprechend wird allmählich auch die passive Dorsalextension immer weiter eingeschränkt mit fortschreitendem Schrumpfungsprozeß der Kapselweichteile. Gleichzeitig kommt es beim wachsenden Skelett zu einer allmählichen Verlagerung der Talusrolle nach dorsal (GIULIANI 1961). Durch die anfängliche Fehlfunktion wird eine Fehlform mit Fehlstatik und Fehlbelastung verursacht. So entstehen häufig beim Ballengang sekundäre Krallenzehendeformitäten.

Ein wichtiges und praktisch bedeutsames, häufig aber übersehenes Phänomen, ist der *sekundäre Lähmungs-Knick-Platt-Fuß*. Unter der Gehbelastung und Gehfunktion ist bei dem larvierten Spitzfuß der Vorfuß aus der Equinusposition lateralwärts abgekippt, wobei es dann unter Verlust des Längsgewölbes und der Fersenbalance ein Pes planovalgus abductus resultiert. Als weitere Spätfolgen der frühkindlichen Lähmung mit Spitzfußdeformität entsteht bei Einseitigkeit des Defektzustandes durch die Beinlängendifferenz eine sekundär statische Skelettveränderung mit Fehlbelastung von Knie- und Hüftgelenk sowie skoliotischer Wirbelsäuleneinstellung mit allmählich auftretender Gelenkasymmetrie.

Auch in den seltenen Fällen einer schutzimpfungsbedingten Kinderlähmungserkrankung kann es zum Lähmungsspitzfuß mit gleichzeitigem wachstumsbedingten Längendefizit kommen (eigene Beobachtung).

Neben der früher häufigen Entstehungsursache, der spinalen Kinderlähmung, ist bei der Gruppe der schlaffen Lähmungen die *Lepra* zu nennen. Nach ANDERSEN (1964) ist der Fallfuß eine häufige Komplikation der Lepra, verursacht durch eine Paralyse des N. peronaeus communis, gelegentlich kombiniert und deshalb mit vielgestaltigem Lähmungsbild mit Lähmungsanteilen auch im Bereich des N. tibialis. In einer Zusammenstellung beschreiben SRINIVASAN u. Mitarb. (1968), neben eigenen Erfahrungen an 33 Patienten, über weitere 120 Fälle von ANDERSEN, 50 Operationen von THANGRAJ und 23 Fälle von CARAYON, BOURREL, BOURGES und TOUZÉ. GUNN u. MOLESWORTH (1957) berichten über ihre Erfahrungen bei 56 Fällen von Leprakranken, wobei sie hervorheben, daß neben der gewöhnlichen Fibularisschädigung der M. tibialis posterior bei diesem Krankheitsbild nur selten mitbetroffen ist. Ihr jüngster Patient war 10 Jahre alt, der älteste 64 Jahre zum Zeitpunkt der operativen Behandlung des Fallfußes. Aus dieser relativ kurzen Zusammenstellung wird bereits die Häufigkeit des Fallfußes bei der Lepra dokumentiert.

Zu den weniger bekannten Komplikationen des *Herpes zoster* kann der Lähmungsspitzfuß gehören, wie es aus der Beobachtung von SARDARI u. Mitarb. (1970) hervorgeht, die von einem 20 Jahre alten Mann berichten, bei dem es im Verlauf der Herpes-zoster-Erkrankung zur oberflächlichen Sensibilitätsstörung, zum vollständigen Verlust der Dorsalextensionsfähigkeit kam, ohne daß andere Anomalien nachgewiesen werden konnten. Unter der Behandlung mit Vitamin B_1 und B_{12}

kam es hier nach fast 2 Monaten zur völligen Restitution der Muskelkraft. Dabei variiert, wie aus den Fällen von TATERKA u. O'SULLIVAN hervorgeht, die Zeit zwischen Auftreten der Herpeszoster-Bläschen und Nervenparalyse zwischen 1 Tag und 2 Monaten.

Beim älteren Menschen ist nicht selten ein *apoplektischer Insult* mit meist einseitiger, anfänglich schlaffer und später im Laufe der Zeit dann in Spastik übergehende Parese Ursache der allmählich progredienten Spitzfußstellung.

Eine Lähmung der N. fibularis mit nachfolgender Spitzfußstellung kann verursacht werden durch *direkte Nervenschädigung*. Druckschäden des N. fibularis sind nach CARNEY (1967) bereits durch langes Sitzen mit übereinandergeschlagenen Beinen möglich; dabei sind besonders magere Individuen gefährdet, weil hier durch Druck der Fibulanerv über dem Wadenbeinköpfchen eingepreßt werden kann. Als häufigste und wichtigste Ursache sind die kniegelenknahen Tibiafrakturen und die Fibulaköpfchentrümmerfraktur zu nennen, wobei es zur Verletzung des Nervs bis zur Durchtrennung, aber auch zu einer Dehnung oder Quetschung kommen kann. Dieser Unfallmechanismus kann unfreiwillig auch bei Operationen, insbesondere der hohen Tibiaosteotomie, aber auch bei anderen Formen der X-Beinosteotomie, wie die ärztliche Erfahrung zeigt, auftreten (CRASSELT u. DÜRRSCHMIDT 1969). Eine Nervenschädigung mit nachfolgender Fehlstellung durch Peronäusläsion nach Zerreißung des Lig. collaterale wird auch von MANSOOR (1969) beschrieben und von J. WHITE (1968), nach dessen Angaben die Schädigungen der Axone meist weit nach proximal und distal hinaus reichen.

Eine besondere Form eines Unfallmechanismus beschreibt J. WHITE anhand von 6 Beobachtungen, bei denen es im Laufe des Unfallmechanismus zu einer verstärkten abrupten Adduktionsverletzung des Kniegelenks gekommen war, mit Überdehnung und Zerreißung des äußeren Seitenbandes und anschließendem Riß des Peronaeus communis mit nachfolgender Extensorlähmung, wobei die Peronäalnervenverletzung jeweils durch die operative Intervention mit Nervennaht nachgewiesen werden konnte. Er bestätigte damit NOVICH, der 1960 erstmals von einem derartigen Verletzungsmechanismus berichtet hatte. Die Abb. 4 zeigt in einer eigenen Beobachtung das Ausmaß der Aufklappbarkeit des Kniegelenks nach Verletzung des Seitenbandes und die Dehnungsruptur des N. fibularis.

Ähnlich wie nach dieser unmittelbaren Nervenverletzung kann eine Spitzfußstellung auch durch eine offensichtliche, leider nicht selten zu beobachtende Druckschädigung auftreten, wenn durch unsachgemäße Lagerung des Beines des verletzten bzw. bewußtlosen Patienten auf der Schiene der N. fibularis am Fibulaköpfchen zu stark gedrückt wurde. Ebenso kann eine solche Druckschädigung durch einen unsachgemäß angelegten Gipsverband verursacht werden.

Toxische oder subtoxische Diphterie gehört zu den seltenen Ursachen für eine Fibularisparese. CRASSELT u. DÜRRSCHMIDT berichten über einen Fall, bei dem es sich um einen dreijährigen Knaben handelte mit ausgeprägter Fibularisparese rechts sowie zusätzlicher leichter Gaumensegellähmung. Sie führten diese Lähmung auf die im Rahmen der Diphterie auftretenden entzündlichen Reaktionen als Begleiterscheinung oder Folge eines toxischen Zerfalls des Myelins zurück. Es kam in diesem Fall durch intensive Elektrogymnastik und Übungsbehandlung zur völligen Rückbildung der Lähmungserscheinungen.

Viele *Polyneuropathien* beginnen an den unteren Extremitäten und können dabei zum Bild einer Peronäusparese mit Steppergang führen. Erst aus dem Verlauf und der Verteilung der meist beiderseits oft symmetrischen Ausfälle werden schließlich die richtige Deutung und Diagnose ermöglicht.

Der N. fibularis ist nach einer großen Statistik FÖRSTER'S unter allen peripheren Nerven am sechsthäufigsten von einer peripheren Lähmung betroffen. Unter 3907 peripheren Paresen von FÖRSTER waren 4,7% Fibularislähmungen (zit. nach CRASSELT u. DÜRRSCHMIDT 1969).

In der Orthopädie sieht man Fibularisschädigungen auf Grund der besonderen topographischen Beziehungen des Nervs zum Kniegelenk in einem wesentlich höheren Prozentsatz.

Am häufigsten sahen CRASSELT u. DÜRRSCHMIDT Fibularisparesen im Zusammenhang mit Verletzungen des äußeren Knieseitenbandes, meistens in Kombinationen mit Läsionen des lateralen Meniskus oder Abrißfrakturen aus dem Capitulum fibulae. JONASCH fand bei 7% aller Rupturen des Lig. collaterale fibulare eine *Verletzung des N. fibularis*. Nach CRASSELT u. DÜRRSCHMIDT ist für die einzuschlagende Behandlung die Art der Verletzung des Nervs entscheidend. Unerläßlich für deren Beurteilung ist die elektrische Funktionsprüfung, insbesondere die Feststellung, ob überhaupt eine Reizleitung über den Nerv erfolgt. Diese Untersuchung sollte dabei so rasch wie möglich nach der Verletzung vorgenommen werden, da der Erfolg der Behandlung die genaue Kenntnis der Art der Nervenverletzung – Dehnung, Kommotio, Kontusion oder Ruptur des Nervs – voraussetzt. Ist der Nerv weiterhin leitfähig, so kann eine Kommotio oder Kontusion als Dehnungsfolge angenommen werden. In diesen Fällen genügt die konservative Therapie. Liegt aber gleichzeitig eine Fraktur des Capitulum fibulae mit Dislokation des Fragmentes vor, so ist die frühzeitige operative Reposition zur Dekompression des Nervs indiziert. Eine sonstige mechanische Irritation des Nervs bleibt in solchen Fällen zunächst unberücksichtigt, da sich die auslösenden Faktoren wie Hämatom oder

3.6 Klassische Fuß- und Zehenfehlformen

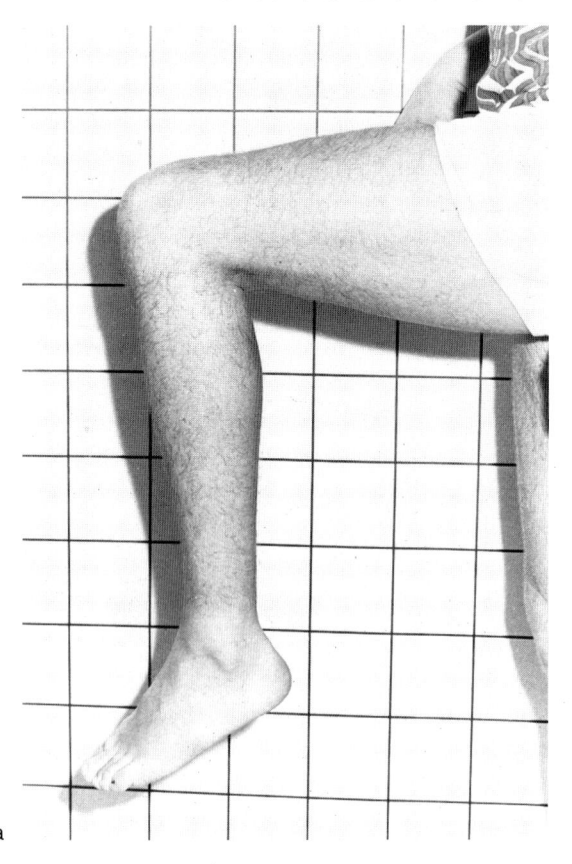

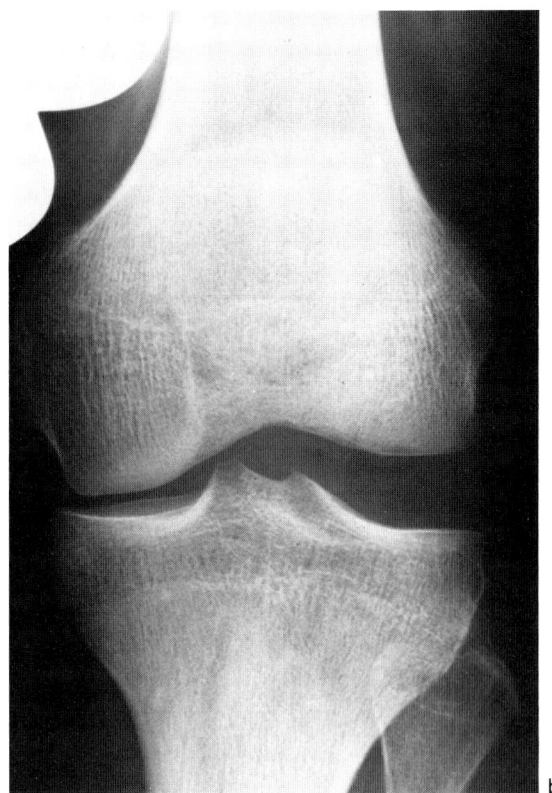

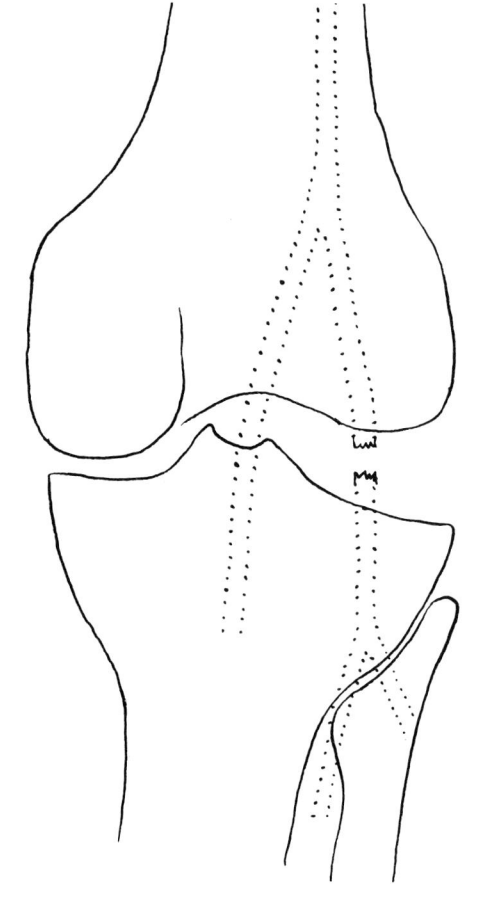

Abb. 4 a–c a) Lähmungsspitzfuß als Folge einer Adduktionsluxation mit Seitenbandruptur und Lähmung des N. fibularis communis. b) Starke Aufklappbarkeit bei Schädigung des fibularen Seitenbandes. c) Schema des Verletzungsmechanismus des N. fibularis communis durch Dehnung bis zur Ruptur bei der Adduktionsluxation des Kniegelenks mit Seitenbandruptur

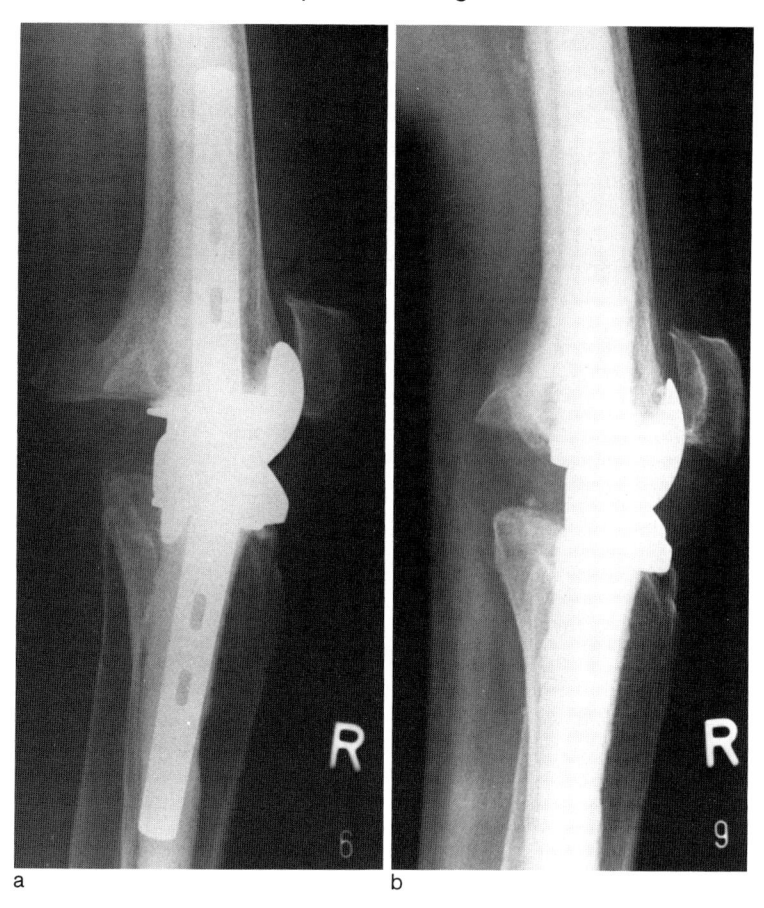

Abb. 5 a u. b a) Spitzfuß bei Fibularisparese, entstanden bei Einsetzen der Waldius-Kniegelenkendoprothese, bei der ein spornartiger Anteil der Femurkondylenrolle stehenblieb und die passagere Läsion des N. fibularis bewirkte. b) Zustand nach Revision und Abtragung des Knochensporns

Ödeme bald zurückbilden und dann sich auch die Funktion des Nervs normalisiert. Erweist sich dagegen der N. fibularis zu Beginn der Behandlung als nicht leitfähig, so muß eine Ruptur angenommen und so bald wie möglich eine Nervennaht versucht werden.

Eine weitere Ursache für Spitzfußstellung auf Grund einer Fibularisschädigung kann in *proximalen Ischiadikusverletzungen*, z. B. bei einer traumatischen Hüftgelenkluxation, liegen als auch bei intraoperativer Verletzung des N. ischiadicus bei Hüftendoprothesen- oder Arthrodesenoperationen oder Beckenosteotomie nach CHIARI, wobei die Schädigung durch Hakendruck bzw. durch unmittelbare Verletzungen mit Meißel oder Gigli-Säge, aber auch mittelbar durch Hämatom erfolgen kann. In einer eigenen Beobachtung konnte eine Stauchung des N. ischiadicus als Folge einer intertrochantären Varisationsosteotomie postoperativ gefunden werden, ohne daß sich eine unmittelbare Beeinträchtigung des Nervs nachweisen ließ. Ein zartes Bindegewebsband schnürte den Nerv auf die Hälfte des Umfanges an einer S-förmigen Stauchungsstelle in Höhe der Osteotomie ein.

Eine Schädigung des N. ischiadicus distal oder des N. fibularis direkt ist auch bei Einsetzen einer Kniegelenkendoprothese infolge einer Läsion des Nervs durch die nach dorsal zeigende Zacke der Kondylenrolle möglich. Bei einer eigenen Beobachtung war die Fibularislähmung nach Resektion dieser Zacke, über die der N. fibularis „ritt", wieder rückläufig (Abb. 5).

Als seltene Form der *iatrogenen Nervenschädigung* muß eine Fibularisparese nach *Verlängerungsosteotomie* angeführt werden, wenn die Dehnung bei der Verlängerung zu schnell durchgeführt wird. Nach den Angaben von INGRAM (1980), der eine Übersicht über die Literatur gibt, kann eine Spitzfußfehlstellung durch temporäre oder auch bleibende Paralyse der Peronäalnerven im Verlauf einer operativen Beinverlängerung auftreten.

Lähmungen werden nach MUMENTHALER immer wieder bei Verlängerungsosteotomien des Femur beobachtet: dabei fällt auf, daß in der Regel der Peronäusanteil des Ischiadikus allein oder überwiegend betroffen ist. Diese Schäden lassen sich durch die Methode von WAGNER (1972) mit allmählicher Distraktion weitgehend vermeiden. In einer eigenen Beobachtung kam es nach vorübergehender Lähmung zu einer völligen Wiederherstellung der Nervenfunktion. Bei Verlängerungsosteotomien im Unterschenkelbereich kann es auch über die Dehnung der Muskulatur zu einer nicht lähmungsbedingten kontrakten Spitzfußstellung kommen bei sonst erhaltener Sensibilität. Bei lähmungsbedingten Spitzfüßen ist meist eine Sensibilitätsstörung vorhanden. Bei der weichteilbedingten Kontrakturstellung ist auffällig, daß trotz der erhalten gebliebenen Kontraktilität des Muskelgewebes die Spitzfußstellung mit Zunahme der Verlängerung kontinuierlich fortschreitet.

Als letzte Ursachen sollen die allmählich zunehmenden *Druckschädigungen durch Tumoren* vom Osteochondrom und Chondrom über das Hämangiom, wie CLARKE u. Mitarb. (1979) am Beispiel eines Hämangioms in der Oberschenkelmuskulatur beschreibt, oder Chondromyxoidfibrom des Fibularköpfchens und des Schienbeinkopfbereiches (CRASSELT u. DÜRRSCHMIDT 1969) wie auch bei eigenen Beobachtungen, z.B. Malignom wie Fibrosarkom, aber auch bei Callus luxurians nach Fibulaköpfchenfraktur oder Schienbeinkopffraktur, erwähnt werden.

Ganz selten kann einmal ein *perineurales Ganglion* des N.fibularis zu einer derartigen Parese führen, wie es von BROOKS (1952), STACK u. Mitarb. (1965), BIABBIANCO und MCCARTY u.a. berichtet wird. Dabei kann das Ganglion auch intraneural liegen. STACK u. Mitarb. (1965) beschreiben neun solcher Paresen aus der Mayo-Klinik in einem Beobachtungszeitraum von 27 Jahren. HARTWELL (zit. nach STACK u. Mitarb. 1965) berichtete 1901 als erster über den Befall eines peripheren Nervs, in diesem Falle des N. medianus, durch ein Ganglion. SULTAN (zit. nach STACK u. Mitarb. 1965) konnte erstmals die Affektion des N.fibularis beobachten. CRASSELT u. DÜRRSCHMIDT berichteten über zwei eigene Beobachtungen, bei denen der Schmerz das Initialsymptom der Peronäuslähmung war. Erst später war in der regulären Höhe des Fibulaköpfchens eine Prominenz von elastischer Konsistenz sichtbar und auch palpabel. Nach ihrer Meinung ist es möglich, sofern eine Kommunikation zwischen dem Ganglion und einem anderen nahe gelegenen Hohlraum – Kniegelenk, Articulatio tibiofibularis oder einer Bursa – besteht, daß die Vorwölbung zeitweise wieder verschwindet, weil die meist bernsteingelbe Flüssigkeit nach dorthin abfließen kann. Dadurch sei es möglich, daß auch die Ausprägung der Lähmungssymptomatik Schwankungen aufweist. Die einzig richtige Therapie besteht in der Entfernung des den N.fibularis komprimierenden Ganglions. In einer eigenen Beobachtung war durch eine ausgedehnte Baker-Zyste ein hoch abgehender Ast des N.fibularis weit nach dorsal vorgewölbt und führte zu Parästhesien und einer Minderung der Dorsalextensionsfähigkeit. Die Beschwerden verschwanden nach Entfernung der Baker-Zyste.

Als besondere Form des Lähmungsspitzfußes muß die Spitzfußentwicklung bei Spina bifida nach den Untersuchungen von CARTER u. Mitarb. (1975) hervorgehoben werden. Da hier die gesamte Entwicklungszeit für die Ausprägung der Fußfehlform gegeben ist.

Das Tarsaltunnelsyndrom – Kompressionssyndrom des N.tibialis unter dem Lig.laciniatum – führt nach BAUER (1972), MUMENTHALER (1977), POSTEL u. VON TORKLUS (1975) zu einer überwiegend belastungsabhängigen Schmerzhaftigkeit im Verlauf des N.tibialis, die durch passive Hyperextension der Zehen oder forcierte Pronation des Fußes auch provoziert werden könne. In ausgeprägten Fällen wird deshalb der Fuß in Spitzfußposition gehalten.

Spitzfuß bei Muskel- und Sehnenkrankheiten

Lokale Ursachen für die Spitzfußstellung können im muskulären und sehnigen Bereich liegen. Traumatisch bedingt, kann es sich dabei um Vernarbungen nach ausgedehnter Ableierung bzw. Verbrennung handeln, wie sie vielfach beobachtet werden. Als sekundäre Unfallfolge, die zu einer Spitzfußstellung führen kann, muß auch das Sudecksche Syndrom in diesem Zusammenhang erwähnt werden.

In all diesen Fällen ist es wichtig, im Verlauf der kontinuierlichen Beobachtungen die Progredienz der Spitzfußstellung zu erfassen, um frühzeitig durch konservative oder auch später operative Dehnungsmaßnahmen eine Korrektur herbeiführen zu können.

Eine besondere Form der Entstehung der Spitzfußstellung wird von SUTHERLAND (1975) beschrieben. Nach seiner Beobachtung an 3 Fällen war die Gelenkfehlstellung sekundäre Folge einer extensiven *hämangiomatösen Entwicklung der Weichteile* im Bereich der Unterschenkelmuskulatur. In den 3 Fällen handelt es sich um Kinder im Alter von 6 und zweimal 9 Jahren. Nach seiner Meinung ist das Hämangiom schwieriger zu diagnostizieren, da es nur wenig Beschwerden macht und als Masse kaum palpabel sei. In der Untersuchung müßten neurologische Ursachen der muskulären Veränderungen und eine Kontraktur ausgeschlossen werden, ebenso Kalzifikationen und Gefäßveränderungen durch Röntgenuntersuchung. Die Behandlung bestand in allen 3 Fällen in der Exzision des Hämangioms. Die Computertomographie kann heute bei einem solchen Verdacht weiterhelfen.

Neben den angeborenen *Gastroknemius- und Soleusmuskelveränderungen* kann auch eine isolierte Gastroknemius- oder Soleuskontraktur zur Spitzfußfehlstellung führen, häufig traumatisch bedingt, wie in den eigenen dargestellten Beobachtungen. Dabei ist in Übereinstimmung mit MCGLAMPY u. KITTING hervorzuheben, daß die isolierte Gastroknemiuskontraktur klinisch kenntlich ist an der Fähigkeit, die Dorsalflexion des Fußes dann durchführen zu können, wenn das Kniegelenk gebeugt ist. Bei gestrecktem Kniegelenk verbleibt die Spitzfußstellung. In solchen Fällen ist eine Behandlung nur in einer operativen Verlängerung der Achillessehne zu sehen, wie im Falle dieser eigenen Beobachtung einer isolierten Gastroknemiuskontraktur unklarer Genese:

Der 11jährige Patient klagte seit 1 Jahr über Schmerzen im Kniegelenk. Allmählich hatte sich bei ihm eine Spitzfußstellung entwickelt. Bei der Untersuchung wurde ein Druckschmerz an der medialen Seite des Kniegelenks angegeben, etwa in Höhe des Ursprunges des medialen Gastroknemiuskopfes. Hier tastete man einen etwa kirschgroßen prall-elastischen Tumor bei sonst freier Beweglichkeit des Kniegelenks. Röntgenologisch fand sich kein krankhafter Befund an Knie- und Sprunggelenk. Ebenso war labortechnisch kein krankhafter oder auffälliger Befund zu erheben, der diese durch den Gastroknemius bedingte Spitzfußstellung hätte erklären können.
Bei der operativen Freilegung erschien der Muskel äußerlich zunächst makroskopisch normal. Bei dem Versuch, in Kniestreckstellung eine 90°-Mittelstellung im oberen Sprunggelenk zu erreichen, wird der Muskel besonders stark angespannt, insbesondere in seinem medialen sehnigen Anteil. Nach Längsspaltung findet sich innerhalb der Muskulatur ein Bindegewebsstrang mit mehreren mittelstarken Gefäßen. Dieser Strang ist teilweise narbig verdickt. In der Tiefe kommt man auf ein fast lehmfarbig verändertes Muskelgewebe, das in seiner Konsistenz morsch und brüchig ist, in seinem Aussehen ähnlich imponiert wie ein Infarktbezirk. Erst nach Lösung dieser Veränderungen kann die Streckung des M. gastrocnemius erreicht und damit die Spitzfußstellung beseitigt werden.

Isolierte Veränderungen der Achillessehne als Ursache für die Entstehung einer Spitzfußfehlstellung sind ausgesprochen selten. So berichtet LOTKE über 7 Fälle einer *Verknöcherung im Bereich der Achillessehne,* wobei er sich auf die Untersuchung von GHORMLEY (1938) und die in den letzten Jahren veröffentlichten Beobachtungen stützt. Dabei hebt er besonders hervor, daß nur wenige weitere Fälle danach beschrieben worden seien, so von ASSHOF eine symmetrische Verkalkung der Achillessehne nach frühkindlicher Achillotomie. In der Diskussion der Ursachen stellt er fest, daß mehr als die Hälfte dieser Patienten ein Trauma oder einen operativen Eingriff im Bereich der Achillessehne durchgemacht hatten. Bei der übrigen Hälfte war eine äußere Ursache nicht zu eruieren, so daß diese Ossifikationen nach seiner Meinung als idiopathisch angesehen werden müssen. Als interessante Beobachtung beschreibt er ähnlich wie VICHARD (1966) eine Fraktur im Bereich dieses Verknöcherungsbereiches der Achillessehne proximal des oberen Sprunggelenks.
Die Verlaufsbeobachtung zeigt eine zunehmende Dehiszenz der verknöcherten Zone im Verlauf von 2 Monaten, wobei es klinisch zu einem palpablen Defekt im Verlauf der Achillessehne kam. Andererseits sei die Verkalkung gewöhnlich ohne Symptome und verlange keinerlei Behandlung, falls nicht Beschwerden, Schmerzen oder auch eine Fraktur der ossifizierten Massen auftritt (RADKE u. HESSE).

Von gewisser Bedeutung scheint auch eine *Chondrombildung im Bereich der Achillessehne bei Hyperbetalipoproteinämie* zu sein, wie es aus der Zusammenstellung von 173 Fällen aus dem englischen Schrifttum von FAHEY u. Mitarb. (1973) hervorgeht. Sie stellten eine familiäre Häufung in diesen Fällen mit dominanter Vererbung fest.
Im Vordergrund des Beschwerdebildes stehen kardiovaskuläre Störungen mit Herzinfarkt und Beteiligung der Extensorensehnen der Hand. Das Krankheitsbild beginnt mit Schwellung und Schmerzen im betroffenen Sehnenbereich.
Zum Zeitpunkt der operativen Revision standen in ihren eigenen Beobachtungen die Patienten im mittleren Lebensalter und zeigten blutchemische Erhöhungen des Serumcholesterols auf Werte bis zu 580 mg pro 100 ml, Phospholipide auf 192 mg pro 100 ml und Totallipide bis 1500 mg pro ml. Die Lipoproteinelektrophorese zeigte für den Typ 2 eine Hyperbetalipoproteinämie.
Das klinische Bild war geprägt von der teilweise schmerzhaften Anschwellung des betroffenen Sehnenbereiches, oft doppelseitig, die zu einer entlastenden Spitzfußstellung führte. Die Behandlung bestand z. T. in der operativen Ausräumung bzw. Entfernung der gelblich-gräulichen Bindegewebsmassen, wobei zwischen 3 und 4 cm und bis zu 15 und 18 cm Sehnengewebe entfernt werden mußte. Die histologische Untersuchung ergab extensive Xantomdepots in dem sehr stark verdichteten Sehnengewebe.
Klinisch ähnliche Veränderungen können durch *rheumatische Sehnenknötchen* verursacht werden, wenn auch in geringerer Ausprägung, wie es aus der Beschreibung von DENIS (1971) hervorgeht. Besondere Beachtung im Rahmen der Ätiologie der Spitzfußstellung verdienen die *ischämischen Kontrakturen* der unteren Gliedmaßen, wobei praktisch immer ein Trauma Ursache dieser ischämischen Kontraktur ist. Hinzu tritt nach Meinung von H. MAU (1969) in manchen Fällen eine äußere Kompression als wesentlicher pathogenetischer Realisationsfaktor, denn er schreibt: „Es besteht aber kein Zweifel, daß in vielen typischen Fällen komprimierende Verbände mit zirkulären Binden und Zinkleimtouren, so vor allem bei den kindlichen Femurfrakturen sowie nicht rechtzeitig und vollständig gespaltene Gipsverbände bei Unterschenkelfrakturen Erwachsener die entscheidende Rolle beim Zustandekommen der ischämischen Kontraktur gespielt haben."
Als Ursachen führt er in seiner Monographie neben arteriellen Verletzungen und Embolien Quetschungen und Kontusionen des Unterschenkels auch ohne Knochenbruch, Frakturen und Luxationen nach Oberschenkelbrüchen auf, wobei besonders die kindlichen Femurfrakturen hervorgehoben werden. Aber auch falsche Gipsbehandlung bei Klumpfüßen oder nach Tibiaosteoto-

mien werden erwähnt und schließlich Verlängerungsosteotomien.

Wegen der besonderen Wichtigkeit sei kurz das *klinische Bild* dargestellt: Im ersten Stadium beginnt die ischämische Kontraktur mit Schwellungen, Schmerzen und Störung, wobei vor allen Dingen eine Verfärbung der Zehen als Ausdruck der venösen Rückflußstauung wichtiger Hinweis sein soll. Dabei stellen sich auch objektiv und vor allem subjektiv Kältegefühl von Fuß und Zehen ein. Dunkelverfärbungen besonders der Zehen, kündigen aber schon eher eine Nekrose an.

Als Leitsymptom gelten anhaltende, auch medikamentös nicht oder nur kaum zu beeinflussende starke Schmerzen, häufig im tiefen Wadenbereich in Ruhe. Auch Dehnungsschmerzen des Periosts werden angegeben. Das klassische Bild im Endstadium wird hauptsächlich beherrscht durch die Klumpfußfehlstellung mit Krallenzehenkontrakturen und Sensibilitätsstörungen.

Die Erklärung ist nach H. MAU (1969) aus den anatomischen und kreislaufphysiologischen Voraussetzungen abzuleiten. Danach kann man drei ventrale osteofibröse Kammern von einer dorsalen bindegewebigen Kammer für den M. gastrocnemius und den M. soleus am Unterschenkel unterscheiden, wobei die A. tibialis, aus der A. poplitea kommend, die Membrana interossea unterhalb des Schienbeinkopfes perforiert und die Mm. extensor digitorum longus, Extensor hallucis longus und Tibialis anterior, die beiden letzteren Muskeln als funktionelle Endarterien, versorgt. Sie verläuft dann mit dem N. peronaeus profundus auf der Ventralseite der Membran abwärts, um sich in die A. tibialis dorsalis fortzusetzen, wobei in der distalen Unterschenkelhälfte dieser Gefäßnervenstrang der lateralen Tibiakante unmittelbar anliegt. Der N. peronaeus profundus spaltet sich vor und unterhalb des Wadenbeinköpfchens vom N. peronaeus communis ab und versorgt den M. tibialis anterior sowie den langen Großzehen- und langen Zehenstrecker. Dabei ist der Profundusast erst vor dem Wadenbeinhalt durch Bindegewebe des Periosts fixiert. Damit stellt die vordere Extensorenloge infolge ihrer Einscheidung mit annähernd zirkulär verlaufenden Fasergruppen ähnlich wie die Beugerloge am Unterarm für die vom N. peronaeus profundus versorgten Fußheber und Zehenheber einen verhältnismäßig starren Faszienkörper dar. Dies gilt auch für die Fascie cruris profundus, die durch aponeurotische Muskelansätze und vor allem distal durch eine straffe Sehnenführung verstärkt ist (VON LANZ u. WACHSMUTH 1972). Dagegen ist die Textur der oberflächlichen hinteren Unterschenkelfaszie scherengitterartig angeordnet und erlaubt deshalb eine stärkere Vermehrung ihres Inhaltes ohne Kompression.

Von diesem Bild der allgemeinen ischämischen Kontraktur ist abzugrenzen das *Tibialis-anterior-Syndrom*. Diese Bezeichnung stammt von CARTER u. Mitarb. (zit. nach H. MAU 1969) und stellt eine Sonderform der ischämischen Nekrose dar. Es handelt sich hierbei um die isolierte Form der Ischämie des M. tibialis anterior, M. extensor hallucis longus und M. digitorum longus im vorderen Faszienschlauch des Unterschenkels lateral neben der Tibia. Anfänglich tritt eine Kontraktur der Muskulatur gegenüber dem Spitzfuß bei der allgemeinen ischämischen Kontraktur zurück durch ein gewisses Nachgeben der Muskulatur. Erst durch die spätere Fibrosierung und damit Kontraktur der Extensoren entsteht die Spitzfußstellung in leichter Überdehnung.

Als unmittelbare Ursache wird vielfach ein Trauma angenommen. So sahen KUNKEL u. LYNN (1958) nach einer Schußverletzung mit Zerreißung der Muskulatur eine derartige Veränderung. In einer eigenen Beobachtung entstand ein Tibialis-anterior-Syndrom nach Unterschenkelosteotomie. Ebenso heben GREENBAUM u. O'LOUGHLIN (1969) die traumatische Genese des Tibialis-anterior-Syndroms hervor. Demgegenüber beschreiben MEIERS (1971), PATON (1968) und STARK (1969) die Möglichkeit einer Entstehung auf Grund einer starken Unterschenkelbelastung, wobei die durch Belastung auftretende akute Durchblutungsstörung der A. tibialis anterior zu einer nachfolgenden irreversiblen Fußheber- und Zehenstreckernekrose führen soll. Die Zeitspanne, in der dieser zur Fußkontraktur führende Verlauf abgewendet werden kann, beträgt nach Meinung von MEIERS etwa 24–48 Std. Doch verstreicht sie meist ungenutzt, weil das Syndrom nicht genügend bekannt ist oder leicht mit entzündlichen Unterschenkelerkrankungen, insbesondere Osteomyelitis oder Thrombophlebitis, Erysipel, Abszessen oder rheumatischer Arthritis, verwechselt wird.

Als vorausgegangene starke Unterschenkelbelastungen werden Fußball, so auch von MAVOR angegeben und Kegeln und als erstes Symptom Taubheitsgefühl im Unterschenkel, das unmittelbar nach der Belastung auftritt, später Zwangshinken, zunehmender prätibialer und Hochlagerungsschmerz und harte Schwellung der tibialen Muskulatur mit reaktivem Erythem, Abschwächung oder sogar Fehlen des Pulses der A. dorsalis pedis und endlich Parese mit Sensibilitätsstörungen im 1. Zehenzwischenraum.

Angesichts dieser Veränderungen überrascht es nicht, wenn H. MAU (1969) schreibt, daß das Tibialis-anterior-Syndrom vielfach als Peronäuslähmung fehldiagnostiziert wird. Bewegungseinschränkungen in Spitzfußstellung, häufig mit einer Peronäuslähmung verwechselt, werden beim Tibialis-anterior-Syndrom auch von GIRKE u. KREBS (1972), MUMENTHALER (1977), RENEMANN u. Mitarb. (1971) beschrieben. Diese atraumatische Entstehungsform des Tibialis-anterior-Syndroms, insbesondere in den chronischen Formen, kann Ausdruck des intrafaszialen Überdruckes sein, denn nach H. MAU (1969) konnten FRENCH u. PRICE bei der Fasziotomie einen negativen bioptischen Befund erheben und die Existenz dieses besonderen Typs durch Druckmessungen innerhalb der tibialen Muskelloge sicherstellen. Deswegen erscheint es berechtigt, die wahrscheinlich leichteste Gradausprägung der chronischen Form mit Schmerzen der Tibialismuskulatur neben dem Schienbein zu Beginn der Sportsaison nicht als einfachen Muskelkater anzusprechen, sondern als Beginn einer solchen schmerzhaft kontrakten Reaktion der Muskula-

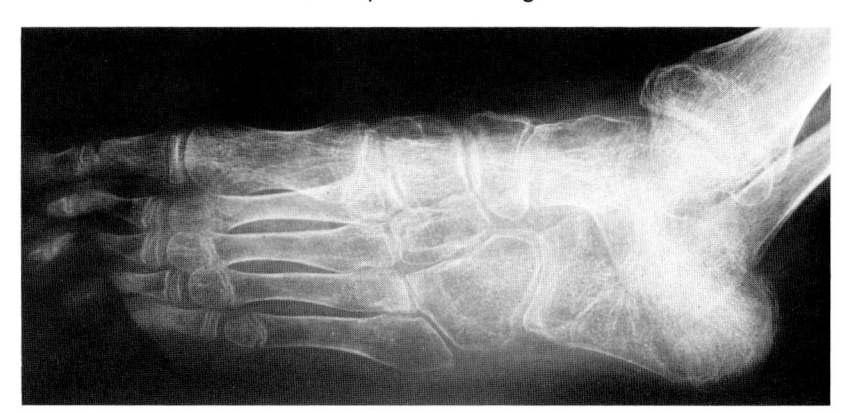

Abb. 6 Juvenile Polyarthritis, die zur maximalen Spitzfußstellung geführt hat

tur, zumal sich Ödeme und Blasen über der kontrakten Muskulatur ausbilden können. Wenn die Gelenke nicht gestreckt gehalten werden, kann es zu einer permanenten Schrumpfung wie bei der ischämischen Kontraktur kommen.

Von diesem Tibialis-anterior-Syndrom mit dem im späteren Verlauf auftretenden Funktionsausfall der Fußheber- und Zehenstrecker muß, u. U. mit Hilfe des Elektromyogramms, ein ähnliches, aber viel seltener vorkommendes Syndrom mit Nekrose der Peronäalmuskulatur, das sog. *Peronäalsyndrom*, abgegrenzt werden, wie RENEMANN u. Mitarb. (1971) schreiben. In der Vorgeschichte sollen bei beiden Formen nicht selten chronische Überlastungen, besonders bei Militärpersonen, vorkommen. Hier imponieren klinisch anfangs auch Schmerz, Schwellung, Rötung und Druckschmerzhaftigkeit, aber mit Verhärtungen an der Außenseite des Unterschenkels, und ein Ausfall der Mm. peronaei mit gleichzeitiger schmerzhafter Adduktionsbehinderung des Fußes. Hinzu kommen Gefühlsstörungen im Versorgungsbereich des N. peronaeus superficialis, gelegentlich auch einmal des Profundesastes.

In den von H. MAU (1969) zusammengestellten Fällen wie auch in der Beobachtung von EDWARDS (1969) kam es bei allen Patienten im Anschluß an eine sehr starke Beanspruchung, mehrtägiges Exerzieren, Fußballspiel und Tanz zum Auftreten der ischämischen Veränderungen im Bereich der Peronäalmuskeln. Die anfänglich konservative Behandlung sollte nach einigen Tagen, wenn keine Restitution auftritt, durch einen operativen Eingriff ergänzt werden (Spaltung der Faszie). In den operierten Fällen ließ sich bereits 6 und 10 Tage nach der Operation eine deutliche ischämische Veränderung des graubraun verfärbten Peronäalmuskels nachweisen. In den hier geschilderten Fällen kam es danach zu einer weitgehenden Restitution und zum völligen Schwund der anfänglichen schmerzhaften Spitzfußfehlstellung.

Spitzfuß bei Systemkrankheiten

Die nächste ätiologische Gruppe erfaßt die Spitzfußfehlstellung als Symptom bei Systemkrankheiten. Als erstes ist hierbei die *chronische Polyarthritis,* insbesondere auch die juvenile Arthritis und das Stillsche Syndrom, zu nennen. Neben der Beteiligung der Hüft- und Kniegelenke kommt es häufig zu einer progredienten Spitzfußstellung durch Beteiligung des oberen, aber auch der unteren Sprunggelenke (Abb. 6).

Die chronische Polyarthritis stellt nach TILLMANN (1977) eine relativ häufige Ursache für die Einsteifung im Sprunggelenkbereich dar. Dabei kommt es nur selten zu einer völligen Versteifung. VAINIO (1956) berichtet über etwa 10% der befallenen Sprunggelenke, die völlig eingesteift waren. Patienten, die gehfähig geblieben sind, behalten im allgemeinen eine funktionell günstigere Stellung bei, während bei voll bettlägerigen Patienten häufiger schwere Spitz- und Spitz-Klump-Fuß-Fehlstellungen zu beobachten sind. Dagegen sind völlige Versteifungen des unteren Sprunggelenks wesentlich häufiger. Da die Füße sowohl bei der chronischen Polyarthritis als auch bei der Gicht und bei der Psoriasis oft befallen sind, sollte man auch in einem beschwerdearmen Intervall danach fahnden. Denn die röntgenologischen Veränderungen sind im oberen Sprunggelenk erst spät sichtbar. Eine Chondrokalzinose kann nach TILLMANN durch diskrete Kalkeinlagerungen mit der typischen Doppelkonturierung trotz des charakteristischen Befundes leicht übersehen werden. Nach SCHILLING (1976) sind die entzündlichen Formen mit besonders ausgeprägten multiplen Prolieferationen typisch für die Reitersche Krankheit. Seltener finden sich derartige Veränderungen bei der Spondylitis ankylosans. Die Häufigkeit der verschiedenen Fußfehlformen bei chronischen Polyarthritis wird von VAHVANEN (1956) für den Pes planovalgus mit 87,4% angegeben, Varusdeformierungen in 19,4%; Pes calcaneovarus fand er in 9,2% und Pes cavus oder calcaneocavus in 6,9%, wobei nach TILLMANN diese Veränderungen häufig asymmetrisch vor-

3.12 Klassische Fuß- und Zehenfehlformen

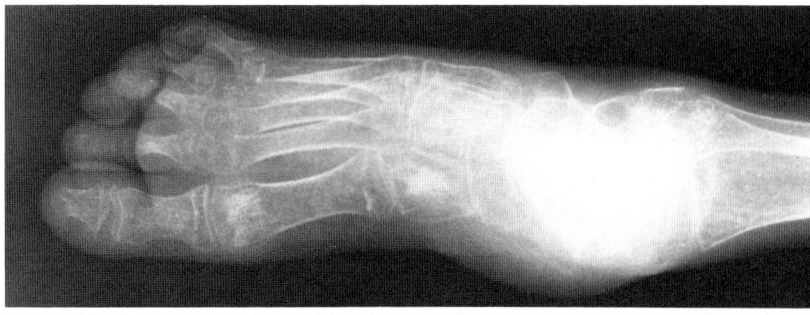

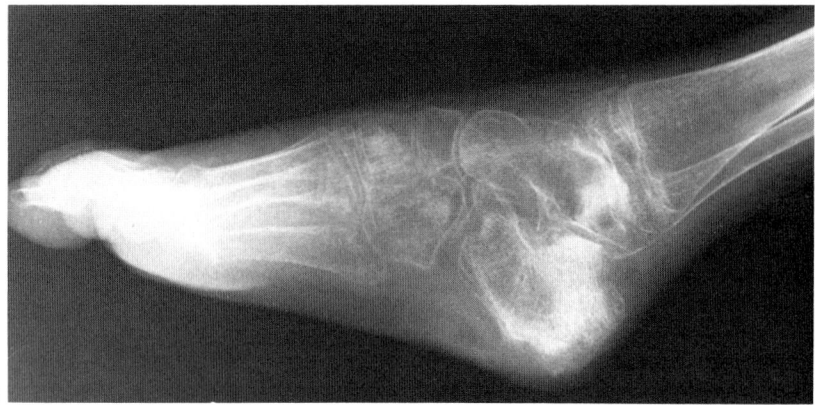

Abb. 7 a u. b Spitzfußdeformität bei Hämophilie mit Deformierung von Talus calcaneus sowie der vorderen Fußwurzelreihe und asymmetrischer unregelmäßiger Knochenverdichtung und Knochenentkalkung

kommen. Als Behandlung wird auch hier wie bei den übrigen Gelenk- und Sehnenscheidenbeteiligungen die frühe Synovektomie empfohlen. Arthroplastische Eingriffe oder Arthrodese sind nur bei ausgeprägten Gelenkzerstörungen angezeigt.
Als nächste wichtige Allgemeinerkrankung, die häufig zu einer Spitzfußdeformität führt, muß die *Hämophilie* genannt werden (FIELD u. Mitarb. 1963). Durch die immer wiederkehrende hämophile Arthropathie mit Gelenkergüssen und nachfolgenden Gewebsveränderungen kommt es hier zu einer Gelenkfehlstellung, begünstigt durch das Überwiegen der Streckmuskulatur. Verbleibt diese Fehlstellung beim Kind und Jugendlichen, so kommt die wachstumsbedingte stellungsabhängige Deformierung der Sprunggelenkgabel und des Talus hinzu, die die weitere Verformung fördert (Abb. 7).
Dagegen gehört der Spitzfuß nach den Angaben von ROMPE (1973) im Gegensatz zum Klumpfuß und kongenitalen Knick-Platt-Fuß, die mit großer Regelmäßigkeit bei der *Arthrogryposis multiplex congenita* vorkommen, hier zu den selteneren Fehlstellungen.
SAGE (1980) schreibt, daß die Spitzfußstellung und die Klumpfußstellung die häufigsten Fehlbildungen bei der Arthrygryposis multiplex congenita sind. Wegen der extremen Steifigkeit der Gelenke, insbesondere im Bereich der hinteren Kapsel, ist eine apparative Versorgung extrem schwierig. Durch eine konservative Behandlung ist eine ausreichende Fußform kaum erreichbar und wenn, nur vorübergehend. Er räumt einer konservativen Behandlung einen Erfolg lediglich bis zum Alter von etwa 3 Monaten ein. Danach ist nach seiner Meinung eine operative Korrektur mit Lösung der Weichteile und Tenotomie der verkürzten Sehnen angezeigt. In schwereren Fällen plädiert er für die Talusexstirpation, bei Erwachsenen für die Keilresektion zur Korrektur der Spitzfußdeformität, bei älteren Patienten für die pantalare Arthrodese, um die erreichte Korrektur halten zu können.
Fußfehlformen wie Spitzfuß und Klumpfuß sind beim Larsen-Syndrom nach DALLAPICCOLA u. CAPRA (1973) die wichtigsten Fußfehlformen, wobei die Ausprägung vom Karyotyp abhängen soll.
Im Gegensatz zu den generalisierten Gelenkerkrankungen gehört die Spitzfußstellung, insbesondere ihre progrediente Ausbildung, mit großer Regelmäßigkeit zum *Krankheitsbild der infantilen Zerebralparese* (MATTHIASS 1969, FELDKAMP 1983, FLEMIG 1970, HERMANN 1970). Daneben kann der spastische Spitzfuß auch bei allen anderen Formen der spastischen Lähmung auftreten, wobei häufig die Spitzfußfehlstellung Grund für eine stationäre Behandlung und Operation ist. So berichtet CALANDRIELLO (1959) über eine Operationsstatistik von PERAZZINI, wonach von 439 Patienten mit infantiler Zerebralparese 323 operiert werden mußten (73,5%), wobei die Fälle mit spastischem Spitzfuß ohne Zweifel die größte Anzahl neben der spastischen Kniegelenkkontraktur darstellte. Er hebt vor allen Dingen dabei hervor,

daß der Triceps surae mit seinen drei verschiedenen Stellen der Insertion als mehrgelenkiger Muskel eine besondere Bedeutung besitzt. Das gleiche wird wegen der besonderen Hebelwirkung am Kalkaneus von FROST (1971) hervorgehoben. Als Charakteristika des spastischen Spitzfußes bezeichnet er die Plantarflexionsstellung im oberen Sprunggelenk auf Grund der Spastizität der Plantarflexoren, gleichgültig, ob sie angeboren oder erworben ist, wobei zwei Elemente vorhanden sind: einmal das primär dynamische und dann das sekundär strukturelle. Das primär dynamische Moment beruht auf der Überanspannung des Triceps surae gegenüber den Dorsalflektoren, auch in der Standphase, die auch bei Entlastung bestehenbleibt und z. T. auch im Tiefschlaf nicht schwindet. Dieses dynamische Element verursacht das spezifisch individuelle Gangbild auf dem Vorfuß beim Gehen und in der Standphase. Das sekundärstrukturelle Moment wird verursacht durch die Veränderungen im Verlauf dieses dynamischen Prozesses, einmal als Adaptationsvorgang durch das Wachstum des Gewebes und zum anderen durch die mechanischen Kräfte, die zu einer strukturellen Kontraktur der Triceps-surae-Muskulatur bei normaler Länge der Tibia führen und späteren Kontraktur in der hinteren Kapsel des oberen und unteren Sprunggelenks. FELDKAMP (1983) betont, daß bei der spastischen Parese die primitiv motorischen Reflexe zusammen mit den Massenbewegungen der Extremitäten bzw. der Totalinnervertion der Gliedmaßen die Erschwerung und Einschränkung der Muskelkontraktionen bedingen, die dann zur Kontraktur, d. h. zur bindegewebig fixierten Verkürzung, führen. Die daraus resultierende Deformität ist ein Sekundärsymptom. Derartige Kontrakturen werden bei der reinen Athetose nicht gefunden.

Ebenfalls muskulär bedingt, aber durch progrediente Verknöcherungen bei der *Myositis ossificans progressiva,* seltener bei der *Myositis ossificans localisata,* kann bei Befall der Unterschenkelmuskulatur eine Spitzfußstellung resultieren, die Unterschenkelmuskulatur gehört aber zu den selteneren Lokalisationen, wie TACHDJIAN (1972) hervorhebt.

Demgegenüber ist die Unterschenkelmuskulatur häufig befallen im Anfang sowohl bei der *akuten Polyradikuloneuritis* (Guillain-Barré-Syndrom) und der *Landryschen Paralyse.* In diesen Fällen beginnen die Veränderungen und Lähmungen im distalen Abschnitt und steigen dann allmählich auf und sind gewöhnlich symmetrisch. Die Veränderungen können sich bis zum Fallfuß hin ausprägen, bei der *hypertrophischen interstitialen Neuritis* von DÉJERINE u. SOTTAS (1893) erstmalig beschrieben. TACHDJIAN führt in seiner Schilderung aus, daß die Füße weich und schlappend sind und sich die Anomalie im Gangbild häufig als Steppergang darstellt. Erst später kommt es zu

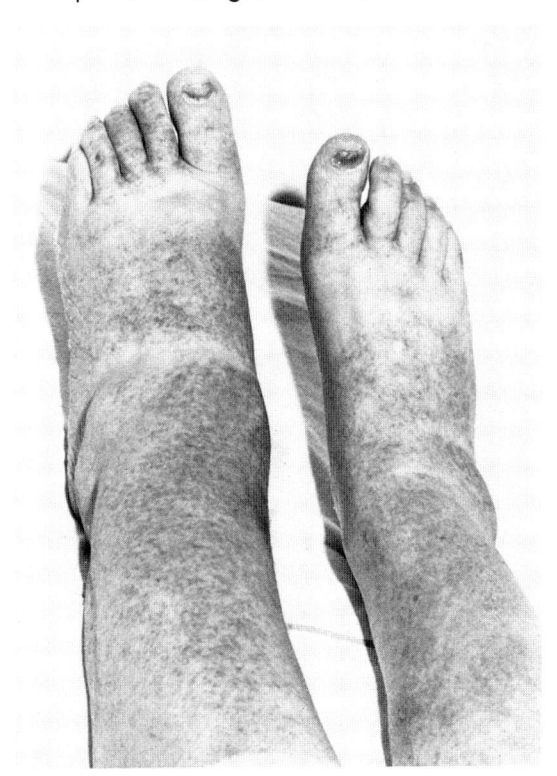

Abb. 8 Rechtsseitige Minderentwicklung bei Poliomyelitis mit Lähmungsspitzfuß

Veränderungen im Bereich der Hand- und Rumpfmuskulatur mit Beugekontraktur der Finger und Entwicklung einer Skoliose.

Eine spezielle Atrophie der Peronäalmuskulatur tritt bei der *Charcot-Marie-Tooth-Hoffmannschen Erkrankung* auf. Es handelt sich dabei um eine definierte erbliche familiäre degenerative Erkrankung der peripheren motorischen Nervenbahn und häufiger auch des spinalen Bereiches. Der Prozeß beginnt allmählich progredient in Füßen und Beinen und steigt dann auf zu Händen und Unterarmen, ist charakterisiert durch eine Atrophie der befallenen Muskelgruppen, insbesondere der Peronäalgruppe. Die Symptome beginnen meist zwischen dem 5. und 15. Lebensjahr. Aus dem Muskelungleichgewicht resultiert dann später auch ein Pes varus. Beidseitigkeit ist nach MUMENTHALER (1977) sowohl bei der neuralen Muskelatrophie (Charcot-Marie-Tooth-Hoffmann) wie auch bei distaler Muskelatrophie (Dystrophia myotonica Steinert) zu sehen, bei der letzteren aber niemals nur auf das Peronäusgebiet beschränkt.

Im Verlauf der *Muskeldystrophien* und auch der *Myasthenia gravis,* der *pseudohypertrophischen Muskeldystrophie* und der *Werdnig-Hoffmannschen Krankheit* kann eine Spitzfußstellung auftreten, wobei das Lähmungsbild durch das Muskelungleichgewicht ebenfalls ähnlich ist wie bei der paralytischen Deformität, wie es von SHARRARD (1967) bei den paralytischen Deformitäten

3.14 Klassische Fuß- und Zehenfehlformen

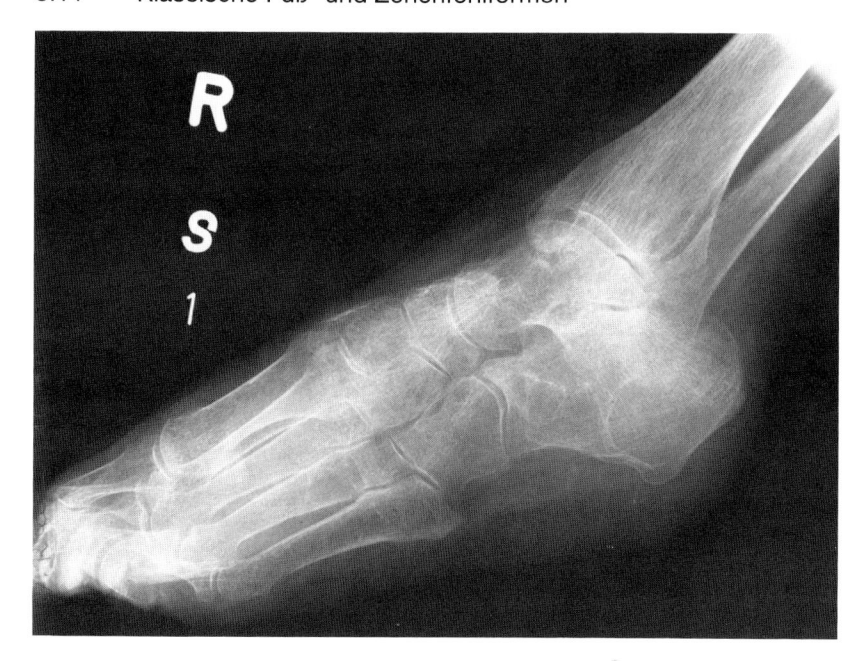

Abb. 9 Kontrakte Fehlstellung aller Fußgelenke bei maximaler Spitzfußstellung auf dem Boden eines Apoplexes

der unteren Gliedmaßen beschrieben ist von der Poliomyelitis bis hin zur Meningomyolozele (Abb. 8 u. 9). YIYI u. Mitarb. (1979) berichten von einem Patienten mit einer erworbenen Faktor-8-Störung, bei der es zu einem Spitz-Klump-Fuß gekommen ist. Eine Rarität stellt eine Peronäuslähmung durch ein intraneurales Hämatom bei Antikoagulantientherapie nach NEUNDÖRFER u. Mitarb. (1970) dar. Häufiger kann bei Diabetikern eine beidseitige Peronäusläsion mit entsprechenden Ausfällen nach SHAHANI (1969) gesehen werden. Er erklärt es als kombinierte Wirkung der Stoffwechselstörung und durch mechanische Momente am Fibulaköpfchen.

Spitzfuß aus mechanischer Ursache

Als letztes soll die Entwicklung von Spitzfußstellungen auf mechanischer Grundlage angeführt werden, wobei einmal die Spitzfußstellung als Gewohnheitshaltung bei lange bestehender Beinlängendifferenz aufgefaßt werden muß, gleichgültig welche Genese die Beinlängendifferenz hat: angeboren oder erworben. Als besondere Seltenheit sei auf die Beobachtung von KUMMEL u. Mitarb. (1972) hingewiesen, die ein vermehrtes Längenwachstum, verursacht durch einen Glomustumor im distalen Fibulabereich, beschrieben haben bei einem 12 Jahre alten Jungen. Häufiger wird eine Spitzfußstellung auf dem Boden einer Beinlängendifferenz, bedingt durch Knie- oder Hüftbeugekontraktur, beobachtet, da die Kontrakturstellung (Abb. 10) des einen Gelenks die Kontrakturneigung auf der anderen Seite, insbesondere am Kniegelenk, begünstigt. Ebenso kann eine doppelseitige Spitzfußhaltung bedingt sein durch ständiges Tragen sehr hoher Absätze und als Pflegefehler bei konsumierenden langdauernden Erkrankungen, wobei schon der Bettdeckendruck allein ausreicht, um eine solche Fehlstellung zu bewirken. In letzter Zeit ist wiederum als Folge eines „Pflegefehlers" eine Spitz- bzw. Abduktionsstellung des Fußes als sog. *Bauchlageschaden* von LÜBBE (1974) beschrieben und unabhängig auch von BERNBECK (1976) beobachtet worden (Abb. 11).

Klinik

Das klinische Bild des Spitzfußes ist charakterisiert einmal durch Plantarflexionskontraktur des Fußes, dadurch bedingter Beinlängendifferenz bei sonst normaler Beinlänge einerseits und der Instabilität beim Fallfuß andererseits. Der Patient mit einem Spitzfuß kann nur stehen beim Versuch der mehr oder weniger starken Überstreckung des Kniegelenks derselben Seite mit der daraus resultierenden Unsicherheit, wobei diese Überstreckstellung des Kniegelenks im Laufe des Wachstums im Sinne des Genu recurvatum progredient werden kann. Sonst kann die relative Beinlängendifferenz nur durch Beugestellung im Knie- und Hüftgelenk derselben Seite mit oder ohne zusätzliche skoliotische Fehleinstellung der Wirbelsäule kompensiert werden. Lediglich bei fehlender Beinlänge auf der Spitzfußseite ist ein Ausgleich ohne derartige statische Fehlstellungen im Beugesinn von Knie- und Hüftgelenk und der Wirbelsäule möglich.
Insgesamt sind durch die Spitzfußstellung die Stabilität, die Steh- und Gehsicherheit des Patienten erheblich reduziert.

Therapie

Bei der Therapie des Spitzfußes müssen neben der Ursache des Spitzfußes als weichteilbedingte

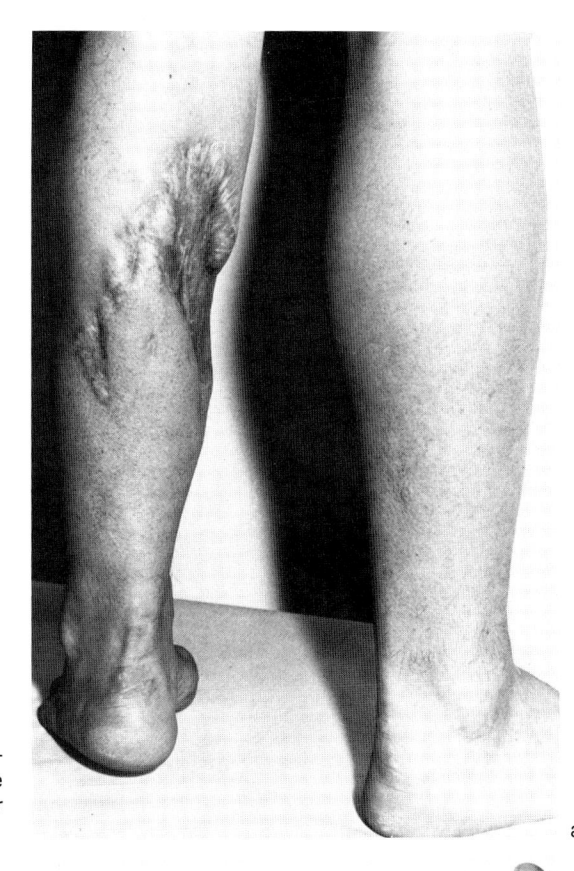

Abb. **10** a–c   a) Zustand nach Motorradunfall mit Ablederung und Verbrennung im Bereich der Weichteile des Unterschenkels, vor allem auf der Innenseite der Wadenmuskulatur.

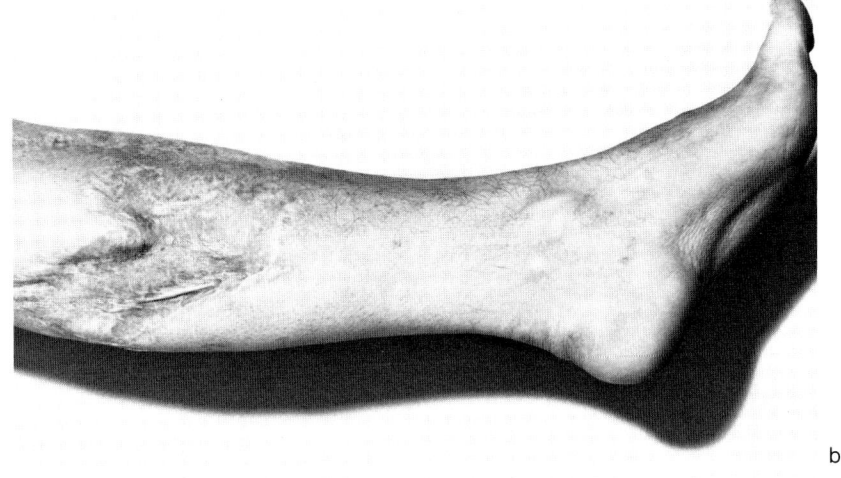

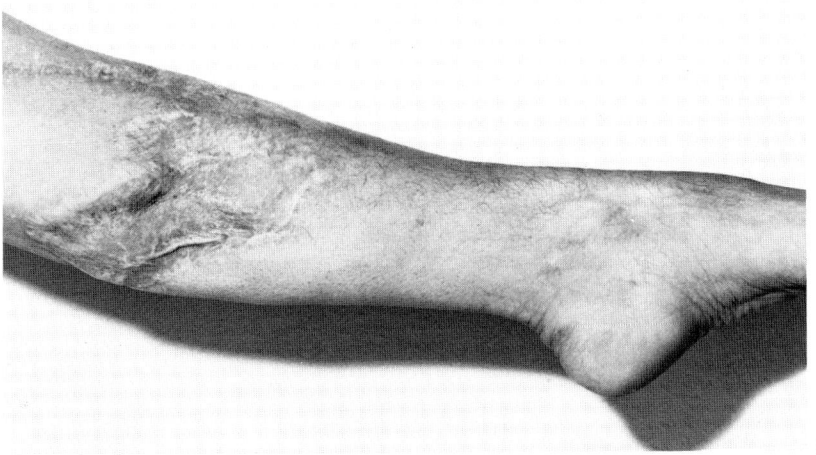

b u. c) Ausmaß der maximalen Beweglichkeit mit der verbliebenen deutlichen Stellung

3.16 Klassische Fuß- und Zehenfehlformen

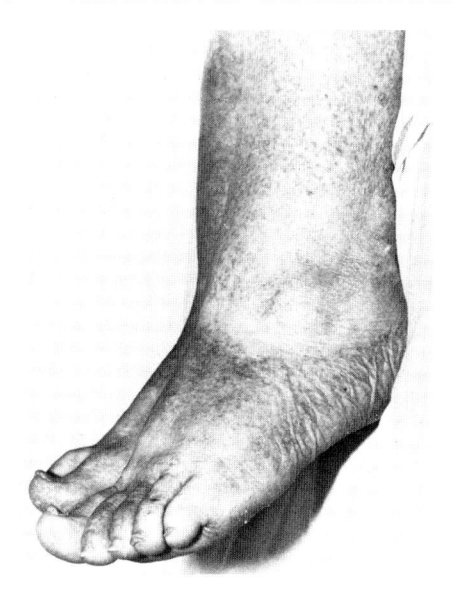

Abb. 11 30jährige Patientin mit unklarem zerebralem Prozeß. Doppelseitige Spitzfußstellung, pflegebedingt, entstanden durch den Bettdeckendruck. Ohne diese Spitzfußstellung wäre die Patientin im jetzigen Zustand wieder gehfähig

oder knöchern bedingte Fehlstellung oder Lähmungsform einerseits das Ausmaß der Ausprägung und das Alter des Patienten andererseits berücksichtigt werden.
Bei den leichteren Formen der kontrakten Spitzfußstellung reicht trotz der häufigen Durchführung eines operativen Eingriffes nicht selten die konservative Behandlung des Spitzfußes aus. Manchmal ist diese sogar der operativen vorzuziehen, wie es von LÖHR (1967) betont wird. Er ist der Meinung, daß man mit der konservativen Behandlung auskommen kann stets bei geringgradigen, aber korrekturbedürftigen Spitzfüßen sowohl bei spastischen Spitzfüßen mit eindeutiger muskulärer Schrumpfungskomponente als auch bei Lähmungsspitzfüßen, bei denen noch eine Rückbildung der Lähmung zu erwarten ist, bei Notwendigkeit einer genau dosierten Teilkorrektur, insbesondere bei Kleinkindern kurz nach dem Laufbeginn, und bei Patienten mit einem zu großen allgemeinen Operationsrisiko. Dabei sind nach seiner Meinung das *gewaltsame Redressement des Spitzfußes in Narkose* wie die *geschlossene Tenotomie der Achillessehne* nur in Ausnahmefällen brauchbar und wegen der Gefahr von Nebenverletzungen und falscher Dosierung als Routinemethoden abzulehnen. In solchen Fällen haben sich der *Umstellgipsverband und der Quengelgipsverband* ebenso wie der *Lochgips von Pitzen* sehr bewährt, wobei diesen passiven Dehnungsverfahren im weiteren Verlauf dann eine intensive krankengymnastische und, wenn möglich, auch beschäftigungstherapeutische Behandlung angeschlossen werden müssen. Bei der passiven Dehnung des Spitzfußes wird, wie bereits von F. LANGE (1965), MÖHRING u. GIULIANI (1961) und BÜSCHELBERGER (1963) betont worden ist, ein zirkulärer Gipsverband angelegt und bei mehr oder weniger rechtwinkliger Beugung im Kniegelenk dann allmählich in Etappen von mehreren Tagen, manchmal sogar Wochen, eine schonende Dehnung der Weichteile und dann durch eine Aufbiegung des Fußes – und Streckung im Bereich des Kniegelenkes erreicht. Diese Methode ist dann durchführbar, wenn im Einzelfall eine angemessene Korrekturstellung des Fußes bei rechtwinkliger Beugung im Kniegelenk erreicht worden ist. Anderenfalls muß schrittweise im Bereich des Fußes korrigiert werden. Im letzten Gipsverband bei maximal möglicher Korrektur können gehfähige Patienten nach Beendigung der Dehnung einige Tage, manchmal auch Wochen, zur Sicherung des Ergebnisses als Gehgipsverband angelegt, bereits laufen. Selbstverständlich muß dabei ein Längenausgleich auf der Gegenseite erfolgen. Bei Anlegen eines Quengelgipses ist darauf zu achten, daß eine genügend breite Auflagefläche erreicht wird, um isolierte übermäßige Druckbelastungen einzelner Hautzonen zu vermeiden. Diese Methode der isolierten Streckung des Kniegelenks bei sonst erreichter Normalstellung des Fußes ist nur bei Dehnungsnotwendigkeit der Mm. gastrocnemius und plantaris, nicht aber bei Verkürzung im M. soleus und vor allen Dingen nicht bei Schrumpfungen im Bereich der Gelenkkapseln durchführbar. Hier ist die manuelle Redression bzw. der allmähliche Quengelgipsverband, beim Spastiker auch in Form des Stehgipses angefertigt, eine sinnvolle Methode. Wichtig ist dabei zu berücksichtigen, daß diese Art der konservativen Behandlung oft mehrere Wochen, manchmal gar Monate in Anspruch nehmen kann.
Als Ergänzung zu diesen konservativen Dehnungsverfahren muß beim kontrakten Spitzfuß, noch mehr aber beim Fallfuß, eine Möglichkeit der Beibehaltung der Korrekturstellung und der Anhebung des Fußes bei Fibularisschwäche oder -lähmung erreicht werden, wie es von EICHLER (1972) betont wurde, als er seine einfache auswechselbare Fußhebeschiene angab. Diese im Prinzip alte orthopädische Schiene, in den verschiedensten Formen angewandt, wird zum Teil fest an den Schuh montiert, wie es für den Fallfuß von TUCK (1957) angegeben wurde, oder als einfache Schiene gebraucht oder auch als Schiene mit einer hochgeführten Schelle, die eine gewisse Beweglichkeit erlaubt. Diese Schiene ist dann mit einer sog. Peronäusfeder ausgestattet, einer Spiralfeder, die im Absatz in der Stärke verstellbar eingestellt werden kann, um den Fuß in der Korrekturstellung zu halten. In der Beurteilung dieser apparativen Versorgungen stellten STOTT u. Mitarb. (1973) durch apparative Messungen fest, daß der Mittelfuß für seinen Aufbau

relativ leicht überlastet wird, wozu bereits geringe Veränderungen der Vorfußstellungen ausreichen. Sie haben deshalb erhebliche Bedenken gegen große Krafteinwirkungen. Diese in den verschiedensten Formen von ihnen wie auch von TUCK (1962) und EICHLER (1972) und anderen angegebenen Peronäusfederschienen sollen durch einen Federdruck den Fuß in der Korrekturstellung halten, wobei z. T. versucht wird, am Schuh das Gewicht abzufangen. Die Schiene muß dabei so weit eine Stabilisierung erreichen, daß das Abrollbild gehalten, der Fuß aber nicht in eine Hakenfußstellung gedrängt wird. Gleichzeitig damit kann durch die Rekurvierungstendenz im Kniegelenk eine Stabilisierung des Beines im Kniegelenk bei gleichzeitig bestehender Quadrizepsschwäche erreicht werden. Diese Schienen sind im Gewicht relativ leicht. Schwieriger ist die apparative Versorgung mit gleichzeitiger Stabilisierung des gesamten Fußes, wie sie als Gießharz-Metall-Kombination oder als Kunststoffschiene angegeben worden ist, wobei die Ferse mit einer Kappe gehalten wird. Hier wird beim Abrollen funktionell die Plantaraponeurose gedehnt und gleichzeitig gegen eine evtl. vorhandene Hohlfußkomponente eingewirkt. Deshalb kann diese Schiene bei Trizepslähmung, überwiegend also bei Poliomyelitisfolgen oder ähnlichen Lähmungen angewandt werden, wie es von GÜNTZ (1959) bei der Beschreibung dieser Gehschienen zur vorbeugenden Behandlung formuliert wurde.
Einen Schritt weiter gehen die Schienen, die aus Plastikmaterial wegen des leichten Gewichtes neben der Besserung der Gehfähigkeit gleichzeitig eine Stabilisierung und Immobilisierung des Sprunggelenks, insbesondere bei der Arthritis, erwirken sollen (SCHOBER u. GRANT 1971).
Diese konservativen Verfahren werden ergänzt und erweitert durch die operativen Verfahren, wobei die *operative Verlängerung der Achillessehne* das Standardverfahren schlechthin darstellt. Der Effekt der Verlängerung der Achillessehne als Änderung der Kraft der Gastroknemius- und Soleusmuskulatur wurde von COZEN u. Mitarb. (1967) nochmals ausführlich untersucht. Sie stellten bei ihren Messungen vor und nach Achillessehnenverlängerung fest, daß zwar eine exakte Kraftmessung nicht möglich war, daß aber ein Kraftverlust bei ihren Messungen bei 52 Kindern in 11 Fällen nachweisbar war. BANKS (1977) versucht, durch Einkerbung der Gastroknemiusköpfe eine Gastroknemiusverlängerung zu erreichen, und ergänzt diese manchmal noch durch Neurektomie der Nerven für den Gastroknemius und eine Tripelarthrodese. Diese gleitende Sehnenverlängerung wird von ihm als die beste Methode hervorgehoben.
In der Behandlung der Spitzfußstellung, insbesondere des Lähmungsspitzfußes, stehen dann die operativen Verfahren zur Diskussion, die versuchen, einen Ersatz der verlorengegangenen Funktion durch Transplantation anderer funktionsfähiger Muskeleinheiten auf die Achillessehne zu erreichen. In seinen Überlegungen zur Tibialis-posterior-Transplantation sagt WARREN (1968), daß die Komplikationen allgemein durch das Übergewicht der Flexoren bewirkt werden, wobei sowohl eine Valgus- als auch eine Varusstellung resultieren kann. In seiner Methode versucht er, bei Abtrennung die Postikussehne etwa 4-5 cm vom Ansatz zu lösen und mit der Flexor-hallucis-longus-Sehne zu vernähen, und meint, so eine Insuffizienz im Talonavikularegebiet zu vermeiden und damit einem Plattfuß und ebenso einem Hallux plantiflexus vorzubeugen. Die Tibialis-Postikus-Sehne wird dann durch die Membrana interossea gezogen und auf die Sehne des Tibialis anterior gesetzt. Gegen die Varusstellung wird von einer Peronäussehne ein Zügel hergestellt und ebenfalls an die Antikussehne genäht. CHAPMAN (1959) beschreibt bei Poliomyelitspatienten die Verpflanzung der Sehne des Extensor communis auf den Fußrücken bei fehlenden Mm. tibialis anterior und posterior. Die Seiteninstabilität beim Spitzfuß kann von den verschiedenen Sehnen, die je nach Instabilität seitenbetont angeheftet werden, korrigiert werden. Die von ihm nach dieser Technik behandelten 44 Patienten hatten alle einen Lähmungsspitzfuß nach Poliomyelitis. Eine andere Idee zur Vermeidung des Fallfußes durch Transplantation des Peronaeus longus wird von LAMPHIER u. GOLDBERG (1963) empfohlen. Sie betonen einleitend, daß bei einer Sehnenverpflanzung die verpflanzte Sehne voll intakt sein muß, da sonst nur eine zu geringe Kraft einwirken kann. Bei der Verpflanzung der Sehne führen sie eine Verankerung der transplantierten Sehne im Bereich des medialen Os cuneiforme in einem Bohrkanal durch. In den von ihnen behandelten Fällen sei dies jeweils mit gutem Ergebnis bei genügend langer postoperativer Gipsfixation durchgeführt worden. Eine Korrektur des paralytischen Fallfußes durch eine Teilverpflanzung der Gastroknemius- und Soleusmuskulatur wird von CALDWELL (1958) empfohlen, wobei er die eine laterale Hälfte der Gastroknemius- und Soleusmuskulatur an ihrem Ort und die Gastroknemius- und Soleussehne intakt läßt und die andere mediale Hälfte löst und auf die Mitte des Os cuneiforme auf dem Fußrücken von dorsal durchgeführt fixiert. Bei 13 Patienten habe er mit dieser Methode ein gutes Ergebnis erreicht.
Daß Sehnenverpflanzungen nicht nur bei allgemeinen Lähmungen, sondern auch bei den speziellen Lähmungen wie der leprabedingten Lähmung durchgeführt werden können, wird von GUNN u. MOLESWORTH (1957) betont. Bei der Beschreibung ihrer 56 Fälle mit Verpflanzung der Tibialis-posterior-Sehne zur Dorsalflexion bei leprabedingter Lähmung zeigen sie in instruktiven Abbildungen ein relativ gutes Ergebnis. In der

3.18 Klassische Fuß- und Zehenfehlformen

weiteren Diskussion betonen sie, daß auch bei poliomyelitisbedingten Lähmungen eine derartige Verpflanzung der Postikussehne auf den lateralen Fußrücken ohne weiteres mit gutem Ergebnis durchgeführt werden kann, wobei die Sehne durch die Membrana interossea nach vorn geführt wird.

In ihrer großen Übersicht über die operativen Möglichkeiten zur Wiederherstellung der Achillessehnenfunktion durch Sehnentransplantation bei Lähmung des Trizeps surae zeigen INGELRANS u. Mitarb. (1968) Patienten mit Lähmungen unterschiedlicher Genese. Von 26 Lähmungspatienten hatten 18 Poliomyelitisfolgen, 2 ein Guillain-Barré-Syndrom, 5 eine Lähmung bei Spina bifida und 1 Fall eine motorische zerebrale Insuffizienz. Sie berichten über ihre Erfahrungen mit den verschiedenen Techniken, wobei sie in 12 Fällen die Oberschenkelmuskulatur verpflanzt, in 9 Fällen den Tibialis anterior und in 5 Fällen den lateralen Peronäus und den Tibialis posterior in 3 Fällen verpflanzt haben. In ihrer Nachbeobachtungszeit von über 4 Jahren fanden sie überwiegend gute und nur 5 schlechte Ergebnisse. In der kritischen Analyse ihrer Ergebnisse kommen sie zu der Überzeugung, daß man möglichst frühzeitig und bereits im Kindesalter zwischen dem 5. und 10. Jahr die Operation durchführen sollte, da man dann die günstigsten Ergebnisse erzielen kann. Wichtig ist dabei, daß die anatomischen Voraussetzungen in der Skelettmorphologie vorhanden sind, da u. U. eine extraartikuläre Versteifung nach GRICE (1952) oder gar eine Tripelarthrodese vorausgehen muß.

Eine operative Behandlung des Fallfußes durch die Arthrorise wird heute kaum noch durchgeführt, in den meisten Fällen auch abgelehnt. Lediglich zwei Autoren beschäftigen sich noch mit diesem älteren Verfahren, so BACHMANN (1954), als er seine Erfahrungen mit der hinteren Arthrorise des oberen Sprunggelenks darstellt und die operierten Fälle einer kritischen Analyse unterzieht. In vielen Fällen habe die Arthrorise eine Besserung der Beschwerden, insbesondere eine Stellungsverbesserung des Fallfußes, gebracht; in anderen Fällen sei es aber zu einer Fraktur im Bereich des eingesetzten Spanes gekommen, eine Erfahrung, die auch in einer späteren Arbeit 1970 von JONES bestätigt wird. Er verbindet die Arthrorise zusätzlich mit einer Spanarthrodese zwischen Talus und Kalkaneus und zeigt in seinem Bericht auch Umbauzonen und Frakturen im Arthrorisespan. Von allen übrigen Autoren wird diese Methode nicht mehr durchgeführt und statt dessen eher zu einer operativen Versteifung geraten, so von SEYFARTH (1973), M. LANGE (1965) und JEWSTROPOW u. MUCHINA (1961).

Eine Zwischenstellung zur völligen, d. h. pantalaren Arthrodese nehmen die Operationsverfahren ein, die eine Korrektur des Spitzfußes mit subtalarer Arthrodese verbinden, eine Methode, die von LAMBRINUDI (1933) angeführt wurde. Mit diesem Verfahren haben FLINT u. MACKENZIE (1962) auch bei Rezidiven nach Voroperationen bei 60 untersuchten Fällen gute Erfahrungen gemacht. Wichtig ist dabei, daß das obere Sprunggelenk seitenstabil ist. Ähnliches berichten von dieser Operation nach Lambrinudi DECOULX u. Mitarb. (1968), wobei sie die Methode nach Lambrinudi noch mit der Transplantation einer Sehne kombinieren, wodurch nach ihrer Meinung eine bessere Stabilität erreicht werden kann. Eine ausgedehntere Form der Fußwurzelresektion analog der Operation von Lambrinudi wird von BÉNYI (1960) angegeben, der zusätzlich noch das gesamte Os naviculare und einen Teil des Kuboids reseziert und damit eine Stellungsverbesserung des Fußes, Verkürzung der Weichteile und Korrektur des Hohlfußes erreicht. Er konnte nach dieser Technik bei 44 operierten Fällen in 42 Fällen ein gutes Ergebnis erreichen und sagt, daß diese Modifikation für extreme schwere Fälle und vor allen Dingen bei gleichzeitiger Klumpfußkomponente indiziert sei.

Im Verlauf einer Klumpfußbehandlung verbleibt oft eine Spitzfußfehlstellung, weil diese Fehlform trotz Achillessehnenverlängerung und hinterer Kapsulektomie im Sprunggelenk nicht vollständig korrigiert werden kann (STEWART 1980). Dann ist nach seiner Meinung die Operation nach Lambrinudi angezeigt.

Nach BUCHHOLZ u. Mitarb. (1973) liegen mittelfristige Erfahrungen mit der Sprunggelenkendoprothese zur Korrektur schmerzhafter Fehlstellungen vor.

Eine gewisse Sonderstellung nehmen die häufigen Spitzfußstellungen bei der infantilen Zerebralparese ein. Neben der normalen Sehnenverlängerung in den verschiedensten Variationen kommen u. U. verschiedene Verfahrenskombinationen in Frage. So beschreiben CAHUZAC u. Mitarb. (1972) an ihrer Studie von 2483 spastischen Patienten 1131 operative Eingriffe mit differenter Indikation neben einer tarsometatarsalen Arthrodese wegen eines Spitzhohlfußes die Sehnenverlängerung der Achillessehne als wichtigste operative Behandlungsmaßnahme. Diese Erfahrungen decken sich mit den Angaben von BANKS u. GREEN (1958), die beim Spastiker der Z-förmigen Achillessehnenverlängerung wenn eben möglich den Vorzug geben mit nachfolgender genügend langer Gips- und Schienenbehandlung. In manchen Fällen ist nach ihrer Meinung bei gleichzeitiger Beugestellung auch die Verlängerung des Semitendinosus und insbesondere die Teilablösung bzw. Verlängerung des sehnigen Anteiles im Bereich der Gastroknemiusköpfe notwendig. In seiner ausführlichen Arbeit betont MARTZ (1960), daß die Rolle der Gastroknemius- oder Soleusportion des Triceps surae bei der Entstehung der Spitzfußdeformität genau untersucht werden sollte und bei dem operativen Verfahren u. U. selektiv eine Verlängerung der einzelnen Abschnitte erreicht werden muß. Wichtig ist im Bereich der weiteren Beurteilung die Deformierung und Kontraktur im Hüft- und Kniebereich, um sie entsprechend berücksichtigen zu können. Die alleinige muskulär-sehnige Verlängerung reicht dann nicht aus. Bei der spastischen Parese sind die Autoren allgemein der Ansicht, daß das günstigste Alter eines operativen Eingriffes oberhalb des 4. Lebensjahres liegt und ein Alter über 8 Jahren schon wieder Schwierigkeiten bedeuten kann. Neben der notwendigen konservativen Krankengymnastik wird von FELDKAMP (1983) die Bedeutung der frühzeitigen operativen Korrektur hervorgehoben, die eine zunehmende schwere Fußverbildung verhüten kann. Weichteiloperationen wie Sehnenverlängerungen sollten möglichst schon im Vorschulalter durchgeführt werden, bei knöchernen Eingriffen gegen Ende des Wachstums. Beim Spitzfuß des zerebralparatischen Kindes liegt eine stärkere Verkürzung der Gastroknemiussehne vor. Die Achillessehnenverlängerung soll nach FELDKAMP (1983) mit großer Genauigkeit erfolgen, ein Restspitzfuß von etwa 5-10 Grad belassen werden, um eine postoperative Hackenfußbildung mit Kniebeugefehlstellung zu verhüten. Nach ihrer Meinung hat sich die Achillessehnenverlängerung nach Baker bewährt, besonders dann, wenn Gastroknemiusanteile wesentlich stärker als der M. solius betroffen sind. Die notwendige Beurteilung der Situation geschieht durch das Gastroknemiuszeichen (MATTHIASS 1959, THOM 1971), dabei wird die Korrigierbarkeit des Spitzfußes nacheinander mit gestrecktem und gebeugtem Knie geprüft. Eine nachsorgende krankengymnastische und apparative Behandlung ist nach ihrer Meinung unerläßlich.

In der Spitzfußbehandlung bei der infantilen Zerebralparese stellt die Operation nach Silfverskiold mit Ablösung der Gastroknemiusköpfe eine Besonderheit dar. In ihrer Nachuntersuchung betonen SILVER u. SIMON (1959), daß dabei zwar ein gutes Ergebnis erreicht werden kann, daß die Gastroknemiusfunktion aber primär deformiert ist und in vielen Fällen von ihnen zusätzlich zur Silfverskiold-Operation zur Verbesserung der Gastroknemiusmuskelfunktion eine partielle Neurektomie durchgeführt wurde. Eine ähnliche Ansicht wird von HOLLAND und DIEKFOSS (1973) an Hand von Nachuntersuchungen von 20 Patienten, bei denen eine Neurektomie nach Stoffel zur Behandlung des spastischen Spitzfußes durchgeführt wurde, vertreten. Sie beschreiben, daß dieser Eingriff bei ausgewählten Fällen erfolgreich ist, besonders dann, wenn er erst in gewissem zeitlichem Abstand zu einer dosierten Achillessehnenverlängerung durchgeführt wird. Gründe für Mißerfolge sind nach ihrer Meinung zu geringes Alter der Patienten, Schweregrad der spastischen Lähmung, insbesondere in Kombination mit extrapyramidalen Komponenten, schon vorliegende fibröse Kontrakturen und Beinlängendifferenzen und auch als Folge der Operationstechnik eine zu zaghafte Dosierung der Neurektomie und eine ungenügende Nachbehandlung.

Prognose
Die prognostische Beurteilung einer Spitzfußstellung und deren Behandlung sind von der Ursache, vom Alter des Patienten, der Schwere des Bildes und der Intensität des therapeutischen Verfahrens abhängig; es läßt sich eine generelle Prognose nicht stellen, nur ist bei Lähmungsfällen bei lediglich einem Weichteileingriff, insbesondere bei den spastischen Lähmungen, bei ungenügender Nachbehandlung mit einer Rezidivmöglichkeit zu rechnen.

Hackenfuß

Definition
Die Charakteristika des Hackenfußes sind die ungewöhnliche Steilstellung der Ferse und die entweder fixierte und/oder pathologisch stark vermehrte Dorsalextension des Fußes, wobei die Plantarflexion des Fußes aktiv oder passiv erschwert und nicht über die Null-Stellung ausführbar ist. Wegen der Dorsalextensionsstellung bezeichnet man den Hackenfuß als das Gegenstück des Spitzfußes (Abb. 12).

Ätiologie
Jede angeborene oder erworbene Veränderung, die die Wadenmuskulatur schwächt, kann zur Entstehung eines Hackenfußes führen. Die Beeinträchtigung oder der Ausfall dieser größten Muskelgruppe unterhalb des Kniegelenks führt zwangsläufig zum Übergewicht der Extensoren und damit zur Entwicklung und allmählichen weiteren Verstärkung der Dorsalextensionsfußstellung (Abb. 13).

Nach der Ätiologie kann man die folgenden Hackenfußformen unterscheiden:

1. angeborener Hackenfuß,
2. Lähmungshackenfuß:
   a) schlaffe Form bei Poliomyelitis,
   b) spastische Form bei der infantilen Zerebralparese,
3. traumatisch bedingte Schädigung der Achillessehne oder des Triceps surae mit sekundärem Hackenfuß,
4. Schädigung des Triceps surae oder der Achillessehne durch lokale Erkrankungen mit sekundärem Hackenfuß (Xanthomatosis, Tendinitis nodularis),
5. Hackenfuß nach Achillotenotomie durch operative Überkorrektur.

3.20   Klassische Fuß- und Zehenfehlformen

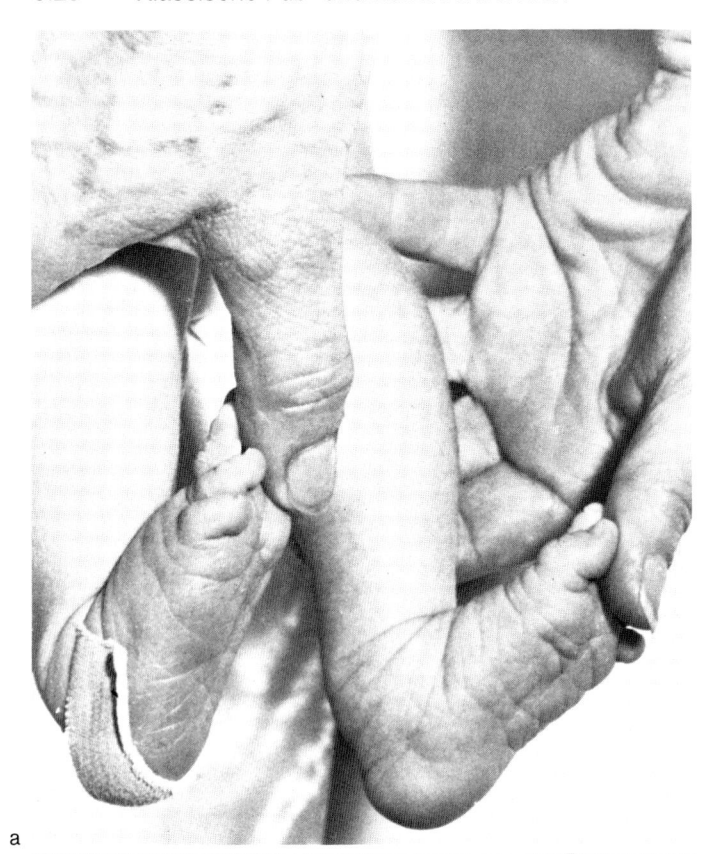

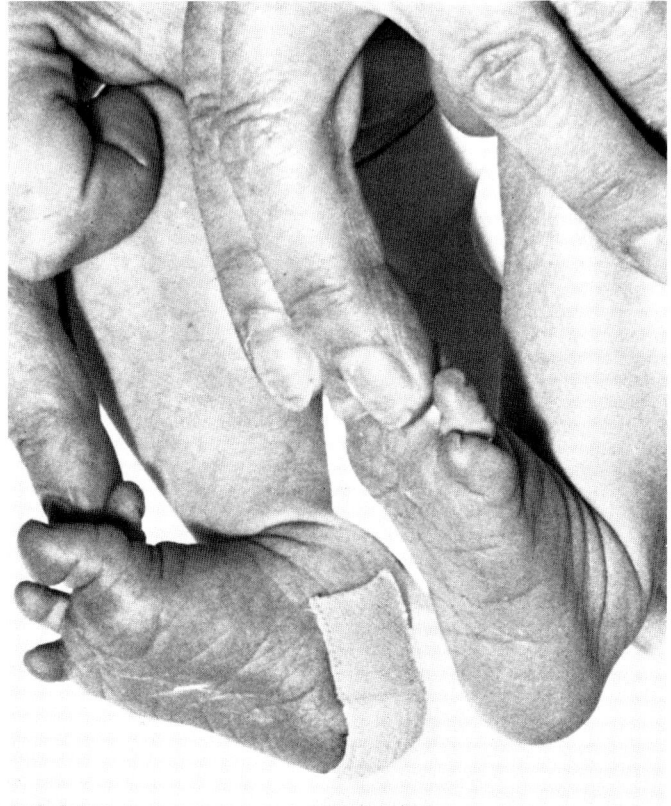

Abb. **12** a u. b   a) Angeborenen Hackenfüße, links angedeutet, rechts ausgeprägt. Der Fußrücken kann bis auf den Unterschenkel herangeklappt werden.
b) Beim Versuch der Plantarflexion gelingt es nicht, den Fuß bis in die Mittelstellung heranzubringen

Spitzfuß – Hängefuß – Hackenfuß 3.21

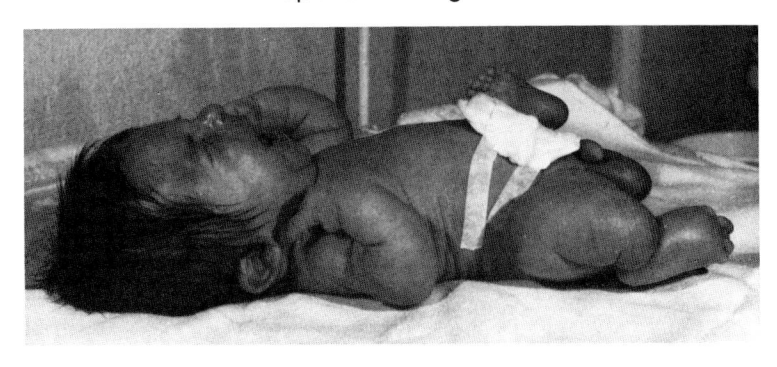

Abb. 13   Hochgradiger Hackenfußstellung bei Morbus Vrolik

Angeborener Hackenfuß
(Pes calcaneus congenitus)

Bei dieser angeborenen Form (Abb. 14) fällt gleich nach der Geburt die pathologische Dorsalextendierbarkeit des Fußes auf. Der Fuß kann manchmal bis zur Vorderkante des Unterschenkels hochgeklappt werden. Dagegen ist die Plantarflexion eingeschränkt bzw. zumindest deutlich erschwert und häufig nicht einmal bis zur Mittelstellung möglich.

Manchmal tastet man eine bindegewebige Veränderung im Bereich der Extensorensehnen etwa in Höhe des oberen Sprunggelenks. Beim Plantarflexionsversuch verspürt man in diesem Bereich eine Zunahme der Verspannung. Dagegen fühlt sich die Achillessehne etwas zart, oft sogar tonuslos an. Normalerweise findet man keine pathologische Röntgenveränderung (Talus verticalis und andere Fehlbildungen gehören nicht zu dieser klassischen Form) (Abb. 15).

Nach EXNER (1979) ist der angeborene Hackenfuß eine relativ häufige Deformität; die Ätiologie ist aber umstritten. Er betont, daß häufig eine Kombination von Hackenfuß auf der einen und Klumpfuß auf der anderen Seite beobachtet wird. Nach M. LANGE (1965) soll der angeborene Hackenfuß besonders häufig mit Myelozele und Spina bifida occulta kombiniert sein.

Der angeborene Hackenfuß oder Hacken-Knick-Fuß läßt sich nach H. MAU (1981) wie der Klumpfuß als angeborene Kontraktur auffassen, stellt aber in morphologischer Beziehung ein Gegenteil dar. Im Vordergrund des klinischen Bildes steht die Dorsalextensionsstellung des Vorfußes im oberen Sprunggelenk bei überdehnter atrophischer Wadenmuskulatur und die damit oft einhergehende, aber weniger starke Valgusstellung der Ferse und leichte Abduktion des Vorfußes, gewöhnlich durch eine Verkürzung des vorderen Schienbeinmuskels, doch auch der übrigen Zehenstrecker bedingt. Beim Hackenfuß fällt gleich nach der Geburt, je nach Gradausprägung, die beschränkte Plantarflexionsmöglichkeit des Fußes auf. Wenn man darauf achtet, so ist nach Meinung von H. MAU (1981) eine meistens relativ geringe endgradige Bewegungseinschränkung so

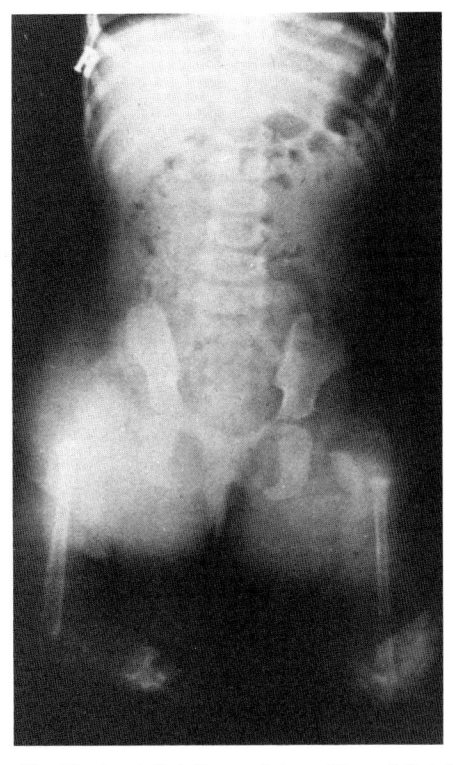

Abb. 14   Hackenfußstellung links, Klumpfußstellung rechts bei Dysmelie

häufig, daß man sich fragen müsse, ob hier nicht eine geradezu physiologische Kontraktur vorliegen könne, ähnlich der Hüft- und Kniegelenkstreckhemmung des Säuglings. Auch die im Vergleich zum Klump- und Schaukelfuß nachgiebige Dorsalextensionskontraktur des leichteren Hakkenfußes bildet sich nach seiner Meinung spontan in den ersten Lebenswochen und Monaten zurück, allerdings nicht immer parallel dazu auch die Schwäche des Triceps surae (Abb. 16).

Deshalb bedarf die Wadenmuskulatur, soweit sie nach Rückgang der Kontraktur sich nicht genügend erholt, stets der Kräftigung. So soll aus dem Hackenfuß nach ERLACHER (1942) der häufige kindliche lockere Knick-Senk-Fuß hervorgehen. Diese Meinung wird durch die Nachuntersuchungsergebnisse von Kindern unterstützt, die

3.22 Klassische Fuß- und Zehenfehlformen

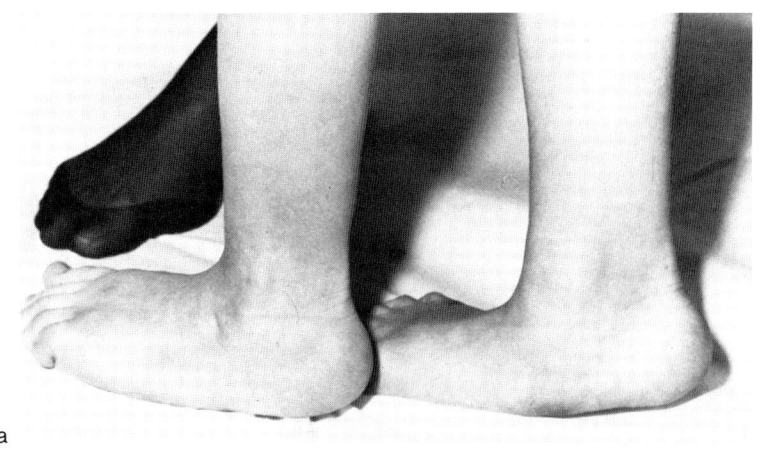

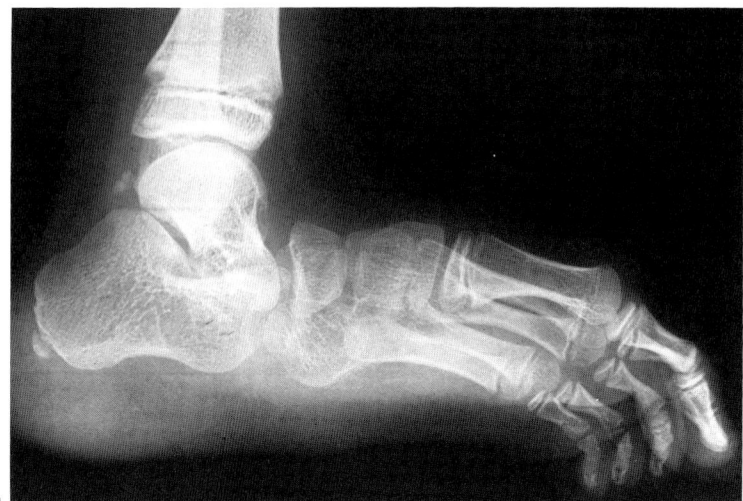

Abb. 15 a u. b a) Rückwärtige Spitzfußstellung mit Aufbiegen des Vorfußes bei Talus verticalis; b) Röntgendarstellung der rückwärtigen Spitzfußstellung bei Talus verticalis

die Zeichen des sog. Siebener-Syndroms (H. MAU u. GABE 1982) im frühen Säuglingsalter boten, d. h. eine seitlich fixierte Wirbelsäulenfehlhaltung, eine Adduktorenkontraktur mit leichter Hüftdysplasie, eine Asymmetrie des Beckens, eine Schiefhaltung des Kopfes, eine Schädelasymmetrie, eine lumbodorsale Kyphose und einen Hackenfuß. Bei Nachuntersuchungen stieß man auffallend häufig bei diesen Kindern nicht nur auf einen Haltungsverfall des Rumpfes, sondern auch der Füße, d. h. einen lockeren Knick-Senk-Fuß, so daß der leichte Hackenfuß als häufigste Deformität des Neugeborenen in diesem größeren Zusammenhang eher gesehen werden sollte als bisher.

Ätiologie und Häufigkeit

H. MAU (1983) wollte die Entstehung des angeborenen Hackenfußes auf die pathologische intrauterine Lage zurückführen, doch wurden mehrfach Klump- und Hackenfüße nebeneinander am selben Säugling beobachtet, was diese Erklärung weniger wahrscheinlich macht. Heute vermutet man eine endogene Ursache. Diese Form des Hackenfußes ist wahrscheinlich wesentlich häufiger, als wir es gemeinhin annehmen.

ERLACHER (1942) fand bei einer Untersuchung unter 56 Säuglingen 66% Hackenfüße. Nach WETZENSTEIN (1960) liegen die tatsächlichen Werte zwischen 30 und 50%. Nach TACHDJIAN (1972) wird nur ein Hackenfuß auf 1000 Geburten diagnostiziert. Aber auch nach seiner Meinung muß die tatsächliche Anzahl der Fälle wesentlich höher liegen. Dieses Krankheitsbild wird nicht ernst genug genommen und deshalb häufig übersehen. Bei Mädchen ist es häufiger, besonders bei Erstgeborenen und bei Kindern von sehr jungen Müttern.

Die postnatale Hackenfußstellung der Füßchen neigt zu einer spontanen Besserung. Der deutlich pathologische Befund kann sich ohne Behandlung innerhalb von wenigen Wochen völlig normalisieren. Sollte dies nicht der Fall sein oder ist die Fehlstellung stark ausgeprägt, muß die Behandlung möglichst früh eingeleitet werden. Die Behandlung soll nach EXNER (1979) sofort nach der Geburt einsetzen. Sie ist konservativ und wird im Sinne der manuellen Redression durchgeführt. Bei ausgeprägten Fällen ist eine Schienen- oder Gipsverbandbehandlung angezeigt. Die Prognose wird als günstig bezeichnet. Hartnäcki-

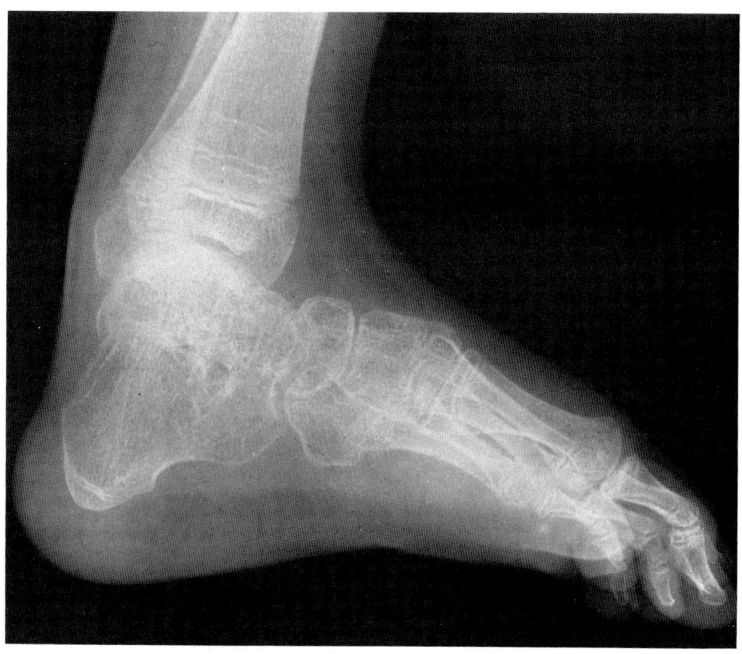

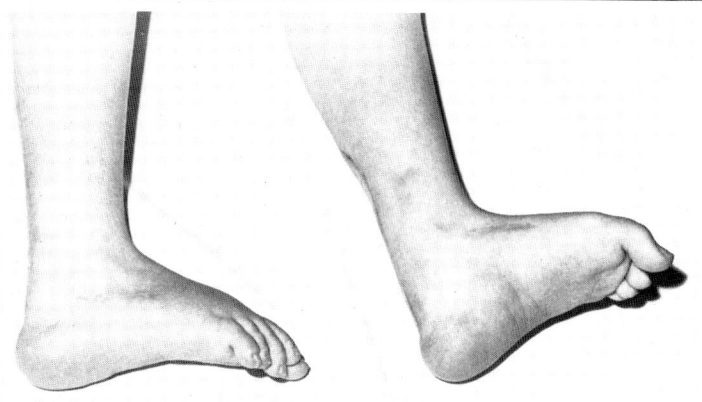

Abb. 16 a u. b a) Zustand nach operativer Revision und Reposition. Dabei ist es durch totale Insuffizienz der Achillessehne, kenntlich an den Weichteilstrukturen und der Stellung des Kalkaneus, zu einem hochgradigen Hackenfuß gekommen. b) Linksseitig ausgeprägter Hackenfuß

ge Kontrakturen gehören zu den Seltenheiten. Da bei allgemeiner Lockerung des Bandapparates und Muskelschwäche bei solchen Kindern mit Laufbeginn ein Knick-Platt-Fuß als Belastungsdeformität auftritt, sollen die Hackenfußpatienten über den Laufbeginn hinaus vom Orthopäden überwacht und nötigenfalls behandelt werden, trotz der immer wieder vorgebrachten Darstellung, daß Hackenfußstellungen häufig nur passager sind bzw. nach kurzzeitigen Behandlungen verschwinden.

Die Notwendigkeit der sofortigen konservativen Behandlung des Hacken-Knick-Fußes beim Neugeborenen wird von SCHÜTZE (1972) betont, der dazu eine entsprechende Schiene angegeben hat.

Bei Neugeborenen bevorzugen wir einen redressierenden Bindenverband, der z. B. mit Kreppapier, besonders im Knöchelbereich, verstärkt wird. Die Füße werden in möglichst starker Spitzfußstellung eingestellt. Wenn die Besserung nicht bald eintritt oder die Muskelkraft es erfordert, legen wir eine ventrale Gipsschiene oder ein Kunststoffschienchen in Spitzfußstellung an. Sehr selten ist ein zirkulärer Gipsverband mit vorheriger Redression erforderlich. Hier muß man einmal die Wichtigkeit der konsequenten Redression durch die Mutter betonen.

ERLACHER (1942), MATZEN (1967) und viele andere betonen den Zusammenhang zwischen der Kalkaneusstellung und dem späteren kindlichen Knick-Platt-Fuß. WETZENSTEIN (1970) hat Untersuchungen an einem größeren Patientengut durchgeführt. Er beobachtete zwar auch eine spontane Besserung in vielen Fällen, jedoch in 15,6% fand er bei den angeborenen Pes-calcaneovalgus-Fällen zwischen dem 7. und 9. Lebensjahr einen schweren Pes planovalgus. Diese Verwandtschaft zwischen den zwei Krankheitsbildern deutet auf die Wichtigkeit der Frühbehandlung hin.

3.24 Klassische Fuß- und Zehenfehlformen

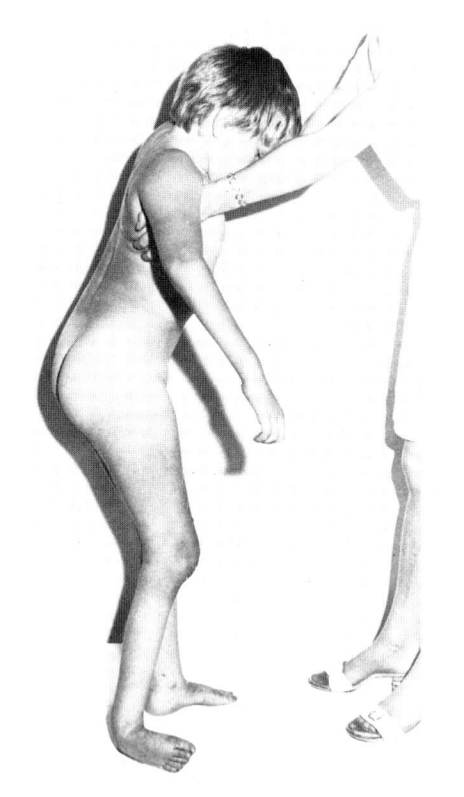

Abb. 17 Lähmungsspitz-Klump-Fuß rechts und Hakkenfuß links bei progressiver Muskeldystrophie

Erworbene Formen des Hackenfußes

Pathologie, Pathogenese: Der Hackenfuß stellt eine wesentlich größere Gehbehinderung dar als der Spitzfuß. Das Ausmaß der Skelettveränderung und der Gehbehinderung ist davon abhängig, in welchem Alter die Wirkungen der auslösenden Faktoren einsetzen. Das Wachstum der Kalkaneusapophyse wird durch die Zugwirkung der Achillessehne und der kurzen Fußmuskelmuskulatur bestimmt. Durch den Ausfall der Zugwirkung der Achillessehne entsteht ein pathologischer Wachstumsreiz. Durch das Fehlwachstum des Kalkaneus entsteht allmählich die Steilstellung (Abb. 17). Nach einer gewissen Zeit wird die Kalkaneusapophyse in die Hauptbelastungszone versetzt. Nach diesem Zeitpunkt besteht nur noch eine fast ausschließliche Druckbelastung. Die Fehlentwicklung des Fersenbeines, dem Grundstein der Fußstatik, führt nach KAISER (1955) dann zu weiteren Veränderungen auch am Talus. Der Talushals wird kurz; die Talusrolle ist abgeflacht. Die Knöchelgabel ist leicht nach rückwärts verschoben, als ob der Fuß nach hinten umkippen wollte. Durch die Wirkung der Flexoren wird der Kalkaneus immer mehr in die Vertikalstellung gezogen. Aus der zunächst haltungsbedingten Veränderung wird durch die Kontraktur des oberen Sprunggelenks allmählich eine fixierte Deformität, wie JAKOBS (1966) betont. Mit der Zunahme der Dorsalextension wirken die Peronäus- und Tibialisgruppen als relative Plantarflexoren des Vorfußes. So ist verständlich, daß im Wachstumsalter ein länger bestehender Hackenfuß praktisch immer eine zunehmende Hohlfußkomponente bekommt.

Das Os naviculare und die Ossa cuneiformea können auch deformiert sein. Eine leichte Valgusstellung der Ferse gehört ebenfalls fast immer zum Krankheitsbild. Durch die Überdehnung der kurzen Fußsohlenmuskeln stehen die Zehen in einer Plantarflexionsstellung.

Diese Fußform und die Funktionsbeeinträchtigung bewirken einen stampfenden und klappenden Gang. Der Vorfuß berührt oft nicht einmal den Boden. Die Plantarflexionsstellung der Zehen erlaubt keine richtige Abwicklung des Fußes. Die Standphase des kranken Fußes ist durch den Triceps-surae-Ausfall verkürzt. Deshalb wird der gesunde Fuß direkt vor den kranken Fuß aufgesetzt. Die Standsicherheit geht verloren (F. W. BROWN 1970).

Wenn die Beeinträchtigung der Wadenmuskulatur beim erwachsenen Menschen auftritt, werden die Skelettveränderungen im Fußbereich teilweise unterbleiben. Sehr selten sieht man dann das Auftreten der Hohlfußkomponente. Im Vordergrund steht hier die Dorsalextension des Fußes. Das Gangbild wird unsicher. Man kann Schwielenbildungen im Bereich der Ferse beobachten; daher werden Druckbeschwerden geklagt.

Die häufigste Ursache des erworbenen Hackenfußes war bisher die Poliomyelitis anterior (Abb. 18). Nach Meinung von M. LANGE (1965) und HIPP (1966) ist die Poliomyelitis die hauptsächliche Ursache des erworbenen Hackenfußes. Der posttraumatische Hackenfuß sei sehr selten. Der total oder teilweise gelähmte schlaffe Triceps surae hat keinen Antagonisten. Lediglich die Schwerkraft könnte als natürlicher Ersatz dieses kräftigen Muskels angesehen werden. Da die Erkrankung überwiegend im Kindesalter auftritt, führt diese Form des erworbenen Hackenfußes zu den schwersten knöchernen Deformitäten. Nach Meinung von INGRAM (1980) sind bei Poliomyelitis anterior zwei Lähmungstypen zu unterscheiden: einmal die Paralyse des M. tibialis anterior und der Zehenextensoren bei noch erhaltener Funktion des M. tibialis posterior, die einen Lähmungsspitzfuß bzw. Lähmungsklumpfuß bedingen, und der zweite Typ, bei dem eine völlige Lähmung beider Tibialismuskeln und der Zehenextensoren vorliegt. Er plädiert nach einer Zeit von etwa 2–3 Jahren wegen der daraus resultierenden Hackenfuß- bzw. Hacken-Hohl-Fuß-Deformität zu einer operativen Behandlung durch Sehnentransposition, im ersten Fall des M. tibialis posterior durch die Membrana interossea auf den Kalkaneus ohne zusätzliche Arthrodese, wobei er sich auf die Erfahrungen von PEA-

Spitzfuß – Hängefuß – Hackenfuß   **3**.25

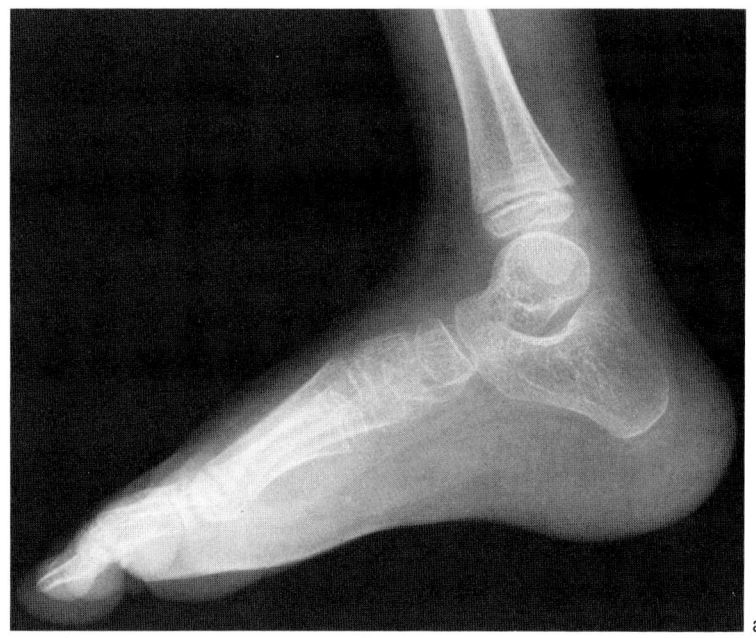

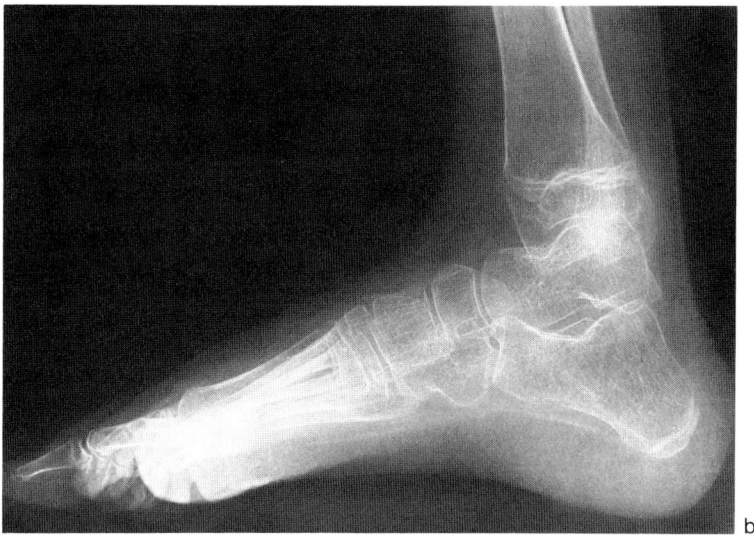

Abb. **18** a u. b   Lähmungshackenfuß a) bei Poliomyelitis im frühen Kindesalter, b) bei Meningomyelozele. Der Vergleich der beiden Lähmungsbilder zeigt annähernd die gleiche Knochenkonfiguration

BODY (1975) und COLEMANN u. BELL (1976) stützt. Im anderen Falle sind nach seiner Meinung die Korrektur und die Stabilität des Fußes nur durch eine Trippelarthrodese möglich. Diese Meinung wird unterstützt durch die Erfahrungen von FRIEDENBERG (1970) und insbesondere von SELTZ u. CARPENTER (1974) sowie von HILL u. Mitarb. (1970).
Bei den spastischen Lähmungen, sowohl bei Kindern als auch bei Erwachsenen, entspricht das Ausmaß der Hackenfußstellung den Beugekontrakturen in den Knie- und Hüftgelenken. Zwar kann diese leichte Hackenfußstellung einen arthrogenen Kontrakturcharakter bekommen, jedoch ist sie zu dem plantigraden Aufsetzen des Fußes notwendig. Die Instabilität des Fußes ist besonders dann vorhanden, wenn eine zusätzliche Knickfußkomponente besteht. Bei diesen Fällen darf man den Hackenfuß nicht als isoliertes Krankheitsbild betrachten!
FELDKAMP (1983) weist auf die Gefahr hin, daß durch übermäßige Verlängerung der Achillessehnen im Kindesalter bei Spastikern bei der Korrektur des Spitzfußes ein Hackenfuß entstehen kann. Bei doppelseitigem Hackenfuß ist der Patient völlig gehunfähig. Wird ein solcher Hackenfuß während der Wachstumsperiode nicht korrigiert, kann es zu schwersten Skelettverformungen und gleichzeitig zu ausgedehnten Verkürzungen des Zehenstreckers kommen. Die konservative Behandlung des Hackenfußes hat beim Spastiker kein brauchbares Ergebnis. Die operative Achillessehnenverkürzung allein reicht nicht aus. Beim stärkeren Hackenfuß ist die zusätzliche Translokation der langen Peronalsehne notwendig. Nach dem 14. Lebensjahr muß eine Resektionsarthro-

dese durchgeführt werden, um den steilstehenden Kalkaneus wieder in die richtige Stellung zum Talus zu bringen.

Die *Achillessehnenrupturen* führen zu einem schlagartigen funktionellen Ausfall des Triceps surae. Das Übergewicht der Extensoren verursacht eine sofortige Hackenfußstellung. Bei Teilrupturen, besonders wenn die Gehfähigkeit noch vorhanden ist und keine Behandlung erfolgt, kann eine Schrumpfung der oberen Sprunggelenkkapsel zu einer Kontraktur führen.

Vernarbungen nach Verletzungen und Verbrennungen im distalen vorderen Bereich des Unterschenkels und am Fußrücken können plattenartige Narbenbildungen mit Schrumpfung und Hakkenfußbildung verursachen. In diesem Falle ist der Triceps surae intakt, und die Abwicklung des Fußes ist lediglich eingeschränkt.

Achillessehneninsuffizienz und damit Hackenfußstellung können direkt *destruierende Krankheitsprozesse in der Achillessehne* verursachen. Bei Lipoidstoffwechselstörung Typ II nach Fredrichson findet man sehr häufig Xanthome in der Achillessehne. Wir haben in einem derartigen Fall einen Spontanriß der Achillessehne im Kindesalter beobachten können. DENIS (1971) berichtet über Achillessehneninsuffizienz mit späterer Ruptur bei Tendinitis nodularis. Auch eine schwere Rheumaerkrankung kann über eine langsame Auflockerung und Zerstörung des Sehnengewebes zu spontanen Achillesrupturen führen.

Eine besondere Form des erworbenen Hackenfußes stellt die *artefizielle Form nach Spitzfußkorrekturen durch Achillotenotomie* dar. Durch die zu lange Achillessehne kommt es zu einer allmählichen Steilstellung des Kalkaneus. Diese Steilstellung setzt einen Circulus vitiosus in Gang. Das Hebelmoment der Achillessehne wird geringer. Der Zugeffekt des Triceps surae wird dadurch ebenfalls wesentlich geringer, denn die Sehne liegt nun dichter an der dorsalen oberen Sprunggelenkkapsel, und in dieser Lage ist sie nicht mehr fähig, der Steilstellung des Kalkaneus entgegenzuwirken.

Die Abb. 18a u. 18b zeigen den prä- und postoperativen Befund eines Falles. Bereits einundhalb Jahre postoperativ sieht man die Gesamtwachstumsrichtung des Mittelfußes mit beginnender Hohlfußbildung. Die Operation wurde wegen Talus verticalis bei Knickplattfuß durchgeführt.

Die verschiedenen Formen des erworbenen Hakkenfußes haben ein sehr ähnliches Erscheinungsbild und eine beinahe identische Morphologie. Abgesehen von den Lähmungshackenfüßen, bei denen die Beeinträchtigung von verschiedenen Muskelgruppen durch die Grunderkrankung das Krankheitsbild noch zusätzlich beeinflussen, haben die verschiedenen Hackenfußformen eine identische Therapie.

Therapie

Das Prinzip ist, die anatomische Stellung wiederherzustellen und diese Stellung auf die Dauer zu erhalten.

Konservative Maßnahmen mit Nachtschienen und mit Arthrodesenstiefel kommen nur bei inoperablen Fällen in Frage.

Sonst ist die Behandlung rein operativ. Eine Sehnenoperation ohne knöchernen Eingriff ist nur dann berechtigt, wenn das Fußskelett keine Umformung aufweist.

Die besten Ergebnisse sieht man immer noch in der Peronäussehnentranslokation von v. BAEYER (1931). Bei forcierter Plantarflexion des Fußes verlagert man die Peronäussehne in eine Rinne am unteren Rand des lateralen Kalkaneusanteiles. Vorteil dieser Operation ist, daß die Peronäusgruppe auch ursprünglich eine Plantarflexorfunktion ausübt. So ist der Kraftverlust durch die Sehnenverpflanzung sehr gering. Zwar führt diese Operation bei sehr schwierigen Fällen nicht zu einem sehr guten Ergebnis, sie verringert aber die knöcherne Deformierung des Fußes bis zur endgültigen Versorgung. Wenn diese Plastik aus technischen Gründen nicht durchführbar ist, kann man die Sehnen der Mm. peronaei direkt an die Achillessehne versetzen. Die Ergebnisse sind mit der Peronäusverpflanzung bei weitem nicht so gut wie mit der Plastik nach v. Baeyer. Nachteil: Auftreten oder Verstärkung einer Valgusstellung im Rückfuß.

Die bogenförmige Osteotomie des Kalkaneus, mit der man die beinahe korrekte anatomische Stellung des Rückfußes erreichen konnte, hat man wegen der schlechten funktionellen Ergebnisse bereits wieder fallengelassen.

Bessere Ergebnisse konnte man von der Entnahme eines Keiles aus dem Talokalkanealgelenk mit dorsaler Basis verzeichnen. Wenn es sich nur um eine Sehneninsuffizienz handelt, kann man diesen Eingriff mit einer gleichzeitigen Achillessehnenraffung verbinden. Auch eine gleichzeitige Peronäusverpflanzung ist dann möglich. Wenn die Hohlfußkomponente bereits ausgebildet ist, ist eine zusätzliche Keilentnahme im Bereich des Chopart-Gelenkes mit dorsaler Basis notwendig. Bei hochgradiger Deformierung des Fußes mit Destruktion und kapselbedingter Kontraktur im oberen Sprunggelenk läßt sich häufig eine pantalare Arthrodese nicht umgehen. 1958 berichten EMMEL u. LE COCG über eine prophylaktische Operation bei Lähmungshackenfuß zur Vermeidung der Hohlfußdeformität. Sie lösen den Pes anserinus mit den drei daran inserierenden Muskeln ab. Von einem anderen Schnitt aus wird die Hälfte der Achillessehne nach proximal geschlagen. Mit diesem nach oben geschlagenen Teil der Achillessehne wird etwa über dem oberen Drittel der Wadenmuskulatur die Sehnengruppe des Pes anserinus vernäht. So kann man die aktive Muskelkraft der drei kräftigen Beuger und Adduktoren nach distal bis zu der Achillessehne leiten. Nach den Abbildungen von EMMEL u. LE COCG ist diese Operation nicht nur in der Lage, ein Rezidiv zu verhindern, sondern ist auch der Zehenspitzenstand auf einem Fuß nach dieser aktiven Muskelplastik möglich.

Für die schweren Fälle kommt nach Meinung von CHAPCHAL (1965) und M. LANGE (1965) nur die knöcherne Operation mit Versteifung im unteren Sprunggelenk und im Extrem bei einer Lähmung die pantalare Arthrodese in Frage.

Als Faustregel muß man betrachten, daß im Wachstumsalter der Pes calcaneus möglichst sofort korrigiert werden sollte.

Literatur

Adams, J.C.: Arthrosis of the ankle joint. J. Bone Jt Surg. 30 B (1948) 506
Andersen, J.G.: Foot drop in leprosy. Leprosy Rev. 35 (1964) 41
Bachmann, R.: Erfahrungen mit der hinteren Arthrorhise des oberen Sprunggelenkes. Zbl.Chir. 79 (1954) 1745
Backmann, L.: Chirurgie der Gicht. Chirurg 44 (1973) 408
von Baeyer, H.: Translocation der Sehnen. Zbl. Chir. 58 (1931) 3140
von Baeyer, H.: Translokation von Sehnen. Z.orthop. Chir. 56)1932) 552
Banks, H.H.: The management of spastic deformities of the foot and ankle. Clin. Orthop. 70/6 (1977) 122
Banks, H.H., W.T.Green: The correction of equinus deformity in cerebral palsy. J. Bone Jt Surg. 40 A (1958) 1359
Barbieri, E., M.Garcia: Osservazioni sulla terapia chirurgica del piede spastico. Minerva ortop. 21 (1972) 639-666
Barton, N.J.: Arthroplasty of the forefoot in rheumatoid arthritis. J. Bone Jt Surg 55 B (1973) 126
Barz, B., G.Dahmen: Indikation zur Krallenzehenoperation und Wertung der Operationsmöglichkeiten. Orthop. Prax. 12 (1976) 486
Basta, N.W., M.A.Mital, O.Bonadio, A.Johnson, S.Y.Kang, J.O'Connor: A comparative study of the role of shoes, arch supports, and navicular cookies in the management of symptomatic mobile flat feet in children. Int. Orthop. 1 (1977) 143
Bateman, J.E.: Trauma to Nerves in Limbs. Saunders, Philadelphia 1962
Bauer, H.: Das Tarsaltunnelsyndrom. Wehrmed. Mschr. 16 (1972) 232-243
Baumann, J.U.: Operative Behandlung der infantilen Zerebralparesen. Thieme, Stuttgart 1970
Baumgartl, F., K.Kremer, H.-W.Schreiber: Spezielle Chirurgie für die Praxis, Bd.III/3. Thieme, Stuttgart 1982
Beck, E.L., R.W.Kitting: Flatfoot - dropfoot due to anterior tibial tendovaginal adhesions. J. Amer. Podiat. Ass. 63 (1973) 440-446
Becker, W., H.Krahl: Die Tendopathien. Thieme, Stuttgart 1978
Berlin, L.: A peroneal muscle stretch reflex. Neurology (Minneap.) 21 (1971) 1177
Bernbeck, R., G.Dahmen: Kinder-Orthopädie, 3.Aufl. Thieme, Stuttgart 1983 (hier auch weitere Literatur)
Bernbeck, R., J.Pramschiefer, H.D.Stolle: Technische Kinderorthopädie. Thieme, Stuttgart 1982
Bényi, P.: Modified Lambrinudi operation for drop foot. J. Bone Jt Surg. 42 B (1960) 333
Bisla, R.S., H.J.Louis, P.Albano: Transfer of tibialis posterior tendon in cerebral palsy. J. Bone Jt Surg. 58 A (1976)
Blomquist, G.: Xanthoma of the tendo-Achilles. Acta radiol. (Stockh.) 57 (1962) 45

Bonnel, J., R.L.Cruess: Anomalous insertion of the solens muscle as a cause of fixed equinus deformity. J. Bone Jt Surg. 51 A (1969) 999
Bradley, G.W., S.S.Colemann: Treatment of the calcaneocavus foot deformity. J. Bone Jt Surg. 63 A (1981) 1159
Brand, P-W.: Treatment of leprosy. II: The role of surgery. New Engl. J. Med. 254 (1956) 64
Brooks, D.M.: Nerve compression by simple ganglia. A review of thirteen collected cases. J. Bone Jt Surg 34 B (1952) 391
Brown, D.: The pathology and classification of talipes. Aust. N.Z.J. Surg. 29 (1959) 85
Brown, F.W.: Two year end-result study of orthopedic surgery of the lower extremity in the mentally retarded. Clin. Orthop. 73 (1970) 121
Buchholz, H.W., E.Engelbrecht, A.Siegel: Totale Sprunggelenksendoprothese Modell „St. Georg". Chirurg 44/5 (1973) 241
Cahuzac, M., P.Claveric, R.Ollé, C.Mansat, I.Nichil, R.Delpech: Notice. Expérience de la chirurgie du pied che l'enfant infirme moteur cérébral. Chirurgie (Paris) 98 (1972) 680
Calandriello, B.: The detachment of gastrocnemius muscles in the treatment of spastic equinus foot. Bull. Hosp. Jt Dis. (N.Y.) 20 (1959) 48
Caldwell, G.D.: Correction of paralytic footdrop by hemigastrosoleus transplant. Clin. Orthop. 11 (1958) 81
Campbell, C.J., v.T.Rinehazt, A.Kalenak: Arthrodesis of the ankle: Deep autogenous inlay grafts with maximum cancellous bone apposition. J. Bone Jt Surg. 56 A (1974) 63
von Canstein, F.-R. F.: Der Lähmungs-Hackenfuß und seine Behandlung mit Sehnentranslokation nach Baeyer. Med. Klin. 55 (1960) 343
Carney, L.R.: The dimple sign in peroneal palsy. Neurology (Minneap.) 17 (1967) 922
Carter, C.O., K.A.Evans, S.Campbell: Letter: Neural-tube malformations in offspring of spina-bifida patients. Lancet 1975/I, 685
Chapman, E.H.: Transfer of the long toe extersois for imbalance of the foot following poliomyelitis. J. Bone Jt Surg. 41 A (1959) 1077
Charnley, J.: Compression Arthrodesis. Livinstone, Edinburgh 1953
Cigala, F., C.Marmo, M.Misasi: L'intervento di Baker nella correzione del piede equino spastico. (Baker's operation in correction of spastic equinus deformity of the foot.) Chir. Organi Mov. 65/5 (1982) 519-523
Clark, M.W., R.D.D'Ambrosia, J.M.Roberts: Equinus contracture following Bryant's traction. Orthopedics 1 (1979) 311
de Clippele, H.: Hémitransplantation du tendon d'Achille chez une myopathique. (Hemitransplantation of the Achilles tendon in a myopathic girl.) Acta orthop. belg. 39 (1974) 734-737
Cobb, C.A., R.H.Moiel: Ganglion of the peroneal nerve. Report of two cases. J. Neurosurg. 41 (1974) 255-259
Coni, N.K.: Deep posterior tibial compartmental syndrome after accidental hypothermia in an elderly hypothyroid patient. J. Amer. Geriat. Soc. 29 (1981) 77-79
Cotta, H.: Orthopädie. Thieme, Stuttgart 1980; 3.Aufl. 1982
Cozen, L.: Management of foot drop in adults after permanent peroneal nerve loss. Clin. Orthop. 67 (1961) 151
Cozen L.: Effect of lengthening the Achilles tendon on the strength of gastrocnemius-soleus musculature. Clin. Orthop. 49 (1966) 179; Indian J. Orthop. 1 (1967) 10
Craig, J.J., J. van Vuren: The importance of gastrocnemius recession in the correction of equinus deformity in cerebral palsy. J. Bone Jt Surg. 58 B (1976) 84-87
Crasselt, C., V.Dürrschmidt: Fibularisähmungen in der Orthopädie. Beitr. Orthop. Traum. 16 (1969) 444
Crenshaw, A.H.: In: Campbell's Operative Orthopaedics. Mosby, St. Louis 1971
Dahmen, G.: Krankhafte Veränderungen des Bindegewebes, ihre Bedeutung für die Klinik und Begutachtung. Enke, Stuttgart 1965

Dahmen, G.: Tendopathien, Tendovaginopathien und Bursopathien. Münch. med. Wschr. 115 (1973) 1945
Dahmen, G.: Angeborener Plattfuß - Talus verticalis. Tägl. Prax. 23 (1982) 487
Dahmen, G., H. Meyer: Über verschiedene Methoden zur Arthrodese des oberen Sprunggelenkes. Arch. orthop. Unfall-Chir. 58 (1965) 265
Dahmen, G., H. Postel, G. Türk: Periphere Engpaßsyndrome. Mkurse ärztl. Fortbild. 23 (1973) 379
Dallapiccola, B., L. Capra: Dermatoglyphics in Larsen's syndrome. Lancet 1973/I, 493
Debrunner, H.: Wachstum und Entwicklung des Fußes beim Jugendlichen. Z. Orthop., Suppl. 99 (1965)
Decoulx, P., J. P. Razemon, J. Decoulx, A. Duquennoy: Le traitment du pied 'equin paralytique de l'adulte par l'òpèration de Lambrinudi associèe à la transplantation du jombier postèrieur. Acta orthop. belg. 34 (1968) 845
Dekel, S., S. L. Weissmann: Osteotomy of the calcaneus and concomitant plantar stripping in children with talipes cavo-varus. J. Bone Jt Surg. 55 A (1974) 802–808
Denis, A.: Tendinites nodulaires du tendon d'Achille. Rev. Rhum. 38 (1971) 472
Dhieb, A., B. Lojewska: Bilan provisoire de 49 pieds bots varus équins opérés selon une méme technique. (Preliminary evaluation of 49 cases of varus equinus talipes operated on using the same technic.) Tunis méd. 54 (1977) 825–828
Dihlmann, W.: Calcaneopathia rheumatica. Fortschr. Röntgenstr. 107 (1967) 217
Dinkel, L.: Änderung des Fußskelettes beim Diabetes mellitus. Fortschr. Röntgenstr. 110 (1969) 323
Dreyer, J., U. Schäfer: Indikationen und Techniken der Großzehengrundgelenks-Arthrodese. Orthop. Prax. 12 (1976) 491
Dyck, P. J., E. H. Lambert, D. Mulder: Charcot-Marie-Tooth disease: Nerve conduction and clinical studies of a large kinship. Neurology (Bombay) 1–11 (1963)
Ebashi, S., Y. Toyokura, H. Momoi, H. Sugita: High creative phosphokinase activity of sera of progressive muscular dystrophy patients. J. Biochem. (Tokyo) 46 (1959) 413
Edwards, D. W.: Peroneal comportment syndrome. J. Bone Jt Surg. 51 B (1969) 123
Emmel, H. E., J. F. le Cocg: Hamstrings transplant for the prevention of calcaneocanus foot in poliomyelitis. J. Bone Jt Surg. 40 A (1958) 911
Engelbrecht, E.: Alloarthroplastik des oberen Sprunggelenks. Z. Orthop. 113 (1975) 546
Erlacher, Ph.: Der angeborene Hackenfuß die Ursache des kindlichen Knick-Platt-Fußes. Wien. Klin. Wschr. 55 (1942) 1002
Est Eve, P.: L'orthopedie au jourd'hui. L'orthopedie du pied. (Current orthopedics today. Orthopedics of the foot.) Cah. méd. 15 (1975) 538–541
Evans, D.: Calcaneo-valgus deformity. J. Bone Jt Surg. 57 B (1975) 270
Exner, G.: Hackenfuß. In Imhäuser, G.: Der Fuß, praktische Orthopädie, Bd. IX. Vordruck-Verlag, Bruchsal 1979
Fahey, J. J., H. H. Stark, W. F. Donovan, D. B. Diennan: Xanthoma of the achilles tendon. Seven cares with familial hyper-beta-lipoproteinemie. J. Bone Jt Surg. 55 A (1973) 1197
Faivre, J., M. Chatel, P. Le Beguec, C. Sabouraud, M. Jan, M. P. Ramée: Les pseudo-kystes mucoides de la gaine du nerf sciatique poplité externe. A propos deux observations. Rev. neurol. 131 (1975) 709–720
Feoksistov, G. F.: Funktsionalńaia shina dlia ustraneniii ekvinusnoi ustanovki stopy i uderzhaniia eë v polozhenii korrektsii pri vrozhdennoi kosolaposti. (Functional splint for correction of pes equinus and its retention in the position of correction incongenital clubfoot.) Ortop. Travm. Protez. 34 (1974) 74
Ferguson, A. B.: Orthopaedic Surgery in Infancy and Childhood. Williams & Wilkins, Baltimore 1968; 3rd ed. 1971

Field, C. R., W. F. Enneking, G. Rothstein: Elective surgery in hemophilia. I: Correction of talipes equinus deformity. J. Amer. med. Ass. 185 (1963) 80
Finke, J.: Differentialdiagnose der neurogenen Muskelatrophie. Therapiewoche 44 (1971) 3443
Flint, M. H., J. G. Mackenzie: Anterior laxity of the ankle. J. Bone Jt Surg. 94 B (1962) 377
Frost, H. M.: Surgical treatment of spastic equinus in cerebral palsy. Arch. phys. Med. 52 (1971) 270
Galdwell, G.: Correction of paralytic footdrop by hemigastrosoleus transplant. Clin. Orthop. 11 (1958) 81
Garelli, R.: Piedi valghi e piatti infantili. Problemi per medici e genitori. (Infantile pes valgus and flatfoot. Problems for physicians and parents.) Minerva pediat. 26 (1974) 506–513
Geiser, M.: Die Arthrodese des Großzehengrundgelenkes. Orthop. Prax. 12 (1976) 394
Glueck, C. J., R. J. Levy, D. S. Fredrichson: Acute tendinitis and arthritis. A presenting symptom of familial type 2 hyperlipoproteinemia. J. Amer. med. Ass. 206 (1968) 2895
Göb, A.: Erkrankungen des Nervensystems. In Lange, M., E. Hipp: Lehrbuch der Orthopädie und Traumatologie. Enke, Stuttgart 1976
Goldner, J. L.: Paralytic equinovarus deformities of the foot. Sth. med. J. 42 (1949) 83
Green, W. T., D. S. Grice: The surgical correction of the paralytic foot. In Edwards, J. W.: American Academy of Orthopaedic Surgeons: Instructional course lectures, vol. X. Ann Arbor 1956
Green, W. T., D. S. Grice: The management of calcaneus deformity. In Edwards, J. W.: American Academy of Orthopaedic Surgeons: Instructional course lectures, vol. XIII. Ann Arbor 1956
Greenbaum, E. J., B. J. O'Loughlin: Value of delayed filming in the anterior tibial compartment syndrome secundary to trauma. Radiology 93 (1969) 373
Grice, D. S.: An extra-articular arthrodesis of the subastragalar joint for correction of paralytic flat feet in children. J. Bone Jt Surg. 34 A (1952) 927
Gunn, D. R., B. D. Molesworth: The use of tibialis posterior as a dorsiflexor. J. Bone Jt Surg. 39 B (1957) 674
Güntz, E.: Eine Gehschiene zur vorbeugenden Behandlung des Lähmungshackenfußes bei Kindern. Z. Orthop. 91 (1959) 447
Haarmeyer, A.: Larsen-Syndrom - Symptomatik und Therapie. Z. Orthop. 116 (1979) 802–809
Hall, J. E., R. B. Salter, S. K. Bhalla: Congenital short tendo calcaneus. J. Bone Jt Surg. 49 B (1967) 695
Hardy, A. G., J. W. Discon: Pathological ossification in traumatic paraplegia. J. Bone Jt Surg. 45 B (1963) 76
Hermann, R.: The myotatic reflex. Clinico-physiological aspects of spasticity and contracture. Brain 93 (1970) 273
Hersh, A., L. A. Fuchs: Treatment of the uncorrected clubfoot by triple arthrodesis. Orthop. Clin. N. Amer. 4 (1973) 103–116
Hertel, E.: Die konservative Behandlung des rheumatischen Fußes. Orthop. Prax. 12 (1976) 507
Hesse, R.: Knochenbildung in der Achillessehne nach Trauma. Mschr. Unfallheilk. 61 (1958) 283
Hill, N. A., H. J. Wilson, F. Chevres, P. R. Sweterlitsch: Triple arthrodesis in the young child. Clin. Orthop. 70 (1970) 187
Hipp, E., M. Weigert: Subkutane Ruptur der Tibialis-anterior-Sehne. Z. Orthop. 101 (1966) 398
Hoffer, M. M. et al.: The split anterior tibial tendon transfer in the treatment of spastic varus hindfoot of childhood. Clin. Orthop. N. Amer. 5 (1974) 31
Hohmann, G.: Fuß und Bein. Bergmann, München 1948
Holland, C., A. Diekvoss: Behandlungsergebnisse von Neurektomien nach Stoffel. Arch. orthop. Unfall-Chir. 76 (1973) 19
Hsu, J. D., M. M. Hoffer: Posterior tibial tendon transfer anteriorly through the interosseous membrane: A modification of the technique. Clin. Orthop. 131 (1978) 202–204

Hsu, L. C., J. P. O'Brian, A. C. Yau, A. R. Hodgson: Bachelor's extra-articular subtalar arthrodesis. A report on 64 procedures in patients with poliomyelitic deformities. J. Bone Jt Surg. 58 A (1976) 243–247

Imhäuser, G.: Der Fuß, praktische Orthopädie, Bd. IX. Vordruck-Verlag, Bruchsal 1979

Ingelrans, P., M. Lacheretz, P. Debeugny: La reanimation du tendon d'Achille par transplantation tendinouse dans les paralysies du triceps surae. Acta orthop. belg. 34 (1968) 857

Ingram, A. J.: Anterior poliomyelitis. In: Campbell's Operative Orthopaedics, 6th ed. Mosby, St. Louis 1980

Ingram, A. J., J. M. Hundley: Posterior bone block of the ankle for paralytic equinus: An end-result study. J. Bone Jt Surg. 33 A (1951) 679

Irwin, C. E.: The calcaneus foot. Sth. med. J. 44 (1951) 191

Irwin, C. E.: Equinovalgus Deformity in the Immature Foot: Extra-articular Subtalar Arthrodesis. Piedmont Orthopaedic Society Letter 1954

Irwin, C. E.: The calcaneus foot: A revision. In Edwards, J. W.: American Academy of Orthopaedic Surgeons: Instructional course lectures, vol. XV. Ann Arbor 1958

Jackson, C. T., F. J. Weighill: A combined peroneal tendon transfer and subtalar fusion using excised fibular bone. Brit. J. clin. Pract. 27 (1974) 329

Jacobs, J. E., C. R. Jacobs: Progressive muscular atrophy of the peroneal type. J. Bone Jt Surg. 32 A (1950) 27

Jacobs, J. T.: Achilles tendodesis for paralytic calcaneocavus foot. Clin. Orthop. 47 (1966) 143

Jahss, M. H.: Tarsometatarsal truncated-wedge arthrodesis for pes cavus and equinovarus deformity of the fore part of the foot. J. Bone Jt Surg. 62 A (1980) 713–722

Jakubowski, S.: Synovektomie des oberen Sprunggelenkes. Orthopäde 2 (1973) 79

Jay, R. M., H. D. Schoenhaus: Further insights in the anterior advancement of tendo Achilles. J. Amer. Podiat. Ass. 71 (1981) 73

Jewstropow, A. P., M. A. Muchina: Neue Methode der Arthrodese des Fußgelenkes bei Resterscheinungen der Poliomyelitis. Zbl. Chir. 86 (1961) 1134

Jiji, R. M., E. Willis, B. A. Mallin: Acquired inhibitor of anthihemophylic globulin (factor VIII) in an arthopaedic patient. A case report. J. Bone Jt Surg. 54 A (1973) 417–422

Jones, B. S.: A Method of posterior bone block für paralytic drop foot in children. S. Afr. med. J. 44 (1970) 1139

Junge, G.: Spitzfußbehandlung mit einem neuen Spitzfußredressionsapparat. (Treatment of talipes with a new talipes redression apparatus.) Hefte Unfallheilk. 134 (1980) 148–150

Kaiser, G.: Der Lähmungshackenfuß und seine Behandlung. Zbl. Chir. 34 (1955) 1358

Kalmár, L., A. Mándi: Das Nervus Saphenus Syndrom. Beitr. Orthop. Traum. 20 (1973) 189

Katz, M. R., M. I. Lenobel: Intraneural ganglionic cyst of the peroneal nerve. Case report. J. Neurosurg. 32 (1970) 692

Keck, C.: The tarsal tunnel syndrome. J. Bone Jt Surg. 44 A (1962) 180

King, B. B.: Ankle fusion for correction of paralytic drop foot and calcaneus deformities. Arch. Surg. 40 (1940) 90

Koczocik-przedpelska, J., W. Marciniak: Określenie częstotliwości występowania uszkodzeń neurogennych mięśni we wrodzonych deformacjach stopy. (Determination of the incidence of neurogenic muscular lesions in congenital foot deformities.) Chir. Narzad. Ruchu 44 (1979) 259–263

Kramer, J.: Die Deformitäten des Neugeborenenfußes. Ther. Umsch. 27 (1970) 451

Krause, J., M. A. Siegel: Erfahrungen mit der Tripelarthrodese bei schweren Fußlähmungen. Zbl. Chir. 95 (1970) 227

Kummel, B., D. Stahl, W. Fielding: Overgrowth of an extremity caused by glomus tumor. Clin. Orthop. 82 (1972) 80

Kunkel, M. G., R. B. Lynn: The anterior tibial compartment syndrome. Canad. J. Surg. 1 (1958) 212

Laermann, J.: Angeborene und erworbene Fußdeformitäten. Z. Allg.-Med. 47 (1971) 1886

Lal, S., M. S. Lebbai: Lower extremity paralysis complicating herpes zoster. J. Ass. Phycns India 18 (1970) 853

Lambrinudi, C.: A method of correcting equinus deformities at the sub-astragaloid joint. Proc. roy. Soc. Med. 26 (1933) 788

Lamphier, T. A., R. I. Goldberg: Peroneus longus transplant for foot drop. Amer. J. Orthop. 5 (1963) 47

Lange, M.: Lehrbuch der Orthopädie und Traumatologie, Bd. II. Enke, Stuttgart 1965; 2. Aufl.: Lange, M., E. Hipp 1976

von Lanz, J., W. Wachsmuth: Praktische Anatomie (Lanz-Wachsmuth). Springer, Berlin 1972

Lee, C. L., E. E. Bleck: Surgical correction of equinus deformity in cerebral palsy. Develop. Med. Child Neurol. 22 (1980) 287–292

Lemperg, R. K., T. W. Smith: The calcaneal osteotomy of Dwyer: An indication for kiel bone. Acta orthop. scand. 47 (1976) 125–128

Lemperg, R. K., B. Hagberg, A. Lundberg: Achilles tendoplasty for correction of equinus deformity in spastic syndromes of cerebral palsy. Acta orthop. scand. 40 (1969) 507

Levine, M. S.: Congenital short tendo calcaneus: Report of a family. Amer. J. Dis. Child. 125 (1973) 858

Lloyd-Roberts, G. C.: Orthopaedics in Infancy and Childhood. Butterworth, London 1971

Löhr, E.: Konservative Behandlung des muskulär kontrakten Spitzfußes mit dem Dehngipsverband. Beitr. Orthop. Traum. 14 (1967) 33

Lortat-Jacob, A., M. Faivre, J. Benoit, J. O. Ramadier, C. Laurian, J. M. Cormier: Les séquelles au pied du syndrome de Volkmann. (Deformities of the feet after Volkmann's ischemia in the lower limb.) Rev. Chir. orthop. 67 (1982) 617–624

Lothe, P. A.: Ossification of the Achilles tendon. J. Bone Jt Surg. 52 A (1970) 157

Lübbe, C.: Orthopädische Bauchlageschäden. Kinderarzt H. 8 (1974)

Lunceford, E. M.: The peroneal compartment syndrome. South. med. J. 58 (1965) 621

McGlamry, E. D., R. W. Kitting: Equinus foot. An analysis of the etiology, pathology and treatment. J. Amer. Podiat. Ass. 63 (1973) 105

Mackenzie, J. G.: Lambrinudis's arthrodesis. J. Bone Jt Surg. 41 B (1959) 738

Maier, E.: Der nicht behandlungsbedürftige Kinderfuß. Z. Orthop. 105 (1969) 565

Main, B. J., B. St. Edmunds, R. J. Crider, M. Polk, G. C. Lloyd-Roberts, M. Swann, B. A. Kamdar: The results of early operation in talipes-equino-varus. J. Bone Jt Surg. 59 B (1977) 337

Makin, M., Z. Yossipovitch: Translocation of the peroneus longus in the treatment of paralytic pes calcaneus. J. Bone Jt Surg. 48 A (1966) 1541

Mansoor, I. A.: Delayed incomplete traction palsy of the lateral popliteal nerve. Clin. Orthop. 66 (1969) 183

Martz, C. D.: Talipes equinus correction in cerebral palsy. J. Bone Jt Surg. 42 A (1960) 769

Marwah, V.: Compression of the lateral popliteal (common peroneal) nerve. Lancet 1964/II, 1367

Matthes, A., R. Kruse: Neuropädiatrie. Thieme, Stuttgart 1973

Matthiaß, H.-H.: Operative Eingriffe zur Korrektur von Fußdeformitäten bei infantiler Zerebralparese. In: Diagnose und Therapie zerebraler Bewegungsstörungen im Kindesalter. Hartmann, Frechen 1969

Matzen, P. F.: Lehrbuch der Orthopädie. VEB Volk und Gesundheit, Berlin 1967

Mau, C.: Beitrag zur Frage der Ätiologie der angeborenen Hackenfußbildung. Z. Orthop. 69 (1939) 191

Mau, H.: Der behandlungsbedürftige Kinderfuß. Z. Orthop. 105 (1969 a) 576

Mau, H.: Die ischämischen Kontrakturen der unteren Extremitäten und das Tibialis-anterior-Syndrom. Z. Orthop., Suppl. 105 (1969 b)

Mau, H.: Die Transplantation des M. tibialis posterior zur Behandlung des Spitz- und Spitzklumpfußes. (Transplantation of the posterior tibial muscle for treatment of equinus deformity of the foot and club foot.) Z. Orthop. 118 (1981) 385–390

Mavor, G. E.: The anterior tibial syndrome. J. Bone Jt Surg. 38 B (1956) 513

Meiers, H. G.: Das Tibialis-anterior-Syndrom und seine Verkennung als entzündliche Unterschenkeldermatose. Dtsch. med. Wschr. 96 (1971) 1357

Morscher, E.: Funktionelle Diagnostik in der Orthopädie. Enke, Stuttgart 1979

Mulder, D. W., E. H. Lambert et al.: The neuropathies associated with diabetes mellitus: A clinical and electromyographic study of 103 diabetic patients. Neurology (Minneap.) 11 (1961) 275

Münzenberg, K. J.: Orthopädie in der Praxis. Medizin, Weinheim 1981

Neundörfer, B., C. Kayser-Gatchalian: Periphere Nervenlähmungen als Komplikation bei Antikoagulantientherapie. Schweiz. med. Wschr. 100 (1970) 2069

Nobel, W.: Peroneal palsy due to hematoma in the common peroneal nerve sheath after distal torsional fractures and inversion ankle sprains. J. Bone Jt Surg. 48 A (1966) 1484

Novich, M. M.: Adduction injury of the knie with rupture of the common peroneal nerve. Report of a case. J. Bone Jt Surg. 42 A (1960) 1372

Nyga, W., F. Henkel: Zur Schuhversorgung nach korrigierenden Vorfußoperationen. Orthop. Prax. 12 (1976) 493

Ochsner, P. E., A. Bernau: Differentialdiagnose der P. c. p. am Fuß. Orthop. Prax. 12 (1975) 918

Ono, K., K. Hiroshima, K. Tada, A. Inoue: Anterior transfer of the toe flexors for equinovarus deformity of the foot. Int. Orthop. 4 (1981) 225–229

Parkes, A.: Intraneural ganglion of the lateral popliteal nerve. J. Bone Jt Surg. 43 B (1961) 784

Paton, D. F.: The Pathogenesis of anterior tibial syndrome. J. Bone Jt Surg. 50 B (1968) 383

Pfitzner, W.: Die Variationen im Aufbau des Fußskelettes. Verh. Anat. Ges. 6 (1896) 245

Pierrot, A. H., O. E. Murphy, E. Albert: Klinkicht Award, 1972. Heel cord advancement. A new approach to the spastic equinus deformity. Orthop. Clin. N. Amer. 5 (1974) 117–126

Pitzen, P.: Zur Entwicklung des Längsgewölbes vom normalen Fuß nach der Geburt. Z. Orthop. 84 (1954) 44

Pitzen, P., H. Rössler: Kurzgefaßtes Lehrbuch der Orthopädie, 13. Aufl. Urban & Schwarzenberg, München 1976

Postel, H., D. von Torklus: Tarsaltunnelsyndrom. Münch. med. Wschr. 117 (1975) 157

Puranen, J.: The medial tibial syndrome. J. Bone Jt Surg. 56 B (1974) 712

Rabl, C. R. H.: Orthopädie des Fußes, 5. Aufl. Enke, Stuttgart 1975

Rathke, F. W.: Über Verknöcherungen der Achillessehne. Arch. Orthop. 61 (1967) 30

Rettig, H.: Zur operativen Behandlung der spastischen Lähmungen. Verh. dtsch. orthop. Ges. 88 (1956) 226

Robánescu, N.: Indicátii in tratamentul chirurgical al picorului echin spastic la copil. (Indications in surgical treatment of spastic talipes equinus in children.) Rev. Pediat. Obstet. Ginec. (Pediat.) 24 (1976) 187–192

Rompe, G.: Die Arthrogryposis multiplex congenita und ihre Differentialdiagnose. Thieme, Stuttgart 1968

Rütt, A.: In Hackenbroch, M., A. N. Witt: Orthopädischchirurgischer Operationsatlas, Bd. V: Unterschenkel und Fuß. Thieme, Stuttgart 1973

Sage, F. P.: Congenital deformities. In: Campbell's Operative Orthopaedics, 6th ed. Mosby, St. Louis 1980

Scheier, H.: Fußarthrodesen bei P. c. p. Orthopäde 2 (1973) 90

Schinz, H. R., W. E. Baensch, E. Friedl, E. Uehlinger: Lehrbuch der Röntgendiagnostik, 5. Aufl. Thieme, Stuttgart 1952; 6. Aufl. 1965–1981

Schneider, J., S. Herpay: Neurologische Abweichungen beim rezidivierenden Erysipel. Derm. Mschr. 159 (1973) 705

Schober, W. R., D. L. Grant: Plastic bivolved walking splint for immobilization of an arthritic ankle. J. Amer. phys. ther. Ass. 51 (1971) 785

Schrock, R. D.: Peroneal nerve palsy following derotation osteotomies of tibial torsion. Clin. Orthop. 62 (1969) 172

Schütze, C.: Eine Plastikschiene zur Behandlung des Hakkenknickfußes beim Neugeborenen. (A plastic splint for the treatment of clubfoot in newborn infants.) Beitr. Orthop. Traum. 19 (1972) 55–58

Seltz, D. G., E. B. Carpenter: Triple arthrodesis in children: A ten-year review. Sth. med. J. 67 (1974) 1420

Seyfarth, H.: Bemerkungen zur talocruralen Arthrodese. Beitr. Orthop. Traum. 20 (1973) 480

Sharrard, W. J. W.: Paralytic deformity in the lower limb. J. Bone Jt Surg. 49 B (1967) 371

Sharrard, W. J. W., J. Grosfield: The management of deformity and paralysis of the foot in myelomeningocele. J. Bone Jt Surg. 50 B (1968) 456

Sherk, H. H.: Indications for orthopaedic surgery in the mentally retarded patient. Clin. Orthop. 90 (1973) 174–177

Sherman S. Coleman: Complex Foot Deformities of Children. Lea & Febiger, Philadelphia 1983

Silver, C. M., S. D. Simon: Gastrocnemius-muscle recession (Silferskiöld operation) for spastic equinus deformity in cerebral palsy. J. Bone Jt Surg. 41 A (1959) 1021

Singh, N., F. Behse, F. Buchthal: Electrophysiological study of peroneal palsy. J. Neurol. Neurosurg. Psychiat. 37 (1974) 1202

Smith, C.: Talipes. 2. Clinical features of talipes equinovarus. Nurs. Times 71 (1975) 176

Smith, S. D., L. S. Weil: Anterior advancement of the tendo Achilles for spastic equinus deformity. J. Amer. Pediat. Ass. 64 (1975) 1016–1023

Solomon, L.: Hereditary multiple exostosis. J. Bone Jt Surg. 45 B (1963) 292

Sotirow, B.: Krytyczna analiza za ożeń patomechanicznych i niektóre b édy w technice przy operacyjnym leczeniu stóp piętowych porażennych. (Critical analysis of the pathomechanical assumptions as well as some technical faults in surgical treatment of paralytic talipes calcaneus.) Chir. Narząd. Ruchu 36/4 (1972) 513

Sotirow, B.: W asny sposób obliczania wielkości klinów resekcji w operacyjnej rekonstrukcji stopy piętowej porażennej. (Our method for calculating the size of bone wedges in the surgical treatment of paralytic talipes calcaneus.) Chir. Narząd. Ruchu 36/5 (1972)

Srinivasan, H. S., M. Mukherjee, R. A. Subramaniam: Two-tailed transfer of tibialis posterior for correction of dropfoot in leprosy. J. Bone Jt Surg. 50 B (1968) 623

Stack, R. E., A. H. Bianco jr., C. A. McCarty: Compression of the common peroneal nerve by ganglion cysts. Report of 9 cases. J. Bone Jt Surg. 47 A (1965) 773

Stark, W. A.: Anterior compartment syndrome. Clin. Orthop. 62 (1969) 180

Stewart, M.: Miscellaneous affections of the foot. In: Campbell's Operative Orthopaedics, 6th ed. Mosby, St. Louis 1980

Stott, J. R. R., W. C. Hutton, I. A. F. Stokes: Forces under the foot. J. Bone Jt Surg. 55 B (1973) 335

Strohfeldt, P.: Psoriasisspondylarthritis. Therapiewoche 4 (1972) 233

Strayer, L. M.: Recession of the gastrocnemius. J. Bone Jt Surg. 32 A (1950) 671

Sunderland, S.: Nerves and Nerve Injuries. Livingstone, Edinburgh 1968

Suppan, R. J.: Bone block procedures for dropfoot. J. Foot Surg. 16 (1978) 132–135

Surace, A., M. Celestini: Studio elettromiografico delle alterazioni neuromuscolari nel piede torto congenito e neurogeno. (Electromyographic study of neuromuscular changes in congenital and neurogenic clubfoot.) Chir. Organi Mov. 66 (1981) 83–91

Sutherland, A. D.: Equinus deformity haemangioma of calf muscle. J. Bone Jt Surg. 57 B (1975) 104

Tachdjian, M. O.: Pediatric Orthopedics, vol. II. Saunders, Philadelphia 1972

Thom, H.: Die konservative und operative Behandlung des Spitzfußes beim Spastiker. Krankengymnastik 23 (1971) 1

Thomas, F. B.: Arthrodesis of the ankle. J. Bone Jt Surg. 51 B (1969) 53

Throop, F. B., G. P. Derosa, C. Reeck, S. Waterman: Correction of equinus in cerebral palsy by the Murphy procedure of tendo calcaneus advancement: A preliminary communication. Develop. Med. Child Neurol. 17 (1975) 182–185

Tillmann, K.: Operationen am rheumatischen Vorfuß. Orthop. Prax. 12 (1976) 499

Tillmann, K.: Der rheumatische Fuß und seine Behandlung. Enke, Stuttgart 1977

Tuck, W. H.: Drop-foot appliance with concealed spring. J. Bone Jt Surg. 39 B (1957) 335

Tuck, W. H.: Drop-foot appliance with rubber torsion sochet. J. Bone Jt Surg. 44 B (1962) 896

Turner, J. W., R. R. Cooper: Posterior transposition of tibialis anterior through the interosseous membrane. Clin. Orthop. 79 (1971) 71

Turner, J. W., R. R. Cooper: Anterior transfer of the tibialis posterior through the interosseous membrane. Clin. Orthop. 83 (1972) 241

Vahvanen, V.: Rheumatoid arthritis in the pantalar joints. Acta orthop. scand., Suppl. 107 (1967)

Vainio, K.: The rheumatoid foot. A clinical study with pathological and roentgenological comments. Ann. Chir. Gynaec. Fenn., Suppl. 1, 45 (1956)

Vainio, K.: Hallux varus rheumaticus. Z. Orthop. 89 (1957) 271

Vainio, K.: Symposium on rheumatoid arthritis. J. Bone Jt Surg. 50 B (1968) 219

Van den Brink, K. D.: Childhood foot and leg problems. Pediat. Ann. 5 (1976) 61–80

Vichard, Ph.: „Fracture" du tendon d'Achilles. Rev. Chir. orthop. 52 (1966) 701

Wagner, H.: Technik und Indikation der operativen Verkürzung und Verlängerung von Ober- und Unterschenkel. Orthopäde 1 (1972) 59

Warren, A. G.: The correction of foot drop in leprosy. J. Bone Jt Surg. 50 B (1968) 629

Weidenreich, F.: Der Menschfuß. Z. Morph. Anthrop. 22 (1921) 51

Weigert, M., H. J. Gronert, H. Klems: Arthrodesen am Fuß. Orthopäde 3 (1974) 29

Wetzenstein, H.: The significance of congenital pes calcaneo-valgus in the origin of pes plano-valgus in childhood. Acta orthop. scand. 30 (1960) 64

Wetzenstein, H.: Prognosis of pes calcaneo-valgus congenitus. Acta orthop. scand. 41 (1970) 122

White, A. A.: A precision posterior ankle fusion. Clin. Orthop. 98 (1974) 239

White, J.: The results of traction injuries to the common peroneal nerve. J. Bone Jt Surg. 50 B (1968) 346

Wilde, A. H.: Surgical treatment of the foot and ankle in rheumatoid arthritis. Ohio St. med. J. 65 (1969) 912

Angeborener Klumpfuß und angeborener Sichelfuß

Von G. IMHÄUSER

Angeborener Klumpfuß

Synonyme: Talipes equinovarus – Clubfoot – Pied bot

Historischer Rückblick

Die Kenntnis des Klumpfußes reicht weit in die vorchristliche Aera. Von praktischer Bedeutung für die Klumpfußthematik sind jedoch erst die Veröffentlichungen der Hippokratiker. In dem Kapitel „de articulis" finden wir nicht nur eine detaillierte Beschreibung der Deformität, sondern auch klar formulierte Behandlungsrichtlinien. Jeder Arzt, der sich mit dem Klumpfußproblem beschäftigt, sollte den Wortlaut kennen. Zitiert sei deshalb aus dem Buch HIPPOKRATES: Sämmtliche Werke (übersetzt von Dr. R. Fuchs. Lüneburg, München 1900) das Kapitel 62:

„Es giebt auch unter den angeborenen Verrenkungen einige, bei welchen es, wenn die Verrenkung eine geringfügige ist, möglich ist, die Zurückführung an den von der Natur angewiesenen Platz vorzunehmen, und dies besonders bei den Gelenken des Fusses. Bei denjenigen, welche von Geburt an einen krummen Fuss (Klumpfuss) haben, ist dieser Zustand in den meisten Fällen zu heilen, es müsste denn die Verbiegung eine sehr bedeutende sein oder dieses Unglück eingetreten sein bei Kindern, welche bereits im Wachstum weit vorgeschritten sind. Am besten ist es demgemäss, wenn man derartige Zustände möglichst rasch ärztlich behandelt, noch bevor ein sehr bedeutender Schwund an den Knochen des Fusses oder ein sehr bedeutender Schwund an den Weichteilen des Unterschenkels eingetreten ist. Es giebt nun aber nicht bloss eine einzige Art der Krummfüssigkeit, sondern mehrere, doch sind dies zum grössten Teile nicht vollständige Ausrenkungen, sondern Verkrümmungen des Fusses, bei welchen sich dieser in einer zur Gewohnheit gewordenen Stellung, so zu sagen, festgehalten findet. Man muss aber auch bei der Behandlung Folgendes beachten: man muss den aussen an den Knöcheln gelegenen Knochen des Unterschenkels (das Wadenbein) nach innen zurückdrängen und an die rechte Stelle zu bringen suchen, zugleich aber durch einen Gegendruck denjenigen Teil des Fersenbeines, welcher in der Richtung (des Schienbeines) liegt, nach aussen zu drängen, um die in der Mitte und an der Seite des Fusses hervorragenden Knochen einander begegnen zu lassen; hierauf erfasse man hinwiederum alle Zehen einschliesslich der grossen Fusszehe, neige sie nach innen zu und halte sie so gewaltsam fest. Man lege einen Verband darum von Wachspflaster, welches gehörig mit Harz versetzt ist, ferner Compressen und weiche Binden in ziemlicher Anzahl, ohne allzu sehr zu drücken. Die Gänge des Verbandes aber lege man in derselben Richtung, in welcher auch die Einrichtung des Fusses durch die Hände stattgefunden hat, damit der Fuss eher etwas auswärts gekehrt erscheint. Man muss aber eine Sohle entweder von nicht allzu hartem Leder oder aus Blei herstellen lassen und diese daraufbinden, jedoch nicht in der Weise, dass man sie unmittelbar auf die Haut auflegt, sondern dass man sie erst dann befestigt, wenn man bereits die letzten Lagen der Binden anlegen will. Nachdem der Kranke bereits verbunden ist, nehme man das Endstück einer von denjenigen Binden, mit welchen der Verband hergestellt ist, und nähe dasselbe in der Richtung der kleinen Zehe an die auf der Unterseite des Fusses befindlichen Verbandstücke fest; hierauf ziehe man das Endstück so weit nach oben zu straff, als es den Verhältnissen entsprechend erscheint, und wickle es oberhalb der Wade herum, sodass es, derart straff angezogen, liegen bleibt. Man muss, um es mit einem Wort zu sagen, wie ein Wachsbildner die in widernatürlicher Weise verbogenen und verzerrten Teile in ihre richtige natürliche Lage zurückzuführen suchen, indem man einerseits mit den Händen, andererseits mit dem Verbande, und zwar in ähnlicher Art, die Einrichtung bewirkt. Man darf dabei aber nicht gewaltsam zu Werke gehen, sondern muss es behutsam machen. Die Binden muss man in der Weise annähen, wie es für das Halten in der Schwebe von Vorteil ist; denn die verschiedenen Arten von Lahmheit erfordern eine verschiedene Art von Schwebehaltung. Man verfertige aber einen kleinen Schuh aus Blei, welchen man aussen auf dem Verbande befestigt, von der Gestalt, wie sie die Chiischen Schuhe besitzen. Jedoch hat man diesen dann durchaus nicht nötig, wenn man mit den Händen in richtiger Weise einrenkt, vermittelst der Binden den Verband richtig anlegt und auch die Schwebelage richtig herstellt. Dieses ist die Behandlung, und es bedarf durchaus nicht eines Eingriffes mit dem Messer oder dem Glüheisen oder sonst irgend eines künstlichen Verfahrens. Denn solche Übel weichen viel eher dem ärztlichen Eingriffe, als man annehmen sollte. Gleichwohl muss man mit Hilfe der Zeit den Sieg zu erringen suchen, bis das betreffende Glied in den ihm entsprechenden Haltungen an Umfang zugenommen hat. Wenn es aber dazu kommt, dass man dem Kranken Schuhe anlegen will, so sind die Halbschuhe am geeignetsten, welche „Lehmtreter" genannt werden. Diese Art von Schuhen giebt nämlich dem Fusse am wenigsten nach, vielmehr giebt ihr der Fuss nach. Zweckentsprechend ist aber Schuhwerk nach Art der Kreter."

Aus diesem Text der Hippokratiker sind folgende Erkenntnisse abzuleiten:
1. Es gibt unterschiedliche Klumpfüße.
2. Beim Klumpfuß bestehen angeborene Verrenkungen der Fußgelenke.
3. Frühbehandlung ist erforderlich.
4. Die Redression muß die Knochen regelrecht zueinander stellen (sie seien wie Wachs zu formen).
5. Im Anschluß an die Korrektur sei eine Immobilisation erforderlich. Möglichkeiten dazu werden aufgezeigt.
6. Der Klumpfuß wird für heilbar gehalten.

Seit der Bearbeitung der Klumpfußdeformität durch die Hippokratiker sind 2 Jahrtausende vergangen. Ein grundsätzlicher Wandel im Behandlungsverfahren erfolgte zunächst nicht. Am Ende des 18. und Beginn des 19. Jahrhunderts wurden intensiver wirkende Korrekturmaßnahmen verwendet, und auch die Verbandstechnik wechselte. Das veränderte die Therapie im Prinzip nicht. Die Ärzte entwickelten die verschiedensten Methoden, um die Form zu korrigieren. Maßnahmen zur Funktionsverbesserung wurden überhaupt nicht diskutiert. Letzteres gilt auch in der Gegenwart.

Ausführliche historische Rückblicke verdanken wir C. MAU (1927), DEBRUNNER (1936) und VALENTIN (1961).

Entwicklung der Korrektur- und Fixierungsmethoden

Manuelle Korrektur

Sie wird beim Säuglingsklumpfuß auch heute in ähnlicher Weise durchgeführt, wie die Hippokratiker es taten. Besondere Handgriffe, wie sie z.B. WISBRUN (1932) angegeben hat, stellen keine grundsätzlichen Neuerungen dar. Dieser Autor legt Wert auf die Herausmodellierung des äußeren Fußgewölbes. BÖSCH (1952) hat die Auffassung vertreten, die „klassische" Korrektur des Fußes sei falsch. Die klassische Reposition besteht darin, daß man den Vorfuß einerseits und die Ferse andererseits gegenüber den auf dem Kuboid gekreuzten Daumen nach lateral drückt. BÖSCH sagt, daß bei derartigem Vorgehen das Tuber calcanei zwar nach lateral, der Processus anterior aber nach medial gedrückt würde. Dadurch würde der Winkel zwischen den Längsachsen von Talus und Kalkaneus verkleinert.

Dazu ist zu sagen, daß bei *jedem Varusfuß,* d.h. nicht nur beim Klumpfuß, sondern auch beim Hohlfuß, der Außenknöchel der Achillessehne mehr genähert ist als beim Normalfuß. Das darf nun nicht dazu verleiten, den Kalkaneus nach medial zu drücken, d.h. seine Supinationsstellung noch zu vergrößern. Durch die klassische Reposition im Dreipunktegriff wird eine Abduktion des Vorfußes erreicht, und die Wirkung auf den Rückfuß ist so beträchtlich, daß der Kalkaneus seine vermehrte räumliche Nähe gegenüber dem Außenknöchel verliert. Damit werden nachweisbar die gewünschten Winkelbeziehungen im Bereich der Längsachsen von Talus und Kalkaneus wiederhergestellt. Darauf wird bei der Behandlung des idiopathischen Klumpfußes noch einmal Bezug genommen. Zusätzlich ist festzustellen, daß es einem biologischen Gesetz entspricht, daß mit jeder Vorfußadduktion eine Varusstellung des Rückfußes und mit jeder Abduktion des Vorfußes eine Valgusstellung der Ferse kombiniert ist (IMHÄUSER 1979). HENKEL (1974) hat in seiner Monographie der Böschschen Manipulation zugestimmt, während wir sie nie angewandt haben. Dennoch erzielten wir volle Korrekturen und normale Winkelbeziehungen zwischen den Längsachsen von Talus und Kalkaneus mit der angeblich „falschen" Manipulation.

Für den Säuglingsklumpfuß bestehen drei Möglichkeiten der manuellen Korrektur:
1. Das Füßchen wird durch die Hebamme, durch den Arzt und schließlich die Mutter mehrfach täglich im Korrektursinne bewegt, um es für die endgültige Korrektur und die Fixierung vorzubereiten.
2. Das deformierte Füßchen wird durch Manipulationen in Etappen zunehmend formkorrigiert. Die erreichte Begradigung wird jeweils durch einen festen Verband (Gipsverband) gehalten.
3. Der Fuß wird durch einen Dreibackengriff im Bereich der subtalaren Fußplatte korrigiert und – falls möglich – der begradigte Fuß dorsal extendiert. Diese in einer Sitzung erfolgende Korrektur wird durch eine Kette von Gipsverbänden gesichert.

Es erscheint nicht allzu wesentlich, welchen der drei Wege man geht, obgleich der Autor den dritten Weg für den kürzesten und besten hält.

3.34 Klassische Fuß- und Zehenfehlformen

Zwingen, Osteoklasten und redressierende Schienen

Da man im letzten Jahrhundert begann, alle Klumpfüße als behandlungsfähig anzusehen, kamen auch bis dahin nicht behandelte Klumpfüße älterer Kinder und von Erwachsenen in den Aufgabenbereich der Ärzte. Es ist klar, daß man mit manueller Korrektur – auch unter Verwendung eines Holzkeils – diese Füße nicht wesentlich formverbessern konnte. Die Knochen waren inzwischen verformt, der Bandapparat und die Muskulatur bereits an den Deformitätszustand angepaßt. Wenn man die fixierte Form verändern wollte, mußte man sich größerer Kräfte bedienen.

Nun begann eine Aera der Konstruktion von Zangen, Osteoklasten und redressierenden Schienen. Offenbar hat sich zuerst die Lyoner Schule maschineller Kräfte bedient (MAU 1927). Bekanntgeworden sind der Thomas-wrench und weitere Redressionszangen, von denen die Gochtsche Zwinge noch in guter Erinnerung sein dürfte. Diese Zwingen erlaubten durch Druck, der mit einer Spindel übertragen wurde, die Anwendung größerer Kräfte auf den deformierten Fuß. Diese Aufgaben übernahmen später technisch noch wirksamere Osteoklasten. Viele unserer orthopädischen Vorfahren haben solche Redressionsmaschinen entwickelt. Es begann sogar ein Wettlauf, wer den am besten wirkenden Apparat habe. Einige erlangten Berühmtheit, so der Korrekturapparat von VENELL und der von TYPHESNE. Die am längsten in Gebrauch befindlichen Osteoklasten waren die von ALSBERG, SCHULTZE und und STILLE-LORENZ.

Am Ende des vorigen Jahrhunderts hatten die Ärzte ein fast unbegrenztes Vertrauen zu den mit den Apparaten durchgeführten Redressements und waren der Meinung, daß auch Patienten am Ende des 4. Lebensjahrzehnts für die Behandlung mit diesen Maschinen noch geeignet seien.

Damals wurden folgende drei Möglichkeiten unblutiger Begradigung des Fußes betont (wobei die maschinelle Korrektur des Klumpfußes des älteren Kindes und des Erwachsenen gemeint ist):
1. Das Wolffsche Etappenredressement:
   WOLFF hat in seinem 1903 erschienenen Buch das Etappenredressement empfohlen. Die Formgebung des Fußes wurde in korrigierenden Gipsverbänden vorgenommen. Keilexsisionen aus dem erhärteten Gipsverband dienten der weiteren Korrektur der Fußform (KITE 1964 wendete später diese Keilausschneidungen aus Gipsverbänden regelmäßig an).
2. Das Schultzesche forcierte Redressement:
   Mit dem Osteoklasten werden die erheblichen Weichteil- und knöchernen Widerstände, die der verformte Fuß bietet, überwunden, und zwar „durch Umpressung der Knochen". SCHULTZE war der Meinung, daß die Radikalität des Verfahrens auch eine Endgültigkeit in der Formgebung bringe, die eine Nachbehandlung überflüssig mache.
3. Das Lorenzsche modellierende Redressement:
   LORENZ (1911) teilte die Korrektur des Fußes in vier Arbeitsgänge, die er nacheinander durchführte. Zunächst verringerte er eine Hohlfußkomponente unter Durchtrennung der Plantaraponeurose; dann beseitigte er die Adduktion, die Supination und die Plantarflexion, letztere durch Achillessehnenverlängerung.

Man hat sich natürlich auch Gedanken darüber gemacht, welche Vorgänge bei der Umformung des Fußes ablaufen. VON VOLKMANN hat eine Drucktheorie (das Hueter-Volkmannsche Gesetz) verantwortlich gemacht. WOLFF hielt die Transformationskraft für entscheidend. Er führt dazu aus, daß man die Form verkrümmter Knochen auf dem Umweg über die Funktion verändern könne. – Die z. T. heftig geführte Kontroverse über die Grundlagen des Umbaus im Knochen spielte eine erhebliche Rolle in der Literatur. Der interessierte Leser beachte einerseits die von DEBRUNNER (1932) verfaßte Schilderung der Lebensarbeit von v. VOLKMANN und andererseits die Monographie von WOLFF.

Obgleich WOLFF bereits 1903 sagte, daß die Redressionsgeräte in die „Rumpelkammer" gehörten, wurden die Redresseure und Osteoklasten noch bis in die 30er Jahre dieses Jahrhunderts verwendet. Als junger Assistent hat der Verfasser noch mit diesen Osteoklasten gearbeitet und denkt mit Unbehagen an die enormen Kräfte zurück, die mit diesen Maschinen auf den Fuß übertragen wurden. Nicht nur erhebliche Weichteilzerreißungen an der Innenseite des Fußes und Hautnekrosen am Ort der redressierenden Druckübertragung an den Fußaußenseiten waren die Folgen, sondern auch Infraktionen der Knochen. Fettembolien traten relativ häufig auf.

Andere Osteoklasten arbeiteten mit Zug und Druck an Hebeln. Dadurch wurde lediglich der Druck auf eine größere Fläche verteilt, sonst aber hatten sie die gleichen Gewaltwirkungen wie die mit Spindeln arbeitenden Redresseure.

Eine sehr gute Übersicht der damaligen Konstruktionen findet sich in der Monographie von SCHANZ (1908) und in der vorzüglichen Dissertation von SCHLÖSSER (1980). Zum Glück sind diese Maschinen völlig verlassen worden, weil die operative Therapie das Problem besser löste. Es gelang eben nicht, einen verformten Fuß durch Entfaltung der Fußinnenseite zu begradigen. Die Weichteile und die Haut ließen das nicht zu.

Redressierende Schienen sind in zahlreichen Varianten konstruiert worden, und diese Entwicklung geht bis zum heutigen Tage. Immer wieder wird behauptet, daß durch nächtlich anzuwendende Korrekturschienen der Fuß mehr und mehr begradigt werden könne. Die Hoffnung auf Effekt bezieht sich heute nur noch auf kindliche Füße. Es sind entweder einfache Hebelschienen, die eine Pronation des gesamten Fußes bewirken sollen (GOCHT u. DEBRUNNER 1925), oder aber ausgetüftelte Konstruktionen, die mit Federn, Schrauben, Gummizügen etc. arbeiten. Diese Schienen wurden noch in der jüngsten Zeit bis zur Perfektion durchkonstruiert. Erinnert sei hier besonders an die Klumpfußschiene der Firma Habermann und die sog. „Kopenhagener" Schiene. Dazu ist zu sagen, daß „Nacht"schienen – wenn sie korrigierend wirken sollen – das Kind nicht schlafen lassen. Der Gedankengang, daß man harte Deformitäten oder Deformitätsreste durch temporär wirkende Kräfte beseitigen könnte, sollte der Vergangenheit angehören.

Die Korrektur der Fußform ist eine ärztliche Aufgabe. Schienen können lediglich die Wirkung haben, das ärztlich erreichte Korrekturergebnis zu halten. Sie können niemals an die Stelle ärztlicher Behandlung treten. Die Verwendung und die Weiterentwicklung derartiger Schienen sollte deshalb aufgegeben werden.

Operationsmethoden

Die operative Behandlung von Klumpfüßen begann mit der subkutanen queren Tenotomie der Achillessehne durch STROMEYER (1831). STROMEYER hatte Vorgänger in THILENIUS (1789), MICHAELIS (1811) und DELPECH (1816). Man verband damals die quere Achillotenotomie mit der Umformung des Fußes im Redresseur. Die Behandlungsergebnisse waren für die damalige Zeit sensationell (s. die Arbeiten von LITTLE (1839), DIEFFENBACH (1841) u. a.). Eine ganz vorzügliche Darstellung der damals erzielten Resultate (und auch Fehlergebnisse) ist in den zeitgenössischen Monographien von SCOUTTETEN (1839) und BRADFORD (1884) enthalten.

Die Entwicklung der *Narkose*, die Entdeckung der Prinzipien der *Asepsis* und die Möglichkeit, Operationen in *Blutsperre* (v. ESMARCH 1873, CUSHING 1904) durchführen zu können, ließen größere operative Behandlungen der Fußdeformitäten zu. Seit Mitte des vorigen Jahrhunderts sind operative Eingriffe an den Weichteilen und am Skelettsystem (oder eine Kombination) an die Seite der apparativen Behandlung getreten. Die Chirurgisierung der modernen Zeit hat die operative Korrektur des Klumpfußes ganz in den Vordergrund gerückt.

An die Stelle der ursprünglich subkutan durchgeführten Achillotenotomie trat die offene Achillessehnenverlängerung, d. h., es wurde keine Lücke zwischen den Achillessehnenanteilen belassen. Wir führen heute beim Klumpfuß des Kindes und des Jugendlichen die Achillotenotomie ausschließlich offen durch und verwenden ein Z-Plastik. Einzelne Autoren (z. B. PONSETI u. SMOLEY 1963) empfehlen dennoch, die Tenotomie subkutan durchzuführen. Durch die Medialabweichung der Achillessehne beim Klumpfuß (infolge der Varusstellung der Ferse) liegt die Achillessehne nicht mehr in der Mitte des Unterschenkels. Eine subkutane Tenotomie müßte daher weiter medial ausgeführt werden. Wir haben bei der operativen Freilegung der Achillessehne nach vorangegangener, erfolgloser subkutaner Tenotomie (durch doppelte Einkerbung) gesehen, daß wir den Eingriff an unrichtiger Stelle gemacht hatten und daher der Erfolg ausblieb.

Am Ende des letzten Jahrhunderts wurden Weichteiloperationen eingeführt, um die harten Widerstände, die der Fuß der Korrektur entgegensetzt, zu beseitigen. Die Entwicklung solcher Operationsverfahren begann mit der sehr eingreifenden Operation von PHELPS (1891). Sein Verfahren bestand – außer der Achillotenotomie – in einer Verlängerung oder Durchschneidung von Weichteilen an der Fußinnenseite. Der Eingriff bezog sich auf die Sehne des M. tibialis posterior, auf das mediale Knöchelband, die Plantaraponeurose, den M. abductor hallucis, den M. flexor hallucis longus und alle kurzen Zehenflektoren. Außerdem osteotomierte PHELPS den Talushals und führte eine Keilresektion des Kalkaneus durch. Es folgten ELMSLIE (1920), OBER (1920), WULLSTEIN (1925), OMBREDANNE (1927), BROCKMAN (1930), SCHEEL (1951), GOLDNER (1969), HENKEL (1974), TURCO (1981) und viele andere mit ähnlichen, jedoch z. T. weniger eingreifenden Operationstechniken.

Die zahlreichen Operationsverfahren an den Fußweichteilen variieren im Umfang der Durchschneidungen, Sehnenverlängerungen und Gelenkeröffnungen. Eine lange Kette von Vorschlägen zieht sich durch die neuere Literatur. Es ist ausgeschlossen, alle empfohlenen Eingriffe hier zu nennen. Orthopäden aller Länder sind an der Entwicklung dieser Verfahren beteiligt und auch weiter damit beschäftigt.

Man spricht heute von der Rückfußentwicklung („posterior release") und versteht darunter die Verlängerung der Achillessehne sowie die Eröffnung der Gelenkkapseln des oberen (und unteren) Sprunggelenks an der Dorsalseite, evtl. Durchschneidung der Sehnenscheiden der Peronäalsehnen etc.

Die Weichteileingriffe an der Fußinnenseite faßt man als Innenrandentfaltung („medial release") zusammen. Viele Autoren glauben – wie v. MEYER in der Mitte des vorigen Jahrhunderts – daran, daß der M. tibialis posterior wesentlich am Zustandekommen bzw. der Unterhaltung der Klumpfußdeformität beteiligt sei. WULLSTEIN hat den Ansatz des M. tibialis posterior bei seiner Weichteiloperation abgetrennt und diesen Muskel verpflanzt. MAU (1950) hat den mehrzipfligen Ansatz des M. tibialis posterior teilweise reseziert und diese Resektion zu einem typischen Operationsverfahren ausgebaut, das er „Tibialis-

3.36   Klassische Fuß- und Zehenfehlformen

posterior-Entfächerung" nannte. Zu Sehnenverlängerungen kommen bei der Innenrandentfaltung noch die Eröffnung von Gelenkkapseln und die Durchtrennung von Bändern hinzu.

Auch die Plantaraponeurose und die kurzen Fußsohlenmuskeln werden von vielen Autoren an der vorderen Kalkaneusfläche abgetrennt („plantar release"), um eine Abflachung der Fußwölbung zu erreichen.

Der Umfang der Weichteiloperationen richtet sich bei den Autoren nach der Härte des Klumpfußes und dem Lebensalter. Der neueren Zeit blieb es vorbehalten, zusätzlich zu der „medial", „posterior" und „plantar release" den Bandapparat rund um den Talus zu durchtrennen *(pantalare Arthrolyse)* und im Bereich der Tarsometatarsalgelenke Mobilisationen vorzunehmen. Ob so umfangreiche Eingriffe mit ihren blutungsbedingten Vernarbungen und den nachfolgenden Steifen notwendig sind, darüber wird noch zu sprechen sein.

In allen Ländern wird von den an der Klumpfußtherapie interessierten Ärzten an dem Problem der Normalisierung der Fußform gearbeitet. DEBRUNNER sagte dazu bereits 1936: „Wir dürfen annehmen, daß jeder selbständige Orthopäde irgendwann einmal eine besondere Technik ersonnen, sie bei genügendem Ehrgeiz auch beschrieben hat. Die Fachblätter enthalten fast in jedem Jahrgang entsprechende Hinweise. Nur vereinzelt haben sich eigentliche Operationstypen als Bereicherung der therapeutischen Methoden befestigen können."

Die operativen Maßnahmen, die angewandt werden, sollen den größtmöglichen Effekt haben. Nach Meinung des Verfassers muß man sich jedoch – zur Verhütung funktionsbeeinträchtigender, innerer Vernarbungen – auf möglichst geringe Eingriffe an den Weichteilen beschränken.

Mit NICOLADONI begannen Ende des vorigen Jahrhunderts *Sehnenverpflanzungen,* die (für die Therapie von Lähmungen ersonnen) auch in der Behandlung des Klumpfußes eingesetzt wurden. Sowohl die Sehne des M. tibialis anterior als auch die des M. tibialis posterior sowie die Peronäen wurden verpflanzt. Es wurde auch vorgeschlagen, die langen Strecksehnen der IV. und V. Zehe auf den Fußaußenrand zu versetzen. Die Sehnenverpflanzungen wurden zunächst durchgeführt, um – gewissermaßen im Sinne der Tenodese – ein Rezidiv der Deformität zu verhindern. Sie waren nicht etwa dazu gedacht, einen Mangel an Formkorrektur zu beheben. Heute sind wir der Auffassung, daß Muskeln aus Gründen besserer Funktion verpflanzt werden sollten.

Mit der Verpflanzung von Sehnen war eine gewisse Problematik verbunden. Diese bezog sich einmal auf die Auswahl der Sehne, aber auch auf die Frage, wie eine zu geringe oder eine überkorrigierende Wirkung verhindert werden könnte (s. dazu S. 3.46).

Operationen am Knochengerüst des Klumpfußes beim Kind und beim Erwachsenen begannen mit der Exstirpation einzelner Fußknochen. Es wurde häufiger der Talus exstirpiert oder das Kuboid, das Navikulare und das Kuboid etc. Diese verstümmelnden Eingriffe wurden abgelöst von Auslöffelungen einzelner Knochen, z. B. des Talus und des Kuboids, um bei der Redression durch Einbrechen dieser ausgehöhlten Knochen eine bessere Korrektur der Fußform zu bekommen.

Die operativen Eingriffe am Skelett gingen später darüber noch weit hinaus. Eine Zusammenstellung der um die Jahrhundertwende gebräuchlichen Operationen am Skelett des kindlichen Klumpfußes hat WOLFF (1903) gebracht.

Die Entwicklung lief weiter zu den Osteotomien an den Rückfußknochen und an den Metatarsalien. Besonders Keilosteotomien mit äußerer und dorsaler Basis – unter gleichzeitiger Verkürzung des Fußes – erlaubten eine Begradigung der subtalaren Fußplatte. Man führte diese Keilosteotomien zur Hauptsache bei hartnäckigen Klumpfüßen im Kindesalter und bei Erwachsenen durch.

Knochenoperationen am kindlichen Klumpfuß fanden schon sehr früh Kritik in der Literatur. LISTER erhob im Jahre 1881 energischen Einspruch: Operationen am Knochen seien „unnötige Verstümmelungen des Fußes". GUERIN (1882) bezeichnete sie als die „schwersten Mißbräuche der Chirurgie". KIRMISSON betonte 1899: „Ich für meinen Teil ... erachte es für geradezu unerläßlich, soweit als möglich die Integrität des Knochensystems zu erhalten. Nur so nähert man sich dem idealen Ziel der orthopädischen Chirurgie, welches die gleichzeitige Wiederherstellung von Form und Funktion anstrebt." Auch WOLFF (1903), HOFFA (1902) sowie LORENZ (1911) warnten vor derartigen Behandlungsmethoden im Wachstumsalter. Wie beliebt Knochenoperationen dennoch blieben, machte LINDEMANN deutlich, der noch 1934 zur Behandlung hartnäckiger Klumpfüße bei Kindern im Schulalter Skelettoperationen empfohlen hat.

Wir sind heute der fast unbestrittenen Auffassung, daß *Knochenoperationen im Wachstumsalter beim (idiopathischen) Klumpfuß prinzipiell* zu *unterlassen* sind. Das gilt auch für einzelne, die Wachstumsvorgänge des Fußes nicht wesentlich beeinträchtigende Eingriffe, z. B. die Keilosteotomie aus dem Kuboid, die Kalkaneusosteotomie nach Dwyer (die eine Abänderung des alten Verfahrens von MAU u.a. darstellt) sowie die Grice-Greensche Operation. In die Warnung muß auch die Keilresektion aus dem Gelenk zwischen Kalkaneus und Kuboid einbezogen werden (sie wurde erstmalig von WEBER 1868 beschrieben und erneut von EVANS 1961 in den Vordergrund gerückt). Auch dieser Eingriff sollte im Kindesalter tunlichst vermieden werden.

Operationen an den knöchernen Elementen des Fußes sollten beim idiopathischen Klumpfuß nur im Erwachsenenalter, d. h. jenseits der Pubertät, erfolgen, womit nicht bestritten wird, daß andere Typen des Klumpfußes (die noch detailliert besprochen werden) gelegentlich einer Knochenoperation bereits im Kindesalter bedürfen, um eine plantigrade Orientierung des Fußes zu ermöglichen. Das gilt insbesondere für die Mißbildungsklumpfüße (s. S. 3.53).

Fixierungstechnik

In Abänderung der formsichernden Verbände, die die Hippokratiker benutzten, hat man im Laufe der Zeit verschiedene Verbandstechniken und Verbandsmittel angewandt. Es wird auf die historischen Darstellungen erneut verwiesen.

Ein großer Fortschritt in der Fixierungstechnik war die Einführung des Gipsmaterials durch MATHYSEN (1852). Die Gipsverbände waren zunächst sehr plump. Das Bindenmaterial mit eingestreutem Gips hatte insofern Nachteile, als sich die Verbände während der Festigungszeit nicht modellieren ließen. Erst die moderne, industrielle Fertigung geleimter Gipsbinden (z. B. Cellona-Gips) hat es möglich gemacht, eine ideale Immobilisation des korrigierten Fußes sicherzustellen. Der Gipsverband ist heute aus der Behandlung des Klumpfußes nicht mehr wegzudenken und wird auch wohl in der Zukunft von keinem anderen Material verdrängt werden.

Aus neuerer Zeit ist die korrigierende Verbandstechnik nach *v. Finck-Oettingen* besonders bekanntgeworden. Bei diesem Verfahren werden nach Aufbringen von Klebemitteln auf die Haut von Unterschenkel und Fuß pronierende Bindentouren angebracht. Sie sollen den Fuß' nicht korrigieren, sondern halten. Ein ähnliches Prinzip verfolgen die in angloamerikanischen Ländern beliebten elastischen Korrekturverbände („adhesive strapping"). Auch bei der elastischen Schiene von FITTON werden Zügel vom Fuß zu einer Kunststoffschale gezogen, die ventral dem gebeugten Knie aufliegt. Von GOCHT stammt eine ähnliche Fixierungsbehandlung, die von DEBRUNNER übernommen und 1957 ausführlich beschrieben wurde.

Nicht unerwähnt bleiben darf die in angloamerikanischen Ländern verwendete *Denis-Browne-Schiene*. Vorläufer hat diese Schiene in der Detorsionsfeder von HEUSNER. Die Denis-Browne-Schiene soll gleichzeitig korrigieren und mobilisieren. In unserem Lande hat diese Vorrichtung nur wenige Anhänger, und viele angloamerikanische Autoren zeigen sich enttäuscht von der geringen Wirkung.

Es müssen noch die *temporär* verwendeten Nachtschienen genannt werden, die nicht korrigierend, sondern immobilisierend wirken sollen. Die Zahl der Konstruktionen ist sehr groß. In den meisten deutschen Kliniken werden die – früher aus Holz, heute aus Kunststoff angefertigten – äußeren Schienen, wie sie F. LANGE (1928) angegeben hat, verwendet. Ungezählte andere Konstruktionen sind außerdem im Gebrauch. IMHÄUSER verwendet eine Nachtschiene, die keine andere Aufgabe hat, als den Fuß in rechtwinkliger Stellung zum Unterschenkel zu halten. Sie hat Ähnlichkeit mit der Nachtschiene von GOCHT. Beide Konstruktionen, d. h. die von GOCHT und die von IMHÄUSER, haben als Modell (im weitesten Sinne) den Schuh von SCARPA. Redressierende Nachtschienen sollten aus Gründen, die oben genannt sind, überhaupt nicht mehr verwendet werden.

Man hat auch im oder am Schuh zu tragende Führungseinrichtungen für den Fuß konstruiert, immer unter dem Gesichtspunkt, die Wiederkehr der Fehlstellung zu verhindern. Auch auf diesem Gebiete hat es nicht an Einfallsreichtum gefehlt. Erinnert sei z. B. an die Gochtsche Hebelschiene, die mit einem Fußteil versehen war, oder an den Klumpfußschuh mit Außenschiene und Fußpelotte in Höhe des Taluskopfes und viele andere Konstruktionen. Der interessierte Leser findet eine Fülle solcher am Tage zu tragenden Halteschienen bei SCHANZ (1908). Die meisten dieser Schienen – mit Ausnahme der Gochtschen Hebelschiene – hatten den Nachteil, daß fast immer Unterschenkel- und Fußteil durch ein Gelenk verbunden waren. Ein solches Gelenk ist stets nachteilig, weil es die erneute Deformierung des Fußes zuläßt. Der Apparat dreht sich unter der Wirkung der meist kräftigeren Supinatoren um den Unterschenkel herum. Dadurch kommt es zu einer scheinbaren Innentorsion im Bereich des Unterschenkels. Die Kinder laufen über das physiologische Maß heraus mit einwärts gedrehten Füßen.

Im Schuh zu tragende Immobilisationsvorrichtungen sind auch in heutiger Zeit nicht entbehrlich. Auf S. 3.46 wird dargestellt, wie entscheidend wichtig eine langdauernde, äußere Formsicherung – insbesondere nach operativer Behandlung älterer, idiopathischer Klumpfüße und in der Therapie von Deformitäten bei anderen Klumpfußgruppen – ist (s. S. 3.54 u. 3.60).

Man hat bislang die Klumpfüße verschiedener Genese als Einheit zusammengefaßt. Die einheitliche Betrachtung der aus verschiedenen Gründen entstandenen Klumpfußdeformitäten hat zu großen Verwirrungen geführt. Es kann keine Rede davon sein, daß die unterschiedlichen Klumpfußtypen dieselbe Ätiologie, Pathogenese oder gar dieselbe pathologisch-anatomische Charakteristik hätten. Klumpfüße, die ohne bedeutsame Störungen der anatomischen Elemente des Fußes bestehen (idiopathische Klumpfüße), sind von anderen, aufgrund von erkennbaren schweren Defekten und Mißbildungen sowie Lähmun-

3.38 Klassische Fuß- und Zehenfehlformen

gen entstandenen Klumpfußdeformitäten scharf zu trennen. Deshalb dürfen Fragen wie Vererblichkeit, Geschlechterverhältnis und Seitenverteilung nicht summarisch zusammengefaßt werden. Die Statistiken müssen - getrennt nach Deformitätstypen - neu überarbeitet werden, um für jede Gruppe von Klumpfüßen die speziellen Eigenarten herauszuarbeiten. Dies gilt auch hinsichtlich der jeweilig vorzuschlagenden optimalen Behandlungsmethoden und für die Prognose.

Aus den genannten Gründen wird bei der folgenden Darstellung des klinischen und röntgenologischen Bildes sowie der Behandlung von der einheitlichen Darstellung „des" Klumpfußes ganz bewußt abgesehen, und es werden die Klumpfüße je nach ihrer Wesenhaftigkeit gesondert besprochen. Die hier vorgenommene Trennung in verschiedene Klumpfußtypen erhebt keinen Anspruch auf Vollständigkeit. Sie wird sich möglicherweise im Laufe der weiteren Beobachtungen und Forschungen noch weiter aufgliedern oder ergänzen lassen.

Idiopathischer Klumpfuß

Charakteristik der Deformität

Der idiopathische Klumpfuß dürfte von allen Klumpfußformen die häufigste sein (ca. 90%). Wir können - unabhängig von einer erneuten Überprüfung des Geschlechterverhältnisses - sagen, daß Jungen doppelt so häufig befallen werden wie Mädchen. (ZIMMER hat 1940 nachgewiesen, daß bei Mitberücksichtigung der totgeborenen Kinder das Geschlechterverhältnis der Klumpfußträger 1:1 ist.) Viele Autoren sind der Meinung, daß es sich bei dem idiopathischen Klumpfuß um ein „Erbübel" handele, wofür Untersuchungen mehrerer Autoren - vor allem IDELBERGER (1939) - die Grundlage lieferten. Nach IDELBERGER ist der Klumpfuß ein rezessiv vererbliches Leiden.

Wir haben bei ca. 4000 Klumpfüßen gelegentlich eine familiäre Häufung insofern gesehen, als 2 Geschwister erkrankten oder Mutter und Kind bzw. Vater und Kind von der Deformität betroffen waren. Ihre Zahl ist jedoch verhältnismäßig gering.

Die Klumpfußhäufigkeit betrug früher ca. 1:2000 Geburten. Inzwischen ist der Klumpfuß seltener geworden. Die Seltenheit geht offenbar über die Verringerung der Geburtenzahl weit hinaus.

Übersieht man die zahlreichen anatomischen Untersuchungen an idiopathischen Klumpfüßen Neugeborener, so ist festzuhalten, daß keiner der Autoren wesentliche Veränderungen am knorpelig-knöchernen Gerüst des Fußes gefunden hat, mit Ausnahme diskreter Veränderungen am Taluskopf und am vorderen Kalkaneusanteil. Sonst war der Aufbau der knorpelig-knöchernen Elemente in Ordnung.

Weiterhin haben die Untersuchungen ergeben, daß an der Muskulatur ebenfalls keine grundsätzlichen Störungen vorliegen. Dabei verweisen wir auf MAU (1927) und viele andere Autoren, die anatomische, histologische und elektromyographische Untersuchungen durchgeführt haben. KREUZ (1935) hat Veränderungen an den Ligamenten und Aponeurosen beschrieben.

Zahlreiche Insertionsstörungen der Muskeln wurden mitgeteilt, wobei jedoch Klumpfüße älterer Kinder mitberücksichtigt waren. IRANI u. SHERMAN (1963) haben bei ihren Frühuntersuchungen primäre Insertionsstörungen nicht gefunden. Diese Autoren bestätigen die ebengenannten Untersuchungsergebnisse am Skelett, an der Muskulatur und den übrigen Weichteilen und ergänzen sie mit der Feststellung, daß auch im Bereich der Gefäße und Nerven keine primäre Störung vorliege. Wir finden daher *beim idiopathischen Klumpfuß keine wesentlichen krankhaften Situationen an den anatomischen Bauelementen des Fußes.*

Die Klumpfußfehlstellung ist typisch und wiederholt sich immer in der gleichen Weise (Abb. 1). Lediglich Stärke und Härte der Deformität wechseln von Fall zu Fall. Die immer wiederkehrenden, typischen Symptome sind:
1. Adduktion und supinatorische Aufdrehung des Vorfußes;
2. Varusstellung der Ferse;
3. meist besteht eine Equinusstellung im oberen Sprunggelenk (Fälle, bei denen eine Verkürzung des M. trizeps surae nicht besteht, bezeichnen wir als Klumphaltungen);
4. gelegentlich, d.h. keinesfalls regelmäßig, findet sich eine Verstärkung des Fußgewölbes.

Häufig ist an der Innenseite des Fußes eine quere Hautfalte zu sehen, die die Vorfußanspreizung gegenüber dem Rückfuß kennzeichnet. Die Wade ist bereits bei der Geburt auf der Seite des Klumpfußes verdünnt, und die Muskelbäuche der Mm. gastrocnemii liegen kniegelenknahe. Sensibilitätsstörungen fehlen. Das neugeborene Kind bewegt den Klumpfuß vornehmlich im Sinne der Deformitätsverstärkung. Die Zehen werden gut betätigt. Bei der Überprüfung der Muskelaktionen ist die Kraft der Supinatoren und Plantarflektoren sowie die der Zehenmuskeln gut erkennbar. Eine aktive Tätigkeit der Pronatoren und Dorsalextensoren scheint teilweise zu fehlen, obgleich der M. tibialis anterior als funktionstüchtiger Muskel imponiert.

Begleitende Fehlbildungen sind nicht vorhanden, d.h., es bestehen außer dem Klumpfuß keine typischen anderen Fehlformen am Skelettsystem. Es ist jedoch *im Verlauf der Klumpfußbehandlung eine Überprüfung der Hüftgelenke notwendig,* denn auch beim Klumpfußkind kommt gelegentlich eine Hüftreifungsstörung vor, die aber keinesfalls Merkmale einer Mißbildung trägt. Das Übersehen einer Reifungsstörung an den Hüftgelenken ist deshalb nicht entschuldbar, weil der Orthopäde das Kind oft seit den ersten Lebenstagen immer wieder sieht. *Der Arzt sollte sich zur Regel machen, bei jedem Klumpfußkind im Alter von 4 Monaten ein Hüftröntgenbild anzufertigen.*

Beim idiopathischen Klumpfuß besteht die Hauptstörung – neben der Fehlform des Fußes – in einer Schwäche der Pronatoren und Dorsalextensoren bei sonst intakten Bauelementen des Fußes. Ganz offensichtlich handelt es sich bei dem *idiopathischen Klumpfuß des Neugeborenen um eine Kontraktur.* Kontrakturen lassen sich mit orthopädischen Mitteln beseitigen.

Behandlungsgrundsätze

Es war bisher in Darstellungen des Klumpfußproblems üblich, die Meinungen möglichst vieler Autoren zur Methodik – wie man den Fuß korrigiert – heranzuziehen. Dies darf dem Leser hier erspart werden, weil DEBRUNNER (1957) und KREUZ u. STOPE (1961) weitestgehende Informationen niedergelegt haben. Man sieht im Anhang des Buches von DEBRUNNER, daß nahezu jeder Orthopäde über die Behandlung des Klumpfußes eigene Vorstellungen hat. Sie aufzuführen, sprengt den Rahmen jeder Bearbeitung. In der Literatur wird immer wieder – trotz der divergenten Auffassungen über die Methoden der Behandlung – behauptet, der Klumpfuß sei heilbar, und zwar mit den genannten Methoden. Leider fehlt es weitestgehend an Spätresultaten, um diese Behauptung zu untermauern. Untersuchungen, die vor dem Wachstumsabschluß gemacht werden, haben nicht viel Wert. Nur späte Nachuntersuchungen (d. h. im Erwachsenenalter) beweisen die Wirksamkeit einer Methode oder das Versagen eines Verfahrens.

Es wird heute anerkannt, daß sich die *Adduktion und die Verdrehung des Vorfußes* sowie die *Varusstellung der Ferse* beim Klumpfuß des Neugeborenen *durch Manipulationen vollständig beseitigen lassen.* Keine Übereinstimmung besteht in der Frage, ob sich die Equinuskomponente, die nach Korrektur der subtalaren Fußplatte meistens fortbesteht, gedeckt behandeln läßt. Wenige Autoren sind der Auffassung, daß die passive Dehnung der Achillessehne zur Beseitigung der Equinuskomponente geeignet sei (KITE [1964] in USA, BÖSCH [1952] in Österreich und RABL [1974] in Deutschland). Die Verfechter der gedeckten Spitzfußbeseitigung behaupten, daß diese Therapie schonender sei als die operative; auch würden die Waden kräftiger. Die meisten anderen Autoren sind überzeugt von der Notwendigkeit der operativen Spitzfußbeseitigung. Die Gründe für die operative Behandlung sind: die Exaktheit des Eingriffs hinsichtlich der Verlängerungsstrek-

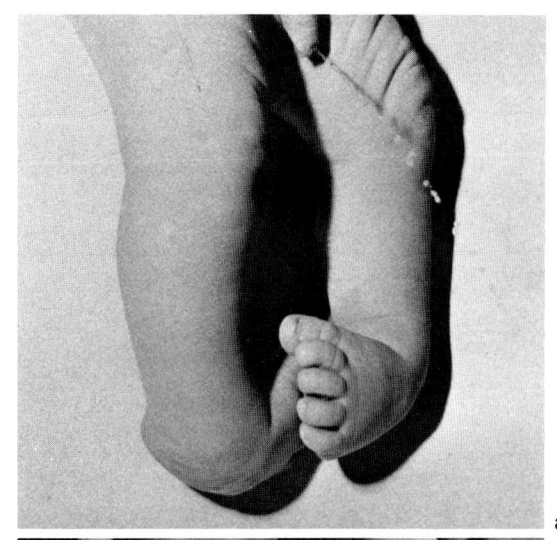

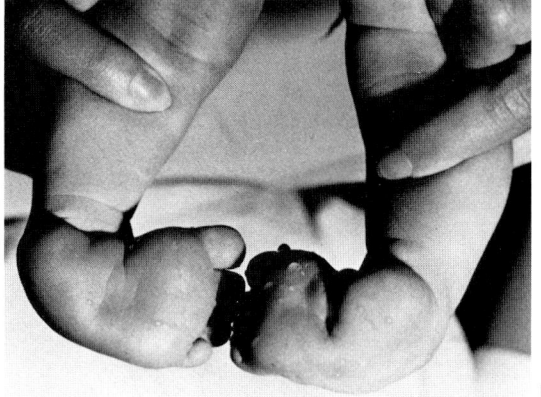

Abb. 1a u. b Angeborener, idiopathischer Klumpfuß beiderseits

ke, die gelenkschonende Beseitigung der Kontraktur und schließlich der Soforteffekt. Die (gedeckte oder offene) Behandlung der Equinuskomponente (im oberen Sprunggelenk) setzt nach Meinung aller Orthopäden die gedeckte Beseitigung der übrigen Klumpfußkomponenten voraus. Ziel der Spitzfußkorrektur ist eine En-bloc-Bewegung des Fußes im Sinne der Dorsalextension im Knöchelgelenk. Nicht nur die Kürze des M. triceps surae, sondern auch die Schrumpfung der Kapsel des *oberen* Sprunggelenks ist zu überwinden. Bei *Klumphaltungen* bestehen keine Schrumpfung und keine Widerstände; eine operative Therapie dieser Fälle ist daher unnötig.

Über den Zeitpunkt einer Achillotenotomie und der Spaltung der Kapsel des oberen Sprunggelenks besteht keine Einigkeit. IMHÄUSER (1968) hat die (von den meisten Autoren nach Ablauf des 1. Lebensjahrs durchgeführte) Tenotomie auf das Ende des 4. Lebensmonats vorverlegt. Der Grund ist, eine möglichst rasche Normalisierung der Fußform zu erzielen, um mit der Funktionsbehandlung frühzeitig beginnen zu können.

3.40 Klassische Fuß- und Zehenfehlformen

Hinsichtlich der Heilungsmöglichkeit der Klumpfußkontraktur ist die Frage von Bedeutung, ob nach der gedeckt-offenen Korrektur der Fußstellung die Kraft der pronierenden und dorsalextendierenden Muskulatur wiederherstellbar ist, d. h. ob ein Muskelgleichgewicht planmäßig erreicht werden kann. Diese Frage wurde von IMHÄUSER mit besonderer Intensität geprüft und im Verlauf der Klumpfußbehandlungen immer wieder kontrolliert. Er kann mit Sicherheit sagen, daß die formerhaltende Muskulatur voll erholungsfähig ist. Diese Erholung tritt nicht nur gelegentlich, sondern nahezu regelmäßig ein, wenn man ein systematisches Training (IMHÄUSER 1966) dieser Muskulatur anwendet. – Die Erholungsfähigkeit der Pronatoren und Dorsalextensoren erst gibt Gewähr für die Formerhaltung des korrigierten Fußes. Diese Chancen gilt es, bei der Therapie der Deformität voll und systematisch zu nutzen.

Voraussetzungen für die volle Kräftigung der formerhaltenden Muskeln sind:
1. die frühe und vollständige Normalisierung der Fußform unter Dorsalextension der Zehen (die durch die Formnormalisierung in Beugekontrakturstellung geraten),
2. die ununterbrochene Aufrechterhaltung dieser Korrekturstellung durch geeignete, formerhaltende Schienen im Anschluß an die Gipstherapie bis zur vollen Erholung der Muskulatur,
3. geeignete Trainingsmittel zur Aktivierung der Muskeln.

Wenn man die Literatur übersieht, so findet man über diese wichtige Frage, der Kräftigung der formerhaltenden Muskeln, *keine* Angaben. IMHÄUSER hat vor 4 Jahrzehnten begonnen, durch taktile Reize an der Haut des korrigierten Klumpfußes Aktionen im Sinne der Pronation und Dorsalextension hervorzurufen. Diese Aktivierung der Peronäen und Fußhebemuskeln auf dem Reflexwege wurde von ihm zu einem systematischen Trainingsprogramm ausgearbeitet. Dieses Programm ist essentieller Teil unserer Klumpfußbehandlung beim Säugling. Dadurch wird das Muskelgleichgewicht planmäßig erzeugt. GOCHT u. DEBRUNNER (1925), denen wir so viele Erfahrungen über den Klumpfuß verdanken, waren der Meinung, daß sich das Muskelgleichgewicht von selbst wiederherstelle, wenn der Fuß korrigiert sei. Diese Auffassung haben auch heute die meisten Orthopäden. Sie ist leider nicht richtig, und die zahlreichen Formverschlechterungen zeigen das mit aller Deutlichkeit.

Ohne Muskelgleichgewicht aber *muß* ein Rezidiv eintreten, weil die im Verhältnis zu den Pronatoren und Dorsalextensoren kräftigeren Supinatoren und Plantarflektoren den Fuß langsam, aber sicher, wieder in Fehlstellung ziehen. Die von IMHÄUSER aufgestellte Regel:

„Ohne Normalisierung der Fußform ist keine normale Funktion möglich; ohne normale Funktion bleibt die ideale Fußstellung nicht bestehen"

hat generelle Gültigkeit für den idiopathischen Klumpfuß. *Beide* therapeutische Aufgaben sind daher zu lösen, nicht nur das Formproblem allein. Der korrigierte Fuß muß – selbst nach der Kräftigung der Dorsalextensoren und Pronatoren – zwischenzeitlich so lange passiv gehalten werden, bis er sich selbst – auch längerfristig – in normaler Stellung hält.

Unsere *Prinzipien der Behandlung des idiopathischen Klumpfußes im Säuglingsalter* lauten:
Exakte und frühzeitige Wiederherstellung der Form des Fußes, intensive Übungsbehandlung der Pronatoren und Dorsalextensoren, Aufrechterhaltung der Normalstellung, bis der Fuß seine Eigenstabilität durch kräftige Muskelführung erreicht hat.

Dieses Programm ist innerhalb des 1. Lebenshalbjahres weitestgehend abzuwickeln, so daß das Kind zur normalen Zeit krabbeln lernt und der Steh- und Gehbeginn ohne zeitliche Verzögerung möglich ist. Über den technischen Weg, der zur Erfüllung dieser Aufgaben gegangen werden sollte, wird im folgenden Teil berichtet.

Technik der Behandlung nach Imhäuser

Frühbehandlung beim Säugling

Durch Manipulation im Dreipunktegriff (wir drängen den Vorfuß und die Ferse gegenüber den über dem Kuboid aufeinandergelegten Daumen jeweils nach lateral) verwandeln wir den Klumpfuß in einen achsengerechten Spitzfuß. Die Vollständigkeit der Korrektur der subtalaren Fußplatte läßt sich an der Normalisierung der Winkelbeziehung zwischen den Längsachsen von Talus und Kalkaneus röntgenologisch prüfen. Der zunächst belassene Spitzfuß muß dem Umfang der Equinuskontraktur im Knöchelgelenk entsprechen (Abb. 2 a–e).

Mit der Umwandlung des Klumpfußes in einen Spitzfuß entsteht eine *Beugekontraktur der Zehen*, die durch Dehnung der Beugesehnen beseitigt werden muß.

In einer Kette von Gipsverbänden, die in der unveränderten Position des Fußes angelegt werden und in rechtwinkliger Kniebeugung bis zur Leiste reichen sowie die Zehen in Dorsalextensionsstellung umschließen, erfolgt die ununterbrochene Immobilisation. Die Immobilisation muß deshalb ununterbrochen sein, damit die gedehnten Muskeln ihre normale Funktionslänge zurückgewinnen.

Operative Spitzfußbeseitigung

Am Ende des 4. Lebensmonats erfolgt die operative Spitzfußbeseitigung unter Z-förmiger Achillotenotomie und Spaltung der Kapsel des *oberen* Sprunggelenks. Das untere Sprunggelenk bleibt unberührt, weil dessen Korrektur bereits durch

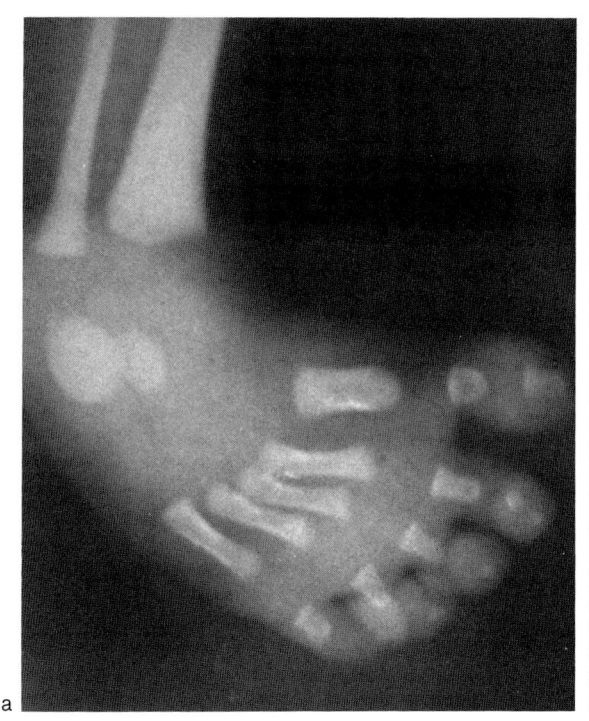

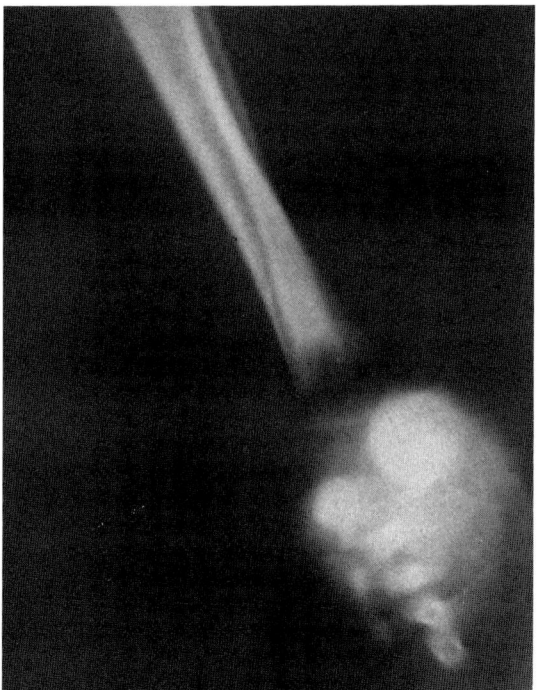

Angeborener Klumpfuß und angeborener Sichelfuß

Abb. 2 a–f H.R.
a u. b) Röntgenbilder eines rechtsseitigen Klumpfußes bei einem 17 Tage alten Säugling.

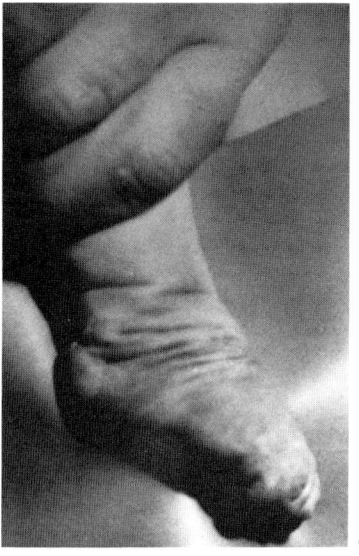

c) Der korrigierte Fuß wird mit der Innenseite auf die Röntgenplatte gedrückt. Man sieht nicht nur die überschüssige Haut an der Dorsolateralseite des Fußes, sondern auch die eingetretene Beugekontraktur der Zehen

die primäre Manipulation erfolgte. Verwendet wird bei der Überführung des Spitzfußes in rechtwinklige Stellung zum Unterschenkel das Schedesche Zuginstrument, das diesen Eingriff nicht nur erleichtert, sondern auch weitestgehend dosierbar macht (Abb. 3).
Im Anschluß an die Korrektur im Knöchelgelenk entsteht erneut eine (zweite) Beugestellung der Zehen, die gleichfalls durch Dehnung der Beugesehnen angegangen wird. Die Spannung der Peronäalmuskeln wird durch die Reposition im Knöchelgelenk erhöht, die der Zehenextensoren erneut verringert (Abb. 2f).
Nach zweimal 4 Wochen Gipsverband (in rechtwinkliger Kniebeugung bis zur Leiste reichend und wiederum in Dorsalextensionsposition der Zehen) beginnen wir die *Übungsbehandlung der formsichernden Muskeln*. Wir kitzeln die Füßchen an der Lateralseite, um reflektorische Pronationsbewegungen auszulösen. Die Dorsalextensoren üben wir durch Bestreichen der Oberseite der Zehen und des distalen Bereichs des Fußrückens. Diese Reflexübungen führen wir jeweils nur ca. 5 Min. durch; das aber 6- bis 8mal am Tage (Abb. 4). Zwischenzeitlich wird das Füßchen in eine Schiene gelegt, die die rechtwinklige Stellung des Fußes zum Unterschenkel sichert (Abb. 5). Die Mutter lernt diese Übungstherapie sehr schnell und setzt sie zu Hause fort. Durch Überprüfung der Muskelkraft kann der Behand-

3.42   Klassische Fuß- und Zehenfehlformen

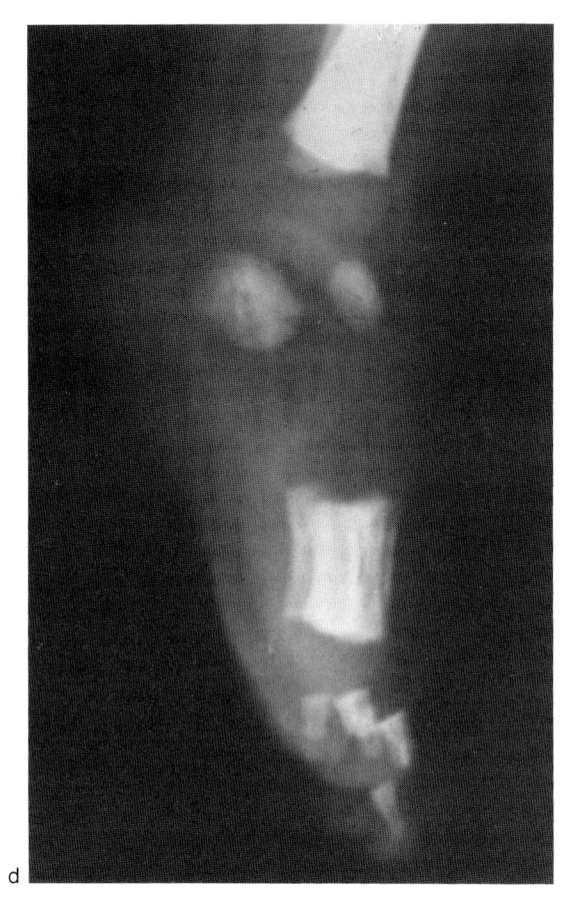

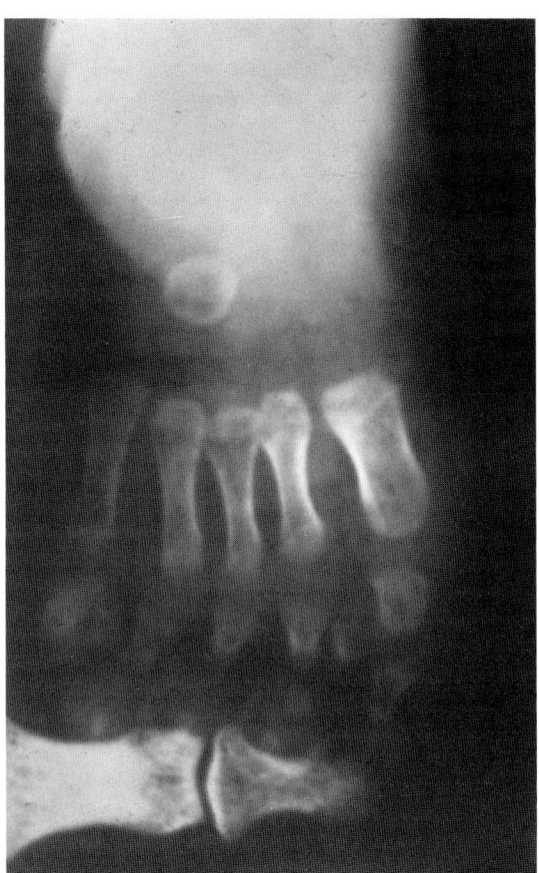

d u. e) Das Röntgenbild in zwei Ebenen zeigt den korrigierten Fuß. Die Längsachsen von Talus und Kalkaneus haben einen normalen Winkel. Der Fuß ist so weit korrigiert, daß er einem Normalfuß, der in Spitzfußstellung steht, vergleichbar ist.

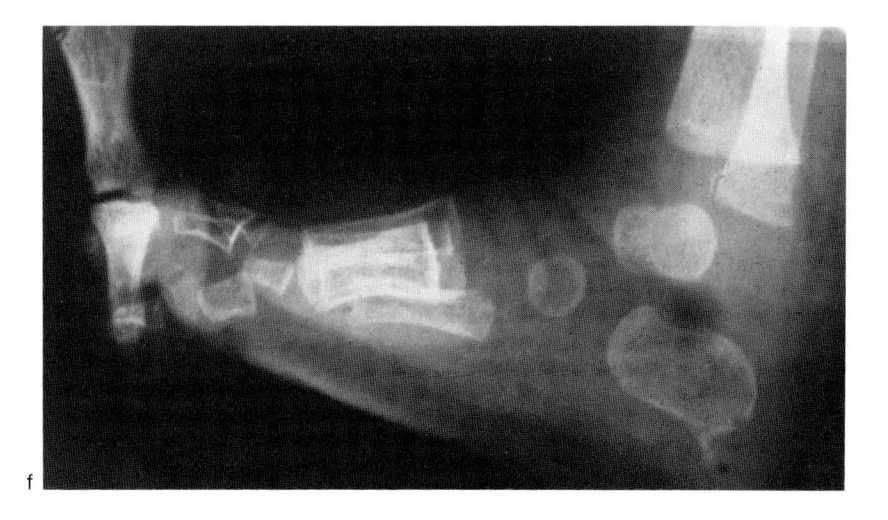

f) Nach der „Fersenentwicklung" zeigt der ehemalige Klumpfuß ein normales Röntgenbild

ler feststellen, wann und wie lange die Schiene am Tage weggelassen werden kann.
Beim Stehbeginn wird das Kind mit einer pronierenden Einlage versorgt, die Schiene jedoch in der Nacht bis ins 2. Lebensjahr weiter benutzt. In aller Regel ist der Klumpfuß - abgesehen von *notwendigen* Kontrollen - im Alter von 1 Jahr beherrscht, so daß dann die tägliche Übungsbehandlung entbehrt werden kann (Abb. 6).
Einzelheiten dieser kurz skizzierten Frühbehandlung des Klumpfußes - einschließlich evtl. Störungen im Behandlungsverlauf - und der Therapie bei älteren Kindern finden sich bei IMHÄUSER (1984).

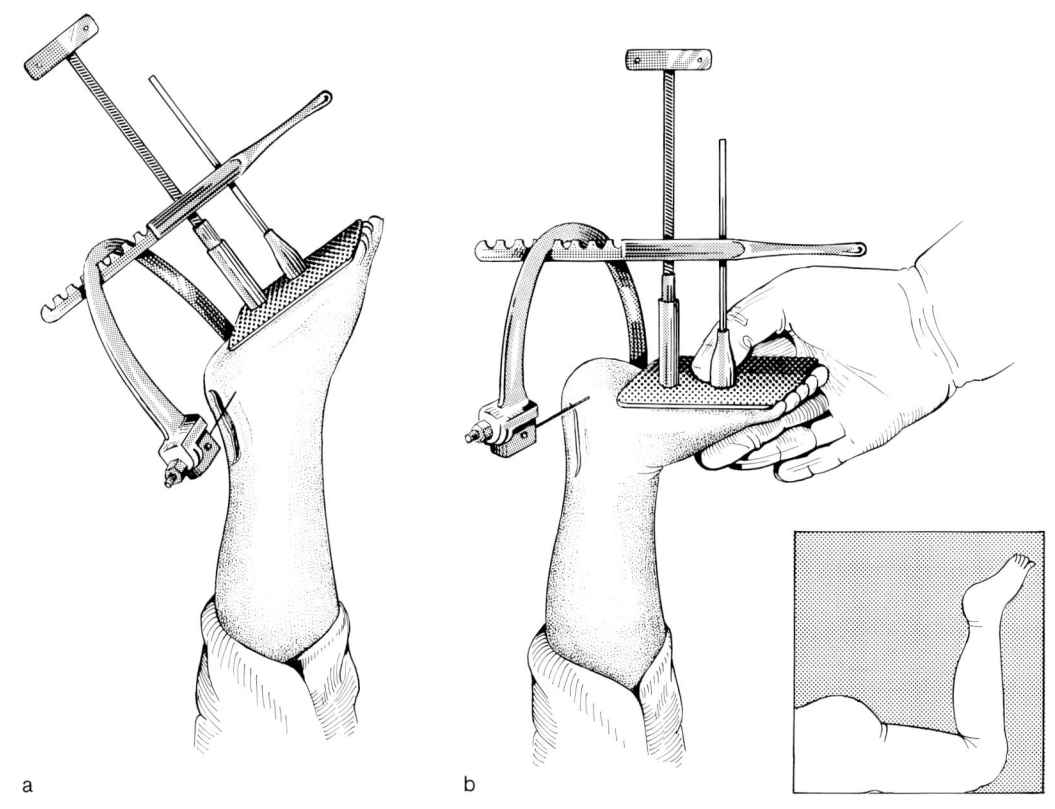

Angeborener Klumpfuß und angeborener Sichelfuß   **3**.43

a b
Abb. 3 a u. b „Fersenentwicklung" mit dem Schedeschen Fersenzuginstrument

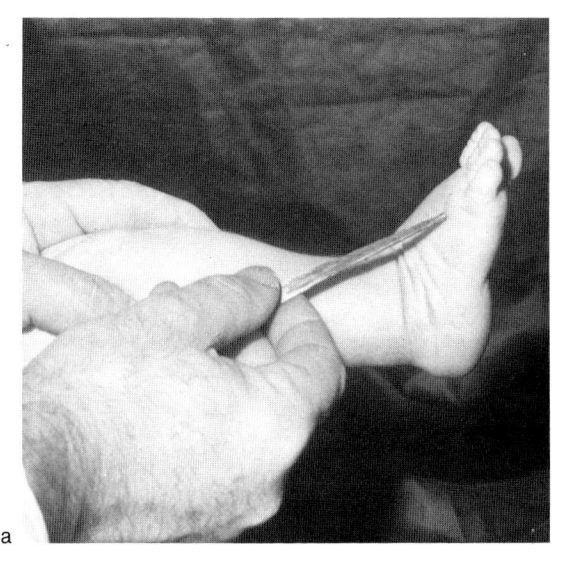

Abb. 4 a u. b M.R. a) Beim Bestreichen der Haut an der Fußaußenseite wird der Fuß proniert. b) Durch Kitzeln der Fußrückenhaut wird der Fuß gehoben

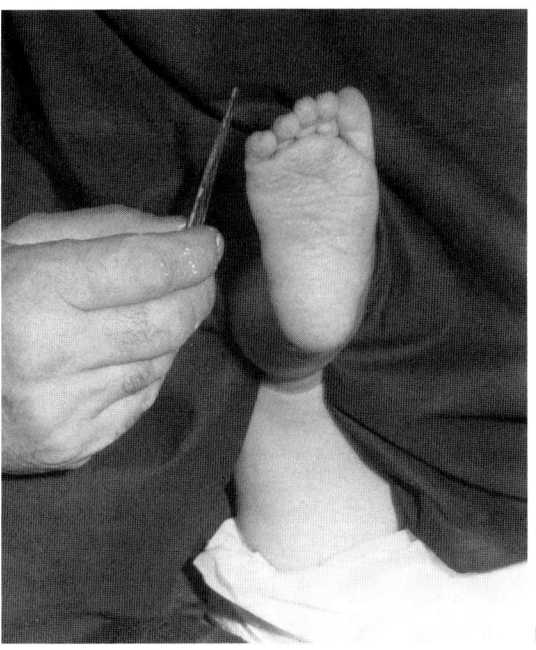

3.44 Klassische Fuß- und Zehenfehlformen

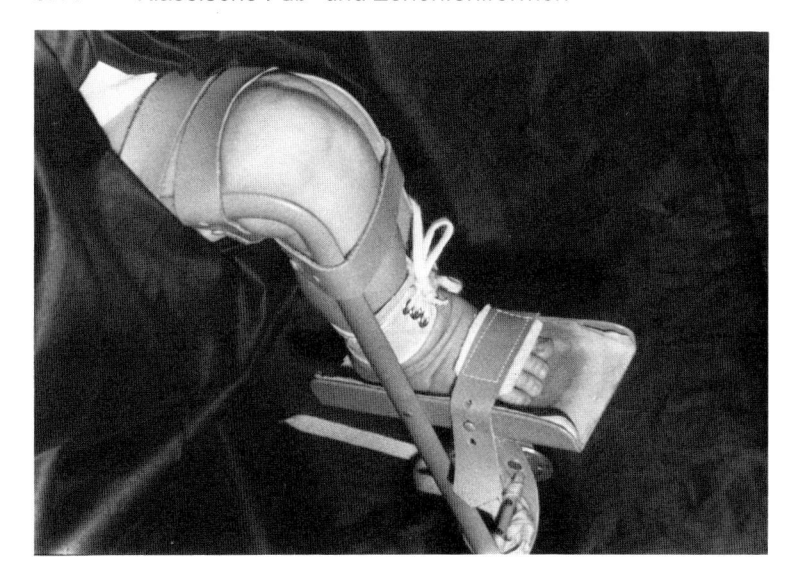

Abb. 5 Eine Schiene hält nach Abnahme der Gipsverbände den Fuß in Rechtwinkelstellung zum Unterschenkel. Ein Knöchelzug zieht die Ferse auf das leicht schräggestellte Sohlenbrett. Selbstverständlich hat diese Schiene einen Oberschenkelteil

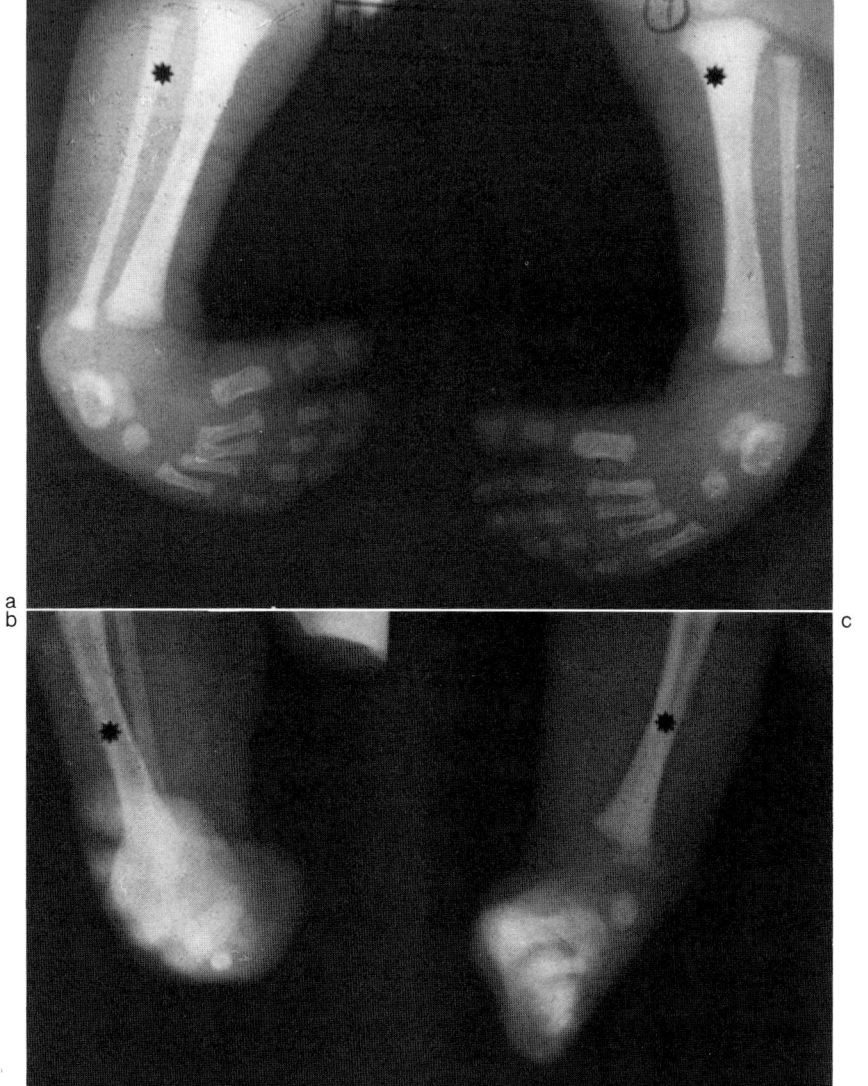

Abb. 6a–f U. B.
a–c) Röntgenbilder eines beiderseitigen Klumpfußes im Alter von 5 Tagen

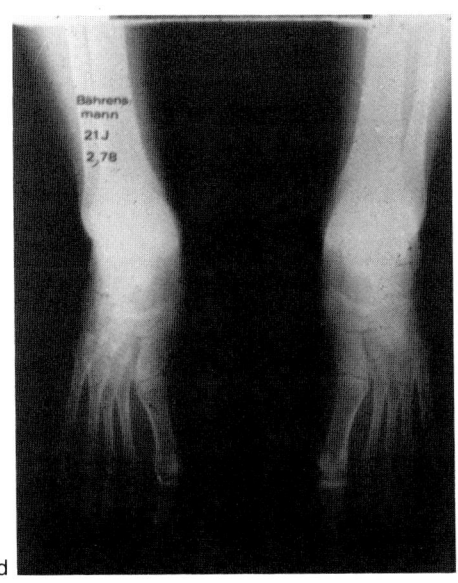

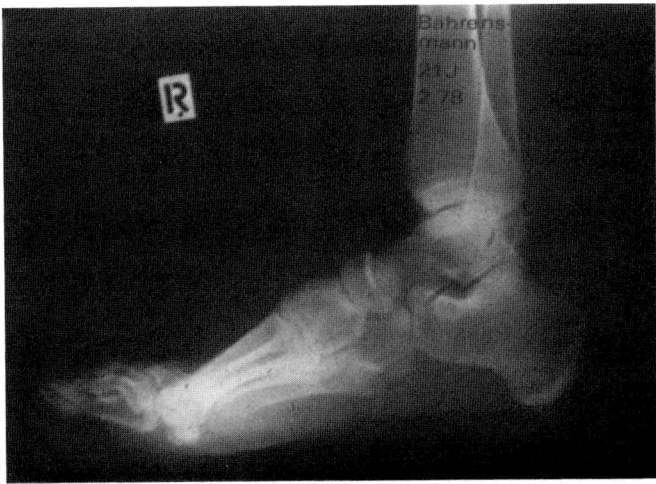

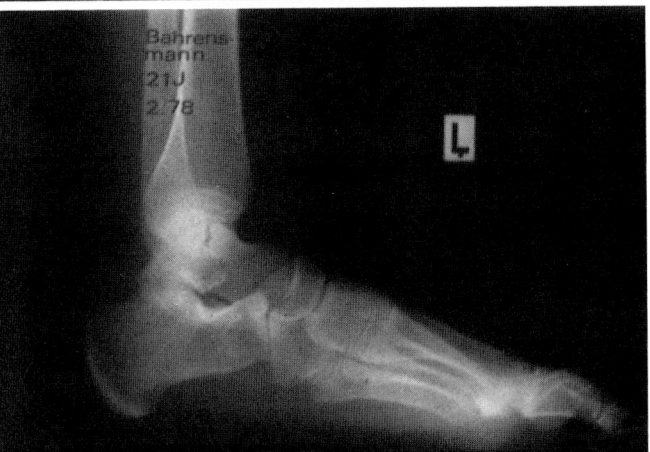

Angeborener Klumpfuß und angeborener Sichelfuß 3.45

Abb. 6 d–f)
Dieselben Füße im Alter von 21 Jahren

Behandlung im Spiel- und Schulalter

Wenn wir Klumpfüße beim Spielkind oder beim Schulkind behandeln müssen, sind meistens konservative, operative und apparative Maßnahmen vorangegangen. Zu den deformitätsbedingten Störungen treten sehr oft iatrogene hinzu (Blutungen durch Manipulationen und operative Behandlungen, Vernarbung der Weichteile und der Haut, zusätzliche Steifen der Gelenke, Ausschaltung von Muskulatur, z. B. durch Tenotomien, u. ä.).
Was bei diesen „älteren" Klumpfüßen am meisten imponiert, ist die Härte der Navikularefehlstellung. Die Medialwanderung des Os naviculare um den Taluskopf können wir als die kardinale Kontraktur ansehen. Die *mit* ihr erfolgten und ebenfalls teilgefestigten Fehlstellungen in anderen Gelenken des Fußes dagegen sind sekundär und besser beeinflußbar.
Da Spiel- und Schulkinder mit Klumpfußresten oder Rezidiven mit ähnlichen Methoden behandelt werden müssen, sei das Prinzip der Therapie in diesen Lebensaltern zusammen dargestellt. *Die Behandlung kann nur operativ erfolgen.* Redres-

sionen haben im Behandlungsplan wegen ihrer geringen Wirksamkeit keinen Platz. Wir beginnen (im Gegensatz zum Vorgehen bei der Frühbehandlung) mit der operativen Rückfußentwicklung. Die Rechtwinkelstellung des Fußes zum Unterschenkel ist auch dann erreichbar, wenn Voroperationen versagt haben. Die entscheidende technische Hilfe ist das (größer dimensionierte) Schedesche Fersenzuginstrument. – Als zweiter Teil der operativen Korrektur folgt die Innenrandentwicklung. Sie wird ohne größere Durchschneidungen durchgeführt: Nach Ablösung der Sehne des M. tibialis anterior, die zu einem Schnitt an der Unterschenkelvorderseite hochgezogen wird, eröffnen wir die Kapsel des Talonavikulargelenks. Mit einem gebogenen Instrument wird das Navikulare gegenüber dem Taluskopf lateralisiert und der Fuß manuell nachkorrigiert (Abb. 7). Ist der Fuß begradigt, bohren wir zwei transfixierende Kirschner-Drähte (einen durch den Großzehenstrahl, den zweiten durch den Kleinzehenstrahl) zur Aufrechterhaltung der begradigten Form und der reponierten Stellung des Navikulare ein. Die Sehne des M. tibialis anterior wird nun subkutan zur Basis des Metatarsale V

3.46 Klassische Fuß- und Zehenfehlformen

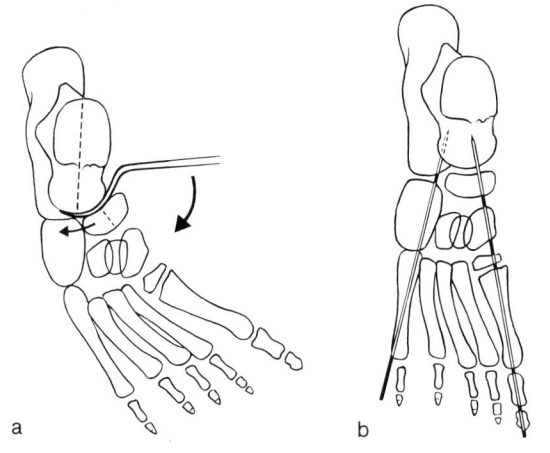

Abb. 7 a u. b Schema der Korrektur der Navikularefehlstellung

geführt und hier unter Spannung vernäht. Ein Ober-Unterschenkel-Fußgipsverband, in dem die – härtere – Zehenbeugekontraktur beseitigt wird, schließt die Operation ab.

Der verpflanzte M. tibialis anterior soll den begradigten Fuß pronieren und heben, bis sich die Peronäalmuskeln und die Zehenstrecker erholt haben. Beim Spielkind tun sie das in 1–2 Jahren. *Dann muß der Muskel an seinen ursprünglichen Ansatz zurückversetzt werden,* weil es sonst zur Überkorrektur im Sinne des Knickfußes kommen würde. Beim Schulkind kann öfter (in ca. der Hälfte der Fälle) auf die Rückverpflanzung verzichtet werden. *Die Translokation der Sehne des M. tibialis anterior ist ein unverzichtbarer Bestandteil der operativen Behandlung dieser Klumpfüße* (Abb. 8).

Wir haben nie Veranlassung gesehen, etwa die Sehne des M. tibialis posterior durch die Membrana interossea auf den Fußrücken zu verpflanzen (WULLSTEIN). Ausdrücklich sei betont, daß es einen idealen, d.h. permanenten Insertionsort für den zu verpflanzenden M. tibialis anterior nicht gibt.

Die transfixierenden Drähte stoßen sich öfter nach Entfernung des Gehgipsverbandes, den wir 4 Wochen nach der Operation anlegen, durch die Haut und können leicht entfernt werden. Der Gehgips wird durch einen immobilisierenden Stiefel abgelöst. Er besteht für das Spielkind aus Gießharz (Abb. 9), beim älteren Kind, d.h. im Schulalter, aus Leder mit aufgenieteten, gegabelten Metallschienen. Dieser den Unterschenkel und Fuß (ohne Gelenk) umschließende Stiefel wird zunächst 24 Std. am Tag getragen und nur zum Baden und zur Übungsbehandlung kurzfristig entfernt. Das Spielkind kann die Schiene – in Abhängigkeit von der pronatorischen und dorsal-

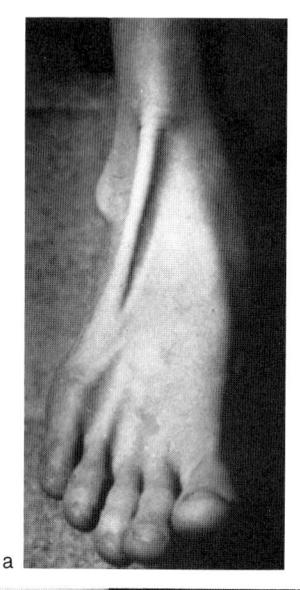

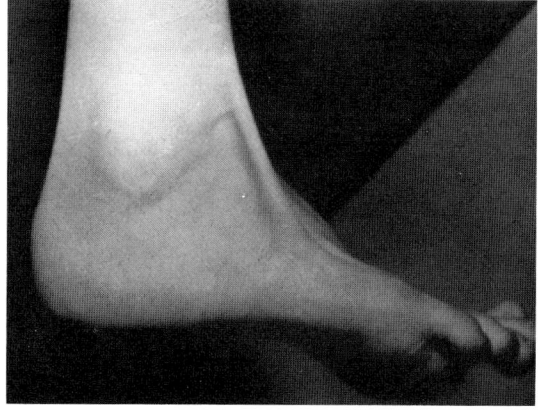

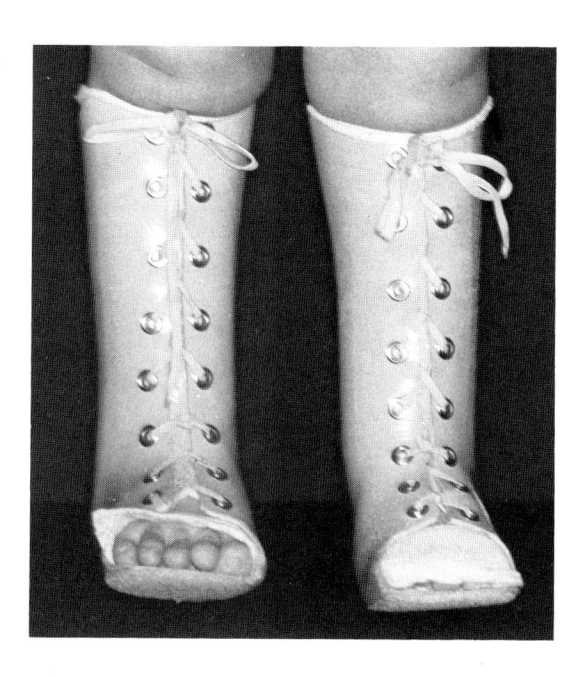

Abb. 8 a u. b Nach Verpflanzung der Sehne des M. tibialis anterior auf die Metatarsalbasis V sieht man die kräftige pronierende und dorsalextendierende Wirkung

Abb. 9 Der immobilisierende Gießharzstiefel erlaubt das Tragen von Konfektionsschuhen

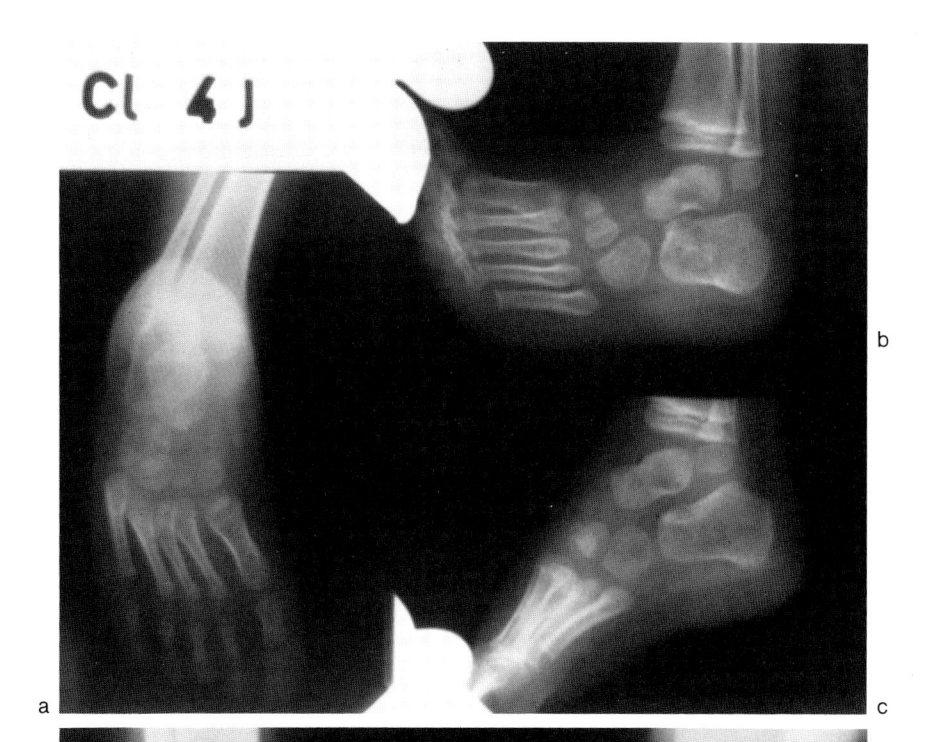

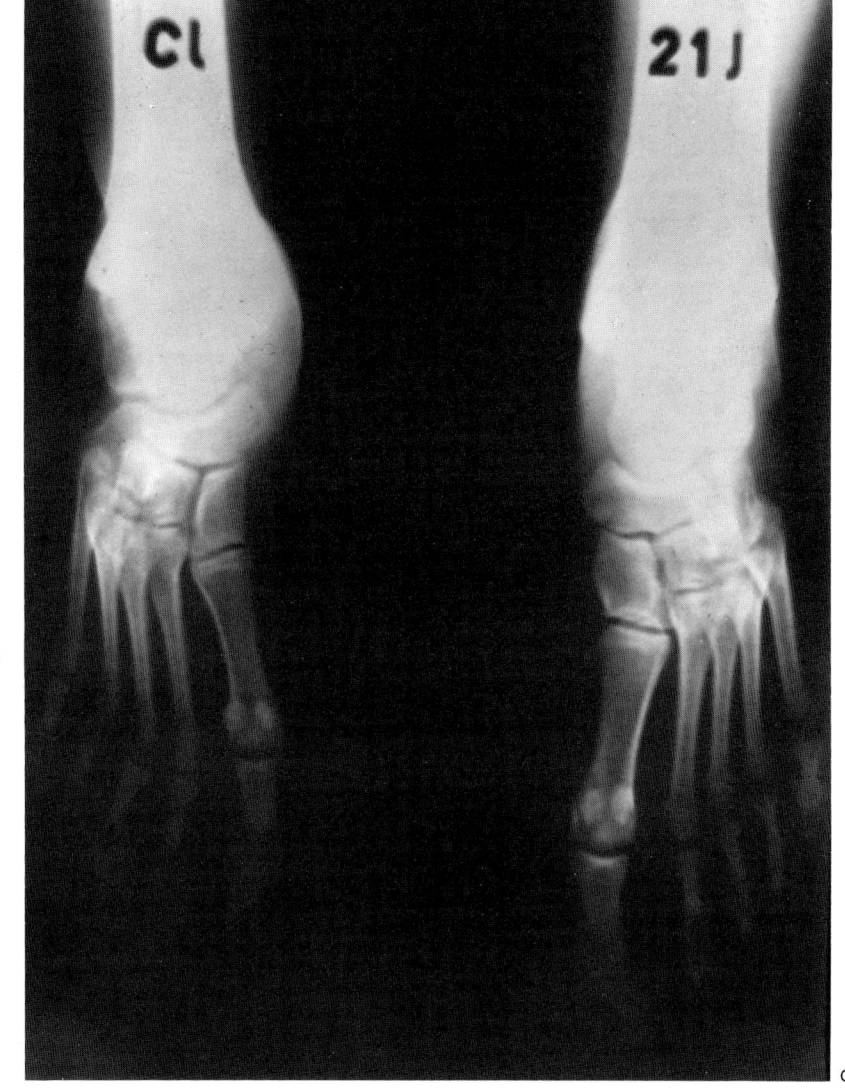

Abb. 10 a–f S.C.C.
a–c) Restdeformität im Alter von 4 Jahren nach vielfältiger Klumpfußbehandlung rechts.
d–f) Nach unserer Therapie zeigen die Röntgenaufnahmen im Alter von 21 Jahren eine gute Korrektur des rechtsseitigen Klumpfußes (der Vergleich mit der gesunden Seite ist sehr instruktiv)

3.48   Klassische Fuß- und Zehenfehlformen

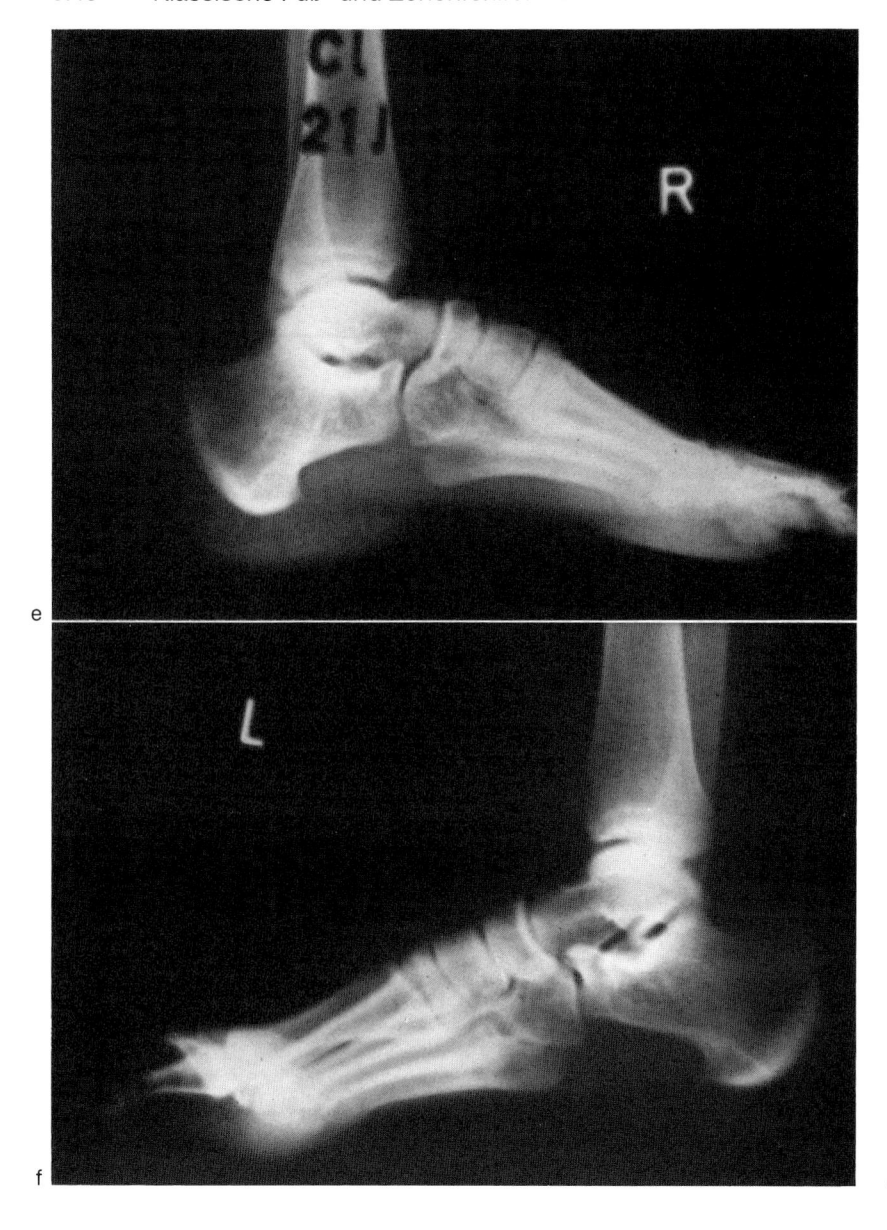

Abb. 10 e u. f

extendierenden Kraftentfaltung – meist nach 1½–2 Jahren ablegen, das Schulkind nach ca. 3 Jahren. Es sind für diesen Zeitraum etwa dreimal Stiefel anzufertigen, da der Fuß weiterwächst und sogar Längeneinbußen aufholt. Die über die postoperative Gipstherapie hinausgehende Immobilisation benötigen wir, weil die Spätkorrektur des Fußes Lücken zwischen den deformierten Knochen (im Bereich der Gelenke) setzt, die in Fehlstellung nicht bestanden. Diese Lücken müssen sich durch das Wachstum schließen, bevor der Fuß in *Korrekturstellung formschlüssig* wird (Abb. **10**).
Die dargestellte Therapie ist nur wirksam, wenn der Orthopäde
1. die *Technik der Gipsfixierung beherrscht,*
2. die *operativen Eingriffe sorgfältig und mit einem Minimum an Traumatisierung* durchführt,
3. ein *geeignetes Instrumentarium* benutzt.
Klumpfußtherapie ist nichts für Anfänger. *Nur erfahrene Ärzte sollten die operativen Eingriffe, die Fixierungsbehandlung und die Kontrollen durchführen.* Es sollte nicht mehr vorkommen, daß Kinder mit Fehlformen des Fußes im Schulalter auf die Zeit nach der Pubertät vertröstet werden. Jedes Jahr ist wegen des zusätzlichen Wachstumsdefizits und der weitergehenden Verformung des Fußes kostbar.
Wenn sich der Autor hier auf die *Klumpfußbehandlung nach* IMHÄUSER beschränkte, so ist das deshalb gerechtfertigt, weil umfangreiche Spätuntersuchungen die Wirksamkeit dieses Verfahrens beweisen. Das schließt nicht aus, daß es andere Methoden der Formnormalisierung und der Funktionsertüchtigung geben könnte.

Es gilt noch, drei *Irrtümer auszuräumen, die bisher die Klumpfußbehandlung belastet haben:*
1. Die Beziehung der Längsachsen von Talus und Kalkaneus im Röntgenbild ist abhängig von der Fersenstellung. Bei Varusstellung des Rückfußes ist der Winkel verkleinert, bei Valgusstellung vergrößert. Wenn die Korrektur des Fußes exakt gelungen ist, besteht eine *normale* Winkelbeziehung zwischen den Längsachsen von Talus und Kalkaneus im seitlichen und Aufsichtsröntgenbild. Therapeutische Versuche, nach Durchtrennung der Kapsel des unteren Sprunggelenks den hinteren Kalkaneusanteil gegenüber dem Talus nach distal zu ziehen (um die Achsenbeziehung zu normalisieren), können nicht gelingen. Aus diesem Grunde kann die Kapsel des unteren Sprunggelenks, die nahezu alle Orthopäden an der Rückseite durchtrennen, immer unangetastet bleiben (IMHÄUSER 1972).
2. Viele Autoren sind der Meinung, die Varusstellung der Ferse müsse gesondert korrigiert werden. Dazu ist zu sagen, daß die Stellung des Rückfußes in direkter Abhängigkeit steht von der Stellung des Vorfußes. Mit der Korrektur des Vorfußes verliert der Rückfuß automatisch seine Fehlposition (IMHÄUSER 1979).
3. Immer wieder wird behauptet, mit dem Klumpfuß sei eine Einwärtstorsion der unteren tibiofibularen Verbindung gegenüber der queren Knieachse verbunden. Das Gegenteil ist der Fall. Wir finden eine um so größere Außentorsion, je älter der Klumpfußträger ist (s. Beweisführung von IMHÄUSER 1981).

Spätergebnisse

In drei Serien wurden von IMHÄUSER u. Mitarb. (1984) 463 Patienten mit 700 in verschiedenen Altersstufen behandelten Klumpfüßen nachuntersucht. 46 Patienten mit 67 behandelten Klumpfüßen befanden sich *in* der Pubertät, 417 Patienten mit 633 behandelten Klumpfüßen im frühen Erwachsenenalter.
Die *Fußform* fand bei der letztgenannten Gruppe (633 Füße) folgende Bewertung:
sehr gut   449 = 70,93%
gut   109 = 17,22%
befriedigend   35 = 5,53%
nicht befriedigend   40 = 6,32%.
In *88,15%* der Füße war also die Form gut; bei Mitberücksichtigung der 46 Patienten mit 67 Füßen (Serie III) betrug der Prozentsatz *89,29%.*
Es war interessant, daß der Hundertsatz von guten Formergebnissen sowohl bei den Altersstufen 0–2 Jahre als auch 2–6 Jahre und 7–14 Jahre nahezu gleich war. Das bedeutet, daß die *Formkorrektur* mit unseren Verfahren in der gesamten Wachstumszeit des Klumpfußträgers gut gelingt. Eine *Erweiterung der Weichteileingriffe beim Spiel- und Schulkind ist daher nicht notwendig.*

Die *Funktionsergebnisse* waren bei denselben Serien (417 Patienten, 633 Füße):
sehr gut   229 = 36,18%
gut   212 = 33,49%
befriedigend   145 = 22,90%
nicht befriedigend   47 = 7,43%.
In 69,67% war die Funktion (Beweglichkeit und muskuläre Situation) gut, unter Mitberücksichtigung der in der Pubertät stehenden Serie waren es *72,57%.*
Schlüsselt man die Ergebnisse nach den verschiedenen Altersstufen auf, so stellt man fest, daß gute Funktionsergebnisse mit zunehmendem Alter bei Therapiebeginn seltener werden. Es folgt daraus die nicht verwundernde Schlußfolgerung, daß man zur *Erzielung von Idealresultaten die gute Frühbehandlung* benötigt. Unter diesem Gesichtspunkt sollten wir Orthopäden unsere therapeutischen Verpflichtungen sehen.
Die Ergebnisse sind der Monographie von IMHÄUSER (1984) entnommen, in der auch die Kriterien für die Beurteilungen aufgeführt sind. Auch hinsichtlich der Auswirkung von Voroperationen auf den Fuß, die Behandlung von Restdeformitäten etc., muß auf das genannte Buch verwiesen werden.

Behandlung im Erwachsenenalter

Die Zeit nach der Pubertät (wenn das Wachstum am Fuß beendet ist) ist die Domäne der Knochenoperationen. Es lassen sich durch Keilresektionen im Bereich des Chopart-Spaltes ein verbliebener Vorfußequinus, eine Verdrehung des Vorfußes gegenüber dem Rückfuß und auch Adduktionen des Vorfußes weitgehend beseitigen. Die Keile sind entsprechend der Deformität zu wählen. Varusstellungen der Ferse stehen regelmäßig in Zusammenhang mit Vorfußadduktionen. Wird die Vorfußadduktion beseitigt, so verringert sich oder verschwindet die Varusstellung der Ferse ohne gezielten Eingriff am Kalkaneus, dem unteren Sprunggelenk und dem Lig. interosseum zwischen Talus und Kalkaneus automatisch.
Für die Therapie von Klumpfüßen mäßigen Grades ist die Triplearthrodese sehr geeignet. Es wird dabei nicht nur ein Keil aus der Chopart-Region, sondern auch aus dem Talokalkanealgelenk entnommen, ersterer mit laterodorsaler Basis, letzterer mit lateraler Basis. Diese Triplearthrodese erfreut sich international großer Beliebtheit. Beginnend mit HOKE (1912) haben DUNN (1919), RYERSON (1923) u.a. diese Methode zur Beseitigung von Deformationsresten ausgebaut. M. LANGE (1962) und andere Autoren haben sich für diese Methode betont eingesetzt.
Ist die Klumpfußdeformität schwer, d.h., handelt es sich um Versteifungen des Fußes in starker Fehlstellung, wird im allgemeinen die Triplearthrodese nicht ausreichend sein. Am Ende des

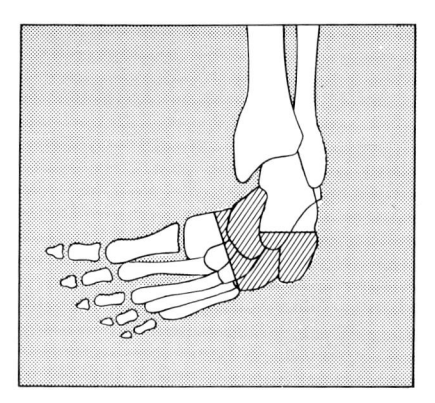

Abb. 11 Skizze der trapezförmigen Knochenentfernung beim Klumpfuß des Erwachsenen

vorigen Jahrhunderts wurde für derartige Fälle die Talusexstirpation von LUND (1872) eingeführt. Sie wurde aber wegen des kosmetischen Defektes, der Versteifung, des Tiefertretens des Außen- und Innenknöchels und der Unmöglichkeit, die Restdeformität in der subtalaren Fußplatte zu beseitigen, wieder verlassen. Auch die Lorthioirsche temporäre Talusexstirpation, die eine Versteifung in Korrekturstellung im oberen und unteren Sprunggelenk zum Ziel hatte, erfreute sich keiner langen Beliebtheit, obwohl sie eine Zeitlang Anhänger hatte, z. B. TOSETTI (1922), HACKENBROCH sen. (1924), C. MAU (1927), BRANDES (1934) u. a.

Anfang dieses Jahrhunderts wurden vornehmlich Keilresektionen mit laterodorsaler Basis aus dem Rückfuß durchgeführt. Diese Keilexstirpation war 1866 von WEBER beschrieben worden. M. LANGE (1962) schreibt, daß sich diese Methode der Keilresektion „leider noch einer gewissen Beliebtheit" erfreue. Er hält die Keilosteotomie als Alleinoperation für schlecht, weil es nicht möglich sei, gleichzeitig mit dieser Keilosteotomie die Fersenstellung zu korrigieren.

Dieser Meinung kann der Verfasser keinesfalls folgen. Eigene Erfahrungen haben gezeigt, daß sich stets *mit der Geraderichtung des Fußes auch die Fersenstellung bessert,* so daß wir bisher nie gezwungen waren, einen gesonderten Eingriff am Talokalkanealgelenk nach Keilresektion oder trapezförmiger Knochenentfernung durchzuführen. Was aber unbedingt zu dieser Keilresektion gehört, ist die Verpflanzung der Sehne des M. tibialis anterior auf die Fußaußenseite (Abb. 11).

Das wirkliche Problem in der Behandlung schwerer Klumpfüße Erwachsener liegt an anderer Stelle. Es kann sowohl nach einer Triplearthrodese als auch nach der Keilresektion ein Spitzfußrest bleiben. Obleich der Equinus durch Keilosteotomie stärker verringert werden kann als bei der Triplearthrodese, darf ein störender Spitzfuß, der eine normale Schuhabsatzhöhe wesentlich übersteigt, nicht belassen werden. Man hat vorgeschlagen, die Operation nach Lambrinudi zu wählen. Das kann man erfolgreich tun, wenn die Deformität nicht stark ist. Keinesfalls sollte sie eine sekundäre Operation - z. B. nach Keilresektion - sein. Um einen unphysiologischen Spitzfuß verringern zu können, ist beim Erwachsenen die Achillessehnenverlängerung überhaupt nicht zu diskutieren, zumal sich das obere Sprunggelenk durch den Fortbestand des Klumpfußes zumeist erheblich verändert hat und eine Bewegung nur in geringstem Maße zuläßt. Es ist besser, supramalleolär einen Keil mit ventraler Basis bzw. einen Keil aus dem oberen Sprunggelenk zu entnehmen.

Die Ergebnisse der operativen Behandlung am Klumpfuß des Erwachsenen sind als recht befriedigend zu bezeichnen, wobei nochmals ausdrücklich hervorgehoben wird, daß der Autor die Keilresektion der Triplearthrodese vorzieht, insbesondere dann, wenn die Deformität erheblich ist. - Wie andersartig wäre das Leben eines Talleyrand und eines Lord Byron verlaufen, hätte man damals die uns heute zur Verfügung stehenden Verfahren gekannt.

Abschließend kann für den idiopathischen Klumpfuß gesagt werden, daß er für die moderne Orthopädie seine Tücken verloren hat. Klare pathophysiologische Grundlagen, klar absteckbare Behandlungsstrategien und vorzügliche Resultate hinsichtlich Fußform, Fußfunktion und Leistung kennzeichnen heute das Bild dieser *heilbaren* Deformität.

Mißbildungsklumpfuß

Klumpfuß bei Arthrogryposis

Das Krankheitsbild der Arthrogryposis wurde in Bd. III/1 von ROMPE ausführlich besprochen. In seiner Darstellung wird auch der häufige Befund von angeborenen Klumpfüßen betont und das Foto eines arthrogrypotischen Kindes mit Klumpfüßen wiedergegeben.

Verglichen mit der Häufigkeit des idiopathischen Klumpfußes wird der arthrogrypotische Klumpfuß viel seltener beobachtet. Einen gewissen Anhaltspunkt können wir aus der Monographie von KITE (1964) gewinnen. Von 1509 Klumpfußkindern entfielen 59 auf arthrogrypotische. Das ist ein Verhältnis von ca. 25:1. Von den 59 Arthrogryposekindern mit Klumpfüßen waren 36 männlich und 23 weiblich. Bei 48 Kindern war der Klumpfuß doppelseitig, 11mal einseitig (7mal rechts, 4mal links).

Im Krankengut von FRIEDLANDER u. Mitarb. (1968) fanden sich bei 45 Patienten mit Arthrogryposis insgesamt 234 Gelenke erkrankt. 37mal waren die Hüftgelenke, 39mal die Kniegelenke befallen. Von den 41 betroffenen Füßen zeigten 30 einen Klumpfuß. Die restlichen Füße zeigten andere Deformitäten (angeborener Schaukelfuß, Hacken-Knick-Fuß o. ä.). Kombi-

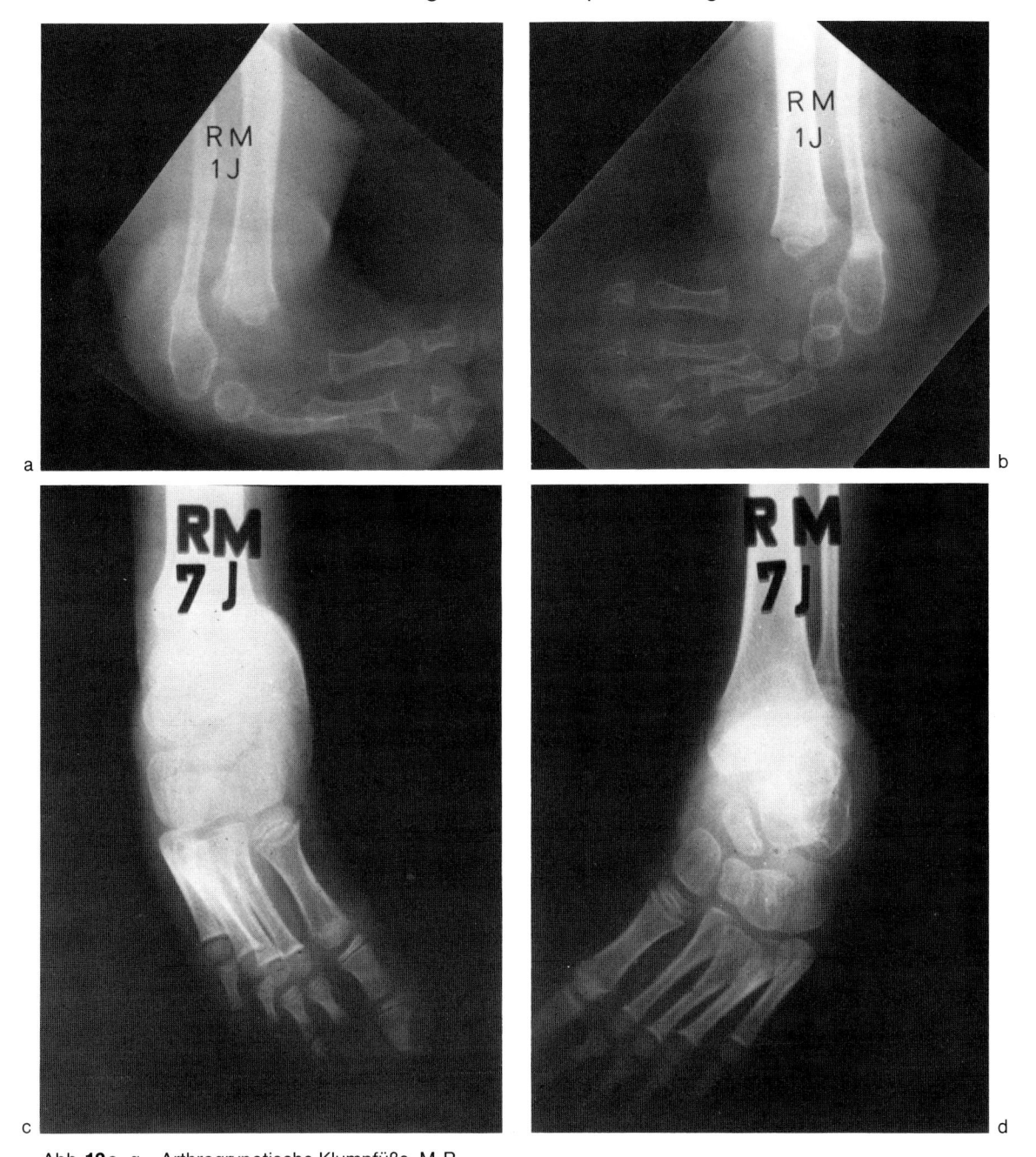

Abb. 12a–g Arthrogrypotische Klumpfüße. M. R.
a u. b) im Alter von 1 Jahr. c u. d) Nach konservativer und operativer Behandlung ist der Klumpfuß im Alter von 7 Jahren teilweise rezidiviert. Abb. 12e–g s. S. 3.52

nationen differenter Fußkontrakturen beim selben Kind kamen vor, z. B. Klumpfuß auf der einen, Hakken-Knick-Fuß auf der anderen Seite. MEAD u. Mitarb. (1958) sahen bei 39 Patienten 28mal Klumpfüße, davon 2 beidseitig. Auch EULERT (1984) berichtet über die besondere Häufigkeit von Klumpfüßen bei der Arthrogryposis. Bei 28 Kindern mit Arthrogryposis stellte er 43 Klumpfüße fest. Weitere Zahlenangaben finden sich in der Literatur.

Immer wieder wird konstatiert, daß die Kontrakturen besonders häufig im distalen Bereich der Extremitäten liegen und nach proximal an Häufigkeit abnehmen. Von den Fußdeformitäten sind nach allgemeiner Erfahrung die Klumpfüße am häufigsten.

Der arthrogrypotische Klumpfuß zeigt klinisch folgende charakteristische Besonderheiten: Der Unterschenkel ist dünn, fast drehrund. Die Hautbedeckung hat auffallend wenig Falten. Das Unterhautzellgewebe fehlt. Die verformten Füße sind von einer auffälligen Steife. Es können in den Gelenken des Fußes weder aktiv noch passiv

3.52   Klassische Fuß- und Zehenfehlformen

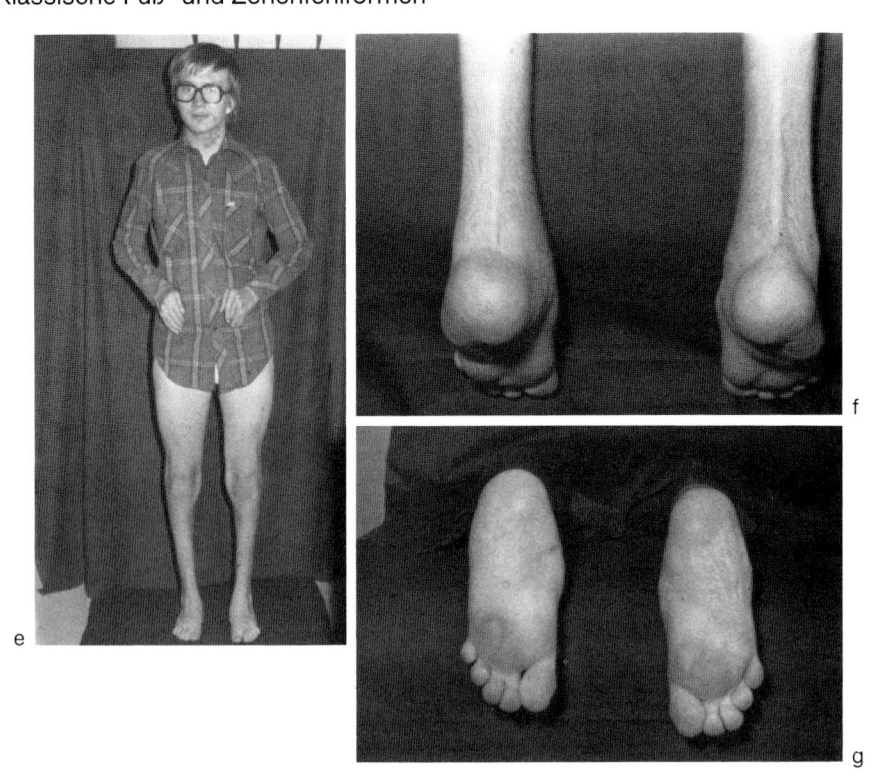

Abb. 12 e–g) Nach neuerlicher (ossärer) Operation blieben die Füße gerade, zumal eine äußere Fixation zur Anwendung kam

nennenswerte Bewegungen ausgeführt werden. Allenfalls werden vom Kind die Zehen bewegt.
Die Steifheit der Gelenke bei Arthrogryposis multiplex haben GASTON u. GOLDNER (1973) begründet: Zunächst seien die Gelenkflächen intakt, aber bereits im 1. Lebensjahr bildeten sich Adhäsionen zwischen den Gelenkkörpern. Der Bandapparat der Gelenke vernarbe und unterhalte dadurch Steife und Deformität. An dem Zustandekommen der harten Kontraktur seien auch Sehnen, Bänder, Muskelgewebe und neurovaskuläre Strukturen beteiligt. Was die Veränderungen der Muskulatur angeht, so verweisen wir auf die ausführliche Zusammenfassung der histologischen Befunde bei ROMPE (s. Bd. III/1).
Wir können also feststellen, daß *alle anatomischen Komponenten des Fußes einschließlich der Muskulatur erhebliche und weitgehend irreparable Störungen* aufweisen. Wir sehen hier mit besonderer Deutlichkeit den kardinalen Unterschied zum idiopathischen Klumpfuß, der keine qualitativen Beeinträchtigungen der anatomischen Gebilde aufweist. Arthrogryotische und idiopathische Klumpfüße haben nur die äußere Fehlform gemeinsam; sonst sind sie wesensverschieden. Es kann wegen der tiefgreifenden Veränderungen aller Anteile des Fußes nicht erwartet werden, daß die Behandlung des arthrogryotischen Klumpfußes zu dem gleichen Ziel führen kann wie die Behandlung des idiopathischen Klumpfußes. Nicht ein gerader, frei beweglicher, von intakter Muskulatur gut geführter und normal wachsender Fuß kann als Behandlungsziel, das beim idiopathischen Klumpfuß erreichbar ist, erwartet werden. Im Gegenteil, ein bewegungsarmer oder starrer, verkürzter, gerader Fuß ist das Ergebnis, das eine optimale, langdauernde Therapie bringen kann.
Die **Therapie** des arthrogryotischen Klumpfußes ist als besonders schwierig zu bezeichnen. Keinesfalls kann man mit den gleichen Methoden und mit dem gleichen Erfolg wie beim idiopathischen Klumpfuß tätig werden. Eine relativ große Kraftentfaltung ist bei den *Manipulationen* notwendig, um die Rigidität des Fußes zu überwinden. Vollkorrekturen der Fußstellung lassen sich ohnehin nur in wenigen, leichten Fällen erreichen. Bei den meisten Füßen läßt sich lediglich die Deformität verringern. Die gewonnene Formverbesserung muß in korrekten Gipsverbänden gehalten werden. Hat man durch mehrfache Manipulationen mit anschließenden Gipsverbänden die Deformität teilweise beseitigt, so sind *immer* Weichteileingriffe zusätzlich notwendig. Diese brauchen beim teilkorrigierten Fuß dann nicht ganz so umfangreich zu sein. Es ist nicht gleichgültig, ob man einen arthrogryotischen Klumpfuß mit Redressionen und Gipsverbänden vorbehandelt oder sofort operativ angreift. Die Haut läßt meist eine plötzliche – ohnehin nur teilweise mögliche – Korrektur nicht zu, so daß die Hautdehnung im Rahmen der gedeckten Mobilisation

von Vorteil ist. Wir haben weiterhin zu bedenken, daß sich Gefäße und Nerven dem Kontrakturzustand angepaßt haben und eine größere Distraktion dieser Gebilde in hohem Maße schädlich sein kann. Niemals – hier stimmen alle Autoren überein – läßt sich bei mittelschweren und schweren Deformitäten auf gedecktem Wege die Stellung des Fußes normalisieren.

Weichteiloperationen werden in verschiedenster Technik angewandt, um die nach den Manipulationen noch fortbestehende Deformität zu verringern. Diese Weichteileingriffe können keine Kraftquellen – wie beim idiopathischen Klumpfuß – mobilisieren; letztere sind nicht vorhanden. Bei der Durchtrennung von Bändern und Gelenkkapseln sowie der Verlängerung oder Durchschneidung von Sehnen findet man immer wieder, daß eine Formkorrektur durch Mobilisation in den Gelenken deshalb nicht möglich ist, weil die Gelenke verlötet sind. Weder die „medial release" noch die „posterior release" sind voll wirksam. Die Verlängerung der Achillessehne und die Kapselspaltung des oberen Sprunggelenks erlauben selbst unter Verwendung des Schedeschen Fersenzuginstrumentes mitunter nicht, die Spitzfußstellung ganz zu beseitigen. Wenn die Erreichung einer Rechtwinkelstellung gelegentlich gelingt, so kommt es sehr leicht zum Spitzfußrezidiv, so daß wir stets die *Achillessehne quer durchtrennen*. Auch LLOYD-ROBERTS (1966) geht in ähnlicher Weise vor.

Es liegt im Wesen der arthrogrypotischen Klumpfußdeformität, daß durch mangelhafte Entfaltbarkeit der Gelenke sehr häufig Wiederholungen von Weichteileingriffen notwendig sind. DRUMMOND u. CRUESS (1978) berichten über durchschnittlich 3,1 Weichteiloperationen pro Klumpfuß. EULERT (1984) spricht von mehreren (bis zu 7) Eingriffen.

Es ist selbstverständlich, daß auch nach der operativen Formverbesserung durch Weichteiloperationen der Fuß exakt gehalten werden muß. Trotzdem kommt es oft zur erneuten Verschlechterung, selbst in den Fällen, bei denen eine regelmäßige Überwachung der Kinder stattfindet (Abb. 12).

An dieser Stelle sollen nicht die zahlreichen Methoden der Weichteiloperationen und deren z.T. enttäuschenden Spätergebnisse zusammengestellt werden. Jeder der im Literaturverzeichnis angeführten Autoren hat sich zu den bescheidenen Resultaten ausführlich geäußert. Die Unmöglichkeit, durch Weichteileingriffe die Fußstellung zu normalisieren oder das Wiederauftreten von Rezidiven zu verhindern, läßt die Frage der knöchernen Operationen am Fußskelett aufkommen. Durch Knochenresektion kann die Unnachgiebigkeit in den Gelenken umgangen und in weitaus besserem Maße – zumindest zum Zeitpunkt der Operation – die Stellung korrigiert werden (Abb. 13).

Im Rahmen der *Eingriffe am Fußskelett* muß vornehmlich die *Talusexstirpation* genannt werden. Sie wird von vielen Autoren als gutes Mittel zur Korrektur des arthrogrypotischen Klumpfußes beim älteren Kind, aber auch zur Frühkorrektur empfohlen (MEAD u. Mitarb. 1970, LLOYD-ROBERTS 1970, GIBSON u. URS 1970, MENELAUS 1971, TACHDJIAN 1972, PADOVANI u. Mitarb. 1976, DRUMMOND u. CRUESS 1978, LOVELL u. WINTER 1978, EULERT 1984).

Die Exstirpation des Talus ist fraglos eine verstümmelnde Operation. Dennoch ist sie keine Verlegenheitslösung. Wenn sich die meist sehr hartnäckige Spitzfußkomponente mit den üblichen operativen Mitteln nicht beseitigen läßt, schafft die Talusexstirpation genügend Raum, um die Korrektur des Fußes zum Unterschenkel

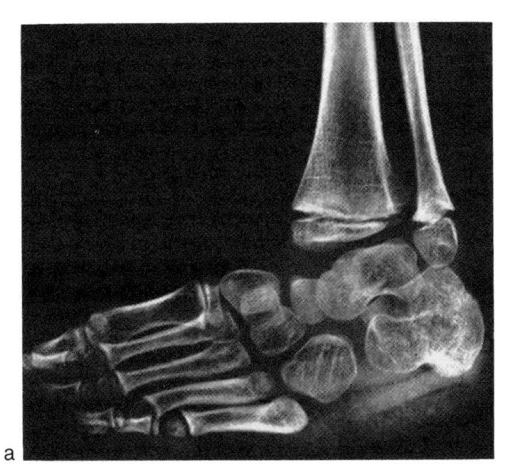

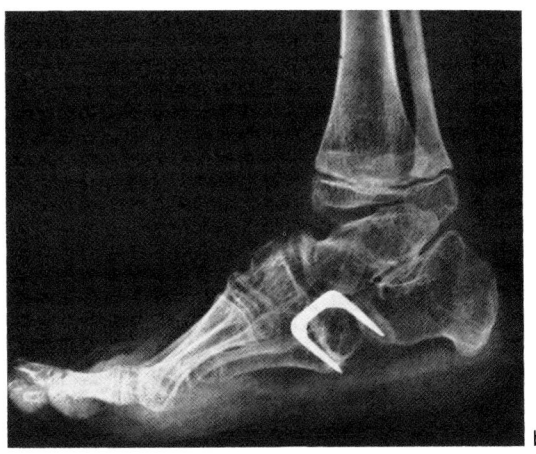

Abb. 13a u. b Arthrogrypotischer Klumpfuß rechts. a) Zustand nach konservativer Therapie und Weichteileingriff. b) 2 Jahre nach durchgeführter Keilosteotomie ist die Fußform wesentlich günstiger; insbesondere ist die Vorfußverdrehung beseitigt. Der Fuß muß bis zum Wachstumsabschluß im durchgehenden Apparat immobilisiert werden (aus *G. Imhäuser:* Operationen am Unterschenkel und Fuß. In *A. Bier, H. Braun, H. Kümmell:* Chirurgische Operationslehre, Bd. VI, 8. Aufl. Barth, Leipzig 1975)

3.54 Klassische Fuß- und Zehenfehlformen

zu erreichen. Eine Rücksichtnahme auf das obere Sprunggelenk ist nicht nötig, weil dieses bei den arthrogrypotischen Klumpfüßen ohnehin unbeweglich ist. Stets wird man mit der Talusexstirpation auch eine evtl. vorhandene restliche Deformität der subtalaren Fußplatte mitbeseitigen. MENELAUS führt die Talusexstirpation bereits nach Beendigung des 1. Lebensjahres durch. Nach diesem Eingriff, der ausgezeichnete Resultate liefert, ist selbstverständlich eine Immobilisierung des Fußes über die weiteren Wachstumsjahre unerläßlich. Geschieht das nicht, kommt es zu Rezidiven der Klumpfußstellung. MENELAUS hat 4 Jahre nach Talusexstirpationen einen erneuten Spitzfuß in 14% und ein Equinus- und Varusrezidiv in 7% der Fälle gesehen.

Es gibt auch Fälle, bei denen nicht die harte Spitzfußkontraktur, sondern die Vorfußadduktion im Vordergrund der Restdeformität steht. Hier sollte man schon frühzeitig durch Keilexstirpation am Rück- oder Mittelfuß die Fehlstellung beseitigen. Diese Keilexstirpationen liefern ganz erfreuliche Korrekturen. Es sei auf die Notwendigkeit der weiteren Immobilisation hingewiesen, um ein Rezidiv auszuschalten, was nach allen konservativen und operativen Verfahren droht.

Zur Frage der *Immobilisation* ist zu sagen, daß wir uns bei der Gipstherapie stets der *ungepolsterten* Gipsverbände bedienen. Diese sind im Anschluß an die Operation in rechtwinkliger Kniebeugung bis zum Oberschenkel anzufertigen. Zur Dauerimmobilisation sind Gipsverbände nicht geeignet, zumal man die Kinder möglichst früh auf die Beine stellen sollte, d.h. sobald die Behandlung der übrigen Kontrakturen an den unteren Extremitäten das erlaubt. Wir verwenden für die Dauerimmobilisation die bei der Behandlung des idiopathischen Klumpfußes genannten Gießharzstiefel, die in Abständen von ¾ bis 1 Jahr wegen des Wachstums der Füße zu erneuern sind. Bei größeren Kindern geben wir Lederstiefel mit aufgenieteten Aluminium- oder Stahlschienen. Der Vorteil dieser Apparate ist, daß sie im Konfektionsschuh getragen werden können und das Kind nicht beeinträchtigen. Die Eltern sind mit allem Nachdruck darauf hinzuweisen, daß sie den Kindern die Stiefel möglichst Tag und Nacht anlegen müssen, nur unterbrochen durch das tägliche Bad (vgl. Abb. 9).

Die Rezidivneigung wird im Schulalter (nach dem 2. Wachstumsschub) geringer, so daß dann probeweise der Stiefel temporär weggelassen werden kann. Zeigt sich eine erneute Stellungsverschlechterung, ist der Stiefel erneut zu tragen bzw. eine Triplearthrodese o.ä. anzuwenden.

Nachtschienen oder sog. redressierende Schienen sind entweder unwirksam oder für die Kinder zu schmerzhaft. Sie werden von Eltern und Kindern abgelehnt. Man sollte auch bei den arthrogrypotischen Klumpfüßen das Prinzip beherzigen, die Fußform durch ärztliche Maßnahmen zu korrigieren und die Orthesen lediglich zum Halten der erreichten Stellung zu verwenden.

Je eher das Kind auf die Beine kommt, um so besser ist das für die Gesamtentwicklung. Die meisten Kinder erreichen die Gehfähigkeit. Über

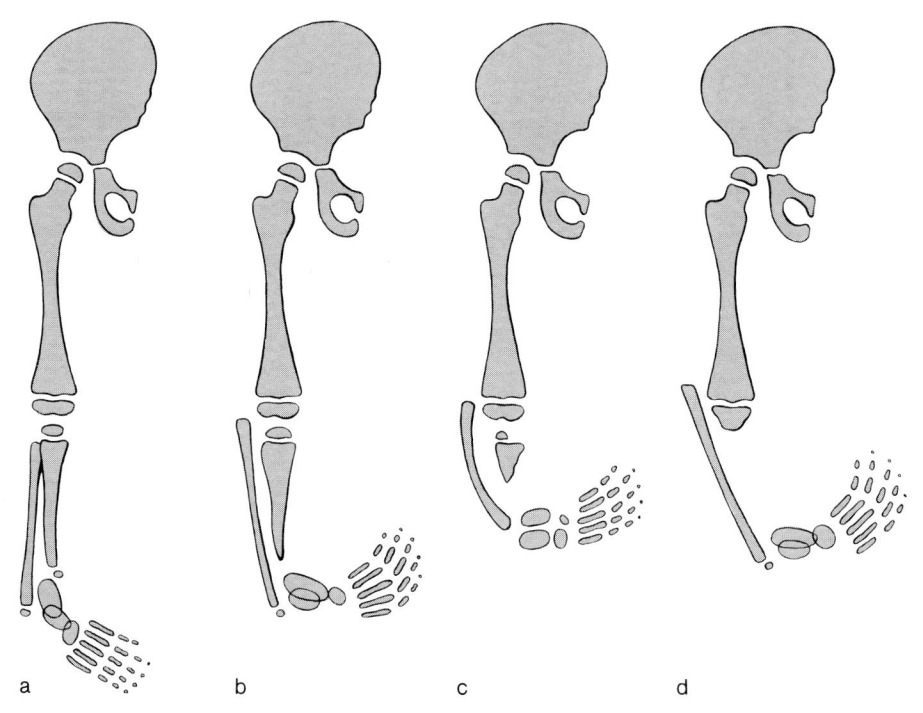

Abb. 14a–d Die obligate Klumpfußbildung bei verschieden ausgeprägten Graden des Tibiadefektes (aus *H. G. Willert, H. L. Henkel*: Klinik und Pathologie der Dysmelie. Springer, Berlin 1969)

das weitere Schicksal dieser Kinder orientiert z. B. die epikritische Studie von FRANCILLON (1964).

Klumpfuß bei Tibiadefekt

Klumpfüße bei angeborenem Tibiadefekt sind seit mehr als 100 Jahren bekannt. BURCKHARDT konnte 1890 10 Fälle von totalem und 6 Fälle von partiellem Tibiadefekt, VON MURALT 6 Jahre später bereits 30 Fälle zusammenstellen.
KIRMISSON (1899) hat in seinem Lehrbuch die charakteristischen Symptome des Tibiadefektes beschrieben: Flexionsstellung im Kniegelenk mit Instabilität, häufig Fehlen der Kniescheibe, Luxation des Fibulaköpfchens nach proximal hinten. Die Tibia fehlt teilweise oder ganz. Die Fibula ist verbogen und liegt mit ihrem unteren Ende neben dem Talus. Der Unterschenkel ist stark verkürzt und verdünnt. Immer findet sich im Zusammenhang mit dem Tibiadefekt eine starke Varusstellung bzw. Equino-varus-Stellung des Fußes (Abb. 14).
Später wurde diese Symptomatik immer wieder in der gleichen Weise beschrieben, z. B. von SCHEDE (1928). Im Rahmen der Conterganschäden ist der Tibiadefekt besonders häufig beobachtet worden. BLAUTH (1967) sowie WILLERT u. HENKEL (1969) haben ausführlich darüber berichtet. Auch die bei den contergangeschädigten Kindern eingetretenen Tibiadefekte weisen die gleiche Symptomatik auf, wie sie bereits KIRMISSON beschrieben hat.
Es sind zahlreiche Amputationspräparate untersucht worden. Sie zeigen außer den knöchernen Defekten – und ggf. Verminderung der Fußstrahlen oder Synostosen im Rückfußbereich – eine Reduzierung der Muskelbäuche, Veränderungen der Sehnenansätze und einen regelwidrigen Verlauf der Gefäße und Nerven. Es sei in diesem Zusammenhang z. B. auch auf die Arbeiten von LEGAL (1930) und REFIOR u. GASTEIGER (1964) verwiesen.
Das therapeutische Problem bei den Kindern mit Tibiadefekt und der obligatorischen Fehlstellung des Fußes betrifft nicht nur den Fuß, sondern auch den Unterschenkel, das Kniegelenk und ggf. den Oberschenkel, so daß die Therapie des Fußes immer nur ein Teil der Gesamtbehandlung sein kann.
Das Gesamtproblem soll an dieser Stelle nicht angesprochen werden. Wir wollen uns auf die Behandlung des Mißbildungsklumpfußes bei Tibiadefekt beschränken.
Die Behandlung beginnt mit einer manuellen Korrektur der Fußstellung. Diese Korrektur hat im wesentlichen zum Ziel, den Fuß in sich zu begradigen, ohne planmäßig die Varusstellung aufzuheben. Letzteres kann nicht gelingen, weil der fehlgeformte Fuß seitlich der Fibula steht. Der begradigte Fuß muß – da das untere Tibiaende

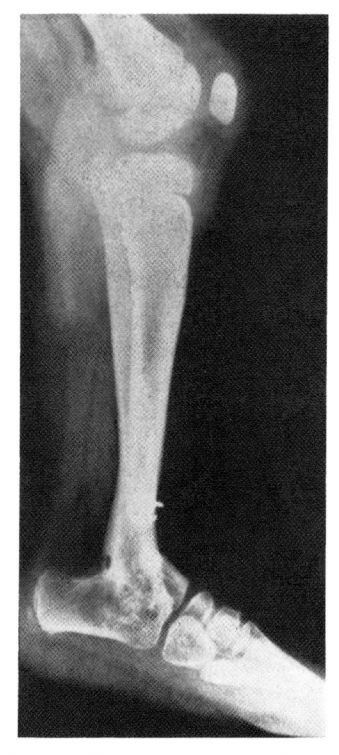

Abb. 15 Bei dem 9jährigen Jungen haben wir im Alter von 2 Jahren zunächst die Fibulatranslokation auf die Tibia durchgeführt und in zweiter Sitzung den Rückfuß mit der Fibula verbunden. Es ist ein tragfähiger Unterschenkel entstanden. Fibula, Talus und Kalkaneus bilden einen Block. Der Fuß kann im Verlängerungsapparat tadellos belastet werden (aus G. Imhäuser: Operationen am Unterschenkel und Fuß. In A. Bier, H. Braun, H. Kümmell: Chirurgische Operationslehre, Bd. VI, 8. Aufl. Barth, Leipzig 1975)

fehlt – in einen festen, knöchernen Kontakt mit der Fibula gebracht werden.
Eine gute Methode der festen Verbindung von korrigiertem Fuß und Fibula ist von PUTTI (1922) beschrieben worden. Das verkürzte untere Fibulaende wird in ein Loch des Talus bzw. – wenn der Talus fehlt – des Kalkaneus eingeführt. In „Campbell's Operative Orthopaedics" (1971) finden sich vorzügliche Zeichnungen, die das Wesen dieses Eingriffs instruktiv darstellen. BARDENHEUER hat vorgeschlagen, das untere Fibulaende in der Längsrichtung zu spalten und den angefrischten Talus in diesen Spalt einzufügen (ähnlich, wie er es für die Klumphände empfohlen hat). Da die Fibula für die Einpflanzung in den Talus relativ zu lang ist, muß sie verkürzt werden. Diese Verkürzung sollte man wegen der Wachstumszone aber nicht am unteren Fibulaende vornehmen, sondern im Bereich des Schaftes eine Kontinuitätsresektion durchführen (Abb. 15). Selbstverständlich ist bei der „Unterstellung" des Fußes unter die Fibula, außer der Mittelstellung zwischen Pro- und Supination des Fußes, eine Spitzfußstellung zu wählen, damit bei der Appa-

3.56 Klassische Fuß- und Zehenfehlformen

ratversorgung des verkürzten Beines der Fuß eine günstige Stellung hat. BLAUTH u. HEPP teilten 1978 mit, daß es nach den Verkürzungsosteotomien im Schaftbereich der Fibula dennoch zu unerwünschten Schäden der distalen Epiphysenzone gekommen sei. Diese Autoren verkürzen die Fibula nicht mehr, sondern sie exstirpieren den Talus und pflanzen dann das untere Fibulaende in den Kalkaneus. Andere Möglichkeiten, den Fuß mit der Fibula zu verbinden, hat MAU (1927) aus der Literatur zusammengestellt.

Aus Gründen der knöchernen und muskulären Defekte sind wir gezwungen, eine weitgehende Versteifung des Fußes anzustreben. Man kann unter den gegebenen Umständen nicht erwarten, daß man ein gutes funktionelles Ergebnis erzielt. Ein stabiler belastungsfähiger Fuß ohne nennenswerte Beweglichkeit ist das bescheidene und erreichbare Ziel der Behandlung. Es soll nicht bestritten werden, daß es gelegentlich geraten sein kann (nicht nur aus kosmetischen, sondern auch aus funktionellen Gründen), eine Amputation in Höhe des Kniegelenks vorzunehmen bzw. vor der Amputation die oft allein vorhandene Fibula zur Verlängerung des häufig verkürzten Oberschenkels zu verwenden.

Klumpfuß in Verbindung mit Schnürfurchen

Relativ häufig sieht man eine Klumpfußdeformität an einem Bein, das durch sog. amniotische Schnürfurchen verändert ist. Die zirkulären oder fast zirkulären Einschnürungen können oberflächlich sein und haben dann im wesentlichen nur kosmetische Bedeutung. Manchmal reichen sie jedoch in die Tiefe und vermögen, die Muskelsubstanz am Unterschenkel empfindlich zu strangulieren und auszuschalten. In diesen letzteren Fällen kommt es häufig durch den strangulationsbedingten Funktionsverlust der Pronatoren zu Klumpfußbildungen. Bei noch weitergehenderen Schnürungen werden partielle oder totale „Spontan"amputationen beobachtet.

In der Literatur gibt es zahlreiche Deutungen für das Zustandekommen der Schnürfurchen (s. z. B. VALENTIN 1926, KIEWE 1933 sowie FLEMMICH 1976). Heute ist man von der Annahme abgegangen, daß Schnürfurchen und Spontanamputationen durch Amnionstränge hervorgerufen würden. Man glaubt vielmehr, daß es sich um Fehler der mesodermalen Strukturen handelt.

Distal der Schnürfurchen kommt es nicht nur zu Fußfehlformen (die in Abhängigkeit von dem intrauterin entstandenen Verlust an Muskelfunktion stehen), sondern auch zu starken Anschwellungen durch venöse und Lymphrückflußstörungen. Die Abb. 16 demonstriert eine ungewöhnlich starke, distale Schwellung mit Klumpfußbildung. Auf operativem Wege wurde ein vorzügliches Resultat erzielt.

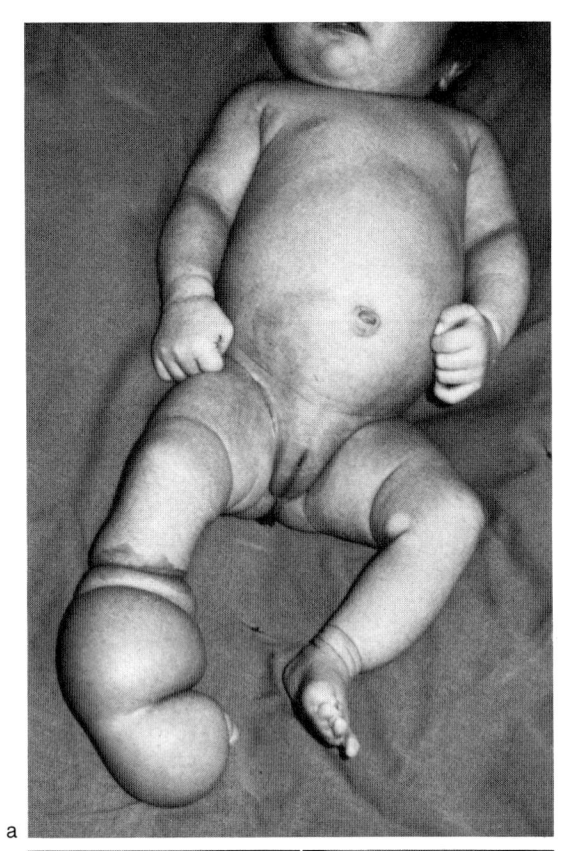

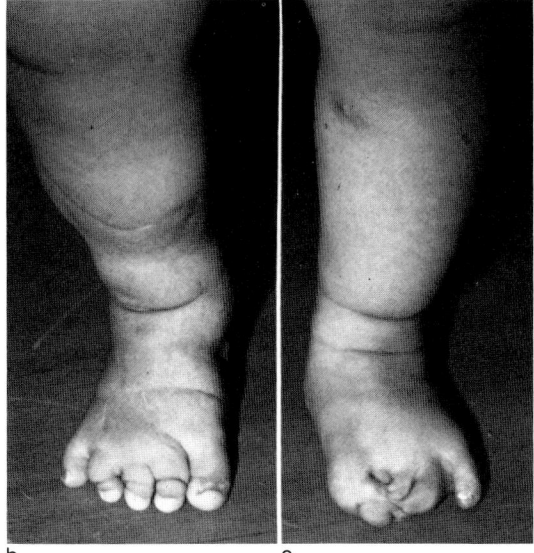

Abb. 16a–c a) Schwerste amniotische Abschnürungen, im Bereich des rechten Unterschenkels mit Klumpfußbildung und monströser, ödematöser Anschwellung. b) Zustand nach operativer Korrektur. Man sieht auf der Abb. c eine Syndaktylie von Zehen am anderen Fuß (Beobachtung Dr. *Saito*)

Die Therapie der Klumpfüße, die durch Schnürfurchen entstanden sind, sollte mit der Exzision und der plastischen Naht der Schnürfurchen beginnen. Danach erst kann über die Muskulatur ein klares Bild gewonnen und ein gezielter (individueller) Behandlungsplan aufgestellt werden. In jedem Falle wird man zunächst auf gedecktem Wege die Korrektur des Fußes betreiben. Bestehen ungewöhnliche Widerstände, die sich der Korrektur entgegenstellen, so müssen diese auf operativem Wege gelöst werden.

Die Bedeutung der Rückfußkorrektur bei bestehender Spitzfußkomponente ist auch bei diesen Klumpfüßen hervorzuheben. Man wird die „posterior release" relativ früh durchführen. Nach Geraderichtung des Fußes ist je nach dem vorhandenen Muskelmaterial entweder ein Muskeltraining oder eine Sehnenverpflanzung (im allgemeinen wird der M. tibialis anterior in Betracht kommen) anzuschließen. Viele Füße müssen wir äußerlich fixieren, und zwar dann, wenn kein Auxiliarmuskel für die formerhaltende Sehnenverlagerung zur Verfügung steht. In jedem Fall sind die behandelten Klumpfüße (durch die Beeinträchtigung an Muskelsubstanz) als außerordentlich rezidivgefährdet anzusehen. Die Kinder sollten in ständiger Überwachung des Behandlers bleiben. Die Ergebnisse sind bei langfristiger Verwendung z. B. von Gießharzstiefeln hinsichtlich der Form als gut oder befriedigend zu bezeichnen. Die funktionelle Beherrschung des Fußes bleibt jedoch zumeist bescheiden. In der überwiegenden Zahl der Fälle wird im Pubertätsalter eine Arthrodesenoperation anzuwenden sein. Selbstverständlich sind die Art und der Grad des Muskeldefizits für das therapeutische Programm jeweils von Bedeutung.

Klumpfuß im Rahmen von Systemerkrankungen

Im Zusammenhang mit angeborenen Systemerkrankungen kommen Klumpfüße vor. Genannt sei in diesem Zusammenhang die *Achondroplasie* (KITE 1955, KNIGHT 1956). KNIGHT hat im Zusammenhang mit der *fibrösen Neurofibromatose* ebenfalls Klumpfüße gefunden und abgebildet. IMHÄUSER beobachtete eine Kombination von *Klinefelter-Syndrom* mit Klumpfüßen. ENDERLE u. Mitarb. (s. Bd. III/1) haben die Schwierigkeiten bei der Therapie des Klumpfußes, der bei *diastrophischem Zwergwuchs* besteht, sehr deutlich ausgeführt und mit Erfahrungsberichten aus der Literatur ergänzt. Beim *Freeman-Sheldon-Syndrom* sind angeborene Fingerdeviationen und angeborene, beiderseitige Klumpfüße die Regel (ROMPE 1984).

Sicher gibt es noch eine Anzahl weiterer Systemerkrankungen, die hier nicht genannt sind, die mit Klumpfüßen verbunden sein können.

Klumpfuß als Teil eines Mißbildungskomplexes und beim Kreuzbeindefekt

Es erscheint sicher, daß Klumpfüße, die als Teil multipler Mißbildungen bei einem Kind bestehen, in die Gruppe der Mißbildungsklumpfüße gehören (Abb. 17). Das zeigen auch deren Härte und die Resistenz gegenüber der Therapie; Hüftluxationen sind bei diesen Kindern nicht gedeckt reponierbar. Genannt sei in diesem Zusammenhang eine Arbeit von DREYER u. REFIOR (1967).

Das *angeborene Fehlen des Kreuzbeins* ist zumeist von einer beiderseitigen Klumpfußbildung begleitet (BRAILSFORD 1929, HILGENREINER 1937, STERNBERG 1937, HANDELSMAN 1980). Dieses lei-

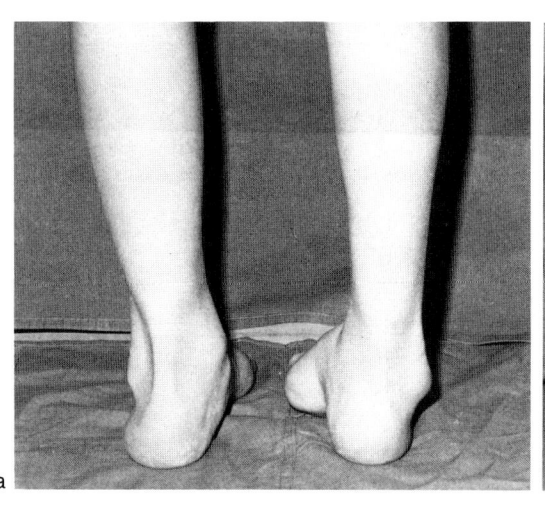

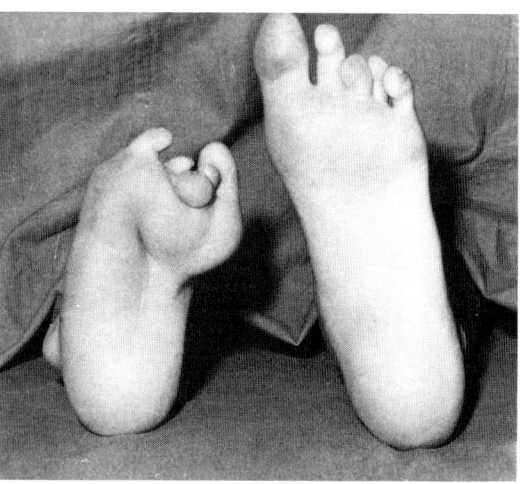

Abb. 17 a u. b Mißbildung des rechten Vorfußes. Die Fotos zeigen außer einer Fehlstellung des Fußes mit Varusstellung der Ferse und Adduktion des Vorfußes Störungen der einzelnen Zehen und eine Fußverkürzung

3.58 Klassische Fuß- und Zehenfehlformen

tet über zu den Wirbeldefekten, die im Rahmen der angeborenen Lähmungsklumpfüße besprochen werden.

Lähmungsklumpfuß bei Myelomeningozele

Die Spina bifida cystica in ihren verschiedenen Ausprägungen ist einer der Gründe für das Zustandekommen von angeborenen Lähmungsklumpfüßen. SEIFERTH (1976) stellte unter 2726 Fällen einer Spina bifida cystica aus den Jahren 1954–1973 fest, daß 77% der Fälle Myelomeningozelen betrafen und 23% Meningozelen. Von 2533 Fällen mit Myelomeningozelen der Jahre 1943–1971 lag die Rückenmarksausstülpung in 64% im Lumbal- bzw. Lumbosakralbereich; in 75%, wenn die sakrale Lokalisation hinzugerechnet wird. Die unterschiedliche Höhe der Rückenmarksaffektion verursacht auch ein unterschiedliches Bild hinsichtlich der speziellen Lähmungsbefunde, der Sensibilität, der trophischen Störungen etc. Asymmetrische Rückenmarksstörungen verursachen auch asymmetrische Fußdeformitäten.

Wir wissen durch Untersuchungen von SHARRARD (1979), daß zum Zeitpunkt der Geburt nur in etwa der Hälfte der Fälle von Myelomeningozelen eine Fußdeformität besteht. In der anderen Hälfte der Fälle entsteht sie postnatal.

Das Schicksal dieser Kinder hat sich durch folgende Fortschritte in der Medizin stark verbessert:

1. durch die frühzeitige Operation der Myelomeningozele,
2. durch die Verhinderung des Hydrozephalus,
3. durch die bessere Beherrschung der Störungen im Bereich des Urogenitalsystems.

SEIFERTH hat aus Angaben der Literatur – auf 585 Kinder bezogen – errechnet, daß 32% ein bescheidenes Leben im Rollstuhl oder Bett verbringen; 43% konnten mit Hilfsmitteln gehen, und 31% waren ohne Hilfsmittel gehfähig.

Die Situation hinsichtlich der Fußdeformitäten ist je nach dem Material des einzelnen Autors verschieden. Übereinstimmend wird beobachtet, daß unter den vielen Fußdeformitäten, die Ausdruck der neuralen Störung sind, die Klumpfüße die größte Häufigkeit haben. Um ein Beispiel zu nennen: SHARRARD hat bei 296 Fällen von Myelomeningozelen 241 Fußdeformitäten gefunden. Von diesen Fußdeformitäten bezogen sich als häufigste Gruppe 78 auf Klumpfüße. Es kamen auch Spitzfüße, Hacken-varus-Füße, Spitz-Knick-Füße, Hackenfüße, Hohlfüße etc. mit abnehmender Häufigkeit vor.

In diesem Zusammenhang ist bemerkenswert, daß manche Kinder mit Klumpfüßen bei Myelomeningozele überhaupt keine nachweisbare Muskelfunktion am Unterschenkel aufweisen. WALKER (1971) fand an 31 von 35 befallenen Füßen keine Muskelaktivität und bei 4 Fällen nur leichte Muskelfunktionen. Es unterliegt keinem Zweifel, daß die Art der Deformität des Fußes in direkter Abhängigkeit steht von den durch die Myelomeningozele ausgefallenen bzw. verbliebenen Muskeln. Dabei gibt es nach unserer Erfah-

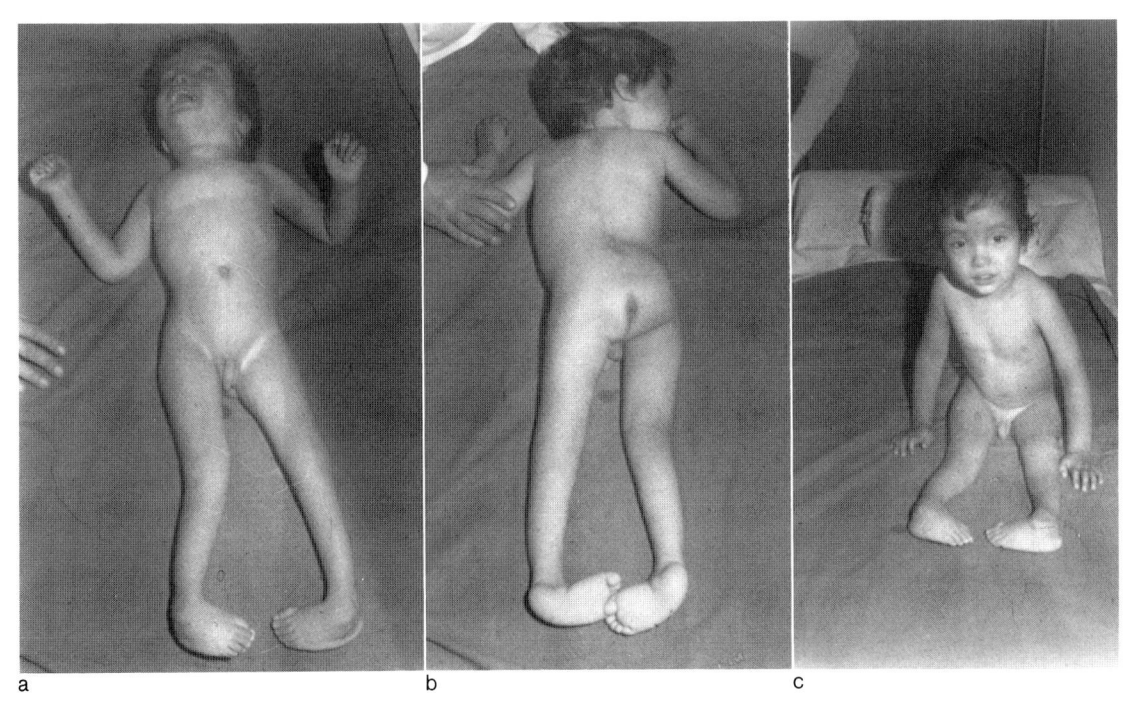

Abb. 18 a–c   Operierte Myelomeningocele; schwere Klumpfüße

rung häufig als Restfunktion eine Aktivität des M. trizeps surae und der Zehenbeuger. C. MAU (1938) war schon aufgefallen, daß ein Klumpfuß trotz Supinatorenlähmung bestand. Das kann nur so erklärt werden, daß postnatale Lagerung und Druckeinflüsse die Deformität mitbestimmen. So werden wohl auch die Verformungen der Füße eintreten, die bei der Geburt noch ohne Deformität waren.

Die umfangreichen, neurologisch bedingten, motorischen und *sensiblen* Ausfälle machen den Klumpfuß bei Myelomeningozele zu einer sehr komplizierten Fehlform. Verglichen mit dem idiopathischen Klumpfuß läßt sich diese Deformität folgendermaßen charakterisieren: Teilweise oder ganz ist die Muskulatur am Unterschenkel ausgefallen; die Sensibilität ist stark gestört. Außerdem sind diese Lähmungsklumpfüße Teil einer umfangreichen Beeinträchtigung der beiden unteren Extremitäten, des Urogenitalsystems und des Mastdarms. Trophische Störungen runden das Bild ab (Abb. **18**).

Es ist eine Eigenart der Klumpfüße bei Myelomeningozele, daß sich die Deformität sehr rasch verfestigt, so daß bereits nach einigen Monaten eine unglaubliche Starre der Fußdeformitäten besteht. Diese Tatsache macht schon deutlich, daß es schwierig sein muß, die Klumpfüße bei Myelomeningozele in ihrer Form zu begradigen, und noch schwerer, den geradegerichteten Fuß in seiner Stellung zu halten. Die Kinder mit Myelomeningozele beantworten jeden örtlichen Druck im Bereich der unteren Extremitäten mit Druckstellen, die bis zu tiefen, schlecht heilenden Ulzerationen gehen können. Der Vorteil, eine Manipulation ohne Anästhesie vornehmen zu können, wiegt die obengenannten Nachteile nicht auf. Druckgeschwüre haben große forensische Bedeutung, so daß die Eltern nicht umfangreich genug über die Möglichkeit von Druckstellen und Ulzera unterrichtet werden können. Es sollte die „Aufklärung" am zweckmäßigsten in schriftlicher Form dokumentiert werden.

Natürlich müssen vom Arzt bei der Behandlung dieser empfindlichen Lähmungsklumpfüße besondere Sorgfaltsregeln eingehalten werden. Dazu gehört, daß der von uns in der Therapie von Fußdeformitäten so sehr geschätzte, ungepolsterte Gipsverband beim Klumpfuß durch Myelomeningozele nur bedingt angewendet werden kann. Nur in der Hand des in der Gipstechnik sehr erfahrenen Arztes kann der Druck flächenhaft auf den Fuß verteilt werden. Der in der Gipstechnik nicht so sehr geschulte Arzt sollte besser einen mit dünnem Schaumgummi gepolsterten Gipsverband wählen.

Es sei in diesem Zusammenhang erwähnt, daß bereits durch das Liegen des Kindes auf den Fersen tiefe Ulzerationen vorkommen. Wenn diese während eines Krankenhausaufenthaltes auftreten, wird dem leitenden Arzt die Verantwortung aufgebürdet.

Die Empfindlichkeit dieser Füße gegen Druck hat viele Orthopäden abgehalten, Korrekturen durch Manipulationen mit anschließender Fixierungstherapie vorzunehmen. Sie möchten lieber von vornherein operative Eingriffe angewendet wissen. SHARRARD (1979) berichtet, daß er 1958 die konservative Behandlung der deformierten Füße bei Myelomeningozele aufgegeben habe. Er erlebte bei 20 Fällen 5mal ein Druckgeschwür.

Manche Autoren, z. B. WALKER (1971), empfehlen die tägliche Manipulation und später Verbände, die das jeweilige Ergebnis der Manipulationen sichern sollen. Verbleibende Deformitäten müssen nach seiner Meinung nach dem 1. Lebensjahr operativ angegangen werden. Auch PARSCH u. SCHULITZ (1971) verwenden die Gipstherapie nach der Redression, um eine günstige Ausgangssituation für die nach Ablauf des 2. Lebensjahres notwendige operative Korrektur zu schaffen.

IMHÄUSER wendet – seit Jahrzehnten – nicht die tägliche Manipulation an, sondern die etappenweise erfolgende Korrektur der Fehlform mit jeweiliger exakter Fixierung im Gipsverband. Auch uns gelingt es dadurch nicht, eine Normalisierung der Fußform zu erreichen; eine zusätzliche operative Therapie ist unerläßlich.

Die operative Behandlung (das gilt allerdings lediglich für die Equinuskomponente) führen wir viel früher durch als die meisten Autoren, d. h. im 1. Lebenshalbjahr. Die Hartnäckigkeit einer Spitzfußkontraktur läßt eine frühzeitige „posterior release" als geraten erscheinen. Bei der operativen Spitzfußbeseitigung *durchtrennen* wir die *Achillessehne quer*, d. h., wir verlängern sie nicht. Es ist an sich paradox, einen umfangreichen Lähmungsbefund durch Opferung erhaltener Muskelsubstanz noch weiter zu schwächen, aber Reste supinatorischer Funktionen bzw. der Zehenbeuger veranlassen mit Sicherheit bei Verlängerung der verkürzten Achillessehne das Rezidiv. Dann wirkt die Funktion des sich postoperativ verkürzenden M. trizeps surae wiederum im Sinne einer Formverschlechterung.

Die Aufgabe, beim Lähmungsklumpfuß das Muskelgleichgewicht wiederherzustellen, ist meist nicht lösbar. Nur bei leichtem Lähmungsbefall kann es gelingen, durch Verpflanzung etwa der Sehne des M. tibialis anterior (wenn seine Funktion erhalten ist) die Fußhebung und Pronation zu ermöglichen oder zu verstärken, aber allzuoft ist ein aktiver Muskel, der in dieser Weise wirken könnte, nicht vorhanden.

Weichteileingriffe zur Korrektur der Füße beziehen sich nicht nur auf die Durchtrennung der Achillessehne, sondern auch auf die Verlängerung der Zehenbeuger, der Mm. tibialis anterior und posterior; daneben kann die Durchschneidung des Bandapparates nicht radikal genug sein. Wir verwenden bei der Operation zur Vermeidung des Zurückfederns des Fußes in seine alte, deforme Stellung transfixierende Kirschner-Drähte. Sie schützen den Fuß postoperativ im Gipsverband weitestgehend vor Druckerscheinungen, auch dann, wenn der postoperative Gipsverband wegen Schwellung oder Nachblutung etwas erweitert werden muß. Die Drähte werden erst dann herausgezogen, wenn sie sich von selbst durch die Haut arbeiten.

Die Weichteileingriffe dienen also lediglich dazu, die Widerstände, die sich der manuellen Korrektur entgegenstellen, zu beseitigen, ohne daß man mit dieser operativen Korrekturbehandlung auch die gewünschte Stabilität des Fußes erreichen könnte. Das spiegelt sich wider in der Tatsache, daß die meisten Weichteileingriffe wiederholt werden müssen.

Genauso wichtig wie die Formverbesserung ist die Formerhaltung durch eine langdauernde Immobilisation. Der behandelte Fuß muß in der erreichten Stellung ununterbrochen *über das ganze Wachstumsalter* gehalten werden. Wir bedienen uns dabei der schon genannten, schnürbaren Gießharzstiefel, die wir in gepolsterter Form anwenden. Die Eltern können nicht deutlich genug instruiert werden, daß die *Schnürung fest* erfolgen muß. Sie wollen gern die Schnürung lockerhalten, damit der Stiefel nicht „drückt". Lockerheit in der Schnürung bedingt Druck dadurch, daß der Fuß in Fehlstellung abweichen kann. Dann tritt der Circulus vitiosus auf, der oft mit einem Ulkus an der Fußaußenseite und einem schweren Rezidiv der Fehlform endet. *Bei einem Ulkus darf die Immobilisation nicht aufgegeben werden.* Das wäre eine Verkennung der Situation. Wir müssen in diesen Fällen nach erneuter Korrektur des Fußes das Bein mit einem gefensterten Gipsverband (Ober-Unterschenkel-Gips) versorgen und durch das Fenster die Wunde zur Abheilung bringen. Wenn das Ulkus verheilt ist, müssen die Eltern erneut darauf hingewiesen werden, daß nunmehr der Stiefel fest anzuziehen ist, damit der Fuß einen gleichmäßigen Druck bekommt.

Es ist uns in ungezählten Fällen gelungen, mit Konsequenz in der Nachbehandlung Druckstellen zu verhüten, aber auch wir sind nicht ganz frei von diesen Störungen geblieben, weil die Betreuung der Kinder in der Familie unterschiedliche Qualität hatte.

Auch die Notwendigkeit der Behandlung anderer Lähmungsfolgen (z. B. im Bereich der Hüftgelenke) darf nicht die Immobilisation der Füße unterbrechen. Es ist daher notwendig, im Rahmen der Luxationsbehandlung oder der Behandlung des Urogenitalsystems die Behandler darauf hinzuweisen, daß die Immobilisation der Füße fortgesetzt werden *muß*.

Die Meinung von TACHDJIAN (1972), daß man nur Weichteiloperationen durchführen dürfe, solange das Wachstum noch anhält, ist sicher theoretisch richtig, praktisch aber nicht realisierbar.

Wir sind oft gezwungen, schon frühzeitig, d. h. im Wachstumsalter, knöcherne Eingriffe vorzunehmen. Natürlich stehen die operativen Maßnahmen am Skelett in direkter Abhängigkeit von der Schwere der Restdeformität und der Sensibilitätsstörung. Wir scheuen uns nicht, im Schulalter bereits Keilosteotomien durchzuführen, um kontrakte Fehlstellungen zu beseitigen. Auch die Triplearthrodese hat sich im Schulalter bereits bewährt, wogegen die pantalare Arthrodese vermieden werden sollte. Es kann danach zu einer sekundären Knochenresorption im Bereich des ehemaligen Knöchelgelenks nach Art der neurogenen Arthropathie kommen, wie von HAYES u. Mitarb. (1964) nachgewiesen wurde.

Eine unbeeinflußbare Spitzfußstellung sollte nicht immer wieder zu Weichteiloperationen veranlassen, sondern zur *Talusexstirpation*. Man kann sie zeitlich früher durchführen als die versteifenden Operationen und damit eine ausgezeichnete Hilfe zur Korrektur der kontrakten Spitzfußstellung gewinnen. MENELAUS (1971) sowie PADOVANI u. Mitarb. (1976) treten mit Nachdruck für diese Operation ein, die in ähnlicher Weise auch bei dem starren arthrogrypotischen Klumpfuß ihre Bewährung bestanden hat. Nach der Talusentfernung und nach der Korrektur der subtalaren Fußplatte ist ebenfalls eine passive Immobilisierung über Jahre unerläßlich, zunächst im postoperativen Gipsverband, später in gepolsterten Gießharzstiefeln (die Unterschenkel und Fuß als Ganzes umschließen). Ein grober Fehler wäre, ein Knöchelgelenk am Stiefel einzubauen, um dadurch den Fuß „beweglich" zu halten. Ein solches Freigeben der Bewegungen im Knöchelgelenk würde mit absoluter Sicherheit zum Rezidiv führen, und die Verformung der Fußknochen durch das Rezidiv würde die Weiterbehandlung nur noch erschweren. *Ziel der Behandlung des myelodysplastischen Klumpfußes ist die Herstellung und Erhaltung der Gehfähigkeit.* Nicht etwa kann man einen beweglichen, von Muskulatur gut beherrschten Fuß bekommen. Das gelingt nur bei ganz leichten Fällen.

Kommt ein Kind nach Vorbehandlung erst im Spielalter in unsere Behandlung, so werden wir die Weichteileingriffe so radikal wie möglich durchführen, um später – wenn nötig – die Restdeformitäten durch knöcherne Eingriffe zu beseitigen.

Wir sehen immer wieder, daß die Füße während und am Ende des Wachstums ihre Steifigkeit, ihre Rezidivneigung und ihre abnorme Kürze behalten. Es gibt keine Deformität, die mit so großen Behandlungsschwierigkeiten behaftet ist wie der myelodysplastische Klumpfuß. Am Ende der Therapie stehen immer versteifende Operationen.

Es wäre unvollständig, hier nicht die Neigung zu Spontanfrakturen zu erwähnen. REIKERAS u. HALLUM (1981) berichteten, daß die Häufigkeit der Spontanfrakturen etwa 20% betrage. Die

Frakturen sind bedingt durch die Denervation und die Gewebsatrophie. Darüber hinaus sind auch die Immobilisationen, die wir nicht nur nach Operationen, sondern auch zur Erhaltung der Form unbedingt brauchen, mitbeteiligt. Frakturen merken die Kinder wegen der Sensibilitätsstörungen oft nicht. Es ist ein Charakteristikum der Frakturen, daß sie häufig mit überschießender, mantelförmiger Kallusbildung heilen, die offenbar auf der Basis der subperiostalen Blutung so ausgedehnt ist. Weitere Komplikationen drohen außer durch Druckgeschwüre und Frakturen durch Infekte nach Operationen, Hautnekrosen und Überdehnungen oder Verletzungen der Gefäß- und Nervenbündel.

Man könnte nun die Berichte der verschiedenen Autoren, die sich mit der Behandlung des Klumpfußes bei Myelomeningozele beschäftigt haben, aufführen. So haben z. B. HAYES u. Mitarb. (1964) mitgeteilt, daß von 45 Triplearthrodesen bei Nachuntersuchungen 30 als gut und 13 als mäßig beurteilt wurden. Tibiotalare Fusionen wurden von diesen Autoren 6mal durchgeführt, nur einmal mit gutem und 5mal mit schlechtem Resultat. 5 pantalare Arthrodesen hatten nur ein gutes Ergebnis und 4 schlechte. Die Grice-Greensche Operation war bei 3 Füßen erfolgreich. Die Keilexzision wurde einmal erfolgreich ausgeführt. Weiterhin haben diese Autoren bei 63 Weichteiloperationen 57 gute Ergebnisse gefunden; 6 konnten die Fehlform nicht beeinflussen. Sehnenverpflanzungen wurden 29mal ausgeführt, 26mal war das Ergebnis gut und 3mal schlecht.

Hinsichtlich der Ergebnisse anderer Autoren muß auf die Literatur verwiesen werden. Sicherlich ist eine übersichtliche Darstellung eher geeignet, die Problematik, aber auch die Chancen bei der Behandlung dieser Füße darzustellen.

Rückschlüsse auf Ätiologie und Pathogenese unter Berücksichtigung der verschiedenartigen Klumpfußtypen

Berücksichtigt man die Charakteristika der in den anatomischen Strukturen so fundamental unterschiedlichen Klumpfüße, kommt man zu folgenden Schlußfolgerungen:
1. *Die meist als „Klumpfüße" zusammengefaßten verschiedenen Krankheitsbilder haben nur ein Symptom gemeinsam:* das ist die äußere Form. Ätiologie, Pathogenese, Ansprechbarkeit auf therapeutische Maßnahmen und die Therapie selbst sind sehr verschieden.
2. Es ist heute nicht mehr zu rechtfertigen, diese unterschiedlich bedingten Klumpfüße bei Statistiken zusammen zu verwerten. Das gilt auch für die Bestimmung des Geschlechterverhältnisses, für die Seitenverteilung, die Frage der Erblichkeit und viele andere Aussagen.
3. Ätiologisch sind bei den verschiedenen Gruppen von Klumpfüßen klare Trennungen nötig.

Es kann – wie bereits oben ausgeführt – die Keimfehlertheorie oder die Theorie von der Entwicklungshemmung für den idiopathischen Klumpfuß kaum noch diskutiert werden. Nach dem Murk-Jansenschen Gesetz müßte man dann entscheidende Störungen im Weichteil- und Skelettsystem erwarten, die wir bei Frühuntersuchungen nicht finden. Hier gewinnt die viel geschmähte ätiologische Deutung einer Druckschädigung in utero (GABEN, PARÈ, SCARPA, CRUVEILHIER, ABALGAIGNE u. a., zit. nach WOLFF 1903) wieder Bedeutung und wird ätiologische Wahrscheinlichkeit.

Für andere Klumpfüße ist entsprechend der sicheren Anlagefehler eine andere Entwicklung anzunehmen. Oft, und das gilt für das Vorkommen der Deformität bei Systemerkrankungen, Defektmißbildungen etc., kann die Keimfehlertheorie als überwiegend wahrscheinlich angesehen werden, bzw. ist der Klumpfuß durch Hemmungen in der Entwicklung begründet. Zur Klärung ist die Forschung hinsichtlich der Entstehung der Grundkrankheiten heranzuziehen. – Somit sind wir aus dem Dilemma entlassen, alle Typen des „Klumpfußes" einheitlich erklären zu müssen. Jede Gruppe hat zweifellos eine andere ätiologische Voraussetzung und eine von anderen Gruppen abtrennbare Pathogenese. Es muß auf diesem Gebiet weiter geforscht werden. Möglicherweise bieten uns differenzierte Untersuchungsgänge der modernen Genforschung weitere Hinweise.

Noch einmal kommen wir auf den idiopathischen Klumpfuß zurück. Man kann annehmen, daß die Fehlform zeitlich vor dem Muskelungleichgewicht liegt, letzteres also durch die Fehlform erst ausgelöst wird. Es erscheint unwahrscheinlich, daß ein muskuläres Übergewicht der Supinatoren das Primäre ist. Wäre das der Fall, so wäre die Korrektur der subtalaren Gelenke auf gedecktem Wege nicht so einfach und vollständig zu erreichen.
Der idiopathische Klumpfuß ist heilbar. Das kann auf der Grundlage von Spätuntersuchungen bewiesen werden. Bei keiner anderen Klumpfußart ist eine Heilung – auch nicht durch Änderung der Behandlungsprinzipien – erzielbar.

Wenn in die Form der Darstellung des Klumpfußproblems eine subjektive Note eingebracht wurde, so geschah das im Interesse größerer Klarheit und auf der Basis einer 40jährigen Beschäftigung des Autors mit diesen Fragen.

Es war nicht Aufgabe des Autors, auch das interessante Kapitel der *erworbenen Klumpfüße* darzustellen. Sie entstehen z. B. durch schlaffe und spastische Lähmungen, posttraumatisch, entzündlich, psychogen etc. Diese sekundären Klumpfüße werden im Zusammenhang mit ihren Entstehungsursachen an anderen Stellen dieser Buchreihe abgehandelt.

Angeborener Sichelfuß (Metatarsus adductus)

Synonyme: Metatarsus varus, Pes adductus

Früher hat man zwischen angeborenem Metatarsus adductus und Metatarsus varus (bei dem zusätzlich zur Adduktion des Vorfußes eine supinatorische Aufdrehung besteht) unterschieden. Diese Unterscheidung, die mehr funktionellen als anatomischen Gegebenheiten entspricht, wurde vor Jahrzehnten aufgegeben.

Das Krankheitsbild wurde vermutlich erstmalig von CRAMER im Jahre 1904 beschrieben. Vornehmlich in der deutschen Literatur kamen sehr schnell kasuistische Beiträge hinzu. Im angloamerikanischen Raum kam dieses Krankheitsbild 1927 mit der Arbeit von BANKHART in die Diskussion, in Italien durch ETTORE (1921).

Klinisches und röntgenologisches Bild

Alle Autoren sind sich einig, daß es sich um ein eigenes Krankheitsgeschehen handelt und nicht etwa um eine leichte Form des Klumpfußes. Die Deformität betrifft nur den Vorfuß, der in den Tarsometatarsalgelenken in Adduktion abgewinkelt ist. Später kommt noch ein langsamer Umbau der Metatarsalien hinzu in dem Sinne, daß die Metatarsalien nahe ihrer Basen eine zusätzliche Abknickung nach medial erfahren.

Nie erfolgt die Anspreizung des Vorfußes in den Gelenken zwischen den Kuneiformia und dem Navikulare oder im Talonavikulargelenk. Das Navikulare kann sich in einzelnen Fällen gegenüber dem Talus etwas nach lateral bewegen. Es handelt sich dabei mehr um eine kompensatorische Lateralwanderung (um die Vorfußadduktion etwas auszugleichen) als um eine kontrakte Fehlstellung. Kontrakt ist die Fehlstellung in den Tarsometatarsalgelenken. Der Rückfuß steht im allgemeinen in Neutralstellung. Die Ferse kann aber auch eine leichte Valgusstellung aufweisen. Eine Varusstellung wird im Zusammenhang mit dem Metatarsus varus oder adductus nicht beobachtet.

Das Fußgewölbe ist bei diesem Krankheitsbild normal ausgeprägt oder etwas betont. Eine Abflachung des Längsgewölbes – die BERNBECK u. DAHMEN (1983) beschreiben – haben wir nie beobachtet, und derartige Beobachtungen sind auch sonst in der Literatur nicht zu finden.

Der Fuß bekommt durch die Anspreizung des Vorfußes im ganzen eine Sichelform. Deckt man den Vorfuß mit der Hand ab und sieht man von der Fußsohle oder von oben nur auf den Rückfuß, so ist dieser unauffällig. Die Anspreizabwinkelung des Vorfußes erzeugt an der Fußaußenseite einen knöchernen Vorsprung, der der Basis des Metatarsale V entspricht. Eine Faltenbildung an der Fußinnenseite ist gelegentlich sichtbar. Vergleicht man den Sichelfuß etwa mit einer Haltungsanomalie des Fußes (z. B. dem Supinationsfuß), so fällt die harte Abwinklungsstellung des Vorfußes in den Tarsometatarsalgelenken beim Sichelfuß auf. Die I. Zehe ist bei der Geburt gegenüber der II. Zehe meist stark abstehend (Abb. 19).

Die kontrakte Abweichung des Vorfußes in Adduktion wird bei der Geburt oft nicht diagnostiziert, sondern erst einige Wochen oder Monate später bzw. beim Laufbeginn des Kindes.

Über den Sektionsbefund bei einem am 1. Lebenstag an Asphyxie gestorbenen Kind haben REIMANN u. WERNER (1983) berichtet. Sie fanden eine Kontraktur (ohne Insertionsverlagerung) des M. tibialis anterior und eine Formveränderung des Kuneiforme I. Die Autoren sind der Meinung, daß der Sichelfuß mit einer Subluxation des Gelenks zwischen Kuneiforme I und Metatarsale I beginne. Ihr sollen sekundär Knochen- und Weichteilveränderungen folgen.

KITE (1967) verdanken wir hinsichtlich der Ätiologie eine vorzügliche Analyse. Er fand keine Erblichkeit der häufigen Sichelfußbildung. Von 2818 Sichelfußkindern hatten nur 4mal Vater oder Mutter ebenfalls Sichelfüße. Gemessen an der großen Zahl der Kinder ist das sehr wenig. Eine Ursache, die etwa bei den Eltern liegt, z. B. Vitaminmangel, Nikotinabusus, Einnahme von Schlafmitteln (BOSWORTH), Sauerstoffmangel, sei auszuschließen.

Die Häufigkeit nahm im 2. Weltkrieg zu und ist seither weiter angestiegen. KITE, der das Verhältnis Klumpfuß zu Metatarsus adductus mit 1:4 bezeichnete, sah in den 30er Jahren dieses Jahrhunderts 3–5 Sichelfüße pro Jahr; in den 40er Jahren behandelte er jährlich ca. 50 Kinder mit Sichelfüßen, in den 50er Jahren 100, in den 60er

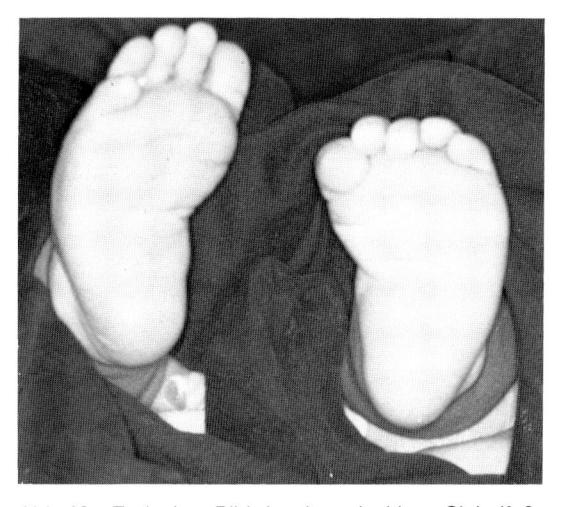

Abb. 19 Typisches Bild der doppelseitigen Sichelfußbildung in den ersten Lebensmonaten mit Vorfußanspreizung, Vertiefung des Fußgewölbes und querer Falte an der Innenseite des Fußes

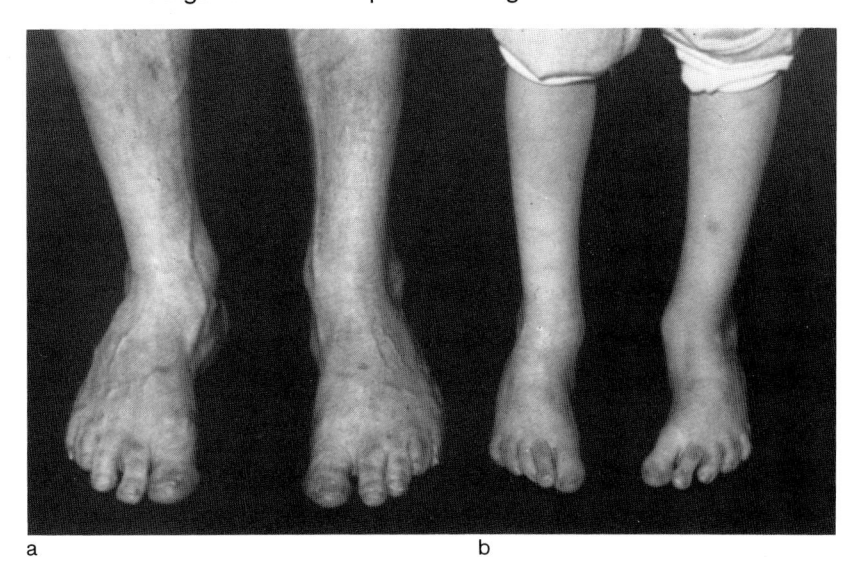

Abb. 20 a u. b Serpentinenfüße a) beim Vater und b) beim Sohn

Jahren über 200. Wir können bestätigen, daß auch in unserem Lande in den letzten Jahrzehnten das Vorkommen von Sichelfüßen deutlich häufiger geworden ist, um in letzter Zeit wieder an Häufigkeit zu verlieren.

In dem Material von KITE waren 52,8% männliche und 47,2% weibliche Säuglinge mit Metatarsus adductus geboren worden. Von den 44,5% einseitigen Fällen betrafen 16,9% den rechten und 27,6% den linken Fuß; 55,5% traten beiderseits auf. Weiterhin teilt dieser Autor mit, daß ein soziales Gefälle insofern besteht, als in der ärmeren Bevölkerung der Sichelfuß häufiger sei.

Wir konnten uns in unserem Material nicht davon überzeugen, daß beim Metatarsus adductus der M. tibialis anterior überaktiv und deshalb an der Entstehung der Deformität beteiligt wäre. Allenfalls kann er die supinatorische Aufdrehung (Inversion) des Vorfußes begünstigen. Wir fanden kein Muskelungleichgewicht, und der Befund von DU VRIES (1965), daß der Ansatz des M. tibialis anterior nach vorn verlagert gewesen sei (an die Basis des Metatarsale I) und einen Sehnenzügel zum I. Mittelfußköpfchen gehabt habe, entspricht sicher nur einer Einzelbeobachtung. Wir können deshalb die von DU VRIES vorgeschlagene Verpflanzung der Sehne des M. tibialis anterior (an das Kuboid bzw. den Fußaußenrand) nicht als Regelbehandlung des Sichelfußes ansehen.

Es gibt noch eine zweite Form der Vorfußadduktion; sie ist mit einer kontrakten Lateralwanderung des Navikulare gegenüber dem Taluskopf verbunden. Dadurch bekommt der Fuß im Röntgenbild, das von oben nach unten angefertigt wird, den Eindruck eines Z. Diese Deformitäten werden auch Serpentinenfüße genannt. Die Serpentinenfüße sind selten und eindeutig vererblich (Abb. 20). KITE (1967) hat darüber ausführlich berichtet, ebenso PEABODY u. MURO (1933).

Eine harte Abduktion des Navikulare (einschließlich der Kuneiformia) im Verhältnis zur Längsachse des Taluskopfes kompensiert deutlicher und regelmäßiger als beim Sichelfuß die Vorfußadduktion. Diese Füße machen kaum Beschwerden, und Probleme bei der Schuhversorgung gibt es kaum. Wir haben selten Gelegenheit, einen Serpentinenfuß zu behandeln. Wenn das erfolgreich gelingt (etwa durch eine Osteotomie in Höhe der Tarsometatarsalgelenke oder weiter proximal mit lateraler Basis), stellt man den Fuß im Verhältnis zur queren Knieachse nach außen, so daß der Auswärtsdrehgang die Folge ist. Dieser mehr kosmetische Eingriff – bezogen auf den Fuß – bringt keine wesentlichen funktionellen Vorteile. Niemand hat große Erfahrungen mit den Serpentinenfüßen. Aus behandelten Einzelfällen läßt sich kein Behandlungsmodell gewinnen oder empfehlen.

Kehren wir zurück zum Metatarsus adductus. Eine geringe und weiche Vorfußadduktion sowie eine betonte Adduktion der Großzehe unmittelbar nach der Geburt sind physiologisch und bedürfen keiner Therapie.

In unserem Land ist es seit einigen Jahren üblich geworden, neugeborene Kinder auf dem Bauch aufzuziehen. Die Bauchlagerung hat – besonders wenn eine Tendenz zur Einwärtsdrehung der Beine besteht – in sehr vielen Fällen zu einer lagerungsbedingten, harten Vorfußadduktion geführt. Die Eltern können dann oft nicht sagen, ob diese inzwischen auffällig gewordene Fußfehlform bereits bei der Geburt bestand oder erst infolge der Bauchlage deutlich wurde. Die Diagnose des angeborenen Sichelfußes ist deshalb in der Vergangenheit etwas häufiger gestellt worden, als es richtig war. Man hat die lagerungsbedingten Sichelfüße nicht von den angeborenen exakt abtrennen können. Selbstverständlich haben diese Füße eine wesentlich bessere Prognose als die angeborenen Sichelfüße. Meist verschwinden sie spontan; selten sind ein oder zwei Gipsverbände nach Korrektur des Vorfußes notwendig.

Gedeckte Reposition (Kinder im 1. Lebensjahr)

Über die Behandlungsnotwendigkeit des *angeborenen* Sichelfußes, der bereits bei der Geburt eine kontrakte Deformität ist, ist man sich allgemein einig. Man sollte den Sichelfuß nach Früherkennung – wozu die Vorsorgeuntersuchungen eine gute Möglichkeit bieten – sofort behandeln, weil dann der Fuß leichter korrigierbar ist und sich später besser halten läßt. Die Frühbehandlung besteht in einer manuellen Korrektur des Vorfußes zum Rückfuß, d.h., der Vorfuß wird abduziert. Viele Autoren haben davor gewarnt, bei dieser Manipulation einen Rückfußvalgus zu erzeugen oder zu verstärken. Ohne Frage ist diese Gefahr groß.

Es entspricht einem Gesetz, daß eine manuelle Vorfußadduktion automatisch eine Inversion der Ferse erzeugt, eine Abduktion des Vorfußes dagegen stets eine Eversionsstellung (IMHÄUSER 1979). Mit der Beseitigung der Vorfußdeformität, d.h. mit der Abduktion des Vorfußes gegenüber dem Mittelfuß, kommt es *regelmäßig* zu einer Valgisierung des Rückfußes. Dadurch wird eine evtl. schon vor der Fußkorrektur vorhandene Valgusposition verstärkt.

Es wird vorgeschlagen, die Ferse in Varusstellung zu drücken, aber den Vorfuß gegenüber dem Mittelfuß zu abduzieren unter Gegenhalt am äußeren Fußrand in Höhe der Basis des V. Mittelfußknochens. PONSETI u. BECKER (1966) sowie KITE (1967) haben technische Details der Korrektur und der Gipstechnik veröffentlicht. GIANNESTRAS (1973) empfiehlt, den Gipsverband in zwei Phasen anzulegen: Zunächst werden Unterschenkel und Rückfuß (letzterer in Varusstellung) gegipst. Danach wird der Vorfuß abduziert und in Abduktionsstellung in den Gips einbezogen. Die exakte Fixierung in den gewünschten Positionen von Rückfuß und Vorfuß wird in der Praxis immer Schwierigkeiten machen.

Wir wissen, daß eine Valgusstellung des Fußes in der frühen Kindheit die Regel ist. Die Begründung findet sich in der schrägen Verlaufsrichtung des Gelenkspaltes des oberen Sprunggelenks (V. LANZ u. WACHSMUTH 1938). Wir kennen weiterhin die langsame Umorientierung der Knöchelgelenkachse aus der Valgität in die Senkrechte zur Tibialängsachse, die im Laufe des Kleinkindesalters abläuft. Der Valgus wird dadurch in jedem Falle reduziert oder beseitigt. Bei den zahlreichen Sichelfußfällen, die wir früh behandelt haben (ohne die Ferse zu varisieren), ist in keinem Fall im Laufe des Wachstums eine störende Valgusstellung der Ferse verblieben.

Ob man die manuelle Korrektur einzeitig macht, d.h. die Vorfußadduktion durch kräftigen Druck ganz beseitigt, oder aber in Etappen, bleibt dem persönlichen Vorgehen des Behandlers überlassen. Keinesfalls kann man sagen, daß etwa die Abduktion des Vorfußes mit einem Griff besser sei als die in Etappen. Allerdings muß zugegeben werden, daß bei mehrfachen Manipulationen jedesmal erneut eine Schwellung des Fußrückens auftreten kann, so daß es sich nach jeder Korrektur des Vorfußes zum Rückfuß empfiehlt, das Bein in dem – in rechtwinkeliger Kniebeugung bis nahe zur Leiste reichenden – Gipsverband hochzuhängen, um eine Anschwellung möglichst zu verhüten oder rasch zum Verschwinden zu bringen.

Die Frage ist zu stellen, ob es auch möglich ist, bei der Manipulation mit grober Kraft die Mittelfußknochen zu frakturieren. Das ist durchaus möglich und spricht für die graduelle Beseitigung der Vorfußadduktion bei besonders harten Fußfehlformen.

Zwei weitere Gefahren bestehen bei der manuellen Abduktion des Vorfußes. Einmal droht eine Verstärkung des Fußgewölbes, weil die Mittelfußköpfchen aus räumlichen Gründen nach plantar abweichen wollen. Die Verstärkung des Fußgewölbes ist unerwünscht, so daß man die reine Abduktionsbewegung einhalten muß und nicht, weil es leichter geht, den Vorfuß gleichzeitig senkt. Die zweite Gefahr besteht in der Erzeugung eines Plattfußes, d.h., die Metatarsalköpfchen weichen nach oben ab. Auf diese Komplikationsmöglichkeit hat auch SHARRARD (1979) hingewiesen. Immerhin greift die Reposition in eine kontrakte Fehlorientierung aller Metatarsalia ein, deren Beseitigung – aus anatomischen Gründen – eine Dehnung an der Fußinnenseite und eine Pressung an der Fußaußenseite bedeutet. Die Manipulation ist und bleibt damit eine Redression und nicht eine Reposition.

Der Zeitraum, in dem das Kind nach der Korrektur des Vorfußes im Gipsverband zubringen muß, ist verschieden. Die Verschiedenheit ergibt sich einmal aus dem Grad der Rigidität in den Tarsometatarsalgelenken, hängt aber auch davon ab, ob die Korrektur voll gelungen ist. Letzteres läßt sich durch ein Röntgenbild durch den Gipsverband klären. Wir verwenden bei den Gipsverbänden keine Polsterung und vermögen dadurch, den Fuß sehr exakt zu fixieren. Nach 4–6 Wochen Gipstherapie verwenden wir eine Nachtschiene, die den Vorfuß im Verhältnis zum Rückfuß abduziert.

Diese Manipulation führen wir nur im 1. Lebensjahr aus und befinden uns in dieser Frage in Übereinstimmung mit nahezu allen Autoren. Auch stimmen wir mit den Angaben in der Literatur überein, daß die Verwendung des rechten Schuhs am linken Fuß und umgekehrt sowie Spezialschuhe (Antivarusschuhe) beim Sichelfuß kaum wirksam sind. Die Verwendung der Denis-Browne-Schiene hat ebenfalls keine Berechtigung (TACHDJIAN 1972). Umfassende Einlagen drücken, passen nicht in die Schuhe und sind meistens ohne Effekt.

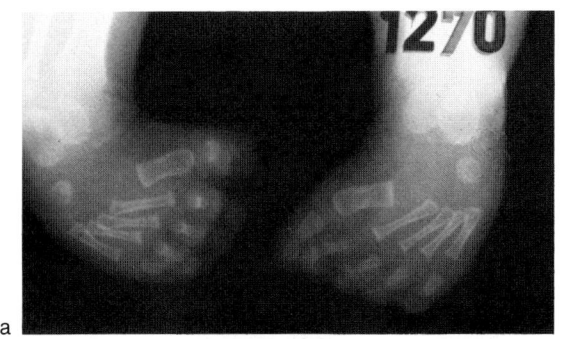

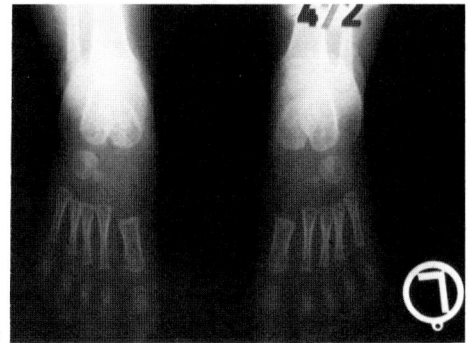

Abb. 21 a u. b Sichelfüße bei einem Säugling. Nach der manuellen Korrektur, Gipstherapie und nachfolgender Schienenbehandlung sind die Füße voll begradigt

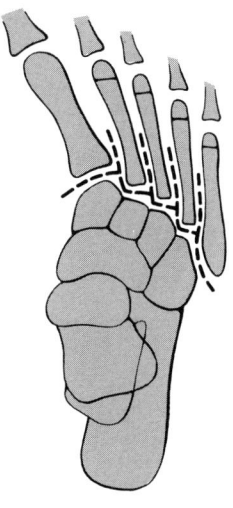

Abb. 22 Prinzip der operativen Mobilisation der Tarsometatarsalgelenke. Entsprechend der gestrichelten Linien werden die Bänder und Gelenkkapseln inzidiert, um die Geraderichtung des Vorfußes zum Rückfuß möglich zu machen (aus *G. Imhäuser:* Operationen am Unterschenkel und Fuß. In *A. Bier, H. Braun, H. Kümmell:* Chirurgische Operationslehre, Bd. VI, 8. Aufl. Barth, Leipzig 1975)

Obgleich die Ergebnisse (auch die Spätresultate) der gedeckten Korrektur des Vorfußes mit entsprechender Weiterbehandlung hervorragend beurteilt werden (vgl. Abb. 21), äußert sich M. LANGE (1962) unzufrieden mit der Leistung dieses Behandlungsverfahrens. Er schreibt, er habe diese Methode ganz aufgegeben.

Operative Mobilisation in den Tarsometatarsalgelenken (Kinder im Spielalter)

Jenseits des 1. Lebensjahres muß ein fortbestehender Sichelfuß operativ angegangen werden. Beginnen wir mit M. LANGE, der eine Operation an die Stelle der von ihm abgelehnten, gedeckten Vorfußkorrektur setzt. Er durchtrennt die Kapsel des I. Tarsometatarsalgelenks an der Innenseite und fügt eine schräge Tenotomie der Sehne des M. abductor hallucis (in Höhe des Großzehengrundgelenks) hinzu. Nach Korrektur der Vorfußposition (zu einer leichten Überkorrekturstellung) wird das Bein in einem Gipsverband, der in Kniebeugung bis zum Oberschenkel reicht, fixiert. Es folgen einige weitere Gehgipsverbände und danach die Versorgung mit einer Außenschiene für die Nacht und mit orthopädischen Schuhen (!). Diese Therapie, die in ähnlicher Weise von BLECK (1967) empfohlen wird, führt er bis zum 4. Lebensjahr aus. Nach diesem Lebensalter seien basale Metatarsalosteotomien nötig.

IMHÄUSER verwendet ab Beginn des 2. Lebensjahres die *operative Mobilisation der Metatarsalien in allen Tarsometatarsalgelenken* (Abb. 22). Diese Methode wurde 1958 von HEYMAN u. Mitarb. beschrieben. Die Autoren durchtrennen von einem *Quer*schnitt über dem Fußrücken die tarsometatarsalen Gelenkkapseln und die intermetatarsalen Bänder. Viele Autoren haben sich sehr positiv über die Ergebnisse dieser Sichelfußbehandlung im Spielalter geäußert. Wir können dieses vorzügliche Verfahren aufgrund langjähriger Erfahrung ebenfalls sehr empfehlen. Allerdings verwenden wir 2-3 *Längs*schnitte, um die Gelenke übersichtlich freizulegen. Wir verdanken KENDRICK u. Mitarb. (1970) wichtige technische Details, um die Gelenkspalten gut zu identifizieren und eine Verletzung von Gefäßen und Nerven zu vermeiden. Diese Autoren haben 44 Patienten mit 80 Sichelfüßen in einem Durchschnittsalter von 5,5 Jahren operiert und nach ca. 5 Jahren (0,5-13 Jahren) nachuntersucht: 56 Füße waren sehr gut korrigiert, 18 gut, 2 befriedigend und 4 schlecht. In einem zeitlich früher liegenden Bericht (1958-1968) waren von 9 operierten Sichelfüßen 8 sehr gut und 1 gut. Diese Resultate verschlechterten sich später nicht. Gelegentlich wurde bei den Nachuntersuchungen eine dorsale Höckerbildung gesehen, die durch eine Subluxation der Metatarsalbasis I ausgelöst war. Die genannten Autoren empfehlen deshalb, medial nur ⅔ der Kapselausdehnung zu durchtrennen. Da sie diese Metatarsalmobilisation vom 3.-8. Lebensjahr ausführen, muß die Frage gestellt werden, ob sie nicht schon im 2. Lebensjahr durchge-

3.66 Klassische Fuß- und Zehenfehlformen

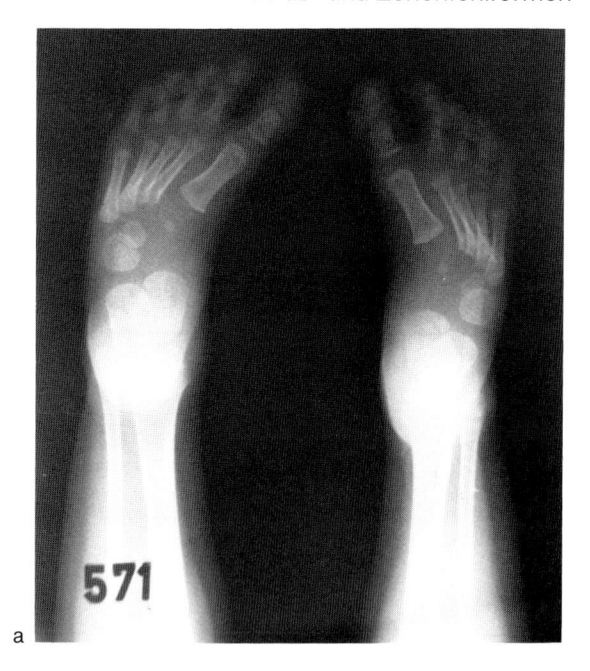

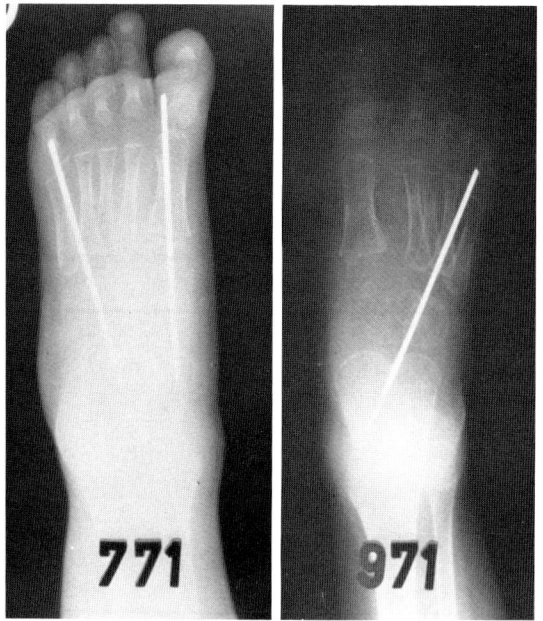

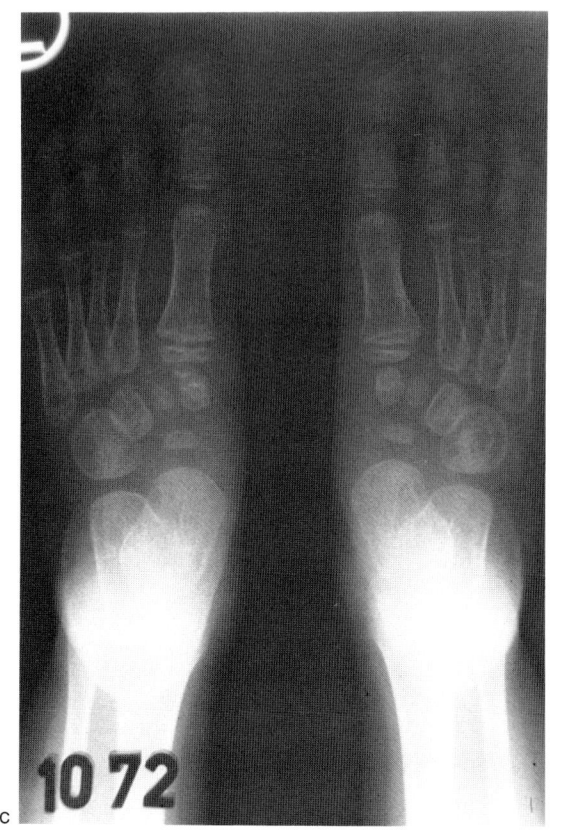

Abb. 23 a–c V.N. a) Erhebliche Sichelfüße bei einem 4jährigen Jungen. b) Nach operativer Mobilisation der Tarsometatarsalgelenke sind die korrigierten Vorfüße durch Kirschner-Drähte gegenüber den Rückfüßen gesichert. c) Behandlungsergebnis nach ca. 1½ Jahren. Der ausgezeichnete Korrekturbefund hat sich auch bei den weiteren Nachuntersuchungen gehalten

führt werden sollte. Wir tun das mit Erfolg (Abb. 23). Nach unseren Erfahrungen ist es schon zu diesem frühen Zeitpunkt nicht leicht, die Abduktion des Vorfußes ohne deutliche Dislokationen der Metatarsalien in den Gelenken mit den Kuneiformia bzw. dem Kuboid zu bewerkstelligen. Die Metatarsalbasen tendieren – weil genügender Spielraum in den treppenförmig angelegten Tarsometatarsalgelenken nicht besteht –, in eine dorsale Subluxation zu gehen. Das proximale Ende vom Metatarsale I neigt zur Subluxation nach medial. Um grobe Abweichungen in den Gelenken zu vermeiden (und auch im Gipsverband nicht zuzulassen), bringen wir 2–3 Kirschner-Drähte in der Längsrichtung ein, nachdem die Metatarsalbasen manuell in befriedigende Stellung gebracht sind. Je älter das Kind ist, um so größer wird die Gefahr der Subluxationen (vgl. Abb. 22).

Trotzdem ist diese operative Mobilisation der Metatarsalien ein ganz vorzügliches Verfahren, das u. E. in der Sichelfußbehandlung nicht entbehrt werden kann. KENDRICK u. Mitarb. empfehlen, folgende Vorsichtsregeln zu beachten:

1. möglichst geringe Durchschneidungen;
2. nicht die Gelenkflächen verletzen;
3. nur die Bänder der Tarsometatarsalgelenke und den intermetatarsalen Bandapparat durchtrennen;
4. der laterale Teil der Kapsel des Gelenks zwischen Kuboid und Metatarsale 5 sollte geschont werden;
5. Vermeidung der Operation bei schwerem Knickfuß;
6. Fixierung in exakt angelegten Gipsverbänden für mindestens 4 Monate.

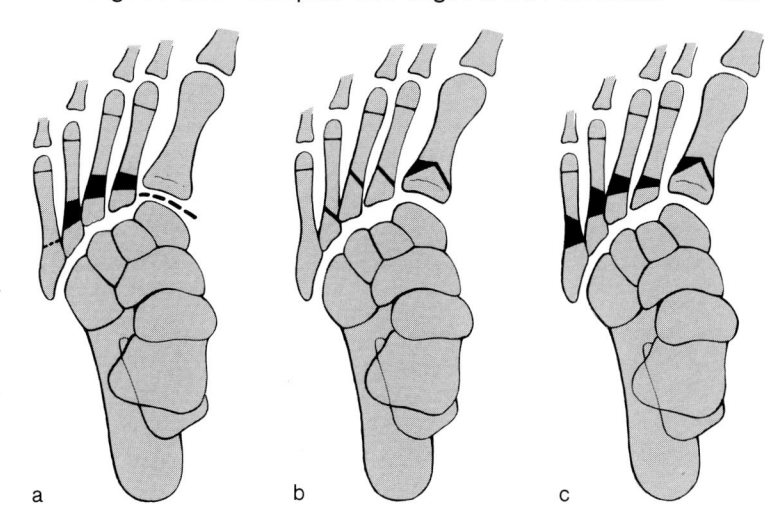

Abb. 24 a–c Vorschlag der Metatarsaleosteotomie: a) nach Peabody u. Muro, b) Technik nach M. Lange, c) eigene Technik (aus *G. Imhäuser:* Operationen am Unterschenkel und Fuß. In *A. Bier, H. Braun, H. Kümmell:* Chirurgische Operationslehre, Bd. VI, 8. Aufl. Barth, Leipzig 1975)

Die letzte Empfehlung gibt Veranlassung, auf unsere Art der Nachbehandlung kurz einzugehen. Die längerdauernde Fixierung, die wir wegen der Stellungsänderung der Metatarsalien in ihren Gelenken zur Formschlüssigkeit unbedingt benötigen, kann durch einen Gießharzstiefel erfolgen. Wir verwenden ihn regelmäßig im Anschluß an den Gehgipsverband. Die Kinder können damit in ihren Schuhen gehen, und das Wachstum stellt die erforderliche Gelenkstabilität wieder her (vgl. Abb. 9). – Es ist nicht sicher, ob man noch im 8. Lebensjahr die operative Mobilisation der Metatarsalien durchführen kann (und sollte). Die Schwierigkeiten, die durch Mobilisation in den Gelenken auftreten, wurden schon herausgestellt.

Reihenosteotomie der Metatarsalien (Kinder im Schulalter)

Wir behandeln Kinder, die 4 Jahre und älter sind, mit *Metatarsalosteotomien*. Die Altersgrenze für die Indikation dieser Osteotomien schwankt in der Literatur erheblich.

PEABODY u. MURO (1933) haben eine Methode dafür angegeben. Sie machen eine Kontinuitätsresektion der mittleren drei Mittelfußknochen an ihrer Basis und eröffnen die Kapsel des Gelenks zwischen Metatarsale I und Kuneiforme I an der Innenseite. Das V. Metatarsale wird nur schräg osteotomiert (Abb. 24 a).

McCORMICK u. BLOUNT (1949) loben folgendes Verfahren: Keilresektion aus dem Kuboid oder Arthrodese des I. Tarsometatarsalgelenks nach Osteotomie der drei mittleren Metatarsalknochen.

M. LANGE (1962) hat eine Schrägosteotomie der Metatarsalia II–IV empfohlen und eine Keilresektion an der Basis des I. Metatarsus, distal der Wachstumszone. Den V. Mittelfußknochen läßt er intakt (Abb. 24 b). Das Intaktlassen des V. Mittelfußknochens durch M. LANGE ist nicht recht verständlich. Wenn man den Vorfuß gegenüber dem Rückfuß in Abduktion bringen will, ist ein intaktgelassener V. Mittelfußknochen ein großes Hindernis für die abduzierende Schwenkbewegung.

Wir gehen so vor, daß wir – von 2–3 Längsschnitten auf dem Fußrücken – aus dem I. Mittelfußknochen distal der Wachstumszone einen kleinen Keil entnehmen und danach Kontinuitätsresektionen aus den Metatarsalien II–V vornehmen, wobei die Resektionsstrecke von innen nach außen zunimmt. Dann ist eine mühelose Abschwenkbewegung des Vorfußes möglich, wenn auch gelegentlich unter einer verworfenen Stellung der Osteotomiefragmente untereinander; sie verliert sich bald (Abb. 24 c). Diese basalen Osteotomien heilen schnell, die Ergebnisse werden ganz vorzüglich (Abb. 25).

Alle Metatarsalien zu osteotomieren, haben auch STEYTLER u. VAN DER WALT (1966) sowie BERMAN u. GARTLAND (1971) empfohlen. Die erstgenannten Autoren berichten über 20 Operationen, die zwischen dem 3. und 10. Lebensjahr durchgeführt worden waren; alle hatten später ein gutes Behandlungsergebnis. Nach den Abbildungen in der Arbeit von BERMAN u. GARTLAND ist anzunehmen (obgleich nicht ausdrücklich betont), daß nicht nur Osteotomien, sondern auch Resektionen vorgenommen wurden. Die Autoren weisen berechtigt darauf hin, daß man beim Einbringen von fixierenden Kirschner-Drähten darauf achten müsse, daß der Vorfuß nicht gesenkt (Gefahr des Hohlfußes) und nicht dorsal verlagert wird (Gefahr des Plattfußes). Betont werden muß auch, daß die Resektionsosteotomien aller Metatarsalien den Vorteil haben, daß es postoperativ nicht zusätzlich zur Valgisierung der Fersenstellung kommt. Es werden also durch diese Reihenresektionen keine Knickfüße produziert. HERNDON (1971) stützt die Erfahrung von BERMAN u. GARTLAND. Er hält die Osteotomie aller Metatarsalien für gut, verzichtet aber auf die Drahtfixation.

3.68 Klassische Fuß- und Zehenfehlformen

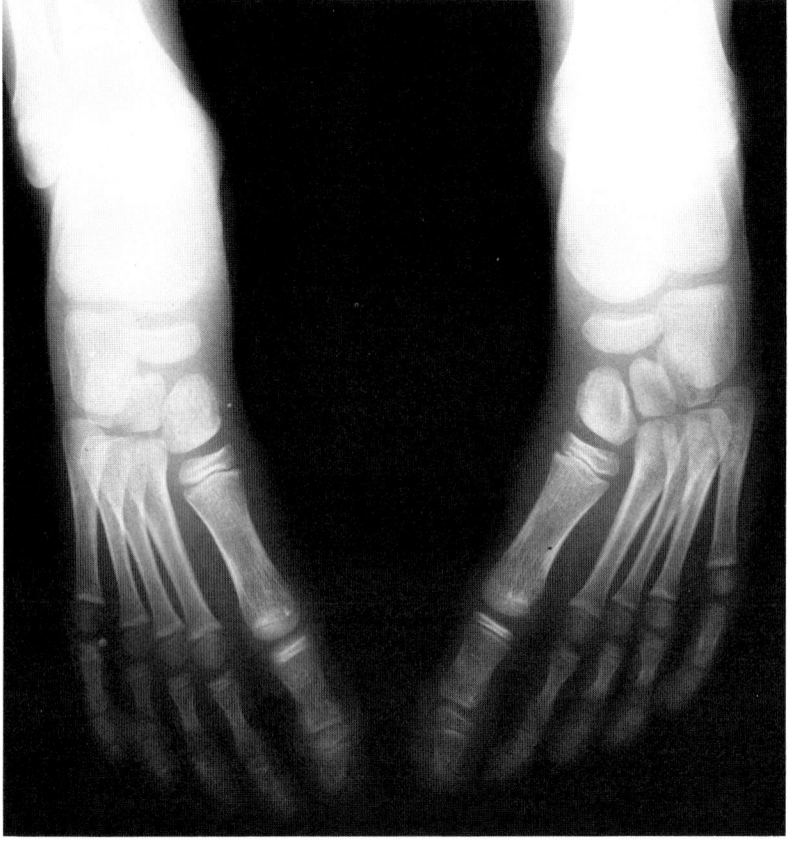

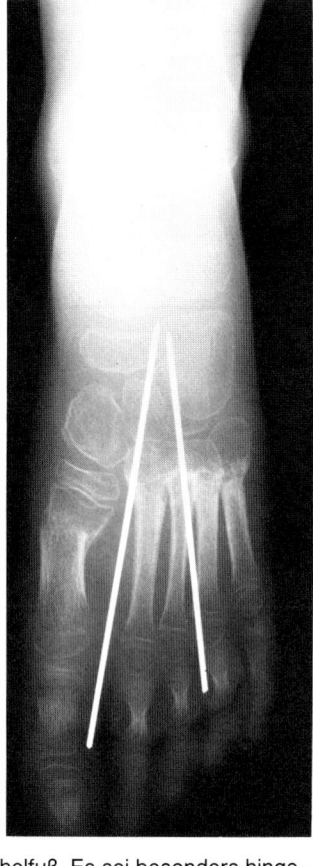

Abb. 25 a u. b a) Der 10½jährige Junge hat auf der linken Seite einen harten Sichelfuß. Es sei besonders hingewiesen auf die inzwischen eingetretene Verformung des Kuneiforme I, die vorhandene Abwinkelung der Metatarsalia II–V nach medial, aber auch auf die normale Beziehung im Talonavikulargelenk. b) 2 Monate nach der Korrektur. Durch Metatarsalosteotomien (vgl. Abb. 24 c) ist der Vorfuß voll begradigt. Die Osteotomien sind bereits gefestigt. Die Kirschner-Drähte liegen noch

Weiter proximal am Fuß gelegene Operationen sollten nicht ausgeführt werden. So ist ein Eingriff am Talonavikulargelenk (BERNBECK u. DAHMEN 1983) nie sinnvoll, weil hier beim Sichelfuß (im Gegensatz zum Klumpfuß) keine pathologischen, behandlungsbedürftigen Gelenkfehlstellungen vorliegen. Es kommt in diesem Gelenk allenfalls zu sekundären, reversiblen Stellungsänderungen. Auch die Ansatzverlagerung der Sehne des M. tibialis anterior (DU VRIES 1965) hat beim Sichelfuß keine Begründung; sie mag in Einzelfällen gerechtfertigt sein.

Trotz der größeren Häufigkeit der Deformität in der Jetztzeit sind behandlungsbedürftige Sichelfüße Erwachsener relativ selten. Das sollte uns verpflichten, akzeptable, leichte Vorfußadduktionen nicht überzubewerten. In der Kindheit sollten operativ nur die Füße behandelt werden, die eine hartnäckige Fehlform behalten. Das sind nach Meinung von PONSETI u. BECKER (1966) nur ca. 11% der diagnostizierten Sichelfüße.

Literatur

Alsberg: Ein einfacher Osteoklast zur ossären Korrektur des Klumpfußes. Verh. dtsch. orthop. Ges. 18 (1923) 67
Alsberg: Ein einfacher Klumpfußosteoklast. Arch. orthop. Chir. 23 (1925) 582
Bankhart, A. S. B.: Metatarsus varus. Brit. med. J. 1921/II, 685
Bardenheuer: zit. nach A. Hoffa 1902
Berman, A., J. J. Gartland: Metatarsal osteotomy for the correction of the fore part of the foot in Children. J. Bone Jt Surg. 53 A (1971) 498
Bernbeck, R., G. Dahmen: Kinder-Orthopädie, 3. Aufl. Thieme, Stuttgart 1983
Blauth, W.: Der kongenitale Femurdefekt. Enke, Stuttgart 1967
Blauth, W., W. R. Hepp: Die angeborenen Fehlbildungen an den unteren Gliedmaßen. In Zenker, Deucher, Schink: Chirurgie der Gegenwart Bd. V. Urban & Schwarzenberg, München 1978
Bleck, E. E.: Spastic abductor hallucis. Develop. Med. Child Surg. 9 (1967) 602
Bösch, J.: Operative oder konservative Klumpfußbehandlung? Z. Orthop. 83 (1952) 8
Bösch, J.: Biologische Grundlage konservativer Klumpfußbehandlung. Z. Orthop. 85 (1954) 429
Bösch, J.: Über konservative Klumpfußbehandlung. Orthop. Prax. 11 (1975) 128
Bosworth: zit. nach J. H. Kite 1967

Bradford, E. H.: On the use of force in the treatment of resistent clubfoot. Boston med. Surg. 110 (1884) 265
Brailsford, J. F.: Deformities of the lumbo-sacral region of the spine. Brit. J. Surg. (1929) 16
Brandes, M.: Resultate der Fußarthrodese nach Lorthioir. Verh. dtsch. orthop. Ges. 28 (1934) 297
Brockman, E. P.: Congenital Club-Foot. Wright, Bristol 1930
Brockman, E. P.: Modern methods of treatment of clubfoot. Brit. med. J. 1937/II, 572
Browne, D.: Congenital Club Foot. Wright, London 1930
Burckhardt: zit. nach A. Hoffa 1902
Campbell's Operative Orthopaedics, 5th ed., vol. II. Kimpton, London 1971
Cramer, K.: Metatarsus varus congenitus. Arch. orthop. Unfall-Chir. 2 (1904) 370
Cushing, H.: Pneumatic tourniquets, with especial reference to their use in craniotomies. Med. News (N. Y.) 84 (1904) 577
Debrunner, H.: Richard v. Volkmann. Arch. orthop. Unfall-Chir. 31 (1932) 510
Debrunner, H.: Der angeborene Klumpfuß. Enke, Stuttgart 1936
Debrunner, H.: Die Therapie des angeborenen Klumpfußes. Z. Orthop., Suppl. 88 (1957)
Delpech, J. M.: Précis élémentaire des maladies réputées chirurgicales. Paris 1816
Dieffenbach, J. F.: Über die Durchschneidung der Sehnen und Muskeln. Förstner, Berlin 1841
Dreyer, J., H. J. Refior: Beitrag zur Kombinationsfehlbildung: Oligodaktylie und Klumpfuß. Z. Orthop. 103 (1967) 485
Drummond, D. S., L. R. Cruess: The management of the foot and ankle in arthrogryposis. J. Bone Jt Surg. 60 B (1978) 96
Dunn, N.: The treatment of congenital talipes equino-varus. Brit. med. J. 1923/II, 1216
Du Vries, H. L.: Surgery of the Foot, 2nd ed. Mosby, St. Louis 1965
Dwyer, F. C.: The treatment of relapsed clubfoot by insertion of a wedge into the calcaneum. J. Bone Jt Surg. 45 B (1963) 67
Elmslie, R. C.: The principles of treatment of congenital equino-varus. J. orthop. Surg. 2 (1920) 669
Enderle, A., H. G. Willert, L. Zichner: Angeborene und erworbene Skelettsystemerkrankungen. In Witt, A. N., H. Rettig, K. F. Schlegel, M. Hackenbroch: Orthopädie in Praxis und Klinik, Bd. III/1. Thieme, Stuttgart 1984
von Esmarch, J. F. A.: Über künstliche Blutleere bei Operationen. Samml. kl. Vortr. 58 (1873) 373
Ettore, E.: Metatarso varo congenito. Arch. Ortop. (Milano) 37 (1921) 185
Eulert, J.: Klinik und Behandlung der Arthrogryposis multiplex congenita. Untere Extremität. Z. Orthop. 121 (1984)
Evans, D.: Relapsed clubfoot. J. Bone Jt Surg. 43 B (1961) 722
von Finck, J.: Die Therapie der Klumpfüße Neugeborener in den ersten Wochen nach der Geburt. Verh. dtsch. Ges. orthop. Chir. 2 (1904) 154
Fitton: zit. nach Sharrard 1979
Flemmich, K.: Zur amniotischen Abschnürung. Arch. orthop. Unfall-Chir. 86 (1976) 257
Francillon, M. R.: Arthrogrypotiker-Schicksale. Z. Orthop. 109 (1964) 698
Friedlander, H. L., G. W. Westin, W. L. Wood: Arthrogryposis multiplex congenita. J. Bone Jt Surg. 50 A (1968) 89
Gaston, S. R., J. L. Goldner: The clubfoot. In Giannestras, N. J.: Foot Disorders, 2nd ed. Lea & Febiger, Philadelphia 1973
Giannestras, N. J.: Foot Disorders, 2nd ed. Lea & Febiger, Philadelphia 1973
Gibson, D. A., N. D. K. Urs: Arthrogryposis multiplex congenita. J. Bone Jt Surg. 52 B (1970) 483

Gocht, H., H. Debrunner: Orthopädische Therapie. Vogel, Leipzig 1925
Goldner, J. L.: Congenital talipes equinovarus. Fifteen years of surgical treatment. In Adams, J. P.: Current Practice in Orthopaedic Surgery, vol. IV. Mosby, St. Louis 1969
Grice, D. S.: An extra-articular arthrodesis of the subastragular joint for correction of paralytic flat feet in children. J. Bone Jt Surg. 34 A (1952) 927
Guérin, J.: Note sur l'ostéotomie et la tarsotomie dans le traitement du pied-bot congénital. Bull. Acad. Méd. (Paris) 2 (1882) 1039
Habermann, H.: In Klug, W.: Die orthopädietechnische Versorgung des Klumpfußes. Med. Techn. 27 (1976) 54
Hackenbroch, M.: Zur Arthrodese des Fußgelenkes mittels temporärer Talusexstirpation. Arch. orthop. Chir. 22 (1924) 298
Handelsman, J. E.: Research into the cause of clubfoot. In Helfet, A. J., D. M. G. Lee: Disorders of the Foot. Lippincott, Philadelphia 1980
Hayes, J. T., H. P. Gross, St. Dow: Surgery for paralytic defects secondary to myelomeningocele and myelodysplasia. J. Bone Jt Surg. 46 A (1964) 1577
Henkel, H. L.: Die Behandlung des angeborenen Klumpfußes im Säuglings- und Kindesalter. In Lange, M.: Bücherei des Orthopäden, Bd. XII. Enke, Stuttgart 1974
Herndon, C. H.: Diskussionsbemerkung zu Berman und Gartland. J. Bone Jt Surg. 53 A (1971) 505
Heusner, L.: zit. nach A. Schanz 1908
Heyman, C. H., C. H. Herndorn, J. M. Strong: Mobilization of the metatarsal joints for the correction of resistent adductus of the fore part of the foot in congenital clubfoot or congenital metatarsus varus. J. Bone Jt Surg. 40 A (1958) 299
Hilgenreiner, H.: Ein Fall von Anchypodie; Beitrag zum vollständigen Kreuzbeindefekt. Z. orthop. Chir. 66 (1937) 224
Hoffa, A.: Lehrbuch der orthopädischen Chirurgie, 4. Aufl. Enke, Stuttgart 1902
Hoke, M.: An operative plan for the correction of relapse or untreated talipes equinovarus. Amer. J. orthop. Surg. 9 (1912) 379
Idelberger, K. H.: Die Zwillingspathologie des angeborenen Klumpfußes. Enke, Stuttgart 1939
Imhäuser, G.: Gelingt es, durch die Entwicklung des Rückfußes den Talus in die Knöchelgabel zu bringen? Verh. dtsch. orthop. Ges. 42 (1954) 174
Imhäuser, G.: Zur Torsion beim Klumpfuß. Verh. dtsch. orthop. Ges. 49 (1961) 241
Imhäuser, G.: Das Dysmelie-Problem. Therapiewoche 16 (1966) 633
Imhäuser, G.: Der Klumpfuß, seine konservative und operative Behandlung. Österreich. Orthop. Kongr. Graz 1966 (nicht im Druck erschienen)
Imhäuser, G.: Sind wir in der Klumpfußbehandlung über Hippokrates hinausgekommen? Festschrift für Prof. Dr. phil. Dr. med. W. Katner, Triltsch, Düsseldorf 1968 (S. 46)
Imhäuser, G.: Klumpfußbehandlung beim Kleinkind. In Lange, M.: Orthopädisch-Chirurgische Operationslehre. Ergänzungsband Neueste Operationsverfahren. Bergmann, München 1968 (S. 229–232)
Imhäuser, G.: Die Frühbehandlung des angeborenen muskulären Klumpfußes. Mschr. Kinderheilk. 117 (1969) 645
Imhäuser, G.: Die Entwicklung des Kinderfußes unter pathologischen Bedingungen. In Imhäuser, Hopf, Rössler: Vorsorge in der Orthopädie. Praktische Orthopädie Bd. IV. Vordruckverlag, Bruchsal 1973 (S. 47)
Imhäuser, G.: Bemerkungen zu der Arbeit von C. R. Rabl: „Der angeborene Klumpfuß und die Ursachen mangelhafter Ergebnisse seiner Behandlung". Orthop. Prax. 10 (1974) 86
Imhäuser, G.: Wandlungen in der Schuhversorgung durch moderne Verfahren zur Beseitigung von Fußdeformitäten. Orthop. Schuhmacherm. 10 (1974) 337

Imhäuser, G.: Die operative Behandlung des angeborenen Klumpfußes im Säuglings-, Spiel- und Schulalter. Med. orthop. Techn. 94 (1974) 141
Imhäuser, G.: A personal method of early treatment of clubfoot. J. Bone Jt Surg. 56 A (1975) 1307
Imhäuser, G.: Operationen am Unterschenkel und Fuß. In Bier, Braun, Kümmell: Chirurgische Operationslehre, 8. Aufl., Bd. VI. Barth, Leipzig 1975 (S. 653)
Imhäuser, G.: Die orthopädietechnische Versorgung des Klumpfußes. Stellungnahme zum Beitrag von W. Klug, Orthop. Technik 27 (1976) 112
Imhäuser, G.: Was bedeutet ein verkleinerter Winkel zwischen Talus- und Kalkaneuslängsachse im Röntgenbild des angeborenen Klumpfußes? Arch. orthop. Unfall-Chir. 88 (1977) 163
Imhäuser, G.: Spätergebnisse der Klumpfußbehandlung nach Imhäuser. SICOT-Kongress, Kyoto 1978
Imhäuser, G.: Der Klumpfuß. In Imhäuser, G.: Der Fuß. Praktische Orthopädie. Bd. IX. Vordruckverlag, Bruchsal 1979 (S. 377)
Imhäuser, G.: The constant relationship between forefoot and hindfoot as a basis for treating foot deformities. Arch. orthop. Unfall-Chir. 94 (1979) 205
Imhäuser, G.: Prinzipien der orthopädisch-technischen Versorgung des Klumpfußes. Med. orthop. Techn. 100 (1980) 92
Imhäuser, G.: Follow-up examinations: 30 years of Imhäuser clubfoot treatment. Arch. orthop. traum. Surg. 96 (1980) 259
Imhäuser, G.: Die Torsion der Knöchelgabel beim Klumpfuß. In Murri, A.: Der Fuß. Med.-Literar. Verlag, Uelzen 1981
Imhäuser, G.: Die Behandlung des idiopathischen Klumpfußes. Enke, Stuttgart 1984
Irani, R. N., M. S. Sherman: The pathological anatomy of club foot. J. Bone Jt Surg. 45 A (1963) 45
Jungmann, E.: Die Operation des angeborenen Klumpfußes nach Wullstein. Arch. orthop. Unfall-Chir. 23 (1925) 237
Kendrick, R. E., N. K. Sharma, W. L. Hassler, C. H. Herndon: Tarsometatarsal mobilization for resistent adduction of the fore part of the foot. J. Bone Jt Surg. 52 A (1970) 61
Kiewe, L.: Zur Frage der Aetiologie der sogenannten „Spontanamputationen". Z. orthop. Chir. 58 (1933) 20
Kirmisson, E.: Lehrbuch der Chirurgischen Krankheiten angeborenen Ursprungs. Enke, Stuttgart 1899
Kite, J. H.: Arthrogryposis multiplex congenita. Review of fifty-four cases. South. med. J. 48 (1955) 1141
Kite, J. H.: The Clubfoot. Grune & Stratton, New York 1964
Kite, J. H.: Congenital metatarsus varus. J. Bone Jt Surg. 49 A (1967) 388
Knight, R. A.: In: Campbell's Operative Orthopaedics, 3rd ed. Kimpton, London 1956
Kreuz, L.: Das biologische Problem der Klumpfußtherapie. Verh. dtsch. orthop. Ges.; Z. orthop. Chir., Suppl. 62 (1935) 207
Kreuz, L., H. Stope: Pes equino-varus congenitus. In Hohmann, G., M. Hackenbroch, K. Lindemann: Handbuch der Orthopädie. Bd. IV/2. Thieme, Stuttgart 1961; 2. Aufl.: Witt u. Mitarb.: Orthopädie in Praxis und Klinik
Lambrinudi, C.: New operation of drop-foot. Brit. J. Surg. 15 (1927) 193
Lange, F.: Lehrbuch der Orthopädie, 3. Aufl. Fischer, Jena 1928
Lange, M.: Orthopädisch-Chirurgische Operationslehre, 2. Aufl. Bergmann, München 1962
von Lanz, T., W. Wachsmuth: Praktische Anatomie, Bd. I/4. Springer, Berlin 1938
Legal, W.: Ein Fall von angeborenem totalem Tibiadefekt mit weitgehender Deformierung des Fußes. Z. Orthop. 52 (1930) 464
Lindemann, K.: Muskelbefunde und ihre Bedeutung beim angeborenen Klumpfuß. Verh. dtsch. orthop. Ges. 29 (1934) 158
Lindemann, K.: Die Behandlung des kindlichen Klumpfußes späterer Jahre und des Rezidivs. Zbl. Chir. 62 (1935) 225
Lindemann, K.: Die angeborenen Deformitäten des Unterschenkels. In Hohmann, G., M. Hackenbroch, K. Lindemann: Handbuch der Orthopädie, Bd. IV/2. Thieme, Stuttgart 1961; 2. Aufl.: Witt u. Mitarb.: Orthopädie in Praxis und Klinik
Lister, J.: zit. nach J. Wolff 1903
Little, W. J.: A Treatise on the Nature of Club-Foot and Analogous Distortions: Including Their Treatment Both With or Without Surgical Operation. Jeffs, London 1839
Lloyd-Roberts, C. G., M. Heywood-Waddington: The surgery of arthrogryposis. J. Bone Jt Surg. 48 B (1966) 181
Lloyd-Roberts, C. G., A. W. F. Lettin: Arthrogryposis multiplex congenita. J. Bone Jt Surg. 52 B (1970) 494
Lorenz, Ad.: zit. nach A. Hoffa 1902 und C. Mau 1927
Lorenz, Alb.: Richtlinien praktischer Orthopädie. Deutike, Wien 1939
Lorthioir, J.: Huit cas d'arthrodése du pied avec exstirpation temporaire d'astragle. J. Chir. (Brux.) 10 (1911) 184
Lovell, W. W., R. B. Winter: Pediatric Orthopaedics. Lippincott, Philadelphia 1978
Lund, P.: Removal of both astragali in a case of severe double talipes. Brit. med. J. 1872/II, 438
McCormick, D. W., W. P. Blount: Metatarsus adductus varus, J. Amer. med. Ass. 141 (1949) 1949
Mathijsen, A.: Nieuwe wijze van aanwending van het gipsverband bij beenbreuken. Eene bijdrage tot de militaire chirurgie. Haarlem 1852. In Bick, E. M.: Classics of orthopaedics. Lippincott, Philadelphia 1976
Mau, C.: Der Klumpfuß. Ergebn. Chir. 20 (1927) 361
Mau, C.: Fußarthrodese durch temporäre Talusexstirpation. Verh. dtsch. orthop. Ges. 21 (1927) 346
Mau, C.: Muskelbefunde und ihre Bedeutung beim angeborenen Klumpfußleiden. Arch. orthop. Chir. 28 (1930) 292
Mau, C.: Spina bifida, Hüftluxation, Klumpfuß. Verh. dtsch. orthop. Ges., 32. Kongr. Z. Orthop., Suppl. 67 (1938) 290
Mau, C.: Die Entfächerung des Tibialis posticus als typische Operation des rebellischen und rezidivierenden angeborenen, kindlichen Klumpfußes. Zbl. Chir. 75 (1950) 1312
Mead, W. G., W. C. Lithgow, H. J. Sweeny: Arthrogryposis multiplex congenita. J. Bone Jt Surg. 40 A (1958) 1285
Menelaus, M. B.: Talectomy for equino-varus deformity in arthrogryposis and spina bifida. J. Bone Jt Surg. 53 B (1971) 468
Mercer, W.: Orthopaedic Surgery, 5th ed. Arnold, London 1959
von Meyer, H.: Studien über den Mechanismus des Fußes in normalen und abnormalen Verhältnissen. 3. Heft: Der Klumpfuß und seine Folgen für das übrige Knochengerüst. Fischer, Jena 1888
Michaelis, C. F.: Über die Schwächung der Sehnen durch Einschneidung als ein Mittel bei manchen Gliederunstaltungen. J. prakt. Heilk. 33/11 (1811) 4
von Muralt: Über congenitale Defekte der Tibia. Diss., Zürich 1895
Nicoladoni: zit. nach A. Hoffa 1902
Ober, F. R.: An operation for the relief of congenital equino-varus deformity. J. orthop. Surg. 2 (1920) 558
Ombredanne, L.: Indications for operative treatment of congenital equino varus clubfoot. J. Bone Jt Surg. 9 (1927) 315
von Öttingen, W.: Die Behandlung des angeborenen Klumpfußes beim Säugling. Berl. klin. Wschr. 26–28 (1902)
Padovani, J. P., P. Rigault, J. C. Puliquen, G. Guyomarch, Y. Durand: L'astragalectomie chez l'enfant. Rev. Chir. orthop. 62 (1976) 475
Parsch, K., K. P. Schultz: Die orthopädische Frühbehandlung des Kindes mit Spina bifida cystica. Z. Orthop. 109 (1971) 458

Parsch, K., K. P. Schulitz: Das Spina-bifida-Kind. Klinik und Rehabilitation. Thieme, Stuttgart 1972

Peabody, C. W., F. Muro: Congenital metatarsus varus. J. Bone Jt Surg. 15 (1933) 171

Penners, R.: Muskelanomalien bei angeborenen Klumpfüßen. Z. Orthop. 85 (1954) 85

Phelps, A. M.: The treatment of certain forms of club-foot by open incision and fixed extension. Kopenhagen. int. Kongr. 1884

Phelps, A. M.: The present status of the open incision method of talipes varo-equinus. New Engl. Med. mth. 10 (1891) 217

Ponseti, I. V., J. R. Becker: Congenital metatarsus adductus. J. Bone Jt Surg. 48 A (1966) 702

Ponseti, I. V., E. N. Smoley: Congenital club foot: The results of treatment. J. Bone Jt Surg. 45 A (1963) 261

Putti, V.: The treatment of congenital absence of the tibia or fibula. Int. Abstr. Surg. 50 (1930) 42

Rabl, C. R.: Der angeborene Klumpfuß und die Ursachen mangelhafter Ergebnisse seiner Behandlung. Orthop. Prax. 10 (1974) 86

Refior, H. J., W. Gasteiger: Untersuchungen bei Reduktionsfehlbildungen unterer Extremitäten. Z. Orthop. 109 (1964) 816

Reikeras, O., C. Hallum: Fractures in children with myelomeningocele. Arch. orthop. Unfall-Chir. 98 (1981) 25

Reimann, I., H. H. Werner: The Pathology of congenital metatarsus varus. Acta orthop. scand. 54 (1983) 847

Rompe, G.: Arthrogryposis. In: Witt, A. N., H. Rettig, K. F. Schlegel, M. Hackenbroch, W. Hupfauer: Orthopädie in Praxis und Klinik, Bd. III/1. Thieme, Stuttgart 1984

Ryerson, E. W.: Arthrodesing operations on the feet. J. Bone Jt Surg. 21 (1923) 3

Scarpa, A.: Chirurgische Abhandlung über die angeborenen krummen Füße der Kinder und über die Art, diese Ungestaltheit zu verbessern. Übersetzt von Dr. Malfatti. Camesinaische Buchhandlung, Wien 1804

Schanz, A.: Handbuch der Orthopädischen Technik. Fischer, Jena 1908

Schede, F.: In Lange, Fr.: Lehrbuch der Orthopädie, 3. Aufl. Fischer, Jena 1928

Scheel, P. F.: Beobachtungen bei der Behandlung des angeborenen Klumpfußes. Z. Orthop. 79 (1950) 546

Schlösser, A. J. J.: Ätiologie und Behandlung des angeborenen Klumpfußes. Inaug. Diss., Aachen 1980

Schultze, Fr.: Über Statik, Aetiologie und Therapie des angeborenen Klumpfußes vor und nach dem Kriege. Arch. orthop. Unfall-Chir. 23 (1924) 268

Scoutteten, H.: Über radicale Heilung der Klumpfüße. Übers. Prof. Walther. Michelsen, Leipzig 1839

Seiferth, J.: Das Spina-bifida-Kind. Schattauer, Stuttgart 1976

Sharrard, W. J. W.: Paediatric Orthopaedics and Fractures, 2nd ed. Blackwell, Oxford 1979

Sharrard, W. J. W., I. Grosfield: The management of deformity and paralysis of the foot in myelomeningocele. J. Bone Jt Surg. 50 B (1968) 456

Sternberg, H.: Angeborener Kreuzbeindefekt. Zbl. Chir. 64 (1937) 164

Steytler, J. C. S., I. D. van der Walt: Correction of resistent adduction of the forefoot in congenital club-foot and congenital metatarsus varus by metatarsal osteotomy. Brit. J. Surg. 53 (1966) 558

Stille: zit. nach H. Debrunner 1936

Stromeyer, G. F. L.: Beiträge zur operativen Orthopädik. Helwing, Hannover 1838

Tachdjian, M. O.: Pediatric Orthopaedics. Saunders, Philadelphia 1972

Taillard, W., J. Compère, H. Vasey, J. Berney: L'orthopédie des spina bifida. Ann. Chir. infant. 10 (1969) 87

Thilenius, M. G.: Besondere Heilung eines lahmen Fußes. Taschenbuch für deutsche Wundärzte. Altenburg 1789

Thomas, H. O.: A new wrench for clubfoot. Prov. med. J. 5 (1886) 286

Tiphaisne: zit. im Vorwort bei H. Scoutteten 1839

Tosetti: Temporäre Talusexstirpation. Bericht über Tagung niederrhein. Chirurgen in Düsseldorf. Zbl. Chir. 49 (1922) 925

Turco, V. J.: Clubfoot. Churchill-Livingstone, London 1981

Valentin, B.: Beiträge zur Aetiologie der congenitalen Mißbildungen. Verh. dtsch. orthop. Ges. 21. Kongr. z. Orthop., Suppl. 48 (1926) 406

Valentin, B.: Aus der Geschichte der Orthopädie. In Hohmann, G., M. Hackenbroch, K. Lindemann: Handbuch der Orthopädie, Bd. I. Thieme, Stuttgart 1957; 2. Aufl.: Witt u. Mitarb.: Orthopädie in Praxis und Klinik

Valentin, B.: Geschichte der Orthopädie. Thieme, Stuttgart 1961

Venell: zit. nach A. Scarpa 1804

von Volkmann, R.: zit. nach H. Debrunner 1936

Walker, G.: The early management of varus feet in myelomeningocele. J. Bone Jt Surg. 53 B (1971) 462

Weber, O.: zit. nach E. Kirmisson 1899

Willert, H. G., H. L. Henkel: Klinik und Pathologie der Dysmelie. Springer, Berlin 1969

Wisbrun, W.: Neue Gesichtspunkte zum Redressement des angeborenen Klumpfußes und daraus sich ergebende Schlußfolgerungen bezüglich der Ätiologie. Arch. orthop. Unfall-Chir. 31 (1932) 451

Wolff, J.: Über die Ursachen, das Wesen und die Behandlung des Klumpfußes. Hirschwald, Berlin 1903

Wullstein: zit. bei E. Jungmann 1925

Zimmer, J.: Das Geschlechterverhältnis beim angeborenen Klumpfuß. Z. Orthop. 70 (1940) 126

Hohlfuß (Pes cavus)

Von M. SPRANGER und A. RÜTT

Befaßt man sich mit Klinik und Pathologie des Hohlfußes, so stößt man bald auf eine Vielzahl von Problemen, auch solche, die keineswegs gelöst sind, obwohl sich Klinik und Forschung seit Jahrhunderten mit dem Fuß beschäftigen. Dies trifft vor allem auch für den Hohlfuß zu.

Seit ANDRY 1741 den Hohlfuß wohl als erster beschrieb, hat sich eine kaum zu übersehende Zahl von Arbeiten mit dieser Deformität befaßt, wobei sie leider immer wieder mit neuen, z. T. wenig glücklichen und auch unexakten Namen belegt wurde. Da diese bunte Namensskala gewiß nicht zur Erleichterung unserer Bemühungen um den Pes cavus beiträgt, sollte man sich endlich auf die gebräuchlichen Bezeichnungen beschränken: Pes cavus (Pes excavatus – Hohlfuß – Klauenhohlfuß – „clawfoot" – „pied creux" bzw. „griffe pied creux").

Gewiß besitzen wir eine Menge grundlegender Arbeiten sowohl über den sog. „normalen" Fuß als auch die verschiedenen Fußdeformitäten (v. MEYER 1883, NIEDERECKER 1959, DEBRUNNER 1924, HACKENBROCH 1927, HALLGRIMSSON 1939, SAUNDERS 1935; jedoch haben weder sie noch die Unzahl anderer sonst durchaus wertvoller Arbeiten uns in den letzten 40 Jahren, insbesondere bezüglich der Ätiologie und der Pathogenese des Hohlfußes, weitergebracht.

So kennen wir auch heute noch nicht eine exakte Definition des „normalen" Fußes, ebensowenig wie wir seine Varianten „langer", „schlanker", „schmächtiger", und „hochgesprengter Fuß" (Fuß mit hohem Spann) von ihm und den Deformitäten klinisch oder röntgenologisch abzugrenzen vermögen. Ist der „hochgesprengte" Fuß nur eine Normvariante oder bereits ein beginnender Hohlfuß? Oder trifft beides nicht zu, d. h., daß er die physiologische Form hat, er also jener Fuß ist, dessen Anpassung an den aufrechten Gang in der zivilisierten Welt noch nicht vollzogen ist?

Ausschlaggebend für unser begrenztes Wissen scheint uns vor allem das Fehlen von großen Reihen- und Längsschnittuntersuchungen zu sein, fernerhin die Insuffizienz der klinischen, fotografischen und röntgenologischen Formbestimmung sowie Klassifizierung der Fußformen, die Schwierigkeiten der pathologisch-anatomischen Untersuchung und nicht zuletzt die uneinheitliche Begriffsauslegung.

Zwar besitzen wir klinische, anatomische und röntgenologische Untersuchungsreihen von „gesunden" und „kranken" Füßen (SCHWARZ u. RUGH 1927 und viele andere); jedoch kranken die meisten an der zu kleinen Zahl oder haben sich nur mit Einzelfragen befaßt, ohne dabei den ganzen Fuß mit seiner Vielzahl von Problemen zu sehen.

Seit Jahrzehnten hat man sich bemüht, objektive Methoden der klinischen Untersuchung zu finden, die eine Einordnung und Klassifizierung ermöglichen sollten (BRAGARD 1926, PERTHES 1902, MEYER 1883, v. BAYER 1893, THOMSEN 1972 u. a.). Sie alle sind ein nicht zu missender Beitrag zur Beantwortung von Einzelfragen und als Grundlage zu weiteren Forschungen ein unabdingbarer Teil jeder Fußuntersuchung; jedoch in den Kernfragen, insbesondere bezüglich vergleichender Untersuchungen, haben sie uns nicht wesentlich weitergebracht.

Auch die Fotografie und der Film hielten in diesen Fragen nicht, was man von ihnen erhoffte. Die dabei auftretenden Fehlermöglichkeiten sind zu groß, als daß eine genaue Auswertung möglich ist. Die Abb. 1 belegt dies wohl zur Genüge.

Im Hinblick auf die hier aufgezeigten Probleme scheinen uns die Untersuchungen von DENNEMANN (1961) so wesentlich, daß wir sie zur Grundlage aller weiteren Überlegungen über den Pes cavus machen möchten. Zur Definition der Fußform, ihrer Klassifizierung, verlangt DENNEMANN bei der seitlichen Röntgenaufnahme in Belastung folgende Kriterien: 1. Längen-Höhen-Index, 2. Fersenauftrittswinkel, 3. Auftrittswinkel des Metatarsale I, 4. Ristwinkel, 5. die Differenz zweier Winkel, die je eine Gerade, durch die A. talonaviculare bzw. des Lisfrancsche Gelenk gezogen, mit der Auftrittsfläche bilden. Zusätzlich verwendet er aus der Aufnahme folgende Maße: 6. Adduktionswinkel des Metatarsale I, 7. Rückfußrelation, 8. Taluskopfwinkel (Abb. 2).

Für den „normalen Fuß" fordert er nach seinen sehr umfangreichen Untersuchungen nachstehende Werte:

1. Längen-Höhen-Index 10:2,5 (Grenzwerte 10:2,3 bzw. 10:2,7)
2. Fersenauftrittswinkel 21,06° (Grenzwerte 15 bzw. 30°)
3. Auftrittswinkel des Metatarsale I 23,7° (Grenzwerte 20 bzw. 26°)
4. Ristwinkel 138° (Grenzwerte 130 bzw. 140°)
   Die Winkelspitze, also die Risthöhe, liegt im unteren Taluskopf.
5. Winkeldifferenz ±10°, die Geraden verlaufen fast parallel.
   Diese Werte gelten auch für das Kind im Alter von 10–14 Jahren; die Durchschnittsfußlänge dieser Kinder betrug 18,01 cm.
6. Adduktionswinkel des Metatarsale I: 17° (Grenzwerte 9 bzw. 22°)
7. Rückfußrelation 3,0 (Grenzwerte 3,9 bzw. 2,2)
8. Taluskopfwinkel 22° (Grenzwert 15 bzw. 30°)

Davon unterscheidet sich der *„Fuß mit dem hohen Spann"*, der auch nach DENNEMANN keine ver-

Hohlfuß (Pes cavus) **3**.73

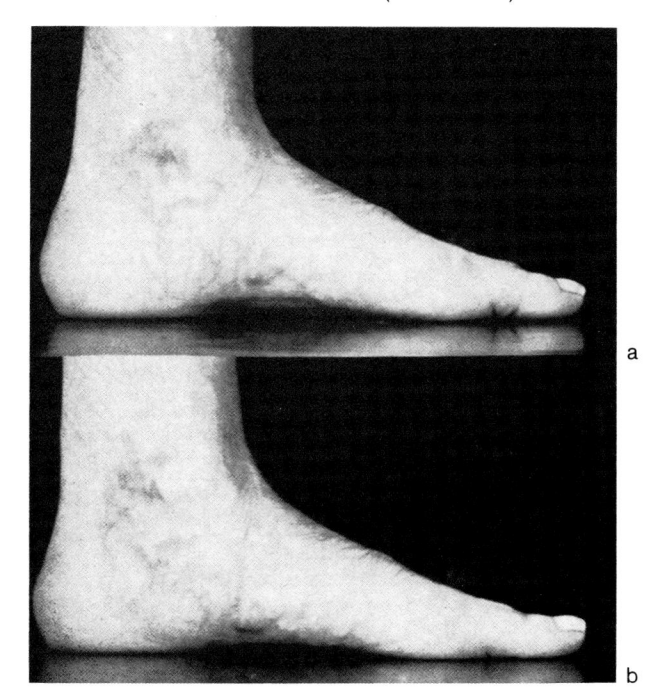

Abb. **1** a u. b Foto eines Fußes a) ohne Belastung und b) mit Belastung unter gleichen Aufnahmebedingungen; keine signifikanten Differenzen

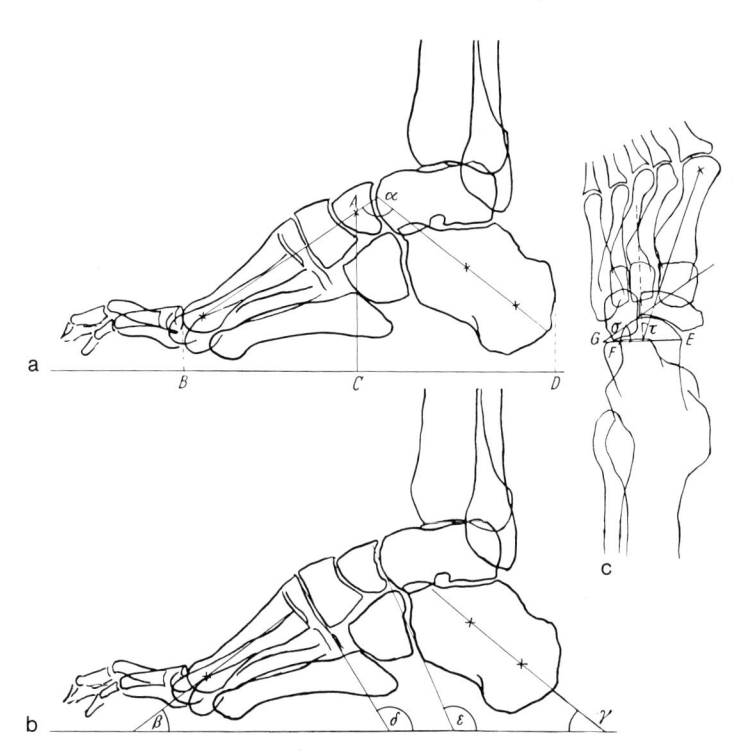

Abb. **2** a–c Meßpunkte zur Definition der Fußform

mehrte Supination der Ferse, keine stärkere Pronation des Vorfußes und keine Krallenzehen aufweist, recht deutlich (Abb. 3). Der Fersenauftrittswinkel beträgt 25°, der Auftrittwinkel des Metatarsale I 26,5°, der Ristwinkel 125–128° und der Längen-Höhen-Index 10:2,8–3; während auf der a.-p.- Aufnahme der Adduktionswinkel vergrößert ist (15–30°), weichen die Rückfußrelation und der Taluskopfwinkel nicht sicher von der Norm ab. Diese Werte fanden sich auch bei nachuntersuchten Erwachsenen; eine Progredienz zur Höherentwicklung des Fußrückens war nicht erkennbar; der Fuß war leistungsfähig geblieben. Das im Kindesalter bestehende Minus an absoluter Fußlänge von 1–3 cm gegenüber dem Durchschnitt hat sich bis zum Abschluß des Wachstums allerdings ausgeglichen.

3.74 Klassische Fuß- und Zehenfehlformen

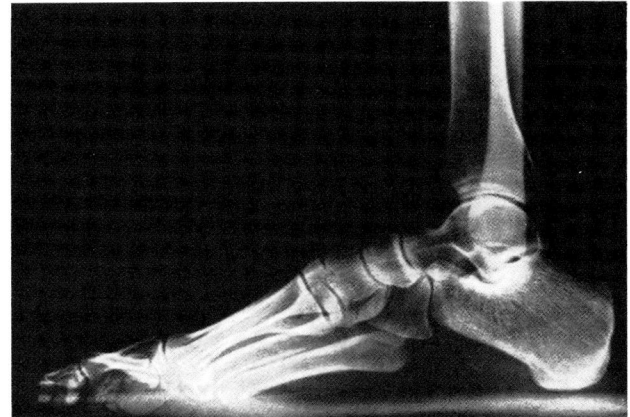

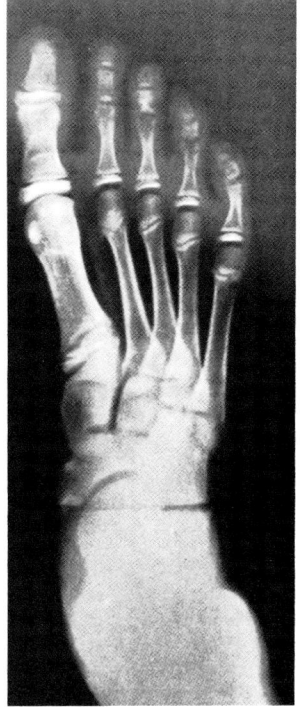

Abb. 3a u. b Fuß mit hohem Spann

„Klassischer" Hohlfuß

Klinisch läßt sich der *„klassische Hohlfuß"* - ebenso wie die übrigen Typen - gegenüber dem „Fuß mit hohem Spann" klar abgrenzen. Er wird durch folgende Charakteristika definiert: stärkere Supination des Rückfußes, vermehrtes Längsgewölbe durch Inflexion des Vorfußes, verstärkte Pronation des Vorfußes, Krallenstellung der Zehen, Einschränkung der Dorsalflexion im oberen Sprunggelenk mit Rückverlagerung des äußeren Knöchels. Das jeweilige Maß der einzelnen Veränderungen steht in Abhängigkeit von der Gesamtveränderung und umgekehrt. DENNEMANN gibt für diese Fußform in Analogie zum „normalen" Fuß folgende Werte an:

1. Längen-Höhen-Index: 10: >3, max. 10:6
2. Fersenauftrittswinkel: 25–30°
3. Auftrittswinkel des Metatarsale I: 30–50°
4. Ristwinkel: 90–120°
   Die Winkelspitze, also Risthöhe, ist nach distal außen zur Articulatio talonavicularis bzw. ins laterale Os naviculare gewandert.
5. Winkeldifferenz: + 10 bis + 30°
6. Adduktionswinkel des Metatarsale I: 25–50°
7. Rückfußrelation: 2,5–0°
8. Taluskopfwinkel: 40–90°.

Der Röntgenbefund ist nach HOHMANN (1951) sehr charakteristisch. Im Seitenbild imponiert das hohe innere Längsgewölbe mit dem mehr oder minder steil aufgerichteten Kalkaneus und dem auf ihm liegenden Talus. Der vordere Abschnitt des Talus ist oft ganz horizontal, d.h. nach dorsal gerichtet, so daß die obere Begrenzungslinien des Sattels und des Kopfes fast in gleicher Höhe liegen. An den Taluskopf schließt sich nach vorn im absteigenden Bogen das Os naviculare an, das als Schlußstein des Gewölbebogens oft keilförmig mit dorsaler Basis zusammengedrückt erscheint. Mit dem I. Keilbein und dem I. Metatarsale senkt sich der innere Bogen mit seinem Köpfchen als vorderem Fußpunkt des Bogens steil nach unten. Mit dem aufgerichteten Kalkaneus ist auch das Kuboid als Schlußstein des ebenfalls hochgesprengten äußeren Längsgewölbes angehoben. An dieses setzt sich das V. Metatarsale an, ist aber nicht steil zum Boden gerichtet, sondern verläuft wie beim normalen Fuß horizontal. Von der Seite aus gesehen, überschneiden sich demgemäß das I. und das V. Metatarsale in ihrer Verlaufsrichtung recht deutlich. Die Metatarsalia II–IV stehen ebenfalls steiler als bei einem gesunden Fuß. Die Plantarflexion nimmt aber vom II. zum IV. Metatarsale allmählich ab (Abb. 4).

Die Rückfußrelation sowie das Sichtbarwerden der Articulatio talocalcanearis im seitlichen Röntgenbild sind ein Maß für die Varusstellung des Kalkaneus bzw. des Rückfußes. Die projektorische Verkürzung des Metatarsale I im a.-p. Bild ist eine wertvolle Ergänzung zur Beurteilung der Fußhöhe bzw. der Inflexion des Vorfußes. Die Zehen zeigen im seitlichen Strahlengang eine mehr oder minder stark ausgebildete, für den Hohlfuß charakteristische Krallenstellung.
Im a.-p. Bild sehen wir vor allem die Metatarsa-

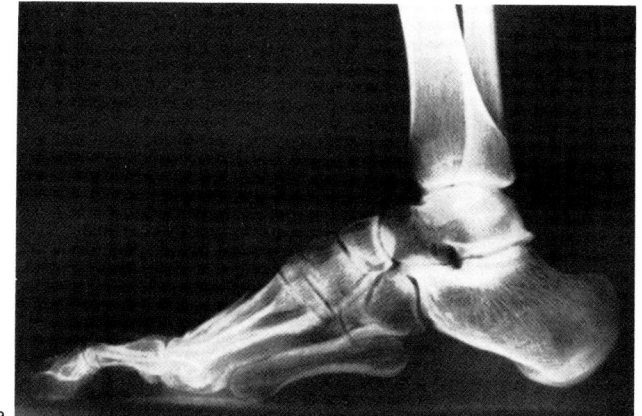

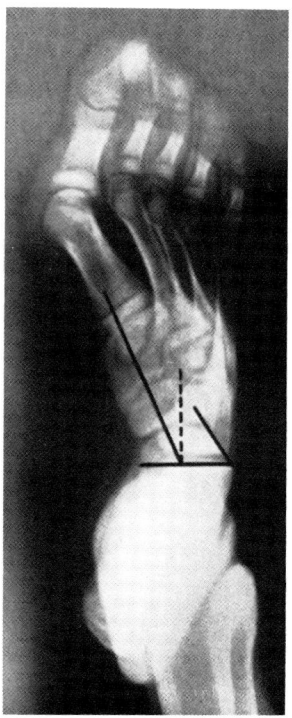

Abb. 4 a u. b „Klassischer" Hohlfuß (mit Varusstellung der Ferse)

lia I–IV nach Art des Metatarsus varus nach medial gerichtet und das V. oder z. T. auch das IV. Metatarsale leicht abgespreizt.
Die a.-p. Aufnahme der Knöchelgabel zeigt ein ebenfalls typisches Bild. Infolge der Außenrotation des unteren Tibiaendes kommt es zu einer Verlagerung des distalen Fibulaendes nach hinten mit einer röntgenologisch scheinbaren Verschiebung beider Malleoli (HOHMANN 1951, HACKENBROCH 1937, IMHÄUSER u. Mitarb. 1972).
Nach BÖHLER (1923), HOHMANN (1951) und HACKENBROCH (1924) ist der Hohlfuß in etwa als das Spiegelbild des Plattfußes aufzufassen. Die gesamten Autoren sehen in ihm eine dynamische Deformität, deren Entwicklung im Gegensatz zum Pes planus nicht von der Belastung des Fußes, sondern von seiner Muskelfunktion abhängig ist. Hierin spiegelt sich die Auffassung aller Autoren wider, die diese Deformität als ein gestörtes Muskelgleichgewicht ansehen, gleichgültig welcher Ursache diese Störung ist.
Seit den grundlegenden Untersuchungen von DUCHENNE (1855) weiß man, daß eine Lähmung der Mm. interossei ebenso wie die des M. tibialis anterior zur Hohlfußbildung führen kann. Fernerhin ist seit dieser Zeit die Funktion des M. peroneus longus als die eines Gewölbespanners und Pronators unbestritten.
Das pathomechanische Geschehen beim Hohlfuß läuft dergestalt ab, daß bei Supination des Kalkaneus, seiner Innendrehung und Senkung des Tuber calcaneus folgend sich der Talus – vor allem im Hals- und Kopfbereich – nach außen dreht; dabei nimmt er das Os naviculare nach lateral und dorsal mit. Das Os naviculare macht hierbei eine gegensätzliche Drehung wie beim Plattfuß. Mit der Drehung des Talus um seine Querachse heben sich vielfach dessen Hals und Kopf ebenfalls nach dorsalwärts; hierdurch, insbesondere aber durch die Drehung, gelangt der breitere vordere Teil der Talusrolle mit einem noch breiteren schrägen Durchmesser in die artikulierende Knöchelgabel. Infolgedessen kommt der Malleolus externus vermehrt unter Druck; da er mit der Supination des Kalkaneus auch unter eine vermehrte Zugbeanspruchung des Lig. calcaneofibulare gerät, wandert er nach hinten unten. Bei der sog. Außendrehung der Knöchelgabel handelt es sich, wie auch die Röntgenuntersuchung beweist, nicht um eine echte Torsion der Gabel, sondern um eine Bewegung des Malleolus externus. Die oben beschriebene Drehung des Talus hat aber des weiteren die bekannte Einschränkung der Dorsalflexion zur Folge, da die funktionelle Artikulationsfläche der Talusrolle, wie man es leicht am Skelett demonstrieren kann, verkleinert wird. Die Spannung der Achillessehne kann also nur sehr begrenzt an dieser Bewegungseinschränkung teilhaben.
Da jedoch der Vorfuß beim Auftritt den Bodenkontakt suchen muß, während er in Ruhe der Schwerkraft folgt, kann er der Rückfußdrehung nicht folgen. Er dreht sich entsprechend der Form der Gelenkflächen dem geringsten Widerstand folgend pronatorisch plantarwärts (Inflexion), womit die Gewölbehöhlung und die Ge-

3.76 Klassische Fuß- und Zehenfehlformen

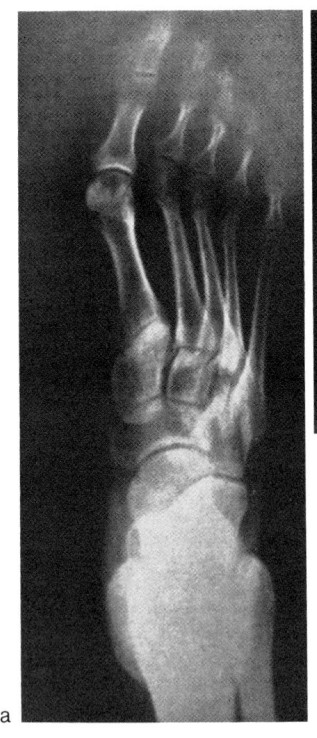

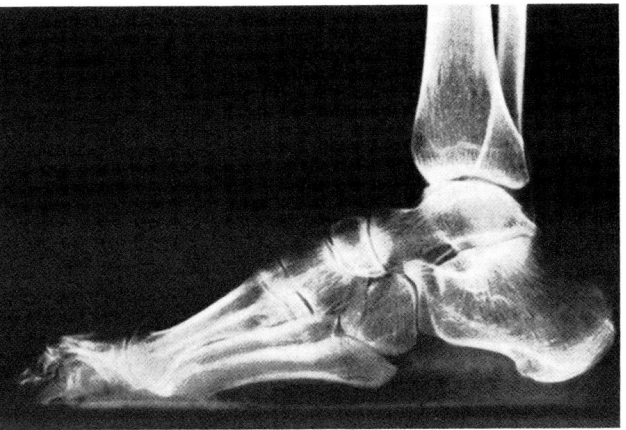

Abb. 5a u. b Hohlfuß ohne Varusstellung der Ferse

wölbeerhöhung vollzogen werden. Mit der Inflektion des Vorfußes weichen die Fußstrahlen auseinander, wobei der I. Fußstrahl wiederum den größten Ausschlag macht; die Mittelfußköpfchen treten tiefer, wodurch die Entwicklung der Krallenzehen eingeleitet wird.

Wenn diese gelenkmechanischen Überlegungen zutreffen, so muß es eine Kraft geben, die in der Lage ist, den Kalkaneus in Supination zu ziehen, das Fußgewölbe zu vermehren, den Vorfuß zu inflektieren, zu pronieren und die Krallenzehenstellung zu bewirken. Diese Kraft ist also imstande, eine gelenkmechanische pathogenetische Kette nach der einen oder anderen oder nach beiden Seiten auszulösen, um somit die Deformität zu verursachen. Hieraus ergibt sich wiederum, daß – was bereits aus den Untersuchungen von DUCHENNE hervorgeht – es nicht *den* „Hohlfußmuskel" geben kann.

Der ausführlich dargestellten sog. klassischen Form des Hohlfußes können wir einen weiteren Typ gegenüberstellen. Er weist zwar bezüglich der Zehen, des Vorfußes und des Gewölbes die gleichen Kriterien und die entsprechenden Werte auf, jedoch fehlen die Einschränkung der Dorsalflexion, die Fehlstellung des Malleolus externus und vor allem die Varusstellung des Os calcaneus. Die Ferse steht normal oder gar in leichter Pronation. Bei diesen Füßen ist also die a.-p. Aufnahme, wie bereits GÜNTZ feststellte, unauffällig wie bei „normalen" Füßen; desgleichen fehlt im seitlichen Röntgenbild die Öffnung des vorderen Abschnittes des Kalkaneotalargelenks. *Dieser Hohlfußtyp ist also vor allem durch die „normale"* *Rückfußstellung gekennzeichnet.* Daneben liegt das Verhältnis Vorfuß-Rückfuß-Länge häufig bei 1:1 (Abb. 5).

Hackenhohlfuß

Fernerhin können wir eine weitere Form des Pes cavus abtrennen, die lange Jahre Anlaß zu heftigen Kontroversen war und der man sicherlich die Schuld für manche pathogenetische Fehlspekulationen geben muß: der *Hackenhohlfuß*. Er unterscheidet sich grundsätzlich gegenüber den beiden anderen Typen durch die Steilstellung des Kalkaneus (Fersenauftrittswinkel 40–50°). Die Spitze des Ristwinkels (110–90°) wandert nicht nach vorn, sondern liegt z. T. mehr rückwärts im Talushals. Während sich vielfach eine erhebliche Varusstellung der Ferse findet, wobei sich im a.-p. Bild Taluskopf und Processus anterius überdecken, fehlt bei anderen Hackenhohlfüßen diese Drehung des Kalkaneus um seine Längsachse. Vor allem bei den Hackenhohlfüßen beobachten wir, wie auch beim extremen klassischen Hohlfuß, im seitlichen Röntgenbild die für den Hohlfuß als typisch beschriebene trapezoide Form des Os naviculare. Nach unseren Beobachtungen erscheint diese Form des Navikulare oft nur ein Projektionseffekt zu sein; bei der Belastungsaufnahme ist jedenfalls dieser Befund nie so deutlich wie bei der Aufnahme des unbelasteten Fußes.

Wenn es auch naheliegt, die Hackenhohlfüße als Übergangsform zum Pes calcaneus zu bezeichnen, so glauben wir doch, daß man sie zum Hohl-

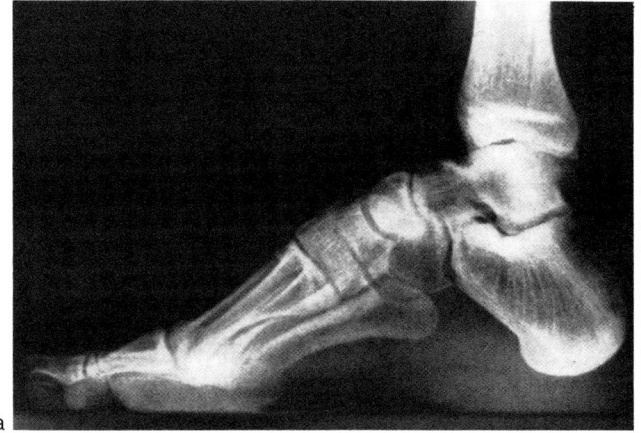

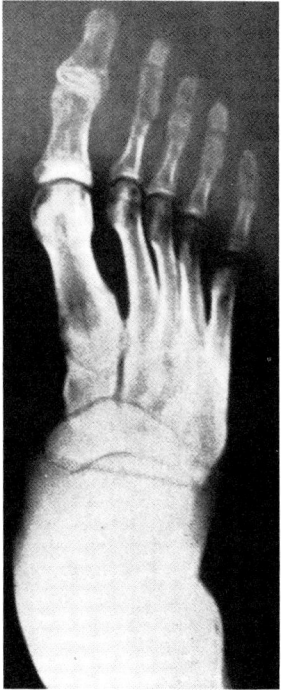

Abb. 6 a u. b   Hackenhohlfuß ohne Varusstellung der Ferse

fuß rechnen muß. Diese Füße imponieren nämlich in erster Linie – auch dann, wenn die Ferse nicht supiniert ist – durch ihr hohes Gewölbe und die Krallenzehen, während die Steilstellung des Kalkaneus klinisch weniger in Erscheinung tritt (Abb. 6).

Sog. „Ballenhohlfuß"

Nach unseren Untersuchungen scheint uns eine Abgrenzung des sog. „*Ballenhohlfußes*" nicht berechtigt; er unterscheidet sich nicht grundsätzlich vom klassischen Hohlfuß, sondern nur durch das Maß der Inflexion – Pronation des Vorfußes. Die Pronation des I. Strahles ist hier besonders stark. Ausführlichere Untersuchungen zu dieser Frage liegen aber noch nicht vor. Desgleichen sind wir nicht der Meinung, daß der von GAUGELE (1924) beschriebene „*Ballenfuß*" eine Sonderform darstellt.

Ätiologie und Pathogenese

Abgesehen von den Fällen, die sicher im späteren Leben erworben werden oder seit Geburt bestehen, wird die Deformität im Schulalter – etwa ab dem 8. Lebensjahr – auffällig. Die Kinder klagen beim Schnüren der Schuhe über Schmerzen auf dem Fußrücken. Der Hohlfuß ist noch locker; die Fehlstellung des Fußes und der Zehen läßt sich passiv noch leicht ausgleichen. Das Gangbild ist noch elastisch und unauffällig; die Leistungsfähigkeit der Füße ist nur geringgradig und in vielen Fällen überhaupt nicht eingeschränkt. Im Gegensatz zu anderen Deformitäten ist der Fuß fleischig und die gesamte Fußmuskulatur kräftig entwickelt (HOHMANN 1951).

Die weitaus größte Zahl der Patienten kommt erst als Jugendliche oder Erwachsene zu uns, dann, wenn der Fuß bereits mehr oder weniger kontrakt und die Deformität des Fußes und der Zehen auch passiv nicht mehr ausgleichbar ist. Im Vordergrund des Beschwerdebildes stehen Schmerzen infolge der Hornschwielen und der Klavi über den Zehengelenken sowie der Sohle des Vorfußes. Daneben bestehen heftige Metatarsalgien; desgleichen finden sich häufig Schleimbeutel über den Sesambeinen der Großzehe, die röntgenologisch mitunter sequestriert im Sinne einer aseptischen Nekrose imponieren und die Ursache erheblicher Beschwerden sind. Der Gang ist unelastisch und stampfend geworden; die Einschränkung der Dorsalflexion macht das Gehen bergauf recht mühsam.

Wenn auch die Mehrzahl der Patienten wegen der subjektiven Beschwerden zu uns kommt, die zu einem großen Teil ihre Ursache in der Schwierigkeit mit dem Schuhwerk hat, so läßt sich doch erkennen, daß die Deformität während des Wachstums zunimmt. Diese Progredienz drängt sich geradezu aus dem dynamischen Charakter des Hohlfußes auf. Ob es sich dabei allerdings um eine echte Progredienz handelt oder nur um eine Folge des physiologischen Wachstums der Füße, ist noch nicht sicher geklärt. Nach DENNEMANN (1962) scheint bei einem Teil dieser Füße

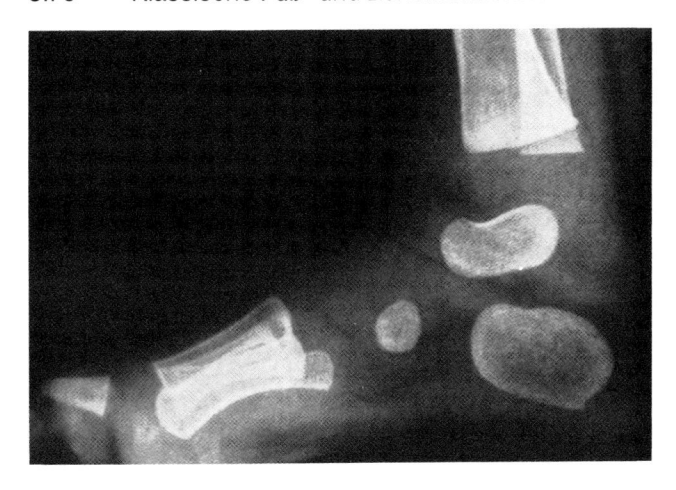

Abb. 7 Kongenitaler Hohlfuß, 3 Monate alter Säugling

eine solche Progredienz nicht zu bestehen. Maßeinheiten für die Feststellung einer Progredienz sind die Verkleinerung des Ristwinkels, eine Änderung des Längen-Höhen-Index sowie eine Vergrößerung des Auftrittswinkels des Metatarsale I. Bei echten Lähmungshohlfüßen ist aber eine sichere Progredienz festzustellen.

Über die Häufigkeit des Hohlfußes läßt sich auch heute noch nichts Sicheres aussagen. Die vorhandenen Arbeiten stützen sich entweder auf ein zu kleines Material oder betreffen ein ausgewähltes Krankengut. Der geschätzte Anteil der Hohlfüße schwankt zwischen 4 und 8%. Ebenso ist die Ätiologie des Hohlfußes noch nicht restlos geklärt. Auch die Literatur der letzten Jahre brachte in dieser Richtung keinerlei neue Erkenntnisse. So sicher wir den „Fuß mit dem hohen Spann" familiär gehäuft antreffen, so sicher kennen wir auch das familiäre Vorkommen des Pes cavus. Da bisher genauere Untersuchungen – insbesondere Sippenuntersuchungen – fehlen, lassen sich hierüber noch keine verbindlichen Aussagen treffen. Desgleichen muß die Frage nach der Konstitutionsgebundenheit und der Geschlechtsverteilung weitgehend offen bleiben. Aufgrund unserer Befunde haben wir den Eindruck, daß das männliche Geschlecht leicht überwiegt und der athletische Typ bevorzugt ist. NICKLAS (1959) dagegen fand bei seinen Untersuchungen eine eindeutige Bevorzugung der Frauen.

GILROY (1929), LACKNER (1922) und NICKLAS (1959) glauben häufig einen *kongenitalen Pes cavus* gesehen zu haben, wobei NICKLAS insbesondere auf das gehäufte familiäre Vorkommen hinweist. SAUNDERS (1935), HALLIGRIMSSON (1939) und HACKENBROCH (1924) sowie die Mehrzahl der übrigen Autoren sind sich einig, daß der kongenitale Hohlfuß eine Seltenheit ist. Auch wir glauben, daß sich der Hohlfuß erst mit dem aufrechten Gang allmählich entwickelt (vgl. Abb. 5). BERNBECK (1960) und ERNSTING sahen einen Hohlfuß mit einer sicheren kongenitalen Anomalie, der Coalitio calcaneo-naviculare, HEPP (1954) und HOFFMANN-KUHNT (1950) weisen dem M. tibialis anterior eine pathogenetische Bedeutung bei, so daß als kausales Moment auch an eine Ansatzanomalie des M. tibialis anterior oder des M. peronaeus longus gedacht werden kann. Damit kommen wieder Zweifel an dem seltenen Vorkommen des kongenitalen Charakters der Deformität auf. Kongenital möchten wir so verstanden wissen, daß diese Veränderungen spätestens beim Säugling die Fußform zu prägen beginnen, was eine Progredienz mit zunehmendem Alter nicht ausschließt (Abb. 7).

Ein vorübergehendes, entzündliches Geschehen als Ursache der Deformität (LITTLE 1924, RUGH 1927) wird allgemein abgelehnt.

DUCHENNE (1855) vertrat als erster die Ansicht, daß als Ursache des Hohlfußes Störungen des Nervensystems anzusehen seien. Diese Auffassung wurde durch viele Beobachtungen untermauert, da nach jeder Nervenerkrankung, die mit einer peripheren Läsion einhergeht, ein Hohlfuß auftreten kann. GOFF (1924) sah diese Deformität nach kongenitaler Lues, PLOWRITH (1929) nach Erkrankung des Zerebellums und SAUNDERS (1935) nach medullären Tumoren. Desgleichen wurde diese Fußform als Folge einer Contusio cerebri, einer Enzephalitis, der Encephalomyelitis disseminata und der Spondylitis tuberculosa beschrieben. Relativ häufig ist die Ursache einer Friedreichschen Ataxie, eine progressive Muskeldystrophie oder ein frühkindlicher Hirnschaden mit spastischen Lähmungen. Ob es sich bei diesen Füßen jedoch immer um reine Hohlfüße oder um Mischformen handelt bzw. gehandelt hat, möchten wir offen lassen. Sicher finden sich bei der Friedreichschen Ataxie und bei dem frühkindlichen Hirnschaden nur realtiv selten ein Hohlfuß; meist sind es Spitz-Hohl-Füße oder Spitz-Klump-Hohl-Füße.

SCHAFFER hat 1885 die Poliomyelitis erstmals als Ursache der Hohlfüße bezeichnet. Nach SAUNDERS wird im amerikanischen Schrifttum die Kinderlähmung als häufigste Ursache der Hohlfußbildung bezeichnet. Die Tatsache, daß keine Lähmungen mehr nachweisbar sind, wird damit erklärt, daß die abgeklungenen vorübergehenden Lähmungen genügt haben, die Entwicklung der Deformität auszulösen; eine Auffassung, die bereits von GAUGELE und HOHMANN für möglich gehalten wurde. Dieser Ansicht, daß die Poliomyelitis eine der Hauptursachen für die Hohlfußentstehung ist, stehen die Beobachtungen anderer Sachkenner entgegen, die nur recht selten eine Poliomyelitis in der Vorgeschichte ihrer Patienten fanden.

Wir sehen nur noch selten Hohlfußpatienten, die eine Kinderlähmung durchgemacht haben. Die von uns gemachten Beobachtungen über das Auftreten eines Hohlfußes an dem scheinbar nicht erkrankten Fuß ergaben bei einer kürzlich gemachten Nachuntersuchung keine objektivierbaren Befunde. Damit drängt sich die Theorie von GAUGELE wieder in den Vordergrund, daß diese Füße wohl eine vorübergehende Schädigung durchgemacht haben; oder müssen wir diese Füße etwa als funktionelle Hohlfüße ansprechen?

Unter den relativ seltenen traumatischen Hohlfüßen ist der nach Sudeckscher Dystrophie und Erfrierungen oder Verbrennungen noch am häufigsten. Die Beobachtung von BRANDES Sehnenschnittverletzung des M. tibialis anterior ist sicher als Rarität aufzufassen. Eine eigene Gruppe bildet der myelodysplastische Hohlfuß. Nach DE QUERVAIN u. SCHULTHESS (1912) liegt ihre Ursache in einer Entwicklungsstörung des Myelons. CRAMER (1912) und seine Schule haben den Beweis für diese Auffassung erbracht. Nach den Untersuchungen von BIBERGEIL (1913), GEIGES (1929), DUNKER (1913), ROEREN (1921), HACKENBROCH (1922), HALLGRIMSSON (1929) u. a. wurde nachgewiesen, daß diese Hohlfußform Folge einer Entwicklungsstörung des unteren Rückenmarkabschnittes, des Konus, des Filum terminale bzw. des Rückenmarkskanales ist. Es sind jene Fälle, bei denen neben einer Spina bifida – meist als Spina bifida aperta – Ausfälle der Nervenleitung nachweisbar sind (Störung der Trophik und Sensibilität, der Motorik sowie Blasen- und Mastdarmstörungen). Nur diesen Fußtypen, die allerdings nicht immer reine Hohlfüße sind, gebührt – auch dann, wenn keine Paresen der Fußmuskulatur bestehen – die Bezeichnung *„myelodysplastischer Hohlfuß"*. Dies besagt aber nicht, daß Hohlfüße ohne neurologische Ausfälle nicht doch durch eine Myelodysplasie verursacht sein können.

Idiopathischer Hohlfuß

Den vorgenannten Hohlfüßen, deren Ätiologie relativ leicht aus der Vorgeschichte, dem Verlauf und der Hohlfußform abzulesen ist, steht die große Anzahl der „idiopathischen Hohlfüße" gegenüber. Unverändert ist ihre Ätiologie strittig. Nachdem sich nun der typische „myelodysplastische" Hohlfuß abgrenzen ließ und schließlich dieselben Untersucher ungewöhnlich häufig auch bei Patienten mit einem Pes cavus eine Spina bifida occulta beobachteten, lag die Vermutung nahe, daß ein ätiologischer Zusammenhang zwischen Spina bifida und der Hohlfußdeformität bestehen könne. Dieser Meinung wird aber von LEGER (1972) widersprochen, der die Ansicht vertritt, die Spina bifida occulta sei als Beweisführung nicht zu verwerten, da sie auch ohne Hohlfußbildung außerordentlich häufig sei. SCHLEGEL (1972) mißt der Spina bifida occulta nur dann Bedeutung bei, wenn sie mit neurologischen Ausfällen kombiniert ist. Die bereits vor dem ersten Weltkrieg an der Cramerschen Schule durchgeführten Laminektomien ergaben zahlreiche Verwachsungen der Kauda und des Filum terminale. Nach SCHLEGEL (1972) bestehe kein Zweifel, daß es sowohl außerhalb als auch innerhalb des Duralsackes „Fesselungen" gibt, die für die Entstehung des idiopathischen Hohlfußes verantwortlich gemacht werden müßten. KOCHS (1972) ist der Ansicht, daß es nach Entfesselung des Duralsackes zu einer eindeutigen Besserung der Fußfehlform komme. Diese Ansicht wird auch von BANZAN (1977) vertreten.

Es kann als sicher gelten, daß dem Hohlfuß – als dynamischer Deformität – eine Störung des Muskelgleichgewichts zugrunde liegt. Wodurch sie letztendlich ausgelöst wird, ist noch unbekannt. Naheliegend wäre die Diskrepanz des Wachstums der Wirbelsäule einerseits und des Rückenmarks in der zweiten Streckungsperiode andererseits (IMHÄUSER u. Mitarb. 1972).

In der Diskussion des idiopathischen Hohlfußes hat DUNKER (1913) bei dieser Fehlform auch von einem funktionellen Hohlfuß gesprochen, wobei die Entstehung in einer gleichzeitigen Hypertrophie aller Muskeln zu suchen ist. Ob diese Beobachtung von GAUGELE und vieler anderer, daß bei der Poliomyelitis die nicht befallene kontralaterale Seite eindeutig dem idiopathischen Hohlfuß zuzurechnen ist oder ob man ihn als Ausdruck einer Mehrbelastung ansehen kann, ist fraglich.

Da alle Hohlfüße außerordentlich muskelkräftig sind, drängt sich die Frage auf, ob der Pes cavus nicht nur das Produkt eines Übergewichts der Muskelkraft über die nicht ausreichende Belastung ist, also nichts anderes als eine Folge einer vermehrten Funktion aller Muskeln. Dagegen scheint zu sprechen, daß wir gerade bei gehunfähigen Muskeldystrophikern nicht selten einen Pes cavus finden. Aber sind diese Füße auch echte Hohlfüße oder eine Sondergruppe? Aufgrund ihrer extremen Inflexion und der stark ausgeprägten Equinuskomponente müßte man sie eigentlich zu den Lähmungsdeformitäten rechnen. Gerade bei gehunfähigen Muskeldystrophikern können bei den Lähmungszuständen exogene Kräfte verformend einwirken – nach Ansicht von JONES (1908) kann dies sogar die Bettdecke sein. Dies ist um so mehr möglich, solange sich der Patient im Wachstumsalter befindet.

Abschließend sei noch betont, daß die gelenkmechanischen Überlegungen davon ausgehen, daß der Hohlfuß eine einheitliche Deformität ist. Dies trifft aber nicht zu. Dem sog. klassischen Hohlfuß, nach dessen Beispiel wir die Gelenkmechanik abhandelten, stehen der Hohlfuß ohne Supination der Ferse und der Hackenhohlfuß gegenüber. Beim Hackenhohlfuß mag die Deutung einer Pathogenese noch einfach sein; bei ihm kann wirklich eine Schwächung der Wadenmuskulatur als ein Übergewicht der kurzen Sohlenmuskulatur die Entstehung der Deformität einschließlich der Steilstellung des Kalkaneus erklären. Nicht aber erklärt ist dabei die Varusstellung der Ferse. Müssen wir HOHMANN (1925) zustimmen, wenn er glaubt, daß hier die Ursache in einem Überwiegen der Peronaeus-longus-Funktion zu suchen sei? Oder beweisen die Erfolge der Operation nach Gorres bei diesen Füßen, daß doch das Überwiegen der Zehenextensoren über die Kraft der geschädigten oder früher geschädigt gewesenen Mm. interossei von entscheidender ursächlicher Bedeutung ist? Träfe das eine oder das andere zu, bliebe aber noch die ungeklärte Frage, warum der Rückfuß – wenn die pathogenetische Welle vom Vorfuß ausgeht – unbeteiligt bleibt, obwohl bei der Inflexion und Pronation des Vorfußes dieser auf das Os naviculare einen nach oben außen drehenden Schub auszuüben scheint.

Therapie des Hohlfußes

Da die Ansichten über die Ätiologie und die Pathogenese des idiopathischen Hohlfußes noch immer uneinheitlich sind, ergibt sich fast zwangsläufig, daß die Zahl der angegebenen Behandlungsmaßnahmen in gleicher Weise variiert. Die Zahl der beschriebenen Fälle ist meist sehr gering, und Spätergebnisse werden nur vereinzelt berichtet.

Mit zunehmendem Alter passen sich die Gewebe, insbesondere die Knochen, der Fehlstellung bzw. der Fehlform an. Somit ist es sinnvoll, die Behandlung des *lockeren* kindlichen Hohlfußes von der des *kontrakten* Hohlfußes im jugendlichen und erwachsenen Alter grundsätzlich zu trennen. Da es sich beim Hohlfuß um eine dynamische Deformität handelt, deren inneres ätiologisch-pathogenetisches Prinzip zumindest in der Periode des Wachstums wahrscheinlich unbeeinflußt von äußeren Kräften steigernd sich fortentwickelt, kann nur der frühzeitige Eingriff am wesentlichen Punkt des pathogenetischen Wirkungsmechanismus dauernden Erfolg haben.

Redressierende Maßnahmen, die teils noch maschinell durchgeführt wurden, werden heute einhellig abgelehnt. Die Versorgung mit Einlagen zur Abflachung des Hohlfußes wird von RABL (1972), MARQUARDT (1972) und SIGUDA (1977) vertreten. FREDENHAGEN u. Mitarb. (1972) aber sind der Ansicht, daß eine Einwirkung der Einlage auf den Fuß im Sinne einer Streckung höchst unwahrscheinlich sei.

Weichteileingriffe

Die *Behandlung des sog. idiopathischen Hohlfußes,* die möglichst vor dem 10. Lebensjahr beginnen sollte – dies gilt noch mehr, wenn ein myeloplastischer Hohlfuß besteht –, ist vor allem vom Ausmaß der Progredienz der Deformität und weniger von den momentanen Beschwerden abhängig. Sind solche in stärkerem Maße vorhanden, ist der günstigste Zeitpunkt meist verpaßt, da dann vielfach schon Kontrakturen vorhanden sind.

Die *zahlreichen Operationsverfahren* und ihre Modifikationen lassen sich in verschiedene Gruppen unterteilen, die entweder lediglich das Ziel haben, die Fehlstellung bzw. die Fehlform zu beseitigen, oder in solchen Maßnahmen, die aufgrund unterschiedlicher pathogenetischer Überlegungen eine kausale Behandlung zu sein scheinen.

Durch einfache Ausschaltung der den Fuß an den verschiedenen Stellen in die Fehlstellung ziehenden Kräfte sollte die Korrektur ermöglicht und somit gleichzeitig passiv das Kräftegleichgewicht wiederhergestellt werden. Zu diesen Operationen, die selbstverständlich nur am weitgehend lockeren – nicht knöchern fixierten – Fuß sinnvoll sind, gehören vor allem die Durchtrennung bzw. die Ablösung der plantaren Weichteile, die Postikusablösung und evtl. die Achillotenotomie.

Die insbesondere seit STEINDLER (1921) in vielen Modifikationen geübte Ablösung bzw. Durchtrennung der plantaren Weichteile zusammen mit der gleichzeitigen medialen und plantaren Kapseldiszision hat ihren Platz in unserem Behandlungsplan weitgehend behalten. Da sie jedoch nur ein symptomatischer Eingriff ist, der lediglich die Abflachung des hochgesprengten Gewölbes ermöglicht, kann sie – besonders bei allen ausgeprägteren Fällen – nur eine allerdings oft wesentliche Voroperation sein, die nach Beseitigung der Kontraktur der Sohlenweichteile den aktiv korrigierenden Kräften den Weg frei machen soll. Diese Ansicht wird auch von GIRIAT u. Mitarb. (1980) vertreten. Der Wert der Operation ist also um so größer, je verkürzter die Sohlenweichteile sind und je früher sie ausgeführt wird. Ohne den nachfolgenden, kausal wirksamen Eingriff folgt jedoch dieser Operation – dem sog. „stripping" – immer früher oder später das Rezidiv, da die pathogenetische Kette in ihrem Ansatz nicht unterbrochen bzw. deren wirksame Kräfte nicht unterbunden werden.

Nach eigenen Erfahrungen, die von vielen Autoren bestätigt werden, ist ein Aufklappen der Sohle nicht erforderlich; im allgemeinen genügt ein Schnitt am seitlichen Fußsohlenrand. Die subkutane Weichteildurchtrennung ist unzureichend, da die Gelenkkapseln nicht erreicht werden können und die Operation nicht unter Sicht des Auges erfolgt.

Zur Korrektur der Supinatusstellung des Rückfußes wird seit langem die mediale Kapseldiszision des Talonavikulargelenks mit Ablösung des M. tibialis posterior empfohlen. Durch Verlagerung des M. tibialis posterior auf den lateralen Fußrand oder auf den lateralen Anteil der Achillessehne glaubt man in das pathogenetische Geschehen beeinflussend eingreifen zu können. Wirksame Prinzipien dieser Maßnahme sind die Kapseldiszision und die Tenotomie, die im Prinzip wie beim „stripping" im Durchtrennen relativ oder absolut verkürzter Weichteile beruhen. Auch diese Methode ist nur im Sinne einer Voroperation zu sehen; dabei werden die Kapseldiszision und die Postikusablösung noch häufig durchgeführt, während die Verlagerung des Muskels allgemein verlassen wurde.

SCHULTHESS war wohl der erste, der aus pathogenetischen Überlegungen diese Deformität zu behandeln suchte. Er sah in ihr eine Störung des Kräftegleichgewichts zwischen dem M. tibialis anterior und dem M. peronaeus longus. Dabei ging er davon aus, daß beim Hohlfuß die pronierende, abduzierende und gewölbevermehrende Kraft des M. peronaeus longus überwiege. Daher versuchte er, den M. peronaeus longus zu schwächen bzw. auszuschalten, indem er ihn von seinem Ansatz abtrennte und auf den lateralen Fußrand verlagerte. Andere Autoren, in jüngster Zeit noch HOFFMANN-KUHNT (1950), glaubten ebenfalls – aufbauend auf Untersuchungen DUCHENNES und einer Beobachtung von BRANDES (1921) – an eine Störung der Funktion des Muskelzügels Peronäus – Tibialis anterior; jedoch sahen sie die wesentliche Pathodynamik in einer vermehrten bzw. pathologischen Funktion des M. tibialis anterior als Gewölbespanner. Entsprechend dieser Auffassung wurden verschiedene Operationen entwickelt, die durch die Verlagerung dieses Muskelansatzes nach distal und evtl. medial ihm eine gewölbeablachende Wirkung zu geben suchten. HACKENBROCH (1939) hat gezeigt, daß diesen Operationsverfahren kein sicherer Dauererfolg beschieden ist. Wie die Veröffentlichungen von ERLACHER (1952), JAKOBY (1952), HEPP (1954) und HOFFMANN-KUHNT (1950) zeigen, ist die Meinung hierüber aber nicht ungeteilt. Bemerkt sei noch, daß exakte vergleichbare Nachuntersuchungen von Spätergebnissen hierüber nicht vorliegen.

Einen eigenen Weg, den lockeren Pes cavus kausal zu behandeln, führte SCHERB (1924) durch, indem er eine Transfixation der Extensorensehnen subkapital am Metatarsale I vornahm. Seine Therapie basiert auf folgenden pathogenetischen Überlegungen:
1. Eine Schwäche oder Lähmung der Mm. interossei führt zu einem Übergewicht der Extensoren, zur Fehlstellung der Zehen und leitet damit die Deformität ein.
2. Eine vermehrte Spannung und die spätere Kontraktur der Extensoren führen zum Übergewicht derselben und so zur Fehlstellung der Zehen.
3. Beide Prinzipien ergänzen sich in einem Circulus vitiosus.

Der Ansicht, daß eine Fehlfunktion der Mm. interossei die Entwicklung der Deformität einleitet, wird heute allgemein zugestimmt. Mit seiner zweiten These aber, so glauben wir, hat SCHERB (1924) an der falschen Stelle in diesem pathologischen Mechanismus eingegriffen. Dies läßt sich durch die von DUCHENNE vorgetragenen Überlegungen bestätigen.

In dem Moment, in dem der Rückfuß sich vom Boden abhebt, befinden sich die Zehen im Grundgelenk in einer gewissen Überstreckung, die gleich darauf durch die gemeinsame Aktion der drei Beuger – die jeweils an einem Zehenglied ansetzen und in gemeinsamer Aktion auch nur als Beuger wirken, wobei der Drehpunkt der Zehe im Grundgelenk liegt – wieder ausgeglichen wird. Es besteht also ein gewisses Gleichgewicht am gesunden Fuß zwischen Flexoren und Extensoren, so daß die Zehen in der Schwungbeinphase jeweils in die Ausgangsstellung wieder zurückgehen. Sind jedoch die Mm. interossei geschwächt oder gelähmt, so fällt nicht nur deren Beugefunktion im Grundgelenk fort, sondern vor allem werden nunmehr aus den übrigen Beugern im *Grundgelenk* Strecker. Sie werden dies in der oben skizzierten Gangphase um so mehr, als ja die bereits erfolgte Hyperextension infolge des Ausfalles der Mm. interossei nicht mehr beseitigt wird. Die Anspannung der Mm. flexores muß dann also die Zehen im Mittel- bzw. Endgelenk beugen, sie jedoch im Grundgelenk weiterhin strecken. Der Ausfall der Mm. interossei führt also nicht nur zu einer Schwächung der Flexoren, sondern auch zu einer Stärkung der im Grundgelenk extendierenden Kräfte. Die Zehen geraten also in eine Krallenstellung, die sich mit zunehmender Dauer nicht mehr ausgleicht, da dann entsprechende Schrumpfungen der Weichteile hinzukommen. Überschreitet aber schließlich die Überstreckung des Grundgliedes ein gewisses Maß, so müssen die nunmehr wie ein passives Seil fungierenden Mm. interossei in eine neue Richtung gelangen, wo sie die überstreckte Zehe in dieser Stellung festzuhalten suchen. Damit kommt die Zehe nicht mehr nicht nur aus dieser Position heraus, sondern versucht diesen Zug in einer weiteren Subluxationstendenz auszuweichen, womit sich der pathologische Druck auf das Metatarsalköpfchen noch weiter verstärkt. Da aber gleichzeitig die Kraft der Flexoren und der Extensoren praktisch nur im Grundgelenk insofern wirksam wird, als die Zehe dort in Hyperextension steht, wirken diese Kräfte stauchend auf den ganzen Fuß. Damit ist die Entwicklung der Deformität eingeleitet, so daß mit der Rückwirkung auf den ganzen Fuß und die Anpassung der Weichteile (Schrumpfung, Kontraktur) und schließlich auch der Knochen sich der pathogenetische Kreis schließt.

Dieser Theorie der Pathodynamik und der Pathomechanik des Pes cavus von DUCHENNE, die als Ursache eine Schwäche bzw. Lähmung der Mm. interossei haben soll, stellten SCHLEGEL (1966) u. a. die aufgrund von Operationsbefunden bei der Revision des distalen Myelonabschnittes entstandene Auffassung gegenüber, daß eine vom dysplastischen Myelon bzw. Filum terminale verursachte Hypertonie der Fußmuskeln – insbesondere ein Tetanus der autochthonen kleinen Fußmuskeln, der sog. „intrinsic muscles" – Ursache der gleichen oben dargelegten Pathodynamik sei. Inwieweit diese Auffassung für alle idiopathischen Klauenhohlfüße zutrifft, bleibt der Weiteren Forschung vorbehalten.

Aus diesen pathogenetischen Darlegungen mag deutlich werden, daß mit der Scherbschen Methode und ihren Modifikationen zwar die Extensoren in ihrer Wirkung auf die Zehen ausgeschaltet werden. Da jedoch die verbliebenen Flexoren im Grundgelenk weiterhin als Extensoren wirken, wird die Zehenfehlstellung primär nicht beseitigt, so daß auch die gewölbevermehrenden Kräfte nicht ausgeschaltet sind. Nach unseren Beobachtungen reicht zu deren Überwindung die Umlagerung der Kraft der Zehenextensoren nicht aus. Die Tatsache, daß das Scherbsche Verfahren an der falschen Stelle der Pathodynamik ansetzt, zeigt sich auch in der Praxis, da es zumindest als isolierte Maßnahme nicht ausreicht, da vor allem die später so störende Zehenfehlstellung weitgehend bestehenbleibt. Dagegen erscheint uns die Behandlungsmethode insbesondere beim ausgeprägten sog. „Ballenhohlfuß" und als Ergänzung der noch zu besprechenden Görresschen Operation durchaus empfehlenswert.

GÖRRES hat 1921 zur Behandlung der Großklauenzehe eine Methode angegeben, bei der er die Sehne des M. flexor hallucis longus der plantaren Seite der Grundphalanx anheftet. PAUWELS (1941) hat diese Operation bei Krallenzehen an allen Zehen angewandt. DAUBENSPECK (1943) übernahm das Verfahren und konnte zeigen, daß diese Operation im Gegensatz zum Scherbschen Verfahren wahrscheinlich an der wesentlichen Stelle der vermeintlichen Pathodynamik des Hohlfußes angreift, indem nunmehr die Zehen wieder im Grundgelenk einen Beuger bekommen haben. Durch diese Methode werden nicht nur die Zehen wieder gestreckt, sondern durch den aktiven Ausgleich des gestörten Kräftegleichgewichts scheint nunmehr die Möglichkeit der Korrektur der ganzen Deformität gegeben zu sein. Mit der Fixation der langen Flexorsehne an der Beugeseite des Grundgliedes bringt er an dieser Stelle – ohne am Endglied die Funktion der Sehen ganz aufzugeben (der alte Ansatz wird belassen) – einen aktiven Ersatz für die nunmehr pathologische Restfunktion der Mm. interossei. Hierdurch bekommen die Flexoren auch im Grundgelenk wieder eine ausschließlich beugende Funktion, so daß die Zehenfehlstellung in diesem Gelenk infolge der Wiederherstellung des Kräftegleichgewichts zwischen Flexoren und Extensoren ausgeglichen wird. Mit der Korrektur der Krallenzehen wird aber auch die durch diese Fehlstellung verursachte stauchende, gewölbevermehrende Kraft ausgeschaltet, so daß das fortwirkende pathogenetische Prinzip, das durch die Störung der Funktion der kleinen Fußmuskeln ausgelöst wird, aktiv egalisiert werden kann. BRÜHLS (1952) und LEGER (1954) haben später die Überlegungen DAUBENSPECKS, die auf DUCHENNE zurückgehen, in ausgedehnten Nachuntersuchungen an solcherart operierten Patienten weitgehend bestätigt, ebenso eigene Beobachtungen.

Uns erscheinen nicht nur die theoretischen Überlegungen dieser Methode überzeugend – die Technik wurde ausführlich zuletzt 1954 von LEGER beschrieben –, sondern auch die Ergebnisse entsprachen den in sie gesetzten Erwartungen. Voraussetzung aber ist, daß die operative Behandlung vor Abschluß des Wachstums durchgeführt wird. Das günstigste Alter ist das 10.–12. Lebensjahr. Die Zehenfehlstellung wird bei dieser Methode vollständig und dauerhaft korrigiert; es tritt keine kosmetische Entstellung auf. Funktionell geht lediglich die aktive Beugefähigkeit der Zehenendglieder verloren, was jedoch weder objektiv noch subjektiv von Bedeutung ist. Die sonst lästigen und schmerzhaften Druckstellen und Hühneraugen verschwinden bald nach der Zehenkorrektur ebenso wie der Metatarsalschmerz.

Ist der Fuß sehr hoch gesprengt und besteht eine stärkere Supination des Rückfußes, so schicken wir, insbesondere wenn die Fehlstellung sich passiv auch nicht annähernd ausgleichen läßt, der Görresschen Operation gern die Postikusablösung und die mediale Kapseldiszision mit Durchtrennung der plantaren Weichteile voraus. Im Einzelfall kann auch einmal eine Achillotenotomie notwendig werden.

Mit der von REY (1930) empfohlenen Durchtrennung des medialen Astes des N. plantaris haben wir keine Erfahrungen. Auch liegen uns keine Behandlungsergebnisse aus der Literatur vor. HACKENBROCH (1939) lehnt diesen Eingriff ab, da seiner Ansicht nach falsche pathogenetische Überlegungen zugrunde liegen.

Einen eigenen Platz in der Behandlung des myelodysplastischen Hohlfußes nimmt auch heute noch die von CRAMER, ROEREN, HACKENBROCH, SCHULZ u. a. in den 20er Jahren durchgeführte Laminektomie ein. Diese Therapie wurde unter erweiterten ätiologischen und pathologischen Gesichtspunkten von SCHLEGEL wieder aufgegriffen. Dabei besteht als wesentlicher Unterschied, daß SCHLEGEL (1972) die unbedingte Eröffnung und Revision des Duralsackes fordert.

Postoperativ fand sich bei all diesen Patienten eine wesentliche Besserung der vorher gestörten Trophik. Aufgrund dieser Beobachtungen halten auch wir eine Laminektomie nur bei den Patienten für angezeigt, bei denen eine sog. Myelodysplasie aufgrund des röntgenologischen und klinischen Befundes anzunehmen ist, d. h. bei solchen Kindern, bei denen eine Spina bifida occulta vorliegt und bei denen wir trophische oder gar neurologische Ausfälle nachweisen können.

Operative Therapie des kontrakten Pes cavus

So unterschiedlich die Auffassung über die Behandlung des lockeren Hohlfußes ist, so einheitlich erscheint sie beim kontrakten Fuß des Jugendlichen oder des Erwachsenen, bei denen die Deformität praktisch ihren definitiven Zustand erreicht hat (Abb. 8 d).
Bei diesen Patienten steht die ganz erheblich beeinträchtigte Leistungsfähigkeit der Füße im Vordergrund. Daneben wird über Druckstellen im Bereich der Zehen und des Mittelfußes geklagt sowie über jene Beschwerden, die als Folge der sekundär-arthrodischen Veränderungen anzusehen sind. In diesem Zustand sind viele Verfahren, die kausal in das pathogenetische Geschehen eingreifen sollen, sinn- und zwecklos, da die bestehenden Fehlformen bereits knöchern fixiert sind. Ein Großteil aller Autoren sieht daher in der subtalaren Resektionsarthrodese aller drei Kammern die Therapie der Wahl. Das Maß der Deformität bzw. ihrer einzelnen pathologischen Komponenten bestimmt die jeweilige Größe der zu resezierenden Keile. Mit der Keilosteotomie aus dem „Vor-Chopart" (Bereich vor dem Chopartschen Gelenk) sollte man sich nur dann begnügen – die Gelenkflächen bleiben unberührt –, wenn der Scheitel des pathologischen Fußgewölbes auch wirklich im „Vor-Chopart" liegt und wenn zum anderen der Rückfuß annähernd normal steht. Bei allen stärkeren Graden der Deformität, insbesondere aber auch bei einer solchen nach Poliomyelitis und Littlescher Erkrankung sowie bei der Friedreichschen Ataxie, ist die Arthrodese unserer Ansicht nach nicht zu umgehen. Leider bleibt die Stellung der Zehen, die vielfach die stärksten Beschwerden verursacht, von dieser Behandlung unberührt.
Sind die Zehen nicht kontrakt und lassen sich noch gut passiv strecken, so möchten wir, insbesondere wenn die Reposition der Zehen im Grundgelenk vollständig möglich ist, auch bei diesen Patienten bis etwa zum 20. Lebensjahr noch die Operation nach Görres empfehlen. Bei kontrakten Krallenzehen ist die Zweidrittelresektion des Grundgliedes, gleichgültig nach welcher Technik, angezeigt. Der Versuch einer Quengelbehandlung der Zehen nach vorausgegangener Korrektur des Fußes kann in einzelnen Fällen gerechtfertigt sein und auch zum Erfolg führen. Ein Dauererfolg ist jedoch meist zweifelhaft. Voraussetzung für einen solchen Versuch ist wenigstens die annähernde Gewißheit, daß anschließend über mehrere Monate Nachtschienen, Einlagen und evtl. Maßschuhe getragen werden.

Daß die Keilosteotomie bzw. die subtalare Arthrodese je nach Art und Form der Deformität mit der Durchtrennung kontrakter Weichteile und Tenotomien zu ergänzen ist, ist der Vollständigkeit halber erwähnt. Diese Füße benötigen die gleiche Nachbehandlung wie die subtalare Arthrodese (Einlagen, Hydrotherapie mit Bewegungsübungen). Diese Maßnahmen treffen in wesentlichen größerem Umfang für die Nachbehandlung des operierten Pes cavus zu. Bei diesen letzgenannten Füßen muß vor allem für etwa 3 Monate eine korrigierende Nachtschiene, die insbesondere die Zehen in der erreichten Stellung hält, benutzt werden. Nach der Operation sollen die pronierenden Einlagen noch länger Zeit getragen werden. Die Nachhandlungsmethoden können aber nicht verallgemeinert werden. Bei jedem Patienten bedarf es immer wieder unterschiedlicher Überlegungen und Maßnahmen, um das gesteckte Ziel mit Hilfe konsequenter und intensiver Nachbehandlung zu erreichen.

Die Querosteotomie des Kalkaneus als Ergänzung einer Keilosteotomie aus dem Fußrücken wurde von HACKENBROCH schon vor vielen Jahren zugunsten der Arthrodese aufgegeben. Ganz im Gegensatz dazu rückt DWYER (1954) die Keilosteotomie aus dem Kalkaneus wieder in den Vordergrund. Er ist der Ansicht, daß durch die Korrektur des Rückfußes Einfluß auf die Gesamtdeformität genommen würde. Diese Ansicht vertreten auch MAGNANT u. CAMPOURCY (1966). FILIPE u. QUENEAU (1978) berichten über das Operationsergebnis mit der Methode nach Dwyer bei Kindern zwischen 5 und 15 Jahren, dabei war das postoperative Ergebnis in der Altersgruppe der 6-10jährigen sowohl in der Funktion als auch in der Form am besten. Der Autor ist der Ansicht, daß sich die bereits bestehende Rigidität der Füße bei älteren Kindern ungünstig auf die Fußform auswirkt.

IMHÄUSER (1969) vertritt die Meinung, daß mit einer einzigen Operation alle Komponenten des Hohlfußes korrigiert werden sollen und sich nicht auf Teileingriffe beschränken bzw. in Mehrfachoperationen die Teilkomponenten der Deformität nacheinander beseitigt. Dieser einzige Eingriff muß berücksichtigen:
1. die Vertiefung des Fußgewölbes durch die Equinusstellung des Vorfußes,
2. die betonte Inflektion des ersten Strahles,
3. die Hammer- bzw. Krallenstellung der Zehen,
4. eine evtl. vorhandene Adduktion des Vorfußes,
5. eine Fehlorientierung der Ferse,
6. die Fehlorientierung des Fußes zur Knöchelgabel.

3.84 Klassische Fuß- und Zehenfehlformen

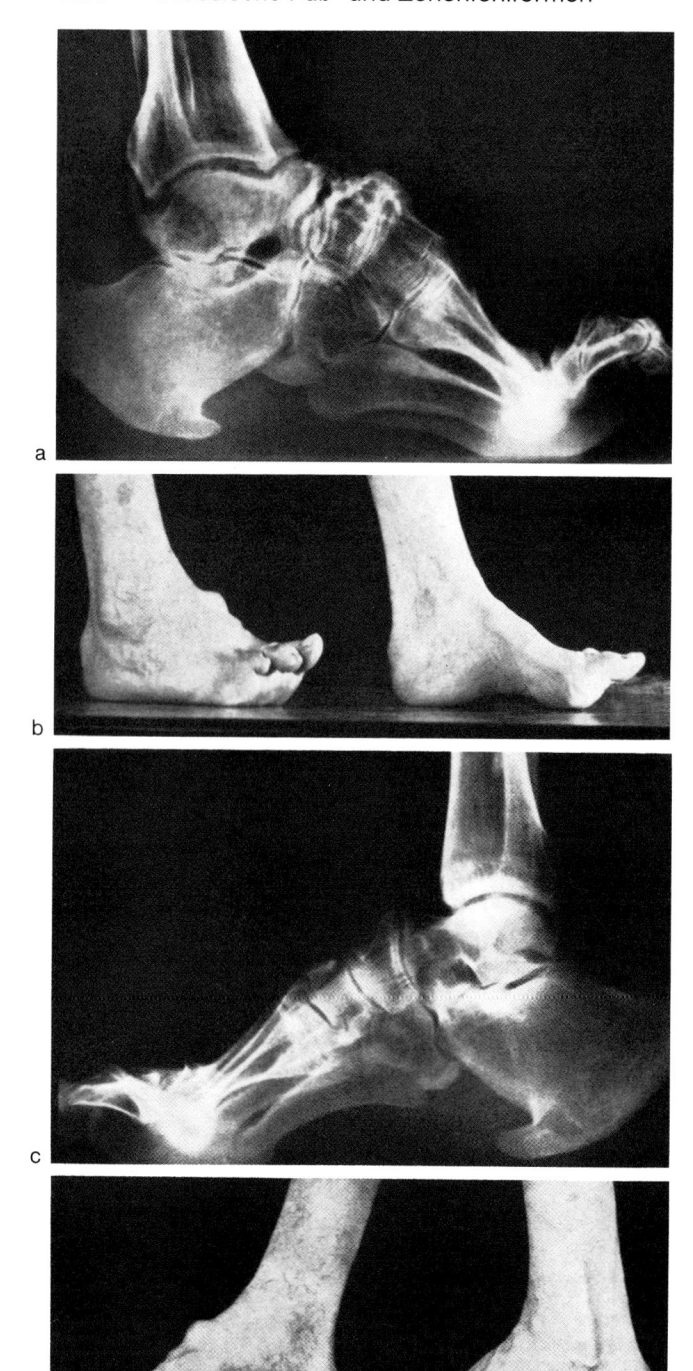

Abb. 8a–d Beidseitige „idiopathische" Hohlfüße vom klassischen Typ (Abb. 1–8 aus *A. Rütt:* Der Hohlfuß. In *G. Hohmann, M. Hackenbroch, K. Lindemann:* Handbuch der Orthopädie, Bd. IV/2. Thieme, Stuttgart 1961)

Erreicht wird diese Umstellung durch Abtrennung der Sehne des M. peronaeus longus am äußeren Fußrand und Verpflanzung des proximalen Sehenstumpfes auf die Basis von Metatarsale V, des weiteren durch eine Keilosteotomie, deren erste Meißelfläche den überknorpelten Teil des Taluskopfes und den vorderen Teil des Kalkaneus in Wegfall bringt. Die zweite Osteotomiefläche beginnt in den proximalen Anteilen der Kuneiformia und wird in das Kuboid fortgesetzt. Es entfallen somit das ganze Navikulare, die proximalen Gelenkflächen der Kuneiformia sowie ein Teil des Kuboids mit dessen – dem Kalkaneus zugewandten – Gelenkanteil. Die Arthrodese erfolgt damit zwischen Taluskopf und den Kuneiformia sowie zwischen dem Kalkaneus und dem belastenden Teil des Kuboids.

Die von HACKENBROCH (1937) angegebene Knöchelplastik zum Ausgleich der „Torsion" ist sehr selten angezeigt, denn in ganz wenigen Fällen wird bei der subtalaren Arthrodese die Umstellung des Rückfußes behindert.

Beim neurogen bedingten Klauenhohlfuß (LITTLE, FRIEDREICH usw.) sind alle Eingriffe an den Weichteilen nur ein vorübergehender Behelf - auch dann, wenn orthopädische Schuhe und Schienen unter fachärztlicher Kontrolle konsequent getragen werden. Sie können und sollen nur die Zeit überbrücken, um einen möglichst günstigen Status zu erhalten, bis wir die subtalare Arthrodese ausführen können. Bis zu diesem Zeitpunkt wird man sich im allgemeinen auf die notwendigsten Maßnahmen beschränken, mit deren Hilfe man erwarten kann, daß ein extremes Fortschreiten der Deformität verhindert wird.

Literatur

von Banniza, U. Bazan, A. Erhardt: Hohlfuß, Differentialdiagnose u. Therapie. Orthop. Prax. 13 (1977) 826
Bösch, J.: Die Calcaneus Arteotomie bei Ballenhohlfuß. Arch. orthop. Unfall-Chir. 73 (1972) 149–156
Brewerton, D. A., P. H. Sandifer, D. R. Sweetman: Der ideopathische Hohlfuß. Brit. med. J. (1963) 679
Burguet, W. Hennen, G. A. Chantraine, P. Dodoinval: Maladie de Charcot-Marie-Tooth dans une famille belge. Frequence relative du pied creux et des anomalies de la conduction nerveuse. J. neurol. Sci. 4 (1967) 559
Chuinard, E. G., M. Baskin: Claw-foot deformity. J. Bone Jt Surg. 55 A (1973) 351–362
Dekel, S., S. L. Weissmann: Osteotomie of the calcaneus and concomitant plantar skipping in children with talipes cavovarus. J. Bone Jt Surg. 55-B (1973) 802
Dennemann, H.: Möglichkeiten der röntgenologischen Diagnostik von Fußformen und Fußdeformitäten. Verh. dtsch. orthop. Ges. 48 (1961) 291
Dennemann, H.: Die sogenannte Knöcheltorsion bei Hohlfuß. Verh. dtsch. orthop. Ges. 49 (1962) 214
Filipe, G., Queneau P.: L' osteotomie du calcaneum dans le traitement du pied creux de l' enfant. Rev. Chir. orthop. 63 (1978) 563
Giriat, A., G. Taussig, P. Masse: Technique et place de la liberation plantaire dans le traitement des pieds creux de l'enfant. Rev. Chir. orthop.: 65 (1980) 77
Hannon, K.: Pes cavus in patients with ideopathic scoliens. J. Bone Jt Surg. 54 A (1972) 200
Hogshead, H. P.: Management of the anesthetic, pesalytic foot in patients with myelodysplasia. J. Bone Jt Surg. 48 A (1966) 1016

Howard, R. J.: Operative treatment early cavus feet. Sth. med. J. (Bgham, Ala.) 64 (1971) 558
Imhäuser, G.: Die operative Behandlung des starken Hohlfußes und des Ballenhohlfußes. Z. Orthop. 106 (1969) 488
Imhäuser, G., M. Hackenbroch, W. Weger, C. R. H. Rabl, K. F. Schlegel: Podiumsgespräch Arbeitskreis „Hohlfuß". Z. Orthop. 110 (1972) 833
Jackson, B. T. u. B. Y. Kommonth: Pes cavus and lymphoedema. J. Bone Jt Surg. 52 B (1970) 518
Jacobs, P.: Some uncommon deformities of the ankle and foot. Brit. J. Radiol. 35 (1962) 419
Japas, L. M.: Surgical treatment of pes cavus by taesal V-Osteotomy. J. Bone Jt Surg. 50 A (1968) 927
Kaiser, G.: Hohl- und Klauenhohlfuß. Arch. orthop. Unfall-Chir. 52 (1960) 356
Lange, M.: Orthop.-Chir. Operationslehre, 2. Aufl. Bergmann, München 1962
Lelievre, J.: Traitement medical du pied creux. 26 (1955) 11 Concours méd.
Lelievre, J.: Planus et cavus cylernetique du pied. 1 (1965) 893
Magnant, J. S., A. Campourcy: Sur deux cas d'operation de Dwyer pour pied creux. Mém. Acad. Chir. 20 (1966) 533
Marottoli, O.: Nuevas posibilidades de lax cirurgia covrectora de las deformida des del pie. An. Cirug. (Argentina) 21 (1953) 3
Michels, J.: Varus heel and cavus foot associated a tight achilles tendon. J. Bone Jt Surg. 48 A (1966) 1234
Miodonski, W.: Ergebnisse nach Hohlfußoperationen. Chir. org. mot. orthop. Pol. Acta soc. Orthop. Pol. 31 (1966) 99

Literatur

Nicklas, R. B.: The pes cavus syndrome and some new aspects of treatment. J. Amer. med. Ass. 49 (1959) 353

Pasquali-Lasagin, M.: Il trattemonto chirurgico del piedo cavo anterione. Acta orthop. ital. 2/1–4 (1956) 113

Ramotovoski, W.: Operationsergebnisse bei Hohlfüßen. Chir. Narząd. Ruchu 33 (1968) 649

Rütt, A.: In Hackenbroch, M., A. N. Witt: Orthopädisch-chirurgischer Operationsatlas, Bd. V.: Unterschenkel und Fuß. Thieme, Stuttgart 1973

Schlegel, K. F.: Die operative Behandlung des neuromyopathischen Klauenhohlfußes bei Spina bifida occulta. Z. Orthop. 48 (1961) 403

Schlegel, K. F.: Behandlung des Ballenhohlfußes. Z. Orthop. 101 (1966) 430

Schlenzka, W.: Das Problem der Sehnentransplantation beim poliomyelitischen Ballenfuß. Z. Orthop. 89 (1958) 366

Sedwick, J.: Dwyer osteotomie of calcaneus. J. Bone Jt Surg. 54 B (1972) 381

Siddert, R., J. F. Katz: Triple arthrodesis for corection of severe cavus deformity. J. Bone Jt Surg. 51 A (1967) 1242

Siguda, P. F.: Der Hohlfuß. Therapiewoche 27 (1977) 930

Steinhäuser, J.: Über die gelenkmechanische Bedeutung der Coalitio talo Calcanea sowie der Coalitio talo Navicularis und calcaneo cuboidea. Z. Orthop. 105 (1968) 369

Stracker, O. A.: Pes cavus. Wien. Klin. Wschr. 39 (1956) 749

Swansen, A., Browett, J. Coleman: The cavus toot-conceps of production and treatment by metatarsal osteotomy. J. Bone Jt Surg. 48 A (1966) 1019

Thomsen, W.: Analyse eines nach Form von Hans von Virchow zusammengesetzten Hohlfußskeletts. Z. Orthop. 110 (1972) 126

Venerys, J. E.: Aspects in surgery an pes cavus. J. Bone Jt Surg. 52 B (1970) 802

de Wouters, F. M.: Pie cavo paralitico. Pol. Coc. Argent. Orthop. Traum. 27 (1962) 51

Plattfuß

Von W. GÖRDES

Terminologie

Im deutschen Sprachgebrauch gewähren Ausdrücke wie Plattfuß, Knick-Platt-Fuß oder Knick-Senk-Fuß eine verhältnismäßig ungenaue Charakterisierung dieser sehr komplexen Veränderung des Fußes. Auch die angelsächsische Literatur verfügt über keine genaueren Bezeichnungen wie „flatfoot", „longitudinal and transverse" oder „valgus foot". Im romanischen Schrifttum gibt es den „pied plat valgus, piede piatto".

In der lateinischen Benennung „Pes valgoplanus" werden gewöhnlich auch nur die Veränderungen vom Rückfuß bis zum Mittelfuß erfaßt, indessen die supinatorische Abweichung des Vorfußes unberücksichtigt gelassen bleibt.

Somit drückt seit STRASSER (1913) die Bezeichnung Pes postice valgus sive pronatus, antice detorsus sive supinatus sowohl gelenkmechanische Zusammenhänge als auch die schließlich erreichte Deformität aus, die abhängig von den Faktoren Zeit, Bewegung und Belastung entstanden, schließlich passagere oder chronische Beschwerden machen kann und damit auch als krankhaft zu erkennen ist (Pied plat valgus douloureux, Guérin, „cramp du pied", Nelaton).

Im einzelnen handelt es sich um die Valgität und Senkung des Kalkaneus, das mediale und plantare Abgleiten des Talus, die Senkung und Pronation des Kuboids die Senkung und laterale Verschiebung des Navikulare und die dorsale und supinatorische Abweichung des I. Metatarsale (HOHMANN 1951).

Das deformierte Fußgefüge wird durch Kontrakturen festgehalten und imponiert klinisch als in Längsrichtung abgeplattete und im Rückfuß abgeknickte Fußform.

Unter Be- und Entlastung bleibt diese Deformierung gleichermaßen bestehen, ganz im Gegensatz zum sog. Senkfuß oder lockeren, nicht fixierten Knick-Platt-Fuß, der sich als Ausdruck der Fußinsuffizienz (SCHANZ) nur unter Belastung abflacht. Er ist also nur als potentielle Deformität zu werten. Der funktionell-klinische Aspekt wird von RABL (1975) so ausgedrückt: „Senkt sich der Fuß beim Auftreten durch, so spricht man vom Senkfuß. Ist auch ohne Belastung keine Wölbung vorhanden, sagt man Plattfuß, ...". Diese Unterscheidung ist für die evtl. notwendige Behandlung von praktischer Bedeutung.

Statistik

Eine interessante Untersuchung lieferte WUNDERLICH (1937). Während der 11. Olympischen Spiele konnte er unter den Wettkämpfern 16 mit Fußsenkungen (=9%) und 19 mit Hohlfußformen (=11%) erkennen. Das ist eine verhältnismäßig hohe Zahl. Der Hohlfuß wurde ausnahmslos bei Springern und Spielern gefunden; in dieser Disziplin nur einmal ein Senkfuß, der ansonsten keine Verbindung zu einer bestimmten Sportart erkennen ließ.

Der neueren Literatur sind kaum wesentliche Angaben über die Häufigkeit von sog. Plattfußträgern zu entnehmen. Der Standpunkt und die Kenntnisse des Untersuchers z. B. bei schulärztlichen Reihenuntersuchungen gewähren nicht in jedem Fall ein sicheres Urteil über eine Deformität, so daß in einer Bescheinigung schon einmal ein scheinbar vorhandener Knick-Platt-Fuß beschrieben und dieser sicherheitshalber dem Facharzt zur Abklärung vorgeschlagen wird. Das gleiche trifft im übrigen auch für militärärztliche Untersuchungen zu, welche von Untersuchern verschiedenster Fachrichtungen und Ausbildungsgrade vorgenommen werden. Letzten Endes wird dann nur bei ganz auffälligen Deformitäten oder durch diese verursachten Beschwerden ein Facharzt bemüht. Statistische Aussagen bleiben hier in jedem Falle ungenau. – BLECK (1971) untersuchte 2000 Füße von Kindern im Alter von 6 Monaten bis 16 Jahren. Darunter war eine Gruppe von 153 Kindern, die wegen angeblicher Plattfüße eine Schuhversorgung bekommen sollten. Tatsächlich hatten aber nur 43% dieser Gruppe, d. h. 3,3% aller untersuchten Kinder, einen Plattfuß.

KRISTEN (1968) hat in Österreich 7038 Kinderfüße im Alter von 6–16 Jahren vermessen. Darunter fand er für beide Geschlechter eine Abnahme des unauffälligen Fußes mit zunehmendem Alter. Füße mit geringgradigen Senkungszeichen ließen sich ebenfalls bei Mädchen und Jungen altersentsprechend vermehrt registrieren, indessen blieb die Anzahl von Kinderfüßen mit ausgeprägten Senkungen verhältnismäßig konstant zwischen 12,5 und 16,7% für Mädchen sowie 12,7 und 19,6% für Jungen ohne Trend zur Zunahme im Alter. Auch Plattfüße (kongenitale Mißbildungen, seltene Fälle völliger Abflachung des Längsgewölbes) fanden sich konstant nur unter 1% bei Mädchen und Jungen.

Abflachungen im Bereich des Vorfußes ließen einen ganz deutlichen Anstieg erkennen, ebenso wie das vermehrte Vorkommen des Hallux valgus bei den Mädchen zu sehen war. Bei den Jungen waren diese Vorfußveränderungen entschieden geringer.

Nach Querschnittsuntersuchungen an 5–16jährigen von DEBRUNNER (1965) nimmt die Häufigkeit der unauffälligen Füße mit steigendem Alter ab. Auffällig ist hier die Verteilung von Knick-, Knick-Platt- und Plattfüßen, welche bei Kindern von 5–7 Jahren immerhin mit 40 bis über 50% angegeben werden, dagegen später nur noch in 30% gefunden werden. Schwere Formveränderungen bleiben unter 10% und werden im Falle von Plattfüßen mit zunehmendem Alter etwas häufiger gesehen (unter 5%). Die Hohlfüßigkeit nimmt wie die Spreizfüßigkeit signifikant zu, wobei der Hallux valgus besonders bei Mädchen zunehmend mehr vorkommt.

Den Einfluß von Belastungen durch den Beruf untersuchten GENNARI u. GALLI (1971) an Zahnärzten, bei denen sie in 10,59% Plattfüße feststellten. 84,02% dieser Zahnärzte übten ihren Beruf im Stehen aus.

Nach KOKOSHKO (1971) wurden unter der Belegschaft einer Seidenspinnerei in 57,9% Plattfüße diagnostiziert. Mit dem Alter wurden entsprechende Veränderungen gehäuft gefunden. Die Dauer der Tätigkeit spielte insofern eine Rolle, als Arbeiter, die vor dem 18. Lebensjahr diese Tätigkeit begonnen hatten, häufiger einen Plattfuß entwickelten als jene, die erst danach diese Arbeit aufnahmen.

STEWART (1970) sah in einer afrikanischen Population etwa 10% Plattfüße, die jedoch nicht skelettär, sondern weichteilig bedingt waren. Es soll sich um ein Charakteristikum für diese Bevölkerung handeln (... a flatfoot is essentially a fatfoot"). Schmerzhafte Füße fand er extrem selten unter der barfüßig laufenden Bevölkerung.

Demgegenüber stellen LE GUYADER u. BOUCHER-DEPREUX (1966) an 2000 Untersuchungen des Fußgewölbes bei Kindern und Erwachsenen der Elfenbeinküste eine allgemeine Tendenz zur Senkung des Fußgewölbes fest, die sie mit der Lebensweise, Lastentragen, Hypotonizität der Gewebe zu erklären versuchen. – Nachdem aber die untersuchten Altersgruppierungen keine wesentlichen Abweichungen in ihren Verteilungen erkennen lassen, insbesondere nicht mit zunehmendem Alter, wird man diese Ergebnisse eher wie bei STEWART (1970) als ein Rassenmerkmal deuten können.

Einen ganz erheblichen Anteil macht die Valgo-planus-Deformität am rheumatischen Fuß aus. Nach POTTER u. KUHNS (1958) überwiegt u.a. auch in Kombination mit anderen polyarthritischen Verbindungen am Fuß der rigide Plattfuß mit 50%, nur noch übertroffen von Hammerzehen mit 60%, wenn man die Häufigkeit der einzelnen Polyarthritisveränderungen am Fuß aufschlüsselt. VAHVANEN (1967) gibt 87,4% Anteil der Valgo-planus-Deformität bei derartig erkrankten Füßen an, ebenfalls unter Berücksichtigung der Kombination mit fast immer vorhandenen anderen Deformierungen.

Statik und Mechanik

Aufbau und Funktion des Fußes

Im Sprachgebrauch des Orthopäden hat sich der Ausdruck des Längs- und Quergewölbes des Fußes als sehr praktisch und einfach für die Einlagen- oder Schuhversorgung eingebürgert, jedoch werden diese Bezeichnungen den tatsächlichen Verhältnissen nicht gerecht; sie treffen höchstens auf die äußere Form der Planta pedis zu. Eine Gewölbekonstruktion – also sich gegenseitig verspannende und ihre Last als schräg gerichteten Seitenschub auf Widerlager übertragende Bauelemente – ist im Fuß nicht realisiert. Ein derartiges, rein statisches System kann aber der tatsächlichen funktionellen Forderung zur Bewegung auch nicht genügen. Eher ist hier das Bauprinzip eines mehrgelenkigen Bogens verwirklicht, welches Verwindungen, Lastverschiebungen, Schwingungen usw. aufnehmen kann, um diese in geeigneter Weise zu balancieren.

Ausgehend von der Spongiosastruktur des Knochens lassen sich zwei Hauptsysteme erkennen, die trajektoriell ausgerichtet sind. Darauf hat schon ENGELS (zit. nach HACKENBROCH 1961) hingewiesen, welcher den Begriff eines Fußgewölbes ablehnte. Er beschrieb ein Haupt- und ein Nebensystem von Spongiosastrukturen, die sich beide ergänzen.

Nach LANG u. WACHSMUTH (1972) ziehen die Hauptsysteme, welche besonders medialseitig liegen, vom dorsalen Anteil der distalen Tibia über das Caput tali in die Strahlen I–III (Hauptstreben des Vorfußes), indessen ein kürzerer vorderer Anteil der distalen Tibia über das Corpus tali ins Tuber calcanei. Die trajektoriellen Nebensysteme verlaufen vornehmlich in den Strahlen IV–V (Nebenstreben des Vorfußes). Die Überkreuzung der trajektoriellen Hauptsysteme liegt im Corpus tali, welches als Lastträger und -verteiler wirkt. Der Talus liegt frei von Muskelsehnenansätzen dem Kalkaneus auf. Über ihn wird ein Teil der Körperlast auf das Os naviculare, die drei Kuneiformia in Richtung auf den Großzehenballen fortgeleitet.

Die Ausrichtung der Trajektorien entspricht diesem Aufbau, wobei der schwächere laterale Bogen vom Kalkaneus, dem Os cuboideum und den beiden lateralen Metatarsalia Druckkräfte zum Kleinzehenballen überträgt.

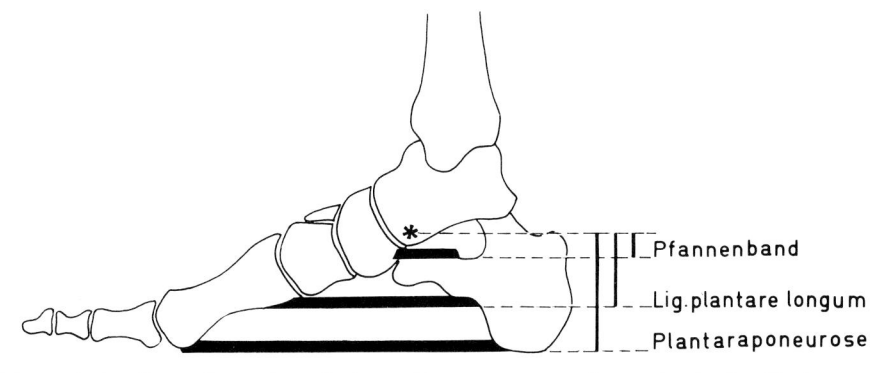

Abb. 1 Schematische Darstellung des plantaren Verspannungssystems durch die Plantaraponeurose, das Lig. plantare longum und das Lig. calcaneonaviculare plantare. Auf die mit * markierte Stelle projiziert sich der höchste Punkt der Wölbung. Beachte die unterschiedliche Länge der Hebelarme der Bandstrukturen! (aus *B. Tillmann:* Orthop. Prax. 7 [1977] 505)

GIERSE (1976) hat durch spannungsoptische Untersuchungen am Kalkaneus die trajektorielle Natur dieses Aufbaus nachgewiesen. Dieses statische Gefüge wird einerseits durch kräftige, plantarseitig liegende Bandmassen verbunden, demgegenüber die dorsalen Bänder nur eine geringe Rolle spielen. Die aktive Verspannung wird durch die Muskulatur und ihre langen Sehnen geleistet.

Wollte man den plantaren Bandhalt und die Muskulatur vereinfacht darstellen (Abb. 1), so würde man das breitflächige sog. Pfannenband (Lig. calcaneonaviculare plantare) etwa medialseitig und unmittelbar im Scheitel der Fußwölbung angeben, also an jener Stelle, wo der distale freie Anteil des Caput tali unterfangen wird. Hingegen spannt sich das außerordentlich kräftige und zweischichtige Lig. plantare longum in der Längswölbung vornehmlich medialseitig zwischen Kalkaneus und Metatarsalia. Ebenfalls zieht das der Sohle am nächsten liegende und längste Band, die Aponeurosis plantaris, vom Kalkaneus medial, um sich dann in schrägem Verlauf auf die Metatarsalia und die Zehengrundgelenke aufzufächern.

Mit Ausnahme des Gelenks zwischen Talus und Kalkaneus sind die Fußwurzel- und Mittelfußknochen durch eigene Bänder zu straffen Gelenken verbunden. Dadurch ist dem Fuß die ihm eigene Elastizität verliehen. Demnach würde aber dieses Knochen-Band-System bei Belastung an seinen Hauptstützpunkten nachgeben, die nach PLIQUET u. HELM (1966) am Tuber calcanei, dem Kleinzehen- und Großzehenballen liegen, da ein festes Widerlager am Boden fehlt. Erst die plantare Verspannung wirkt der Abflachung der Längs- und Querwölbung entgegen.

Die Art der etagenweisen Anordnung der Bänder, die sohlenwärts immer größere Strecken verspannen, verringert das Biegemoment der ganzen Fußwölbung, wobei die ganz oberflächlich gelegene Verspannung mit Plantaraponeurose und kurzen Fußmuskeln dank des langen Hebelarmes die im Gleichgewicht zu haltenden Gelenke mit geringem Kraftaufwand hält. Dazu wird die sog. Biegemomentfläche klein gehalten, da das Zugband nahe den Auflagepunkten befestigt ist (KUMMER 1967, 1979, PREUSCHOFT 1970).

Insgesamt ist nach den Ausführungen von KUMMER (1967) durch die Plantaraponeurose und die oberflächlichen kurzen Fußmuskeln (vor allem M. flexor digitorum brevis und M. abductor hallucis) das Prinzip der Pauwelschen Zuggurtung für den Metatarsus verwirklicht, welche im Vergleich mit der tieferen Verspannung etwa durch das Lig. plantare longum ungleich wirksamer ist. Der ausschließliche Einsatz der tiefen Verspannung würde nicht nur eine größere beanspruchende Kraft für die tarsalen Gelenke, sondern zugleich eine erhebliche Biegebeanspruchung für die Metatarsalia bedeuten. Interessant sind dazu Meßergebnisse mittels eines von BEIERLEIN (1976) konstruierten ortsfesten Versuchsstands zur zeitsynchronen Messung von Druckverteilung und den drei Komponenten der resultierenden Kraft vertikal, horizontal sagittal und horizontal transversal. Bei vertikaler Belastung des Taluskopfes mit 38 kp fand er z. B. eine Aufteilung der Belastung Ferse : Vorfuß von etwa 3 : 1 (ohne Weichteil- und Muskeleinfluß). Seine noch modellhaften Messungen zeigen schon wesentliche Ansätze zur Bestimmung realer Verhältnisse bei der Belastung und Druckverteilung der Fußsohle. So ergab sich auch für die Belastung der Aponeurosis plantaris und des Lig. calcaneonaviculare plantare in diesen Versuchen ein Verhältnis 3 : 1. Damit zeigt sich wiederum die Bedeutung der Verspannung durch die Aponeurosis plantaris an.

Die Rolle besonders der langen Fußmuskeln soll nicht außer acht bleiben, wenngleich sie für die Erhaltung der Längswölbung des Fußes weniger bedeuten. Ihre Verlaufsrichtung ist schräg unter der Planta pedis. Ihre Hebelarme sind verhältnismäßig kurz, da ihre Sehne (M. peronaeus longus, M. tibialis posterior) ziemlich nahe der Achse des Talokruralgelenks umgelenkt werden. Der Sehnenansatz ist aber jeweils breit gefiedert. Somit kann die in der Verlaufsrichtung wirkende Kraft je in eine Längs- und Querkomponente zerlegt werden (KUMMER 1967). Letztere ist bei der Sehne des M. peronaeus longus ganz beträchtlich ausgeprägt, so daß sie im wesentlichen die Querwölbung des Fußes im proximalen Bereich des Mittel- und Vorfußes verspannt. Von der entgegengesetzten, medialen Seite des Fußes trägt die Sehne des M. tibialis posterior mit einer allerdings schwächeren Querkomponente zur Verspannung bei, während ausschließlich im Bereich der Metatarsalia das Caput transversum des M. abductor hallucis eine quer verspannende Wirkung hat (KUMMER 1967, TILLMANN 1977).

Die vom Fuß beim Stand und beim Gang verlangte Stabilität einerseits und lockere Anpassung an den Boden andererseits werden durch die Konstruktion der subtalaren Fußplatte ermöglicht. Das Chopartsche Gelenk besteht aus dem sattelförmigen Kalkaneokuboidgelenk und dem Talonavikulargelenk, bei dem das Navikulare zusammen mit dem Pfannenband und den beiden vorderen konkaven Gelenkflächen des Kalkaneus eine eiförmige Gelenkpfanne bildet, welche nach MACCONAILL (1969) als Acetabulum pedis bezeichnet wird. In dieses Azetabulum wird der Talus hineingedreht, wobei es zur Belastung der subtalaren Fußplatte kommt. Gleichzeitig wird der Kalkaneus valgisiert. Infolge der Sattelform des Kalkaneokuboidgelenkes bedingt die Valgusdrehung des Kalkaneus eine Eversion der subtalaren Fußplatte bzw. eine Abflachung der medialen Längswölbung des Fußes. Die Gelenkflächen im Chopartschen Gelenk sind gegeneinander verdreht, was sich als Blockade mit Versteifung der subtalaren Fußplatte zur Kraftübertragung auf den Boden auswirkt (DEBRUNNER 1980).

Das Zusammenwirken passiver und aktiver Elemente konnten PUFF u. ROSEMEYER (1963) in röntgenkinematographischen Studien zeigen. Sie fanden nämlich eine deutliche Anhebung der Fußwölbung in den Phasen der stärksten Krafteinwirkung sowohl durch Belastung als auch durch Muskelzug:

Beim Aufsetzen tendiert der Kalkaneus mit seinem distalen Ende, also jenem dem Scheitel der Längswölbung nahen Anteil, sich plantarwärts zu neigen. Es kommt zur Vordehnung der kurzen plantaren Muskulatur, die sich reflektorisch verkürzt und dadurch die Wölbung verstärkt, eigentlich wie eine Sehne den Bogen spannt. Die folgende Vorfußsenkung verläuft mit einer Abflachung (Zug des M. triceps surae), um mit Beginn der Bodenberührung der Weichteile des Vorfußes eine noch stärkere Kontraktion der Plantarflexoren auszulösen.

Die Autoren machen die Belastungsdehnung im Anfang des Schrittes für die reflektorische Kontraktion hauptsächlich der Mm. plantares breves, des M. flexor hallucis longus und des M. tibialis posterior verantwortlich, der sich eine muskuläre Dehnung durch den Zug des M. triceps surae anschließt. Darauf folgt nun über eine gewisse Vordehnung der dorsalflektierenden Muskulatur eine erneute, stärkere Kontraktion der Plantarflexoren entgegen dem M. triceps surae beim Abheben der Ferse.

Fußsenkungstheorien

So eindeutig man die Beanspruchung des Fußes aus Belastung durch Körpergewicht und Muskelkräfte zu erfassen vermag, so wenig ist seine Kinematik wirklich exakt bekannt und berechenbar. Die Bewegungsabläufe in den einzelnen Gelenken werden widersprüchlich dargestellt. Die Gelenke sind schließlich auch dadurch, daß die das obere Sprunggelenk überbrückenden Muskelzüge zugleich auch über das untere Sprunggelenk bzw. das Chopartsche Gelenk ziehen, nicht zu isolierten Bewegungen fähig. Bewegungen im Talokalkaneargelenk führen zwangsläufig auch zu Verschiebungen im Chopartschen Gelenk (KUMMER 1979). Nachdem die Entwicklung des Plattfußes ausgerechnet ihren Anfang im multiformen Rückfuß zu nehmen pflegt, wird man immer nur das Resultat, nämlich den abgesenkten, flachen Fuß, kennen, nicht aber seinen Weg zurück zu einem Punkt verfolgen können.

Sehen wir z. B. vom Plattfuß durch Lähmung oder Knochenverletzung ab, so bleibt die Entstehung des erworbenen Knick-Platt-Fußes immer noch theoretischen Erwägungen anheimgestellt. Nach LORENZ (1883) wurde der „Plattfuß" erstmals von AMBROISE PARÉ erwähnt. Während diese Deformität allgemein unter dem Sammelbegriff des „Klumpfußes", nur in umgekehrter Richtung, geführt wurde, dürfte im wesentlichen HENKE (1859) das Verdienst gebühren, die pathologische Anatomie des Plattfußes eingehend aufgeklärt und darüber hinaus – wie auch etwa später HUETER (1862) – die Diskussion über die Entstehung dieser Deformität in Gang gebracht zu haben.

Zuvor haben bereits die Brüder W. u. E. WEBER (1836) in dem Buch „Mechanik der menschlichen Gehwerkzeuge" die Schilderung vom Gewölbebau des Fußes gegeben. Sie sprechen hier (zit. nach NIEDERECKER 1959) u. a. von einem kleinen Bogen am äußeren Fußrand und einem zweiten Bogen vom Fersenbein zu den ersten drei Mittelfußknochen. Zwangsläufig hat sich diese Vorstellung von der äußeren Fußform, die gewölbt erscheint und abgeflacht, nachfolgenden Autoren aufgedrängt und das Augenmerk auf eine vorwiegend statisch-dynamische Betrachtungsweise dieser Fußveränderung gerichtet.

Es ist von den Anfängen erster Darstellung her keine strenge Entwicklung zu sehen. V. MEYER (1883) war wohl der erste, welcher der geläufigen Ansicht widersprach, daß der Plattfuß ein eingesunkenes Gewölbe sei. Nachdem er keine Dehnung des Lig. calcaneonaviculare plantare finden konnte, welches eigentlich zu erwarten wäre, ferner keine Verlängerung des inneren Fußrandes als notwendige Folge des eingesunkenen Fußgewölbes messen konnte, folgerte er die entstandene Deformität als seitliche Umlegung des Fußgewölbes auf den Boden mit Beibehaltung seiner normalen Spannung. Er lehnte damit einen Senkungsvorgang ab. Im wesentlichen geht V. MEYER von einer Valgität des Talotarsalgelenks aus, welches im Sinne pronatorischer Überdrehung unter dem Einfluß der Körperlast die Plattfußbildung einleitet. Alle anderen Stellungsänderungen am Fuß, nämlich die Abduktion des Vorfußes und die Plantarflexion des Talokruralgelenks, sind nach seiner Auffassung erst Folgen dieser pronatorischen Überdrehung. Die pathologische Verformung des Fußes wird durch Druckatrophie der miteinander artikulierenden Knochen im Chopartschen Gelenk gefestigt, die teils Folge, teils Ursache der Fehlstellung (Reflexion) sind.

Im Grunde wird durch diese v. Meyerschen Plattfußthesen die alte Henkesche Theorie erneuert, die gleichfalls auf einen Stellungswechsel der Gelenke und den davon abhängigen Formveränderungen der beteiligten Knochen beruht. Allerdings wird nach diesem Autor eine Fußmuskelinsuffizienz als ursächlich für die Abweichung der Gelenkkomplexe aus einer sog. Mittellage angesehen.

Eine entscheidende Wende in den Ansichten um die Entstehung des Plattfußes führte LORENZ (1883) herbei, wobei er den Plattfuß als einen Pes flexus im oberen Sprunggelenk, einen Pes pronatus im Talokalkaneargelenk und einen Pes reflexus im Chopart- und Lisfranc-Gelenk auffaßte. Darin folgte er HENKE (1859). Wesentlich ist vielmehr seine Anschauung von der funktionellen Einheit Gelenk – Band – Muskel und ihrer Möglichkeit zur Abweichung der Bewegung nach Umfang und Richtung. Er erkannte also sehr deutlich den Pes valgus (Pes valgus acquisitus) als potentielle Deformität, „welche unter gegebenen Umständen infolge der Belastung desselben durch ein Einsinken (Reflexus) des äußeren Fußbogens und durch ein teilweises Abgleiten des inneren Fußbogens von dem äußeren entsteht" (HACKENBROCH 1961).

Hier geht LORENZ (1883) von der Überlegung aus, daß der Fuß aus zwei Gewölbebogen besteht, dessen äußerer sich aus dem wenig gegliederten, verhältnismäßig straff artikulierenden Kalkaneus, Kuboid und Metatarsale V mit vornehmlicher Auflage auf dem Metatarsalköpfchen und Kalkaneushöcker zusammensetzt. Diesem ist der innere Bogen in Form der beweglicheren Metatarsalia I–III, den Kuneiformia, dem Navikulare und Talus derart aufgesetzt, daß wiederum das Metatarsale I auf dem Boden und am anderen Ende der Talus auf dem Kalkaneus lastet. Somit wird mittels des Talus die Körperlast auf das übrige Fußskelett übertragen.

Die anatomisch begründete Neigung und damit potentielle Bereitschaft des Kalkaneus zur Valgität leitet die Pronation desselben bzw. des Rückfußes ein. Der Talus selber als ein von Bändern gehaltener, aber von Muskel-Sehnen-Ansätzen freier Gelenkkörper ist dem Kalkaneus exzentrisch aufgesetzt, indem er in mediodistaler Ausrichtung seiner Längsachse mit einer schrägen Gelenkfläche seines Korpus und zwei Gelenkfacetten an Kollum und Kaput vollkommen den medialen Auflageflächen auf dem Kalkaneus aufsitzt. Bei Belastung des Talus führt dieser damit eine Gleitbewegung nach vorn (distal) und medial aus, um den Druck auf das Navikulare weiterzugeben.

Die entscheidende Sicherung an dieser Stelle gewährt das sog. plantare Pfannenband, verstärkt durch das von V. VOLKMANN erst 1970 beschriebene Lig. sustentaculonaviculare. Zusammen mit der Gelenkfläche des Navikulare entsteht eine Art „Pfanne", in welche sich der Talus nach RIEDINGER (1896) hineinbohrt. Die genannten Bänder sind gelenkseitig und an jener Stelle, wo sie das Talonavikulargelenk unterfangen, mit Knorpel bedeckt. Eine ähnliche Darstellung findet sich auch heute noch bei MACCONAILL u. INMAN (1976). Im Rückblick auf die Lorenzsche Auffassung ist also hier die vermehrte Pronationslage, verstärkt noch durch Belastung, als potentielle Bereitschaft zur Plattfußdeformation zu sehen.

NIEDERECKER (1959) ist durch seine Erhebung von Muskelbefunden an operierten Plattfüßen wieder darauf zurückgekommen. Er fand in 69,5% der Füße den Ansatz erheblich verbreitert an der Tuberositas metatarsalis V oder weiter distal davon. „Diese Wirkung (Heber des äußeren Fußgewölbes) wandelt sich vielmehr in das Gegenteil um, d. h., durch Dorsalflexion des V. Strahles wird das äußere Längsgewölbe von distal her geradezu eingeknickt...". Auch bezüglich des M. tibialis anterior fand NIEDERECKER (1959) in 28% den Ansatz hauptsächlich am Metatarsale I also jenseits der Gelenkverbindung Kuneiforme I und Metatarsale I. „Der Verlauf der Sehne kann beim Plattfuß durch die Abduktion des Vorfußes, besonders beim distalen Ansatz, im Verhältnis zur Achse des unteren Sprunggelenks auf die Seite der Abduktion und Pronation kommen. Nur so ist es zu erklären, daß der M. tibialis anterior beim Plattfuß hypertrophieren und durch seine Kontraktur die Entwicklung der Deformität beschleunigen kann."

Bezogen auf das Modell des auf einem äußeren,

3.92 Klassische Fuß- und Zehenfehlformen

verhältnismäßig starren Tragebogens aufgesetzten inneren elastischen Bogens bedeutet das, daß mit dem Abflachen des äußeren Bogens und dem gleichzeitigen Abgleiten des Talus nach medial sich der Schwerpunkt dieses Gelenkgefüges verschiebt. Die ebenfalls gleichzeitige abduktorische Einstellung der subtalaren Fußplatte und die supinatorische Abweichung des Vorfußes kompensieren die Pronationsbewegung des Rückfußes, so daß der plantigrade Auftritt gewährt ist.

Andere Autoren hielten einen solch streng umrissenen Aufbau des Fußes für zu einseitig, um den vielfältigen Aktionen des Fußes gerecht zu werden; so lehnte MICHAELIS (1920) die praktische Bedeutung des äußeren Fußbogens ab, da dieser – bestehend aus Metatarsus IV und V sowie Kuboid und Kalkaneus – durch Weichteil gepolstert dem Boden aufliege. Das Chopartsche Gelenk sei vorrangig. Hier finde man deshalb besonders medial die arthritischen Veränderungen. Auch FICK (1910) äußert sich in diesem Sinne. Nach ihm ist es nicht gerechtfertigt, beim Fuß von einer Kuppel, einem Nischengewölbe oder von einem lateralen oder medialen Gewölbe zu sprechen. Vielmehr hält er es für das natürlichste und einfachste, daß es sich entsprechend den fünf Mittelfußknochen um fünf längs verlaufende Gewölbebogen handelt, die vorn untereinander zu einem Quergewölbe verbunden sind. Nach hinten konvergieren sie zu einem einzigen Fuß- oder Stützpunkt des Tuber calcanei hin. Vorn stützt jeweils ein Mittelfußköpfchen ab. Zusammen mit den plantaren Bändern findet FICK (1910) den Ausdruck „verklammertes Gewölbe" am passendsten. Er weist darauf hin, daß bei Belastung im unteren Sprung- und Chopartschen Gelenk eine Pronationsbewegung erfolge, bei intakten, nicht überdehnten oder dauernd veränderten Bändern ein Einsinken des Fußgewölbes aber undenkbar sei.

SAYRE (1894) beschreibt zwei Gewölbe, ein longitudinales und ein transversales. STEUDEL (1897) läßt hingegen die Lorenzschen Bogen mit kleinen Abweichungen gelten und bezeichnet den inneren als Hauptbogen, dessen hinterer Abschnitt durch den äußeren Bogen sekundär unterstützt werde. Ein vorderer Querbogen könne je nach Abflachung bzw. Senkung zwischen Metatarsalköpfchen I und V vorhanden sein. Bänder, Muskeln und Knochen erhalten das Gewölbe des Fußes. HOFFA (1902) läßt die Theorien von V. MEYER (1883) und LORENZ (1883) nebeneinander gelten.

BAISCH (1913) folgt LORENZ (1883), indem er unter Belastung dem Kalkaneus die wichtigsten Stellungs- und Lageänderungen zuschreibt, aus denen sich alle weiteren Skelettveränderungen ergeben. Er trennt den Mechanismus des Pes planus vom valgus und erwähnt, daß beides ineinander übergehen könne.

KRUCKENBERG (1935) wiederum unterscheidet im Fußskelett zwei Streben, den Mittelfuß als vordere und den Kalkaneus als hintere. Die kleinen Fußwurzelknochen werden als keilförmig dazwischen gelagert und als Verbindung beider Streben betrachtet.

Die Diskussion um den Fuß als Gewölbebau, als Bogenkonstruktion oder ähnliches hat seine verschiedensten Deutungen erfahren. Immerhin hat die v. Meyersche Lehre „jahrzehntelang das gesamte orthopädische Denken und auch die Praxis der Senkfußbehandlung beherrscht" (THOMSEN 1960). Selbst die Korrektur dieser Theorie von der pronatorischen Überdrehung des subtalaren Fußes als eine seitliche Umlegung des Fußgewölbes durch LORENZ (1883) vermochte sich nicht derart durchzusetzen, daß man weiter – nach THOMSEN (1960) – die angebliche totale Pronation in eine totale Supination zu verändern versuchte.

Der Anatom STRASSER (1913) hat schließlich die v. Meyersche Theorie als fehlerhaft erkannt und ist zu der Überlegung gelangt, daß nur der Rückfuß eine pronatorische Drehung (Torsion) vollzieht, indessen der Vorfuß infolge des Gegendruckes durch den Boden eine supinatorische Stellung beibehält (Detorsion). Nach v. MEYER (1883) würde sich der Kleinzehenballen abheben (Umlegen der Fußinnenseite).

STRASSERS (1913) Vorstellungen von der Fußsenkung waren folgendermaßen: Beim Abrollen des Fußes wird dieser mit der Ferse aufgesetzt und zunächst über den Außenstrahl zunehmend belastet. Durch den Widerstand des Bodens kommt es zur Pronation im Talokalkanealgelenk und im Kalkaneokuboidgelenk. Diese pronatorische Drehung läuft weiter, bis der Vorfuß voll den Boden berührt. Währenddessen kehrt sich die Pronation im Kalkaneokuboidgelenk in eine supinatorische Drehung um. Die subtalare Fußplatte liegt nur noch dem Kalkaneus an. Navikulare und Processus anterior superior calcanei drehen sich aufeinander zu. Dadurch wird eine weitere Pronation des Talus behindert, der sich in das subtalare Pfannenlager hineinschraubt. Die supinatorische Gegendrehung des Navikulare gegenüber dem Processus superior anterior calcanei steigert sich mit der Abwicklung der Fußsohle in Richtung auf den Großzehenballen. Der Kalkaneus legt sich nicht weiter pronatorisch um, sondern senkt sich mit seinem Sustentaculum tali, während das Navikulare darüber etwas zurückbleibt. Eine Abflachung kommt zustande, wenn die starken, an der Plantarseite und am inneren Fußrand zwischen Kalkaneus und Navikulare gelegenen Bänder nachgiebig werden, wobei auch durch Druckatrophie die Veränderung der Form einzelner Knochen eine Rolle spielt. Dem Nachlassen der Muskulatur mißt er eine wichtige Bedeutung bei der Entstehung des statischen Plattfußes bei. Zusammenfassend heißt es: „Wie mir scheint, kommt es in der Regel fast gleichzeitig zu tieferem Einsinken des inneren Gewölbebogens und zu weitgehender Pronation zwischen Talus und Subtalarplatte. Der Talusexzenter wird tiefer in die subtalare Pfanne eingedreht; die Hemmung der Pronation ist ausschließlich den exachsialen Reibungswiderständen überlassen, welche bei der federnden Einklemmung zwischen Kalkaneus und Navikulare wachgerufen werden. Die dorsale Druckspannung muß bei gleicher Belastung in dem abgeflachten Bogen eine viel größere sein. Außerdem vergrößert sich mit der zunehmenden Valgität des Kalkaneus der Hebelarm des pronatorischen Moments der äußeren Kräfte; beides ist wichtig für den progressiven Charakter der Veränderung. Sinkt die innere Fußwölbung anfänglich auch nur wenig tiefer ein und schraubt sich auch der Talus beim Stand auf dem inneren Bogen zunächst nur wenig tiefer, so stellen sich doch bei längerem Andauern der neuen Bedingungen bleibende anatomische Veränderungen ein, eine Verlängerung der plantaren Bänder und namentlich eine Druckatrophie an den dorsalen Teilen der Skelettstücke mit Inbegriff der Rückbildung der Exzentergestalt des Talus ...".

Die praktische Bedeutung gewann diese neue Darstellung der Fußtorsion und -detorsion erst unter BÖHLER (1922) und HOHMANN (1922, 1923), die ebenfalls die Lehre von der Torsion und Detorsion des Fußes vertraten. Die Gegendrehung des Vorfußes war auch schon MÜLLER (1902) und v. BAEYER (1912) bekannt.

Hier sei noch erwähnt, daß mit der Diskussion um die Fußwölbung jene um die äußeren Stützpunkte an der Fußsohle eng verbunden war. Notwendigerweise mußten solche vorhanden sein, wenn man Gewölbe annahm. LORENZ (1883) ging von einem Sohlendreieck zwischen Ferse, Metatarsalköpfchen I und Tuberositas metatarsalis V aus. Später wurde das Metatarsalköpfchen V als äußerer Stützpunkt des Sohlendreiecks genommen. – HACKENBROCH (1979) berichtet in einem seiner letzten Vorträge: „Der lang anhaltende Streit um die Existenz eines vorderen Quergewölbes ist zu Ende. Schon CRAMER (1925) hat es abgelehnt, es anzuerkennen. Dagegen spielt das hintere „Quergewölbe" und seine Erhaltung oder Abflachung beim Senkungsvorgang eine Rolle. Es ist durch die Lage der Keilbeine deutlich gekennzeichnet und schon durch deren ungewöhnliche Verzapfung, seine Unterfangung mit komplizierten Bandzügen sowie als gedeckte Lagerung für andere wichtige Weichteilstrukturen auffällig."

Sicher scheint es auch aus praktischen Gesichtspunkten von Vorteil, den Begriff des vorderen Quergewölbes aufzugeben, da es sich bei Veränderungen des Vorfußes um die konsequente Folge des Absenkungsvorganges handelt, dem die vorderen Auflagepunkte nicht entgegenwirken können. Mithin wird man die funktionelle Auffassung HOHMANNs (1951) von nach vorn auslaufenden fünf Schenkeln des Fußes stützen können, von denen bald nur der innerste oder die inneren, bald nur die äußeren, bald aber auch alle zugleich benutzt werden. Auch neuere Darlegungen sprechen dafür (DEBRUNNER, 1980).

Eine funktionelle Betrachtung des Fußes eigener Art hat WEINERT (1935) geliefert. Er geht damit um einiges über die Strasserschen Vorstellungen hinaus. Torsion und Detorsion werden von ihm in eigenwilliger Weise, nämlich als Verwringung, beschrieben. Dabei macht er sich von der üblichen Vorstellung des Fußgewölbes frei. „Wesentlich für die Statik des menschlichen Fußes ist, daß das Fußgewölbe kein inneres Gewölbe hat, sondern auf der Innenseite eine Brückenfeder, die auf einem echten Gewölbe ruht. Dazu kommt eine Querfeder, die auf dem Mittelgewölbe ruht, und endlich ein Drehpfeiler, der aus dem Sprungbein innen und dem Fersenbein außen zusammengesetzt ist. Hierzu kommt der intermediäre Strahl, der von außen und innen festgehalten wird, solange die Kräfte des äußeren und inneren Strahls nicht entgegengesetzt wirken. Wenn dies der Fall ist, hat der intermediäre Strahl keinen Halt mehr, und das Fußskelett fällt auseinander, es kommt zum Pes abductus reflectus ...".

Im einzelnen geht WEINERT (1929) von drei Längssystemen aus: dem medialen Sprungbeinlängssystem, dem lateralen Fersenbeinlängssystem und dem intermediären Längssystem (Abb. 2 u. 3). Indem eine Lateral- oder Außendrehung des Sprungbeinsystems und eine Medial- oder Innendrehung des Fersenbeinsystems eine feste Verschraubung des Sprungbeins in das Fersenbein bedingen – abhängig „von der lückenlosen Verklinkung der Hauptlager beider Knochen, nämlich der Facies articulares posteriores und mediae" –, entsteht eine echte Überkreuzung beider Systeme „unter Zwischenschaltung des intermediären Systems". Je mehr nun das Sprungbeinsystem lateral-, das Fersenbeinsystem medialwärts gedreht werden, um so stärker wird das Intermediärsystem dazwischen eingepreßt und um so mehr dient es seiner aktiven Aufgabe. Es hat nämlich sowohl für den Längs- als auch den Querbau des gesamten Fußskeletts das anatomische Mittel-, Scheitel- und Verschlußstück sowie funktionelle Verbindungsglied zu bilden. WEINERT (1929) spricht hier von der anatomischen und funktionellen Verkreuzung als Grundformeln für den Aufbau und die Statik des in Mittelstellung befindlichen Skeletts beim normalen Fuß. Hingegen stellt die dauernde anatomische Entkreuzung von Sprung- und Fersenbein die eigentliche Ursache „für die Gesamttransponierung des Skeletts des normalen Fußes in das Skelett des vollendeten Knick-, Abgleit-, Ballen- und Plattfußes dar." In der medial von der Richtungsebene abgewandten Drehung des Sprungbeinsystems ist diese Entkreuzung bereits angelegt.

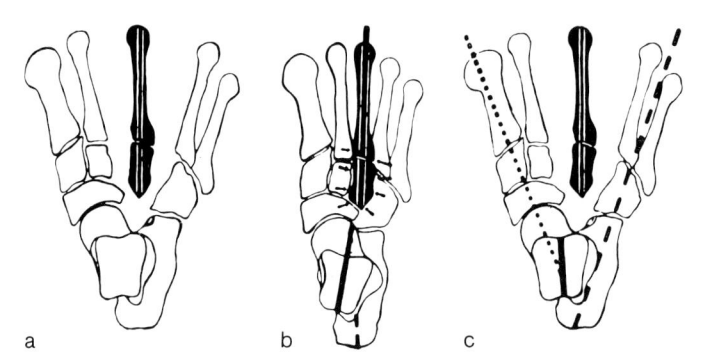

Abb. 2a–c Schema des Fußskeletts nach Weinert. Die drei anatomischen Längssysteme. Intermediäres System zwischen dem lateralen und medialen, die von beiden Seiten aus zum intermediären System hingedreht sind. So entsteht eine anatomische Verkreuzung von Sprung- und Fersenbein und eine funktionelle Überkreuzung der beiden randständigen Längssysteme. Deren seitliches Abdrehen löst die anatomische und funktionelle Verbindung (aus A. Weinert: Zbl. Chir. 16 [1929] 965)

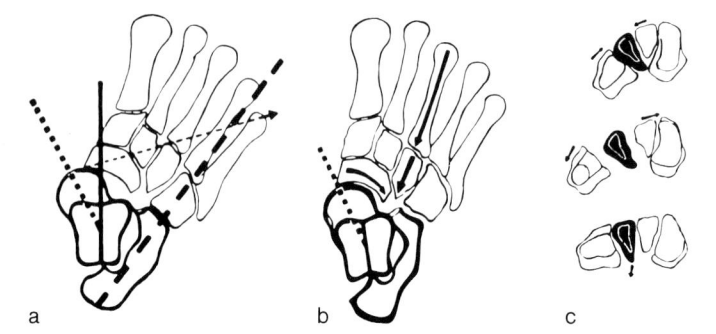

Abb. 3a–c Anatomische und funktionelle Entkreuzung der Längssysteme als Wesen der Plattfußbildung nach Weinert. Verlust der Wölbung, Abduktion des Vorfußes, Einsinken des Quergewölbes. „Dekompensation" (aus A. Weinert: Zbl. Chir. 16 [1929] 965)

Der Taluskopf gerät aus seiner zentrierten Lage in der Pfanne des Navikulare, welches selbst in einem freiwerdenden Spalt zwischen Talus und Kalkaneus „fersenwärts hineingedreht – gedrängt – geschraubt" wird, um unter Mitnahme des Kuneiforme III die durch die Transponierung entstehenden Lücken wieder zu schließen bzw. als in einem endgültig deformierten Fußskelett nur noch eine anatomische Aneinanderlage von Knochen darzustellen. Die Belastung des derart deformierten Fußes folgt dann der sog. Meyerschen Linie (Fersenbeinmitte- Mitte des I. Mittelfußköpfchens).

WEINERT (1929) erkennt als Störfaktoren des Systems der Verkreuzung Abweichungen in der achsengerechten Übereinanderschaltung von Ober- und Unterschenkelknochen, Sprung- und Fersenbein, ausgehend von der Stellung des Hüftgelenks.

Die Weinertsche Theorie ist einleuchtend. Sie macht sich von strengen, rein anatomischen Gegebenheiten frei und drückt die funktionelle Situation des vom Rückfuß ausgehenden Senkungsvorganges als komplexes Geschehen aus. Damit ist sie als eine logische Ergänzung der übrigen Theorien zu sehen, in denen als Ausgangsstellung die labile Valgität der Ferse gesehen wird (Valgismus des Rückfußes).

Eine Vorstellung des Senkungsvorganges als funktioneller Überlastungsschaden des Fußes hat HOFER (1954) entwickelt. Sie verzichtet nahezu auf jegliche morphologische Erklärung. Eine in mehreren Graden ablaufende Störung der Kräfte, welche durch einen inneren Kurzschluß im Fuß umgelenkt werden, führt die Senkung herbei. Das sog. vertikale Funktionsgefüge (ausgedrückt als Parallelogramm der Kräfte) wird in die horizontale Ebene verändert bzw. bedingt eine Änderung des sog. horizontalen Funktionsgefüges durch einen inneren Kurzschluß mit der Ausbildung des Plattfußes als Ergebnis. „Die Natur selbst zerstört die eigene Kunstform des Gangfußes und bildet einen extremen Standfuß, den Plattfuß, aus." Die Valgität des Rückfußes steht hier am Ende, während sie sonst als Ausgangsposition (Valgismus) vorausgesetzt wird.

Ätiologie und Pathogenese

Nach Untersuchungen von BÖHM (1929, 1930) sollen bestimmte Fußdeformitäten gegen Ende der embryonalen Phase, etwa zwischen 8. und 9. Woche, entstehen. Jedoch sind diese Vermutungen noch nicht exakt bestätigt worden. Bekannt ist lediglich, daß in der Zeit zwischen embryonaler und fetaler Entwicklung der Fuß seine Form annimmt, jedoch die Rückfußelemente während der fetalen Periode erst noch einen Form- und Stellungswechsel vollziehen. Nach GARDNER u. Mitarb. (1959) sind am Ende der embryonalen Zeit die Fußknochen endgültig orientiert.

Der Einfluß der Muskulatur ist ständig in der Diskussion geblieben. Die ausführlichen Monographien von CRAMER (1925) und von HOHMANN (1951) haben nichts an Gültigkeit eingebüßt. Die Tatsache, daß einerseits infolge Muskelatrophie ein Hohlfuß entstehen und andererseits bei normalen Muskelverhältnissen ein Plattfuß resultieren kann, läßt bis heute keine endgültige Beantwortung auf die Frage zu, ob die statische Beanspruchung des Fußes wesentlich zur Abflachung beiträgt. MATTHIASS u. BERNDT (1965) konnten z. B. auch bei Amputierten, die während des Wachstums amputiert worden waren, keine schwerwiegenden Formveränderungen (nur 23,3% Plattfüße) feststellen, wohl meßbare Fehlbelastungen und Arthrosen im Talonavikulargelenk und Großzehengrundgelenk. Eine leichte Abflachung des Fußskelettes im Stand gegenüber Entlastung ist bekannt und im Röntgenbild nachzuweisen.

Unter spinaler Anästhesie mit Ausschaltung des Muskeltonus oder auch am Amputationspräparat bleibt die Fußwölbung erhalten. Erst nach Durchtrennung des Lig. plantare longituinale flacht sie deutlich ab, bleibt aber selbst bei vollkommener Durchtrennung aller plantaren Bänder noch in einem gewissen Ausmaß erhalten. LELIÈVRE (1971) weist damit auf die „solide autonome architecture" der Wölbung des normalen Fußes hin. Inwieweit nun Überlastung Fußschäden und damit auch eine Fußsenkung herbeiführt, deuten Untersuchungen an Hochleistungssportlern an, die SCHOBERTH (1979) bekanntgab. Pathologische Formabweichungen und erworbene Fußschäden sind nicht immer mehr ganz zu trennen. Immerhin fand er unter 700 Hochleistungssportlern in 55,7% Fußdeformierungen in Form von Spreizfüßen bis zu schweren Senkfüßen, demgegenüber bei Leistungsturnern, die überwiegend bei Turnübungen die Füße belasten, in nur 21% Spreizfüße, keine Senkfüße.

Es scheint, daß unabhängig von der Disziplin trotz gut trainierter Muskulatur eine Formabweichung nicht aufgehalten werden kann, evtl. sogar begünstigt wird. Gegenüber den von WUNDERLICH (1937) mitgeteilten Befunden von Olympiateilnehmern, bei denen sich Senkfüße unabhängig von der betriebenen Sportdisziplin fanden, erweisen sich diejenigen von SCHOBERTH (1979) zitierten wahrscheinlich als Folge wesentlich härterer Dauerbelastungen und veränderter Trainingsanstrengungen im modernen Leistungssport.

Möglicherweise sind Varianten von Sehnenansätzen und überzählige Muskeln ätiologische Faktoren, die die Plattfußentstehung begünstigen. NIEDERECKER (1959) fand z. B. bei 204 operierten Füßen 23mal einen Peronaeus quartus, der die Pronation des Tarsus verstärkt. Er beschreibt ein ungewöhnlich tiefes Herabreichen der Muskelbäuche der Peronäalmuskulatur, Anomalien des Ansatzes des Peronaeus tertius, welcher als besonderer Plattfußmuskel gilt, in dem er bei weit distalem Ansatz nicht mehr den äußeren Fußrand hebt, sondern den lateralen Strahl dorsal flektiert. Den Ansatz des Tibialis anterior konnte NIEDERECKER (1959) oft sehr weit vorn finden mit Verwachsungen in der Umgebung, so daß seine Hebefunktion für das Längsgewölbe eingeschränkt sein muß. Eine Einzelmitteilung dazu wurde auch von BECK u. KITTING (1973) gemacht. Nach elektrophysiologischen Untersuchungen von DUCHENNE (1959) ist der Peronaeus brevis ein Plattfußmuskel erster Ordnung, da er den Rückfuß proniert und den Vorfuß abduziert und damit zwei entscheidende Plattfußkomponenten unterstützt. – Der Tibialis anterior vermag abhängig von der Haltung des Fußes ausgesprochen gegensinnig zu wirken. In Pronation und Abduktion begünstigt er die Pronation, in Supination diese Stellung. Auch der Triceps surae wird bei pronatorischer Umlegung des Kalkaneus zu einem kräftigen Pronator des Rückfußes. Die Rolle der Muskulatur am Fuß zwischen Stabilisation und Lokomotion hat durch die Elektromyographie eine gewisse Klärung erfahren (BASMAJIAN u. BENTZON 1954, SMITH 1954). Die Tibialis-, Peronäus- und Sohlenmuskulatur ist inaktiv im Stand, aktiv erst beim Gehen und gewährt besonders zu Beginn der Gangphase eine gewisse dynamische Reserve (BASMAJIAN u. STECKO 1963). Weitere elektromyographische und gleichzeitig kinematographische Untersuchungen haben ergeben, daß diese dynamischen Reserven beim Plattfüßigen schon früh in der Standphase mobilisiert werden. Die außerdem gegenüber normalen Individuen erhöhte Muskelaktivität wird für den Halt der Fußwölbung während der Lokomotion beansprucht (GRAY u. BASMAJIAN 1968). Die bereits von HÜBSCHER (1904) gefundene Massenzunahme der Mm. tibialis anterior et posterior, welche HOHMANN (1951) als Aktivitätshypertrophie bezeichnete, fügt sich hier zwanglos ein. Beide Muskeln sind bestrebt, der Pronation entgegenzuwirken. Die Sohlenmuskeln werden dagegen bis zur Atrophie und Degeneration verändert. – Deshalb ist der muskuläre Einfluß auf die Plattfußgenese so zu verstehen, daß die Nachgiebigkeit der Gelenk-Band-Verbindungen die Muskelaktionen allmählich in eine andere Richtung drängen, welche diese schließlich beibehalten, nachdem die passiven Elemente ihre Formschlüssigkeit verloren haben. Die besondere Situation des Talus, welcher nur durch Bänder fixiert, seitlich durch die Malleolengabel geführt und dem Kalkaneus schräg aufgelagert ist, zeigt, daß zunächst einmal eine äußerst präzi-

3.96 Klassische Fuß- und Zehenfehlformen

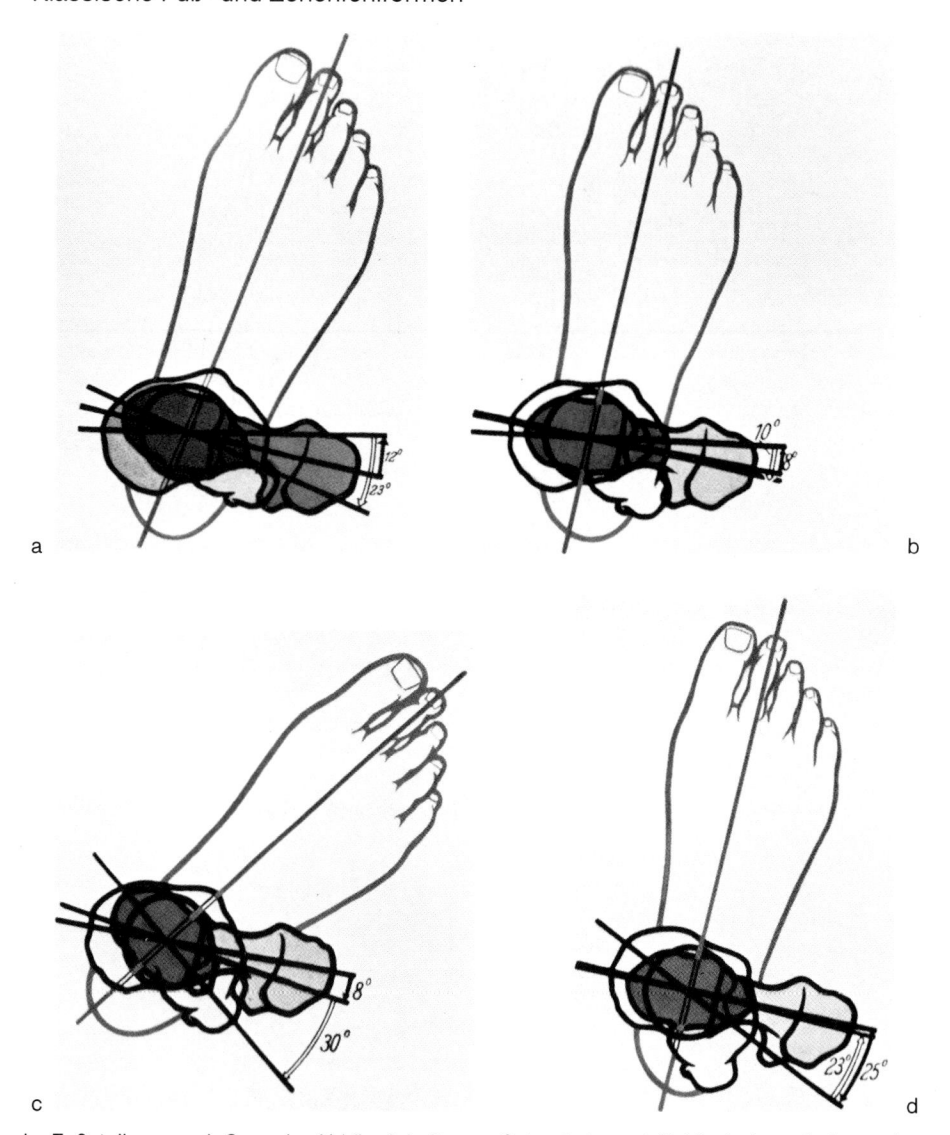

Abb. 4 a–d Fußstellung und Gang in Abhängigkeit von Schenkel- und Schienbeinverdrehung (aus J. Lang, W. Wachsmuth: Praktische Anatomie, Bd. I/4, 2. Aufl. Springer, Berlin 1972). a) Durchschnittliche Stellungsverhältnisse, b) unterdurchschnittliche Verdrehung nach innen, c) überdurchschnittliche Verdrehung nach außen, d) Stellung bei äußerster Verdrehung des Schenkels nach außen und des Unterschenkels nach innen (±0)

se Artikulation Voraussetzung zur Stabilität sein muß („solide autonome architecture", LELIÈVRE 1971), die, wäre sie vorwiegend den Muskelkräften überlassen, schon im Stand zum Zusammenbruch des gesamten Rückfußes führen würde. Die überwiegend plantarwärts angelegten Bandverspannungen sorgen indessen für eine straffe Artikulation, an der sich zusätzlich die Plantarflexoren beteiligen (s. S. 3.89).

Einige Rückfußsynostosen (Coalitio talocalcanea, Coalitio calcaneonavicularis) erweisen sich denn auch als besonders stabilisierende Elemente, die sich wohl ursächlich bis zur schmerzhaften Pronationskontraktur des Fußes des Adoleszenten auswirken können, jedoch nicht zur Absenkung führen. Die dazu notwendige mediale und plantare Verschiebung des Talus wird durch die eine wie die andere Koalition verhindert. – Häufig sind sie mit der Knickfußdeformität verbunden, welche selbst jedoch nichts mit dem Senkfußgeschehen zu tun hat (STEINHÄUSER 1969a, b, 1979) (s. S. 3.109 f.).

Nach Untersuchungen von MORTON (1952) und BASMAJIAN u. BENTZON (1954) hängt die Erhaltung der Fußlängswölbung ausschließlich von der einwandfreien Artikulation der einzelnen Knochen ab. Das entspricht der „architectur autonome" nach LELIÈVRE (1971). Die Funktion der Bänder wird von allen diesen Autoren lediglich im Zusammenhalten der Fußknochen gesehen, diejenigen der Muskeln nur in der Bewegung des Fußes, nicht in seiner Formerhaltung.

Die valgische Anlage des Rückfußes scheint deshalb die wesentliche Voraussetzung für eine mögliche Fußsenkung zu sein. Bei dem subtalaren Gelenk handelt es sich um einen weiten, nicht artikulierenden Raum (Sinus tarsi), anderseits um drei kleine Gelenkflächen zwischen Talus und Kalkaneus. Ein plattes Band spannt sich zwischen beiden, welches bei mehr oder weniger Valgusanlage der Rückfußknochen zu lang, zu dünn und zu schwach sein kann und deshalb den Kalkaneus in vermehrte Pronation abweichen läßt, wobei sich die Gelenkflächen an die jeweils neue Position anpassen können. Darüber hinaus können die Gelenkflächen eine angeborene, übertriebene Neigung haben. Eine zunächst leichte Valgität verstärkt sich dann unter dem Einfluß des Gewichts (LELIÈVRE 1971). Eine vermehrte Innenrotation der Malleolengabel vermag die eingeschlagene Bewegung zu unterstützen (Abb. 4). – „Beim statischen Plattfuß findet zunächst keine eigentliche Formveränderung statt, sondern nur eine Übertreibung normaler Beweglichkeitsgrade in den Gelenken. Erst allmählich bilden sich unter dem Einfluß der Belastung auch Formveränderungen infolge Anpassung der Gelenkflächen, die später allmählich arthrotisch werden" (HAKKENBROCH 1961).

Es ist wohl nicht so abwegig, hier an eine der Hüftdysplasie ähnliche Situation zu denken, wobei sich aus der dysplastischen Anlage über die Beanspruchung schließlich eine Deformität entwickeln kann.

Ausgehend von der Tatsache, daß die Formschlüssigkeit des Fußskelettes, seine Bänder und Muskeln die Fußform bestimmen, kann man gewissermaßen aus didaktischen Gründen drei ätiologische Gruppen zusammenfassen.

1. Knöcherne Veränderungen
Hier wird man die Folgen von Frakturen (posttraumatischer Plattfuß), besonders des Kalkaneus anführen; ferner Folgen knöcherner Erkrankungen (Osteoporose). Hierher gehören auch die angeborenen Deformitäten wie der Talus verticalis, Synostosen des Rückfußes, die Hypoplasie des Sustentaculum tali, die Verlängerung des Talushalses, akzessorische Fußwurzelknochen, insbesondere das Os naviculare cornutum (Prähallux).

2. Ligamentäre Veränderungen
Sie verursachen den häufigsten Plattfußtyp, den sog. bänderschwachen Plattfuß. Er wird sehr oft (zu oft!) bei Kindern diagnostiziert. Da er so häufig gesehen wird, gibt es Meinungen, die seine Existenz leugnen und diese kindliche Fußform als normale Entwicklung des Fußes betrachten. Hier ist zu sagen, daß sehr häufig Verwechslungen vorliegen und nicht zwischen dem kleinkindlichen Knickfuß, dem haltungsschwachen Knick-Senk-Fuß und dem echten Knick-Platt-Fuß unterschieden wird (s. S. 3.104 f.). Der bänderschwache Plattfuß wird ebenfalls häufig bei der Frau in der Menopause gesehen, wo sich Gewichtszunahme, Arthrose und variköser Symptomenkomplex als Syndrom mit Plattfußentstehung zeigen. Darüber hinaus wirken sich Systemerkrankungen des Mesenchyms u. a. an den Füßen aus (Morbus Pfaundler-Hurler, Morbus Morquio, generalisierte epiphysäre Dysostose, Rachitis, Ehlers-Danlos-Syndrom).

3. Muskuläre Veränderungen
Darunter sind Plattfüße als Folge paralytischer (Myelodysplasien, Poliomyelitis) oder spastischer Lähmungen zu finden (ROGGATZ u. ZWIKKER 1970, SHARRARD 1967), gelegentlich auch auf dem Boden von Myopathien (progressive Muskeldystrophie) (s. S. 3.114 f.).

VILLADOT (1981) hat den Fuß als die Basis eines gegen die Schwerkraft gerichteten Servomechanismus des Körpers bezeichnet. In dieser Betrachtungsweise verhalten sich Sehnenansätze und Bänder des Fußes wie der Eingang für den antigravitatorischen Stimulus, der über das zentralnervöse System die motorische Reflexion in Form von Muskelkontraktionen auslöst, die das körperliche Gleichgewicht garantieren.

So gesehen ist unter dem Einfluß der Schwerkraft das einmal durch die o. g. Ursachen gestörte Kräftegleichgewicht des Fußes nicht ein einfaches Absinken der Wölbungen, sondern infolge der besonderen Struktur („architectur autonome") eine komplizierte Pronations-Supinations-Bewegung von Rück- und Vorfuß.

Der *Senkungsvorgang* läuft etwa folgendermaßen ab: Eine Plantarflexion des Kalkaneus und mehr noch des Talus zeigt die Lockerung des Talokalkanealgelenks an. Dabei führt der Talus eine typische pronatorische Bewegung gegenüber dem in Valgusposition verbleibenden Kalkaneus aus. Der Talus gleitet in spiralförmiger Bewegung vom Kalkaneus ab und drängt den Malleolus externus nach vorn. Gegenüber dem Kalkaneus entsteht mit dem Talus auch eine adduktorische Bewegung, so daß sich der horizontale Winkel zwischen Talus und Kalkaneus vergrößert. Dieses Gleiten des Talus nach ventral, medial und plantar setzt sich in Richtung auf das Navikulare fort und über die anschließenden Kuneiformia auf die Metatarsalia I–III. Die abnorme Bewegung des Talus leitet die Absenkung des inneren Fußbogens oder der Fußwölbung ein, welche am Ende mit einer Dorsalflexion und Abduktion der drei Metatarsalia durch den Widerstand des Bodens aufhört.

Diagnostik

Der sog. Normfuß besitzt schon eine Variationsbreite, die zu erfassen sehr schwierig sein dürfte. Hier evtl. Beschwerden zu klären, wird ohne

3.98 Klassische Fuß- und Zehenfehlformen

deutliche Formabweichung gleichfalls nicht leichtfallen. Ebenso kann bekanntlich ein ausgeprägter Plattfuß beschwerdefrei ertragen und eine geringe Abweichung erhebliche Beschwerden verursachen. Die Grenze zwischen gesund und krank ist eher fließend. Durch SCHANZ ist hier der Begriff der Insufficientia pedis eingeführt worden, welche erst im Zusammenhang mit den möglichen Formabweichungen etwas Krankhaftes darstellt. Soll die veränderte Fußform als wirklich krank bezeichnet werden, sind subjektive Beschwerden und verminderte Funktion des Fußes zu erwarten. Die Beurteilung der Leistungsfähigkeit und auch eines in der Form veränderten Fußes orientiert sich zunächst an vorhandenen Beschwerden, die als Leitsymptom anzusehen sind. Evtl. liegen auffällige und zusätzliche Veränderungen (Zehendeformitäten, Beschwielung, Verformung von Schuhwerk) vor, die die veränderte Funktion und Leistungseinbuße anzeigen. Damit kann die Diagnose eingegrenzt werden.

Tabelle 1 Zusammenstellung von Winkelmaßen aus dem seitlichen Röntgenbild des Fußes unter Belastung. „Normfuß" bedeutet Durchschnittsfuß

Standardaufnahme seitlich	„Normfuß"	„Plattfuß"
nach *Hüner* (zit. nach *Niederecker* (1959)		
Kalkaneus-Boden-Winkel	⌀ 28°	< 28° (bis unter 0°)
Talus-Boden-Winkel	⌀ 23°	⌀ 32° (> 45°)*
Talus-Kalkaneus-Winkel	⌀ 20°	⌀ 33° (−90°)*
*(wahrscheinlich angeborene Deformität)		
nach *Dennemann* (1960)		
Fersenauftrittswinkel	⌀ 22°	< 22°
Metatarsalwinkel	⌀ 23,7°	< 23,7°
Ristwinkel	⌀ 138°	⌀ 147°
nach *Giannestras* (1978)		
Talus-Navikulare-Gelenk-Winkel	⌀ 90°	< 90°
Navikulare-Kuneiforme-I-Gelenk-Winkel	⌀ 90°	< 90° (selten)

Tabelle 2 Zusammenstellung von Winkelmaßen aus dorsoplantaren Röntgenbildern des Fußes unter Belastung. „Normfuß" bedeutet Durchschnittsfuß

Standardaufnahme dorsalplantar	„Normfuß"	„Plattfuß"
nach *Hüner* (zit. nach *Niederecker* (1959)		
Talus-Kalkaneus-Winkel	⌀ 20°	⌀ 33° (45°)*
*(wahrscheinlich angeborene Deformität)		
nach *Giannestras* (1978) dorsoplantarer		
Talus-Navikulare-Winkel	⌀ 60–80°	< 60°

Klinische Untersuchung

Die Untersuchung des Fußes im Stehen wird die typische Valgität des Rückfußes erkennen lassen, gleichfalls beim ausgebildeten Plattfuß die Abflachung des Mittel- und Vorfußes mit gleichzeitiger Abduktion desselben. Der Malleolus internus springt weit vor; die mediale Begrenzung des Fußes entlang dem I. Strahl wird in Höhe des abgesunkenen Talonavikulargelenks sehr prominent. Achsenstellung der unteren Extremität, Lage der Drehachse durch das obere Sprunggelenk und das Kniegelenk sind im Gang und Stand zu prüfen. Gewöhnlich kommt der Plattfuß zusammen mit einem Genu valgum vor. Ist er umgekehrt mit einem Genu varum vergesellschaftet oder unterbleibt die regelrechte Außentorsion (ca. 23°; vgl. Abb. 4), so hat er kompensatorischen Charakter (BERGMANN 1962, JANSSEN 1982, PAUL u. DETHLOFF 1971). Der ausgeprägte Plattfuß zeigt bei der Prüfung der Dorsalextension eine Einschränkung und infolge der Entgleisung im subtalaren Gelenk eine Supinationskontraktur. Das noch verbliebene Gelenkspiel kann unter Auswärtsdrehen der Malleolengabel mit Stehen auf der Fußaußenkante getestet werden. Dabei kann eine gewisse Aufrichtung des inneren Fußrandes erfolgen.

Auf die besondere Untersuchung bei Kindern wird auf den S. 3.103–3.108 eingegangen.

Radiologische Untersuchung

Die radiologische Untersuchung sollte wenigstens in zwei Ebenen unter Belastung der Füße erfolgen. Bedarfsweise werden Schrägaufnahmen angefertigt, die besonders bei akzessorischen Fußelementen über deren Lage orientieren. Aufnahmen am entlasteten Fuß können darüber hinaus zeigen, welche Gelenke noch kompensieren können.

Nach JACK (1953) kann man vereinfacht drei pathologisch-anatomische Plattfußtypen unterscheiden:
1. die talonavikulare Luxation als Beispiel für den Plattfuß durch den Talus verticalis,
2. die Luxation zwischen Navikulare und Kuneiforme als Beispiel für den typischen Lähmungsplattfuß (z. B. nach Poliomyelitis),
3. keine echte Luxation, sondern mehr eine Dislokation zwischen Talus und Navikulare sowie zwischen Navikulare und Kuneiforme als typischer Befund des bänderschwachen Plattfußes.

GAMBLE (1957) versucht ebenfalls die Veränderungen im Röntgenbild des Plattfußes zu gruppieren und diese Fehler der Fußkonstruktion geordnet nach Mittelfuß, Navikulokuneiformegelenk und Kalkaneokuboidgelenk zu bestimmen.

HÜNER (zit. nach NIEDERECKER 1957) nahm Winkelmessungen an kindlichen und jugendlichen

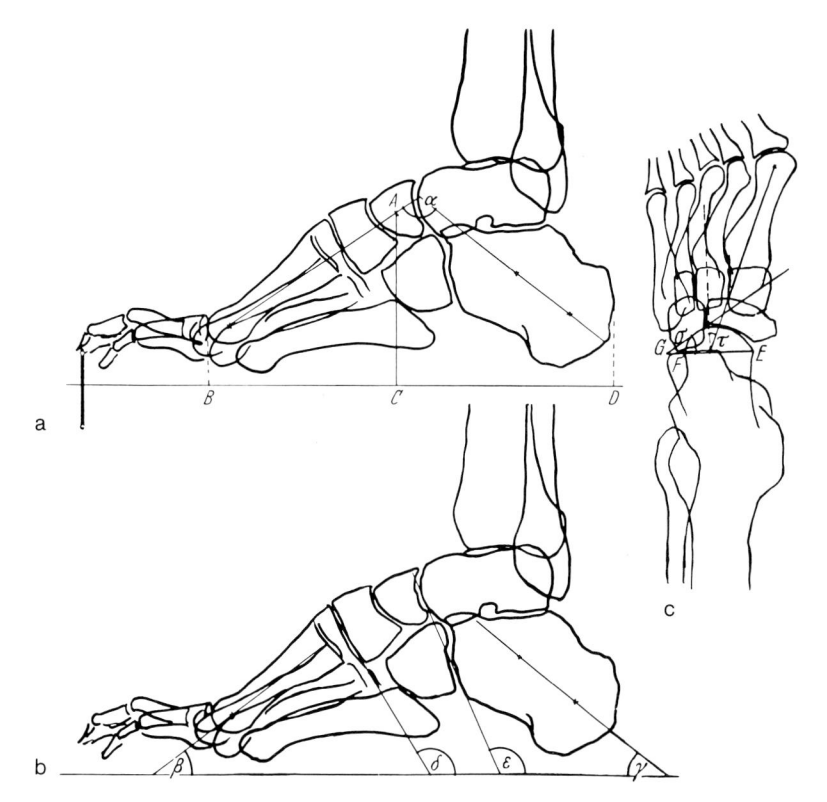

Abb. 5 a–c

1. Längen-Höhen-Index = AC : BD

Fußlänge, gemessen von der Gelenkfläche des Metatarsale I zur hinteren Begrenzung des Fersenbeines. Fußhöhe vom geometrischen Mittelpunkt des Kahnbeines bis zur Auftrittsfläche

2. Ristwinkel = α

gebildet von der Längsachse des Fersenbeines und einer Geraden, welche den Mittelpunkt des Köpfchens von Metartarsale I und Mittelpunkt des Kahnbeines verbinden.

3. Metatarsalwinkel = β

Schnittpunkt der Längsachse des Metatarsale I mit der Auftrittsfläche = Zehenauftrittswinkel.

4. Fersenauftrittswinkel = γ

Längsachse des Fersenbeines gegenüber Auftrittsfläche; sie entspricht dem Neigungswinkel des Processus calcanei anterior gegenüber der Auftrittsfläche.

5. Winkeldifferenz = $\delta - \varepsilon$

Winkel δ = gebildet durch den Schnittpunkt einer Geraden, welche durch das von der Lisfrancschen Linie bestimmte Gelenk des Metatarsale I führt, mit der Auftrittsfläche. Winkel ε = Schnittpunkt einer durch die Articulatio talonavicularis gezogenen Hilfslinie mit der Auftrittsfläche.

6. Adduktionswinkel des Metatarsale I = τ

G : E ist die Breite des gesamten Rückfußes, gemessen durch die Länge einer Linie, welche entsprechend dem Verlauf der Gelenkfläche des Processus calcanei anterior von außen nach innen gezogen wird.
Der Winkel τ wird von dem im Mittelpunkt von GE errichteten Lot und der diesen Mittelpunkt mit dem Mittelpunkt des Köpfchens von M I verbindenden Geraden gebildet.

7. Taluskopfwinkel = σ

ist der Winkel, welcher durch GE und einer die laterale Begrenzung des Processus calcanei anterior und den Taluskopf berührenden Tangente gebildet wird.

8. Rückfußrelation GE:EF

Das Verhältnis der Breite des gesamten Rückfußes zur Breite des Taluskopfes. Die Richtung der Geraden (Vektor) ist durch die Lage der Gelenkfläche des Processus calcanei anterior gegeben (aus *H. Dennemann:* Verh. dtsch. orthop. Ges. 47 [1960])

Knick-Senk-Füßen vor. Sie gehen auf Arbeiten von GÜNTZ (1939) zurück (Tab. 1 u. 2). In dieser Arbeit wird auch auf statistisch erfaßte Entwicklungsstörungen beim Plattfuß hingewiesen: Unterentwicklung des Processus anterior calcanei 10%, Keilform des Os naviculare bei erworbenen Senk-Platt-Füßen 27% und bei angeborenen Knick-Platt-Füßen 50% (besonders häufig auch bei rachitischen Knick-Platt-Füßen).

Eine Weiterführung der Güntzschen Untersuchungen ist auch die Arbeit von DENNEMANN (1960). Er machte ebenfalls röntgenologische Untersuchungen an belasteten Füßen von Kindern und Jugendlichen unter 20 Jahren (Abb. 5). Einige der Daten sind in den tabellarischen Zusammenstellungen zu finden (Tab. 1 u. 2). Darüber hinaus geben die hier mit dem Talonavikular- und Lisfranc-Gelenk vorgenommenen Bodenwinkelmessungen sehr gut die Abweichungen einzelner Partien des immer besonders betroffe-

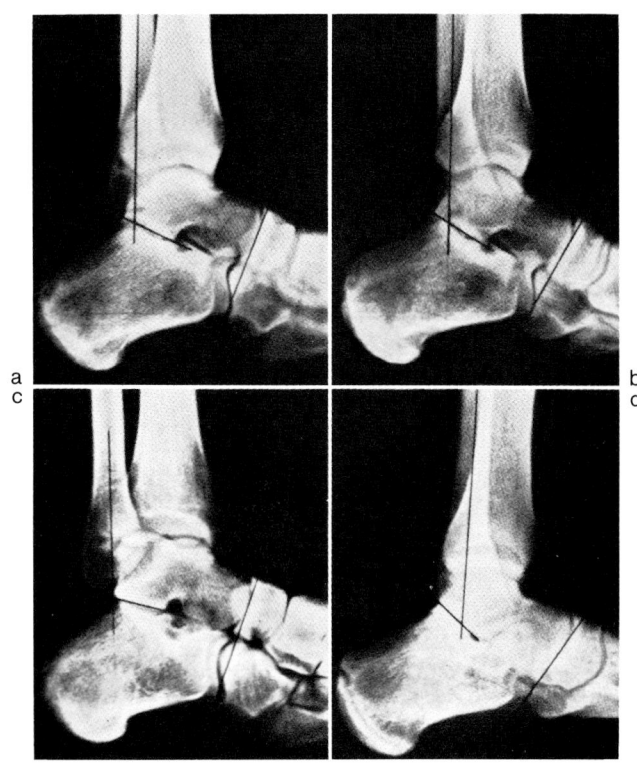

Abb. 6 a-d Die Linien zeigen die Längsachse der Fibula und die Achse des Chopartschen Gelenkes. a u. b) Normalfuß, c u. d) bei Supination und Pronation aufgenommen. Vorverlagerung des inneren Knöchels bei Pronation (aus *H. Dennemann:* Verh. dtsch. orthop. Ges. 47 [1960])

nen inneren Fußstrahles wieder. Die Veränderungen zwischen Rück- und Mittelfuß zeigt der sog. Adduktionswinkel des Metatasale I. – Die Messungen des Höhenindexes am belasteten Fuß konnte DENNEMANN bei 10:2,3–10:2,7 finden, am Plattfuß mit durchschnittlich 10:2,1.

Weitere Winkelmaße ergeben sich aus der Längsachse der Fibula (Seitbild) und einer Linie durch das Chopartsche Gelenk zur Bestimmung der Drehung der Malleolengabel (Abb. 6); ferner einen Winkel zwischen Chopartschem Gelenk und Bodenfläche.

Bestimmte akzessorische Fußwurzelknochen können bei Plattfüßen gehäuft vorkommen (MARTI 1947, NIEDERECKER 1959) und stellen somit ein gewisses röntgenologisches Indiz dar:
Os tibiale externum 10,2–15,3% (Abb. 7),
Os trigonum 7,5–10,2%,
Os peronaeum 5,0– 1,8%.
GÜNTZ (1942) hält diese Skelettelemente für pathologische Knochenentwicklungen, welche sich an Stellen besonderer Beanspruchung von schon in der Form veränderten Füßen entwickeln und hier Beschwerden verursachen. Mindestens sollen sie so die Entstehung von Fußdeformitäten begünstigen (Abb. 8 u. 9). Die Koalitionen am Rückfuß und der Fußwurzel, nämlich die Coalitio talocalcanea und calcaneonavicularis (Abb. 10), gelten als wichtigste Ursache des schmerzhaft kontrakten Adoleszentenfußes: Gelegentlich ist sie verbunden mit einem Knickfuß, ohne jedoch mit dem Senken des Fußes im Zusammenhang zu stehen. Die Coalitio calcaneonavicularis wird am besten durch Schrägaufnahmen nachgewiesen. Aufgrund von Operationsbefunden an 161 kontrakten Knickfüßen hat NIEDERECKER in 16,8% eine solche Verbindung gefunden. Diese knöchernen Verbindungen sind gelenkmechanisch ohne wesentliche ursächliche Bedeutung für die Fußkontrakturen, stellen aber offensichtlich eine besondere Beanspruchung (chronischer Reiz) des Talonavikulargelenks dar (BERNBECK 1960, STEINHÄUSER 1979).

Für die röntgenologische Darstellung der Coalitio talocalcanea werden am zweckmäßigsten Tomographien im fibulotibialen Strahlengang durchgeführt, wobei neben dem verbindenden Sustentaculum tali auch ein Os sustentaculi beobachtet werden kann (STEINHÄUSER 1979). ELSNER (1954) hat für den hinteren Abschnitt des Talokalkanealgelenks eine besondere Einstelltechnik angegeben: Fuß-Unterschenkel in 45° Außenrotation, Zentralstrahl in 60° kaudokranialer Richtung zur Kassette.

Einige sehr praxisbezogenen Kriterien gibt GIANNESTRAS (1978) an, die man auf Röntgenbildern des Fußes im Stehen ab einem Alter von 3 Jahren verwerten kann: Parallel und in der Mitte zu den Trabekelstrukturen von Hals und Kopf des Talus, des Navikulare und des Kuneiforme I werden Linien gezogen, die mit einer Linie durch die proximale Gelenkfläche des Navikulare und die distale Gelenkfläche des Kuneiforme I je einen Winkel von 90° bilden. Die Fortführung dieser Linie

Plattfuß 3.101

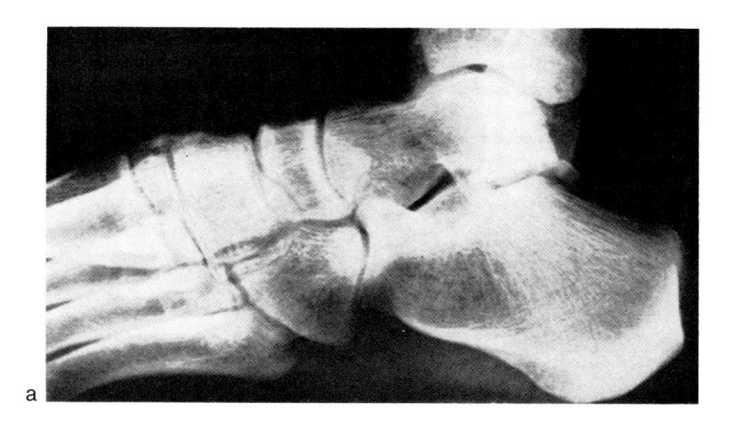

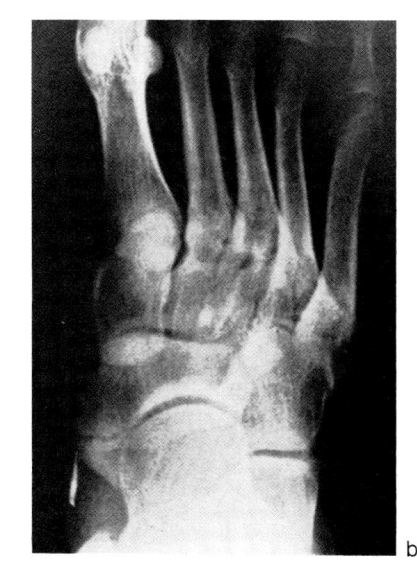

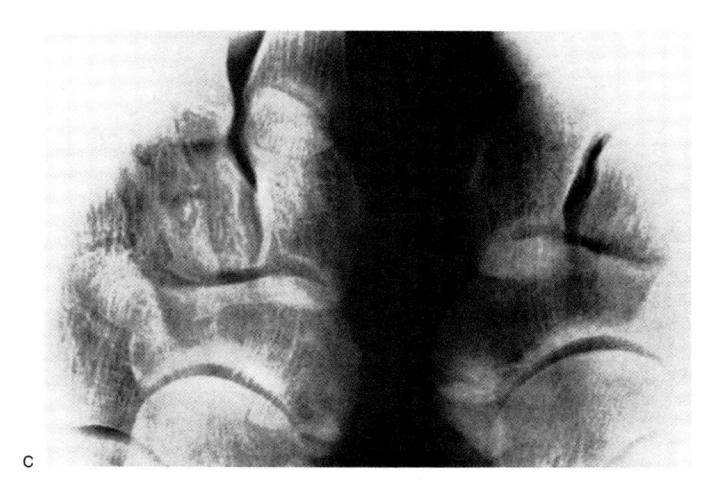

Abb. 7 a-c   Os tibiale externum bei Pes planovalgus. 25jähr. Frau mit lokalisierten Beschwerden (Abb. 7-11, 16 u. 18-28 aus M. Hackenbroch sen.: Der Plattfuß. In G. Hohmann, M. Hackenbroch, K. Lindemann: Handbuch der Orthopädie, Bd. IV/2. Thieme, Stuttgart 1961)

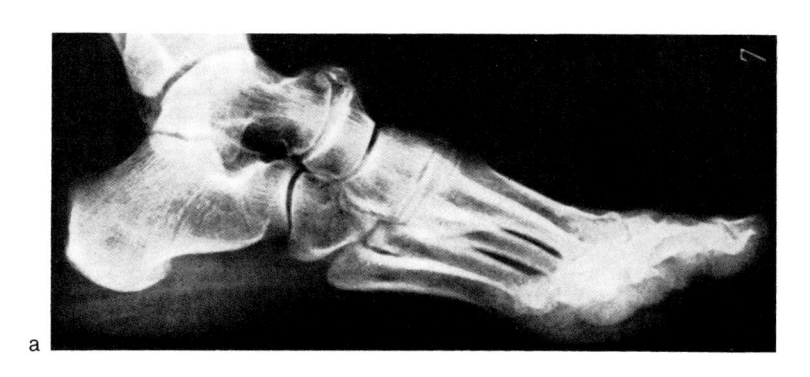

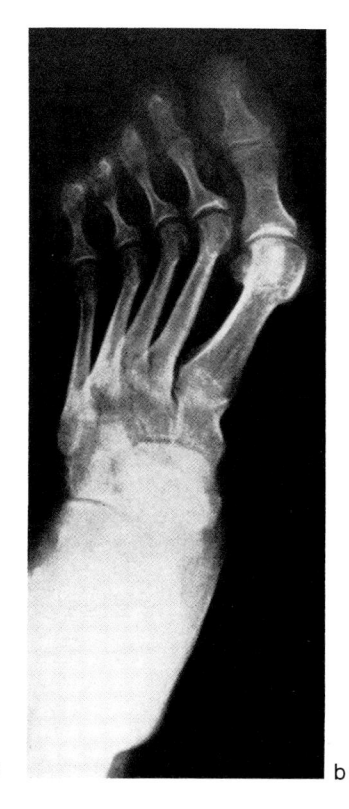

Abb. 8 a u. b   Pes valgoplanus bei 58jähriger. Os supranaviculare, sekundäre Arthrose

3.102 Klassische Fuß- und Zehenfehlformen

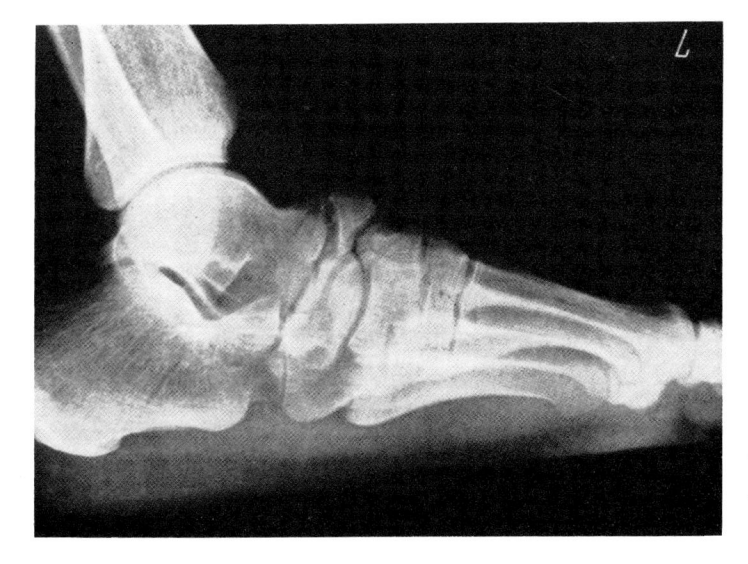

Abb. 9 Pes planovalgus bei 49jährigem. Sekundäre Arthrose bei Os naviculare bipartitum. Kein Morbus Köhler, kein Trauma

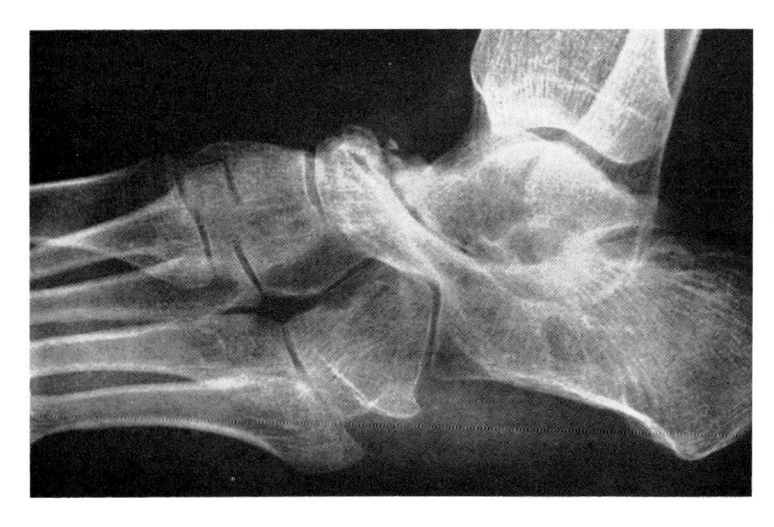

Abb. 10 Koalition zwischen Navikulare und Kalkaneus. 20jähriger

reicht an die plantare Fläche des Metatarsalköpfchens I heran. Die gerade Linie vom Talus bis zum Metatarsalköpfchen gilt als untere Grenze des Normalen. Gewöhnlich ist sie in Höhe des Navikulokuneiformegelenks etwas gewinkelt. Im dorsoplantaren Strahlengang bildet eine entsprechende Hals-Kopf-Linie im Talus mit einer Linie durch die gerade distale Gelenkfläche des Navikulare einen Winkel zwischen 60 und 80° (dorsoplantarer Talonavikularwinkel). Ein Winkel unter 60° gilt als anormal (vgl. Tab. 1 u. 2).

Ergänzende Methoden

Es hat bis jetzt nicht an Bemühungen gefehlt, Form und Funktion des Fußes besser zu objektivieren. Die bekanntesten Verfahren sind die Stand- bzw. Trittspuruntersuchung (Abb. 11) entweder mit Gipsabdrücken oder mit geschwärzten und profilierten Gummimatten (MORTON 1935, MAIER 1961, THOMSEN 1937b). – MATTHIASS u.

BERNDT (1965) haben in Anlehnung an MAIER ein Meßverfahren angegeben, mit dessen Hilfe eine signifikante Trennung vor allen Dingen bei stark abgeflachten Fußgewölben jenseits des 6. Lebensjahres (Fettpolster!) möglich ist. Es handelt sich dabei um eine metrische Analyse der Standspur, wobei ein sog. Brückenindex angewendet wird, welcher ein Verhältnis zwischen der Breite der Brücke (Abschnitt zwischen Fersen- und Vorfußstempel) zur Breite der Fußkontur darstellt. Der gesunde unveränderte Fuß liegt in diesem Abschnitt bei Belastung auf einer ebenen Fläche nur mit einer schmalen Fläche (= Brücke) auf. Die relative Breite dieser Brücke ist um so größer, je stärker das mediale Längsgewölbe bei der Belastung gesenkt ist.

Die wohl gebräuchlichste Standspuruntersuchung wird mit dem Podometer gemacht. Man erhält ein Bild von der Fußsohle und den Balancereaktionen bei wechselnder Fußbelastung von der Ferse zu den Zehen. Dabei darf nicht vergessen werden, daß Fußsohlenbeschwielung und ge-

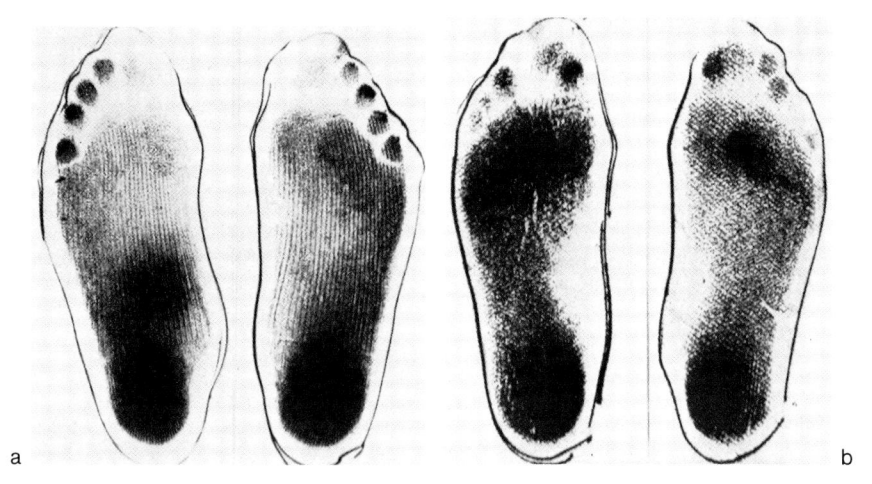

Abb. 11 a u. b   Fußabdrücke mittlerer und schwerer Knickplattfüße. Ausfüllung der Sohlennische

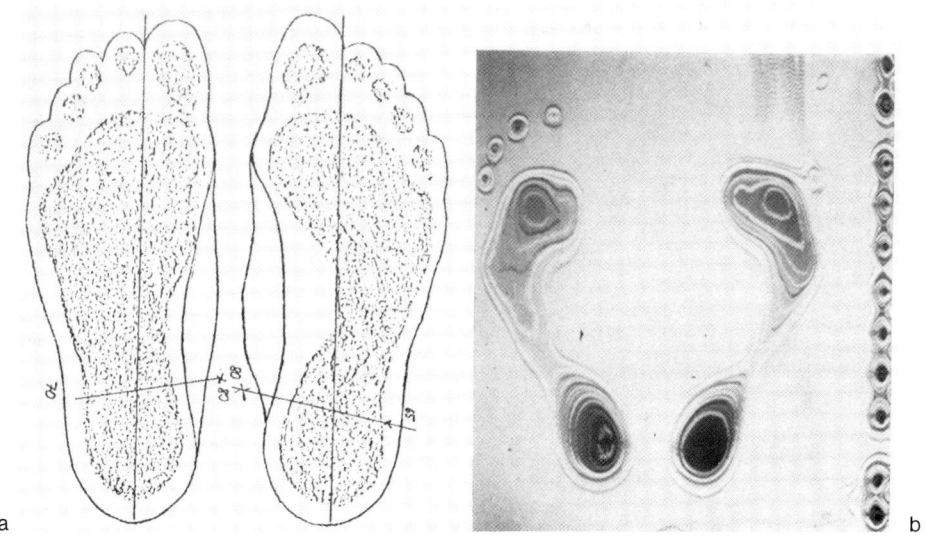

Abb. 12 a u. b   Zweibeiniges Stehen. Fußdeformität Senk-Spreiz-Knickfuß: a) Fußabdruck (Stempelfarbe), b) Isobarenbild (im Original farbig) (aus *H.-R. Beierlein:* Z. Orthop 115 [1977] 778)

tragenes Schuhwerk wohl mindestens genauso deutliche objektive Zeichen für die untersuchte Deformität sind.

Eine erste reproduzierbare quantitative Methode stammt von STAUDINGER (1933). Sie erlaubt mit ihrer Apparatur die Herstellung von Druckkurven, die dann als Isobaren auf das Fußskelett projiziert werden können. Ein weiteres Meßverfahren haben HUTTON u. DRABBLE (1972) angegeben, das die Gangspur auf einer Gehbahn zweidimensional vermißt. Eine dreidimensionale Vermessung bietet die Methode von THEYSON u. Mitarb. (1979). Auch das Verfahren von BEIERLEIN (1976, 1977) gewährt Isobarenaufzeichnungen (Abb. 12). – Diese genannten Untersuchungen sind aufwendig und dienen vornehmlich der wissenschaftlichen Fragestellung.

Formen des Plattfußes

Abhängig von Reife und Alter sind Form und z. T. auch Funktion des Bewegungsapparates. Der kindliche Fuß hat altersabhängig Besonderheiten in seiner Haltung, die von echten irreversiblen Formveränderungen zu trennen sind. Beim wachsenden Organismus kann die Entwicklung zur Deformität noch aufgehalten oder umzulenken versucht werden; beim Erwachsenen kann sie nur noch in Grenzen korrigiert oder als Deformität stabilisiert werden.

Kindlicher Knick-Platt-Fuß

Eine statistische Untersuchung von MORLEY (1957) an einem Kollektiv von durchschnittlich

18 Monate alten Kindern hat nach Fußabdrükken in 97% einen Plattfuß ergeben. Das gleiche Kollektiv wies nach neuerlicher Untersuchung im Alter von 10 Jahren nur noch 4% Senkfüße auf. Nur 1% davon waren behandelt worden. Einerseits zeigt sich an diesem Ergebnis, wie wenig sich die Fußform als Kriterium besonders zur Beurteilung der Prognose eignet. Andererseits wird dadurch auf die enorme Wandelbarkeit des kindlichen Fußes hingewiesen. Diese Tatsache macht es denn auch oft schwierig, die Behandlungsbedürftigkeit einer kindlichen Fußveränderung zu erkennen bzw. die verhältnismäßig breite Grenze zwischen krankem und gesundem Kinderfuß abzustecken. UNTERREINER (1962) hat in Untersuchungen unter dem Titel „Der Normalfuß ist ein Knickfuß" an über 2000 spanischen Kindern im Alter von 5–14 Jahren festgestellt, daß der Normalfuß ein Valgusfuß ist. Lediglich 72 Kinder hatten keinen Knickfuß. Alle Kinder waren meistens ohne festes Schuhwerk und barfüßig herumgelaufen.

Eindringlich und anschaulich zugleich haben u.a. MAIER (1959, 1961, 1968, 1973), MAU (1968) und IMHÄUSER (1978a u. b, 1979) in verschiedenen Publikationen auf die Wandelbarkeit der kindlichen Fußform im Rahmen der für das jeweilige Alter typischen Form- und Funktionsänderung der unteren Extremitäten hingewiesen.

Die Malleolengabel des Neugeborenen und Säuglings steht in Valgusposition und Innenrotation. Ober- und Unterschenkel sind gebeugt, das Femur außengedreht und abduziert. Die Füße sind dorsal extendiert und betonen damit die Valgität des Rückfußes. Die Sohlenflächen neigen sich supinatorisch einander zu. Besonders augenfällig wird die Fußsupination durch die normale kindliche O-Stellung der Unterschenkel.

Die kindliche Fußsohle ist durch kräftige Fettpolster im Vorfußbereich und unter dem Talonavikulargelenk (Spitzyscher Fettpfropf) charakterisiert. Obwohl schon eine entsprechende Längs- und Querwölbung existiert, die später lediglich noch ausgeprägter wird, wird durch die Weichteile eine scheinbare Abplattung des Fußes vorgetäuscht. Mit der Aufrichtung des Kindes, dem Laufenlernen im 2. Lebensjahr schwindet zwar das Fußsohlenfett, nicht aber die Valgusstellung des Rückfußes. Sie wird sogar durch eine leichte Knickstellung im unteren Sprunggelenk vermehrt und ist für den stabilen Gang und Stand des Kleinkindes notwendig. Mit der Aufrichtung in den Zehenstand und -gang verliert sich die Supination des Fußes. Unter Belastung vollführt die Ferse noch eine verstärkte supinatorische Drehung, indessen der Vorfuß eine pronatorische Gegendrehung ausführt. Der Fuß wird torquiert (Abb. 13). Im Bereich der Hüften und Oberschenkel vollziehen sich mit dem Beginn des Stehens und Gehens ebenfalls Änderungen: Der starken Antetorsion des Schenkelhalses begegnet der Oberschenkel mit Einwärtsdrehung und Streckung. Gleichzeitig dreht sich der Unterschenkel nach außen. Damit wandelt sich das kindliche O-zum X-Bein, welches selbst aber nicht nur Folge einer Stellungsänderung, sondern schließlich Folge echt veränderten Wuchses durch Torsion von Ober- und Unterschenkel ist (Abb. 14).

Der (scheinbare) Plattfuß des Neugeborenen und der Knick-Senk-Fuß des Säuglings und Kleinkindes sind als physiologische Durchgangsformen zu werten, die, durch die altersbedingte X-Stellung verstärkt, nicht der Behandlung bedürfen. Dennoch wird es hier schwierig bleiben, abgesehen von nachweisbaren angeborenen Veränderungen, echte sog. bänder- und muskelschlaffe Kinderfüße von „durchschnittlichen" und damit normalen Knick-Senk-Füßen zu unterscheiden. Es bleibt ein breiter Raum zwischen gesund und krank. Die Grenze zur pathologischen Knickbereitschaft ist nicht exakt definierbar. Der kleinkindliche Knick-Senk-Fuß gibt aber im Zehenstand seine Senkung und Valgität auf und erweist sich damit als ein normaler Fuß.

Für den behandlungsbedürftigen Kinderplattfuß müssen tatsächlich eindeutige skelettäre Veränderungen (angeborener Schaukelfuß oder krankhafte Muskelverhältnisse) nachgewiesen werden. – Hier ist einmal der M. triceps surae als einer der wichtigsten zu nennen. Infolge Spastik oder Kontraktur bleibt dem Fuß zur Überwindung der Plantarflexion bei Belastung nur übrig, im Talonavikulargelenk zu knicken und im Rückfuß valgisch auszuweichen. Umgekehrt sind der überdehnte Triceps surae und das mit ihm verlorene supinatorische Moment des Rückfußes gleichfalls störend für das Muskelgleichgewicht des Fußes. Der schwere, lockere Knick-Senk-Fuß zeichnet sich erst bei erlangter Geh- und Stehfähigkeit des Kindes ab; der Schuhschaft wird nach innen ausgetreten; die Kinder ermüden rasch oder haben schon Fußschmerzen. Insbesondere sind sie unfähig, sich in den hohen Zehenstand zu erheben.

Die im Tonus gestörte Muskulatur bedarf selbstverständlich der Behandlung. Im Falle von Muskelverkürzung muß z. B. der Triceps surae verlängert werden, um überhaupt dem Rückfuß die Möglichkeit der Lageveränderung zu bieten. Die gelockerte, schlaffe Muskulatur ist auf intensives Training angewiesen. In beiden Fällen muß eine alleinige Einlagenversorgung ohne Wirkung bleiben, da sie nicht ursächlich angreift, im Gegenteil die schlaffe Muskulatur höchstens weiter entkräftet. Hier gibt es allerdings widerstreitende Ansichten: BERNBECK (1979) hält aus seiner Erfahrung die Wuchslenkung des bindegewebs- und muskelschwachen Knickplattfußes des Kleinkindes durch entsprechende Einlagen für möglich, allerdings niemals ohne gleichzeitige Krankengymnastik. Andere (RÖSSLER 1979, MATTHIASS 1979, IMHÄUSER 1979, MAU 1968) sehen nur sel-

Plattfuß   **3**.105

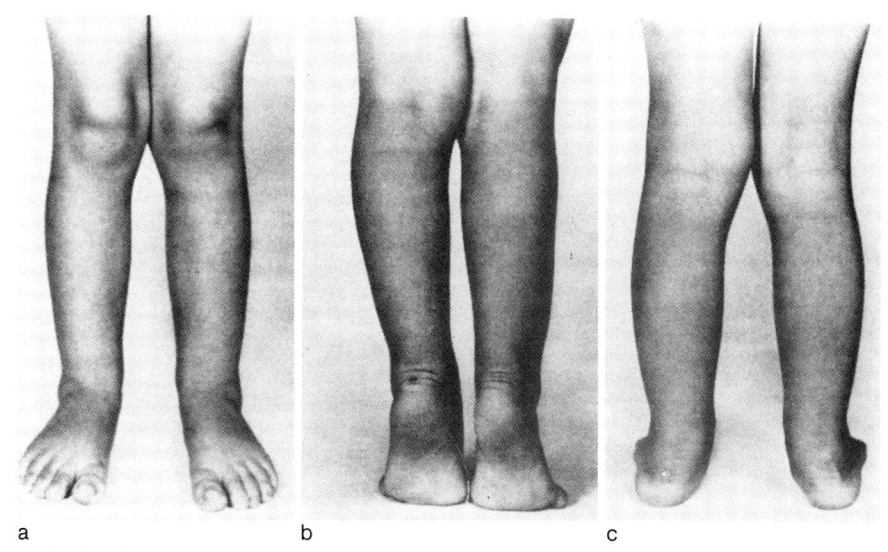

Abb. **13** a–c   Kleinkindlicher Knicksenkfuß im Stand bei vorzüglicher Mobilität in der Bewegung (aus *E. Maier:* Z. Orthop. 105 [1969] 565)

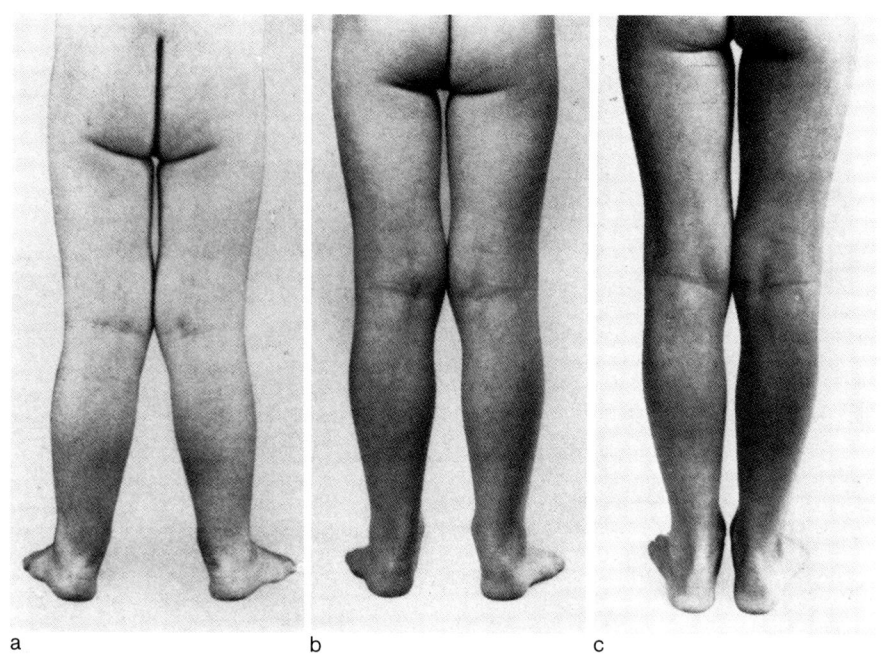

Abb. **14** a–c   Spontaner Rückgang des kleinkindlichen X-Beins (aus *E. Maier:* Z. Orthop. 105 [1969] 565)

ten vor dem 2. Lebensjahr eine Einlagenindikation, selbstverständlich die Behandlung durch Gymnastik (RAUSCH 1979). Grundsätzlich ist zu berücksichtigen, daß die Prognose des kleinkindlichen Senkfußes gut ist, u. a. weist IMHÄUSER (1979) ausdrücklich darauf hin, daß der Knickfuß im 1. Lebensjahr ein scheinbarer Plattfuß, im 2.–6. Lebensjahr ein Knick-Senk-Fuß sein muß. Das Prinzip einer evtl. zu verordnenden Knickfußeinlage sollte in der leichten supinatorischen Unterstützung des Rückfußes und der pronatorischen Gegenbewegung des Vorfußes bestehen.

Der I. Strahl muß sich gegenüber dem Fersenbein gut plantarflektiert einstellen lassen.
Fehlerhaft ist auf jeden Fall eine Schrägeinlage, mit der der gesamte Fuß supiniert wird. Hier würde die angestrebte und notwendige Verwringung des Fußskelettes aufgehoben werden. – Auch Fußgymnastik mit Gehen auf dem Außenrand ist ähnlich zu beurteilen.

In diesem Zusammenhang sei auf die Gesetzmäßigkeit von Vorfuß-Rückfuß-Abhängigkeit hingewiesen, die IMHÄUSER mehrfach hervorgehoben und aufgezeigt hat. Er hält die Veränderungen des Rückfußes zumeist

3.106 Klassische Fuß- und Zehenfehlformen

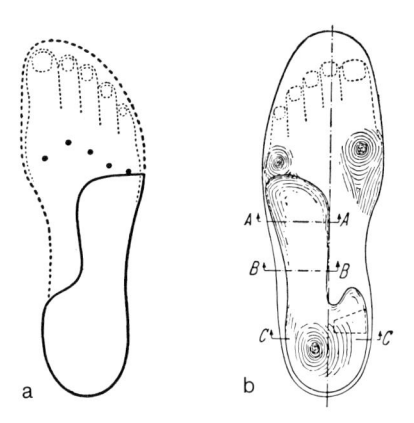

Abb. 15 a u. b Torsionseinlagen a) nach Grouven und b) nach Hachtmann (aus *G. Hohmann:* Fuß und Bein, 5. Aufl. Bergmann, München 1951)

nicht für primär, sondern sekundär. Die Winkelbeziehungen zwischen Talus und Kalkaneus sind nur dann zu normalisieren, wenn der gesamte Fuß korrigiert wird, so daß schließlich die Wirksamkeit der Behandlung von Fußfehlformen am Rückfuß abgelesen werden kann. Er hält das Talokalkanealgelenk für ein „passives" Gelenk, das sich spontan durch die Korrektur der gesamten Deformität richtig einstellt. Das wichtigste Gelenk ist seiner Ansicht nach das Talonavikulargelenk, welches er auch als „Schlüsselgelenk" des Fußes bezeichnet.

Bei der Einlagenversorgung stehen passive Einlagen zur Verfügung, die lediglich die Deformität in Korrektur zwingen und halten, ohne Anreiz zur aktiven muskulären Aufrichtung zu geben (z. B. Schalen- oder Randeinlagen, v. Volkmannsche Flügeleinlage); ferner neutrale Einlagen, mit denen durch supinatorische Drehung des Fersenbeins vom Rückfuß her eine Korrektur erfolgt, nicht aber eine aktive Aufrichtung. Die Fersenschale (nach Helfet) ist umstritten. Sie wird auch als aktive Einlage gewertet, indem sie den Vorfuß beim Auftreten zur Pronation zwingt (GOYMANN u. Mitarb. 1976 a u. b). Torsionseinlagen sind u. a. von GROUVEN u. HACHTMANN angegeben worden (Abb. 15). Sie wirken teils neutral, teils passiv am Längsgewölbe. Die aktiven Einlagen (z. B. nach Spitzy) sind weitgehend verlassen worden, da sie von den Kindern als quälend empfunden werden oder nach einer gewissen Gewöhnung an den Dorn oder die Kugel im Längsgewölbe unwirksam werden.

Beim Kinderschuh muß auf ausreichende Länge und Weite geachtet werden. Sie sollten für die jeweiligen Füße wenigstens im Bereich der Kappe 15 mm Höhe und 15 mm Längenzugabe für freies Zehenspiel haben. Etwa 70% der angebotenen Kinderschuhe sind zu kurz (TIMM 1978, 1979). Die notwendige Weite im Bereich des Ballens und der Zehen ist ein weiteres Problem, das z. T. durch ein ausreichend dehnbares Oberleder wettgemacht werden kann. Trotzdem ist ein Schuhmodell zu wählen, das neben ausreichender Länge auch die Breite und Zunahme des Fußes berücksichtigt. Ebenfalls ist eine den Fußbewegungen angepaßte flexible Sohle zu fordern (TIMM 1979, THOMSEN 1937 b, MAIER 1973).

Die Behandlung des kindlichen Knick-Platt-Fußes ist, falls überhaupt nötig, in der Regel konservativ. Redressierende Gipsverbände für den bänder- und muskelschwachen kindlichen Plattfuß sind zwecklos; sie stören im Gegenteil die unbedingt notwendige Übung der Muskulatur. Gleichzeitige Genu valga oder vara sind durch konservative Maßnahmen nicht zu korrigieren (u. a. EMPFENZEDER 1977). Hier muß man sich tatsächlich die operative Korrektur der Beinachse überlegen, wobei sich diese Frage aber frühestens mit dem Schulalter stellt und auch dann noch mit Zurückhaltung angegangen werden muß, da die bis zu diesem Zeitpunkt und auch noch später zu erwartende physiologische Außendrehung der distalen Tibia und Malleolengabel abgewartet werden muß (BERGMANN 1962, WEBER 1961).

In der operativen Behandlung der kindlichen Knick-Platt-Füße und des Plattfußes insgesamt hat sich eine große Reihe von Operationsverfahren ergeben, die NIEDERECKER (1959) in seiner Monographie bis etwa zum Jahre 1940 nach Autor und Art des Eingriffs an Weichteil und Knochen aufgelistet hat.

Im Kleinkindesalter ist die operative Behandlung die Ausnahme. Gewöhnlich wird wenigstens das Schulalter abgewartet. Überwiegend werden dann Eingriffe am Muskel-Sehnen-Apparat ausgeführt. Voraussetzungen sind dazu die mangelhafte aktive Aufrichtung des Fußes im entlasteten Zustand und die fehlende supinatorische Rückfußeinstellung im Zehenstand. Weiter muß dazu eine nachweisliche Leistungseinbuße evtl. mit Schmerzen und Ermüdung der Füße des Kindes vorliegen (Abb. 16). Bekanntlich brauchen weder Fehlhaltung noch Fehlform eine echte Fußinsuffizienz zu bedingen.

Translokationen und Transpositionen der Sehne des Tibialis anterior sind bevorzugte Verfahren. So hat BREITENFELDER (1953) die Tibialis-anterior-Sehne durch eine Knochenrinne im Os naviculare zu verlegen empfohlen, um durch Änderung der Zugrichtung bei unverändertem Sehnenansatz eine supinatorische Wirkung zu erzielen. Entsprechende Nachuntersuchung (FENGLER 1979, BECKER 1979) zeigen die günstigsten Ergebnisse nach Operationen im Alter von 5–6 Jahren. KUNZE u. STANESCU (1978) sowie TISCHER (1970) geben nach ihren Verlaufsbeobachtungen 12–14 Jahre an.

Die möglichen Auswirkungen von Translokation (BREITENFELDER 1953) und Transposition (NIEDERECKER 1956) werden aufgrund biomechanischer Untersuchungen am Leichenpräparat dahingehend geschildert, daß die Tibialis-anterior-Sehne tatsächlich supinatorisch am Os naviculare angreift, aber im wesentlichen eine isolierte Ver-

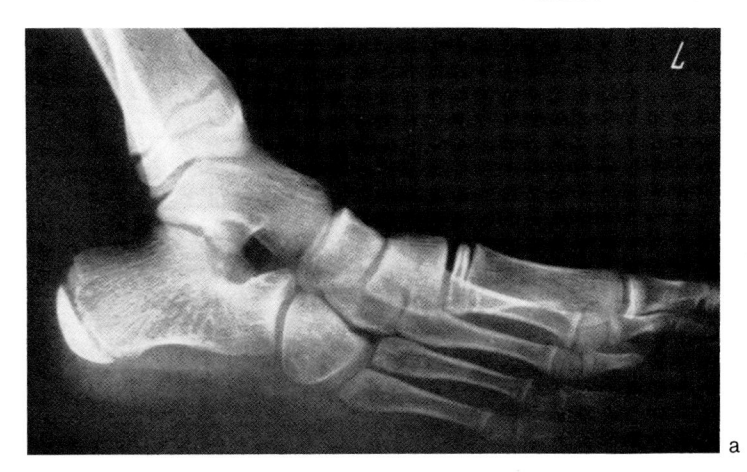

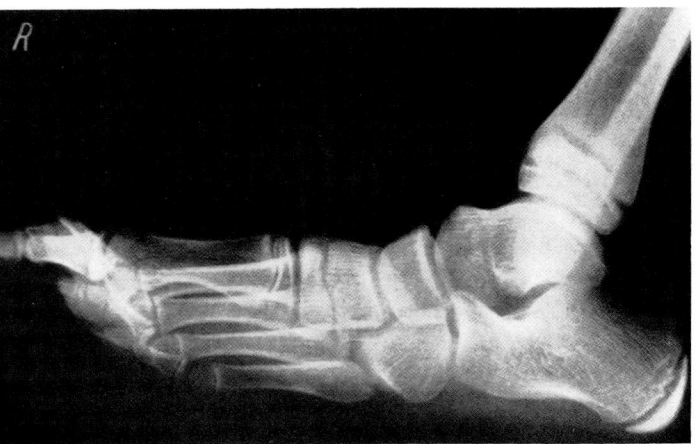

Abb. 16 a u. b Schwerer, schlaffer
Pes valgoplanus bei 12jährigem

drehung des Os naviculare mit der Gefahr der Gelenkinkongruenz hervorruft. Demgegenüber scheint die transnavikulare Rückversetzung die besten Voraussetzungen für eine Hebung des Fußlängsgewölbes zu bieten (KÜSSWETTER u. Mitarb. 1982).
Das Verfahren nach NIEDERECKER wird von RÜTT (1978) sehr positiv bewertet. Er konnte Spätergebnisse nach dieser Operation beurteilen (CARO 1970) und zählt es besonders mit ergänzender Tenotomie oder Verlagerung der Sehne des M. fibularis tertius auf die des M. tibialis anterior zu den erfolgreichsten Verfahren. Besonders eindringlich wird auf die danach notwendige mindestens einjährige funktionelle Nachbehandlung hingewiesen. Das Operationsalter sollte höchstens bis 12 Jahre betragen. Später hat sich ein deutlich schlechteres formales und funktionelles Ergebnis gezeigt. Auch EICHLER (1978) berichtet über gute Ergebnisse. Weitere Mitteilungen stammen von CHARRY (1966).
MITTELMEIER hat 1976 (zit. nach HARMS u. Mitarb. 1980) eine andere Methode angegeben. Er geht von der Vorstellung aus, durch Schwächung der Pronation die Korrektur im Chopartschen Gelenk bewerkstelligen zu können. Dazu wird die Sehne des M. peronaeus brevis (evtl. auch zu-

sammen mit der des M. peronaeus tertius) von der Tuberositas metatarsalis V abgelöst, subkutan vor dem Sprunggelenk nach medial geführt und hier in der Sehne des M. tibialis posterior zu dessen Verstärkung verflochten. Auch bei dieser Methode wird das Operationsalter mit 2–11 Jahren angegeben.
Die sog. extraartikuläre Arthrodese nach GRICE (1952, 1957) verlangt eine Reposition zwischen Talus und Kalkaneus. Sie dürfte vor allen Dingen bei sehr instabilen, bänderschwachen kindlichen Füßen als zusätzlicher Eingriff indiziert sein und wird deshalb gern bei neurologischer Grunderkrankung der Fußdeformität angewendet (u. a. BORRONI u. ROMANIO 1967, CANALE u. BAGLIANI 1968, FRANCO u. GAMBIER 1968, GRESHAM 1968, GRUET u. Mitarb. 1970, OCHSNER u. BERNAU 1978, PARSCH 1973, RAUTERBERG u. SCHULITZ 1978, STRAUSS 1978).
Auch die Operation nach FAGGIANA (1956) ist hier einzuordnen; die Reposition des Talus auf den Kalkaneus wird mit der Durchtrennung des Lig. interosseum verbunden. Man erwartet Stabilität in diesem Gelenk durch eine gewisse fibröse Verbindung, die LASAGNI (1958) nach Einlagerung von Sponiosa zu verstärken versucht. JANSSEN (1971) empfiehlt dieses Verfahren nach FAG-

Klassische Fuß- und Zehenfehlformen

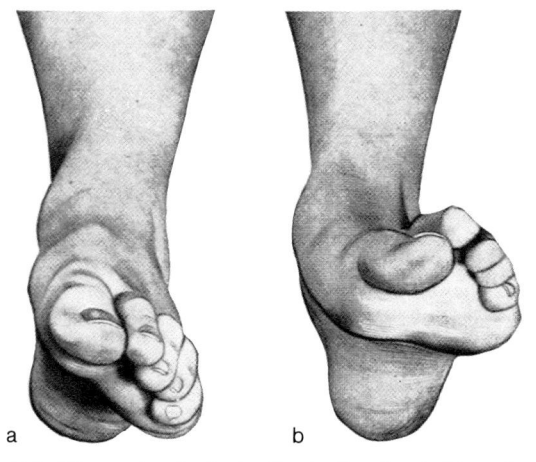

Abb. 17a u. b Isolierte Supinationskontraktur des Vorfußes bei 11jährigem Knaben. Die Kontraktur verschwindet scheinbar bei Pronation des Rückfußes (aus G. Hohmann: Fuß u. Bein, 5. Aufl. Bergmann, München 1951)

GIANA bei kongenitalen und kindlich erworbenen Platt-Knick-Füßen als sehr schonenden Eingriff.
– Alle Verfahren haben zum Ziel, das muskuläre Ungleichgewicht zu beeinflussen und durch zusätzliche Eingriffe an Knochen und Gelenken eine dauernde Stabilisierung herbeizuführen.

Supinationskontraktur des Vorfußes

Eine von HOHMANN (1951) als „Vorstufe des in beiden Sprunggelenken kontrakten Knick-Platt-Fußes" bezeichnete und von ihm besonders hervorgehobene Störung des Mittel- und Vorfußes ist die sog. Supinationskontraktur. Er faßt sie als eine mögliche Hemmungsmißbildung auf, wobei die etwa in der Mitte des 3. Fetalmonats erfolgende pronatorische Drehung des Vorfußes ausbleibt. HOHMANN hat sie schon bei Säuglingen gefunden. In der Regel wird diese Vorfuß-Mittelfuß-Kontraktur erst zwischen 6 und 7 Jahren gefunden.
Das Talokalkanealgelenk bleibt frei beweglich; nur das Talonavikulargelenk ist supinatorisch aufgebogen und fixiert. Bei in Mittelstellung fixiertem Rückfuß läßt sich der Vorfuß dann nicht in Adduktion, Pronation und Plantarflexion bringen. Die Supinationskontraktur wird u. U. verkannt, weil bei Pronation des Rückfußes eine scheinbare pronatorische Einstellung des Vorfußes erfolgt (Abb. 17). Die supinatorische Aufbiegung des I. Strahles zwingt den gesamten Fuß unter Belastung schließlich in eine Valgusstellung, so daß auch das Talokalkanealgelenk allmählich durch eine entsprechende Kontraktur in Mitleidenschaft gezogen wird. Aus der Fehlstellung wird die Fehlform.
Bei Neugeborenen und Säuglingen erfolgt die etappenweise Behandlung mit Redression und Ruhigstellung im Gipsverband.

Adoleszentenplattfuß

Grundsätzlich ist auch in dieser Altersphase etwa zwischen dem 12. und dem 16. Lebensjahr das gleiche Erscheinungsbild gegeben. Infolge der jetzt schlankeren Hautweichteile werden die knöchernen Abweichungen prominenter. Das Talonavikulargelenk springt nach medial und plantar vor. Die Ferse steht in auffälliger Pronation, der Vorfuß in Abduktion. Röntgenologisch wird die Senkung entweder im Talonavikulargelenk oder mehr im Navikulokuneiformegelenk beobachtet. Solange daraus keine besonderen Beschwerden erwachsen, braucht auch gerade unter dem Gesichtspunkt erhaltener Leistungsfähigkeit keine besondere Maßnahme ergriffen zu werden. Prophylaktische Gaben von korrigierenden Einlagen werden in diesem Alter keine dauerhafte Auswirkung mehr haben.
Die Grenze operativer Korrekturen des flexiblen Plattfußes wird aus der Literatur mit durchschnittlich 12 Jahren (s. S. 3.106 f.) angegeben, nur selten darüber. Dagegen wenden IMHÄUSER u. SCHÖBERLEIN (1974) ein, daß das günstigste Lebensalter, in dem sich das endgültige Schicksal der Füße übersehen läßt, die Pubertätszeit sei. Bis dahin kann sich noch mancher Knick-Platt-Fuß aufrichten. IMHÄUSER (1974) hat entsprechend den Empfehlungen von SCHEDE dessen Plattfußoperation im Alter von 11–21 Jahren durchgeführt und kann auf gute Spätresultate verweisen. Bis zum Wachstumsabschluß ist dann wegen zunehmender Bereitschaft zu Kontrakturen konservativ vorzugehen, um nach Abschluß des Wachstums endgültige und tragfähige Füße durch korrigierende Arthrodesen zu erreichen.

Adoleszentenkontraktur des Fußes

Eine Sonderheit ist der sog. kontrakte Adoleszentenfuß. Er ist im wesentlichen ein Valgusfuß (Pes valgus inflammatus). Die Kontrakturen sind muskulär-ligamentär und/oder artikulär-ossär. Überwiegend kommt der muskulär-spastische Fuß vor, der besonders bei plötzlich ungewohnt starker Belastung in bestimmten Ausbildungszweigen (Militär-, Lehrlingsplattfuß) beobachtet wird (Abb. 18 u. 19).
Es werden nach wie vor eine Menge ursächlicher Einflüsse beschrieben: chronische Polyarthritis im Rückfußbereich, Osteomyelitiden, Traumafolgen, partielle Synostosen.
Bei freier Beweglichkeit im oberen Sprunggelenk sind aktive und passive Bewegungen im unteren Sprunggelenk schmerzhaft eingeschränkt. Unter Belastung fällt die Pronation im Rückfuß (Valgus) auf, dazu die schmerzhaft angespannte Peronäalmuskulatur. Eine ausgesprochene Fußsenkung ist selten. Dennoch hat sich hier die irreführende Bezeichnung des spastischen (peronäalen) Plattfußes eingebürgert.

Plattfuß 3.109

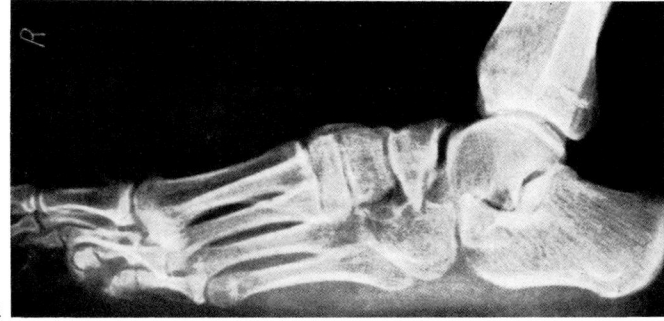

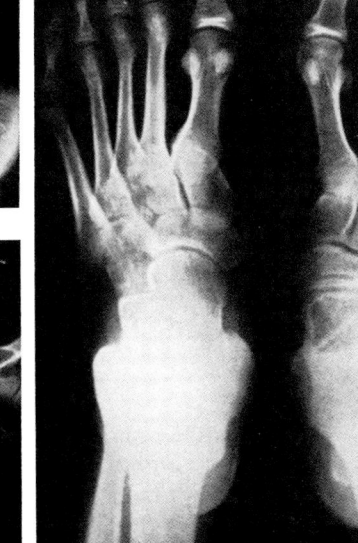

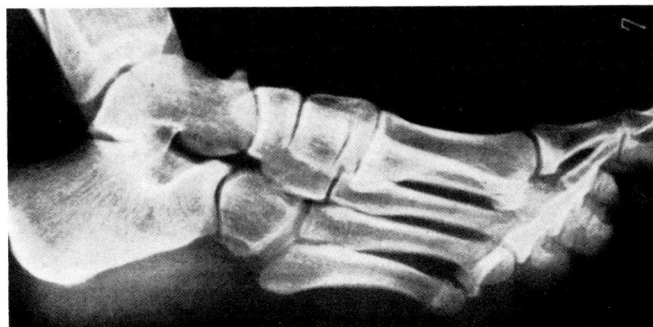

Abb. 18a–c Schwerer, rechtsseitiger Pes planovalgus bei 15jähriger, fixiert. Keilform des Navikulare, vielleicht nach Morbus Köhler

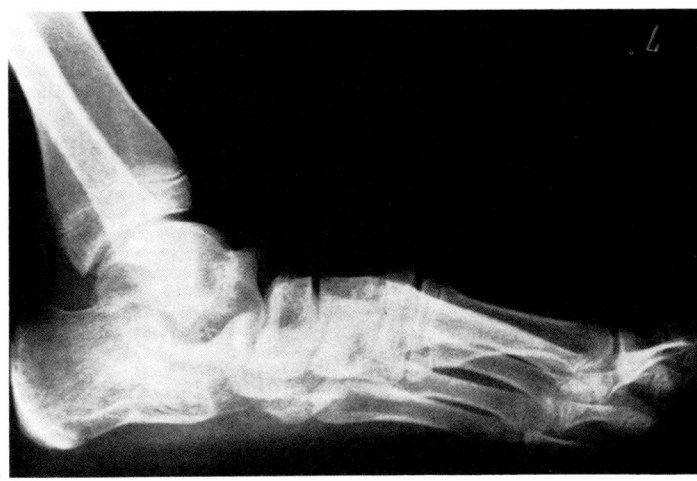

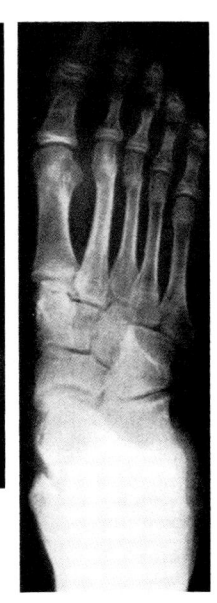

Abb. 19a u. b Schwerer Pes planovalgus bei 17jährigem, wahrscheinlich auf kongenitaler Grundlage. Nasenbildung am Taluskopf

Wahrscheinlich beruht die (spastische) Kontraktur der Peronäalsehnen, besonders des M. peronaeus longus, aber in einigen Fällen auch der Fußextensoren (BECK u. KITTING 1973), auf einem Irritationszustand der subtalaren Gelenke. Vergleichbar mit der Außenrotations- und Beugestellung (Kontraktur) bei Affektionen des Hüftgelenks als Schonhaltung stellt sich auch am Rückfuß eine Schonhaltung ein, die in Narkose und durch vorsichtiges Redressement gelöst werden kann.

Die Ursache findet sich in der Regel in den subtalaren Gelenken. IMHÄUSER (1978a) wie auch andere Autoren halten berechtigterweise den sog. kontrakten Knickfuß (Pes valgus) für ein eigenes Krankheitsbild, welches mit dem Senkfußgeschehen keinen Zusammenhang hat.
HARRIS u. BEATH (1948), HARRIS (1965), JAMES (1970), MITCHELL (1970) und COWELL (1972) sehen einen unmittelbaren Zusammenhang mit den manigfachen Rückfußsynostosen. STEINHÄUSER (1969a u. b, 1979) hat durch biomechanische Un-

tersuchungen herausfinden können, daß sich die knöchernen Verbindungen (Coalitio talocalcanea, Coalitio calaneonavicularis) durch eine besondere Irritation des Talonavikulargelenks bemerkbar machen und in Form vorzeitiger Arthrosen auch bestätigt worden sind. Auch BERNBECK (1960) hat die dadurch ausgelösten Pronationssteifen im Sinne der Über- und Fehlbelastung in diesem Gelenk mit vermehrten und unphysiologischen Drücken erklärt. Die Pronationssteife ist als reflektorische Schonhaltung zu sehen. Folgerichtig hat IMHÄUSER (1978a) in solchen Fällen die Arthrodese des Talonavikulargelenks nach Redression des Fußes empfohlen und durchgeführt. – Hier sind auch manometrische Untersuchungen im subtalaren Gelenk von KYNE u. MANKIN (1965) anzuführen, aufgrund derer sie in Pronation erhöhte Drücke finden. Diese werden im Falle einer Störung der Gelenkigkeit durch einen reflektorischen Spasmus der Peronäalmuskulatur aufrechterhalten, um durch die so erzielte Gelenkblockade eine weitere Irritation zu verhindern.

Bei chronischer Polyarthritis des Fußes wird die Entwicklung des kontrakten Plattfußes damit erklärt, daß es durch den Befall der Sehnenscheiden von M. flexor hallucis longus und M. tibialis posterior zum funktionellen Ausfall der stärksten Supinatoren kommt und der Fuß unter Belastung in Valgusstellung gerät. Als Folge der entzündlichen Verlötung der Sehnen im Tarsaltunnel, evtl. sogar der Ruptur der Sehne des M. tibialis posterior, bleibt die entzündlich kontrakte Plattfußstellung (SIEGRIST 1968). Umgekehrt deutet HARROLD (1965) mit einem kasuistischen Beitrag die Pronations- oder Valguskontraktur durch fibröse Kontraktur der Peronäalmuskulatur.

HENSSGE (1976, 1978) unterscheidet verschiedene Formen des kontrakten Fußes. Kann der Patient weder im Zehengang noch durch manuelles Ausformen das Längsgewölbe aufrichten, handelt es sich um einen kontrakten Plattfuß. Das gleichzeitige Unvermögen der Supination ist ein Merkmal des Knick-Platt-Fußes. Ausformbares Längsgewölbe und nur Pronationskontraktur des Rückfußes sprechen für einen kontrakten Knickfuß. Zur Aufklärung der Ursache der Kontraktur empfiehlt er eine standardisierte Röntgenuntersuchung beider Füße einschließlich der Sprunggelenksgabel:
1. Seitaufnahme der Füße mit Malleolen im Stand bei medial anliegender Platte,
2. a.-p. Aufnahme der Malleolengabel,
3. Aufnahmen beider Fußwurzeln schräg (s. S. 3.100),
4. a.-p. Aufnahme der Füße (Füße aufgesetzt, plantar flektiert, Röhre um 30° gekippt).

Insgesamt sind damit Mißbildungen des Rückfußes, entzündliche Veränderungen im Bereich der Fußwurzel und Traumafolgen zu erfassen.
Die Behandlung des kontrakten Adoleszentenfußes ist in der Regel konservativ (MORTIER u. Mitarb. 1971). Es muß auf strenge Entlastung des betroffenen Fußes geachtet werden, um den meist vom Talonavikulargelenk ausgehenden Schmerz bzw. die reflektorische Verspannung der Peronäalmuskeln lösen zu können. Ist die Kontraktur mit einfacher Entlastung, physikalischen Anwendungen, Dehnungsmassagen und stützenden Schaleneinlagen nicht zu beherrschen, dann muß eine Stellungskorrektur im Unterschenkel-Gipsverband erfolgen. Je nach Umfang der Kontraktur wird der Fuß unter Narkose korrigiert:
Supination des Rückfußes und
Pronation sowie Adduktion des Vorfußes.
Eine Überkorrektur, insbesondere in Klumpfußstellung, ist zu vermeiden. Der Gipsverband ist 4–6 Wochen zu belassen. Danach folgt die Versorgung mit stützenden Einlagen, die eine ausreichende Supination des Rückfußes, gelegentlich und vorübergehend auch einschließlich des Vorfußes bewirken müssen.

Bei Versagen dieser Therapie oder Rezidiven empfiehlt sich für lange Zeit bei Kindern das Tragen der Hohmannschen Spiralschiene. Bei Erwachsenen müssen manchmal Feststell-Abrollschuhe verordnet werden. Ein Berufswechsel ist zu überlegen. In nicht zu beeinflussenden Fällen ist dann auch die subtalare Arthrodese nicht zu vermeiden. Rheumatisch-arthritisch bedingte spastische Plattfüße sind durch Verblockungen des Talonavikulargelenks erfolgreich angegangen worden (POTTER 1969).

Die Methoden der Nervenblockaden (N. peronaeus) und des forcierten Redressements haben sich nicht bewährt und sind verlassen worden, zumal sie nicht ursächlich angreifen.

Dagegen können sich wiederholte Injektionen mit Lokalanästhetika und Cortisonmischpräparaten in den Sinus tarsi günstig auswirken, da hier häufig nach Distorsionstraumen die Kontraktur ihren Ausgang nimmt.

Unter anderen haben MEYER u. TAILLARD (1974) und MEYER u. LAGIER (1977) auf das schmerzhafte Syndrom des posttraumatischen Sinus tarsi in Studien hingewiesen, in denen sie durch Arthrographie und anatomische Untersuchungen am Präparat die posttraumatische Verödung des Sinus tarsi nach Supinationstraumen beschreiben, welche sich als narbige und auch beginnende chondromalazische bzw. arthrotische Veränderungen im normalen Röntgenbild der Darstellung entzieht.

Erwachsenenplattfuß

Sind bisher Veränderungen besprochen worden, die sich am wachsenden und jugendlichen Fuß abspielen, sollen hier Störungen der Füße erörtert und zusammengefaßt werden, die sich entweder als Insuffizienzerscheinungen (Dekompensation) bis in diese Lebensphase funktionell kompensier-

Plattfuß 3.111

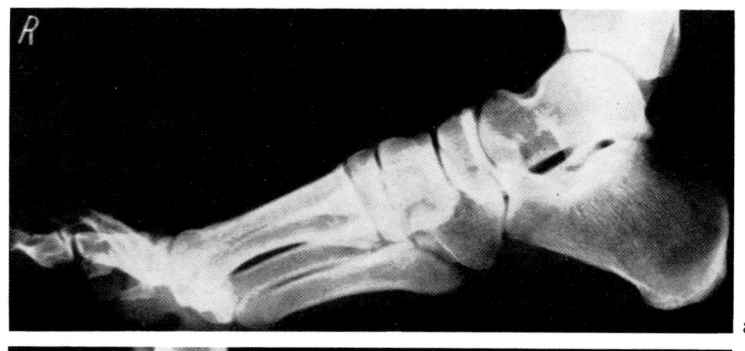

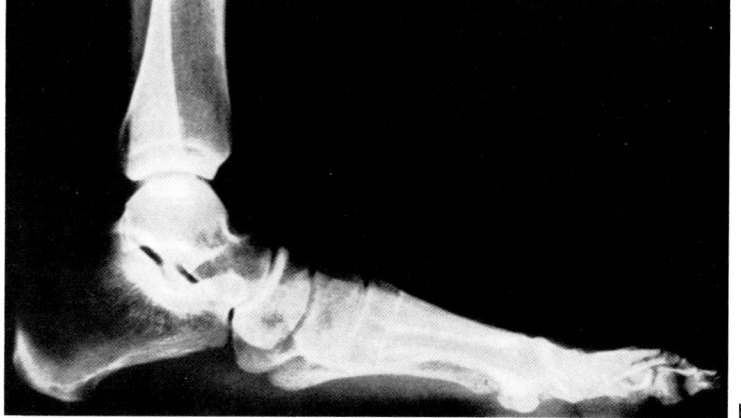

Abb. 20 a u. b Pes valgoplanus, frei beweglich, bei 25jährigem, unbelastet und belastet. Verstärkung der Flexionsstellung des Talus. Leichte Randwulstbildung am Taluskopf

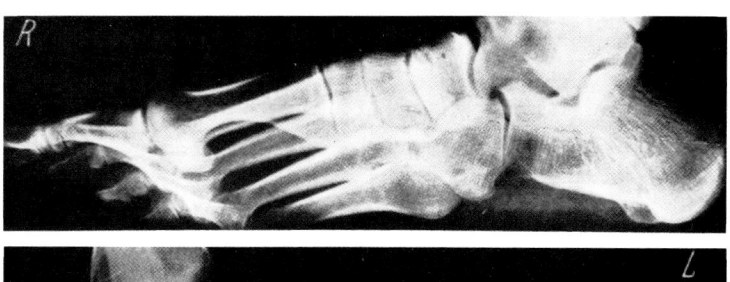

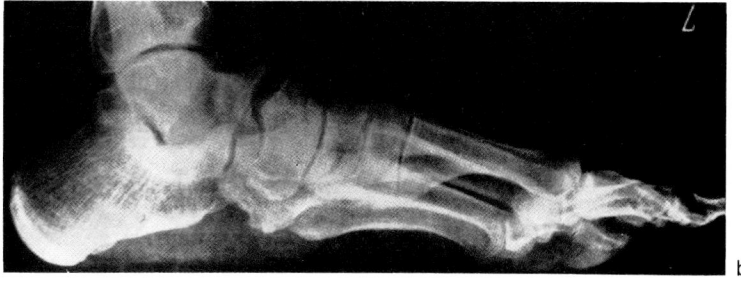

Abb. 21 a u. b Schwere, halbfixierte Pedes planovalgi bei 55jährigem. Starke arthrotische Veränderungen am Talonavikulargelenk

ter und auch leistungsfähiger Füße auswirken oder als Folge schon eindeutig durch Plattfüßigkeit gekennzeichneter kindlicher Füße entwickelt haben. Schließlich können im Laufe des Alterns typische altersbedingte Veränderungen hinzutreten.
Der Fuß des Erwachsenen ist als fertiges, endgültiges und ausgereiftes Form- und Funktionsgebilde zu betrachten. Bei vorhandener Plattfüßigkeit liegt eine drohende Störung dieses Skelettgefüges samt Band- und Muskelelementen vor (Abb. 20), die durch äußere Einflüsse wie ungünstige beruf-

liche Dauerbelastungen (stehende Berufe) harte, unelastische Böden, schlechtes, nicht fußgerechtes Schuhwerk, Übergewicht usw. die plötzliche oder allmähliche Leistungseinbuße bedeuten kann (Fußschmerzen, Wadenkrämpfe). Nicht selten machen sich Arthrosen der Fußwurzel bemerkbar (Abb. 21 u. 22). Hinzu kommt besonders bei Frauen die Abplattung im Vorfuß (Pes planotransversus).
Die Behandlung solcher Insuffizienzerscheinungen wird erfolgreich durch Einlagen- und Schuhversorgung angegangen. Die Gewichtsreduktion

3.112 Klassische Fuß- und Zehenfehlformen

Abb. 22 a u. b Fixierter Pes planovalgus bei 50jähriger. Arthrotisch oder arthritisch

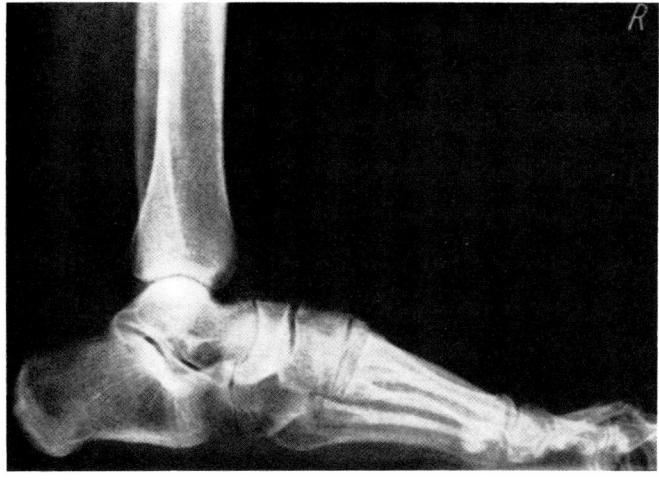

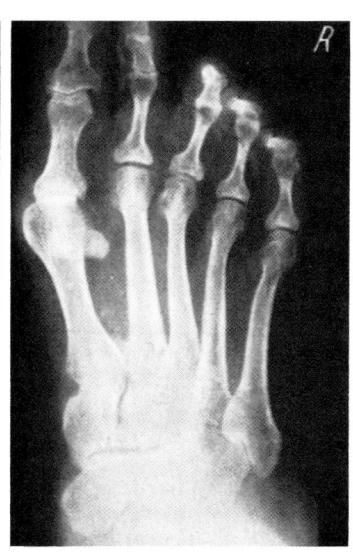

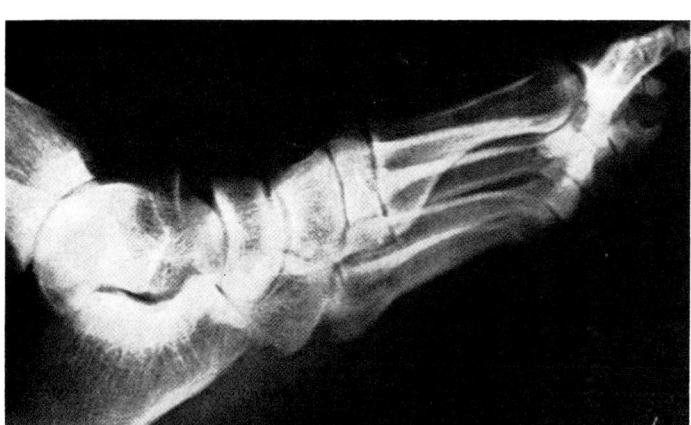

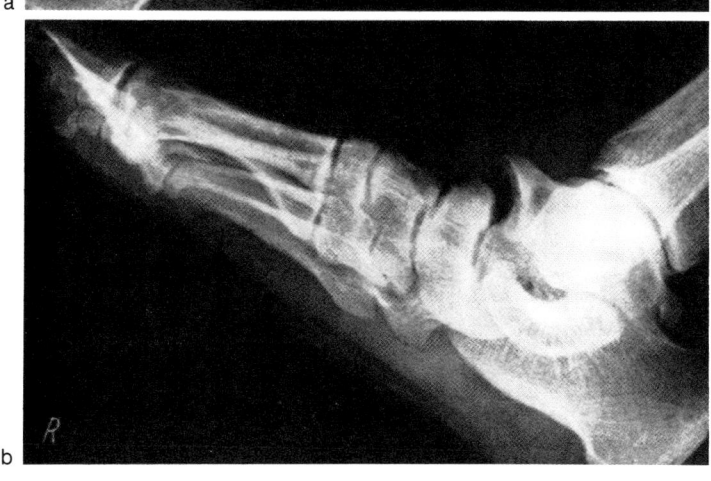

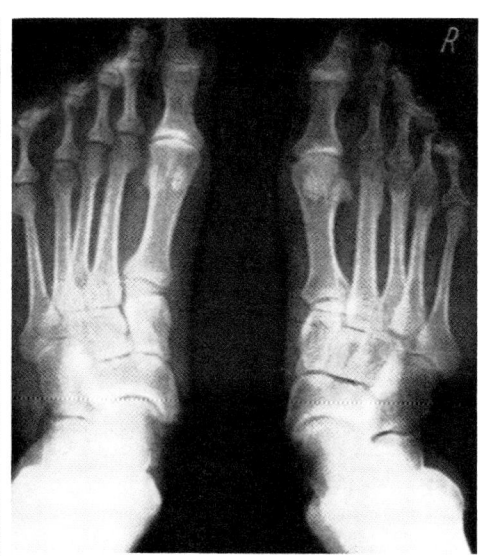

Abb. 23 a–c Schwer knöchern deformer Pes planovalgus bei 50jährigem. Sehr wahrscheinlich kongenital bedingt. Sekundäre Arthrose

ist eine notwendige, aber nicht immer auf Einsicht stoßende Empfehlung.
Der schwer deformierte Plattfuß und Knick-Platt-Fuß ist meist als Folge des schon in der Kindheit auffälligen und behandlungsbedürftigen Fußes zu sehen. Wahrscheinlich beruhen viele der schweren Deformierungen auf kongenitalen Veränderungen (Abb. 23), ohne daß sie im einzelnen wiedererkannt werden können. Die Entgleisung des Skelettgefüges kann bis zur vollkommenen Umlegung des Rückfußes reichen, so daß ein Schaukelfuß entsteht (HOHMANN 1951). Gleichzeitig entstehen schwerste arthrotische Deformierungen.

Plattfuß 3.113

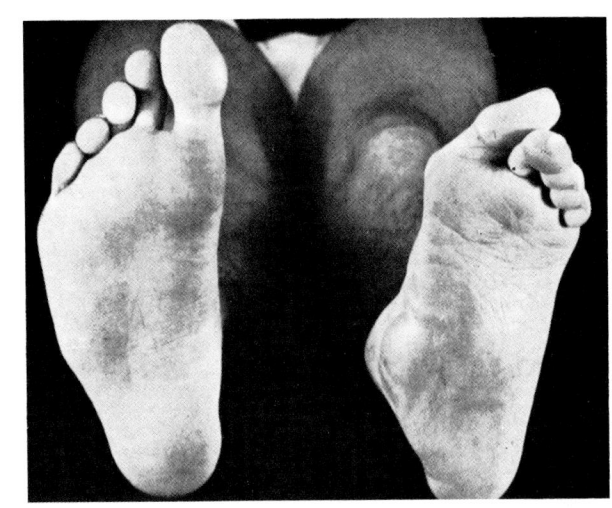

Abb. 24 a–e Mittelgradiger und schwerer Knick-Platt-Fuß des Erwachsenen. Zehendeformitäten, Varikose

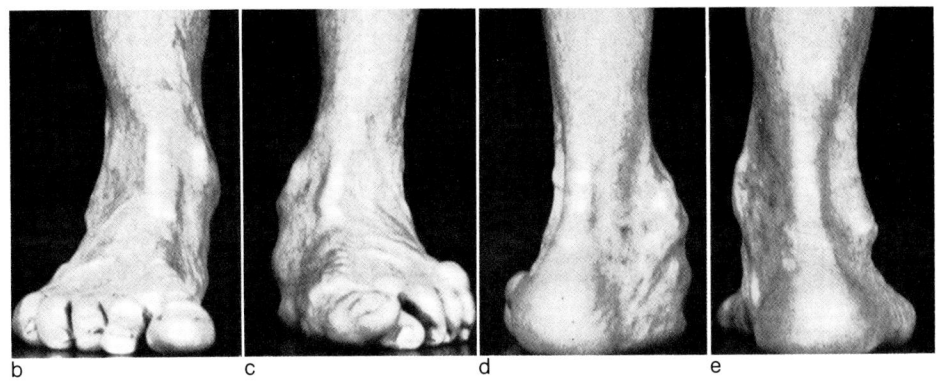

Die schwere Funktionsstörung und Leistungseinbuße ist – abhängig von Alter, sozialem Umfeld und Einsicht – durch korrigierende Osteotomien und Arthrodesen zu behandeln. Andernfalls müssen orthopädische Maßschuhe und weitere konservative Behandlungsmaßnahmen verordnet werden.

Beim alten Menschen können sich zusätzlich Faktoren wie Osteoporose, arterielle und venöse Kreislaufstörungen (Abb. 24), Stoffwechselerkrankungen usw. bemerkbar machen, die die Fußinsuffizienz verstärken und komplizieren. Die weniger elastische Haut neigt zu Hyperkeratosen mit Entzündungen und Rhagadenbildung. Hier ist die Domäne konservativen Handelns und der Einlagen- und Schuhversorgung.

Traumatischer Plattfuß

Ätiologisch handelt es sich u. a. um Folgen oberer Sprunggelenkfrakturen. Wegen unzureichender Führung durch die Malleolengabel weichen Talus und Kalkaneus nach medial in Adduktion und Pronation mit nachfolgender Absenkung der Fußwurzel- und Mittelfußknochen ab (Abb. 25). Die arthrotische Deformierung fixiert dann die sekundäre Fehlstellung. Hauptsächlich führen aber Kalkaneus- und Talusfrakturen sowie Luxationsfrakturen im Chopartschen und Lisfrancschen Gelenk zu traumatischen Absenkungen (Abb. 26).

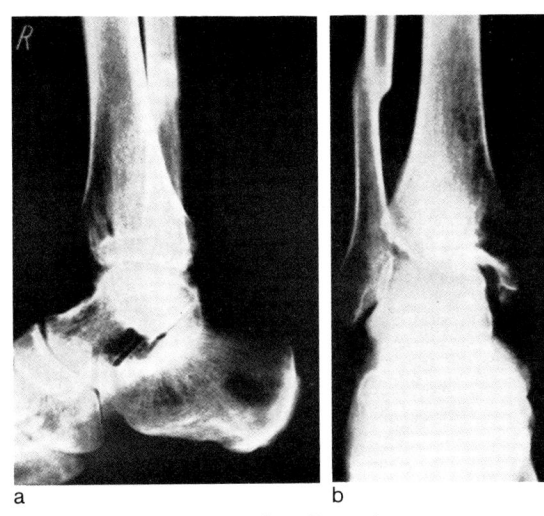

Abb. 25 a u. b Mittelgradiger Pes valgus metatraumaticus nach ungenügend reponierter Luxationsfraktur der Fibula mit Distension der Knöchelgabel

Natürlich wird man in allen Fällen knöcherner Verletzungen eine möglichst genaue Reposition zur Verhinderung der genannten Komplikatio-

3.114 Klassische Fuß- und Zehenfehlformen

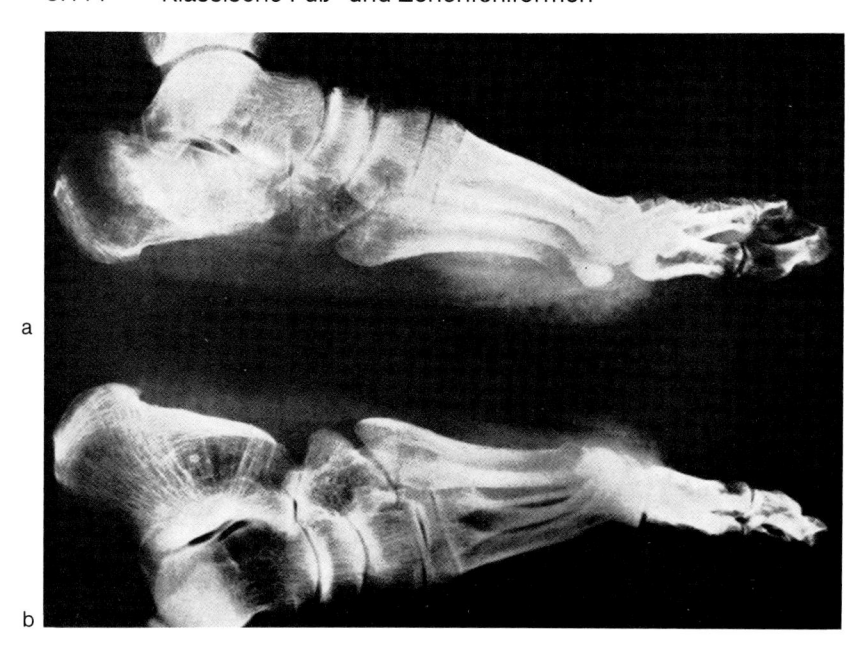

Abb. 26 a u. b Traumatischer Plattfuß bei Fersenbeinbruch

nen anstreben. In der Osteosyntheseära hat es einen neuen Anlauf zu operativen Repositions- und Fixationsmethoden gegeben (u.a. BABIN-CHEVAYE 1966, DUPART 1967, HACKSTOCK 1975, BUCH u. Mitarb. 1977, SCHNEIDER 1977, SCHELL-MANN 1978, HUPFAUER u. KONERMANN 1979). Dennoch hat sich auch damit der geometrisch sehr schwer zu bestimmende Kalkaneus samt subtalarem Gelenk als letztendlich unzugänglich erwiesen. Der arthrotische Verfall ist nicht zu vermeiden. Die in verschiedenen Ebenen geneigten subtalaren Gelenkflächen lassen sich nicht wiederherstellen, wie auch die Mitteilungen und Diskussionen auf der 65. Tagung der DGOT 1978 gezeigt haben. Trotzdem sollte die posttraumatische Deformierung so gut als möglich beseitigt werden, da nachweislich bei geringerer Fehlstellung auch geringere Arthrosegrade auftreten und die Ausgangsposition für konservative und operative Maßnahmen günstiger sind. Als Maß für die Rekonstruktion der Fußform (nicht der Gelenkfläche) gilt der Tubergelenkwinkel (HUPFAUER u. KONERMANN 1979).

Bei ausgeprägtem posttraumatischem Platt- oder Knick-Platt-Fuß kommt man in leichteren Fällen mit umfassend gewalkten Einlagen, in schwereren Fällen mit orthopädischem Maßschuhwerk aus. Einlagen wie Schuhe sollen nur gleichmäßig abstützen, da wegen der versteiften knöchernen Fehlstellung keine Korrektur mehr möglich ist.

Die Indikation der Rückfußarthrodese gilt wie auf S. 3.113 ausgeführt. Hier kommen die subtalare Arthrodese kombiniert mit der Arthrodese des Chopartschen Gelenks (Double-Arthrodese, im englischen Sprachraum auch Triple arthrodesis) in Frage. Fehlstellungen lassen sich durch entsprechende Keilosteotomien ausgleichen (M. LANGE 1962, RÜTT 1973).

Lähmungsplattfuß

Meist sind hier Folgen von Polyomyelitis, spinalen Muskelatrophien und Muskeldystrophien zu behandeln (Abb. 27 a u. b). Die gemischten motorischen und sensorischen Ausfälle bei lumbalen und sakralen Myelomeningozelen und peripheren Nervenlähmungen sind wegen des Ausfalls der Tast- und Schmerzempfindlichkeit schwieriger zu versorgen. Hier bestehen Neigungen zu Druckgeschwüren. Insgesamt wird die sich ausbildende Fußdeformität vom verbliebenen Muskelspiel abhängig sein (BAUMANN 1979).

Als konservative Maßnahme für den wachsenden Organismus und zur Verhütung von Kontrakturen empfiehlt sich neben der täglichen Übungsbehandlung das Tragen von Lagerungsorthesen (BAUMANN 1979).

Um den Fuß zu stabilisieren und einen plantigraden Auftritt zu gewähren, muß wenigstens eine mittlere Rückfußstellung erreicht werden. Die häufige Kontraktur des M. triceps surae bedarf dazu der operativen Korrektur. Weitere Sehnen müssen durch Verpflanzung als Antagonisten ausgenützt werden. Das hängt natürlich im einzelnen von der verbliebenen aktiven Muskulatur ab. Um die trotzdem oft noch notwendige orthetische Versorgung möglichst gering zu halten und um der veränderten Muskelsituation mit dem Verlust der feinen Synergismen entgegen zu kommen, bietet sich als zentrale Stabilisierung des Fußes die subtalare Arthrodese an (Abb. 27 c). Es werden eine Reihe von Verfahren verwendet: Arthrodese nach Lambrinudi, Doublearthrodese, bei Kindern die extraartikuläre Arthrodese nach Grice (s. S. 3.107).

Der Fuß des spastisch Gelähmten zeigt eine besondere Neigung zum Abweichen im Knickfuß-

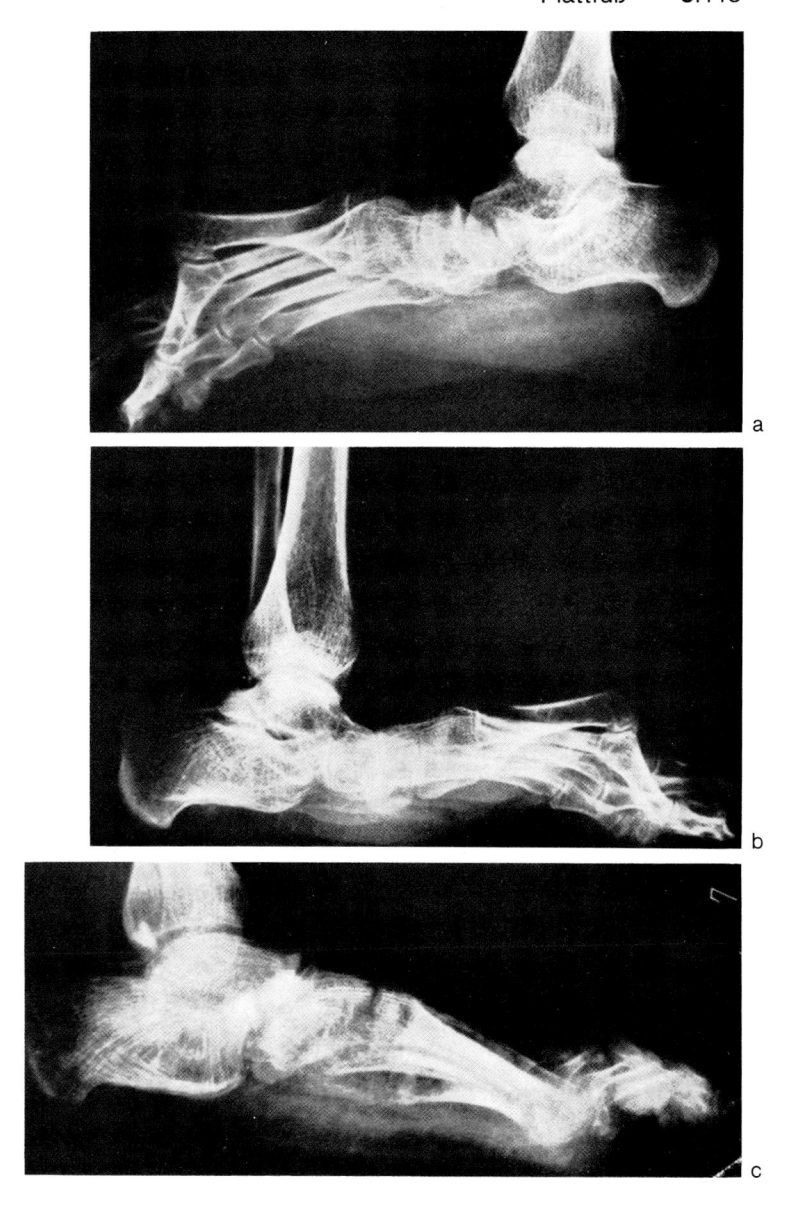

Abb. 27 a–c Pes planovalgus paralyticus bei 33jähriger Frau. a u. b) Mit 1 Jahr Poliomyelitis. Extreme Aufbiegung des ersten Strahls, keine besonders betonte Flexionsstellung des Talus. Medialer vorderer Stützpunkt ist die Großzehe c) Einige Monate nach Ausführung einer Triplearthrodese

sinne (GRESSMANN 1979). Die spastisch verkürzte Achillessehne valgisiert die hochstehende Ferse. Die erzwungene und instabile Spitzfußstellung führt über das Nachgeben im Talonavikulargelenk zur Umlegung und Abflachung des Fußes. FELDKAMP (1978) führt dazu aus, daß der Knick-Platt-Fuß des Diplegikers die häufigste Fußdeformität ist und aus einem Nebeneinander von intrinsischer Insuffizienz und Spasmen, besonders der Waden- und langen Zehenhebermuskulatur, resultiert. Das Fußgewölbe wird an typischer Stelle, dem Talonavikulargelenk, spastisch durchgedrückt.

Sie unterscheidet primär kontrakte Knick-Platt-Füße als Wachstumsfolge unter dem konstanten spastischen Muskelzug. Dabei sind die Valgusabweichungen besonders stark; ferner primär reversible Knick-Platt-Füße als Folge ausgebliebener Vorfußrotation mit erhaltener Supinationsstellung des Säuglings. Der Knick-Platt-Fuß des kleinen Diplegikers hat eine reliefarme, weiche Sohle als Ausdruck der ausgefallenen Intrinsicmuskulatur.

Bei der Versorgung des spastischen Knick-Platt-Fußes des Kindes muß die Schwere der Gangmechanik berücksichtigt werden, da neben der Instabilität des Fußes durch die besondere Stellung dennoch eine verbesserte Seitenstabilität (Pronation) gegeben ist und u.a. die leichte Vorfußabduktion die Oberschenkel-Innenrotation kompensiert. Beim Schwerbehinderten wird sogar die Valgus-Abduktionsstellung zur Querabrollung benutzt. Deshalb bewertet FELDKAMP diese Art Knick-Platt-Fuß beim Kind nicht nur als Fehlform, sondern auch als Kompensationsmechanismus.

3.116 Klassische Fuß- und Zehenfehlformen

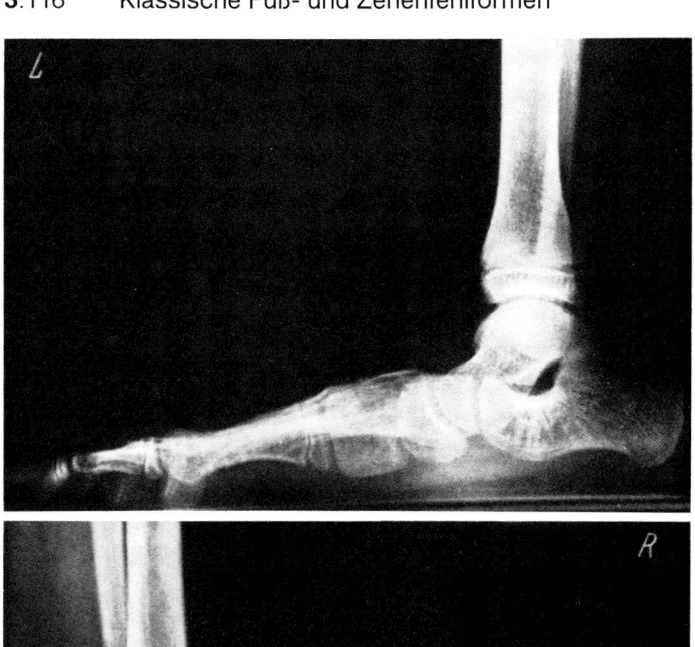

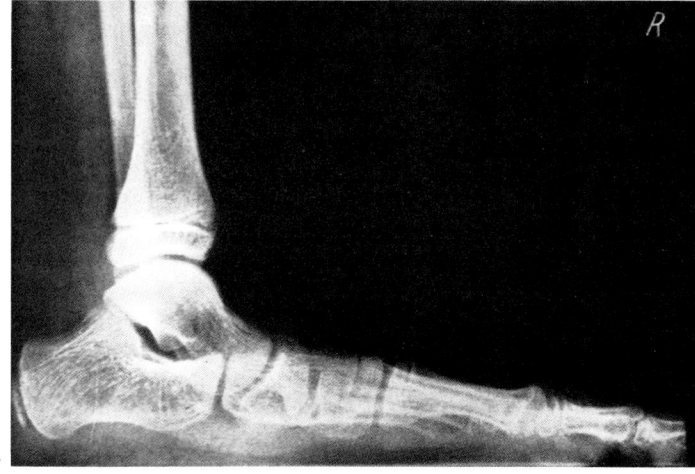

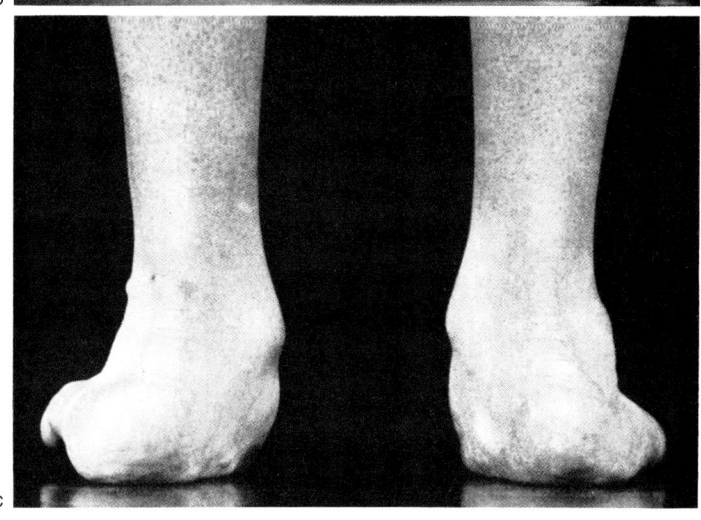

Abb. 28 a–c a u. b) Pedes planovalgi adolescentis, wahrscheinlich auf kongenitaler Grundlage entstanden.
c) Dieselben Füße. Starke Valguskomponente

Angeborener Schaukelfuß

Für diese spezielle Form des kindlichen Fußes sind weitere Namen wie Talus verticalis, Tintenlöscherfuß, angeborener Plattfuß geläufig. Sein Charakteristikum ist eine kontrakte Equinovalgusstellung des Rückfußes und eine Dorsal- und Abduktionsstellung des Vorfußes bei Luxation im Talonavikulargelenk (PATTERSON u. Mitarb. 1968). Radiologisch fällt immer die Steilstellung des Talus auf (Abb. 28). Seit der ersten Beschreibung durch KÜSTNER (1880) hat es viele weitere Beschreibungen gegeben. Die falsche Terminologie: angeborener Hacken-Platt-Fuß oder angeborener Platt-Hacken-Fuß wurde von ERLACHER (1943) richtiggestellt. Diese angeborene Deformi-

tät ist sehr selten und wird häufig im Zuge von Mißbildungen, besonders der unteren Wirbelsäule und des Rückenmarkes, gesehen. Eine umfassende Literaturzusammenstellung wurde von IMHÄUSER (1967) gegeben.
Die Erfahrungen der Autoren beruhen gewöhnlich immer nur auf einzelnen Fällen. Entsprechend sind auch die Beurteilungen ihrer Behandlungsergebnisse, die in leichten Fällen als brauchbar und in schweren Fällen als schlecht bezeichnet werden. IMHÄUSER schreibt: „Meines Erachtens sollte man Schaukelfüße mit Subluxationen im Talonavikulargelenk (von denen HOHMANN in Verbindung mit den leichten Formen spricht) aus der Betrachtung herauslassen, zumal diese sehr oft erworben sind, worauf bereits LLOYD-ROBERTS sowie HERDON und HEYMAN hingewiesen haben. Die völlige Luxation dieses Gelenks ist ein Charakteristikum der Deformität. Sie verliert sich nicht durch manuelle Plantarflexion des Vorfußes."
Die frühzeitige Behandlung ist geboten. Jedoch ist zu sehen, daß die konservative Redressions- und Fixationsbehandlung versagt und nur in leichten Fällen (HOHMANN 1951, HENSSGE u. ALLMELING 1966, STOREN 1965 u. 1967 u.a.) gelingt. Die konservative Reposition und die Retention des ausgeprägten Schaukelfußes sind, zumal wenn er im Zusammenhang mit anderen Mißbildungen steht, praktisch ausgeschlossen (u.a. OSMOND-CLARK 1957, SAYLE-CREER 1957, HERDON u. HEYMANN 1963, LLOYD-ROBERTS u. SPENCER 1958).
Es hat sich deshalb die Frühoperation durchgesetzt (HAROLD 1967 u. 1973, SILK u. WAINWRIGHT 1967, JUDET 1970), für die IMHÄUSER Richtlinien angegeben hat, die sich aus Langzeitbeobachtungen auch mit minderen Erfolgen ergeben haben: Vordergründig ist die Korrektur des Rückfußes; ferner die operative Reposition des Talonavikulargelenks und schließlich die zusätzliche extraartikuläre subtalare Arthrodese nach Grice, mindestens aber ein korrigierender Unterschenkel-Fuß-Apparat, da nachträglich Gewölbesenkungen wegen der schlechten Fußmuskulatur nicht aufzuhalten sind. Sehnenverlagerungen (M.tibialis posterior, M.peronaeus longus) haben keinen wesentlichen Einfluß ausgeübt.
Operativ wird die Rückfußentwicklung durch Eintreiben eines Steinmann-Nagels als Hebel in die Längsachse des Kalkaneus begonnen, die Achillessehne verlängert und die dorsale Kapsulotomie vorgenommen. Über den Steinmann-Nagel wird der Kalkaneus aufgerichtet (dorsal flektiert) und varisiert, bis Talus und Kalkaneus in normaler Stellung zueinander stehen. Jetzt erfolgen die subperiostale Abtragung der Tibialis-anterior-Sehne und die Mobilisierung des Navikulare, welches aus der Kapsel-Band-Verbindung mit dem Talus gelöst werden muß. Nach Reposition des Talonavikulargelenks wird dieses mit Kirschner-Drähten durch das Großzehengrundgelenk, das Metatarsale I, Kuneiforme I, Navikulare und Talus gehalten. Lange Gips- und evtl. Apparatfixation folgen. Bei älteren Kindern sollen Schaukelfüße bzw. die noch verbliebene Deformität durch die Rückfußarthrodese (Triplearthrodese) (M. LANGE) gehalten werden.
Bezüglich der Zusammenhänge des Hammerzehenplattfußes mit dem angeborenen Schaukelfuß wird auf das Kapitel „Zehendeformitäten" von BREITENFELDER u. RÜTT verwiesen.

Präventive Maßnahmen

Die zweifellos ausgezeichnete und wohlmeinende Empfehlung, Kinder zum barfüßigen Laufen auf Gras, Sand, Kieselsteinen und unregelmäßigen Böden anzuhalten, damit sie die funktionellen Möglichkeiten ihrer Füße üben, dürfte mindestens in Mitteleuropa schwerlich durchzusetzen sein. Jahreszeiten und Witterung zwingen gerade hier dazu, die Füße zu schützen. Auch Kindergarten und Schule bieten wenig Zeit und Gelegenheit, dieser Empfehlung nachzukommen.
In unserem zivilisatorischen Umkreis ist man gezwungen und gewöhnt, einförmige, d.h. harte und ebene Beton- und Steinböden zu benutzen. Das würde wohl einen gewissen Schutz für die Füße bieten, ist aber aus dem oben Gesagten ohne Schuhwerk nur selten möglich. Also besteht um so mehr die Forderung nach entsprechendem Schuhwerk. Beim Säugling und Kleinkind sollte dem Bewegungsdrang nachgegeben werden. Schuhe oder beengendes Kleidungszeug ist zu vermeiden. Das vorzeitige Laufen muß unbedingt unterbunden werden. Es hängt eng mit dem Reifezustand des Kindes zusammen, wie auf S.3.104 ausgeführt. Zu diesem Thema sei nochmals auf die wichtigen Arbeiten von MAIER hingewiesen.
Die dann zum Laufen notwendigen Schuhe bedürfen nicht irgendwelcher Stützen, sondern müssen Bewegungsfreiheit gewähren. Die beispielhaften Untersuchungen auf dem Gebiet der kindlichen Fußreifung im Zusammenhang mit Schuhbekleidung stammen ebenfalls von MAIER (u.a. 1959, 1961, 1973).
Daraus sei folgendes zitiert: „Vom guten Kinderschuh verlangen wir heute volle Flexibilität, d.h. Flexibilität sowohl im Bereich der Laufsohle als auch des Gelenkes. Nur dadurch wird die Abwicklung des Fußes im Sinne der Verwringung gewährleistet. Die Flexibilität soll dem Straßenschuh nicht seine Wetterfestigkeit nehmen und darf nicht durch dünne Sohlen angestrebt werden, die den Kinderfuß ungeschützt den harten, ebenen Böden der Zivilisation aussetzen, auf die wir nicht verzichten können und gegen die zu po-

lemisieren müßig ist." Weiteres dazu in diesem Sinne findet sich bei BARNETT (1967), BLECK (1971) und TIMM (1977, 1978). Viele Arbeiten auf diesem Gebiet gehen auch auf die Orthopäden älterer Generation wie SCHEDE und THOMSEN zurück (u. a. THOMSEN 1937, 1961).

Die Forderung nach dem „physiologischen Schuh" (VILADOT 1981) sagt aus, daß der Schuh dem kindlichen, aber auch dem erwachsenen Fuß gerecht werden müsse und nicht umgekehrt der Fuß sich dem Schuh anzupassen habe. Erfahrungsgemäß herrscht hier aber das Diktat der Mode. Erst der ungern gesehene und getragene orthopädische Maßschuh paßt sich der Form (= Deformität) an, um noch Funktion und Leistung zu gewähren.

Das Ziel von Einlagen beim Plattfuß ist die Korrektur der abgeflachten Fußwölbung. Nur zusammen mit aktiver Übungsbehandlung und permanenter Kontrolle des guten Sitzes der Einlagen kann eine Verbesserung bewirkt werden. Beim Erwachsenen geht es nur noch darum, die eingetretene Deformität zu erhalten und Schmerzen sowie Leistungseinbuße zu mindern.

Wenn tatsächlich eine akzentuierte Fersenpronation zu behandeln ist, werden von manchen Orthopäden Fersenschalen (nach Helfet) bevorzugt (GOYMANN u. Mitarb. 1976). Sie wollen mit der Fersenkorrektur die Verwringung des Fußes aktivieren. Bei Kindern zwischen 3 und 6 Jahren hat sich die Flügeleinlage nach v. Volkmann bewährt (s. S. 3.106). In schweren Fällen des kindlichen Plattfußes greift man gern auf die umfassend gewalkten Einlagen zurück, die u. U. bis ins Adoleszentenalter getragen werden müssen. – Das große Angebot der Industrie mit Einlagensystemen steht ganz im Gegensatz zu der Auffassung von meist nicht behandlungsbedürftigen Füßen (KAPHINGST 1978) und kommt ganz offensichtlich der weitverbreiteten Gewohnheit nach, dennoch Einlagen zu geben.

Die physikalische Therapie hat eigentlich keinen präventiven Charakter. Sie wird immer dann zum Zuge kommen, wenn bereits Veränderungen eingetreten sind. Hier wäre besonders der kontrakte Adoleszentenplattfuß zu nennen, bei dem versucht wird, neben den oben skizzierten Maßnahmen (s. S. 3.108 f.) mit Massagen, Diathermie und Bädern das Muskelspiel wieder zu normalisieren. Bei venösen und lymphatischen Rückflußstörungen, die einen Plattfuß des Erwachsenen als weitere Erschwernisse begleiten können, wirken orthetische Versorgung, Krankengymnastik und Bäderbehandlung wenigstens lindernd.

Vorrangig bleibt die schon mehrfach angeführte aktive Übungsbehandlung beim Kind zur Kräftigung der Muskulatur: Greifübungen, Zehengang, Fersengang, Gehen mit einwärts gedrehtem Fuß u. a.

Die operative Knickfußbehandlung des Kindes ist die Ausnahme (s. S. 3.106 f.). Eine strenge und eher aufgeschobene Indikation hat sich bewährt, da beim kindlichen Knickfuß immer noch die Chance der Aufrichtung besteht, ehe der Fuß sich endgültig zum Knick-Senk-Fuß umformt (KRAUSE 1970).

Folgende Indikationen sollen genannt werden:
1. Kongenitale Mißbildungen, z. B. Talus verticalis; hier ist die Frühoperation gleichzeitig Prävention.
2. Lähmungsplattfuß; auch hier kann im Sinne der Prävention durch zeitigen Eingriff einer größeren Deformität vorgebeugt werden.
3. Versagen der Behandlung oder unzureichende konservative Behandlung von muskel- und bänderschwachen Plattfüßen mit Leistungseinbuße nicht vor dem 2. Lebensjahr.
4. Besondere Situation beim Adoleszentenplattfuß, z. B. Koalitionen der Fußwurzel.
5. Die operative Behandlung des erwachsenen Fußes dient der Abstützung der Deformität durch Arthrodese und kann als präventiv für die Gewähr der Arbeitsfähigkeit angesehen werden.

Literatur

Allison, J. D.: Change in heel width following support of pronated foot. Arch. phys. Med 48 (1967) 195

Babin-Chevaye, J.: Fractures du calcaneum. In: Judet, R: Arrière pied, symphyse pubienne, cotyle. Masson, Paris 1966

Bagliani, G. P., U. Orestano; G. Canale: Piede piatto „parafisiologico" del bambino e piede piatto doloroso dell' adolescente. Riv. Clin. pediat. 80 (1967) 552

Baisch, B.: Bau und Mechanik des normalen Fußes und des Plattfußes. Z. orthop. Chir. 31 (1913) 218

Barnett, Ch.: Footwear for healthy and disordered feet. Physiotherapy 53 (1967) 137

Basmajian, J. V., J. W. Bentzon: An electromyographic study of certain muscles of the leg and foot in the standing position. Surg. Gynec. Obstet. 98 (1954) 662

Basmajian, J. V., G. Stecko: The role of muscles in arch suport of the foot. An electromyographic study. J. Bone Jt Surg. 45 A (1963) 1184

Baumann, J. U.: Der schlafgelähmte Fuß. In: Imhäuser, G.: Der Fuß. Praktische Orthopädie, Bd. IX. Vordruckverlag, Bruchsal 1979

Beck, E. L., R. W. Kitting: Flatfoot-dropfoot due to anterior tibial tendovaginal adhesions. J. Amer. Podiat. Ass. 63 (1973) 440

Beck, E. L., E. D. McGlamry: Modified young tendosuspension technique for flexible flatfoot. Analysis of rationale and results: A preliminary report on 20 operations. J. Amer. Podiat. Ass. 63 (1973) 582

Beck, E. L., E. D. McGlamry: Surgical construction of peroneal groove and retinaculum. J. Amer. Podiat. Ass. 64 (1974) 111

Becker, G.: Die operative Korrektur des jugendlichen Knickplattfußes (ohne Veränderung der physiologischen Zugrichtung der Sehnen durch Translokation der gespaltenen Sehne des M. tib. ant. unter das os naviculare). Ergebnisse von 20 Jahren. Beitr. Orthop. Traum. 26 (1979) 37

Beierlein, H. R.: Verfahrenstechnische Auswahl, Konstruktion, Aufbau und Anwendungsmöglichkeit einer Meßeinrichtung zur humanphysiologischen Erforschung der Biomechanik der unteren Extremität. Diss., München 1976

Beierlein, H. R.: Gerät zur zeitsynchronen Messung von

Druckverteilung und Komponenten der resultierenden Kraft unter der menschlichen Fußsohle. Z. Orthop. 115 (1977) 778

Bergmann, G. A.: Die Bedeutung der Innendrehung der Unterschenkel für die Entwicklung des Senk-Knickfußes mit derAngabe einer Meßmethode der Unterschenkeltorsion und Mitteilung von Meßergebnissen. Z. Orthop. 96 (1962) 177

Bernbeck, R.: Zur funktionellen Anatomie und klinischen Pathologie der Regio calcaneo-navicularis. Z. Orthop. 92 (1960) 4

Bernbeck, R.: Der angeborene Knickplattfuß. Die pathologische Skelettsituation des pes plano-valgus congenitus im Lichte der mikroskopischen Anatomie. Arch. orthop. Unfall-Chir. 59 (1966) 213

Bernbeck, R.: Die Behandlung der Fußsenkung. In Imhäuser, G.: Der Fuß. Praktische Orthopädie, Bd. IX. Vordruckverlag, Bruchsal 1979

Bleck, E. E.: The shoeing of children: Sham or science? Develop. Med. child neurol. 13 (1971) 188

Böhler, L.: Die Stellung des Vorfußes beim Plattfuß, Klumpfuß und Hohlfuß. Verh. dtsch. orthop. Ges. 17 (1922) 201

Böhm, M.: The embryologic origin of clubfoot. J. Bone Jt Surg. 11 (1929) 229

Böhm, M.: Der kongenitale Plattfuß. Zbl. Chir. 59 (1932) 2987

Böhm, M.: Der fötale Fuß. Z. Orthop. Chir. 57 (1932) 562

Borroni, M., A. Romanio: L' artrodesi extra-articolare sotto-astragalica secondo grice nel trattamento des piede piatto valgo. Arch. Ortop. (Milano) 80 (1967) 405

Breitenfelder, H.: Zur operativen Behandlung des Knickplattfußes. Chirurg 24 (1953) 311

Breitenfelder, J.: Die Behandlung des kindlichen Knickfußes mit der Schrägeinlage. Orthop. Prax. 13 (1977) 427

Buch, J., F. Russe, O. J. Russe, G. Ziernhöld: Klinische und radiologische Spätergebnisse nach Bohrdrahtosteosynthesen am Fersenbein (Nachuntersuchungen aus 3 österreichischen Unfallkrankenhäusern). Kongr. Bericht. 13. Jahrestagg. d. Österr. Ges. f. Unfallchir. 1977

Canale G., G. D. Bagliani: Considerazioni sull'intervento di grice per la correzione del piede piatto valgo. Minerva ortop. 19 (1968) 442

Caro, W.: Spätergebnisse der Plattfußoperation nach Niederecker. Orthop. Prax. 6 (1970) 276

Charry, R.: L'operation de Niederecker dans le traitement du pied plat valgus de l'adolescent. Bull. Soc. Chirurgie Paris 56 (1966) 250

Close, J. R., V. T. Inman: The action of the ankle joint. Rep. of the prosthetic devices research project. Inst. of engineering research. Ser. II. Univ. of California, Berkeley 24 April 1952

Close, J. R., V. T. Inman: The action of the subtalar joint. Rep. of the prosthetic devices research project. Inst of engineering research. Ser. II. Univ. of California, Berkeley 22 May 1953

Close J. R., V. T. Inman, P. M. Poor, F. N. Todd: The function of the subtalar joint. Clin. Orthop. 50 (1967) 159

Cowell H. R.: Talocalcaneal coalition and new causes of peroneal spastic flatfoot. Clin. Orthop. 85 (1972) 16

Cramer, K.: Der Plattfuß. In: Deutsche Orthopädie Bd. VI. Enke, Stuttgart 1925

Debrunner, H. U.: Wachstum und Entwicklung des Fußes beim Jugendlichen. Z. Orthop., Suppl. 99 (1965)

Debrunner, H. U.: Beurteilung und Behandlung kindlicher Fuß- und Beindeformitäten. Schweiz. med. Wschr. 97 (1967) 780

Debrunner, H. U.: Statische Anatomie und Gelenkmechanik des Fußes. Orthop. Prax. 5 (1980) 422

Demartin, F.: Le manifestazioni osteo-articolari della sindrome di Ehlers-Danlos. Chir. Organi Mov. 55 (1966) 315

Dennemann, H.: Möglichkeiten der röntgenologischen Diagnostik von Fußformen und Fußdeformitäten. Z. Orthop. 94 (1960) 291

Domisse, G. F.: Flat foot. S. Afr. med. J. 45 (1971) 726

Domisse, G. F.: Flat foot. S. Afr. med. J. 45 (1971) 663

Duchenne, G. B.: Physiology of Motion. Saunders, Philadelphia 1959

Duparc, J.: Les fractures du calcaneum. In Duparc, J.: Orthopédie et traumatologie, conférences d'enseignement 1967. Expansion Scientifique Française, Paris 1969

Eichler, J.: Indikation, Technik und Ergebnisse der Plattfußoperation nach Niederecker. Orthop. Prax. 14 (1978) 906

Elsner, W.: Ein Verfahren zur röntgenologischen Darstellung des hinteren Teils des Talokalkanealgelenkes und seine klinische und unfallmedizinische Bedeutung. Verh. dtsch. orthop. Ges. 42 (1954) 296

Empfenzeder, K.: Funktionelle Beurteilung des Knickfußes beim beidseitigen Genu valgum. Orthop. Prax. 10 (1974) 753

Erlacher, Ph.: Zur Begriffsbestimmung des angeborenen Hackenfußes und des angeborenen Plattfußes. Z. Orthop. 74 (1943) 93

Faggiana, F.: Il piede piatto. Acta orthop. ital. 1 (1956) 141

Feldkamp, M.: Der Knickplattfuß des Kindes mit spastischer Diplegie. Orthop. Prax. 14 (1978) 897

Fengler, F.: Zur operativen Behandlung des lockeren kindlichen Knickplattfußes. In Murri, A.: Der Fuß. Med. Literar. Verlag, Uelzen 1980

Fick, R.: Handbuch der Anatomie und Mechanik der Gelenke. Fischer, Jena 1910

Franco, F., R. Gambier: L'artrodesi secondo grice nel piede valgo poliomielitico. Arch. Putti Chir. Organi Mov. 23 (1968) 194

Gamble, F. O.: Applied Foot Roentgenology. Williams & Wilkins, Baltimore 1957

Gardner E. Ph., D. Gray, R. O'Rahilly: The prenatal development of the skeleton and joints of the human foot. J. Bone Jt Surg. 41 A (1959) 847

Gaunel, C., P. Louyot, A. Treheux: Etude radiologique des d'esaxations en pronation du supination du pied. Rev. Rhum. 28 (1971) 591

Gennari, U., S. Galli: Le malattie professionali dei dentisti. Le lesioni osteo-muscolari (Studio statistico). Riv. ital. Stomat. 26 (1971) 475

Giannestras, N. J.: Static defomities of the foot-editorial comment. Clin. Orthop. 70 (1970) 2

Giannestras, N. J.: Recognition and treatment of flatfeet in infancy. Clin. Orthop. 70 (1970) 10

Giannestras, N. J.: The congenital rigid flatfoot. Its recognition and treatment in infants. Orthop. Clin. N. Amer. 49 (1973) 66

Giannestras, N. J.: Correction chirurgicale du pied plat de l'adolescent. Rev. Chir. orthop. 63 (1977) 766

Giannestras, N. J.: Flexible valgus flatfoot resulting from naviculocuneiform and talonavicular sag. In Mann, R.: Surgery of the Foot. Mosby, St. Louis 1978

Gierse, H.: The cancellous structure in the calcaneus and its relation to mechanical stressing. Anat. Embryol. 150 (1976) 63

Glessner, J. R., G. L. Davis: Bilateral calcaneonavicular coalition occuring in twin boys. A case report. Clin. Orthop. 47 (1966) 173

Goymann, V., J. Haasters: Die funktionelle Behandlung des kindlichen Knick-Senkfußes mit der Helfetschale. Orthop. Prax. 12 (1976a) 77

Goymann, V., J. Haasters, H. J. Jesse: Die Helfetsche Fersenschale – Indikation und Herstellung. Orthop. Tech. 27 (1976b) 10

Gray, E. G., J. V. Basmajian: Electromyography and cinematography of leg and foot („normal" and flat) during walking. Anat. Rec. 161 (1968) 1

Gresham, J. L.: Correction of flat feet in children: Grice-Green subastragalar arthrodesis. Sth. med. J. 61 (1968) 177

Gressmann, C.: Der Fuß bei spastischer Lähmung. In Imhäuser, G.: Der Fuß. Praktische Orthopädie, Bd. IX. Vordruckverlag, Bruchsal 1979

Grice, D. S.: An extraarticular arthrodesis of the subtalar

joint for correction of paralytic flat feet in children. J. Bone Jt Surg. 34 A (1952) 927
Grice, D. S.: Subtalar extraarticular arthrodesis. J. Bone Jt Surg. 39 A (1957)
Gruet, M., M. Honorat, B. Piquard, R. Ferro: L'arthrodese extra-articulaire de la sous-astragalienne selon la technique de Green et Grice dans le traitment de pieds plats paralytiques (a'propos de 28 observations). Bull. Soc. méd. Afr. noire Langue franç. 15 (1970) 245
Güntz, E.: Die Entstehung der inkonstanten Skelettelemente und ihre Beziehung zur Pathologie des Fußes. Arch. orthop. Unfall-Chir. 41 (1942) 87
Hackenbroch sen., M.: Der Plattfuß. In Hohmann, G., M. Hackenbroch, K. Lindemann: Handbuch der Orthopädie Bd. IV/2. Thieme, Stuttgart 1961; 2. Aufl.: Witt u. Mitarb.: Orthopädie in Praxis und Klinik, 1981
Hackenbroch sen., M.: Theorien der Fußsenkung. In Imhäuser, G.: Der Fuß. Praktische Orthopädie, Bd. IX. Vordruckverlag, Bruchsal 1979
Hackenbroch, M., A. N. Witt: Orthopädisch-chirurgischer Operationsatlas. Bd. V: Unterschenkel und Fuß. Thieme, Stuttgart 1973
Hackstock, H.: Gedeckte Spongiosaplastik bei intraartikulären Fersenbeinbrüchen – eine neue operative Behandlungsmethode. Akt. Chir. 10 (1975) 105
Harms, J., H. Mittelmeier, M. Nizard: Technik und Ergebnisse der Plattfußoperation nach Mittelmeier. In Murri, A.: Der Fuß, Bd. III. Med. Literar. Verlag, Uelzen 1980
Harris, R. D.: Retrospect – peroneal spastic flat foot (rigid valgus foot). J. Bone Jt Surg. 47 A (1965) 1657
Harris, R. J., T. Beath: Etiology of peroneal spastic flat foot. J. Bone Jt Surg. 30 B (1948) 624
Harrold, A. J.: Rigid valgus foot from fibrous contracture of the peronei. J. Bone Jt Surg. 47 B (1965) 743
Harrold, A. J.: Congenital vertical talus in infancy. J. Bone Jt Surg. 49 B (1967) 634
Harrold, A. J.: The problem of congenital vertical talus. Clin. Orthop. 97 (1973) 133
Henke, Ph. J. W.: Die Contracturen der Fußwurzel. Z. rat. Med. 5 (1859) 44
Henssge, J.: Lockerer und kontrakter Plattfuß. Therapiewoche 1976
Henssge, J.: Differentialdiagnose und Therapieansätze kontrakter Knickplattfüße. Orthop. Prax. 11 (1978) 852
Henssge, J., Allmeling, W.: Therapeutische Erfahrungen beim angeborenen Plattfuß mit vertikalem Talus. Arch. orthop. Unfall-Chir. 59 (1966) 74
Herndon, C. H., C. H. Heyman: Problems in the recognition and treatment of congenital convex pes valgus. J. Bone Jt Surg. 45 A (1963) 413
Hirayama, P.: Spätergebnisse der operativen Behandlung des kontrakten Knickfußes. Beitr. Orthop. Traum. 15 (1968) 102
Hofer, H.: Der Funktionelle Überlastungsschaden des Fußes. Beitr. orthop. u. chir. med. Tech. 3 (1954)
Hoffa, A.: Lehrbuch der orthopädischen Chirurgie, 4. Aufl. Enke, Stuttgart 1902
Hohmann, G.: Fuß und Bein, 5. Aufl. Bergmann, München 1951
Hübscher, C.: Über den Pes valgus. Z. Orthop. 13 (1904) 1904
Hübscher, C.: Die Atrophie des Flexor hallucis longus beim Plattfuß. Z. orthop. Chir. 17 (1906) 482
Hupfauer, W., H. Konermann: Frakturformen, Behandlung und Ergebnisse der Kalkaneusfrakturen. Z. Orthop. 117 (1979) 562
Hutton, W. C., C. F. Drabble: Apparatus to give the distribution of vertical load under foot. Rheum. phys. Med. 11 (1972) 313
Imhäuser, G.: Zur Behandlung des angeborenen Schaukelfußes. Z. Orthop. 102 (1967) 436
Imhäuser, G.: Die Arthrodese des unteren Sprunggelenkes. Z. Orthop. 111 (1973) 453
Imhäuser, G.: Störungen der Entwicklung des Rückfußes und ihre therapeutischen Konsequenzen. Orthop. Prax. 14 (1978 a) 257
Imhäuser, G.: Die konservative Therapie des erworbenen Knicksenkfußes. Orthop. Prax. 14 (1978 b) 883
Imhäuser, G.: Die Behandlung der Fußsenkung. In Imhäuser, G.: Der Fuß. Praktische Orthopädie, Bd. IX. Vordruckverlag, Bruchsal 1979
Imhäuser, G.: Die Entwicklung des Fußes vom Kindes- bis zum Erwachsenenalter. In Imhäuser, G.: Der Fuß. Praktische Orthopädie, Bd. IX. Vordruckverlag, Bruchsal 1979
Imhäuser, G.: J. Schöberlein: Was leistet die Schedesche Plattfußoperation? Z. Orthop. 112 (1974) 439
Jack, E. A.: Naviculo-cuneiform fusion in the treatment of flat foot. J. Bone Jt Surg. 35 B (1953) 75
James, A. E.: Tarsal coalitions and peroneal spastic flat foot. Aust. Radiol. 14 (1970) 80
Janssen, G.: Die Operation nach Faggiana zur Behandlung des kindlichen Knickplattfußes – Nachuntersuchungsergebnisse. Z. Orthop. 108 (1971) 633
Janssen, G.: Der kompensatorische Knick-Senkfuß. Z. Orthop. 120 (1982) 278
Judet, J.: New concepts in the corrective surgery of congenital talipes equinovarus and congenital and neurologic flatfeet. Clin. Orthop. 70 (1970) 56
Kaphingst, W.: Alternativen der Knickfußversorgung. Orthop. Praxis 14 (1978) 893
Kokoshko, A. I.: Significance of age when work was begun, height and weight in the development of flat feet in weavers and spinners. Gig. Tr. prof. Zabol. 16 (1972) 15
Kramer, J.: Die Deformitäten des Neugeborenenfußes. Ther. Umsch. 27 (1970) 450
Krause, W.: Die operative Behandlung des Knick-Senk-Fußes Jugendlicher. Z. Orthop. 108 (1970) 33
Kristen, H.: Der Kinderfuß in Österreich. Z. Orthop. 104 (1968) 318
Krukenberg, H.: Über den angeborenen Plattfuß. Z. orthop. Chir. 62 (1935) 385
Kummer, B.: Funktionelle Anatomie des Vorfußes. Z. Orthop., Suppl. 103 (1967)
Kummer, B.: Die Biomechanik des menschlichen Fußes. In Imhäuser, G.: Der Fuß. Praktische Orthopädie, Bd. IX. Vordruckverlag, Bruchsal 1979
Kunze, H., N. Stanescu: Die Behandlung des erworbenen Knickfußes und seiner Varianten bei Kindern und Jugendlichen mittels der Antikustranslokation nach Breitenfelder. Orthop. Prax. 14 (1978) 913
Küsswetter, W., Th. Stuhler, A. Rütt: Die biomechanische Wirkung der Antikussehnen-Rückversetzung auf das Fußgewölbe. Orthop. Prax. 18 (1982) 49
Kyne, P. J., H. J. Mankin: Changes in intra-articular pressur with subtalar joint motion with special reference to the etiology of peroneal spastic flat foot. Bull. Hosp. Jt Dis. (N. Y.) 26 (1965) 181
Lachertz, M.: Le pied plat statique de l'enfant et de l'adolescent. Lille méd., Suppl. 17 (1971)
Lasagni, P.: La terapia del piede piatto valgo mediante la trasposizione astragalo-calcaneare. Acta orthop. ital. 4 (1958) 219
Lang, J., W. Wachsmuth: Bein und Statik, 2. Aufl. Springer, Berlin 1972
Le Guyader, A., B. Boucher-Depreux: La voute plantaire des populations de cote d'ivoire. Arch. Anat. path. 14 (1966) 122
Lelièvre, J.: Current concepts and correction in the valgus foot. Clin. Orthop. 70 (1970) 43
Lelièvre, J.: Pathologie du pied. Masson, Paris 1971
Lloyd-Roberts, G. C., A. J. Spencer: Congenital vertical talus. J. Bone Jt Surg. 40 B (1958) 33
Lorenz, A.: Die Lehre vom erworbenen Plattfuße. Enke, Stuttgart 1883
MacConaill, R. A., J. V. Basmajian: Muscles and Movements – A Basis for Human Kinesiology. Williams & Wilkins, Baltimore 1969
McLaughlin, H. L.: Treatment of late complications after os calcis fractures. Clin. Orthop. 30 (1963) 111
Maier, E.: Wachstum und Entwicklung des kindlichen Fußes. Therapie 9 (1959) 1

Maier, E.: Längsschnittuntersuchungen über die Reifung des Kinderfußes. Mschr. Kinderheilk. 109 (1961) 222

Maier, E.: Der nicht-behandlungsbedürftige Kinderfuß. Z. Orthop. 105 (1968) 565

Maier, E.: Der gesunde Kinderfuß, seine Entwicklung und Bekleidung. Prakt. Orthop. 4 (1973) 33

Maier, E., H. Mau: Diagnostik und Behandlungsbedürftigkeit von Fußdeformitäten bei Kindern. D. Ä. 8 (1974) 527

Marti, Th.: Die Skelettvarietäten des Fußes. Huber, Bern 1947

Matthiass, H. H., S. Berndt: Fußbefunde bei Beinamputierten. Eine morphologische und funktionelle Analyse. Arch. orthop. Unfall-Chir. 58 (1965) 341

Matthias, H. H.: Die Behandlung der Fußsenkung. In Imhäuser, G.: Der Fuß. Praktische Orthopädie, Bd. IX. Vordruckverlag, Bruchsal 1979

Matthiass, H. H., H. Theyson: Meßmethoden zur Erfassung von Form und Funktion des Fußes. In Imhäuser, G.: Der Fuß. Praktische Orthopädie, Bd. IX. Vordruckverlag, Bruchsal 1979

Mau, H.: Der behandlungsbedürftige Kinderfuß. Z. Orthop. 105 (1968) 576

Meyer, G. H. v.: Ursache und Mechanik der Entstehung des menschlichen Plattfußes. Fischer, Jena 1883

Meyer, J. M., R. Lagier: Post-traumatic sinustarsi syndrom. An anatomical and radiological study. Acta orthop. scand. 48 (1977) 121

Meyer, J. M., W. Taillard: L'arthrographie de l'articulation sous-astragalienne dans les syndromes douloureux post-traumatiques du tarse postérieur. Rev. Chir. orthop. 60 (1974) 321

Mitchell, G. P.: Spasmodic flatfoot. Clin. Orthop. 70 (1970) 73

Mitchell, G. P., Gibson, J. M.: Excision of calcaneo-navicular bar for painful spasmodic flat foot. J. Bone Jt Surg. 49 B (1967) 281

Morley, A. J. M.: Knock-knee in children. Brit. med. J. 1957/II, 976

Mortier, G., M. de Neve, P. Hollaert: Conservatieve Therapie van spastische Platvoet bij Adolescneten. J. belge Méd. phys. Rhum. 26 (1971) 161

Morton, D. J.: Foot in Stance. Columbia Univ. Press 1935

Morton, D. J.: Human Locomotion and Body Form. A Study of Gravity and Man. Williams & Wilkins, Baltimore 1952

Muftic, O., P. Dürrigl, I. Ruszkowski: Beitrag zur Erklärung der Biomechanik des Fußes. Med. orthop. Techn. 102 (1982) 43

Müller-Limmroth, W., H. R. Beierlein, W. Diebschlag: Die Druckverteilung unter der menschlichen Fußsohle: Qualitative und quantitative Meßergebnisse. Z. Orthop. 115 (1977) 929

Niederecker, K.: Der Plattfuß. Enke, Stuttgart 1959

Ochsner, P. E., A. Bernau: Die operative Behandlung des kindlichen Knickplattfußes. Orthop. Prax. 14 (1978) 263

Osmond-Clarke, H.: Congenital vertical talus. J. Bone Jt Surg. 39 B (1957) 580

Parsch, K.: Die extraartikuläre Arthrodese nach Grice (Ergebnisse, Erweiterungen des Indikationsbereiches). Z. Orthop. 111 (1973) 457

Patterson, W. R., D. A. Fitz, W. S. Smith: The pathologic anatomy of congenital convex pes valgus. Post mortem study of a newborn infant with bilateral involvement. J. Bone Jt Surg. 50 A (1968) 458

Paul, U., E. Dethloff: Zur Torsion des Unterschenkels beim Pes valgus compensatorius. I. Beitr. Orthop. Traum. 18 (1971) 191

Pliquett, F., W. Heim: Die Druckverteilung unter der Fußsohle während des Abrollvorganges. Z. Orthop. 102 (1966) 285

Potter, T. A.: Talonavicular fusion with bone graft for spastic arthritic flat foot. Surg. Clin. N. Amer. 49 (1969) 883

Preston, E. T.: Flat foot deformity. Amer. Fam. Physician Febr. (1974) 143

Preuschoft, H.: Statische Untersuchungen am Fuß des Primaten, Teil II: Statik des ganzen Fußes. Z. Anat. Entwickl.-Gesch. 131 (1970) 156

Preuschoft, H.: Die statischen und kinetischen Besonderheiten des menschlichen Fußes im Vergleich zu einigen anderen Säugetieren. In Imhäuser, G.: Der Fuß. Praktische Orthopädie, Bd. IX. Vordruckverlag, Bruchsal 1979

Puff, A., B. Rosemeyer: Das Verhalten des Fußlängsgewölbes beim normalen Gehakt (Röntgenkinematographische Untersuchung zur Gelenkmechanik). Morph. Jb. 105 (1963) 274

Purvis, G. D.: Surgery of the relaxed flatfoot. Clin. Orthop. 57 (1968) 221

Rabl, C. R. H.: Orthopädie des Fußes, 5. Aufl. Enke, Stuttgart 1975

Rausch, E.: Die Behandlung der Fußsenkung. In Imhäuser, G.: Der Fuß. Praktische Orthopädie, Bd. IX. Vordruckverlag, Bruchsal 1979

Rauterberg, K., K. P. Schulitz: Operative Stabilisierung des spastischen Knick-Senkfußes. Orthop. Prax. 14 (1978) 269

Reiter, R.: Der Sinus-Tarsi-Span. Z. Orthop. 99 (1965) 451

Roggatz; J., H. Zwicker: Die Rhachischisis anterior. Z. Orthop. 107 (1970) 610

Rössler, H.: Die Behandlung der Fußsenkung. In Imhäuser, G.: Der Fuß. Praktische Orthopädie, Bd. IX. Vordruckverlag, Bruchsal 1979

Rütt, A.: Unterschenkel und Fuß. In Hackenbroch, M., A. N. Witt: Orthopädisch-chirurgischer Operationsatlas. Bd. V. Thieme, Stuttgart 1973

Rütt, A.: Zur operativen Behandlung des erworbenen Knickplattfußes bzw. Plattfußes. Orthop. Prax. 14 (1978) 900

Schellmann, W. D.: Konservative und operative Fersenbeinbruchbehandlung. Therapiewoche 28 (1978) 1569

Schneider, H.: Technik der Reposition und Bohrdrahtfixation verschobener Fersenbeinbrüche. Kongr.-Bericht 13. Jahrestagg. d. Österr. Ges. f. Unfallchirurgie 1977

Schoberth, H.: Die Entwicklung der Lehre von der Fußsenkung und ihre Bedeutung für die orthopädisch-technische Versorgung. Z. Orthop. 97 (1963) 425

Schoberth, H.: Fußschäden durch Leistungssport. In Imhäuser, G.: Der Fuß. Praktische Orthopädie, Bd. IX. Vordruckverlag, Bruchsal 1979

Schwarzweller, F.: Über die Verordnung von Einlagen und Fußstützen. Münch. med. Wschr. 110 (1968) 279

Sharrard, W. J.: Paralytic deformity in the lower limb. J. Bone Jt Surg. 49 B (1967) 731

Siegrist, H.: Klinische Verlaufsformen der progredient chronischen Polyarthritis am Fuß. Z. Orthop. 104 (1968) 356

Silk, F. F., D. Wainwright: The recognition and treatment of congenital flat foot in infancy. J. Bone Jt Surg. 49 B (1967) 628

Smith, J. W.: Muscular control of the arches of the foot in standing: An electromyographic assessment. J. Anat. 88 (1954) 152

Smola, E.: Die operative Behandlung des lockeren, kindlichen Knickplattfußes. Z. Orthop. 109 (1971) 259

Staudinger, G.: Eine neue Meß- und Untersuchungsmethode des Fußes. Verh. dtsch. ges. Orthop. (1933) 219

Steinhäuser, J.: Beitrag zur funktionellen Bedeutung der Coalitio calcaneo-navicularis anhand von Experimenten. Z. Orthop. 105 (1969 a) 358

Steinhäuser, J.: Über die gelenkmechanische Bedeutung der Coalitio talonavicularis und calcaneo-cuboidea. Z. Orthop. 105 (1969 b) 369

Steinhäuser, J.: Angeborene und erworbene Synostosen im Fußbereich und ihre klinische Bedeutung. In Imhäuser, G.: Der Fuß. Praktische Orthopädie, Bd. IX. Vordruckverlag, Bruchsal 1979

Stewart, S. F.: Human gait and the human foot: An ethnological study of flatfoot. I. Clin. Orthop. 70 (1970a) 111

Stewart, S. F.: Human gait and the human foot: An ethnological study of flatfoot. II Clin. Orthop. 70 (1970b) 124

Storen, H.: On the closed and open correction of congenital convex pes valgus with a vertical astragalus. Acta orthop. scand. 36 (1965) 352

Storen, H.: Congenital convex pes valgus with vertical talus. Acta orthop. scand., Suppl. 94 (1967) 1

Strasser, H.: Lehrbuch der Muskel- und Gelenkmechanik. Springer, Berlin 1913

Strauss, H.J.: Indikation, Technik und Erfahrung der operativen Knickfußbehandlung nach Grice. Orthop. Prax. 14 (1978) 272

Theyson, H., V. Güth, F. Abbink: Photogrammetrische Methoden zur dreidimensionalen Vermessung der Fußsohle, sowie eine Methode zur exakten Bestimmung des Druckablaufs unter den verschiedenen Bereichen der Fußsohle beim Gehen. In Morscher, E.: Funktionelle Diagnostik der Orthopädie. Enke, Stuttgart 1979

Thomsen, W.: Über Kinderschuhwerk. Z. Orthop. 66 (1937a) 25

Thomsen, H.: Vorführung eines Apparates zur Messung des Sohlendruckes nach Prof. Graeper – Jena und eines Filmes. Verh. dtsch. Ges. Orthop. (1937b)

Thomsen, W.: Die Weiterentwicklung der Lehre von der Fußsenkung durch Hohmann. Z. Orthop. 92 (1960) 4

Thomsen, W.: Die Erhaltung der Leistungsfähigkeit der Füße in den Betrieben. Verh. dtsch. Ges. Arbeitsmed. 3 (1960) 250

Thomsen, W.: Fuß, Schuh und Einlage als biologisches Problem. Orthopädie-Schuhmachermeister 11–12 (1962) 250

Tillmann, B.: Beitrag zur funktionellen Anatomie des Fußes. Orthop. Prax. 13 (1977) 504

Timm, H.: Das Problem des passenden Kinderschuhes. Orthop. Praxis 14 (1978) 323

Timm, H.: Kinderschuhe. In Imhäuser, G.: Der Fuß. Praktische Orthopädie, Bd. IX. Vordruckverlag, Bruchsal 1979

Tischer, K.: Erfolge unserer modifizierten Tibialis-anticus-translokation beim Plattfuß. Beitr. Orthop. Traum. 17 (1970) 188

Unterreiner, J.: Der Normalfuß ist ein Knickfuß. Z. Orthop. 96 (1962) 388

Vahvanen, V.: Rheumatoid arthritis in the plantar joints. Acta orthop. scand., Suppl. 107 (1971)

Viladot, A.: Flatfoot, preventiv measures and treatment. – Instructional Course Lectures, SICOT 1981, XV World Congress, Rio de Janeiro, Brasilien

Viladot, A.: Flatfoot. Clinic and etiopathogeny. – Instructional Course Lectures, SICOT 1981, XV World Congress, Rio de Janeiro, Brasilien

von Volkmann, R.: Ein Ligamentum „neglectum" pedis (Lig. calcaneonaviculare mediodorsale seu sustentaculonaviculare). Verh. anat. Ges. 44 (1969); Anat. Anz., Suppl. 126 (1970) 483

von Volkmann, R.: Wer trägt den Taluskopf wirklich, und inwiefern ist der plantare Sehnenast des M. tibialis post. als Bandsystem aufzufassen? Anat. Anz. 131 (1972) 425

Voutey, H.: Traitement chirurgical du pied plat de l'enfant. Rev. Chir. orthop. 58 (1972) 489

Walter, J.: Die orthopädischen Berufskrankheiten des Zahnarztes. Dtsch. Stomat. 18 (1968) 677

Weber, B.G.: Inwieweit sind isolierte extreme Torsionsvarianten der unteren Extremitäten als Deformitäten aufzufassen und welche klinische Bedeutung kommt ihnen zu? Z. Orthop. 94 (1961) 287

Weinert, A.: Die anatomische und die funktionelle Belastung des menschlichen Fußes. Zbl. Chir. 16 (1929) 965

Weinert, A.: Das Naturgesetz der Bewegung. Schuhmarkt Nr. 105, 108, 111 (1935)

Zehendeformitäten

Von J. BREITENFELDER und A. RÜTT

Erworbene Zehendeformitäten

Hallux rigidus (flexus)

In das ursprüngliche Gewirr der verschiedenen Formen von Kontrakturstellungen der Großzehe hat als erster RITSCHL (1917) wenigstens einigermaßen Ordnung gebracht. Wenn ihm auch das Bild des Hallux rigidus in dem Sinne, was wir heute darunter verstehen, noch unbekannt war, so hat er doch darauf hingewiesen, daß die Beugekontrakturen der großen Zehe nicht verwechselt werden dürfen mit der Hammerzehe, bei der im Gegensatz zur Beugekontraktur das Grundglied gestreckt, das Endgelenk gebeugt ist, wie das z. B. beim Klauenhohlfuß in so ausgesprochenem Maße auch an der Großzehe zu finden ist.

Im englischen Schrifttum hat DAVIES-COLLEY (1887) den Begriff des Hallux flexus eingeführt, unter dem er alle Plantarflexionskontrakturen der Großzehe zusammenfaßte.

In die deutsche Literatur wurde der Begriff des Hallux rigidus von HOFMANN im Jahre 1923 eingeführt. SCHANZ nannte das Krankheitsbild wegen der fixierten Beugestellung des Großzehengrundgliedes Hallux flexus, eine Bezeichnung die allerdings bereits schon im Jahre 1887 von DAVIES-COLLEY gebraucht wurde, allerdings für die Beugekontraktur der Großzehe im allgemeinen. Beim Studium der Literatur stößt man auf eine Vielzahl von Momenten, die für die Entstehung des Hallux rigidus herangezogen werden. Daraus ist ersichtlich, daß es eine einheitliche und allgemeingültige Ätiologie für die Entstehung der Hallux-rigidus-Deformität noch nicht gibt.

Im folgenden seien die ätiologischen Faktoren nach BREITENFELDER zusammengestellt:

1. Arthrosis deformans:
   a) endogen bedingt (LINDEMANN) bzw. primär im Sinne PAYRS (WATERMANN, HOHMANN),
   b) sekundär bei vorzeitigem Verschleiß infolge Überbeanspruchung des Fußes aufgrund statisch-mechanischer Verhältnisse (HOHMANN, HÖLTJE),
   c) durch absolute und relative Überbelastung des Fußes (SAXL),
   d) dispositionell durch Insuffizienz der Knochen und Gelenke (RICHTER),
   e) durch falsche statische Belastung (WATERMANN).
2. Abnorme relative Länge des I. Os metatarsale (NILSONNE) (Abb. 1).
3. Aseptische Knochennekrosen (KINGREEN, RIBBING, HACKENBROCH, MAU) (Abb. 2).
4. Phylogenetisch bedingte Disposition (HOHMANN, ROMICH) (Abb. 3).
5. Akutes Trauma (HOHMANN, LINDEMANN, MAU (1971), VON SALIS, DIETERICH, SAXL, ROMICH).

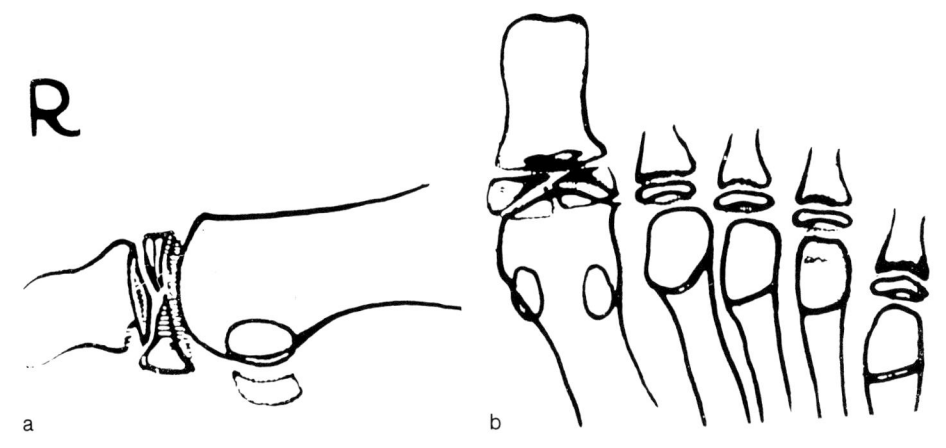

Abb. 1 a u. b   Hallux rigidus bei 11jährigem Mädchen mit positivem Nilsonne-Index und zweigeteilter Grundgliedepiphyse (Abb. 1–7, 11–13, 15–22 u. 24 aus *A. Rütt:* Zehendeformitäten. In: *G. Hohmann, M. Hackenbroch, K. Lindemann:* Handbuch der Orthopädie, Bd. IV/2. Thieme, Stuttgart 1961)

3.124 Klassische Fuß- und Zehenfehlformen

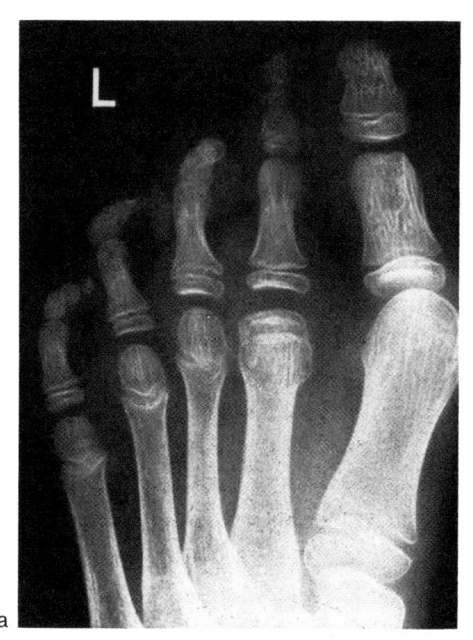

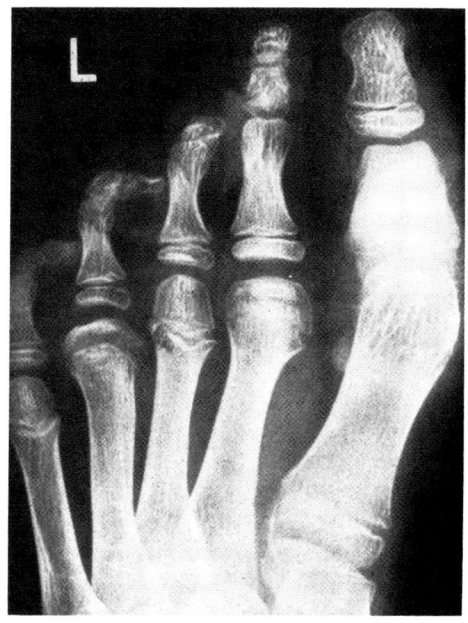

Abb. 2a u. b a) 10jähriges Mädchen mit Köhlerscher Krankheit des Metatarsale II. b) 2 Jahre später auch Morbus Köhler des Metatarsale IV und Hallux rigidus mit schwerer Wachstumsstörung der Basis der Großzehengrundphalanx

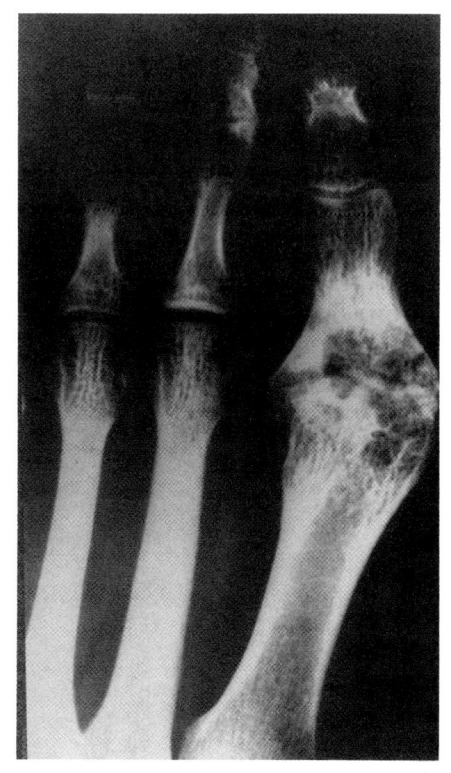

Abb. 3 Hallux rigidus infolge Enchondroms

6. Schonhaltung bei Schädigung des Fußes (VON SALIS).
7. Funktionelle Überbeanspruchung beim Sport (WATERMANN, HACKENBROCH, DIETERICH).
8. Vestimentär bedingte Disposition (TIMMER, ROMICH, HACKENBROCH, MAU 1971).
9. Schwachfuß:
   a) durch Spannung des Flexor hallucis longus (SCHEDE, CLARKE, VON SALIS),
   b) durch Spannung bzw. Dehnung der kleinen Fußsohlenmuskeln (BARTSCH, COCHRANE),
   c) durch Spannung der Plantaraponeurose (THOMSEN),
   d) durch mechanische Überbelastung des Großzehengrundgelenks bedingte reflektorische Kontraktur der Großzehenbeuger (MAU (1971), HACKENBROCH, TIMMER, zunächst auch HOHMANN),
   e) durch Druckerhöhung im Großzehengrundgelenk infolge veränderter Statik (PITZEN).
10. Rachitis.

In der Diskussion um die Ätiologie und Pathogenese des Krankheitsbildes muß abschließend folgendes zugestanden werden: Die Frage nach der Ätiopathologie ist die Frage nach einer Präarthrose oder besser einer präarthrotischen Deformität; das bedeutet, daß der Hallux rigidus letztlich nur eine spezielle Form der Grundgelenkarthrose mit einem spezifischen klinischen und röntgenologischen Erscheinungsbild darstellt.

Das Krankheitsbild des Hallux rigidus beginnt im allgemeinen in der frühen Jugendzeit, nach

HACKENBROCH zwischen dem 10. und 17. Lebensjahr. JACK sah sogar einen Fall im Alter von 7 Jahren.

Das Verhältnis zwischen männlichen und weiblichen Patienten beträgt nach BREITENFELDER (1950) 1:2,3, nach HÖLTJE (1939) 1:1,7. HACKENBROCH (1927) sah bei einer Gesamtzahl von 20 Patienten das männliche Geschlecht lediglich zweimal betroffen.

Über die Häufigkeit des Leidens ist wenig bekannt. STORCK fand an der Berliner Orthopädischen Universitäts-Klinik und Poliklinik (1930) im Verlauf von 10 Jahren unter 49 255 Krankheitsfällen das Bild des Hallux valgus mit und ohne Kombinationen 2391mal, das der reinen Arthrosis deformans des Großzehengrundgelenks (Hallux rigidus) hingegen nur 122mal. RÜTT (1961) fand unter 3500 Großstadtkindern im Alter von 10–15 Jahren in 1,5% der Fälle die charakteristischen klinischen Frühzeichen des Hallux rigidus, nämlich die Einschränkung der Dorsalflexion der Großzehe im Grundgelenk.

Der Hallux rigidus beginnt mit seinem, den Namen bestimmenden Symptom der Einschränkung der Dorsalflexion der Großzehe im Grundgelenk, die ganz allmählich, häufig fast unbemerkt, zunimmt. Die Bewegungsstörung schreitet unaufhaltsam fort, obwohl beim Gehen der Bodendruck ihr ständig entgegenwirkt, so daß schließlich nicht nur die Streckung aufgehoben, sondern die Zehe sogar in 10–20 Grad Flexion kontrakt wird. Die Beugung bleibt charakteristischerweise frei, um erst im Spätstadium, wenn die arthrotischen Veränderungen sehr ausgedehnt sind, auch eine Einschränkung zu erfahren. Während der schmerzhaften federnden Fixation der Großzehe, die sich nach C. MAU in Narkose meistens lösen soll, läßt sich auf der Beugeseite häufig die angespannte und kontrakte Beugesehne tasten. Auch beim Erwachsenen ist eine Seitabweichung der Großzehe nie vorhanden.

Wie vor allem RÜTT (1961) zeigen konnte, bleibt die Bewegungsbehinderung lange Zeit unbeachtet bzw. unbemerkt. Erst mit dem völligen Verlust der Überstreckfähigkeit treten im allgemeinen gleichlaufend mit der stärkeren Bewegungsbehinderung auch vermehrte Schmerzen auf. Sie sind um so stärker, je mehr beim Abrollen das Körpergewicht bzw. der Bodendruck die Zehen zu überstrecken versucht. So wird dann sehr bald das Gehen in Pantoffeln, Turnschuhen, Schuhen mit hohen Absätzen und der Zehenstand, das Bergaufgehen sowie Tanzen für den Patienten zu einer Qual.

Der Kontraktur im Grundgelenk folgt sehr bald eine kompensatorische Überdehnung der Kapsel und der Bänder des Endgelenks, die zu einer Überstreckfähigkeit und in Spätstadien zur Überstreckkontraktur des Endgelenks führen. Der Fuß rollt nur mehr über das Endglied ab, wobei der Abstoß ausschließlich über dieses erfolgt und das Grundglied in seiner Kontrakturstellung fixiert bleibt, so daß schließlich der alte Schmerz weitgehend ausgeschaltet wird. Gleichzeitig wird die Körperlast nach außen verlagert und der Fuß supinatorisch verkantet, so daß das Grundgelenk der Großzehe kaum mehr Bodenberührung bekommt. So zeigt sich bei diesen Füßen alsdann eine charakteristische Beschwielung; die Gegend des Großzehengrundgelenks ist frei von Horn, die Sohlenhaut oft ausgesprochen zart, während sie über dem V. Grundgelenk eine vermehrte Hornbildung aufweist. Fernerhin bildet sich auf der lateralen Beugeseite des Großzehenendgliedes eine kräftige Hornschwiele.

Mit der zunehmenden Entwicklung des Leidens wird als sicht- und tastbares Zeichen einer fortschreitenden Arthrosis deformans über dem Dorsum des I. Mittelfußköpfchens, seinem Gelenkrand, eine feine spitze, teils höckrige Leiste nachweisbar. Schließlich verlieren sich die normalen Gelenkkonturen immer mehr, und lateral wie vor allem dorsal tastet man stärkere Randwülste, wobei besonders die dorsalen oft durch den Schuhdruck erhebliche Beschwerden verursachen. Nicht selten begegnen wir bei diesen extrem ausgebildeten Fällen dann dem typischen Reizzustand eines arthrotischen Gelenks mit Schwellung, Rötung und unerträglichen Schmerzen, so daß das klinische Bild einem akuten Gichtanfall sehr ähneln kann und differentialdiagnostisch in Erwägung gezogen werden muß.

Relativ früh, häufig schon im Alter von 12–15 Jahren, zeigt das Röntgenbild charakteristische Veränderungen, die das Krankheitsbild vom Hallux valgus, der Tbc., der Gicht und traumatischen Veränderungen deutlich abgrenzen. Lateral wie dorsal entsteht an der Gelenkfläche des Mittelfußköpfchens eine spitze, rosendornartige Ausziehung, während der laterale wie dorsale Rand der Grundgliedbasis eine Zuspitzung und Verbreiterung erfährt (Abb. 4).

Mit dem Fortschreiten des Leidens verstärken sich auch diese Veränderungen, so daß schließlich das Gelenk das typische Bild einer Arthrosis deformans zeigt mit Gelenkspaltverschmälerung, Verdichtung der subchondralen Zonen, Randwulstbildungen an allen Gelenkabschnitten, jedoch relativ selten kleineren subchondralen Zysten (Abb. 5).

Die Operationsbefunde bestätigen die obengenannten röntgenologischen Veränderungen. Beim Jugendlichen ist im allgemeinen die Gelenkkapsel kaum verändert; jedoch konnten JACK, LINDEMANN, RÜTT (1964) u.a. bei 12–15jährigen Kindern erhebliche degenerative Veränderungen am Gelenkknorpel nachweisen, ohne daß sich sonst typische arthrotische Veränderungen feststellen ließen und der Röntgenbefund kaum Besonderheiten aufwies. JACK sowie LINDEMANN sahen diese z. T. ulzeröse Knorpeldegeneration vor allem im Zentrum der Gelenkflä-

3.126 Klassische Fuß- und Zehenfehlformen

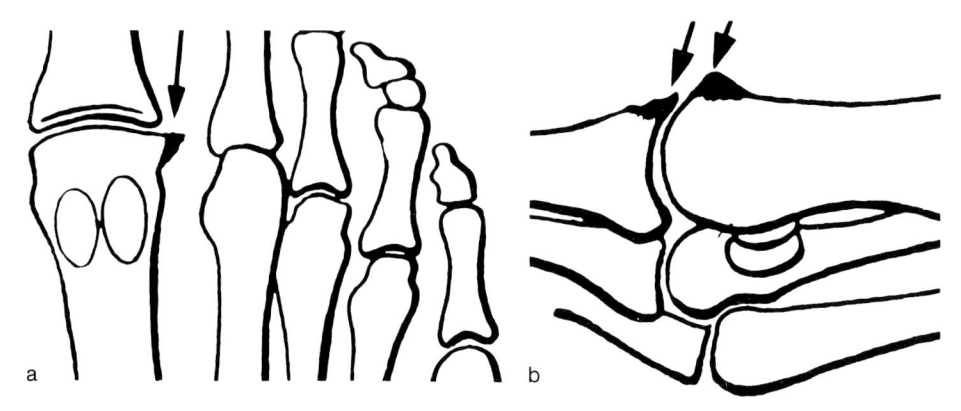

Abb. 4a u. b Typische rosendornartige Spornbildung bei 17jährigem Mädchen mit Hallux rigidus

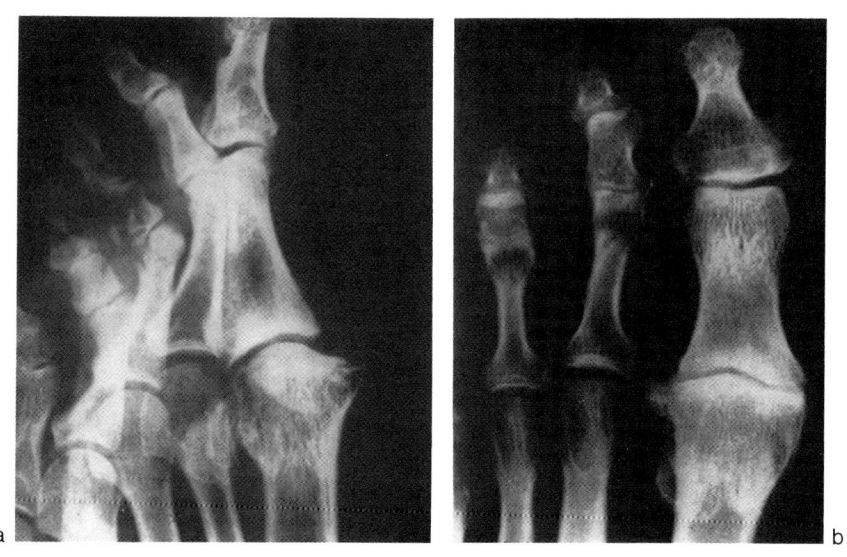

Abb. 5a u. b Hallux rigidus eines Erwachsenen mit schwerer Arthrosis deformans bei typischer Fehlstellung der Großzehe

chen und an ihrem dorsalen Randbezirk, wo sich auch ein deutlicher Knorpelabschliff zeigte. Beim Erwachsenen finden wir immer das ausgeprägte Bild einer Arthrosis deformans.

Therapie
Hinsichtlich der Therapie des Hallux rigidus muß unterschieden werden zwischen der Behandlung des jugendlichen Hallux rigidus und des fortgeschrittenen Hallux rigidus mit deutlichen sekundär-arthrotischen Veränderungen im Großzehengrundgelenk.
Beim jugendlichen Hallux rigidus bewährt sich nach BREITENFELDER sen. (1950) die Tibialis-anterior-Translokation. (Rückverlagerung des Sehnenwirkpunktes auf das Os naviculare), womit die dorsalsupinatorische Aufbiegung des I. Strahles, die er als Ursache des juvenilen Hallux rigidus ansieht, beseitigt werden kann.
Besteht ein extremer Metatarsus primus elevatus und sind röntgenologisch noch keine arthrotischen Veränderungen am Großzehengrundgelenk nachweisbar, so kann man beim Jugendlichen die Osteotomie nach LAMBRINUDI, die dicht an der Basis des Metatarsale I liegt, empfehlen, wodurch ebenfalls die dorsalsupinatorische Aufbiegung des I. Strahles zu beseitigen ist.
Im Erwachsenenalter bietet sich als Therapie der Wahl die ⅔-Resektion des Grundgliedes der Großzehe an, wodurch Schmerzfreiheit und eine Wiederherstellung der normalen Funktion des Fußes beim Gehakt erreicht werden (RÜTT 1973). In den letzten Jahren hat auch die Alloarthroplastik zur Behandlung des Hallux rigidus, Hallux valgus und rheumatischer Polyarthritis mit Befall des Großzehengrundgelenks ihren Einzug gehalten. Hier sei auf die Großzehengrundgelenk-Totalalloarthroplastik vom Typ Lubinus sowie das einstämmige Großzehenimplantat aus Silastic (SWANSON u. Mitarb. 1979) hingewiesen.
Konservative Maßnahmen, so vor allem ein Redressement des Großzehengrundgelenks, um auf

diese Art und Weise eine Verbesserung der Bewegungsfähigkeit und eine Verbesserung des Abrollvorganges des Fußes zu erreichen, führen nie zum Erfolg. Lediglich in ausgewählten Fällen des jugendlichen Hallux rigidus kann nach BREITENFELDER sen. (1950) das Redressement des Knickfußes, der nach seiner Meinung die Ursache des juvenilen Hallux rigidus infolge des Vorliegens einer dorsalsupinatorischen Aufbiegung des I. Strahles ist, eine Beseitigung des Symptoms der steifen Großzehe bedingen.

Liegt eine Kontraindikation zur operativen Korrektur der Hallux-rigidus-Deformität vor oder ist der Patient nicht bereit, sich einem korrigierenden, funktionsverbessernden Eingriff zu unterziehen, so kann durch orthopädische Hilfsmittel versucht werden, die Abrollung des Fußes zu verbessern und somit die Beschwerden zu lindern. Hierher gehört die Verordnung einer gut abstützenden Einlage in Nirostastahl mit vorgezogener Großzehenlasche oder die Verordnung eines orthopädischen Schuhes mit versteifter Sohle, wobei jeweils zusätzlich eine Ballenrolle (vordere Rolle) anzubringen ist.

Im übrigen sei hinsichtlich der Therapie des Hallux rigidus auf die ausführliche und ausgezeichnete Zusammenstellung aller bisher geübten Operationsmethoden bei HÖLTJE (1939) hingewiesen.

Hallux valgus

Der Hallux valgus, die gewiß bedeutsamste und verbreitetste Zehendeformität, war, wie die genauere Betrachtung der Kunst der Vergangenheit beweist, den Künstlern früherer Jahrhunderte bereits bekannt, wie uns die Werke von Raffael, M. Pacher, Jan Gossaert sowie die Ausgrabung von Resten etruskischer Statuen beweisen. Die Medizin schenkte der Deformität, der STROHMEYER ihren Namen gegeben haben soll, jedoch erst wesentlich später ihre Beachtung. Als erste Arbeiten wurden von BADE die von ROUSSELOT und LAFOREST aus dem 18. Jahrhundert genannt. Zu einem Problem von Klinik und Forschung wurde jedoch die Deformität erst in der ersten Hälfte des 19. Jahrhunderts nach den Arbeiten von BROCA, FRORIEP, VOLKMANN u. a. Der Grund liegt darin, daß als Folge der zunehmenden Zivilisation aus einer bis dahin bedeutungslosen und seltenen Deformität eine häufige Krankheit geworden war. Damit wurde sie auch gleich ein Problem erster Ordnung, das sich in einer ungeheuren Zahl von Arbeiten, die sich allerdings vornehmlich mit therapeutischen Fragen beschäftigen und die ein einzelner kaum mehr überblicken kann, niedergeschlagen hat.

Nach HOHMANN ist in der überwiegenden Zahl der Fälle von Hallux valgus eine familiäre, konstitutionelle, das weibliche Geschlecht bevorzugende Bindegewebsschwäche als Ursache dieser Veränderung anzunehmen.

Nach BIER sind „Bindegewebsschwächlinge" Menschen, bei denen eine angeborene Schwäche des vom Mesoderm abstammenden Stütz- und Bindegewebes besteht. Neben der Varikosis offenbart sich die konstitutionell bedingte Erschlaffung des Stützgewebes im Auftreten von Hernien, Hämorrhoiden, X-Beinen, dem Sympton der federnden Elle und ausgeprägten Knick-Platt-Füßen mit sekundärer Hallux-valgus-Entstehung; ferner manifestiert sich diese Form der angeborenen Schwäche des Stütz- und Bindegewebes bei Frauen in Form einer Schlaffheit der Mammae. Die somit also vorliegende Insuffizienz des Fußes führt über die Entstehung eines massiven Knick-Platt-Spreiz-Fußes zu dem sekundären Erscheinungsbild eines Hallux valgus (Abb. 6).

HOHMANN sagt zur Pathogenese des Hallux valgus: „Es gibt keinen Hallux valgus ohne eine Deformität des Fußes." Diese ist in der weit überwiegenden Zahl eine Belastungsdeformität, ein Pes valgus, Pes planovalgus, Pes planus oder ein Pes transversoplanus, also die Folge einer primären Minderwertigkeit des Binde- und Stützgewebes, wobei einem möglicherweise gleichzeitig bestehendem Übergewicht eine bedeutsame Rolle bei der Manifestation der Belastungsdeformität des Fußes zukommt. In diesen Fällen, in denen man also den Hallux valgus als die Endphase eines Formverfalles des Fußes ansehen muß, stehen am Beginn die Valgität die Pronation des Rückfußes und die dorsalsupinatorische Aufbiegung des I. Strahles. Dies ist eine Auffassung, die zwar glänzend in die sicher richtige pathogenetische Deutung des Hallux valgus paßt, sich jedoch nur schwer theoretisch beweisen und kaum sicher empirisch belegen läßt. Wir sehen doch nur zu häufig den klassischen Pes planus oder Pes transversoplanus ohne eine nennenswerte Valgität des Rückfußes, und doch haben die Patienten einen Hallux valgus.

Wir glauben, daß die Feststellung eher richtig ist (es sei denn, es handelt sich um einen Ballen-, Ballenhohlfuß oder um einen Metatarsus primus varus), daß wir immer ein eingesunkenes Längsgewölbe, eine Valgität des Rückfußes oder beides zusammen haben müssen. Dabei wird es unmöglich sein aufzuklären, ob etwa primär ein Versagen der Bandverbindung zwischen Talus und Navikulare aufgetreten ist und damit die Zerstörung des Längsgewölbes alles Weitere einleitet oder ob ein pronatorisches Umkippen des Kalkaneus, der dann Talus, Navikulare und Kuneiforme I mitnimmt, Ausgangspunkt des Formverfalles ist. Im ersteren Falle wäre die Valgität des Rückfußes der sekundäre Vorgang, während sie im letzteren am Beginn des Geschehens stände. Entscheidend bleibt in jedem Falle, daß zumindest das Navikulare nach medial tiefer tritt und das Kuneiforme I mit der Basis des Metatarsale I mitnimmt. Dies

3.128 Klassische Fuß- und Zehenfehlformen

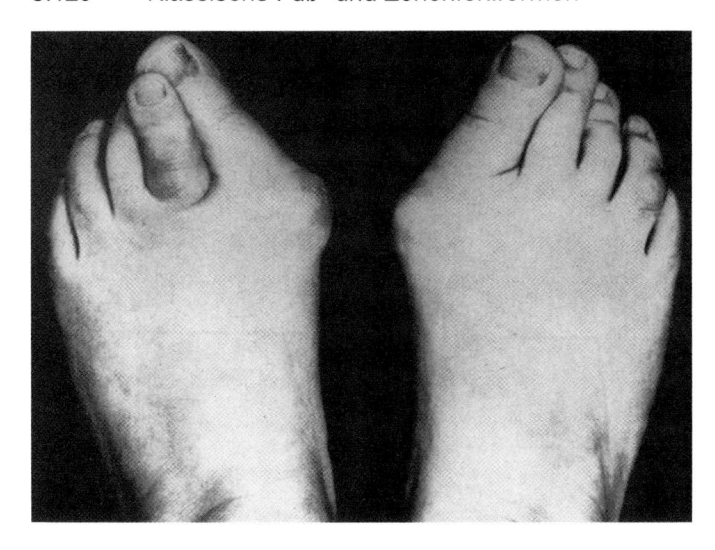

Abb. 6 Hallux valgus beidseits. Pronation der Großzehe. Bursa im Bereich der „sog. Exostose"

wird um so mehr der Fall sein, je stärker der Rückfuß proniert ist, da bei einem Tiefertreten des Talus der Radius der Bewegung der drei Knochen (Talus, Navikulare, Kuneiforme I) wesentlich größer wird. Hiermit wandert auch der Schwerpunkt des Körpers in der Standbeinphase mehr nach medial, d. h., der mediale Fußrand wird vermehrt belastet. Der Patient geht somit über den inneren Fußrand. Mit der Verschiebung der Fußwurzelknochen gerät der Vorfuß in Abduktion, und der Fuß sucht der vermehrten Belastung des medialen Fußrandes durch eine Außendrehung auszuweichen. Während nun einerseits die Körperlast die Basis des Metatarsale I von innen oben nach unten außen bodenwärts drückt, wirkt der Bodendruck vor allem auf das Köpfchen des Os metatarsale I von unten außen nach innen oben, so daß sich der I. Strahl nach oben innen im Sinne einer supinatorischen Aufdrehung und Abspreizung bewegt; es entsteht also der Metatarsus primus elevatus et varus, vorausgesetzt, daß die Bandverbindung der Mittelfußköpfchen schwächer ist oder wird als die der Basen. Hierbei kann der M. tibialis anterior erheblich mitwirken; er fördert diese Bewegung um so mehr, je distaler sein Ansatz am Os metatarsale I liegt.

Eine gleichartige Bewegung, nur im umgekehrten Sinne, macht das Metatarsale V, dessen Basis nicht so fest wie die übrigen Mittelfußknochen verankert ist. Es erfährt eine Abspreizung im Sinne der Valgität und hebt sich pronatorisch mit dem Köpfchen vom Boden ab. Diese Bewegung wird beim Pes planus besonders durch den M. peronaeus brevis gefördert. Damit entsteht der sog. Spreizfuß, das scheinbar eingesunkene Quergewölbe. Dieses sog. Quergewölbe sinkt jedoch nicht ein, sondern seine Eckpfeiler, die beiden vorderen Sohlenstützpunkte, heben sich, so daß die übrigen Mittelfußköpfchen relativ tiefer stehen und daher beim Auftritt bzw. Abrollen des Fußes zuerst und vermehrt belastet werden; sie sind nun zum vorderen Sohlenstützpunkt geworden.

Diese Verbreiterung des Vorfußes, der Spreizfuß, kann aber nur entstehen, wenn das eintritt, was nach einhelliger Auffassung entscheidend für die Entwicklung des Hallux valgus ist, das Versagen der den Vorfuß sichernden Bänder, Gelenkkapseln und Sehnen. Nur wenn diese nachgeben, kann die Fehlstellung des Metatarsale I und V auftreten und schließlich auch die der Großzehe. Ob sie eintreten muß, ist zweifelhaft, da viele solcher Füße gar keine oder nur eine geringe Valgität der Großzehe aufweisen. Wahrscheinlich gewinnen in dieser Situation andere Kräfte an erheblicher Bedeutung, wobei gewiß anatomische Variationen, besonders der Zugrichtung der Muskeln, ein Übergewicht, der Beruf und örtliche Kreislaufverhältnisse ebenfalls bedeutsam sein können.

Durch diese Fehlstellung des Metatarsale I, gleichgültig, ob sie aus einem Pes valgus, Pes planus, Pes transversoplanus, einem Ballenfuß oder gar, wie HOHMANN es für möglich hält, einem Hohlfuß entstanden ist oder ob bereits kongenital ein Metatarsus primus varus vorhanden war, wird bei einer absoluten oder relativen Insuffizienz der Bänder und Kapseln und durch eine absolute oder relative Überbelastung die Fehlstellung der Großzehe verursacht. Entscheidende Bedeutung bekommen nun auch die Großzehenmuskeln, die infolge der Adduktionsstellung bzw. supinatorischen Aufbiegung des I. Strahles eine wesentliche Änderung ihrer Zugrichtung erfahren haben. Der bereits durch das mediale Tiefertreten von Talus und Navikulare überdehnte M. abductor hallucis wandert mit seinem in der Kapsel des Grundgelenks liegenden Ansatz von medial nach plantar und wird zu einem Beuger. Damit erhält sein Gegenspieler, der M. adductor hallucis, das Übergewicht. In diesem Augenblick, da das Köpfchen des I. Mittelfußknochens nach medial drängt und die Grundgliedbasis mitzunehmen sucht, versagt also die diesen Kräften entgegenwirkende Kraft. An der Zehe ziehen nun weiter, ohne daß ein Gegenspieler noch wirksam ist, der M. adductor hallucis und die lateralen Weichteile. Hält nun aber die mediale Gelenkkapsel diesem Zug und dem nach medial gerichteten Druck des Köpfchens nicht stand, so muß die Zehe in die Valgusstellung geraten. Das Köpfchen beginnt nach medial und die Grundgliedbasis nach lateral zu gleiten, wobei offenbar das Köpfchen die Subluxationsbewegung einleitet. In diesem Moment, da nur eine kleine, nach lateral offene Winkelstellung zwischen I. Strahl und Großzehe entsteht, wird das Muskelgleichgewicht endgültig und entscheidend gestört. Extensoren- wie Flexorensehnen müssen nunmehr, da sie nicht fest fixiert in einem Kanal im Verlauf der Knochenachsen liegen, ihre Zugrichtung verlieren und durchlaufen den nach lateral offenen Winkel wie die Sehne einen Bogen und wirken nunmehr ebenfalls mit als Abduktor. Die stärker verlagerte Extensorensehne wirkt dabei besonders abduzierend, da sie nicht nur schon primär eine geringe Abduktionskomponente bei Überstreckung der Zehe hat, sondern die Beuger durch hochgesprengtes Schuhwerk als evtl. Gegenspieler geschwächt sein können. Die Lateralisierung der die Zehe abduzierenden Kräfte, damit auch deren Wirkung, wird um so größer, je mehr das Metatarsale I in Adduktion gerät und je mehr die mediale Gelenkkapsel insuffizient wird. Folgt man auch den Gedanken von KALMUS, so wird die Entstehung des Hallux valgus nicht nur von der Fehlstellung des Metatarsale I eingeleitet, sondern auch von jeder Insuffizienz der Großzehenbeuger. Dabei dürfte es gleichgültig sein, ob diese durch eine Überdehnung der Sehnen infolge eines Pes planus oder durch eine ständige Überstreckung der Zehe im Grundgelenk beim hochgesprengten Schuh oder Fuß entsteht. Hierdurch wird nun die Entstehung des Hallux valgus bei einem Hohlfuß wesentlich verständlicher. Trifft es zu, daß die Extensoren bei Überstreckung der Zehe im Grundgelenk eine leichte abduzierende Wirkung bekommen, so muß sich diese bei mangelnder Funktion der Flexoren auswirken, da die abduzierenden Kräfte das Übergewicht erhalten. Somit müßte schon eine Flexoreninsuffizienz allein, sicher aber bei gleichzeitigem Metatarsus primus varus, bei Versagen der Bänder und Gelenkkapsel den Hallux valgus einleiten können.

Sind nun diese abduzierenden Kräfte einmal wirksam geworden, so muß die Luxation der Großzehe unaufhaltsam fortschreiten, da mit zunehmender Fehlstellung das Übergewicht dieser Kräfte immer größer wird. Schließlich artikuliert die Grundgelenkbasis nur mehr mit dem lateralen Anteil des Köpfchens, dessen medialer Teil wie eine „Exostose" prominent wird. Infolge dieser Subluxation und der Verlagerung der Sesambeine, die von den lateralisierten Beugern mitgenommen wurden, kommt es zur Inkongruenz der Gelenkflächen mit erheblicher Störung der Gelenkmechanik. Die so entstandene präarthrotische Deformität wird zur Grundlage einer Arthrosis deformans.

Je länger die Fehlstellung der Großzehe besteht, um so mehr passen sich die laterale Gelenkkapsel und alle nunmehr abduzierenden Sehnen ihrer verkürzten Kraftstrecke an und schrumpfen. Aus der Fehlstellung wird eine Kontraktur, die nun nicht mehr passiv ausgleichbar ist.

Die dargelegte Abhängigkeit der Fehlstellung der Großzehe von der des I. Mittelfußknochens und wiederum dessen Fehlstellung in Abhängigkeit von der der Fußwurzel (Pes valgus – Pes planus) konnten HARDY und CLAPHAM sowie NICOD (1976) in ausgezeichneten Röntgenuntersuchungen belegen, womit die heute allgemein anerkannte pathogenetische Konzeption von HOHMANN eine wesentliche Stütze erhält.

Zu den selteneren Formen des Hallux valgus gehört der kongenitale Hallux valgus, der von KLAR, MAUCLAIRE, MOUCHET, ZESAS u. a. beschrieben wurde, aber extrem selten ist. Er entsteht infolge einer Wachstumsstörung der Grundgliedepiphyse oder aus einer Doppelanlage der Großzehe.

Jahrzehntelang wurde der Hallux valgus als eine lokale Erkrankung bzw. Entzündung angesehen, wie es VOLKMANN 1856 durch seine Untersuchungen nachgewiesen haben wollte. Dabei glaubte man, daß der örtliche Schuhdruck, besonders der der Zweiballenschuhe, und eine durch ihn ausgelöste Bursitis von ursächlicher Bedeutung seien. Erst Ende des 19. Jahrhunderts wurde diese Auffassung von HEUBACH, PAYR, RÖPKE u. a. widerlegt. PAYR konnte vor allem beweisen, daß keine Arthritis als Ursache für die Hallux-valgus-Entstehung anzunehmen ist, und fand hingegen lediglich atrophisch-degenerative Veränderungen als sekundäre Erscheinungen. Obwohl alle diese und auch spätere Untersuchungen keinerlei spezifische Veränderungen feststellen konnten, wurde der Hallux valgus auch immer wieder als Monarthritis verschiedenster Genese gedeutet (Gonorrhö, Tabes, Scharlach, Tbc., Gicht und Rheumatismus). So glaubten LERICHE, PONCET, COTTE, LEBORGUE und PILLON lange an eine tuberkulöse Genese des Leidens. So sicher es aber inzwischen ist, daß der Hallux valgus keine tuberkulöse Erkrankung ist, so gewiß ist aber auch, daß er grundsätzlich durch jede Gelenkschädigung – Trauma wie Entzündung – verursacht werden kann. Daß diese Ätiologie, ebenso wie seine paralytische Entstehung, sicher nur für die kleinste Zahl der Patienten zutrifft, wird heute von kaum einem Sachkenner mehr bezweifelt. (Abb. 7).

3.130　Klassische Fuß- und Zehenfehlformen

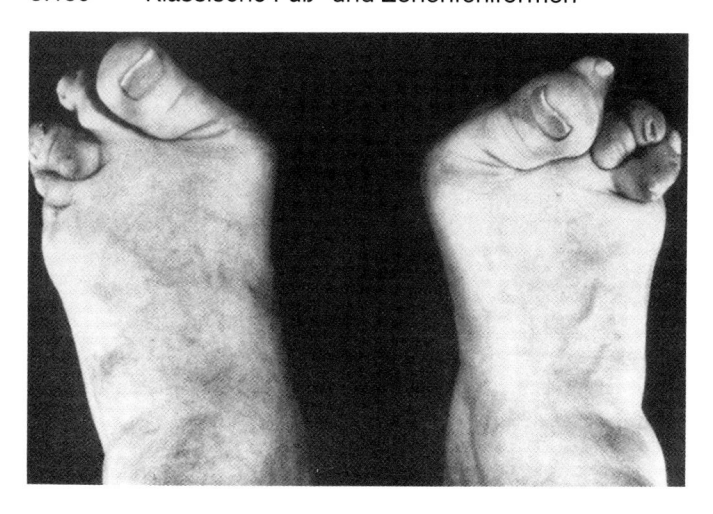

Abb. 7　Extremer Hallux valgus beidseits bei primär-chronischer Polyarthritis

Die Diskussion um die ursächliche oder mitwirkende Bedeutung des Gelenkrheumatismus ist auch heute noch nicht verstummt. Wenn auch von allen Autoren bestätigt wird, daß für den Gelenkrheumatismus die Beteiligung der Zehen, auch der Großzehen in Fehlstellung als Hallux valgus, typisch sei, so läßt man hierfür nur dann die rheumatische Ätiologie gelten, wenn es sich um eine sichere primär-chronische Polyarthritis handelt. Demgegenüber bezeichnen einzelne Forscher, besonders aus Frankreich und der Deutsche SCHÜLLER und seine Schüler, grundsätzlich den Hallux valgus als eine monarthritische Form des Gelenkrheumatismus. Die Herdhoftheorie ist dabei ein wesentlicher Bestandteil der Anschauungen SCHÜLLERS. So gehören auch bei ihm die Herdsuche und die Herdsanierung zu den festen Bestandteilen der Hallux-valgus-Therapie.

Welche Bedeutung haben aber nun Schuhe und Strümpfe für die Entstehung eines sog. vestimentär verursachten Hallux valgus? HOHMANN hat sicher recht, wenn er sagt, daß die Fußfunktion sowohl durch Schuhe als auch durch Strümpfe eingeengt und behindert wird; Bänder, Sehnen und Muskeln verlieren hierdurch infolge mangelhaften Trainings an Kraft und Elastizität, da das freie Kräfte- und Muskelspiel nicht mehr möglich ist. Damit ist aber nur etwas allgemeines und nicht alles ausgesagt. Die Form der vor wenigen Jahren modernen Schuhe, insbesondere des Damenschuhs mit der in der Schuhachse gelegenen Spitze, die nach der damaligen Mode besonders eng, niedrig und spitz sein sollte – wobei dieser Trend ja auch heute wieder sichtbar wird –, übte ebenso wie der gleichartig gewirkte und gestrickte Strumpf ohne Zweifel auf die Großzehe einen nach lateral gerichteten Druck aus, versuchte also sie in die Valgität hineinzudrängen. Aus dem gleichen Grunde muß ein relativ breiter Vorfuß an seiner medialen Prominenz, also dem 1. Metatarsalköpfchen, besonderem Druck ausgesetzt sein, der zu Beschwerden und Hautschädigungen führen kann. Schließlich läßt die wiederum bei den Damenschuhen besonders niedrige Kappe den Zehen keinen Platz zum freien Bewegungsspiel, vor allem dem Wechselspiel von Streckern und Beugern. Dies gilt in ganz besonderem Maße für Schuhe mit hohen Absätzen, in denen die Flexorenfunktion weitgehend aufgehoben wird und eine Schrumpfung der Extensorensehnen und ihre abduzierende Komponente durch die dauernde Hyperextensionsstellung der Zehen Unterstützung findet. Hinzu kommt, daß in diesen Schuhen der Fuß kaum abgerollt, sondern nur noch kurz aufgesetzt wird, so daß die Körperlast in erheblichem Maße auf die bereits leicht fächerförmig stehenden Mittelfußknochen als Schubkraft einwirkt und versucht, diese auseinanderzudrängen, also den I. Strahl in Varusstellung zu bringen. Zusammenfassend läßt sich sagen, daß insbesondere der spitze, hochgesprengte Schuh ebenso wie der Strumpf die Fußfunktion nicht nur allgemein einengen, sondern auch speziell im Sinne der Entstehung des Hallux valgus wirksam werden können. Sicher ist er aber auch allein nicht in der Lage, beim gesunden funktionstüchtigen Fuß den Hallux valgus hervorzurufen. Welche Heere von Hallux-valgus-Patienten müßten ansonsten bei der Schuhmode der letzten Jahre unsere Hilfe in Anspruch genommen haben! Die Abb. 8 soll den vestimentären Einfluß auf die Verschlimmerung einer Hallux-valgus-Deformität demonstrieren. So zeigt die Abb. 8 a das Röntgenbild eines Fußes, dessen Großzehe die Tendenz zur Valgusstellung aufweist, wobei der getragene Normalstrumpf verschlimmernd wirkt. Die Abb. 8 b zeigt das Röntgenbild desselben Fußes bei angezogenem Spezialstrumpf mit isoliertem Großzehenfach. Man erkennt deutlich den prophylaktischen Wert des genannten Strumpfes zur Verhinderung der Valgusdeviation der Großzehe.

Welche große Bedeutung jedoch auch heute wieder einzelne Autoren der Fußbekleidung beimessen, geht aus einer 1958 erschienen Arbeit von

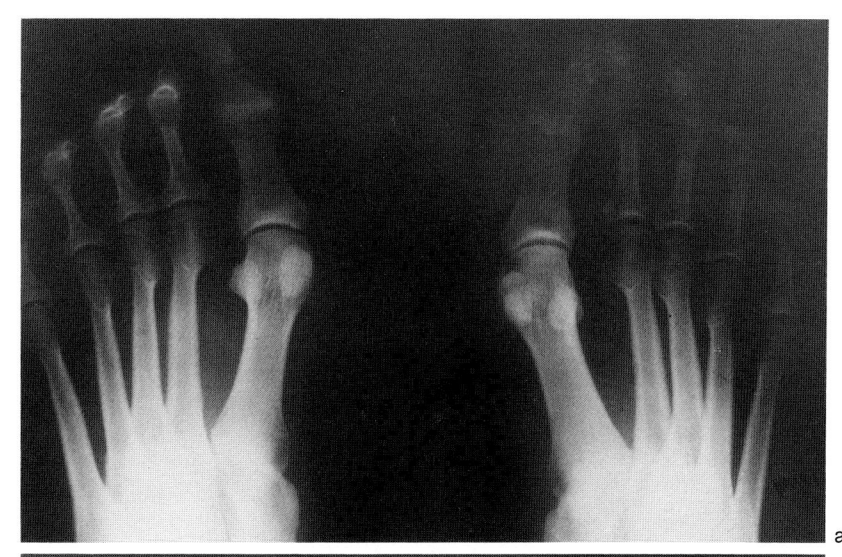

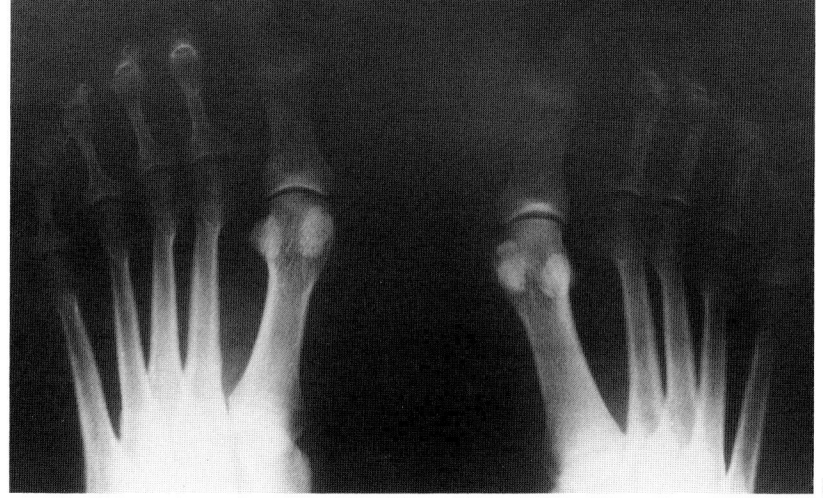

Abb. 8a u. b Röntgenologische Demonstration des vestimentären Einflusses auf die Verschlimmerung einer Hallux-valgus-Deformität; a) Normalstrumpf, b) Spezialstrumpf mit isoliertem Großzehenfach

PRIESTER hervor. Gestützt auf die anatomischen Untersuchungen von WELLS und seine eigenen Beobachtungen, daß der barfuß gehende Neger nie einen Plattfuß habe, sondern diesen immer erst bekomme, wenn er Schuhe trage, kommt er zu folgender Feststellung: „Es steht also unverrückbar fest, daß der Schuh die Ursache von Fußkrankheiten ist." Zur Unterstützung dieser These führt er an, daß in den USA 90% aller Fußdeformitäten durch unzweckmäßiges Schuhwerk entstünden und daß bei den afrikanischen Ureinwohnern nur 9% deformierte Füße nachweisbar wären; die meisten dieser Veränderungen seien jedoch kongenitaler Ätiologie.

Neben den oben diskutierten ätiologischen Momenten im Hinblick auf die Entwicklung einer Hallux-valgus-Deformität müssen noch das Os intermetatarsale und die schräge Gelenkfläche des Os cuneiforme I in seltenen Fällen als ätiologische Momente angesehen werden.

YOUNG (1910), EWALD u.a. fanden bei ihren Patienten zwischen den Basen des Metatarsale I und II einen Schaltknochen, das Os intermetatar-

sale, das sie als Ursache des Hallux valgus ansahen. Nur wenige Nachuntersucher konnten bei einer verschwindend kleinen Anzahl von Patienten diese Befunde bestätigen. So schätzt MCMURRAY die Bedeutung dieses Knochens sicher richtig ein, wenn er sagt, daß in einzelnen Fällen möglicherweise derselbe für die Varusstellung des I. Mittelfußknochens verantwortlich ist und er somit bei einem Versagen des Bandapparates auch die Entstehung des Hallux valgus verursacht.

Daß das Metatarsale I wie auf einer schiefen Bahn auf der schrägen Gelenkfläche des Os cuneiforme I abgeleitet bzw. genauer hierdurch in seine Adduktionsstellung gerät, wie es JAVURA u.a. annahmen, konnte NICOD (1976) durch seine sehr genauen Röntgenstudien widerlegen. Die Schrägstellung der Gelenkfläche erfolgt nur scheinbar; sie wird durch Projektion hervorgerufen. Ebenso konnte HONIG widerlegen, daß die Lage des Großzehengrundgelenks für die Entstehung des Hallux valgus von Bedeutung sei.

Wie bereits erwähnt, wird gerade im amerikanischen Schrifttum von einem kongenitalen Metatarsus primus varus als Ursache des Hallux valgus gesprochen. Sofern dies zutrifft, d.h. es eine solche kongenitale Fehlstellung gibt – größere Untersuchungen hierüber sind allerdings nicht bekanntgeworden –, ist sie sicher von wesentlicher Bedeutung und kann das Leiden einleiten bzw. verursachen, wenn wiederum der Bandapparat des Vorfußes der veränderten Beanspruchung nicht gewachsen ist.

Der Blick des Patienten haftet an der schmerzhaften Stelle, dem „Ballen", während die Fehlstellung der Zehe meistens nur von kosmetischem Interesse ist. Die Auffassung der alten Ärzte war von ähnlicher Blickrichtung bestimmt; für sie handelte es sich um ein lokales Leiden mit auch lokaler Ursache. Die Symptomatik erschöpfte sich für sie im wesentlichen im schmerzhaften „Ballen" – „der Exostose", der Valgität und Pronation der Großzehe – und evtl. auch in der Verbreiterung des Vorfußes. Erst mit der Röntgenaera und dann vor allem mit den Arbeiten von HOHMANN lernten wir das Krankheitsbild in seiner Ganzheit kennen.

Der Hallux valgus findet sich bei allen Völkern und Rassen, jedoch bei den sog. Kulturvölkern wesentlich häufiger als bei den übrigen, besonders den Nomaden. Von BASLER, FREUND, PAYR, SANDELIN u.a. wird unter den zivilisierten Völkern das Vorkommen mit 25–30% angegeben. Dies ist ein Durchschnittswert aller Altersstufen; jenseits des 4. Dezenniums dürfte er wesentlich höher liegen. KALMUS nennt sogar bei 19jährigen schon eine Beteiligung von 50%. Diese Zahl dürfte jedoch nach unserer Meinung und der Mehrzahl der Autoren wesentlich zu hoch liegen; sicherlich ist sie allerdings dann anzunehmen, wenn man eine physiologische Valgität der Großzehe mit der Bezeichnung eines leichten Hallux valgus anerkennt. Das männliche Geschlecht ist weniger betroffen als das weibliche; das Verhältnis wird mit 1,5–2:3 angegeben. Bei den sich in Behandlung begebenden Patienten ist der Anteil der Frauen wesentlich höher; er beträgt 80–90%. Die Ursache hierfür liegt darin begründet, daß das Krankheitsbild des Hallux valgus bei der Frau auf Grund hormoneller Umstellungen durch Gravidität und Menopause, deren Folge eine negative Beeinträchtigung des Stütz- und Bindegewebes darstellt, in ausgeprägterem Maße in Erscheinung tritt. Auch kosmetische Probleme dürften mit dafür verantwortlich zu machen sein, daß die Zahl der weiblichen die der männlichen Patienten mit Hallux valgus überwiegt.

Neben der lateralen Abweichung der Großzehe im Grundgelenk – sie kann bis zu 90 Grad betragen – findet sich auf Grund des veränderten Zuges der Flexoren- und Extensorensehne eine Innenrotation, also Pronation, derselben. Nach HARDY und CLAPHAM ist diese vom Maß der Valgität abhängig und nimmt erheblich zu bei Überschreiten einer Valgitätsstellung von 35 Grad. Die mediale, untere Hälfte des Köpfchens des Metatarsale I, die fälschlicherweise immer wieder als Exostose bezeichnet wird, springt mehr oder weniger nach medial vor. Meistens ist über dieser Prominenz ein verdickter Schleimbeutel tastbar, und die Haut kann Druck- und Entzündungserscheinungen aufweisen. In fortgeschrittenen Fällen kann sogar eine offene, eitrige Bursitis bestehen. Schließlich tastet und sieht man häufig bei ausgeprägten Fällen die Ränder des Grundgelenks gewulstet, und die Bewegung ist im Sinne eines Hallux rigidus eingeschränkt. Bei diesen Patienten besteht zudem nicht selten ein typischer Reizzustand des Gelenks mit Erguß und Bewegungsschmerz. Die angespannte Sehne des M. extensor hallucis longus ist nach lateral verlagert und zieht wie eine Bogensehne durch den nach lateral offenen Winkel von Metatarsale I und Großzehe. Bei schlecht gepolsterten Füßen kann man von der Planta pedis her das laterale Sesambein im Spatium intermetatarsale tasten. Der Vorfuß ist fächerförmig verbreitet; das Metatarsale I ist nach medial adduziert und das Metatarsale V nach lateral abduziert. Gleichzeitig ist der I. Strahl supiniert angehoben; dagegen hat der V. Strahl eine pronatorische Drehung durchgemacht. Damit haben sich beide Köpfchen, also das des I. und das des V. Strahles, vom Boden abgehoben. Die übrigen Köpfchen haben sich scheinbar hierdurch dem Boden genähert und sind zum vorderen Sohlenstützpunkt geworden. Bei den ausgeprägten Fällen bedrängt die Großzehe die II. Zehe, so daß diese schließlich entweder auf oder unter der I. zu liegen kommt. Ferner gelangt auch die V. Zehe in eine Fehlstellung, sie weicht nach medial im Varussinne ab. Nachdem die Köpfchen des II.–IV. Metatarsale die Körperlast übernehmen, bilden sich unter denselben im Bereich der Fußsohle schmerzhafte Schwielen.

Infolge der medialen Abweichung des Metatarsale I und der lateralen Abweichung und Pronation der Großzehe kommt es auch zu einer Änderung der Lagebeziehung zwischen den an der Zehe ansetzenden Muskeln und dem im Grundgelenk liegenden Drehpunkt. Der Ansatz des M. abductor hallucis ist nach plantar verlagert; er hat seine ursprüngliche Funktion weitgehend verloren und ist zum Flexor geworden. Die geschrumpften Extensorensehnen verlaufen lateral am Grundgelenk vorbei und haben eine abduzierende Wirkung bekommen. Die Kraft der Beuger, die in gleicher Weise wie die Strecker eine Richtungsänderung erfahren und auch abduzierend wirken, ist jedoch gegenüber den Extensoren deutlich schwächer. Versucht man die Fehlstellung der Großzehe auszugleichen, so zeigt sich auch eine Schrumpfung der Sehne des M. adductor hallucis, die sich deutlich anspannt.

Das Röntgenbild bestätigt die klinischen Befunde (Abb. 9). Es zeigt die abnorme Stellung der

Mittelfußknochen und die Verlagerung der Sesambeine, die sich vor allem in Belastung darstellt, wobei das laterale im Spatium intermetatarsale sichtbar wird. Beide Sesambeine erscheinen als ovale Gebilde, deren Gelenkfläche nach medial gerichtet ist; sie haben bei ihrer durch die Verlagerung der Flexorensehne verursachten Wanderung eine Drehung um 90 Grad gemacht. Sehr schön zeigt sich, daß die sog. Exostose nichts anderes ist, als die infolge der Subluxation nach medial vortretende mediale Hälfte des Metatarsalköpfchens. Häufig ist sie infolge reaktiver Veränderungen erheblich deformiert, und infolge der Subluxation ist vom medialen Rand der Grundgelenkbasis oft eine deutliche Furche in das Köpfchen eingeschliffen. In allen älteren und ausgeprägteren Fällen – jedoch nie so früh wie beim Hallux rigidus – sehen wir reaktive, arthrotische Randwülste.

Die *Operationsbefunde* runden das Bild ab und bestätigen den klinischen und röntgenologischen Befund. Das Großzehengrundglied ist auf die laterale Köpfchenhälfte subluxiert und artikuliert nur mit dieser. Die Gelenkkapsel ist medial überdehnt und lateral geschrumpft. Mit der bereits im klinischen Befund beschriebenen Verlagerung der Sehnen haben auch die Sesambeine ihre Gleitrichtung geändert und vielfach die Crista abgeschliffen oder eine neue Gleitfurche eingeschliffen. Häufiger als im Röntgenbild erkennbar zeigt sich auch auf dem Köpfchen die durch den medialen Rand der Grundgliedbasis verursachte Schliffurche. Während sich mikroskopisch degenerative Veränderungen des Knorpels am Köpfchen und an der Basis überall bereits relativ früh nachweisen lassen, finden sich reaktive arthrotische Veränderungen des Knochens (Randwülste, Sklerose und Zysten) jedoch erst spät, also vornehmlich bei den älteren fortgeschritteneren Fällen. Trotz der erheblichen Dysfunktion des Gelenks und der großen mechanischen Beanspruchung zeigen sie sich wesentlich später als an anderen Gelenken mit ähnlichen mechanopathologischen Störungen.

Nachdem das Leiden in der überwiegenden Zahl der Fälle als eine Belastungsdeformität (dysfunktionelle Belastung nach HACKENBROCH) erkannt ist, müßte seine Entstehung auch prophylaktischen Maßnahmen zugänglich sein. Wie jedoch die Vergangenheit gezeigt hat, ist auch hier die Präventivmedizin wenig erfolgreich gewesen. Die Versuche, die Schuhfabrikation richtungweisend zu beeinflussen und vor allem die modischen Wünsche der Frauen den Erwägungen der Vernunft unterzuordnen, haben in allen Ländern höchstens zu kleinen, kaum erkennbaren Erfolgen geführt. Die Strümpfe werden heute wie eh und je gearbeitet, ja sie sind heute für den Fuß durch ihr fast gummiartig-elastisches Gewebe (Nylon, Perlon) noch ungünstiger. Ein gewisser Fortschritt, wenigstens in der warmen Jahreszeit, scheint sich durch die Sandalen anzubahnen.

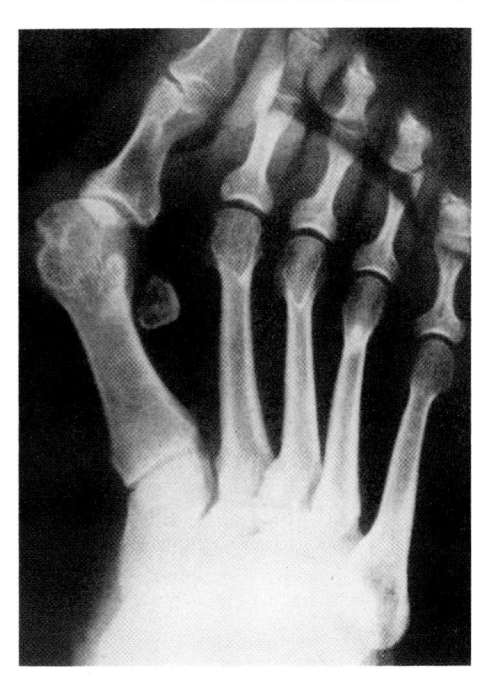

Abb. 9 Röntgenologischer Spätbefund bei Hallux valgus. Rotation der Großzehe. Verlagerung der Sesambeine und Rotation derselben, Adduktion des I. Strahles, massive Arthrosis deformans des Großzehengrundgelenks

Therapie
Beim bereits deformierten kindlichen Fuß, der noch keine oder nur eine soeben beginnende Valgität der Großzehe aufweist, sollte man so früh als möglich durch eine handgearbeitete Maßeinlage in Verbindung mit Fußgymnastik und systematischem Training (Barfußgehen auf gewachsenem Boden) der Deformität und ihrer Weiterentwicklung entgegenwirken. Interessant ist die Anregung KRAEMERS (1978), der zur Frühbehandlung des Hallux valgus eine Schlaufensandale angab, die die Hallux-valgus-Deformität passiv korrigiert, ohne die Funktion des Fußes beim Gehvorgang negativ zu beeinträchtigen. Man soll sich keinesfalls allein auf die Verordnung einer Einlage stützen; hier kann man nicht skeptisch genug sein. In Einzelfällen kann auch einmal die Sehnenplastik nach Niederecker, also die Rückverlagerung der Sehne des M. tibialis anterior durch das Os naviculare, notwendig werden. Was für die Kinder gesagt ist, gilt aber mindestens ebenso für Jugendliche und Erwachsene, wobei die Tatsache bedeutsam ist, daß die Patienten erst bei Auftreten von Beschwerden aktiv mitwirken, um das Phänomen des Hallux valgus zu beseitigen, vor Auftreten der Schmerzen jedoch wenig geneigt sind, prophylaktische Maßnahmen, die möglicherweise von einem Erfolg ge-

krönt sind, durchzuführen. Beim Erwachsenen möchten wir noch auf sehr wesentliche palliative physikalische Hilfen hinweisen, da gleichzeitig häufig erhebliche Blutumlaufstörungen im Sinne einer Varikosis bestehen. So bewährt sich die Thermo- und Hydrotherapie immer wieder. Ableitende Massage, Hauffesche Bäder, Wechselbäder, Kneippsche Güsse, Bürstenmassage, nächtliches Hochlagern der Füße auf einem Kopfteil, nächtliche Priessnitz-Umschläge sowie das Schwimmen sind Maßnahmen, die nicht nur sehr wirksam sind, sondern von den Patienten als Mittel der Volksmedizin anerkannt, ja fast gern angewendet werden. In den Rahmen der konservativen Behandlungsmaßnahmen ist zweifelsohne auch die Prophylaxe einzuordnen, auf die bereits oben hingewiesen worden ist.

Ein einmal in Gang gekommener Prozeß im Sinne der Entwicklung eines Hallux valgus kann lediglich durch operative Maßnahmen beseitigt werden. Durch konservative Methoden ist günstigstenfalls nur eine Verschlimmerung der X-Abweichung der Großzehe zu vermeiden.

Von den früher immer wieder vorgeschlagenen *Hilfsmitteln der konservativen Therapie,* den Verbänden und Schienen für den Tag und die Nacht, haben sich nur wenige und diese auch nur mühsam halten können. BIGG, GOCHT, V. SALIS, SCHEDE, TIMMER und viele andere haben durch die verschiedensten Konstruktionen vergeblich versucht, die Deformität zu korrigieren. Heute wird in kaum einer Arbeit noch von diesen Versuchen gesprochen; soweit wir es übersehen, kommen vor allem die Schienen so gut wie gar nicht mehr zur Anwendung. Die Tagesschienen erwiesen sich als nicht tragbar und wurden ebenso wie die speziellen redressierenden Einlagen (z. B. Bragard) nicht getragen. Das gleiche muß man leider auch von den Nachtschienen sagen. Ob man so weit gehen kann wie HOHMANN, der ihnen keinen bessernden, sondern eher einen verschlechternden Einfluß zuschreibt, möchten wir bezweifeln. Wir fanden jedenfalls keine Arbeit in den letzten Jahren, die sich anhand eines größeren Materials exakt mit dieser Frage auseinandersetzte; wobei allerdings zuzugeben ist, daß der Patient und die Realität des Alltags uns zu einer solchen Untersuchung so leicht keine Möglichkeit geben werden. – Dagegen hat heute auch noch der Schanzsche Vorfußverband sicherlich seinen Wert behalten. Besser als häufige Spreizfußbandagen aus Gummi sind auch die Ledermanschetten und die Bandagen von HOHMANN, LEHR, SCHEDE und ZUR VERTH. Der sog. Filzringverband erweist sich besonders bei erheblichen Ballenschmerzen als brauchbar. Alle keilartigen Gummistücke, zwischen I. und II. Zehe gesteckt, die die erste nach medial drängen sollen, sind völlig wertlos.

Als Ergänzung der allgemeinen Fußgymnastik, des Barfußgehens, haben sich die Widerstandsübungen der Zehen nach STUMPF als besonders brauchbar erwiesen.

Die handgearbeitete Einlage oder Bettung im orthopädischen Schuh muß torquierend sein: Im Rückfuß supinierend soll sie das Längsgewölbe heben und stützen und im Vorfuß pronierend dem I. Strahl die Möglichkeit geben, sich wieder zu senken, um gleichzeitig durch einen sog. Metatarsalbuckel die Köpfchen 2–4 zu entlasten.

Es braucht kaum noch betont zu werden, daß zu jeder konservativen Therapie auch das sog. fußgerechte Schuhwerk gehört, das nicht zu hoch gesprengt ist, den Zehen in der Kappe ausreichend Raum in beiden Ebenen läßt und dessen Spitze nicht in der Fußachse liegt, sondern der Fußspitze entspricht.

Angesichts der Vielzahl von Arbeiten, die sich mit der *operativen Therapie des Hallux valgus* befassen, den über 100 angegebenen Operationsmethoden und der ebenso vielfältigen Meinungen, erscheint es auf den ersten Blick fast unmöglich, eine kritische Darlegung zur Behandlung zu geben.

Diese Aufgabe ist besonders erschwert dadurch, daß in kaum einer Arbeit das Patientenmaterial hinreichend exakt nach Grad und Ausmaß der Deformität, nach Alter oder Beruf der Patienten differenziert ist und zudem keine Einigkeit darüber besteht, wie die Wertung der Ergebnisse erfolgen soll. Dies ist gewiß nicht ganz einfach, da die Aussage des Patienten, die objektive Funktion und der anatomische Befund oft nicht übereinstimmen, es aber auch nicht unbedingt brauchen. Hinzu kommt, daß die Operationstechnik vielfach als zu einfach angesehen wird und keine Methode die Operateure ganz zu befriedigen scheint. In den meisten Arbeiten ist auch das Zahlenmaterial relativ klein.

Größere Serien aus der Hand eines Operateurs sind uns nicht bekannt, lediglich größere allgemeine Erfahrungsberichte von solchen. Genauere Darlegungen über die Indikation zur Operation fehlen so gut wie ganz: Wann operiere ich, wie groß muß die Deformität sein, sind der Schmerz oder gar der kosmetische Eindruck allein Anlaß zum Eingriff?

Seit 1881 REVERDIN seine subkapitale Keilosteotomie angegeben hat, sind Jahr für Jahr neue Methoden und Modifikationen derselben zur Behandlung des Hallux valgus empfohlen worden. Jedoch kein Operationsverfahren hat nur Befürworter gefunden, alle haben auch ihre Gegner oder werden zumindest skeptisch beurteilt. Will man hier Klarheit gewinnen, so muß man sich schon die herbe Kritik von LORENZ zum Beispiel nehmen.

Der Patient erwartet vom Operateur durch den operativen Eingriff die Befreiung von seinen quälenden Ballenschmerzen, die Beseitigung des Ballens und die der Fehlstellung der Großzehe. Von ihm wird im allgemeinen die Fußdeformität kaum oder gar nicht beachtet, es sei denn, daß auch stärkere Metatarsalgien bestünden. – Diese

werden jedoch durch keines der Operationsverfahren mit Sicherheit behoben. – Schließlich möchte er vor allem nach der Operation wieder jeden Schuh tragen können. Diese Wünsche will und sollte er auch in möglichst kurzer Zeit und ohne Risiko erfüllt sehen. Ihn interessiert die Frage nach einer kausalen Therapie und der Wiederherstellung physiologischer Verhältnisse am gesamten Fuß nur sehr wenig. Wir, die Operateure, denken jedoch seit LUDLOFF und HOHMANN anders; uns ist die Beseitigung des Pes valgus und des Metatarsus varus ein wesentlicher Teil unserer Therapie. Diese müßte nach unseren pathogenetischen Überlegungen folgende Veränderungen korrigieren:
1. die Fußdeformität,
2. den verbreiterten Vorfuß,
3. die Lateralisation der Sesambeine,
4. die Verlagerung der Sehnenansätze und -verläufe,
5. die Rotation und Varität des I. Metatarsus,
6. die Zehenfehlstellung,
7. die sog. Exostose.

Diese Forderungen werden zweifellos nur wirklich erfüllt durch das Verfahren von HOHMANN bzw. seine Modifikationen. Dies gilt aber auch weitgehend für die Schrägosteotomie nach LUDLOFF und die nach MAU (1971) sowie für die zweifache Keilosteotomie nach HACKENBROCH. Wenn auch LORENZ und STRACKER, sicher stellvertretend für die Meinung aller Autoren, das Hohmannsche Verfahren als das genialste, durchdachteste und physiologischste bezeichnen, so werden wir doch noch zu prüfen haben, inwieweit auch die geäußerte Kritik zu Recht besteht und wie diese theoretisch so glänzende Operation sich in der Praxis, auf die Dauer gesehen, bewährt hat.

Die Abb. 10 demonstriert die wesentlichen international geübten oder vormals geübten operativen Eingriffe.

Aus diesem Schema ist ersichtlich, daß sich die operativen Eingriffe nach ihrem Prinzip in 6 Untergruppen einordnen lassen:
1. Eingriffe am Grundglied (ALSBERG, SCHANZ, OLIVECRONA, KELLER, BRANDES, BRAUNECK);
2. Eingriffe am Metatarsalköpfchen, einschließlich Gelenkplastik (HUETER, MAYO, GOCHT, PAYR, SCHEDE, STILLER u. a.);
3. Eingriffe am Schaft des Metatarsus (LOISON, JAVURA, LUDLOFF, MAU 1971, HOHMANN, HACKENBROCH, REVERDIN, BARKER, MATHEIS, FESSLER);
4. Eingriffe am Tarsometatarsalgelenk bzw. Kuneiforme I (ALBRECHT, BRENNER, RIEDL);
5. Eingriffe an den Sehnen (KRUCKENBERG, LORENZ, STRACKER, MCBRIDE 1967);
6. Alloarthroplastik (Totalendoprothese für das Großzehengrundgelenk nach LUBINUS, Silasticendoprothese nach SWANSON).

Aus dieser beliebig zu erweiternden Liste der

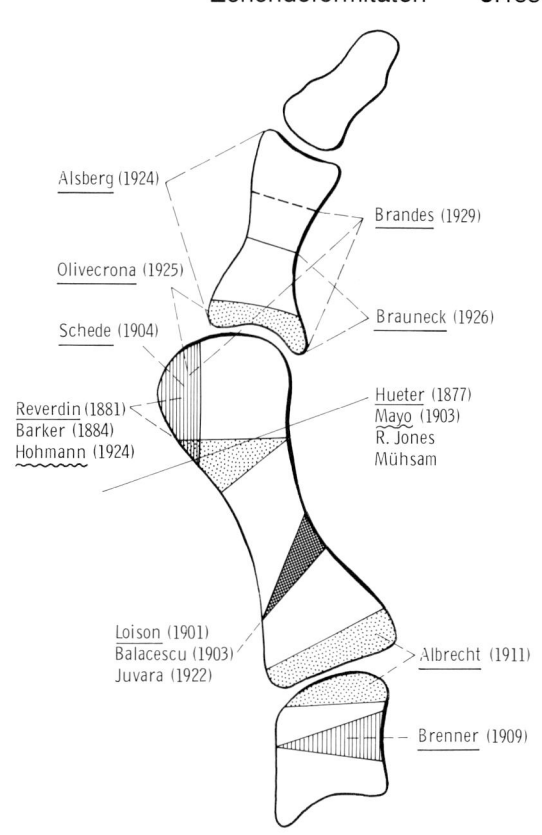

Abb. 10 Schematische Darstellung der wesentlichen international geübten oder vormals geübten operativen Eingriffe zur Behandlung der Hallux-valgus-Deformität

Operationsmethoden haben sich jedoch offenbar nur relativ wenige Verfahren einen festen Platz erobern und erhalten können (RÜTT 1973).

Die ⅔-Resektion des Grundgliedes, verbunden mit der Resektion der sog. Exostose, ist gewiß eine der einfachsten und sicherlich erfolgreichsten Methoden. Seit 1925 BRANDES für sie besonders eintrat, sind ihm immer mehr Operateure gefolgt. Dieser Eingriff, dem in Amerika die Kellersche Operation entspricht, wird heute, folgt man der Literatur, sicherlich am häufigsten ausgeführt. Diese Operation ist nicht nur technisch einfach und relativ schnell vorzunehmen, sondern sie bedarf auch nur eines Krankenlagers von 2 Wochen; der Patient kann nach 3 Wochen ohne Verband gehen und ist spätestens nach 6 Wochen wieder arbeitsfähig. Eine Gipsverbandbehandlung zum Zwecke der Extension der Großzehe ist lediglich über einen Zeitraum von 10–14 Tagen erforderlich. Das wichtigste bei diesem operativen Eingriff ist allerdings, daß das Grundglied genügend reseziert wird. Je größer die Valgität ist, um so ausgiebiger muß auch die Resektion sein. Häufig wird dieser Methode eine spätere Ankylosierung des Gelenks zur Last gelegt; dies ist nicht richtig; es kommt nur dann zur Versteifung, wenn nicht ausreichend reseziert wurde. Die Verkürzung der Großzehe ist nur vom kosmetischen Gesichtspunkt aus ein negativer Effekt, für die Funktion ist sie bedeutungslos und im übrigen bei keiner Operationsmethode am Knochen zu vermeiden. Das Verfahren läßt zwar die Fußdeformität und die Fehlstellung des I. Strahles unberücksichtigt; dieser Nachteil wird jedoch durch seine Vorteile (einfache Technik, kurzer Eingriff, kurzfristige Immobilisation im Gipsverband, kurzes Krankenlager und kurze Arbeitsunfähigkeit, Beschwerdefreiheit und Korrektur eines Teils der Deformität) weitgehend aufgehoben. Ob man zusätzlich, wie es häufig empfohlen wird, noch ein gewebliches Interpositum benutzt, ist offensichtlich belanglos.

Lange Jahre war die Huetersche Köpfchenresektion und ihre Modifikation nach MAYO (Interposition der Bursa) eines der bekanntesten und meist ausgeführten Operationsverfahren. Hierher gehört auch die Modifikation der Hueterschen Köpfchenresektion nach GOCHT. BECKER, WITT sowie KRAUSE und RODE verweisen darauf, daß diese kosmetisch das beste Ergebnis zeigen. Im Streit um die Bedeutung der vorderen Sohlenstützpunkte haben diese beiden Methoden immer mehr an Anhängern verloren. Wenn auch der Verlust des Köpfchens für die Abrollung nicht die Bedeutung besitzt, die man ihm zugeschrieben hat, so ist er auch sicherlich nicht gleichgültig. Wenn auch diese Verfahren sich sonst der gleichen Vorteile wie die ⅔ Resektion nach KELLER und BRANDES rühmen können, so werden sie selbst auf dem amerikanischen Kontinent aus diesem Grunde nur mehr von wenigen Operateuren, vornehmlich bei arthrotischen Gelenken, ausgeführt und befürwortet.

Nicht unerwähnt bleiben soll der einfachste und kleinste, aber auch am meisten kritisierte, ja geschmähte Eingriff: Die Resektion der „Exostose" nach SCHEDE, der wiederum in Amerika der Stillersche Eingriff entspricht, mit und ohne Kapsulotomie und Rückverlagerung des M.-abductorhallucis-Ansatzes. Wenn auch nicht daran zu zweifeln ist, daß es sich um einen palliativen und weitgehend kosmetischen Eingriff handelt, so wird er trotz der berechtigten Kritik auch heute noch ausgeführt und hat für bestimmte Fälle genügend Befürworter, obwohl ja nur der „Ballen" und nicht die Deformität beseitigt wird.

Selbst heute werden noch vereinzelt die Operationen an den Weichteilen empfohlen. So glänzend die pathologische Funktion der Muskulatur von den meisten dieser Verfahren berücksichtigt wird, so bleibt das Skelett von ihnen unberührt. Es muß daher von vornherein problematisch bleiben, ob die Korrektur dieser sekundären Veränderungen in der Lage ist, entgegen den im Skelett fortwirkenden pathologischen Kräften eine Beseitigung der Fehlstellung der Knochen zu erreichen. Dies gilt um so mehr, wenn bei dem Eingriff, blutig oder unblutig, nicht alle Kontrakturen beseitigt werden konnten. Die Erfahrung der Allgemeinheit bestätigt diese Bedenken, so daß diese Verfahren, die zudem einer langen postoperativen Ruhigstellung und diffizilen krankengymnastischen Nachbehandlung bedürfen, nur mehr von einigen wenigen geübt werden.

So genial die Hohmannsche Operation – und ihre Modifikationen – auch ist, so haften ihr jedoch gewichtige Nachteile an. Sie sind zweifellos Ursache dafür, daß dieser Eingriff nicht zur Methode der Wahl wurde. Die Operation ist technisch nicht einfach; sie verlangt viel Übung. Vor allem setzen Dosierung und Einstellung wie die Art der Fixation der Osteotomie Erfahrung und technisches Können voraus. Wegen der notwendigen Kallusbildung ist eine relativ lange Ruhigstellung im Gipsverband erforderlich. Dies ist nicht nur aus sozialen Gründen nachteilig, sondern auch wegen der oft gleichzeitig bestehenden Blutumlaufstörungen. Auch kann einmal eine unregelmäßige Knochennarbe beim Auftritt Schwierigkeiten bereiten. Schließlich kann ein kontrakter arthrotischer Hallux valgus durch diesen Eingriff nicht beeinflußt werden. HACKENBROCH sieht in der Verkürzung des Os metatarsale I eine erhebliche Schwächung der statischen Belastbarkeit des Fußes und des „Konzerts" der fünf Mittelfußknochen einschließlich der Fußwurzel. Dieser Grenzen seines Eingriffes ist sich HOHMANN sehr wohl bewußt, betont er doch ausdrücklich in seinem Buch „Fuß und Bein", daß er diese Operation nicht ausschließlich ausführt.

Versucht man die Indikationsstellung zu den hier diskutierten von der weit überwiegenden Zahl der Orthopäden und Chirurgen geübten bzw. zur Wahl gestellten Eingriffe darzulegen, so läßt sich etwa folgendes sagen:

Nur bei leichten Fällen, in denen die Ballenschmerzen im Vordergrund stehen, kann man sich mit dem Schedeschen Eingriff begnügen. Die Zehenfehlstellung kann jedoch nur unvollkommen verbessert werden; man muß vielmehr mit einer späteren Verschlimmerung rechnen; er ist nur eine Palliativoperation, die man tunlichst nur dann machen sollte, wenn der Patient jede andere Operation ablehnt.

Tenotomien und Kapsulotomien sind sinn- und zwecklos; wenn man schon auf einen Eingriff am Knochen verzichtet, so muß man sie wenigstens mit der Neuordnung aller an der Großzehe angreifenden Muskelkräfte verbinden; sie können jedoch nur in solchen Fällen Erfolg haben, wo die Fehlstellung sich passiv noch in etwa ausgleichen läßt, sie bleiben jedoch auch dann vom Rezidiv bedroht.

Die ⅔-Resektion des Grundgliedes ist vor allem angezeigt bei älteren Fällen, besonders denen mit extremer Fehlstellung von mehr als 45 Grad Abduktion und arthrotischen Veränderungen. Diese Operation sollte man ebenfalls den anderen Eingriffen bei älteren Patienten und solchen mit Diabetes, pcP oder mit Blutumlaufstörungen vorziehen, sofern man bei diesen Personen nicht besser ganz auf die Operation verzichtet und eine orthopädische Schuhversorgung vorsieht. Im übrigen ist eine ⅔-Resektion nur in den seltensten Fällen notwendig.

Die gleiche Indikation gilt für alle Köpfchenresektionen, die zwar eine bessere Verschmälerung des verbreiterten Vorfußes als die ⅔-Resektion erreichen, jedoch den auch heute nicht widerlegten Nachteil des Verlustes des physiologischen Sohlenstützpunktes mit sich bringen. Die diesbezüglich besonders warnende Stimme HOHMANNS muß hier erwähnt werden.

Besteht keine oder nur eine leichte Arthrose, liegt die Fehlstellung der Zehe noch unter 45 Grad und besteht keine Kontraindikation von seiten der übrigen Organe oder aus sozialen und beruflichen Gründen (Heilungsdauer), so sollte man allen übrigen Methoden die Hohmannsche Operation vorziehen. Voraussetzungen sind allerdings viel Erfahrung und eine gute Operationstechnik, andererseits ist die Hohmannsche Operation ein Eingriff für den jugendlichen Patienten.

Wenn infolge des Spreizfußes die Metatarsalschmerzen besonders stark sind, sollte man gegenüber jeder operativen Behandlung zurückhaltend sein.

Vor komplizierten Spreizfußoperationen mit dem Ziel, nicht nur die lokale Deformität zu beseitigen, sondern der Entstehung eines sekundären Hallux valgus vorzubeugen, kann nur entschieden gewarnt werden. Darauf hat in letzter Zeit vor allem SCHMIED (1972) aus der Orthopädischen Universitätsklinik Zürich hingewiesen. Nicht selten sah er derartig operierte Patienten mit massiven Verunstaltungen der Mittel- und Vorfüße und hochschmerzhaften Füßen, bei denen dann letztlich nur noch eine orthopädische Maßschuhversorgung eine Linderung der Beschwerden erreichen konnte. Zahlreiche Operationsverfahren, vor allem von russischen Orthopäden durchgeführt (JUSEWITSCH, KLIMOW, KUSLIK), bezwecken, dem bänderschwachen Spreizfuß durch eine innere Verschnürung einen Halt zu geben. Diese Fesselungsoperationen mit Fremdmaterial, z. B. mit Seide, Känguruhsehne oder mit einer Faszienbandplastik von dem I. zum V. Mittelfußknochen, stören jedoch erheblich das physiologische Spiel des Metatarsus und sind von häufigen Rezidiven gefolgt.

Jede Operation, besonders die Grundglied- und Köpfchenresektion, ist allein von zweifelhaftem Wert, wenn ihr nicht eine exakte und konsequente Nachbehandlung folgt. Diese erschöpft sich nicht nur in einer krankengymnastischen Übungsbehandlung und den durchblutungsfördernden Maßnahmen sowie in der Versorgung mit entsprechenden abstützenden Einlagen; vielmehr ist ebenso wichtig, für wenigstens 3 Monate entsprechende Schuhe und Strümpfe zu tragen und für den gleichen Zeitraum nachts eine korrigierende Großzehenschiene (Nachtschiene) anzulegen. Je länger und konsequenter diese Maßnahmen durchgeführt werden, um so größer sind die Erfolgschancen der Gesamtbehandlung. Im eigenen Krankengut hat sich für diese Zeit das Tragen von Kneipp-Sandalen, die heute in vielen modischen Variationen erhältlich sind und deren Bettung wir in eigener Werkstatt individuell abändern, ausgezeichnet bewährt. Diese Kneipp-Sandalen werden zusätzlich zur Entlastung der Köpfchen der Mittelfußknochen II–IV mit einer Schmetterlingsrolle versehen. Von ebenso großem Vorteil hat sich unseren Patienten die Umänderung ihrer Strümpfe erwiesen, wobei die Großzehe, wie beim Fausthandschuh, ein Sonderfach bekommt. RÜTT und RIEDL (1974) haben in letzter Zeit nochmals auf die Bedeutung dieses isolierten Großzehenfaches für die Nachbehandlung des operativ angegangenen Hallux valgus hingewiesen.

Die Alloarthroplastik des Großzehengrundgelenkes mittels der Totalendoprothese vom Typ Lubinus und der Siliconinterpositionsplastik nach SWANSON u. Mitarb. (1979) kann in ausgewählten Fällen ebenfalls zu guten postoperativen Ergebnissen führen; allerdings haften diesen Operationsmethoden die typischen, spezifischen Komplikationen der Alloarthroplastik an, weshalb gerade im Bereich des stark belasteten Fußes nach dem heutigen Stand der Dinge den alten, bewährten Operationsmethoden der Vorzug einzuräumen ist.

So wird bei exakter Indikationsstellung, der richtigen Auswahl des Eingriffes, einer guten Technik und einer konsequenten Nachbehandlung ein wirklich gutes Ergebnis zu erreichen sein, das Patient und Arzt weitgehend befriedigt.

Hammerzehenplattfuß

Dieses Krankheitsbild, das auch Klumpzehenplattfuß genannt wird, ist charakterisiert durch eine meistens erhebliche Beugekontraktur im Großzehengrundgelenk, während das Endglied gestreckt ist. Die Flexionsstellung beträgt nicht selten fast 90 Grad und ist vielfach mit einer Adduktion der Zehe, die bis zu 45 Grad betragen kann, verbunden. Sofern die Poliomyelitis nicht Ursache der Deformität ist, ist diese Zehenfehlstellung immer mit einem erheblichen Pes planus, oft Wiegenfuß, vergesellschaftet.

NICOLADONI soll als erster 1895 das Krankheitsbild beschrieben haben und wollte mit diesem Namen zum Ausdruck bringen, daß sich diese Deformität der Großzehe nicht nur immer in Verbindung mit einem Plattfuß findet, sondern sie auch letzteren verursache.

3.138   Klassische Fuß- und Zehenfehlformen

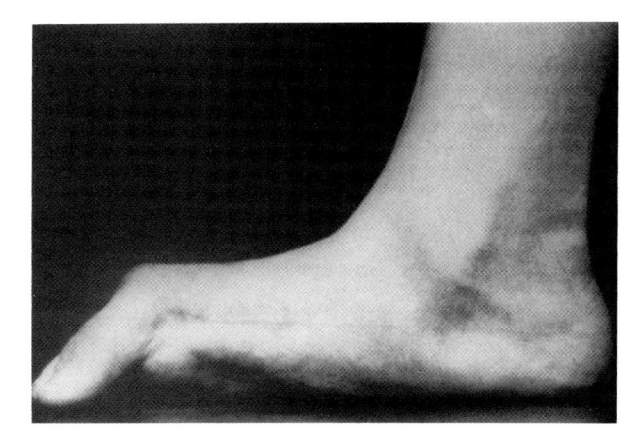

Abb. 11 Hammerzehenplattfuß nach überdosierter Therapie eines Klumpfußes

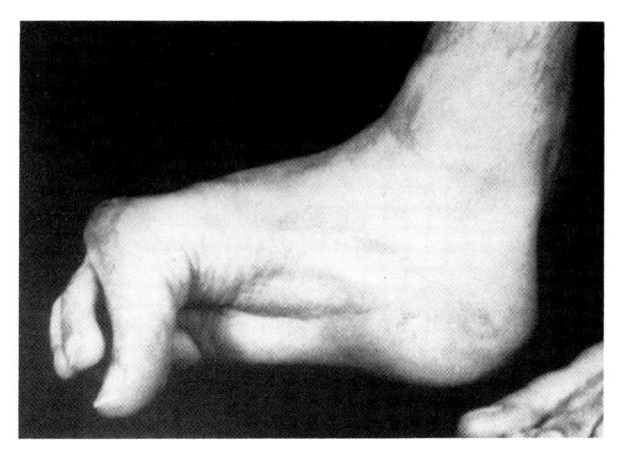

Abb. 12 Hammerzehenplattfuß nach Kinderlähmung

Die zahlreichen späteren Veröffentlichungen heben zwar auch diese Verbindung von Fuß- und Zehendeformität hervor, ohne jedoch gleichzeitig dieser Deutung der Pathogenese der Deformität zuzustimmen. So sollen 3 Patienten von RUBRITIUS, bei denen sich erst in späteren Jahren die Zehenfehlstellung entwickelte, bereits seit der Geburt einen stärkeren Plattfuß gehabt haben. Bei einem Patienten von EWALD hatte sich nach einer Klumpfußbehandlung durch eine Überkorrektur die Zehendeformität ausgebildet. Derselbe Autor sah einmal auch die Fehlstellung der Großzehe bei einem paralytischen Hackenhohlfuß und ein anderes Mal bei Lähmung aller langen Fußmuskeln, während die kurzen gesund geblieben waren. LEDDERHOSE und AUVRAY wollen das Krankheitsbild in einzelnen Fällen nach einem Sturz auf die Füße sich entwickeln gesehen haben. Über eine ähnliche Beobachtung hat DAVIES-COLLEY berichtet, führt aber andere Fälle auf zu kurzes Schuhwerk zurück.

Diese kurze Übersicht, die man noch um ein Beträchtliches verlängern könnte, läßt bereits die wesentlichen unterschiedlichen Auffassungen über die Ätiologie des Leidens erkennen. Wie sich jedoch aus der Gesamtheit der Beobachtungen und zunehmender Erfahrung ergibt, ist die Großzehenfehlstellung, sofern sie nicht poliomyelitischen Ursprungs ist oder Folge einer lokalen Verletzung, immer mit einem Pes planus erheblichen Ausmaßes verbunden, wobei letzterer durchaus unterschiedlicher Ätiologie sein kann. Gerade diese unterschiedliche Ätiologie des Plattfußes beweist aber, daß die Auffassung NICOLADONIS irrig ist. Bei wahrscheinlich der größeren Anzahl der Fälle entsteht die Zehendeformität beim *kongenitalen* Plattfuß (HOHMANN) oder entwickelt sich infolge einer Überdosierung bei der Klumpfußbehandlung (Abb. 11). Die Zehenfehlstellung ist nicht Ursache, sondern Folge des Plattfußes. Die zum tiefsten Punkt der Fußsohle gewordenen Talus und Navikulare zwingen über das Kuneiforme I das Metatarsale I zu einer kräftigen Aufbiegung, so daß das Mittelfußköpfchen den Kontakt mit dem Boden verliert. Diesen sucht die Großzehe durch kräftige Beugung, die durch passive Spannung der Flexoren bereits eingeleitet ist, wiederzugewinnen, damit der Fuß wieder seinen medialen Sohlenstützpunkt erhält. Die häufig anzutreffende, gleichzeitige Adduktion der Zehe erklärt sich dadurch, daß mit der Aufbiegung des I. Strahles und extremen Flexion der Großzehe der quere Bauch des M. adductor hallucis eine neue Zugrichtung bekommt, also nicht mehr rein abduzierend wirkt und zudem entspannt wird, so daß das Gleichgewicht der Kräfte von Agonist und Antagonist sich zugunsten des M. abductor verschiebt; dies wird um so mehr der Fall sein, je stärker die Adduktionsstellung wird.

Eine Sonderstellung nimmt sicher die durch eine Kinderlähmung bedingte Zehenfehlstellung ein (Abb. 12). Für ihre Entstehung ist nicht die Fußdeformität, sondern das Lähmungsbild maßgebend. Es ist dabei vor allem an folgende Lähmungstypen zu denken:

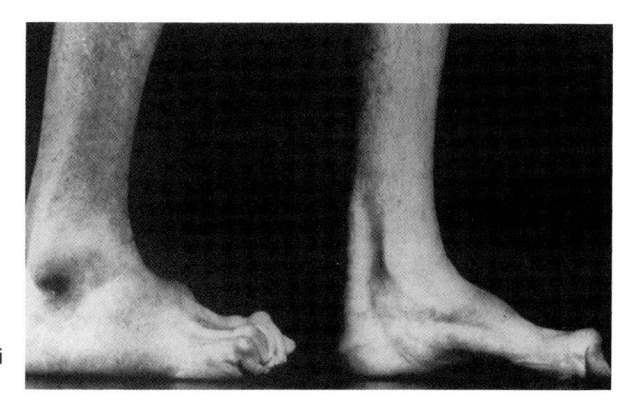

Abb. 13 Großklauenzehe und Hammerzehen bei idiopathischem Klauenhohlfuß

1. Paralyse des M. extensor hallucis brevis und des M. flexor hallucis longus,
2. nur eine Parese dieser beiden Muskeln,
3. neben der Lähmung der vorgenannten Muskeln auch die des M. adductor hallucis.

Das Muskelgleichgewicht muß also in der Form gestört sein, daß die Kraft der Grundgliederbeuger gegenüber den Grundgliederstreckern überwiegt, aber die Kraft der Endgliedbeuger die des Endgliedstreckers nicht übertrifft. Ob diese relativ einfache pathogenetische Deutung immer und allein zutrifft, muß offen gelassen bleiben; genaue Untersuchungen über diese Frage fehlen.

Therapie
Die Therapie dieser Deformität ist nicht einfach. Solange die Fehlstellung nicht kontrakt ist, verschwindet sie nach Beseitigung des Plattfußes. Da sich aber solche stark deformierten Füße dauerhaft nur durch eine subtalare Arthrodese wieder umformen lassen, läßt sich die Zehendeformität doch nicht so leicht beseitigen, zumal bereits in *dem* Alter, in dem wir die Arthrodese machen bzw. machen dürfen, die Zehenfehlstellung fast immer kontrakt ist und die Weichteile geschrumpft sind. Diese Tatsache ist um so bedeutungsvoller, als die Zehendeformität dem Träger oft weit stärkere Beschwerden macht als der Pes planus und vor allem durch sie die Schuh- und Einlagenversorgung schwierig und unbefriedigend ist. Alle Eingriffe an den Weichteilen, die wir besonders bei den Kindern versuchen müssen, haben meist nur eine vorübergehende Wirkung, da infolge des Fortbestehens der Grunddeformität, des Plattfußes, das Rezidiv kaum vermeidbar ist. Unter den vielfältigen Versuchen scheinen die Tenotomie der Großzehenbeuger mit plantarer Kapsulotomie und Anheftung des M. extensor hallucis longus auf das Grundglied und eine dorsale Kapselraffung noch die besten Erfolgschancen zu haben. Auch beim paralytischen Fuß sollte man in Anpassung an die Lähmungssituation diese Operationsmethode ebenfalls bevorzugen. Die besten Dauererfolge erzielt man jedoch, selbstverständlich in Verbindung mit der möglichst bald auszuführenden subtalaren Arthrodese, mit der ½- bis ⅔-Resektion des Großzehengrundgliedes. Für sehr ausgeprägte Fälle empfiehlt HOHMANN eine Methode, die PITZEN angegeben hat: Korrektur der Fehlstellung des Metatarsale I durch eine Keilosteotomie aus seiner Basis und des Kuneiforme I, Diszision der plantaren Grundgelenkkapsel und evtl. Tenotomie der Beugesehne. Als letzter Ausweg bleibt jedoch leider manchmal, besonders bei den paralytisch bedingten Fällen, nur die Grundgelenkarthrodese übrig. Hierzu sollte man sich jedoch nur dann entschließen, wenn jede andere Operation, auch mit späterer Schuh- bzw. Einlagenversorgung, ohne befriedigenden Erfolg geblieben ist. Auch auf Grund eigener Erfahrung möchten wir aber abschließend betonen, daß sich sicherlich ein nicht kleiner Teil der glücklicherweise nicht allzu häufigen Deformität durch eine gute Klumpfußbehandlung, die die Aufbiegung und Pseudokorrektur im Chopart-Gelenk vermeidet bzw. rechtzeitig erkennt und wieder korrigiert, vermeiden läßt.

Hallux malleus (Großklauenzehe)

Unter den Hammerzehen, den Klauen- oder Krallenzehen („clawtoes-orteils en griffe") nimmt die Großklauenzehe (Hallux malleus) – „Orteil en L ou en Z ou en C" – eine Sonderstellung ein, die einmal durch die Zweigliedrigkeit der Zehe und zum anderen durch den unterschiedlichen Ansatz der Flexorensehnen gegenüber den übrigen Zehen bedingt ist. Der Hallux malleus ist immer eine erworbene Deformität, deren häufigste Ursachen der idiopathische Hohlfuß und die Kinderlähmung sowie spastische Lähmungen (Abb. 13) sind. Fast immer findet sich ebenso wie bei der Poliomyelitis und der Friedreichschen Krankheit gleichzeitig ein Hohlfuß. Als Folge von lokalen Verletzungen, der Sudeckschen Dystrophie und des Gelenkrheumas entwickelt sich eine Großklauenzehe ebenfalls nicht selten.
Beim Hohlfuß, der häufigsten Ursache des Hal-

lux malleus, kommt es infolge der Überhöhung des Längsgewölbes, also starker Wölbung des Fußrückens zu einer Überdehnung der Extensoren, so daß im Grundgelenk die Zehe in Überstreckung gezogen wird und schließlich durch die nachfolgende Schrumpfung der Weichteile die Fehlstellung kontrakt wird. Durch den fortwirkenden Zug der Flexoren, durch den die Zehe den Bodenkontakt wiederzufinden versucht, gelangt nun die Zehe in eine Bajonett- oder Z-Stellung: Das Grundglied ist überstreckt und das Endglied flektiert. Ob diese pathogenetische Deutung allein zutrifft, erscheint im Licht der Gedanken von SCHERB und DAUBENSPECK sehr zweifelhaft (s. Therapie des Hohlfußes). Diese Form des Hallux malleus, bei der vor allem die Schwielen bzw. Hühneraugen über dem Endgelenk und der Zehenkuppe quälende Schmerzen verursachen können, das Grundglied schließlich auf dem I. Metatarsalköpfchen reitet und das Köpfchen des Grundgliedes gegen die Schuhkappe prominent ist, ist die Form der Fehlstellung, die auch aus anderer Ursache am häufigsten beobachtet wird. Die C-förmige Fehlstellung der Großzehe – die L-förmige Deformität sollte man korrekterweise dem Hammerzehenplattfuß zurechnen – ist demgegenüber relativ selten; sie wird fast nur als Folge von Lähmungen gesehen. Solange die Zehenfehlstellung noch nicht infolge Schrumpfung von Kapsel, Sehnen und Bändern kontrakt, sondern noch weich und ausgleichbar ist, kann sie nach Beseitigung des Hohlfußes ebenfalls verschwinden. Da jedoch der Hohlfuß erst mit Ausgang des Wachstums durch Keilosteotomie bzw. subtalare Arthrodese endgültig korrigiert werden kann, aber bis dahin die Zehenfehlstellung meistens kontrakt geworden ist, wird man auf die oben aufgezeichnete Möglichkeit kaum rechnen können; zudem verlangt der Patient, daß wir ihn von seinen Beschwerden *jetzt* befreien; mit einer Vertagung auf spätere Zeiten können wir ihn nicht vertrösten. Da aber alle konservativen Versuche erfolglos sind, bleibt in den meisten Fällen nur die frühzeitige operative Behandlung übrig. Zwar erreicht man mit der dorsalen Kapselspaltung und Extensorenverlängerung fast immer eine gute Korrektur der Zehenstellung; da jedoch die Dosierung der Tenotomie recht schwierig ist und es dadurch nur schwer gelingt, das Muskelgleichgewicht wiederherzustellen, kommt es häufig entweder zum Rezidiv, oder aber die Zehenextension wird ungenügend. Nach Beobachtungen von RÜTT, die mit den Berichten von DAUBENSPECK und später LEGER übereinstimmen, ist die von GÖRRES angegebene Fixation des M. flexor hallucis longus an das Grundglied, die zudem bei gleichzeitiger und gleichartiger Behandlung evtl. der übrigen Hammerzehen auch eine streckende, abflachende Wirkung auf den Hohlfuß haben soll, allen übrigen Methoden überlegen. Bei allen *veralteten* Fällen wird man jedoch ohne eine Knochenresektion nicht auskommen, wobei für die Wahl der Methode in erster Linie das Ausmaß der Deformität maßgebend sein dürfte. So ausgezeichnete Ergebnisse die Hohmannsche Köpfchenresektion des Grundgliedes zwar bei allen mittelschweren Fällen erzielt, so ist dieser Methode bei stärkerer Dorsalluxation des Grundgliedes die Gochtsche Basisresektion überlegen.

Beim lähmungsbedingten Hallux malleus ist ein wesentlich individuelleres Vorgehen angezeigt; allgemeingültige Richtlinien lassen sich hier nicht angeben. In vielen Fällen wird die Scherbsche Transfixation der Streckersehne am Metatarsale I und Anhängen des distalen Sehnenstumpfes an die Zehenextensoren besonders dann gute Erfolge zeigen und zu empfehlen sein, wenn die Görressche Operation infolge Paralyse der Flexoren nicht indiziert ist (RÜTT 1973).

Konservative, redressierende Maßnahmen, in erster Linie der Quengelverband, erübrigen vielfach bei den posttraumatischen Fällen von Hallux malleus ein operatives Vorgehen, besonders dann, wenn die Behandlung frühzeitig einsetzt.

Hammerzehen (Klauen-, Krallenzehen)

Nach der klassischen Definition des Begriffes Hammerzehe handelt es sich hierbei um eine Zehendeformität, bei der das Zehengrundglied überstreckt, das Mittelglied jedoch plantarwärts gebeugt und das Endglied in Mittelstellung oder leichter Dorsalflexion steht. Die Zehenkuppe hat noch Kontakt mit der Grundfläche (Abb. 14a) Bei der Krallen- oder Klauenzehe handelt es sich um eine Weiterentwicklung der Hammerzehe. Das Zehengrundglied ist noch weiter nach dorsal gebeugt und häufig im Zehengrundgelenk luxiert. Das Endglied ist jetzt gebeugt und hat den Kontakt mit der Grundfläche verloren. Die Zehe gleicht einer Vogelkralle (Abb. 14b).

Die Ursachen der erworbenen Hammerzehen II–V sind die gleichen wie die bei der Großklauenzehe; die Zehenfehlstellung ist also immer Folge einer Fußdeformität oder einer Grundkrankheit. Hierbei stehen die Hammerzehen infolge einer Lähmung, einer Entzündung, Traumen oder der Sudeckschen Dystrophie zahlenmäßig ebenfalls wieder weit hinter denen infolge einer Fußdeformität zurück. Dem Schuhwerk, das gerade vom Laien immer wieder als Ursache der Krallenzehen angeschuldigt wird, kommt sicherlich nur in einzelnen Fällen, bei denen die II. Zehe relativ zu lang ist, eine ätiologische Bedeutung zu.

SCHEDE hat uns die heute weitgehend anerkannte Deutung für die Pathogenese der Hammer- und Krallenzehen beim Pes planovalgus gegeben, bei

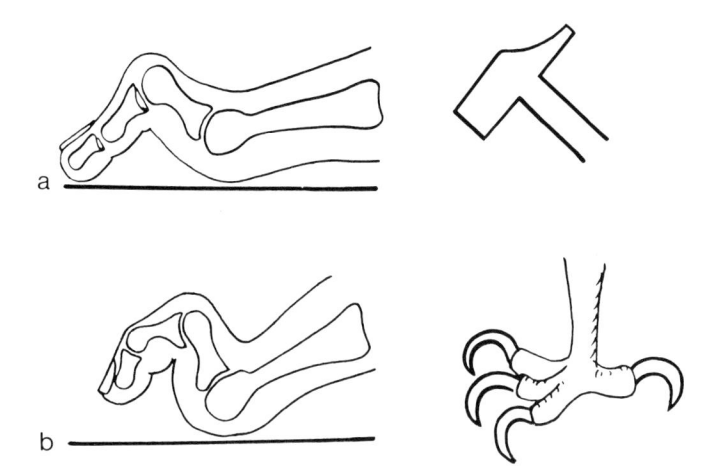

Abb. 14 a u. b a) Hammerzehen und b) Krallenzehen aus *J. Rippstein:* Hammerzehen und Krallenzehen. In *R. Baumgartner:* Die orthopädische Versorgung des Fußes. Stuttgart, Thieme, 1972

dem meistens im Gegensatz zum Ballenfuß und zum Pes excavatus die Großzehe gestreckt bleibt bzw. ein Hallux valgus sich ausbildet. Infolge der Senkung des medialen Fußgewölbes werden bei Belastung des Vorfußes die Flexoren vermehrt angespannt. Sie geben nach der Abrollung diese Spannung zuerst nur mehr zögernd, später aber gar nicht mehr frei. Da der M. flexor digitorum brevis an der 2. Phalanx und der M. flexor digitorum longus an der 3. Phalanx ansetzt, jedoch die Extensoren bereits in die Grundphalanx einstrahlen, bleibt das Grundglied gestreckt bzw. wird überstreckt, während das Mittel- und Endglied in eine Beugestellung gerät und die Zehenspitze auf den Boden gepreßt wird. Mit zunehmender Kontraktur der Sehnen und der übrigen Weichteile nimmt die Fehlstellung aller Zehenglieder zu; die Kralle verstärkt sich – in Extremfällen hat die Streckseite des Endgliedes Bodenkontakt –; die Überstreckung im Grundgelenk nimmt zu; die Grundphalanx subluxiert nach dorsal, um schließlich auf dem Metatarsalköpfchen zu reiten und dieses direkt und indirekt durch die kontrakten Weichteile plantarwärts zu drücken.

Beim Spreizfuß bzw. Querplattfuß ist für die Zehendeformität wahrscheinlich der gleiche Mechanismus maßgebend, wobei jedoch die Lockerung der Bandverbindungen der Grundgelenke untereinander sowie das relative Tiefertreten der drei mittleren Metatarsalköpfchen, was einem funktionellen Tiefstand derselben gleichkommt, diese Entwicklung beeinflussen.

Demgegenüber ist bei allen Fußdeformitäten, die mit einer vermehrten Steilstellung, also Plantarflexion der Mittelfußknochen, einhergehen, vor allem dem Ballen- und dem Hohlfuß, die primäre Ursache vielleicht in einer vermehrten Spannung der Extensoren zu suchen, da durch das hochgewölbte Dorsum des Fußes die Sehnen wie über ein Hypomochlion ziehen. Erst durch die dann eintretende Überstreckung der Grundglieder gelangen auch die Flexoren in vermehrte Spannung und ziehen die Zehenglieder in eine Beugestellung. Die Zehenfehlstellung entwickelt sich also in umgekehrter Reihenfolge als beim Pes planus. Hieraus erklärt sich auch, daß beim Ballen- und Hohlfuß die Großzehe ebenfalls in die Fehlstellung gerät.

Beim idiopathischen bzw. myelodysplastischen Hohlfuß, der wegen der Zehenfehlstellungen auch vielfach Klauenhohlfuß genannt wird, dürfte jedoch, wie bereits DUCHENNE, SCHERB und DAUBENSPECK zeigen konnten, eine Parese der Mm. interossei als Ursache sehr wahrscheinlich sein. Infolge dieser Insuffizienz gewinnen die Extensoren ein Übergewicht und ziehen die Grundphalanx in Hyperextension; die Flexoren geraten damit in vermehrte Spannung und ziehen ihrerseits die Mittel- und Endglieder nun in Beugestellung. Später fixieren die Mm. interossei durch die infolge der Subluxation des Grundgliedes eingetretene Änderung ihrer Zugrichtung diese Luxation und ziehen geradezu die Grundgliedbasis auf das Dorsum des Köpfchens (s. Therapie des Hohlfußes).

Beim Lähmungsfuß läßt sich – in Analogie zum Hohlfuß bei Myelodysplasie – nicht immer die Lähmungssituation genau analysieren und die Störung des Muskelgleichgewichtes aufklären, also auch nicht die pathogenetische Entwicklung der Deformität ableiten. Dies trifft vor allem für die Füße zu, bei denen sich Paresen der langen Fuß- und Zehenmuskeln nicht nachweisen lassen. In Anlehnung an die Untersuchungsergebnisse DUCHENNES darf man annehmen, daß Paresen der kurzen Zehenmuskeln die Fehlstellung verursachen. Ein gewisser Hinweis für diese Auffassung dürfte auch die Tatsache sein, daß bei diesen Füßen vielfach die Zehendeformität entsteht bevor der Hohlfuß vorhanden ist. Das Fußgewölbe verstärkt sich erst später; der Rückfuß ändert vielfach seine Stellung überhaupt nicht.

Selten entwickeln sich beim extremen Spitzfuß, infolge der dauernden erheblichen Dorsalflexion beim Auftritt, ebenfalls Hammerzehen. Die isolierte Hammerzehe nach lokalem Trauma mit Dorsalluxation des Grundgliedes ist eine ausgesprochene Seltenheit.

Die Schmerzen, die oft peinigend und unerträglich werden können, haben ihre Ursache einmal in der Luxation bzw. Subluxation des Grundgliedes und zum anderen darin, daß die fehlstehende Zehe im Schuh nicht mehr ausreichend Platz hat. Beide Faktoren sind nicht nur voneinander abhängig, sondern mit Zunahme des einen verschlimmert sich die andere und umgekehrt. Die luxierte Zehe drückt das Mittelfußköpfchen plantarwärts und der auf das Köpfchen des Grundgliedes einwirkende Schuhdruck ist dem ersteren addierend gleichgerichtet. Dieser dann an der neuen pathologischen Artikulation am Metatarsalköpfchen auftretende Druck und der gleichzeitig vermehrt wirksam werdende Bodendruck führen zu erheblichen Schmerzen, den sog. Metatarsalgien. Andererseits löst der Schuhdruck über dem Scheitel der Kralle, also über dem prominenten Grundgliedköpfchen, sehr bald die Entwicklung einer Schwiele und schließlich die eines schmerzhaften Klavus aus. Besonders unangenehme Beschwerden entstehen an den Zehenendgliedern, die 90 und mehr Grad gebeugt sind und deren Spitze oder gar Streckseite zur Auftrittsfläche werden. Auch hier werden Klavus und Paronychien zu unerträglichen Quälgeistern. Obwohl vor allem am Grundgelenk dieser Zehen meistens sehr lange der typische Zustand einer präarthrotischen Deformität besteht, findet man selten stärkere Gelenkveränderungen. Röntgenologisch sieht man fast nie reaktive Veränderungen der Gelenke, und makroskopisch und mikroskopisch findet man im allgemeinen nur eine geringe Degeneration des Gelenkknorpels. Bei stärkerer Luxation des Grundgliedes beobachtet man häufiger in der Gelenkfläche der Basis Schliffurchen und auf dem Dorsum des Mittelfußköpfchens eine neue Gelenkfacette; die Weichteile der Gelenke sind entsprechend der Fehlstellung geschrumpft.

Eine Sonderstellung nehmen hier wiederum die Entzündungen und die Zustände nach Sudeckscher Dystrophie ein; die der Grundkrankheit entsprechenden Weichteilveränderungen sind besonders auffallend, so daß sie sich auch im klinischen Bild deutlich darstellen, woraus meistens schon die Diagnose der Grundkrankheit gestellt werden kann.

Zu der unterschiedlichen Ausprägung der Zehendeformität an verschiedenen Zehen am selben Fuß oder auch an verschiedenen Füßen sei ein offenes Wort erlaubt. Bei Lähmungszuständen mag noch eine Erklärung aus der Analyse der Lähmungssituation möglich sein. Dies gelingt jedoch nicht beim Pes planus, bei dem kein Hallux valgus besteht. Hier ist jeder Deutungsversuch vorerst reine Spekulation. Am ehesten dürften die Zehenlänge, ihre Form und vielleicht auch das Schuhwerk für diese unterschiedliche Ausprägung der Fehlstellung mit maßgebend sein. Etwas Genaueres ist jedoch nicht bekannt. Anders ist die Situation beim Pes planus *mit* Hallux valgus; hier bestimmt der letztere nicht nur die Stellung der II. Zehe, sondern vielfach auch die der übrigen Zehen, dies um so mehr, je ausgeprägter die Fehlstellung der Großzehe ist. Allerdings ist bisher noch ungeklärt, warum die II. Zehe wiederum häufig eine unterschiedliche Fehlstellung einnimmt. Es liegt zwar nahe anzunehmen, daß nur dann die II. Zehe sich auf die erste als Digitus superductus legt, wenn bereits vor der zunehmenden Valgität der Großzehe die II. Zehe im Grundgelenk überstreckt war oder eine leichte kongenitale Hammerzehe bestand. Nähere Untersuchungen hierüber liegen jedoch nicht vor.

Therapie
Aus der Vielzahl der verschiedenen Therapievorschläge haben sich mit zunehmender Erfahrung und Aufklärung der pathogenetischen Zusammenhänge einige wenige erfolgreiche Vorschläge durchgesetzt.

Alle konservativen Methoden haben entweder nur symptomatischen Charakter oder erreichen nur vorübergehend eine Korrektur der Zehenstellung. Selbst beim Kind und Jugendlichen haben alle redressierenden Maßnahmen (Schienen, Einlagen, Polster u.ä.) nur selten eine Chance, das gesteckte Ziel zu erreichen, da entweder ihre korrigierenden Kräfte grundsätzlich nicht ausreichen oder aber sie praktisch nicht konsequent genug angewandt werden bzw. werden können.

Daß die Beschneidung von Schwielen und Klavus nur eine lokale Therapie zur Beseitigung örtlicher Beschwerden darstellt und mit der Behandlung der Hammerzehe nichts zu tun hat, braucht wohl kaum hervorgehoben zu werden. Wenn schon nur diese Behandlung oder auch die Exzision des Klavus durchgeführt wird, so sollte man bestrebt sein, diese Palliativtherapie baldmöglichst durch eine endgültige abzulösen. In den wenigen Fällen, in denen eine operative Behandlung nicht möglich ist bzw. sich aus medizinischer Indikation verbietet, wird eine gut gearbeitete Einlage bzw. ein orthopädischer Maßschuh im allgemeinen wenigstens den Patienten von seinen Schmerzen befreien. Diese Therapie sollte man jedoch ja nicht als die einfachste ansehen – die operative Behandlung ist wesentlich leichter –; wie immer wieder die Erfahrung zeigt, ist nicht nur sehr gute handwerkliche Arbeit relativ selten, sondern stellt gerade die Versorgung alter, nur mehr schlecht gepolsterter Füße mit Krallenzehen oft hohe Anforderungen an das Können und die Geduld von Arzt und Handwerker, aber auch – und das soll nicht verschwiegen sein – an die Geduld und die Einsicht des Patienten. Die immer noch geübte Exartikulation einer Hammerzehe kann in Übereinstimmung mit allen Autoren nicht scharf genug abgelehnt werden. Den ernsten, mahnenden Worten von HOHMANN und LANGE kann man nur beipflichten. Jeder Exartikulation einer Zehe folgt eine erhebliche Störung der Vorfußfunktion und sehr häufig eine zusätzliche Fehlstellung der Nachbarzehen. Uns ist keine Situation bekannt, auch bei extremster Fehlstellung, bei der sich nicht durch eine entsprechende andere operative Behandlung aller Zehenfehlstellungen die Exartikulation vermeiden ließe.

Solange die Zehen noch nicht kontrakt sind, korrigiert sich im allgemeinen nach Beseitigung der Fußfehlform auch die Zehenfehlstellung. Die Zahl dieser Patienten ist jedoch relativ klein, da dann auch nur selten Beschwerden bestehen oder die Deformität gering ist, so daß der Patient nicht den Arzt aufsucht. Eine Ausnahme bilden der Hohlfuß bzw. der Klauenhohlfuß und die Lähmungsfüße. Hier scheint uns die Methode nach GÖRRES – Fixation der Sehne des M.flexor dig. longus an die Grundphalanx – die beste Methode zu sein, die bei exakter Technik kein Rezidiv zu fürchten braucht. Nach DAUBENSPECK u.a. soll dieser Eingriff auch einen korrigierenden Einfluß auf die Fußdeformität haben. Auf die Bedenken gegen andere Weichteiloperationen wurde bereits beim Hallux malleus eingegangen. Wenn auch die Zahl der angegebenen Operationsverfahren zur Behandlung der kontrakten Hammerzehen – wenn also die Fehlstellung und Grundgliedluxation nicht mehr passiv zu beseitigen sind – recht groß ist, so besteht doch Einigkeit darüber, daß alle Eingriffe an den Weichteilen unzureichend sind und daß eine erfolgreiche Behandlung nur durch eine Verkürzung der Knochenstrecke ausgeführt werden kann. Während alle Methoden, wie die von HOFFMANN, KAREWSKY, NASSE u.a., die dieses Ziel durch eine Resektion des Metatarsalköpfchens zu erreichen suchen, heute kaum mehr geübt werden, da die Zehenkorrektur durch den so schwerwiegenden Verlust des Sohlenstützpunktes erkauft wird, haben zwar die beiden anderen grundsätzlichen Prinzipien jeweils ihre Befürworter und ihre Gegner, jedoch schließlich ihr relativ klar umrissenes Indikationsgebiet erhalten. Das ältere Prinzip und Verfahren, das die Beseitigung der Fehlstellung durch eine Resektion des proximalen Teiles des Grundgliedes erreichen will, geht auf NICOLADONI zurück. GOCHT hat es abgewandelt und sich, wie auch seine Schüler, nachdrücklich dafür eingesetzt. Der Eingriff hat jedoch den nicht unerheblichen Nachteil, daß seine Narbe auf der Planta pedis liegt, die Verkürzung relativ groß ist, so daß die Zehe den Bodenkontakt und damit ihre wesentliche Funktion verlieren kann, und setzt ferner eine unbeeinträchtigte Funktion des Zehenmittelgelenks voraus. Anderseits muß man der Mehrzahl der Autoren zustimmen, die es vor allem für alle extremen Fälle empfehlen, daß nur diese Methode die Luxation im Grundgelenk und damit die wesentliche Fehlstellung beseitigt. Demgegenüber scheinen sich bei allen leichteren Fällen, vor allem denjenigen, bei denen keine stärkere Hyperextension und Luxation des Grundgliedes bestehen, in zunehmendem Maße die Operationen an den distalen Gelenken durchzusetzen. Sie alle, BORCHART, BORG, HOHMANN, JONES, JOUNG, MERRIL, O'NEILL, PERAIRE, SJÖVALL, SMITH, TERRIER, WHEELER u.a., erreichen die Verkürzung der Knochenstrecke und die Korrektur der Zehenfehlstellung durch eine mehr oder weniger vollständige Gelenkresektion, die je nach Notwendigkeit an beiden Gelenken, also dem Mittel- und Endgelenk, vorgenommen wird. Während man in den angelsächsischen Ländern, vor allem in Amerika, offenbar der echten Resektionsarthrodese den Vorzug gibt, findet in Europa, z.T. in abgewandelter Form, das Verfahren von HOHMANN immer mehr Befürworter. LANGE bezeichnet sogar in seiner Operationslehre diese Methode als die beste Operation der Hammerzehe. HOHMANN reseziert das distale Drittel der Grundphalanx, entknorpelt die Basis der Mittelphalanx und fixiert die gewonnene Korrektur durch eine Raffung der Extensorensehne. Ggf. wird das gleiche Verfahren auch am Endgelenk ausgeführt. Die Fixation in korrigierter Stellung erfolgt mittels intramedullärer oder paraossärer Kirschner-Drahtfixation für 2 Wochen im Gipsstiefel (RÜTT 1973). Der Vorteil des Verfahrens liegt darin, daß die Zehenverkürzung in Grenzen bleibt, die Arthrodese nicht unbedingt erreicht werden muß, so daß die Heilungsdauer relativ kurz ist und das funktionell wichtigste Zehengelenk unberührt bleibt.

Die Resektionsosteotomien, wie sie u.a. von BRAGARD, CONTEAU, HELLER und TIERY angegeben wurden, haben nie größeren Anklang gefunden. Diese technisch diffizilen Methoden sind meist nur Lieblinge ihrer Väter geblieben.

Angeborene Zehendeformitäten

Die angeborenen Fehlstellungen und Deformitäten der Zehen, die ätiologisch und pathogenetisch weitgehend ein Analogon der gleichen Veränderungen der Finger sind, stehen zahlenmäßig und in ihrer klinischen Bedeutung weit hinter diesen zurück und sind gegenüber den gleichen kongenitalen Veränderungen der Finger von wesentlich geringerem Belang. Dies gilt insbesondere für die Brachydaktylie, Dolichophalangie, Makro- und Mikrodaktylie, aber auch für die Syndaktylie, Polydaktylie, Hyperphalangie und Hyperdaktylie, gleichgültig, welche ätiologische Deutung im jeweiligen Fall zutreffen mag. Es

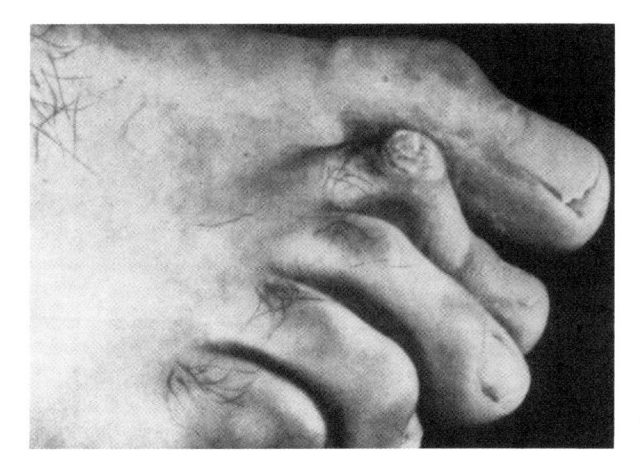

Abb. 15 Kongenitale Hammerzehe II mit typischem Klavus

wird daher besonders im Hinblick auf Ätiologie und Pathogenese auf die entsprechenden Kapitel der Hand verwiesen. In gleichem Zusammenhang möchten wir auf das Kapitel der Entwicklungsstörungen des Fußes aufmerksam machen.

Kongenitale Hammerzehe

Die häufigste und wohl bedeutendste angeborene Zehenfehlstellung ist die Hammerzehe („hammertoe-orteil en marteau") (Abb. 15). Diese Deformität der II. Zehe, die in der Kindheit meist noch ausgleichbar ist, führt bei ihrer meist spitzwinkligen Beugestellung des Mittelgelenks mit leichter bis stärkerer Hyperextension im Grundgelenk und meist leichter Überstreckung im Endgelenk unter Ausbildung eines Klavus über dem vorspringenden Grundgliedköpfchen zu erheblichen Beschwerden. Es handelt sich mit hoher Wahrscheinlichkeit um eine erbliche Veränderung, die wir vielfach in mehreren Generationen verfolgen können, über deren Entstehung wir jedoch nichts wissen. Wenn man sich nicht mit frustranen konservativen Versuchen aufhält bzw. aufhalten muß, ist die Behandlung einfach und erfolgreich. Die Methode der Wahl ist die Operation nach HOHMANN: Resektion des Grundgliedköpfchens, Entknorpelung der Gelenkfläche der Mittelgliedbasis und Raffung der Extensorensehne.

Ebenfalls beobachten wir recht häufig als kongenitale familiäre Besonderheit eine Hammer- oder Krallenstellung der V. Zehe. Diese Zehe, die sich nach heutiger Auffassung bereits in Rückbildung befindet, weist in etwa 50% Variationen des Skeletts auf. Nach PFITZER soll sich bei 37%, nach HASEBE bei 74% und nach PESONEN bei 31% eine Synostose zwischen Mittel- und Endgelenk, wobei das erstere nicht selten verkümmert ist, finden. Diese Entwicklungsstörung und vor allem die gleichzeitig häufig zu findende Hypoplasie oder gar Aplasie des M. flexor digitorum brevis dürfte die wesentliche Ursache der Deformität

sein. Dabei wird nicht die evtl. Bedeutung zu kurzen oder zu engen Schuhwerks für das endgültige Ausmaß der Deformität bestritten. Diese Fehlstellung führt vornehmlich das weibliche Geschlecht wegen der vor allem im modischen Schuhwerk auftretenden Beschwerden in unsere Behandlung.

Ein Behandlungsversuch bei Kindern mittels Nachtschiene und korrigierenden Verbänden lohnt sich nur dann, wenn dieser über Monate oder sogar Jahre konsequent durchgeführt wird. Bei geringgradigen Frühfällen mag zwar vielfach die von PFENNINGS und RAMSTEDT für verschiedene Zehendeformitäten empfohlene künstliche Syndaktylie genügen, jedoch dürfte im allgemeinen der erprobten und erfolgreichen Hohmannschen Methode der Vorzug zu geben sein, wobei diese vielfach zu einer einfachen Keilresektion abgewandelt werden kann.

Digitus V superductus

Eine weitere recht häufige, vielfach familiäre, wahrscheinlich erbliche und sehr lästige kongenitale Fehlstellung der V. Zehe – seltener der IV. oder gar III. Zehe – ist die oft extreme Adduktionsstellung der Zehe im Grundgelenk, der Digitus V superductus (Abb. 16). Das Grundglied ist leicht nach dorsal subluxiert und außenrotiert; die Zehe liegt um so mehr der Nachbarzehe auf, je stärker die Adduktion ist. Die Auffassung von ZUELZER u.a., daß eine Schrägstellung der Metatarsalköpfchen-Gelenkfläche die Fehlstellung bedinge, konnte zwar bisher nicht restlos bewiesen werden, hat jedoch sehr viel für sich, da Wachstumsanomalien an den Zehen und insbesondere an der V. Zehe keineswegs zu den Seltenheiten gehören. HOHMANN und andere fanden bei dieser Deformität meist eine Verkürzung des Os metatarsale V und wollen die Zehenfehlstellung auf diese Wachstumsstörung des Mittelfußknochens zurückführen. Wie es allerdings durch diese Verkürzung zum Digitus V. superductus

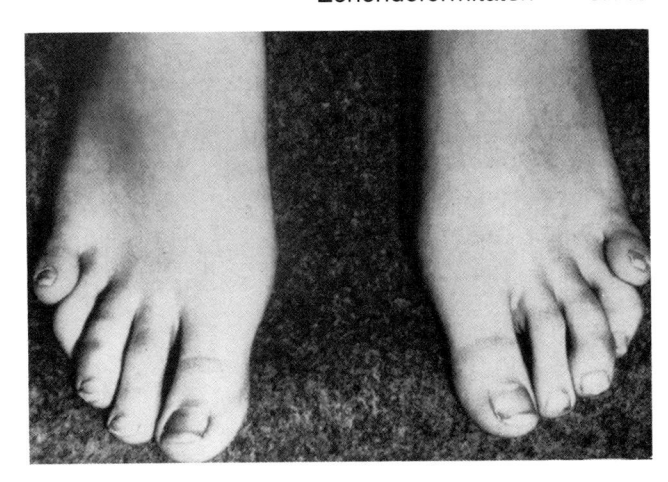

Abb. 16 Digitus V. superduktus beidseits und Varuszehe IV beidseits

kommen soll, wird von diesen Autoren nur angedeutet. Es fehlen allerdings auch, wie bei vielen erworbenen und kongenitalen Zehendeformitäten, größere und exakte Untersuchungsreihen. Der Kliniker begnügt sich meist mit der Lösung der therapeutischen Probleme, und dem Forscher scheint die Deformität offenbar nicht wesentlich genug, als daß er sich intensiv mit ihr befassen würde. In der Kindheit gelingt es manchmal, mit einer konsequenten Behandlung mit Heftpflasterverbänden und kleinen Nachtschienen die Zehenfehlstellung ausreichend zu korrigieren. In den meisten Fällen wird jedoch dem kleinen Fehler in der Kindheit, während der die Fehlstellung vielfach noch gering ausgeprägt ist, wenig Beachtung geschenkt, und erst, wenn mit zunehmendem Alter, besonders beim weiblichen Geschlecht, Beschwerden durch den Schuhdruck entstehen, kommen die Patienten in unsere Behandlung; dann ist die Fehlstellung nicht nur vielfach relativ deutlich, sondern auch bereits kontrakt. In den leichteren Fällen kommt man auch hier manchmal mit der künstlichen Syndaktylie nach PFENNINGS u. RAMSTEDT aus, wenn man nicht gleich die sicherlich zuverlässigere Resektion der Grundgliedbasis mit Raffung der lateralen Kapsel des Grundgelenks vorzieht. Bei stärkeren Graden der Adduktion sollte man aber zusätzlich die Extensorensehne verlängern, subkapital das Os metatarsale osteotomieren und unter Anspannung die Sehne des M. abductor digitorum V außen der Zehe neu anheften. Dieser Eingriff verlangt allerdings eine längere Ruhigstellung von wenigstens 3-4 Wochen, wobei die Einstellung und die Fixation der Osteotomie besonderer Sorgfalt bedürfen. Die Exartikulation der V. Zehe ist nicht nur auch bei dieser Zehenfehlstellung überflüssig, sondern ein schwerer Fehler, der nicht nur zu einer Störung der Vorfußfunktion führt, sondern sehr bald erneute Beschwerden durch Druck des Schuhes am V. Mittelfußköpfchen nach sich zieht.

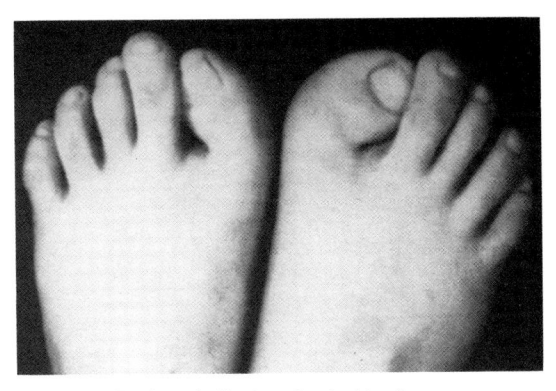

Abb. 17 Phalanx hallucis valga beidseits

Phalanx hallucis valga congenita

Zu den kongenitalen, wahrscheinlich ebenfalls erblichen Zehendeformitäten gehört auch die Phalanx hallucis valga (Abb. 17). HOFFMANN gebrauchte diese Bezeichnung für solche Abweichungen des Großzehenendgliedes nach lateral, die das von STRACKER angegebene physiologische Maß von 10 Grad überschreiten. Diese im allgemeinen harmlose Fehlstellung, die wir bei einiger Mühe doch recht häufig finden können, führt nur in den seltenen Fällen, in denen die Abduktion erheblich ist und sich das Endglied unter die II. Zehe schiebt, zu Beschwerden, so daß eine Behandlung notwendig wird. Die Ursache dieser Fehlstellung ist sicherlich eine einseitige Wachstumsstörung der Endgliedepiphyse, wie wir es bei allen unseren Patienten beobachten konnten (Abb. 18). Da in einzelnen Fällen auch medial gelegene, eingeschaltete Knochenkerne gefunden worden sein sollen und relativ häufig sich auch andere Entwicklungsstörungen an Händen und Füßen nachweisen lassen, kann angenommen werden, daß es sich bei dieser Deformität um nichts anderes als eine frustrane Form der Polydaktylie handelt. In allen extremen Fällen, sofern man nicht in der Kindheit schon durch eine aller-

Klassische Fuß- und Zehenfehlformen

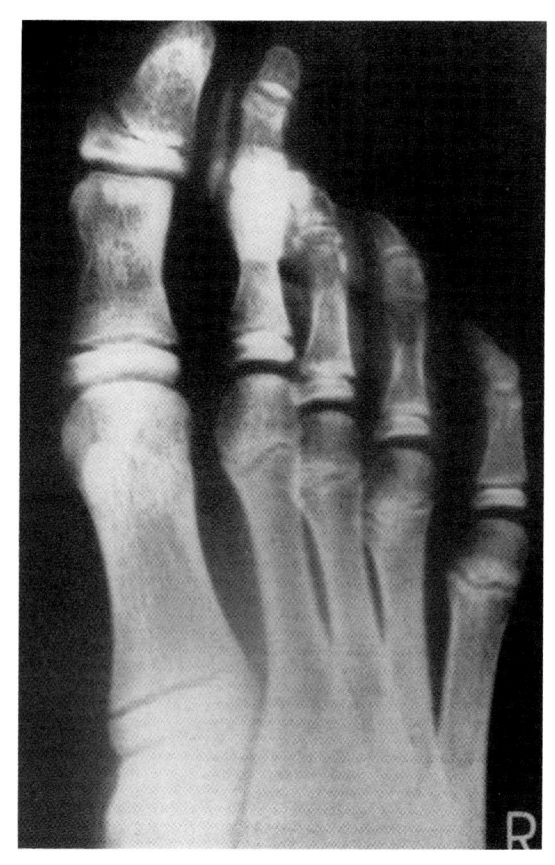

Abb. 18 Phalanx hallucis valga, medial vermehrtes Wachstum der Endgliedepiphyse

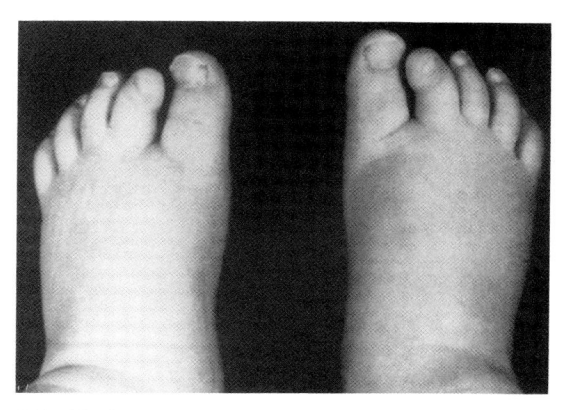

Abb. 19 Varuszehen II – V beidseits

dings sehr mühevolle redressierende Behandlung zum Erfolg gekommen ist, hat sich die Keilosteotomie des Grundgliedes bestens bewährt.

Varuszehen

Die Varuszehen („curly toes"), die ebenfalls Folge einer einseitigen Wachstumsstörung der Zehenendgliedepiphyse sind, sind im allgemeinen eine Deformität, die weder vom Patienten noch vom Arzt beachtet wird und meistens auch keine Beschwerden verursacht (Abb. 19). Lediglich die Fälle, bei denen die Adduktion des Zehenendgliedes stärkere Grade aufweist, dasselbe flektiert und rotiert ist, so daß schließlich das Endglied unter das der nächsten Zehe gerät und Druckbeschwerden und evtl. ein Klavus auftreten, kommen in unsere Behandlung. Wenn man beim Kind auch immer wieder versuchen sollte, mit Heftpflasterverband und Nachtschiene auszukommen, so wird die sicherste Therapie, vor allem beim Erwachsenen, die Osteotomie des Mittel- oder auch Grundgliedes sein.

Hallux valgus congenitus

Als isolierte Deformität ist der Hallux valgus congenitus, wie bereits an anderer Stelle betont wurde, eine ausgesprochene Rarität. Seine Ursache ist eine einseitige Wachstumsstörung der Grundgliedepiphyse. Seine Behandlung ist die gleiche wie die des erworbenen Hallux valgus. Unter den wenigen beschriebenen Fällen ist der Hallux valgus congenitus meistens sicher nur Symptom bzw. Folge einer Poly- bzw. Syndaktylie, dessen Behandlung dann eine Frage der Therapie der Grunddeformität ist.

Hallux varus congenitus

Der recht seltene Hallux varus congenitus wurde bisher als isolierte, einseitige Wachstumsstörung der Grundgliedepiphyse noch nicht beobachtet. Nach MESTERN, der die bisher beschriebenen Fälle zusammengestellt hat, ist er so gut wie immer ein Symptom einer Poly- bzw. Syndaktylie. Diese Zehenfehlstellung entsteht, wie auch in diesem hier abgebildeten Fall, als Folge einer unvollkommenen Doppelung des ersten Strahles oder der Großzehe (Abb. 20). Sie ist also ein Teilsymptom der genbedingten Entwicklungsstörung der Extremität. Eine Behandlung kann aus kosmetisch-ästhetischen Gründen, aber vor allem wegen der Schwierigkeit bei der Schuhversorgung, notwendig werden.
Die operative Therapie richtet sich nach der Grunddeformität, also dem Ausmaß der knöchernen Veränderungen. Im vorliegenden Fall wurde der medial liegende überzählige Strahl reseziert, die Mittelfußknochen I–III an der Basis osteotomiert und nach medial auf die ihnen zugehörigen Keilbeine eingestellt und durch Kirschner-Draht fixiert; die Syndaktylie wurde unberührt gelassen.

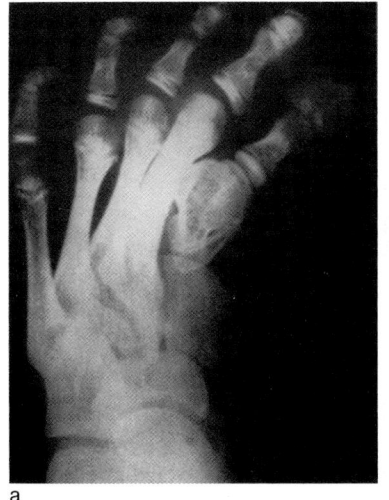

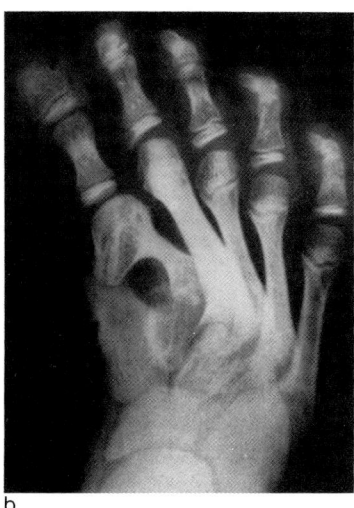

Abb. 20 a u. b Hallux varus bei familiärer Polydaktylie infolge einer partiellen Doppelung des I. Mittelfußknochens

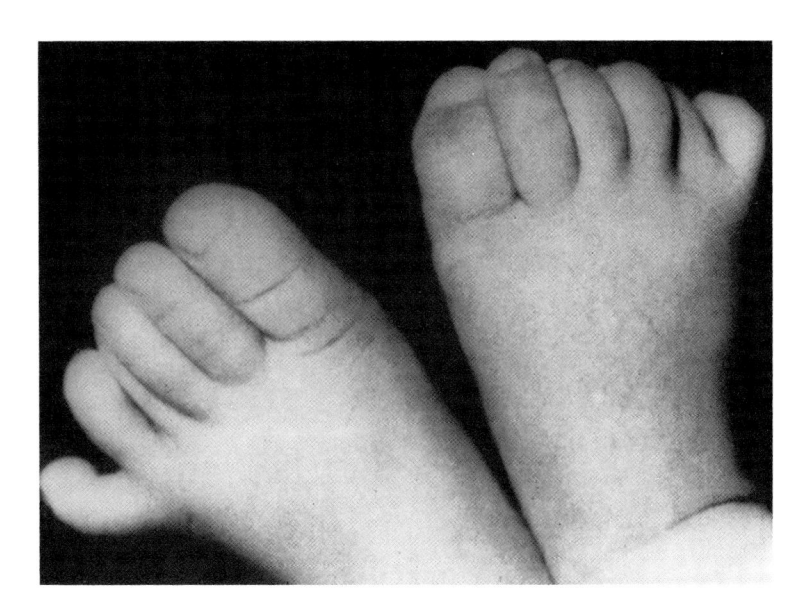

a   b

Abb. 21 Polydaktylie beidseits

Polydaktylie

In Analogie zur Hand werden auch am Fuß die verschiedenen Formen der Polydaktylie, wobei der I. und V. Strahl ebenfalls bevorzugt sind, in unterschiedlichem Ausmaß beobachtet (Abb. 21). Bei vollständiger, normaler Ausbildung einer VI. Zehe ist, besonders wenn keine Syndaktylie besteht, eine Behandlung nicht erforderlich. Sie wird lediglich dann notwendig, wenn infolge der Verbreiterung des Fußes – vor allem wenn ein ganzer Strahl gedoppelt ist – Schwierigkeiten bei der Schuhversorgung entstehen und wenn die kosmetische Störung erheblich ist. Die Entfernung der überzähligen Zehe oder des ganzen Strahles sollte man jedoch nur unter strenger Indikation vornehmen, da vor dem Eingriff bei diesen Patienten die Fußfunktion nur wenig oder gar nicht gestört ist. Bei all den Patienten aber, wo die Doppelung rudimentär ist oder durch diese eine weitere Wachstumsstörung oder Fehlstellung droht oder gar bereits besteht, muß man möglichst früh, d. h. im Kindesalter, das Rudiment bzw. die Doppelung entfernen, wobei präoperativ die Anfertigung einer Arteriographie unumgänglich ist. Auch hier empfiehlt es sich, den Eingriff auf das medizinisch-anatomisch-funktionell unbedingt Notwendige zu beschränken.

Syndaktylie

Während die Syndaktylie der Finger nie eine belanglose Deformität darstellt, sondern eine erhebliche kosmetische Verunstaltung und bedeutungsvolle Störung der Funktion bedeutet, gilt dies keineswegs auch nur annähernd für die Syndaktylie der Zehen (Abb. 22). Die recht häufig zu findende Schwimmhautbildung zwischen II. und III. oder seltener zwischen III. und IV. Zehe ist

3.148 Klassische Fuß- und Zehenfehlformen

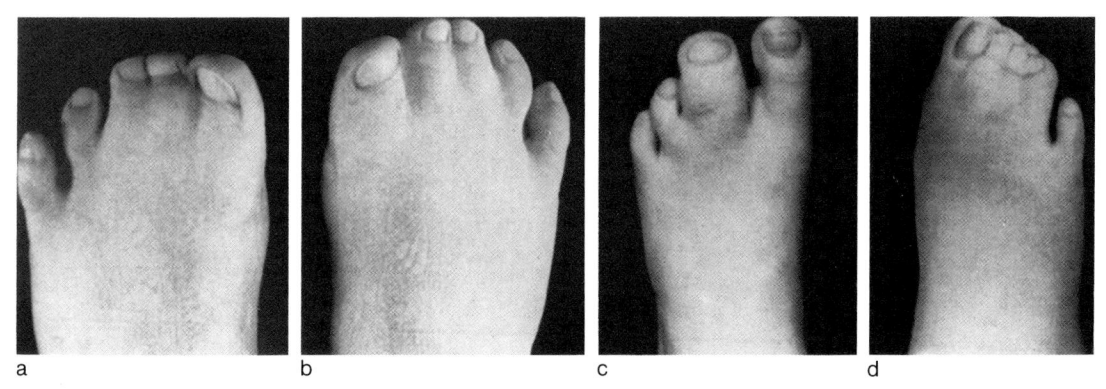

Abb. 22 a–d Syndaktylie, c) mit Riesenwuchs der II. und III. Zehe

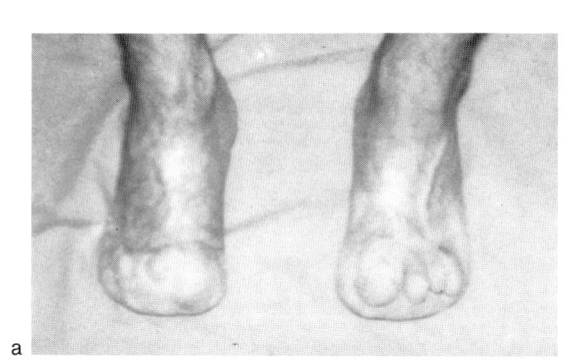

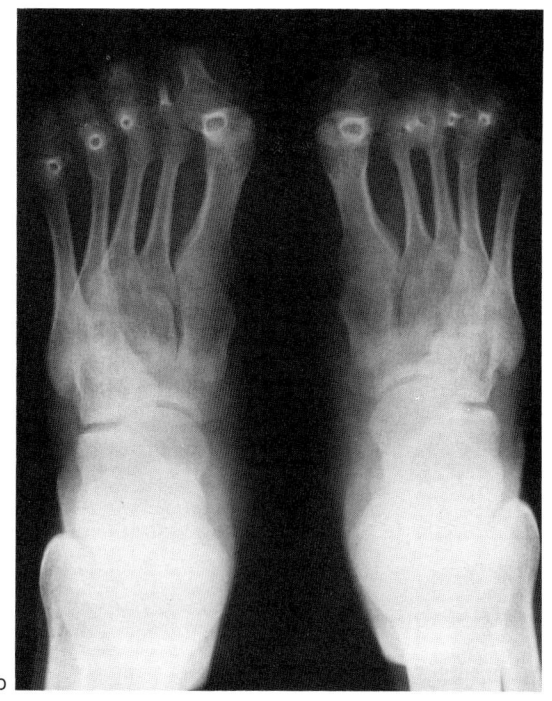

Abb. 23 a u. b. Zustand nach hochgradiger Verbrühung beider Füße im Kindesalter mit Ausbildung einer hierdurch bedingten totalen kutanen Syndaktylie sämtlicher Zehen des rechten Vorfußes und weitgehender Syndaktylie der Zehen des linken Vorfußes. Der Patient ist Leistungssportler (Squash) und hat kaum Beschwerden

ohne Bedeutung und stellt eigentlich nur einen Schönheitsfehler dar, der vom Arzt meistens als Nebenbefund beobachtet wird und vom Patienten kaum Beachtung findet. Aber auch ausgedehntere Syndaktylien, einschließlich des Flossenfußes, sind im allgemeinen nicht mit einer Funktionsstörung verbunden; sie haben lediglich kosmetisch-ästhetische Bedeutung. Ihre operative Trennung sollte nur ganz ausnahmsweise erfolgen. Die Dauer und die Schwierigkeiten der Therapie stehen in keinem Verhältnis zu dem erreichten Effekt. Diese Behandlung stellt hohe Anforderungen an Operateur und Patient, da die Haut für die jeweilige Deckung der Zehen nie ausreicht, also Transplantationen notwendig werden, die an den kleinen nur wenig beweglichen Zehen mit den engen Zwischenräumen sehr schwierig sind und nur selten gut gelingen. Erfreulicherweise verhüten die feste Form und die Konstruktion des Vorfußes eine durch die Syndaktylie bedingte Wachstumsstörung oder Fehlbildung der Zehen; wenn sie trotzdem vorhanden ist, so liegt ihre Ursache meistens in einer gleichzeitigen partiellen Störung der Strahlenentwicklung. In diesen Fällen, wie auch bei denen, wo andere Entwicklungsstörungen gleichzeitig vorliegen, richtet sich die Therapie immer gegen die *wesentliche* Deformität, die für die Funktion und Form störende Fehlentwicklung bzw. Fehlstellung verantwortlich ist. Im allgemeinen ist eine Trennung der Syndaktylie nur dann notwendig bzw. zweckmäßig, wenn gleichzeitig eine Fehlstellung bzw. Deformität der Zehen vorliegt, die ihre Ursache im Skelett der Zehe hat.
Syndaktylien, die durch amniotische Verwachsungen verursacht wurden, sind am Fuß ziemlich selten und bedürfen fast nie einer Behandlung; das gleiche gilt für die nach Verletzungen oder Verbrennungen entstandenen (Abb. 23). Eine Behandlung sollte sich auch hier nur gegen eine evtl. gleichzeitige Zehenfehlstellung richten.

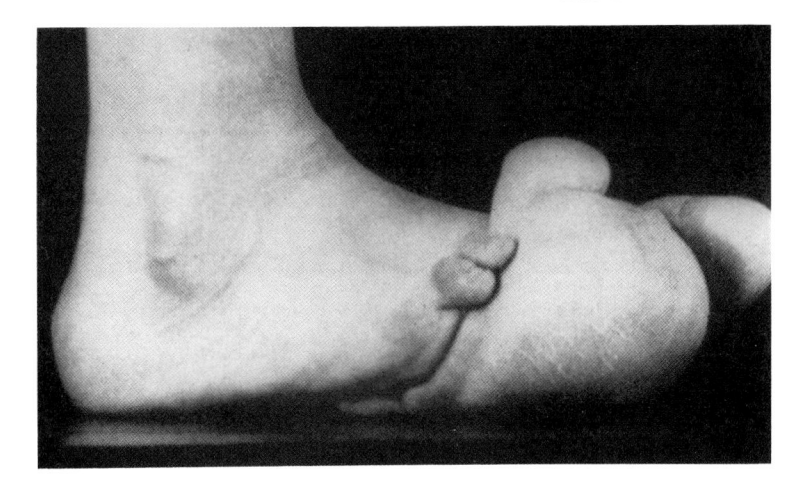

Abb. 24 Isolierter Riesenwuchs des Vorfußes, der Zehen I–III

Partieller Riesenwuchs

Der partielle Riesenwuchs, den wir heute als eine genbedingte, lokale trophoneurotische Störung des Wachstums betrachten, der andererseits jedoch auch bei der Haemangiectasia hypertrophicans (Klippel-Trenaunay-Weber) auftritt, findet sich an den Zehen recht selten. Meistens ist er, wie auch in dem abgebildeten Fall (Abb. 24), mit einem solchen der Mittelfußknochen und einem solchen der Sohlenweichteile kombiniert. Die Therapie richtet sich jeweils nach dem speziellen Fall. Eine Resektionsosteotomie der Phalangen oder auch der Mittelfußknochen reicht fast nie aus; eine ausreichende Weichteilresektion ist kaum zu umgehen. Bei ausgedehnten Veränderungen wie in diesem Fall sollte man mehrzeitig operieren, um vor allem vom Skelett nicht zu früh zuviel zu opfern.

Literatur

Allen, T. R., M. Gross, J. Miller, L. W. Lowe, W. C. Hutton: The assessment of adolescent hallux valgus before and after first metatarsal osteotomy - clinical and walkway studies -. Int. Orthop. 5 (1981) 111–115

Allum R. L., D. W. Higginson: Keller's operation with basal osteotomy of first metatarsal. J. R. Soc. Med. 76 (1983) 116–120

Angeletti, P., A. Feci: L'Alluce valgo. Rilievi anatomo-pathologici e considerazioni etio-pathogenetiche. Arch. Putti Chir. Organi Mov. 22 (1967) 392–404

Arct W., A. Krzywda: Wyniki operacyjnego leczenia koslawosci plauch ow. Chir Narzad. Ruchu 44 (1979) 395–401

Arenson, D. J., S. C. Proner: A clinical evaluation of the total first metatarsophalangeal joint prosthesis: The use of footprints in assessing foot contact. J. Foot Surg. 20 (1981) 117–123

Austin, D. W., E. O. Leventen: A new osteotomy for hallux valgus: A horizontally directed „V displacement" osteotomy of the metatarsal head for hallux valgus and primus varus. Clin. Orthop. 157 (1981) 25–30

Baciu, C., A. Brazda: Die operative Hallux-Valgus-Behandlung. Z. Orthop. 109 (1971) 888–897

Bahra, H.: Bericht über unsere Hallux-Valgus-Operationen in den letzten fünf Jahren. Beitr. Orthop. Traum. 13 (1966) 650–652

Bargman, J., J. Corless, A. E. Gross, F. Lange: A review of surgical procedures for hallux valgus. Foot Ankle 1 (1980) 39–43

Barry, O. C.: Long-term results following surgical treatment of hallux valgus and hallux rigidus. Irish med. J. 74 (1981) 194–197

Batchelor, J. S.: Hallux valgus. Acta orthop. belg. 38 (1972) 217–218

Battey, M. A.: The lesser metatarsal stress fracture as a complication of the Keller procedure. J. Amer. Podiat. Ass. 70 (1980) 182–186

Beck, E. L.: An evaluation of the Du Vries modification of the McBride hallux abdukto valgus correction. A preoperative, immediate postoperative, and longterm study. J. Amer. Podiatr. Ass. 61 (1971) 445–456

Bingle, G. J., J. D. Niswander: Polydactyly in the American Indian. Amer. J. hum. Genet. 27 (1975) 91–96

Blankenburg, H.: Die Polydaktylie. Beitr. Orthop. Traum. 14 (1967) 160–165

Blauth, W., O. von Toerne: Der „Apert-Fuß". Z. Orthop. 116 (1978) 1–6

Booley, B. J., D. B. Berryman: Wilson's osteotomy of the first metatarsal for hallux valgus in the adolescent and the young adult. Aust. N. Z. J. Surg. 43 (1973) 255–261

Brahms, M. A.: Hallux valgus - the akin procedure. Clin. Orthop. 157 (1981) 47–49

Breitenfelder, H.: Der juvenile Hallux rigidus, seine Ätiologie, Pathogenese und physiologische Behandlung. Habil. Gießen 1950.

Brindley, H. H.: Mobilization and transfer of the intrinsics of the great toe for hallux valgus. Clin. Orthop. 165 (1982) 144–147

Butson, A. R.: A modification of the Lapidus operation for hallux valgus. J. Bone Jt. Surg. 62 B (1980) 350–352

Carr, C. R., B. M. Boyd: Correctional osteotomy for metatarsus primus varus and hallux valgus. J. Bone Jt Surg. 50 A (1968) 1353–1367

Cattaneo, L., F. Defabiani: Alluce varo congenito. Minerva orthop 20 (1969) 648–649

Cedell, C. A., M. Astroem: Proximal metatarsal osteotomy in hallux valgus. Acta orthop. scand. 53 (1982) 1013–1018

Cisar, J.: Das Verfahren nach McBride als nützliche Ergänzung der Hallux-Valgus-Operation. Z. Orthop. 112 (1974) 1152–1154

Cobey, M. C., J. C. Cobey: A true prehallux. J. Bone Jt Surg. 48 A (1966) 953–954

Coleman, W. B., C. G. Kissel, H. D. Sterling jr.: Syndactylism and its surgical repair. J. Amer. Podiat. Ass. 71 (1981) 545–550

Cser, I.: Eine modifizierte Keller-Brandes-Operation. Arch. orthop. Unfall-Chir. 65 (1969) 79–82

De Cuveland, E.: Fehlbildung der Großzehengrundphalanx. Fortschr. Röntgenstr. 107 (1967) 570

Dallosso F.: Surgical correction and subsequent physiotherapy for hallux valgus deformity. Physiotherapy 59 (1973) 12–13

Davies-Colley: On contraction of the metatarsophalangeal joint of the great toe (hallux flexus). Clin. soc.'s Transact (1887)

Davis, M., T. Litman: Simple Osteotomy for hallux valgus. Minn. Med. 59 (1976) 836–838

Dhanendran M., J. P. Pollard, W. C. Hutton: Mechanics of the hallux valgus foot and the effect of Keller's operation. Acta orthop. scand. 51 (1980) 1007–1012

Dick, W., H. R. Henche: Die Hallux-valgus-Operation beim jungen Erwachsenen nach McBride. Z. Orthop. 114 (1976) 388–393

Dieterich: Die Beugekontraktur der großen Zehe. Dtsch. Z. Chir. 213 (1929)

Donovan, J. C.: Results of bunion correction using Mitchell osteotomy. J. Foot Surg. 21 (1982) 181–185

Dubois, G. A., K. G. Knowels: The Stone operation: A clinical review of seven years experience. Orthop. Clin. N. Amer. 7 (1976) 799–808

Duca-Marinescu, D., C. Maximilian: Polidactilia. Rev. Pediat. Obstet. Ginec. 24 (1975) 89–93

Duchworth, T., R. P. Betts, C. I. Franks, J. Burke: The measurement of pressures under the foot. Foot Ankle 3 (1982) 130–141

Duke, H., L. M. Newman, B. L. Bruskoff, R. Daniels: Hallux abductus interphalangeus and its relationship to hallux abducto-valgus. J. Amer. Podiat. Ass. 72 (1982) 625–628

Durbin, F. C.: Affections of the toes. Practitioner 201 (1968) 749–58

Feinstein, M. H., H. N. Brown: Hallux adductus as a surgical complication. J. Foot Surg. 19 (1980) 207–211

Ferdini, R.: Alloarthroplastik des Großzehengrundgelenkes. Z. Orthop. 113 (1975) 549–552

Figner, G.: Die operative Behandlung des Hallux valgus und rigidus. Ther. Umsch. 31 (1974) 23–28

Frankel, J.: Structural or postional hallux abductus? J. Amer. Podiat. Ass. 63 (1973) 647–656

Freund, D., W. Bersch: Histologisch gesicherte, doppelseitige Osteochondrosis der Metatarsalköpfchen I. Z. Orthop. 118 (1980) 850–854

Gillet, H. G.: Interdigital clavus: Predisposition is the key fractor of soft corns. Clin. Orthop. 142 (1979) 103–109

Glynn, M. K., J. B. Dunlop, D. Fitzpatrick: The Mitchell distal metatarsal osteotomy for hallux valgus. J. Bone Jt Surg. 62 B (1980) 188–191

Goldie, I., J. Hansson, L. Amuelsson: Hallux valgus, Hallux rigidus, Digitus malleus och Metatarsalgi. Lakartidningen 76 (1979) 2299–2301

Goldie, I., J. M. Nielsen, N. Lundh: Hallux valgus – en Oeversikt och Resultat av operativ Behandling. Lakartidningen 71 (1974) 63–68

Goldner, J. L., R. W. Gaines: Adult and juvenile hallux valgus: analysis and treatment. Orthop. Clin. N. Amer. 7 (1976) 863–887

Goodfellow, J.: Aetiology of hallux rigidus. Proc. roy. Soc. Med. 59 (1966) 821–824

Gould, N.: Hallux rigidus: cheilotomy or implant? Foot Ankle 1 (1981) 315–320

Gould, N., W. Schneider, T. Ashikaga: Epidemiological survey of foot problems in the continental United States: 1978–1979. Foot Ankle 1 (1980) 8–10

Gromo, G.: Trattamento dell-alluce valgo mediante metatarsodesi. Minerva orthop. 19 (1968) 794

Groulier, P.: Hallux valgus – Hallux rigidus. Rev. Prat. 31 (1981) 1031–1032, 1035–1036, 1039–1040

Gschwend, N., M. Barbier, W. R. Dybowski: Die Vorfußkorrektur. Häufigkeit und Bedeutung der Zehen- und Metatarsalindices. Arch. orthop. Unfall-Chir. 88 (1977) 75–85

Hackenbroch, M.: Die Arthritis im Großzehengrundgelenk. Verh. dtsch. orthop. Gesell. (1927)

Haddad jr. R. J.: Hallux valgus and metatarsus primus varus treated by bunionectomy and proximal metatarsal osteotomy. Sth. med. J. 68 (1975) 684–686

Hansen, C. E.: Hallux valgus treated by the McBride operation. A follow-up. Acta orthop. scand. 45 (1974) 778–792

Hatcher, R. M., S. D. Smith: A procedure for correction of the severely subluxed second hammer toe. J. Amer. Podiat. Ass. 68 (1978) 654–658

Hehne, H. J.: Die Resektionsarthroplastik der Metaphalangealgelenke nach Clayton. (10 Jahre klinische Erfahrung). Z. Orthop. 115 (1977) 897–906

Heise, U., G. Rompe: Familiäre Symbrachydaktylie (Behandlung und Langzeitbeobachtung). Z. Orthop. 117 (1979) 530–532

Helal, B.: Surgery for adolescent hallux valgus. Clin. Orthop. 157 (1981) 50–63

Helal, B., S. K. Gupta, P. Gojaseni: Surgery for adolescent hallux valgus. Acta orthop. scand. 45 (1974) 271–295

Herschel, H., P. J. van Meel: Metatarsalgie. Belasting is goed als ze niet te hoog is. Ned. T. Geneesk. 120 (1976) 265–269

Hoefnagel, D., P. S. Gerald: Heriditary brachydactyly. Ann. hum. Genet. 29 (1966) 377–382

Hofmann, C.: Zur Entstehung und Behandlung der Klumpzehen. Z. orthop. Chir. 8 (1901)

Hohmann, G.: Der Hallux valgus und die übrigen Zehenverkrümmungen. Ergebn. Chir. Orthop. 18 (1925)

Hohmann, G.: Fuß und Bein, 4. Aufl. Bergmann, München 1948

Holstein, A.: Hallux valgus – an acquired deformity of the foot in cerebral palsy. Foot Ankle 1 (1980) 33–38

Höltje: Über den Hallux rigidus. Arch. orthop. Unfall-Chir. 39 (1939)

Horst, M.: Heutiger Stand der Behandlung des Hallux valgus. Hippokrates 47 (1976) 395–400

Houghton, G. R., R. A. Dickson: Hallux valgus in the younger patient: The structural abnormality. J. Bone Jt Surg. 61 B (1979) 176–177

Hubbard, E. R.: Technique for use of the silastic toe prosthesis in hallux valgus surgery. J. Amer. Podiat. Ass. 63 (1973) 677–686

Hupfauer, W.: Hallux valgus congenitus. Interessante Einzelbeobachtung. Z. Orthop. 110 (1972) 132–134

Hutton, W. C., M. Dhanendran: The mechanics of normal and hallux valgus feet – a quantitative study. Clin. Orthop. 157 (1981) 7–13

Iida, M., J. V. Basmajian: Electromyography of hallux valgus. Clin. Orthop. 101 (1974) 220–224

Imhäuser, G.: Die Operation der Hammer- und Krallenzehen sowie die Therapie ungünstiger Operationsergebnisse. Z. Orthop. 117 (1979) 179–184

Jahss, M. H.: The sesamoids of the hallux. Clin. Orthop. 157 (1981) 88–97

Janis, L. R., I. I. Donick: The etiology of hallux varus: A review. J. Amer. Podiat. Ass. 65 (1975) 233–237

Jansen, C.: Längen- und Winkelbestimmungen an Mittelfüssen in Bezug auf den Pes plano-transversus und den Hallux valgus. Chirurg 37 (1966) 553–554

Jansen, C.: Hallux valgus nach Fraktur des Großzehenendgliedes. Z. Orthop. 103 (1967) 254–256

Judet, J.: Indications et technique de l'operation „du Cavalier". Rev. Chir. orthop. 63 (1977) 780–781

Kadner, P., G. Kummer: Operative Ergebnisse bei Digitus quintus varus et superductus. Beitr. Orthop. Traum. 28 (1981) 121–123

Kaiser, G.: Der funktionelle Hallux rigidus. Beitr. Orthop. Traum. 23 (1976) 380–383

Kaplan, E. G., G. S. Kaplan: The Keller procedure. J. Amer. Podiat. Ass. 64 (1974) 603–610

Kato, T., S. Watanabe: The etiology of hallux valgus in Japan. Clin. Orthop. 157 (1981) 78–81

Khoury Sola, C., C. A. Llorente, R. L. Cabrini, F. S. Silberman, J. M. Lardone: Hallux valgus: Secuelas postoperatorias. Pren. méd. argent. 59 (1972) 416–418

Kingreen: Zur Aetiologie des Hallux flexus. Zbl. Chir. 60 (1933)

Kirkup, J. R., E. Vidigal, R. K. Jacoby: The hallux and rheumatoid arthritis. Acta orthop. scand. 48 (1977) 527–544

Kirsch, K.: Vermeidbare Fehler bei der Hallux-valgus-Operation nach Brandes. Z. Orthop. 116 (1978) 196–198

Kite, J. H.: Congenital metatarsus varus. J. Bone Jt Surg. 49 A (1967) 388–397

Knecht, J. G.: Pathomechanical deformities of the lesser toes. J. Amer. Podiat. Ass. 64 (1974) 941–954

Koester, D.: Differentialdiagnostische Betrachtungen zu den osteoarticulären Erkrankungen im Vorfußbereich. Z. ärztl. Fortbild. 64 (1970) 1145–1150

Kraemer, J.: Funktionelle Frühbehandlung beim Hallux valgus mit einer Schlaufensandale. Z. Orthop. 116 (1978) 404–406

Kramarenko, G. N.: Operative Behandlung des statischen Pes planus transversus und Hallux valgus. Beitr. Orthop. Traum. 22 (1976) 183–185

Kristen, H., K. Knahr: Die Berücksichtigung der Fußform zur besseren Beurteilung und Erklärung von Fußbeschwerden. Z. Orthop. 113 (1975) 919–928

Kullmann, L., G. Kertész, J. Borsay: Adatok a hallux valgus miatt v'egzett Mayo-muet' indikaci oj ahoz. Magy. Traum. Orthop. 24 (1981) 39–43

Kuritz, H. M., W. Johnson, D. R. Gomes, G. M. Lepow: Post-traumatic ossification in the flexor hallucis longus tendon sheath: A case presentation. J. Foot Surg. 16 (1977) 154–157

Langford, J. H., J. R. Maxwell: A treatment for postsurgical hallux varus. J. Amer. Podiat. Ass. 72 (1982) 142–143

Lawton, J., R. Evans: Modified McBride bunionectomy. J. Amer. Podiat. Ass. 65 (1975) 670–688

Lemaire R.: Le traitement chirurgical de l'hallux valgus. Rev. méd. Liège 29 (1974) 613–621

Lennon, W. P.: Hallux valgus. Med. J. Aust. 2 (1972) 225

Lindemann, K.: Die juvenile Arthritis deformans des Großzehengrundgelenkes (Hallux rigidus). Z. Orthop. 64 (1936)

Lipscomb, P. R.: Arthrodesis of the first metatarsophalangeal joint for severe bunions and hallux rigidus. Clin. Orthop. 142 (1979) 48–54

Lubinus, H.: Endoprothetischer Ersatz des Großzehengrundgelenkes. Z. Orthop. 121 (1983) 89–91

Lundberg, B. J., T. Sulja: Skeletal parameters in the hallux valgus foot. Acta orthop. scand. 43 (1972) 576–582

McBride, E. D.: The McBride bunion hallux valgus operation. J. Bone Jt Surg. 49 A (1967) 1675–1683

McGlamry, E. D., R. W. Kitting, W. E. Butlin: Keller bunionectomy and hallux valgus correction. An appraisal and current modifications sixty-six years later. J. Amer. Podiat. Ass. 60 (1970) 161–167

Maclennan, R.: Prevalence of hallux valgus in a neolithic New Guinea population. Lancet 1966/I, 1398–1400

McMaster, M. J.: The pathogenesis of hallux rigidus. J. Bone Jt Surg. 60 B (1978) 82–87

Madsen, E.: Syndactylization in the management of certain toe deformities. Acta orthop. scand. 40 (1969) 681

Magerl, F.: Stabile Osteotomien zur Behandlung des Hallux valgus und Metatarsale I varum. Orthopäde 11 (1982) 170–180

Makai, F., V. Kocisko: Dlhodobe vysledky po operacii hallux valgus podla Degu. Acta Chir orthop. Traum. čech. 48 (1981) 522–526

Mann, R. A.: Hallux valgus. Instr. Course Lect. 31 (1982) 180–200

Mann, R. A., M. J. Coughlin: Hallux valgus – etiology, anatomy, treatment and surgical considerations. Clin. Orthop. 157 (1981) 31–41

Mann, R-A., M. J. Coughlin, H. L. Du Vries: Hallux rigidus: A review of the literature and a method of treatment. Clin. Orthop. 142 (1979) 57–63

Marin, G. A.: Arthrodesis of the metatarsophalangeal joint of the big toe for hallux valgus and hallux rigidus. A new method. Int. Surg. 50 (1968) 175–180

Marinelli, C., B. Zeppilli: La nostra esperienza nel trattamento chirurgico dell' alluce valgo con tecnica di Jean Leliévre. Chir. Organi Mov. 64 (1978) 205–211

Mau, C.: Die Krankheit des Hallux rigidus. Münch. med. Wschr. 75 (1928)

Mau, C.: Grundriß der Orthopädie. Nölke, Hamburg 1947

Mau, H.: Hallux valgus. Dtsch. med. Wschr. 96 (1971) 1144

Meinecke, R., R. Keller: Indikation und Kontraindikation der Metatarsalköpfchenresektion bei Fußdeformitäten. Beitr. Orthop. Traum. 17 (1970) 321–324

Mertz, D. P.: Hallux-rigidus-Arthrose und Gicht. Fortschr. Med. 100 (1982) 446–448

Mertz, D. P., A. Mertz: Zwischen Hallux-rigidus-Arthrose und Gicht besteht kein Kausalzusammenhang. Med. Klin. 76 (1981) 743–745

Meyer, J. M., P. Berruex, N. Kritsikis: 11. Hallux valgus. A) 10-Jahres-Resultat der Hallux-valgus-Operation nach Leliévre. Orthopäde 8 (1979) 163–164

Mladick, R. A.: Correction of hammer toe surgery deformity by Z-plasty and bone graft. Ann. plast. Surg. 4 (1980) 224–226

Michetti, M. L.: March fracture following a McBride bunionectomy. A case report. J. Amer. Podiat. Ass. 60 (1970) 286–287

Miller, F., D. Arenson, L. S. Weil: Incongruity of the first metatarsophalangeal joint. The effect on cartilage contact surface area. J. Amer. Podiat. Ass. 67 (1977) 328–333

Moberg, E.: A simple operation for hallux rigidus. Clin. Orthop. 142 (1979) 55–56

Moelster, A. O., O. D. Lunde, M. Rait: Hallux rigidus treated with the Swanson silastic hemi-joint prothesis. Acta orthop. scand. 51 (1980) 853–856

Moynihan, F.: Disorders of toes. Practitioner 222 (1979) 30–36

Müller, G.: Die Behandlung sogenannter Schuhkonflikte an einem Kreiskrankenhaus. Zbl. Chir. 93 (1968) 166–171

Nathan, P. A., R. C. Keniston: Crosses polydactyly. Case report and review of the literature. J. Bone Jt Surg. 57 A (1975) 847–849

Newman, R. J., J. M. Fitton: An evaluation of operative procedures in the treatment of hammer toe. Acta orthop. scand. 50 (1979) 709–712

Nicod, L.: Etiologie du hallux valgus. Rev. Chir. orthop. 62 (1976) 161–169

Nilsonne: Hallux rigidus and its treatment. Acta orthop. scand 1 (1930)

Noakes, T. D.: The aetiology of hallux valgus (letter). S. Afr. med. J. 59 (1981) 362

Nokleby, K.: Radikaloperasjon av Hallux valgus uten Osteotomi. Nord. Med. 85 (1971) 479–480

Olszewski, W.: Eine neue Modifikation zur operativen Behandlung der schweren Formen des Hallux valgus. Beitr. Orthop. Traum. 23 (1976) 376–380

Pagella, P.: Cura chirurgica dell'alluce valgo. Ann. Osp. Maria Vittoria (Torino) 19 (1976) 174–182

Panacos, N.: A new surgical technique for metatarsus primus varus correction with radical bunionectomy: A preliminary report. J. Foot Surg. 16 (1977) 98–100

Papp, L.: Die Entwicklung und Bedeutung der postoperativen Behandlung des Hallux valgus. Beitr. Orthop. Traum. 13 (1966) 492–496

Parrish, T. F.: Dynamic correction of clawtoes. Orthop. Clin. N. Amer. 4 (1973) 97–102

Paulin, M., B. Tomeno: Traitement de l'hallux valgus, limités et indications de l'exostosectomie. Rev. Chir. orthop. 62 (1976) 775–780

Pelet, D.: Osteotomy and fixation for hallux valgus. Clin. Orthop. 157 (1981) 42–46

Pisani, G.: Der Hallux valgus des Kindes. Orthopäde 11 (1982) 207–213

Pustisek, B.: Arthrodese im Grundgelenk der Großzehe. Z. Orthop. 111 (1973) 465–466
Raymakers, R., W. Waugh: The treatment of metatarsalgia with hallux valgus. J. Bone Jt Surg. 53 B (1971) 684–687
Rechnagel, K.: Megalodactylism. Report of 7 cases. Acta orthop. scand. 38 (1967) 57–66
Reed, W. B., L. Schlesinger: Bilateral hammertoes: A new dominant disorder. Birth Defects 12 (1976) 327
Refior, H. J.: Die Triphalangie der Großzehe. Ein Beitrag zu den metrischen Variationen des Fußes. Z. Orthop. 103 (1967) 498–502
Refior, H. J.: Die Oligodaktylie der Großzehe. Z. Orthop. 105 (1968) 435–439
Rega, R., D. R. Green: The extensor hallucis longus and the flexor hallucis longus tendons in hallux abducto valgus. J. Amer. Podiat. Ass. 68 (1978) 467–472
Ribbing: Besteht ein Zusammenhang zwischen Hallux rigidus und den ossalen aseptischen Nekrosen? Acta orthop. scand. 6 (1935)
Richard, A.: Zur Technik der Hallux-valgus-Operation. Med. Welt 5 (1967) 281–282
Richter, J.: Vorläufige Mitteilung über elektromyographische Untersuchungen am unbelasteten und belasteten Fuß. Arch. orthop. Unfall-Chir. 59 (1966) 168–176
Riedl, K.: Die Behandlung des Hallux valgus mit einer speziellen Damenstrumpfhose. Orthop. Prax. 5/X (1974) 265–266
Ripstein, J.: Hammerzehen und Krallenzehen. In Baumgartner, R.: Die orthopädietechnische Versorgung des Fußes. Thieme, Stuttgart 1972
Ritschl: Die Beugekontraktur der großen Zehe. Münch. med. Wschr. 64 (1917)
Robb, S.: La chirurgie corrective de l'hallux valgus. Infirm. Can. 18 (1976) 14–18
Rokkanen, P., J. Isolauri, V. Avikainen, T. Tervo, H. Vaherto: Basal osteotomy of the first metatarsal bone in hallux valgus: Experiences with the use of AO plate. Arch. orthop. Unfall-Chir. 92 (1978) 233–235
Rolfsen, L.: Du Vries' Operasion ved Hallux valgus. Nord. Med. 85 (1971) 378
Romich: Über Kontrakturen des Hallux. Z. orthop. Chir. 43 (1924)
Rott, Z., M. Přivara: Hallux valgus-Operace podle lapiduse. Acta Chir. orthop. Traum. čech. 46 (1979) 491–496
Roy-Camille, R., J. F. Leliévre: Cure de l' hallux valgus par la technique de Petersen. Nouv. Presse méd. 3 (1974) 299–300
Roy-Camille, R., J. F. Leliévre, G. Saillant: Hallux valgus hypercorrigé: Redressement et maintien par butée interne. Nouv. Presse méd. 7 (1978) 3357–3358
Rutherford, R. L.: The Lapidus procedure for primus metatarsus adductus. J. Amer. Podiat. Ass. 64 (1974) 581–584
Rütt, A.: Hallux valgus und der Damenstrumpf. Z. Orthop. 99 (1964) 106–108
Rütt, A.: Orthopädisch-chirurgischer Operationsatlas, Bd. V. Thieme, Stuttgart 1973 (S. 150 ff., 214 ff.)
Rütt, A., V. Westermann: Die Ätiopathogenese des Hammerzehenplattfußes. Z. Orthop. 117 (1979) 762–766
Von Salis-Soglio, G., W. Thomas: Arthrodesis of the metatarsophalangeal joint of the great toe. Arch. orthop. Unfall-Chir. 95 (1979) 7–12
Saxl: Die arthrotische Verkrümmung und Versteifung der großen Zehe. Z. orthop. Chir. 45 (1924)
Schenk, R., B. Jacquemain: Hochgradige numerische Plusvariante an Hand und Fuß. Z. Orthop. 105 (1969) 515–527
Schmied, H. R.: Der Spreizfuß. In Baumgartner, R.: Die orthopädietechnische Versorgung des Fußes. Thieme, Stuttgart 1972
Schmitt, E., A. Lyrakos: Bericht über einen Fall von tetrameler Poly-Syndaktylie kombiniert mit ausgeprägter Brachydaktylie. Z. Orthop. 108 (1971) 669–678
Schoenhuber, H., G. Brianza, M. Macrelli: Alluce valgo: Risultati del trattamento chirurgico dell'alluce valgo. Chir. ital. 34 (1982) 461–468
Scholder, P.: Gegenüberstellung der üblichsten chirurgischen Behandlungsverfahren beim Hallux Valgus-Syndrom. Orthopäde 11 (1982) 154–161
Seelenfreund, M., A. Fried, P. Tikva: Correction of hallux valgus deformity by basal phalanx osteotomy of the big toe. J. Bone Jt Surg. 55 A (1973) 1411–1415
Shapiro, F., L. Heller: The Mitchell distal metatarsal osteotomy in the treatment of hallux valgus. Clin. Orthop. 107 (1975) 225–231
Shapiro, S. L.: Correction of a recurring hallux valgus with the Keller procedure. J. Amer. Podiat. Ass. 58 (1968) 349–351
Shepherd, B. D., L. Giutronich: Correction of hallux valgus. Med. J. Aust. 1 (1982) 131–133
Sibjerg, J. O., H. Sommer: Hallux valgus behandlet a. m. Hohmann-Thomasen method. Efterunders gelse af 148 operationer. Ugeskr. Laeg. 142 (1980) 2893–2895
Soren, A.: Correction chirurgicale de l'hallux valgus. Rev. Chir. orthop. 56 (1970) 355–366
Soren, A.: Surgical correction of hallux valgus. Arch. orthop. traum. Surg. 96 (1980) 53–58
Sorkin, S. A.: A hallux valgus surgical technique through a singel small incision. J. Amer. Podiat. Ass. 58 (1968) 340–342
Sorto La, J. R.: Surgical correction of hammer toes. A 5-year postoperativ study. J. Amer. Podiat. Ass. 64 (1974) 930–934
Stokes, I. A., W. C. Hutton, M. J. Evans: The effects of hallux valgus and Keller's operation on the load-bearing function of the foot during walking. Acta orthop. belg. 41 (1975) 695–704
Stokes, I. A., W. C. Hutton, J. R. Stott, L. W. Lowe: Forces under the hallux valgus foot before and after surgery. Clin. Orthop. 142 (1979) 64–72
Storck, H.: Die Zahl in der Orthopädie. Deutsche Orthopädie Bd. VII. Enke, Stuttgart 1930
Swanson, A. B., R. M. Lumsden, G. D. Swanson: Silicone implant arthroplasty of the great toe. A review of singel stem and flexible hinge implants. Clin. Orthop. 142 (1979) 30–43
Timmer: Hallux flexus (oder rigidus). Dtsch. med. Wschr. 55 (1929)
Tomeno, B., A. Emami: Le traitement de l'hallux valgus par la technique de McBride. Rev. Chir. orthop. 66 (1980) 399–400
Wattling, W. O., K. L. Cox: Double osteotomies for structural correction of hallux abducto valgus. J. Foot Surg. 15 (1976) 61–64
Weber, A.: Ergebnisse der operativen Korrektur des Hallux valgus beim jungen Patienten. Z. Orthop. 113 (1975) 1011–1121
Weickert, H., H. Grasshoff: Hallux valgus-Operation mit Implantation einer Silikonkautschuk-Endoprothese. Beitr. Orthop. Traum. 28 (1981) 217–223
Wenger, R. J., R. C. Whalley: Total replacement of the first metatarsophalangeal joint. J. Bone Jt Surg. 60 B (1978) 88–92
Wiasmitinow, N. P., H. Zollinger: 11. Hallux valgus. B) 10-Jahres-Resultate nach Operation nach Hohmann bei Hallux valgus. Orthopäde 8 (1979) 165–168
Wieser, R., N. Gschwend, H. Müller: Hallux valgus- und Hammerzehen-Operation. Eine Analyse der Fehlschläge. Orthopäde 11 (1982) 181–190
Willkommen, H.: Spätergebnisse der Hallux-valgus-Operation nach Brandes und nach Mayo. Beitr. Orthop. Traum. 26 (1979) 385–391
Winston, L., R. C. Wilson: A modifocation of the Hohmann procedure for surgical correction of hallux abducto valgus. J. Amer. Podiat. Ass. 72 (1982) 11–14
Wisniewski, T., M. Grabowski: Wyniki operacyjnego leczenia paluchow koslawych. Chir. Narzad. Ruchu 42 (1977) 107
Wood, W. A.: Acquired hallux varus: A new corrective procedure. J. Foot Surg. 20 (1981) 194–197

Yücel, M., J. Breitenfelder: Ergebnisse der modifizierten Debasierungsoperation bei Digitus quintus varus et quartus varus superduktus. Orthop. Prax. 20 (1984) 630–631

Zhuber, K., M. Salzer: Behandlung des Hallux valgus bei Metatarsus primus varus. Z. Orthop. 115 (1977) 916–922

Zollinger, H., N. P. Wiasmitinow: 9. Ergebnisse nach 10 und mehr Jahren bei kindlichen Fußdeformitäten. A) Langzeitverläufe beim konservativ behandelten lockeren kindlichen Knick-Plattfuß. Orthopäde 8 (1979) 141–144

4 Entzündungen

Entzündliche Erkrankungen des Fußes unter besonderer Berücksichtigung des polyarthritischen und gichtigen Fußes

Von A. SCHREIBER und H. ZOLLINGER

Infektiös-entzündliche Erkrankungen

Unspezifische Infektionen

Akute Osteomyelitis

Als Osteomyelitis bezeichnen wir auch am Fuß einen akut, subakut oder chronisch ablaufenden infektiös-entzündlichen Knochenprozeß. Dieser kann – als exogene Osteomyelitis nach PLAUE (1974) – verursacht sein durch direkte Inokulation von Mikroorganismen, beispielsweise bei offenen Frakturen, penetrierenden Wunden (Abb. 1) oder nach chirurgischen Eingriffen. Bei der hämatogenen Osteomyelitis kommt es zur Streuung der Erreger von einem primären Infektherd über die arterielle Blutbahn in den Knochen, bevorzugt in die Metaphysen oder kleinen Würfelknochen. Für die Ausbreitung einer Osteomyelitis sind die Veränderungen der epimetaphysären Durchblutungsverhältnisse zwischen Säuglings- und Kleinkindesalter sowie später der Epiphysenverschluß von grundsätzlicher Bedeutung. Entscheidend für Ausbreitungsmechanismus und Gelenkbeteiligung im Erwachsenenalter ist der Umstand, ob eine Metaphyse intraartikulär liegt oder nicht.

Die akute hämatogene Osteomyelitis wird auch heute am Fuß eher selten beobachtet. WILSON u. MCKEEVER fanden 1936 unter 90 Osteomyelitisherden 10 am Fußskelett lokalisierte infektiöse Läsionen. ANTONIOU u. CONNOR berichten 1974 in einem Krankengut von 168 Kindern über 13 überwiegend akut verlaufende hämatogene Osteomyelitiden sowie 7 meist subakut verlaufende Knocheninfektionen am Talus. Der am meisten nachweisbare Erreger der hämatogenen Osteomyelitis ist der Staphylococcus aureus (ANTONIOU u. CONNOR 1974, CLAWSON u. DUNN 1967, SCHULITZ u. WINKELMANN 1977), gefolgt von einer Vielzahl verschiedener Erreger. In einem Drittel bis der Hälfte der Fälle kann eine vorbestehende Infektion in einem anderen Organsystem eruiert werden, beispielsweise in der Haut, im Respirationstrakt oder im Urogenitalsystem. WEICKENMEIER fand 1972 bei 51 von 171 Patienten mit hämatogen entstandener Osteomyelitis eine bakterielle Vorerkrankung. PLAUE zählte 1974 im Heidelberger Krankengut der Jahre 1949–1968 171 hämatogene und 451 exogene Osteomyelitiden.

Die akute hämatogene Osteomyelitis tritt vorwiegend in der Periode des Knochenwachstums auf,

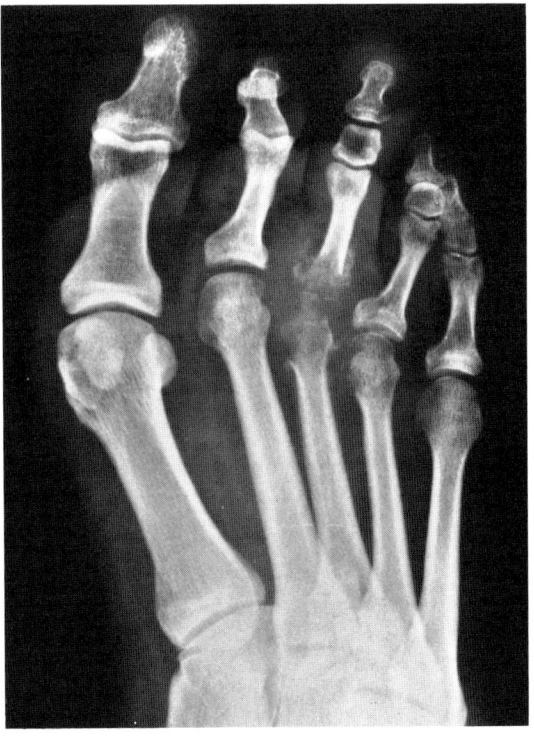

Abb. 1 Pat. R.H., 1921. Destruierende Arthritis des III. Zehengrundgelenkes rechts mit Osteomyelitis der gelenkbildenden Knochenpartien nach Stichverletzung der Planta pedis durch rostigen Nagel

4.2 Entzündungen

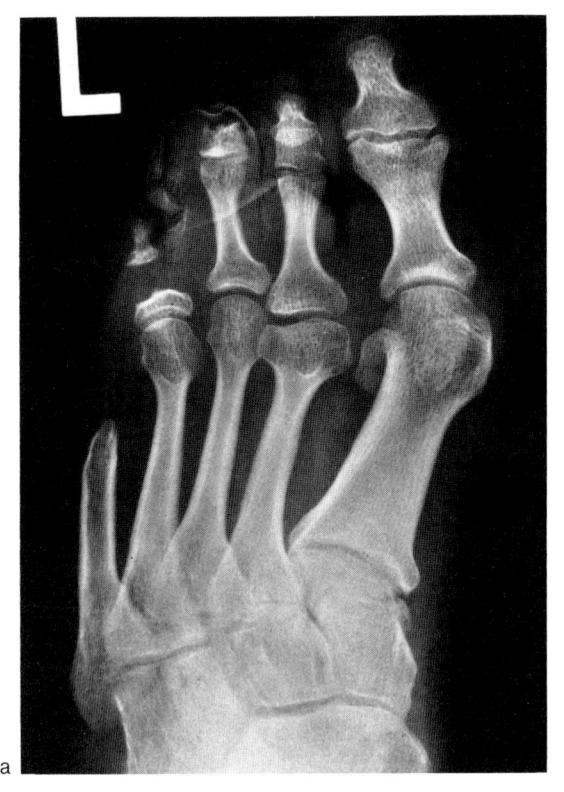

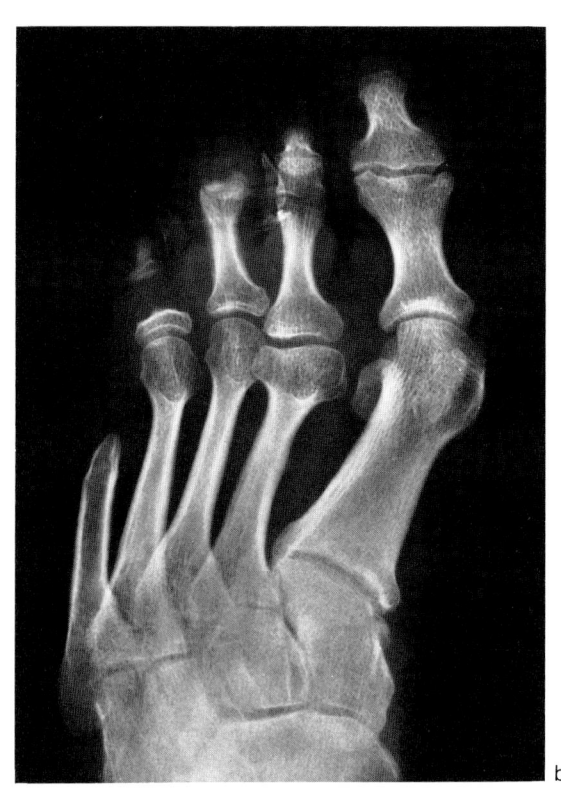

Abb. 2a u. b Pat. D.S., 1955. a) Hypästhesie beider Vorfüße bei Spina bifida. Wegen trophischer Ulzera transmetatarsale Amputation V links und Teilresektion IV. Zehe links. Massive Weichteilschwellung der III. Zehe links mit Osteomyelitis der Mittelphalanx, Endphalanx aufgelöst. b) 2 Monate später: vollständige Osteolyse auch der Mittelphalanx III. Zehe links

häufiger im Kindesalter als bei Säuglingen oder während der Adoleszenz.
Das **klinische Bild** ist charakterisiert durch akutes Auftreten von lokalisiertem Schmerz und Schwellung, einer Bewegungseinschränkung der Nachbargelenke und toxischen Reaktionen mit Fieber, Schüttelfrost und Übelkeit. Eine wegen vorbestehendem Infekt eingeleitete Antibiotikatherapie kann das klassische Bild verschleiern. Eine Erhöhung der Blutsenkungsgeschwindigkeit und der Leukozytenzahl ist die Regel, Blutkulturen im akuten Stadium sind häufig positiv.
Röntgenologisch läßt sich initial eine exsudatbedingte Weichteilschwellung erkennen (Abb. 2a); spezifische Osteolysen im Sinne perifokaler Osteoporosen sind erst 2-3 Wochen später nachweisbar (Abb. 2b). Eine Szintigraphie – allenfalls auch die Thermographie – kann nützlich sein zur Lokalisation akuter Herde oder zum Nachweis einer Knocheninfektion vor dem Auftreten spezifischer röntgenologischer Veränderungen.
Differentialdiagnostisch muß ein sympathischer Erguß im oberen Sprunggelenk von einer bakteriellen Arthritis abgegrenzt werden, wie diese auch als Komplikation einer meta- oder epiphysär lokalisierten Osteomyelitis auftreten kann.
Häufigste Komplikation der akuten ist die chronische Osteomyelitis bei spät gestellter Diagnose oder inadäquater Therapie. Weitere Komplikationen sind Weichteilabszedierungen, metastatische Infektionen sowie das Auftreten pathologischer Frakturen bei ausgedehnter Knochendestruktion. Neben der biologischen Eigenart des Erregers, dem vom Patientenalter abhängigen Ausbreitungsweg der Infektion ist für Manifestation und Verlauf einer Osteomyelitis auch die Reaktionslage bzw. Resistenz des Organismus entscheidend.
Eine frühzeitige und adäquate antibiotische **Therapie** (OTTEN u. Mitarb. 1975) vermag die Ausbreitung lokaler Läsionen und eine Abszeßbildung oft zu verhindern. Bei septischer Einschmelzung ossären Gewebes muß der Knochenabszeß ausgeräumt und allenfalls drainiert werden.

Chronische Osteomyelitis

Die chronische Osteomyelitis ist einerseits mögliche Folge einer akuten Knocheninfektion; andererseits kann sie primär chronisch bei klinisch langsam progredientem Infektionsverlauf auftreten (Abb. 3). KOENN u. BOEHM fanden 1974 unter 437 Fällen von chronischer Osteomyelitis nur 1% am Fußskelett lokalisiert.
Das **klinische Bild** reicht von der vollständigen Symptomfreiheit zum Vorhandensein dauernder starker Schmerzen, persistierender Fisteleiterun-

Entzündliche Erkrankungen des Fußes **4**.3

Abb. 3a-c Pat. G.M., 1948. a) Belastungsabhängige und nächtliche Schmerzen im Bereich des distalen Tibiofibulargelenks rechts bei gelenknaher rundlicher Osteolysezone. b) Tomographisch z.T. sklerotisch begrenzter Herd, Verdacht auf Osteoidosteom. c) Zustand nach Blockresektion und Spongiosaplastik. Histologisch: chronisch plasmazelluläre Osteomyelitis

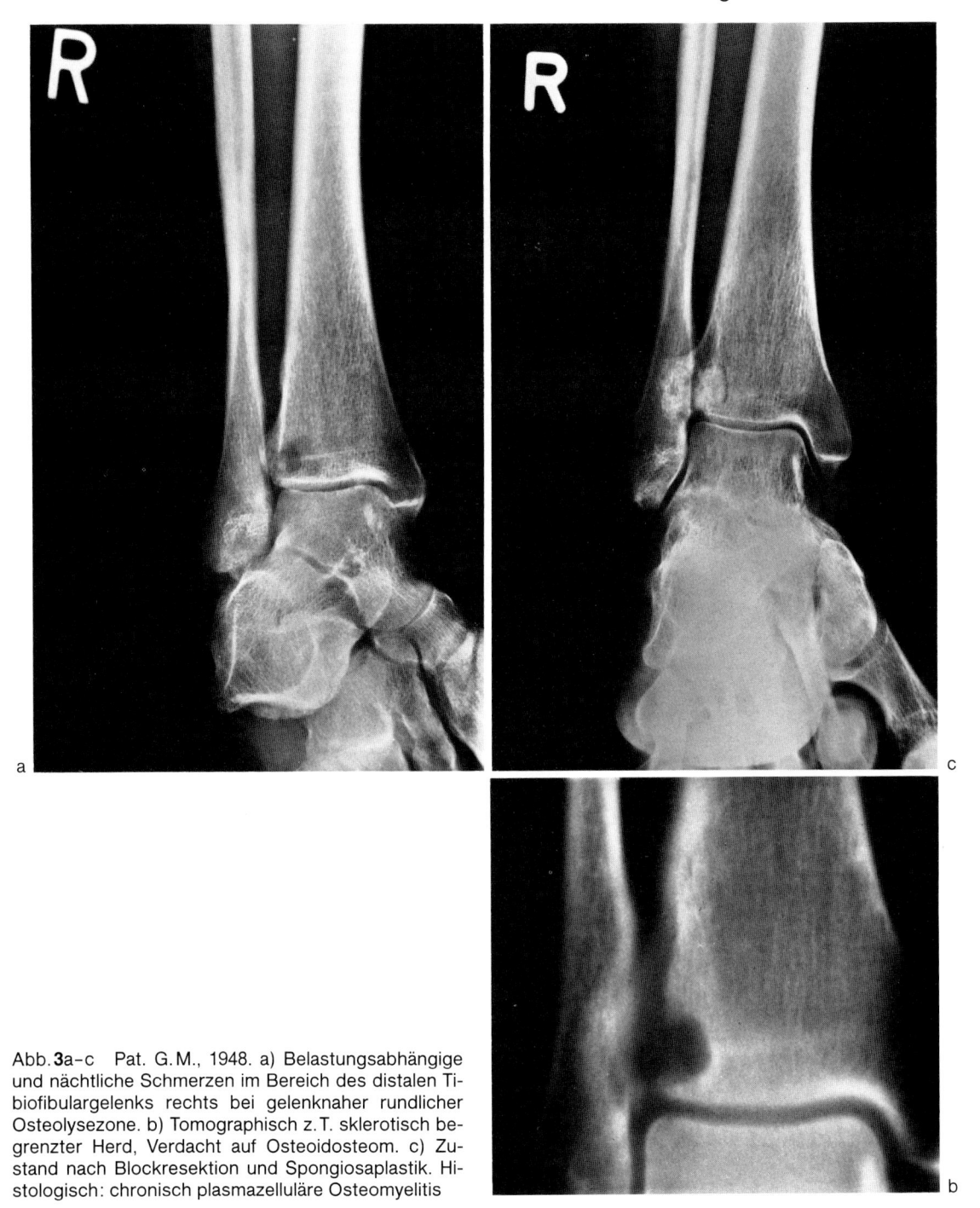

gen mit oder ohne Fieber und Veränderungen im Allgemeinzustand. Erhöhungen von Blutsenkungsgeschwindigkeit und Leukozytenzahl sind inkonstant und können somit nur bedingt als diagnostische Kriterien verwendet werden.
Radiologisch sind die Knochenveränderungen abhängig von Ausdehnung und Ausbreitungsgeschwindigkeit des Prozesses. Knochennekrosen werden sichtbar als Sklerosezonen, bedingt durch die erhöhte Calciumresorption im umgebenden vaskularisierten Knochen; im weiteren Verlauf können die Resorption sklerotischen Knochens und intraossäre Knochenneubildungen sowie lamelläre subperiostale Appositionen beobachtet werden. Tomographien sind nützlich zum Nachweis von Lokalisation und Ausdehnung infektiöser Knochenherde (Abb. 3b). Fistulographien lassen Sequesterlokalisation, Ausdehnung, Verlauf und Konfiguration von Fisteln und Knochenherden meist genügend beurteilen. FERRARI-

4.4 Entzündungen

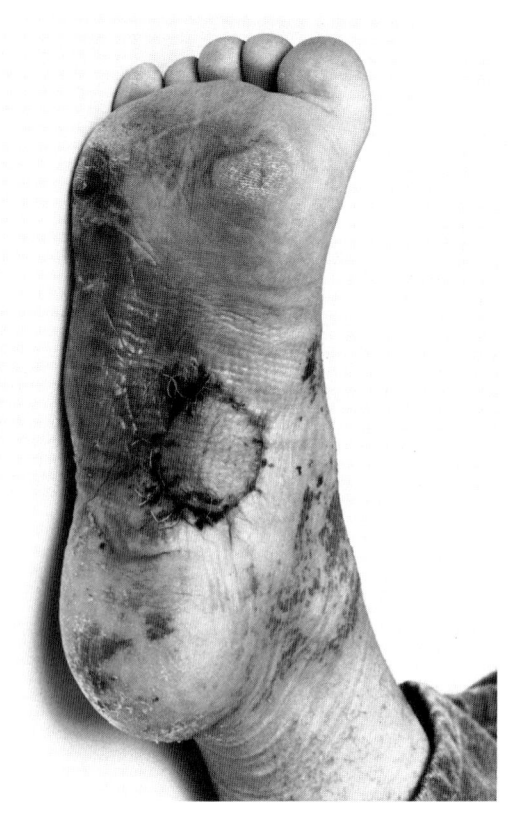

Abb. 4 Pat. S. R., 1965. Status nach plantarer Aponeurosendurchtrennung beidseits bei massivem Hohlfuß. Cross-leg-Plastik zur Deckung eines postoperativ aufgetretenen Weichteilinfektes mit Übergreifen auf den Kalkaneus

BRUNNENFELD u. RAINER (1973) u.a. Autoren haben auf die Nützlichkeit der Szintigraphie zur Frühdiagnose der Osteomyelitis hingewiesen, wenn deren Nachweis durch die üblichen radiologischen Techniken noch nicht gelingt.
Differentialdiagnostisch müssen die Knochentuberkulose sowie nach OCHSNER u. CSERHATI (1978) auch Tumoren ausgeschlossen werden.
Therapieresistenz und Rezidive sind häufig. Sympathische Ergüsse benachbarter Gelenke, Einbrüche von Knochenherden und pathologische Frakturen bei ausgedehnter Destruktion sind ebenfalls als Komplikationen bekannt. Selten wurde nach länger dauernder Fisteleiterung das Auftreten von Pflasterzellkarzinomen oder Fibrosarkomen beobachtet (LIDGREN 1973, MANALE u. BRAUER 1973 u.a.).
Die **Therapie** der chronischen Osteomyelitis ist in der Regel operativ. Nur in frühen Rezidivphasen kann eine gezielte Antibiotikatherapie allein eine Remission erzielen. Bei ausgedehnter Knochendestruktion, Sequestration und Fisteleiterung ist operatives Vorgehen unumgänglich. Das radikale Debridement hat die Entfernung aller Sequester, des sklerotischen Knochengewebes und der nekrotischen Weichteile zum Ziel. Die lokale Saug-Spül-Drainage soll postoperativ lokales Erregerwachstum verhindern (WILLENEGGER u. ROTH 1962). In der Behandlung der chronischen Kalkaneusosteomyelitis beobachteten zahlreiche Autoren nach partieller oder vollständiger Kalkanektomie gute Resultate (HORWITZ 1972, BOURREL u. BERTRAM 1972, MARTINI u. Mitarb. 1974 u.a.). Unter dem Schutz lang dauernder Antibiotikatherapie und einer Saugspüldrainage kann der primäre Hautverschluß nach dem Debridement riskiert werden. Das Einlegen der Antibiotika-Palacos-Kugel-Ketten ist am Fuß nicht empfehlenswert. Gelegentlich kann die Deckung eines Defektes durch einen Rotationslappen oder durch Vornahme einer Cross-leg-Plastik notwendig werden (Abb. 4).

Besondere Formen der Osteomyelitis

Der *Brodie-Abszeß* stellt eine Sonderform der hämatogenen Osteomyelitis dar mit bevorzugter Lokalisation in der Tibia. Charakteristischerweise umgibt sich der umschriebene intramedulläre Abszeß mit einem Sklerosewall (Abb. 5a u. b). Bevorzugt befallen ist das männliche Geschlecht in der Adoleszenz; in der Regel bestehen lokale Schmerzen.
Differentialdiagnostisch muß der Brodie-Abszeß von einem Enchondrom, der juvenilen Knochenzyste und selten auch vom Osteoidosteom abgegrenzt werden. Wie bei anderen Osteomyelitiden kann es zur Störung benachbarter Epiphysenfugen kommen.
Therapie der Wahl ist die operative Ausräumung des Abszeßherdes mit, wenn möglich, primärem Hautverschluß (Abb. 5c u. d).
Das Osteoidosteom wird heute meist als den benignen Tumoren zugehörig eingestuft. Eine Abgrenzung von der plasmazellulären Osteomyelitis kann Schwierigkeiten bereiten (vgl. Abb. 3a u. b).

Unspezifisch bakterielle Arthritiden

Die akute pyogene Arthritis am Fuß tritt meist am oberen Sprunggelenk auf, entweder primär als Synovitis oder aber ausgehend von der Diaphyse mit Durchbruch ins Gelenk nach Epiphysenverschluß. Ebenfalls sind intraartikuläre Injektionen und lokale Traumen als Ursachen oberer Sprunggelenkarthritiden bekannt.
Das **klinische Bild** ist charakterisiert durch plötzliches Auftreten einer akuten monoartikulären Arthritis mit septischen Allgemeinsymptomen. Flüchtige Arthralgien werden vor dem akuten Beginn gelegentlich beobachtet. Das betroffene Gelenk zeigt die klassischen Entzündungszeichen, die Laborwerte die typischen Veränderungen einer akuten Infektion. Der Erregernachweis durch Gelenkpunktion sichert die Diagnose.
Radiologisch zeigt die sackförmige ventrale und dorsale Ausbuchtung der Kapselfettstreifen am

Entzündliche Erkrankungen des Fußes 4.5

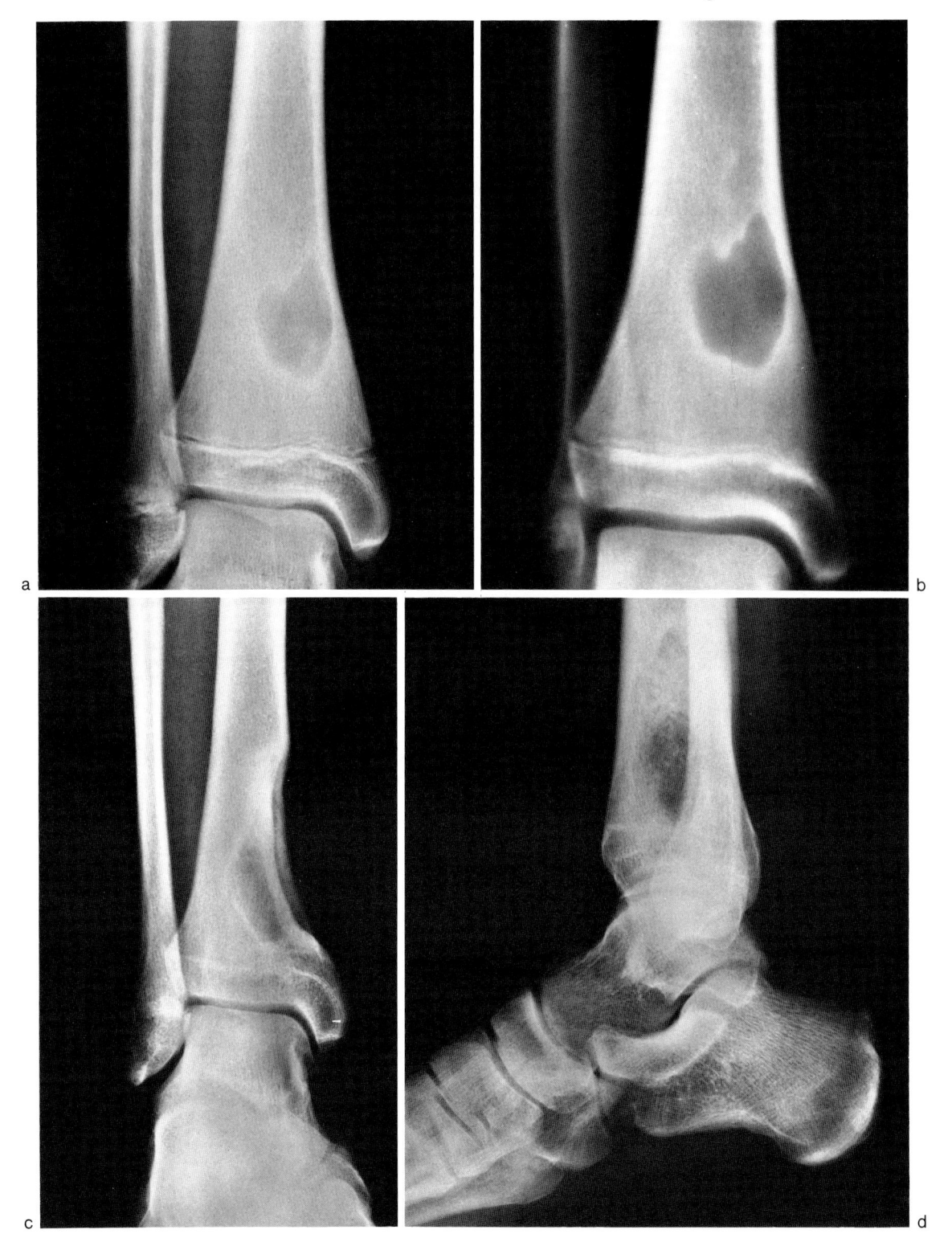

Abb. 5 a–d Pat. V. F., 1960. a) Umschriebener, unregelmäßig begrenzter Knochenherd in der distalen Tibia, lokale nächtliche Schmerzen. b) Tomographiebefund: unregelmäßiger, durch Sklerosesaum begrenzter Knochenherd. c u. d) Röntgenbefund 1 Jahr nach ausgedehnter Blockresektion des Brodie-Abszesses (histologisch bestätigt)

4.6 Entzündungen

oberen Sprunggelenk den akuten Gelenkerguß an (DIHLMANN 1982). Gelenknahe Demineralisation, Gelenkspaltverschmälerung und knöcherne Erosionen können nach 2–3 Wochen beobachtet werden.

Für **differentialdiagnostische Überlegungen** muß bekannt sein, daß bei einer gonorrhoischen Arthritis Erreger nur in der Hälfte der Fälle im Gelenkpunktat nachgewiesen werden können, somit ein gonorrhoisches Rheumatoid ausgeschlossen werden muß. Gicht und Pseudogicht können durch das Fehlen einer Hyperurikämie bzw. der charakteristischen Kristalle in der Synovialflüssigkeit ausgeschlossen werden. Rheumatisches Fieber und progrediente Polyarthritis befallen in der Regel mehrere Gelenke. Eine akute bakterielle Arthritis kann auf eine andere Gelenkaffektion – besonders die progrediente Polyarthritis – aufgepfropft sein und muß besonders nach intraartikulären Injektionen in jedem Falle ausgeschlossen werden. Psoriatische Arthritiden am Fuß sind nicht selten, in der Regel jedoch am Vorfuß lokalisiert; die Tuberkulose an Fußgelenken wird kaum je isoliert beobachtet.

Therapeutisch ist neben druckentlastender Gelenkpunktion und absoluter Ruhigstellung die rasch einsetzende gezielte Antibiotikagabe entscheidend. Operative Gelenkeröffnungen und Drainagen werden heute kaum mehr praktiziert. Bei rechtzeitig einsetzender und adäquater Antibiotikatherapie ist die vollständige Wiederherstellung der Gelenkfunktion innerhalb von 10 Tagen die Regel. Beim Auftreten einer bakteriellen Arthritis im Wachstumsalter sind – wie bei den anderen Arthritisformen – Störungen der Knochenkernreifung, eine Deformierung der Knochenkerne und artikulierenden Epiphysen, evtl. ein vorzeitiger Verschluß der Wachstumsfugen bzw. verstärktes Längenwachstum zu erwarten. Die knöchernen Wachstums- und Reifungsstörungen sind um so ausgeprägter, je jünger der Patient bei Erkrankungsbeginn ist.

Chronische bakterielle Arthritiden sind heute selten geworden. Die Antibiotikatherapie genügt im fortgeschrittenen Stadium der Gelenkdestruktion nicht mehr; häufig wird deshalb die Durchführung eines versteifenden Eingriffes unumgänglich sein.

Die *Gonokokkenarthritis* nimmt eine Sonderstellung unter den bakteriellen Arthritiden ein. Die akute Gelenkinfektion wird auf hämatogenem Wege verursacht durch den Erreger Neisseria gonorrhoeae. Sie wird meist bei Frauen mit okkulter Urogenitalinfektion beobachtet; Gelenkmanifestationen treten in der Regel in der 3. Woche der inadäquat behandelten venerischen Infektion auf und sind nach unserer Erfahrung gelegentlich von Thrombophlebitiden begleitet. 50 % aller Fälle zeigen eine Begleittenosynovitis an Hand- oder oberem Sprunggelenk.

Die **Diagnose** durch Erregernachweis aus dem betroffenen Gelenk kann nur bei einer Gonokokkenarthritis gestellt werden, nicht jedoch bei den ebenso häufigen gonorrhoischen Rheumatoiden. Der Erreger ist deshalb zusätzlich durch Anogenital- und Rachenabstriche zu suchen. Der Immunfluoreszenztest hat sich angesichts der häufig fehlenden Erreger im Gelenkpunktat als zuverlässiges diagnostisches Hilfsmittel erwiesen.

Differentialdiagnostisch ist die Gonokokkenarthritis abzugrenzen von der progredienten Polyarthritis, anderen bakteriellen Arthritiden sowie vom Morbus Reiter und von der Gicht.

Die **Therapie** entspricht derjenigen bei anderen bakteriellen Arthritiden (OTTEN u. Mitarb. 1975); in letzter Zeit hat sich die hochdosierte Penicillingabe parenteral als Standardtherapie durchgesetzt.

Weichteilinfektionen

Das Tragen von einengenden Schuhen kann oberflächliche Infektionen am Fuß verursachen oder verschlimmern. An den Zehen können Panaritien auftreten. Ubiquitäre Erreger der Fußhaut können zusammen mit anderen pathogenen Keimen über kleine Kratzverletzungen, Druckstellen oder (mykotische) interdigitale Ragaden ins Subkutangewebe eindringen. Häufig ist sich der Patient beim Auftreten einer Infektion keiner verursachenden Hautverletzung bewußt.

Panaritium

Dies ist eine pyogene Weichteilinfektion an einer distalen Zehenphalanx. Eiterentwicklung führt zu beträchtlicher Gewebsdruckerhöhung mit der typischen „pulsierenden" Schmerzsymptomatik. Eine Nekrose und/oder Sequestration in der betroffenen Phalanx kann durch die verminderte Blutzufuhr im Gefolge der Gewebsdruckerhöhung entstehen. Eine Osteomyelitis der distalen Phalanx und des distalen Interphalangealgelenks gehört deshalb zu den häufigen Komplikationen des Panaritiums.

Klinisch imponiert die extrem druckschmerzhafte, indurierte Schwellung der distalen Phalanx. Röntgenologisch können bereits wenige Tage nach Infektionsbeginn osteomyelitische Veränderungen an der distalen Phalanx beobachtet werden (vgl. Abb. 2a).

Die **Therapie** entspricht derjenigen für Panaritien an den Fingern und umfaßt Ruhigstellung, Hochlagerung und allenfalls eine hochdosierte Antibiotikatherapie im Initialstadium (OTTEN u. Mitarb. 1975). Nach Ausbildung eines Abszesses ist eine fischmaulförmige Inzision oder eine Gegeninzision mit Drainage in Blutsperre und unter Allgemeinanästhesie unumgänglich. Sequester müssen stets mitentfernt werden. Selten kann eine foudroyante Verlaufsform der Infektion die Amputation der betroffenen Zehe notwendig machen.

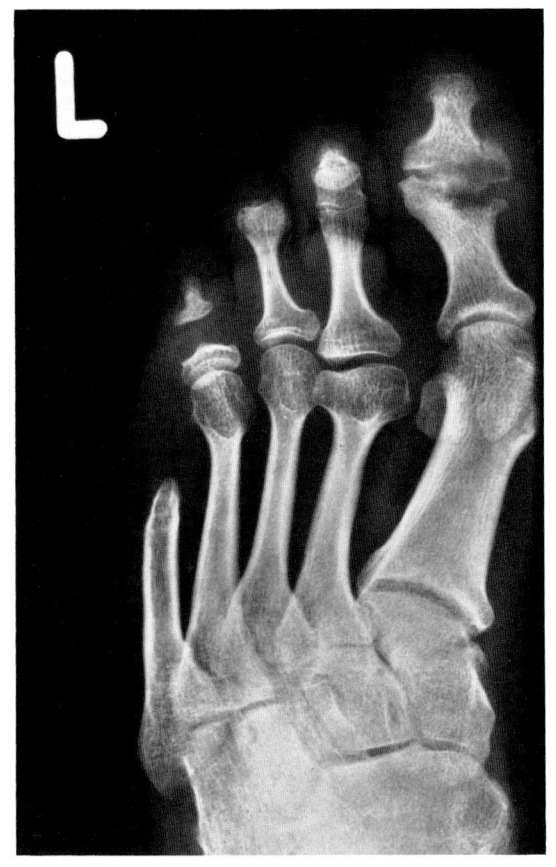

Abb. 6 Pat. D. S., 1955. Durch infizierte medioplantare Schnittverletzung der linken Großzehe verursachte purulente Arthritis des Großzehenendgelenks links (vgl. Abb. 2)

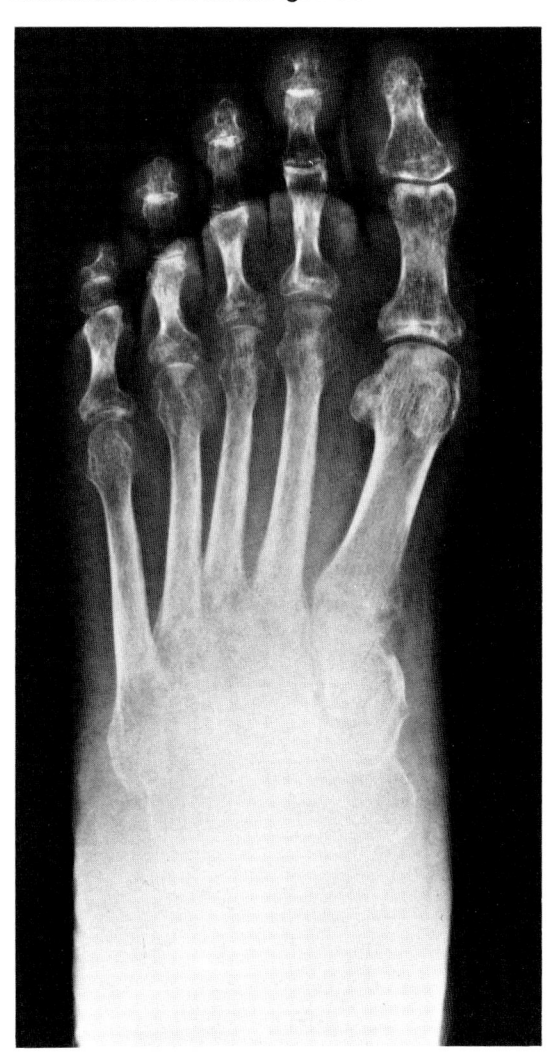

Abb. 7 Pat. K. P., 1931. Arthritische Veränderungen der Zehengrundgelenke bei spätdiagnostizierter, erst 6 Wochen nach Krankheitsbeginn operativ eröffneter tiefer plantarer Fußphlegmone. Erreger: Staphylokokkus aureus

Phlegmonen

Sie treten am Fuß seltener als im Handbereich auf. Bei Ausbreitung in einer tiefen plantaren intermuskulären Loge wird die Diagnose oft mit Verzug gestellt (Abb. 7).

Das **klinische Bild** imponiert durch septisch-toxische Allgemeinsymptome, starke Schmerzhaftigkeit und Druckdolenz und ein stets vorhandenes ausgeprägtes Fußrückenödem.

Differentialdiagnostisch lassen die für eine akute Infektion typischen Laborbefunde eine Sudecksche Dystrophie und die akute Gichtarthropathie abgrenzen.

Therapeutisch sind die breite operative Eröffnung und die Drainage der betroffenen Logen unter hochdosierter Antibiotikatherapie unumgänglich.

Akute infektiöse Tenosynovitis

Sie ist meist Folge einer Fußphlegmone, kann aber auch isoliert als Verletzungsfolge auftreten.

Klinisch bestehen Druck- und Bewegungsschmerzhaftigkeit im Verlauf der betroffenen Sehne.

Therapeutisch ist die Eröffnung der betroffenen Sehnenscheide notwendig, wenn die Symptomatik unter Ruhigstellung und hochdosierter Antibiotikatherapie nicht rasch abklingt.

Spezifische Infektionen

Fußtuberkulose

Tuberkulöse Infektionen sind heute fast immer vom Typus humanus, sehr selten vom Typus bovinus. Die Infektion des Bewegungsapparates erfolgt über eine hämatogene Aussaat, ausgehend von einer primären Läsion im Respirations- oder selten im Gastrointestinaltrakt. Die Organtuber-

4.8 Entzündungen

kulosen am Bewegungsapparat manifestieren sich nach einer Latenzzeit von einigen Jahren. Prädisponiert sind Kinder und ältere Patienten.

Das Fußskelett ist seltener als früher Sitz tuberkulöser Veränderungen. Unter 290 tuberkulösen Skelettläsionen beim Erwachsenen fand LAFOND (1958) das Fußskelett in 5,9% betroffen, das obere Sprunggelenk mit 2,8% am häufigsten befallen (Abb. 8), während die obere Sprunggelenkarthritis der kleinen Würfelknochen am Fuß ebenso häufig bei Jugendlichen wie älteren Patienten auftritt (Abb. 10). Nach LELIEVRE (1981) steht die tuberkulöse Arthritis des oberen Sprunggelenks mit 40% an erster Stelle unter den Fußtuberkulosen (Abb. 9).

Die **Diagnose** basiert auf dem Nachweis des Erregers aus Gelenkflüssigkeit, Sputum, Gewebsexsudat oder Probebiopsie aus Kapsel bzw. Knochen. Die charakteristischen histologischen Veränderungen sind für die Diagnose beweisend.

Das **klinische Bild** zeigt einen wenig charakteristischen, schleichenden Beginn ohne Veränderungen im Allgemeinzustand. Lokale Schmerzen sind anfänglich geringgradig, nachts oft verstärkt. Der fortschreitende Krankheitsprozeß führt zur Beweglichkeitseinschränkung durch Muskelkontrakturen und Gelenkdestruktionen, begleitet in diesem Stadium von lokaler Druckschmerzhaftigkeit, Weichteilschwellungen und allenfalls Gelenkerguß; eine Erhöhung der Hauttemperatur wird nur selten beobachtet.

Die *frühere klassische Form der Spina ventosa* mit spindelförmiger und knorpelharter Auftreibung von Metatarsalia oder Phalangen konnten wir seit vielen Jahren nicht mehr beobachten.

Das *radiologische Bild* ist ebenfalls uncharakteristisch: Zwischen Symptombeginn und Auftreten erster radiologisch nachweisbarer Veränderungen liegen 3-6 Monate. Zu Beginn finden sich diffuse oder fleckige Demineralisation, später unscharfe Gelenkkonturen und gelenknahe Knochendestruktionen (Abb. 9 d u. e), allenfalls auch tuberkulöse Knochenherde (vgl. Abb. 8 a): Amorphe Kalkschatten - verkalkter Eiter bzw. nekrotische Herde - in den gelenknahen Weichteilen können die Diagnose erleichtern. Periostale Reaktionen und stärkere Randsklerose an ei-

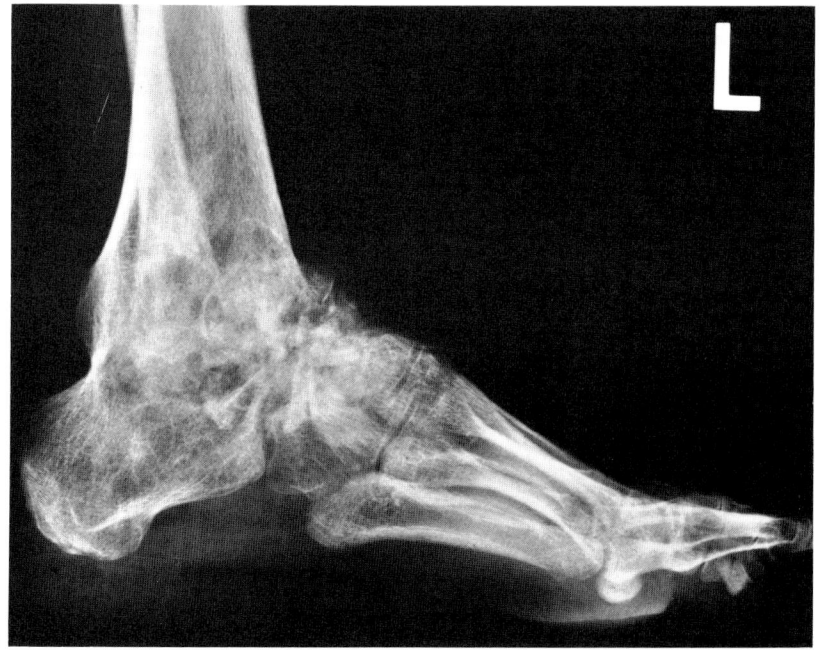

Abb. 8 a u. b   Pat. L. H., 1942.
a) Tuberkulöser Knochenherd im oberen Sprunggelenk mit Befall von Talus, Tibia und Fibula.
b) Pantalare Ankylose 15 Jahre später nach multiplen Herdausräumungen und Spongiosaplastiken

Entzündliche Erkrankungen des Fußes **4**.9

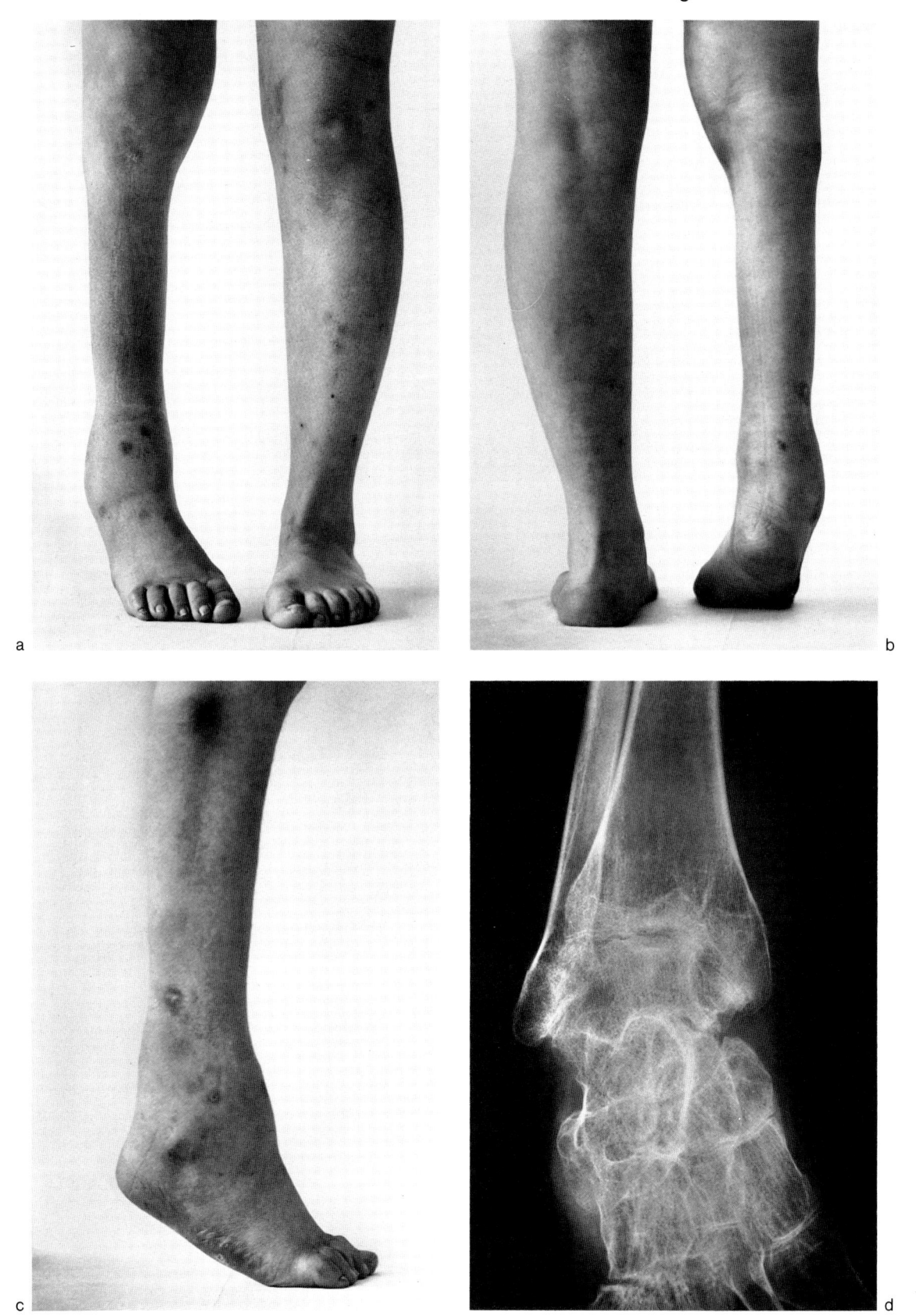

Abb. **9** a–e   Pat. R. M., 1913. a–c) Ausgeprägte Fehlstellung des rechten Fußes (Pes equinovarus et adductus) mit Schwellung im oberen Sprunggelenk bei fortgeschrittener oberer Sprunggelenktuberkulose.

4.10 Entzündungen

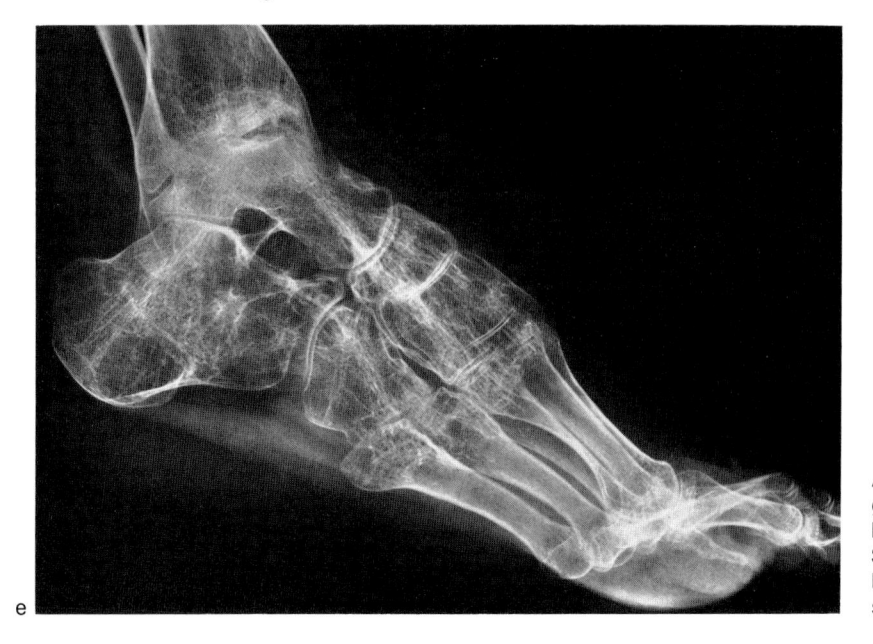

Abb. 9 d u. e) Radiologisch weitgehende Ankylosierung des oberen Sprunggelenks, diffuse Demineralisation des Tarsus

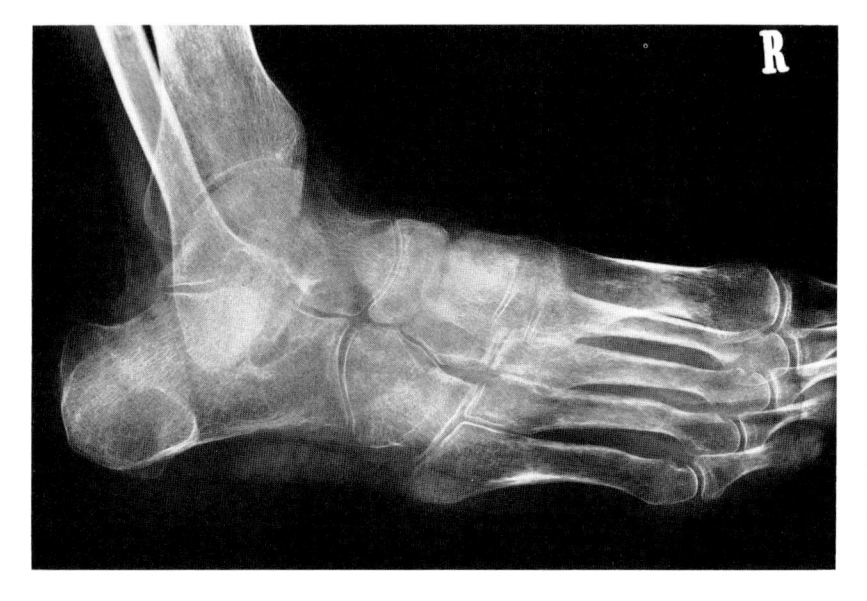

Abb. 10 Pat. K. E., 1923. Tuberkulöse Arthritiden in den Gelenken zwischen Navikulare und Cuneiformea rechts sowie im medialen Abschnitt des Lisfrancschen Gelenks. Klinisch leichte Überwärmung und Rötung über dem rechten Fußrücken

nem Knochenherd bei gleichzeitiger Fistelung sprechen für eine pyogene Superinfektion. Ausgedehnte Destruktionen der Gelenkflächen führen zu Deformitäten (Abb. 9 a–c).
Weichteiltuberkuloseherde sind radiologisch vorerst nicht sichtbar, lassen im weiteren Verlauf jedoch eine perifokale Osteoporose erkennen und können in späteren Stadien auch verkalken. Liegt der tuberkulöse Herd ausnahmsweise diaphysär wie bei der Spina ventosa, so entwickelt sich eine Periostitis ossificans, differentialdiagnostisch schwer abgrenzbar von einer Lues, einer chronischen pyogenen Osteomyelitis, gelegentlich auch von Tumoren.
Differentialdiagnostisch ist beim primären Gelenkbefall (Abb. 11) vor allem an entzündlich-rheumatische Gelenkveränderungen zu denken. Auch eine atypisch beginnende mono- oder oligoartikuläre progrediente Polyarthritis ist in Erwägung zu ziehen, da 5–10% der Polyarthritispatienten diese Verlaufsform zeigen. Psoriasisarthritiden ohne Hautveränderungen lassen sich durch das typische Befallsmuster und die charakteristischen röntgenologischen Veränderungen abgrenzen. Liegt ein ossärer Herd mit einem Sklerosesaum vor, so ist eine unspezifische chronische Osteomyelitis auszuschließen.
Die **Therapie** der Fußtuberkulose erfolgt tuberkulostatisch und/oder operativ. Sie richtet sich nach dem Infektionsstadium und der Läsionsart. Überwiegen arthritische Symptome, so sind initial Ruhigstellung und Tuberkulostatika indiziert.

Entzündliche Erkrankungen des Fußes 4.11

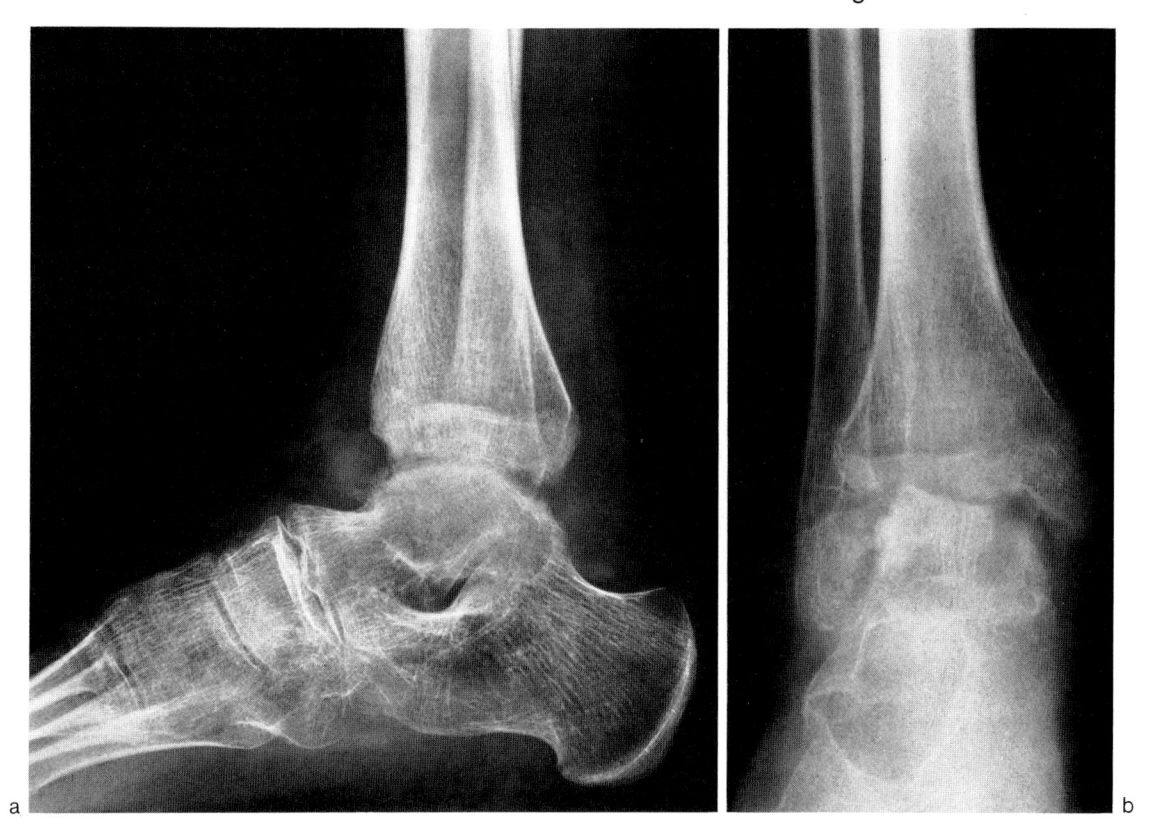

Abb. 11a u. b   Pat. B. F., 1937. 19jähriger Patient. Geringe Beschwerden und Ermüdbarkeit im rechten oberen Sprunggelenk während 5 Monaten, klinisch leichte Schwellung des oberen Sprunggelenks ohne Überwärmung bei schwerer destruierender oberer Sprunggelenktuberkulose rechts

Eine Synovektomie kann sich als notwendig erweisen bei hypertroph-synovialen Veränderungen mit Befall von Sehnenscheiden und Bursae. Tuberkulöse Knochenherde werden ausgeräumt und zusätzlich lokal tuberkulostatisch behandelt. Fistelbildung weist auf eine Superinfektion hin und verlangt eine zusätzliche gezielte antibiotische Therapie. Die Indikation zur Arthrodese nach Gelenktuberkulosen ist selten geworden.
Für die medikamentöse tuberkulostatische Therapie gelten die Richtlinien in Band I.

Ostitits multiplex cystica Jüngling

Die Ostitis multiplex cystica Jüngling ist die selten gewordene Knochenmanifestation der Sarkoidose (Morbus Boeck). In der Regel werden Gelenk- und Knochenmanifestationen nur bei einem kleinen Teil der Patienten beobachtet; TAUBNER u. LEICHSENRING stellten solche Veränderungen 1964 allerdings bei 8 von 18 Fällen fest. Die akute oder subakute Sarkoidose (Loefgren-Syndrom) manifestiert sich durch Polyarthralgien oder migratorische Polyarthritiden, meist mit symmetrischem Befall von Sprung- und Kniegelenken, seltener auch der kleinen Hand- und Fußgelenke. Gelenkbeschwerden können auch bei chronischen Sarkoidoseverläufen auftreten und sind im Vorfußbereich differentialdiagnostisch von der Harnsäuregicht abzugrenzen. Typische – vorab an den kleinen Röhrenknochen von Händen und Füßen, aber auch an Hand- und Fußwurzelknochen auftretende – Röntgenbefunde sind nach DIHLMANN (1982) zystische oder kartenherzartige, scharf begrenzte Aufhellungen in gelenknahen Knochenabschnitten. BALZER u. Mitarb. konnten 1970 bei 165 Patienten am Fußskelett allerdings keine zystischen Veränderungen finden.
Die therapeutischen Maßnahmen richten sich gegen die Allgemeinsymptome der Erkrankung; eine spezifische Therapie ist selten erforderlich.

Lues

Das vielgestaltige Krankheitsbild der Lues kann die verschiedenartigsten pathologischen Zustände imitieren, da sämtliche Körperorgane und Gewebe durch die Erreger befallen werden können. Spätmanifestationen der Syphilis sind heute selten geworden. Im letzten Jahrzehnt ist dagegen eine Zunahme luetischer Frühinfekte beobachtet worden, so daß auch mit dem Auftreten luetischer Spätstadien wieder gerechnet werden muß. Die tabischen Arthropathien der statisch exponierten Fußgelenke werden mit den Neuroar-

4.12 Entzündungen

thropathien besprochen; hier wird nur auf entzündlich-luetische Erkrankungen am Fuß eingegangen.

Luetische Gelenk- und Knochenmanifestationen können erstmals nach erfolgter hämatogener Aussaat im sekundären Stadium beobachtet werden. Im Stadium der tertiären Lues charakterisieren Gelenkdestruktionen, Osteomyelitiden und periostale Reaktionen das pathologische Spektrum am Skelett.

Luetische Arthritiden befallen meist das obere Sprunggelenk und gehen mit geringgradiger Entzündungssymptomatik einher, zeigen jedoch häufig Myalgien und Myositiden in der benachbarten Muskulatur. Schmerzen sind besonders nachts ausgeprägt. Die Gumma der tertiären Lues – ein granulomatöser Prozeß mit lokaler Knochendestruktion – kann pathologische Frakturen verursachen. Bei der sequestrierend-eitrigen Form kommt es zur Fistelbildung im Bereich der Knochengumma.

Therapeutisch kann eine Ruhigstellung zur Schmerzminderung oder als Prophylaxe gegen eine pathologische Fraktur notwendig werden. Syphilitische Knochen- und Gelenkaffektionen sprechen meist günstig und rasch auf eine adäquate Antibiotikatherapie an (OTTEN u. Mitarb. 1975).

Bei uns seltene spezifische Infektionen

Brucellosen

Der Befall von Skelettsystem und gelenknahen Schleimbeuteln ist eine seltene Komplikation der Brucellose; die Lokalisation erfolgt kaum je am Fuß. Die meist granulomatösen Knochenveränderungen gehen selten mit einer Abszeßbildung einher. Die Diagnose erfolgt durch Nachweis eines Agglutinationstiteranstieges im Serum während der akuten Infektion.

Mykosen

Mykotische Skelettinfektionen treten sekundär hämatogen nach Primärinfektion eines anderen Organsystems – häufig der Luftwege – auf. Mykotische Granulome am Fußskelett sind selten. Die Abgrenzung gegenüber anderen chronischen fokalen Infekten erfolgt durch Kultur der Synovialflüssigkeit oder Biopsie.

Lepra

Erreger dieser bei uns durch Einschleppung nur vereinzelt beobachteten spezifischen tropischen Infektionskrankheit ist das den Tuberkelbakterien verwandte Mykobacterium leprae.

Lepromatöse Läsionen manifestieren sich am Fuß als blasse anästhetische Makulä und diffuse erythematöse Hautinfiltrate. Palpable Nerveninfiltrate korrelieren klinisch mit anästhetischen Zonen, Neuritiden, Parästhesien, trophischen Ulzera und radiologisch mit Knochenresorptionszonen. Die Diagnose erfolgt durch den Nachweis säurefester Stäbchen in Hautläsionen und durch die charakteristischen histologischen Veränderungen. Differentialdiagnostisch sind die lepromatösen Hautveränderungen von denjenigen beim Lupus erythematodes, bei der Sarkoidose, der Syphilis, dem Erythema nodosum und beim Erythema multiforme abzugrenzen. Durch Schuhversorgung mit Entlastung von Druckstellen am Fuß kann die Komplikation perforierender Ulzera verhütet werden. Operative Maßnahmen richten sich hauptsächlich gegen die Folgen der neurologischen Ausfallerscheinungen, wie z. B. Fußheberparesen oder trophische Ulzera.

Entzündlich-rheumatische Erkrankungen

Im engeren Sinn

Rheumatismus verus

Der Rheumatismus verus ist ein Spezialfall eines Infektrheumatoides mit typischem klinischem Bild. Migratorische Polyarthritiden können auch die kleinen Finger- und Zehengelenke befallen. Die akuten Arthritiden klingen innerhalb Wochen ohne residuelle Deformitäten ab, meist bevor entzündliche Kollateralphänomene an den artikulierenden Knochen radiologische Veränderungen hinterlassen. Vereinzelt kann es zur Entwicklung einer sekundär chronischen Polyarthritis (Streptokokkenrheumatismus, chronisches rheumatisches Fieber) kommen. Dabei können ähnliche Zehen- und Fußdeformitäten auftreten, wie sie bei der primär chronischen Polyarthritis beschrieben werden.

Progredient chronische Polyarthritis

Die progredient chronische Polyarthritis (pcP) ist eine chronisch verlaufende, progrediente, entzündlich-rheumatische Erkrankung. Nach primären Manifestationen an der Synovia von Gelenken und Sehnenscheiden kommt es zu schubweise fortschreitenden Gelenkentzündungen mit Tendenz zur Versteifung und charakteristischen Fehlstellungen zahlreicher Gelenke. Sekundäre Veränderungen des Kapsel-Band-Apparates der Gelenke können sowohl Instabilitäten wie auch Kontrakturen und Versteifungen bis zur Ankylose verursachen (TILLMANN 1969). Ätiologie und Pathogenese der Erkrankung sind ungeklärt; nach heutiger Auffassung handelt es sich bei der pcP um immunologische Prozesse im Sinne einer

Autoaggressionskrankheit (TILLMANN 1977). Ebenso besteht Übereinstimmung darüber, daß die Synovitis Ursache der als sekundär zu betrachtenden Zerstörungen der funktionstragenden Gewebsstrukturen ist. Das familiär gehäufte Vorkommen ist nach BOENI (1966) u.a. Autoren (HANGARTNER 1963, STECKER 1957, VORLAENDER 1966) unbestritten, der genaue Erbgang jedoch nicht bekannt. Frauen werden dreimal häufiger befallen als Männer (BOENI 1970). Die Angaben über Auftretenshäufigkeit liegen zwischen 0, 25 und 3% der Gesamtbevölkerung (MOLL 1972). Erste Krankheitssymptome sind in jedem Alter möglich, treten aber gehäuft im 4. und 5. Lebensjahrzehnt auf. Nach den Erfahrungen der Züricher Universitäts-Rheumaklinik sind in Reihenfolge der Häufigkeit - nach den Finger- und Handgelenken - die Sprunggelenke an dritter und die Zehengelenke an vierter Stelle befallen (BOENI 1970). Die progredient chronische Arthritis manifestiert sich am Fuß in der Regel später als an der Hand. Dabei kommt es zu schmerzhaften Vorfußveränderungen und charakteristischerweise zur Entwicklung eines kontrakten Spreizfußes (Abb. 12). Häufig sind Deformationen an den Grundgelenken und Zehenluxationen oder Subluxationen. Initiale Krankheitsmanifestationen am Fuß werden von SHORT u. Mitarb. (1957) in 16% der Fälle gefunden. Angaben über Befallshäufigkeit der verschiedenen Gelenke am Fuß sind unterschiedlich: Nach BOENI (1970) ist das untere Sprunggelenk in zwei Dritteln aller Fälle betroffen, das obere nur in 10%. VAINIO fand 1959 einen oberen Sprunggelenkbefall in 9%, einen solchen des unteren Sprunggelenks in 70% seiner Fälle. JAKUBOWSKY (1967) fand das obere Sprunggelenk bei 40% der Patienten mit seit Jahren bestehender Polyarthritis befallen, WOERNER (1973) bei 2356 Polyarthritispatienten einen Befall beider Sprunggelenke in 52,2% der Fälle.

Initiale **klinische Zeichen** sind Weichteilschwellungen und Beschwerden an den Zehengrundgelenken II-V, welche bei Verdacht auf eine beginnende chronische Polyarthritis immer gezielt erfragt werden müssen. Oft findet man hier eine erste Manifestation in Form symmetrischen Gelenkbefalls mit Schmerzhaftigkeit beim Abrollen, druckschmerzhafter Kapselschwellung und deutlicher Schmerzangabe bei der Plantarflexion. Der Vorfuß-Kompressionsschmerz ist seltener positiv als der Gänsslen-Test an der Hand.

Typischerweise entwickelt sich bei der pcP ein kontrakter Spreizfuß mit nach plantar vorspringenden klavusbedeckten Metatarsaleköpfchen und einem meist ausgeprägten Hallux valgus. Die kontrakten Hammerzehen II-V zeigen Klavusbildungen über den proximalen Interphalangealgelenken (Abb. 12). Durch Atrophie der kurzen Zehenbeuger, Retraktion der Zehenextensoren und destruierende Synovitis der Zehengrundgelenke kommt es zur Luxation der Zehengrundphalangen über die Metatarsaleköpfchen. Die Retraktion der Zehenbeuger führt zu starker Flexion in den Phalangealgelenken und damit zur Hammerzehenbildung.

Veränderungen in den Tarsalgelenken (Abb. 13) sind bei der pcP häufig und besonders bei Befall des Lisfrancschen Gelenks Mitursache einer starken Spreizung des Metatarsalefächers.

Nicht selten wird am Rückfuß eine unstabile Form polyarthritischen Gelenkbefalls mit schwerer Valgusdeformität des Fußes beobachtet. Daraus resultiert eine Knick-Platt-Fuß-Deformität mit Prominenz des Navikulare über der medialen Längswölbung und schmerzhaften Druckerscheinungen.

Röntgenologisch sichtbare Frühzeichen an den befallenen Metatarsophalangealgelenken sind Weichteilschwellungen, eine vergrößerte, evtl. seitendifferente Metatarsuskopfdistanz und allenfalls Mineralisationsdifferenzen. Die dorsoplantare Vorfußaufnahme zeigt häufiger als an anderen Gelenken bereits pathologische Verän-

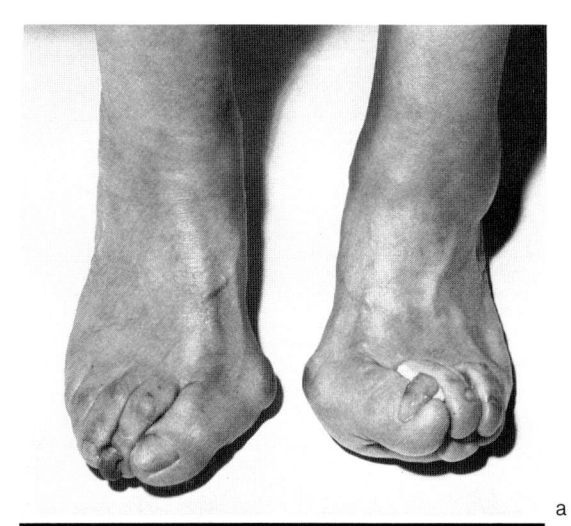

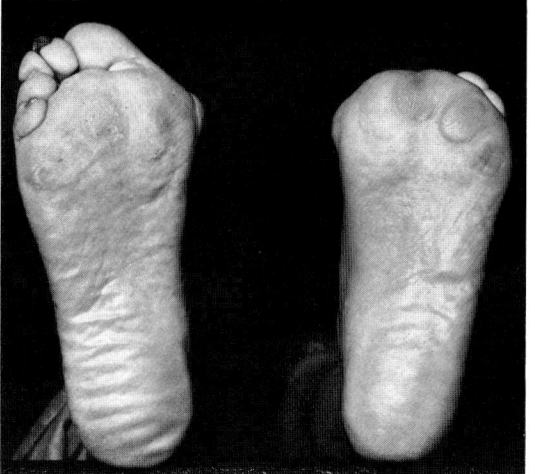

Abb. 12a u. b Pat. S.M., 1903. Typische Spreizfußdeformität bei progredienter chronischer Polyarthritis

4.14 Entzündungen

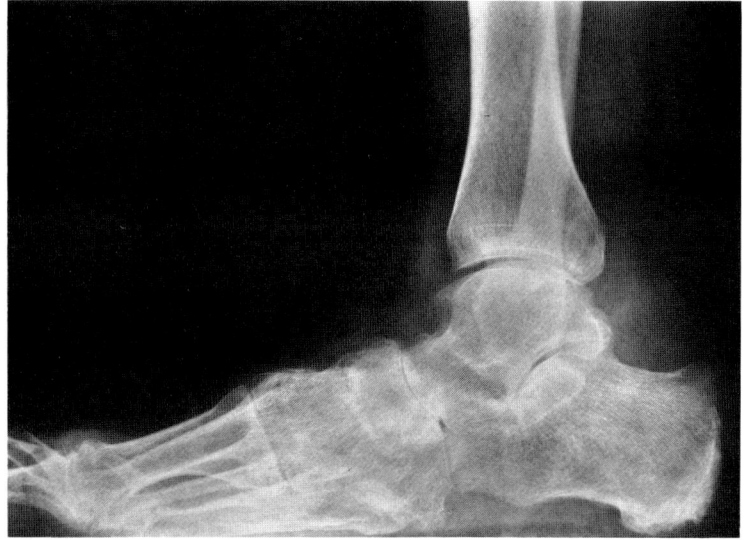

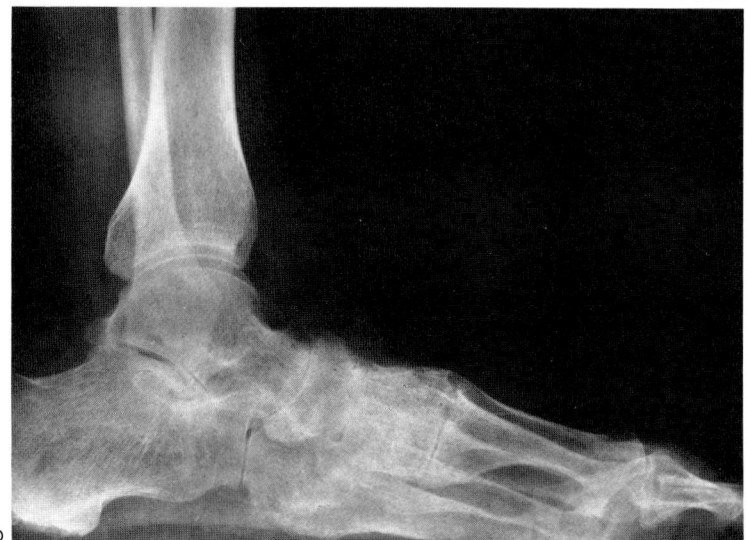

Abb. 13a u. b) Pat. M. C., 1914. Weitgehend symmetrische chronisch entzündliche Veränderungen der beidseitigen Tarsalgelenke bei pcP. Calcaneopathia rheumatica mit typischen röntgenologischen Zeichen

derungen bei fehlender klinischer Symptomatik. Eine Verdünnung oder ein Schwund der subchondralen Grenzlamelle fällt nach DIHLMANN (1982) besonders medial an den Metatarsaleköpfchen auf. Die ersten Usuren werden nach DALINKA u. WUNDER (1970) meist am Metatarsaleköpfchen V beobachtet. Im weiteren Krankheitsverlauf kommt es zu Destruktionen beider Gelenkanteile mit Ausbreitungstendenz von lateral nach medial, also umgekehrt wie bei der Arthritis urica. Das Mutilationsstadium wird am Fuß bei der pcP gewöhnlich erst nach jahrzehntelangem Verlauf erreicht. Knöcherne Ankylosen finden sich sowohl am Vorfuß (Abb. 14) als auch, seltener, an den Tarsalgelenken (Abb. 15a). Bei teilweiser oder vollständiger Verschmelzung der Tarsalia kommt es zur Ausbildung eines arthritischen Os tarsale. Mit zunehmender Abflachung der Fußlängswölbung können sekundär arthrotische Osteophytenbildungen an den fußrückennahen Gelenken beobachtet werden.

Typische radiologische Erscheinungsformen der Calcaneopathia rheumatica (DIHLMANN 1967) sind fibroostitische und periostitische Zeichen sowie durch Schleimbeuteldruck bedingte Usurbildung retroachillär. Die Calcaneopathia rheumatica ist ein röntgenologischer Begleitbefund verschiedener entzündlich-rheumatischer Gelenkerkrankungen – am häufigsten jedoch bei Morbus Bechterew und Morbus Reiter – und ohne Schwierigkeiten abgrenzbar von der Röntgenmorphologie degenerativer Fersenbeinveränderungen.

Nebst medikamentöser und physikalischer **Therapie** stellen sich spezifische Behandlungsprobleme in der orthopädietechnischen Versorgung und in der operativen Behandlung des Polyrheumatikerfußes.

Über die *chemische Synovektomie* am Fuß liegen in der Literatur wenig Angaben vor. NICULESCU u. Mitarb. berichten 1970 über gute Erfolge am oberen Sprunggelenk durch Injektion einer

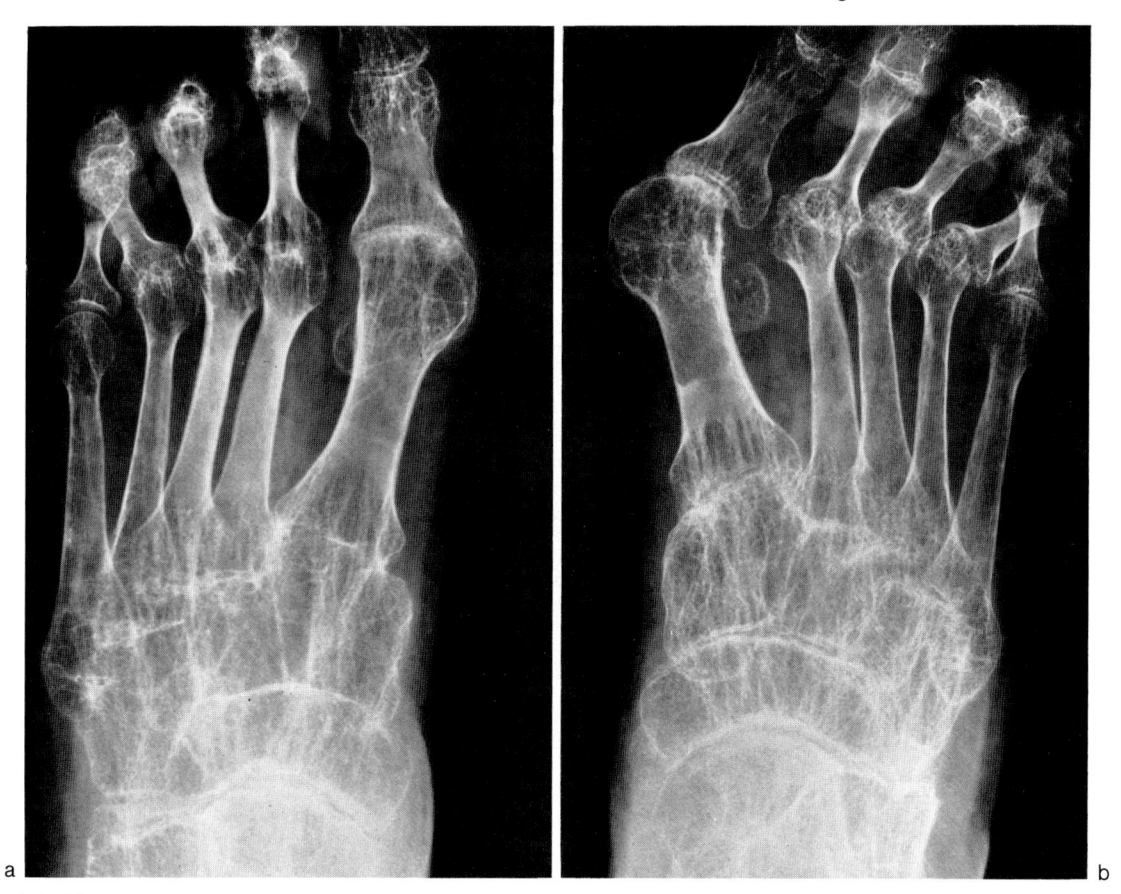

Abb. 14a u. b   Pat. U. R., 1899. 57jährige Patientin mit fortgeschrittenen Ankylosen sowohl im Bereich der beidseitigen Tarsal- und Tarsometatarsalgelenke wie auch der Zehengrundgelenke I–IV links bei chronisch progredienter Polyarthritis

5%igen Lösung von Natriumsalzen der Fettsäuren aus Lebertran, während HELAL u. Mitarb. 1970 mittels Polydimethyl-Siloxan-Injektionen in das obere Sprunggelenk und die Großzehengrundgelenke nur an letzteren positive Resultate erzielten.
Hauptsächlich durch die Arbeiten von DELBARRE u. Mitarb. (1968, 1973) hat die Radiosynoviorthese an therapeutischem Interesse gewonnen, obgleich der Anwendungsbereich durch die Strahlenwirkung auf den Gelenkknorpel und die mögliche Gefahr von Malignomen durch Chromosomenbrüche (DE LA CHAPELLE u. Mitarb. 1972, STEVENSON u. Mitarb. 1971, 1973) vorläufig eingeschränkt bleibt.
Die orthopädietechnische Versorgung des Polyrheumatikerfußes wird von verschiedenen Autoren unterschiedlich beurteilt: Nach TILLMANN (1977) erübrigt eine exakte Versorgung mit einer umfassenden Walkledereinlage häufig Arthrodesen der Subtalargelenke, da sich dadurch Ankylosen in funktionell günstiger Stellung entwickeln würden, wie diese auch auf operativem Wege nicht besser zustande kämen. Vom selben Autor werden in einer späteren Phase Schuhzurichtungen in Form von steifen Sohlen, Abrollhilfen, seitlichen Kappenverstärkungen oder Absatzänderungen zur Linderung der Beschwerden empfohlen. Nach SIEGRIST (1972) wird man den häufig ausgeprägten Deformierungen von Fuß und Zehen am besten durch Anfertigung von orthopädischen Maßschuhen gerecht, welche folgenden Anforderungen genügen müssen: Weiches Oberleder soll Druck auf prominente Zehen- und Knochenpartien möglichst gering halten. Bei der Bettung sind prominente Knochenpartien sorgfältig hohlzulegen unter Verwendung von weichem und wenig wärmeleitfähigem Aufbaumaterial wie Plastazot, Kork oder Polstergummi. Durch einen Pufferabsatz soll der Stoß des Fersenauftrittes gedämpft werden. Teilversteifungen machen meist eine Abrollung unter den Sprunggelenken oder den Fußwurzelgelenken notwendig. Schmerzhaft entzündete Partien, rheumatische Granulome und druckempfindliche Periostitiden sind durch Ausweitung des Oberleders zu entlasten. Durch diese individuelle Schuhversorgung des Polyarthritikers soll der progredienten Deformierung unterhalb der Schmerzgrenze möglichst lange und möglichst wirksam begegnet werden.
Folgende pathologische Veränderungen bei der

4.16 Entzündungen

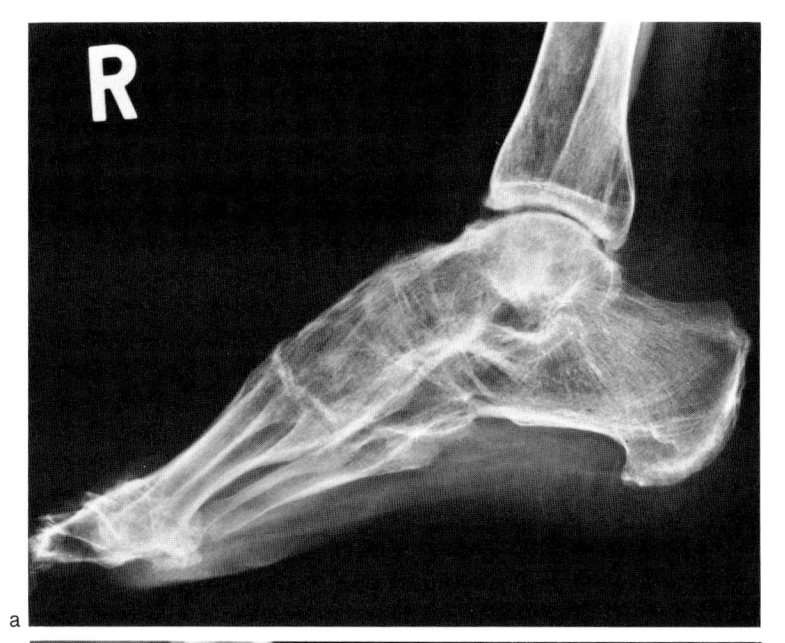

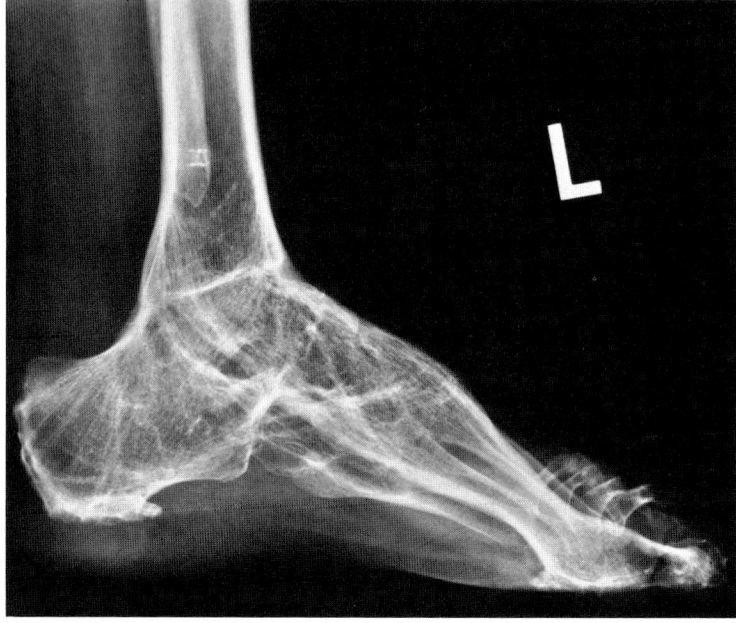

Abb. 15a–d Pat. B.M., 1924.
a) 51jährige Patientin. Vollständige spontane Ankylosierung des ganzen Tarsus bei chronisch progredienter Polyarthritis (rheumatisches Os tarsale).
b) Durch orthopädietechnische Maßnahmen nicht beeinflußbare Schmerzen im linken oberen und unteren Sprunggelenk machten die pantalare Arthrodese am linken Fuß im Alter von 40 Jahren notwendig. Resultat 11 Jahre postoperativ.

chronischen Polyarthritis erfordern *operative Eingriffe* an den Weichteilen:
Am häufigsten verursachen Tenosynovitiden der retromalleolären Sehnenlogen Schmerz- und Schwellungszustände. In ähnlicher Weise können die Sehnenscheiden des Tibialis anterior und der Extensorensehnen durch eine proliferative rheumatische Synovitis befallen werden. Werden durch lokale Corticosteroidinfiltrationen die Beschwerden nicht mehr in genügendem Maße beherrscht oder bestehen schmerzhafte Gleitstörungen, führen die Revision der Sehnenscheiden und die Tenosynovektomie zu länger dauernder Beschwerdeminderung.
Sehnenscheidenschwellungen im Tarsaltunnel können nach SIEGRIST (1968) eine passagere Kompression des N. tibialis posterior und damit ein Tarsaltunnelsyndrom verursachen. Von VAINIO (1956), VAHVANEN (1967) und TILLMANN (1977) wurden jedoch nie Tarsaltunnelsyndrome bei Polyarthritispatienten beobachtet.
Gelegentlich verursacht die proliferative Synovitis eine infiltratbedingte Ernährungsstörung und Sehnennekrose. Sehnenrupturen am Fuß – am häufigsten an der Achilles- und Tibialis-posterior-Sehne – sind deshalb nicht selten bei der chronischen Polyarthritis.
Eine schmerzhafte Bursitis zwischen Achillessehne und Kalkaneus führt zur Gehbehinderung. Lokale Corticosteroidinjektionen vermö-

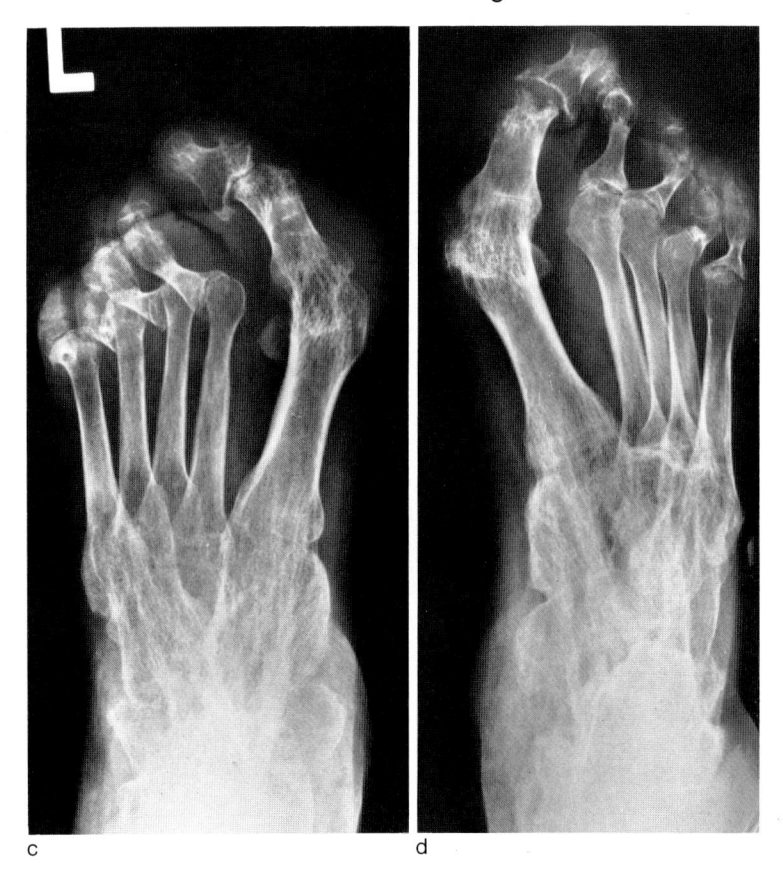

Abb. 15 c u. d) Am Vorfuß symmetrische Ankylosierung der Großzehengrundgelenke, fortgeschrittene Destruktion im Bereich der Großzehenendgelenke, Luxationen und Subluxationen der Zehengrundgelenke II–V beidseits

gen Schmerzsymptomatik und Bewegungseinschränkung zeitweilig zu beheben. Beim Persistieren der Symptome soll die Bursa nach MARMOR (1976) von einem lateralen Zugang aus entfernt werden.
Bei Befall des oberen Sprunggelenks führt die Synovitis zu schmerzhafter Bewegungseinschränkung. Besonders in früheren Stadien vermag eine Synovektomie die Symptomatik der akuten Gelenkentzündung zu beheben, aber auch in späten Phasen das Fortschreiten des destruktiven Prozesses zu verlangsamen. In der Regel kann von einem vorderen Zugang zwischen Extensor hallucis longus und Extensor digitorum longus eine ausreichende Synovektomie des vorderen Gelenkabschnittes vorgenommen werden. Für die hintere Synovektomie ist ein fibularer retromalleolärer Zugang notwendig (TILLMANN 1977). Über gute Resultate der oberen Sprunggelenksynovektomie haben JAKUBOWSKI (1969, 1973), VAHVANEN (1968) sowie MEIER u. Mitarb. (1975) berichtet.
Nicht selten liegt eine fortgeschrittene Gelenkzerstörung vor, bevor der Patient durch Schmerzen im oberen Sprunggelenk wesentlich behindert ist. Mit fortschreitender Gelenkdestruktion geht häufig eine Fehlstellung im Rückfuß einher. Treten zusätzlich Schmerzen auf, welche durch orthopädietechnische Maßnahmen nicht beeinflußt werden können, ist die Indikation zur oberen Sprunggelenkarthrodese gegeben, können dadurch doch gleichzeitig der Schmerz ausgeschaltet, die Fehlstellung korrigiert und eine evtl. Instabilität behoben werden. Wir führen die Resektionsarthrodese des oberen Sprunggelenks von einem lateralen retromalleolären Kocherschen Hautschnitt aus durch und fixieren die Arthrodeseflächen in Rechtwinkelstellung des Fußes mittels an Steinmann-Nägeln angebrachten äußeren Spannern. Seltener kann bei fortgeschrittenen schmerzhaften Veränderungen auch des unteren Sprunggelenks die Durchführung einer pantalaren Arthrodese notwendig werden (Abb. 15 b).
Der Befall multipler Gelenke durch die pcP (Abb. 15 c u. d) und besonders Versteifungen benachbarter Gelenke lassen durch die operative Ausschaltung des oberen Sprunggelenks eine zusätzliche Funktionsbehinderung erwarten. Die Erhaltung einer schmerzfreien Beweglichkeit ist möglich durch das Einsetzen einer totalen oberen Sprunggelenkprothese, welche bereits in verschiedenen Varianten vorliegt. Bei der an unserer Klinik entwickelten Ausführung besteht das Tibiateil aus Polyäthylen und die Taluskomponente aus Aluminiumoxidkeramik (Abb. 16) oder einer Co-Cr-Mo-Gußlegierung. Das Einsetzen des totalen Gelenkersatzes (Abb. 17) ist möglich von einem vorderen oder – bei zusätzlicher Notwendigkeit einer Spitzfußkorrektur – einem hinteren Zugang nach Z-förmiger temporärer Durchtren-

4.18 Entzündungen

nung der Achillessehne (SCHREIBER u. Mitarb. 1978). Nach unseren bisherigen Erfahrungen und den Angaben der Literatur ist angesichts häufiger ungünstiger Resultate die Indikation zum Eingriff sehr restriktiv zu stellen. Eine vertretbare Indikation dürfte der wenig beanspruchte Fuß des Polyarthritikers darstellen, dem bei zahlreichen Funktionseinschränkungen von Gelenken eine erhaltene Restbeweglichkeit im OSG nützlich sein kann.

Veränderungen an den Tarsalgelenken kommen bei der chronischen Polyarthritis häufig vor, sind aber meist durch geeignete orthopädietechnische Maßnahmen günstig zu beeinflussen. Lassen sich schmerzhafte Veränderungen einzelner Tarsalgelenke durch konservative Maßnahmen nicht befriedigend behandeln, empfiehlt sich deren Arthrodese.

Die bedeutsamsten Behinderungen des Polyarthritikers resultieren aus den bei über 50% vorkommenden Vorfußveränderungen (VAINIO 1956). Neben den schmerzhaften Veränderungen der Zehengrundgelenke II–V ist sehr häufig auch die Großzehe befallen. So berichten KIRKUP u. Mitarb. 1977 über 200 konsekutive Polyarthritispatienten, bei denen die Autoren an 194 Füßen Schmerzen oder eine Deformität der Großzehe beobachteten. Über günstige Resultate von Synovektomien der Metatarsophalangealgelenke ist vereinzelt berichtet worden (BRATTSTROEM 1973, RAUNIO 1970). Am Großzehengrundgelenk allenfalls diskutierbare Arthrodesen führen wir äußerst selten durch wegen der Notwendigkeit einer langen postoperativen Immobilisierung. VAINIO (1956) stellt die Indikation zur Großze-

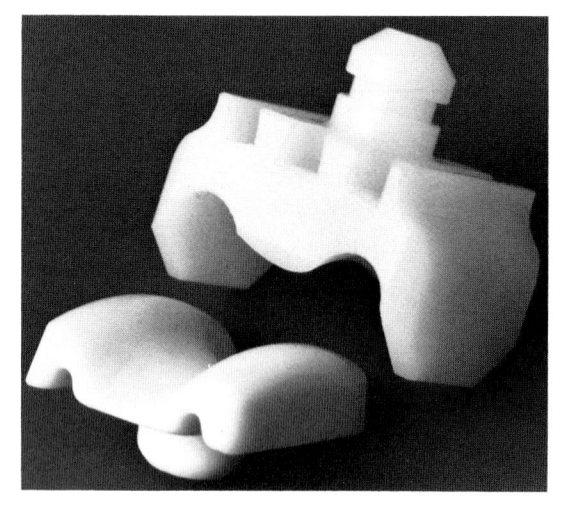

Abb. 16 Totale obere Sprunggelenkendoprothese Typ Balgrist. Tibiateil aus Polyäthylen, Talusteil aus Aluminiumoxid-Keramik

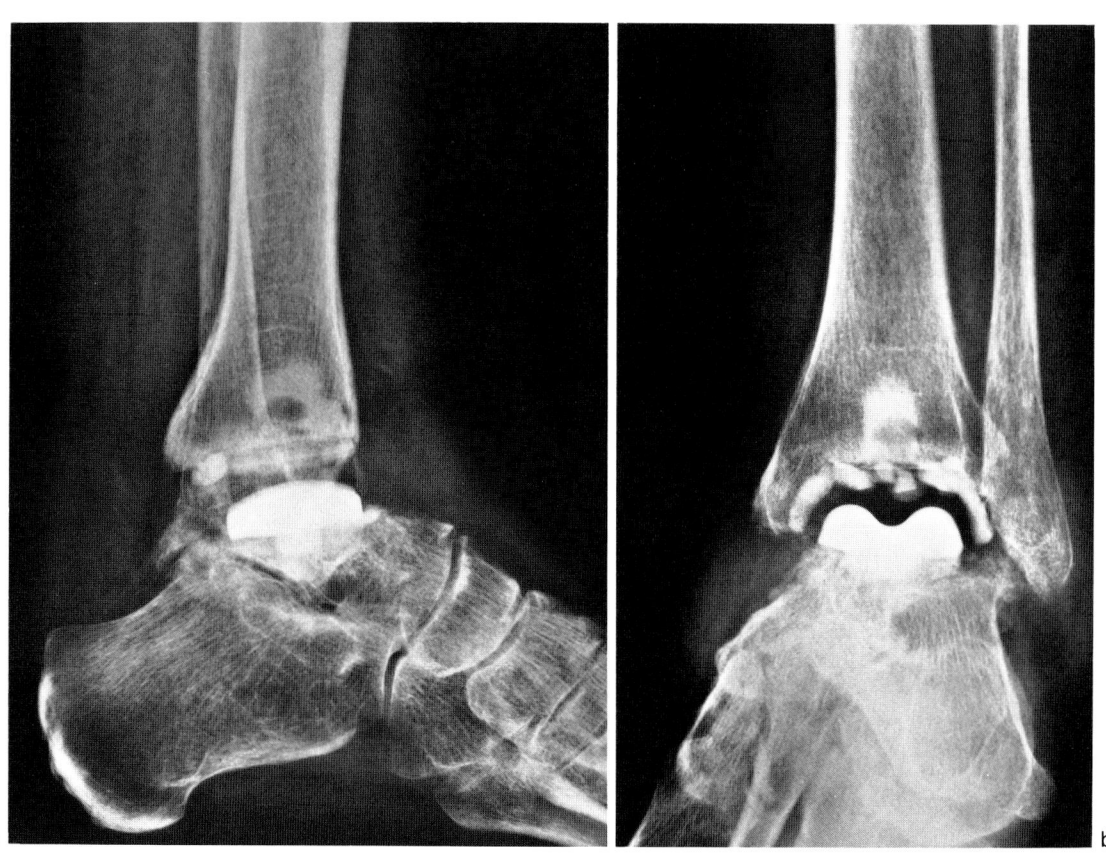

Abb. 17 a u. b   Pat. G. L., 1923. Röntgenaufnahme nach Einsetzen einer totalen oberen Sprunggelenkprothese Typ Balgrist

Entzündliche Erkrankungen des Fußes 4.19

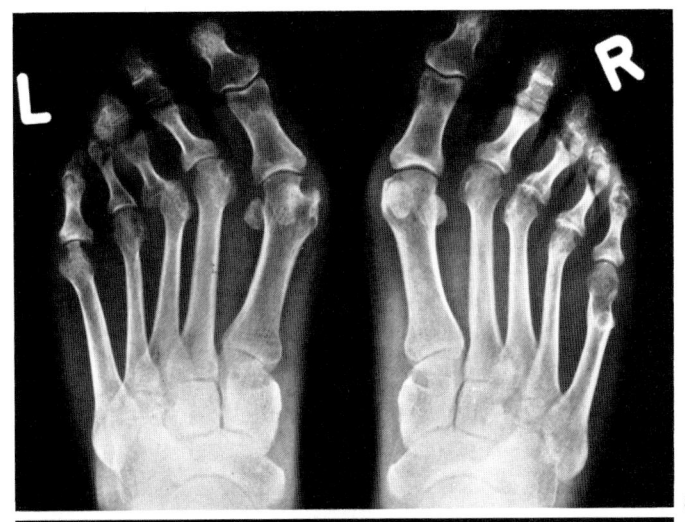

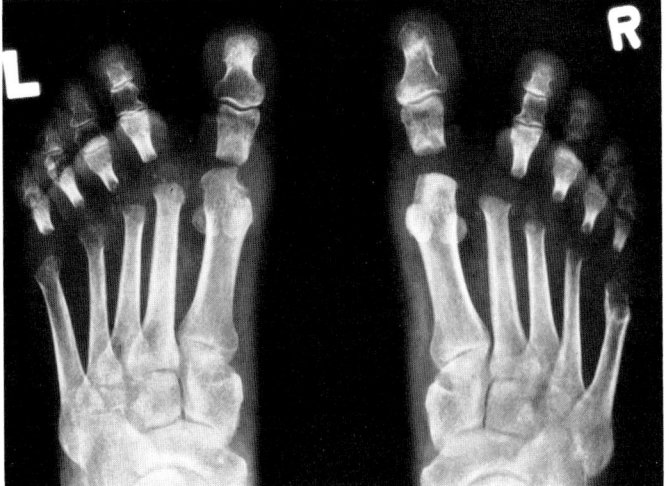

Abb. 18 a u. b Pat. T. E., 1930. 38jährige Patientin a) vor, b) 2 Monate nach Vorfußkorrektur nach Clayton

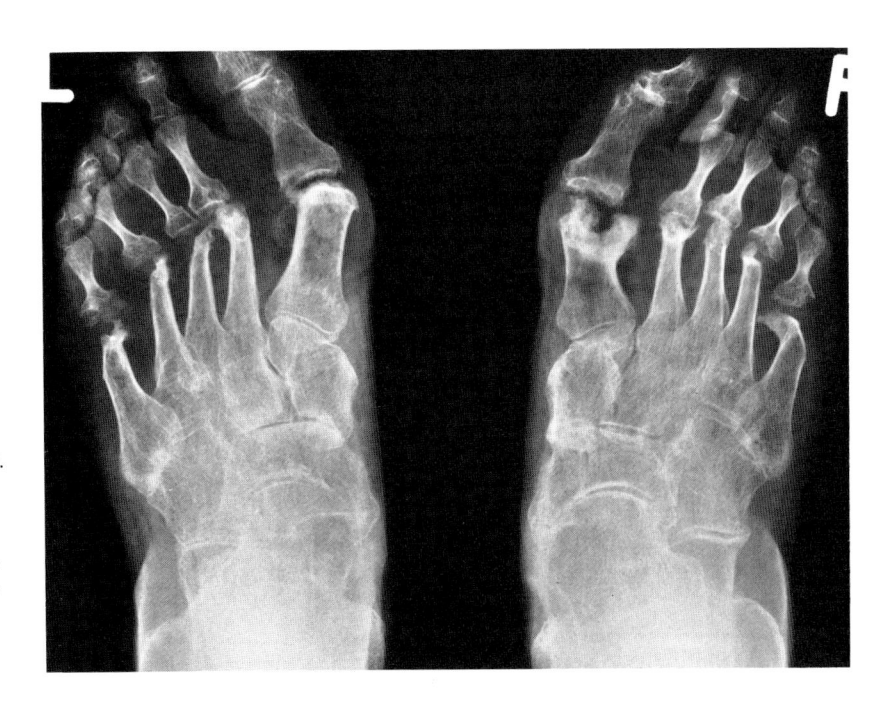

Abb. 19 Pat. F. E., 1919. Fortgeschrittenes Mutilationsstadium aller Zehengrundgelenke. Destruktion der Metatarsaleköpfchen deutlich weiter fortgeschritten als diejenigen der Grundphalanxbasen

hengrundgelenk-Arthrodese bei schwerstem rheumatischem Hallux valgus mit Destruktion des medialen Kapsel-Band-Apparates. Bewährt in der Korrektur rheumatischer Vorfußdeformitäten haben sich die Resektionsarthroplastiken. In der Regel gehen Metatarsaleköpfchenveränderungen denen der Grundgliedbasis zeitlich voraus (Abb. 19). Dementsprechend wenden wir neben dem von LELIEVRE (1981) vorgeschlagenen Alignement durch Resektion sämtlicher Metatarsaleköpfchen bei schwerer und fortgeschrittener Deformität die Operation nach Clayton (1960) (SUSMAN u. CLAYTON 1983) an, also die Resektion aller Metatarsaleköpfchen und die gleichzeitige Debasierung aller Grundphalangen (Abb. 18). SCHREIBER berichtete 1966 über günstige Resultate bei Kombination des Verfahrens nach Lelievre, Debasierung der Großzehe und gleichzeitiger Hammerzehenoperation II–V.

Die Indikation zur isolierten Korrektur eines Hallux valgus oder einer Hammerzehe ist wegen rasch auftretender Veränderungen in den Nachbargelenken mit Vorsicht zu stellen. GSCHWEND wies 1977 auf die besondere Bedeutung von Zehenformeln und Metatarsalindizes für die Durchführung von Vorfußkorrekturen rheumatischer Füße hin. DELLAGOUTTE (1980) kann keine Vorteile mit der Implantation von Silasticimplantaten gegenüber der einfachen Grundgelenkdebasierung beobachten; LIPSCOMB (1981) u. a. ziehen die Großzehengrundgelenk-Arthrodese zur Erhaltung der Abstoßfunktion vor.

Juvenile chronische Arthritis

Gemäß ILAR (1977) gilt z. Z. folgende Einteilung der juvenilen chronischen Arthritis:
1. Morbus Still polyartikulär mit systemischem Beginn,
2. Morbus Still oligoartikulär,
3. juvenile rheumatoide Arthritis (seropositiv),
4. juvenile chronische Arthritis vom ankylosierenden Spondylitistyp.

Bei der Stillschen Krankheit gesellen sich zu den schweren Gelenkveränderungen ausgeprägte viszerale Manifestationen (Lymphknotenschwellungen, Leber- und Milzvergrößerungen, Myo- und Perikarditis).

Beim Morbus Still sind am Fuß die Sprung- und Zehengelenke am häufigsten betroffen. Röntgenologisch sind entsprechend dem Auftreten im Wachstumsalter Deformierung der Knochenkerne und artikulierenden Epiphysen, eingeschränktes oder verstärktes Längenwachstum der Röhrenknochen und Störungen der Knochenkernreifungen zu erwarten. Diese Wachstums- und Reifestörungen sind um so ausgeprägter, je jünger der Patient bei Krankheitsbeginn ist.

Differentialdiagnostisch ist die Abgrenzung vom Rheumatismus verus, vom Neuroblastom, aber auch von kindlichen Leukosen vorzunehmen. Diese führen über Infiltration der Synovialmembran durch Leukämiezellen ebenfalls häufig zu Gelenkbeschwerden (CAFFEY u. SILVERMAN 1967).

Die **therapeutischen Maßnahmen** umfassen als Basistherapie eine Goldkur und D-Penicillinamine und die spezifische Behandlung durch Antirheumatika (z. B. Salicylate, Brufen) und schließlich die physikalische Therapie (Heilgymnastik, Wickel) sowie die orthopädietechnische Versorgung durch Schienen und andere Orthesen.

Morbus Bechterew

Zu den entzündlich-rheumatischen Erkrankungen gehört auch die Spondylitis ankylopoetica, ein familiär gehäuft auftretendes chronisch entzündliches Leiden, welches zur knöchernen Ankylose des ganzen Achsenskelettes, des Thorax und oft auch der großen Extremitätengelenke führen kann. In 80 bis 90% der Fälle ist das männliche Geschlecht betroffen (OTT u. WURM 1957). Die Synovitis und die gelenknahen Knochenveränderungen der ankylosierenden Spondylitis sind heute histologisch unterscheidbar von denjenigen der peripheren progredient chronischen Polyarthritis (FASSBENDER 1975). In der Regel wird heute unterschieden zwischen einer Bechterew-Form mit isoliertem Wirbelsäulenbefall und einer ankylosierenden Spondylitis mit zusätzlichem peripherem Gelenkbefall in Form von seronegativen Arthritiden. Weitere charakteristische Krankheitsmerkmale sind der Krankheitsbeginn Ende der 2. oder anfangs der 3. Lebensdekade, gehäuftes Auftreten einer Begleitkonjunktivitis und eine HLA-B 27-Konstellation in 80–90% aller Fälle. Typische Verlaufsform ist die schubweise Progredienz bis zur vollständigen Invalidität.

Am Fuß kann ein Fersenschmerz bei einer Calcaneopathia rheumatica erstes Symptom einer ankylosierenden Spondylitis sein (DIHLMANN 1982). Für differentialdiagnostische Überlegungen ist daran zu erinnern, daß Talalgien auch beim Morbus Reiter und bei der Psoriasisarthritis häufig erstes Krankheitssymptom darstellen. So berichten GERSTER u. Mitarb. 1978 über 30 Patienten mit schweren Fersenschmerzen, bei denen im weiteren Verlauf bei 24 Fällen die Diagnose einer ankylosierenden Spondylitis, eines Morbus Reiter oder einer psoriatischen Arthritis gestellt werden konnte. Gelegentlich sind asymmetrisch lokalisierte Arthritiden am Fuß feststellbar. Der Gelenkbefall ist mono- oder oligoartikulär, Metatarsophalangealgelenke (Abb. 20a), aber auch Tarsalgelenke (Abb. 20b) sind nicht selten beteiligt. Charakteristisch für den Morbus Bechterew am Fuß sind umschriebene Schmerzen und Röntgenbefunde im Gegensatz zur chronischen Polyarthritis, bei der meist der ganze Vorfuß oder sogar der ganze Fuß betroffen ist (OCHSNER u. BERNAU

Entzündliche Erkrankungen des Fußes 4.21

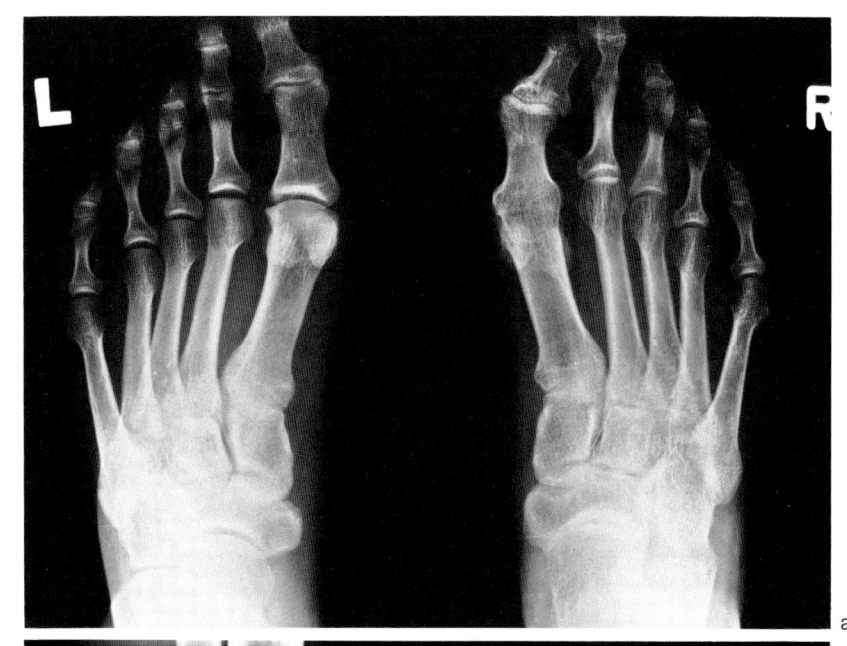

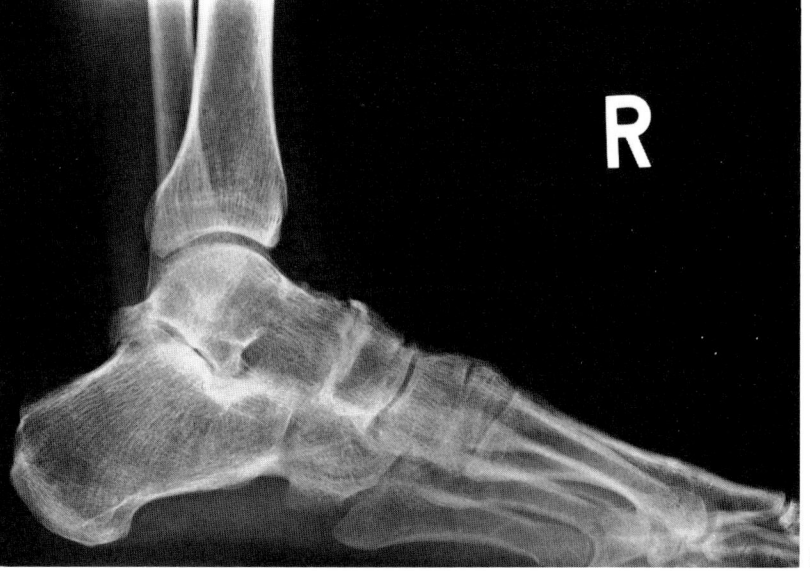

Abb. 20 a u. b   Pat. E. P., 1944.
a) Morbus Bechterew bei 23jährigem Patienten. Typisch der asymmetrische Befall mit monoartikulärer Ankylose des rechten Großzehengrundgelenks.
b) Zusätzlich oligoartikuläre tarsale Gelenkveränderungen mit Ankylosen der rechtsseitigen Tarsalgelenke

1976). Pathologische Röntgensymptome treten bei den eher im Rückfuß lokalisierten Veränderungen beim Morbus Bechterew relativ spät auf. Die ankylosierende Panarthritis ist nach DIHLMANN (1982) wahrscheinlich eine Sonderform der im Adoleszentenalter beginnenden ankylosierenden Spondylitis (Abb. 21). Begleitende Formstörungen lassen den Krankheitsbeginn während des Wachstumsalters erkennen. Ossäre Veränderungen am Kalkaneus sind in der Regel durch unscharfe subperiostale Aufhellungen und verwaschene Verkalkungen mit unregelmäßigen Strukturen und Konturen im Bereich der Sehnenansätze erfaßbar und von den degenerativen Fersenbeinspornen mit glatten Konturen und regelmäßigen Strukturen unterscheidbar. Periostale Auflagerungen und Spangenbildungen führen selten zu knöchernen Ankylosen.

Die medikamentöse und die physikalische **Therapie** entsprechen derjenigen bei der chronischen Polyarthritis und werden im Band I von GSCHWEND u. BOENI beschrieben. Unter den operativen Maßnahmen ist wie bei der chronischen Polyarthritis die Möglichkeit des totalen oberen Sprunggelenkersatzes zu erwähnen bei multiplen Versteifungen im Bereich der unteren Extremitätengelenke.

4.22 Entzündungen

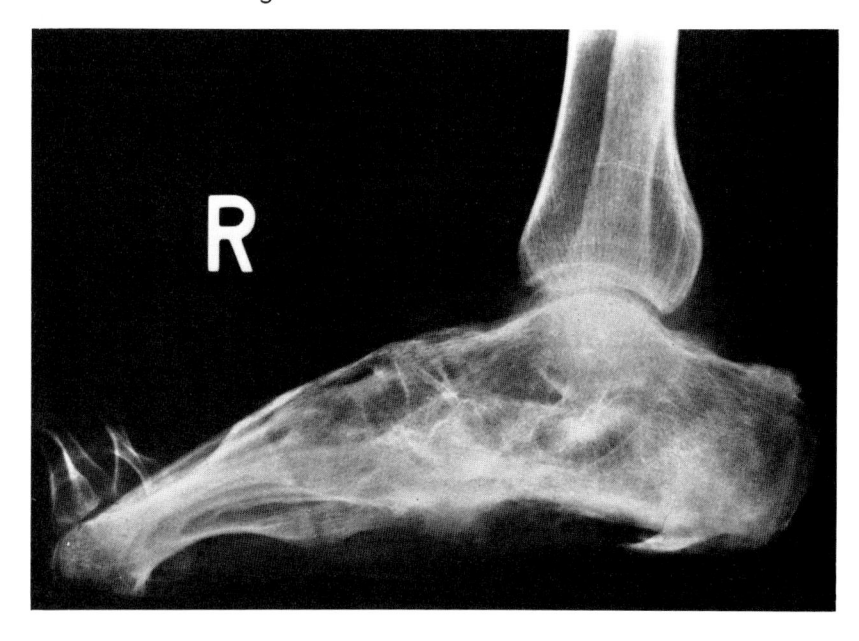

Abb. 21 Pat. C.P., 1936. Morbus Bechterew bei 34jährigem Patienten mit vollständiger Ankylose von Mittel- und Rückfuß (ankylosierende Panarthritis)

Besondere Formen der Arthritis

Psoriasisarthritis

Manche Psoriasispatienten leiden gleichzeitig unter einer seronegativen chronischen Polyarthritis, wobei sich diese nicht in allen Fällen vom Bild einer progredient chronischen Polyarthritis unterscheiden läßt (COSTE 1970). Psoriatische Hautmanifestationen gehen in der Regel dem Auftreten der Arthritis voraus; artikuläre und kutane Veränderungen können aber auch gleichzeitig auftreten und verschwinden. Bei der generalisierten Schuppenflechte sind Gelenkmanifestationen häufiger als bei nur lokalen psoriatischen Veränderungen. Neben den charakteristischerweise befallenen kleinen distalen Hand- und Fußgelenken können auch alle großen Gelenke – meist asymmetrisch – von der Psoriasisarthritis befallen werden (Abb. 22). Im Gegensatz zur progredient chronischen Arthritis werden Männer gleich häufig wie Frauen betroffen. Im Frühstadium sind livid-zyanotische Verfärbungen und Schwellungen einzelner Zehen – sog. „Wurstzehen" – beinahe pathognomonisch.
Psoriatische Affektionen der Nägel gehen häufig mit arthritischen Veränderungen der kleinen Interphalangealgelenke von Fingern und Zehen einher. COSTE (1970) und WRIGHT (1961) finden die DIP-Gelenke bei einem Drittel der Patienten betroffen. Die Arthritis setzt ein mit starker Schwellung, Rötung, Schmerzen und Bewegungseinschränkung. Das Bild der akuten Entzündung kann einen Gichtanfall vortäuschen. Unter den betroffenen großen Gelenken ist das obere Sprunggelenk eine der häufigsten Lokalisationen. Charakteristische *Röntgenbefunde* sind gleichzeitiger Befall verschiedener kleiner Zehen-gelenke – Transversaltyp des Gelenkbefalls nach DIHLMANN (1982) –, daneben aber auch pathologische Veränderungen an allen Gelenken eines Strahls (sog. Axialtyp). Destruktionen der befallenen kleinen Gelenke sind häufig; das Mutilationsstadium kann dabei innerhalb Jahren erreicht werden. Knöcherne Ankylosen werden nicht selten beobachtet. Die Häufigkeit klinischer und radiologischer Manifestationen am Kalkaneus wurde bereits erwähnt. Im Bereich der Achillessehne treten auch peritendinitische Kalzifikationen und Knochenproliferationen oder Ossifikationen auf.
Differentialdiagnostisch ist bei der relativen Häufigkeit akuten Krankheitsbeginns die Abgrenzung gegenüber anderen akuten Arthritiden und Polyarthritiden rheumatischer Genese wie auch der Gichtarthritis vorzunehmen.
Die **Therapie** der Psoriasisarthritis wird andernorts besprochen. Evtl. erforderliche operative Maßnahmen haben vorwiegend die Korrektur von Fußdeformitäten zum Ziel.

Reiter-Syndrom

Zu diesem Syndrom ungeklärter Genese zugehörig sind unspezifische Urethritis, Konjunktivitis, mukokutane Veränderungen und Arthritiden. Die Krankheit befällt vorwiegend Männer im 3. und 4. Lebensjahrzehnt; häufig sind anamnestisch bakterielle Dysenterien oder Diarrhöen eruierbar (FORD u. RASMUSSEN 1964, SCHILLING u. Mitarb. 1965, SCHIRMER u. BOENI 1967) oder eine venerisch erworbene unspezifische Urethritis (CSONKA 1958). Die meist asymmetrisch auftretenden Arthritiden befallen häufig gewichttragende Gelenke, vorab Knie- und oberes Sprunggelenk. Ein gleichzeitiger Ileosakralge-

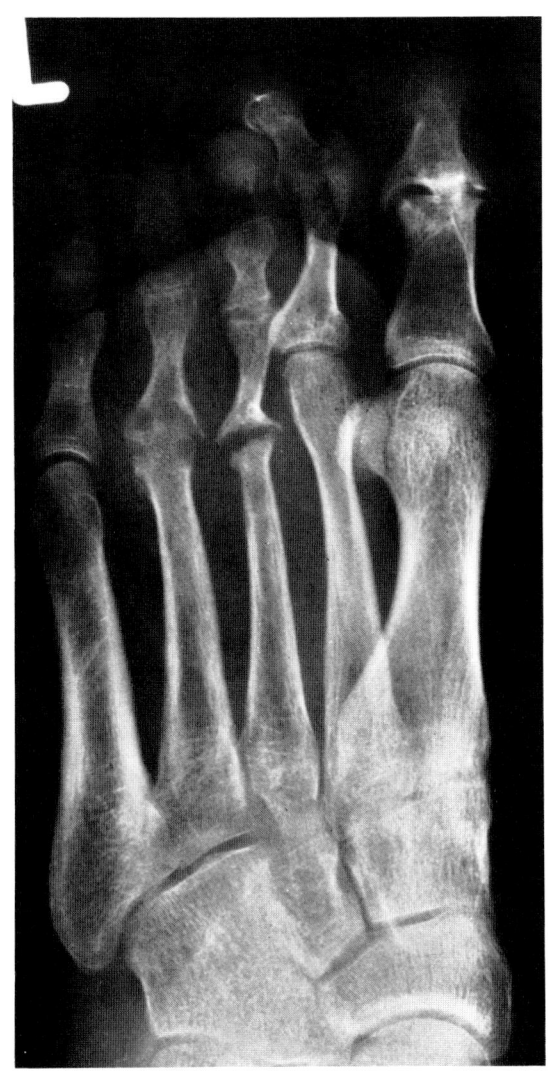

Abb. 22 Pat. A.H., 1947. Psoriasisarthritis mit typischem Befall der DIP-Gelenke, jedoch auch Destruktionen an den Grundgelenken III und IV links

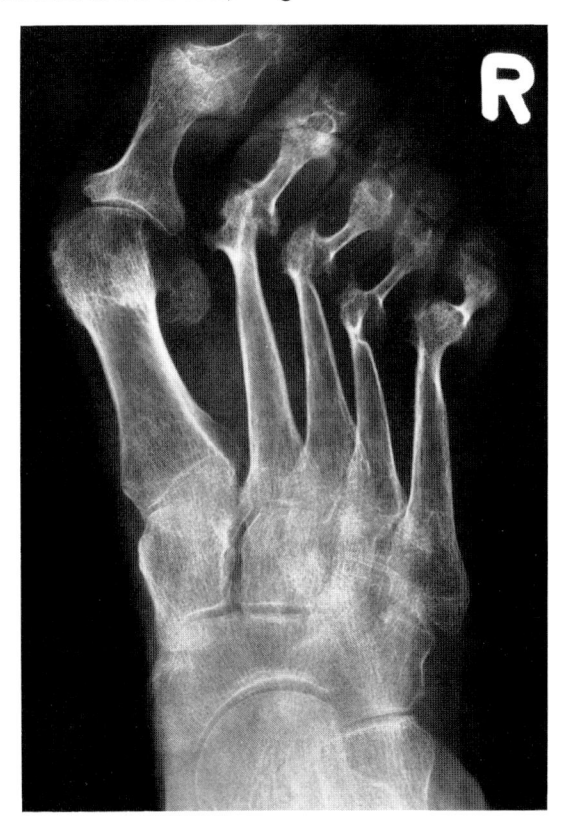

Abb. 23 Pat. H.R., 1907. Psoriasisarthritiden sowohl der kleinen Zehengelenke wie auch aller Zehengrundgelenke

lenkbefall in 20–40% der Fälle macht die Abgrenzung gegenüber dem Morbus Bechterew notwendig. Nach Abklingen der übrigen Symptome im Laufe von Wochen persistiert die Arthritis oft für Monate oder Jahre. Diagnostisch bedeutsam ist die HLA-B-27-Konstellation in 70 bis 80% der Patienten.
Klinisch bestehen typische Arthritiszeichen mit ausgeprägter Ergußbildung besonders in größeren Gelenken.
Röntgenologisch sind bei den akuten und subakuten Arthritiden die unspezifische gelenknahe Demineralisation sowie häufig periostitische Veränderungen am Kalkaneus und gelegentlich auch an den Malleolen anzutreffen. Die röntgenologische Abgrenzung gegenüber der Arthritis psoriatica ist oft kaum möglich; allerdings sind destruktive Veränderungen meist schwächer ausgeprägt.

Differentialdiagnostisch muß das Reiter-Syndrom somit abgegrenzt werden von der Gonokokkenarthritis, der progredient chronischen Polyarthritis, dem Morbus Bechterew und der Psoriasisarthritis sowie von weiteren seltenen seronegativen Polyarthritiden.
Die **Therapie** ist symptomatisch. Sie wird in Band I von GSCHWEND u. BOENI besprochen.

Kollagenosen

Die klassischen Kollagenosen (Lupus erythematosus disseminatus, Polyarteriitis, Sklerodermia progressiva und Dermatomyositis) zeigen oft als Frühmanifestation der Krankheit Polyarthralgien. Häufiger – vorwiegend beim Lupus erythematosus disseminatus – können aktive Synoviditen beobachtet werden. Diese Gelenkreaktionen sind nur selten röntgenpositiv und zeigen keine spezifischen Röntgenologischen Veränderungen.

Mukokutane Syndrome

Die Erkrankung ungeklärter Ätiologie ist charakterisiert durch die Trias von okulären Läsionen und bukkalen sowie genitalen Ulzerationen. Der Gelenkbefall ist meist oligo- oder monoartikulär; am häufigsten sind Knie- und Sprunggelenke, seltener Finger- und Zehengelenke betroffen. Im Bereich der kleinen Gelenke charakterisieren Arthralgien, an den größeren Gelenken Synovitiden die Befallsform. Am Fuß können als extraartikuläre Symptome Talalgien und Tenosynovitiden auftreten (BLOCH-MICHEL u. Mitarb. 1965). Die begleitenden Oligo-, Mono- und selten Polyarthritiden – gelegentlich jedoch nur Arthralgien – sind in der Regel röntgennegativ. Die Behandlung erfolgt mit Corticosteroiden und Immunosuppressiva (O'DUFFY u. Mitarb. 1971).

Rheumatoide

Diese infektiös-hyperergischen Arthritiden sind von den allergischen Arthritiden anderer Genese abzugrenzen und werden von MATHIES (1970) als symptomatische Arthritiden angesprochen. Dabei ist der gleichzeitig mit einer Infektion oder mit Latenz auftretende Gelenkbefall Symptom einer allgemeinen oder an der Synovia auftretenden allergischen oder toxischen Reaktion. Ursächliche Noxen sind Bakterien, Viren, Parasiten und Pharmaka. Erreger sind im Gelenk nicht nachweisbar. Spezifische pathologische Gelenkveränderungen am Fuß sind nicht beschrieben.

Allergische Arthritiden

Der *Palindromicrheumatismus* ist eine allergische Arthritis nichtinfektiöser Genese und charakterisiert durch häufig rezidivierende Arthritisschübe. Meist sind die nur Stunden oder Tage dauernden Attacken an Knie- und Fingergelenken lokalisiert, jedoch können auch Fußgelenke betroffen sein. Auch nach zahlreichen Rezidiven kommt es nicht zu bleibenden Gelenkschäden. Differentialdiagnostisch muß eine Abgrenzung gegenüber der akuten Gichtarthritis und der atypisch einsetzenden progredient chronischen Polyarthritis vorgenommen werden.

Zur selben Krankheitsgruppe ist der intermittierende Hydarthros zu zählen, welcher typischerweise das weibliche Geschlecht befällt mit Schüben schmerzloser, meist am Knie lokalisierter Gelenkergüsse (EHRLICH 1974). Beide Krankheitsbilder erweisen sich nicht selten im weiteren Verlauf als progredient chronische Polyarthritis mit atypischem Beginn (MATTINGLY 1976).

Arthropathien bei intestinalen Erkrankungen

Die Begleitarthritiden bei einigen chronischen Darmerkrankungen (Colitis ulcerosa, Enteritis regionalis und intestinale Lipodystrophie) lassen sich vom Bild der progredient chronischen Polyarthritis bei den genannten Darmaffektionen abgrenzen. Die häufigen Gelenksymptome werden manifest teils als vorübergehende Oligo- oder Polyarthralgien, teils als subakute Mono-, Oligo- oder Polyarthritiden. Bei chronischen Formen können klinische Symptomatik und Verlauf demjenigen einer progredient chronischen Polyarthritis ähneln, meist sind jedoch lediglich die kleinen Extremitätengelenke von Hand und Fuß betroffen. Ein Befall der Sprunggelenke ist häufiger bei den röntgennegativen Arthritiden. Gehäuft entwickelt sich bei diesen Patienten eine Sacroiliitis enteroiliaca und im weiteren Verlauf eine ankylosierende Spondylitis. Gemeinsames Auftreten und Verschwinden von Darm- und Gelenkaffektion wird nicht selten beobachtet. Bei Gelenkmanifestationen am Fuß ist die Diagnose des Grundleidens meist schon gestellt.

Stoffwechselbedingte Gelenkerkrankungen

Gichtarthropathie am Fuß

Die Gicht ist eine oft auch familiär gehäuft auftretende Stoffwechselerkrankung. Sie geht einher mit erhöhtem Harnsäurespiegel im Serum und ist in der Frühphase charakterisiert durch eine rezidivierende, meist monoartikuläre akute Arthritis, in der Spätphase durch eine chronisch deformierende Arthritis oder Arthrosis deformans. Häufigste viszerale Organmanifestation der chronischen Hyperurikämie ist die Gichtniere mit Niereninsuffizienz und Hypertonie sowie Harnsäurenephrolithiasis. Mit dem Begriff der Gichtniere werden die bei der Gicht zu beobachtenden Nierenveränderungen zusammengefaßt, nämlich Uratsteine, interstitielle Nephritis, glomeruläre und vaskuläre Nephropathie (TALBOT u. TERPLAN 1960).

Die *primäre Gicht* ist eine hereditäre Stoffwechselkrankheit. Verursacht wird sie in der Regel durch vermehrte Produktion oder verminderte Ausscheidung der Harnsäure; gelegentlich treffen beide Faktoren zusammen. Selten ist sie bedingt durch eine spezifisch determinierte genetische Störung, wie z. B. beim Lesch-Nyhan-Syndrom (LESCH u. NYHAN 1964).

Die *sekundäre Gicht* tritt auf symptomatisch als Folge einer erworbenen Krankheit mit Hyperurikämie, beispielsweise bei myeloproliferativen Störungen, multiplem Myelom, Hämoglobinopathien, chronischen Nierenerkrankungen, aber auch bei Behandlung mit Zytostatika, bei Röntgenbestrahlung oder als Folge einer Bleivergiftung.

Über 90% der Gichtpatienten sind männlichen Geschlechts, dabei wird neuerdings eine Vorverlagerung des Gipfels der Erstmanifestation aus dem 5. Lebensjahrzehnt (HALL u. Mitarb. 1967, GRAHAM u. SCOTT 1970) in die 3. Lebensdekade beobachtet (HENNINGS u. MERTZ 1971, BABUCKE

u. MERTZ 1973). Frauen werden in weniger als 10% der Fälle (BABUCKE u. MERTZ 1973, GRAHAM u. SCOTT 1970) und mit Maximum im 6. Lebensjahrzehnt betroffen. Kennzeichnende Läsion ist der Tophus, eine kugelförmige Gewebsablagerung von Mononatriumurat-Monohydrat mit begleitender Fremdkörperreaktion. Tophi finden sich im Knorpel, Subkutan- und Periartikulärgewebe, in Sehnen, Knochen sowie inneren Organen. Uratkristalle sind während der akuten Arthritis urica in der Synovialflüssigkeit nachweisbar.
Nach TALBOTT (1976) gelten folgende vier diagnostische Kriterien zur Diagnose einer akuten Gelenkgicht:
1. Klinische Symptomatik der akuten Gelenkentzündung,
2. Ansprechen auf adäquat dosierte Cochicinkur,
3. Erhöhung der Serumharnsäure,
4. Harnsäurekristall-Nachweis in der Synovialflüssigkeit.

Arthropathien sind Gelenkerkrankungen mit meist ausgeprägter Beteiligung gelenknaher Knochen und werden deshalb auch als Osteoarthropathien bezeichnet (DIHLMANN 1982). Klinische Befunde und Röntgenmanifestationen weichen vom typischen Erscheinungsbild der Arthritis und Arthrosis deformans ab. Bei Krankheitsbeginn gilt dies meist nur für bestimmte aus der Erfahrung bekannte Knochenverbindungen, für die sog. Testgelenke. In etwa 50% lokalisiert sich der erste Anfall im Großzehengrundgelenk (GAMP u. Mitarb. 1965, BABUCKE u. MERTZ 1973). SCHILLING (1971) findet bei einem Krankengut von 200 Patienten einen Erstbefall am Großzehengrundgelenk von 46%, im späteren Verlauf jedoch eine Befallsquote von 74%.
Die Löslichkeit der Harnsäure und der harnsauren Salze in den verschiedenen Körperflüssigkeiten ist begrenzt. Die Uratablagerung bei der Hyperurikämie wirkt im Gewebe als Fremdkörper und löst verschiedene örtliche Reaktionen aus, deren klinisches und röntgenologisches Bild vom Mengen- und Zeitquotienten der Uratpräzipitation abhängt (DIHLMANN u. FERNHOLZ 1969).

Akute Gichtarthritis

Der akute Gichtanfall beginnt meist plötzlich und zeigt seltener eine Entwicklung über mehrere Stunden bis Tage. Das betroffene Gelenk schwillt stark an, wird extrem schmerzhaft und druckempfindlich. Ein begleitendes entzündliches Ödem dehnt sich in die Umgebung, also meist auf den Fußrücken aus. Schmerz wird verursacht durch intraartikuläre Druckerhöhung als Folge des Gelenkergusses und das entzündliche periartikuläre Ödem, in der Regel kommt es zur vollständigen Wiederherstellung der Gelenkfunktion nach der initialen akuten Attacke. Die klinische Restitution ist um so vollständiger, je rascher der Anfall medikamentös kontrolliert werden kann. Je jünger der Patient bei Krankheitsbeginn, um so größer ist die Tendenz zu progredientem Verlauf, Gelenkdestruktionen werden jedoch selten beobachtet bei Patienten, deren erste Gichtattacke nach dem 50. Lebensjahr aufgetreten ist.
Die Begleitsymptomatik des akuten Gichtanfalles ist derjenigen einer akuten Sepsis vergleichbar, Hyperthermien sind nicht selten. Im Gichtanfall läßt sich bei über 98% der nicht behandelten Patienten eine Hyperurikämie nachweisen (MARSHALL u. SCHATTENKIRCHNER 1976). Typische Laborbefunde sind eine Leukozytose, stark erhöhte Blutsenkungsgeschwindigkeit und α-2-Globuline.
Die Punktion von Synovialflüssigkeit des befallenen Gelenks mindert einerseits den erhöhten intraartikulären Druck, erlaubt andererseits den diagnostisch entscheidenden Nachweis von nadelförmigen Harnsäurekristallen im Polarisationsmikroskop und gleichzeitig mikrobiologisch den Ausschluß eines septischen Prozesses.
Radiologisch lassen sich im klassischen hochakuten Gichterstanfall lediglich eine unspezifische Weichteilschwellung nachweisen, an den artikulierenden Knochen jedoch erst bei länger dauerndem Verlauf Arthritiszeichen beobachten (Abb. 24).
Zwischen den akuten Anfällen liegen in der Regel vollkommen symptomfreie Intervalle, deren Dauer sogar mehrere Jahre umfassen kann. Bei längerer Dauer der Erkrankung nimmt die Anfallshäufigkeit zu.
Differentialdiagnostisch sind akute bakterielle Arthritiden auszuschließen. Besonders monoartikuläre akute Arthritiden des oberen Sprunggelenks müssen an eine Gonokokkengenese denken lassen. Beim Morbus Reiter findet sich ein akuter Gelenkbefall verschiedener Zehengelenke. Differentialdiagnostische Schwierigkeiten stellen sich zuweilen beim monoartikulären Befall von Zehengelenken bei der Arthritis psoriatica, welche aber auch gleichzeitig mit der Gicht auftreten kann. Die Diagnose einer akuten Sarkoidosearthritis wird gestellt bei gleichzeitigem Vorliegen eines Erythema nodosum und der typischen Hilusveränderungen im Thoraxröntgenbild. Abzugrenzen sind ebenfalls die progredient chronische Polyarthritis und Spondylitis ankylopoetica, da beide als Erstmanifestation eine akute Mono- oder Oligoarthritis am Fuß zeigen können. Kennzeichnend für die akute Chondrokalzinose oder Pseudogicht sind Calciumpyrophosphatkristalle in der Gelenkflüssigkeit nebst typischen radiologischen Zeichen.
Die **Therapie** der akuten Gelenkgicht erfolgt medikamentös. Colchicin wird zur Therapie des Gichtanfalles schon seit 1500 Jahren verwendet (HARTUNG 1954). Die Ansprechensquote des Gichtanfalles auf die Colchicintherapie wird in der Literatur mit Werten zwischen 75% (WALLA-

4.26 Entzündungen

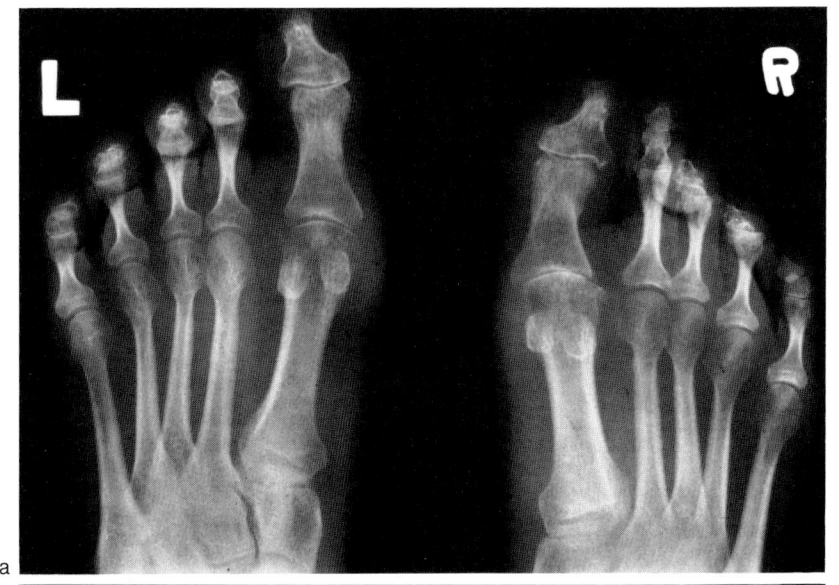

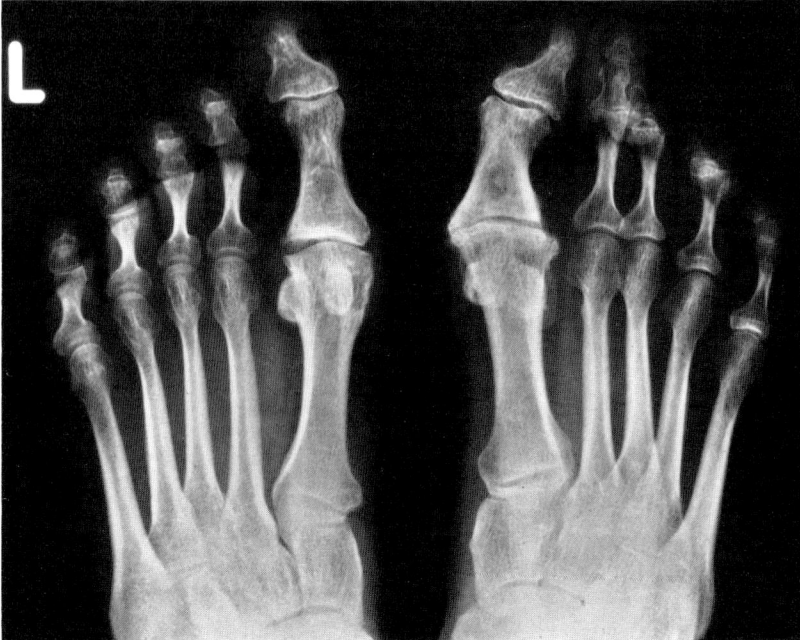

Abb. 24 a u. b Pat. W.W., 1921.
a) 59jähriger Patient. Die Diagnose einer Gichtarthropathie wurde erst 6 Jahre nach Beginn rezidivierender Schmerz- und Schwellungszustände beider Großzehengrundgelenke gestellt. Röntgenologisch Zeichen fortgeschrittener Großzehengrundgelenk-Arthritiden mit Tophusbildung
b) 5 Jahre später schwere Großzehengrundgelenk-Arthrose, Hallux rigidus, Tophus in der Grundphalanxdiaphyse rechts und im I. Metatarsaleköpfchen links

CE u. Mitarb. 1967) und über 96% (SMYTH 1953) angegeben.
Die strenge Spezifität von Colchicin ist gelegentlich in Zweifel gezogen worden (KAPLAN 1960, ZUCKNER 1963). Überwiegend wird jedoch in der Literatur Colchicin als ein hochwirksames und recht spezifisches Mittel zur Behandlung des Gichtanfalles beschrieben. Unangenehme, jedoch meist ungefährliche Nebenwirkungen in Form gastrointestinaler Störungen wie Durchfälle, Übelkeit, Inappetenz oder Bauchschmerzen sind nicht selten. Nur bei langzeitig verabreichten höheren Dosen wurden Leukopenie, Anämie und Haarausfall beobachtet (SEED u. Mitarb. 1940).

Die empfohlene Dosierung beim Gichtanfall schwankt zwischen 1 mg Colchicin stündlich (SCHATTENKIRCHNER 1976) oder zweistündlich (WALLACE 1961). Die Medikation wird im allgemeinen fortgesetzt bis zur Besserung oder zum Eintritt der beschriebenen gastrointestinalen Störungen. In der Regel wird nach Sistieren der akuten Symptomatik eine tägliche Dosis von 1,5 mg über mehrere Wochen fortgesetzt.
Weitere Medikamente mit hoher Wirksamkeit beim Gichtanfall sind Phenylbutazon und Indometacin. Die Initialdosis von Phenylbutazon sollte 800 mg am Tag betragen, wobei die oralen Dosen an den folgenden Tagen auf 400 und 200 mg gesenkt werden. Die optimale Initialdosis von In-

dometacin liegt bei 300 mg für den ersten Tag; sie soll in den folgenden Tagen ebenfalls graduell reduziert werden.
Die Wirksamkeit anderer Antirheumatika erreicht die Ansprechensquote der besprochenen Chemotherapeutika nicht.

Chronische Gichtarthropathie

Klinisch kennzeichnend für das chronische Stadium der Gelenkgicht ist die Tophusbildung. Die Lokalisation der chronischen Gichtarthritis entspricht weitgehend derjenigen der akuten Anfälle. Die Ablagerung von Uratkristallen in der Synovialschleimhaut, Bändern, Sehnen und Bursae führt zur Bildung von Weichteiltophi, diejenige im subchondralen Gewebe und im Knochen zum röntgenologisch faßbaren Bild der Knochentophi (Abb. 25).
Gelenkdestruktionen sind meist bedingt durch Tophusbildung in gelenknahen Knochenpartien, sekundär resultieren arthrotische Reaktionen und Gelenkfehlstellungen. Das chronische Spätstadium der Gicht wird meist erst nach mehreren Jahren erreicht (GAMP 1965).
Pathologisch-anatomisch liegt der chronischen Gichtarthropathie eine Erosion des Gelenkknorpels und des subchondralen Knochens als Folge der entzündlichen Reaktion auf Uratablagerungen zugrunde. Ist der Menge-Zeit-Quotient der Sedimentation des Mononatrium-Urat-Monohydrats kleiner, so erklärt sich daraus der protrahierte Verlauf, der u. U. einen atypischen chronisch schleichenden Beginn der Krankheit erklären kann. Im Extremfall wird die Schwelle für eine entzündliche Reaktion der Synovialmembran nicht mehr erreicht, die Symptomatik einer akuten Kristallsynovitis damit nicht mehr ausgelöst. Es kommt dann lediglich zu einer Schädigung des Gelenkknorpels und zur Bildung einer reaktiven Arthrosis deformans oder auch Osteonekrose im betroffenen Gelenk (Abb. 26).
Gichtverdächtig ist das Auftreten von Gelenkbeschwerden bei folgenden Allgemeinerkrankungen: Uratnephrolithiasis, Adipositias, Diabetes mellitus, arterielle Hypertonie, Arteriosklerose und Hyperlipidämie. An eine sekundäre Gicht ist zu denken bei Patienten, deren Gelenksymptome im Verlauf einer Polyzythämie, einer chronischen myeloischen Leukämie, einer Osteomyelosklerose oder einer chronischen Niereninsuffizienz auftreten.
Röntgenologisch ist der Tophus ebenfalls das auffälligste diagnostische Merkmal. Entsprechend der klinischen Lokalisation manifestiert er sich am häufigsten im Großzehengrundgelenk-Bereich (Abb. 26). Als subchondraler Marktophus führt er zur Osteolyse und Auftreibung des Knochens, als periartikulärer Weichteiltophus zur Knochenarrosion und zur subperiostalen Knochenneubildung (Abb. 27). Die nicht resorbierba-

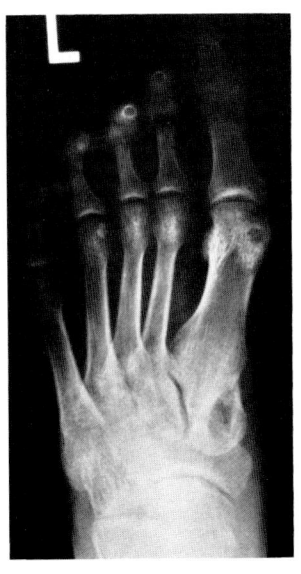

Abb. 25 Pat. N. M., 1946. Nebst typischer Tophusbildung im Großzehengrundgelenk-Bereich ausgedehnter intraossärer Tophus in der Basis von Metatarsale I

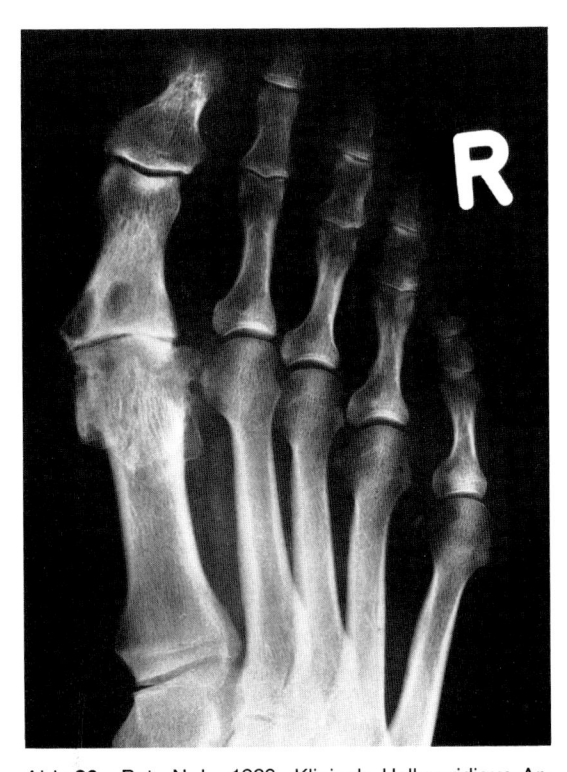

Abb. 26 Pat. N. J., 1923. Klinisch Hallux-ridigus-Arthrose mit sekundär-arthrotischen Veränderungen, daneben röntgenologisch arrodierender Weichteiltophus an der Grundphalanxbasis medial sowie multiple intraossäre Tophi

4.28 Entzündungen

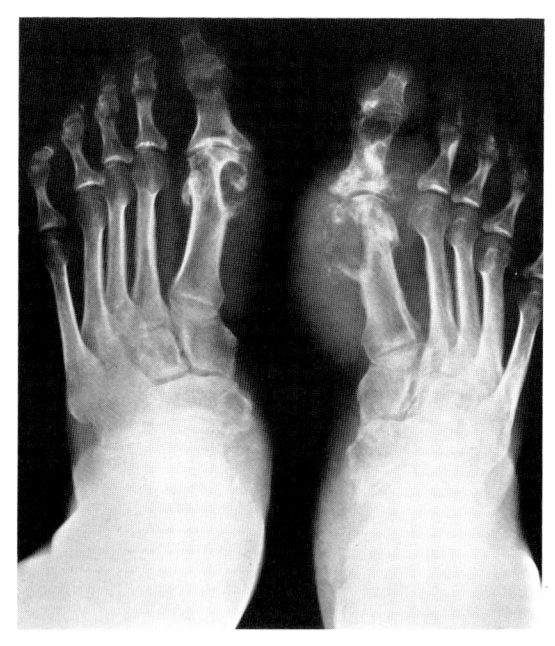

Abb. 27 Pat. D. J., 1932. Schweres Mutilationsstadium bei chronischer Gichtarthropathie mit massiver Knochenarrosion durch ausgedehnte Weichteiltophi im Bereich der distalen Metatarsalia I beidseits. Daneben sekundär-arthrotische Veränderungen im linken Großzehengrundgelenk

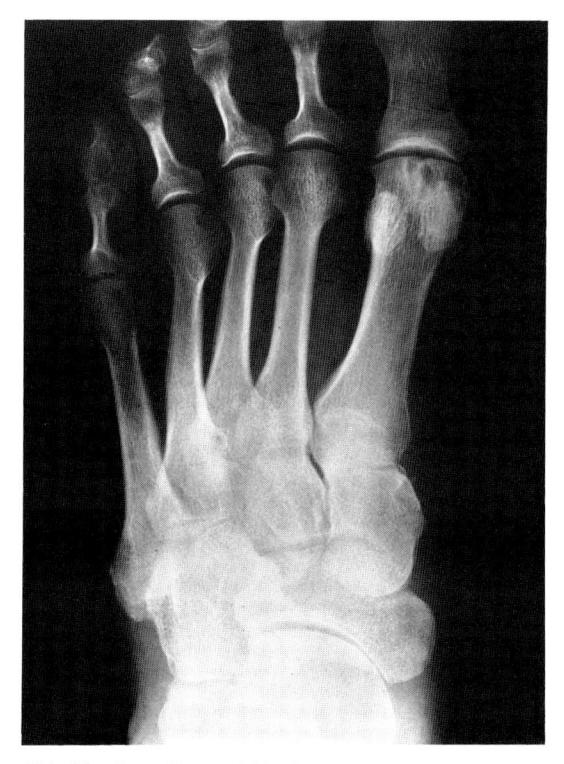

Abb. 28 Pat. H. A., 1896. Subchondraler Tophus im Metatarsaleköpfchen I, anamnestisch kein Anhaltspunkt für Arthritis urica, Zufallsbefund bei protrahiertem Verlauf einer Gichtarthropathie

ren Depots von Mononatrium-Urat-Monohydrat im subchondralen Knochen führen zum Abbau der Knochensubstanz und zur Röntgenmanifestation langsam sich vergrößernder, scharf abgegrenzter rundlicher Osteolysen mit Zerstörung sowohl des Gelenks wie auch metaphysärer und diaphysärer Knochenabschnitte (Abb. 27).

Beim protrahierten Verlauf kann auch im Röntgenbild die Symptomatik einer Arthritis fehlen (Abb. 28) und der Verlauf die Röntgencharakteristik einer banalen Großzehengrundgelenk-Arthrose aufweisen. Die überdurchschnittliche Häufung der Hallux-rigidus-Arthrose beim Gichtpatienten macht es ratsam, beim genannten Befund eine Bestimmung des Harnsäurespiegels vorzunehmen.

Der „struppige Fuß" (DIHLMANN 1982), „le pied hérissé" im französischen Schrifttum, gilt als typisch, jedoch nicht pathognomonisch für die Gichtarthropathie mit seinen Veränderungen in den dorsalen Abschnitten der Tarsalgelenke (Abb. 29).

Differentialdiagnostisch ist anzumerken, daß die chronische Gichtarthritis das Bild einer progredient chronischen Polyarthritis imitieren kann. Dann wird die Diagnose durch Nachweis von Uratkristallen aus einem Tophus gestellt bzw. durch Probebiopsie ein Tophus von einem Rheumaknoten differenziert werden. Röntgenologisch der Gichtarthropathie verwandte Bilder werden beobachtet bei progredient chronischer Polyarthritis, Knochensarkoidose, multiplem Myelom und Hyperparathyreoidismus.

Die **Therapie** der chronischen Hyperurikämie hat die konstante Normalisierung des Serumharnsäurespiegels zum Ziel. Basis der medikamentösen Therapie bilden Urikosurika und Allopurinolderivate; dazu kommen diätetische und physikalisch-therapeutische Maßnahmen.

Die *operative Therapie* kann notwendig werden, wenn Deformitäten und Schmerzen mit konservativen Maßnahmen allein nicht genügend kontrolliert werden können. Sie besteht in der Entfernung mechanisch störender Tophi, Korrektur von Fuß- und Zehendeformitäten und Stabilisierung schmerzhafter Gelenke.

Vorspringende Weichteiltophi am Fuß finden sich häufig am Großzehengrundgelenk, jedoch auch über dem Kalkaneus. Die Entfernung des Tophus mit allenfalls darüber liegender Bursa entzieht diese Prominenz vermehrtem Schuhdruck und damit zusätzlicher Reizung. Das operative Vorgehen am häufigst betroffenen Zehengrundgelenk I soll gleichzeitig die Stellungskorrektur und die Resektion des zerstörten Gelenkabschnittes erlauben. Abhängig von der Befallslokalisation an der Grundphalanxbasis oder im Metatarsaleköpfchen ist die Debasierung nach Keller-Brandes oder eine Köpfchenresektion nach Hueter-Majo angezeigt. Destruktionen multipler Zehengrundgelenke können zur Entfer-

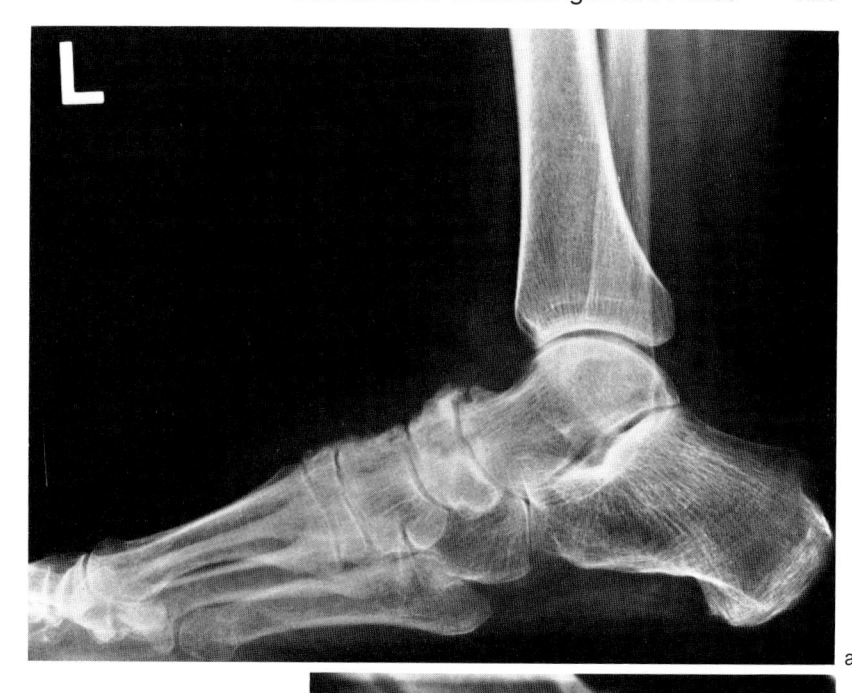

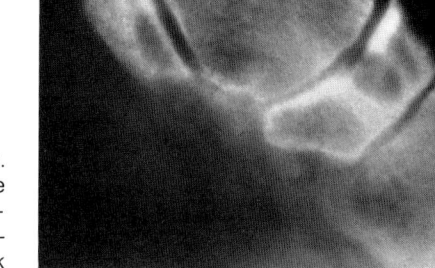

Abb. 29 a u. b   Pat. S. F., 1898.
a) „Struppiger Fuß" bei chronischer Gichtarthropathie.
b) Gichttophus, wie auf der Übersichtsaufnahme (Abb.a) zu vermuten, tomographisch ausgeprägter – atypisch lokalisierter – intraossärer Tophus im Os naviculare, kommunizierend mit dem Talonavikularegelenk

nung aller Metatarsaleköpfchen im Sinne eines Alignement nach Lelievre zwingen.
Die Entfernung von Tophi kann notwendig werden infolge einer schmerzhaften Funktionsbehinderung bei Lokalisation im Bereich von Gelenkkapseln, Sehnenscheiden und Sehnen.
Durch das Abtragen von Protuberanzen und die Korrektur von Deformitäten sollen das Tragen von Schuhen und schmerzfreies Gehen wieder ermöglicht werden.

Hämochromatose

Die idiopathische Hämochromatose ist charakterisiert durch übermäßige Eisenresorption mit Hämosiderinablagerung in verschiedenen inneren Organen. Die Krankheit befällt überwiegend Männer nach dem 2. oder 3. Lebensjahrzehnt. Klinische Gelenk- und Skelettmanifestationen am Fuß sind selten, röntgenologische Befunde sind Verkalkungen des Gelenkknorpels – also eine Chondrokalzinose – mit weniger charakteristischer Ausprägung als im Bereich der Hand (DIHLMANN 1973).

Chondrokalzinose (Pseudogicht)

Als Pseudogicht (MCCARTY u. Mitarb. 1962) oder Chondrocalcinosis articularis wird eine manchmal familiär auftretende Knorpelstoffwechselstörung bezeichnet, welche am Fuß das Talokrural-, seltener die Zehengelenke und gelegentlich auch Weichteile befällt.
Röntgenologisch finden sich strichförmige Kalkablagerungen parallel zur subchondralen Grenzlamelle entsprechend einer Verkalkung der oberflächlichen Gelenkknorpelschicht.
Gelegentlich anfalls- und schubweise auftretende Gelenkentzündungen mit starken Schmerzen und Schwellungen erklären den Ausdruck Pseudogicht. Arthralgien und röntgenologisch sichtbare Kalkablagerungen treffen nicht immer die gleichen Gelenke.
Substrat der kalkdichten streifigen Veränderung ist das polarisationsmikroskopisch nachweisbare Calciumpyrophosphat, welches zur Gelenkdestruktion und Arthrosis deformans führen kann (SCHILLING u. SCHACHERL 1965). Arthritische Zeichen kommen durch Austreten der Pyro-

4.30 Entzündungen

phosphatkristalle ins Gelenklumen und der daraus resultierenden Synovitis zustande.
Differentialdiagnostisch ist bei Knorpelverkalkungen mit oder ohne Gelenkbeschwerden stets an Hyperparathyreoidismus, Hyperurikämien verschiedener Genese, idiopathische Hämochromatose, hepatolentikuläre Degeneration (Morbus Wilson) und Morbus Paget zu denken. Die Krankheit ist häufig gekoppelt mit dem Auftreten eines Diabetes mellitus oder einer Hypercholesterinämie.
Die **Therapie** mit Salizylaten, Indometacin, Phenylbutazon, aber auch intraartikulären Injektionen von wasserlöslichen Corticosteroiden ist in der akuten Phase meist erfolgreich.

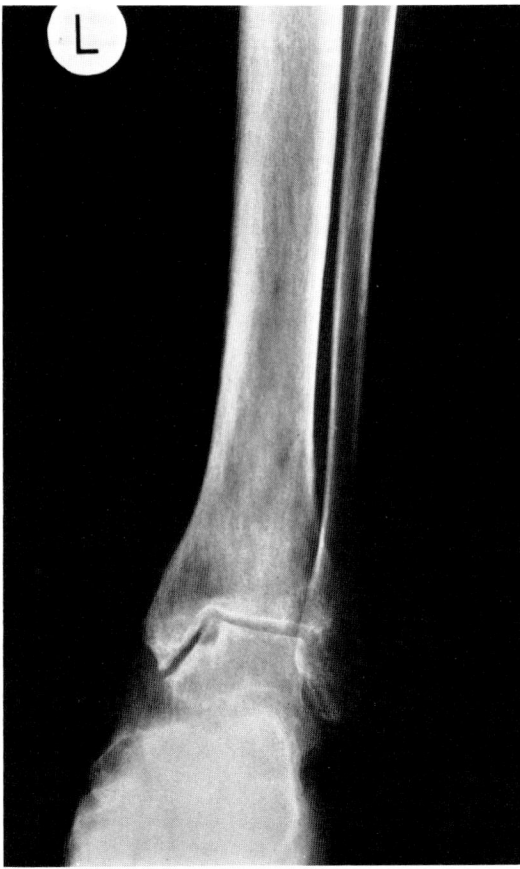

Primärer Hyperparathyreoidismus

Der Verdacht auf diese „autonome" Überfunktion der Epithelkörperchen sollte immer bei der Kombination unklarer ossärer und renaler Affektionen geäußert werden, besonders wenn zusätzlich eine Nephrolithiasis (in ungefähr 70% der Fälle) besteht. Skelettmanifestationen als Leitsymptom des primären Hyperparathyreoidismus sind nach DAMBACHER (1977) heute eher selten geworden (klassische Zysten und subperiostale Usuren in weniger als 10% der Fälle) und treten in der Regel primär an anderen Skelettabschnitten auf, so daß bei am Fuß lokalisierten Gelenkschmerzen die Diagnose oft mit Verzug gestellt wird (Abb. 30).

Lipidstoffwechselstörungen

Unter den klassischen Lipidspeicherkrankheiten (Morbus Gaucher, Nimann-Picksche Krankheit, amaurotische Idiotie Tay-Sachs, Histiozytosen, Lipoidgicht Bürger, Whipplesche Krankheit) zeigt nach DIHLMANN (1982) praktisch nur die *Lipoidgicht* neben anderen Lokalisationen auch Knochenmanifestationen am Fuß. Dabei löst eine subchondrale und subperiostale Schaumzelleninfiltration eine Knochenresorption aus. Da-

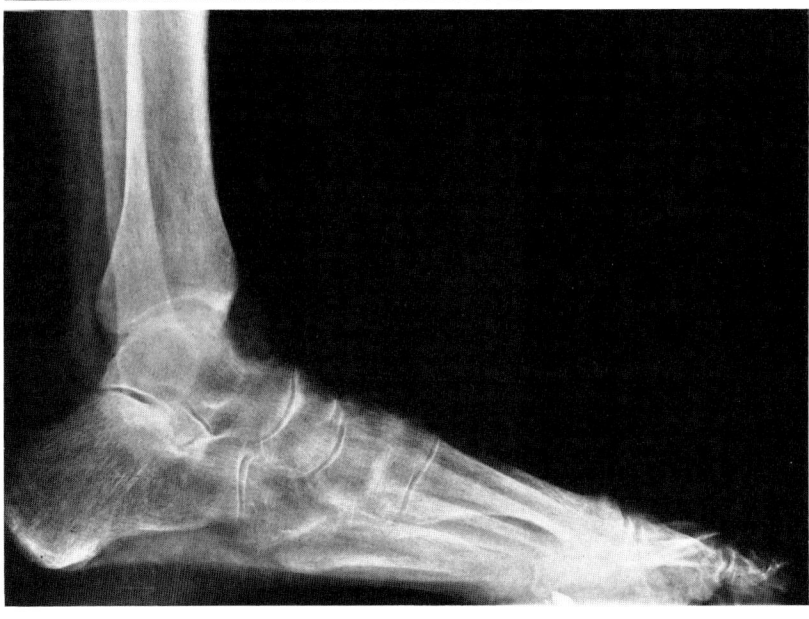

Abb. 30 a u. b Pat. Sch. E., 1911.
a) 66jährige Patientin mit primärem Hypoparathyreoidismus. Typische Zystenbildung im Bereich der medialen Talusrolle.
b) In der Seitaufnahme charakteristische subperiostale Usuren dorsal am Talushals und am Os naviculare

Entzündliche Erkrankungen des Fußes 4.31

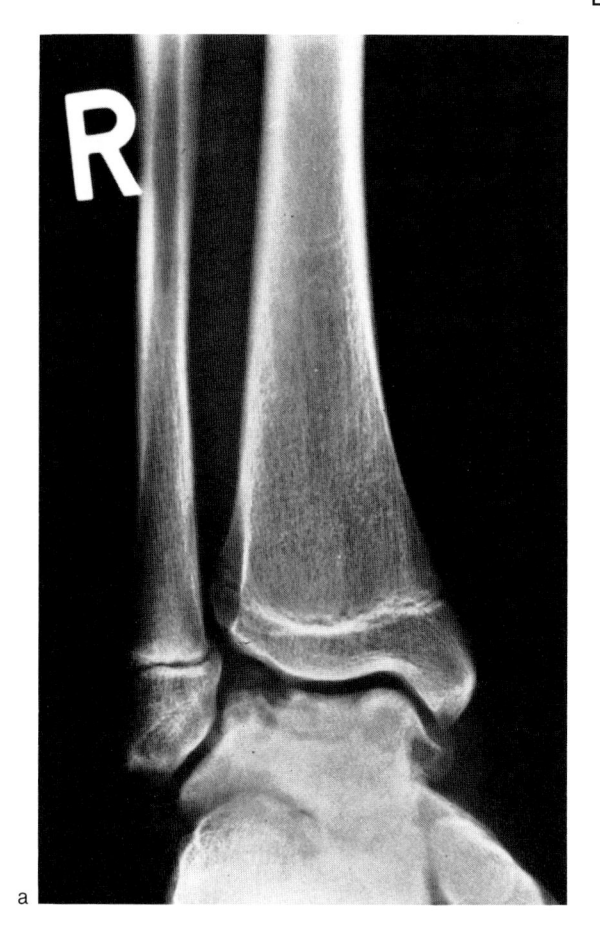

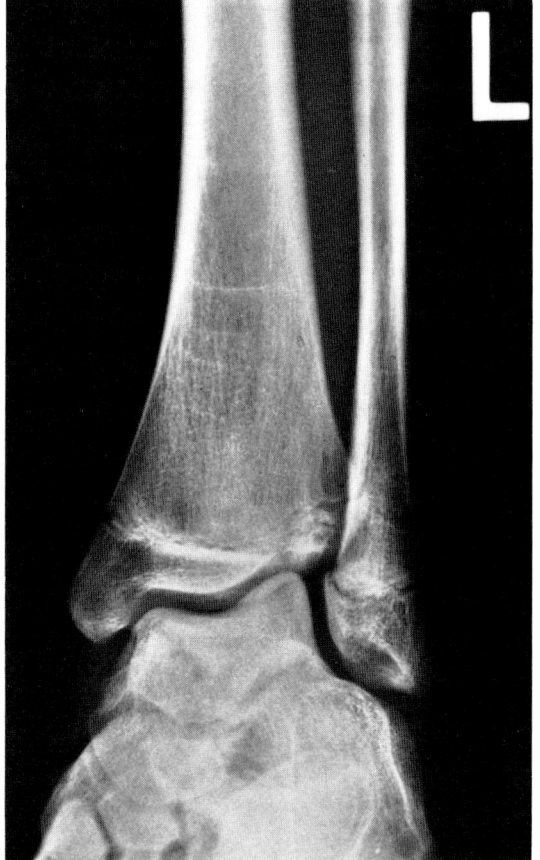

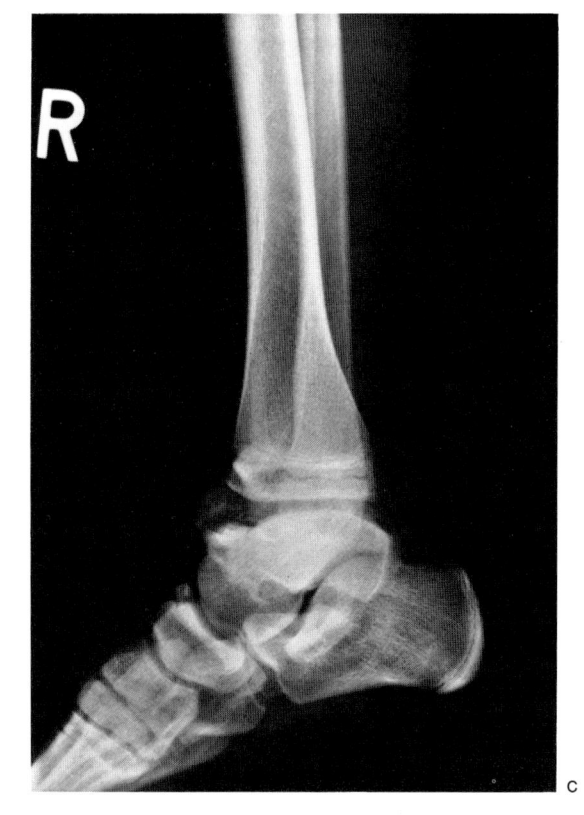

Abb. 31 a–c Pat. R.V., 1961. 12jährige Patientin mit kongenitaler Analgesie. Schwere Deformierung der Talusrolle wie auch der tibialen Gelenkfläche als Ausdruck des Krankheitsprozesses während des Wachstumsalters. Osteochondronekrotische Zerstörungen der rechtsseitigen Talusrolle

4.32 Entzündungen

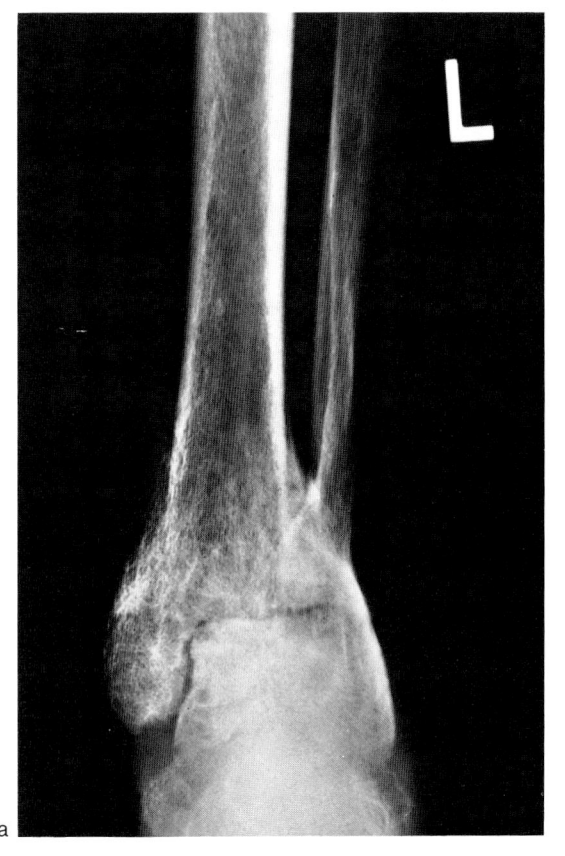

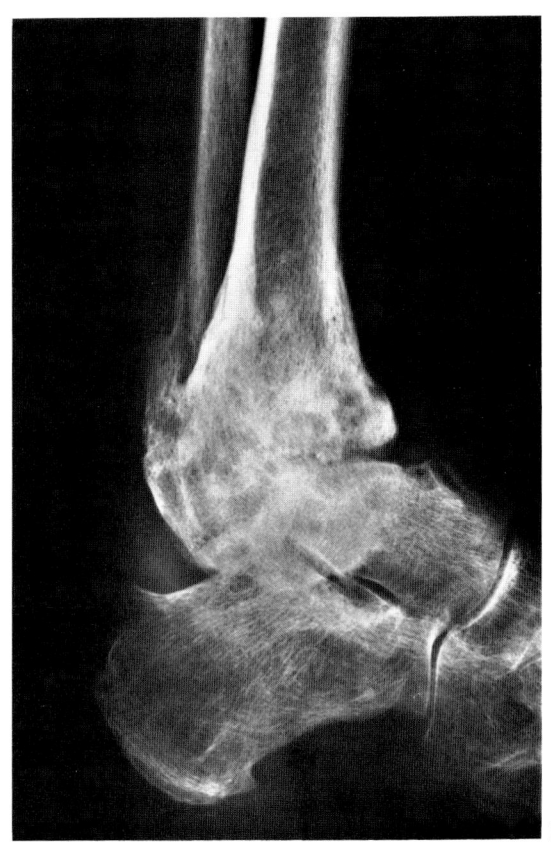

Abb. 32 a u. b Pat. S.F., 1908. 65jähriger Patient mit Tabes dorsalis. Groteske Destruktion des linken oberen Sprunggelenks mit Luxation des Talus in der Malleolengabel nach ventral

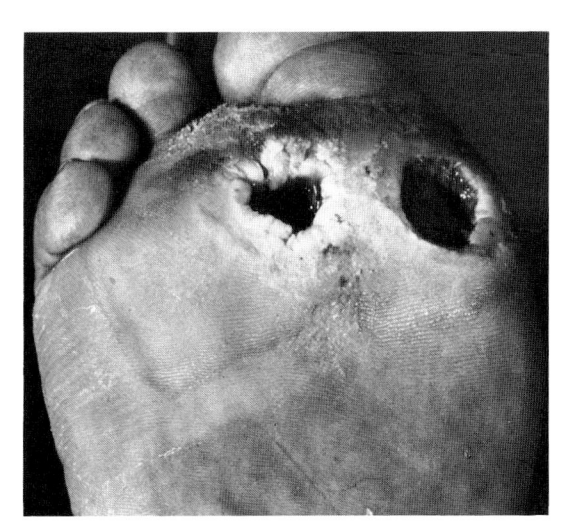

Abb. 33 Mala perforantia im Bereich der Belastungszonen über den Metatarsaleköpfchen I und III bei Patient mit Diabetes mellitus

Die *Lipoid-Dermato-Arthritis* (Retikulohystiozytose) verläuft in fortgeschrittenen Fällen unter dem Bild einer mutilierenden Arthritis, welche auch am Fußskelett auftreten kann.
Über die bei der *Whippleschen Krankheit* (Lipodystrophia intestinalis) zu beobachtenden Veränderungen wird bei den intestinalen Arthritiden hingewiesen.
Die genetisch bedingten *Mukopolysaccharidosen* manifestieren sich in typischer Weise am Skelett und werden diagnostiziert, lange bevor Veränderungen am Fuß beobachtet werden.

Neuroarthropathien

Neurogene Osteoarthropathien resultieren in einer meist grotesken Gelenkzerstörung, bedingt durch Verlust oder Minderung von Propriozeptions-, Schmerz- und Temperaturempfindung. Obgleich geschichtlich zumeist von der Tabes dorsalis her bekannt (Abb. 32), finden sich Neuroarthropathien auch bei Syringomyelie, kongenitaler Analgesie (Abb. 31) und familiärer Akroosteolyse (PARTSCH 1970). Neurogene Osteoarthropathien treten auch nach Verletzungen, toxischen Schädigungen und Krankheiten des zentralen Nervensystems und peripherer Nerven

neben werden an den kleinen Knochen durch größere Xanthome bedingte Druckusuren beobachtet. Für differentialdiagnostische Überlegungen ist festzuhalten, daß die xanthomatösen Knoten gleiche Lokalisationen wie Gichttophi bevorzugen (ANSELL u. BYWATERS 1957).

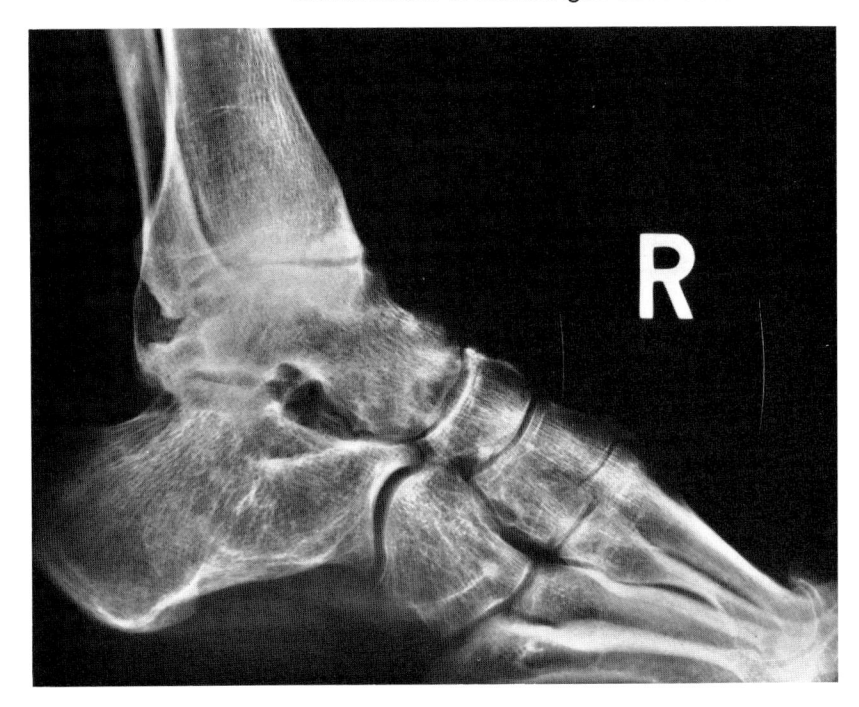

Abb. 34 Pat. I.P., 1946. Patient mit Hämophilie A. Fortgeschrittene Osteoarthropathie im oberen und unteren Sprunggelenk sowie im Talonavikulargelenk. Zystische Osteolysen im Taluskopf als Folge intraossärer Blutungen. Abflachung der osteonekrotischen Talusrolle

auf, ebenso bei Dysraphien der Wirbelsäule und des Rückenmarkes und bei Myelodysplasien. Auch beim Diabetes mellitus findet sich nach langjährigem Verlauf und beim Auftreten neurologischer Ausfälle (Sensibilitätsstörungen, Reflexanomalien) eine fast ausschließlich die unteren Extremitäten bei 2% aller Patienten befallende neurogene Osteoarthropathie (FOCHEM 1971). Auch bei der lepromatösen Verlaufsform der Lepra sowie beim Myzetom sind neurogene Osteoarthropathien bekannt. Unter den genannten Gelenkveränderungen erhalten gerade die letztgenannten Krankheiten ihr klassisches Gepräge durch die sog. Mala perforantia (Abb. 33), Druckgeschwüre, welche Ausgangspunkt ossifizierender Periostitiden sowie von Osteomyelitiden sind.
Klinisch typisch ist der schleichende, von schmerzlosem Gelenkerguß begleitete Beginn der Gelenkaffektion; jedoch sind auch schmerzhafte, pseudophlegmonöse Manifestationen bekannt (FRIED 1970).
Die *Röntgenbefunde* neurogener Fußosteoarthropathien sind im Frühstadium uncharakteristisch; beispielsweise kann es zu kleinen gelenknahen Konturdefekten der Grundphalangen und Metatarsusköpfe von 1–5 mm Durchmesser kommen (DIHLMANN 1982). Die Manifestation typischer röntgenologischer Veränderungen erfolgt mit wechselnder Schnelligkeit. Im Extremfall tritt eine ausgedehnte Osteolyse innerhalb Wochen auf (BOGONOWSKA u. Mitarb. 1967). Spontanfrakturen, Ermüdungsbrüche und Fragmentbildungen können das Krankheitsbild einleiten und besonders im Rückfuß zu ausgedehntem Zerfall oder zur Kompression betroffener Knochen mit Senkung der Fußwölbung, Luxationen und Subluxationen führen. Synchrone ligamentäre Schädigungen bei den neurogenen Osteoarthropathien sind nicht selten und erklären häufig imposante Gelenkdislokationen. Am Vorfuß sind gehäuft die Metatarsophalangealgelenke betroffen unter dem typischen Aspekt „abgelutschter Zuckerstangen".

Charakteristischerweise werden bei neurogenen Arthropathien befallene Gelenke in weit höherem Maß als bei der Arthritis und der Arthrose zerstört. In einem ersten Stadium kommt es zur osteochondronekrotischen Knorpel- und Knochenzerstörung. Knochenfragmente und Bröckel finden sich intraartikulär und in den Bursae.
Im zweiten Krankheitsstadium wird ein unharmonischer Knochenumbau an den destruierten Gelenken beobachtet (FEIEREIS 1964, GONDOS 1968). Am Fußskelett überwiegen resorptive Vorgänge, während anderswo, z.B. am Kniegelenk, die Knochenneubildung im Vordergrund steht.
Den nun folgenden, häufig über Jahre stationären Verlauf bezeichnet FRIED (1970) als Stabilisierungsphase. Konturabrundungen im Sinne von Harmonisierungen der anarchistisch umgestalteten Gelenke sind häufig.
Beim Auftreten neurogener Osteolysen an einem Zehengrundgelenk kann radiologisch der Eindruck arthritischer Usuren erweckt werden. Die Abgrenzung ist möglich durch Anamnese und klinische Begleitbefunde (trophische Ulzera, neurologische Ausfälle). Klinische und röntgenologische Symptomatik im Mutilationsstadium einer chronischen entzündlich-rheumatischen Gelenkerkrankung können dem Erscheinungsbild neurogener Arthropathien am Vorfuß ähneln.
Hinzuweisen bleibt in diesem Zusammenhang

4.34 Entzündungen

auf die häufig die Talokruralgelenke befallenden Hämophilieosteoarthropathie (Abb. 34). Rezidivierende Gelenkblutungen lösen für das Blutergelenk typische radiologische Veränderungen aus. Als Folgen intraossärer Blutungen werden zystische Osteolysen beobachtet. Subchondrale Blutungen können zu Zusammenbrüchen an der Talusrolle und zur Fragmentierung über aseptischen Knochennekrosen führen. Knochenwachstumsstörungen sind Folge der im Wachstumsalter auftretenden Gelenkschädigung.

Literatur

Ansell, B. M., E. G. L. Bywaters: Histiocytic bone and joint disease. Ann. rheum. Dis. 16 (1957) 503-510
Antoniou, D., A. N. Conner: Osteomyelitis of the calcaneus and talus. J. Bone Jt Surg. 56 A (1974) 338-345
Babucke, G., D. T. Mertz: Wandlungen in Epidemiologie und klinischem Bild der primären Gicht zwischen 1948 und 1970. Dtsch. med. Wschr. 98 (1973) 183
Balzer, G., H. Behrend, T. Behrend, H. Dombrowski: Zur Häufigkeit cystischer Knochenveränderungen (Ostitis cystoides multiplex Jüngling) bei der Sarkoidose. Dtsch. med. Wschr. 95 (1970) 1926
Bloch-Michel, H., M. Benoist, A. Siboulet, Ch. Grupper, P. Galistin, X. Peironet: Aphtose et rhumatisme inflammatoire. Forme atypique du syndrome de Behçet. Rev. Rhum. 32 (1965) 408-414
Bourrel, P., P. Bertram: Calcanéectomie totale pour ostéomyélite du Calcanéum. Méd. trop. 32 (1972) 199-202
Brattstroem, H.: Synovektomien in Metatarsophalangealgelenken. Orthopädie 2 (1973) 81
Bywaters, E. G. L.: Juvenile chronische Polyarthritis. In Schoen, R., A. Böni, K. Miehlke: Klinik der rheumatischen Erkrankungen. Springer, Berlin 1970 (S. 182)
Caffey, J., F. N. Silverman: Pediatric X-Ray Diagnosis, 5th ed. Yearbook Medical, Chicago 1967 (pp. 1-1192)
Clawson, D. K., A. W. Dunn: Management of common bacterial infections of bones and joints. J Bone Jt Surg. 49 A (1967) 164
Clayton, M. L., C. J. Smyth: Situation of the foot regarding early synovectomy in rheumatoid arthritis. In: Early Synovectomy in Rheumatoid Arthritis. Excerpta medica Foundation, Amsterdam 1969 (p. 146)
Coste, F.: La polyarthrite psoriatique. Z. Rheumaforsch. 17 (1958) 90
Coste, F.: Psoriasis-Arthritis. In Schoen, R., A. Böni, K. Miehlke: Klinik der rheumatischen Erkrankungen. Springer, Berlin 1970 (S. 1-684)
Csonka, G. W.: The course of Reiter's syndrome. Brit. med. J. 1958/I, 1088-1092
Dambacher, M. A., P. C. Scriba, G. Haas: Epithelkörperchen und metabolische Osteopathien. In Schwarz, K., P. C. Scriba: Endokrinologie für die Praxis, Teil 1 b. Lehmann, München 1972
De la Chapelle, A., M. Oka, A. Rekonen, A. Ruotsi: Chromosome damage after intraarticular injections of radioactive yttrium. Ann. rheum. Dis. 31 (1972) 508
Delagoutte, J. P.: Les endoprotheses dans la chirurgie du pied rhumatoide. Rev. Rhum. 47 (1980) 135-137
Delbarre, F., J. Cayla, P. Menkes: La synoviorthese par les radioisotopes. Presse méd. 76 (1968) 1045
Delbarre, F., C. J. Menkes, M. Aignau, I. Ingroud, A. Lego, I. C. Roucayrol: Synoviorthese par les radio-isotopes à la main et au poignet. Rev. Rhum. 40 (1973) 205
Dihlmann, W.: Calcaneopathia rheumatica (Röntgenologischer Nachweis. Differentialdiagnose). Fortschr. Röntgenstr. 107 (1967) 271-276
Dihlmann, W.: Gelenke, Wirbelverbindungen, 2. Aufl. Thieme, Stuttgart 1982
Dihlmann, W., H. J. Fernholz: Gibt es charakteristische Röntgenbefunde bei der Gicht? Dtsch. med. Wschr. 94 (1969) 1909-1911
Ehrlich, G. E.: Intermittent and periodic rheumatic syndromes. Bull rheum. Dis. 24 (1974) 746
Etter, H.: Unspezifische rheumatische Polyarthritiden. In Diethelm, L., O. Olsson, F. Strnad, H. Vieten, A. Zuppinger: Handbuch der medizinischen Radiologie, Bd. V/3. Springer, Berlin 1968 (S. 526)
Fassbender, H. G.: Pathologie rheumatischer Erkrankungen. Springer, Berlin 1975
Feiereis, H.: Arthropathie bei Diabetes mellitus und Adie-Syndrom. Intern. Prax. 4 (1964) 183-194
Ferrari-Brunnenfeld, M., O. Rainer: Chirurgische Behandlung und Diagnostik der Osteomyelitis unter besonderer Berücksichtigung der Knochen-Szintigraphie und Dauersaugspüldrainage. Mschr. Unfallheilk. 76 (1973) 175-183
Fochem, K.: Zum Röntgenbild der Osteoarthropathia diabetica. Radiol. clin. biol. 40 (1971) 281-290
Ford, D. K., G. Rasmussen: Relationship between genito urinary infection and complicating arthritis. Arthr. and Rheum. 7 (1964) 220-227
Fried, K.: Beitrag zum Verlauf und zur Pathogenese der neurotrophischen Osteoarthropathien. Fortschr. Röntgenstr. 113 (1970) 560-575
Gamp, A., S. Schilling, L. Muller, M. Schacherl: Das klinische Bild der Gicht heute. Beobachtungen an 200 Kranken. Med. Klin. 60 (1965) 129
Garrod, A. B.: The Nature and Treatment of Gout and Rheumatic Gout, 2nd ed. Walton & Marbery, London 1863; zit. nach Wallace, S. L., N. H. Ertel: Colchicine, current problems. Bull. rheum. Dis. 20, 1969
Gerster, J. C., Y. Saudan, G. H. Fallet: Talalgia. A review of 30 severe cases. J. Rheum. 5 (1978) 210-216
Gondos, B.: Roentgen observations in diabetic osteopathie. Radiology 91 (1968) 6-13
Graham, R., J. T. Scott: Clinical survey of 354 patients with gout. Ann. rheum. Dis. 29 (1970) 461
Gschwend, N., M. Barbier, W. R. Dybowski: Die Vorfußkorrektur-Häufigkeit und Bedeutung der Zehen- und Metatarsaleindices. Arch. orthop. Unfall-Chir. 88 (1977) 75-85
Hall, A. P., P. E. Barry, T. R. Dawber, P. M. McNamara: Epidemiology of gout and hyperuricemia. A long-term population study. Amer. J. Med. 42 (1967) 27
Hartung, E. F.: History of the use of colchicin and related medicaments in gout. Ann rheum. Dis. 13 (1954) 190-200
Helal, B., L. Cozen, L. Kramer: Silicone injections of joints. Intern. Surg. 54 (1970) 317
Hellncr, H.: Die hämatogene Osteomyelitis und ihre Behandlung. In Bürkle de la Camp, H.: Vorträge aus der praktischen Chirurgie, H. 37. Enke, Stuttgart 1954
Hennings, D., D. P. Mertz: Urikopathie bei Jugendlichen. Besonderheiten im klinischen Bild. Münch. gedn. med. Wschr. 113 (1971) 458
Horwitz, TH.: Partial resection of the os calcis and primary closure in the treatment of resistant large ulcers of the heel, with or without osteomyelitis of the os calcis. Clin Orthop. 84 (1972) 149-153
Jakubowski, S.: In: Early Synovectomy in Rheumatoid Arthritis. Excerpta medica Foundation, Amsterdam 1969 (p. 149)
Jakubowski, S.: Synovektomie des oberen Sprunggelenkes. Orthopäde 2 (1973) 79
Kirkup, J. R., E. Vidigal, R. K. Jacoby: The hallux and rheumatoid arthritis. Acta orthop. scand. 48 (1977) 527-544
Koch, W.: Metastatische Infektarthritis und ihre Differentialdiagnose. In Schoen, R., A. Böni, K. Miehlke: Klinik der rheumatischen Erkrankungen. Springer, Berlin 1970 (S. 131)
Koenn, G., E. Boehm: Pathologische Anatomie. In Plaue, R.: Die Behandlung der sekundär-chronischen Osteomyelitis. Enke, Stuttgart 1974

Lafont: An arrosis of adult scelettle tuberculosis. J. Bone Jt Surg. 40 A (1958) 346–364
Lelievre, J.: Pathologie du pied. Masson, Paris 1981
Lesch, M., W. L. Nyhan: A familial disorder of uric acid metabolism and central nervous system function. Amer. J. med. 36 (1964) 561–570
Lidgren, L.: Neoplasia in chronic fistulating osteitis. Acta orthop. scand. 44 (1973) 152–156
Lipscomb, P. R.: Surgery of the rheumatoid foot: preferable prosecures. Rev. Chir. orthop. 67 (1981) 375–382
McCarty, D. W., N. N. Kohn, J. S. Faires: The significance of calcium phosphate crystals and the synovial fluids of arthritic patients. „The pseudogout syndrome". I. Clinical aspects. Ann. intern. Med. 56 (1962) 711–737
Manale, B. L., T. D. Brower: The significance of bacterial flora in carcinomas in chronic osteomyelitis. Surg. Gynec. Obstet. 136 (1973) 63–64
Marmor, L.: Arthritis Surgery. Lea & Febiger, Philadelphia 1967
Marshall, M., M. Schattenkirchner: Der akute Gichtanfall. In Schwiegk, H.: Handbuch der inneren Medizin, Bd. VII/3: Gicht. Springer, Berlin 1976 (S. 1–661)
Martini, M., J. Martini-Benkeddache, T. Bekhechi, D. Abdelhamid: Treatment of chronic osteomyelitis of the calcaneus by resection of the calcaneus. J. Bone Jt Surg. 56 A (1974) 542–548
Mathies, H.: Symptomatische Arthritiden. Med. Klin. 65 (1970) 1351–1355
Mattingly, S.: Palindromic rheumatism. Ann. rheum. Dis. 25 (1966) 307–317
Meier, G., G. Bontemps, K. Tillmann: Synovektomie des oberen Sprunggelenkes bei rheumatischer Arthritis. Orthop. Prax. 11 (1975) 874
Miltner, L. J., H. C. Fang: Prognosis and treatment of tubercolosis of the bones of the foot. J Bone Jt Surg. 18 (1936) 287–296
Niculescu, D., P. Stancuilescu, M. Negoescu, J. Jonescu, I. Stoia: Chemische Synovektomie durch Natriumsalze von Fettsäuren. Z. Rheumaforsch. 29 (1970) 27
Ochsner, P. E., A. Bernau: Differentialdiagnose der pcP am Fuß. Orthop. Prax. 12 (1975) 918–920
Ochsner, P. E., M. D. Cserhati: Differentialdiagnostische Probleme beim Fibrosarkom am Fuß. Arch orthop. traum. Surg. 91 (1978) 143–147
O'Duffy, J. D., J. A. Carney, S. Deodhar: Behçets disease: a report of 10 cases, 3 with new manifestations. Ann. intern. Med. 75 (1971) 561
Ott, V. R., H. Wurm: Spondylitis ankylopoetica (M. Strümpell-Marie-Bechterew). In: Der Rheumatismus, Bd. III. Steinkopff, Darmstadt 1957
Otten, H., M. Plempel, W. Siegenthaler: Antibiotika-Fibel. Thieme, Stuttgart 1975
Partsch, H.: Hereditäre sensorische Neuropathie (Familiäre Akro-Osteolyse). Wien. klin. Wschr. 82 (1970) 129–136
Plaue, R. (Hrsg.): Die Behandlung der sekundär-chronischen Osteomyelitis. Enke, Stuttgart 1974
Pogonowska, M. J., L. C. Collins, H. L. Dobson: Diabetic osteopathy. Radiology 89 (1967) 265–271
Raunio, P., J. Laine: Synovectomy of the metatarsophalangeal joints in rheumatoid arthritis. Acta rheum. scand. 16 (1970) 12
Schilling, F.: Klinik und Therapie der Gicht und deren Abgrenzung von der Pseudogicht. In Oeker W.: Fettsucht-Gicht. 6. Bad Mergentheimer Stoffwechseltagung. Thieme, Stuttgart 1971 (S. 139–160)
Schilling, F.: Klinik und Therapie der Gicht. Vortrag 6. Bad Mergentheimer Stoffwechseltagung 1971.
Schilling, F., M. Schacherl: Chondrocalcinose. Fortschr. Röntgenstr. 102 (1965) 692–693
Schilling, F., A. Gamp, M. Schacherl: Das Reiter-Syndrom und seine Beziehungen zur Spondylitis ankylopoetica. Z. Rheumaforsch. 24 (1965) 342–353
Schinz, H. R., W. E. Baensch, W. Frommhold, R. Glauner, E. Uehlinger, J. Wellauer: Lehrbuch der Röntgendiagnostik, 6. Aufl. Bd. I. Thieme, Stuttgart 1965 (S. 1–576)

Schirmer, A., A. Boeni: Kritische Stellungnahme zur Diagnostik des Reiter-Syndromes. Z Rheumaforsch. 26 (1967) 142–152
Schreiber, A.: Orthopädische Eingriffe am Vorfuß bei chronischer Polyarthritis. Verh. dtsch. orthop. Ges. Beih. Z. Orthop. 103 (1967) 547
Schreiber, A., M. Dexel, H. Zollinger: Eine neue Sprunggelenks-Endoprothese - Alternative zur Arthrodese? Akt. Traumatol. 8 (1978) 177–184
Schulitz, K. P., W. Winkelmann: Die Fersenbeinosteomyelitis. Arch. orthop. Unfall-Chir. 87 (1977) 333–342
Scott Smyth jr. F.: Local affections of the bones and soft tissues of the foot. In: Du Vries Surgery of the Foot, 3rd ed. Mosby, St. Louis 1973 (p. 375)
Short, C. L., W. Bauer, W. E. Reynolds: Rheumatoid Arthritis. Harvard University Press, Cambridge 1957
Siegrist, H.: Klinische Verlaufsformen der progredient chronischen Polyarthritis am Fuß. Z. Orthop. 104 (1968) 356
Sorrel, Sorrel-Dejerine: Tuberculose osseuse et ostéoarticulaire. Masson, Paris 1930
Stevenson, A. C., I. Bedford, A. G. S. Hill, H. Hill: Chromosome damage in patients who have intraarticular injections of radioactive gold. Lancet 1971/I, 837
Stevenson, A. C., J. Bedford, G. W. Dolphin, R. J. Purrott, D. C. Lloyd, A. G. Hill, H. F. H. Hill, J. M. Gumpel, D. Williams, J. T. Scott, N. W. Ramsey, E. F. Bruckner, C. B. D. A. Fearn: Cytogenetic and scanning study of patients receiving intraarticular injections of gold-98 and yttrium-90. Ann. rheum. Dis. 32 (1973) 112
Susman, M. H., Clayton, M. L.: Surgery of the rheumatoid foot. Ann. Acad. Med. Singapore 12 (1983) 225–232
Talbott, J.-H., K. L. Terplan: The kidney in gout. Médecine 39 (1960) 405–468
Talbott, J.-H., T. F. Yü: Gout and Uric Acid Metabolism. Thieme, Stuttgart 1976
Taubner, A., F. Leichsenring: Zur Bedeutung der akuten Sarkoidose in der Rheumatologie. Münch. med. Wschr. 47 (1964) 2144
Tillmann, K.: Die rheumatische Hand und ihre operative Behandlung. Handchirurgie 1 (1969) 197
Tillmann, K.: Der rheumatische Fuß und seine Behandlung. Enke, Stuttgart 1977
Vahvanen, V.: Rheumatoid arthritis in the pantalar joints. Acta orthop. scand., Suppl. 107, 1967
Vainio, K.: The rheumatoid foot. A clinical study with pathological and roentgenological comments. Ann. chir. gynaec. Fenn. 45, Suppl. 1, 1956
Viladot, A.: Metatarsalgia due to biomechanical alterations of the forefoot. Orthop. Clin. N. Amer. 4 (1973) 165
Wallace, S. L., N. H. Ertel: Colchicine, current problems. Bull. rheum. Dis. 20, 1969
Wallace, S. L., D. Bernstein, H. Diamond: Diagnostic value of colchicin therapeutic trial. J. Amer. med. Ass. 199 (1967) 525–528
Weickenmeier, B.: Die akute hämatogene und exogene Osteomyelitis, Beitrag zur Pathogenese. Inaug.-Diss., Heidelberg 1972
Willenegger, H., W. Roth: Die antibakterielle Spüldrainage als Behandlungsprinzip bei chirurgischen Infektionen. Dtsch. med. Wschr. 87 (1962) 1485
Wilson, J. C., F. M. McKeever: Bone growth disturbance following hematogenous osteomyelitis. J. Amer. med. Ass. 107 (1936) 1188
Woerner, A.: Über den prozentualen Anteil der Kiefergelenksbeteiligung beim Krankheitsbild der chronischen Polyarthritis. Diss., Mainz 1973
Wright, U.: Psoriatic arthritis, a comparative radiographic study of rheumatoid arthritis and arthritis associated with psoriasis. Ann. rheum. Dis. 22 (1963) 77–90
Zitnan, D., S. Sitaj: Chondrocalcinosis articularis section I clinical and radiological study. Ann. rheum. Dis. 22 (1963) 152–162

Haglund-Ferse – Fersensporne – Fußhöcker – Talusnase

Von G. FRIES

Haglund-Ferse

Fersenschmerzen sind häufige Ursache zur Inanspruchnahme ärztlicher Hilfe. Die schmerzhaften Erscheinungen können so ausgeprägt sein, daß sie dem Betroffenen das Gehen und Stehen erschweren oder gar verhindern und dadurch sogar Arbeitsunfähigkeit bedingen. Die auslösenden Faktoren sind jedoch sehr unterschiedlicher Natur, wenngleich auf Grund der besonderen statischen und funktionellen Beanspruchung des „Fersenbeinsystems" (SIEBERG) und der darauf abgestimmten anatomisch-topographischen Verhältnisse enge und subjektiv nicht differenzierbare Zusammenhänge bestehen.

ALBERT führte 1893 für den Beschwerdekomplex des Fersenschmerzes den Begriff *Achillodynie* ein, der von RÖSSLER (1896) in einer ausführlichen Darstellung aufgegriffen wurde und sich seither neben anderen Bezeichnungen (Bursitis retrocalcanea achilli [HEINECKE 1868], Achillobursitis, Schuhgeschwulst [SAXL 1929 u.a.]) durchgesetzt hat. Auch heute, nachdem wir die Fersenschmerzen klinisch-röntgenologisch differenzieren können, ist diese Bezeichnung noch gebräuchlich und nach einer Darstellung von SCHNEIDER (1959) auch durchaus gerechtfertigt.

Eine der Ursachen der Achillodynie ist die von HAGLUND 1928 beschriebene Formvariante des Kalkaneus, die im Schrifttum als Haglund-Ferse oder irreführend auch als Haglund-Exostose bezeichnet wird, obwohl HAGLUND schon hervorgehoben hat, daß er „bei dergleichen Operationen nie etwas beobachtet hat, das mit dem Namen Exostose bezeichnet werden könnte." Die Beobachtungen HAGLUNDs betreffen ein Krankheitsbild, das primär durch eine ungünstige Kalkaneusform verursacht wird, an dem sich aber unter bestimmten Umständen auch die Achillessehne, die ihr zugeordneten Bursen und die Haut beteiligen können.

Pathologische Anatomie und Röntgenbild

In der Regel ist die hintere Kalkaneusfläche abgerundet und geht stumpfwinklig in die obere horizontale Fläche über. Durch eine flache Ausmuldung der Horizontalfläche erscheint die obere Hinterkante aufgewulstet, aber abgerundet. Bei der Haglund-Ferse ist die Hinterkante „weniger stumpfwinklig, ja sogar spitzwinklig" (HAGLUND 1928) geformt, ohne daß sich dadurch eine „lokale Tuberosität oder Exostose" (HAGLUND) entwickelt. Bei Betrachtung des normalen Kalkaneus von dorsal liegt die Hauptknochenmasse distal in Richtung auf das Tuberculum tibiale. ABERLE-HORSTENEGG (1937) weist darauf hin, daß die Formvariation bei der Haglund-Ferse auch durch eine Verlagerung dieser Knochenmasse nach lateral oben bestimmt wird, weshalb SPITZ (1937) die Bezeichnung „hoher Kalkaneus" vorgeschlagen hat.

Daß diese knöcherne Formvariante beim Jugendlichen bereits knorpelig angelegt ist, wurde von BREITENFELDER (1955) bei 9 Operationsfällen beobachtet, bei denen das Röntgenbild völlig negativ gewesen ist.

Die röntgenologische Beurteilung ist wegen der schon im physiologischen Bereich recht vielfältigen Formvariationen des Kalkaneus schwierig. Aus diesem Grunde wurde versucht, die Beurteilung mit Hilfe von Längen- und Winkelmessungen zu erleichtern. Diese Methoden sind aber gerade wegen der Formvielfalt des Kalkaneus und wegen der Schwierigkeit, exakte und reproduzierbare Bezugspunkte zu finden, umständlich, zudem ungenau und daher für die Praxis ungeeignet.

FOWLER und PHILIP versuchten den Winkel der hinteren oberen Kalkaneuskante zu bestimmen. STEFFENSEN u. EVENSEN (1958) werteten 250 Röntgenbilder aus und empfehlen die Anwendung eines Winkels, der sich aus folgenden Linien ergibt: vom hintersten Punkt des Tuber calcanei (gleichzeitig oberster Ansatzpunkt der Achillessehne) einmal nach vorn zum tiefsten Punkt des Sinus tarsi und zum andern nach oben an den „obersten, hintersten Punkt der oberen, hinteren Ekke". Im Durchschnitt soll dieser Winkel ungefähr 60 Grad betragen. Ein größerer Winkel als 63–65 Grad gibt den Autoren einen eindeutigen prädisponierenden Faktor der Krankheit an (Abb. 1).

Veränderungen im Weichgewebe
Andererseits kann man davon ausgehen, daß die Diagnostik auch ohne Winkel- und Längenmessungen am Röntgenbild wegen der klinisch gut zu diagnostizierenden Weichteilveränderungen und der charakteristischen subjektiven Symptomatik keine Schwierigkeiten bereitet.

An diesen Veränderungen können alle Weichgewebe zusammen mit dem Knochen, also das ganze „Fersenbeinsystem", beteiligt sein: die Achillessehne selber, die Bursa tendinis m. tricipitis surae (Bursa subtendinea), zwischen Achillessehne und oberer Hinterkante des Kalkaneus gelegen, die Bursa subcutanea achillea sowie die

Haglund-Ferse 4.37

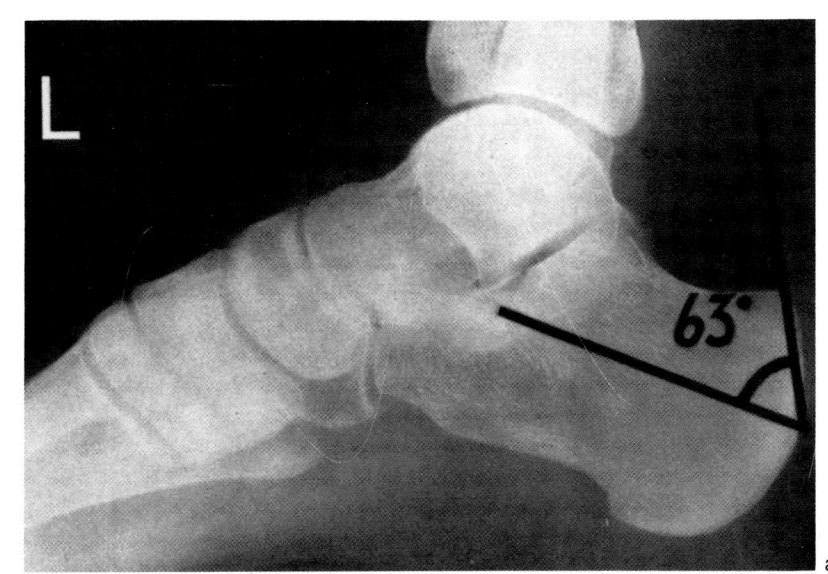

Abb. 1 a u. b 15jährige Patientin. a) Haglundsche Exostose der hinteren oberen Fersenbeinecke mit entsprechender Weichteilvorwölbung. Der Winkel zwischen dem tiefsten Punkt des Sinus tarsi, dem Achillessehnenansatz und der hinteren oberen Umschlagstelle des Tuber calcanei nach *Steffensen* u. *Evensen* beträgt 63 Grad. „Hohlfußtyp". b) Dieselbe Patientin nach Abrundung der „Exostose". Gleichzeitig ist der zu entfernende Keil bei der Resektion nach *Zadek* eingezeichnet (Abb. 1-4 aus *C. Mau, H. Mau:* Degenerative Erkrankungen des Fußes. In *G. Hohmann, M. Hackenbroch, K. Lindemann:* Handbuch der Orthopädie, Bd. IV/2. Thieme, Stuttgart 1961)

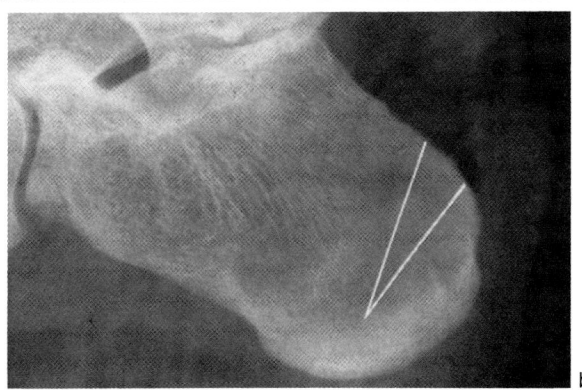

Haut und das Unterhautgewebe. Die Veränderungen der Weichteile können so augenfällig sein, daß sie zunächst als selbständige Krankheitsbilder angesehen und behandelt wurden (HEINECKE: Bursitis retrocalcanea achilli, 1868). Meist entstehen gegenüber der oberen Fersenbeinkante eine Rötung und eine Schwellung der Haut mit ödematöser Aufquellung der Unterhaut, aus der sich eine rundliche, schwielige Verdickung der Haut entwickeln kann, besonders, wenn die darunterliegende Bursa subcutanea und evtl. auch die Bursa tendinis m. tricipitis surae mit beteiligt sind. Äußere Einflüsse sind an dieser Entwicklung nicht unbeteiligt. So wird von den meisten Autoren der obere Rand der Schuhkappe für die Entstehung der Weichteilveränderungen angeschuldigt. SAXL (1929) spricht sogar von einer „Schuhgeschwulst". Da diese Veränderungen in der kalten Jahreszeit gehäuft auftreten, wird von NISBET im englischen Sprachgebrauch der Ausdruck „Winterferse" gebraucht. Über das gleichzeitige Auftreten von Erfrierungserscheinungen in diesem Bereich berichtet ABERLE-HORSTENEGG (1937).
Über die Beteiligung der Bursen am Krankheitsbild sind die Ansichten in der Literatur geteilt. SAXL (1929), ABERLE-HORSTENEGG (1937), STUKKE (1956), NEUMEYER (1957) u. a. betonen das Auftreten von Entzündungsveränderungen in der zwischen Haut und Achillessehne gelegenen allerdings inkonstanten Bursa subcutanea achillea. ABERLE-HORSTENEGG (1937), der auch histologische Befunde beschreibt, hebt hervor, daß er bei 31 untersuchten Fällen niemals eine Beteiligung der Bursa tendinis m. trizipitis surae gefunden habe. Im Gegensatz dazu berichten HAGLUND (1928), HOHMANN (1951), MAU (1935), MUSSGNUG, SCHNEIDER (1959), STEFFENSEN u. EVENSEN (1958) sowie CHANG u. MILTNER, daß gerade an dieser Bursa im Belastungsbereich zwischen oberer Kalkaneuskante und Sehne häufig degenerative und entzündliche Veränderungen nachweisbar sind. Damit ist also erwiesen, daß am Krankheitsbild sowohl eine Bursistis subcutanea als auch eine Bursitis subtendinea beteiligt sein können. Dies wird im einzelnen von der Konstellation der pathogenetischen und ätiologischen Faktoren abhängig sein. SCHNEIDER (1959) macht darauf aufmerksam, daß „bei einer geröteten Anschwellung im Achillessehnenbereich über ihrem

Ansatz genauso wie am Ansatz selbst eine „*Paratendinitis und auch der Verdacht des Vorhandenseins einer Tendinitis*" vorliegen. Eine *Bursitis subcutanea* gibt sich an der umschriebenen Schwellung und Fluktuation zwischen Achillessehne und Haut bei gleichzeitigen entzündlichen Zeichen zu erkennen; fehlen die entzündlichen Veränderungen, ist nach SCHNEIDER nur von einer *Bursopathie* zu sprechen. Er weist auch darauf hin, daß beim Fehlen von Fluktuation und Anschwellung die Beschwerden von degenerativen, womöglich auch regenerativen Umgestaltungen im Paratenon und höchstwahrscheinlich im Sehnengewebe selber verursacht werden können.

Ätiologie und Pathogenese
Im allgemeinen sind sich alle Autoren darin einig, daß das *Zusammenwirken* von *Fersenform* und *mechanischen Einflüssen* zum klinischen Krankheitsbild der Haglund-Ferse führt.
SAXL (1929) weist darauf hin, daß entzündliche Erscheinungen im Fersenbereich auch bei normaler Kalkaneuskontur allein durch den Druck und das Scheuern des oberen Schuhkappenrandes entstehen können; er glaubt sogar, daß dieses Scheuern unter Druck eine *Periostitis calcanei* auslösen könne, eine Ansicht, die von anderen Autoren abgelehnt wird. Ebenso ist der von NEUMEYER (1957) vermutete Zusammenhang zwischen Haglund-Ferse und *Apophysitis calcanei* umstritten. C. und H. MAU (1961) begründen ihre Zweifel an diesem Zusammenhang damit, daß „die Kalkaneusapophyse nur mit ihren obersten Ausläufern in die fragliche Region reicht und gelegentlich auch das nicht einmal."
SCHNEIDER (1959) sieht in der Formänderung des Kalkaneus „im Verein mit Schuhdruck oder übermäßiger Belastung der Achillessehne den *krankheitsauslösenden (=pathogenetischen) Faktor.*" Den eigentlich ätiologischen Faktor erblickt SCHNEIDER beim Erwachsenen in den Abnutzungserscheinungen der Achillessehne. Beim jugendlichen Individuum ohne Aufbrauchsveränderungen in der Achillessehne „kann das pathogenetische Moment so mächtig einwirken, daß es allein die Krankheitserscheinungen auslöst, mit anderen Worten: die Schädigung ist hier sowohl ätiologischer wie pathogenetischer Faktor."
Hinzuweisen wäre noch auf die Zusammenhänge zwischen Fußform und dem klinischen Krankheitsbild der Haglund-Ferse. Von ABERLE-HORSTENEGG (1937) wurde die Beobachtung mitgeteilt, daß seine 31 Fälle stets „Hohlfußtypen" waren. Durch die Steilstellung des Kalkaneus verlagert sich die obere Hinterkante nach dorsal unten gegen die Achillessehne. Dadurch und verstärkt durch die kantige Form der oberen Kalkaneuskontur wird die Beanspruchung der Achillessehne und auch der Bursa subtendinea erheblich vermehrt; dies ist also ein weiterer, wesentlicher pathogenetischer Faktor. Auch STEFFENSEN u. EVENSEN (1958) lenken die Aufmerksamkeit auf die Steilstellung des Kalkaneus.
Umgekehrt hat LÖFFLER (1959) bei Hohlfüßen recht oft Erscheinungen einer Haglund-Ferse beobachtet. C. u. H. MAU (1961) finden eine Bestätigung dieses Pathomechanismus in ihrer Beobachtung, daß die Achillobursitis nicht nur beim Tragen von Schuhen mit hohen Absätzen auftritt, sondern auch beim ausgesprochen flachen Damenschuh.
Zusammenfassend kann also festgestellt werden, daß die Kalkaneusform *ein pathogenetischer Faktor* im Krankheitsbild der Haglund-Ferse ist, daß weiterhin *funktionell-mechanische Momente* (vermehrte Beanspruchung der Achillessehne durch Steilstellung des Kalkaneus) und *rein mechanische Momente* (Schuhdruck) besonders beim jugendlichen Patienten das Krankheitsbild hervorrufen, während beim Erwachsenen ggf. auch *degenerative Veränderungen* in der *Achillessehne* selbst einen ätiologischen Faktor ergeben.

Klinik
Das Krankheitsbild ist vorwiegend bei jugendlichen Individuen im 2. Lebensjahrzehnt zu finden, kommt aber auch bei Erwachsenen bis ins mittlere Lebensalter und darüber hinaus vor. Bevorzugt sind junge Mädchen und Frauen betroffen. ABERLE-HORSTENEGG (1937) hat unter 31 operierten Fällen nur 2 Knaben beobachtet. Gehäuft wird die Haglund-Ferse in der kalten Jahreszeit diagnostiziert (Winterferse, NISBET). Dies mag damit zusammenhängen, daß durch das Tragen von offenen Schuhen im Sommer der mechanische Faktor Schuhdruck entfällt, dessen Auswirkungen aber gerade im Winter durch das Tragen schwererer Schuhe und durch die leichtere Irritierbarkeit der Haut und des Fersenweichgewebes infolge der kältebedingten Minderdurchblutung besonders schwerwiegend sind.
Bemerkenswert ist die von allen Autoren gemachte Feststellung, daß das Krankheitsbild häufig nur an einem Fuß klinisch-subjektive Erscheinungen zeigt, obgleich die Formverhältnisse an beiden Fersenbeinen identisch sind.
Die Erkrankten klagen über Fersenschmerzen, vorwiegend beim Gehen und besonders stark beim Gehen in Schuhen. Die *Diagnose* wird in erster Linie anhand der klinischen Veränderungen am Fersenweichgewebe gestellt: Rötung und Schwellung der Fersenhaut und der Fersenunterhaut, wodurch die beidseits der Achillessehne liegenden Gruben verstrichen sein können. Bei gleichzeitig umschriebener sichtbarer Schwellung und tastbarer Fluktuation liegt eine Bursitis subcutanea achillea oder beim Fehlen von Entzündungserscheinungen eine Bursopathie (SCHNEIDER 1959) vor. Die Prüfung der Druckdolenz der Fersenregion ist besonders beim Fehlen von sichtbaren entzündlichen Veränderungen ange-

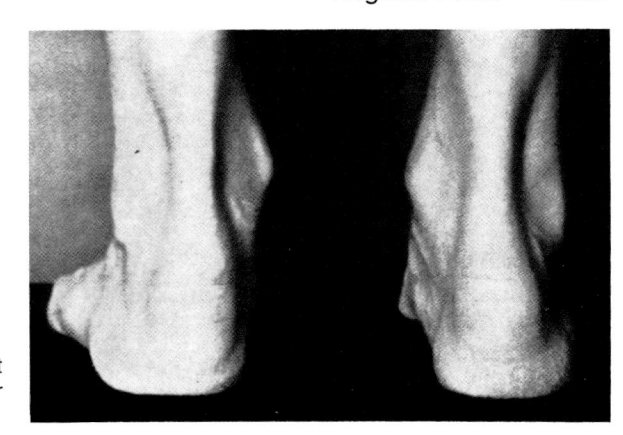

Abb. 2 Hohe Verbreiterung des Fersenbeins mit Ausladung nach lateral im Latenzstadium einer Haglund-Ferse

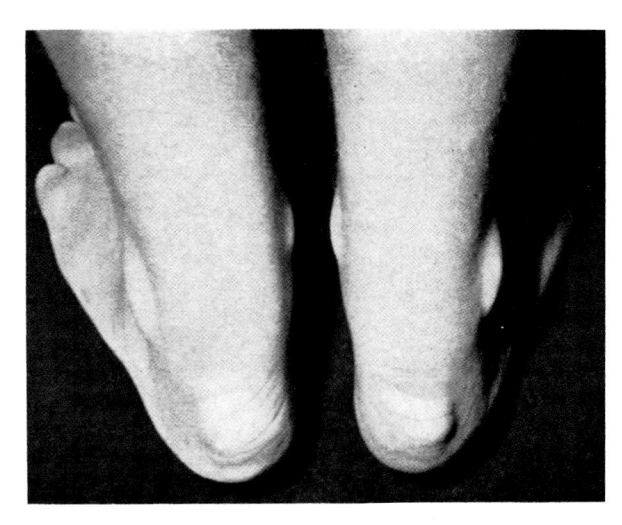

Abb. 3 Andere Variationsform einer Haglund-Ferse: Die Prominenz sitzt sehr deutlich lateral, wo sie auch im entsprechenden Röntgenbild gleichsinnig zu erkennen ist

bracht und ermöglicht hier die genaue Lokalisation der krankhaften Störungen. Eine Druckschmerzhaftigkeit der Achillessehne oberhalb ihres Ansatzes spricht für das Vorhandensein einer Tendinitis oder Tendopathie (Abb. 2 u. 3).
Die Funktion in den Sprunggelenken ist in der Regel nicht eingeschränkt; aktive Bewegungen können allerdings im distalen Sehnenbereich und am Sehnenansatz schmerzhaft sein, besonders bei Bewegungen gegen Widerstand.
Der Röntgenbefund zeigt im typischen Fall die rechtwinklige oder gar spitzwinklige Konturierung der oberen Hinterkante des Tuber calcanei. Struktur und Strahlendurchlässigkeit der Knochen sind unverändert. Der Röntgenbefund ist in der Regel an beiden Fersen gleich; die subjektiv-klinischen Krankheitserscheinungen sind häufig nur einseitig, ebenfalls ein Beweis dafür, daß die Formänderung des Kalkaneus nur *ein* pathogenetischer Faktor ist. Umgekehrte Verhältnisse, nämlich ein unauffälliges Röntgenbild bei eindeutiger klinisch-subjektiver Symptomatik, findet man vorwiegend bei Jugendlichen. Die Erklärung liegt in der Tatsache, daß die vorstehenden Kalkaneuspartien nicht knöchern, sondern nur knorpelig angelegt und damit röntgenstrahlendurchlässig sind (BREITENFELDER 1955).

Differentialdiagnose
Differentialdiagnostisch ist im Alter um das 10. Lebensjahr die *Apophysitis calcanei* auszuschließen, die zwar ähnliche subjektive Beschwerden verursacht, die aber durch die unterschiedliche Lokalisation der Druckdolenz an der Ferse gut von der Haglund-Ferse zu unterscheiden ist. Während der Druckschmerz im letzteren Fall im unteren Anteil der Achillessehne und mehr im oberen lateralen Teil des Tuber calcanei ausgelöst werden kann, ist er bei der Apophysitis calcanei im mittleren und unteren Anteil des Tuber calcanei lokalisiert. Im übrigen sind beim Fersenschmerz von der Haglund-Ferse abzugrenzen: der *dorsale Fersensporn,* der ebenfalls durch sehr umschriebenen und über dem Sporn lokalisierbaren Druckschmerz und außerdem durch das Röntgenbild festgestellt werden kann, ferner eine *Paratendinitis crepitans der Achillessehne* und *Bursitiden* anderer Genese (Morbus Bechterew, Gicht). Über die in der älteren Literatur besprochenen Zusammenhänge zwischen Lues, GO

4.40 Entzündungen

und TBC sind in der neueren Literatur keine Äußerungen zu finden. Immerhin müssen *spezifische Entzündungen* und auch *Tumoren* bei den diagnostischen Überlegungen berücksichtigt werden.

Therapie
Die Behandlung muß zunächst darauf ausgerichtet sein, evtl. vorhandene Entzündungserscheinungen, also die sekundären Veränderungen, auszuheilen. Dies wird unter Schonung des Fußes bei gleichzeitiger Vermeidung jeglichen Druckes auf die Ferse und bei Anwendung antiphlogistischer Maßnahmen leicht gelingen. Die *Vermeidung eines Rezidivs* ist aber nur durch die *Ausschaltung der pathogenetischen Faktoren* möglich. Das bedeutet: Vermeidung des Schuhkappendruckes und Normalisierung der Form des Tuber calcanei.

In jedem Fall wird man zuerst die körperfremden Faktoren überprüfen, insbesondere ob die Erscheinungen nicht durch die Benutzung besonders ungünstiger Schuhe ausgelöst worden sind. In diesem Fall kann die Umstellung auf adäquates Schuhwerk mit besserer Anpassung der Fersenkappe allein schon Hilfe bringen. Im Falle chronisch-rezidivierender Veränderungen kann in geeigneten Fällen und unter bestimmten Umständen versucht werden, die Anpassung von Ferse und Schuhkappe durch Einbringen von Wildleder oder Filzstreifen in die Fersenkappe in der Weise zu erreichen, daß die obere Kalkaneuskante vom Kappendruck entlastet wird (HOHMANN 1951). Der Nachteil dieses Vorgehens ist zweifellos der, daß der Halt des Fußes im Schuh um so schlechter wird, je größer die Entlastung ist. Selbst die Anfertigung von Maßschuhen kann hier bei wesentlich höherem Aufwand nicht entscheidend wirksamer sein. Gleichartige Einschränkungen gelten für andere Methoden, z. B. für den dreieckigen Lederzwickel in der Kappe (ABERLE-HORSTENEGG 1937) und für das Heben der Ferse durch Fersenpolster. Der Absatzerniedrigung sind ebenfalls Grenzen gesetzt, weil die dadurch bewirkte Steilstellung des Kalkaneus die hintere obere Tuberkante vermehrt gegen die Achillessehne drückt. Einlagen zur Korrektur von Knick- und Senkfüßen bleiben für die Haglund-Ferse unwirksam.

Wenn also die eingangs erwähnte *konservative Behandlung* (antiphlogistische Medikation als Salbenverbände und als stoßartige orale oder perorale Applikation, gefolgt von physikalischen Maßnahmen wie Wärmepackungen, Ultraschall und Reizstrom) keinen anhaltenden Erfolg gebracht hat, bleibt noch der Versuch der *Röntgenbestrahlung* (SCHNEIDER u. GRILLI 1955 u. a.), mit der aber ebenfalls kein Dauererfolg zu garantieren ist.

Dagegen sind alle Autoren darin einig, daß eine *kausale Behandlung* nur durch *operative Entfernung* der störenden oberen Hinterkante des Tuber calcanei möglich ist. Unterschiedliche Angaben werden jedoch zur *Technik* und zum *Ausmaß der Resektion* gemacht. HAGLUND (1928) führte die Resektion von einem medianen Zugang aus durch und beschränkte sich auf eine sehr sparsame Abrundung des „spitzigen, oberen hinteren Kalkaneusrandes". SPITZY (1937) und ABERLE-HORSTENEGG (1937) empfehlen dagegen eine ausgiebige Resektion der ganzen hinteren Ecke von lateral her.

Folgende *Operationstechnik* hat sich bewährt und darf als Standardvorgehen angesehen werden (LANGE 1965, RÜTT, HACKENBROCH, WITT): Operation in Bauchlage und Blutleere, leicht bogenförmige Inzision am lateralen Rand des Kalkaneus, Darstellen der Achillessehne, die in Spitzfußstellung leicht von der Kalkaneushinterfläche bis zu ihrem weiter distal liegenden Ansatz abgehoben und zurückgehalten werden kann. Subperiostales Darstellen der nach dorsal und lateral vorragenden Knochenvorwölbung, die mit einem Osteotom *von lateral nach medial* glatt und radikal unter sorgfältiger Schonung der Achillessehne abgetragen wird. Die Resektionsfläche muß zur Vermeidung eines Rezidivs und zur Verhütung von Beschädigungen der Sehne vollkommen glatt sein, ihre Ränder müssen abgestumpft werden. Besonders an der Ansatzstelle der Achillessehne darf kein scharfer Grat zurückbleiben. Mit dem vorher abgeschobenen Periost läßt sich die Knochenwunde zumindest teilweise abdecken. Nach schichtweisem Wundschluß steriler Verband in Spitzfußstellung, Lösen der Blutleere und Anlegen einer Schiene zur Sicherung der Spitzfußstellung für 14 Tage.

BREITENFELDER (1955) hat beobachtet, daß bei Kindern mit überwiegend knorpeliger Ausbildung der Hinterkante das Abmeißeln dieser Kante auch bei sorgfältigster Technik später zu klinisch relevanten knöchernen Rauhigkeiten der hinteren Tuberkante führen kann, weshalb er bei Kindern die Teilresektion nach ZADECK (1939) empfiehlt. NEUMEYER (1957) warnt dagegen vor diesem Verfahren, das sich bei Erwachsenen nicht bewährt hat (THOMSEN), zumal keine Spätergebnisse von den so operierten jugendlichen Fällen vorliegen.

ZADECK (1939) empfiehlt zur Erhaltung der Hinterfläche des Kalkaneus eine Knochenkeilentnahme aus dem dorsalen Teil des Kalkaneuskörpers etwas ventralwärts der Hinterkante mit kranialer Basis von ungefähr 0,6 mm auslaufend an der unteren ⅔-Grenze der Kalkaneushöhe. Die Abplattung der hinteren Kalkaneuskante wird nach Keilentnahme durch Umkippen des hinteren Steges nach ventral erreicht. THOMSEN, der diese Operation unabhängig von ZADECK praktizierte, warnt nachdrücklich vor diesem Eingriff, da er bei ungleich höherem operativem und postoperativem Aufwand beim Erwachsenen keine besseren Ergebnisse bringe als die einfache

Abmeißelung. Diese Warnung scheint nicht ungehört geblieben zu sein, da außer der Veröffentlichung von BREITENFELDER (1955) keine weiteren Ergebnisse der Zadeck-Operation berichtet worden sind.

Bezüglich der Schleimbeutel ist die Einstellung der Autoren ebenfalls unterschiedlich. Teilweise wird die Exstirpation grundsätzlich gefordert (MAU 1935, STEFFENSEN u. EVENSEN 1958); teilweise wird gefordert, daß sie nur dann entfernt werden sollen, wenn sie fisteln oder entzündliche Veränderungen zeigen. Auf jeden Fall wird die alleinige Entfernung der Schleimbeutel übereinstimmend als unzureichend angesehen.

Fersensporne

Auch durch Fersensporne kann unter bestimmten Umständen das „Fersenbeinsystem" in seiner statischen Funktion empfindlich gestört werden. Schmerzhaftes Gehen, gesteigert bis zur Gehunfähigkeit, ist die Folge. Erst die Anwendung der Röntgenstrahlen ermöglichte es, die Fersenspornkrankheit aus dem Komplex der Kalkaneodynie herauszunehmen, weshalb STUCKE (1956) in seiner Monographie die Fersensporne als „Kinder der Röntgenologie" bezeichnete. PLETTNER hat nach röntgenologischen Studien 1900 als erster den plantaren Fersensporn beschrieben und den Zusammenhang mit dem „exostosenartigen Knochenauswuchs" und den längst bekannten Fersenschmerzen hergestellt. In vielen nachfolgenden Arbeiten wurden Theorien über die Entstehung der Sporne aufgestellt, von denen die Ansicht HOHMANNs (1951) (übermäßige Belastung des Fußes) den heutigen ätiologisch-pathogenetischen Vorstellungen am nächsten kommt. Klare Vorstellungen über die Ätiopathogenese bestehen seit den Arbeiten aus dem Pathologisch-Anatomischen Institut Innsbruck von LANG u. SCHNEIDER (1957), SCHNEIDER u. GRILLI (1955), THURNER u. BONI (1957).

Die *plantaren Fersensporne,* im Ursprungsbereich der Fußsohlenmuskulatur und der Plantarfascie gelegen, und die *dorsalen Fersensporne* am Ansatz der Achillessehne unterscheiden sich nur hinsichtlich ihrer Lokalisation und können gemeinsam abgehandelt werden.

Anatomie
Wegen Unklarheiten in der Literatur in bezug auf die Anatomie des Fersenbeins und der Fernsenbeinsporne geben THURNER u. BONI (1957) eine Zusammenfassung der anatomischen Verhältnisse, aus der das Folgende entnommen ist: „Der Fersenhöcker zeigt eine dorsale, im oberen Teil geglättete, im unteren Teil rauhe Fläche. Am glatten Teil des Tuber liegt die Bursa tendinis achilli. Das rauhe Feld dient zum Ansatz der Achillessehne. Der plantare Abhang des Tuber setzt sich in zwei Höckern fort, ein größeres Tuberculum tibiale und ein kleineres Tuberculum fibulare zum Ansatz der Plantaraponeurose und kurzer Fußmuskeln (M. abductor hallucis, M. flexor digitorum brevis und M. abductor digiti quinti). Das Tuberculum tibiale steht tiefer als das Tuberculum fibulare, und damit proniert der Kalkaneus im Fußgewölbe." Die Verschmelzung des „epiphysären Knochenkerns", der bei Mädchen im 8. und bei Jungen im 10. Lebensjahr auftritt und dem unteren Teil des Tuber schalenförmig aufsitzt, erfolgt zwischen dem 16. und 20. Lebensjahr (SCHWEGEL). Besonders wichtig erscheint die von THURNER u. BONI (1957) gegebene Klarstellung, „daß die Achillessehne und die kräftige Plantaraponeurose nicht an der Kalkaneusdiaphyse ansitzen ..., sondern einen eigenen epiphysären Ursprung erhalten ..., womit von vornherein für das Tuberculum tibiale und das Tuberculum fibulare dieselben Beziehungen anzunehmen sind."

Der *plantare Fersensporn* entsteht mit seinem Hauptanteil im Bereich des Tuberculum tibiale, also im Ursprungsbereich der Plantaraponeurose und der Mm. flexor digitorum brevis und abductor hallucis. Bei immer der gleichen topographischen Lage der Sporne wechseln ihre Größe und Form. Ihre durchschnittliche Länge beträgt 4–6 mm bei Extremwerten von 1–2 mm bzw. 15 mm (THURNER u. BONI 1957). Meistens haben die plantaren Sporne einen breitbasigen Aufsitz und laufen distalwärts spitz aus. Sie können an ihrem freien Ende auch keulenartig aufgetrieben sein und über einen schmalen halsartigen Abschnitt mit dem Fersenbein verbunden sein. Nicht selten ist die Spornspitze schnabelartig plantarwärts gekrümmt. Der *dorsale Fersensporn* entsteht im Ansatzbereich der Achillessehne am oberen Ende der ehemaligen Kalkaneusepiphyse.

Im Röntgenbild lassen sich die Fersensporne auf einer seitlichen Fersenbeinaufnahme gut erkennen. Dabei ist jedoch zu beachten, daß sich die Darstellung der Sporne durch Verkantung des Fußes nach tibial oder fibular verändert. Das Röntgenbild gibt Gelegenheit, auf den trajektoriellen Bau des Fernsenbeines hinzuweisen. Der trajektorielle Bau der Spongiosabälkchen ist Ausdruck für die starken Zug- und Druckbeanspruchungen, denen das Fersenbein ausgesetzt ist. Am hinteren unteren Umfang des Tuber calcanei verlaufen die Trajektorien in der Zugrichtung der Achillessehne und der Fußsohlenmuskulatur. Sowohl die plantaren als auch die dorsalen Fersensporne entwickeln sich in Richtung der Trajektorien bzw. in der Zugrichtung der Achillessehne und der Sohlenmuskulatur, und nicht selten setzen sich die Trajektorien im Röntgenbild sichtbar in die Sporne fort (LANG u. SCHNEIDER 1957).

Ätiologie und Pathogenese
HOHMANN (1951) hielt die Entwicklung der Sporne für die Reaktion auf chronische Reize bei übermäßiger Belastung des Fußes. Eine statische Überlastung wird auch von LEHR (1908) angenommen.

Ähnlich äußern sich PITZEN (1927) und SPITZY (1937). HAGLUND (1928) sieht im Auftreten der

4.42   Entzündungen

Sporne Zusammenhänge mit einer „osteoarthritischen Konstitution" und wird darin von SIEBERG bestätigt. Zu erwähnen ist noch die Vorstellung einer entzündlichen Genese der Knochensporne, die besonders von CHROSOSPATHES vertreten wurde. In diesem Zusammenhang wurden Lues, Gonorrhö, Rheumatismus und auch unspezifische Entzündungen angeführt.

Aus dem Kreis der rheumatischen Krankheiten ist die Spondylitis ankylopoetica besonders zu erwähnen, weil Fersenschmerzen nicht selten das erste subjektive Zeichen eines Morbus Bechterew sind (LANGE 1965, P. F. MATZEN). Es ist jedoch fraglich, ob es sich dabei um einen typischen plantaren Sporn des Tuber calcanei handelt oder vielmehr um „eine diffuse, periostale Anlagerung an dessen Hinter- und Unterfläche" (P. F. MATZEN).

BOERNER hält den Sporn für ein übergroßes Tuberculum tibiale, und EBBINGHAUS betrachtet ihn als präexistente Skelettanomalie. In der neueren Literatur wurde von P. u. V. STEPANEK (1967) im Sinne der Überlastung das häufigere Vorkommen von Spornen bei Übergewichtigen herausgestellt. Wegen des gleichzeitigen Auftretens gehäufter Olekranonsporne in diesem Personenkreis vermuten die Autoren neben der statischen Überlastung bei Übergewichtigen eine stoffwechselbedingte Disposition, die sie als „enthesopathische Diathese" bezeichnen. LANG u. SCHNEIDER (1957), THURNER u. BONI (1957) haben die Ätiologie auf Grund ihrer Untersuchungen über die Sehnenpathologie, speziell der Fersensporne klären können. Danach sind die Sporne Folgeerscheinungen degenerativer Veränderungen in den Sehnen und der Knorpeldecke am Sehnenansatz. Die dabei ablaufenden pathologisch-anatomischen Vorgänge sind von den arthropathischen und spondylopathischen Veränderungen kaum zu unterscheiden. Bemerkenswert ist, daß Knochensporne nur an Sehnen mit *tendinöser Insertion,* d. h. knöcherne Verankerung ohne Zwischenschaltung von Periost, auftreten. Die Sehnenfasern durchdringen vor Erreichen des Knochengewebes eine Zone hyalinen und darunter eine Zone verkalkten Knorpels. Als Folge der Überbeanspruchung (chronische kleinere Traumen oder einmalige stärkere Traumen) kommt es zu Aufbrauchsveränderungen in der Sehne und zur Herabsetzung der Knorpelelastizität mit Auffaserung und Zerklüftung. Bei weiterer Belastung der Sehnen treten am Übergang von den Sehnen zu der nun erstarrenden Knorpelregion Ein- und Ausrisse von Sehnen- und Bandfasern auf. Die so an und in der Knorpelzone entstehenden Lücken werden von Mesenchymzellen aufgefüllt, die ein Narbengewebe und oft einen knorpeligen Kallus aufbauen. In dieses Narbengewebe dringen von den oberflächlich gelegenen Markräumen zunächst Gefäßschlingen ein, durch deren Zellaktivität Markräume und letztlich Knochen gebildet wird.

Die Tatsache, daß Fersensporne häufig als röntgenologische Nebenbefunde festgestellt werden, ist beweisend dafür, daß ihr Vorhandensein allein noch keine Krankheitserscheinungen verursacht. Eine Vielzahl von Mechanismen wird als Pathogenese der Schmerzentstehung angeschuldigt: traumatische Veränderungen im Sehneninsertionsbereich mit Änderung der Sehnen- und Aponeurosenspannung, traumatische Quetschungen, Zerrungen und seltener auch Frakturen der Sporne, Änderungen der Spornachse durch Einsinken des Fußgewölbes und damit Eindrücken der Spornspitze ins Gewebe. Während normalerweise die Auflagekraft dorsal vom Ursprungspunkt der Plantaraponeurose am Kalkaneus auftrifft, verschiebt sich dieser Angriffspunkt beim Senk- bzw. Plattfuß nach ventral, so daß der Auflagedruck auch am Ursprung der Plantarfaszie wirksam wird (Abb. 4). Außerdem bewirkt das Durchsinken des Längsgewöl-

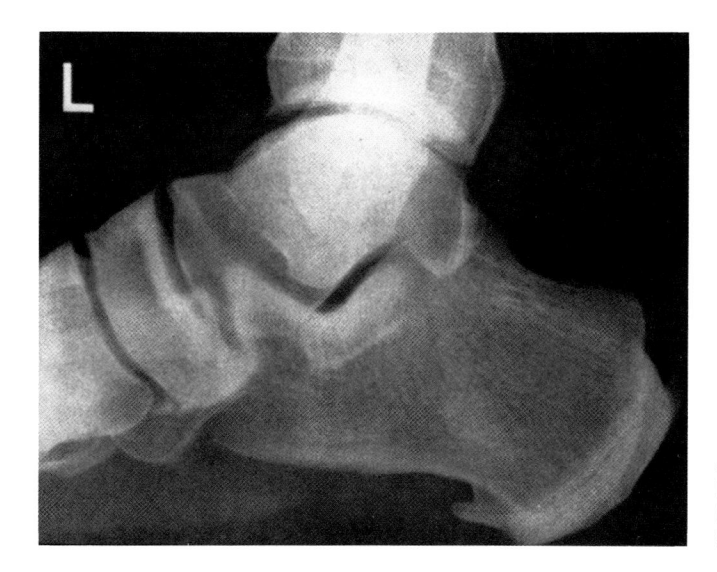

Abb. 4 Patient K. H.: plantarer und dorsaler Fersensporn. Gleichzeitig arthrotische Kantenausziehung der Mittelfuß- und Sprunggelenke

bes durch Spannung der Plantaraponeurose eine erhöhte Zugkraft an ihrem Ursprung, was die Entstehung oder Entwicklung des plantaren Fersensporns fördert (DUSTMANN 1975, 1978).

Klinik
Die Fersenspornkrankheit, d.h. die schmerzhafte Gehbehinderung, befällt fast ausschließlich Menschen im mittleren und höheren Lebensalter. Die Angaben über die Häufigkeit der Sporne schwankt erheblich. Während HOHMANN (1951) Sporne in 8–10% vorgefunden hat, ergab die Untersuchung im Pathologisch-Anatomischen Institut Innsbruck (LANG u. SCHNEIDER 1957, THURNER u. BONI 1957) an 36 Probanden im Alter von 35–86 Jahren einen Fersenspornbefall in 17 Fällen, also in rd. 50%. SACK (1932) fand Sporne bei Personen unter 40 Jahren in 12% und bei Personen zwischen 40 und 80 Jahren in 88% der Fälle. Eine altersbedingte Zunahme stellt auch SARRAZIN fest. P. u. V. STEPANEK (1967) fanden bei Röntgenuntersuchungen von 246 Personen im Alter von 18–65 Jahren Sporne in 69% der Fälle. Auch über die Geschlechtsverteilung sind die Mitteilungen gegensätzlich. DU VRIES (1957), STUCKE (1956) und WACHSMUTH sowie SARRAZIN haben ein gehäuftes Vorkommen bei Männern beobachtet, während THURNER u. BONI (1957), NEUGEBAUER (1961) sowie P. u. V. STEPANEK (1967) Sporne häufiger bei Frauen finden, NEUGEBAUER sogar im Verhältnis 3:1. Auch in dem von DUSTMANN (1978) analysierten Krankengut der Heidelberger Klinik von 385 Personen sind Frauen mit 57% stärker vertreten als Männer. DUSTMANN erklärt dies mit einer bei Frauen häufiger vorkommenden Bindegewebsschwäche mit Neigung zu Senk- bzw. Plattfüßen. Gesichert ist jedenfalls, daß Sporne mit zunehmendem Lebensalter häufiger werden, wobei bestimmte Faktoren wie Übergewichtigkeit (P. u. V. STEPANEK 1967, u.a.), Bindegewebsschwäche und Knick-, Senk- bzw. Plattfüße (LEHR 1908, DUSTMANN 1975 u.a.) einen mitbestimmenden Einfluß zu haben scheinen.
Die vom plantaren Fersensporn Betroffenen klagen z.T. über langsam zunehmende Schmerzen in der Ferse, teils als Brennen, teils als Stechen qualifiziert, mit Ausstrahlungen in Fuß und Unterschenkel. Zum Teil werden auch plötzlich einsetzende heftige Schmerzen angegeben (meist nach einem Sprung oder einem Trauma), so daß der Fuß nur noch mit der Spitze (Stelzfußgang), im äußersten Falle auch gar nicht mehr aufgesetzt werden kann. Bei manchen Patienten steigern sich die Beschwerden erst nach längerem Gehen zur Unerträglichkeit und klingen nach Entlastung des Fußes wieder ab. Gelegentlich tritt der Schmerz auch bei bloßer Beugung der Zehen, besonders gegen Widerstand, auf.
Die Inspektion des Fußes ist abgesehen von häufig vorhandenen Veränderungen im Sinne von Knick-, Senk-, Platt-, Spreiz- und Hohlfüßen (bei den von DUSTMANN 1978 untersuchten Patienten in 78%) im allgemeinen unauffällig. *Bei der Palpation* kann ein umschriebener, außerordentlich starker Druckschmerz unter der Ferse, etwas medial der Mitte ausgelöst werden. Mit dem stumpfen Ende eines Bleistiftes läßt sich die Druckdolenz ziemlich genau über dem Sporn im Bereich des Tuberculum tibiale lokalisieren. In seltenen Fällen kann der Sporn auch einmal direkt getastet werden. Bei längerem Bestehen der Beschwerden und Schonung des Fußes ist gelegentlich eine Wadenatrophie zu erkennen.
Beim dorsalen Fersensporn werden die Beschwerden entsprechend der Lokalisation des Spornes im oberen Bereich des Tuber calcanei empfunden und strahlen nicht selten in den Verlauf der Achillessehne ein.
Das seitliche Röntgenbild, das nach NEUGEBAUER (1961) in leichter Valgusstellung aufgenommen werden sollte, weil die überwiegend im Bereich des Tuberculum tibiale liegenden Sporne so besser dargestellt werden können, zeigt die typische in der Zugrichtung der Achillessehne bzw. der Plantaraponeurose liegenden keilförmigen Knochengebilde, die mit ihrer Basis ohne Grenzschicht in die Knochenmasse des Tuber calcanei übergehen und in die sich gelegentlich sogar die Zugtrajektorien des Tuber calcanei fortsetzen. SPITZY (1937) weist darauf hin, daß die Spitze mancher Sporne ein klein wenig aufgelockert und von einer „Aureole" in den umgebenden Weichteilen umsäumt sind. Dieser „Heiligenschein" soll nach SPITZY (1937) Ausdruck für eine exudative Auflockerung des umgebenden Weichgewebes sein. Ähnliche Beobachtungen teilt auch DU VRIES (1957) mit.

Differentialdiagnose
Es sind statische Fußbeschwerden und entzündliche Veränderungen des Knochens und der Bursen auszuschließen. In diese Überlegungen müssen auch Tumoren, Zysten und echte kartilaginäre Exostosen am Knochen sowie das Vorhandensein von Warzen und Schwielen in der Haut mit einbezogen werden. Von C. u. H. MAU (1961) wird auch auf Ermüdungsfaktoren am Kalkaneus hingewiesen. Beim dorsalen Fersensporn ist darüber hinaus an die Haglund-Ferse, an eine Achillotendinitis (mit Paratendinitis), an Verknöcherungen der Achillessehne (nach Trauma) und an rheumatische oder unspezifische Entzündungen mit ossifizierender Periostitis zu denken (SCHNEIDER u. GRILLI 1955).

Therapie
Die Behandlung muß davon ausgehen, daß der Fersensporn *ein pathogenetischer Faktor ist*, der – wie oben festgestellt – erst beim Hinzutreten weiterer Faktoren (chronische oder einmalige Überbeanspruchung, Übergewicht, Fußfehlform,

4.44 Entzündungen

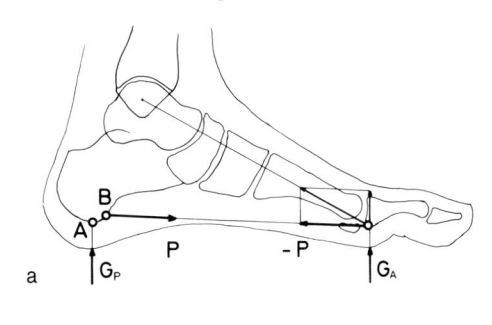

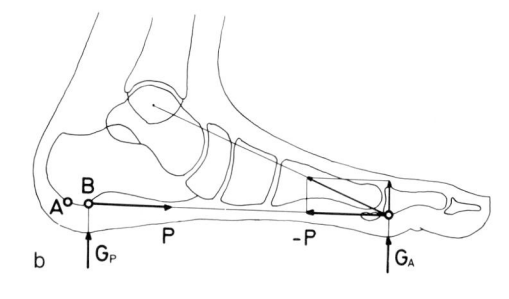

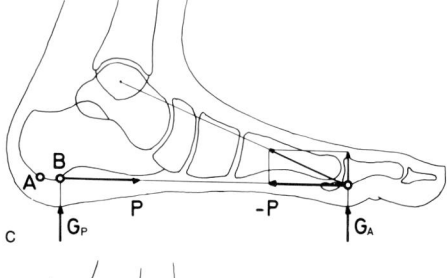

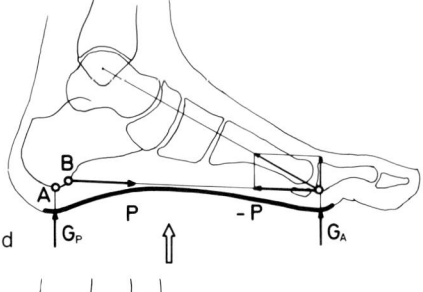

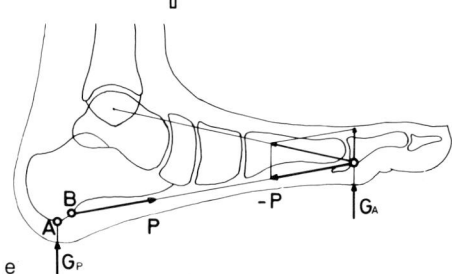

Abb. 5 a–e a u. b Schematische Darstellung des normalen Fußes und des Plattfußes: gleichmäßige Verteilung der Körperlast auf Vor- und Rückfuß (Pfeile G_P u. G_A). Beim Plattfuß liegt der Fersensporn im Bereich der einwirkenden Auflagekraft.
c–e Verlagerung des Spornes aus dem Bereich der einwirkenden Auflagekraft durch Einlage (d) bzw. Schwebesohle (e) (nach *Kummer,* mod. von *Dustmann* u. *Rösler*)

Trauma etc.) zur Krankheit wird. HOHMANN (1951) wies mit Recht darauf hin, daß es *nicht um die Beseitigung des Spornes sondern um die Beseitigung des Reizzustandes geht.*
Dies sollte zunächst durch *Entlastung des Fußes bzw. des Spornes* durch Einlagen oder Schuhe mit gleichzeitiger Anwendung *antiphlogistischer Maßnahmen* versucht werden. Feuchtwarme Umschläge mit hyperämisierenden Zusätzen wirken lindernd. Bei Unverträglichkeit von Wärmeanwendungen durch besonders starke Ausprägung entzündlicher Vorgänge ist mit feuchtkalten Umschlägen, ggf. auch mit Eispackungen, zu beginnen. Gute Erfolge sind durch Packungen mit antiphlogistisch wirkenden Salben oder Pasten (Butazolidin-Salbe, Enelbin-Paste, Consoliplast u.a.) zu erzielen, wenn sie abends angelegt und während der ganzen Nacht belassen werden. All diese Maßnahmen können – ebenso wie Fußbäder, ggf. auch in Form von Fußwechselbädern – vom Patienten zu Hause selbsttätig angewendet werden. Ergänzend hierzu haben sich Wärmeanwendungen in Form von Paraffin- oder Fangopackungen bewährt.
Aus dem Arsenal der Elektrotherapie werden Kurzwellen, Mikrowellen, Ultrareizstrom, Jontophorese und Ultraschall empfohlen. *Besonders mit Ultraschall,* ggf. mit Reizstrom kombiniert, wurden gute Ergebnisse erzielt, wie bevorzugt in der russischen Literatur mitgeteilt wird. *Auch die Anwendung der Röntgenbestrahlung,* die schon früh von SACK (1932), POKORNY (1932), DANO (1948) und WEX (1948) praktiziert wurde, wird in der jüngeren russischen Literatur empfohlen. C. u. H. MAU (1961) haben nach Röntgentherapie jedoch häufig Rezidive gesehen. Sehr gute und schnelle Behandlungserfolge kann man zweifellos durch lokale Injektionen mit Cortison-Kristall-Suspension in Kombination mit einem *Lokalanästhetikum* erzielen. Die Injektionen müssen jedoch exakt an den Schmerzpunkt appliziert werden, was in der Regel schmerzhaft ist. Eine Stabilisierung des Therapieerfolges wird durch Anschließen einer Ultraschallbestrahlungsserie erreicht.
Vor all diesen Maßnahmen ist die *Normalisierung der Fußstatik* zur Entlastung des Spornes vorrangiges Ziel der Behandlung. Eine Einlage zur Hebung des Längsgewölbes und zur Supination des Kalkaneus, evtl. mit Aussparung und Weichbettung im Spornbereich (HOHMANN 1951), hat sich allgemein bewährt (die Orthopädische Klinik Florenz beschränkt sich nach THURNER u. BONI (1957) sogar auf die Verordnung von Aluminiumeinlagen). DUSTMANN (1978) berichtet über gute Erfahrungen mit dem „Fitness-Schuh mit Schwebesohle", bei dem die Sohle höher ist als der Absatz. Dadurch kommt es angeblich zu einem weicheren Auftreten und besseren Abrollen beim Gehen. Außerdem wird durch das Höherstehen des Vorfußes die Ferse beim Auftreten weiter

dorsal, nämlich hinter dem Fersensporn, belastet (Abb. 5).
Nach übereinstimmenden Literaturmitteilungen lassen sich mit den beschriebenen Maßnahmen in dieser oder jener Kombination die Fersenspornbeschwerden beseitigen und im allgemeinen die volle Belastungsfähigkeit des Fußes erzielen. *Operative Maßnahmen* werden daher nur in wenigen, therapieresistenten Fällen notwendig sein. Von den meisten Autoren wird vor einer vorzeitigen Operationsindikation gewarnt, da nach den verschiedenen Operationsverfahren (STEINDLER, SPITZY 1937, DU VRIES 1957) Mißerfolge berichtet worden sind. Am häufigsten durchgeführt wurde die *plantare Fasziotomie* nach Spitzy. Die jüngste Darstellung der operativen Ergebnisse stammt von NEUGEBAUER (1961), der das gesamte Material des orthopädischen Spitals Wien-Speising (operiert nach Spitzy) bearbeitet hat. Von 276 operierten Patienten konnten 200 nachuntersucht werden, von denen die über 40jährigen in über 90% sehr gute bis befriedigende Ergebnisse angaben. Lediglich bei jüngeren Patienten waren die Ergebnisse nur zu 50% gut. Die Ursache für schlechte Operationsergebnisse liegen nach NEUGEBAUER (1961) in einer falschen Indikation. Dagegen hält BRANDES (1927) die in Wien-Speising geübte subkutane Fasziotomie nach Spitzy für nicht ausreichend: „Wenn überhaupt beim Kalkaneussporn operiert werden muß, so sei die Operation übersichtlich und radikal." Er empfiehlt daher die Freilegung der Ferse mit einem die Ferse umkreisenden Bogenschnitt und die Abtragung der ganzen hinteren Auftrittsfläche des Fersenbeines.
Geht man von den jüngeren Literaturberichten (NEUGEBAUER 1961, DUSTMANN 1978) aus, so scheint die Operation in der Tat sehr selten notwendig zu sein. Für die Fälle, in denen eine operative Intervention unumgänglich ist, bietet sich nach den von NEUGEBAUER veröffentlichten guten Ergebnissen die subkutane Fasziotomie nach Spitzy an. M. LANGE (1965) empfiehlt allerdings die „offene Durchtrennung der Plantarmuskulatur im Ursprung am Kalkaneus". Unter Sicht des Auges ist die Durchtrennung der Muskeln und Faszienansätze sicherlich exakter durchführbar; außerdem gibt dieses Vorgehen die Möglichkeit, in geeigneten Fällen auch den Sporn mit dem Osteotom abzutragen.
Dabei sollte kein Knochengrat- oder Knochenzäckchen stehenbleiben. Ein plantarer Zugang ist unter allen Umständen zu vermeiden, weil er häßliche und schmerzende Narben auf der Sohlenhaut mit entsprechenden Gehbeschwerden hinterläßt. Ein bevorzugt medial angesetzter Kantenschnitt ermöglicht ohne die Nachteile der plantaren Inzision eine gute Darstellung des Spornes und der Muskelansätze.

Fußhöcker

Unter einem Fußhöcker versteht man eine auf der medialen Seite der Fußrückenmitte liegende umschriebene, höckerartige Vorwölbung (Synonyma: dorsaler Fußhöcker, dorsale Exostose, dorsaler Knochenhöcker, Fußrückenhöcker, Überbein des Fußes). Die Vorwölbung ist in der Regel gut sichtbar. Bei Betastung erscheint sie derb bis knochenhart. Funktionelle Einschränkungen und Beschwerden bestehen nicht, solange nicht durch mechanische Irritation Weichteilveränderungen hinzukommen. Dies erfolgt meist durch Druck und Scheuern eines zu engen Schuhes, einer Naht oder der Schnürung des Oberleders oder durch Einschnüren des Oberlederrandes. Durch derartige Reize kann es zur Ausbildung einer Bursa und bei stärkeren Reizen auch zu einer Bursitis kommen (nach LANGE [1965] auch Periostitis und Tendovaginitis).
Der Fußhöcker kann sich als Folge einer Knochenwucherung schon bei Kindern und Jugendlichen zeigen. Beim Erwachsenen sind es dagegen meist osteoarthrotische Veränderungen im I. Keilbein-Mittelfuß-Gelenk.
Der *Röntgenbefund* ist, gemessen an den klinischen Veränderungen, fast immer enttäuschend. Bestenfalls sind beim Erwachsenen in der Seitaufnahme arthrotische Randwülste dargestellt, die meist nicht all zu stark ausgebildet sind und immer nur vom dorsalen Gelenkanteil ausgehen. Die Veränderungen machen in der täglichen Praxis wenig Schwierigkeit, und daran mag es liegen, daß kaum Literatur dazu vorliegt. HOHMANN (1923) und SAXL (1933) beschreiben den Höcker. HOHMANN bringt seine Entstehung mit dem lockeren Hohlfuß in Zusammenhang. Unter Belastung lassen die schlaffen Gelenkbänder ein Einsinken des Längsgewölbes zu, wodurch die dorsalen Gelenkränder unter Druck gesetzt werden und zur Entwicklung der arthrotischen Reaktion Anlaß geben. Mit diesem Pathomechanismus lassen sich auch die Höcker beim Senk-, Platt-Fuß erklären, denn hierbei wirken unter etwas anderen Voraussetzungen beim Belasten des Fußes die gleichen Druckkräfte auf den dorsalen Anteil des I. Keilbein-Mittelfuß-Gelenks ein. Umgekehrt wird der Höcker beim fixierten Hohlfuß, wo es nicht zu einer Stellungsänderung der Mittelfußknochen kommen kann, nicht beobachtet (M. LANGE 1965). Die Knochenwucherung beim Jugendlichen könnten sich im Gefolge einer druckmechanisch bedingten Periostreizung erklären lassen. LANGHAGEL weist darauf hin, daß der Höcker auch gelegentlich im Gelenk zwischen Kuneiforme und Navikulare vorkommen kann.

Therapie
Die Aufhebung oder Minderung des Schuhdruckes durch Ausweiten der Schuhe oder Aufkleben

4.46　Entzündungen

von Filz- oder Gummiringen (RABL 1963) könnte als Behandlung ausreichen, wird aber von vielen Patienten, besonders von Frauen, als unbefriedigend empfunden. In einer Zeit, in der die Füße durch Tragen offener Schuhe oder durch Barfußlaufen am Stand von Fremden gesehen werden können, werden auch so relativ unbedeutende Veränderungen wie ein Fußhöcker als kosmetisch störend empfunden. Außerdem wollen gerade Damen bei der Auswahl ihrer Schuhe nicht durch derartige Zwänge in ihren modischen Ansprüchen eingeengt werden.
Bei ausgeprägteren Höckern wird die operative Abtragung daher die Therapie der Wahl bleiben. Die Operation darf aber erst durchgeführt werden, wenn evtl. vorhandene Weichteilentzündungen im Höckerbereich vollständig abgeheilt sind. LANGE (1965) weist darauf hin, daß die Abtragung des Höckers allein oft zum Rezidiv führt, weshalb beim Jugendlichen anschließend auf zweckmäßiges Schuhwerk zu achten ist. RABL (1963) empfiehlt zur Vermeidung von Rezidiven, die Knochenabmeißelung durch eine Ausmuldung zu ergänzen. LANGE (1965) dagegen hält beim Erwachsenen wegen der Arthrose im I. Keilbein-Mittelfuß-Gelenk als kausale Behandlung die Arthrodese dieses Gelenks für erforderlich. Zur Technik empfiehlt er über die Anfrischung hinaus eine Bolzung des Gelenks und eine ausreichend lange Ruhigstellung von 8–10 Wochen (davon nach Wundheilung 6–8 Wochen im Gehgips). Die Ergebnisse dieser „kleinen, aber dankbaren Operation" sind gut und bringen auch Patienten, die den ganzen Tag stehen müssen, absolute Schmerzfreiheit.

Talusnase

Der Begriff Talusnase ist nicht allgemein gebräuchlich. In einigen maßgeblichen orthopädischen und röntgenologischen Werken ist die Bezeichnung nicht angegeben (z. B. im „Handbuch der Orthopädie" und im „Lehrbuch der Röntgendiagnostik").
ZIMMER u. KÖHLER (1967) schlagen vor, diesen Begriff für die Überanstrengungsschäden zu gebrauchen, die an der Oberkante des Talus zwischen den Gelenkflächen des oberen Sprunggelenks und des Talonavikulargelenks auftreten können. BAETZNER (1927) hat diese Veränderungen als einen typischen, mechanisch bedingten Schaden infolge forcierter Plantarflexion des Fußes beschrieben. Es soll dabei durch Zug am Kapselansatz zu Einrissen des Kapselgewebes kommen, die mit reaktiver Knochenbildung heilen. BAETZNER sah diese Erscheinung vorwiegend bei Fußballern und bei Hochspringern.
Von SCHINZ u. Mitarb. (1952) werden gleichartige Veränderungen als „eine kleine, etwa erbsgroße Exostose" beschrieben und als bedeutungslose Folgen des Schuhdruckes bewertet. HEISS konnte 1929 durch Untersuchungen an Olympiakämpfern die Beobachtung von BAETZNER (1927) bestätigen. Er fand entsprechende Veränderungen bei der überwiegenden Mehrzahl von Hochspringern, dagegen selten bei Sportlern anderer Disziplinen. Eine spätere Arbeit von HEISS (1931) basiert auf der Auswertung von 300 Sprunggelenkaufnahmen von Olympiakämpfern verschiedener Sportarten. Die Talusnase fand HEISS in 18,7% der Untersuchten; den größten Anteil daran stellten die Springer, bei denen fast in der Hälfte der Fälle eine Talusnase nachgewiesen wurde.
HORA (zit. nach HEISS 1929) konnte die Talusnase bei 28 von 30 Fußballspielern nachweisen. KNOLL (1931) fand bei 202 Polizei- und Studentensportlern Veränderungen am Talus in 10%: „Bald halbkugelförmige, bald spitze, auch hakenförmige Knochenvorsprünge, in Einzelfällen breite, oben abgeflachte Gebilde, teilweise mit abgebrochener Spitze" (Abb. 6 u. 7). Er deutet die Knochenveränderungen als parostale Exostosen, die auf „irgendeinen Reiz" entstanden sind: z. B. starke Plantarflexion mit Zug am Ursprung der vorderen Kapsel. Darüber hinaus glaubt er aber auch noch an die Beteiligung „anderer Faktoren konstitutioneller Art".

Lokalisation
Bezüglich der Lokalisation der Talusnase gehen die Meinungen auseinander. KNOLL (1931), MCMURRAY (1950), sowie ZIMMER u. KÖHLER (1967) lokalisieren die Talusnasen in den Kapselansatzbereich (MCMURRAY 1950] auf Grund von Operationsbefunden). Dagegen entscheidet sich HEISS (1931) für eine intraartikuläre Lokalisation der Talusnase auf Grund von stereographischen Röntgenaufnahmen. Er fand die Exostose stets an der medialen Seite des Talus, nahe der Gelenkfläche, die hier weiter nach vorn vorragt als in der Mitte. Dadurch sei die Zacke auf der flächigen Projektion scheinbar außerhalb der Gelenkkapsel zu sehen, während sie in Wirklichkeit innerhalb des Gelenks liege.

Differentialdiagnose
Die Talusnase ist gegen akzessorische Skelettelemente abzugrenzen, z. B. gegen das *Os talotibiale*, das seinerseits – ebenso wie die Talusnase selbst – leicht mit Ausrissen aus dem vorderen Talusrand zu verwechseln ist. Das *Os supratalare*, fälschlich auch als „Pirie's Bone" bezeichnet, ist häufig an der Spitze der Talusnase nachweisbar, kann aber als rundes oder längsovales Knöchelchen auch ohne Vorhandensein einer Talusnase auftreten.
Von HORWITZ (1942) und später auch von DAHLEN u. JAHNSON (1954) wurden je ein Fall eines Osteoidosteoms beobachtet, die sich im Lokalisa-

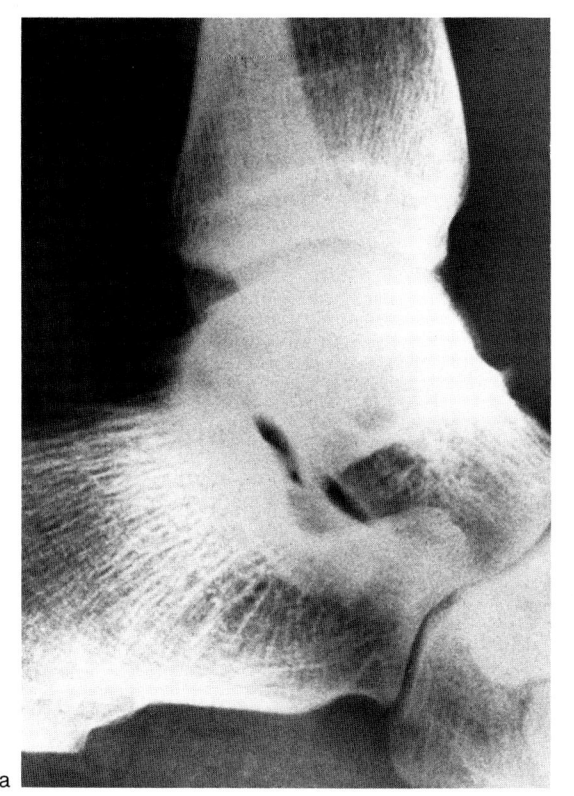

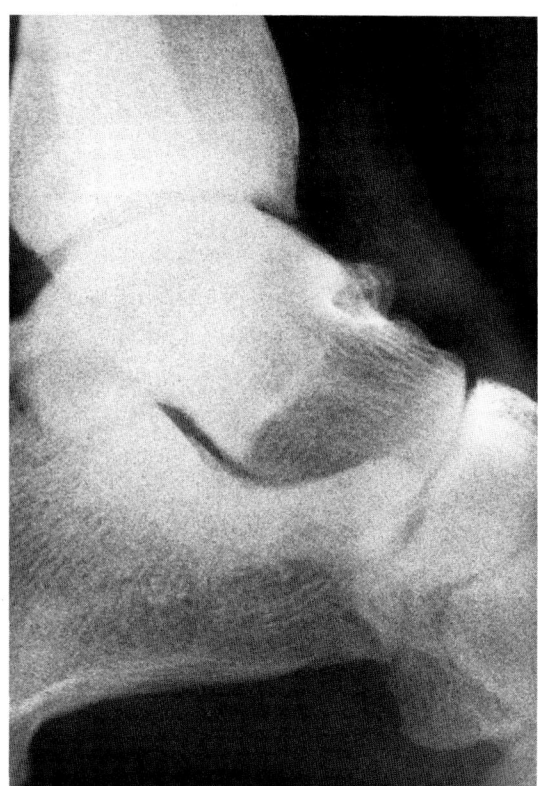

Abb. 6 a u. b   Verschiedene Formen und Ausmaße der Talusnase

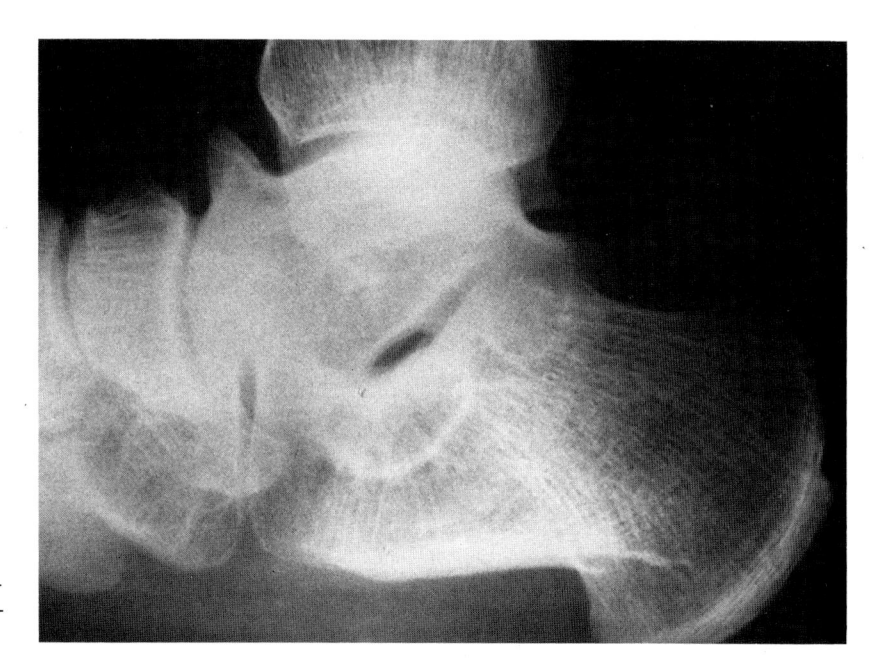

Abb. 7   Exzessive Talusnase mit reaktiven Veränderungen am Kahnbein

tionsbereich der Talusnase entwickelt hatten. Auch daran ist differentialdiagnostisch zu denken.

Klinik und Behandlung
Besondere klinische Probleme werden durch die Talusnase nicht verursacht. Meistens handelt es sich bei ihrem Nachweis um Zufallsbefunde. Die gelegentlich auftretenden schmerzhaften Reizerscheinungen sind entweder *exogen* ausgelöst durch länger einwirkenden Druck (hohe Schuhe, Stiefel) bzw. auch durch Prellungen oder *endogen* im Sinne einer Tendinose als Folge funktionsmechanischer Überlastung. Die Ursachen sind in

der Regel leicht zu ermitteln. Die erforderliche Behandlung bereitet keine Schwierigkeiten. Nach Beseitigung der exogenen Faktoren werden die schmerzhaften Reizerscheinungen auf vorübergehende Schonung und antiphlogistisch wirkende Umschläge und Salbenverbände schnell abklingen. Gelegentlich kann auch eine innere Behandlung mit antiphlogistischen Medikamenten oder sogar eine lokale Injektion von Kortikosteroiden erforderlich sein.

Auch im Falle endogener Schmerzursachen sind neben vorübergehender Schonung antiphlogistische Maßnahmen zunächst perkutan, dann evtl. auch intern oder als lokale Injektion anzuwenden und in der Regel erfolgreich. Die von McMurray (1950) als Therapie der Wahl angegebene operative Abtragung der Talusnase wird nur selten erforderlich sein.

Literatur

Aberle-Horstenegg, W.: Der hohe Kalkaneus und seine operative Behandlung nach Spitzy. Z. Orthop. 66 (1937) 281
Baetzner, W.: Sportschäden am Bewegungsapparat. Urban & Schwarzenberg, Wien 1927
Bassiouni, M.: Incidence of calcaneal spurs in osteoarthrosis and rheumatoid arthritis and in control patients. Ann. rheum. Dis 24 (1965) 490
Blencke, A.: Bemerkungen über den „Calcaneussporn". Z. Orthop. 20 (1908) 363
Brandes, M.: Zur operativen Behandlung des Calcaneusspornes. Zbl. Chir. 54 (1927) 1602
Breitenfelder, H.: Zur operativen Behandlung der Haglundferse. Zbl. Chir. 80 (1955) 1347
Dahlen, D.C., E.W. Jahnson jr.: Giant osteoid osteoma. J. Bone Jt Surg. 36 A (1954) 559
Dano, R.: Exostoses sous-calcanéennes et Radiothérapie J. Radiol. Électrol. 29 (1948) 185
De Sèze, S., A. Ryckewaert, J. Levernieux, R. Marteau: Les Lésions radiologiques de la goutte. J. Radiol. Électrol. 41 (1960) 1–13
Dubois, J.P.: Les petits maux des pieds et leur traitement. Concours méd. 93 (1971) 4530
Dustmann, H.O.: Ätiopathogenese und Therapie des Fersenspornes. Orthop. Prax. 10 (1975) 787–792
Dustmann, H.O.: Schuh- und Einlagenversorgung bei Sportlern mit Fersensporn. Orthop. Prax. 14 (1978) 841–842
Dustmann, H.O., S. Vogel: Die Ätiopathogenes des Schmerzes beim Fersensporn. Orthop. Prax. 14 (1978) 849–851
Du Vries, H.L.: Heel spur (calcaneal spur). Arch. Surg. 74 (1957) 536
Fisher, K.M.: Osteotripsy of calcaneal spur. J. Amer. Podiat. Ass. 60 (1970) 285
Fröhlich, E.: Über die Haglund-Ferse. Röntgenpraxis 12 (1940) 221
Grasshoff, H., I. Wenzel: Die Behandlung des plantaren Fersenspornes mit Hylaseinjektionen. Z. ärztl. Fortbild. 67 (1973) 41
Haglund, P.: Über den sogenannten Calcaneussporn. Z. Orthop. 19 (1908) 457
Haglund, P.: Beitrag zur Klinik der Achillessehne. Z. Orthop. 49 (1928) 49
Heiss, F.: Röntgenologische Gelenkuntersuchungen an Olympiakämpfern. Klin. Wschr. 8 (1929) 648
Heiss, F.: Über einige Veränderungen im Sprunggelenk bei Sportsleuten. Dtsch. med. Wschr. 57 (1931) 2138
Heller, W.: Achillessehnenausriß nach Operation einer Haglund-Ferse. Z. Orthop. 109 (1971) 534
Hohmann, G.: Fuß und Bein. 4. Aufl. Bergmann, München 1951
Höllrigl, G.: Über den Fersenschmerz. Wien. klin. Wschr. 63 (1951) 664
Hora: Somatische Veränderungen, die durch langjähriges Fußballspiel hervorgerufen sind. Publ. Fac. Méd. Brünn (zit. nach Heiss 1929)
Horwitz, Th.: Osteoid-Osteom of the Astragalus. Radiology 39 (1942) 226
Jakobsthal, H.: Über Fersenschmerzen. Arch. klin. Chir. 88 (1909) 146
Knoll, W.: Über einige im Röntgenbild sichtbare Veränderungen am Fußskelett von Sportsleuten. Dtsch. med. Wschr. 57 (1931) 401
Knoll, W., T. Matthies: Weitere Untersuchungen über Sportschäden am Bewegungsapparat. Arch. klin. Chir. 163 (1931) 361
Knoll, W.: Gedanken zur Sportschädenfrage. Dtsch. med. Wschr. 59 (1933) 1250
Kummer, B.: Funktionelle Anatomie des Vorfußes. Verh. dtsch. orthop. Ges. 53 (1967) 482
Lang, F.J., H. Schneider: Zur Genese der „Knochensporne" (aufgezeigt an der Entstehung der Fersensporne). Chirurg. 28 (1957) 541
Lange, M.: Lehrbuch der Orthopädie und Traumatologie. Bd. II. Enke, Stuttgart 1965
Lehr, H.: Über die plantare Exostose des Fersenbeins. Z. Orthop. 19 (1908) 473
Lelièvre, J.: Pathologie du pied. Masson, Paris 1967
Lentini, A.: Calcaneal spurs, anatomo-pathological and clinical considerations and results of radiotherapy. Radiobiol. Radioter. Fis. med. 22 (1967) 241
Löffler, F.: (zit. nach C. u. H. Mau 1961): Nordwestdtsch. Orthop. Kongr., Kiel 1959
McMurray, J.G.: Tender heel due to Paget's disease. J. Bone Jt Surg. 34 B (1952) 440
McMurray, T.P.: Footballer's ankle. J. Bone Jt Surg. 32 B (1950) 68
Mau, C.: Zur operativen Behandlung der Bursitis achillea chronica. Verh. dtsch. orthop. Ges. 30 (1935) 131
Mau, C.: Grundriß der Orthopädie. Nölke, Hamburg 1947
Mau, C., H. Mau: Fersensporne. In Hohmann, G., M. Hakkenbroch, K. Lindemann: Handbuch der Orthopädie, Bd. IV/2. Thieme, Stuttgart 1961
Mau, C., H. Mau: Haglund-Ferse. In Hohmann, G., M. Hackenbroch, K. Lindemann: Handbuch der Orthopädie, Bd. IV/2. Thieme, Stuttgart 1961
Neugebauer, H.: Die plantare Fasciotomie beim Fersensporn. Arch. orthop. Unfall-Chir. 52 (1961) 653
Neumeyer, G.: Zur operativen Behandlung der Haglundferse. Zbl. Chir. 82 (1957) 381
Pitzen, P.: Der Fersenschmerz. Münch. med. Wschr. 74 (1927) 1376
Pokorny, L.: Röntgenbestrahlung bei Calcaneussporn. Med. Klin. 28 (1932) 1138
Rabl, C.R.: Orthopädie des Fußes. Enke, Stuttgart 1963
Rolly, F., O. Appelt: Über Spornbildung am Calcaneus und Olecranon. Arch. klin. Chir. 105 (1914) 358
Rössler, A.: Zur Kenntnis der Achillodynie. Dtsch. Z. Chir. 42 (1896) 274
Rothbarth, B.A.: Heel spur and heel spur syndrome. J. Amer. Podiat. Ass. 61 (1971) 186
Rubin, L.M.: Inferior calcaneal exostosis. J. Amer. Podiat. Ass. 58 (1968) 72
Sack, G.M.: Über den Kalkaneussporn. Röntgenpraxis 4 (1932) 158
Saxl, A.: Die Schuhgeschwulst der Ferse. Z. Orthop. 51 (1929) 312
Schinz, H.R., W.E. Baensch, E. Friedl, E. Uehlinger: Lehrbuch der Röntgendiagnostik. Bd. II/2. Thieme, Stuttgart 1952; 6. Aufl. 1981
Schmidt, K.: Über einen seltenen Fall von abnormer Knochenbildung am Fußrücken. Röntgenpraxis 10 (1938) 472

Schneider, H.: Zur Struktur der Sehnenansatzzonen. Z. Anat. 119 (1956) 431

Schneider, H.: Die Abnützungserkrankungen der Sehnen und ihre Therapie. Thieme, Stuttgart 1959

Schneider, H., P. E. Grilli: Die Ätiologie und Pathogenese der Achillodynie. Z. Orthop. 86 (1955) 595

Schoeman, P. F.: Painfull swollen heel. Proc. roy. Soc. Med. 59 (1966) 707

Spitzy, H.: Operation bei schmerzhaftem Kalkaneussporn. Münch. med. Wschr. 84 (1937) 807

Steffensen, J. Chr., A. Evensen: Bursitis retrocalcanea Achilli. Acta orthop. scand. 27 (1958) 228

Stepanek, P., V. Krizek: Das Vorkommen des Fersensporns bei Gichtkranken. Z. Rheumaforsch. 28 (1969) 147

Stepanek, P., V. Stepanek: Zur Problematik des Kalkaneussporns. Z. Rheumaforsch. 26 (1967) 353

Stucke, K.: Der Fersenschmerz. Thieme, Stuttgart 1956

Thurner, J., V. Boni: Entstehung und Behandlung der Fersenbeinsporne. Z. Orthop. 89 (1957) 161

Wex, G.: Über die Behandlung des Calcaneuspornes mit Röntgenstrahlen. Strahlentherapie 77 (1948) 483

Zadeck: An operation for the cure of achillobursitis Amer. J. Surg. (N. S.) 43 (1939) 542

Zimmer, E. A.: In Köhler, A., E. A. Zimmer: Grenzen des Normalen und Anfänge des Pathologischen im Röntgenbild des Skeletts. Hrsg. von Zimmer, E. A., Thieme, Stuttgart 1967; 12. Aufl. 1982

5 Erkrankungen mit besonderen Ursachen

Trophische Störungen

Von W. GÖRDES

Teils handelt es sich hier um eine Reihe von Begleiterscheinungen, wie sie im Zuge von Erkrankungen, z. B. des Zentralnervensystems, auftreten können, teils um umschriebene Veränderungen etwa an hervorragenden Stellen des Fußes als Ausdruck einer lokalen Störung, eines mechanischen Reizes oder einer Infektion.

Kontraktur der Plantaraponeurose (Morbus Ledderhose)

Diese den Fibromatosen zugerechnete Erkrankung läßt sich eher einer Systemerkrankung als einer trophischen Störung am Fuß unterordnen. Bekannt ist der enge Zusammenhang mit der Dupuytrenschen Kontraktur, wobei allerdings die Kontraktur der Plantaraponeurose vor allen Dingen eine fibroblastische Induration des medialen Randes der Plantaraponeurose darstellt, ohne die Haut selbst in den Schrumpfungsprozeß mit einzubeziehen (KOSTEK 1965). LEDDERHOSE (1897) hatte seine Beobachtungen vor allen Dingen an Patienten mit Unterschenkelfrakturen gemacht, die über längere Zeit mit Schienenapparaten behandelt worden waren.

Ähnlich der Dupuytrenschen Kontraktur wird man die Kontraktur der Plantaraponeurose als Komponente eines polyfibromatotischen Syndroms auffassen müssen, als dessen einzige Ausprägung sie manifest werden kann, jedoch häufiger in Kombination mit anderen, histologisch gleichartig aufgebauten Fibromatosen (Dupuytrensche Kontraktur, Heloderma [„knuckle pads"], Induratio penis plastica). Ebenso besteht biologisch eine enge Beziehung zum Narbenkeloid und zur Periarthropathia humeroscapularis. Nach PACK u. ARIEL (1958) wurden 120 Fälle mit plantarer Fibromatose in der Literatur veröffentlicht seit DUPUYTREN (1939) geschrieben hat, daß einige seiner Patienten mit Fingerkontrakturen auch Zehenkontrakturen hatten. PACK u. ARIEL (1958) meinen aber, die Seltenheit der Fußsohlenerkrankung auf den Umstand zurückführen zu können, daß die krankhaften Veränderungen wegen ihres gewöhnlich symptomlosen Auftretens einfach unbemerkt bleiben. Deshalb geben tabellarische Erhebungen sehr unterschiedliche Auskünfte über die Häufigkeit dieses Krankheitsbildes oder die Kombination mit anderen Fibromatosen, wobei die untersuchten Patientengruppen und die Population eine große Rolle zu spielen scheinen. Nach EARLY (1962) überwiegen „knuckle pads", plantare Fibromatosen und Periarthropathia humeroscapularis deutlich bei Patienten mit Dupuytrenscher Kontraktur und gleichzeitiger Epilepsie gegenüber Patienten mit nur palmarer Kontraktur – wie überhaupt die Untersuchung eines großen Epileptikerkollektives einen echten Zusammenhang zwischen Dupuytrenscher Kontraktur und Epilepsie zu bestätigen scheint. Der wahre ätiologische Zusammenhang ist aber weiterhin ungeklärt, seit LEDDERHOSE die Erkrankung der Plantaraponeurose beschrieben hat. So vertritt SKOOG (1948, 1967) die Ansicht, daß eine Schädigung der Aponeurose durch Gewicht in Zusammenhang mit einem prädisponierenden Faktor sich ursächlich auswirke. Er begründet die Veränderungen als partielle Ruptur der Aponeurose, nachdem er immer frisches Narbengewebe gefunden hat. Die Tatsache, daß die pathologischen Auswirkungen sich immer an der medialen Seite der Aponeurose und dazu an der Stelle höchster mechanischer Beanspruchung finden, nämlich etwa über der Basis des I. Metatarsalknochens, verleiht seiner Theorie ein gewisses Gewicht und deutet gleichzeitig auf die Pathogenese hin.

Klinik

Klinisch erscheint die plantare Fibromatose als eine knotige asymptomatische Verdickung, meistens im mittleren Abschnitt der medialen Fußsohlenhälfte gelegen (Abb. 1). Längeres Stehen oder die Schuhversorgung machen gelegentlich Schwierigkeiten, ohne eigentlich Schmerzen zu verursachen. Die fibrösen Proliferationen betreffen manchmal auch die darüberliegende Haut und rufen Einziehungen derselben hervor. Kontrakturen der Zehen in Form von Hammerzehen sind extrem selten, ganz im Gegensatz zu den häufigen Fingerkontrakturen beim Morbus Dupuytren. Nach SKOOG (1948, 1967) liegt dieses

5.2 Erkrankungen mit besonderen Ursachen

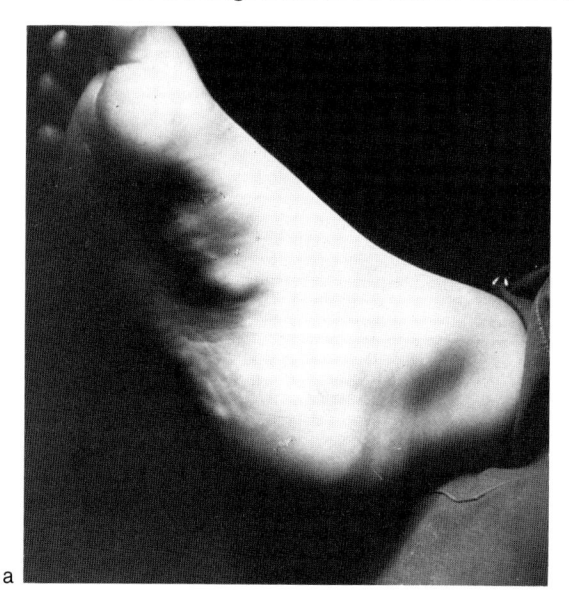

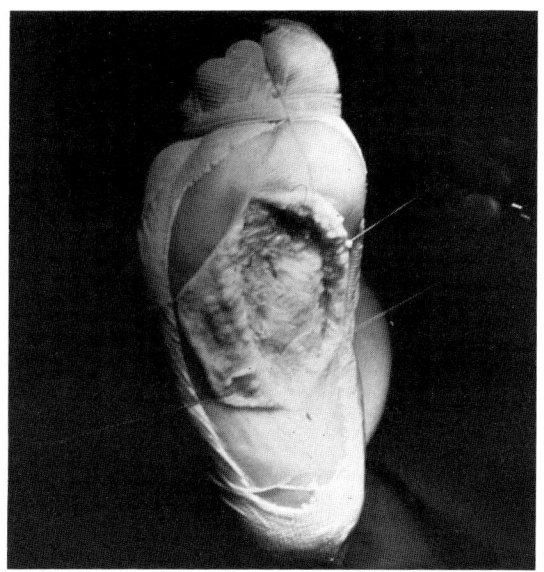

Abb. 1a u. b 12jähriger, a) Knotiger, auf der Unterlage wenig verschieblicher Tumor an der rechten Fußsohle. b) Operative Freilegung einer von der Plantarfaszie ausgehenden Fibromatose

unterschiedliche Verhalten in der besonderen anatomischen Struktur der Plantar- gegenüber der Palmaraponeurose.

Die Plantaraponeurose entspringt vom Tuber calcanei als kräftiges, zweischichtiges Band, dessen eine oberflächliche Partie in Richtung auf die Zehen II–V zieht und dessen andere als ein tiefer lateromedialer Bandzug für den I. Zehenstrahl gestaltet ist. Diese Bandzüge (Fasciculi longitudinales) enden an den Metatarsalknochen und Metatarsophalangcalgelenken, indem sie hier die Zehenbeuger einschneiden und beidseits der Metatarsalia knöchern inserieren. Darüber hinaus setzt sich die Aponeurose (ganz im Gegensatz zu den Verhältnissen an der Hand) auf die Zehen nicht fort, außer mit einigen unbedeutenden Fasern in die Haut, in das Lig. natatorium und in die Zehenfaszien. Die Aponeurose ist ferner im Bereich und dorsal des Lig. metatarseum transversum superficiale durch Querzügel (Fasciculi transversi) verspannt. Zwei besonders kräftige Tiefenzügel von der Aponeurose medial zum Os metatarsale I, Os cuneiforme I, dem Os naviculare und Kalkaneus sowie lateral zum Os metatarsale V und Lig. plantare werden als Septum plantare mediale und laterale bezeichnet. Durch diese Septen ist die Aponeurose unverschieblich am Mittelfußskelett angeheftet. Damit ist u.a. die Längswölbung des Fußes gesichert und auch zu erklären, daß Veränderungen der Aponeurose, besonders in ihrem medialen Abschnitt, keinen Einfluß auf die Zehenbeugung nehmen können (SKOOG 1948, 1967).

Differentialdiagnose
Es ist zunächst an das bösartige Fibrosarkom zu denken, das histologisch eine gewisse Ähnlichkeit bietet. Ferner sind das benigne und das maligne Synoviom zu erwägen. Im übrigen ist noch ein Lipom, selten ein Liposarkom, in Betracht zu ziehen. In den anfänglichen Stadien besteht die plantare Fibromatose aus zahlreichen jungen Fibroblasten in Form von bandartigen und spiraligen Anordnungen. Später kommt es zu Bildung fibröser Bündel (Abb. 2). Selten kann man eine zelluläre entzündliche Reaktion beobachten. Ziemlich bizarre histologische Veränderungen, einschließlich Verlust der Zellpole, Kernpyknose, fibrotische Degenerationen, manchmal atypische Mitosen kommen vor. Aus diesen Gründen kommt es zu einer Verwechslung mit dem Fibrosarkom (GELFARB u. MICHAELIDES 1962).

Therapeutisch ist wenig auszurichten. Im allgemeinen ist auch keine Behandlung erforderlich. Im Falle einer notwendigen chirurgischen Intervention ist auf eine radikale Exzision der Plantarponeurose Wert zu legen, da die Rezidivgefahr ungemein hoch ist. Nach eigenen Erfahrungen war innerhalb von 6 Wochen ein ausgedehntes Rezidiv zu beobachten. Andere Behandlungsmethoden bringen nichts.

Zirkumskripte Sklerodermie (Morphée en plaques)

Sie ist als ein episodisches Krankheitsbild der Haut definiert, dessen Verlauf meistens in der Jugend beginnt und zu Spontaninvolutionen neigt. Nach HEITE (1955) ist das jugendliche Alter deutlich bevorzugt und das weibliche Geschlecht besonders betroffen. Die Veränderungen werden den Kollagenosen zugeordnet.
Die Genese des mukoiden Ödems als Grundlage der Morphaea ist nicht klar. Es werden sog. Entmischungszustände der Grundsubstanz als Folge

Trophische Störungen 5.3

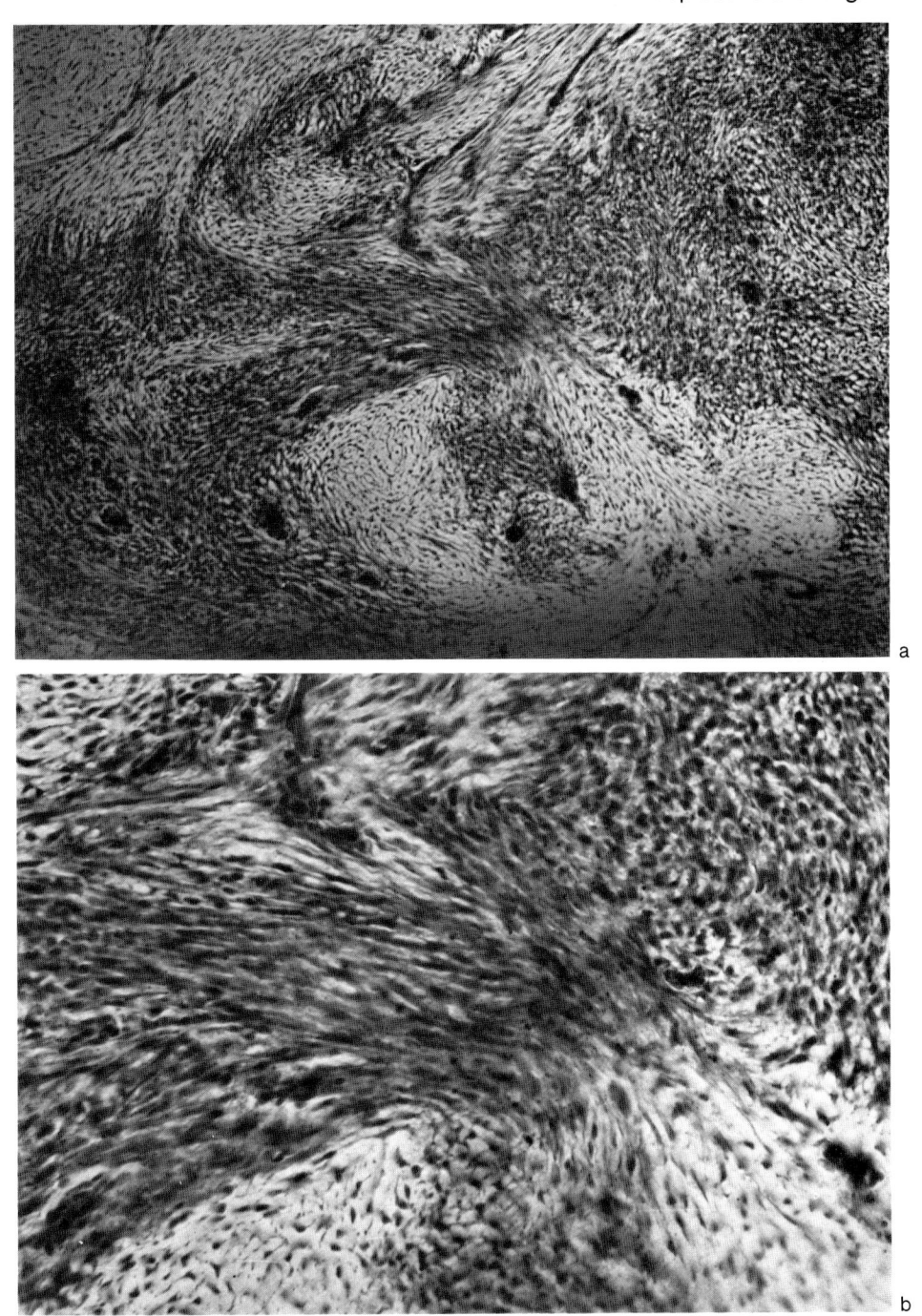

Abb. 2a–d In Knäueln, Bündeln und Strängen angeordnetes, reifes und zellreiches fibroblastisches Gewebe, Gefäßarmut; Vergr. 63:1. b) Ausschnitt aus a, Vergrößerung 250:1. c) In den Fibroblasten gelegentlich runde oder ovale Kerne als Folge der Schnittführung. Zellkerne von gleicher Größe und gleichem Chromatingehalt. Vergr. 63:1. d) Ausschnitt aus c, Vergr. 250:1

einer serösen Entzündung diskutiert. Infolge einer Proteolyse soll sich die Verbindung zwischen dem Protein-Cor und den Mukopolysaccharidketten lösen. Weiter ergeben sich daraus pH-Verschiebungen, Änderungen des Salzgehaltes und Permeabilitätsstörungen der Gefäßwände (THIES u. MISGELD 1975).

Im Gegensatz zur progressiven Sklerodermie lassen sich keine eindeutigen obliterierenden Gefäßwandveränderungen nachweisen. Ätiologisch wird – wie auch schon von GOTTRON (1937) beschrieben – weiterhin eine funktionelle Durchblutungsstörung mit initialer Erweiterung der terminalen Strombahn angenommen. Dafür spre-

5.4 Erkrankungen mit besonderen Ursachen

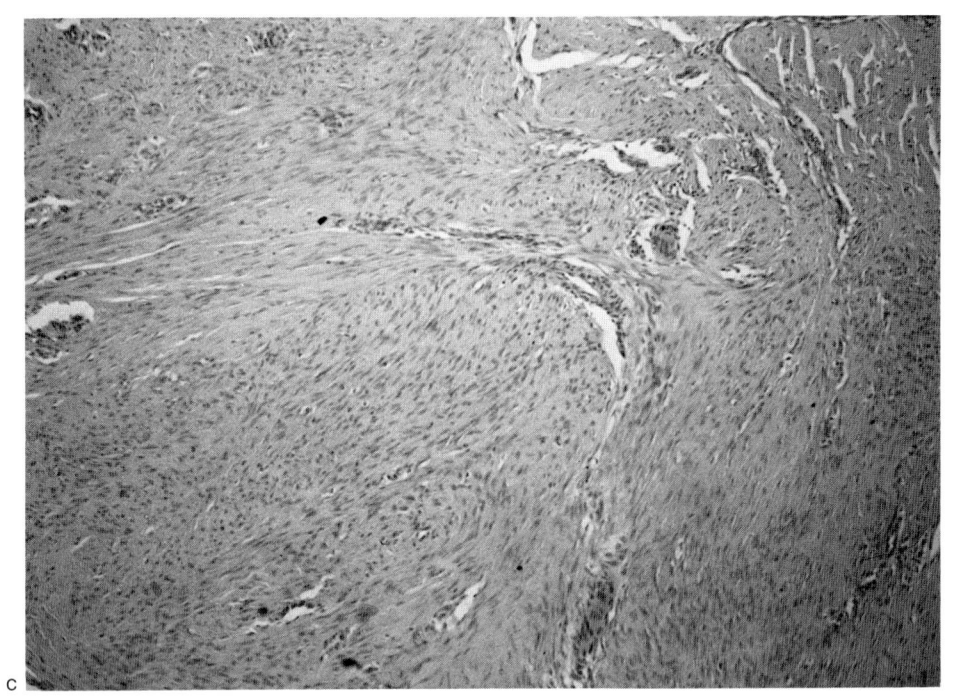

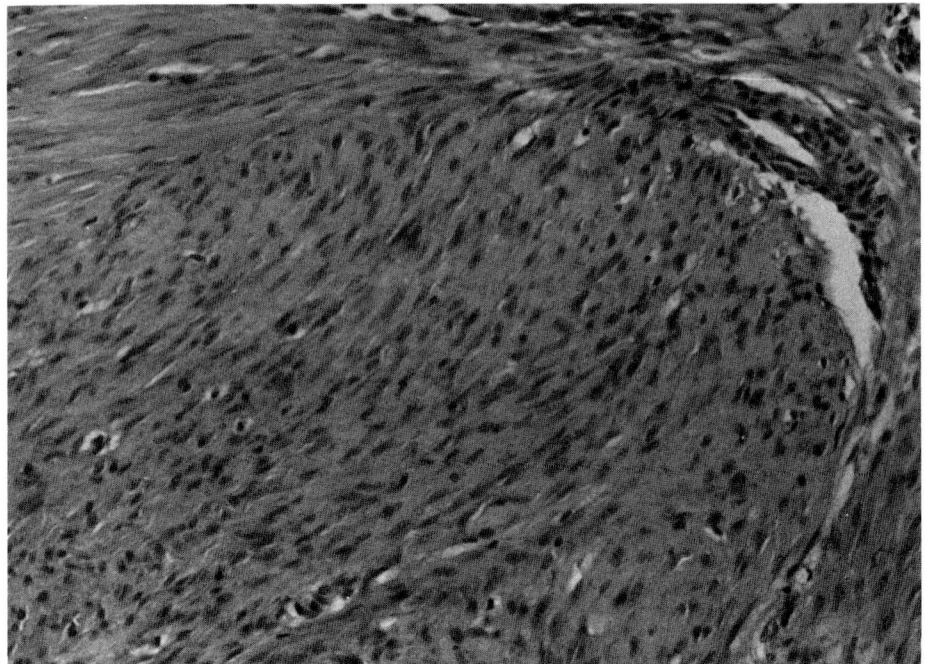

Abb. 2c u. d

chen Befunde von LONGHI (1953, 1954) und SZODORAY u. TUZA (1960), die kapillarmikroskopisch im Sklerosierungsstadium eine Kapillararmut festgestellt haben. Daraus wird auf eine verlängerte Diffusionsstrecke zwischen Gefäßsystem und Zelle geschlossen (THIES u. MISGELD 1975).

Histologie
Histologisch werden im ödematösen Stadium verbreiterte, verquollene und homogenisierte Kollagenfasern beobachtet, parallel zur Epidermis ausgerichtet, zusammen mit auffälligen, perivaskulären, lockeren, kleinzelligen Infiltraten (ASBOE-HANSEN 1963, BRAUN-FALCO 1957). Obliterierende Gefäßveränderungen, sowohl im arteriellen wie im venösen Bereich, sind umstritten (KORTING 1958, ISHIKAWA u. MORI 1972, MONTGOMERY u. RAGSDALE 1967). Elektronenoptische Untersuchungen haben keine signifikanten Strukturabweichungen an den Mikrofibrillen aufgewiesen.

Trophische Störungen 5.5

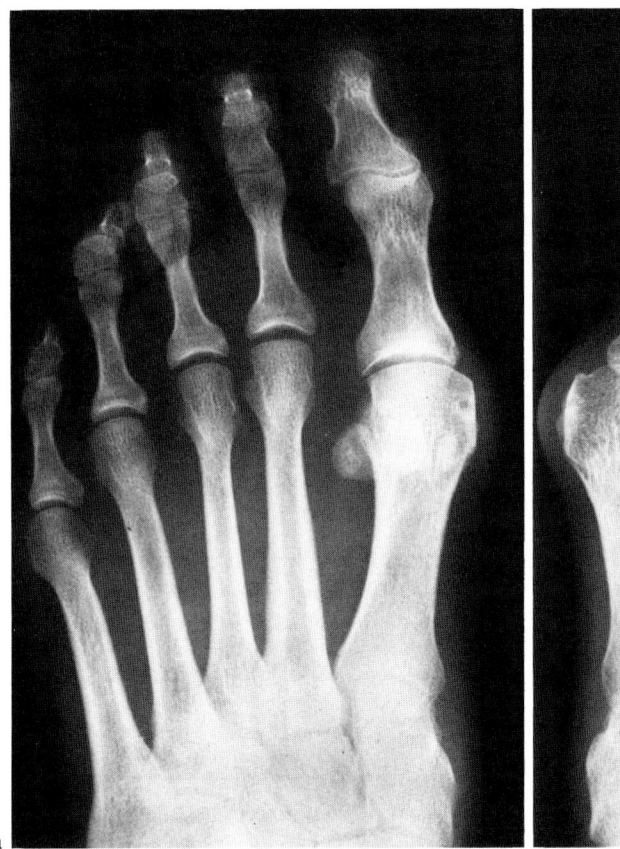

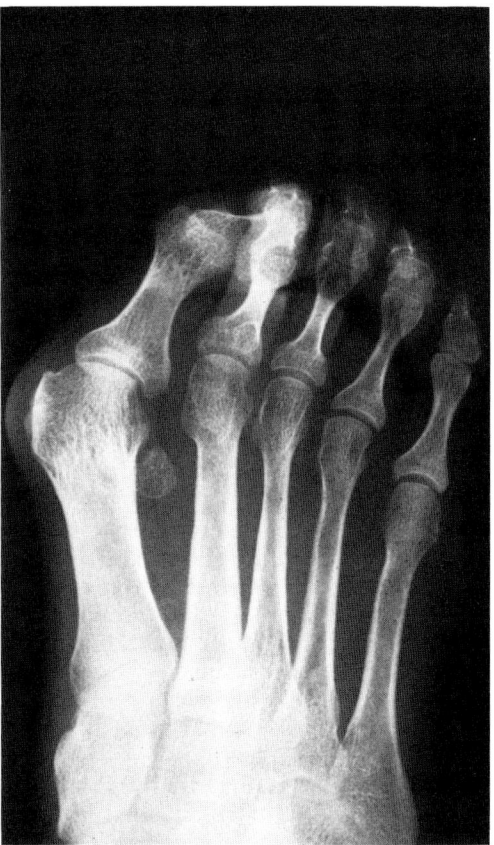

Abb. 3a u. b Vor- und Mittelfuß einer 43jährigen Frau. Weichteilbedingte Fehlstellungen der Zehengelenke. Minderwuchs des Fußskeletts nach Beginn der Sclerodermia circumscripta mit 13 Jahren

Klinik
Die zirkumskripte Sklerodermie entwickelt sich gewöhnlich über ein subakutes Erythem mit zentraler Abblassung und einen peripheren fliederfarbenen Liliakring (Morphaea), dem eine ödematöse Induration mit brettharten Verhärtungen und anschließender Atrophie der befallen Bezirke folgt, besonders am Stamm. Sie hat aber eine Reihe von abortiven Verläufen, wovon hier die sog. lineare oder bandförmige Morphaea an den Extremitäten hervorzuheben ist. Sie bevorzugt einseitige Lokalisationen und wurde häufig nach Verletzung peripherer Nerven gesehen (CHRISTIANSON u. DORSEY 1956). Bedeutungsvoll können diese linearen Verhärtungen im Wachstum sein, da sich dadurch Wachstumsstörungen und Gelenkdeformitäten ergeben (JABLONSKA 1965) (Abb. 3).

Therapie
Aufgrund der unbekannten Ätiologie steht keine gezielte Therapie zur Verfügung. Bei der bandartigen Morphaeaform soll sich die Balneotherapie bewähren. Operative Korrekturen zur Verbesserung der Funktion dürfen mit Hinblick auf die vaskuläre Dysfunktion der terminalen Strombahn mit einer wahrscheinlich auch vegetativ-nervösen Komponente als Ursache (CHRISTIANSON u. DORSEY 1956) nur sehr zurückhaltend eingesetzt werden und müssen auf das Notwendige begrenzt werden. Sie kommen nur bei abgelaufenen Erkrankungen in Frage.
Insgesamt wird die zirkumskripte Sklerodermie aufgrund ihrer Involutionsraten als günstig beurteilt. Nur in bestimmten Fällen mit progressiven Verlaufsformen sind Übergänge in die progressive Sklerodermie möglich.

Malum perforans

Diese Form gestörter Trophik entwickelt sich in Hautregionen mit aufgehobener Sensibilität. Im englischen Schrifttum existieren auch Synonyma wie „perforating ulcer" oder „anaesthetic ulcer" (CAIRNS 1972). Sie finden sich bei ausgedehnten Arthropathien (ANTES 1954, BERNARD u. Mitarb. 1953, BLOCH-MICHEL u. Mitarb. 1960, BUIA u. LENSI 1966, HURIEZ u. DUPRIEZ 1971, LUND 1979, POMERANZE u. KING 1965, SCHMIDT 1974, THIVOLET u. PERROT 1970). Die Krankheit ist charakterisiert durch Schmerzlosigkeit, dauerhaftes Bestehen, Fehlen entzündlicher Veränderungen

5.6 Erkrankungen mit besonderen Ursachen

und Auftreten an Stellen, die Traumen oder ständigem Druck unterliegen, und hat nur geringe Heilungstendenzen.
Periphere Neuropathien haben viele Ursachen, welche sich u.a. mit der Blutzirkulation, Ablagerung von Proteinen und Lipiden, Ernährungsfaktoren, Störung des Proteinmetabolismus usw. überlagern (SIMPSON 1964). Hier sind die traumatische Nervendurchtrennung, z. B. des N. ischiadicus oder des N. fibularis, zu nennen, Nervenläsionen bei Diskushernien oder Spondylolisthesis, alkoholische Neuritis, diabetische Neuritis, lepromatöse Neuritis, Neuritiden infolge Erfrierung, Verbrennung, Kontusion oder Lues (HOHMANN 1951). Ebenso kommen die chronischen Ulzera bei zentralen Neuropathien vor: hereditäre sensorische Neuropathie (Thevenard), Tabes dorsalis, Syringomyelie, spinale Durchblutungsstörungen (PRICE 1965), ferner Morbus Little, akute Myelitis nach Infektionskrankheiten, Poliomyelitis, funikuläre Spinalerkrankungen, chronischer Alkoholismus, Morbus Addison, Pellagra, Leukämie, Morbus Basedow, Skorbut, Myelodysplasien, Spondylitis tuberculosa, Encephalitis disseminata, toxische Schädigungen (CO_2) (BLOCK 1951) und Rückenmarksschädigungen durch Trauma oder Tumoren.
Unter den Ulzera bei peripheren Neuropathien sind jene auf dem Boden der diabetischen Neuropathie besonders wichtig. REINHARDT (1983) hat den diabetischen Fuß in einer umfangreichen Monographie beschrieben. KELLY u. COVENTRY (1958) sahen bei 47 Patienten mit peripherer Neuropathie den Diabetes als Hauptursache neurotropher Ulzera am Fuß; andere Ursachen waren Tabes, Syringomyelie und Ischiasschädigung. Die im Gefolge der Neuropathien auftretenden Arthropathien sind alle gleich. Da es sich häufig um Erkrankungen des Rückenmarkes handelt, werden bei der diabetischen Neuropathie analoge Veränderungen im Rückenmark vermutet (GREGERSON 1969, ZACKS 1975).

Pathophysiologie
Es handelt sich um Gewebsnekrosen. Man hat eigene Nervenfasern zur Regulation der trophischen Hautfunktionen diskutiert, ihre Existenz jedoch noch nicht sichern können (LEWIS 1938, RATSCHOW 1959, BLOCK 1951, PIULACHS 1956). Allgemein spricht man von gestörter Neurotrophik, die schließlich alle Gewebe betreffen kann (BROWER u. ALLMAN 1981). Deshalb wird sehr häufig auch eine Arthropathie beobachtet. CLASSEN u. Mitarb. (1976) beschreiben Ulzerationen ohne gleichzeitige Arthropathie als Seltenheit. DEROT u. RATHERY (1967) geben sie bei der Arthropathie mit 65% an. Betroffen sind vor allem die Hauptbelastungszonen des Fußes wie Ferse, Metatarsalköpfchen II-IV bei Pes transversus, der Fußaußenrand beim Pes equinovarus adductus und andere Stellen durch Scheuern schlecht sitzenden Schuhwerkes oder nicht fachgerechter Beseitigung von Hornhaut und Klavi (ELLENBERG 1968, KELLY u. COVENTRY 1958, E. AUBERTIN u. J. AUBERTIN 1964, ROBERTSON 1969, ROIG-ESCOFET 1963).

Klinik
Die neurotrophische Ulzeration beginnt häufig als hyperkeratotische, rissige Zone, welche sich infiziert. Es kommt rasch zur zentralen Fistelbildung, welche sich zu einem kegelförmigen Ulkus erweitert. Es bleibt ein kraterförmiger oder ausgestanzter Defekt bestehen. (Abb. 4a). Der Grund ist grau-weiß belegt und bietet nur spärliche Granulationen. Der Defekt kann in Knochen und Gelenke reichen, diese arrodieren und zur Sequestrierung führen.

Histologie
Es werden Hyperkeratosen der Haut, Fibrosen, periulzeröse Knötchen von chronisch-entzündlichem Granulationsgewebe und vereinzelt vaskuläre Läsionen als Panvaskulitis mit teilweisem Verschluß des Gefäßlumens gefunden (PIULACHS 1956).
Daneben manifestiert sich die Neuropathie an der Körperoberfläche in Form von Hyper- oder Hypohidrosis, Nageldystrophien, gelegentlichen bullösen Eruptionen, die nicht selten Vorläufer der Ulzeration sind.
Die Lokalisation des neurotrophen Ulkus wird durch das Trauma, die lokalen topographischen Gegebenheiten und die Natur des neurologischen Grundleidens bestimmt (CAIRNS 1972). Es kann in einzelnen Fällen zu verheerenden Folgen mit Abszessen und Osteomyelitiden führen, die ebenso wie das Ulkus selbst nur wenig zur Heilung neigen (ROBERTSON 1969).
Aussehen und Lage des trophischen Ulkus führen gewöhnlich zur Diagnose des Malum perforans. Wesentlich ist der Nachweis der Anästhesie. Dennoch schließen evtl. Schmerzen die Diagnose des neurotrophen Ulkus nicht aus. Die Tiefensensibilität kann intakt sein, und deshalb können Schmerzen in einem anästhetischen Ulkus angegeben werden. Demgegenüber sind ischämische Ulzera immer sehr schmerzhaft. Sie haben eine unregelmäßige Begrenzung, manchmal mit noch erhaltenen Hautbezirken im betroffenen Gebiet, und weisen entzündlich veränderte Ränder auf. Indessen ist das Röntgenulkus an der Fußsohle gleichermaßen schmerzhaft und indolent. Es erscheint wie ausgestanzt. Sein Grund ist nekrotisch, und seine Umgebung läßt typische Strahlenschädigungen erkennen.

Therapie
Die Behandlung des Malum perforans ist in jedem Fall an das Grundleiden schicksalhaft gebunden. Dem Ulkus evtl. folgende infektiöse Veränderungen im Weichteil- und Knochengewebe

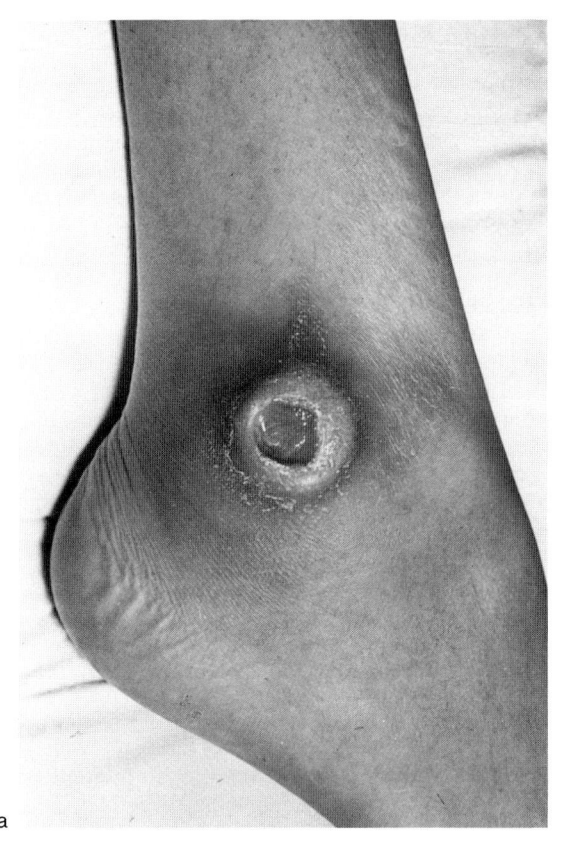

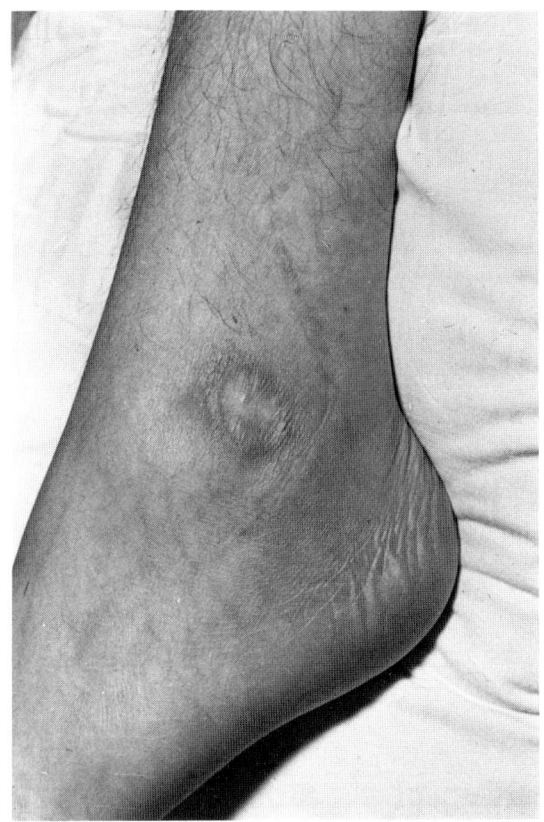

Abb. 4a u. b a) Neutrophes Ulkus über dem Malleolus externus rechts bei Querschnittslähmung. b) Zustand nach erfolgreicher operativer Deckung eines neurotrophen Ulkus über dem Malleolus externus links

können heute unter antibiotischem Schutz gut angegangen (DOWNS u. JACOBS 1982) (Abb. 4b) und die Resektion der zur Perforation führenden Knochenvorsprünge, Metatarsalköpfchen usw. erfolgreich durchgeführt werden, ebenso die Fußumformungen bei Deformitäten verschiedenster Genese. Mitunter sind auch bei tiefer Gewebsbeteiligung Amputationen nicht zu vermeiden (BLOCH u. WHITENHOUSE 1963).
Nervennäht bei peripheren Nervenverletzungen mit nachfolgenden trophischen Störungen dürfen nur in wenigen günstigen Fällen mit geringem Zeitabstand zur Verletzung noch Aussicht auf Erfolg haben. MAURER u. SCHMID (1971) führen aus, daß sich die Aussichten der Nervennaht langsam vom 8. Monat ab verringern und nach ihren Erfahrungen etwa nur mehr 25% Erfolgsaussicht nach 12 Monaten haben. In Einzelfällen sind selbstverständlich noch nach 1–2 Jahren Nervennähte erfolgreich bewerkstelligt worden (SPIEGELMEYER, LANGE).
Neurotrophe Ulzera im Gefolge diabetischer Stoffwechsellage, des Alkoholismus, funikulärer Spinalerkrankungen usw. sind selbstverständlich und soweit als möglich durch die Therapie sowohl des Grundleidens als auch der lokalen Schädigung anzugehen. Nach wie vor ist die orthopädische Versorgung mit Schuhwerk und gut sitzenden Bettungseinlagen wichtig. Dazu gehört auch medizinische Fußpflege.
Schließlich sei auch auf weitere Stoffwechselerkrankungen mit typischen Veränderungen an den Füßen hingewiesen (MÜNZENBERG 1978). Die *Psoriasisarthropathie* als Folge einer Störung im Androsteronstoffwechsel ist fünfmal häufiger an der oberen Extremität als an der unteren zu finden. Hier wie dort macht sie sich wie jede andere Gelenkentzündung durch Schwellung, Rötung und Überwärmung bemerkbar. Radiologisch zeigen sich wie an der Hand die Destruktionen und Luxation an distalen und proximalen Interphalangealgelenken. – Fallweise können entstandene Ankylosen durch Gelenkresektionen oder am Großzehengrundgelenk durch Resektionsinterpositionsplastiken oder Versorgung mit einer Endoprothese angegangen werden.
Wesentlich bekannter ist die *Gicht*.
Sie befällt bevorzugt das Großzehengrundgelenk und löst hier den typischen Arthritisanfall, die Podagra, aus. Klinisch fällt das leicht geschwollene und überwärmte Gelenk auf, welches bei Bewegungen außerordentlich schmerzhaft ist. Differentialdiagnostisch gegenüber anderen Arthritiden kann Colchizin den Anfall kupieren. Die Störung des Harnsäurestoffwechsels kann im Röntgenbild zu typischen gelenknahen Stanzde-

5.8 Erkrankungen mit besonderen Ursachen

fekten mit kleinen Zysten führen. Therapeutisch sind diätetische Maßnahmen und einschlägige Medikamente bekannt, um wirksam der Gelenkdestruktion zu begegnen.

Eine genetisch bedingte Störung des enzymatischen Abbaus von sauren Mukopolysacchariden, der Stoffwechselstörung der Glykosaminglykane, verursachen die *Mukopolysaccharidosen.* Sie sind u.a. als Morbus Pfaundler-Hurler und Morbus Morquio bekannt. Eine besondere Spätform des Morbus Pfaundler-Hurler ist der Morbus Scheie mit ganz ausgeprägten Fußdeformitäten.

Eine seltene Stoffwechselerkrankung am Fuß ist das *eosinophile Granulom,* welches Cholesterin speichert und besonders Fußwurzelknochen befällt; ferner die *Ochronose* mit dem seltenen Befall von Knorpelgewebe am Fuß. Auch hier liegt eine enzymatische Störung in der Oxydation von Homogentisinsäure vor. Hauptsächlich befallenes Organ ist allerdings die Wirbelsäule.

Schließlich können die *Störung des Lipoidstoffwechsels* und die *familiäre Hypercholesterinämie* mit Einlagerung von Xanthomen in Haut und Sehnen Fußbeschwerden verursachen.

Phlegmasia alba dolens, Phlegmasia coerulea dolens, Atrophie blanche, Perniosis

Als besondere Verlaufsformen hauptsächlich venöser Erkrankungen gelten die Phlegmasia alba dolens, die Phlegmasia couerulea dolens und die Atrophie blanche (sog. Capillaritis alba).

Phlegmasia alba dolens

Sie geht meist von einer Thrombophlebitis der V.femoralis aus, welche sich wiederum aus Erkrankungen im kleinen Becken oder einer Venenentzündung in diesem Gebiet entwickelt. Die blasse Hautfarbe des betroffenen Beines wird auf eine spastische arterielle Komponente zurückgeführt (RITTER u. ZÄBISCH 1955).

Klinisch finden sich eine Schwellung des Beines, eine Berührungsempfindlichkeit, eine hervortretende Venenzeichnung bis herauf zur Hüfte und infolge der Schwellung und Ödembildung eine Pulslosigkeit.

Die **Diagnose** ist klinisch zu stellen, zumal gewöhnlich eine Primärerkrankung mit Sitz im kleinen Becken auslösend wirkt.

Phlegmasia coerulea dolens

Es handelt sich um ein seltenes Krankheitsbild. Ätiologisch liegen ihr wie anderen venösen Erkrankungen auch eine Reihe begünstigender Faktoren zugrunde (Bettlägerigkeit, Varikositas, Trauma, Malignome usw.). Pathogenetisch handelt es sich um eine Massenthrombose mit Verschluß aller Beinvenen.

Klinisch entsteht das Bild der arteriellen Embolie (GRIESMANN 1957), wobei ähnlich der Phlegmasia alba dolens ein arterieller Spasmus der plötzlichen und totalen Venenthrombose folgt (LÄWEN 1934). Heftigste Schmerzen und Zyanose sind kennzeichnend und als äußerst bedrohliche Anzeichen für eine venöse Gangrän zu werten (EDWARDS 1971), die sich in rötlich-schwarzen Arealen mit Blasenbildung darstellt.

Therapeutisch werden neben örtlicher Behandlung und Hochlagerung des Beines Antikoagulantien i.v. (Heparin, Streptokinase) gegeben.

Atrophie blanche

Bei dieser Erkrankung (MILIAN 1929) handelt es sich um eine auf den Unterschenkelbereich und Fuß beschränkte Hautatrophie, die meist zu sehr schmerzhaften, therapieresistenten Ulzerationen neigt (METZ u. STURM 1974).

Ätiologie und Pathogenese sind unklar. Die Erfahrung lehrt allerdings, daß das Krankheitsbild vorwiegend Folge abnormer peripherer Durchblutungsverhältnisse durch venöse Abflußbehinderung (vorausgegangene Phlebitis, Thrombose oder Varikositas) ist. Die venöse Druckerhöhung geht über das Kapillarsystem auf den arteriellen Schenkel über. Es entsteht eine angiomartige Kapillarausweitung, verbunden mit Blutaustritten, interstitiellen Ödemen und Gefäßwandhypertrophie mit Lumeneinengung.

Somit ist die Atrophie blanche als eine besondere Manifestation chronisch-venöser Insuffizienz zu sehen, wobei neurovegetative Störungen und hormonelle Dysregulation mit im Spiel sein können (NÖDL 1950).

Histopathologie
Die Epidermis hat ein sklerodermaähnliches Aussehen. Es gibt Gefäßneubildungen in der subpapillären Schicht mit teleangiektatisch erweiterten Kapillaren oder herdförmig gewucherten und knollenartig aneinander gelagerten Proliferationen der Kapillaren, Präkapillaren und Arteriolen (METZ u. STURM 1974). Thrombosen kleinerer Gefäße und proliferative Endothelveränderungen sowie Fibrineinlagerungen in die Gefäßwände wurden beobachtet (RYAN u. WILKINSON 1972).

Klinik
Die klinischen Erscheinungen bestehen aus rundlich-ovalen oder größeren, unregelmäßig (plaqueförmig) geformten, gegenüber der übrigen Haut etwas eingesunkenen atrophischen Herden von elfenbeinartiger Farbe. Innerhalb dieser sklerotischen Bezirken finden sich feine Teleangiektasien oder blaurote bis rotbraun gefärbte Papeln. Die Randzone ist meist hyperpigmentiert ohne entzündliche Rötung. In etwa 30% (NELSON 1955 zit. nach RYAN u. WILKINSON 1972) treten oberflächliche Ulzerationen auf, die zu einem scharf begrenzten, ausgestanzten, sehr schmerzhaften und therapieresistenten Ulkus konfluieren.
Bevorzugt werden Frauen im mittleren und höheren Lebensalter befallen, Männer nur in etwa 5–10% (SCHUPPENER 1969). Gewöhnlich ist eine venöse Erkrankung vorausgegangen oder liegt zumindest eine variköse Disposition vor.

Die **differentialdiagnostische Abgrenzung** betrifft vor allem zirkumskripte, depigmentierte und sklerotische Narben nach primär ulzerösen Unterschenkelprozessen, denen die charakteristischen angiomartigen Papeln fehlen.

Therapie
Therapeutisch gibt es zum einen gewisse, die Atrophie blanche begünstigende Erkrankungen (Herzinsuffizienz, Hypertonie, Hyperthyreodismus, Ovarialinsuffizienz usw.) anzugehen. Zum anderen werden physikotherapeutische Maßnahmen wie auch bei der chronischen venösen Insuffizienz empfohlen (Stützverbände, Schaumgummikompression), um diesen pathogenetisch so wichtigen Zustand zu beeinflussen. Ferner sollen sich Bindegewebs- und Segmentmassagen günstig auswirken. Die Verödungsbehandlung wird sehr zurückhaltend angewendet. WESENER (1967) bevorzugt es, die Varizen erst proximal der Atrophie blanche zu veröden und später bei Rückbildung der Atrophieherde auch distal vorsichtig und mit stark verdünnten Lösungen eine Behandlung vorzunehmen. Bestehen ulzeröse Veränderungen, die gewöhnlich sehr schmerzhaft sind, so hat sich hier neben der üblichen lokalen Ulkustherapie die Anwendung von Ichthyol-Watte-Verbänden im paraulzerösen Bereich als sehr günstig und schmerzlindernd erwiesen (METZ u. STURM 1974). Darüber hinaus kommt eine große Auswahl handelsüblicher Pharmaka zur Verbesserung der peripheren Durchblutung zur Anwendung. Kortikosteroide können gelegentlich helfen (RYAN u. WILKINSON 1972).

Perniosis

Dieses auf Kälteeinwirkung zurückzuführende Krankheitsbild kann ebenfalls Ulzerationen zur Folge haben. Ihr Auftreten ist stark jahreszeitlich bedingt. Sie kommen im Herbst und bilden sich im Frühjahr zurück. Nicht nur Kälteeinwirkung, sondern auch gleichzeitig Nässe sind die begünstigenden Faktoren, welche zu einem Spasmus der Arteriolen führen, wobei noch konstitutionelle Einflüsse eine Rolle spielen. Infolgedessen erhöhen die vorgenannten Faktoren die Intensität der Reaktion bei weiterer Senkung der Körpertemperatur und Anstieg des Gefäßtonus (SHORT 1972).
In dem betroffenen Personenkreis finden sich Menschen, die bereits Erfrierungen hinter sich gebracht haben, ferner Poliomyelitiskranke. Besonders aber neigen heranwachsende Mädchen zu Kälteempfindlichkeit und Kälteschäden, wobei die Wechselwirkung von vegetativer und hormoneller Regulation diskutiert wird. Auffällig ist jedenfalls, daß diese Disposition nur für einen begrenzten Lebensabschnitt besteht. Darüber hinaus werden gelegentlich stärker Belastete Hautpartien am Fuß wie z. B. der laterale Fußrand beim Klumpfuß oder der sog. Ballen des Hallux valgus befallen.
Besteht eine Neigung zu einem derartigen Kälteschaden, so ist auf das zu tragende Schuhwerk zu achten. Nicht selten wird erst dadurch die Erkrankung offenbar. Besondere Vorsicht ist deshalb beim Tragen von engen Gummistiefeln bei naß-kaltem Wetter geboten. Feuchtigkeit oder gar Nässe im Stiefel vermögen infolge der wasserdichten Eigenschaften desselben nicht abzutrocknen (COSKEY u. MEHREGAN 1974). Das verursacht den oben beschriebenen Vasospasmus. Die daraus resultierenden Hautschäden verlaufen als rötliche oder blaurote ödematöse Flecken oder Knoten an den Zehen, der Ferse oder dem Fußrand. Sie jucken, brennen und bilden sich manchmal zu Bläschen auch mit blutigem Inhalt um. Etwa 24 Std. nach der Exposition treten diese Veränderungen auf, um nach 7–10 Tagen wieder zu verschwinden (SHORT 1972, MONTGOMERY 1967, ALLEN u. Mitarb. 1967).

Histologisch findet sich eine Veränderung der tiefen Hautgefäße durch perivaskuläre Lymphozyten, Neutrophilen- und Eosinophileninfiltrate mit Verdickung der Gefäßwände und Intimaproliferationen, die bis zur Obliteration reichen kann (SHORT 1972, MONTGOMERY 1967, ALLEN u. Mitarb. 1967).

Differentialdiagnose
Die Perniones sind leicht gegen die *Akrozyanose* abzugrenzen. Hier handelt es sich um eine dilatatorische Angioneuropathie, wobei die Akren von Händen, Füßen, Ohren und Nase bei stark gesenkten Außentemperaturen zu intensiver livider Verfärbung neigen. Es treten weder Schmerzen auf, noch kommt es zu Nekrosen. Betroffen sind hauptsächlich Kinder in der Pubertät. Ebenfalls gut abzugrenzen ist die kältebedingte „Cold panniculitis", welche sich in schmerzhaften Knöt-

chen oder Plaques an kälteexponierten Stellen abspielt und histologisch als akute Fettgewebsnekrose gefunden wird. Hautveränderungen dieser Art können auch durch Auflage von Eiswürfeln reproduziert werden.

Therapie
Die Behandlung bei bekannter Anlage besteht in der Prophylaxe. Eltern müssen darauf achten, daß ihre Kinder nicht Gummistiefel mit evtl. feuchtem Innenfutter tragen. Überhaupt muß bei Fußdeformitäten ein passendes Schuhwerk getragen werden, um an prominenten Stellen Druck zu vermeiden.
Nach wie vor werden Wechselbäder nach GOTTRON u. SCHÖNFELD (1958) empfohlen: Eintauchen der Füße und der Unterschenkel in warmes Wasser von 38-39 °C für 1-3 Min., dann 30 Sek. Wechsel in kaltes Wasser von Zimmertemperatur, nicht unter 10 °C. Der Wechsel wird etwa 10mal wiederholt. Die Anwendung soll täglich 2-3 Wochen lang vorgenommen werden. Einen ähnlichen Effekt, allerdings mehr lokaler Hyperämisierung erreicht man mit der Eis- und Fönbehandlung, wobei die betroffenen Partien im Wechsel mit Eiswürfeln abgerieben und mit dem Fön erwärmt werden.
Nässende Perniones werden zunächst durch Hochlagerung der Extremitäten behandelt. Es sind dazu die Gabe besonders die periphere Durchblutung verbessernder Mittel empfohlen und örtlich die Anwendung von Dermatika mit gefäßwirksamer Tendenz, evtl. als Badezusatz, die bei vorhandenem Juckreiz jedoch mit Vorsicht wegen der Steigerung des Reizes einzusetzen sind.

Sudecksches Syndrom des Fußes

Im französischen Sprachgebrauch wird diese Erkrankung sehr treffend als Algoneurodystrophie bezeichnet, wobei dieser Ausdruck ein Schmerzsyndrom umreißt, welches auf funktionellen Störungen der neurovegetativen Innervation beruht und keinesfalls etwa nur den Fuß betrifft, sondern sich an der oberen Extremität im Bereich der Schulter, besonders aber des Handgelenks und der Hand, abspielt, an der unteren Extremität das Knie und mitunter auch das Hüftgelenk (LEQUESNE 1968) befällt.

Ätiologie
Unter den vielfältigen ätiologischen Faktoren steht das Trauma an erster Stelle, in dessen Gefolge das Sudecksche Syndrom auftreten kann. Die Erfahrung lehrt allerdings, daß kein Zusammenhang zwischen der Schwere des Traumas und dem Auftreten des Syndromes besteht. Die möglichen Traumata reichen von leichten örtlichen Schädigungen bis hin zu ausgedehnten Verletzungen. Eingriffe im Beckenraum oder Folge neurologischer Affektionen (Bandscheibenhernien, Hemiplegien, Epilepsien etc.) können sich ebenso auswirken. Auch statische Störungen des Fußskelettes sind in einzelnen Fällen als ursächlich diskutiert worden. Schließlich bleibt ein beträchtlicher Prozentsatz (15-20%) idiopathischer Formen übrig. Unsicher bleibt in diesem komplexen Geschehen die Wertigkeit psychischer Faktoren, sind doch nicht selten sehr reizbare, ängstliche oder depressiv veranlagte Personen betroffen (GOUGEON u. Mitarb. 1965). Auch eine gewisse vegetative Labilität wird von einigen Autoren als entscheidend angesehen, welche eine Entgleisung zur Dystrophie begünstigt (HARFF 1957, KIRSCH 1955).

Pathogenese
Die Pathogenese des Sudeckschen Syndromes ist bis heute noch ungeklärt. BIRCHER (1971) hat an Hand der schon vorhandenen Literatur die verschiedenen Theorien in acht Gruppen zusammengefaßt:
  Entzündung
  neurogen (Reflextheorien)
  neurovaskulär
  neurohormonal
  vaskulär
  biochemisch
  Inaktivität
  mechanisch.
Nach dem derzeitigen Stand des Wissens ist man am ehesten geneigt, das autonome Nervensystem für verantwortlich zu halten, welches die Vasomotorik steuert und damit unmittelbar auf die Trophik der Gewebe Einfluß nimmt.
Im Sinne eines vegetativen Irritationssyndromes kommen drei Aspekte zur Geltung, der der Dysästhesie (z. B. Schmerz), der der Dyskinesie (z. B. Vasokonstriktion), der der Dyskrasie (z. B. Ödem) und - als Konsequenz dieser Trias - der der Dystrophie (z. B. Sudecksches Syndrom) wie GROSS (1972) es sehr einleuchtend darstellt.
Neben der von SUDECK (1900) und auch KIENBÖCK (1901) zunächst diskutierten nervösen Fehlsteuerung werden von SUDECK später (1931) auch humorale Faktoren im Zusammenhang mit Zirkulations- und Stoffwechselstörungen erwogen, zumal er in seinen Arbeiten nicht nur die Knochenveränderungen, sondern auch die Umbauvorgänge in den umgebenden Weichteilen hervorhebt.
JOCHHEIM (1970) weist für die Pathogenese auf vier Faktoren hin und schreibt folgendes: „Unabhängig von der speziellen Ätiologie werden heute vier Faktoren in der Pathogenese für wichtig erachtet, nämlich der humorale Faktor, dessen Wirkung darauf beruht, daß sich nach Traumen und Reizungen unterschiedlicher Art körpereige-

ne Gewebshormone bilden, die ihrerseits eine Hyperämie hervorrufen. Aus der Änderung der Exsudation und des chemisch-physikalischen Gleichgewichtes resultiert schließlich eine Gewebsazidose, die wiederum für eine Erweiterung der kleinen Gefäße und eine Verlangsamung des Blutstromes verantwortlich ist. Bildet sich dieser Entzündungsvorgang nicht in normalen Zeiträumen zurück, so bleibt die Azidose über längere Zeit bestehen und begünstigt die Schrumpfung von Muskulatur und Bändern. Die Osteoblasten zeigen dann ihr bekanntes Unvermögen zur Fixierung von Kalksalzen.

Als zweiter Faktor ist der mechanische zu nennen, weil durch die venöse Hyperaemie eine rein mechanische Stauung entsteht, die wiederum Grund für die Stoffaustauschstörung gibt. Die Kapillarschädigung gibt Anlaß zu anhaltenden Ödemen und weiterer Stauung. An dritter Stelle ist der reflektorische Faktor zu benennen, den SUDECK und RIEDER schon angesprochen hatten. Zahlreiche Autoren haben die reflektorische Einwirkung auf die Gefäßnerven herausgestellt. Diese reflektorische Fehlsteuerung wirkt eng mit den bereits genannten zwei Faktoren zusammen.

Schließlich weisen zahlreiche Beobachtungen oberflächlicher Sensibilitätsstörungen nach Art des Quadrantensyndroms und die Veränderung der Hautdurchblutung und der Hauttemperatur auf lokalisierte vegetative Fehlsteuerungen hin, die nicht nur die unmittelbare Umgebung des geschädigten Gewebes betreffen, sondern oft ein ganzes Körperviertel einnehmen."

Diese Zusammenhänge scheinen Untersuchungen von BIRCHER (1971) zu stützen. In tierexperimentell erzeugten Dystrophien durch Phenolinjektionen in den Bereich des N. ischiadicus des Kaninchens fand er wie beim Menschen typische Gefäßveränderungen mit Wandverdickung und Intimaverquellung von Arterien und Wandverdickung von Venen. Diese Veränderungen entstanden parallel mit Nervenschäden, die durch ein Sympathikolytikum beeinflußt werden konnten. Offensichtlich erstmals beobachtet, beschreibt BIRCHER (1971) an Hand histochemischer Auswertung beim experimentellen Sudeck-Syndrom eine Dissoziation der Acethylcholinesterase über das ganze Nervenaxon, während diese sonst an den Ranvierschen Schnürringen konzentriert ist.

Klinik

Im Hinblick auf die sehr bunte Symptomatologie hat sich eine gewisse *Abgrenzung in klinische Stadien* bewährt (OEHLECKER 1948), die sich außerdem auf bestimmte Stoffwechsellagen gründen und schließlich Ausgang für die Therapie sind. Der Schmerz ist im allgemeinen das früheste Symptom. Er besteht als Ruheschmerz, wird bei Belastung verstärkt und stört die Mobilisation. Ein diffuser Muskelschwund setzt ein. Ebenso frühzeitig wird das Ödem offenbar. Es fehlt selten und ist im Fußbereich besonders gut ausgeprägt. Seine Konsistenz ist fest. Durch Hochlagern der Extremität läßt es sich etwas vermindern, aber nicht beseitigen. Dazu findet sich eine Gelenkschwellung, weniger ein Erguß. Die Hautveränderungen sind inkonstant und flüchtig. Anfangs kann man oft eine etwas gerötete oder etwas livid verfärbte Haut vorfinden. Sie ist im Zuge vermehrter Durchblutung warm und glänzend. Das akute Stadium (I), welches bis zu 3 Monaten anhalten kann, ist damit durch Anzeichen lokaler Stoffwechselsteigerung gekennzeichnet. Im weiteren Verlauf schwinden die Überwärmung und die Rötung. Die Haut bleibt verdickt, infiltriert und auf den darunterliegenden Gewebsschichten adhärent. Haut und Nägel werden rissig. Es kann eine sklerodermiforme Hautveränderung zurückbleiben. Manchmal kommt es zu einer lokalisierten Hyperhidrose mit Verlust der Behaarung oder im Gegenteil zu einer umschriebenen Hypertrichose. In diesem II. Stadium herabgesetzter Stoffwechselaktivität liegt die eigentliche Dystrophie vor. Im Bereich der betroffenen Gelenke haben die Unbeweglichkeit und die Schmerzhaftigkeit zugenommen.

Im III. Stadium, dem der Endatrophie, sind die eigentlichen trophischen Störungen der Haut und Weichteile abgeklungen. Die auffällige und klinisch vorherrschende Gelenksteife bleibt einerseits durch die Schonatrophie der Muskulatur, andererseits und zum größten Teil durch die Retraktion des Weichteilmantels als Dauerschaden zurück. Dadurch erscheint die betroffene Extremität verschmächtigt.

Allgemeine Entzündungszeichen wie Fieber oder Anschwellen der regionalen Lymphknoten fehlen. Blutbild und Blutkörperchensenkungsgeschwindigkeit geben keinen Aufschluß. Schließlich kann die *Röntgenuntersuchung* die Diagnose sichern, unter dem Vorbehalt, daß die radiologischen verzögert nach den klinischen Zeichen auftreten, entweder kaum ausgeprägt sind oder sogar fehlen können.

Das typische Bild bietet eine wolkige Osteoporose, hervorgerufen durch rundliche, z. T. ineinander übergehende Aufhellungen unterschiedlicher Größe im spongiösen Knochen (fleckige Kalksalzatrophie). Diese Art der Osteoporose ist hauptsächlich gelenknah ausgeprägt, gelegentlich durch eine feine subchondrale Linie begrenzt. Es sind immer mehrere Knochen einer Skelettpartie befallen, so daß man die radiologischen Veränderungen meist auch über den eigentlich klinisch kranken Bezirk hinausgehend findet. So wie die radiologischen Zeichen verzögert auftreten, überdauern sie auch in der Regel lange Zeit die klinisch manifeste Erkrankung, um schließlich das Bild einer groben Knochenstruktur mit unregelmäßigen, verdickten Trabekeln zurückzulassen (Abb. 5).

5.12 Erkrankungen mit besonderen Ursachen

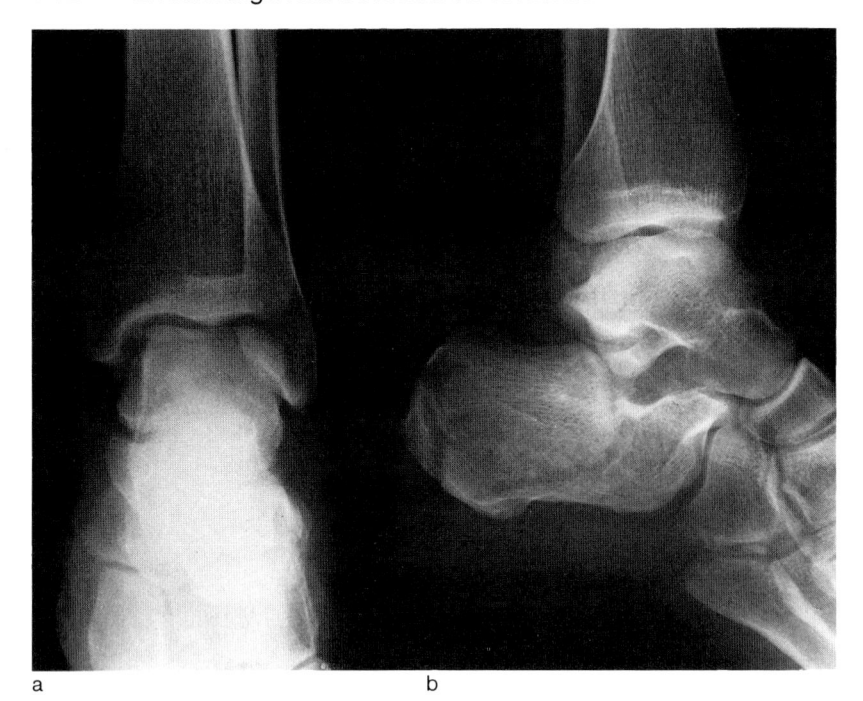

Abb. 5 a–d a u. b) Kalkaneusfraktur eines 21jährigen Patienten

Differentialdiagnose
Das Sudeck-Syndrom gibt kaum Anlaß zu Verwechslungen. Klinisch mögen Entzündungszustände am Fuß, z. B. rheumatischer oder infektiöser Art, eine gewisse Ähnlichkeit bieten. Die radiologischen und serologischen Zeichen werden hier zur Abklärung dienen. Die durch Inaktivität hervorgerufene Osteoporose weist sich im Röntgenbild als eine diffuse, an der Trabekelstruktur der Knochen orientierte Demineralisierung aus, während die Knochenatrophie beim Sudeck-Syndrom mehr destruktiven Charakter hat. Letzten Endes gibt es hier aber fließende Übergänge, und der Befund sowie der Verlauf werden dann den Ausschlag geben.

Prognose
Die Prognose des Sudeck-Syndroms verschlechtert sich mit seinem Fortschreiten erheblich. Die akute Phase kann vollkommen zurückgehen. Kommt es dennoch zur nächsten Phase, dem dystrophischen Stadium, so vermag dieses ebenfalls noch weitgehend abzuklingen. Es bleiben hier allerdings meistens schon Störungen im Sinne gestörter Gelenkigkeit durch Muskelatrophie, durch Rigidität der Gelenkkapsel und durch geschwundenes Unterhautfettgewebe zurück. Gerät das Sudeck-Syndrom in das III. Stadium, die Endatrophie, so ist ein erheblicher Dauerschaden mit Weichteilatrophie und hochgradiger Funktionseinbuße des oder der betroffenen Gelenke sicher.

Therapie
Für die Behandlung der Sudeckschen Dystrophie lassen sich nur Richtlinien vermitteln, handelt es sich doch um ein multifaktorielles Geschehen, wobei Ursache und Wirkung schließlich und nicht immer mehr ganz zu trennen sind.

Unter dem Aspekt eines peripheren vegetativen Irritationssyndromes oder einer sympathischen Reflexdystrophie gilt es zunächst, weitere schmerzverursachende Reize unbedingt zu vermeiden. Bekannt ist die leichte Rückfallneigung in frühere Stadien der Erkrankung durch zu voreilige oder übertriebene Bewegungstherapie und damit eine weitere Manifestierung der Stoffwechselentgleisung. Deshalb empfiehlt sich sofortige Ruhigstellung des Fußes mit Unterschenkel im Gipsverband. Dazu erfolgt die medikamentöse Therapie unter Anwendung von Sympathikolytika, Antihistaminika und Antiphlogistika, welche nach Bedarf durch entsprechende Psychopharmaka ergänzt werden können. Ebenso haben sich Roßkastanienextrakte bewährt.

Die Kortikosteroidtherapie scheint in Anbetracht dessen, daß hier u. a. auch eine Ossifikationsstörung vorliegt, nicht sehr sinnvoll. Dennoch haben eigene Erfahrungen gezeigt, daß im akuten Stadium (I) oder bei einem Rezidiv aus einem höheren Stadium mit erneuten akut-entzündlichen Weichteilreaktionen eine kurzfristige höhere Dosierung (45 mg) mit einem Prednisolonpräparat in Kombination mit einem Anabolikum den entzündlich bedingten Schmerzzustand schnell und auch nachhaltig beeinflußt hat, wobei diese Therapie innerhalb von 14 Tagen mit einer sehr niedrigen Dosis (2,5 mg Prednisolon) beendet wird.

Eine neue Behandlungsmöglichkeit bietet sich mit dem Eiweißhormon Kalzitonin an. Hier handelt es sich um ein Schilddrüsenhormon, das nachweislich auf die überaktiven Osteoklasten im

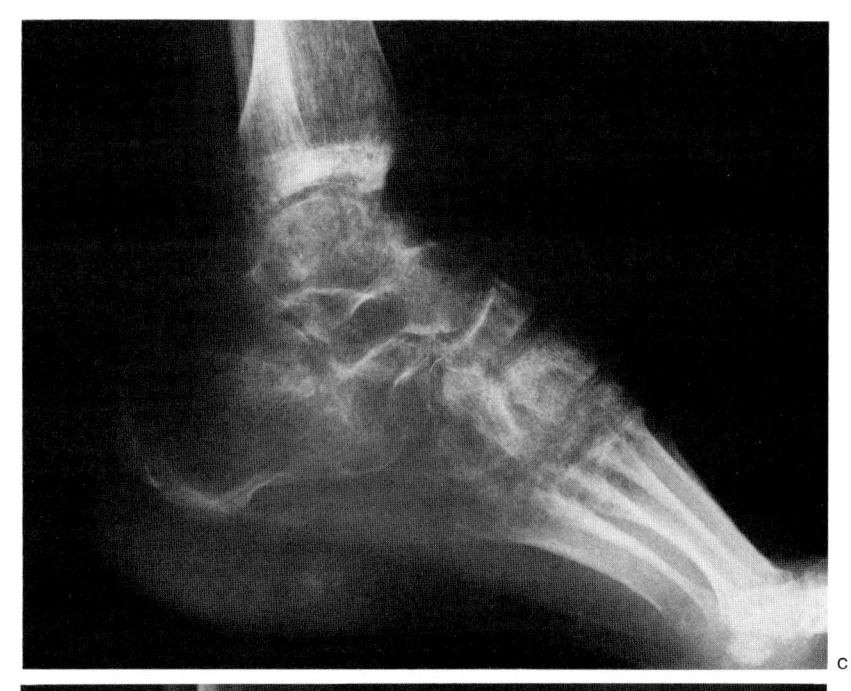

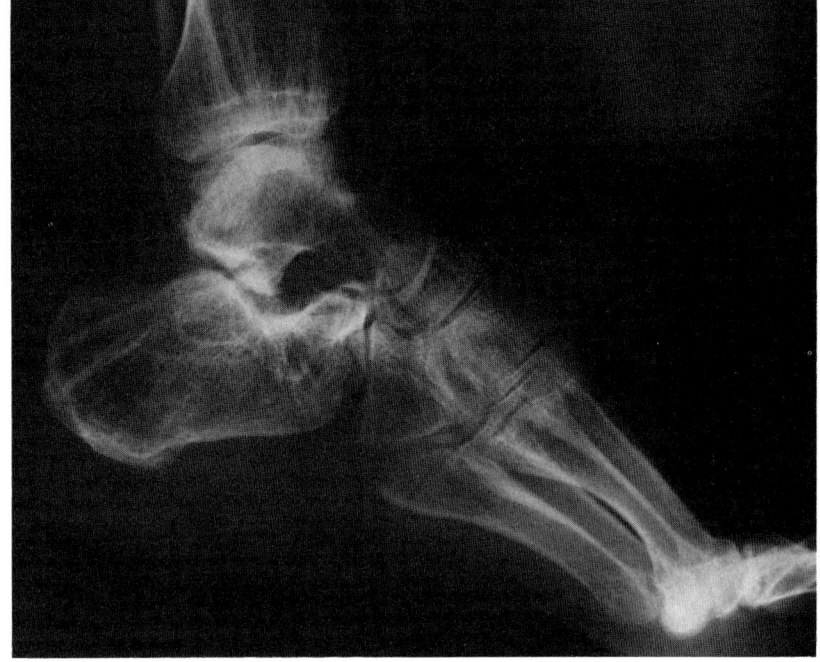

Abb. 5 c) 11 Wochen nach Ruhigstellung im Liegegipsverband. Grobfleckige Demineralisation mit unklarer Begrenzung der Gelenke. d) 2 Jahre und 9 Monate nach dem Unfall. Grobsträhnige Knochenstruktur mit teilweiser Atrophie der Gelenke und Arthrose im subtalaren Gelenk

Knochen einwirkt und sich bereits bei Osteopathien wie Morbus Paget bewährt hat (AU 1975, MACINTYRE 1977, ZIEGLER 1976). Auch andere Osteopathien wurden damit behandelt (ZIEGLER 1978). Seine die Knochenresorption hemmende Wirkung steht antagonistisch der Wirkung des Parathormons entgegen. 1973 haben erstmals EISINGER u. Mitarb. über erste Behandlungsergebnisse mit Kalzitonin beim Sudeck-Syndrom berichtet. Auch andere Autoren wie MÜNZENBERG (1978), BREITENFELDER (1979), TAOUSSANIS (1981) und KRAUSE (1983) teilen günstige Erfahrungen mit. Ausdrücklich wird von MÜNZENBERG (1978) hervorgehoben, daß Kalzitonin das Stadium I blockieren kann, hingegen am Ende des II. und im III. Stadium keine Besserung mehr erwarten läßt, da dann der übersteigerte Knochenabbauprozeß zur Ruhe gekommen ist. Der stark schmerzlindernde Effekt wird schon nach spätestens 2 Tagen angegeben; die entzündliche Schwellneigung geht demgegenüber langsamer zurück, aber immer in den folgenden Wochen. Das Hormon steht als vollsynthetisches Salm-Kalzitonin zur Verfügung. Seine Wirkung ist

20-40mal größer als die des Schweine- und Humankalzitonins. Es hat nur geringe Nebenwirkungen (Wärmegefühl, Hitzegefühl, Flush-Phänomen oder Übelkeit). Sein Indikationsbereich ist weit. Es kann selbst bei Ulkuspatienten oder bei Diabetes mellitus verabfolgt werden. Da sein Wirkungsmechanismus von dem der Kortikosteroide unterschiedlich ist, dürfte auch nach vorausgegangener Gabe von Steroiden Kalzitonin wirksam bleiben.

Es wird beim Morbus Sudeck in den Stadien I–II als Mittel der Wahl empfohlen. Die Dosierung wird etwa nach folgendem Schema vorgenommen:

1. Woche: 1 Amp. (100 IE) Salmkalzitonin tgl. i.m.
2.–4. Woche: 1 Amp. jeden 2. Tag i.m.

Nach Abklingen der Schmerzen und Schwellung kann dann die Physiotherapie einsetzen.

Der Einsatz krankengymnastischer und physikalischer Maßnahmen als lokale Behandlung erfolgt in jedem Fall nur außerhalb des klinischen Reizzustandes. *Jegliche passive Bewegungsversuche und Massagen müssen unterbleiben.* – Da der Reizzustand trotz geeigneter Behandlung aber lange bestehenbleiben kann, hat sich in Zusammenarbeit mit der Anästhesieabteilung der Einsatz wiederholter spinaler Anästhesien für die untere Extremität bewährt. Dadurch werden Reize in der Irritationszone, dem Ausbreitungsbereich pathologischer Erregungen im autonomen und/oder zerebrospinalen Nervensystem (GROSS 1972, BAAR u. GERBERSHAGEN 1974), zeitweilig ausgeschaltet. Ferner verursacht die regelrechte Anästhesie auf Grund der Dosierung und physikalischen Eigenschaften des Anästhetikums nur eine Analgesie mit erhaltener Motorik, so daß aktive physiotherapeutische Maßnahmen durchgeführt werden können, die sonst wieder nur zu erneuten unphysiologischen Reizen führen würden. Im übrigen werden die sympathischen Pulse blockiert und damit in der Peripherie eine maximale Vasodilation mit vermehrter Durchblutung initiiert.

Somit gewährt die spinale Anästhesie eine zunächst temporäre, durch die Wirkungsdauer und Dosis des Lokalanästhetikums begrenzte Analgesie und Sympathikolyse, welche bei wiederholter Durchführung dauerhafte Auswirkung haben kann und die vegetative Fehlsteuerung zu regulieren vermag.

Praktisch wichtige Richtlinien für das Vorgehen stammen von BLUMENSAAT (1956): Die erkrankte Gliedmaße wird so lange fixiert, als Spontanschmerzen, Zyanose und erhebliches Ödem sowohl bei Hoch- als auch bei Flachlagerung bestehen. Wenn die Spontanschmerzen und die Zyanose abgeklungen sind und das Ödem vermindert ist, dürfen bei hochgestelltem Fußende des Bettes aktive Bewegungsübungen versucht werden. Treten Schmerzen oder Zyanose auf, werden wieder fixierende Verbände angelegt. Erst bei Bewegungsversuchen ohne Schmerzen wird eine sog. „Hängeprobe" vorgenommen, wobei der Fuß 5–10 Min. aus dem Bett heraushängt. Bei erneuten Schmerzen oder Zyanose muß die Bewegungsbehandlung in Hochlagerung fortgesetzt werden; andernfalls darf endlich unter Anwendung von stützenden Verbänden die vorsichtige Belastung begonnen werden.

Schwielen, Klavi, Verrucae plantares, subunguale Tumoren

Schwielen

Schwielenbildung (Kallus) an den Fußsohlen ist eine weitverbreitete Hautveränderung, hauptsächlich über den Metatarsalköpfchen. Strukturelle Abnormitäten des Fußskelettes, abnorme Gangarten, schlecht sitzendes Schuhwerk usw. kommen als Begleitfaktoren in Frage (MONTGERNERY 1963).

Die **Therapie** richtet sich nach der jeweiligen Ursache und kann sehr erfolgreich in der knöchernen Korrektur bestehen. Andernfalls kann die Schwiele mit Salizylsalbenverbänden angegangen werden, um sie vorsichtig abzulösen.

Klavi

Klavi sind umschriebene Schwielenbildungen an Zehen und Fußsohlen. Sie sind die Folge von Scheuern und Druck durch Schuhwerk, wobei Hammerzehenbildung und ungünstige statische Fußverhältnisse begünstigend wirken.

Morphologisch besteht der Klavus aus einem zentralen dermalen, in die Tiefe reichenden Dorn, welcher von hyperkeratotischem Gewebe umgeben ist („Hühnerauge"). Die Haut ist oft leicht schuppig und gerötet (WILKINSON 1972).

Schwielen und Klavi sind grundsätzlich beide charakterisiert durch Hyperkeratose über der Epidermis, welche die gleiche Dicke wie normale Haut hat. Gelegentlich ist sie etwas dünner (ALLEN u. Mitarb. 1967). Der über den zentralen Dorn auf die Nervenendigungen in den Papillarkörpern fortgeleitete Druck kann erhebliche Schmerzen verursachen, die oft von Patienten geklagt werden, die unter Fußschweiß leiden.

Man findet Klavi gewöhnlich an der dorsalen Seite der Interphalangealgelenke. Sog. „soft corns" bilden sich dagegen im interdigitalen Gewebe zwischen der IV. und der V. Zehe. Auch sie resultieren durch Druck zwischen der Kondyle der Phalanx einer Zehe und der Kondyle des Kapitulums einer gegenüberliegenden Zehe (FROST 1971). Sekundäre Mazeration und bakterielle oder mykotische Infektion verursachen Geruch und ein grauweißes Aussehen des Gewebes (WILKINSON 1972).

Differentialdiagnose
Differentialdiagnostisch sind diese Gewebsveränderungen ex juvantibus zu unterscheiden, wobei auch Verwechslungen mit Fußwarzen zu berücksichtigen sind. Klavi haben einen scharf markierten, etwas durchscheinenden zentralen Dorn, der das normale Papillenmuster der Haut durchbricht. Das Abtragen ist unblutig. Auch die gewöhnlichen Hornhautschwielen bleiben blutfrei. Es fehlt der zentrale Dorn. Sie halten aber das normale Papillarmuster der Haut bei. Bei Warzen indessen ist das Papillenmuster aufgehoben. Sie haben einen scharf begrenzten Zapfen mit roten bis schwarzen Punkten in der Mitte als charakteristische Zeichen koagulierter Kapillaren (FROST 1971).

Therapie
Sie besteht einerseits in symptomatischen Maßnahmen wie Salizylsalbenverbänden (10%ige) und nach Erweichung im Abtragen der Hyperkeratose samt dem zentralen Zapfen (EUFINGER 1974), andererseits in ursächlichen Maßnahmen wie Beseitigung von Hammerzehen, Resektion von Exostosen an den Phalangen, druckentlastender Schuh- und Einlagenversorgung.

Verrucae plantares

Nicht selten können Fußwarzen (Verrucae plantares) mit Schwielenbildung verwechselt werden. Tatsächlich sind sie häufig mit ihr vergesellschaftet. Es handelt sich um eine Infektion der Haut mit einem speziellen Virus aus der Papovirusgruppe. Seine Größe beträgt etwa 45 nm. Das Virus dringt in die epidermalen Zellen durch direkte Inokulation mit infiziertem Material ein (HARMAN u. Mitarb. 1972). Das feingewebliche Bild der Fußwarzen ist bestimmt durch Hyperplasie aller Schichten der Epidermis. Elongierte und abgeplattete Papillen sind zum Zentrum der Warze gerichtet.
Im allgemeinen sind Kinder beiderlei Geschlechtes betroffen, aber etwa ab dem 6. Lebensjahr bevorzugt Mädchen. Der Gipfel liegt zwischen dem 12. und 14. Lebensjahr, wenngleich auch ältere Personen derartige Veränderungen haben können.
Die Plantarwarzen haben ein typisches Aussehen als scharf begrenzte, runde Gebilde in der Haut mit einer rauhen, hornartigen Oberfläche, welche von einem verdickten Hornhautring umgeben ist

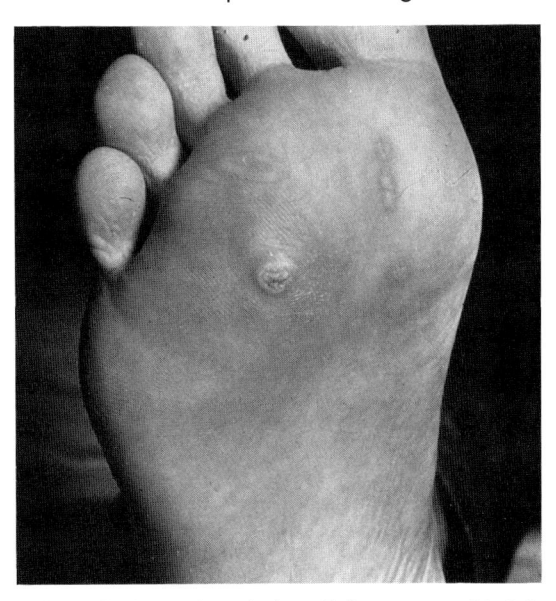

Abb. 6 Patient mit typischen Fußwarzen am Vorfußballen

(Abb. 6). Sie sitzen vorzugsweise an den Belastungspunkten der Fußsohle (HERMANN 1975, HARMAN u. Mitarb. 1972) und kommen deshalb nicht selten bei Senk-Spreiz-Füßen vor. Man findet Einzelwarzen bis hin zu kranzförmigen oder mosaikartigen Anordnungen. Sie verursachen uncharakteristische Schmerzen, besonders an Belastungspunkten der Sohle.
Beim Abtragen der hyperkeratotischen Massen mit dem Skalpell werden braunschwarze Punkte sichtbar, die in die Epidermis abgestoßenen thrombosierten Kapillaren entsprechen und bei Freilegung tieferer Schichten stark bluten können. Damit ist differentialdiagnostisch eine klare Unterscheidung zum Klavus und zur Schwiele gegeben (TAPPEINER 1975).

Therapie
Plantarwarzen sind gutartige Gebilde mit ausgeprägter Spontanheilungstendenz (HERMANN 1975). Ansonsten ist die Behandlungsweise sehr different. Sie reicht von der Suggestivtherapie bis zur chirurgischen Behandlung (TAPPEINER 1975, HARMAN u. Mitarb. 1972). Neuesten Angaben zufolge wird flüssiger Stickstoff verwendet, ferner die Exkochleation mit scharfem Löffel unter Chloräthylvereisung und Blutstillung mit dem Silbernitratstift. Außerdem werden noch die Strahlentherapie und eine Reihe von Warzensalben empfohlen, die sich in dermatologischen Kliniken bewährt haben. Zweckmäßigerweise wird man den Dermatologen, gerade bei ausgedehntem Befall, zu Rate ziehen. Exzisionen sind möglichst zu vermeiden, da entstehende Narben nicht selten stärkere Beschwerden verursachen als die Plantarwarzen.

Subunguale Tumoren

Durch besondere Schmerzhaftigkeit wegen ihrer Lage sind die subungualen Geschwülste gekennzeichnet, die entweder von der Haut oder dem Knochen unter dem Nagel ausgehen (subungualer Klavus, Fibrome, Angiome, Papillome). Besonderer Beachtung und Abgrenzung bedarf das *maligne Melanom,* welches oft mit einem nävusähnlichen Fleck unter dem Nagel beginnt. Dieser maligne Tumor wird nach vorausgegangener Röntgenbestrahlung durch Amputation der befallenen Zehe beseitigt, wenn nicht eine Amputation in einem höheren Abschnitt erforderlich wird. Für die anderen Geschwülste unter dem Nagel genügt nach Extraktion des Nagels die lokale Exzision.

Eine weitere Besonderheit stellen die *Glomustumoren* dar, welche als Geschwulstbildungen im Bereich der arteriovenösen Anastomosen bezeichnet werden (MASSON) und vor allem subungual an Fingern und Zehen gelegen sind. Sie verursachen meist sehr umschriebene und stärkste Schmerzen an den betreffenden Stellen, wo sie schon durch Berührung ausgelöst werden können. Kälteeinfluß vermag die Beschwerden zu steigern. Am Fuß lassen Ort der Beschwerden und Schmerzcharakter eine Unterscheidung zur Metatarsalgie (MORTON) zu, die im Bereich der Zehengrundgelenke bzw. zwischen diesen durch Raumbeengung der Metatarsalköpfchen mit Druck auf die Nerven entstehen. Hingegen sind die schmerzhaften Glomustumoren häufig erst anläßlich der Nagelextraktion und Exzision aus dem Nagelbett zu erkennen.

Unguis incarnatus, Onychogryphosis

Unguis incarnatus

Diese hauptsächlich die Großzehe, weniger die übrigen Zehen betreffende Erkrankung entsteht durch Andrücken der seitlichen Zehenweichteile und des Nagelfalzes an den Nagelrand. Auslösend wirken häufig zu enge, feste Schuhe, die besonders beim Senk-Spreiz-Fuß drücken können. Ferner kann sich hier eine falsche Fußpflege in Form des Schneidens der Nägel mit runden Ekken bemerkbar machen, so daß sich leicht Weichgewebe über die Seiten der Nägel aufwulsten kann.

Klinisch findet man eine erhebliche Druckempfindlichkeit im Nagelfalz, welcher selbst gerötet, wulstig aufgetrieben ist und eine eitrige Sekretion zeigt.

Therapie
Es stehen konservative und operative Maßnahmen zur Verfügung: Eine sehr einfache Möglichkeit der Druckentlastung kann durch Pflasterzügel herbeigeführt werden, welche den gewucherten Weichteilwulst seitlich des Nagels herunterziehen soll. In leichten Fällen kann man einen Gazestreifen oder Watte, welche mit Alkohol, Eisenchloridlösung, Peru-Balsam und dergleichen getränkt werden, vorsichtig zwischen Nagelrand und Nagelfalz einzuschieben versuchen. Außerdem gelingt es gelegentlich durch Ausdünnen des Nagels in der Mitte den Druck der Nagelränder auf den Nagelfalz zu nehmen. Dazu läßt sich der Nagel durch Pinseln mit Kaliumcarbonatum 1:4 weich machen, um seine Ränder abheben zu können. Unterstützend wirken tägliche Fußbäder. Sorgfältig ist auf druckfreies Schuhwerk zu achten. Die Rezidivfreudigkeit dieses Leidens gewährt eine relativ breite Indikation zum operativen Handeln. Die wohl bekannteste Methode ist die keilförmige Exzision (Emmet) des eitrigen Nagelrandes mit den angrenzenden Weichteilen. Dabei muß die Exzision den ganzen Nagelfalz und die Wurzel erfassen. Granulationsgewebe, Epithel- und Nagelreste müssen restlos beseitigt werden. Dann erfolgt der Schluß der Wunde mit Anheften des Wundrandes an den Nagelrest durch einige Adaptationsnähte – modifiziert ist dieses Verfahren durch KURTZAHN (KURTZAHN u. HEYN 1949): Die seitliche Schnittführung durch den Nagel geht bis auf den Knochen und wird zudem 1 cm über dem proximalen Nagelfalz hinaus verlängert. Hier schließt sich seitlich im rechten Winkel ein Querschnitt an, der zur Seite, entsprechend der Ausdehnung des Nagelbettes, ebenfalls bis auf den Knochen reicht und jetzt flach in der Zehenhaut ausläuft, um die Zehengefäße nicht zu verletzen. Der Nagelfalz wird als seitlich gestielter Lappen präpariert und nach Resektion eines kleinen Weichteilüberschusses und des seitlichen Nagelrestes über den entstandenen Defekt gelegt, den er proximal gerade decken soll. Bei leichter Entzündung wird der Lappen nur proximal und an der Großzehenbeere je mit einer Naht befestigt. Bei starker Entzündung unterbleibt jede Naht.

Eine Erweiterung dieses Eingriffes wird nach häufig vorausgegangenen Rezidiven erforderlich, indem man die Nagelbettausrottung nach Haegler vornimmt. Nach Nagelextraktion werden die seitlichen Nagelfalzen durch Keilexzision beseitigt, die entsprechenden Hautränder durch Unterfahren mit dem Skalpell und seitlich quere Entspannungsschnitte mobilisiert. Das Nagelbett wird vollends ausgeräumt und die Hautränder evtl. durch Teilresektion der Endphalangen spannungslos vereinigt. Eine Modifikation dieses Verfahrens wiederum besteht nach EICHELBAUM (1938) darin, daß außer den neben den exzidierten Nagelfalzen mobilisierten Weichteilrändern ebenfalls die Zehenkuppe randständig gelockert und ca. 12–15 mm proximal der Querfalz ein nach distal konvexer Hautschnitt über den Zehenrücken gelegt wird. Diese Hautpartie wird tunneliert und dann nach Art eines Visierlappens über das Nagelbett gezogen und mit der Weichteilkuppe und den seitlichen Wundrändern vereinigt. Proximal läßt sich der Defekt mit lockeren Einzelnähten verschließen. In manchen Fällen kann eine Deckung des Defektes nur durch Transplantation eines Kutislappen erzielt werden.

Onychogryphosis

Darunter versteht man eine Verdickung des Nagels, der sich zu einem krallen- oder hornartigen Gebilde auswachsen kann. Wieweit es sinnvoll ist, in der erworbenen Verdickung der Nagelmatrix eine trophische Störung zu sehen, läßt sich schlüssig nicht beweisen. Die Ursache dieser Nagelverbildung ist jedenfalls ungeklärt. Sie wird häufig beim Senk-Spreiz-Fuß der älteren Frauen gesehen, ferner beim Plattfuß. Außerdem werden Stiefeldruck, Traumen, Ekzeme, Psoriasis, Erfrierungen, Verätzungen, Typhus, Lues, Zirkulationsstörungen, Diabetes, Arsen- und Bleivergiftungen als auslösende Faktoren genannt (EUFINGER 1974, ZAIAS u. BADEN 1971).

Therapeutisch ist neben der Behandlung des Grundleidens die lokale Behandlung des Nagels geboten. Je nach Situation läßt sich der Nagel in heißer 30%iger Kalilauge auflösen, anschließend abfeilen oder abschaben. – Am sichersten ist die operative Entfernung des Nagels mit Ausrottung des Nagelbettes.

Literatur

Allen, A.C.: The Skin: A Clinicopathologic Treatise, 2nd ed. Grune & Stratton, New York 1967
Allen, E.V., N.W.Barker, E.A.Hines: Peripheral Vascular Disease, 3rd ed. Saunders, Philadelphia 1967
Antes, E.H.: Charcot-joint in diabetes mellitus. J. Amer. med. Ass. 156 (1954) 602
Asboe-Hansen, G.: Connective tissue. Ann. Rev. Physiol. 25 (1963) 41
Au, W.Y.W.: Calcitonin treatment of hypercalcemia due to parathyroid carcinoma. Arch. intern. Med. 135 (1975) 1594
Aubertin, E., J.Aubertin: Le syndrome douloureux polymorphe des membres inférieurs dans le diabète. Diabète 12 (1964) 45
Baar, H.A., H.U.Gerbershagen: Schmerz, Schmerzkrankheit, Schmerzklinik. Springer, Berlin 1974
Bernard, H., P.Rampert, H.Pequignot, J.C.Ecalles: Le pied diabétique. Sem. Hôp. Paris 29 (1953) 3487
Bircher, J.L.: Klinische Sudeckprophylaxe und Therapie. In Leuthardt, F., R.Schoen, H.Schwiegk, H.U.Zollinger: Experimentelle Medizin, Pathologie und Klinik, Bd. XXXIV. Springer, Berlin 1971
Bloch, M.A., F.W.Whitenhouse: Below knee amputation in patients with diabetes mellitus. Arch. Surg. 87 (1963) 682
Bloch-Michel, H., J.Couchoix, R.Bourdon: Les arthropathies du tabes et de la syringomyélie. Rev. Prat. 19 (1960) 2015
Block, W.: Die Durchblutungsstörungen der Gliedmaßen. de Gruyter, Berlin 1951
Blumensaat, C.: Der heutige Stand der Lehre vom Sudeck-Syndrom. Hefte Unfallheilk. 51 (1956) 1
Braun-Falco, O.: Über das Verhalten der interfibrillären Grundsubstanz bei Sklerodermie. Derm. Wschr. 136 (1957) 1085
Breitenfelder, J.: Zur Therapie des Sudeck-Syndroms. Therapiewoche 29 (1979) 6578
Brower, A.C., R.M.Allman: Pathogenesis of the neurotrophic joint: neurotraumatic or neurovascular. Radiology 139 (1981) 349
Buia, L., M.Lensi: Le lesioni osee del piede nel diabete mellito. Radiol. med. (Torino) 52 (1966) 1
Cairns, R.J.: The Skin and the nervous system. In Rook, A., D.S.Wilkinson, F.J.G.Ebling: Textbock of Dermatology, 2nd ed., vol. II. Blackwell, Oxford 1972
Christianson, H.B., C.S.Dorsey: Localized scleroderma. Arch. Derm. 74 (1956) 629
Classen, J.N., R.T.Rolley, J.R.Carneiro-Martire: Management of foot conditions of the diabetic patient. Amer. Surg. 42 (1976) 81
Coskey, R., A.H.Mehregan: Shoe boot pernio. Arch. Derm. 109 (1974) 56
Derot, M., M.Rathery: Le syndrome du scaphoide tarsien. Diabète 10 (1967) 131
Downs, D.M., R.L.Jacobs: Treatment of resistant ulcers on the plantar surface of the great toe in diabetics. J. Bone Jt Surg. 64A (1982) 930
Early, P.F.: Populations studies in Dupuytren's contracture. J. Bone Jt Surg. 44B (1962) 602
Edwards, E.A.: Cutaneous changes in peripheral vascular disease. In Fitzpatrick, Th.B., et al.: Dermatology in General Medicine. McGraw-Hill, New York 1971
Eichelbaum, K.: Plastische Eingriffe zur Beseitigung des eingewachsenen Nagels und der Nageldeformitäten. Zbl. Chir. 65 (1938) 430
Eisinger, J., P.C.Acquaviva, Y.D'Omezon, A.M.Recordier: Traitment des algodystrophies par la calcitonine. Résultats préliminaires. Soc. Med. Hôp. Marseille (Févr. 1973)
Eisinger, J., P.C.Acquaviva, Y.D'Omezon, A.M.Recordier: Traitment des algodystrophies par la calcitonine – Premiers résultats. Lyon Mediterr. méd. 10 (1974) 30
Ellenberg, M.: Diabetic neuropathic ulcer. J. Mt Sinai Hosp. 35 (1968) 585
Eufinger, H.: Geschwülste, Zystenbildungen und Hyperplasien. In: Kleine Chirurgie, 5.Aufl. Urban & Schwarzenberg, München 1974
Eufinger, H.: Nagel- und Nagelbetterkrankungen. In: Kleine Chirurgie, 5.Aufl. Urban & Schwarzenberg, München 1974
Frost, Ph.: Corns and calluses. In Fitzpatrick, Th.B., et al.: Dermatology in General Medicine. McGraw-Hill, New York 1971
Gelfarb, M., P.Michaelides: Plantar fibromatosis. Arch. Derm. 85 (1962) 158
Gottron, H.A.: Wechselwirkungen zwischen Haut und inneren Organen. In Adam, C.: Normale und krankhafte Steuerung im menschlichen Organismus. Fischer, Jena 1937
Gottron, H.A., W.Schönfeld: Dermatologie und Venerologie, Bd. II. Thieme, Stuttgart 1958
Gougeon, J., J.Moreau-Hottin, M.-Th.Riera, P.-L.Riera: Les algo-neuro-dystrophies des membres inférieurs. Ann. Méd. Reims 2 (1965) 93
Gregerson, G.: Diabetic amyotrophy – a well defined syndrome? Acta med. scand. 185 (1969) 303
Griesmann, H.: Die Phlegmasia coerulea dolens. Langenbecks Arch. klin. Chir. 178 (1957) 343

Gross, D.: Therapeutische Lokalanästhesie. Grundlagen-Klinik-Technik. Hippokrates, Stuttgart 1972
Harff, J.: Vegetative Entgleisung (Sudeck'sche Dystrophie). In Hohmann, G., M. Hackenbroch, K. Lindemann: Handbuch der Orthopädie, Bd. I. Thieme, Stuttgart 1957; 2. Aufl.: Witt, A. N. u. Mitarb.: Orthopädie in Praxis und Klinik, 1980
Harmann, R., J. Nagington, A. Rook: Infections warts. In Rook, A., D. S. Wilkinson, F. J. G. Ebling: Textbook of Dermatology, 2nd ed., vol. I. Blackwell, Oxford 1972
Heite, H. J.: Ergebnisse häufigkeitsanalytischer Untersuchungen bei der Sklerodermie. Arch. Derm. Syph. (Berl.) 200 (1955) 426
Hermann, W. P.: Behandlung von Dornwarzen. Hautarzt 26 (1975) 233
Hohmann, G.: Fuß und Bein. Bergmann, München 1951
Huriez, CL., R. Dupriez: A propos de 75 maux perforants plantaires. Lille méd. 16 (1971) 369
Ishikawa, H., S. Mori: Ein Beitrag zum histologischen Unterschied zwischen progressiver und circumscripter Sklerodermie. Hautarzt 23 (1972) 404
Ishikawa, H., W. Thies, W. Schumacher, F. Klaschka: Vergleichende Untersuchungen über das Verhalten der sauren Mucopolysaccharide bei Sklerosen der Haut. Hautarzt 18 (1967) 174
Jablonska, S.: zit. nach W. Thies, V. Misgeld 1975
Jochheim, K. A.: Die Sudeck'sche Atrophie. Med. Welt 17 (1970) 759
Kelly, P. J., M. B. Coventry: Neurotrophic ulcers of the feet. J. Amer. med. Ass. 168 (1958) 388
Kienböck, R.: Über acute Knochenatrophie bei Entzündungsprozessen an den Extremitäten (fälschlicherweise sog. Inaktivitätsatrophie der Knochen) und ihre Diagnose nach dem Röntgenbild. Wien med. Schr. 51 (1901) 1346
Kirsch, K.: Das Sudeck'sche Syndrom als Fernwirkung gestörter Organfunktion durch Vermittlung des vegetativen Nervensystems. Z. Orthop. 86 (1955) 95
Korting, G. W.: Sklerodermie und sklerodermieähnliche Erkrankungen. In Gottron, H. A., W. Schönfeld: Dermatologie und Venerologie, Bd. II/2. Thieme, Stuttgart 1958 (S. 886)
Korting, G. W., H. Holzmann: Die Sklerodermie und ihr nahestehende Bindegewebsprobleme. Thieme, Stuttgart 1967
Kostek, Th.: Die Dupuytren'sche Kontraktur. In Bürkle de la Camp, H.: Vorträge aus der praktischen Chirurgie, H. 72. Enke, Stuttgart 1965
Krause, W.: Algodystrophie - Morbus Sudeck - ein Therapieangebot. Extr. orthop. 6 (1983) 310
Kreysel, H. W.: Katamnestische Untersuchungen zum Themenkreis der Krebssyntropie bei den sog. Kollagenosen. Med. Welt 27 (1976) 419
Kurtzahn, H., W. Heyn: Kleine Chirurgie. Springer, Berlin 1949
Läwen, A.: Arteriospasmus bei akuter massiver Thrombose der Vena femoralis. Zbl. Chir. 61 (1934) 1681
Ledderhose, G.: Zur Pathologie der Aponeurose des Fußes und der Hand. Langenbecks Arch. Klin. Chir. 55 (1897) 694
Lequesne, M.: L'algodystrophie de la hanche. Presse méd. 76 (1968) 973
Lewis, Th.: Raynaud's disease and preganglionic sympathectomy. Clin. Sci. 3 (1938) 321
Longhi, A.: Sclerodermia e alterazione proteiea plasmatica. Arch. ital. Derm. 25 (1953) 435
Longhi, A.: Contricuto allo studio della malattia sclerodermia. La situazione vasculare cutanea. Arch. ital. Derm. 26 (1954) 287
Lund, P.: Diabetic ulcer of the foot: Etiology, diagnosis and therapy. Nord. Med. 94 (1979) 295
MacIntyre, J.: Human Calcitonin and Paget's Disease. Huber, Bern 1977
Maurer, G., H. Schmid: Therapie peripherer Nervenverletzungen. In Kessel, F. K., L. Guttmann, G. Maurer: Neuro-Traumatologie, Bd. II. Urban & Schwarzenberg, München 1971
Metz, J., G. Sturm: Atrophie blanche (sog. Capillaritis alba). Hautarzt 25 (1974) 105
Milian, M. G.: Les atrophies cutanees syphilitiques. Bull. Soc. franç. Derm. Syph. 36 (1929) 865
Montgernery, R. M.: Corns, calluses and warts: Differential diagnoses. N. Y. med. J. 63 (1963) 1532
Montgomery, H.: Dermatopathology, Bd. I, II. Harper & Row, New York 1967
Münzenberg, K. J.: Therapie des Sudeck-Syndroms mit Calcitonin. Dtsch. med. Wschr. 103 (1978) 26
Münzenberg, K. J.: Der Fuß bei Stoffwechselerkrankungen. In Imhäuser, G.: Der Fuß. Prakt. Orthopädie, Bd. IX. Vordruckverlag, Bruchsal 1979
Nelson, L. M.: zit. nach T. J. Ryan, D. S. Wilkinson 1972
Nödl, F.: Zur Histo-Pathogenese der Atrophie blanche Milian. Hautarzt. Wschr. 121 (1950) 193
Oehlecker, F.: Zu der Bezeichnung „Sudeck'sches Syndrom" oder kurz „Sudeck". Chirurg 19 (1948) 398
Pack, G. T., I. M. Ariel: Tumor of Soft Somatic Tissues. Hoeber, New York 1958
Piulachs, P.: Ulcers of the Legs. Thomas, Springfield/Ill. 1956
Pomeranze, J. E., E. J. King: Neuropathic ulcers in diabetes mellitus. Geriatrics 20 (1965) 353
Portias, L. H.: Les algo-neuro-dystrophies réflexies des membres superieurs. Sem. Hôp. Paris 51 (1975) 2687
Price, J.: Two cases of heel ulceration with contralateral infarction of the sensory pathway. Geront. clin. 7 (1965) 115
Ratschow, M.: Angiologie. Thieme, Stuttgart 1959; 2. Aufl.: Heberer, G., G. Rau, W. Schoop: Angiologie. 1974
Reinhardt, K.: Der diabetische Fuß: Arthropathien und Osteopathien. Z. Orthop., Suppl. 34 (1983)
Ritter, A., K. Zäbisch: Thrombose und Embolie. de Gruyter, Berlin 1955
Robertson, C.: Diabetic neuropathic foot sinuses. Proc. roy. Soc. Med. 62 (1969) 271
Roig-Escofet, D.: Osteoarthropathy. Med. clin. (Barcelona) 40 (1963) 132
Rook, A.: Palmar and plantar fibromatosis. In Rook, A., D. S. Wilkinson, F. J. G. Ebling: Textbook of Dermatology, 2nd ed., vol. II. Blackwell, Oxford 1972
Ryan, T. J., D. S. Wilkinson: Diseases of the veins - leg ulcers. In Rook, A., D. S. Wilkinson, F. J. G. Ebling: Textbook of Dermatology, 2nd ed., vol. II. Blackwell, Oxford 1972
Scheibe, O.: Neue Gesichtspunkte zur Genese des Sudeck-Syndroms. Mschr. Unfallheilk. 78 (1975) 189
Schmidt, C.: Arthropathies ulcéro-mutilantes et maux perforants plantaires diabétiques. Nouv. Presse méd. 3 (1974) 528
Schuppener, H. J.: In Jadassohn, J.: Handbuch der Haut- und Geschlechtskrankheiten, Ergänzungswerk, Bd. III/2. Springer, Berlin 1969
Short, J. M.: Pernio. In Demis, J. D. et al.: Clinical Dermatology, vol. II., sect. 7-39. Harper & Row, New York 1972
Simpson, J. A.: Biology and disease of peripheral nerves. Brit. med. J. 1964/II, 709
Skoog, T.: Dupuytren's contraction with special reference to aetiology and improved surgical treatment. Acta chir. scand., Suppl. 96 (1948) 139
Skoog, T.: Dupuytren's contracture: Pathogenesic and surgical treatment. Surg. Clin. N. Amer. 47 (1967) 433
Sudeck, P.: Über die acute, entzündliche Knochenatrophie. Langenbecks Arch. klin. Chir. 62 (1900) 148
Szodoray, L., C. Tuza: Über die Histochemie der Sklerodermie. Hautarzt 11 (1960) 63
Taoussanis, K.: Erfahrungsbericht über die Behandlung des Sudeck-Syndroms mit Calcitonin. Med. Welt 32 (1981) 1375
Tappeiner, J.: Behandlung von Dornwarzen. Hautarzt 26 (1975) 233

Thies, W., V. Misgeld: Sklerosen. In Jadassohn, J.: Handbuch der Haut- und Geschlechtskrankheiten, Bd. III/3. Springer, Berlin 1975 (S. 630)

Thivolet, J., H. Perrot: A propos des 23 cas des maux perforants plantaires. Considérations étiologiques, cliniques et pathogéniques. Lyon méd. 224 (1970) 441

Wesener, G.: Über die klinische Reversibilität der Atrophie blanche. Z. Haut- u. Geschl.-Kr. 42 (1967) 725

Wilkinson, D. S.: Cutaneous reactions to mechanical and thermal injury. In Rook, A., D. S. Wilkinson, F. J. G. Ebling: Textbook of Dermatology, 2nd ed. vol. I. Blackwell, Oxford 1972

Zacks, D.: Myopathies related to diabetes mellitus and other metabolic diseases. Amer. clin. Lab. Sci. 5 (1975) 248

Zaias, N., H. P. Baden: Disorders affecting the skin appendages. In Fitzpatrick, Th. B., et al.: Dermatology in General Medicine. McGraw-Hill, New York 1971

Ziegler, R.: Die medikamentöse Behandlung des Morbus Paget (Osteodystrophia deformans). Dtsch. med. Wschr. 101 (1976) 248

Ziegler, R.: Zur Therapie mit Calcitonin. Dtsch. med. Wschr. 103 (1978) 1860

IV. Traumatologie des Hüftgelenks und der unteren Extremität

6 Traumatologie der unteren Extremität und ihre Folgezustände

Traumatische Schädigungen des Beckens und des Oberschenkels

Von A. N. Witt

Beckenschaufelfrakturen

Bei den *Beckenschaufelfrakturen oder Beckenringbrüchen,* wie sie auch genannt werden, hat sich, was die Diagnostik und die Therapie anbelangt, in den letzten Jahrzehnten Wesentliches verändert. Wenn früher die Behandlung eine Domäne der konservativen Behandlung war und in erster Linie nach den Richtlinien von L. Böhler behandelt wurde, so hat sich in jüngster Zeit, um bessere Ergebnisse zu erzielen, die operative Therapie bei manchen Verletzungen in den Vordergrund geschoben. J. Böhler hat sich in letzter Zeit in klarer und konzentrierter Weise zu diesen Problemen geäußert. Seine Ansichten stimmen mit unseren Anschauungen im wesentlichen überein, so daß seinen Vorschlägen im großen und ganzen gefolgt wird. Die Diagnostik, die von verschiedenen Autoren immer wieder bearbeitet wurde, ist in erster Linie von Pennal gefördert worden, der durch Angaben neuer röntgenologischen Diagnostiken auch die Brüche in klarer Weise dargestellt hat.

Die Beckenbrüche verlangen heute eine *Spezialröntgenuntersuchung,* die vor allem durch drei Aufnahmen erreicht wird. Bei liegendem Patienten wird eine senkrechte Aufnahme gemacht und zwei Aufnahmen, die im 40-Grad-Winkel von kranial und kaudal als Einsichtsaufnahmen des Beckens durchgeführt werden. Durch diese Aufnahmen kann festgestellt werden, ob wesentliche Verschiebungen durch Gewalteinwirkungen eingetreten sind.

Einfache Risse und nur wenig dislozierte Frakturen, die vor allem auch das Iliosakralgelenk nicht beteiligen, können konservativ behandelt werden und werden am besten in einer Beckenschwebe behandelt. Die *gröberen Verletzungen* zeigen bei Gewalteinwirkung von vorn ein Aufklappen des Beckens; seitliche Gewalteinwirkungen stauchen das Becken zusammen, und bei den vertikalen Abscherungsbrüchen kommt es u. U. auch zu einem Höherrücken der einen Beckenhälfte (J. Böhler). Bei den *Aufklappverletzungen,* z. B. wenn Symphysenzerreißungen mit breiter Diastase vorliegen, muß diese durch seitliche Kompressionen beseitigt und am besten mit einer Osteosynthese zur Festigung der Symphyse operativ vorgegangen werden. Die übrigen Brüche können konservativ mit einer Beckenschwebela-

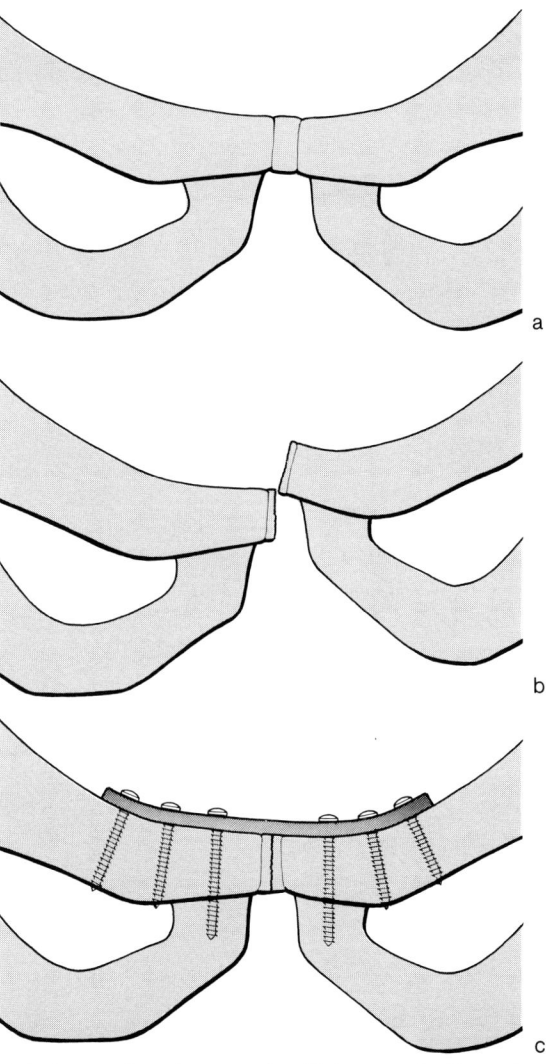

Abb. 1 a–c Symphysenruptur. Sicherung der Reposition mit AO-Platte. Beachte die Erfassung auch der unteren Kortikalis mit den beiden äußeren Schrauben! Dies ist wichtig, weil sonst Auslockerungen oder Ausrisse der Platte und eine neuerliche Dislokation an der Ruptur möglich sind

6.2 Traumatologie und ihre Folgezustände

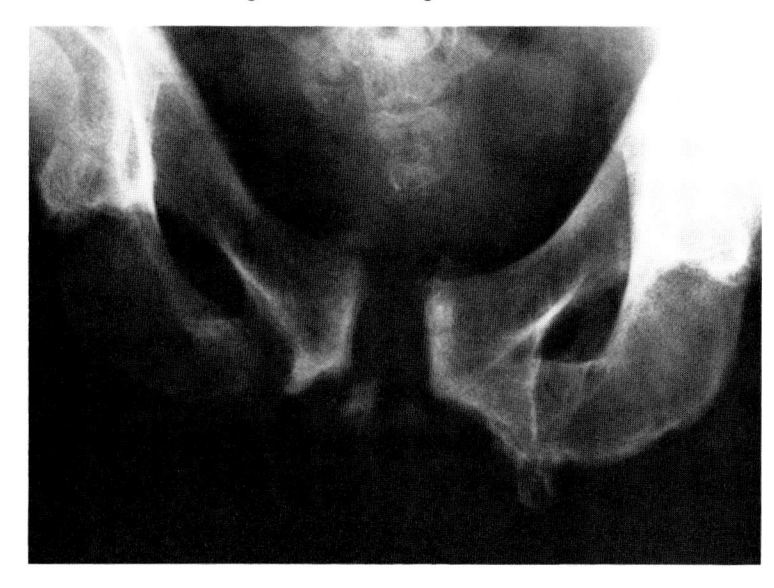

Abb. 2 Konservative Behandlung einer Symphysenruptur mit schlechtem Ergebnis. Bei jüngeren Patienten Wiederherstellungsoperation angezeigt. Plattenfixation nach Ausräumung des Narbengewebes und Verblockung mit spongiösem Knochentransplantat

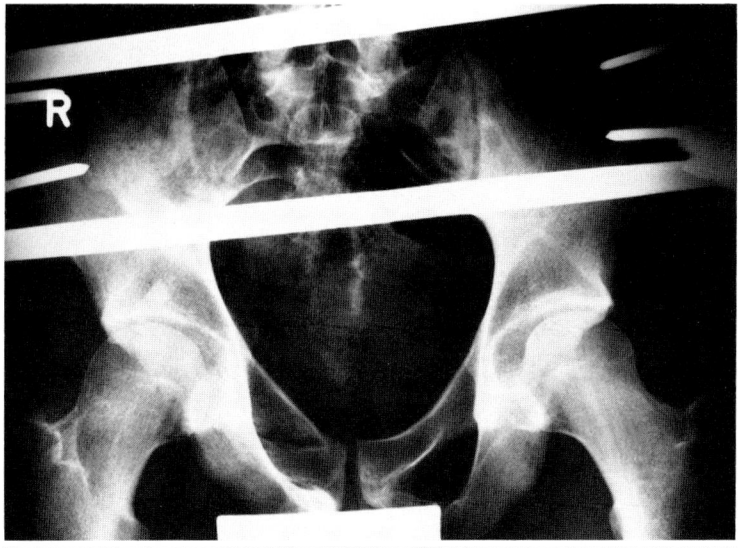

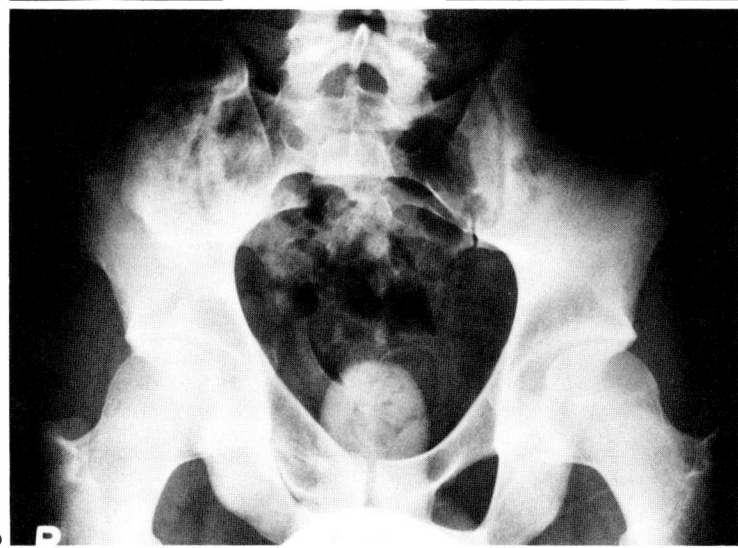

Abb. 3 a u. b Beckenschaufelfrakturen mit Schädigung des rechten Ileosakralgelenks, Fraktur des oberen Schambeinastes unter Beteiligung der Hüftgelenkpfanne. Heilung der Beckenschaufelfraktur mit Verwerfung und Spontanankylosierung des Ileosakralgelenks, Heilung des oberen Schambeinastes bei guter Kongruenz des Hüftgelenks. Einwandfreies funktionelles Ergebnis

gerung behandelt werden. Ist es bei den Frakturen zu einem Höhersteigen der Beckenhälfte gekommen, so kann versucht werden, durch Extension eine gute Gegenüberstellung der Fragmente zu erzielen; ist das möglich, kann konservativ weiterbehandelt werden. Kann die Stellung nicht gehalten werden, ist die operative Behandlung notwendig. Vermieden muß auf alle Fälle eine stärkere Dislokation der Frakturen werden, da daraus Pseudarthrosen resultieren können, auch Beinverkürzungen oder Verwerfungen, die den inneren Beckenring verschmälern und bei Frauen zu einem Geburtshindernis werden können. Bei den schweren Verletzungen, die eine komplette, nicht zu beseitigende Instabilität mit sich bringen, hat sich der Fixateur externe bewährt. Es wird vor allem der Fixateur von SLÄTIS und KARAHARJUE dafür als besonders geeignet empfunden. Bei einer vollständigen Durchtrennung des hinteren Beckenringes mit Hochstand kann der Fixateur externe oft die Stellung nicht halten, so daß eine offene Stabilisierung mit einer Plattenosteosynthese durchgeführt werden muß. Damit wird die Stellung sicher gehalten und eine frühzeitige krankengymnastische Behandlung und auch Belastung erzielt werden. Wichtig ist immer darauf zu achten, ob auch das Iliosakralgelenk Schaden gelitten hat. Kann bei Verschiebung die normale Position nicht erreicht werden, ist zu überlegen, ob nicht durch eine Früharthrodesierung des Iliosakralgelenks der Langzeiterfolg verbessert werden kann.

Bei den *Symphysenzerreißungen* soll die Plattenosteosynthese von kranial her durchgeführt werden. Die früheren operativen Maßnahmen, vor allem die Drahtumschlingungen, haben sich nicht bewährt. Wichtig ist, daß die Verschraubung der Platte bis in die untere Kortikalis durchgeführt wird, weil sonst ein Ausreißen der Schrauben und ein neuerliches Klaffen der Symphyse eintreten können (Abb. 1 u. 2).

Die *Beckenringbrüche* können aber auch kombiniert sein mit direkten Verletzungen der Hüftgelenkpfanne oder des vorderen und hinteren Pfeileranteils; dann sind die operativen Eingriffe für diese Verletzungen zu erweitern (Abb. 3) (s. Beckenpfannenbrüche).

Andere Frakturformen der Beckenschaufel sind auch die *Abrißverletzungen der Spina iliaca anterior superior et inferior* und des *Tuber ischiadicum*, Verletzungen, die im sportlichen Geschehen und vor allem bei Jugendlichen nicht selten sind. Sie sind in fast allen Fällen durch Ruhigstellung und Vermeidung früher Belastung zu beherrschen und nur in seltenen Fällen u. U. durch Verschraubung zu behandeln.

Wenn durch diese Maßnahmen die Dislokationen des Iliosakralgelenks nicht zu beherrschen sind, kommt es frühzeitig auch in diesem Gelenk zu arthrotischen Veränderungen und damit zu beachtlichen Beschwerden. Dann ist die Spätarthrodesierung der Eingriff der Wahl.

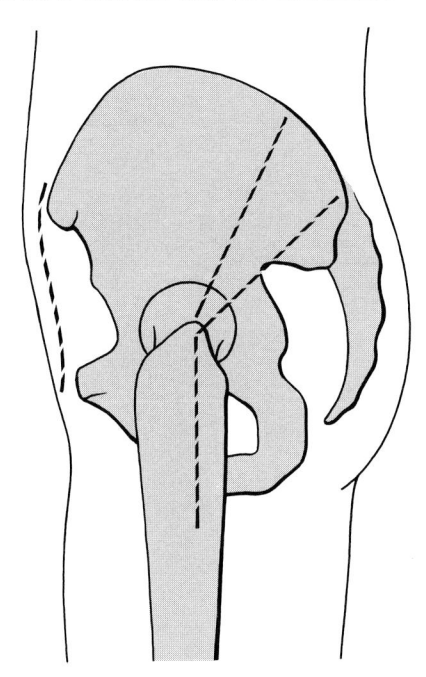

Abb. 4 Typische, bewährte Zugänge bei Becken- und Hüftpfannenbrüchen

Hüftgelenkpfannen-Verletzungen

Die Hüftpfannenbrüche in allen Formen sind besonders wichtig, da sie bei nicht einwandfreier Reposition Gelenkstörungen mit sich bringen und zur frühzeitigen Arthrosis deformans führen. Langanhaltende schmerzfreie Funktion ist bei all diesen Verletzungen durch konservative Behandlung kaum zu erwarten. Die Frakturen an der Gelenkpfanne zeigen 1. die vorderen und hinteren Pfannenausrisse oder -abrisse; 2. die Frakturen des hinteren Pfeilers oder des vorderen Pfeilers mit Frakturen des unteren Schambeinastes und 3. die Querfraktur oder transverse Fraktur, wie sie auch genannt wird, die mitten durch die Beckenpfanne verläuft. Diese können praktisch nur durch operative Maßnahmen in einen guten Zustand gebracht werden, da durch die Längsextension und Extension durch den Trochanter major sich kaum eine millimetergenaue Einstellung erzielen läßt.

Die *vorderen und hinteren Pfannenabbrüche* werden durch vorderen oder hinteren Zugang freigelegt (Abb. 4), das Fragment in die Abrißstelle eingelegt und mit zwei Spongiosaschrauben am Verletzungsort fixiert (Abb. 5). Damit läßt sich eine gute Wiederherstellung erreichen, obwohl nicht verschwiegen werden darf, daß bei allen Beckenpfannenbrüchen auch bedeutende Schädigungen des Gelenkknorpels mit vorhanden sein können, die über den weiteren Fortgang der Heilung und auch für die spätere Funktion entscheidend sind. Die *Pfeilerbrüche* müssen mit

6.4 Traumatologie und ihre Folgezustände

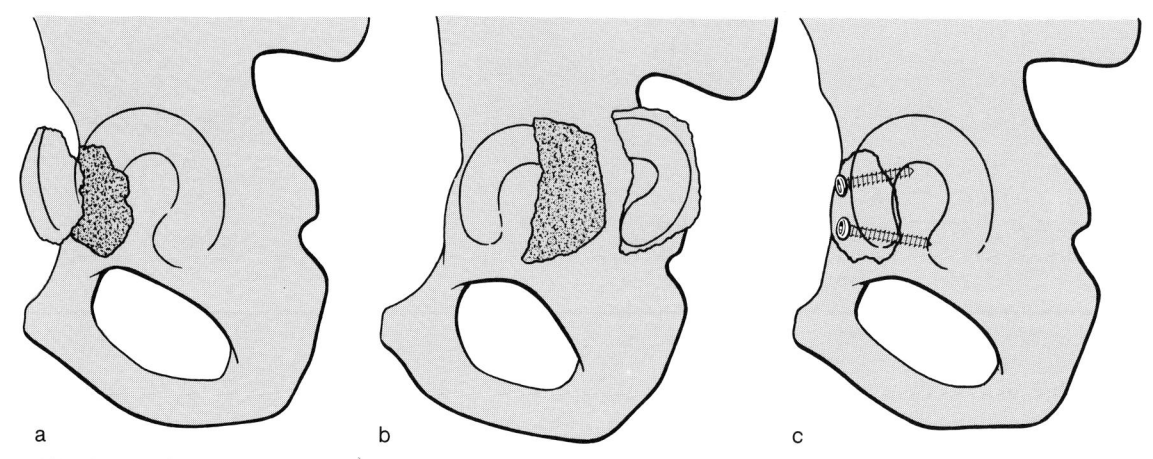

Abb. 5 a–c a) Vorderer und b) hinterer Pfannenabriß. c) Verschraubung eines vorderen Pfannenabrisses. Der hintere Pfannenabriß wird in gleicher Weise versorgt

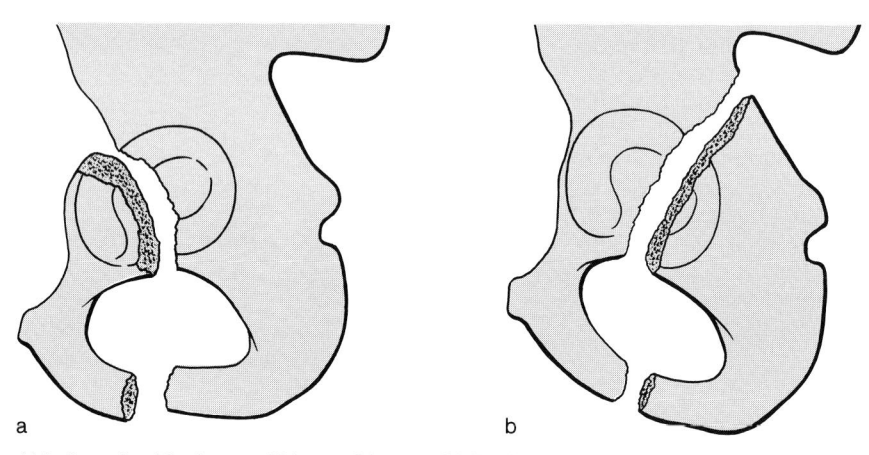

Abb. 6 a u. b Vordere und hintere Pfannen-Pfeiler-Frakturen

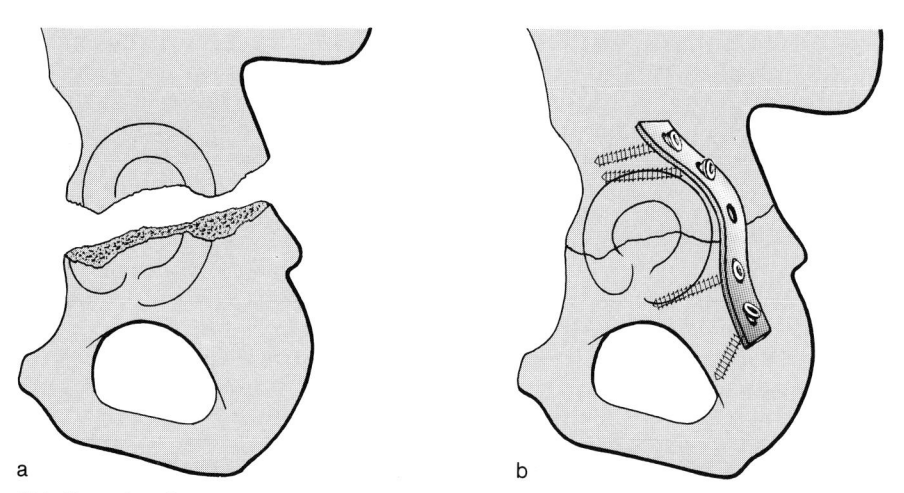

Abb. 7 a u. b Querfraktur des Azetabulums mit Frakturierung beider Pfeiler. Typische Plattenosteosynthese, auch für isolierte vordere oder hintere Pfeilerfrakturen (nach *Müller, Allgöwer, Schneider* und *Willenegger*)

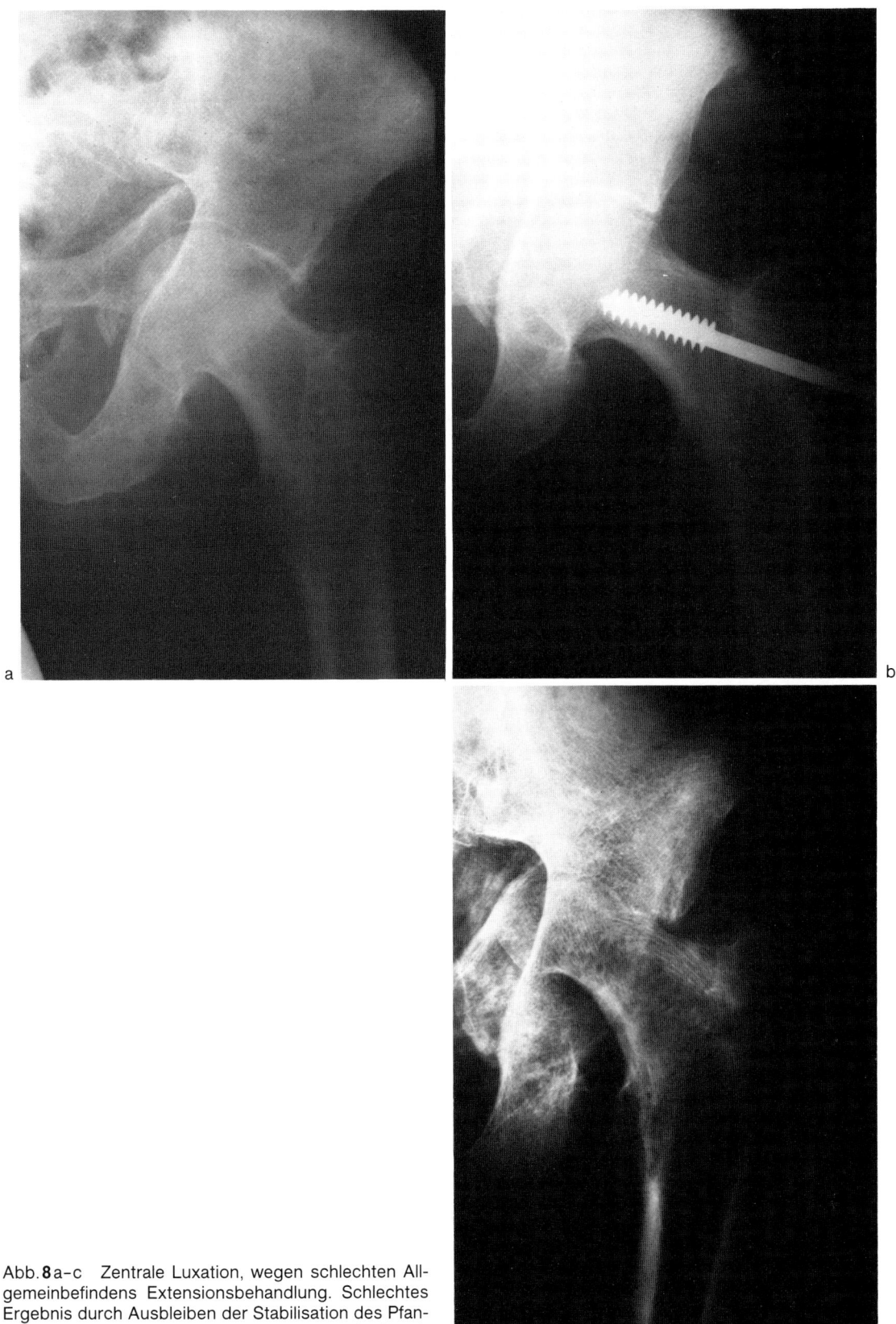

Abb. 8 a–c Zentrale Luxation, wegen schlechten Allgemeinbefindens Extensionsbehandlung. Schlechtes Ergebnis durch Ausbleiben der Stabilisation des Pfannengrundes und partieller Hüftkopfnekrose. Vorbereitung für Endoprothese

6.6 Traumatologie und ihre Folgezustände

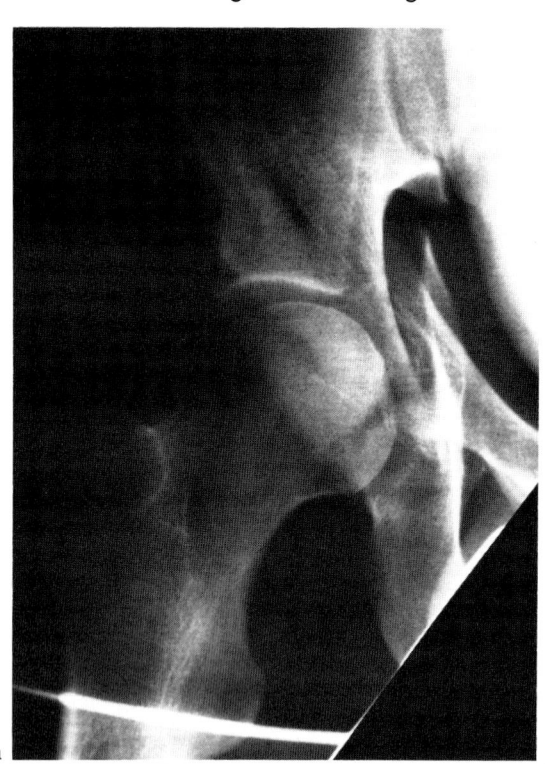

Abb. 9 a–c   a u. b) Trümmerbruch der Hüftgelenkpfanne mit Instabilität der Pfeiler, ungenügende Wiederherstellung; c) nach 2 Jahren deutliche arthrotische Veränderungen an Hüftkopf und -pfanne

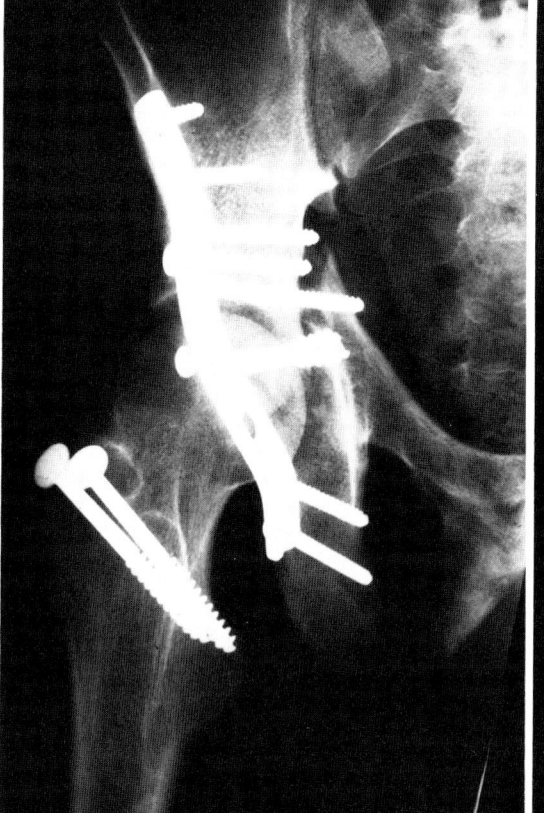

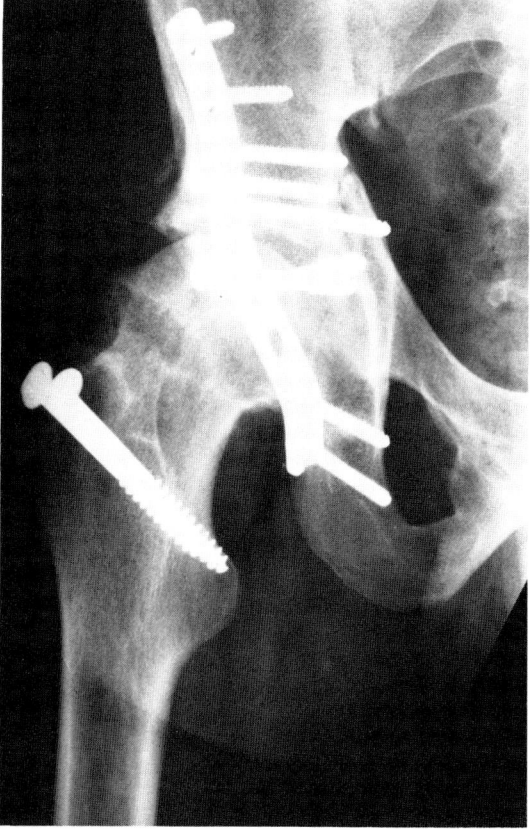

Plattenosteosynthesen fixiert werden; auch hier wird man einen vorderen oder einen hinteren Zugang benötigen (Abb. 6 u. 7). Bei den schweren Brüchen sind u. U. sogar vorderer und hinterer Zugang zu kombinieren und auch die Stabilisierung von vorn und hinten durchzuführen.

Sollte es bei Beckenpfannenbrüchen zu Schwierigkeiten kommen, vor allem wenn sie schon etwas veraltet sind, haben sich die Repositionsinstrumente von Jungbluth und Ecke bewährt.

Besondere Probleme treten auf, wenn es sich um zentrale Luxationen, die mit weitgehender Zertrümmerung der Pfanne einhergehen, handelt. Hier kann durch Längsextension u. U., wenn ein großer kranialer Anteil der Pfanne erhalten ist, ein befriedigendes Ergebnis erzielt werden. Die Frage ist, ob bei den schweren Trümmerbrüchen der Pfanne die operative Behandlung angezeigt ist oder nicht. Eine ganz einwandfreie Wiederherstellung läßt sich meist bei diesen Frakturen nicht erreichen (Abb. 8). Es ist aber wichtig, weit in das Becken penetrierte Fragmente möglichst zu heben und die Pfanne in etwa normale Form zu bringen. Wenn Stufen verbleiben, so ist meist das funktionelle Ergebnis schlecht. Die Voroperation mit einer weitgehenden Wiederherstellung scheint uns aber notwendig, da diese Patienten in einem zweiten Eingriff in vielen Fällen mit einer Endoprothese versorgt werden müssen und dafür im Bereich der Hüftpfanne kompakter Knochen geschaffen werden soll, um bei dem endoprothetischen Vorgehen für die Einsetzung der Pfanne genügend Knochenmaterial zu haben. Eine passive Einstellung ist daher in diesen Fällen nicht angezeigt, weil sonst die Voraussetzungen für die spätere Wiederherstellung durch den endoprothetischen Ersatz verschlechtert oder gar gefährdet wird (Abb. 9). Für ein Vorgehen in diesem Sinne hat sich vor langer Zeit schon R. JUDET ausgesprochen. Es soll festgestellt werden, daß diese Operationen technisch schwierig sind, z. T. langzeitige Operationen darstellen und damit auch Belastungen des Patienten mit sich bringen. Das Alter und das Allgemeinbefinden sind also auch entscheidende Faktoren für die Indikation der operativen Behandlung. Diese Eingriffe sollen daher nur von Operateuren, die auf diesem Gebiet besondere Erfahrungen haben, durchgeführt werden.

Oberschenkelfrakturen

unter Ausschluß der distalen Frakturen mit Kniegelenkbeteiligung (siehe Kniegelenk)

Bei den Oberschenkelfrakturen sind die *Verletzungsarten des proximalen Femurs* besonders wichtig. Die Schenkelhalsfrakturen sind in einem hohen Prozentsatz Ereignisse des hohen Alters und wurden früher als eine lebensbedrohliche Verletzung betrachtet. Die früheren Behandlungen der langen Bettruhe, also Immobilisation, waren nicht nur eine große Gefahr für Komplikationen, die dann meistens zum Tode führten, sondern minderten auch die Gesamtleistungsfähigkeit des Patienten, so daß oft die Ausheilung der Fraktur noch möglich war, die Leistungsschwäche aber so groß wurde, daß der Patient nicht mehr außer Bett gebracht werden konnte.

Bei den *medialen Schenkelhalsfrakturen* haben nur die eingestauchten Abduktionsbrüche eine günstige Heilungstendenz, da wenige Tage nach dem Ereignis mit der krankengymnastischen Behandlung begonnen werden konnte und auch in den meisten Fällen eine Frühbelastung möglich war. In den Fällen, wo der Halt der Einstauchung zweifelhaft war, konnte gedeckt, genagelt oder verschraubt und damit die frühe Mobilisation und die Frühbelastung erzielt werden. Die Statistiken der früheren und jetzigen Zeit zeigen jedenfalls, daß hier beachtliche Erfolge erzielt werden konnten.

Wegen der hohen Nekroserate des Schenkelhalskopfes wurde von KOCHER und von anderen die sofortige Exstirpation des Kopfes, Abrundung des Schenkelhalses und Einstellung desselben in die Hüftpfanne vorgeschlagen. Das gab im ganzen aber keine guten Ergebnisse. Im übrigen waren damals die Untersuchungen PAUWELS' (1935) noch nicht bekannt, der klarmachte, warum es bei gewissen Frakturformen, vor allem bei denen, wo die Frakturlinie senkrecht im Schenkelhals verläuft und bei Belastung nur scherende, aber keine drückende Kräfte auf die Fraktur entstanden sind, vermehrt zu Pseudarthrosen und Kopfnekrosen kommt. PAUWELS hat hier ganz klare Richtlinien eingesetzt und die Frakturen als Typen I–III bezeichnet, wobei die Ergebnisse bei Pauwels III auch noch unter seiner Zeit nicht besonders gut waren, also eine beträchtliche Pseudarthrosen- und Kopfnekrosenrate aufwiesen. PAUWELS hat aber gelehrt, daß die Frakturlinie, wenn sie steil ist, in eine möglichst horizontale umgewandelt werden muß, damit durch Druck Knochen erzeugt und die Ausheilung dadurch erzielt wird.

Die *sofortige Hüftkopfentfernung* wurde von M. LANGE bereits mit der McKee-Farrar-Halbprothese durchgeführt, wenn die Pfanne als solche keine wesentlichen arthrotischen Veränderungen aufwies, gut gerundet war und das Röntgenbild auch eine hohe, einwandfreie Knorpelschicht im Azetabulum noch vermuten ließ. Mit der Erfindung der Totalendoprothese nach Charnley hat sich dann die Indikation völlig gewandelt, weil heute beim alten Menschen bei der medialen Schenkelhalsfraktur die Entfernung des Kopfes sicherlich die Methode der Wahl ist, die Arthrosis deformans keine Rolle spielt, da ja für den Einsatz der Endoprothese die nötigen Vorbereitungen am Knochen getroffen werden müssen. Es ist also heute möglich, daß ein Patient 1 oder 2 Tage nach seinem Unfall sofort wieder belastungsfähig aufstehen kann. Das ist ein außerordentlicher Fortschritt, der im Bereich der Geriatrie ganz neue Einstellungen mit sich brachte.

Die *Schenkelhalsfrakturen beim jugendlichen Patienten,* die im sportlichen Geschehen auch beobachtet werden, sind heute häufiger als früher. Sie sind in fast allen Fällen ein operatives Problem. Die Gefahren der Operation sind gering, der Gewinn aber an Zeit und Wiedereinsatz im Arbeitsleben ganz entscheidend durch die operative Behandlung verbessert. Die Frakturen entstehen beim Kind und beim Jugendlichen vermehrt im lateralen Schenkelhalsbereich.

Die epiphysären Schädigungen beim Kind werden nach den gleichen Grundsätzen wie am Unterschenkel behandelt. Es wird empfohlen, dort nachzulesen. Meist wird man mit nichtschädigenden Miniosteooynthesen zu einem guten Behandlungserfolg kommen. Das gilt gleichermaßen im proximalen und distalen Femurbereich.

Im Bereich des Schenkelkopfes und -halses gibt es verschiedene Verletzungsorte nach denen diese Frakturen auch eingeteilt werden:
1. Verletzungen des Schenkelkopfes,
2. mediale Schenkelhalsfraktur,
3. Schenkelhalsfraktur in Schenkelhalsmitte,
4. Schenkelhalsfraktur an der Basis des Schenkelhalses.

Bevor wir auf die einzelnen Verletzungen des Schenkelkopfes eingehen, soll festgestellt werden, daß bei der *traumatischen Hüftgelenkluxation* durchaus auch Frakturen entstehen können. Eine gesicherte Fraktur ist der Ausriß des Lig. teres an der Kopfspitze. Hier ist das Fragment durch die Gefäße, die durch das Lig. teres ziehen, gesichert. Es legt sich in vielen Fällen wieder an und braucht weiter keine Behandlung.

Die *Frakturen am Schenkelkopf* entstehen z.T. auch durch Stauchung; dann entstehen Impressionen oder Trümmerbrüche. Sie können entstehen durch Abscherung; dann sehen wir sog. subchondrale Frakturen, bei denen freie Körper entstehen können, die entweder vollkommen knorpelig und schlecht röntgenologisch diagnostizierbar sind oder die auch eine kleine Knochenscheibe an sich haften haben, die sich im Röntgenbild darstellt. Auch diese freien Körper können, wenn sie sich in die untere Kapseltasche einlegen, ohne wesentliche Beschwerden bleiben. Bei größeren Trümmerfrakturen des Schenkelkopfes kann der Versuch der Anschraubung gemacht werden; kleinere Knochensplitter, die Reizzustände oder einklemmungsartige Zustände schaffen, müssen operativ entfernt werden. Bei den operativen Maßnahmen am Kopf selber muß immer an die Schädigung des Gelenkknorpels gedacht werden. Das ist ein Hinweis, das oft primär hervorragend rekonstruierte Schenkelköpfe später Teilnekrosen oder eine sich rasch entwickelnde Arthrosis deformans mit sich bringen.

Ein besonderes Problem sind die *schweren Trümmerbrüche,* die praktisch nicht mehr rekonstruiert werden können und im jugendlichen Alter passieren. Hier kann versucht werden, durch eine Extension zu einer besseren Zusammenfügung der Fragmente beizutragen; Stufenbildungen werden meistens nicht ganz verhindert werden können. In der Literatur ist daher die Frage aufgeworfen worden, ob hier nicht auch bei jüngeren Menschen die sofortige Exstirpation des zertrümmerten Kopfes vorgenommen werden soll und der Einsatz einer Endoprothese als Therapie angezeigt ist. Diese Frage ist heute noch nicht entschieden; es wird aber Fälle geben, wo man um diesen im frühen Alter notwendig werdenden Einsatz einer Endoprothese nicht herumkommt. Im Zweifelsfall kann eine Halbprothese oder Schalenprothese eingesetzt und damit Zeit gewonnen werden für den späteren Einsatz einer Totalendoprothese.

Die *mediale Schenkelhalsfraktur* kann sowohl ein konservatives als auch ein operatives Problem sein. Konservativ kann man behandeln, wenn es zu der bereits oben geschilderten Einstauchung in Abduktion gekommen ist und eine Stabilität des Bruches damit erzielt ist. Wenn die Einstauchung nicht vorhanden, eine starke Stellungsveränderung oder gar Dislokation des Kopfes vorhanden ist, dann muß eine einwandfreie Einrichtung durchgeführt und diese Einrichtung mit einer Osteosynthese gesichert werden. Die Einrichtung soll am besten in leichter Abduktionsstellung vorgenommen werden (Abb. **10**). Dies ist manchmal konservativ nicht ohne weiteres möglich, so daß vor allem von M.E. MÜLLER der Vorschlag gemacht wurde, offen zu reponieren, um ein gutes Ergebnis zu erzielen. Die technischen Maßnahmen dazu sind bei M.E. MÜLLER (1979) nachlesbar und auch bildlich dargestellt. Für die normale Schenkelhalsfraktur wird heute im allgemeinen der Laschennagel der AO verwendet. Wir selbst sind noch Freunde des 3-Lamellen-Nagels, allerdings unter Sicherung mit einer Platte, um ein Herausrutschen des Nagels zu vermeiden. Dies ist bei der AO-Lasche, die am Schenkelhals fixiert wird, konstruktiv bereits berücksichtigt. Bei den medialen Schenkelhalsfrakturen, die mit einem Laschennagel fixiert sind, der im unteren Drittel des Schenkelhalses zu liegen kommen soll und eine Abkippmöglichkeit des Kopfes noch u.U. gegeben ist, kann zusätzlich vom Trochanter her noch eine Zugschraube eingebracht werden, um die Sicherheit der Reposition zu gewährleisten.

Auf die übrigen Schrauben, die der Pohlschen Schraube nachgeahmt sind und einen gewissen Druck auf die Fraktur zulassen, gehen wir im Bereich der Schenkelhalsfraktur nicht ein. Wir ver-

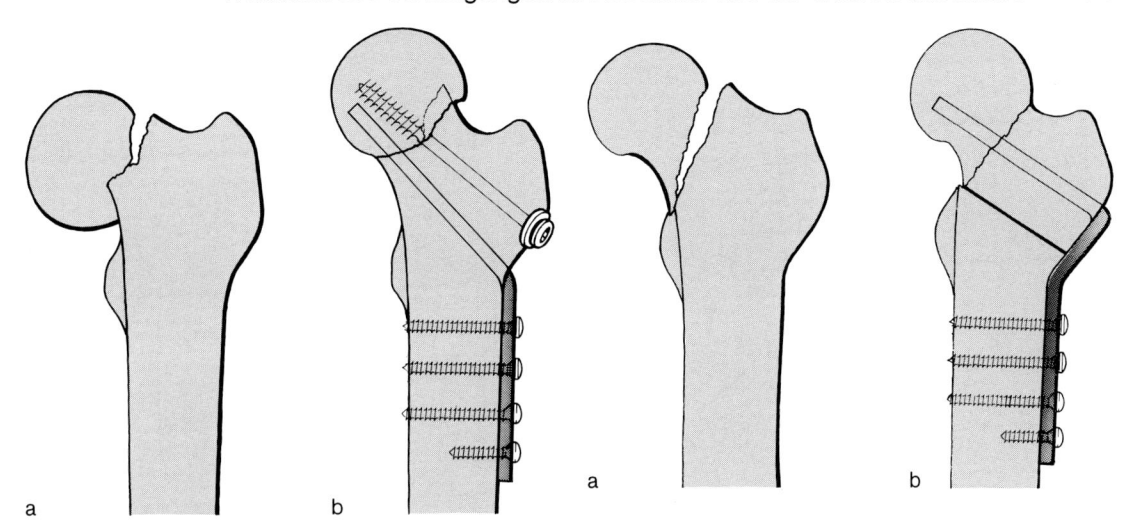

Traumatische Schädigungen des Beckens und der unteren Gliedmaße 6.9

Abb. 10 a u. b Mediale Schenkelhalsfraktur. Einkeilung in leichter Valgität und Fixierung mit Laschennagel und Zugschraube (nach *Müller, Allgöwer, Schneider* und *Willenegger*)

Abb. 11 a u. b Schräge Schenkelhalsfraktur mit Dislokation. Einrichtung, sparsame Unterstellungsosteotomie, Fixierung mit geschränkter Platte (nach *Müller, Allgöwer, Schneider* und *Willenegger*)

wenden dieses System nicht; es kommt höchstens in Frage bei den Brüchen in der Mitte des Schenkelhalses oder an der Schenkelhalsbasis.
Wenn die Aufrichtung bei der medialen Schenkelhalsfraktur nicht einwandfrei möglich ist und die scherenden Kräfte und damit die kallusverhindernden Kräfte nicht genügend ausgeschaltet werden können, hat es sich bewährt, eine intertrochantäre Aufrichtungsosteotomie sofort anzuschließen (Abb. 11). Dies ist heute von der Indikation her ein leichtes Unterfangen, da wir mit der AO-Osteosynthese sowohl die Schenkelhalsfraktur als auch die Osteotomie sofort einwandfrei fixieren können.
Die Frakturen in *Schenkelhalsmitte* sind meistens disloziert und kippen in Varusstellung ab. Eine seltene Form ist die, daß sich das Kopffragment über den Schenkelhals komplett einstülpt; damit wird eine gewisse Stabilität erreicht, und mit einer Laschennagelung kann operativ die volle Stabilisierung erzielt werden (Abb. 12). Wichtig ist, daß die Einrichtung möglichst auf Umlagerung des Frakturspaltes achtet, damit die scherenden Kräfte ausgeschaltet werden können. Ist das nicht der Fall, so muß u. U. eine intertrochantäre Osteotomie für diese Umlagerung sorgen. Das verlangen die Pauwelschen Gesetze.
Die *Frakturen an der Basis* sind im ganzen seltener; sie werden eingerichtet, und zwar in normale Stellung oder leichter Abduktion und dann entweder mit drei Spongiosaschrauben fixiert (Abb. 13) oder mit AO-Laschennagelung im rechten Winkel oder Winkelplatte von 130 Grad fixiert. Dabei ist es bei der Rechtwinkelplatte notwendig, daß nicht nur die Lasche vom Trochanter her in den Schenkelhals eingelegt wird, sondern auch das proximale Fragment mit zwei Schrauben noch fixiert wird. Wenn, was möglich ist, der Trochanter minor ausgesprengt ist, so soll er durch eine zusätzliche Zugschraube an seinem Ausrißort befestigt werden (Abb. 14). Wir wissen, daß der Iliopsoas eine wichtige Funktion hat. Im übrigen ist bei geringer Dislokation die Anheftung des Trochanter minor nicht so wichtig; die Erfahrung zeigt, daß daraus kein funktioneller Schaden entstehen muß. Ob die neuerdings propagierte „Dynamic hip screw" (DHS) bessere Ergebnisse erzielen läßt, ist noch nicht entschieden.
Die *pertrochantären Trümmerbrüche* stellen uns vor ein besonders schwieriges Kapitel. Sie sind heute mit der AO-Technik gut zu beherrschen. Der Eingriff ist aber immer groß, für alte Leute belastend, manchmal auch mit großem Blutverlust verbunden und zeitlich langwieriger als die bereits beschriebenen Eingriffe beim Schenkelhals. Die Fixation mit Laschennagel gelingt oft erst unter Abtragung des Trochanter major, der dann mit einer Zuggurtung, die unter der proximalen Schraube der Platte hindurchgeführt wird, eingerichtet werden kann (Abb. 15 u. 16). Es hängt von der Frakturform ab, ob man eine 110- oder 130-Grad-Platte verwendet. Die Frakturformen sind außerordentlich mannigfaltig. Neben dem Laschennagel ist daher oft noch, um eine Abkippung der Fragmente zu verhindern, eine Verschraubung notwendig. Die Techniken, die nicht einfach sind und die exakteste Ausführung verlangen, müssen in einer Operationslehre nachgelesen werden.
Bei den *pertrochantären Frakturen* ist aber eine entscheidende Wende eingetreten durch die Einführung der Enderschen Nagelungstechnik (Abb. 19 u. 20). Von einer Perforation oberhalb des medialen Femurkondylus werden biegsame drahtnagelähnliche Körper nach oben vorge-

6.10 Traumatologie und ihre Folgezustände

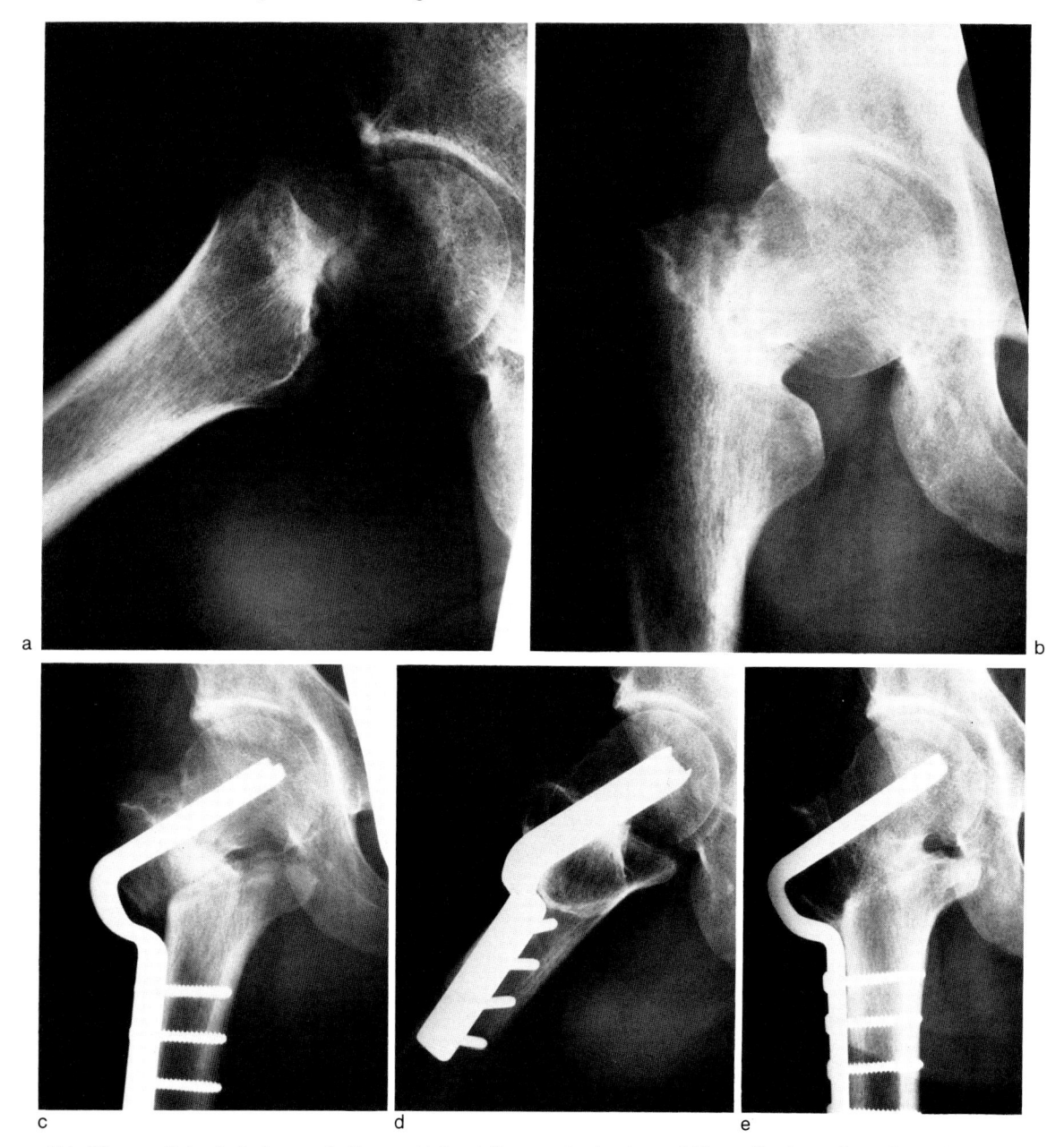

Abb. 12 a-e Schenkelhalspseudarthrose. Unterstellungsosteotomie und Plattenfixation, glatte Ausheilung mit einwandfreier Funktion

schoben und bei guter Einrichtung der Fraktur bis in das Kopffragment vorgestoßen. Die Nagelung soll so vorgenommen werden, daß sich die Nagelenden im Femurkopf spreizen und damit eine gute Stabilisierung auch in der Rotation ergeben. Es kann dabei zu einer geringen Verkürzung kommen; das spielt aber bei alten Menschen keine große Rolle. Sie können jedenfalls sehr früh belasten, was bei schweren pertrochantären Trümmerbrüchen mit der AO-Methode nicht unbedingt möglich ist. Besonders soll aus eigener Erfahrung noch dazu gesagt werden, daß die mediale Schenkelhalsfraktur oder die sub-

trochantären Frakturen für die Ender-Nagelung nicht geeignet sind. Mißerfolge können diesem Verfahren nicht unterschoben werden. Die dynamische Hüftschraube, die neuerdings von der AO angegeben wird, scheint uns noch im Experimentierverfahren, so daß Entscheidendes noch nicht gesagt werden kann und eine Empfehlung noch fraglich ist.

Die häufigsten Komplikationen, die bei den Brüchen im proximalen Femurende auftreten, sind die *Pseudarthrose,* vor allem bei Frakturen im Bereich des Schenkelhalses, die *partiellen Nekrosen* bei den schweren pertrochantären Trümmerbrü-

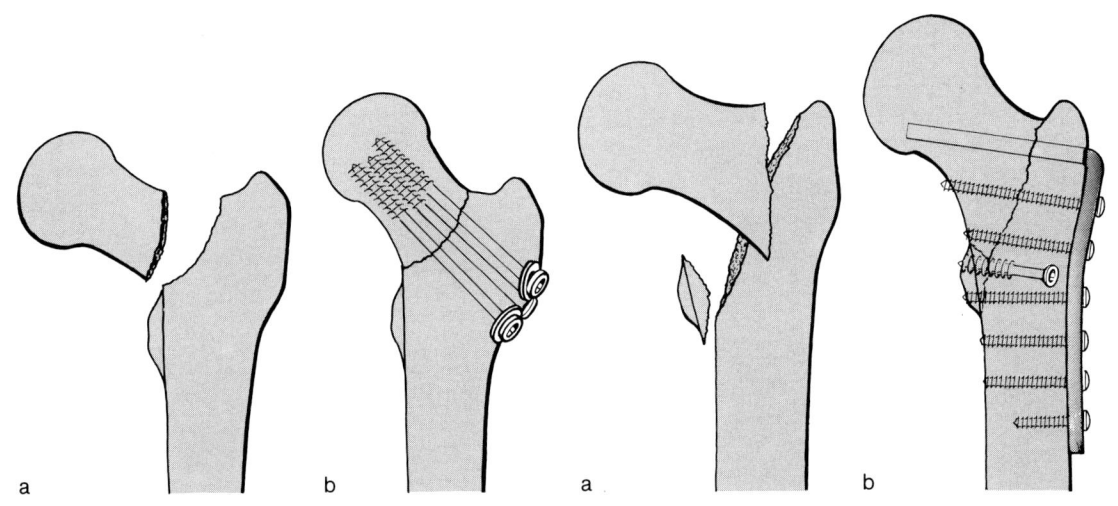

Abb. 13 a u. b Laterale Schenkelhalsfraktur, Fixierung mit drei Zugschrauben (nach *Müller, Allgöwer, Schneider* und *Willenegger*)

Abb. 14 a u. b Intertrochantäre Fraktur mit Aussprengung des Trochanter minor. Fixierung der Fraktur mit Kondylenplatte, isolierte Verschraubung des Trochanter minor (nach *Müller, Allgöwer, Schneider* und *Willenegger*)

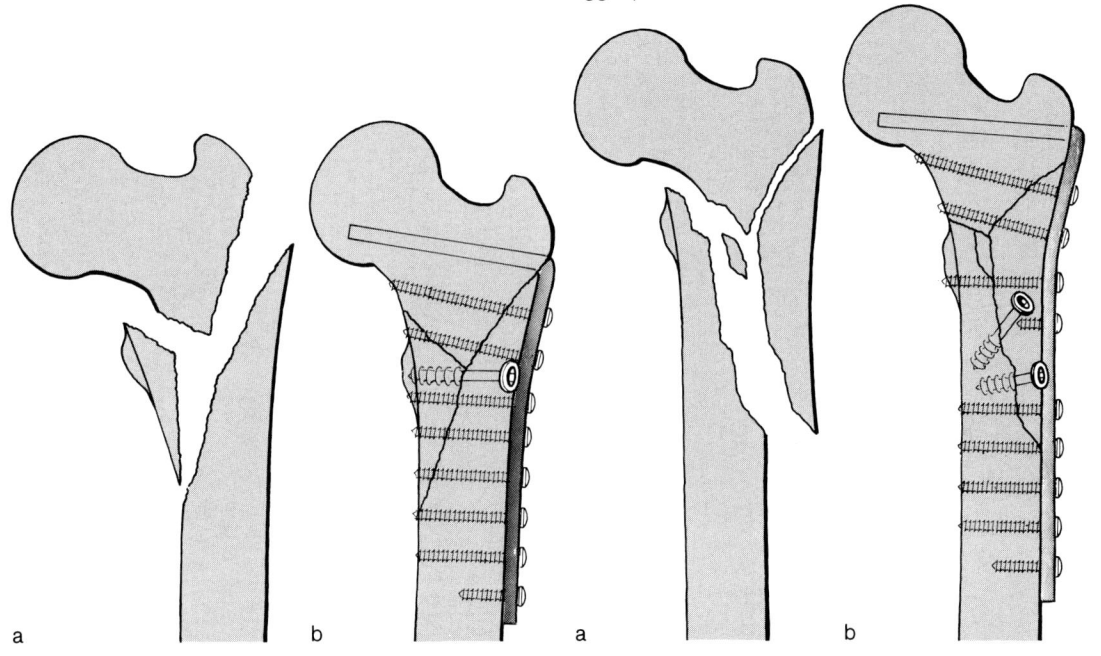

Abb. 15 a u. b Intertrochantäre Fraktur mit größerer medialer Knochenaussprengung. Sorgfältige Fixierung der Aussprengung und Gesamtstabilisierung mit Kondylenplatte (nach *Müller, Allgöwer, Schneider* und *Willenegger*)

Abb. 16 a u. b Intertrochantäre und proximale Femurschaftfraktur. Operationstechnik (nach *Müller, Allgöwer, Schneider* und *Willenegger*)

chen und die *totale* oder *partielle Hüftkopfnekrose*.

Die *Therapie dieser Zustände* ist heute klar vorgezeichnet. Wo die Knochenverhältnisse gut sind, wird man durch eine Aufrichtungsosteotomie nach Pauwels die Druckverhältnisse im Schenkelhals ändern, u. U. auch noch Anlagerung von Spongiosa im unteren Bereich der Fraktur vornehmen. Dort, wo die Knochenverhältnisse schlecht sind, auch andeutungsweise der Verdacht besteht, daß es zu einer Kopfnekrose kommt, und wo die Patienten nicht mehr jung sind, soll man den Kopf entfernen und durch eine Endoprothese ersetzen. Diese Indikation bei der Pseudarthrose ist natürlich mit besonderer Kritik zu stellen. Sind Kopfnekrosen partiell oder total vorhanden, bleibt eine andere Wahl nicht übrig. Die Möglichkeit der Arthrodese ist in bestimmten Fällen gegeben. Die Patienten wünschen, wenn sie nicht genügend aufgeklärt wer-

6.12 Traumatologie und ihre Folgezustände

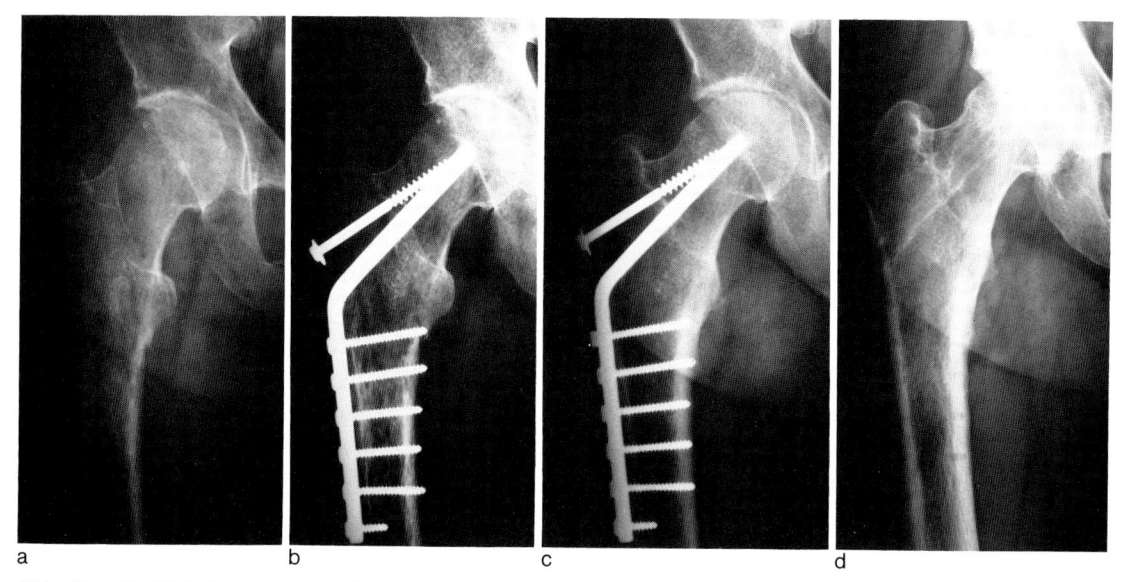

Abb. 17 a-d Einfache pertrochantäre Fraktur. Glatte Ausheilung

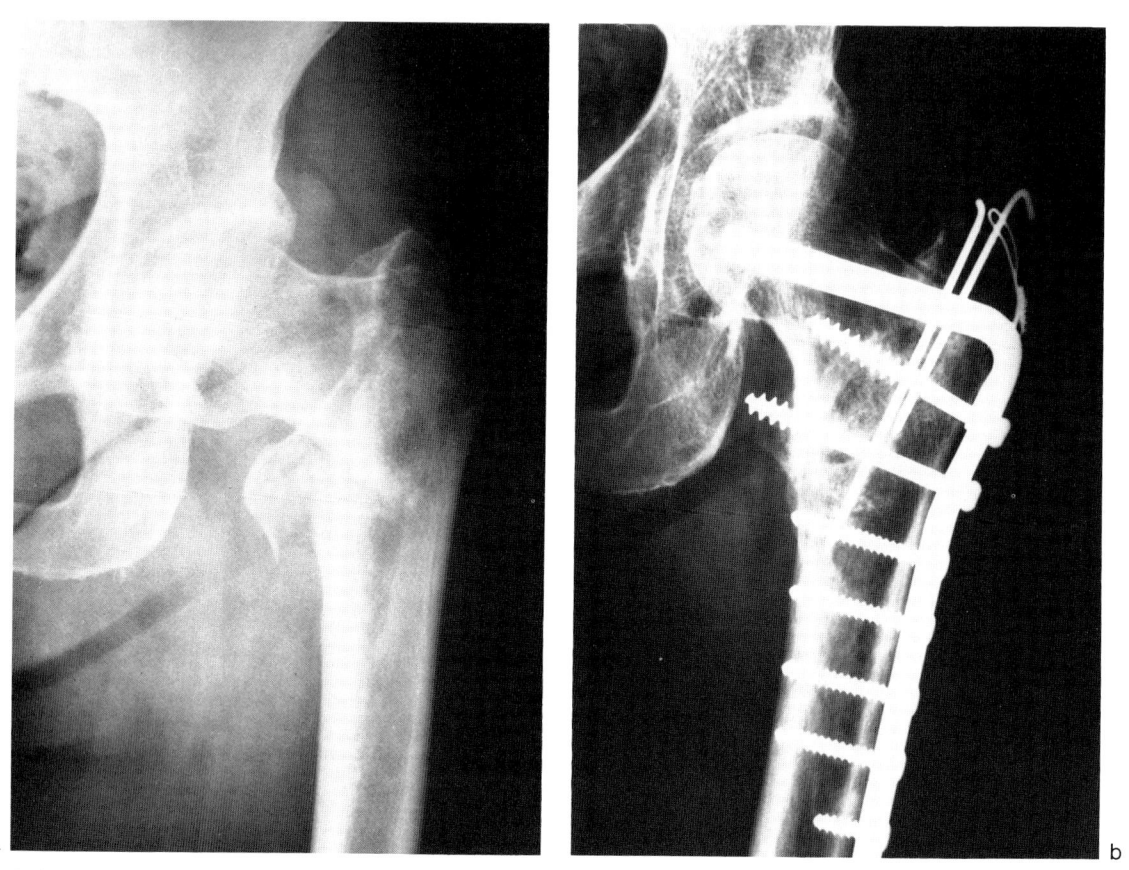

Abb. 18 a u. b Intertrochantäre Trümmerfraktur. Unter Abtragung des Trochanter major Rekonstruktion der Fraktur und Fixierung mit Kondylenplatte. Glatte Ausheilung

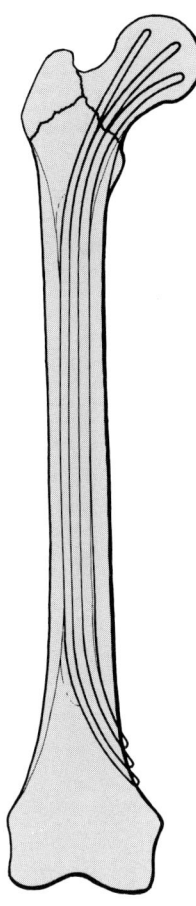

Traumatische Schädigungen des Beckens und der unteren Gliedmaße 6.13

Abb. 19 Technik der Ender-Nagelung

den, heute aber mehr ein bewegliches Gelenk als eine stabile, schmerzfreie und dauernde Steifheit ihres Gelenks. Im übrigen soll festgestellt werden, daß bei den Kopfnekrosen die Verknöcherung nach der Arthrodesenoperation auch mit der Kobraplatte nicht immer sicher ist.

Oberschenkelschaft-Frakturen

Die Oberschenkelschaftfrakturen können grundsätzlich alle konservativ behandelt werden mit einer gekonnt ausgeführten Extensionsbehandlung. Nachteil dieser Methode ist die lange Immobilisation, die nicht nur für alte Menschen, sondern auch für junge gewisse Gefahren in sich birgt. Zugleich besteht die Möglichkeit, daß es zu Kontrakturen im Hüft- und im Kniegelenkbereich kommt. In den letzten Jahrzehnten ist in der Behandlung der Femurfraktur ein großer Wandel vor sich gegangen. Nachdem früher DANI, LAMBOTTE und KÜNTSCHER bereits für die operative Behandlung eingetreten waren, wurden durch Schaffung neuer Osteosynthesematerialien durch die AO und andere die operativen Möglichkeiten erweitert, noch dazu, wo heute unter wesentlich strengeren aseptischen Kaudelen operiert werden kann und damit die Wundinfektion wesentlich zurückgetreten ist. Die operative Behandlung der Oberschenkelschaftbrüche wird daher heute be-

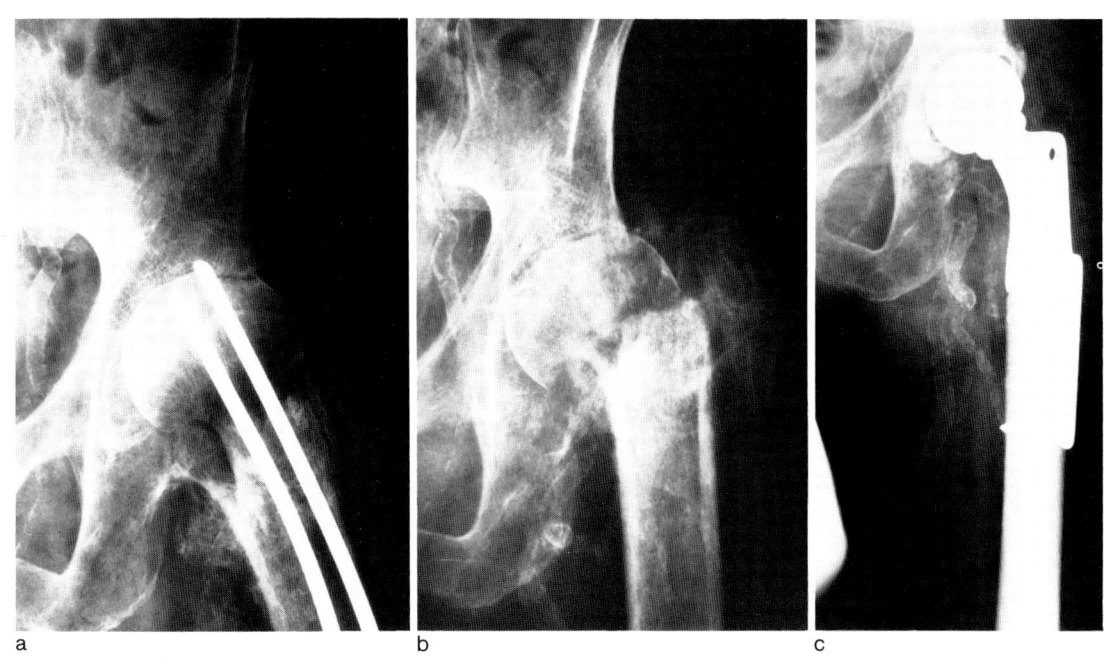

a b c

Abb. 20 a–c Falsche Indikation und ungenügende Technik einer Ender-Nagelung, Endergebnis mit Femurprothese befriedigend. Beachte die schwere Arteriosklerose!

6.14 Traumatologie und ihre Folgezustände

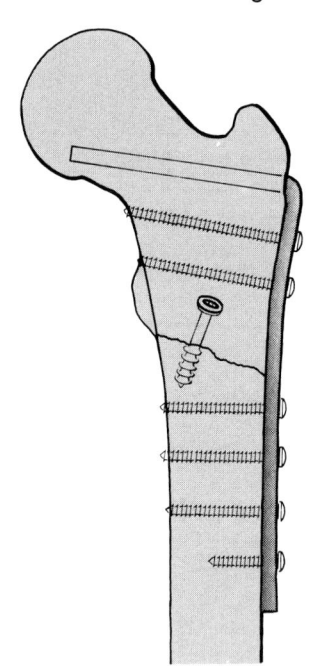

Abb. 21 Technik zur Behandlung der einfachen subtrochantären Fraktur (nach *Müller, Allgöwer, Schneider* und *Willenegger*)

Abb. 22 a u. b Schwere Trümmerfraktur im proximalen Drittel des Femurs mit Verkürzung. Technik der Einrichtung mit Distraktor, Plattenstabilisierung und sofortige Anlagerung von Spongiosa (nach *Müller, Allgöwer, Schneider* und *Willenegger*)

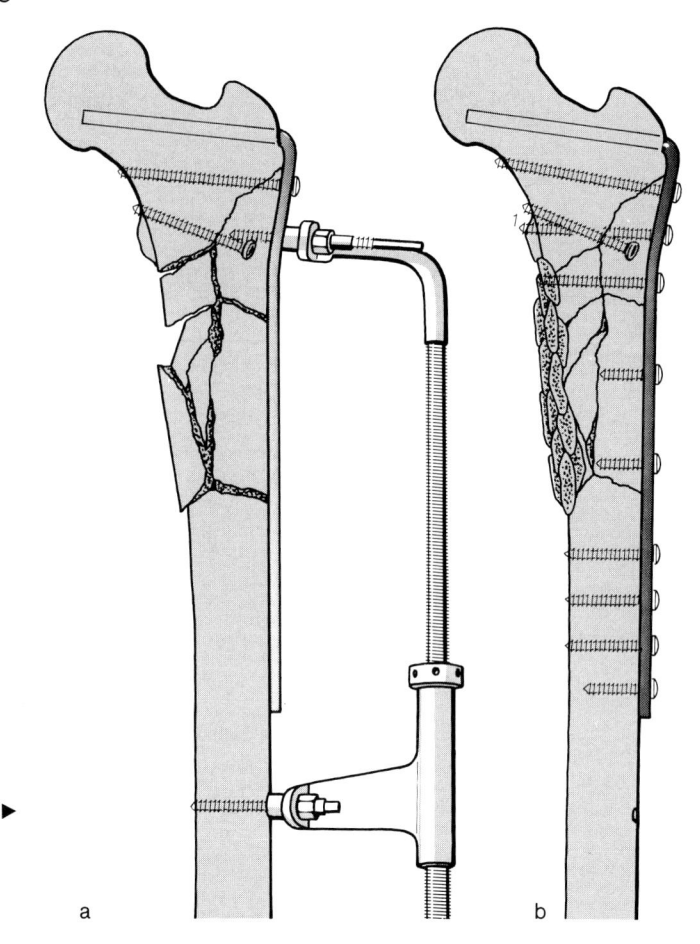

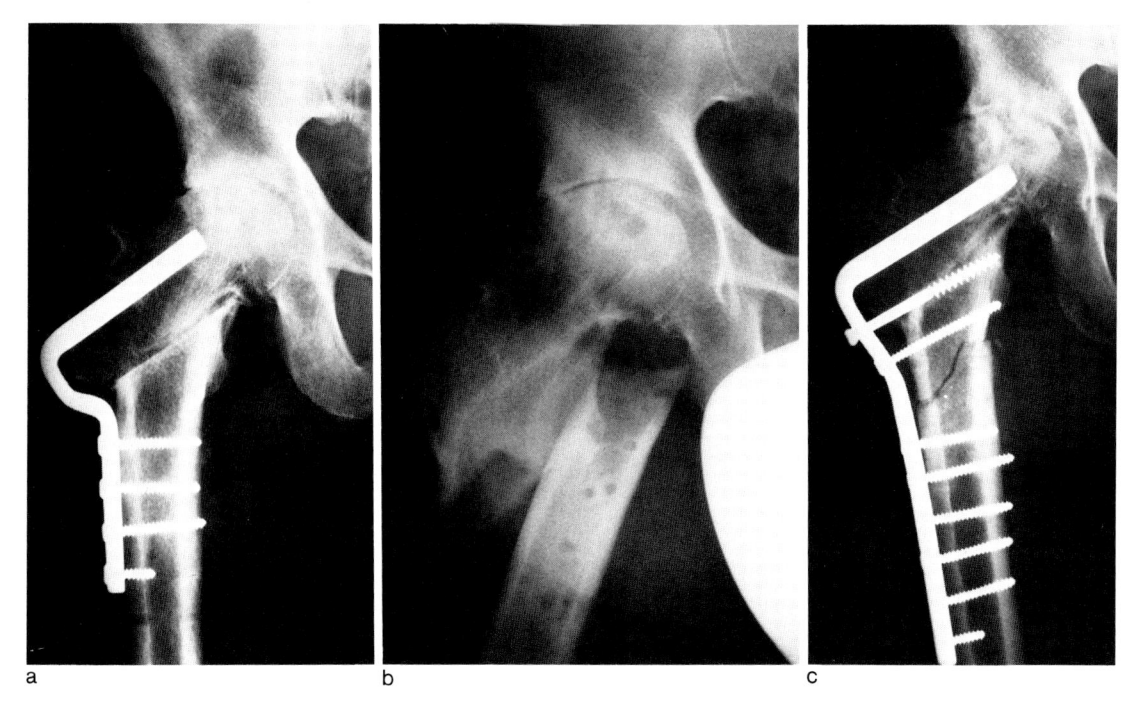

Abb. 23 a–c Intertrochantäre Schrägosteotomie zur Bekämpfung arthrotischer Schmerzen. Nach Entfernung der Platte subtrochantäre Fraktur. Beachte die fortschreitende Kopfnekrose! Indikation für Spezialendoprothese. Die Indikation für eine Endoprothese war schon primär gegeben

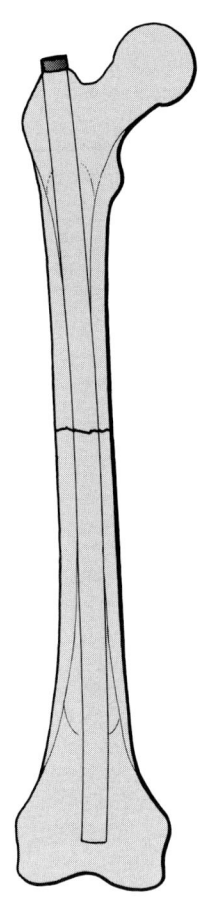

Abb. 24 Einwandfreie Nagellage bei aufgebohrtem Markraum

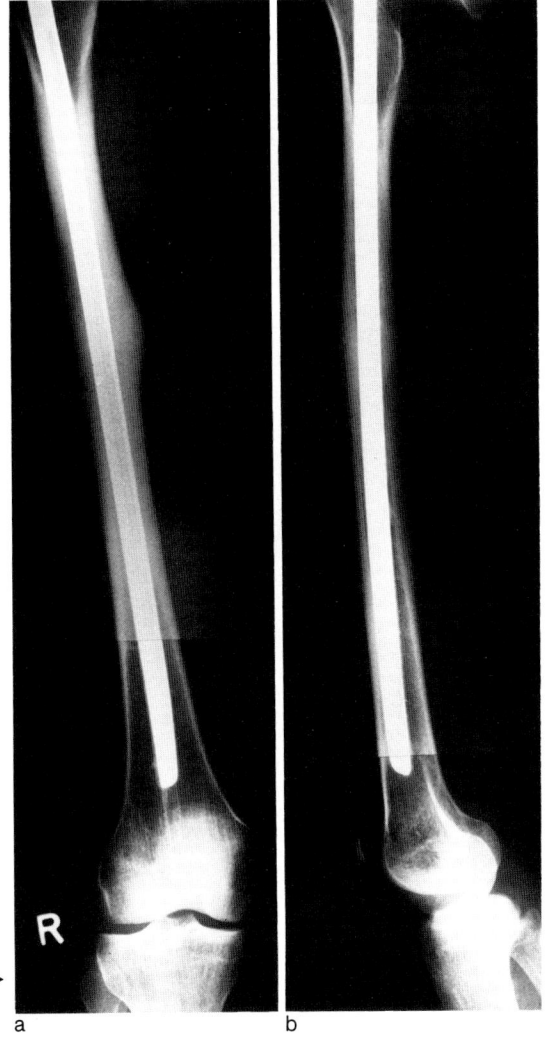

Abb. 25 a u. b   Sehr gutes Ergebnis einer einwandfrei durchgeführten Marknagelung

vorzugt, wenn nicht ganz bestimmte Gegenindikationen vorhanden sind.
Die *subtrochantären Frakturen* nahe des Trochanter minor, evtl. mit Aussprengung eines Knochenkeils, werden nach Einrichtung mit einer Rechtwinkelplatte fixiert, der ausgesprengte Knochenteil mit einer Zugschraube noch in seine normale Position gebracht (Abb. 21). Schwieriger sind schon die subtrochantären Brüche, die bis in den Schaft herunterreichen und eine starke Zersplitterung aufweisen (Abb. 22 u. 23). Auch hier ist die Plattenosteosynthese am Platz. Oft kann sie, vor allem wenn die Fraktur veraltet ist, nur mit einem Distraktor der in proximalen und distalen Hauptfragmenten eingebracht wird, auseinandergezogen und damit die Einlagerung der Knochensplitter vollzogen werden. Die Fixierung erfolgt wie gesagt mit einer Platte; die einzelnen größeren Fragmente werden noch gesondert mit Schrauben fixiert. Gerade subtrochantär hat es sich bewährt, an der Innenseite des Femurs sofort Spongiosa anzulegen, um eine sichere Verknöcherung zu erreichen. Auf die einzelnen Formen kann hier nicht eingegangen werden; sie müssen in den für solche Frakturen notwendigen Operationslehren nachgelesen werden.
Die *Frakturen in der Schaftmitte* werden heute, wenn es sich um Quer- oder kurze Schrägbrüche handelt, mit der Marknagelung nach Küntscher behandelt (Abb. 24 u. 25). Durch die Aufbohrung und damit Erreichung eines längeren flächigen Anlegens des Nagels im Markraum hat sich die Stabilität, die durch den Küntscher-Nagel zu erreichen ist, hervorragend verbessert, so daß man mit den meisten Frakturen mit der einfachen Nagelung eines stabilen, nichtbiegsamen Nagels die Fraktur beherrschen kann. Wenn Keile ausgesprengt sind, so kann nach TSCHERNE die Cerclage, die er sonst ablehnt, noch beitragen, daß die Rotationssteifigkeit für die Ausheilung genügende Sicherung erfährt.
Am Femur hat sich vor allem auch eine Modifizierung der Küntscher-Nagelung gut bewährt; es ist die *Verriegelungsnagelung,* die vor allem von KLEMM und SCHELLMANN vertreten wird. Sie garantiert vor allem die Rotationsfestigkeit, so daß

6.16 Traumatologie und ihre Folgezustände

damit die Ausheilungsergebnisse vor allem bei Trümmerbrüchen begünstigt wird; zugleich kann nach guter Einrichtung gerade mit der Verriegelungsosteosynthese auch die normale Länge des Femurs einwandfrei erhalten werden (Abb. 26). Uns scheint diese Technik wirklich eine wertvolle Ergänzung der Osteosynthesemöglichkeiten.

Im übrigen kann natürlich auch in Oberschenkelmitte, vor allem aber, wenn es sich um Trümmerbrüche handelt, die Platte Verwendung finden. Auch hier zeigt es sich als Vorteil, wenn Spongiosa sofort mitangelegt wird. Die einfache Verschraubung scheint uns bei langen Schrägbrüchen nicht sicher zu sein; sie verlangt u. U. eine temporäre, zusätzliche Fixierung von außen. Damit ist aber der Vorteil der Osteosynthese, d. h. der Frühbehandlung, nicht mehr gegeben (Abb. 27–29).

Auch die *Brüche am Übergang zu den Kondylen* werden mit Platten verschraubt; bei Querbrüchen ist u. U. auch in dem einen oder anderen Fall eine Nagelung möglich (Abb. 30). Nähere Einzelheiten sollen hier nicht gebracht werden. Die Kondylenbrüche, die keine Beteiligung der Gelenke zeigen, können mit den AO-Platten einwandfrei fixiert werden, ob es Quer- oder auch Trümmerbrüche sind. Ausrisse des medialen Lig. mediale am Femurkondylus des Kniegelenks können verschraubt werden, wenn das Fragment groß genug ist. Im übrigen wird darauf verwiesen, daß die Kondylenfrakturen mit Gelenkbeteiligung in dem Kapitel „Traumatische Veränderungen des Kniegelenks" abgehandelt werden. Besondere Fragen treten noch bei den sog. Spontanfraktu-

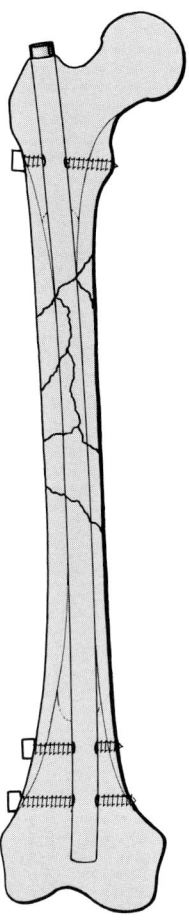

Abb. 26 Technik der Verrieglungsnagelung nach Klemm und Schellmann

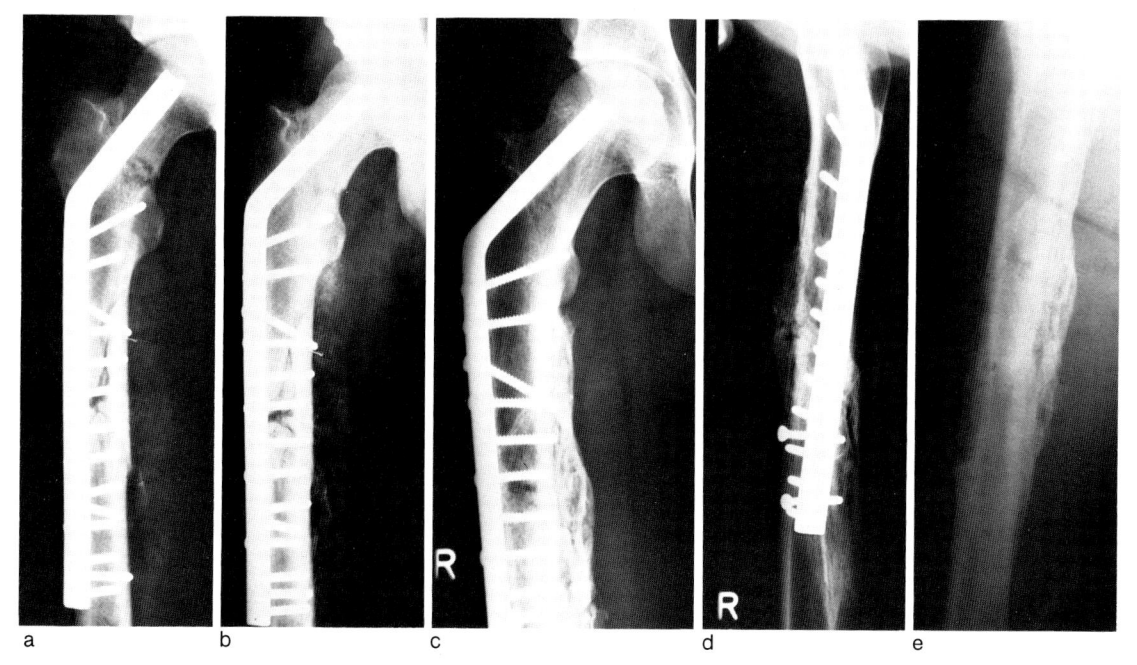

a b c d e

Abb. 27 a–e Oberschenkel-Trümmerfraktur, kombiniert mit lateraler Schenkelhalsfraktur. Einwandfreie Ausheilung beider Frakturen mit einer AO-Platte

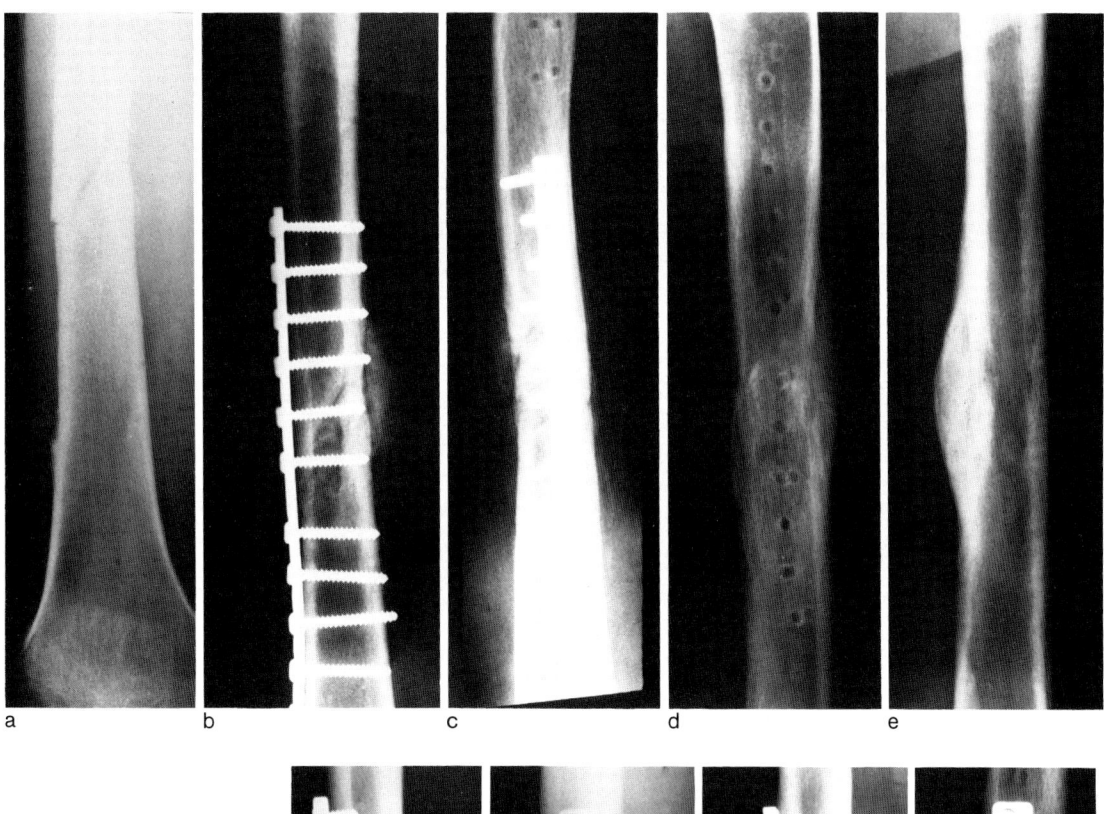

Traumatische Schädigungen des Beckens und der unteren Gliedmaße

Abb. 28 a–i
Ungenügende AO-Technik, keine knöcherne Ausheilung. Wechsel der Platte unter gleichzeitiger Anlagerung von Spongiosa, glatte Ausheilung. Typische Situation, wo unter allen Umständen bereits bei der Primärversorgung Spongiosa hätte verwendet werden müssen

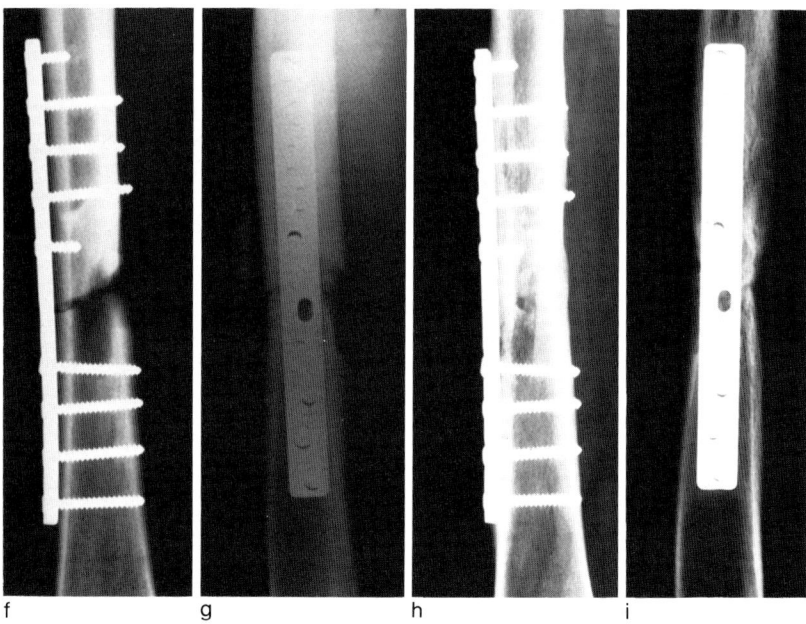

ren auf, vor allem bei alten Menschen mit schweren Osteoporosen; hier sind u. U. Resektionen angezeigt, auch wenn Verkürzungen in Kauf genommen werden müssen; oder gelenknahe Frakturen können durch endoprothetischen Ersatz behandelt werden, vor allem wenn es sich um Spontanfrakturen bei Tumoren handelt. In Schaftmitte und in Fällen, wo Tumoren vorliegen und die Überlebenszeit nur begrenzt ist, hat sich auch die Verbundosteosynthese bewährt.

Zum Schluß sei noch darauf hingewiesen, daß auch *offene Frakturen* mit Osteosyntheseverfahren behandelt werden können. Die Verfechter dieser Technik sprechen mit Recht davon, daß die beste Ruhigstellung auch die beste Infektionsbekämpfung ist. Auf dieses spezielle Kapitel soll hier aber nicht näher eingegangen werden. Bei der Behandlung schwerer Frakturen mit ausgedehnten Weichteilzertrümmerungen und örtlichen Osteomylitiden hat sich gerade in letzter

6.18 Traumatologie und ihre Folgezustände

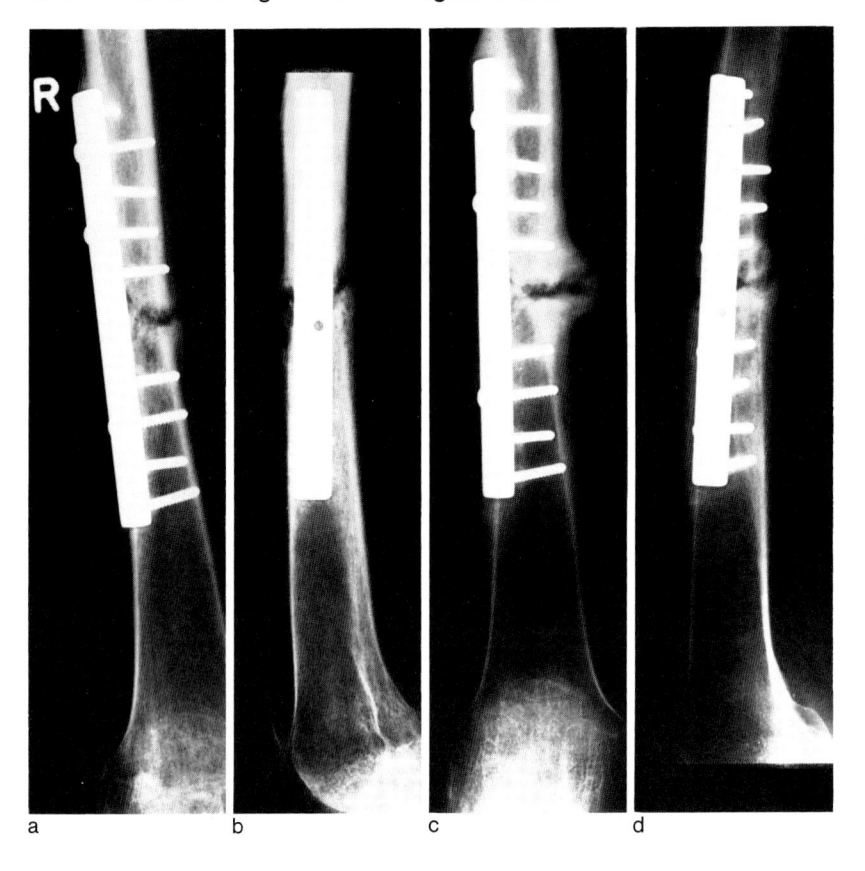

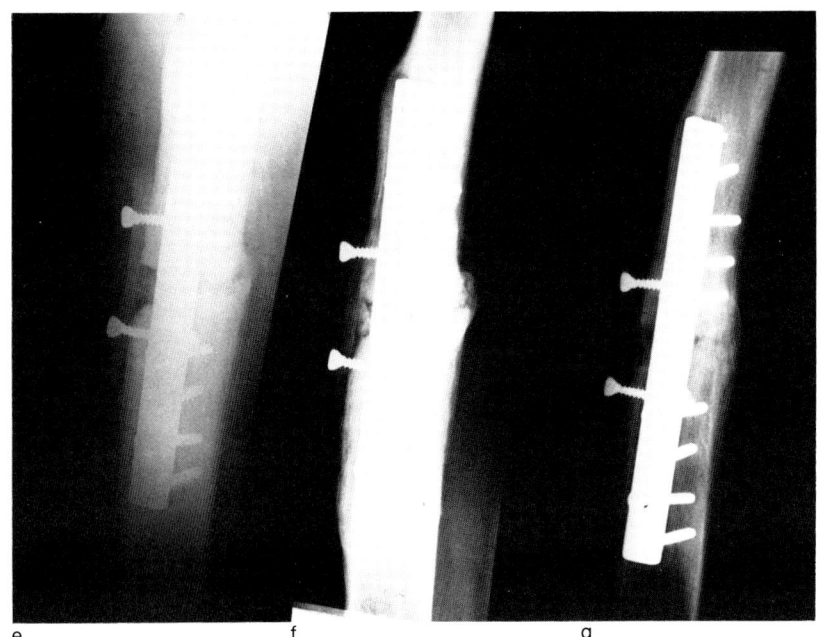

Abb. 29 a–g
Ungenügende Plattenfixation mit Distraktion, Pseudarthrose. Unter Belassung der Platte Fixierung eines kortikospongiösen Spanes und Anlagerung von Spongiosa. Unsichere Ausheilung

Zeit der *Fixateur externe* sehr gut bewährt. Vor allem der Fixateur nach Hierholzer ergibt eine einwandfreie Stabilisierung, auch bei Defekten am Knochen, und läßt einen guten Überblick zur Wundbehandlung zu, so daß alle Möglichkeiten einer einwandfreien Therapie gegeben sind.

Die *Verhinderung der Osteomyelitis* bei schweren offenen Trümmerbrüchen ist in erster Linie ein Problem einer gekonnten Primärbehandlung. Radikale Entfernung nekrotischen und nekroseverdächtigen Gewebes (Weichteile und Knochen), Vermeidung von Weichteilhöhlenbildungen und

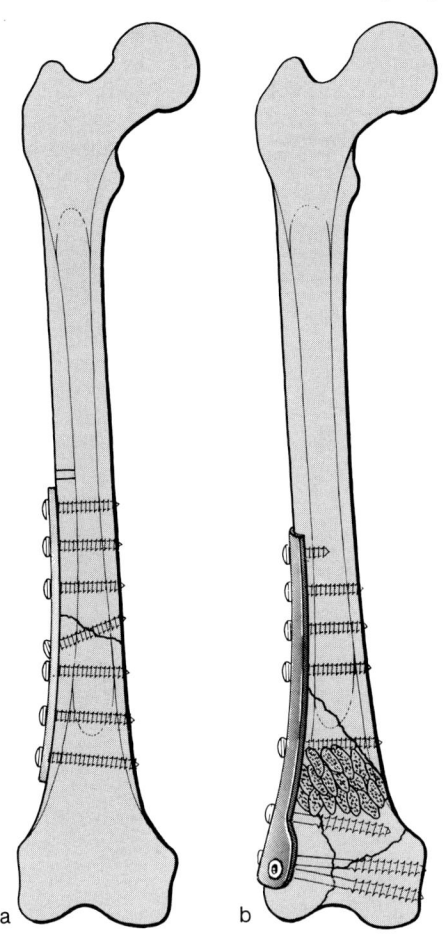

Traumatische Schädigungen des Beckens und der unteren Gliedmaße

Abb. 30 a u. b   a) AO-Technik bei einfacher, kurzer Schrägfraktur im distalen Femurdrittel und bei einer Trümmerfraktur mit Gelenkbeteiligung (b). Beachte die sofortige Spongiosaeinlagerung! (nach *Müller, Allgöwer, Schneider* und *Willenegger*)

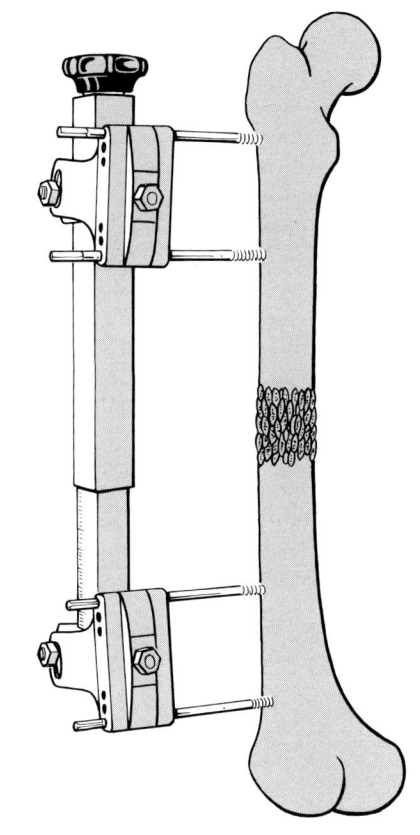

Abb. 31   Wagners Verlängerungsgerät

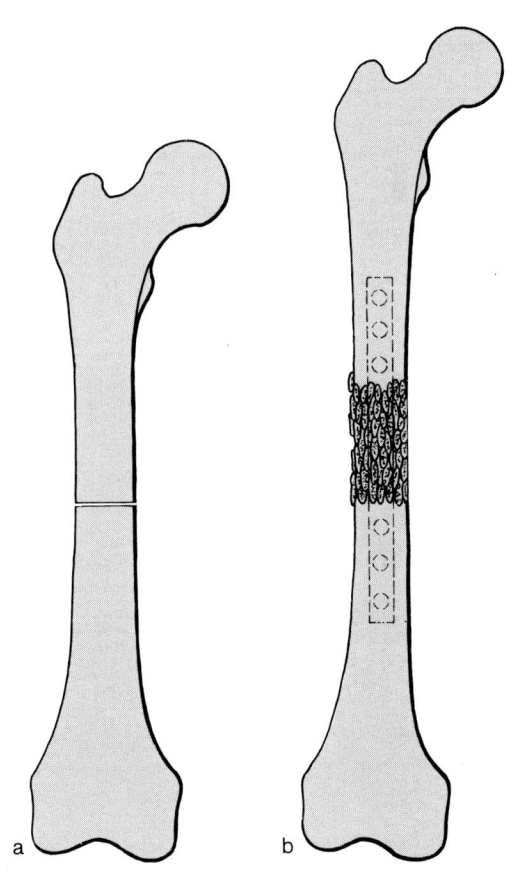

Abb. 32 a u. b   Querosteotomie. Beseitigung der Verkürzung, Freilegung der Verlängerungslücke, Anbringung der Platte an der Beugeseite des Femurs und Auffüllung des Defektes mit Spongiosa eine absolut stabile Osteosynthese sind die entscheidenden Momente. Spülungen und tiefe Drainagen sind bei veralteten Frakturen angezeigt. Ob eine antibiotische Behandlung bei der sofortigen Primärbehandlung bessere Ergebnisse erzielt, ist noch nicht bewiesen. Bei verzögerter Versorgung halten wir sie für angezeigt. Besonders sei darauf hingewiesen, daß sich bei diesen Frakturen der Fixateur externe bewährt hat. Auf die zielstrebige Behandlung der Osteomyelitis mit allen Komplikationen im Bereich der Weichteile haben vor allem REHN, WELLER, SCHWEIBERER, TSCHERNE, HIERHOLZER und LOB hingewiesen.

Literatur: s. S. 124 ff.

Frakturen und Kapsel-Band-Verletzungen am Kniegelenk

Von J. M. Schmidt

Femurkondylenfraktur

Kondylenfraktur des Femurs beim Erwachsenen

Ätiologie

Verkehrsunfälle sind die häufigste Ursache für die Femurkondylenfraktur. So ist es verständlich, daß in fast ⅔ der Fälle weitere schwerwiegende Verletzungen vorliegen. Die Bruchform ist abhängig von der Richtung, der Größe und Zeitdauer der Gewalteinwirkung. Der Stoß ist entweder gegen das mediale oder laterale, meist gestreckte und fixierte Kniegelenk gerichtet, wobei es zu einer Absprengung des medialen und/oder lateralen Femurkondylus kommt. Beim Sturz von größerer Höhe auf das gestreckte Bein oder bei Auffahrunfällen werden die Oberschenkelkondylen gegen das meißelförmige Tibiaplateau gestaucht und darüber auseinandergesprengt. Zu einer bikondylären Femurfraktur kann es auch dann kommen, wenn die Gewalt auf die Patella einwirkt und der Patellafirst die Kondylen auseinandersprengt (Simon 1949, Viernstein 1957). Die Absprengung des hinteren Rollenanteils ereignet sich beim Sturz von größerer Höhe bei gebeugtem Kniegelenk (Köstler 1937).

Knorpelabscherungen bzw. osteochondrale Frakturen sind vorwiegend an der lateralen Femurkondyle anzutreffen. Durch die plötzlich nach lateral geschlagene Kniescheibe wird bei gebeugtem Kniegelenk durch den Patellagrad ein chondrales oder osteochondrales Fragment abgeschert (Kuner 1975).

Wenn anamnestisch kein adäquates Trauma vorliegt, muß immer auch an eine pathologische Fraktur als Folge von Tumoren oder Zysten gedacht werden.

Klassifikation

Die Frakturen des distalen Femurs mit Gelenkbeteiligung lassen sich in unikondyläre Fraktur, tangentiale, dorsale Fraktur einer oder beider Femurkondylen (Abb. 1) und in die bikondylären Frakturen unterteilen.

Bei den bikondylären Frakturen unterscheidet man die sog. T- oder Y-Fraktur mit inter- und suprakondylärer Fraktur, die bikondyläre Trümmerfraktur und die bikondyläre Trümmerfraktur mit tangentialer, ventraler Fraktur einer oder beider Kondylen (Abb. 2).

Diagnostik

Die Diagnose einer Femurkondylenfraktur wird nur in Ausnahmefällen Schwierigkeiten bereiten. Es besteht meist ein ausgedehntes intra- und extraartikuläres Hämatom. Die Kniegelenkbeweglichkeit ist schmerzhaft eingeschränkt. Insbesondere bei den monokondylären Frakturen imponiert eine Kniegelenkinstabilität im Varus- oder Valgussinne.

Röntgenaufnahmen in zwei Ebenen sind in der Regel ausreichend. Nur in Ausnahmefällen sind zusätzliche Schichtaufnahmen erforderlich. Zum Ausschluß einer chondralen Abscherung mit schmaler ossärer Leiste kann die Arthrographie oder Arthroskopie weitere diagnostische Hilfe gewähren.

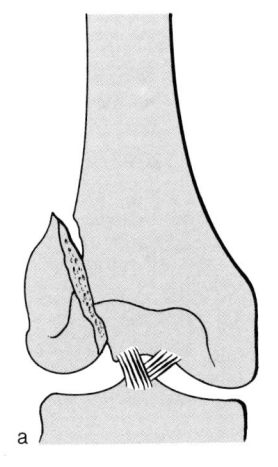

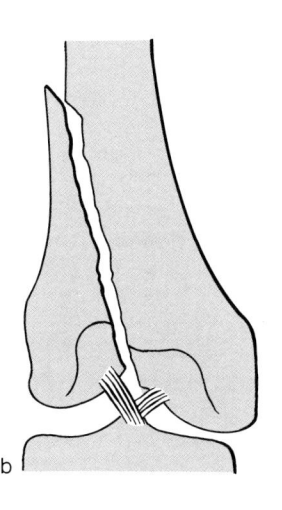

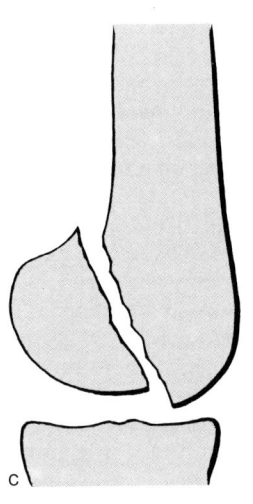

Abb. 1 a–c Unikondyläre Fraktur ohne oder mit Kreuzbandbeteiligung und dorsale, tangentiale Fraktur der Femurkondylen (nach *Müller, Allgöwer, Schneider* u. *Willenegger*)

6.22 Traumatologie und ihre Folgezustände

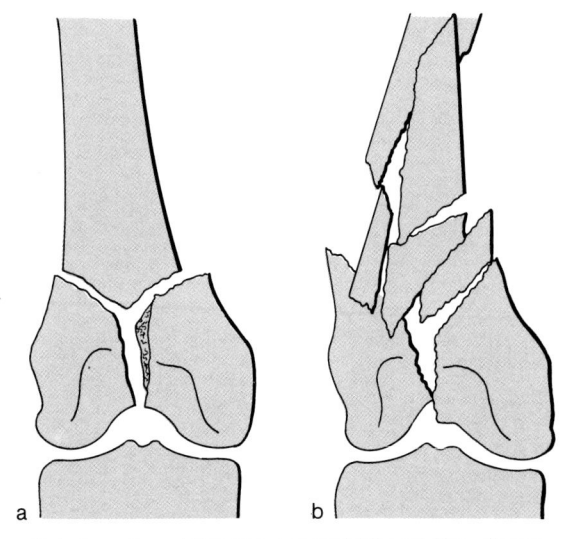

Abb. 2a u. b   a) Y-Fraktur und b) bikondyläre, distale Femurtrümmerfraktur (nach *Müller, Allgöwer, Schneider* u. *Willenegger*)

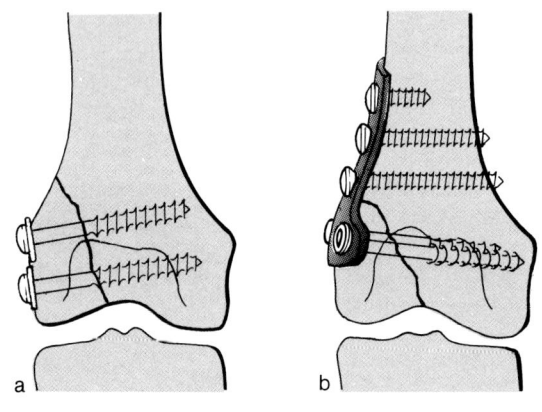

Abb. 3a u. b   Osteosynthetische Versorgung der unikondylären Femurfraktur (nach *Müller, Allgöwer, Schneider* u. *Willenegger*)

Therapie
Da es sich bei der Kondylenfraktur um einen intraartikulären Bruch handelt, ist die konservative Therapie nur in Einzelfällen angezeigt. Fissuren oder monokondyläre Frakturen ohne Fragmentverschiebung eignen sich für die geschlossene Behandlung. Häufig jedoch ist die Femurkondylenfraktur Teil eines Polytraumas, bei dem eine operative Primärversorgung dem Patienten nicht zugemutet werden kann. Die Therapie ist dann so durchzuführen, daß eine evtl. später mögliche Sekundärversorgung nicht von vornherein ausgeschlossen wird. Der blutige Kniegelenkerguß wird abpunktiert; die Fragmente werden in Vollnarkose soweit als möglich reponiert und eine Tibiakopfextension angelegt. Diese muß jedoch spätestens nach 2-3 Wochen entfernt werden, da sonst die Gefahr des Entstehens einer konsekutiven Bandelongation für das Kniegelenk besteht. In der Regel wird nach 14 Tagen eine sekundäre operative Versorgung möglich und nötig sein, dann wenn auf konservativen Weg das Ziel einer stufenfreien Wiederherstellung der femoralen Gelenkfläche nicht erreicht werden konnte.

Operative Therapie
Die überwiegende Mehrzahl der unikondylären Frakturen ist lateral lokalisiert. Die Inzision wird im distalen Drittel des Femurs vermehrt dorsal gelegt. Nach Spalten der Faszia lata kann der M. vastus lateralis vom Septum intermusculare abgelöst und nach ventral abgehalten werden. Zur besseren Übersicht ist es häufig notwendig den Tractus iliotibialis einzukerben. Nach Reposition und Kontrolle unter dem Bildwandler ist die unikondyläre Fraktur beim Jugendlichen mit zwei Spongiosaschrauben ausreichend stabilisiert (Abb. 3).
Bei älteren übergewichtigen Patienten oder bei fortgeschrittener Osteoporose ist in jedem Fall eine T-Platte oder die sog. „Ulmer-Platte" als Abstützplatte anzuwenden.
Bei der medialen Kondylenfraktur wird der Hautschnitt an der Innenseite des Oberschenkels bis zum Epicondylus medialis gelegt. Nach Längsspalten der Faszie wird der M. vastus medialis mit dem Raspatorium nach ventral abgeschoben und mit einem Hohmann-Hebel abgehalten. Die Reposition und die Stabilisierung entsprechen dem Vorgehen wie lateral.
Bei den bikondylären Femurfrakturen wird von lateral her freigelegt, wobei der Hautschnitt weiter nach distal bis zur Tuberositas tibiae fortgeführt wird. Das Gelenk kann, falls für die Reposition erforderlich, ventral vom Seitenband eröffnet werden. Die Reposition erfolgt in 90 Grad Kniebeugung. Das Ergebnis wird temporär mit Kirschner-Drähten stabilisiert und unter dem C-Bogen kontrolliert. Nach Festlegung der späteren Plattenlage wird ventral und dorsal davon eine Spongiosaschraube mit Unterlagscheibe eingebracht. Für das Einbringen des Plattensitzinstrumentes muß in der Regel vorgebohrt werden, um ein erneutes Auseinanderbrechen der Fragmente beim Einschlagen zu vermeiden. Das Plattensitzinstrument wird dann durch die Kondylenplatte ersetzt, die mit zwei Spongiosaschrauben in den Kondylen befestigt wird. Um eine bessere Kompression des Fragmentes zum Femurschaft hin zu erreichen, kann ein Spanngerät verwendet werden. Der proximale Plattenanteil wird mit Kortikalisschrauben verschraubt. Knochendefekte im Bereich der medialen Kortikalis werden mit Spongiosa aufgefüllt. Bei sehr großen Defekten kann es notwendig werden, daß zusätzlich eine mediale Abstützplatte angebracht werden muß.
Tangential dorsale Frakturen werden von ventral nach dorsal mit zwei Spongiosaschrauben stabilisiert. Die Schraubenköpfe sollten dabei möglichst außerhalb der tragenden Gelenkflächen

zu liegen kommen. Falls das nicht möglich ist, müssen sie unter der knorpeligen Gelenkfläche versenkt werden (Abb. 4).
Bei den Kondylenbrüchen ist stets mit begleitenden Bandverletzungen zu rechnen, wobei häufig erst intraoperativ nach Versorgung der Fraktur das volle Ausmaß der Instabilität erkannt werden kann. Bei den bikondylären Frakturen mit suprakondylärer Trümmerzone ist besonders auf die Rotation zu achten, da im Kniegelenk maximale Rotationsverschiebungen von 10-15 Grad toleriert werden (JÄGER u. SCHMIDT 1982).

Nachbehandlung
Postoperativ wird das Bein auf eine Schiene gelagert. Ab dem 1. postoperativen Tag kann mit assistierten aktiven Bewegungsübungen begonnen werden, um ein Verkleben insbesondere des Rezessus suprapatellaris zu vermeiden. Kondylenfrakturen und suprakondyläre Brüche stellen die häufigste Ursache für Kniegelenkstreckstreifen dar (SCHMIDT u. JÄGER 1981). Nach 1 Woche kann der Verletzte mit zwei Unterarmstützen unter voller Entlastung des verletzten Beines das Bett verlassen. Je nach Ausmaß des Knochendefektes ist eine Teilbelastung ab der 6. Woche möglich. Volle Belastbarkeit ist bei unikondylären Frakturen nach 8-10 Wochen, bei den bikondylären Frakturen nach 12-14 Wochen in der Regel zu erreichen. Der Behandlungsplan ist jedoch immer individuell unter Einbeziehung des Operateurs je nach Röntgenbefund zu gestalten.

Femurfrakturen mit Beteiligung der distalen Epiphysenfuge

Ätiologie
Im Gegensatz zum Erwachsenen halten bei Kindern die Bandstrukturen größeren Belastungen stand, so daß es bei entsprechender Gewalteinwirkung eher zu knöchernen Bandausrissen als zu Rupturen kommt. Die Kollateralbänder inse-

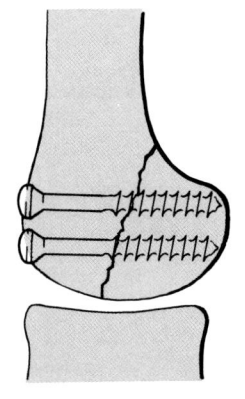

Abb. 4 Lage der Zugschrauben bei der tangentialen, dorsalen Kondylenfraktur (nach *Müller, Allgöwer, Schneider* u. *Willenegger*)

rieren am Femurkondylus im epiphysären Bereich. Bei Abduktions- oder Adduktionstraumen kann es entweder zu knöchernen Ausrißfrakturen oder zu einer kompletten Lyse der Epiphysenfuge kommen. Bei Überstrecktraumen (Stoßstangenverletzung) am Kniegelenk ist eine vollständige Gefügeverschiebung möglich, wobei der Femurschaft mit Metaphyse nach dorsal ragt, während die Epiphyse im Kniegelenkverband verbleibt. Begleitende Gefäß- und Nervenverletzungen in der Regio poplitea sind bei dieser Verletzung abzuklären.

Klassifikation
Unter rein klinischen und prognostischen Aspekten hat die Einteilung in Epiphysenverletzungen mit oder ohne spätere Wachstumsstörung die größere Bedeutung. Mit Wachstumsstörungen ist immer dann zu rechnen, wenn das Stratum germinativum durch die Fraktur überkreuzt wird, was bei den Epiphysenfrakturen nach Aitken II und III der Fall ist. Die Einteilung nach Aitken oder Salter erfolgt mehr nach anatomopathologischen Gesichtspunkten in Lyse, Teillyse mit me-

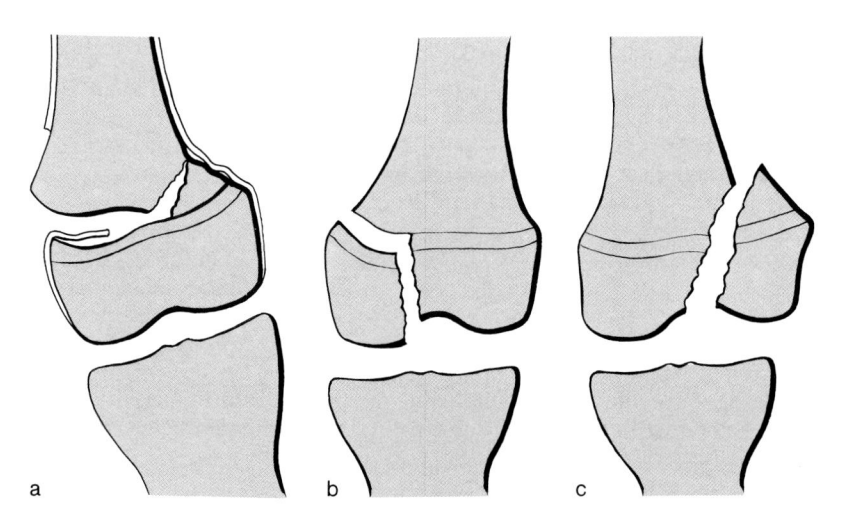

Abb. 5 a-c Einteilung der kindlichen Frakturen des distalen Femurs mit Epiphysenfugenbeteiligung nach Aitken

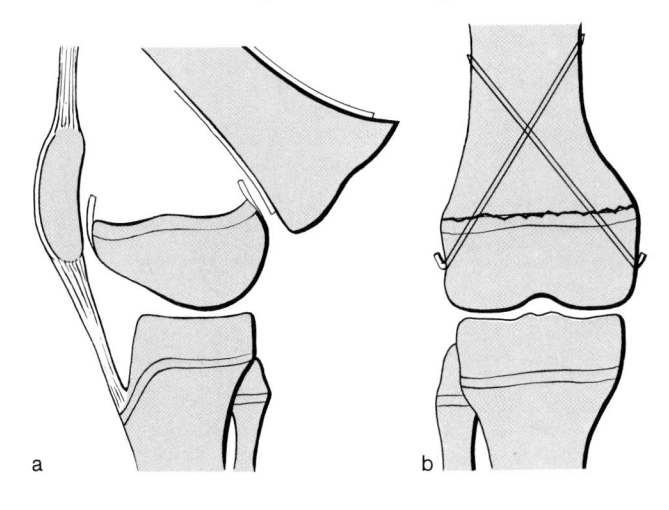

Abb. 6 a u. b a) Vollständige Gefügeverschiebung; b) Zustand nach Reposition und temporärer Stabilisierung mittels Kirschner-Drähten

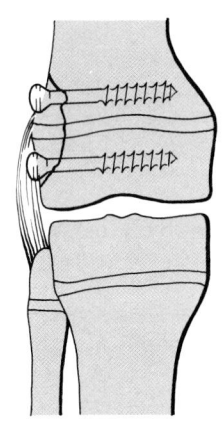

Abb. 7 Exakte Fragmentreposition und Retention mit zwei Zugschrauben

taphysärem oder epiphysärem Keil und in die epiphysär-metaphysäre Fraktur. M. E. MÜLLER berücksichtigt zusätzlich in seiner Einteilung die Einstauchung der Epiphyse und Epiphysenfuge (Abb. 5).

Diagnostik
Die Lyse der Epiphysenfuge ohne Verschiebung kann größere diagnostische Probleme bereiten. Die Röntgenstandardaufnahme in zwei Ebenen erfolgt immer im Seitenvergleich. Bei Verdacht auf eine Bandruptur bei seitlicher Knieinstabilität muß immer auch an eine Lyse der Epiphysenfuge gedacht und durch gehaltene Röntgenaufnahmen im Seitenvergleich ausgeschlossen werden.

Therapie
Eine operative Behandlung ist bei Frakturen mit Epiphysenfugenbeteiligung nur dann indiziert, wenn das Stratum germinativum mitverletzt ist oder wenn eine Reposition durch ein Interponat verhindert wird.
Bei der Lyse nach Überstrecktrauma mit vollständiger Verschiebung des Femurschaftes wird die Reposition in Allgemeinnarkose bei gebeugtem Kniegelenk durchgeführt, um den Zug der Gastroknemiusköpfe auszugleichen. Auf die Rotationsverhältnisse ist besonderes Augenmerk zu richten, da Torsionsfehler durch das Wachstum nicht ausgeglichen werden können. Gelegentlich stellt ein eingeschlagener Periostlappen ein Repositionshindernis dar, was dann zu einer offenen Reposition zwingt. Zeigt sich bei der Röntgenkontrolle, daß das Repositionsergebnis nicht gehalten werden kann, ist eine zusätzliche Repositionssicherung durch stabilisierende Kirschner-Drähte zu erreichen (Abb. 6).
Die ersten 14 Tage wird in einem Oberschenkelliegegips mit 90 Grad Kniebeugung stabilisiert. Nach dieser Zeit ist eine ausreichende Verklebung zu erwarten, so daß dann ein Becken-Bein-Fuß-Gips in leichter Hüft- und Kniegelenkbeugung für weitere 4–6 Wochen angelegt werden kann (BRUNNER 1978).
Die Teillysen mit metaphysärem Keil sind meist Folge eines Valgusstresses; es liegt deshalb der metaphysäre Keil medial. Durch eine entsprechende Adduktionsbewegung kann in der Regel eine ausreichende Reposition erreicht werden. Geringe Achsenfehlstellungen werden während des weiteren Wachstums ausgeglichen. In den meisten Fällen ist eine Ruhigstellung in einem Oberschenkelgipsverband in 30 Grad Kniebeugestellung für 6 Wochen ausreichend.
Die Lysefraktur mit epiphysärem bzw. mit epimetaphysärem Fragment beinhaltet immer eine Mitverletzung des Stratum germinativum. Es drohen deshalb bei dieser Verletzungsform konsekutive Achsenfehlstellungen. Die Behandlung ist hier in jedem Fall operativ. Um eine vorzeitige partielle Epiphysiodese zu verhindern, muß eine exakte Reposition durchgeführt werden. Die reponierten Fragmente werden parallel zur Epiphysenfuge mit Zugschrauben fixiert. Es ist eine postoperative Gipsruhigstellung für 6–8 Wochen zur Sicherung des Operationsergebnisses erforder-

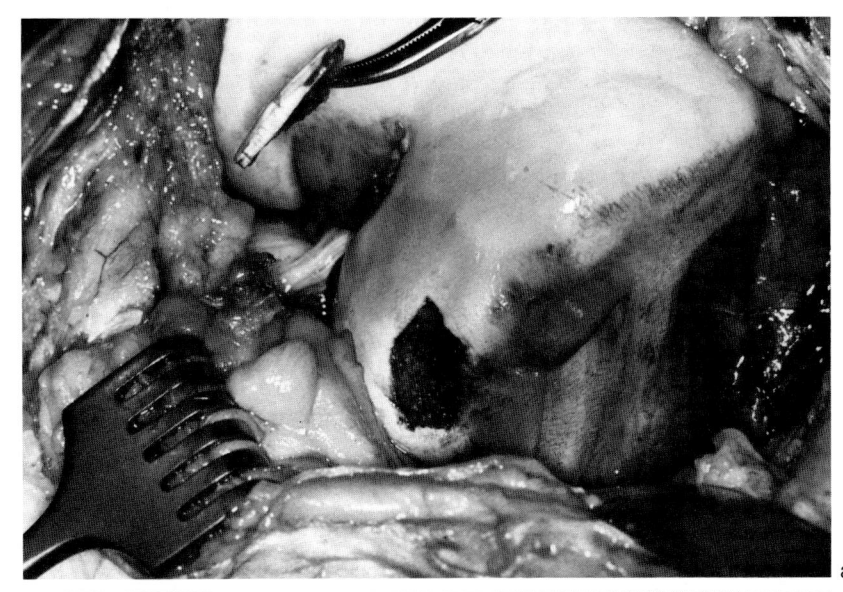

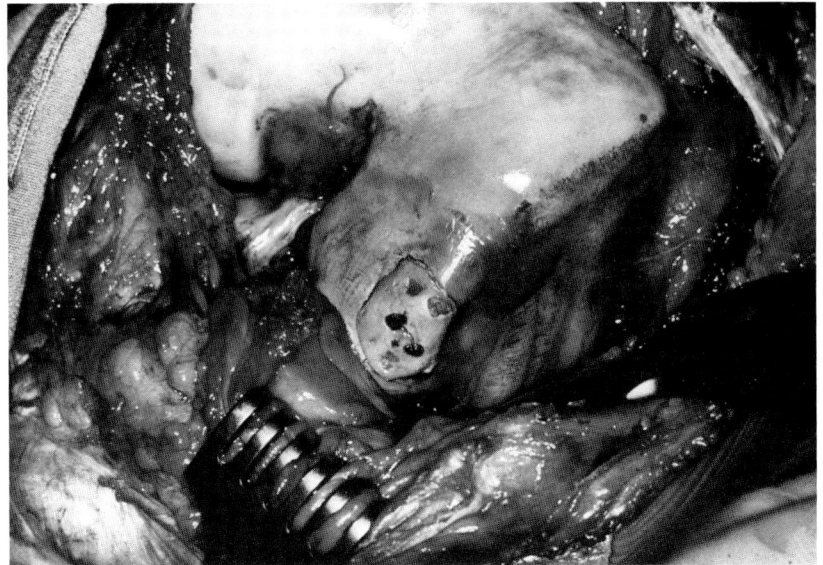

Abb. 8 a u. b
a) Osteochondrale Fraktur an der lateralen Femurkondyle und
b) Refixation mittels Kortikalisspänen

lich. Die Schrauben werden dann frühzeitig entfernt. In den ersten 2 Jahren nach der Verletzung sind regelmäßige Kontrollen in ½- bis 1jährigem Abstand erforderlich, um frühzeitig auftretende Fehlstellungen korrigieren zu können, da auch durch die operative Therapie keine vollständige Sicherung vor knöchernen Epiphysiodesen erreicht werden kann.

Bei knöchernen Ausrissen der Kollateralbänder wird das Stratum germinativum ebenfalls tangiert. Um eine partielle Verknöcherung der Wachstumszone oder knöcherne Überbrückung der Fugen zu vermeiden, sind eine sorgfältige Reposition und eine Schraubenfixierung erforderlich. Die Zugschraube darf dabei die Wachstumsfuge nicht durchqueren (Abb. 7). Die Nachbehandlung entspricht den oben angegebenen Verfahren.

Kartilaginäre und osteokartilaginäre Frakturen

Bei axialler Kompression und gleichzeitiger Drehung können Abscherungen des Gelenkknorpels in der osteokartilaginären Grenzschicht oder mit einer flachen Knochenlamelle entstehen. Nach Beobachtungen von HUGHSTON (1968) sind Patellaluxationen zu 16,5% von chondralen oder osteochondralen Frakturen begleitet. Prädilektionsstellen für die traumatische Knorpel-Knochen-Läsion sind mediale Patellafacette und der Rand des lateralen Femurkondylus.

Therapie

Gelöste chondrale oder osteochondrale Fragmente müssen refixiert werden. Die Art der Fixation ist von der Größe und der Lokalisation des

6.26 Traumatologie und ihre Folgezustände

Fragmentes abhängig. Bei kleinen chondralen Dissekaten ermöglicht das Fibrinklebesystem einen formschlüssigen Kontakt. Eine zusätzliche Sicherung mit zwei Kirschner-Drähten gewährt einen weiteren Schutz gegen Scherkräfte, wobei die Drahtenden unter der Knorpeloberfläche versenkt werden müssen. Andere Fixationsmethoden wie Kleinfragmentschraube oder autologe Knochenstifte haben sich bewährt (Abb. 8). Größere Fragmente können durch Zugschrauben oder Kirschner-Drähte mit Gewinde von außerhalb des Gelenks her refixiert werden.

Nachbehandlung
Chondrale Frakturen sind häufig mit weiteren Verletzungen wie Patellaluxation, Kapsel-Band-Zerreißungen oder zusätzlichen Frakturen kombiniert. Die Nachbehandlungsphase wird deshalb auch durch die Mitverletzungen beeinflußt. Allgemein gilt jedoch, daß die Nachbehandlung durch zwei Zielsetzungen bestimmt werden sollte. Einerseits ist für die Einheilung des Fragmentes oder Dissekates eine Immobilisationszeit erforderlich; andererseits wird die Ernährungssituation des Knorpelgewebes durch eine frühe Gelenkbewegung verbessert (SALTER u. Mitarb. 1980). Auf eine kurze Form gebracht, gilt deshalb *„früh bewegen – spät belasten"*. Der Zeitpunkt der Belastbarkeit wird überwiegend durch Größe, Lokalisation und Art der Fixation des Fragmentes bestimmt.

Patellafraktur

Ätiologie
In der überwiegenden Mehrzahl sind Verkehrsunfälle mit Stoßstangen- oder Amaturenbrettverletzungen ursächlich. Besonders häufig sind Motorradfahrer betroffen. Als Unfallmechanismus ist entweder eine direkte Gewalteinwirkung von ventral auf die Kniescheibe oder ein Sturz bei gebeugtem Kniegelenk gegen einen meist scharfkantigen, harten Gegenstand anzuschulden. Infolge der meist direkt erfolgten Gewalteinwirkung handelt es sich bei der Patellafraktur häufig um eine offene Fraktur oder zumindest um eine erhebliche begleitende Weichteilkontusion. Die Anzahl der offenen Frakturen schwankt zwischen 6 und 10% (BAUMGARTL 1979).

Klassifikation
Die einzelnen Frakturformen gibt die Abb. 9 wieder.
Beim proximalen oder distalen *Polausriß* handelt es sich um einen knöchernen Ausriß entweder der Quadrizepssehne oder des Lig. patellae. Der distale Polausriß ist der häufigere. Kinder und Jugendliche sind bevorzugt betroffen.
Die häufigste Frakturform der Patella ist der *Querbruch*. Die dabei entstehende Dislokation der beiden Fragmente ist davon abhängig, wie ausgedehnt die Kontinuitätsunterbrechung im Bereich des Streckapparates erfolgt ist. Bei klaffenden Fragmenten besteht in der Regel kein Hämarthros, weil der Bluterguß in die umgebenden Weichteile abgeflossen ist. Bei den *Längsbrüchen* verläuft die Frakturlinie überwiegend im fibularen Anteil der Kniescheibe. Eine Abgrenzung zur Patella bipartita ist meist röntgenologisch und durch die Anamnese möglich. *Stern- und Trümmerbrüche* unterscheiden sich voneinander lediglich durch das Ausmaß der Zerstörung. Bei den Sternbrüchen ist die Verschiebung der Fragmente gegeneinander meist weniger stark ausgeprägt. Bei den Trümmerbrüchen mit verschobenen Fragmenten kann infolge der ausgedehnten Knorpeldefekte eine *primäre Patellektomie* erforderlich werden.

Diagnostik
Durch die Analyse des Unfallereignisses und die lokale Schmerzhaftigkeit sowie die schmerzbedingte Bewegungseinschränkung wird der Untersucher fast zwangsläufig zu den richtigen diagnostischen Überlegungen geführt. Durch Röntgenaufnahmen in drei Ebenen a.-p., seitlich und axial läßt sich die Verdachtsdiagnose leicht bestäti-

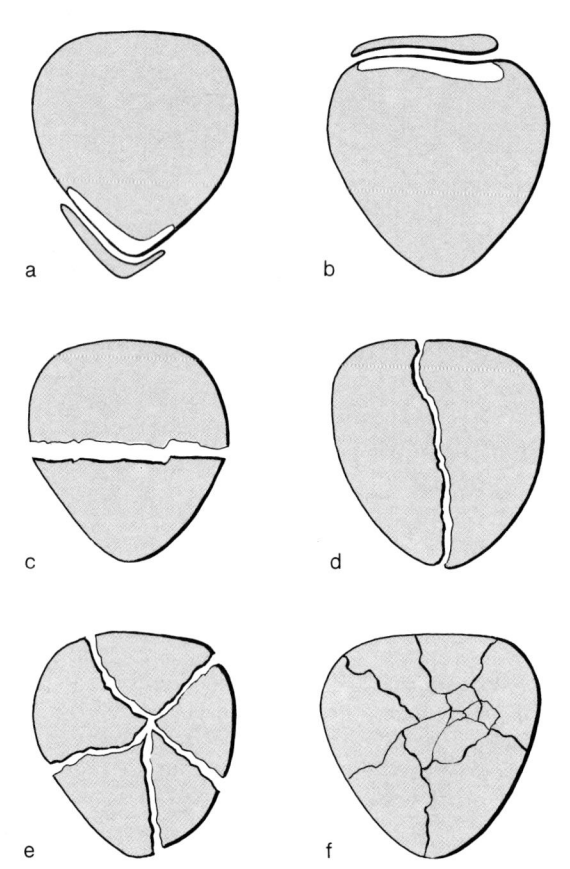

Abb. 9 a–f Frakturformen: a u. b) Polabrisse, c) Querfraktur, d) Längsfraktur, e) Sternfraktur, f) Trümmerfraktur

gen. Eine Differenzierung zwischen Patellafraktur und Patella bipartita dürfte nicht schwerfallen, wenn man beachtet, daß bei letzterer röntgenologisch der Spalt von einem leichten Sklerosesaum umgeben und auch nicht so scharf gezeichnet ist, wie dies bei einer Fraktur zu erwarten wäre. Der Seitenvergleich und die typische Lokalisation der Fehlbildung am kraniolateralen Pol geben weitere diagnostische Hinweise.

Therapie
Das Ziel der Therapie muß in jedem Fall eine stufenlose Adaptation der Fragmente an der Patellagleitfläche sein. Bei geschlossener Längsfraktur ohne Dislokation und bei Erhaltung des Streckapparates kann eine konservative Behandlung mit Gipsverband ausreichen. Bei den übrigen Bruchformen ist meistens ein operatives Vorgehen erforderlich. Offene Frakturen und Frakturen mit Schürfwunden und Weichteilkontusionen müssen sofort operativ versorgt werden, bevor es zu einer Superinfektion kommt. Bei verspätet aufgenommenen Fällen muß erst eine Abheilung der Wunden abgewartet werden.

Als Zugang wird in der Regel ein Querschnitt über der Kniescheibe gelegt. Bei der Wahl des Osteosyntheseverfahrens ist die Kenntnis der Kräfte notwendig, die auf die Patella einwirken. Es handelt sich dabei um Zug-, Biege- und Distraktionskräfte. Bei der häufigen Patellaquerfraktur hat sich die Zuggurtungsosteosynthese bewährt. Bei Schräg- und Mehrfragmentbrüchen werden die Scherkräfte durch zusätzliche Kirschner-Drähte kompensiert. Die Kirschner-Drähte werden senkrecht zur Frakturlinie parallel eingebracht. Die beste Verankerung ist hierfür weit dorsal im Bereich der harten subchondralen Schicht. Der Zuggurtungsdraht wird um die freien Enden der Kirschner-Drähte geführt und dann an der Ventralseite der Patella unter starkem Zug verquirlt (Abb. 10). Nachteil der Zuggurtung ist, daß es zu einer ventralen Abkippung der Fragmente mit leichter Stufenbildung kommen kann. LABITZKE gab deshalb 1975 eine laterale Zuggurtung an, wobei die Kraftwirkung im rechten Winkel zur Bruchfläche kommt, wodurch die beiden Fragmente gleichmäßig unter Kompression gesetzt werden (Abb. 11). Kommt es bei der Längsfraktur zu einer Dislokation infolge der Retinakulaspannung, muß nach Reposition eine quere Verschraubung mit zwei kleinen Spongiosaschrauben erfolgen (Abb. 12). Bei der Sternfraktur wird neben der Querverschraubung noch zusätzlich eine Zuggurtung wie oben beschrieben erforderlich sein, um den Zugkräften entgegenzuwirken (Abb. 13). Sind bei der distalen Polfraktur mehr als ⅔ der Gelenkfläche erhalten, kann das distale Fragment reseziert werden (TERBRÜGGEN 1975). In der Regel ist eine Readaptation des Lig. patellae mit transossären Nähten möglich. Nur in Ausnahmefällen ist eine Plastik mit lyo-

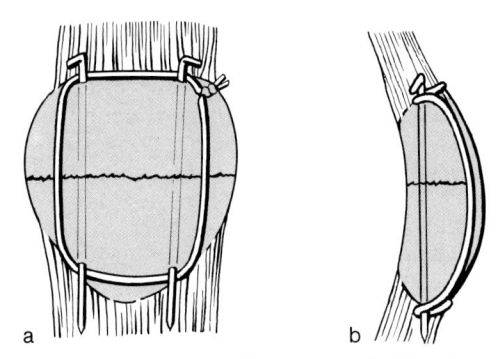

Abb. 10 a u. b Lage der Zuggurtung bei Patellaquerfraktur

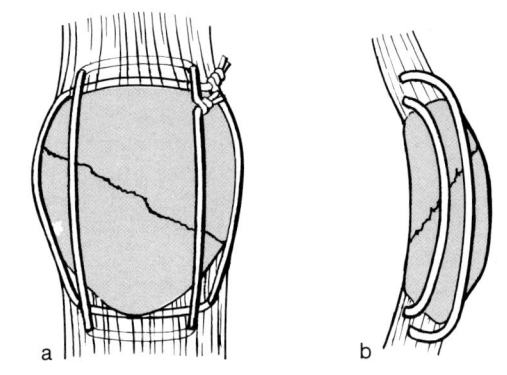

Abb. 11 a u. b Zuggurtung nach Labitzke

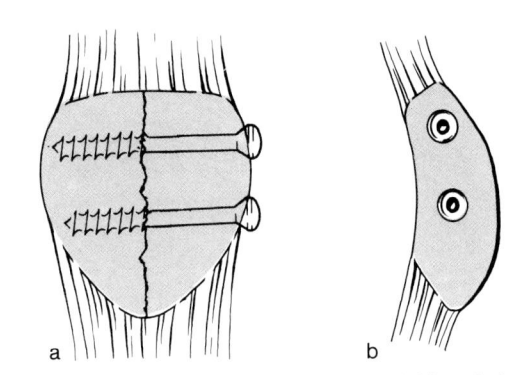

Abb. 12 a u. b Querverschraubung bei Längsfraktur

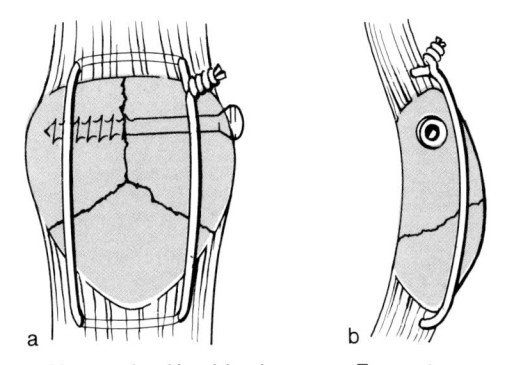

Abb. 13 a u. b Kombination von Zuggurtung und Querverschraubung der Sternfraktur

phylisierter Dura oder Koriumstreifen erforderlich.
Die Frühpatellektomie kann unter kritischer Indikationsstellung nach Trümmerfrakturen mit erheblicher Inkonkruenz der retropatellaren Gelenkfläche oder bei Pseudarthrosenbildung erforderlich sein (HAMACHER 1975). Die Frühpatellektomie zeigt funktionell bessere Ergebnisse als die Patellektomie bei bereits vorhandenen starken degenerativen Veränderungen. Es muß jedoch bedacht werden, daß die Kniescheibenexstirpation immer mit einer Schwächung des Streckapparates und häufig mit einem endgradigen Streckdefizit verbunden ist.

Nachbehandlung
Ein standardisiertes Nachbehandlungsschema kann bei den Patellafrakturen nicht gegeben werden. Das Ziel der Osteosynthese sollte jedoch immer die frühfunktionelle Behandlung sein. Das Bein wird in 30 Grad Beugung auf einer Schaumstoffschiene gelagert. Der Patient kann ab sofort mit Quadrizepsanspannungsübungen beginnen. Geführte Bewegungsübungen erfolgen ab dem 4. Tag bis 90 Grad. Bei Trümmerbrüchen legen wir nach Abschluß der Wundheilung für weitere 4 Wochen eine Oberschenkelgipshülse zur Sicherung des Operationsergebnisses an. Die häufig auftretenden Reizergüsse werden mit Eis behandelt und, falls erforderlich, abpunktiert.

Tibiakopffraktur

Tibiakopffraktur des Erwachsenen

Ätiologie
Die laterale Tibiakopffraktur ist 4–5mal häufiger als die mediale (ZIFKO 1969, COURVOISIER 1973). Dies ist leicht verständlich, da es sich meist um eine kombinierte axiale und valgisierende Krafteinwirkung handelt. Daneben spielen die besonderen anatomischen Verhältnisse am Kniegelenk, nämlich die meist bestehende Valgusposition sowie die äußere Kondylenform, und die schwächere Trabekelstruktur des lateralen Tibiakopfes eine Rolle. Die experimentellen Untersuchungen von KENNEDY u. BAILEY (1968) haben den Vorrang der valgisierenden Kraft bei kombinierten Impressions-Spalt-Brüchen am Tibiakopf bestätigt.
Bei erheblicher Dislokation des frakturierten lateralen Tibiaplateaus ist meist eine Mitverletzung am medialen Kapsel-Band-Apparat sowie des Fibulaköpfchens zu beobachten. Die Lage der Impression ist abhängig vom Beugewinkel des Kniegelenks während des Unfallereignisses. Bei zunehmender Beugung wandert die Lokalisation der Kompression von ventral nach dorsal. Medial sind Impressionsfrakturen seltener; meist kommt es hier zu einem Spaltbruch mit Absenkung des Plateaus. Erwartungsgemäß ist hierzu neben der axialen Gewalteinwirkung auch eine varisierende Komponente erforderlich. Bei den bikondylären Frakturen steht dagegen die axiale Gewalteinwirkung im Vordergrund, z. B. Sturz aus großer Höhe auf das gestreckte Bein oder ein Auffahrunfall, wobei sich der Verletzte mit gestreckten Beinen abzustützen versuchte.

Klassifikation
Die Tibiakopffrakturen können in *unikondyläre*, laterale bzw. mediale Brüche oder in *bikondyläre* Frakturen unterschieden werden. Nach pathomorphologischen Gesichtspunkten ist eine Einteilung in *Spaltbrüche, Depressionsbrüche, Impressionsbrüche* oder *kombinierte Frakturformen* möglich (Abb. 14). Als Sonderform ist der Eminentia-intercondylaris-Ausriß von Bedeutung.

Begleitverletzungen
Knöcherne, tibiale Ausrisse des vorderen Kreuzbandes können röntgenologisch erkannt werden; dagegen sind Rupturen der Kreuzbänder nur durch die klinische Untersuchung oder intraoperativ auszuschließen. Klinisch schwieriger ist die Beurteilung der Kollateralbänder, da die Fraktur an sich eine vermehrte laterale oder mediale Aufklappbarkeit verursachen kann. Die Kollateralbänder können somit erst intraoperativ nach entsprechender Aufrichtung und Stabilisierung beurteilt werden. Bei den begleitenden Meniskusverletzungen handelt es sich meist um eine partielle, randständige Ablösung. Eine Reinsertion ist in den geeigneten Fällen möglich. In zweifelhaften Fällen reicht es aus, wenn bis zur Materialentfernung der weitere Verlauf beobachtet und dann eine notwendige Meniskektomie angeschlossen wird. Die Differenzierung zwischen Peronäusmitverletzung oder Tibialis-anterior-Syndrom kann in Einzelfällen Schwierigkeiten bereiten. Beim Logensyndrom muß eine sofortige Spaltung der Faszie erfolgen, um bleibende Schäden zu vermeiden. Bei jeder Tibiakopffraktur sind die Fußpulse zu überprüfen und bei Verdacht auf eine Gefäßschädigung eine Angiographie durchzuführen.

Diagnostik
Die klinische Symptomatik bietet häufig ein recht unterschiedliches Bild. Bei kleinen Impressionen oder bei Fissuren kann die Verletzung insbesondere beim polytraumatisierten Patienten übersehen werden. Im Allgemeinen bestehen jedoch ein erheblicher Hämarthros, eine Weichteilschwellung, eine schmerzhafte Bewegungseinschränkung und eine Achsenabweichung im Varus- oder Valgussinne. Röntgenaufnahmen in zwei Ebenen geben über das Ausmaß der Verletzun-

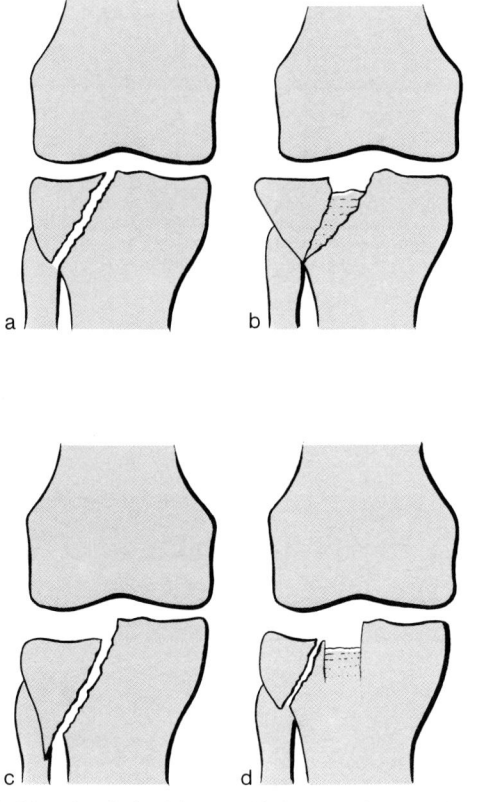

Abb. 14 a–d a) Spaltbruch, b) Impressionsbruch, c) Depressionsbruch, d) kombinierte Bruchform

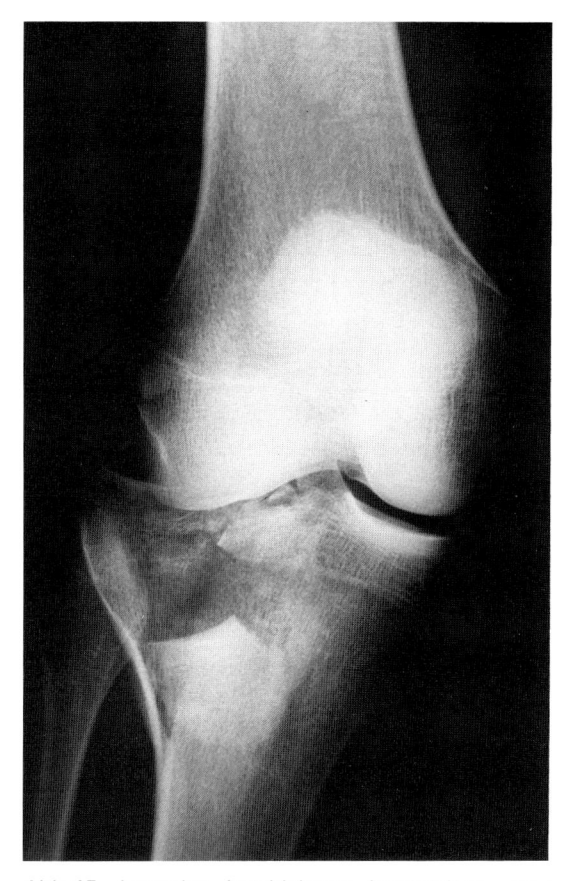

Abb. 15 Lateraler kombinierter Impressions- und Spaltbruch mit knöchernem Ausriß des vorderen Kreuzbandes

gen in den meisten Fällen ausreichend Auskunft (Abb. 15). Bei Impressionen oder bei Verdacht auf knöchernen Ausriß der Kreuzbänder können Schichtaufnahmen weitere wertvolle Informationen geben.

Therapie
Durch konservative Behandlung können durchaus zufriedenstellende Ergebnisse erzielt werden, wenn eine vollständige Korrektur der Achsenfehlstellung und eine weitgehende Wiederherstellung der Gelenkflächen zu erreichen ist. Operationspflichtige Begleitverletzungen müssen vorher ausgeschlossen werden. Die Reposition erfolgt in Allgemeinnarkose unter Bildwandlerkontrolle. Gelenkergüsse werden zuvor unter den Kautelen der Aseptik abpunktiert. Das Repositionsergebnis wird 4–6 Wochen in einen Oberschenkelgipsverband ruhiggestellt.

Eine weitere Indikation zur konservativen Therapie sehen wir nur noch dann, wenn bei Tibiakopftrümmerfrakturen eine operative Rekonstruktion wenig Erfolgsaussichten bietet, bei Patienten mit sehr schlechtem Allgemeinzustand und zu hohem Anästhesierisiko und bei Patienten, die eine operative Behandlung grundsätzlich ablehnen. In solchen Fällen wird mit einem Kalkaneusdrahtzug extendiert, wobei die Extremität auf einer Schiene in Kniestreckstellung gelagert wird. Ab dem 1. Tag soll mit assistierten Bewegungsübungen begonnen werden. Die Extensionsbehandlung wird je nach Röntgenbefund 6–8 Wochen durchgeführt. Eine volle Belastbarkeit ist nicht vor 12 Wochen gegeben.

Die Indikation zur operativen Therapie ist bei allen Impressionsbrüchen und Frakturen, die nicht oder nur unzureichend im Bezug auf Achsenstellung und Fragmentverschiebung zu korrigieren sind, gegeben.

Je nach Lokalisation wird entweder eine laterale oder mediale leicht bogenförmige Inzision gewählt. Bei bikondylären Frakturen kann neben dem größeren lateralen Zugang ein medialer Schnitt notwendig werden. Bei Spaltbrüchen und festen Knochenverhältnissen ist eine bloße Schraubenosteosynthese mit zwei Spongiosastellschrauben ausreichend. Die Verwendung von Unterlagscheiben kann die Stabilität zusätzlich erhöhen (MAGERL 1975). Imprimate werden nach vorausgegangener Fensterung der Kortikalis mit einem Stößel von distal her angehoben, bis die regelrechte Plateauebene erreicht ist, wobei eher ei-

6.30 Traumatologie und ihre Folgezustände

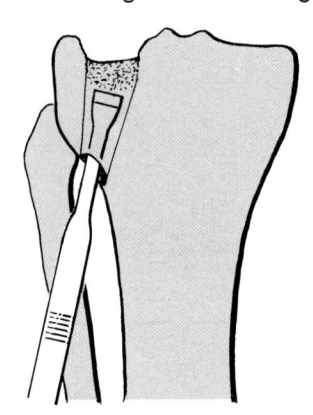

Abb. 16 Reposition des imprimierten, lateralen Tibiaplateaus mit dem Stößel (nach *Müller, Allgöwer, Schneider* u. *Willenegger*)

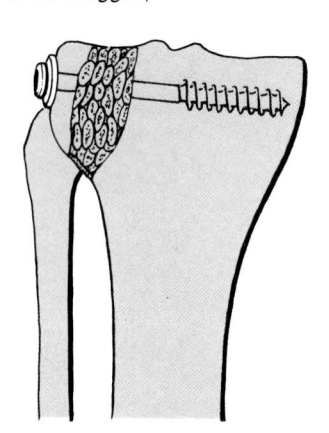

Abb. 17 Auffüllung des Defektes mit Spongiosa aus dem Beckenkamm

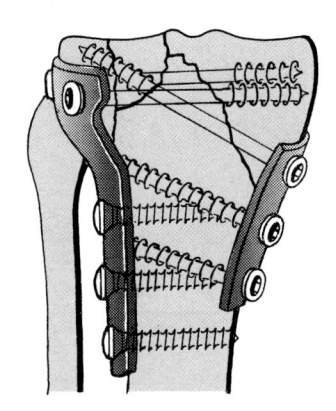

Abb. 18 Osteosynthetische Versorgung einer bikondylären Tibiakopffraktur (nach *Müller, Allgöwer, Schneider* u. *Willenegger*)

ne Überkorrektur anzustreben ist (Abb. 16). Der dadurch entstehende Defekt wird mit autologer Spongiosa aus dem Tibiakopf oder dem Beckenkamm aufgefüllt (Abb. 17). Bei osteoporotischen Knochen oder bei übergewichtigen Patienten ist in jedem Fall eine Abstützung mit einer T-Platte erforderlich.
Bikondyläre Depressionen erfordern eine besonders sorgfältige Abstützung. Nach der Reposition ist unter Einblick auf die Gelenkflächen eine Fixation mit beidseitiger Stützplatte angezeigt (Abb. 18).

Ausrisse der Eminentia intercondylica

Diagnostik
Das klinische Bild des Eminentiaausrisses entspricht einer Kniebinnenverletzung mit ausgeprägtem Hämarthros. Je nach Größe des Fragmentes kann eine schmerzhafte Bewegungseinschränkung oder eine Gelenksperre bestehen. Auf der Röntgenaufnahme läßt sich besonders in der seitlichen Einstellung der Ausriß gut darstellen (Abb. 19).

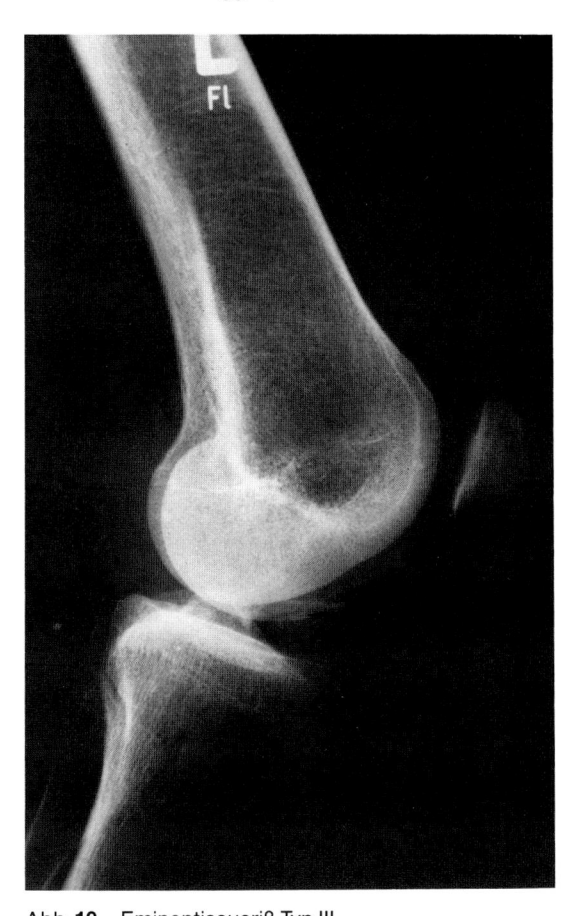

Abb. 19 Eminentiaausriß Typ III

Klassifikation
Nach MEYERS u. MCKEEVER (1970) können drei Grade unterschieden werden (Abb. 20).

Therapie
Bei Typ I und mit Einschränkung bei Typ II ist durch konservative Behandlung eine Restitutio ad integrum zu erreichen. Bei dislozierten Eminentiaausrissen ist die operative Refixation das Mittel der Wahl. In Fehlstellung verheilte Inter-

Frakturen und Kapsel-Band-Verletzungen am Kniegelenk

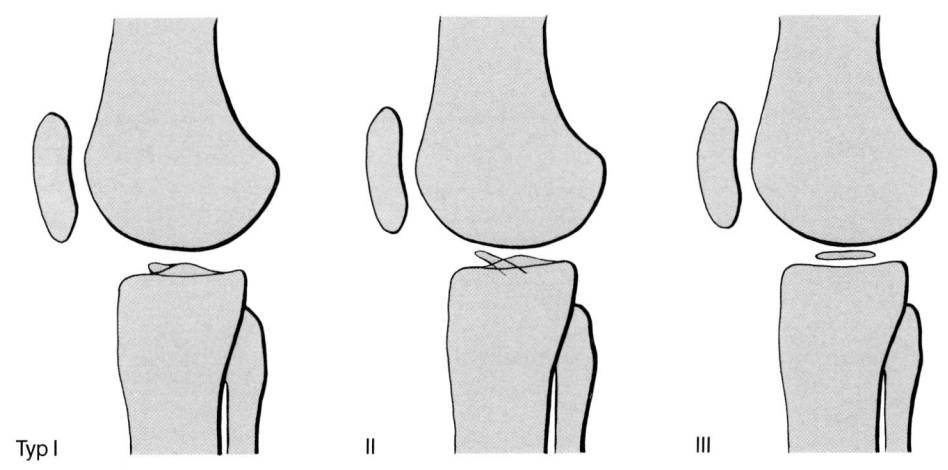

Abb. 20 Typ I: Geringe Anhebung des ventralen Randes der Eminentia intercondylica. Typ II: Die ventrale Hälfte der Eminentia ist aus dem tibialen Bett angehoben. Typ III: Vollständige Lösung der Eminentia intercondylica aus ihrem Verband

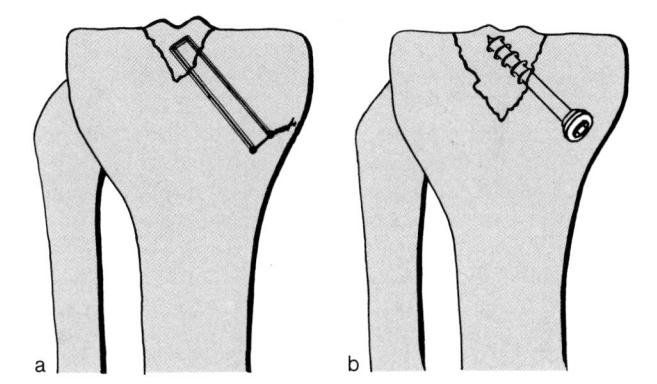

Abb. 21 a u. b Refixation eines Eminentia-intercondylica-Ausrisses a) mit Drahtnaht, b) mit Zugschraube

kondylenhöcker können neben einer vorderen Kreuzbandinsuffizienz eine Gelenkinkonkruenz mit Streckdefizit bewirken.
Bei einem kleinen Fragment erfolgt die Refixation durch eine Drahtnaht, die über zwei Bohrkanäle nach ventral durchgezogen und verknüpft wird. Größere Fragmente lassen sich mittels einer Kleinfragmentschraube fassen (Abb. 21). Das Bein wird in einem Oberschenkelliegegips 6 Wochen in 20° Beugestellung immobilisiert.

Proximale Tibiafraktur mit Beteiligung der Epiphysenfuge

Ätiologie
Epiphysenverletzungen am Tibiakopf kommen selten vor. L. BOHLER konnte 1956 nur 12 Fälle von Lysen im Bereich der proximalen Tibiawachstumsfuge in der Weltliteratur zusammenstellen. Das hat seine Gründe in den anatomischen Verhältnissen. Die Epiphysenfuge ist hier stärker verzahnt; das mediale Kollateralband sitzt distal der Wachstumsfuge im metaphysärem Bereich an, und das laterale Kollateralband zieht zum Fibulaköpfchen. Adduktions- oder Abduktionstraumen bewirken daher eher Verletzungen im Bereich der Femurepiphyse. Lysen an der proximalen Tibiaepiphyse sind am ehesten kurz vor Wachstumsabschluß zu beobachten, da zu diesem Zeitpunkt eine verminderte mechanische Belastbarkeit der Fuge besteht.

Klassifikation
Die Einteilung der Fraktur mit Epiphysenbeteiligung am Tibiakopf entspricht der des distalen Femurs.

Diagnostik
Die Epiphysenfugenverletzung an der proximalen Tibia ist eine seltene Verletzung; dennoch muß daran gedacht werden. Bei der epimetaphysären Fraktur Typ Aitken III kann eine vermehrte Varus- oder Valgusfehlstellung resultieren. Bei den epiphysären Frakturen besteht ein blutiger Kniegelenkerguß. Röntgenaufnahmen in zwei Ebenen im Seitenvergleich sind in der Regel ausreichend.

Therapie
Bei reinen Lysen oder bei Lysen mit metaphysärem Fragment ist nach konservativer Reposition

6.32 Traumatologie und ihre Folgezustände

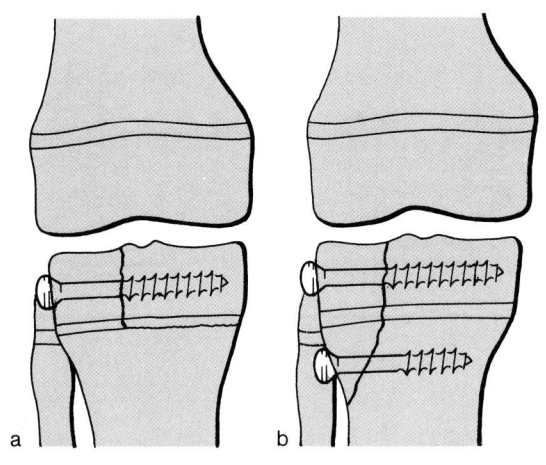

Abb. 22 a u. b Zur Wachstumsfuge parallele Verschraubung a) einer epiphysären, b) einer epimetaphysären Fraktur

mit keiner Wachstumsstörung zu rechnen, da das Stratum germinativum unverletzt bleibt. Das Längenwachstum erfolgt in den epiphysennahen Schichten der Epiphysenfuge, während im metaphysärem Bereich die Schichten der hypertrophischen Knorpelzellen liegen. In den metaphysären Schichten finden die Ossifikationsprozesse statt. Die Epiphysenverletzungen mit epiphysärem bzw. epimetaphysärem Fragment (Aitken II und III) sind immer von einer Wachstumsstörung bedroht. Bei dieser Verletzungsform besteht in jedem Fall die Indikation zum operativen Vorgehen, um eine exakte Reposition zu erreichen. Die Fixation erfolgt durch Verschraubung parallel zur Wachstumsfuge (Abb. 22) (SÜSSENBACH u. WEBER 1970).

Nachbehandlung
Sowohl bei konservativer als nach operativer Therapie ist eine Gipsruhigstellung für 6–8 Wochen erforderlich. Das Osteosynthesematerial muß nach ausreichender knöcherner Konsolidierung, in der Regel nach 8 Wochen, entfernt werden.

Knöcherne Bandausrisse beim Kind

Ätiologie
Ligamentäre Rupturen sind auf Grund der höheren Bandreißfestigkeit beim Kind selten. Bei entsprechender Gewalteinwirkung kommt es daher eher zu knöchernen Ausrissen, so bei Innenrotations-Hyperextensions-Traumen zu einem knöchernen tibialen Ausriß des vorderen Kreuzbandes mit Anhebung der Eminentia intercondylica. Der seltene Ausriß des Lig. patellae mit Tuberositas-tibiae-Apophyse betrifft meist Jugendliche kurz vor dem Wachstumsende. Ursächlich hierfür ist meist ein Sportunfall, z. B. Sprung von größerer Höhe mit maximaler Quadrizepsanspannung während der Landung.

Klassifikation
Die Einteilung der Eminentiaausrisse entspricht der des Erwachsenen (s. S. 6.30). Bei den Tuberositas-tibiae-Ausrissen unterscheidet WATSON-JONES drei Typen (Abb. 23).

Diagnostik
Bei den knöchernen Ausrissen des vorderen Kreuzbandes und bei Typ III des Tuberositas-tibiae-Ausrisses besteht ein blutiger Gelenkerguß mit Fettaugen. Bei letzterem sowie bei Typ II ist die aktive Streckung eingeschränkt; es bestehen eine Druckschmerzhaftigkeit und eine Weichteilschwellung. Die Röntgenaufnahmen in zwei Ebenen im Seitenvergleich sind für die endgültige Diagnose ausreichend. Bei den Eminentiaausrissen kann eine seitliche Tomographie zusätzlich erforderlich sein, um das Ausmaß abgrenzen zu können.

Therapie
Die Behandlung der Eminentiaausrisse richtet sich nach der Dislokation des Fragmentes. Ist röntgenologisch eine wesentliche Dislokation nicht nachweisbar, so ist eine Ruhigstellung in einer Oberschenkelgipshülse für 6–8 Wochen ausreichend. Beim Typ III nach Meyers und McKeever besteht die Indikation zur operativen Versorgung. Die Fixation erfolgt meist mit einer Drahtnaht oder bei größeren Fragmenten mit einer vom ventralen Tibiakopf aus eingebrachten kleinen Spongiosaschraube. Nach den Untersuchungen von HÄRING 1980 kann die Schraube transepiphysär gelegt werden. Sie ist jedoch nach 6 Wochen wieder zu entfernen, um eine partielle Epiphysiodese auszuschließen. Andere Methoden vermeiden die Überquerung der Wachstumsfuge oder verschrauben das Fragment vom Gelenkbinnenraum her. Vorteil der transepiphysären Verschraubung ist die Möglichkeit der einfachen Entfernung ohne Gelenkeröffnung bei guter Stabilisierung (KUNER u. HÄRING 1980).

Die Behandlung der Tuberositasapophysenlösung richtet sich nach dem Ausprägungsgrad. Bei Typ I ist nach manueller Reposition eine Gipsbehandlung für 6 Wochen ausreichend. Bei den Typen II und III müssen eine Reposition und eine innere Fixierung entweder mit einer Zuggurtungsosteosynthese oder mit einer Schraubenfixierung durchgeführt werden, um eine partielle Epiphysiodese mit sekundärem Genu recuvatum zu vermeiden (Abb. 24). Um Wachstumsstörungen zu verhindern, ist hier eine frühestmögliche Entfernung des Osteosynthesematerials erforderlich. Bei den Apophysenlösungen, die ja immer einer Fraktur Typ Aitken II entsprechen, sind regelmäßige Kontrollen in halb- bis einjährigem Abstand durchzuführen, um frühzeitig ein Fehlwachstum erkennen und behandeln zu können.

Typ I   Typ II   Typ III

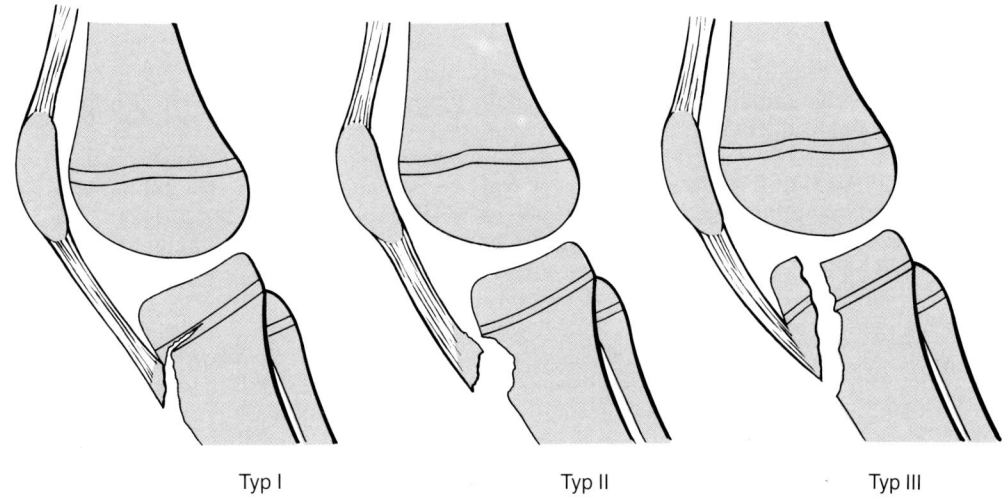

Abb. 23 Typ I: Die Tuberositas tibiae ist distal lediglich aufgeklappt ohne Dislokation im Bereich der proximalen Basis. Typ II: Hier ist ein kleines Fragment ausgebrochen und nach proximal disloziert. Typ III: Die gesamte Tuberositas tibiae ist mit einem Knochenfragment ausgebrochen und verschoben. Die Frakturlinie reicht bis in die tibiale Gelenkfläche

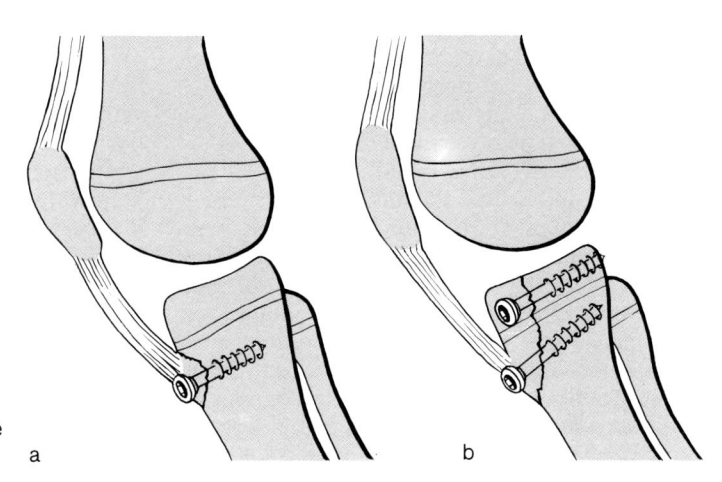

Abb. 24 a u. b Verschraubung nach Ausriß der Tuberositas-tibiae-Apophyse bei a) Typ II und b) Typ III

Kapsel-Band-Läsionen des Kniegelenks

Funktionelle Anatomie

Die Femurkondylen führen eine Roll-Gleit-Bewegung auf der Tibiagelenkfläche durch. Beim Übergang von der Streckung zur Beugung erfolgt anfänglich eine fast reine Rollbewegung auf der medialen Gelenkseite bis zu einem Beugewinkel von 10–15 Grad, auf der lateralen Seite bis zu einem Winkel von 25–30 Grad (WIRTH u. ARTMANN 1974, HERTEL u. SCHWEIBERER 1975). Dann setzt eine vorwiegende Gleitbewegung ein. Die Schlußrotation, eine Außenrotationsbewegung von 10 Grad, ist durch die Form der knöchernen Gelenkpartner bedingt. Der Kapsel-Band-Apparat ist in dieser Stellung gespannt. Auf Grund der Inkongruenz der Gelenkflächen von Femurkondyle und Tibiaplateau fällt den Stabilisatoren am stark belasteten Kniegelenk eine entscheidende Rolle zu. Man unterscheidet zwischen statischen und dynamischen Stabilisatoren.

Zu den *statischen Stabilisatoren* zählen die Seitenbänder und Kreuzbänder, die Kapselschale mit ihren Verstärkungszügen und die Menisken. Die *dynamischen Stabilisatoren* sind im wesentlichen der M. quadriceps, die Pes-anserinus-Gruppe, der M. semimembranosus, der M. popliteus und die beiden Gastroknemiusköpfe.

Die statischen Stabilisatoren lassen sich in primäre und sekundäre Stabilisatoren aufteilen. Die vier Hauptbänder, die Seiten- und Kreuzbänder sind als *primäre Stabilisatoren* aufzufassen. Sie kontrollieren die Bewegungen des Kniegelenks in den drei Ebenen des Raumes. Das Lig. femorotibialae laterale anterius, eine tiefe Schicht des Tractus iliotibialis, unterstützt das verhältnismä-

ßig dünn ausgebildete Außenband in dessen Funktion.
Während des Bewegungsablaufes ergibt sich für jedes der vier Hauptbänder und deren Teilabschnitte ein unterschiedliches Spannungsverhalten.
In neutraler Position des Unterschenkels verringert sich die Spannung des *Innenbandes* bei zunehmender Beugung rasch, nimmt bei rechtwinkeliger Stellung wieder etwas zu und verliert sich dann bei stärkerer Beugung. Bei Außenrotation der Tibia ist das Innenband jedoch nahezu über den gesamten Bewegungsablauf des Kniegelenks gespannt, während bei Innenrotation lediglich in Streckstellung und bei rechtwinkeliger Beugestellung eine stärkere Spannung zu verzeichnen ist (SMILLIE 1978, WIRTH u. KÜSSWETTER 1978, HERTEL 1980, W. MÜLLER 1982). Zusätzlich hängt der Spannungszustand des Innenbandes von der Anspannung des M. quadriceps ab (EDWARDS u. Mitarb. 1970).
Das *Außenband* ist in Streckstellung gespannt. Bei zunehmender Beugung bleibt es in Außenrotationsposition des Unterschenkels mit Maximum bei 90 Grad gespannt. Ab dieser Beugestellung spannt es sich mehr bei Innenrotation an. In endgradiger Beugung ist das Außenband in allen Rotationspositionen gelockert (HERTEL 1980).
Beim *vorderen Kreuzband* muß zwischen anteromedialem und posterolateralem Anteil unterschieden werden. Die Spannungsverhältnisse des anteromedialen Anteils sind ähnlich wie die des Innenbandes. Bei Überstreckung und 70 Grad Beugung ist eine vermehrte Anspannung zu verzeichnen. Innenrotation, vordere Schubladenbelastung und Varusstreß spannen den anteromedialen Anteil über den gesamten Bewegungsablauf stärker an, während hintere Schubladenbelastung, Außenrotation und Valgusstreß zu einer deutlichen Lockerung führen. Der posterolaterale Anteil wird bei maximaler Streckung und Beugung angespannt (CASTEING u. Mitarb. 1972, KENNEDY 1974, WIRTH u. ARTMANN 1974).
Wenn man das *hintere Kreuzband* in zwei Bündel aufteilt, nämlich den anterolateralen und den posteromedialen Anteil, so besteht beim anterolateralen Bündel eine vermehrte Lockerung bis 60 Grad Beugung und dann bei weiterer Beugung eine zunehmende Anspannung. Der posteromediale Anteil ist über den gesamten Bewegungsablauf relativ stark gespannt. Ein Spannungsmaximum liegt bei rechtwinkliger Beugestellung und Außenrotation des Unterschenkels vor (JONES u. SMITH 1913, STEINDLER 1955). Das hintere Kreuzband ist der wichtigste statische Kniegelenkstabilisator, bedingt durch seine zentrale Lage in der Kniegelenkachse, seiner kräftigen Struktur und der Tatsache, daß es unabhängig von unterschiedlichen Streßsituationen ein weitgehend gleichbleibendes Spannungsverhalten zeigt (KENNEDY 1967, HUGHSTON u. Mitarb. 1980).

Zu den *sekundären statischen Stabilisatoren* zählen die Kapselschale mit ihren Verstärkungszügen und die Menisken. Die dorsale Kapselschale mit den bandverstärkten Endpunkten, medial und lateral, hat lediglich in der Streck- und Überstreckstellung eine stabilisierende Funktion. Zusammen mit den Hauptbändern werden die Überstreckung verhindert und die Seitstabilität gewährleistet. Bei intaktem Innenmeniskushinterhorn und geschädigtem Innenband kann das dorsomediale Kapseleck eine Kontrollfunktion der Außenrotation übernehmen. Die *Menisken* erhöhen die Gelenkkongruenz. Daneben hat aber insbesondere das Innenmeniskushinterhorn auch eine stabilisierende Funktion, die besonders beim Verlust des vorderen Kreuzbandes zum Tragen kommt. Bei zunehmender Beugung hat das Hinterhorn eine Bremswirkung gegen die Subluxationstendenz des Tibiakopfes nach ventral. Dies gilt allerdings nur bei intaktem Innenband (HÄFNER u. WIRTH 1981).
Der *Tractus iliotibialis* ist einerseits ein statischer, andererseits auch ein dynamischer Stabilisator. Das größere Bewegungsspiel der lateralen Femurkondyle verlangt eine dynamisierte Bandfunktion (W. MÜLLER 1982). Die oberflächlich ventral gelegenen Anteile des Tractus iliotibialis bewirken als Sehne des Tensor fasziae latae den dynamischen Part, während das Lig. femorotibiale laterale anterius als Teil des Tractus iliotibialis die passive Stabilisierung übernimmt. Dieses Band zieht von der Linea aspera, durch die Kaplanschen Fasern dort angeheftet, zum Tuberculum Gerdy. Auf Grund der besonderen anatomischen Gegebenheiten wirkt der Tractus iliotibialis bis 30 Grad Kniebeugung als Strecker und dann als Beuger. Das Lig. femorotibiale laterale anterius hat eine überragende Bedeutung als lateraler Stabilisator. Nach Durchtrennung dieses Bandes kommt es in 30 Grad Beugestellung zu einer wesentlich stärkeren lateralen Aufklappbarkeit als nach alleiniger Durchtrennung des lateralen Kollateralbandes (HASSLER u. JAKOB 1981).
Hauptaufgabe der *dynamischen Stabilisatoren* ist die Protektion der Bandstrukturen vor Überbelastung bei Streßeinwirkung auf das Kniegelenk. Während bei den Innen- und Außenrotatoren ein ausgewogenes Gleichgewicht der Muskelkraft besteht, übersteigt die Arbeitskraft der Strecker die der Beuger um den dreifachen Betrag. Das vordere Kreuzband wird durch das Zusammenspiel aller Beuger und Rotatoren geschützt. Die Funktion des hinteren Kreuzbandes erfährt eine Unterstützung durch den M. quadriceps und die beiden Gastroknemiusköpfe. Die dorsomediale Kapselschale wird funktionell durch die Pes-anserinus-Gruppe und den M. semimembranosus, das dorsolaterale Kapseleck durch den M. biceps femoris, M. tensor fasziae latae und M. popliteus und beide durch den M. gastrocnemius geschützt. Die dynamische Sicherung der Kollateralbänder

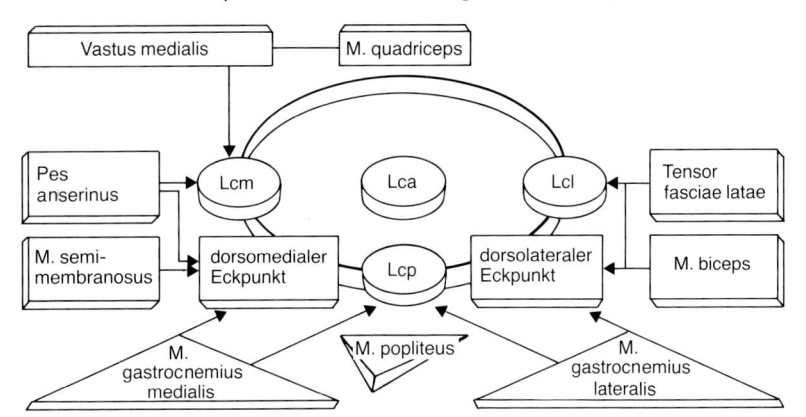

Frakturen und Kapsel-Band-Verletzungen am Kniegelenk **6**.35

Abb. 25 Zusammenspiel der aktiven und passiven Kniegelenkstabilisatoren.
Lca = Lig. cruciatum anterius,
Lcl = Lig. collaterale laterale,
Lcm = Lig. collaterale mediale,
Lcp = Lig. cruciatum posterius

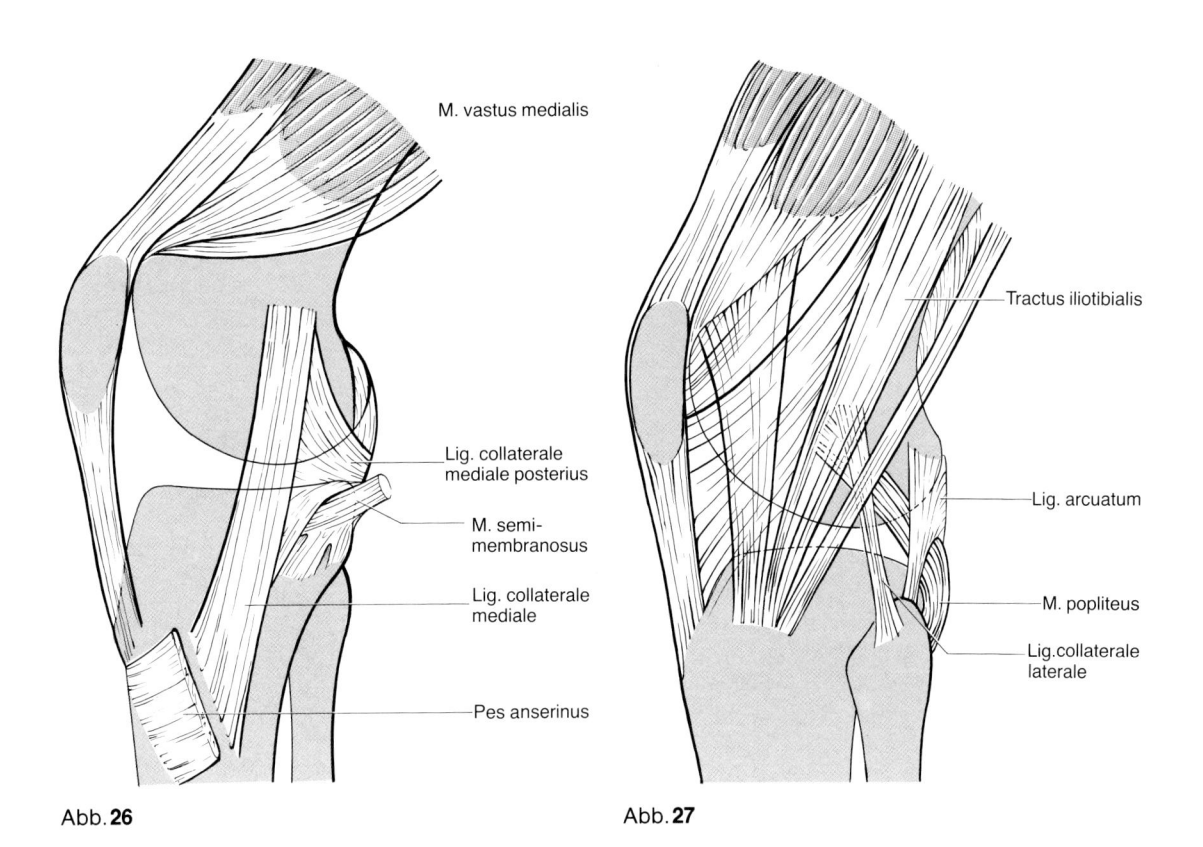

Abb. 26

Abb. 27

erfolgt durch den M. quadriceps; zusätzlich wird das Innenband durch den M. semimembranosus und den Pes anserinus, das Außenband durch den Tractus iliotibialis und den M. biceps femoris unterstützt (Abb. 25).

Knie-Instabilitäten

Die Kapsel-Band-Instabilitäten des Kniegelenks können einerseits in *frische* oder *veraltete* Instabilitäten eingeteilt werden, andererseits nach funktionellen Gesichtspunkten in *einfache Instabilitäten*, *Rotationsinstabilitäten* und *kombinierte Insta-*

bilitäten (Tab. 1). Bei den einfachen Instabilitäten besteht eine vermehrte Lockerung nur in einer Ebene. Die Instabilität beinhaltet eine vermehrte Aufklappbarkeit des medialen oder lateralen Gelenkspaltes bzw. eine vermehrte vordere oder hintere Schublade. Es handelt sich dann entweder um eine *mediale* oder *laterale* bzw. *anteriore* oder *posteriore* Instabilität.

Von Rotationsinstabilitäten kann nur dann gesprochen werden, wenn die zentrale Rotationsachse, das hintere Kreuzband, noch in seiner Funktion erhalten ist. Bei den Rotationsinstabilitäten unterscheiden wir: *anteromediale Rotationsinstabilität, anterolaterale Rotationsinstabili-*

6.36 Traumatologie und ihre Folgezustände

Tabelle 1 Klassifikation, Pathogenese und klinische Zeichen der Kniegelenksinstabilitäten

Art der Instabilität	Unfallmechanismus	Verletzte Strukturen	Diagnostische Zeichen
einfache Instabilitäten mediale Instabilität Grad I	→ Valgusstreß bei Außenrotation des Unterschenkels	L c m	mediale Aufklappbarkeit in 30 Grad Beugung +
Grad II	→ Valgusstreß bei Außenrotation des Unterschenkels	L c m, L c m p L c a L c p	mediale Aufklappbarkeit + + + vordere Schublade + + + hintere Schublade + + +
laterale Instabilität	→ Varusstreß bei Innenrotation des Unterschenkels	L c l, T i t, L a, G l, T m p, L c a, L c p	laterale Aufklappbarkeit + + + vordere Schublade + + + hintere Schublade + + +
anteriore Instabilität Grad I	→ Innenrotation, Hyperextension	L c a	Lachman-Zeichen +, Pivot-Shift-Phänomen +
Grad II	→ Stoß gegen dorsale Tibiakante bei rechtwinklig gebeugtem Kniegelenk	L c m L c a L c p (laterale Kapsel-Band-Strukturen)	mediale Aufklappbarkeit + + vordere Schublade + + + hintere Schublade + + + (laterale Aufklappbarkeit)
posteriore Instabilität Grad I	→ Stoß gegen ventrale Tibiakante bei rechtwinklig gebeugtem Knie	L c p	hintere Schublade + +
Grad II	→ Stoß gegen ventrale Tibiakante bei rechtwinklig gebeugtem Knie	L c p dorsomediales und dorsolaterales Kapseleck	hintere Schublade + + + Überstrecktest + Lachman-Zeichen +
Rotationsinstabilitäten anteromediale Rotationsinstabilität Grad I	→ Flexions-, Außenrotations-, Valgusstreß	dorsomediales Kapseleck (Innenmeniskushinterhorn)	Außenrotationsschublade +
Grad II	→ Flexions-, Außenrotations-, Valgusstreß	dorsomediale Kapselschale (Innenmeniskushinterhorn) L c a	Außenrotationsschublade + + Lachman-Zeichen, Pivot-Shift-Phänomen +
Grad III	→ Flexions-, Außenrotations-, Valgusstreß →	dorsomediale Kapselschale (Innenmeniskushinterhorn) L c m L c a	mediale Aufklappbarkeit + + Außenrotationsschublade + + + Lachman-Zeichen +, Pivot-Shift-Phänomen +
anterolaterale Rotationsinstabilität Grad I	→ Flexion-, Innenrotation-, Varusstreß	L f t l a L c a	vordere Innenrotationsschublade + Lachman-Zeichen + ; Pivot-Shift-Phänomen +
Grad II	→ Flexion-, Innenrotation-, Varusstreß	L c l, L f t l a L c a	laterale Aufklappbarkeit + + vordere Innenrotationsschublade + Lachman-Zeichen +, Pivot-Shift-Phänomen +

Tabelle 1 (Fortsetzung)

Art der Instabilität	Unfallmechanismus	Verletzte Strukturen	Diagnostische Zeichen
posterolaterale Rotationsinstabilität			
Grad I	→ Stoß gegen das ventromediale Kniegelenk in Streckstellung	dorsolaterales Kapseleck	hintere Außenrotationsschublade +
Grad II	→ Stoß gegen das ventromediale Kniegelenk in Streckstellung	dorsolaterales Kapseleck L c l, B i, L a, (L c p)	hintere Außenrotationsschublade + + lateale Aufklappbarkeit + Außenrotationsüberstrecktest + dorsales Pivot-Shift-Phänomen +

G l	= M. gastrocnemius lateralis,	L c p	= Lig. cruciatum posterius,
L a	= Lig. arcuatum,	L f t l a	= Lig. femorotibiale laterale anterius,
L c a	= Lig. cruciatum anterius,	T i t	= Tractus iliotibialis,
L c l	= Lig. collaterale laterale,	T m p	= Popliteussehne
L c m	= Lig. collaterale mediale,	B i	= Bizepssehne
L c m p	= Lig. collaterale mediale posterius,		

tät, posterolaterale Rotationsinstabilität, (posteromediale Rotationsinstabilität).
Die anteromediale Rotationsinstabilität ist die weitaus häufigste Form. Nach HUGHSTON (1976) beinhaltet die sog. posteromediale Rotationsinstabilität immer eine Mitverletzung des hinteren Kreuzbandes, so daß definitionsgemäß hier eigentlich nicht von einer Rotationsinstabilität gesprochen werden darf.
Kombinierte Instabilitäten sind meist Folge einer traumatischen Kniegelenkluxation oder einer veralteten anteromedialen Rotationsinstabilität, bei der es durch Überbeanspruchung der lateralen Strukturen zu einer aufgesetzten, konsekutiven anterolateralen Instabilität gekommen ist.

Diagnostik
1. *Obligate diagnostische Schritte:*
   Anamnese,
   klinischer Befund:
   Inspektion, Palpation, Funktionsprüfung, Stabilitätsprüfung, Röntgenbefund in zwei Ebenen.
2. *Fakultative diagnostische Schritte:*
   Punktion,
   Stabilitätsprüfung in Narkose,
   gehaltene Röntgenaufnahmen im Seitenvergleich,
   Arthrographie (nur bei veralteten Instabilitäten),
   Arthroskopie.

Klinische Untersuchung.
Erkennung und Differenzierung von einfachen oder komplexen Kapsel-Band-Läsionen am Kniegelenk setzen eine sehr sorgfältige klinische Untersuchung voraus. Am Anfang steht die *Anamnese*. Die Kenntnis von bereits früher stattgehabten Verletzungen, die genaue Schilderung des Unfallmechanismus und das Verhalten des Patienten unmittelbar nach dem traumatischen Ereignis sind von Wichtigkeit. Ein nach dem Unfall sofort auftretender Gelenkerguß spricht für einen Hämarthros, während es sich bei späterer Entstehung eher um einen Reizerguß handeln dürfte.
Verstärkte Schmerzen bei aktiver und passiver Kniegelenkbewegung sprechen eher für eine Teilruptur des Kapsel-Band-Apparates, während bei völliger Kontinuitätstrennung die Schmerzsymptomatik weniger ausgeprägt ist. Der Patient ist häufig auf ebenem Boden gehfähig, da er muskulär ausreichend stabilisieren kann. Erst auf unebenem Boden bzw. beim Treppensteigen kommt die Kapsel-Band-Verletzung zum Tragen. Eine genaue Analyse des Unfallereignisses läßt Rückschlüsse auf die verletzten Strukturen zu.
Eine *Gelenksperre* ist meist Folge eines rupturierten und eingeschlagenen Innenmeniskus. Bei veralteten Kniegelenkinstabilitäten kann auch ein gesunder Meniskus zwischen den Gelenkpartnern infolge der Laxität des seitlichen Kapsel-Band-Apparates eingeklemmt werden. Für die Gelenksperre können auch chondrale und osteochondrale Frakturen oder ein knöcherner Kreuzbandausriß verantwortlich sein. SEGAL u. Mitarb. (1980) fanden bei jedem dritten Fall einer anteromedialen Instabilität einen signifikanten Schaden an der retropatellaren Gelenkfläche.
Bei Verletzungen des Innenbandes gibt der Druckschmerz Hinweise auf die Lokalisation der Ruptur. Eine Druckschmerzhaftigkeit im Bereich der dorsomedialen Kapselschale weist auf eine Mitbeteiligung dieser Strukturen hin.
Bei einem Gelenkerguß erfolgt die Gelenkpunktion einerseits zur Differenzierung Hämarthros bzw. Reizerguß; andererseits wird dadurch der Spannungsschmerz reduziert, und häufig ist erst

6.38 Traumatologie und ihre Folgezustände

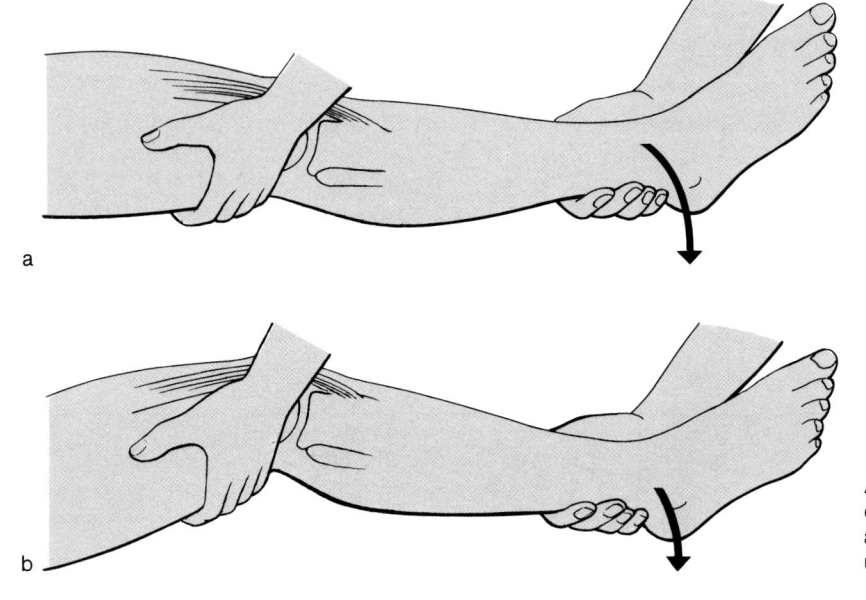

Abb. 28 a u. b Vergleichender Abduktionstest
a) in Kniegelenkstreckung
und b) bei 30° Beugung

nach erfolgter Punktion eine Prüfung des Kniegelenks auf Stabilität möglich. Das blutige Punktat ist auf Fettaugen hin zu überprüfen, da diese auf eine zusätzliche knöcherne Verletzung hinweisen würden. Ein fehlender, nicht palpabler Gelenkerguß darf umgekehrt nicht zu einer Fehldeutung des Schweregrades der Verletzung führen. Bei Mitverletzung der Gelenkkapsel kommt es zu einem Abfließen des blutigen Ergusses in die umgebenden Weichteile. Rupturen des hinteren Kreuzbandes sind infolge der besonderen anatomischen Lage meist mit einem wesentlich geringerem Erguß verbunden (CLANCY u. Mitarb. 1983). Rezidivierende blutige Gelenkergüsse sind häufig Folge eines insuffizienten vorderen Kreuzbandes, wobei der Synovialisüberzug bei Schubladenbewegungen erneut einreißt (TRILLAT u. Mitarb. 1978).

Die *Stabilitätsprüfung* erfolgt immer im Seitenvergleich. Der *Abduktions- und der Adduktionstest* werden in Kniestreckung und 30 Grad Beugung durchgeführt (Abb. 28). Besteht beim Abduktionstest in Streckung eine wesentlich vermehrte Aufklappbarkeit des medialen Gelenkspaltes gegenüber der Gegenseite, so weist dies neben der Ruptur des Innenbandes und der dorsomedialen Kapselschale auf eine Mitbeteiligung der Kreuzbänder hin. Ist dagegen die Aufklappbarkeit nur in 30 Grad Beugestellung provozierbar, so ist die dorsomediale Kapselschale intakt. Der Adduktionstest wird in gleicher Weise durchgeführt; man erhält dadurch Auskunft über das Ausmaß der Verletzung im Bereich des lateralen Kollateralbandes, der dorsolateralen Kapselschale und des Lig. femorotibiale laterale anterius. Eine Mitbeteiligung des lateralen oder medialen Meniskus kann durch die bekannten Untersuchungsgänge geprüft werden.

Stabilitätsprüfung im Seitenvergleich

Abduktionstest:
  bei Kniestreckung,
  bei 30 Grad Kniebeugung;
Adduktionstext:
  bei Kniestreckung,
  bei 30 Grad Kniebeugung;
Überstrecktest;
Schubladentest:
Prüfung der vorderen Schublade
  bei 20-30 Grad Kniebeugung (Lachman-Test),
  bei 90 Grad Kniebeugung in Neutral-, Innen-, Außenrotationsstellung des Unterschenkels,
Prüfung der hinteren Schublade
  spontane hintere Schublade
  bei 90 Grad Kniebeugung in Neutral-, Innen-, Außenrotationsstellung des Unterschenkels;
Pivot-Shift-Zeichen.

Eine vermehrte posttraumatische *Überstreckbarkeit* weist neben einer Verletzung des anteromedialen Teilzugs des vorderen Kreuzbandes zusätzlich auf eine Läsion an der posteromedialen und/oder posterolateralen Kapselschale hin.

Beim *Außenrotations-Rekurvatum-Test* kommt es zu einem Genu recurvatum mit Zunahme der Außenrotationsstellung des Unterschenkels infolge einer Ruptur des Lig. arcuatum, des fibularen Kollateralbandes, der Popliteussehne und einer Insuffizienz des lateralen Gastroknemiuskopfes, häufig verbunden mit einer Läsion des vorderen Kreuzbandes. Das laterale Tibiaplateau subluxiert nach dorsal gegen den Femurkondylus. Die Symptomatik verstärkt sich bei zusätzlicher Ruptur des hinteren Kreuzbandes. Eine weitere diagnostische Hilfe bietet hier das sog. *dorsale Pivot-Shift-Phänomen* (JAKOB 1981).

Das Schubladenzeichen wird in Rechtwinkelstel-

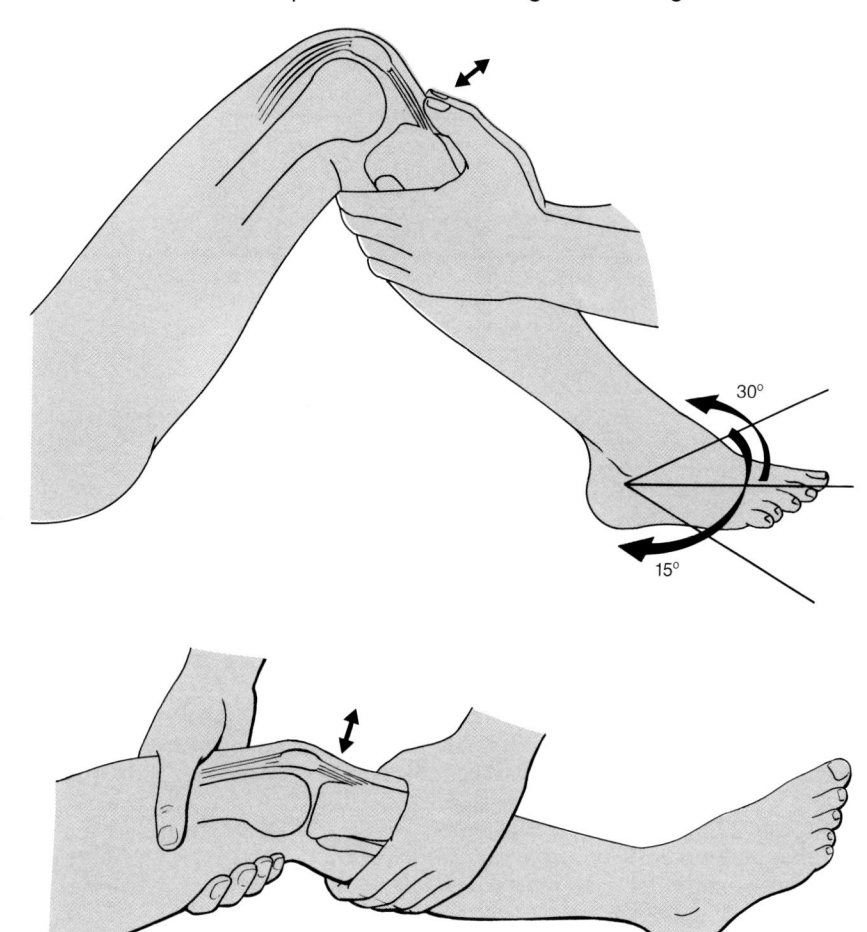

Abb. 29
Vorderer und hinterer Schubladentest, vergleichend bei Außen-, Neutral- und Innenrotation des Unterschenkels

Abb. 30 Lachmantest

lung des Kniegelenks mit Ausführung einer vorderen und hinteren Luxationsbewegung geprüft (Abb. 29). Der Test wird immer im Seitenvergleich, einmal in Neutralstellung, dann in Außenrotation und Innenrotation des Unterschenkels durchgeführt. Bei einer alleinigen Läsion des vorderen Kreuzbandes ist ein vorderes Schubladenphänomen kaum auslösbar. Eine stärkere vordere Schublade weist immer auf eine zusätzliche Mitbeteiligung bei Außenrotation der dorsomedialen und bei Innenrotation der dorsolateralen Kapselschale hin. Wie bereits oben beschrieben, kann bei Außenrotation des Unterschenkels eine hintere posterolaterale Rotationsschublade ausgelöst werden, auch dann, wenn das hintere Kreuzband intakt ist. Eine posteromediale Rotationsschublade existiert bei intaktem hinterem Kreuzband nicht, da die zur Prüfung notwendige Innenrotation des Unterschenkels das hintere Kreuzband anspannt und dadurch keine Subluxation des Tibiakopfes nach hinten zuläßt.

Bei frischen Bandverletzungen mit schmerzhafter Bewegungseinschränkung hat sich zur Beurteilung der Kreuzbänder der 1976 von TORG u. Mitarb. beschriebene *Lachman-Test,* einem Schubladenzeichen bei etwa 30 Grad Kniebeugestellung, hervorragend bewährt (Abb. 30). Untersuchungen von HÄFNER u. WIRTH zeigten, daß bei zunehmender Kniebeugestellung das Innenmeniskushinterhorn und das Innenband eine vermehrte Bremswirkung gegen die Schublade ausüben. Dadurch ist das unterschiedliche Subluxationsverhalten der Tibia beim Lachman-Test und bei den Schubladenzeichen in 90 Grad Kniebeugestellung bei isolierten Kreuzbandrupturen zu erklären. Bei positivem Lachman-Zeichen ist zu differenzieren, ob ein Anschlag spürbar oder nicht vorhanden ist, wobei ersteres für eine Elongation und letzteres für eine vollständige Ruptur des Kreuzbandes sprechen würde.

Das positive *Pivot-Shift-Zeichen* weist auf eine Verletzung des vorderen Kreuzbandes hin. Der Funktionsverlust des vorderen Kreuzbandes führt zu einer Verlängerung der Rollphase des lateralen Femurkondylus und damit zu einer Subluxation des lateralen Tibiaplateaus nach ventral. Bei einer Kniebeugestellung zwischen 30–40 Grad bewirkt der Tractus iliotibialis eine ruckartige Rückführung des subluxierten Tibiaplateaus (Abb. 31) (HEY GROVES 1919, PALMER

6.40 Traumatologie und ihre Folgezustände

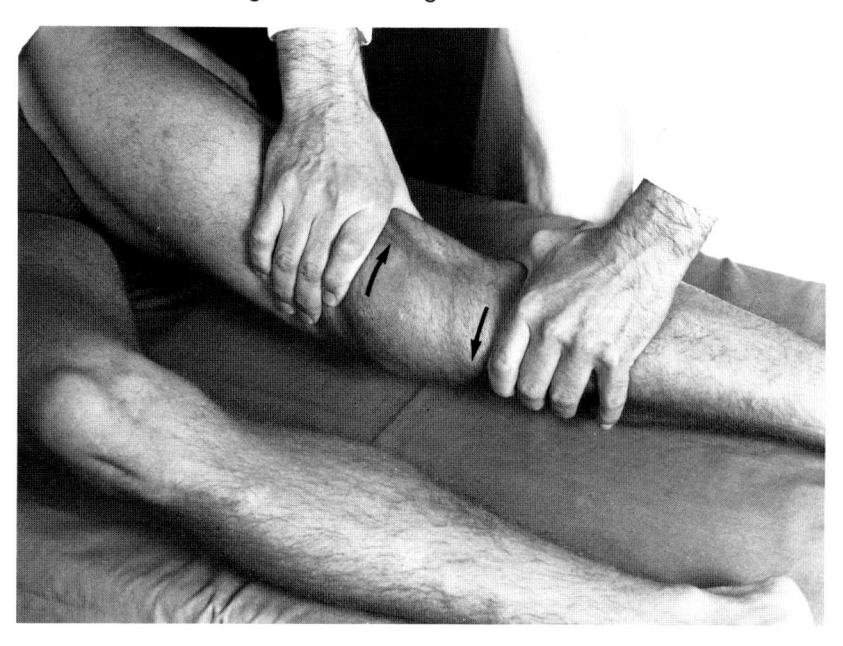

Abb. 31 Pivot-Shift-Test

1938, WIRTH u. ARTMANN 1974). Umgekehrt kann aus einem negativen Pivot-Shift-Zeichen nicht zwangsläufig auf eine Intaktheit des vorderen Kreuzbandes geschlossen werden. So verhindert eine Durchtrennung des Lig. femorotibiale laterale anterius eine spontane Reposition (WAGNER u. SCHABUS 1982). Es müssen auch, zu mindest teilweise, die medialen Strukturen erhalten sein, da sie als mediales Widerlager dienen.

Der *Jerk-* und der *Losee-Test* stellen Äquivalente zum Pivot-Shift-Phänomen dar. Wir bevorzugen die Methode nach SLOCUM (1976). Der Patient wird in Halbseitenlage gebracht, so daß der Unterschenkel in vermehrter Innenrotation und der Oberschenkel in Außenrotation zum Liegen kommen. Bei Valgusstreß und Innenrotation des Unterschenkels steht das laterale Tibiaplateau bei fehlendem vorderem Kreuzband in Kniestreckung in ventraler Subluxationsstellung. Durch langsames Überführen des Kniegelenks unter Valgusstreß in Beugung kommt es dann bei einer Beugestellung von ca. 30 Grad zu einer ruckartigen Reposition des subluxierten Plateaus (Abb. 31).

Röntgendiagnostik
Bei jeder Kapsel-Band-Verletzung des Kniegelenks ist eine Röntgenaufnahme in zwei Ebenen durchzuführen, um begleitende knöcherne Verletzungen, knöcherne Bandausrisse, osteochondrale Frakturen ausschließen zu können. Die Kenntnis über bereits bestehende arthrotische Veränderungen ist für das weitere therapeutische Vorgehen von Bedeutung. Der sog. *Stieda-Pelligrini-Schatten* an der Seitenfläche des medialen Femurkondylus sowie Verbreiterungen bzw. Höhenzunahmen im Bereich des medialen Epikondylenhöckers können auf früher stattgehabte Bandverletzungen hinweisen (FELSENREICH 1934, FEAGIN u. Mitarb. 1982). *Gehaltene Aufnahmen* zur Prüfung einer medialen oder lateralen Aufklappbarkeit werden in einer Kniebeugestellung von 30 Grad im Seitenvergleich durchgeführt. Bei frischen Knieverletzungen ist dafür häufig eine Lokalanästhesie oder Vollnarkose erforderlich, um keine falsch-negativen Ergebnisse zu erhalten. Erst eine Aufklappbarkeit um mehr als 3 mm als Differenzbetrag zur unverletzten Gegenseite ist als pathologischer Befund zu werten (JACOBSEN 1976). Zur Differenzierung eines vorderen oder hinteren Kreuzbandrisses kann das vordere bzw. das hintere Schubladenzeichen röntgenologisch dargestellt und mit der Gegenseite verglichen werden. Die Aufnahmen werden in Rechtwinkelstellung des Kniegelenks bei Seitlagerung des Patienten durchgeführt.

Eine exakte klinische Untersuchung macht in der Regel die gehaltenen Aufnahmen jedoch überflüssig. Eine Ausnahme stellen lediglich Bandverletzungen bei Kindern und Jugendlichen mit noch offenen Wachstumsfugen dar, um eine mögliche Epiphysenlösung, die eine Bandruptur vortäuschen könnte, auszuschließen.

Kniegelenkarthrographie
Sie kann über eine mögliche Kreuzbandruptur keine Aussage erbringen, ist jedoch bei veralteten Kapsel-Band-Instabilitäten zum Ausschluß einer begleitenden Meniskusläsion für die Operationsplanung von Nutzen (KEYL u. JÄGER 1981).

Bei traumatischen, kompletten Kniegelenkluxationen ist immer eine Arteriographie zum Ausschluß einer Gefäßruptur bzw. eines Intimaeinrisses durchzuführen.

Mit der *Computertomographie* steht eine neue Methode zur Darstellung der Kreuzbänder zur Verfügung (REISER u. Mitarb. 1981). Die Methode eignet sich eher für veraltete Kapsel-Band-Läsionen, da bei den frischen Verletzungen mit schmerzhafter Bewegungseinschränkung die hierfür nötige Kniebeugestellung meist nicht eingenommen werden kann. Das Verfahren ist bislang noch Einzelfällen vorbehalten. Ob die *Kernspintomographie* bei den Kniekapsel-Band-Verletzungen eine diagnostische Bedeutung erhalten wird, kann erst die Zukunft zeigen.

Arthroskopie
Die Arthroskopie stellt eine wesentliche Bereicherung unserer diagnostischen Möglichkeiten dar. Die Ursache eines posttraumatischen Hämarthros, die durch die alleinige klinische und röntgenologische Untersuchung nicht abgeklärt werden kann, muß arthroskopisch gesucht werden. Nach den Literaturangaben ist für den unklaren posttraumatischen blutigen Gelenkerguß in 60-80% der Fälle eine isolierte vordere Kreuzbandruptur verantwortlich (GILLQUIST u. Mitarb. 1979, DEHAVEN 1980, JACKSON u. Mitarb. 1980, NOYES u. Mitarb. 1980, MARIANI u. Mitarb. 1982).

Therapie
Grad und Ausmaß der Verletzung sind abhängig von der Größe, der Richtung, und der Zeitdauer der Gewalteinwirkung, wobei zusätzlich die Gelenkstellung eine ausschlaggebende Rolle spielt. Nach morphologischen Gesichtspunkten können drei Grade unterschieden werden:

Grad I, Dehnung: Die Bandkontinuität ist hier erhalten.
Grad II, Zerrung - Teilruptur: Das Band ist elongiert.
Grad III, Ruptur: Es besteht eine völlige Kontinuitätsunterbrechung der Bandstrukturen.

Die Übergänge zwischen den Graden I und II sind fließend. Es ist hier in jedem Fall ein konservatives Vorgehen angezeigt. Bei der Banddehnung muß die Behandlung dahingehend ausgerichtet sein, daß einerseits eine funktionelle Therapie zur Strukturierung der Kollagenbündel erfolgt, andererseits eine weitere Streßbelastung des Bandes vermieden wird, um eine bleibende Elongation zu vermeiden. Eine Restitutio ad integrum ist nach 6-8 Wochen zu erwarten.
Bei der Zerrung bzw. Teilruptur kommt es während der Ausheilung zur Bildung einer Bandnarbe. Das geschwächte Band muß vor weiteren Dehnungen geschützt werden, damit sich eine suffiziente Narbe bilden kann. Somit ist bei Grad II eine Gipsruhigstellung für 6 Wochen angezeigt; u. U. kann am Schluß der Behandlung auf funktionelle, stabilisierende Verbände übergegangen werden.

Bei Grad III ist auf konservativem Weg keine Ausheilung zu erwarten. Nur eine operative Readaptation kann Erfolgsaussichten auf eine Ausheilung gewähren. Bei nichtadäquater Behandlung einer Ruptur eines primären Stabilisators kann aus einer einfachen Instabilität im Laufe der Zeit eine komplexe Instabilität entstehen, wenn die synergistischen Strukturen des verletzten Bandes infolge der Überbelastung elongieren. So stellt das dorsomediale Kapseleck z.B. einen Synergisten zum vorderen Kreuzband dar (MÜLLER 1982).
Nach Lockerung der medialen Kapselschale und Verlust des vorderen Kreuzbandes ist das Innenmeniskushinterhorn die letzte Bremse gegen die vermehrte dorsale Subluxation der medialen Femurkondyle. Auf Dauer ist der Innenmeniskus diesen Beanspruchungen nicht gewachsen, und es kommt zu Einrissen. Tierexperimentelle Untersuchungen von MARSHALL u. OLSSEN (1971) und MCDEVITT u. Mitarb. (1977) bestätigen nach isolierter Durchtrennung des vorderen Kreuzbandes diesen Pathomechanismus. HART konnte 1982 bei frischen anteromedialen Instabilitäten nur in 27% eine Innenmeniskusläsion intraoperativ nachweisen; bei veralteten anteromedialen Instabilitäten bestand dagegen in 90% eine Mitbeteiligung des Innenmeniskus. Die Neigung zur Arthroseentstehung ist der Instabilitätsdauer infolge der gestörten Gelenkkinetik und der damit verbundenen unphysiologischen Belastung direkt proportional (HACKENBROCH u. WIRTH 1979, CLANCY u. Mitarb. 1983). Lediglich bei der isolierten Innenbandruptur bestehen unterschiedliche Auffassungen bezüglich der Therapie. INDELICATO (1983) konnte in seiner prospektiven, vergleichenden Studie keine signifikanten Unterschiede zwischen konservativ und operativ behandelten isolierten Innenbandrupturen feststellen.
Bei Kreuzbandrupturen und bei komplexen Kapsel-Band-Verletzungen ist in jedem Fall eine operative Behandlung indiziert, um so mehr, da nach einhelliger Meinung aller Autoren überwiegend gute Ergebnisse erzielt werden können (EHALT u. ÖHL 1955, MONTAG 1957, HUGHSTON u. EILERS 1973). Die operativen Ergebnisse veralteter, meist komplexer Kniekapsel-Band-Schäden sind den Resultaten nach frischen Verletzungen eindeutig unterlegen (O'DONOGHUE 1963, BURRI u. Mitarb. 1974, WITT u. Mitarb. 1977, JÄGER u. WIRTH 1978). Die Indikation zu operativen rekonstruktiven Maßnahmen bei veralteten Kapsel-Band-Schäden ist deshalb sehr streng zu stellen. Gelegentlich genügt ein gezieltes Muskeltraining, um eine ausreichende dynamische Stabilisierung zu bewirken. Dies gilt besonders für einfache Instabilitäten. Die individuellen Gegebenheiten eines Patienten wie Alter, Allgemeinzustand, Beruf und seine weiteren sportlichen Ambitionen sind bei den therapeutischen Überle-

6.42 Traumatologie und ihre Folgezustände

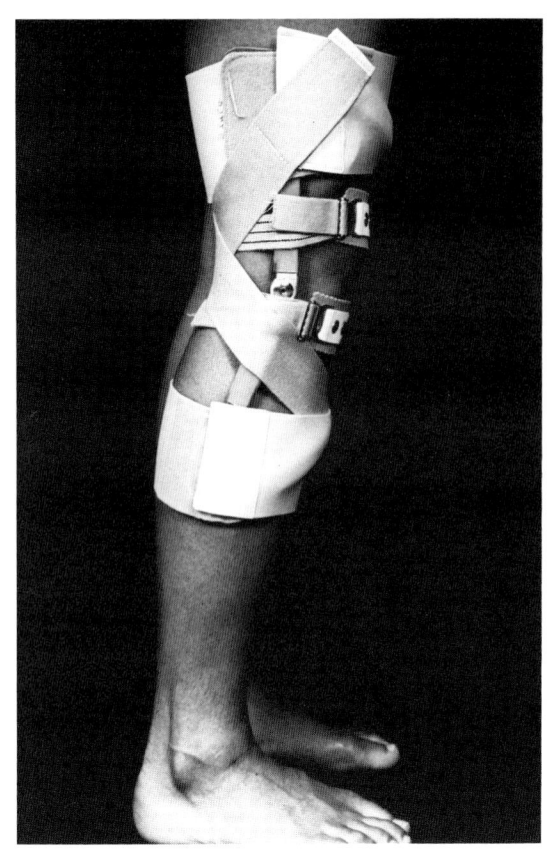

Abb. 32 Derotation-Brace

gungen mitzuberücksichtigen. Die konservativen Maßnahmen können nur eine Entlastung der insuffizienten Kapsel-Band-Strukturen zum Ziel haben. Dies kann durch eine Änderung der Lebensgewohnheiten, durch eine Einstellung auf die Verletzung erreicht werden. Durch Kräftigung der die Bänder unterstützenden Muskulatur kann über eine verbesserte dynamische Stabilisierung eine weitgehende Kompensation hergestellt werden. Der M. quadriceps spielt dabei eine wesentliche Rolle. Orthesen wie der „Lenox Hill" Derotation-Brace gewährleistet z. B. zur Sportausübung eine zusätzliche Stabilisierung (Abb. 32).

Operative Therapie
Eine Indikation zur operativen Behebung *veralteter* Kapsel-Band-Schäden ergibt sich nur dann, wenn die Instabilität muskulär nicht kompensiert werden kann.

Zugänge
Für das mediale Kompartiment oder für Rekonstruktionen des vorderen oder hinteren Kreuzbandes gewähren entweder der mediale parapatellare *Schnitt nach Payr* oder der mediale *Hokkeyschlägerschnitt* eine gute Übersicht (Abb. 33). Der R. infrapatellaris des N. saphenus läßt sich bei Schnitten, die über die Tuberositas tibiae nach distal verlängert werden müssen, meist nicht erhalten. Für die mediale Umleitung des M. semimembranosus um das Innenband oder für die Revision der dorsomedialen Kapselschale oder des Innenmeniskushinterhorns reicht ein gerader Schnitt entlang dem Innenbandverlauf. Der Schnitt beginnt etwas proximal der Gelenkspalthöhe und reicht bis zum Kreuzungspunkt zwischen Pes anserinus und Innenband.

Bei der *lateralen parapatellaren Inzision* werden weniger Hautnerven durchtrennt als medial. Dieser Schnitt kann beliebig nach proximal und distal verlängert werden und gewährt auch einen zufriedenstellenden Überblick über das mediale Kompartiment.

Für die *laterale Umleitung nach Wirth* ist ein 3-4 cm langer Schnitt über dem Epicondylus lateralis femoris in Faserverlaufsrichtung des Tractus iliotibialis ausreichend. Der *dorsale Zugang* ist zur Refixation knöcherner tibialer Ausrisse des hinteren Kreuzbandes hervorragend geeignet. Er muß S-förmig angelegt werden, um eine Kontrakturbildung zu vermeiden. Unter Schonung der Gefäß-Nerven-Versorgung des medialen Gastroknemiuskopfes kann dieser zur besseren Übersicht temporär abgelöst werden. Bei Darstellung des hinteren Kreuzbandes ist insbesondere die A. genus media unbedingt zu schonen (Abb. 33).

Operative Therapie frischer Kapsel-Band-Verletzungen
Der operativen Therapie geht immer eine sehr sorgfältige klinische Diagnose voraus, um präoperativ alle verletzten Strukturen zu erkennen. Ein optimales Ergebnis kann nur dann erzielt werden, wenn alle verletzten Strukturen revidiert und rekonstruiert werden (MÜLLER 1982).
Im allgemeinen gilt, daß interligamentäre Seitenbandrupturen End zu End genäht werden. Randständige Ausrisse werden nach Anfrischung der Insertionsstelle mit transossären Nähten oder einem gezackten Fixationsplättchen refixiert. Zur Fixation knöcherner Ausrisse verwenden wir Schrauben mit gezackter Unterlagscheibe.
Bei knöchernen Kreuzbandausrissen erfolgt die Refixation je nach Größe des Knochenfragmentes mit Kleinfragmentschrauben oder einer Drahtzuggurtung. In Ausnahmefällen kann bei völlig zerstörten Bandstrukturen ein primär plastischer Ersatz notwendig werden.
Eine Sonderstellung nimmt das vordere Kreuzband ein. Die End-zu-End-Naht interligamentärer Rupturen konnte keine befriedigenden Ergebnisse erbringen. Das vordere Kreuzband wird in der Regel nur von einem arteriellen Ast der A. genicularis media von proximal nach distal versorgt. Lediglich an den Ansatz- und Ursprungspunkten der Kreuzbänder gibt es Anastomosen zu dem subkortical liegenden Gefäßnetz von Fe-

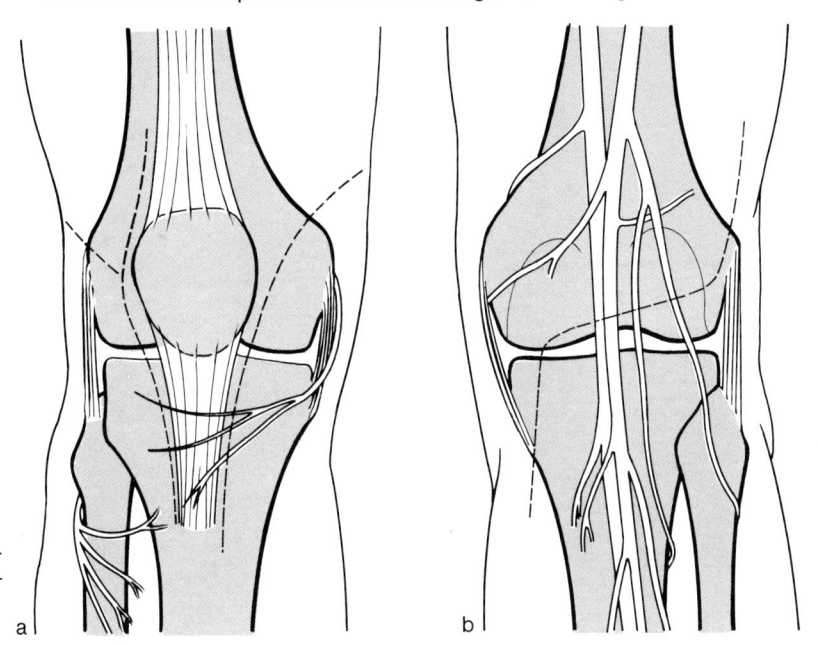

Abb. 33 a u. b Operationszugänge bei Kniegelenk-Kapsel-Band-Verletzungen (nach *Jäger* u. *Wirth*)

mur und Tibia. Nach Ruptur des Bandes und des arteriellen Gefäßes resultiert zwangsläufig die Bandatrophie. Wir verwenden deshalb bei interligamentären Rupturen die Semitendinosusehne als primären Ersatz und steppen den femoralen und tibialen Bandstumpf auf das Transplantat (Abb. 34). Endständig tibiale oder femorale Rupturen werden durch transossäre Ausziehnähte fixiert. Der synoviale Überzug sollte soweit als möglich erhalten werden. Günstiger ist die Situation beim hinteren Kreuzband, da hier 3-4 Arterienäste zur Verfügung stehen. Bei Nähten am hinteren Kreuzband hat sich die von GRAMMONT angegebene temporäre transpatellare Steinmann-Nagel-Schienung bewährt, da hier einerseits die Bandnaht durch die korrigierte Stellung erleichtert wird, andererseits in der postoperativen Phase ein Dorsalgleiten des Tibiakopfes wirksam verhindert werden kann.

Bei Abrissen insbesondere der Kreuzbänder an ihren Ansatzpunkten ist auf eine exakte Refixation an den physiologischen Insertionsstellen von großer Wichtigkeit. Bei falschen Reinsertionen ist eine postoperative, konsekutive Bandelongation bzw. Ruptur unausbleiblich (Abb. 35).

Die Menisken sollen soweit als möglich erhalten werden. Bei basisnahen Längseinrissen ist eine Refixation mit feinem Nahtmaterial nach Anfrischung möglich (DEHAVEN 1981, RODRIQUEZ u. ZOLLINGER 1983, HAMBERG u. Mitarb. 1983). Die Wertigkeit eines homologen Meniskustransplantates kann erst in der Zukunft endgültig beurteilt werden.

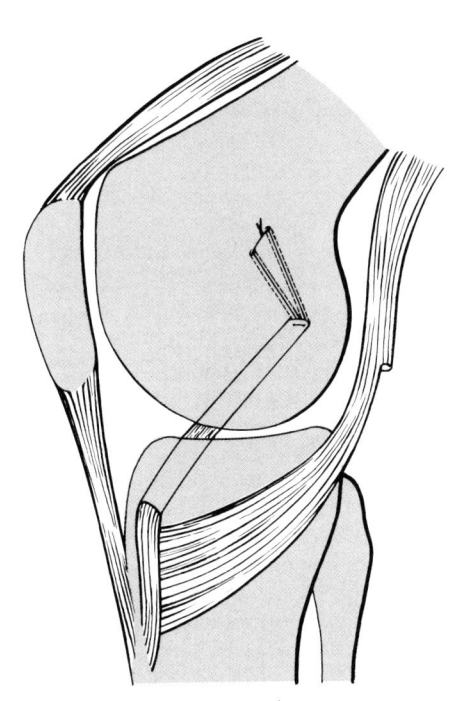

Abb. 34 Semitendinosusplastik bei frischer, interligamentärer, vorderer Kreuzbandruptur (nach *Jäger* u. *Wirth*)

Operative Therapie veralteter Kapsel-Band-Instabilitäten

Die Wiederherstellungschirurgie chronischer Kniebandinstabilitäten ist in den letzten 10 Jahren einem starken Wandel ausgesetzt. Eine Darlegung aller heute üblichen rekonstruktiven Maßnahmen würde bei weitem den Rahmen dieser Abhandlung sprengen. Es sei deshalb auf die spezielle Literatur hingewiesen (JÄGER u. WIRTH 1978, CAMPBELL 1980, MÜLLER 1982, WIRTH u.

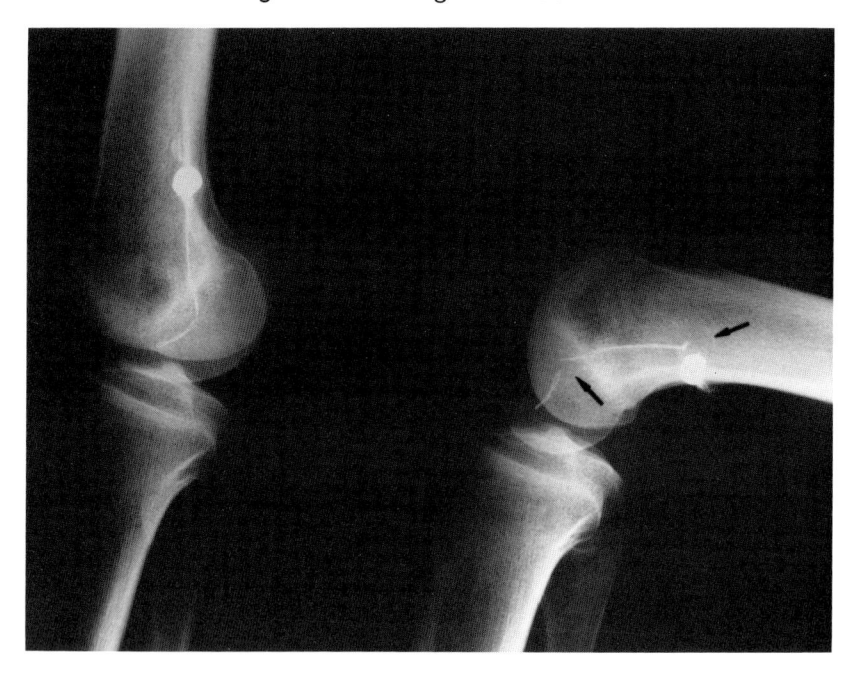

Abb. 35 Bruch der Drahtnaht bei zu weit ventraler Refixation des vorderen Kreuzbandes

Mitarb. 1984). Diese technisch komplizierten Eingriffe sollten speziellen Zentren vorbehalten bleiben.
Als Ersatz für das *vordere Kreuzband* hat sich am besten ein Streifen des Lig. patellae bewährt (CAMPBELL 1939, BRÜCKNER 1966, JONES 1970, CLANCY u. Mitarb. 1982). Wichtig ist die tibiale und femorale Verankerung an den physiologischen Insertionspunkten, um eine spätere Elongation bzw. Ruptur des Transplantates zu vermeiden. Bei transossären Fixationen sollte deshalb mit dem Zielbohrgerät gearbeitet werden. Bei der sog. „Over-the-Top"-Methode nach McIntosh, der Überführung des Transplantates über den dorsalen Ausläufer des lateralen Femurkondylus, wird femoral fast zwangsläufig die richtige Insertionsstelle gefunden. Nachteil dieser Transplantatführung ist, daß eine ossäre Verankerung nicht gegeben ist. MÜLLER hat deshalb diese Methode modifiziert, indem er mit dem Patellarsehnentransplantat eine dünne Korikalislamelle von der Patellaoberfläche entnimmt und diese dann mit zwei transossären Nähten an die angefrischte Insertionstelle am Übergang der lateralen Femurkondyle zum Gelenkknorpel fixiert (Abb. 36).
Wir verankern ein freies mittleres Patellarsehnendrittel, indem wir es distal mit einem trapezförmigen Knochenblock an der Tuberositas tibiae entnehmen, der sich dann in dem femoralen Bohrkanal verkeilen kann. Das distale Transplantatende wird unter einem Knochenblock an der ventralen Tibiakante unter Spannung mit einer „Ulmer-Platte" refixiert (Abb. 37).
Alternativ ermöglicht der mediale Hockeyschlägerschnitt einen direkten Einblick an die femorale Insertionsstelle des vorderen Kreuzbandes.

Das Gelenk wird dorsal vom Innenband mit einem Längsschnitt eröffnet und die Gelenkkapsel dorsalseitig femoral stumpf abgeschoben. Unmittelbar oberhalb des hinteren Kreuzbandverlaufes wird am Knochen-Knorpel-Übergang der lateralen Femurkondyle in einem Knochenbett das Transplantat mit einer Kleinfragmentkortikalisschraube mit Unterlagscheibe refixiert und das freie Transplantatende nach ventral durchgezogen (Abb. 38). Vorteil der technisch etwas aufwendigeren Methode ist, daß eine stabile femorale Verankerung an physiologischer Stelle sicherer gewährleistet ist.
Liegt lediglich eine Elongation des vorderen Kreuzbandes vor, so kann der tibiale Ansatz mit einer Knochenlamelle distalisiert werden (Abb. 39).
Als Ersatz für das *hintere Kreuzband* dient ebenfalls ein freies Patellarsehnendrittel mit distalem trapezförmigem Knochenblock. Die tibialen und femoralen Bohrkanäle werden so gewählt, daß die Austrittspunkte den physiologischen Insertionsstellen entsprechen (Abb. 40) (JÄGER u. WIRTH 1978, BARFOD 1971, CLANCY 1983). HUGHSTON u. DEGENHARD (1982) verwenden einen medialen M. gastrocnemius-Sehnenanteil, den sie mit einem dünnen Adduktorsehnenstreifen verlängern, ziehen diesen von dorsal in das Gelenk ein und verankern ihn an der medialen Femurkondyle transossär.
Der von CAMPBELL (1935), HELFET (1963), BRÜCKNER (1972), JÄGER (1973) u. a. angegebene plastische *Innenbandersatz* mit Sehnen der Pes-anserinus-Gruppe, gestielten Faszienlappen, freiem Patellarsehnendrittel oder homologen Materialien hat sich bei uns nicht bewährt und bleibt

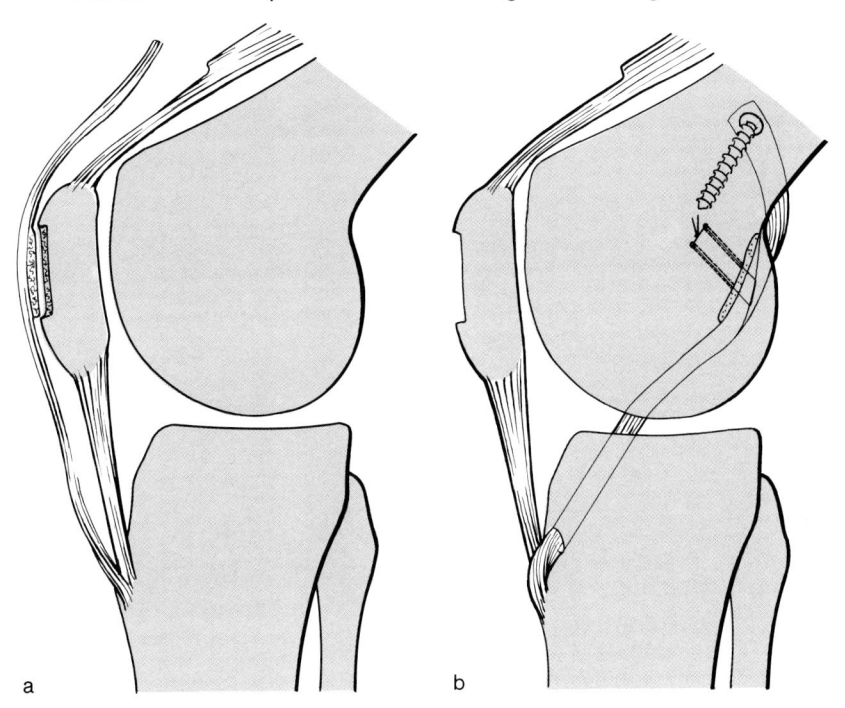

Abb. 36a u. b Vorderes Kreuzbandtransplantat nach der Over-the-top-Methode (modifiziert nach Müller)

nur Ausnahmefällen vorbehalten. Bei den veralteten medialen Kapsel-Band-Läsionen ist fast immer eine ausreichende Innenbandsubstanz vorhanden. Wir approximieren das narbig veränderte, elongierte Innenband mit einem Kortikospongösen Block in Faserverlaufsrichtung. Das mediale Kapselband muß dabei gesondert femoral refixiert werden, um eine Verziehung des Innenmeniskus zu vermeiden. Das Retinaculum longitudenale, die Faszie des M. vastus medialis und die Adduktorsehne werden zur Spannungsverstrebung mit dem medialen Seitenband verbunden (MÜLLER 1982).

Für den Ersatz des *Außenbandes* sind freie auto-, homo-, heterologe oder alloplastische Materialien angewendet worden. Die distal gestielte ventrale Hälfte der Bizepssehne bietet sich als autologes Transplantat an (EDWARD 1920, M. LANGE 1962, SHINNO 1972). Eine Verspannung des Außenbandes kann auch erreicht werden durch eine Versenkung des distalen Ansatzes in das Fibulaköpfchen oder proximal durch das Versetzen eines Knochenblocks. Für eine stärker ausgeprägte Varusinstabilität ist jedoch nie allein eine Außenbandläsion verantwortlich. Meist ist es bei der Primärverletzung zu einem Ausriß der mit der tiefen Schicht des Tractus iliotibialis verbundenen Kaplanfasern gekommen. Hier führen wir die femorale Refixation des tiefen Tractus-iliotibialis-Anteils an die zuvor angefrischte Linea aspera mittels Schraube mit gezahnter Unterlagscheibe durch.

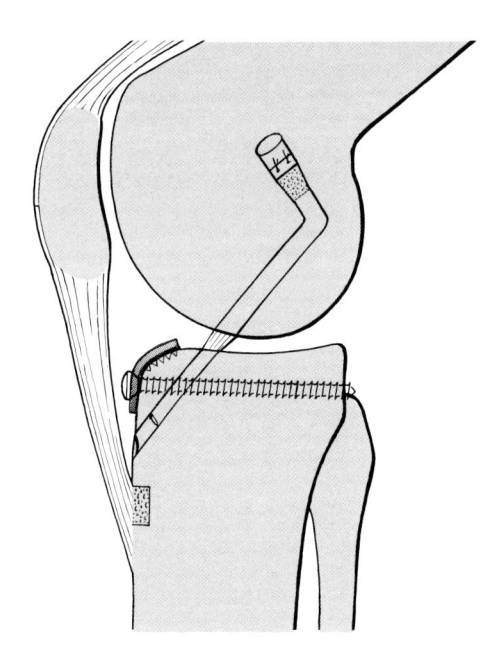

Abb. 37 Vorderes Kreuzbandtransplantat aus dem mittleren Patellarsehnendrittel

Anteromediale Rotationsinstabilität

Die anteromediale Rotationsinstabilität ist die weitaus häufigste Form. Die Behandlung erfolgt entsprechend dem Ausprägungsgrad.

Grad I, die Lockerung der dorsomedialen Kapselschale, behindert den Patienten kaum, so daß wir diese Form in unserer Sprechstunde kaum vorfinden. Hier ist ein Muskeltraining zur dynamischen Stabilisierung ausreichend. Besteht al-

6.46 Traumatologie und ihre Folgezustände

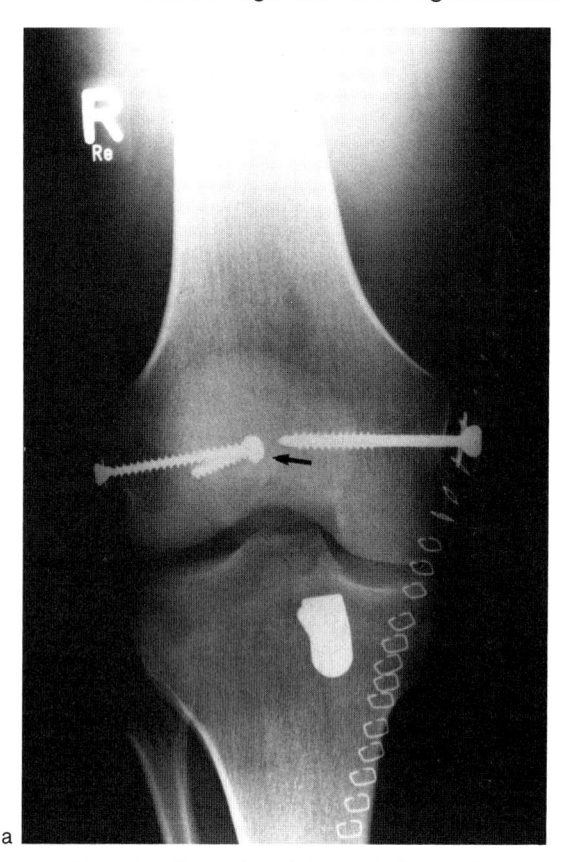

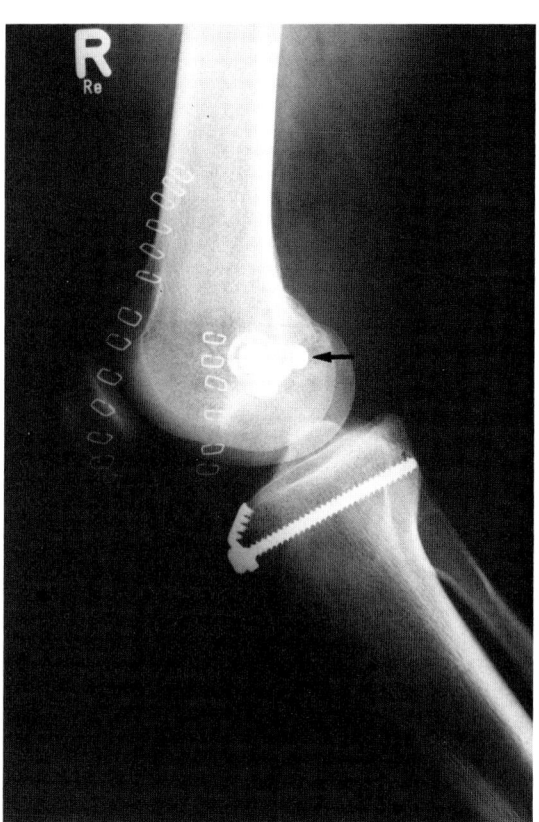

Abb. 38 a u. b Zustand nach Approximierung des Innenbandes, Umlenkung des Außenbandes um einen Traktusstreifen und direkte Verschraubung des femoralen vorderen Kreuzbandansatzes unter Sicht (Pfeil)

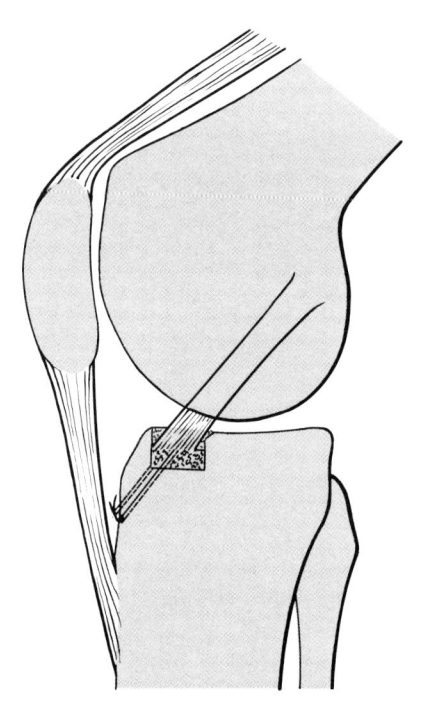

Abb. 39 Straffung eines elongierten vorderen Kreuzbandes durch tibiale Distalisierung (nach *Jäger* u. *Wirth*)

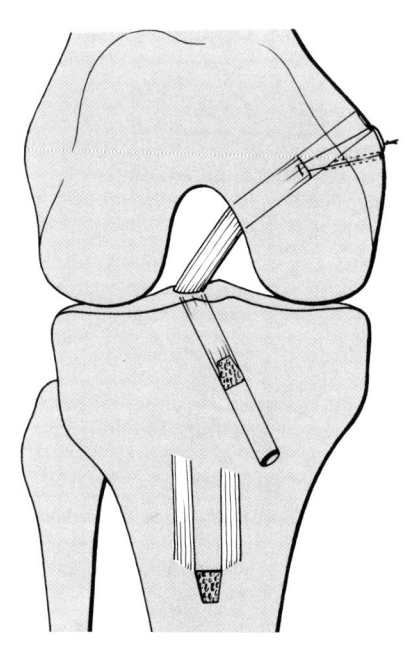

Abb. 40 Hinterer Kreuzbandersatz mit mittlerem Lig.-patellae-Drittel (nach *Jäger* u. *Wirth*)

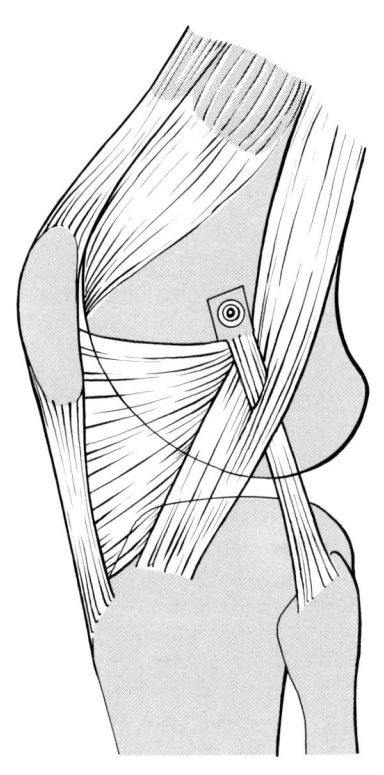

Abb. 41 Umlenkung des Außenbandes um den Tractus iliotibialis (nach *Jäger* u. *Wirth*)

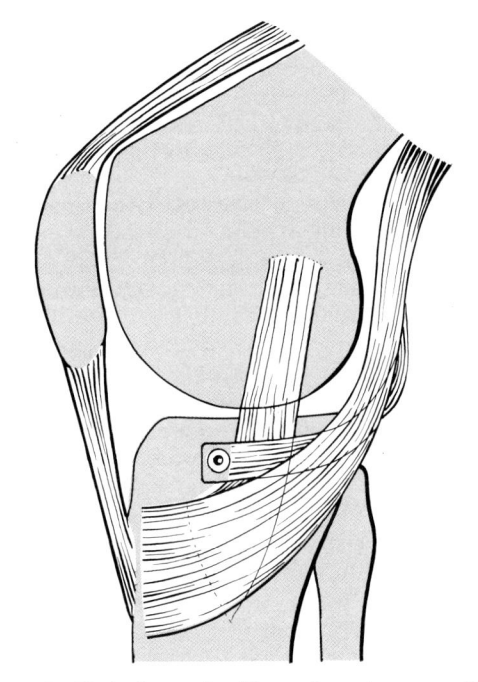

Abb. 42 Umlenkung der M.-semimembranosus-Sehne um das Innenband (nach *Jäger* u. *Wirth*)

lerdings eine Mitschädigung des Innenmeniskus, so kann eine Meniskektomie die Instabilität erhöhen.

Beim *Grad II* besteht neben der Lockerung der dorsomedialen Kapselschale ein Verlust des vorderen Kreuzbandes. Das mediale Kollateralband ist unversehrt. Der Patient klagt über ein funktionelles Instabilitätsgefühl. Hier kann ein intra- oder extraartikulärer Kreuzbandersatz notwendig werden. Wir bevorzugen in Abhängigkeit von den sportlichen Ambitionen des Patienten einen extraartikulär stabilisierenden Eingriff. Durch Umlenkung des Außenbandes um den Tractus iliotibialis (Abb. 41) und des M. semimembranosus um das Innenband (Abb. 42) wird bei zunehmender Kniestreckung das Schubladenzeichen abgeschwächt bzw. aufgehoben (WIRTH u. JÄGER 1983). Vorteil dieser Methode ist es, daß auf einen intraartikulären Eingriff verzichtet und damit die Rehabilitationsphase verkürzt werden kann. Bei arthrographisch oder arthroskopisch nachgewiesener Innenmeniskusläsion, die meist am Übergang zum Hinterhorn lokalisiert ist, wird die Gelenkkapsel am dorsalen Rand des Innenbandes eröffnet. Bei randständigen Längseinrissen ist häufig eine Naht nach Anfrischung der Ränder möglich (Abb. 43). Eine Naht des Meniskuslängsrisses ist jedoch nur dann sinnvoll, wenn gleichzeitig die pathophysiologisch ursächliche vordere Instabilität behoben wird.

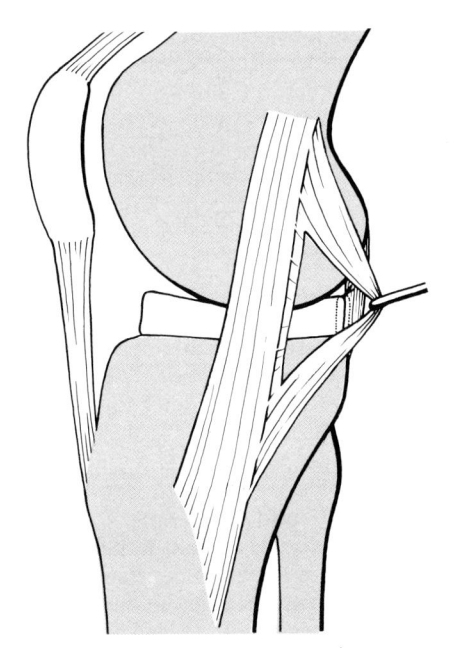

Abb. 43 Innenmeniskusrefixation bei randständigem Hinterhornlängsriß

Das periphere Drittel des Meniskus wird vom Rand her durch Blutgefäße versorgt. Die Ernährung der zentralen ⅔ erfolgt durch Diffusion der Synovialflüssigkeit. Da besonders der Innenmeniskus für die Rotationsstabilität von tragender Bedeutung ist, sollte er einerseits soweit als möglich erhalten werden, andererseits die Nahtstelle außerhalb degenerativ veränderter Bezirke liegen. Nach den Untersuchungen von SLANY (1941) sowie MITTELMEIER (1973) befinden sich die degenerativen Bezirke meist im mittleren Drittel.

Der *Grad III* ist durch ein zusätzlich gelockertes Innenband gekennzeichnet. Aus diesem Grunde ist die oben beschriebene extraartikulär stabilisierende Technik allein nicht ausreichend. Zur Stabilisierung sind sowohl statische Maßnahmen wie ein vorderer Kreuzbandersatz, Straffung des Innenbandes und der dorsomedialen Kapselschale notwendig als auch dynamische Maßnahmen zur Außenrotationskontrolle durch Versetzung der Pes-anserinus-Gruppe und der Umlenkung der Semimembranosussehne.

Als erster Schritt wird der vordere Kreuzbandersatz wie oben beschrieben durchgeführt. Die Innenbandstraffung erfolgt durch eine Approximierung des femoralen Innenbandansatzes. Der Ansatz am Epicondylus medialis femoris wird mit einem 16 mm breiten kortikospongösen Block ausgemeißelt, soweit als möglich entsprechend dem Faserverlauf nach proximal versetzt und mit einer Malleolarschraube und Kunststoffunterlagscheibe refixiert. Der letzte Schritt besteht in der Umlenkung des tibialen Semimembranosusanteiles über das Innenband. Die Sehne wird mit einem kleinen Knochenblock unter dem Dorsalrand des Innenbandes ausgemeißelt, über das Innenband geführt und hart am Vorderrand des Innenbandes in einem zuvor präparierten Knochenbett refixiert.

Die veraltete *anterolaterale Rotationsinstabilität* ist häufig mit einer anteromedialen kombiniert, wobei die anterolaterale Rotationsinstabilität sich meist sekundär entwickelt hat.

Grad I ist gekennzeichnet durch eine Lockerung der tiefen Schicht des Tractus iliotibialis unter Verlust des vorderen Kreuzbandes. Eine extraartikuläre laterale Umleitung nach Wirth oder Ellison kann in der Mehrzahl der Fälle eine ausreichende Stabilität bewirken.

Grad II beinhaltet zusätzlich eine Lockerung des lateralen Kollateralbandes und der dorsolateralen Kapselschale und damit eine Varusinstabilität. Durch eine laterale extraartikuläre Umleitung allein kann hier keine zufriedenstellende Stabilität erreicht werden. Wir führen deshalb zusätzlich eine Traktopexie an die Linea aspera femoris durch, dort wo die gelockerten Kaplanfasern eine funktionsgerechte Fixation der tiefen Traktusschicht nicht mehr gewährleisten.

Bei *Grad I der posterolateralen Rotationsinstabilität* ist lediglich die dorsolaterale Kapselschale gelockert. Entsprechend dem Grad I der anteromedialen Rotationsinstabilität wird hier eine konservative Therapie mit Muskeltraining eine ausreichende Therapie darstellen.

Grad II beinhaltet eine Lockerung des Außenbandes, des Arkuatumkomplexes und des hinteren Kreuzbandes. Diese Form der Rotationsinstabilität stellt uns vor die größten Probleme. Eine Rekonstruktion der äußerst komplizierten anatomischen Strukturen der dorsolateralen Kapselschale durch die bisherigen Verfahren konnte noch keine endgültig zufriedenstellenden Ergebnisse erbringen. Durch die von HUGHSTON (TSCHERNE 1980) angegebene Methode kann zumindest eine deutliche Verbesserung der Instabilität erreicht werden. Es wird eine breite Knochenscheibe vom Condylus lateralis femoris mit den dort anhängenden Strukturen, dem Außenband, der Popliteussehne, dem Lig. arcuatum und dem M. gastrocnemius lateralis nach ventral proximal verschoben und fixiert. Als zusätzliche Maßnahme ist in den meisten Fällen eine Traktopexie erforderlich.

Postoperative Behandlungsphase
Die Weiterbehandlungsphase verdient ebenso große Beachtung wie die operative Rekonstruktion selbst. Dies gilt für die frischen, aber noch mehr für die veralteten Knie-Instabilitäten.

Das Vorgehen ist durch zwei gegensätzliche Zielrichtungen bestimmt. Einerseits müssen die rekonstruierten Bandstrukturen durch immobilisierende Verbände in der postoperativen Phase geschützt werden; andererseits kann nur unter funktionellen Bedingungen eine frühzeitige, belastungsgerechte Strukturierung des Narbengewebes erreicht werden. Zudem begünstigt die Immobilisation die Muskelatrophie, die Verklebung der Verschiebeschichten, die Schrumpfung der Gelenkkapsel und die Arthoseentstehung. Die Thrombosegefahr ist erhöht, die Ödemabschwellung verzögert. Es gilt deshalb einen Mittelweg zu finden, der, soweit als möglich, beiden Ansprüchen gerecht wird.

Wer sich für die Frühmobilisation entscheidet, muß die Gefahren dieser Weiterbehandlungsmethode kennen und möglichst ausschalten. Voraussetzung ist in jedem Fall die stabile und funktionsgerechte Verankerung der verletzten Bandstrukturen. Bei allen rekonstruktiven Maßnahmen am vorderen Kreuzband hat sich eine zusätzliche Umlenkung des Tractus ileotibialis um das Außenband zur Vermeidung des Pivotings bewährt (vgl. Abb. 41). Bei Nähten am hinteren Kreuzband kann durch eine transpatellare Steimann-Nagel-Schienung das Zurückgleiten des Tibiakopfes aufgrund seiner Eigenschwere verhindert werden, wobei noch ein Bewegungsspielraum zwischen 30 und 70 Grad möglich ist (Abb. 44).

Bei der frühfunktionellen Behandlung wird ein Bewegungssegment, 30-70 Grad, in dem eine vermehrte Zugbelastung der operierten Struktur vermieden werden kann, ausgenutzt (Abb. 45).

Bei aktiven Bewegungsübungen ist der Antagonismus des M. quadriceps zum vorderen Kreuzband zu beachten (SCHMIDT u. MÜNCH 1984). Bei Anspannung des M. quadriceps kommt es zwi-

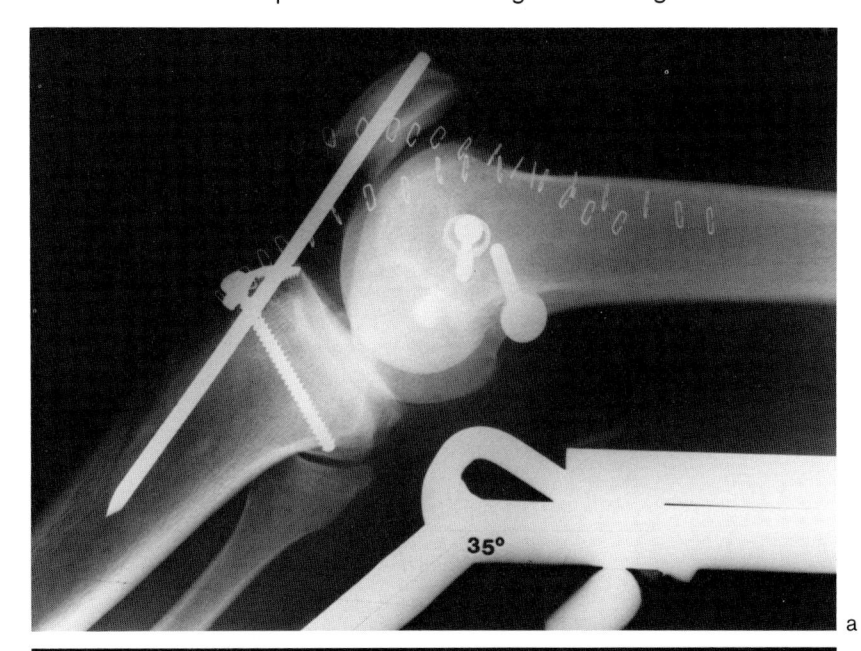

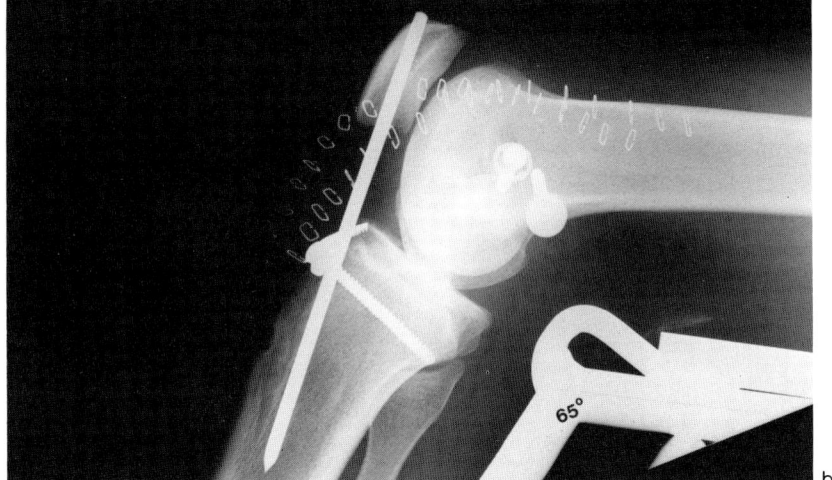

Frakturen und Kapsel-Band-Verletzungen am Kniegelenk 6.49

Abb. 44 a u. b Temporäre Steinmann-Nagel-Schienung, zur Vermeidung der dorsalen Schublade als Voraussetzung für die frühfunktionelle Weiterbehandlung

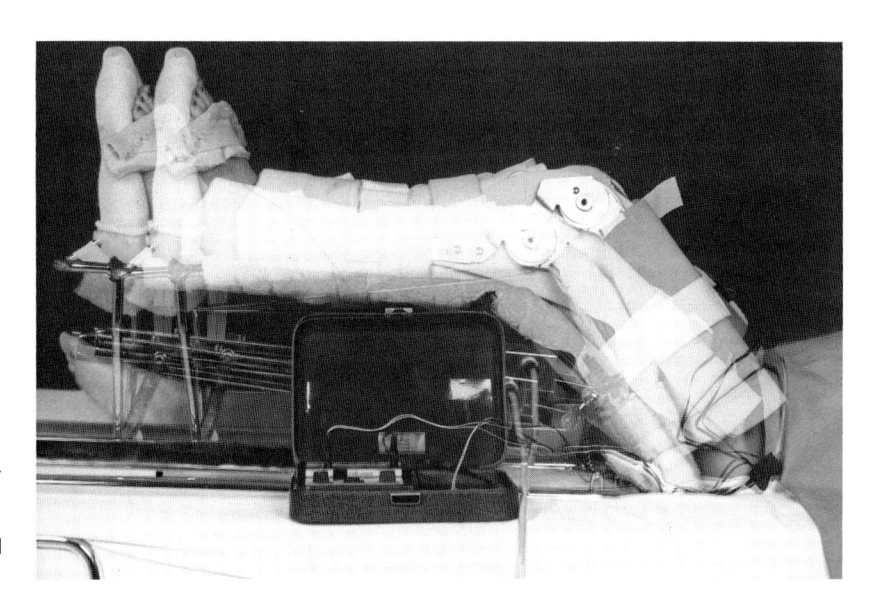

Abb. 45 Frühfunktionelle Behandlung auf der elektrischen Bewegungsschiene und Schwellstrombehandlung der Oberschenkelstreck- und -beugemuskulatur

6.50 Traumatologie und ihre Folgezustände

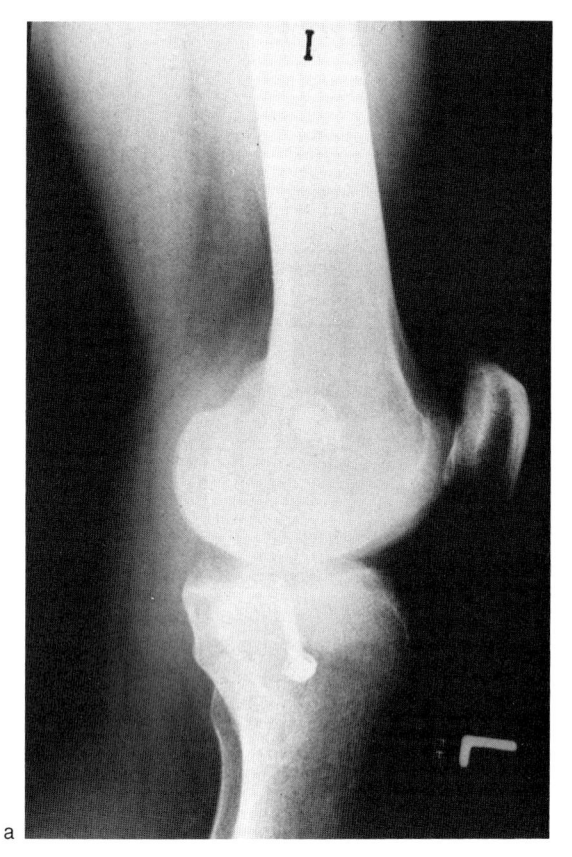

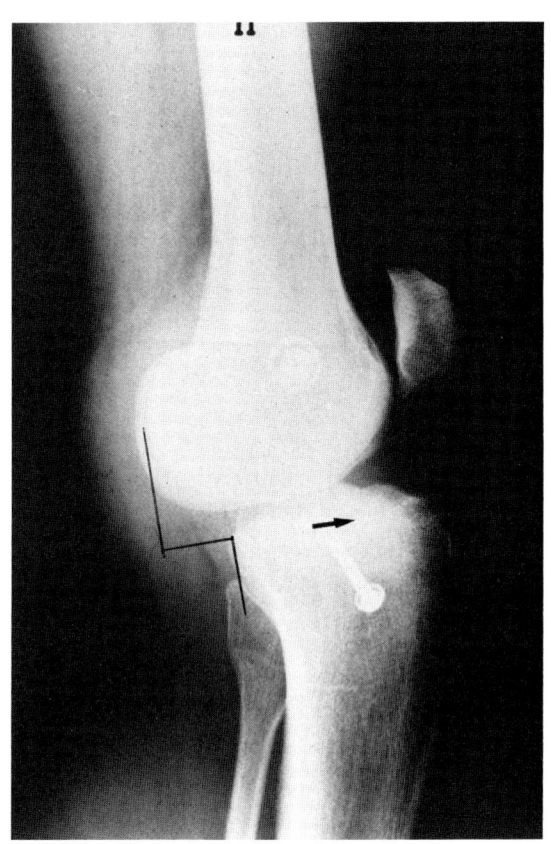

Abb. 46 a u. b   Aktive vordere Schublade durch Kontraktion der Quadrizepsmuskulatur in Streckstellung nach Verlust des vorderen Kreuzbandes

Tabelle 2   Postoperative Behandlungsphasen

I 4.–14. Tag (stationär)	passive Mobilisation zwischen 30 und 70 Grad Elektrostimulation der Oberschenkelmuskulatur krankengymnastische Behandlung Gehschule mit Zehenkontakt
II 3.–12. Woche (ambulant)	limitierte Bewegung in der Kniegelenkschiene Elektrostimulation der Oberschenkelmuskulatur krankengymnastische Behandlung isokinetisches Muskeltraining (ab der 9. Woche) Gehschule mit Teilbelastung (ab der 9. Woche)
III 13.–16. Woche	Aufheben der Bewegungslimitierung Anstreben der vollen Beweglichkeit aktives Muskeltraining Vollbelastung (ab ca. 10 Grad Streckung)
IV 17.–26. Woche	Krafttraining Ausdauertraining Koordinationstraining Aufnahme der sportlichen Aktivitäten mit kontrolliertem Bewegungsablauf (Radfahren, Laufen, Schwimmen)

schen 0 und 40 Grad zu einem deutlichen Anstieg der Zugbeanspruchung des vorderen Kreuzbandes, die in jedem Fall vermieden werden muß (Abb. 46).
Die hier angegebene Einteilung in vier Phasen (Tab. 2) kann nur Anhaltspunkte für eine Weiterbehandlung geben. Sie muß in jedem Fall auf den einzelnen individuellen Fall abgestimmt werden. Die Weiterbehandlungsdauer sowie die Zeitpunkte der Belastbarkeit, der Berufs- und Sportfähigkeit sind von vielen Variablen abhängig, die den postoperativen Heilungsverlauf beeinflussen können: Art und Ausmaß der Instabilität, Umfang der erfolgten rekonstruktiven Maßnahmen und die individuellen Gegebenheiten wie Alter, Beruf und Motivation des Patienten.
Bei unzuverlässigen oder uneinsichtigen Patienten bietet die Gipsimmobilisation gegenüber der frühfunktionellen Behandlung mit abnehmbarer Bewegungsschiene eine größere Sicherheit. Das operierte Bein wird 6 Wochen in einem zirkulären Gipstutor in 30 Grad Beugung ruhiggestellt. Ab der 6. Woche kann dann aus der Gipsschale mit assistierten Bewegungsübungen begonnen werden. Die dorsale Gipsschale wird in der Regel ab der 12. Woche weggelassen.
Wichtig erscheint uns, daß der Patient bei Entlassung aus der stationären Behandlung für den

weiterbehandelnden Therapeuten einen exakten Bericht über die durchgeführten Maßnahmen sowie eine schriftliche Anweisung für die weitere Rehabilitation mitbekommt.
Eine endgültige Beurteilung des Operationsergebnisses ist bei frischen Kapsel-Band-Nähten frühestens nach 2 Jahren, bei veralteten Kapsel-Band-Rekonstruktion meist erst noch später möglich. Wir konnten sehen, daß selbst nach 3-4 Jahren durch Anpassung und muskeldynamische Koordination sich noch eine Verbesserung der subjektiven Beurteilung einstellte.
Nur eine kontinuierliche, selbstkritische Kontrolle der eigenen Operations- und Nachbehandlungsergebnisse kann eine weitere Verbesserung der Resultate erbringen. Die Einführung einer speziellen Knie-Band-Sprechstunde, in der alle prä- und postoperativen Untersuchungen und Kontrollen erfolgen, hat sich hierfür als vorteilhaft erwiesen.

Literatur

Aitken, A. P., R. E. Ingersoll: Fractures of the proximal tibial epiphyseal cartilage. J. Bone Jt Surg. 38 A (1956) 787

Barfod, B.: Posterior cruciate ligament - reconstruction by transposition of the popliteal tendon. Acta orthop. scand. 42 (1971) 438

Baumgartl, F.: Das Kniegelenk. Springer, Berlin 1979

Böhler, J.: Die operative Behandlung der frischen Seitenbandrisse des Kniegelenkes. Arch. orthop. Unfall Chir. 102 (1953) 93

Bohler, L.: The Treatment of Fractures. Grune & Stratton, New York 1956

Brückner, H.: Eine neue Methode der Kreuzbandplastik. Chirurg 37 (1966) 413

Brückner, H., H. Brückner: Bandplastiken im Kniebereich nach dem „Baukastenprinzip". Zbl. Chir. 97 (1972) 65

Brunner, Ch.: Frakturen im Kniegelenkbereich. In Weber, B. G., Ch. Brunner, F. Freuler: Die Frakturenbehandlung bei Kindern und Jugendlichen. Springer, Berlin 1978

Burri, C., G. Helbing, A. Rüter: Die Behandlung der posttraumatischen Bandinstabilität am Kniegelenk. Orthopädie 3 (1974) 184

Campbell, W. C.: An operation for repair of the internal and external lateral ligaments of the knee-joint. Surg. Gynec. Obstet. 60 (1935) 214

Campbell, W. C.: Reconstruction of the ligaments of the knee. Amer. J. Surg. 43 (1939) 473

Campbell, W. C.: Campbell's Operative Orthopaedics, vol. I. Mosby, St. Louis 1980

Castaing, J., Ph. Burding, M. Mougin: Les conditions de la stabilité passive du genou. Rev. Chir. orthop. 58 (1972) 34

Clancy, W. G., D. A. Nelson, B. Reider, R. G. Narechania: Anterior cruciate ligament reconstruction using one-third of the patellar ligament, augmented by extra-articular tendon transfer. J. Bone Jt Surg. 64 A (1982) 352

Clancy, W. G., K. Shelbourne, G. B. Zöllner, J. S. Keene, B. Reider, T. D. Rosenberg: Treatment of knee joint instability secondary to rupture of the posterior cruciate ligament. J. Bone Jt Surg. 65 A (1983) 310

Courvoisier, E.: Les fractures des plateaux tibiaux. Bull. AO (1973)

DeHaven, K. E.: Diagnosis of acute knee injuries with hemarthrosis. Amer. J. Sports Med. 8 (1980) 9

DeHaven, K. E.: Peripheral meniscus repair. An alternative to meniscectomy. J. Bone Jt. Surg. 63 B (1981) 463

Edwards, A. H.: Operative procedure suggested for the repair of collateral ligaments of the knee-joint. Brit. J. Surg. 7 (1920) 266

Edwards, R. G., J. F. Lafferty, K. O. Lange: Ligament strain in the human knee joint. J. basic Engng. 92 (1970) 131

Ehalt, W., R. Öhl: Die Operation der frischen Risse des medialen Seitenbandes am Kniegelenk und ihre Ergebnisse. Arch. orthop. Unfall-Chir. 47 (1955) 79

Ellison, A. E.: The pathogenesis and treatment of anterolateral rotatory instability. Clin. Orthop. 147 (1980) 51

Feagin, J. A., H. E. Cabaud, W. W. Curl: The anterior cruciate ligament: Radiografic and clinical signs of successful and unsuccessful repairs. Clin. Orthop. 164 (1982) 54

Felsenreich, F.: Die Röntgendiagnose der veralteten Kreuzbandläsion des Kniegelenkes. Fortschr. Röntgenstr. 49 (1934) 341

Gillquist, J., G. Hagberg, N. Oretrops: Arthroskopie bei akuten Kniegelenkverletzungen. In Blauth, W. K. Donner: Arthroskopie des Kniegelenks. Thieme, Stuttgart 1979

Gillquist, J., G. Hagberg: Findings at arthroscopy and arthrography in knee injuries. Acta orthop. scand. 49 (1978) 398

Gupta, B. N., W. O. Brinker, K. N. Subramanian: Breaking strength of cruciate ligaments in the dog. J. Amer. vet. med. Ass. 154 (1969) 1586

Hackenbroch, M. H., C. J. Wirth: Gonarthrose nach persistierender Kniegelenksinstabilität. Z. Orthop. 117 (1979) 753

Häfner, H., C. J. Wirth: Experimentelle Untersuchung zur Erklärung des Lachman-Testes. In Jäger, M., M. H. Hakkenbroch, H. J. Refior: Kapselbandläsionen des Kniegelenkes. Experimentelle Grundlagen der Diagnostik und Therapie. Thieme, Stuttgart 1981

Hamacher, P.: Totale Patellektomie. (Indikation, Technik und Ergebnisse.) Hefte Unfallheilk. 120 (1975) 85

Hamberg, P., J. Gillquist, J. Lysholm: Suture of new and old peripheral meniscus tears. J. Bone Jt Surg. 65 A (1983) 193

Häring, M.: Tierexperimentelle Untersuchungen zur Traumatologie der Wachstumsfuge. Habil., Freiburg 1980

Hart, J. A. L.: Meniscal injury associated with acute and chronic ligamentous instability of the knee joint. J. Bone Jt Surg. 64 B (1982) 119

Hassler, H., R. B. Jakob: Ein Beitrag zur Ursache der anterolateralen Instabilität des Kniegelenkes: Eine Studie an 20 Leichenknien unter besonderer Berücksichtigung des Traktus iliotibialis. In Jäger, M., M. H. Hackenbroch, H. J. Refior: Kapselbandläsionen des Kniegelenkes. Experimentelle Grundlagen der Diagnostik und Therapie. Thieme, Stuttgart 1981

Helfet, A. J.: The Management of Internal Derangements of the Knee Joint. Pitman, London 1963

Hertel, P.: Verletzung und Spannung von Kniebändern. Hefte Unfallheilk. 142 (1980) 1

Hertel, P., L. Schweiberer: Biomechanik and Pathophysiologie des Kniebandapparates. Hefte Unfallheilk. 125 (1975) 1

Hey Groves, E. W.: The crucial ligaments of the knee-joint: Their function, rupture, and the operative treatment of the same. Brit. J. Surg. 7 (1919) 505

Hughston, J. C.: Subluxation of the patella. J. Bone Jt Surg. 50 A (1968) 1003

Hughston, J. C., G. R. Barret: Acute anteromedial rotatory instability. Long-term results of surgical repair. J. Bone Jt Surg. 65 A (1983) 145

Hughston, J. C., T. C. Degenhardt: Reconstruction of the posterior cruciate ligament. Clin. Orthop. 164 (1982) 59

Hughston, J. C., A. F. Eilers: The role of the posterior oblique ligament in repairs of acute medial (collateral) ligament tears of the knee. J. Bone Jt Surg. 55 A (1973) 923

Hughston, J. C., J. R. Andrews, M. J. Cross, A. Moschi: Classification of knee ligament instabilities. Part I: The medial compartment and cruciate ligaments. Part II:

The lateral compartment. J. Bone Jt Surg. 58 A (1976) 159

Hughston, J. C., J. A. Bowden, J. R. Andrews, L. A. Norwood: Acute tears of the posterior cruciate ligament. J. Bone Jt Surg. 62 A (1980) 438

Indelicato, P. A.: Non-operative treatment of complete tears of the medial collateral ligament of the knee. J. Bone Jt Surg. 65 A (1983) 323

Jackson, R. W., R. J. Peters, R. L. Marczyk: Late results of untreated anterior cruciate ligament rupture. J. Bone Jt Surg. 62 B (1980) 127

Jacobsen, K.: Stress radiographical measurement of the anteroposterior, medial and lateral stability of the knee joint. Acta orthop. scand. 47 (1976) 335

Jäger, M.: Abgrenzungen und Möglichkeiten der Wiederherstellung des Band- und Streckapparates des Kniegelenkes mit homologen Gewebsimplantaten. Z. Orthop. 111 (1973) 375

Jäger, M., J. M. Schmidt: Rotationsfehlstellung nach Oberschenkelmarknagelung. Hefte Unfallheilk. 158 (1982) 195

Jäger, M., C. J. Wirth: Kapselbandläsionen. Biomechanik, Diagnostik und Therapie. Thieme, Stuttgart 1978

Jäger, M., C. J. Wirth: Die Untersuchungstechnik bei Kapselbandläsionen des Kniegelenkes. Chir. Prax. 30 (1982) 255

Jäger, M., W. Gasteiger, G. Weseloh: Die Tibiakopffraktur des alten Menschen, Bruchform, Therapie und Nachuntersuchungsergebnisse. Mschr. Unfallheilk. 73 (1970) 228

Jäger, M., M. H. Hackenbroch, H. J. Refior: Kapselbandläsionen des Kniegelenkes. Experimentelle Grundlagen der Diagnostik und Therapie. Thieme, Stuttgart 1981

Jakob, R. P., H. U. Stäubli: Das umgekehrte Pivot-Shift-Phänomen (Reversed Pivot-Shift) – ein neues Zeichen der posterolateralen Knieinstabilität. In Jäger, M., M. H. Hackenbroch, H. J. Refior: Kapselbandläsionen des Kniegelenkes. Experimentelle Grundlagen der Diagnostik und Therapie. Thieme, Stuttgart 1981

Jakob, R. P., H. Hassler, H. U. Stäubli: Observations on Rotatory Instability of the Lateral Compartment of the Knee. Acta orthop. scand., Suppl. 191 ad 52 (1981)

Jones, K. G.: Reconstruction of the anterior cruciate ligament using the central one-third of the patellar ligament. J. Bone Jt Surg. 52 A (1970) 1302

Jones, R., A. Smith: On rupture of the crucial ligaments of the knee, and fractures of the spine of the tibia. Brit. J. Surg. 1 (1913) 70

Kaplan, E. B.: Some aspects of functional anatomy of the human knee joint. Clin. Orthop. 23 (1962) 18

Kennedy, J. C., W. H. Bailey: Experimental tibial-plateau fractures. J. Bone Jt Surg. 50 A (1968) 1522

Kennedy, J. C., R. W. Grainer: The posterior cruciate ligament. J. Trauma 7 (1967) 367

Kennedy, J. C., H. W. Weinberg, A. S. Wilson: The anatomy and function of the anterior cruciate ligament. J. Bone Jt Surg. 56 A (1974) 223

Keyl, W., M. Jäger: Die Arthrographie des Kniegelenkes. Röntgenpraxis 34 (1981) 417

Köstler, J.: Bruchformen der Oberschenkelrolle. Chirurg 9 (1937) 610

Kuner, E. H.: Ursachen, Formen u. Begleitverletzungen der distalen Oberschenkelfraktur. Hefte Unfallheilk. 120 (1975)

Kuner, E. H., M. Häring: Zur transepiphysären Verschraubung des osteochondralen Eminentia-Ausrisses beim Kind. Unfallheilkunde 83 (1980) 495

Labitzke, R.: Neues Prinzip der Zuggurtung. Hefte Unfallheilk. 120 (1975) 76

Lange, M.: Orthopädische – Chirurgische Operationslehre. Bergmann, München 1962

Levy, J. M., P. A. Torczilli, R. F. Warren: The effect of medial meniscectomy on anterior – posterior motion of the knee. J. Bone Jt Surg. 64 A (1982) 883

Losee, R. E., T. R. Johnson, W. O. Southwick: Anterior subluxation of the lateral tibial plateau. J. Bone Jt Surg. 60 A (1978) 1015

McDevitt, C., E. M. Gilbertson, H. Muir: An experimental model of osteoarthritis: Early morphological and biomechanical changes. J. Bone Jt Surg. 59 B (1977) 24

Magerl, F.: Das patello-femorale Gelenk. Ursachen, Formen und Begleitverletzungen der Patellafraktur. Hefte Unfallheilk. 120 (1975) 45

Mariani, P. P., G. Puddu, A. Ferretti: Hemarthrosis treated by aspiration and casting. How to condemn the knee. Amer. J. Sports Med. 10 (1982) 343

Marshall, D. J.: Meniscopexie: The reattachment of peripheraly detached menisci. J. Bone Jt Surg. 64 B (1982) 119

Marshall, J. L., S. E. Olsson: Instability of the knee. A long-term experimental study in dogs. J. Bone Jt Surg. 53-A (1971) 1561

Marti, R., F. Süssenbach: Achsenfehler nach Epiphysenverletzungen am distalen Oberschenkel. Orthop. Prax. 3 (1981) 216

Meyers, M. H., S. M. McKeever: Fractur of the intercondylar eminence of the tibia. J. Bone Jt Surg. 52 A (1970) 827

Mittelmeier, H.: Meniskusverletzungen. Z. Orthop. 111 (1973) 386

Montag, W. D.: Nachuntersuchungen von operativ behandelten Kniebandläsionen bei 212 Patienten. Z. Orthop. 89 (1957) 245

Morscher, E., P. A. Desaulles: Die Festigkeit des Wachstumsknorpels in Abhängigkeit von Alter und Geschlecht. Schweiz. med. Wschr. 94 (1964) 582

Morscher, E., W. Taillard: Beinlängenunterschiede. Karger, Basel 1965

Müller, M. E., M. Allgöwer, R. Schneider, H. Willenegger: Manual der Osteosynthese. AO-Technik. Springer, Berlin

Müller, W.: Das Knie. Form, Funktion und ligamentäre Wiederherstellung. Springer, Berlin 1982

Noyes, F. R., R. W. Bassett, E. S. Grood, D. L. Butler: Arthroscopy in acute traumatic hemarthrosis of the knee. J. Bone Jt Surg. 62 A (1980) 687

O'Donoghue, D. H.: A Method for replacement of the anterior cruciate ligament of the knee. J. Bone Jt Surg. 45 A (1963) 905

O'Donoghue, D. H.: Reconstruction for medial instability of the knee. J. Bone Jt Surg. 55 A (1973) 941

Palmer, J.: On the injuries to the ligaments of the knee joint. Acta. chir. scand., Suppl. 53 (1938)

Paulos, L., F. R. Noyes, E. Grood, D. L. Butler: Knee rehabilitation after anterior cruciate ligament reconstruction an repair. Amer. J. Sports Med. 9 (1981) 140

Reiser, M., N. Rupp, P. M. Karpf, St. Feuerbach, H. Anakker: Evaluation of the cruciate ligaments by CT. Europ. J. Radiol. 1 (1981) 9

Rodriguez, M., H. Zollinger: Die Naht basisnaher Meniskusrisse. In Chapchal, G.: Sportverletzungen und Sportschäden. Thieme, Stuttgart 1983

Salter, R. B., D. F. Simmonds, B. W. Malcolm, E. J. Rumble, D. Macmichael, N. D. Clements: The biological effect of continuous passive motion on the healing of full-thickness defects in articular cartilage. J. Bone Jt Surg. 62 A (1980) 1232

Schmidt, J. M., M. Jäger: Arthrolyse und Arthroplastik des Kniegelenkes. Hefte Unfallheilk. 153 (1981) 460

Schmidt, J. M., E. O. Münch: Die frühfunktionelle Weiterbehandlung der operativ versorgten Knieinstabilität. Vereinigung der Nordwestdeutschen Orthopäden, Jahrestagung 1984 Bremen

Segal, P., J. J. Lallement, M. Raquet, M. Jacob, Y. Gérard: Les lésions ostéo-cartilagineuses de la laxité antéro-interne du genou. Rev. Chir. orthop. 66 (1980) 357

Shinno, N.: Reconstruction of cruciate and collateral ligaments of the knee joint by the hamstrings. Tokushima J. exp. Med. 19 (1972) 95

Simon, E., M. v. Giescher: Zur Behandlung schwerer Kondylenbrüche des Oberschenkels. Zbl. Chir. 74 (1949) 812

Slany, A.: Autoptische Reihenuntersuchungen an Kniegelenken mit besonderer Berücksichtigung der Meniskuspathologie. Arch. orthop. Unfall-Chir. 41 (1941) 256

Slocum, D. B., S. L. James, R. L. Larson, K. M. Singer: Clinical test for anterolateral rotatory instability of the knee. Clin. Orthop. 118 (1976) 63

Smillie, I. S.: Injuries of the Knee Joint, 5th ed.

Steindler, A.: Kinesiology of the Human Body Under Normal and Pathological Conditions. Thomas, Springfield/Ill. 1955

Stone, R. G.: Peripheral detachment of the menisci of the knee. A preliminary report. Orthop. Clin. N. Amer. 10 (1979) 643

Süssenbach, F., B. G. Weber: Epiphysenverletzungen am distalen Unterschenkel. Huber, Bern 1970

Terbrüggen, D.: Patellapolresektion. Indikation, Technik und Ergebnisse. Hefte Unfallheilk. 120 (1975) 80

Torg, J. S., W. Conrad, V. Kalen: Clinical diagnosis of anterior cruciate ligament instability in the athlete. Amer. J. Sports Med. 4 (1976) 84

Trillat, A., H. Dejour, G. Bousquet: Chirurgie du genou. Troisième Journées. Lyonaises Sept. 1977. Simers, Villeurbunne 1978

Tscherne, H., G. Muhr: Die sekundäre Wiederherstellung nach Bandverletzungen des Kniegelenkes. Unfallheilkunde 83 (1980) 405

Vidal, J., Ch. Buscayret, B. Fassio, P. Escare: Traitement chirurgical des entorses graves récentes du genou. Rev. Chir. orthop. 63 (1977) 271

Viernstein, K.: Zur Behandlung supracondylärer Trümmerbrüche des Femur. Z. Orthop. 88 (1957) 516

Wagner, M., R. Schabus: Funktionelle Anatomie des Kniegelenkes. Springer, Berlin 1982

Watson-Jones, R.: Fractures and Joint Injuries, vol. 2, 4th ed. Williams u. Wilkins, Baltimore 1955, (p. 800)

Wirth, C. J.: Biomechanik des Kapselbandapparates des Kniegelenkes. In Jäger, M., M. H. Hackenbroch, H. J. Refior: Kapselbandläsionen des Kniegelenkes. Thieme, Stuttgart 1981

Wirth, C. J.: Die differenzierte Therapie veralteter Kapselbandschäden am Kniegelenk und ihre Ergebnisse. In Chapchal, G.: Sportverletzungen und Sportschäden. Thieme, Stuttgart 1983

Wirth, C. J., M. Artmann: Verhalten der Roll-Gleit-Bewegung des belasteten Kniegelenkes bei Verlust und Ersatz des vorderen Kreuzbandes. Arch. orthop. Unfall-Chir. 78 (1974) 356

Wirth, C. J., H. Häfner: Biomechanische Aspekte und klinische Wertigkeit des Lachman-Testes bei der Diagnostik von Kreuzbandverletzungen. Orthop. Prax. 17 (1981) 904

Wirth, C. J., M. Jäger: Die operative Therapie veralteter Kapselbandschäden des Kniegelenkes und ihre Ergebnisse. Unfallheilkunde 83 (1980) 414

Wirth, C. J., M. Jäger: Röntgenologische Diagnostik der Kapselbandläsionen. Röntgenpraxis 34 (1981) 399

Wirth, C. J., M. Jäger: Erfahrungen über eine neue extraarticuläre Operationsmethode zur Behandlung der veralteten anteromedialen Kniegelenksinstabilität Grad II. Hefte Unfallheilk. 165 (1983)

Wirth, C. J., W. Küsswetter: Die isolierte Ruptur des vorderen Kreuzbandes. Klinische und experimentelle Untersuchungen. Arch. orthop. traumat. Surg. 91 (1978) 239

Wirth, C. J., M. Jäger, M. Kolb: Die komplexe vordere Knie-Instabilität. Thieme, Stuttgart 1984

Witt, A. N., M. Jäger, C. J. Wirth: Intraartikulärer oder extraartikulärer Kreuzbandersatz - eine kritische Studie. Z. Orthop. 117 (1979) 156

Witt, A. N., M. Jäger, H. J. Refior, C. J. Wirth: Das instabile Kniegelenk - aktuelle Gesichtspunkte in Grundlagenforschung, Diagnostik und Therapie. Arch. orthop. Unfall-Chir. 88 (1977) 49

Zifko, B., E. Vlasich: Behandlung der Schienbeinkopfbrüche und ihre Ergebnisse. Arch. orthop. Unfall-Chir. 66 (1969) 297

Traumatische Veränderungen des Unterschenkels und des Fußes

Von A. N. WITT und J. WIRTH

Wenn in diesem Kapitel über traumatische Veränderungen berichtet werden soll, so darf nicht erwartet werden, daß dies in Form einer Operationslehre geschieht, auch nicht in zu speziellen Schilderungen der Therapie, sondern in einer Zusammenfassung der für Praxis und Klinik besonders wichtigen Verletzungen und Funktionsstörungen.

Weichteilschädigungen

Die Weichteile des Unterschenkels und des Fußes sind zahlreichen Möglichkeiten einer Verletzung ausgesetzt. Besonders im Arbeitsgeschehen und bei sportlicher Betätigung sind stumpfe Schädigungen der Haut, aber auch des Muskel-Sehnen-Apparates außerordentlich häufig. Durch ein schweres direktes Trauma oder durch plötzliche übermäßige Kontraktionen der Muskulatur können Hautläsionen, Quetschungen, Prellungen, aber auch tiefe Wunden mit partiellen oder totalen Rissen der am Unterschenkel angelegten Sehnen entstehen.
Weitgehende Zerreißungen oder Abscherungen der Haut ohne oder mit Unterhaut-Fettgewebsbeteiligung verlangen oft ausgedehnte Hautplastiken. Ihre Technik wird bestimmt von Begleitverletzungen und wenn primär wiederherstellende Eingriffe notwendig sind.
Die *Verletzungen der Fußsohle* und die oft notwendig werdenden wiederherstellenden Maßnahmen sind für Funktion und Leistungsfähigkeit der betroffenen Extremitäten von äußerster Wichtigkeit.
Schäden durch Verbrennungen im Bereich des distalen Unterschenkel und des Fußes sind ein besonderes Kapitel.
Eine Besprechung der oberflächlichen Verbrennungen erübrigt sich. Tiefe Verbrennungen dagegen stellen ein ernsthaftes Problem der Therapie dar. Der Erfolg ist manchmal bereits mit der Primärbehandlung, was die Qualität anbelangt, entschieden. Diese Verletzungen gehören daher in speziell ausgestattete Abteilungen, am besten in ein Verbrennungszentrum, eingewiesen. In diesen ist dann die gesamte Therapie einschließlich plastischer Eingriffe gegeben.
Es muß darauf hingewiesen werden, daß die anatomische Situation verlangt, daß nicht nur eine Abheilung der Wunde erzielt wird, sondern daß auch die Fußstellung und die Funktion wieder erzielt werden. Nicht selten kommt es auch noch nach Abheilung der Wunde durch Schrumpfungen der Narben zu beträchtlichen Fußfehlstellungen und damit zu Leistungsverminderungen, verbunden mit beträchtlichen Schmerzen.
Ohne längere Ausführungen darüber zu machen, soll doch darauf hingewiesen werden, daß es so schwere Verbrennungen gibt, die in der Tiefe die Gelenke des Fußes und besonders das obere Sprunggelenk zerstören. Hier ist es wichtig, zum richtigen Zeitpunkt die sinnvolle, psychologisch für den Patienten so wichtige Frage zu klären, Erhaltung oder Absetzung des geschädigten Gliedmaßenabschnittes.

Muskelprellung und -quetschung, Muskelriß

Die Muskelprellung und -quetschung sind häufige Vorkommnisse. Durch Schläge, meist beim Sport, oder durch Aufprallen auf harte Gegenstände kommt es zur mechanischen Schädigung des Muskels bis zum Einriß und zum oberflächlichen oder tiefen Hämatom. Es besteht meist ein umschriebener Schmerz. Die Funktion kann wesentlich gestört sein. Vor allem treten bei Anspannung des Muskels vermehrt Beschwerden auf.
Das Hämatom kann palpabel sein. Sitzt es in der Tiefe, entzieht es sich fast immer der Palpation. Der umschriebene Schmerz zeigt dann auf eine beträchtliche Muskelschädigung hin. Bei stärkeren partiellen Muskeleinrissen ist eine deutliche Lücke zu fühlen. Diese ist stärker ausgeprägt, wenn die darüberliegende Faszie bei direktem Aufprall mit eingerissen ist. Solche Verletzungen sehen wir vor allem im M. quadriceps und im Bereich des M. gastrocnemius. Sie kommen aber auch im M. soleus vor und entziehen sich dann unserer Untersuchung. Lediglich Schmerz und Funktionsschwächung sind beweisende Symptome. Totale Gastroknemiusdurchrisse sind außerordentlich selten; halbseitige werden aber beobachtet (Abstürze beim Klettern). Offene Durchtrennungen des Quadrizeps und des Gastroknemius sind bei Verkehrsunfällen nicht selten. Verletzungen der tibialen oder peronäalen Muskulatur werden fast ausschließlich durch harte Gegenstände gesetzt. Stumpfe Traumen sind im Gegensatz zum Gastroknemius wesentlich seltener. Bei offenen Verletzungen im proximalen An-

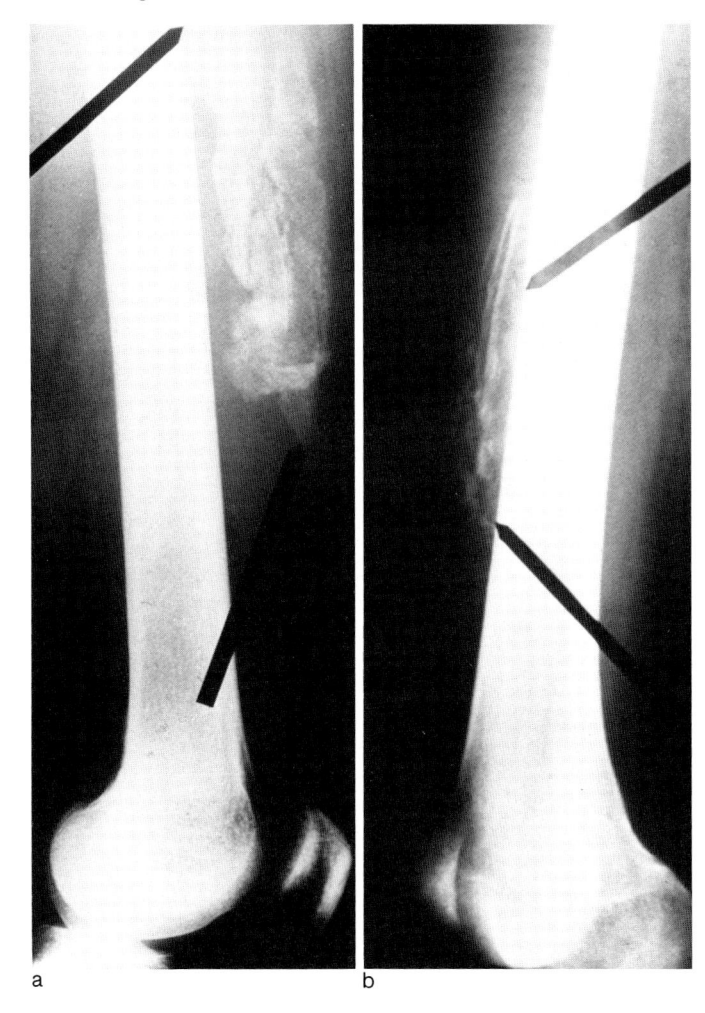

Abb. 1 a u. b   Myositis ossificans, Verletzung durch Fußballschuh

teil der Peronäalmuskulatur muß immer an eine zusätzliche Schädigung des N. peronaeus gedacht werden.

Therapie
Die Verletzungen sind ernst zu nehmen. Bei Nichtbehandlung können sie über lange Zeit Schmerzen und damit wesentliche Funktionsstörungen mit sich bringen. Bei einfachen Prellungen und leichten Hämatomen genügen meist das Anlegen eines Zinkleimverbandes und die Beschränkung auf normales Gehen. Handelt es sich um nachweisbare partielle oder größere Einrisse im Bereich des Muskelbauches, so ist ein ruhigstellender Verband in Form eines Oberschenkel-Gipsverbandes notwendig. Bei subtotalen oder totalen Durchrissen eines Gastroknemiusbauches ist immer die operative Therapie angezeigt. Durch matratzenartige Nähte wird der Muskel adaptiert und bei Spitzfußstellung und leichter Kniebeugung, also in Entlastungsstellung, im Gipsverband in Ausheilung gebracht. Werden diese schweren Risse nicht operativ versorgt, bleibt immer eine Funktionsminderung, und die Ausübung von Sport ist in manchen Disziplinen unmöglich. Muskelrisse ohne stärkere mechanische Einwirkungen und bei älteren Menschen beobachtet deuten auf bereits degenerative Veränderungen des Muskels hin. Ohne anamnestische Angaben kommen die Patienten zum Arzt, weil sich ein Hämatom und Schmerzen eingestellt haben. Die ruhigstellende Behandlung ist hier von besonders gutem Erfolg.

Versicherungstechnisch soll vermerkt werden, daß diese Ereignisse kaum als Trauma anerkannt werden können.

Abschließend sei gesagt, daß eine Massage jeglicher Art, auch die eines „Wundermasseurs", bei Muskelrissen im frischen Zustand abzulehnen ist. Es besteht die Gefahr, daß sich durch die mechanische Einwirkung im Bereich des Hämatoms Verknöcherungen entwickeln (Myositis ossificans localisata) (Abb. 1). Diese bereiten nicht selten Bewegungseinschränkungen oder sogar Versteifungen, so daß sie später, wenn der Prozeß abgeschlossen ist, operativ entfernt werden müssen. In Zusammenhang mit der Therapie im Rahmen der Sportmedizin sei auf den von jedem in der Traumatologie Geschulten anerkannten Satz verwiesen: „Jede Wunde braucht zur Heilung Ruhe."

Sehnenverletzungen

Verletzungen der Achillessehne

Die Achillessehne als stärkste Sehne des Körpers überhaupt ist durch die starke Zunahme der sportlichen Betätigung mannigfachen Verletzungsmöglichkeiten ausgesetzt. So sehen wir Verletzungen dieser Sehne heute wesentlich häufiger als früher. Auf die degenerativen Veränderungen der Achillessehne und ihre Spontanrupturen wurden zuerst die Tierärzte bei Rennpferden aufmerksam. Wir selbst beobachten sie vor allem beim Tennissport, wo sie als „Tennis-leg" oder als „calf-sprain" bekannt sind, oder auch beim Bob- und Skifahren. Die hochgezogenen Skischuhe und die modernen Skibindungen, die eine praktische Ausweichbewegung im oberen Sprunggelenk nicht zulassen, sind entscheidende Momente für Verletzungen. Um die Verletzungen an Zahl zu verringern, werden neue Schuhtypen erprobt. Im Fußball und besonders im Berufsfußball sind die Achillesverletzungen jeglicher Art ein häufiges Geschehen. Dabei werden häufiger als bei anderen Anlässen Zweitrupturen gesehen, da aus bekannten Gründen die Schonung des Patienten und damit die sichere Ausheilung weniger beachtet wird. Berufe, in denen vermehrt Achillessehnenrisse beobachtet werden, sind noch Parterreakrobaten, Tänzerinnen (klassisches Ballett) und bei Clowns. Ein professionell bedingter degenerativer Überlastungsschaden kann bei manchem dieser Fälle angenommen werden. Die Anamnese ist dabei von hoher Bedeutung. Chronische schmerzhafte Überlastungsschäden (Achillodynie) ohne und mit Einrissen sind uns bekannt bei Bergsteigern, Hochgebirgsjägern und Bergbauern.

Untersuchungen und experimentelle Studien von ALBRECHT und WILHELM zeigen, daß die Achillessehne eine Belastung von ca. 250–300 kg ohne weiteres aushält. Es kann daher angenommen werden, daß die wirklichen traumatisch bedingten Risse durch Einwirkungen, die diese Belastungsgrenze übersteigen, selten sind. Es darf aber nicht verkannt werden, daß auch die Verletzungsmechanik und ihre Eigenarten von Wichtigkeit sind, aber auch der Schluß gezogen werden kann, daß degenerative Veränderungen in vielen Fällen von Achillessehnenrissen vorhanden sein werden. Dazu liegen beachtenswerte Untersuchungsergebnisse von LANG, DORSAY u. a. vor, die festgestellt haben, daß in den ruptierten Sehnen Veränderungen im Sinne von Tendolipoidosen, Tendoatheromatosen und Tendosklerosen beobachtet werden. Die Elastizität der Sehne wird damit vermindert, die Möglichkeit einer Ruptur wesentlich gesteigert. Der Anschauung YENNYS, daß eine gesunde Sehne nicht reißt und daß die traumatisch bedingten Schädigungen immer Ausrißverletzungen am Tuber calcanei oder Risse am Übergang vom muskulären zum sehnigen Teil zeigen, kann man sich nach den neuesten Beobachtungen an größeren Patientenzahlen nicht mehr anschließen. Interessant sind auch die Beobachtungen von THOMAS, der bei körperlich völlig untrainierten Soldaten Spontanrupturen der Achillessehne beobachtet hat. Er bezeichnet sie als *Ermüdungsrupturen*. Dabei soll es zu Strukturveränderungen in der Sehne kommen, die die tiefe Rißbereitschaft heraufsetzt. Auch dieser Autor greift auf einen Vergleich zur Veterinärmedizin zurück, da bekannt ist, daß es bei Pferden, die eine längere Schonzeit hinter sich haben, häufiger zu Achillessehnenrupturen kommt. Die Anschauungen von QUÉNU und STOIANOWITSCH, die behaupten, daß es in manchen Fällen zu nicht erkannten oder nur geringe klinische Symptome machenden partiellen Einrissen und erst später zum kompletten Durchriß kommt, sind wichtig und können von uns bestätigt werden. Die Franzosen sprechen daher bei zweizeitigen Ereignissen von einer „rupture en deux temps". Daß die Degeneration der Sehnen eine maßgebliche Rolle spielen kann, geht auch daraus hervor, daß doppelseitige Rupturen beobachtet werden.

Allgemein wird angenommen, daß ungefähr 80% der Achillessehnenrisse durch indirekte Gewalten und nur 20% durch direkte Einwirkungen entstehen. Wichtig ist natürlich auch das Alter. Risse werden am häufigsten zwischen dem 30. und 50. Lebensalter beobachtet. Durch übermäßiges sportliches Training und damit Steigerung der Höchstleistungen werden in steigendem Maße auch junge Menschen davon betroffen.

Die Verletzungen sind vorwiegend an vier Stellen lokalisiert:
1. am Übergang vom muskulären zum sehnigen Teil,
2. kurz oberhalb des Ansatzes am Kalkaneus, meist an der schmalsten Stelle der Sehne,
3. am Tuber calcanei als Abrißverletzung,
4. Entenschnabelfraktur (knöcherne Ausrißverletzung am Tuber calcanei als Sonderform).

Die Folgen des Achillessehnenrisses sind ernst zu nehmen. Kommt es ohne Therapie zur Ausheilung mit einem längeren Regenerat, so muß die Kraftleistung des Triceps surae leiden, und ein kraftvolles Abrollen des Fußes oder ein Erheben auf die Zehenspitzen wird unmöglich. Außerdem kommt es zu einer stark ausgeprägten Atrophie der Wadenmuskulatur und damit auch zu einem gerade bei jüngeren Frauen wichtigen kosmetischen Defekt.

Diagnose

Diagnostische Schwierigkeiten gibt es fast nur bei partiellen Rissen, die manchmal nicht palpabel sind und nur eine umschriebene Schmerzstelle aufweisen. Auch Hämatome werden selten beobachtet. Bei größeren partiellen Rissen kann die Lücke getastet und bei Totalrupturen eine tiefe Furche nachgewiesen werden. Durch Mitschädigung des Paratenons und damit Entstehung eines Hämatoms kommt es zur Schwellung des parachillären Gewebes. Vergessen soll nicht werden, daß in vielen Fällen bereits die Anamnese charakteristisch ist. Bei den Totalrupturen bemerkt der Patient ein knallendes Geräusch mit darauffolgender Kraftlosigkeit des Fußes. Es gibt aber auch partielle Risse, die vom Patienten nicht ernst genommen werden. So fahren Patienten mit hohen Schuhen nach den Rupturen noch tagelang Ski und kommen erst nach dem Urlaub zum Arzt.

Therapie

Partielle Risse können konservativ im Gipsverband behandelt werden. Dies wird beim älteren Menschen immer der Fall sein. Die Erfolge sind im allgemeinen gut. In letzter Zeit wird mit Recht dafür eingetreten, mittlere und größere partielle Risse operativ zu versorgen, da auch diese schwere Muskelatrophien nach sich ziehen können und damit die Leistungsminderung gerade für junge Menschen zum Problem wird.

Bei *totalem Durchriß* kann in hohem Alter auch durch Ruhigstellung im Gipsverband in Spitzfußstellung versucht werden, durch ein möglichst kurzes Regenerat wieder eine brauchbare Leistung für den gewöhnlichen Gehakt zu erzielen. Bei jüngeren Menschen ist bei der Totalruptur die Operation die Methode der Wahl. Dabei werden durch eine medial angelegte Hautinzision die Sehne freigelegt, die meist zerfetzten Sehnenenden sparsam reseziert und in mäßiger Spitzfußstellung die Sehnenstümpfe mit einer gut fassenden Sehnennaht nach Kirchmayr, F. Lange oder Bunnell vereinigt. Bei der Breite der Sehne können noch einige Knopfnähte notwendig werden. Ist die Ausfransung der Sehnenenden sehr stark und könnte nur unter hohem Zug eine unsichere Adaption erreicht werden, so ist es besser zu plastischen Maßnahmen zu greifen (Abb. 2). Dabei wird das mittlere Drittel des proximalen Sehnenendes mobilisiert, nach distal verschoben und mit dem distalen Sehnenende verbunden. Die entstehende Lücke wird mit Knopfnähten verschlossen. Diese Technik ist als Griffelschachtelplastik nach M. Lange allgemein bekannt. Die Ruhigstellung beträgt bei der End-zu-End-Naht 6 Wochen, bei der Griffelschachtelplastik 8 Wochen. Bei einwandfreier Nachbehandlung und nicht zu früher sportlicher Belastung lassen sich damit sehr gute Ergebnisse erzielen.

Bei offenen Verletzungen mit Substanzverlust der

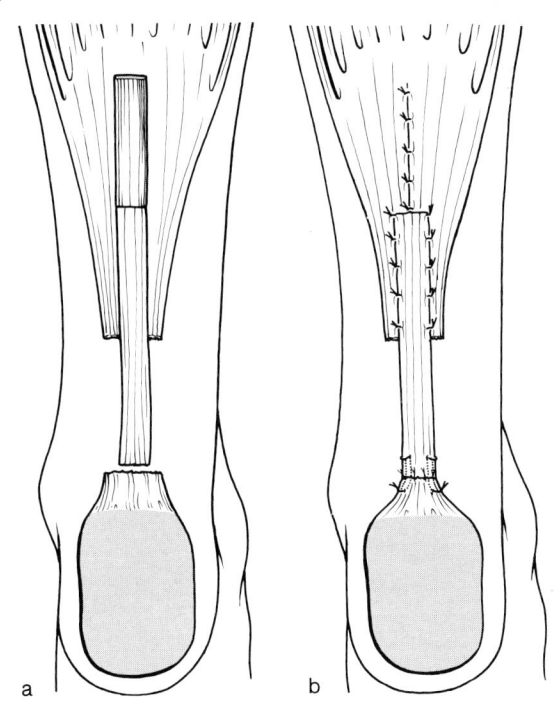

Abb. 2a u. b   Plastische Verlängerung aus der proximalen Achillessehne zur Überbrückung größerer Defekte (Griffelschachtelplastik nach M. Lange)

Haut und größeren Sehnendefekten ist eine einzeitige primäre Versorgung oft unsicher im Erfolg. Hier ist es sicherer, in erster Sitzung durch hautplastische Maßnahmen die Wunde zu schließen und bei glatter Heilung in zweiter Sitzung den Sehnendefekt zu beseitigen. Ist dies durch eine Griffelschachtelplastik wegen zu großen Defektes nicht möglich, so kommt die Überbrückung mit Faszie oder Korium in Frage; auch die Soleusplastik nach I. Schneider ist zu erwägen. Neuerdings werden auch Kunststoffe mit Kohlenstoffasern oder Fiberglasverstärkung verwendet. Der Wert dieser Verfahren ist aber noch nicht endgültig zu beurteilen.

Bei der *Abrißverletzung am Kalkaneus* ist der distale Sehnenanteil oft so kurz oder faserig zerrissen, daß eine End-zu-End-Naht nicht mehr möglich oder sehr unsicher ist. Dann muß das proximale Sehnenende ossär am Kalkaneus fixiert werden. Bei uns hat sich die Fixierung in einem quer durch den Kalkaneus verlaufenden Bohrkanal mit zusätzlichen Knopfnähten bewährt.

Die Ausrißverletzung am Kalkaneus, die sog. *Entenschnabelverletzung*, verlangt immer eine operative Behandlung. Mit einer Spongiosaschraube wird der dislozierte Knochenteil am Kalkaneus wieder sicher befestigt.

Die *Achillodynie*, entstanden durch ein direktes Trauma mit Schädigung des Paratenons, Hämatombildung und dadurch Einschränkung der

6.58 Traumatologie und ihre Folgezustände

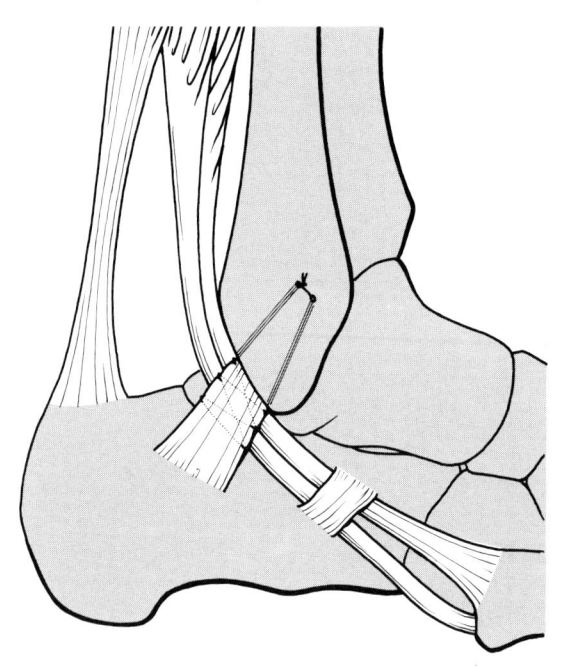

Abb. 3 Operative Behandlung der Retinakula, Technik nach Platzgummer

Gleitfähigkeit der Sehne, kann im Frühstadium in vielen Fällen durch eine konservative Behandlung erfolgreich beherrscht werden. In therapieresistenten Fällen bietet sich die operative Aushülsung aus dem Narbengewebe an.

Habituelle Peronäalsehnenluxation (habituelle Fußluxation)

Die habituelle Fußluxation entsteht durch Zerreißung der Retinacula superior et inferior, die zur Sicherung der Peronäalsehnen in ihrer Gleitfurche unterhalb des fibularen Malleolus angelegt sind. Durch eine rasante Bewegung wird der Fuß in Supinations-Adduktions-Stellung und Inversion gedrängt; die Retinakula zerreißen; die Sehnen verlieren ihren Halt im Sehnenlager und können durch den hierbei entstandenen starken Zug über den lateralen Malleolus nach vorn luxieren. Vermerkt muß werden, daß eine angeborene Bindegewebsschwäche dabei mit entscheidend sein kann. Wenn es nicht zu einer einwandfreien Verheilung der Retinakula kommt, wird aus dieser einmaligen traumatisch bedingten Luxation eine habituelle. Es stellen sich Schmerzen und Unsicherheit ein; in der Sehnenscheide kommt es zu beträchtlichen Reizzuständen, zu einer Tendovaginitis und damit zu erheblichen Funktionsstörungen. Durch die fortwährenden Sehnenluxationen können zusätzlich durch periostale Reizungen starke Schmerzen auftreten.
Verletzungen der Retinakula in offener Wunde sind selten. Ihre exakte Wiederherstellung ist bei der Wundversorgung zu beachten.

Diagnose
Diagnostische Schwierigkeiten gibt es praktisch nicht. Die Patienten können den Vorgang oft dem Arzt demonstrieren. Unklarheit kann eigentlich nur bei subtotalen Luxationen auftreten. Dabei luxieren die Sehnen nur bis auf die Malleolenhöhe und gleiten in den Sulkus wieder zurück. Die damit verbundenen Funktionsstörungen sind aber praktisch der totalen Luxation gleichzusetzen. In Grenzfällen werden Diagnose und Indikation für die Behandlung durch eine exakte Anamnese gesichert.

Therapie
Bei jungen Patienten ist eine Wiederherstellung der Retinakula immer angezeigt. Dies kann auf verschiedene Weise erreicht werden. Die ausgeweitete Sehnenscheide kann teilweise exstirpiert und straff oder überlappend vernäht werden. L. BÖHLER gibt an, daß er eine kleine Knochenscheibe am Malleolus lateralis abschlägt und mit dem glatten Überzug der erweiterten Sehnenscheide nach hinten umschlägt und am Kalkaneus annäht. Alle auf diese Weise operierten Fälle seien rezidivfrei geblieben.
Bei Kindern kann das noch kräftige Periost der Fibula zur Malleolarspitze hin abpräpariert, umgeschlagen und unter leichter Spannung am Kalkaneus vernäht werden.
PLATZGUMMER trägt das Lig. fibulocalcaneare an der Fibula ab, transloziert die Fibularissehnen unter das Ligament und fixiert dieses wieder am Malleolus (Abb. 3).
LEITZ modifizierte diese Methode, indem er das Band mit einer Knochenscheibe abträgt und nach Reposition der Peronäalsehnen dieses mit einer Schraube am Malleolus lateralis zuverläßlich wieder fixiert.
VIERNSTEIN bildet aus dem Rest des Retinakulums einen Streifen (Abb. 4). Nach Schaffung einer Knochenrille hinter der Malleolarspitze wird dieser in die Rille eingezogen und durch zwei Bohrkanäle nach außen fixiert. Ist die Knochenrille an der richtigen Stelle angelegt, kann es nicht mehr zu einer mechanischen Luxation kommen.
Bei *schwereren Zerreißungen,* bei denen lokal kein ausreichendes Gewebe zur Sicherung der Sehnen zur Verfügung steht, kann diese durch einen V-förmigen, frei transplantierten autoplastischen Faszienlappen, der von der Malleolus-lateralis-Spitze zum Kalkaneus geführt wird, erzielt werden. Auch ein homologes Bindegewebstransplantat kann Verwendung finden.
Es gibt noch eine Vielzahl anderer Methoden. Die von uns hier angeführten Methoden sind erprobt und sichern gute Ergebnisse. Weitere Aufklärung ins Detail findet der Leser in der Monographie von JAEGER u. WIRTH (1978).

Verletzungen der übrigen Sehnen des Fußes

Wenn die Verletzungen der Achillessehne und auch der Peronäalsehnen im besonderen Abschnitt abgehandelt wurden, so hat das seinen Grund: Sie stehen gegenüber den übrigen Sehnenverletzungen an Zahl weitaus im Vordergrund. Auch funktionell sind sie von besonderer Wichtigkeit. Einige andere Sehnenverletzungen müssen hier noch genannt werden. Es muß von vornherein festgestellt werden, daß Sehnenverletzungen am Fuß das Sehnengleichgewicht und die Stabilität wesentlich stören können. Die Entwicklung von Fußfehlformen nach Sehnenverletzungen ist daher keine Seltenheit. Das ist zu beachten, damit durch eine zielstrebige Therapie die Ausbildung sekundärer Schäden vermieden wird.

Dorsalflektoren

Sie sind für die Funktion des Fußes sehr wichtig. Kommt es durch eine Gewalteinwirkung zu einer kompletten Durchtrennung, so entsteht der Hängefuß mit Steppergang. Eine primäre oder manchmal sekundäre Wiederherstellung ist daher, wenn möglich, unter allen Umständen angezeigt.

Der *Extensor digitorum communis* ist der wichtigste Fußheber und Zehenstrecker. Er verläuft unter dem Lig. cruciforme ein kurzes Stück in einer Sehnenscheide. Alle anderen Verletzungen werden im extravaginalen Bereich beobachtet. Daher ist auch in vielen Fällen, wenn es zu einer scharfen Durchtrennung kommt, die Primärnaht angezeigt. Das ist bei partiellen Verletzungen nicht anders als bei den totalen. Wenn bei den partiellen Verletzungen eine Naht nicht möglich ist, so ist der Ausfall für die Zehenstreckung nicht zu schwer. Die kurzen Zehenstrecker können diesen Ausfall weitgehend kompensieren. Unter Umständen kann man auch auf eine Sehnennaht verzichten und die Koppelung an eine gesunde Sehne durchführen. Bei den höher sitzenden Verletzungen soll man aber wegen der Fußhebertätigkeit des Extensor digitorum communis eine komplette Wiederherstellung anstreben.

Die Sehne des wichtigen *Extensor hallucis longus* soll, wenn die Wundverhältnisse es zulassen, immer zur Naht gebracht werden. Die Nahtergebnisse sind absolut gut. Die Wiederherstellung ist notwendig, weil durch keine andere Sehne der Ausfall kompensiert werden kann. Die Großzehe hängt sonst, und der Betroffene stolpert oft über seine eigene Zehe. Wurde eine Primärnaht versäumt oder konnte sie wegen der besonderen Wundverhältnisse nicht durchgeführt werden, so soll möglichst eine sekundäre Wiederherstellung angestrebt werden. Entweder geschieht sie durch Sekundärnaht, durch Z-förmige Verlängerung des proximalen Sehnenanteils oder auch durch Koppelung des distalen Sehnenanteils an den Anteil II des Extensor digitorum communis.

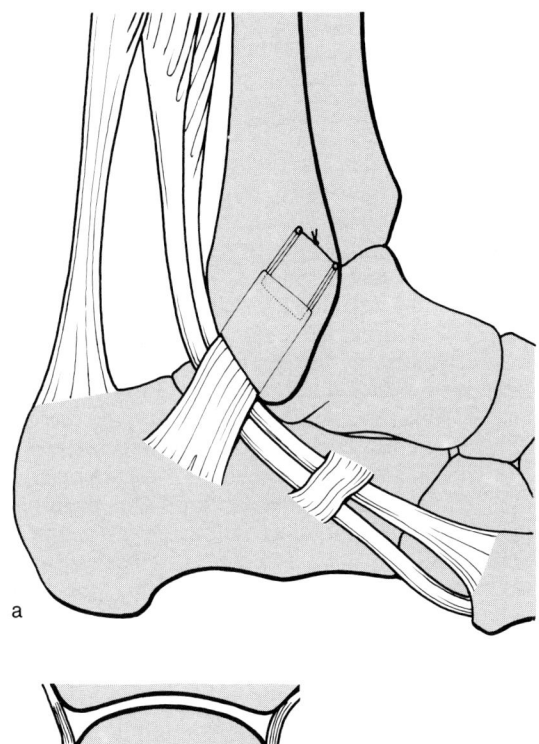

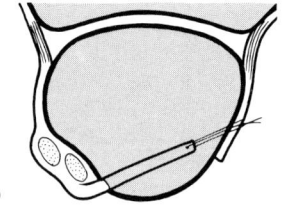

Abb. 4 a u. b   Operative Behandlung der Retinakula, Technik nach Viernstein

Der *M. tibialis anterior* ist Dorsalflektor und Supinator zugleich. Er soll möglichst ebenfalls wiederhergestellt werden. Dies trifft vor allem zu, wenn es sich um eine Verletzung des kindlichen wachsenden Fußes handelt. Beim Erwachsenen ist die Wiederherstellung nicht unbedingt notwendig.

Wichtig erscheint hier, festzustellen, daß selten, aber doch sicher beobachtet, die spontane subkutane Ruptur des M. tibialis anterior vorkommt. MOBERG hat darauf hingewiesen. BRÜNING und BORMANN haben ebenfalls solche Fälle beschrieben. Der Riß kommt zustande, wenn der Fuß in Dorsalflexion gehalten und plötzlich ruckartig in extremste Plantarflexion übergeführt wird. Die Rißstelle liegt meistens in Höhe des Lig. cruciforme. Degenerative Veränderungen an der Sehne können mit Sicherheit angenommen werden. Wird die Diagnose frühzeitig gestellt, soll die Sehnennaht durchgeführt werden. Handelt es sich um veraltete Fälle, so hat es sich bewährt, einen Teil des Extensor hallucis longus abzuspalten und diesen auf den distalen Anteil des M. tibialis anterior oder auf seine Insertionsstelle subperiostal direkt zu verpflanzen.

Bei *schwersten Verletzungen und kompletten*

Durchtrennungen der gesamten Dorsalflektoren, bei denen keine Wiederherstellung mehr möglich ist, muß der Hängefuß auf andere Weise beherrscht werden. Es kann der Peronaeus brevis oder der Tibialis posterior durch die Membrana interossea auf den Fußrücken verpflanzt werden. Die gleichzeitige Arthrodesierung des Talokalkanealgelenks ist von Vorteil, während jüngere Patienten den Verlust eines den Rückfuß mitstabilisierenden Muskels meistens kompensieren können. Um den verpflanzten Muskel vor Überdehnung zu schützen, hat sich, wo es möglich ist, die Mitdurchführung der Tenodese mit dem distalen Sehnenanteil der durchtrennten Dorsalflektoren an der Tibia durchaus bewährt. Auch die hintere Arthrorise kann erwogen werden. Sind operative Eingriffe nicht mehr möglich oder wegen des Alters nicht angezeigt, so wird durch eine orthopädische Schuhversorgung, am besten mit hinterer Steifkappe, ein gutes funktionelles Ergebnis erzielt. Die operative Therapie hat aber das Ziel, daß ein gewöhnlicher Schuh getragen werden kann.

Die Verletzung der *Pronatoren und Supinatoren,* die die seitliche Stabilität des Fußes zu sichern haben, muß ebenfalls ernst genommen werden. Sowohl bei den subkutanen Rupturen als auch bei den scharfen Durchtrennungen ist möglichst eine Wiederherstellung anzustreben. Bei totalen Verletzungen der Pronatoren kann es nach kurzer Zeit zur Supinationsstellung des Fußes kommen. Bei Ausfall der Supinatoren wird sich in vielen Fällen ein posttraumatischer Plattfuß ausbilden. Vor allem haben aber die seitlichen Stabilisatoren beim Kind eine außerordentliche Wichtigkeit, so daß ihre Verletzungen zu ganz schweren Fußfehlformen führen müssen. Diese Sehnenverletzungen am Fuß des Kindes dürfen also unter gar keinen Umständen bagatellisiert werden. Wichtig ist, daß bei Verletzungen der Supinatoren im Bereich des Malleolus medialis auch eine Mitbeteiligung des N. tibialis in der Gegend seiner Aufteilungsstelle beobachtet wird. Es entstehen dann nicht selten sehr schmerzhafte Neurome, die ggf. beseitigt werden müssen. Auch trophische Störungen können beobachtet werden. Die Nervennaht ist daher absolut angezeigt.

Auf die *langen und kurzen Zehenbeuger* soll nicht näher eingegangen werden. Ihr Ausfall ist meist funktionell nicht so entscheidend. Auch hier wird man von Fall zu Fall entscheiden müssen. Wenn Sehnennähte der langen Zehenbeuger im distalen Drittel des Unterschenkels mit Erfolg durchgeführt werden können, so wird man im Bereich der Fußsohle nur in Einzelfällen Sehnennähte versuchen.

Abschließend soll noch kurz auf die offenen Verletzungen der Muskeln und Sehnen des Unterschenkels und Fußes eingegangen werden. Sie unterliegen den Grundgesetzen der primären chirurgischen Versorgung. Läßt die Gesamtsituation eine primäre Heilung erwarten, so soll sowohl im muskulären als auch im sehnigen Anteil eine Primärnaht durchgeführt werden. Die größeren Muskelverletzungen werden mit matratzenförmigen Nähten adaptiert und in Entlastungsstellung ruhiggestellt. Meist wird dann gerade bei der guten Durchblutung der Muskulatur eine einwandfreie Ausheilung erzielt werden können. Handelt es sich um schwere Muskelzertrümmerungen, so ist das geschädigte nekrotische Muskelgewebe zu exstirpieren. Es ist sonst bester Nährboden für Bakterien. Die primäre Wundheilung kann dann gefährdet sein. Bei schweren Zerreißungen und Hämatombildungen ist u. U. sogar das Einlegen einer Drainage ratsam. Dies muß zur Pflicht gemacht werden, wenn es sich um anaerobierverdächtige Wunden handelt. Die Therapie der Sehnenverletzung im Fußbereich wird unter den gleichen Gesichtspunkten, die heute allgemein in der Handchirurgie anerkannt sind, durchgeführt. Dies trifft vor allem für die Verletzungen in dem allerdings nur kurzen Sehnenscheidenbereich zu.

Nervenlähmungen

Im Bereich des Unterschenkels können der N. peronaeus und der N. tibialis durch stumpfe oder scharfe Traumen, aber auch durch Überdehnung und bei Frakturierung der Unterschenkelknochen geschädigt werden. Motorische und sensible Ausfälle, die die Funktion und Durchblutung der Gliedmaße beeinflussen, sind die Folgen. Daher ist es wichtig, die Ausfallserscheinungen zu erkennen.

Schädigung des N. peronaeus

Der N. peronaeus verläuft an dem Innenrand des M. biceps zum Fibulaköpfchen und geht unterhalb des Fibulaköpfchens seiner Aufteilungsstelle entgegen. Dort teilt er sich in den N. peronaeus superficialis und N. peronaeus profundus. Ersterer versorgt die Mm. peronaei longus et brevis, letzterer den M. tibialis anterior, M. extensor digitorum communis, M. extensor hallucis longus und den Extensor digitorum brevis. Bei Luxation des Kniegelenks, bei scharfen Durchtrennungen in Höhe des Fibulahalses oder bei stumpfen Traumen kann es zu totalen Schädigungen des Nervs kommen. Dabei fallen die bereits oben angeführten Muskelgruppen vollständig aus. Im Bereich des Fibulahalses sind jedoch die partiellen Verletzungen häufiger, so daß verschiedene Muskelgruppen, versorgt vom oberflächlichen oder tiefen Ast des N. peronaeus, ausfallen werden. Bei Verletzung des oberflächlichen Astes kommt es durch Ausfall der Pronatorenmuskulatur zu einem Übergewicht der Supinatoren und damit zu der Gefahr der Ausbildung einer Varusstellung und evtl. Adduktionsstellung des Fußes. Bei Verletzung des N. peronaeus profundus kommt es zum Hängefuß und zur Unfähigkeit der Streckung der Großzehe. Auch hier ist der funktionelle Ausfall typisch und von großem Gewicht. Sowohl die Verletzung des N. peronaeus superficialis als auch des profundus sind vor allem im kindlichen und jugendlichen Alter von Bedeutung, da sich rascher noch als beim Erwachsenen funktionsstörende Fußfehlformen ausbilden können.

Durch stichartige penetrierende tiefe Verletzungen können auch noch distal der Aufteilungsstelle Äste zu den einzelnen Muskeln geschädigt werden. Es ist dann oft schwierig zu unterscheiden, ob es sich um eine Muskelverletzung oder um eine Schädigung des den Muskel innervierenden Nervenastes handelt.

Therapie

Die Therapie wird weitgehend von dem stattgehabten Trauma bestimmt. Bei scharfen Verletzungen wird man bei der primären Versorgung versuchen, sofort die Naht durchzuführen. Kann eine primäre Heilung nicht erwartet werden, so wird erst nach Abheilung der Wunde die Sekundärnaht durchgeführt. Bei Frakturen in der Gegend des Fibulaköpfchens und des Fibulahalses soll nicht allzu spät die Revision des Nervs durchgeführt werden. Unter Umständen sind an dieser Stelle auch Nervenkompressionsschäden zu beobachten, wenn der Nerv in Kallusmassen verbacken wird. Es ist dann rechtzeitig eine Neurolyse durchzuführen und durch Unterfütterung mit Fettlappen zu verhindern, daß der Nerv wieder auf den Knochen zu liegen kommt. Bei stumpfen Traumen ist die Art der Verletzung am Nerv zunächst unbekannt. Aus diesem Grunde soll vorerst konservativ behandelt werden. Eine abwartende Haltung ist durchaus in den ersten 4 Monaten möglich. Wenn dann durch konservative krankengymnastische und elektrische Behandlung eine Regeneration nicht zu beobachten ist – dies ist vor allem auch durch die Elektromyographie und Elektroneurographie zu sichern –, soll die operative Behandlung einsetzen. Im Bereich des Fibulaköpfchens und der Aufteilungsstelle ist nur in seltenen Fällen mit operativen Schwierigkeiten zu rechnen. Die Dehiszenzen sind meist in Kniebeugestellung ohne weiteres zu überbrücken. Wo dies nicht möglich ist oder nur erzwungen werden könnte, soll nach den Erfahrungen von MILLESSI u. a. eine Nerventransplantation vorgenommen werden. Die mikrochirurgische Technik hat hier Fortschritte gebracht. Die Möglichkeiten, durch Resektion der Fibula im Bereich des Fibulahalses größere Defekte zu überbrücken, sind nicht von großem praktischen Wert.

Wichtig ist, daß bei kompletter Lähmung des N. peronaeus sofort eine Unterschenkel-Gipsschiene gegeben wird, um eine Überdehnung der Extensoren und damit das Entstehen eines kontrakten Spitzfußes zu vermeiden. Überdehnung und Kontraktur sind die größten Feinde der Regeneration.

Bei den *irreparablen Lähmungszuständen* wird eine gute Gebrauchsfähigkeit des Fußes erreicht, wenn durch Stabilisierungsoperationen im Rückfuß, Talokalkaneal- und Kalkaneo-Kuboidarthrodese, eine Sicherung gegen das Umkippen in Supinationsstellung erfolgt. Die Spitzfußstellung wird, wie M. LANGE empfohlen hat, durch eine Tenodese des Extensor digitorum communis und des Extensor hallucis longus im Bereich der Tibiabasis beseitigt. Der M. tibialis anterior kann unter leichter Spannung an die Tenodesenschlinge noch angesteppt werden. Um eine Überdehnung der Extensoren zu vermeiden, kann noch eine hintere Arthrorise angelegt werden. Die Arthrorisenformen nach Campbell, Camera, Ombrédanne und M. Lange sind allgemein bekannt. In letzter Zeit hat sich auch zur Beherrschung des Spitzfußes die Arthrodesierung des Rückfußes in Kombination mit der Lambrinudischen Operationsmethode bewährt. Bei leistungsfähigem M. tibialis posterior kann dieser in Kombination mit einer Rückfußarthrodese durch die Membrana interosea geführt auf den Rückfuß versetzt werden. So kann in vielen Fällen wieder eine befriedigende Dorsalflexion des Fußes erreicht werden.

Isolierte sensible Ausfälle sind außerordentlich selten. Sie umfassen die Schienbeinkante, das Dorsum pedis bis zum Innenrand des Fußes und den Bereich des Unterschenkels bis Übergang oberes zum mittleren Drittel. Stärkere Durchblutungsstörungen sind bei dem Ausfall des N. peronaeus selten, so daß durch Ersatzoperationen meist ein gut gebrauchsfähiger Fuß erzielt werden kann.

Tibialisverletzungen

Der Nerv, der direkt in der Medianlinie der Extremität verläuft, gibt bereits in der Kniekehle die Äste für den M. popliteus und für den M. gastrocnemius ab. Die Äste für M. plantaris, M. soleus, M. tibialis posterior, Flexor digitorum longus und M. flexor hallucis longus gehen unterhalb des Kniegelenkspaltes ab. Der Nerv verläuft hier zwischen den beiden Gastroknemiusbäuchen auf dem Soleus. Wichtig ist, daß der Nerv medial von der Achillessehne nach distal verläuft und sich im Bereich des Malleolus internus in seinen medialen und lateralen Plantarast aufteilt. Die kleine Fußmuskulatur und vor allem die Großzehenmuskulatur werden von diesen Ästen versorgt. Von Bedeutung sind auch die sensiblen Anteile. Bei stumpfen Traumen und vor allem bei penetrierenden scharfen Verletzungen kann je nach Höhe am Tibialis ein beträchtlicher Ausfall eintreten, so daß daraus posttraumatische Plattfüße entstehen können. Oft sind die Supination des Rückfußes und die kraftvolle Plantarflektion ausgefallen. Der Ausfall der Plantarflektion ist für den normalen Gehakt nicht so entscheidend. Jugendliche Patienten leiden aber darunter, da eine Sportausübung meist nicht mehr möglich ist. Je nach der Verletzung können die verschiedensten Lähmungsbilder entstehen.

Therapie
Im ganzen Bereich kann der N. tibialis freigelegt und bei partiellen und totalen Durchtrennungen operativ wiederhergestellt werden. Was die konservative Therapie anbelangt, gelten die gleichen Grundsätze wie in der Nervenchirurgie ganz allgemein.
Die Wiederherstellung der Nervenleitung ist beim N. tibialis deswegen so wichtig, weil es bei irreparablem Ausfall zu schweren trophischen Störungen mit chronischen ulzerösen Prozessen kommen kann. Die Geschwürsbildungen an Fußsohlen und Fersen setzen die Gebrauchsfähigkeit der Gliedmaße oft stark herab, so daß sie, auf die Dauer gesehen, wertlos wird. Vor allem die trophischen Störungen verlangen eine klare, zielstrebige Behandlung.
Die operative Freilegung ist im ganzen Bereich von der Kniekehle bis zur Fußinnenseite einfach. Es können durch die typischen Entlastungsstellungen, Kniebeugung und leichte Spitzfußstellung, auch mittlere Defekte überbrückt werden. MILLESI weist seit langem darauf hin, daß Nervennähte nicht unter Spannung durchgeführt werden dürfen. Bestehen größere Defekte, empfiehlt er freie autoplastische Nerventransplantate nach eigener Technik die eine besonders exakte Adaption der einzelnen Nervenkabel garantiert.
Bei irreparablen Lähmungszuständen kann durch *Ersatzoperationen* noch eine wesentliche Funktionssteigerung erreicht werden. Die Indikation muß aber beschränkt werden. Sie sind nur angezeigt, wenn keine schweren trophischen Störungen vorliegen, meist also bei partiellen Lähmungszuständen. Die bewährte Ersatzoperation ist die subtalare Arthrodese im Talokalkaneal- und Kalkaneokuboidgelenk, kombiniert mit der Verpflanzung der Mm. peronaei longus und brevis auf die Achillessehne in Spitzfußstellung bei gleichzeitiger Raffnaht der Achillessehne. Die schlingenförmige Befestigung des distalen Anteils des M. peroneus longus durch einen Bohrkanal im Metatarsale V soll die Spannung des Fußquergewölbes erhalten (EGGER). Sie ist aber, da es sich um eine passive Haltemethode handelt, nicht absolut zuverlässig.

Kontusion und Distorsion des Unterschenkels und des Fußes

Die *Kontusionen* des Unterschenkels können bei der Besprechung vernachlässigt werden. Durch direkte Schläge, vor allem bei Sportausübung, sind Prellungen jeglicher Art im Bereich des Unterschenkels möglich. Die Weichteilverletzungen zeigen mehr oder weniger große Hämatome. Sie wurden bei den Muskelschädigungen bereits besprochen. Die Kontusion der Schienbein-Vorderfläche kann mit Periostablösungen und Bildung subperiostaler Hämatome einhergehen. Eine deutliche Schwellung über dem Schienbein ist dann sichtbar und tastbar. Meist besteht ein lokalisierter stärkerer Schmerz. Die Verletzungen heilen ohne jegliche Folgen aus.
Von besonderer Wichtigkeit sind die *Distorsionen im Bereich des Sprunggelenks und des Fußes*. Unter *Distorison* versteht man eine Zerrung oder Zerreißung des Gelenk-Band-Apparates. Bei Zerrungen treten schmerzhafte Sensationen auf. Die Gesamtmechanik des Gelenks ist aber erhalten. Bei Teil- oder Totalzerreißungen von Gelenkbändern können Subluxationen und Luxationszustände eintreten. Diese letzteren sind aber nicht mehr in die Gruppe der Distorsionen einzureihen. Es werden aber immer wieder Fälle beobachtet, bei denen es durch die Gewalteinwirkung zu einer Luxation und Selbstreposition gekommen ist. Die wahre Verletzung bleibt dann fast immer unerkannt. Das Bild einer schweren Distorsion liegt vor. Deswegen sind diese beiden Zustände bei der Besprechung schwer auseinanderzuhalten.
Die Distorsionen der Fußgelenke sind ein häufiges Ereignis. Beim Sport, aber auch beim gewöhnlichen Gehakt in unebenem Gelände kommt es durch seitliches Umknicken des belasteten Fußes zu Bandzerrungen und -zerreißungen. Dabei muß festgestellt werden, daß es konstitutionell schwach angelegte Gelenke gibt, die bei den geringsten Anlässen zum Umkippen neigen und damit einer erhöhten Verletzungsgefahr ausgesetzt sind. Solche Zustände werden schon im jugendlichen Alter offensichtlich und können zur „habituellen Distorsion" führen. Die Schilderungen der Patienten sind klassisch. Das Umkippen findet fast jedesmal nach der gleichen Seite, also im pronatorischen oder supinatorischen Sinne statt. In diesen Fällen kann die fortlaufende Beschädigung der Gelenkbänder auch zu dauernder Schmerzhaftigkeit und damit zu wesentlicher Einschränkung der Leistungsfähigkeit führen. Dabei erleidet nicht nur der Bandapparat, sondern auch die Kapsel des Gelenks auf die Dauer größeren Schaden. Festgestellt muß noch werden, daß in Frühfällen meist der röntgenologische Befund negativ oder unsicher ist. Gehaltene Röntgenaufnahmen können zur diagnostischen Sicherung des Zustandes beitragen. Bei

Spätzuständen werden durch die pathologischen Kräfteeinwirkungen meist arthrotische Veränderungen in den befallenen Gelenken festgestellt. An den Bandansatzstellen zeigen sich nicht selten schalenförmige periostale Knochenverdickungen.

Distorsionen im Bereich der Sprunggelenke.

Das obere Sprunggelenk, als eines der wichtigsten Gelenke des Körpers für die Leistungsfähigkeit der unteren Gliedmaße von höchster Bedeutung, ist durch einen sinnvoll straffen, kräftigen Bandapparat gesichert. Die wichtigsten Bänder der tibiofibularen Bandverbindung sind die Ligg. tibiofibularia anterius und posterius. Die Verbindung vom fibularen Knöchel zum Talus sind die Ligg. fibulotalaria anterius und posterius. Das wichtigste Band überhaupt ist die Sicherung zwischen Fibula und Kalkaneus mit dem kräftigen Lig. fibulocalcaneale. Die Außenbänder wurden zuerst angegeben, weil sie in einem wesentlich höheren Prozentsatz Verletzungen ausgesetzt sind als der Innenbandapparat. Die Bandverbindungen an der Innenseite des Gelenks, die von der Spitze des Innenknöchels zum Navikulare, zum Talus und zum Kalkaneus ziehen, werden als Lig. deltoideum bezeichnet. Man unterscheidet dabei eine Pars tibionavicularis, eine Pars tibiocalcanearis, die am Sustentaculum tali des Kalkaneus ansetzt, und eine Pars tibiotalaris posterior. Durch die verschiedensten Gewalteinwirkungen, vor allem extreme Pronation oder Supination, extreme Dorsalflexion und Plantarflexion oder im Zusammenspiel all dieser Momente, die den Fuß treffen können, werden die mannigfaltigsten Bandverletzungen in Form von Überdehnungen oder Zerreißungen beobachtet. Meist kommt es dabei entweder zu einer Bewegung des Fußes zum Unterschenkel oder bei auf dem Boden fixiertem Fuß zu Dreh- und Überstreckbewegungen des Beines zum Fuß. Je nach Befall der Bänder werden sich auch die Schmerzen und die Funktionsstörungen als spezifisch für die jeweilige Bandschädigung erweisen.

Bei der häufigsten *Schädigung*, also der des lateralen Bandapparates, vor allem des *Lig. fibulocalcaneale* ist jede Supinations-Adduktions-Bewegung im Rückfuß außerordentlich schmerzhaft. Bei den Verletzungen des Innenbandes sind gegensätzlich alle Pronations- und Abduktionsbewegungen schmerzhaft. Diese Zerreißungen bieten diagnostisch keine allzu großen Schwierigkeiten. In schweren Fällen wird es sich allerdings nicht nur um Zerreißungen des Bandapparates, sondern auch des Kapselapparates handeln, so daß auch beträchtliche Blutergüsse im Gelenk sich ausbilden können. Sie müssen deswegen immer einer zielstrebigen Behandlung zugeführt werden, damit nicht längere Beschwerden zurückbleiben.

Die *Zerreißungen der tibiofibularen Bandverbindung* (Syndesmose), also der Gabelbänder, die sich aus den Ligg. tibofibularia anterius und posterius zusammensetzen, sind von ganz besonderer Bedeutung. Kombiniert damit ist nicht selten die Absprengung des Volkmannschen hinteren Dreiecks. Damit ist die straffe Sicherung der oberen Sprunggelenkgabel zerstört und eine exakte Führung des Talus in der Gelenkgabel unmöglich gemacht. Wenn das Klaffen der oberen Sprunggelenkgabel bei Entlastung noch nicht deutlich ist, so ist bei Belastung ein Auseinanderweichen der beiden Unterschenkelknochen und damit der Gelenkgabel offensichtlich. In schweren Fällen kann diese Zerreißung der Gabelbänder auch noch mit verschiedenen Frakturen im Bereich des oberen Sprunggelenks kombiniert sein. Die Verletzung muß deshalb so ernst genommen werden, weil bei Nichtausheilung eine dauernde Unsicherheit im oberen Sprunggelenk resultiert und durch die pathologischen Schiebebewegungen des Talus mit einer vorzeitigen Arthrosis deformans im oberen Sprunggelenk gerechnet werden muß. Höhere Leistungen, wie sie der Sport verlangt, können mit einer solchen Verletzung nicht mehr erwartet werden. Wenn es bei der Untersuchung Schwierigkeiten macht, eine exakte Klärung zu finden, so muß neben den üblichen Röntgenbildern auch noch ein Röntgenbild bei 30° Innenschwenkung des Fußes durchgeführt werden. Damit läßt sich der Gelenkspalt zwischen Fibula und Talus einwandfrei röntgenologisch erfassen und die stets vorhandene Verbreiterung der Sprunggelenkgabel feststellen, (evtl. gehaltene Aufnahme). Die Verletzung läßt sich nach BECK (1930) auch durch eine Arthrographie des oberen Sprunggelenks beweisen, da Kontrastmittel zwischen Tibia und Fibula nach proximal austritt. Diese schwere Verletzung muß, worauf später eingegangen wird, einer ganz exakten Ausheilung zugeführt werden.

Neben diesen als klassisch zu bezeichnenden Distorsionen im Bereich des oberen Sprunggelenks können, mit diesen kombiniert oder auch einzeln, noch andere Distorsionen vorkommen. Als die wichtigsten seien genannt die Distorsionen des Lig. talonaviculare an der Innenseite, des Lig. talocalcaneale an der Außenseite und zusätzlich des Lig. bipartitum mit seinen Anteilen vom Kalkaneus zum Navikulare und vom Kalkaneus zum Cuboid.

Therapie

Die *partielle Syndesmoseverletzung* kann durch einen Gipsverband von 4 Wochen zur Ausheilung gebracht werden. Die totale Sprengung muß operiert werden. Meist wird man mit einer Naht der Syndesmoseanteile und einer zusätzlichen Sicherung durch eine supersyndesmale Stellschraube auskommen. Besteht eine knöcherne Aussprengung und ist diese groß genug, so wird dieselbe

6.64 Traumatologie und ihre Folgezustände

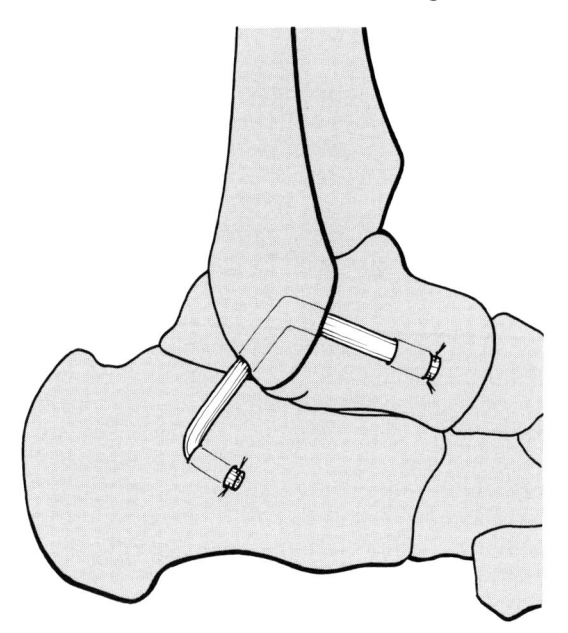

Abb. 5 Plastischer Ersatz des Lig. fibulotalare anterior und Lig. fibulocalcaneare durch lyophilisierte Dura

mit einer Schraube am Ausrißort befestigt. Kleinere Ausrisse können mittels Spickdrähten und Stellschraubensicherung behandelt werden.
Die von GÜTTNER (1941) beschriebene Subluxatio supinatoria ist eigentlich keine Distorsion, sondern gehört schon in die Gruppe der Luxationen. Ihre exakte diagnostische Klärung ist nur über das Röntgenbild möglich.
Schäden des fibularen Kapsel-Band-Apparates sind am häufigsten und daher therapeutisch wichtig. Besonders häufig betroffen sind isoliert oder kombiniert die Ligg. talofibulare anterius, calcaneofibulare und seltener talofibulare posterior. Die frische Verletzung kann durch Naht beherrscht werden, seltener sind sofortige plastische Maßnahmen notwendig. Spätzustände verlangen fast immer plastische Eingriffe.
Bei den Spätschäden der Kombinationsverletzung des Lig. talofibulare anterior und des Lig. calcaneofibulare wird der Bandersatz unter Verwendung eines gedoppelten homologen lyophilisierten Duratransplantates erreicht (Abb. 5). Die Fixierung gelingt in Bohrkanälen im Talus und im Kalkaneus. Um eine einwandfreie Zugrichtung beider Bänder zu erzielen, wird das Transplantat durch einen Bohrkanal am Malleolus fibularis geführt. Wichtig sind also eine physiologische Zugrichtung und die genügende Spannung des Ersatzbandes.
Die Schilderung weiterer operativer Möglichkeiten würde den Rahmen dieses Buches sprengen. Es sei daher auf die hervorragende Darstellung bei JÄGER u. WIRTH (1978) verwiesen (Abb. 6), zugleich auf die Arbeiten von M. E. MÜLLER, ALLGÖWER und WILLENEGGER.

Als diagnostische Maßnahme bei diesen Verletzungen sei noch auf die röntgenologische Sicherung der Subluxation des Talus nach vorn hingewiesen (Technik bei JÄGER u. WIRTH).

Distorisionen im Bereich der distalen Fußwurzel und des Mittelfußes

Im Bereich des Mittelfußes sehen wir ebenfalls Distorsionen, die ernst zu nehmen sind und die über lange Zeit Beschwerden machen können, wenn sie nicht richtig behandelt wurden. Hier sind die Ligg. tarsi dorsalia zu nennen, die zerreißen, wenn der Vorfuß plötzlich bei fixiertem Rückfuß extrem in die Hohlfußkomponente gedrängt wird. Ein typisches Beispiel ist das Aufprallen auf festen Gegenstand aus großer Höhe im Bereich des Mittelfußes. Auch die Verbindungsbänder zwischen Kalkaneus und Kuboid und vor allem zwischen Os cuboideum und dem V. Metatarsalstrahl sind zu nennen. Die Distorsionen im Bereich der Ligg. tarsometatarsalia dorsalis sind nicht so selten, wie allgemein angenommen wird.
Es soll nicht unerwähnt bleiben, daß bei diesen Distorsionen nicht immer nur die Bänder gedehnt werden oder zerreißen. Wegen ihrer Elastizität kommt es manchmal unter Mitnahme einer kleinen Knochenscheibe zu Ausrissen an den Ansatzstellen.

Therapie
Die Therapie für diese Distorsionen muß exakt durchgeführt werden. Die von Fabrikseite her immer wieder angepriesenen elastischen Verbände sind bei den meisten Distorsionen abzulehnen. Sie können nur bei ganz leichten Fällen in Erwägung gezogen werden. Besser ist die Ruhigstellung im Gipsverband für 4–6 Wochen. Der ruhigstellende Gipsverband hat zwei Vorteile:
1. daß am Tag nach dem Unfall bei Sicherung des Fußes belastet und damit das berufliche Leben weiterverfolgt werden kann, 2. daß trotz Belastung eine sichere Ausheilung des Bandschadens eintritt. Das ist deswegen so wichtig, weil die Erfahrung zeigt, daß nicht ausgeheilte Distorsionen über lange Zeit starke Beschwerden machen.
Die komplette Zerreißung der Ligg. tarsometatarsalia ist nicht so selten, wie allgemein angenommen wird. Meist wird man mit einem Gipsverband für 8–10 Wochen unter Wiederherstellung des Fußlängsgewölbes eine funktionell gute Ausheilung erzielen. Kommt es zu einer dorsalen Subluxation der Metatarsalien oder unter Beteiligung der volaren Bänder zu einer Luxation im Lisfrancschen Gelenk, dann muß operiert werden. Millimetergenaue Reposition und einwandfreie Fixierung mit Spickdrähten sichern eine gute Rekonstruktion des Fußes. Eingreifende Osteosynthesen sind nicht angebracht.

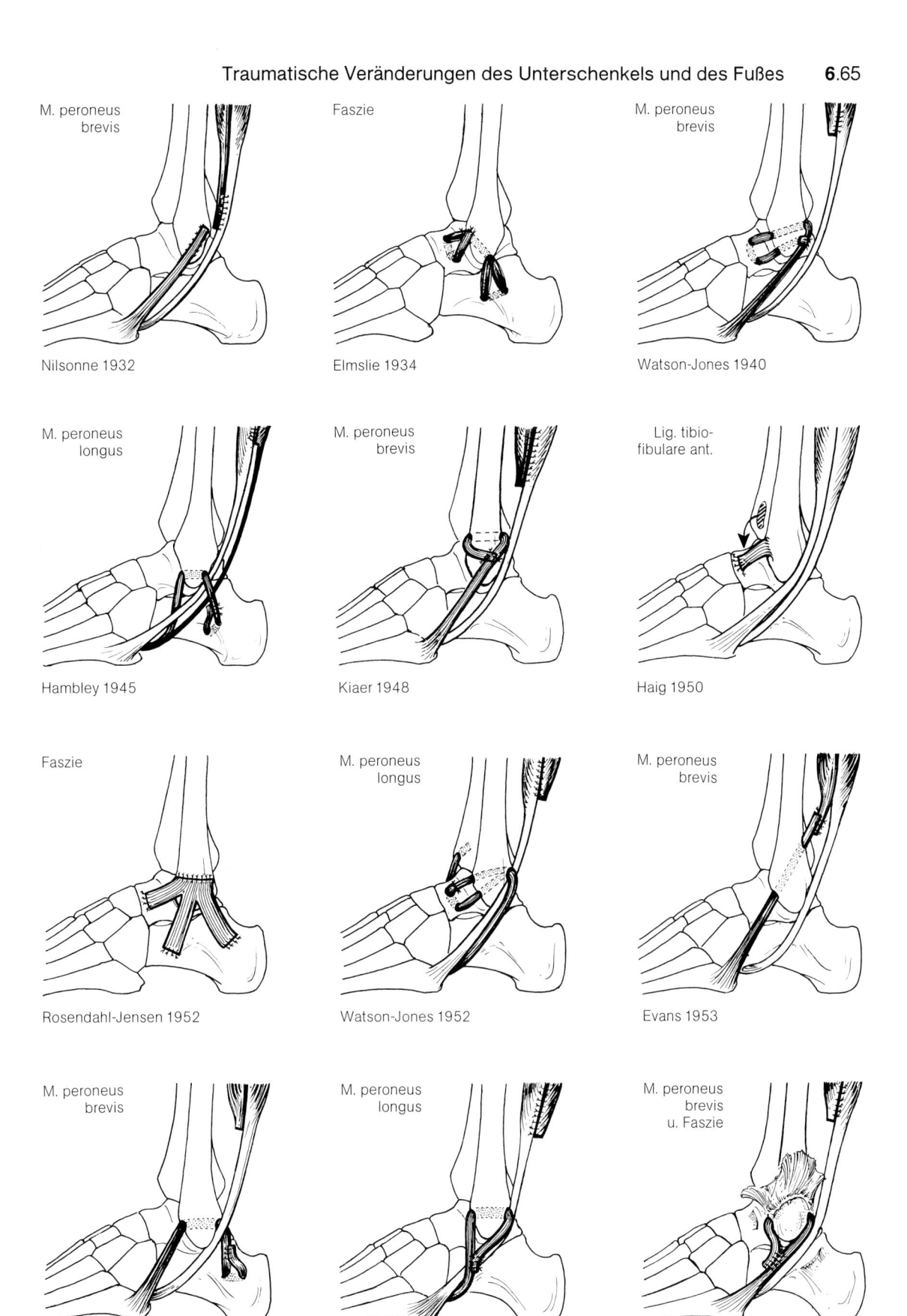

Traumatische Veränderungen des Unterschenkels und des Fußes 6.65

M. peroneus brevis
Nilsonne 1932

Faszie
Elmslie 1934

M. peroneus brevis
Watson-Jones 1940

M. peroneus longus
Hambley 1945

M. peroneus brevis
Kiaer 1948

Lig. tibio-fibulare ant.
Haig 1950

Faszie
Rosendahl-Jensen 1952

M. peroneus longus
Watson-Jones 1952

M. peroneus brevis
Evans 1953

M. peroneus brevis
Winfeld 1953

M. peroneus longus
Pouzet 1954

M. peroneus brevis u. Faszie
Stonham 1955, Lee 1957

Abb. 6 Beispiele von Bandersatzoperationen (aus M. Jäger, C. J. Wirth: Kapselbandläsionen. Thieme, Stuttgart 1978)

6.66 Traumatologie und ihre Folgezustände

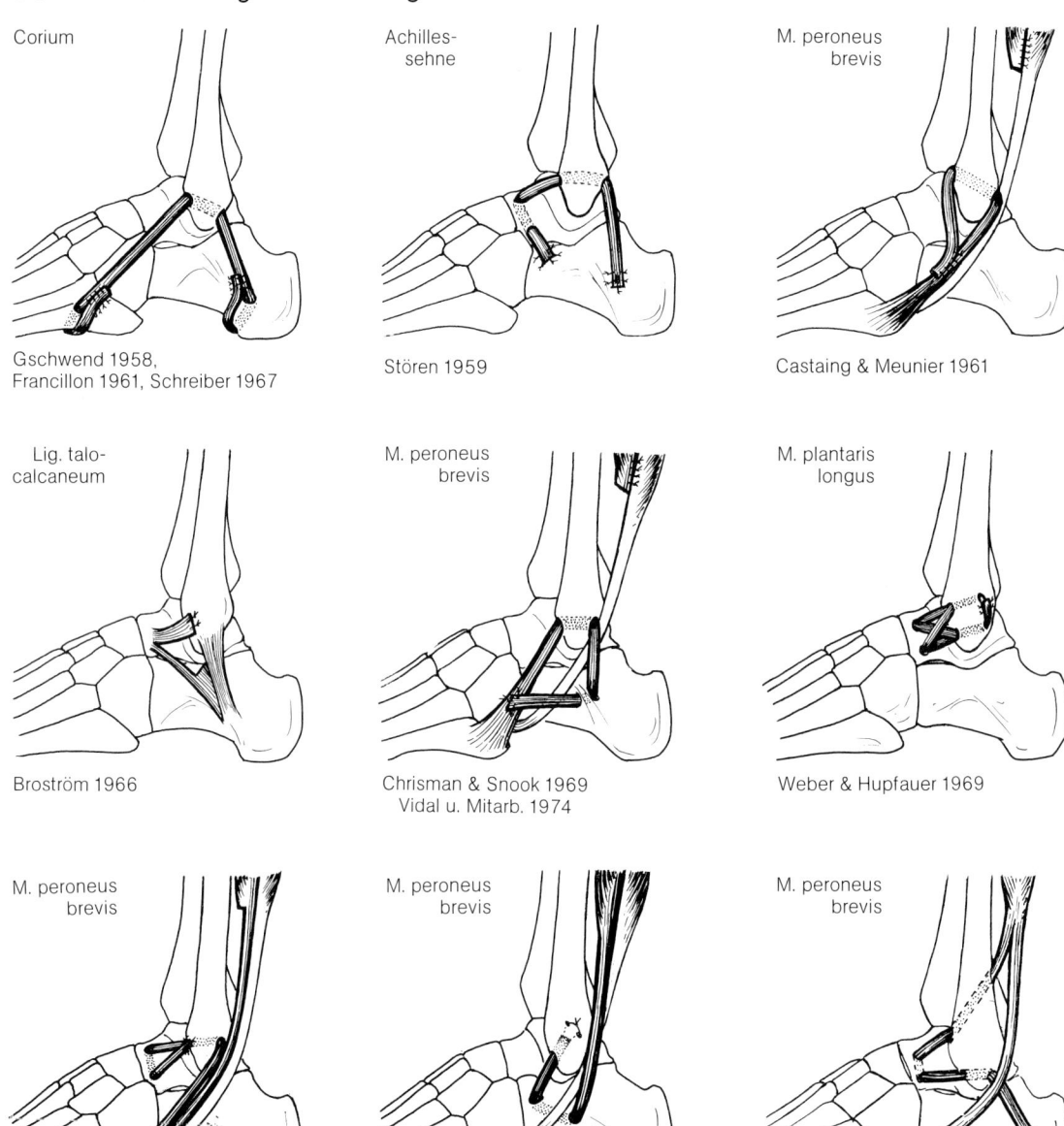

Corium

Gschwend 1958,
Francillon 1961, Schreiber 1967

Achillessehne

Stören 1959

M. peroneus brevis

Castaing & Meunier 1961

Lig. talocalcaneum

Broström 1966

M. peroneus brevis

Chrisman & Snook 1969
Vidal u. Mitarb. 1974

M. plantaris longus

Weber & Hupfauer 1969

M. peroneus brevis

Lemberger & Kramer 1973

M. peroneus brevis

Viernstein u. Mitarb. 1974

M. peroneus brevis

Gianella & Huggler 1976

Abb. 6

Gefäßverletzungen

Es ist eine Selbstverständlichkeit, daß der orthopädische Chirurg auch in den einfachen Therapien der Gefäßverletzungen geschult ist, so in der Beherrschung stärkerer Blutungen oder, so es möglich und nötig ist, in der Durchführung einer Gefäßnaht. Während im mittleren und unteren Drittel des Unterschenkels bei Schädigung einer der größeren Arterien kaum Nekrosen im Bereich des Fußes auftreten, sind Verletzungen im Bereich der Kniekehle oder unmittelbar distal davon solche Schädigungen und damit sichere Funktionsstörungen möglich. Es muß immer daran gedacht werden, daß es Variationen der Gefäßaufteilungen gibt. Liegt die Verletzung proximal davon, so kann eine Kompensation oder eine ausreichende Durchblutung ausbleiben. In diesen Fällen soll sofort der geschulte und erfahrene Gefäßchirurg eingeschaltet werden. Die diagnostischen Maßnahmen sind bekannt und brauchen daher nicht beschrieben zu werden. Bei schweren Zerreißungen werden Überbrückungsmaßnahmen notwendig, die auch eine sorgfältige Nachbehandlung verlangen.

Knöcherne Verletzungen

Es wird ausdrücklich betont, daß die folgenden Ausführungen nicht als eine Art Frakturenlehre gewertet werden dürfen. Wir verweisen hier auf die Frakturenlehre von L. BÖHLER, auf das Manual der Arbeitsgemeinschaft für Osteosynthese und auf die sich mit der fortschrittlichen operativen Behandlung auseinandersetzenden und in jüngster Zeit erschienen Monographien, vor allem auch der Kleinstfragmentbehandlung.

Frakturen des Unterschenkels

In diesem Kapitel werden aus Einteilungsgründen für das gesamte Handbuch nicht besprochen die zu den Unterschenkelfrakturen gehörenden Tibiakopfbrüche, die Frakturen der Eminentia intercondyloidea, die isolierten Fibulaköpfchenfrakturen und die speziellen Fragen der Schußbrüche. Das Kapitel faßt kurz das Wissen besonders erfahrener Chirurgen und Orthopäden zusammen, wie L. BÖHLER, K. H. BAUER, BÜRKLE DE LA CAMP, HÜBNER, M. LANGE, HOHMANN, EHALT, WATSON-JONES, SCAGLIETTI, CAMPBELL, STEINDLER, MERLE D-AUBIGNÉ, ALLGÖWER, WILLENEGGER, M. E. MÜLLER, WEBER, REHN, WELLER, TSCHERNE, BURRI, SCHWEIBERER u. a.

Die *Tibiakopffrakturen* interessieren aber deswegen, weil Frakturen im oberen Drittel des Schienbeins oft mit Tibiakopfbrüchen verbunden sind oder bei den Y- und T-Brüchen Querbrüche im oberen Drittel des Schienbeins sich auf Tibiakopfbrüche aufsetzen. Deswegen müssen sie hier in der Gesamtbehandlung kurz mit angeführt werden. Bei diesen Frakturen ist das Primäre die Wiederherstellung der Gelenkfläche bei achsengerechter Ausheilung der Fraktur. Dabei ist es unumgänglich notwendig, daß durch eine operative Primärversorgung dieser Frakturen ein einwandfreies Ergebnis erzielt wird. Bei den Ausrißverletzungen der Eminentia intercondyloidea wird von Fall zu Fall zu entscheiden sein, ob konservative oder operative Therapie notwendig wird. Grundsätzlich werden die Tibiakopfbrüche nach der Technik der AO wiederhergestellt. Neben der Osteosynthese teils mit Abstützplatten sind Spongiosaunterfütterungen zur Schaffung von tragfähigen Gelenkflächen nötig (Kapitel „Traumatische Schädigungen des Kniegelenks").

Isolierter Tibiaschaftbruch

Da es sich am Unterschenkel um einen paarigen Knochenabschnitt handelt, interessieren die isolierten Schaftbrüche ganz besonders. Wir wissen, daß durch sperrende Kräfte des einen Knochens bei der Ausheilung ungünstige Momente entstehen können (LEXER). Die Therapie verlangt daher ein ganz besonderes Interesse von uns.

Die isolierten Schienbeinschaftbrüche entstehen meistens durch eine direkte Gewalteinwirkung. Die elastische Fibula wird dabei durch die einwirkenden Kräfte nicht mehr frakturiert. Es sind aber auch Drehmomente ohne weiteres für die Erklärung des isolierten Tibiaschaftbruches heranzuziehen. L. BÖHLER betont mit Recht, daß dies die häufigste Bruchform bei Kindern ist. Wenn die Querbrüche in allen Abschnitten der Tibia beobachtet werden können, so sehen wir im unteren Drittel in erster Linie Drehbrüche. Sie sind deswegen wichtig, weil sich bei ihrer konservativen Ausheilung Achsenabknickungen im Varussinne einstellen können.

Die Querbrüche können ohne wesentliche Verschiebung, aber auch mit Verschiebung um Halbachsen- oder ganze Schaftbreite beobachtet werden. Wenn die Fibula erhalten ist und eine totale Durchtrennung der Fragmente nicht eingetreten ist, wird nur selten eine Verkürzung beobachtet. Dies kann nur dann eintreten, wenn es zusätzlich im proximalen oder distalen Tibiofibulargelenk zu einer Subluxation oder Luxation gekommen ist. Wegen der wesentlich strafferen Bandverbindung ist das nur selten im Bereich des oberen Sprunggelenks, häufiger aber am Kniegelenk möglich. Dabei kann es, wie REGELE beschrieben hat, auch zu Schädigungen des N. peronaeus kommen.

Therapie

Therapeutisch stellen uns die isolierten Tibiaschaftbrüche meist vor keine allzu großen Schwierigkeiten. Bei den Querbrüchen werden fast immer die manuelle Reposition und die sofortige Fixierung im Oberschenkelgipsverband möglich sein. Die übrige Behandlung geschieht nach den allbekannten Grundsätzen. Nur dort, wo eine Verkürzung eintritt oder sich solche auch nach der Fixierung im Gipsverband noch einstellt, ist die Drahtextension angezeigt. Wir halten sie auch für notwendig bei den Fällen, die eine Achsenabweichung im Varussinne aufweisen. Bei den im distalen Drittel häufiger zu beobachtenden Drehbrüchen kann u. U. auch die primäre Cerclage eine Berechtigung haben. Gerade die Brüche, die im distalen Fragment abweichen, können durch die Cerclage in gute Achsenstellung und damit beste Voraussetzung für eine glatte Ausheilung gebracht werden. Dabei muß betont werden, daß eine primäre operative Versorgung jeglichen Knochenbruchs einer strengen Indikation unterworfen werden muß. Sie darf nur dort durchgeführt werden, wo einwandfreie aseptische Verhältnisse bestehen. Die früher geübte Durchtrennung des Wadenbeins, entweder über den Keil oder operativ, wird heute nur mehr selten durchgeführt. Betont werden muß, daß der isolierte Schaftbruch wegen der einwirkenden Sperr- und Scherkräfte der Fibula meist einer längeren Fixation bedarf, als das bei der kompletten

6.68 Traumatologie und ihre Folgezustände

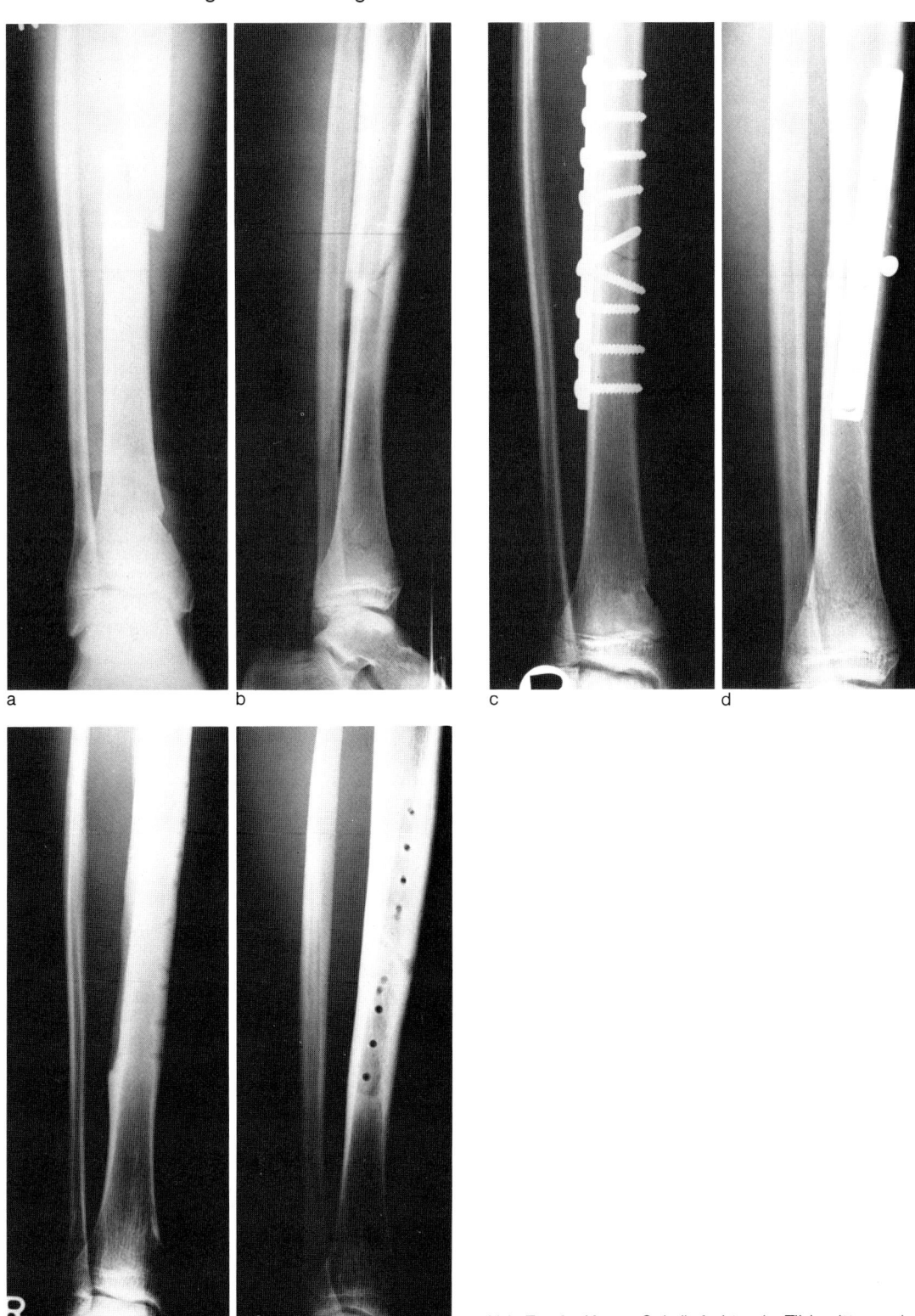

Abb. 7a–f Kurze Schrägfraktur in Tibiamitte und distale Stauchungsfraktur unter Erhalt der Fibula, Plattenosteosynthese nach AO und kurzzeitige Ruhigstellung der distalen Fraktur

Unterschenkelfraktur der Fall ist. Auch mit der frühen Belastung sollte zurückhaltend verfahren werden, um Kallusverzögerung und Pseudoarthrosenbildung zu vermeiden. Über die Einzelheiten der Behandlung, vor allem was das Umgipsen und die Röntgenkontrolle betrifft, muß in den zuständigen Lehrbüchern der Frakturheilkunde nachgelesen werden.

Die konservative Therapie, die in Einzelfällen noch ihre Indikation hat, sicherlich aber auch von historischem Wert ist, ist seit vermehrter Einführung der operativen Therapie stark in den Hintergrund getreten (Abb. 7). Wenn bei den Quer- und kurzen Schrägbrüchen Marknagelung und Plattenosteosynthese miteinander konkurieren – neuerdings empfiehlt vor allem TSCHERNE auch den Monofixateur (Abb. 8) – so muß bei den langen Schräg- und Drehbrüchen ohne und mit Knochenaussprengungen und bei den Trümmerbrüchen der Plattenosteosynthese der Vorzug gegeben werden. Die Technik der Osteosynthese, vor allem in den Bereichen des Tibiakopfes und des distalen Drittels unter Einschluß des oberen Sprunggelenks, sind am besten bei M. E. MÜLLER u. Mitarb. (1979) zu studieren.

Bei Unterschenkelfrakturen mit schweren Weichteilzertrümmerungen oder solche, die mit einer Osteomyelitis ausheilen und bei denen evtl. noch eine Spongiosaplastik vorgenommen werden muß, hat sich der Fixateur externe bewährt (Abb. 9). Wie bei jeder Osteosynthese muß aber die Technik des Anlegens eines Fixateur externe einwandfrei beherrscht werden.

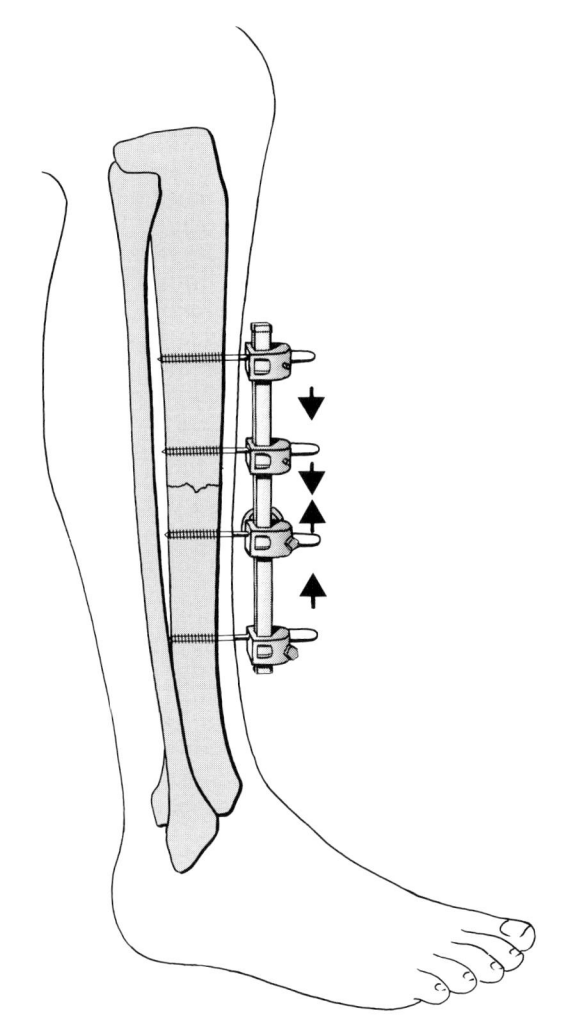

Abb. 8   Monofixateur externe; Hauptindikation: kurze Schrägfrakturen und Querfrakturen der Tibia

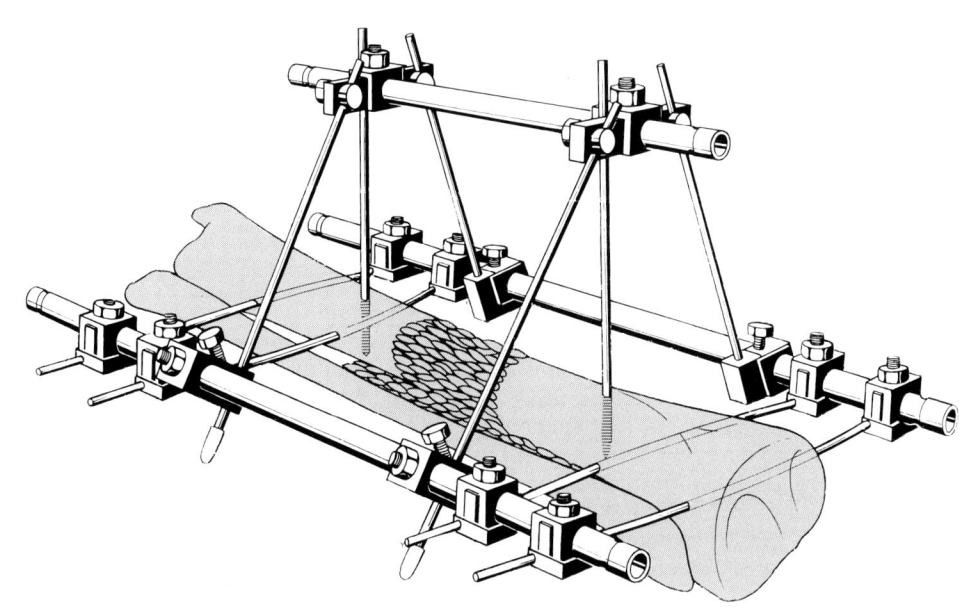

Abb. 9   Beispiel eines einwandfrei fixierenden Fixateur externe

Isolierte Fibulafraktur

Sie spielt im Schaftbereich, selbst wenn eine Verkürzung oder schwere Verschiebungen der Fragmente resultiert, funktionell praktisch keine Rolle. Nur durch Frakturierung des Fibulaköpfchens und Fibulahalses können Nervenstörungen auftreten. Auch im Bereich des oberen Sprunggelenks sind durch Verletzungen des fibularen Knöchels wesentliche Funktionsstörungen möglich. Vor allem komplizierte Fibulafrakturen, die mit schweren Verletzungen verbunden sind und nach denen sich Osteomyelitiden und weitgehende Sequestrationen einstellen, können von therapeutischer und funktioneller Bedeutung werden. Die Schaftfraktur kann auch in Kombination mit den oberen Sprunggelenkluxationsbrüchen beobachtet werden. Die Therapie ist hier ganz auf die Wiederherstellung des oberen Sprunggelenks ausgerichtet. Bei den isolierten Fibulaschaftbrüchen wird therapeutisch nach Abschwellung meist ein Zinkleimverband genügen. Um Schmerzfreiheit und Arbeitsfähigkeit schneller zu erreichen, hat sich aber auch bei Fibulaschaftfrakturen der kurzdauernde ungepolsterte Unterschenkel-Gehgips bewährt.

Kompletter Unterschenkel-Schaftbruch

Beim kompletten Unterschenkel-Schaftbruch handelt es sich um eine Frakturierung von Tibia und Fibula. Je nach der Gewalteinwirkung kommt es zu den verschiedensten Frakturformen. Die Frakturen entstehen durch direkte und indirekte Gewalteinwirkung. Direkte sind schwerer Schlag auf den Unterschenkel oder Aufschlagen des Unterschenkels mit großer Wucht auf scharfe Kanten. Die indirekten Frakturformen werden durch drehende Gewalteinwirkung gesetzt. Von den wichtigsten Frakturformen interessieren uns vor allem der *Unterschenkel-Querbruch,* der *Unterschenkel-Auswärtsdrehbruch,* der als kurzer und langer nach L. BÖHLER unterteilt wird, der lange und halbe *Einwärtsdrehbruch,* der quere und schräge *Biegungsbruch* und vor allem die schweren *Stückbrüche* im medialen und am Übergang vom oberen zum mittleren Drittel der Tibia. Auf die näheren mechanischen Momente soll hier nicht eingegangen werden. Es wird auf die einschlägigen Lehrbücher der Frakturenheilkunde, vor allem auf das von L. BÖHLER verwiesen. Wichtig ist, daß in den meisten Fällen Tibia und Fibula nicht in der gleichen Höhe frakturieren. So beobachten wir die Drehbrüche am häufigsten am Übergang vom mittleren zum unteren Drittel. Die Fibula dagegen frakturiert häufig am Fibulaköpfchen oder im oberen Drittel. Auch hier gibt es die größten Variationsmöglichkeiten, so daß der Frakturmechanismus oft nicht rekonstruiert werden kann.

Die Unterschenkelfraktur kann mit Begleitverletzungen einhergehen. Es handelt sich hier um beträchtliche Muskel- oder Sehnenschädigungen oder um Gefäßschädigungen, vor allem der Aa. tibiales. Im großen und ganzen sind diese Verletzungskomplikationen aber außerordentlich selten. Auf die Begleitverletzungen der Nerven, vor allem des N. peronaeus, wurde bereits eingegangen. Bei Unterschenkelbrüchen kann es auch in seltenen Fällen zu einer ischämischen Kontraktur kommen. Sie trifft meistens den M. tibialis anterior. Daß Thrombosen, vor allem bei älteren Menschen, immer wieder gesehen werden und durch Embolien auch zu schweren Komplikationen führen können, ist bekannt.

Beim Unterschenkelschaftbruch muß es nicht immer zur Dislokation kommen. Ein beträchtlicher Prozentsatz der Frakturen zeigt nur geringe Verschiebungen der Fragmente, so daß die Behandlung keine Schwierigkeiten bereitet. Eine Reposition ist in diesen Fällen kaum notwendig. Bei anderen, die schwere Dislokationen zeigen, bestimmt die Frakturform die Behandlung. Vor allem bei den Drehbrüchen, die noch mit Splitterung und mit Aussprengung eines Drehkeils verbunden sind, ist die Behandlung von entscheidender Bedeutung für ein gutes funktionelles Ergebnis. Beim Unterschenkel-Schaftbruch soll man sich bei konservativer Therapie nicht von röntgenkosmetischem Ehrgeiz treiben lassen. Das Entscheidende ist die Ausheilung in achsengerechter Stellung. Eine millimetergenaue Reposition ist unnötig. Wird sie durch wiederholte Repositionsversuche erzwungen, so werden nicht selten Kallusverzögerungen und Pseudarthrosenbildungen beobachtet.

Diagnose

Die Diagnose der kompletten Unterschenkelfraktur ist leicht. Besteht keine wesentliche Dislokation, so ist sie durch manuelle Prüfung, die immer starken örtlichen Schmerz erzeugt, durch das Hämatom und u. U. auch durch Achsenabweichungen auch ohne Röntgenbild zu stellen. Bei allen Frakturen, die eine Dislokation zeigen, sind die klassischen Symptome der Fraktur vorhanden, so daß das Röntgenbild nur noch über die Feinheiten der Frakturform Auskunft geben muß.

Therapie

Die Therapie ist nicht selten abhängig von der Einstellung des Patienten. Es gibt heute immer noch Patienten, die eine operative Therapie ablehnen. Kann man mit der konservativen Therapie ein gleich gutes funktionelles Ergebnis erzielen, so ist das nicht so entscheidend. Es gibt aber Frakturen, die nur mit der operativen Therapie zu einem guten funktionellen Ergebnis gebracht werden können. Hier bedarf es oft großer psychischer Anstrengungen, den Patienten zu überzeugen. Daraus muß aber gefolgert werden, daß der

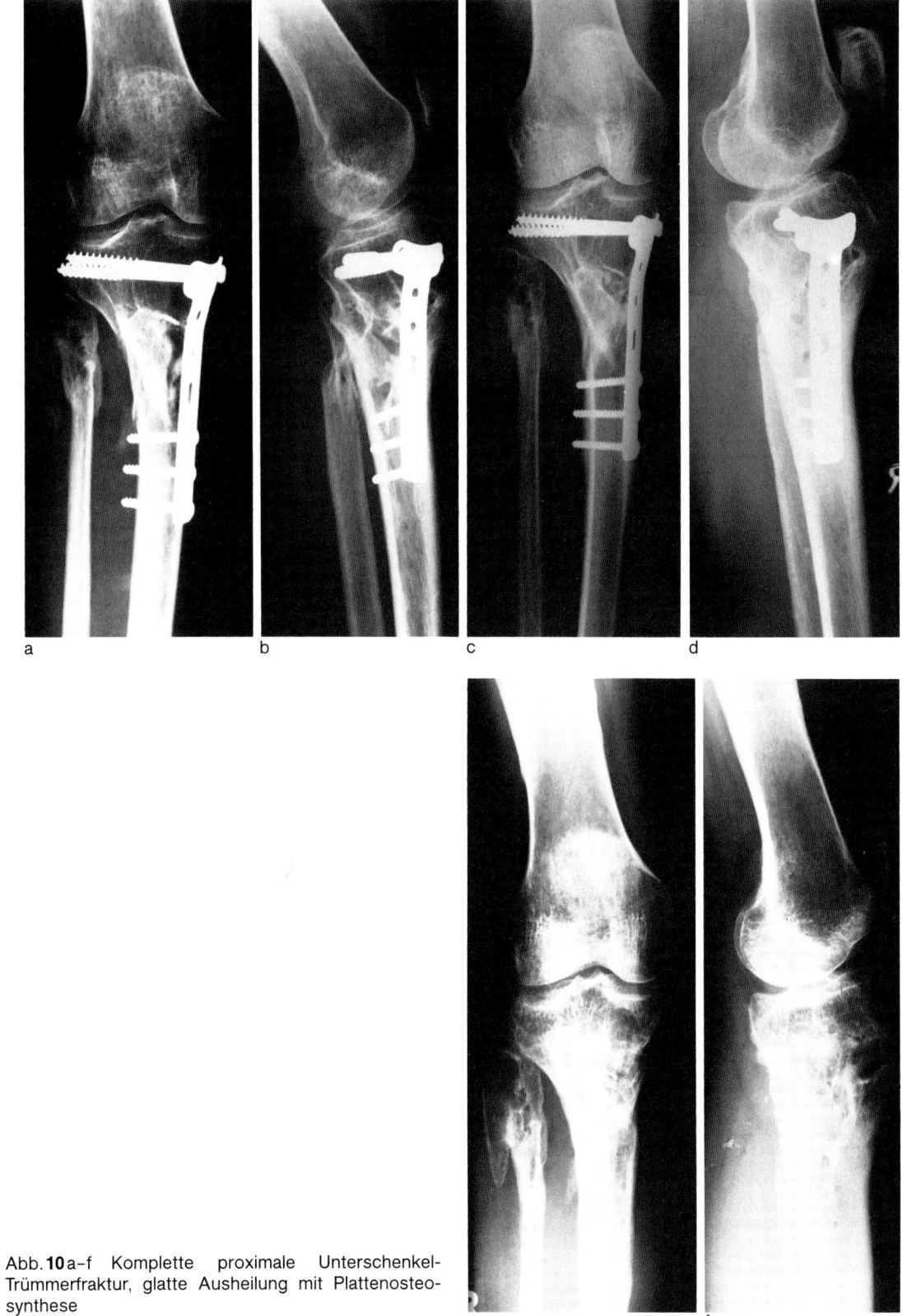

Traumatische Veränderungen des Unterschenkels und des Fußes 6.71

Abb. 10 a–f Komplette proximale Unterschenkel-Trümmerfraktur, glatte Ausheilung mit Plattenosteosynthese

6.72 Traumatologie und ihre Folgezustände

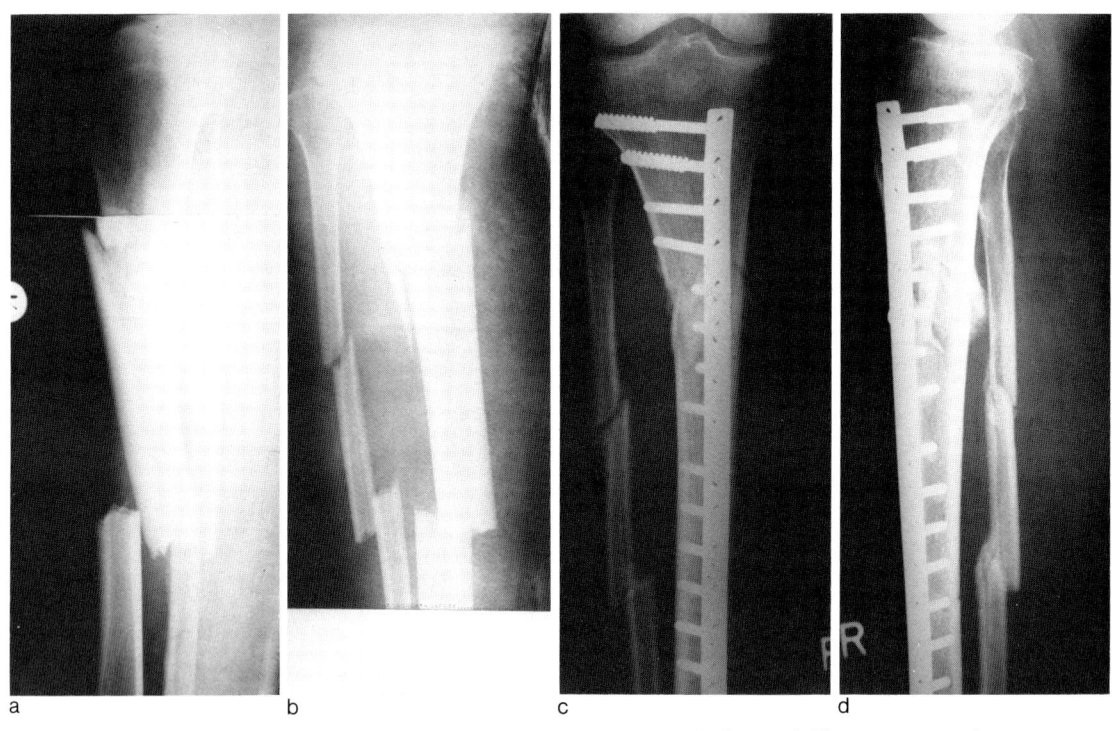

Abb. 11 a-d   Unterschenkel-Stückfraktur (2. Etagenfraktur), glatte Ausheilung mit Plattenosteosynthese

Unfallchirurg auch die konservativen Maßnahmen beherrschen muß. Da dies eine Selbstverständlichkeit ist, soll nicht näher darauf eingegangen werden.
Von den einfachen operativen Verfahren seien genannt:
1. die Drahtfixation nach Götze;
2. die gedeckte Marknagelung, die durch neue unbiegsame Nagelformen und durch das Aufbohren des Markraumes eine bessere Fixation zeigt und wieder vermehrt Verwendung findet. Manchmal ist eine zusätzliche Ruhigstellung (Gips) nicht zu umgehen (Erzielung einer Rotationsstabilität);
3. der Fixateur externe.

Die offenen operativen Verfahren sind:
1. die offene Marknagelung unter Aufbohrung des Markraumes, allerdings verbunden mit erhöhter Infektionsgefahr. Der Verriegelungsnagel nach Klemm und Schellmann garantiert noch bessere Rotationsfixation und Sicherung der Beinlänge;
2. die Verschraubung;
3. die Plattenosteosynthese;
4. der Fixateur externe bei offener Wundbehandlung.

Die Therapie ist also eine Frage der Indikation. Die verschiedenen Verfahren zeigen, daß man mit einem Verfahren allein nicht auskommt. Wenn man mit dem einfachen Verfahren der Gipsfixation oder Extension, kombiniert mit Gipsverband, nicht zum Ziele kommt, sind operative Maßnahmen angezeigt. Die Operation hat ihre Gefahren. Sie sind aber in einem gut ausgerichteten operativen Betrieb auf ein Minimum herabgesetzt (Abb. **10-19**).
Auf zwei Frakturformen soll aus therapeutischen Gründen noch hingewiesen werden. Es sind dies einmal die Stückbrüche, bei denen die Auffädelung des Fragmentstückes mit einem Marknagel erfreuliche gute Erfolge ergibt. Wir halten bei einem hohen Prozentsatz der Stückbrüche die Marknagelung für ein gutes Verfahren und wenden sie neben der Drahtextension immer wieder an. Zum anderen besteht für die Drehbrüche am Übergang vom mittleren zum unteren Drittel, die häufig mit dem distalen Fragment im Varussinne abkippen, u. E. die Indikation für die Verschraubung oder die Plattenosteosynthese. Es sind dies Brüche, bei denen nicht selten die Fibula erhalten ist, so daß nach Beseitigung der Fehlstellung und Anbringung der Verschraubung gute mechanische Bedingungen, die fördernd für die Kallusbildung sind, hergestellt werden.
Die Korrektur schlecht stehender Unterschenkelfrakturen im Gipsverband durch Keilausschneidungen muß mit Vorsicht betrieben werden. Wenn das Röntgenbild eine Achsenabweichung der Fraktur zeigt und diese im Verband korrigiert werden soll, so muß es so geschehen, daß die Fraktur bei der Korrektur ineinander gestaucht wird. Auch einige Millimeter Verkürzung spielen

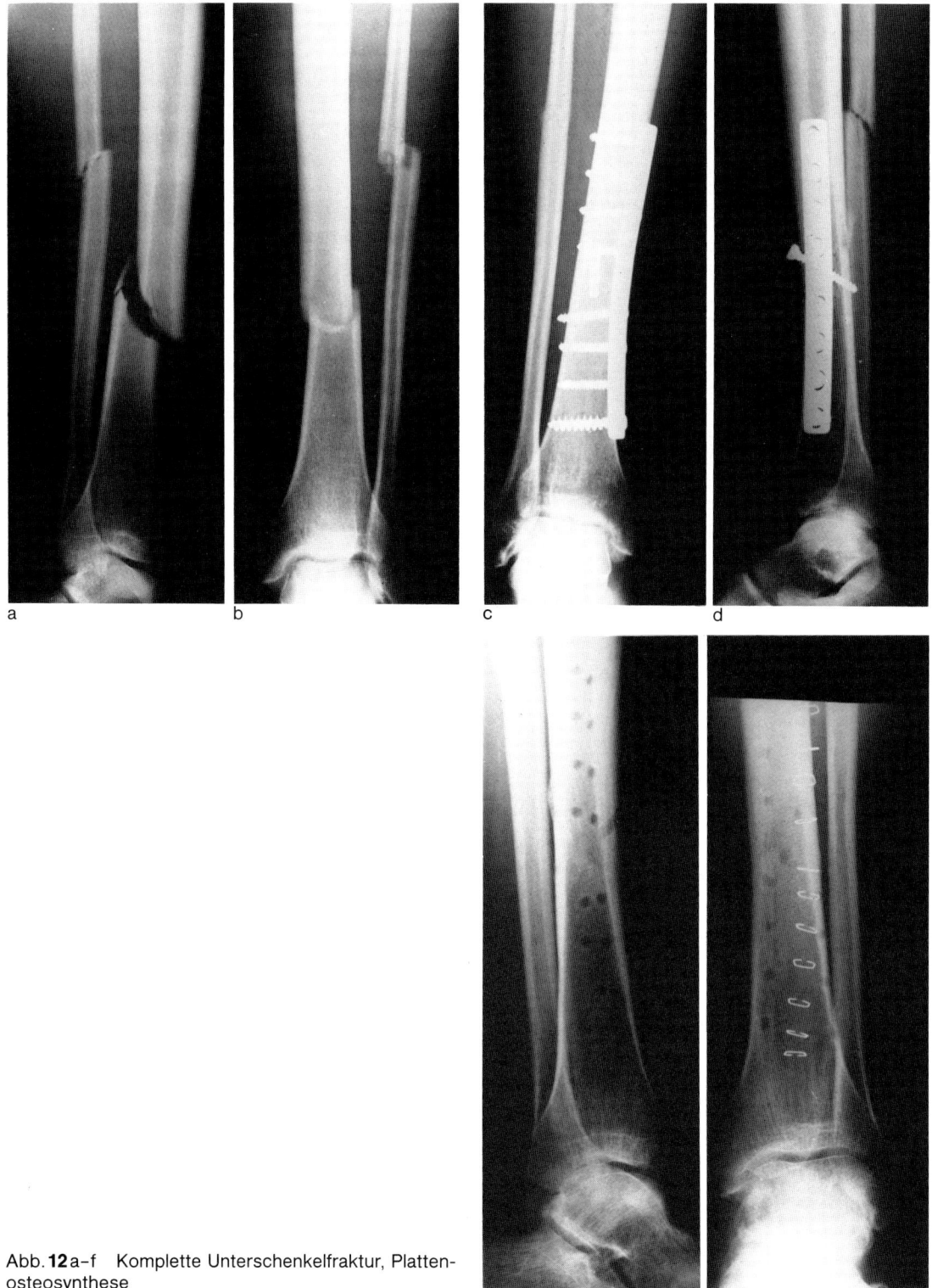

Traumatische Veränderungen des Unterschenkels und des Fußes 6.73

Abb. 12a–f Komplette Unterschenkelfraktur, Plattenosteosynthese

6.74 Traumatologie und ihre Folgezustände

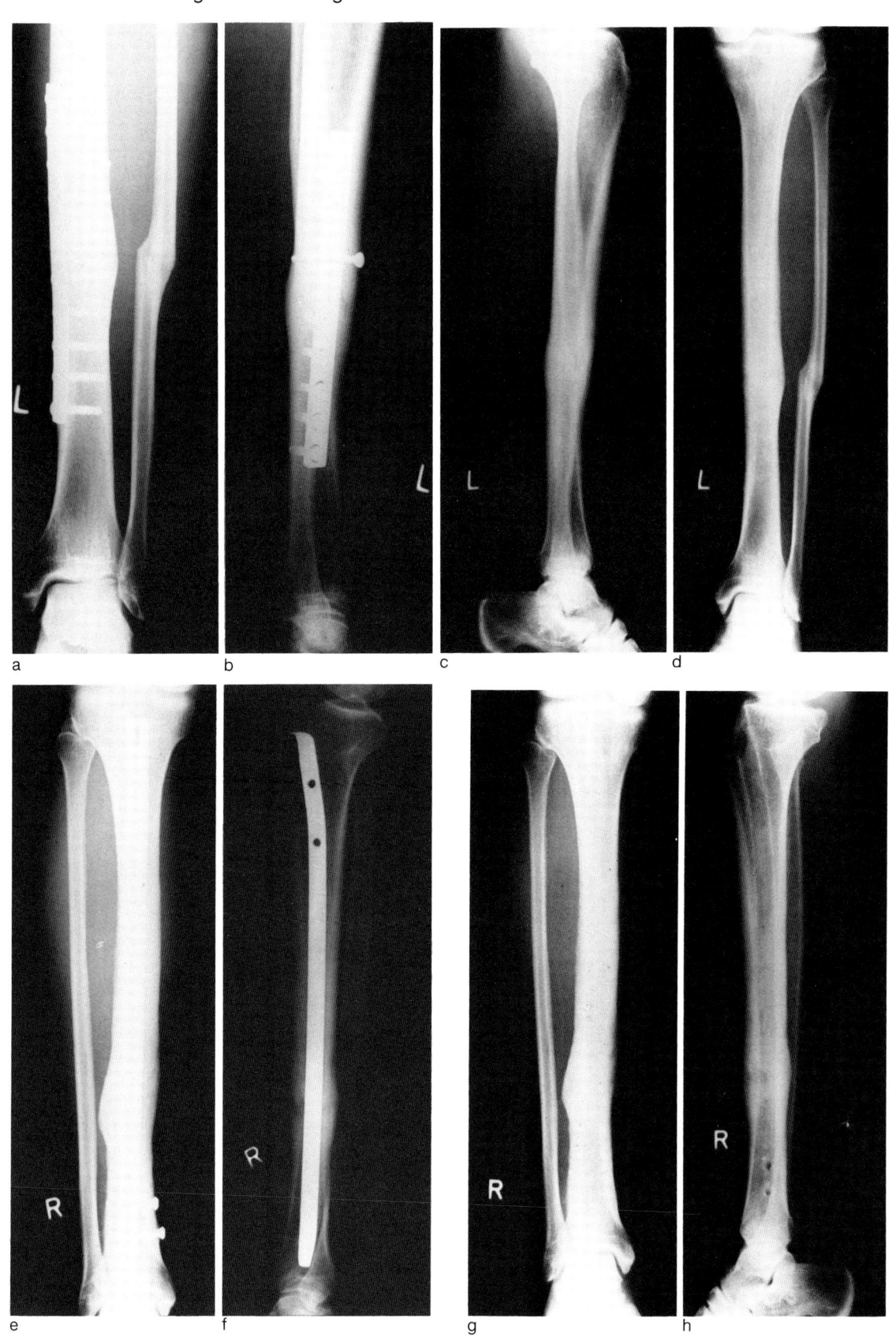

Abb. 13 a–h a–d) Komplette Unterschenkelfraktur. Plattenosteosynthese, glatte Ausheilung. e–f) Tibiaquerfraktur bei erhaltener Fibula. Verriegelungsnagel, glatte Ausheilung

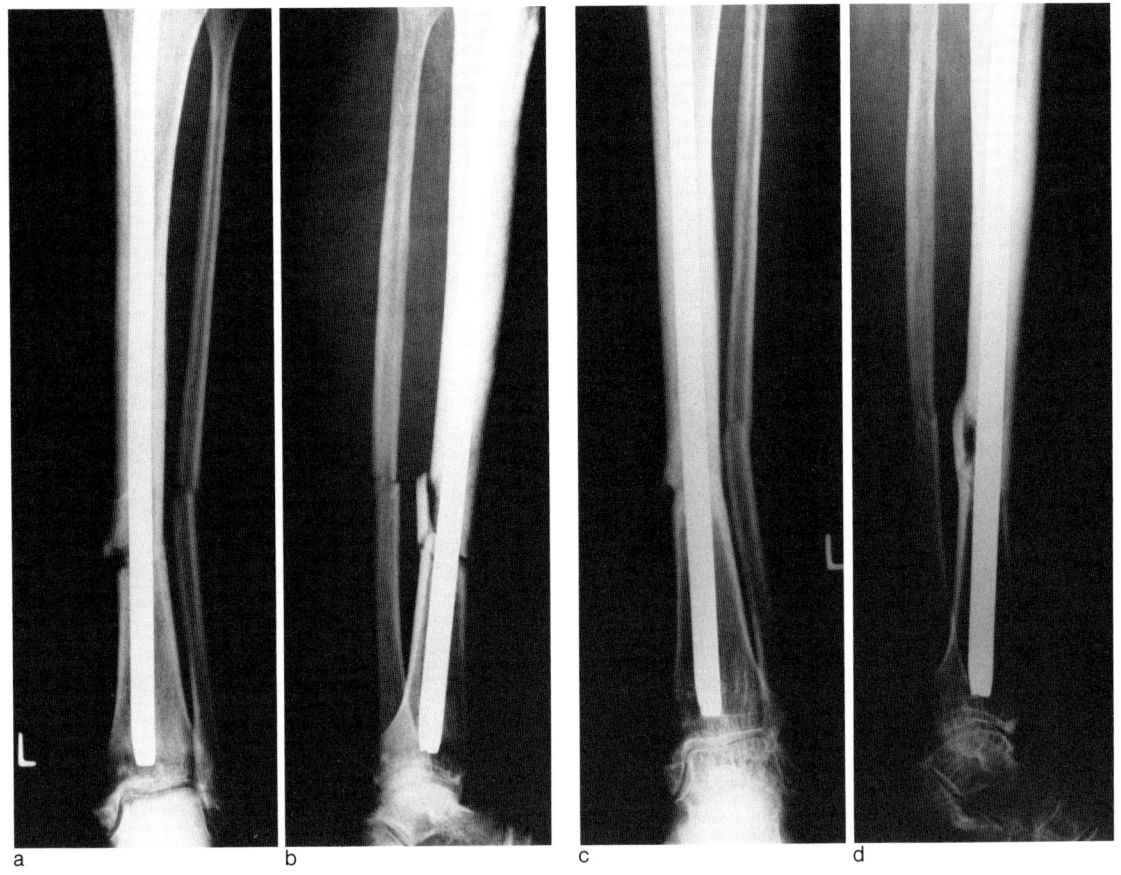

Abb. 14 a–d   Insuffiziente Marknagelung mit Kallusverzögerung. Indikation für Plattenosteosynthese, Monofixateur oder Verriegelungsnagelung

dabei keine Rolle. Alle Verfahren, die die Fraktur auseinanderziehen, sind schlecht. Durch diese Manipulationen treten häufig Kallusverzögerungen auf. Vor allem ist davor zu warnen, daß solche Korrekturen auch noch beim Gipswechsel im späteren Ausheilungsstadium vorgenommen werden.

Die nicht seltene Ausheilung in Innendrehstellung des Unterschenkels muß vermieden werden. Sie ist beim Gang störend und fördert die Arthrosenbildung in den Sprung- und Kniegelenken. Außerdem ist diese Fehlheilung bei der Frau auch von kosmetischer Bedeutung. Diese Komplikationen sind mit einer exakt durchgeführten Plattenosteosynthese zu vermeiden.

Komplizierter Unterschenkel-Schaftbruch

Bei schweren offenen Unterschenkel-Schaftbrüchen ist das Entscheidende, die Infektion zu vermeiden. Schockbekämpfung und Wundversorgung stehen im Vordergrund. Die Wundversorgung kann in Lokalanästhesie, nach unserer Meinung aber besser und schonender in Allgemeinnarkose, durchgeführt werden. Dabei müssen das nekrotische zerfetzte Weichteilgewebe entfernt, u. U. vorliegende Knochensplitter sparsam extrahiert und Blutungen in der Tiefe ohne Versenkung allzu vielen Nahtmaterials gestillt werden. Entscheidend ist, daß die Wunde einwandfrei bei lockerer Naht zum Schluß gebracht wird. Hautplastische Maßnahmen sind dabei oft nicht zu umgehen. Daß antibiotische Mittel gegeben werden – eine Testung der Erreger ist notwendig –, ist heute bei der Behandlung von schweren komplizierten Frakturen eine Selbstverständlichkeit. Im übrigen wird die Versorgung nach den allgemeinchirurgischen Grundsätzen durchgeführt.

Bei sehr ausgedehnten Wunden, bei denen die beschriebenen Methoden nicht zur Anwendung kommen können, hat sich die Epikardbehandlung bewährt. Sie hat nach WELLER besonders gute Ergebnisse bei Verbrennungen ergeben.

Bei den Hautplastischen Maßnahmen spielen Entlastungsschnitte eine wesentliche Rolle. Dabei kann auch aus der Nachbarschaft Haut in Form des Brücken- oder gestielten Lappens über die Fraktur verschoben werden. Nach Stabilisierung der Fraktur mit Fixateur externe oder einer anderen Osteosynthese hat sich auch der Crossleg-Lappen aus dem gesunden Unterschenkel be-

6.76 Traumatologie und ihre Folgezustände

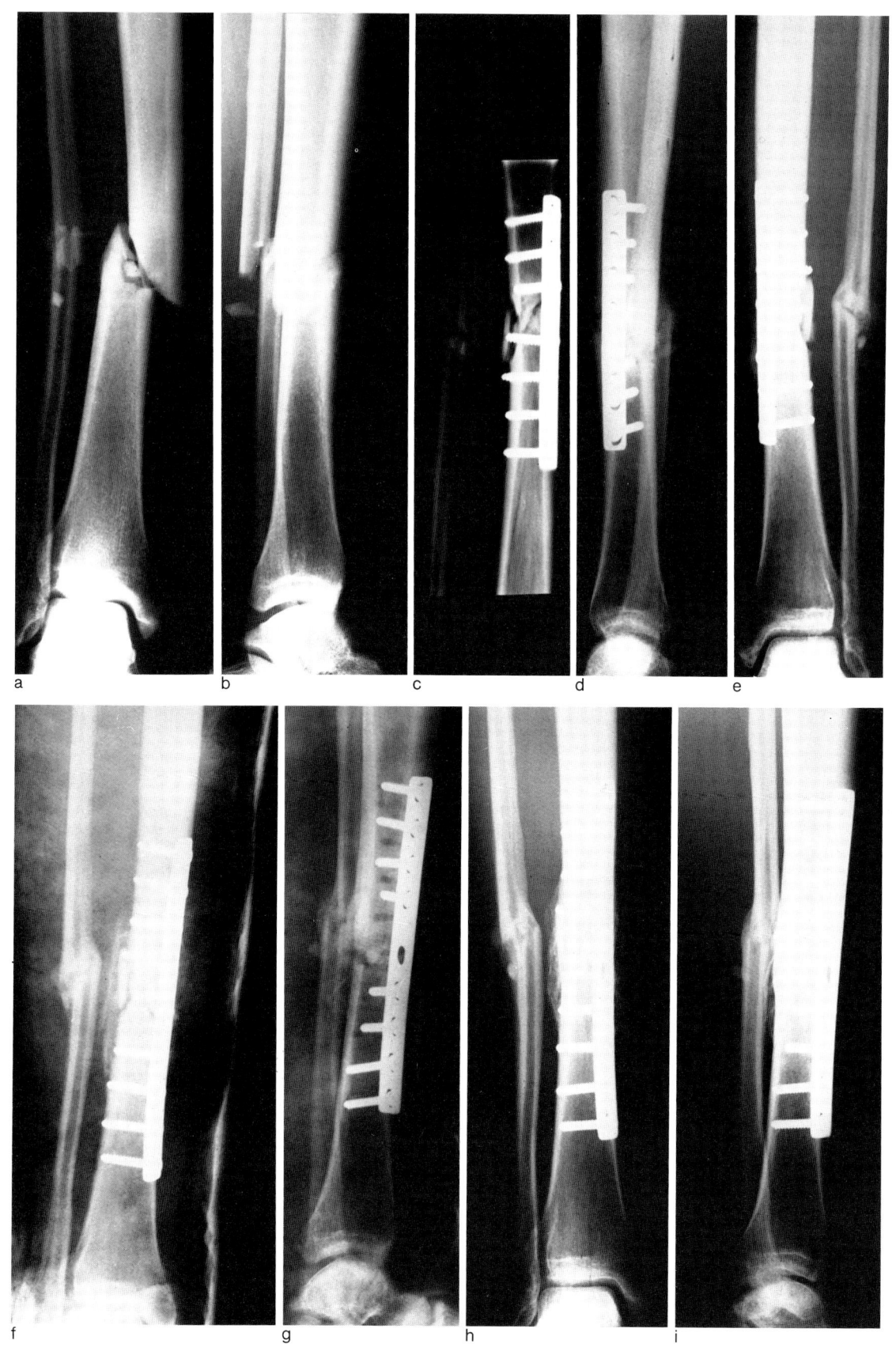

Abb. 15 a–i   Komplette Unterschenkelfraktur, insuffiziente Plattenosteosynthese, Kallusverzögerung und Valgusfehlstellung. Einsetzen einer längeren Platte nach Stellungskorrektur unter gleichzeitiger Spongiosatransplantation, glatte Ausheilung

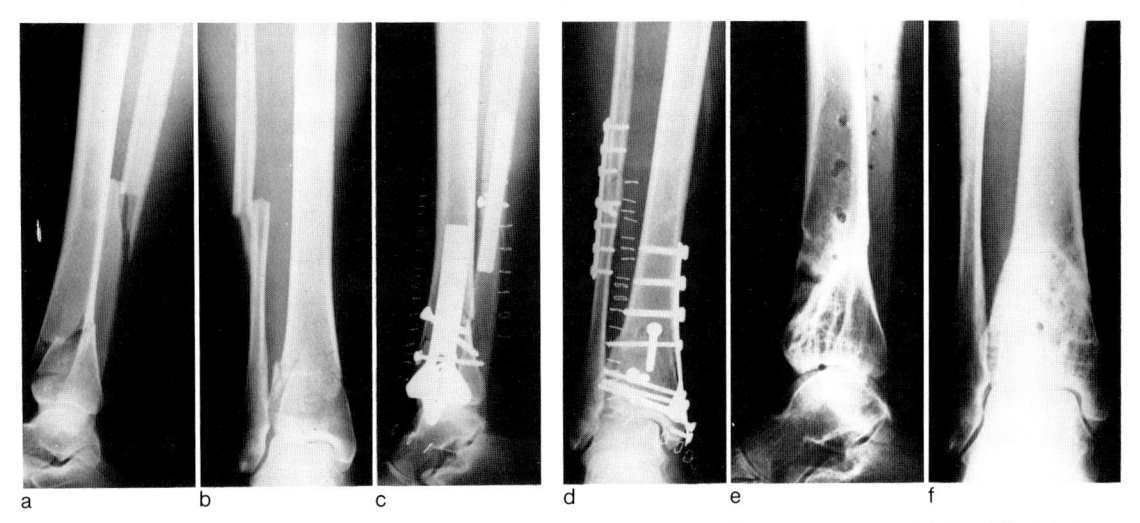

Traumatische Veränderungen des Unterschenkels und des Fußes 6.77

Abb. 16a–f Distale Tibiatrümmerfraktur unter Beteiligung des oberen Sprunggelenks und hoher Fibulafraktur. Plattenosteosynthese und Verschraubung einzelner Bruchstücke der Tibia, Plattenosteosynthese an der Fibula, glatte Ausheilung bei einwandfreier Funktion des oberen Sprunggelenks

währt. Dermatomlappen können erfolgreich sein. Reverdin- oder Thiersch-Lappen haben sich in diesen Fällen meist als erfolglos erwiesen. Es soll, wenn ein gestielter Schwenk- oder Brückenlappen gebildet wurde, die entstandene Wunde sofort mit einem Dermatomlappen gedeckt werden. Bei der Bildung von gestielten Hautlappen ist außerdem daran zu denken, daß die Inzision nicht so gelegt wird, daß der Rand des Lappens auf die Fraktur zu liegen kommt.

Durch diese Maßnahmen gelingt es heute in den meisten Fällen, die Extremität zu erhalten. Stellt sich bei der Primärversorgung nach Öffnung der Blutleere heraus, daß tiefe Gefäße und vor allem die Nerven zerrissen sind, und macht die Extremität einen absolut blutlosen Eindruck, so wird man, wenn gefäßchirurgische Eingriffe nicht zum Erfolg führen, in Einzelfällen auch heute noch zur Amputation schreiten müssen. Wichtig ist dabei die Prüfung der Fußpulse, die nach Versorgung und achsengerechter Einstellung wieder tastbar sein müssen. Ist das nicht der Fall, so ist die Extremität in jedem Fall gefährdet. Diese Patienten sind auch nach geglückter Primärversorgung in den nächsten 36 Std. genau zu beobachten, da auch heute noch rasch fortschreitende Phlegmonen beobachtet werden, die zur Gefährdung des Lebens führen können. Bei besonders schweren Verletzungen mit Weichteilzertrümmerungen in der Tiefe ist deshalb die Drainage für die erste Zeit am Platz.

Die Einrichtung erfolgt durch Längsextension. Lassen es die Weichteilverletzungen zu, kann eine Plattenosteosynthese erwogen werden. Bei allen anderen Verletzungen oder wenn gar eine offene Behandlung unumgänglich ist, hat sich der Fixateur externe mit dachfirstförmiger Konstruktion bewährt. Er garantiert allein eine absolute Fixation, gute Übersicht über das ganze Verletzungsgebiet und dabei rasches Eingreifen beim Auftreten von Komplikationen. So kann ohne Schwierigkeiten z. B. bei liegendem Gerät eine Saug-Spül-Drainage angelegt werden.

Ist die Frakturstellung bei der Röntgenkontrolle unbefriedigend, so soll man in den ersten 14 Tagen Stellungsverbesserungen unterlassen, da nicht selten gerade diese Manipulationen noch eine Spätinfektion nach sich ziehen. Tritt Fieber auf, so muß die Wunde kontrolliert werden, um zu klären, ob eine fortschreitende Entzündung zu erwarten ist. Sollte der Verdacht bestehen, daß tiefe Abszesse entstanden sind, und wurden keine Gummidrains eingelegt, so sind die baldige Eröffnung und die Saug-Spül-Drainage, angezeigt. Sind bei hautplastischen Maßnahmen Nekrosen aufgetreten, so dürfen diese unter keinen Umständen entfernt werden. In den meisten Fällen wird sich unter der Nekrose Granulationsgewebe bilden, so daß nach Abstoßung der Nekrose der Knochen gedeckt und eine Ausheilung mit Narbe gesichert ist. Auch das kann noch einwandfrei Erfolge geben, wenn auch nicht selten bei diesen komplizierten Frakturen die Kallusbildung wesentlich verzögert ist. Bei den infizierten Frakturen sind meist lange ruhigstellende Behandlungen notwendig. Wenn Eiterungen bestehen, werden nicht selten Sequestrationen beobachtet. Man soll aber mit der Sequestrotomie zurückhaltend sein und sie erst dann durchführen, wenn eine gute Demarkation röntgenologisch vorhanden ist. Nur so ist Gewähr gegeben, daß die Sequester total entfernt werden und sich keine neuen ausbilden. Es ist auch unsinnig, während der Zeit der Kallusbildung in die Fraktur hineinzuoperieren und damit den Gesamtablauf der Knochenneubildung zu stören. Wenn der Sequester allerdings

6.78 Traumatologie und ihre Folgezustände

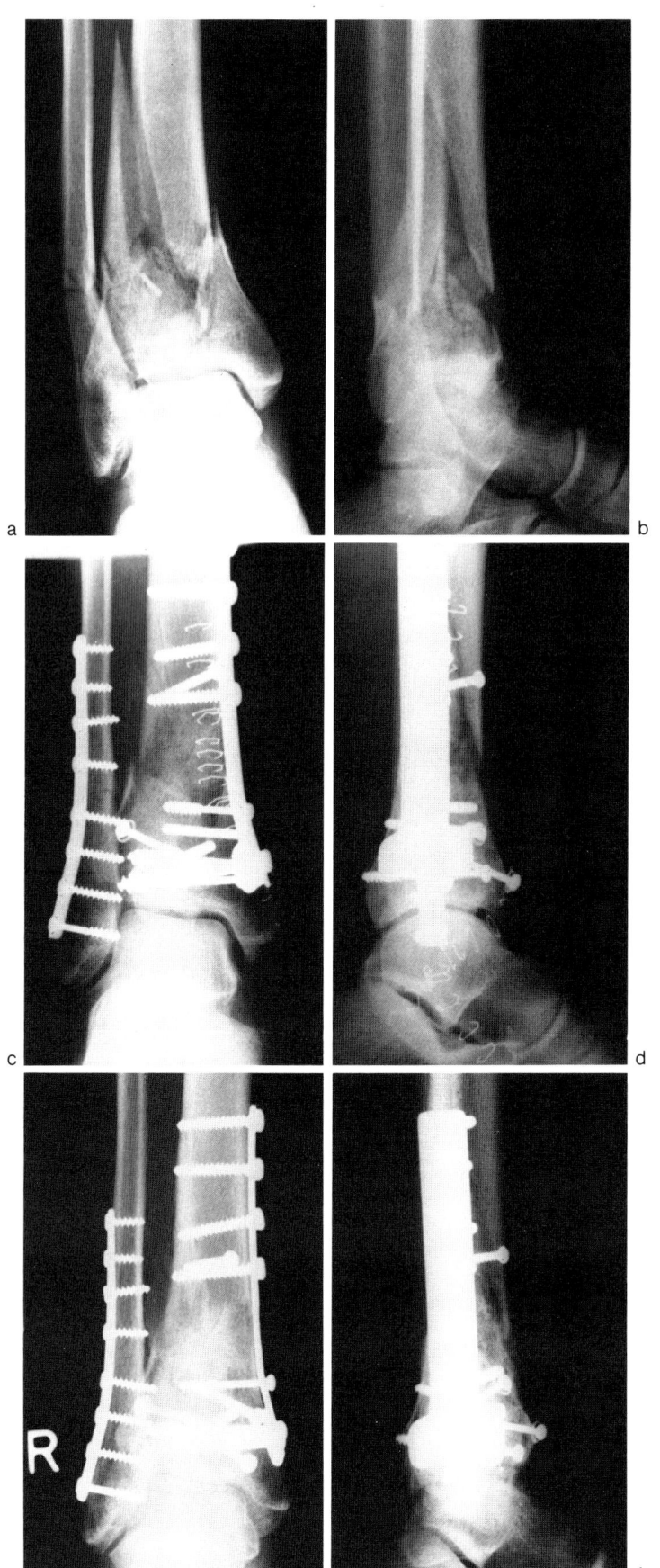

Abb. 17 a–f Komplette, distale Tibiatrümmerfraktur. Plattenosteosynthese mit zusätzlicher Verschraubung und Spongiosaimplantation, glatte, funktionell gute Ausheilung

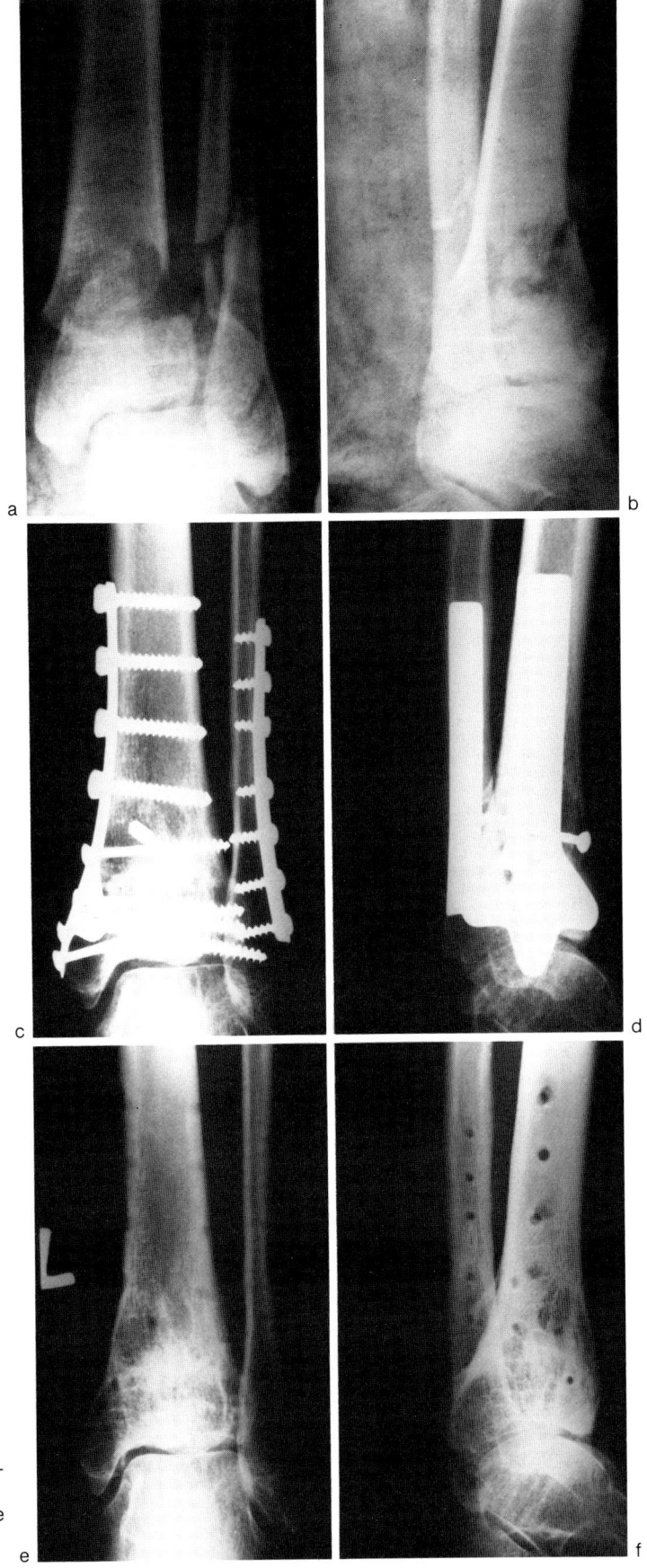

Abb. 18 a–f Komplette, distale Unterschenkelfraktur, insuffiziente konservative Behandlung alio loco, späte Rekonstruktion nach der Technik der AO, glatte Ausheilung

6.80 Traumatologie und ihre Folgezustände

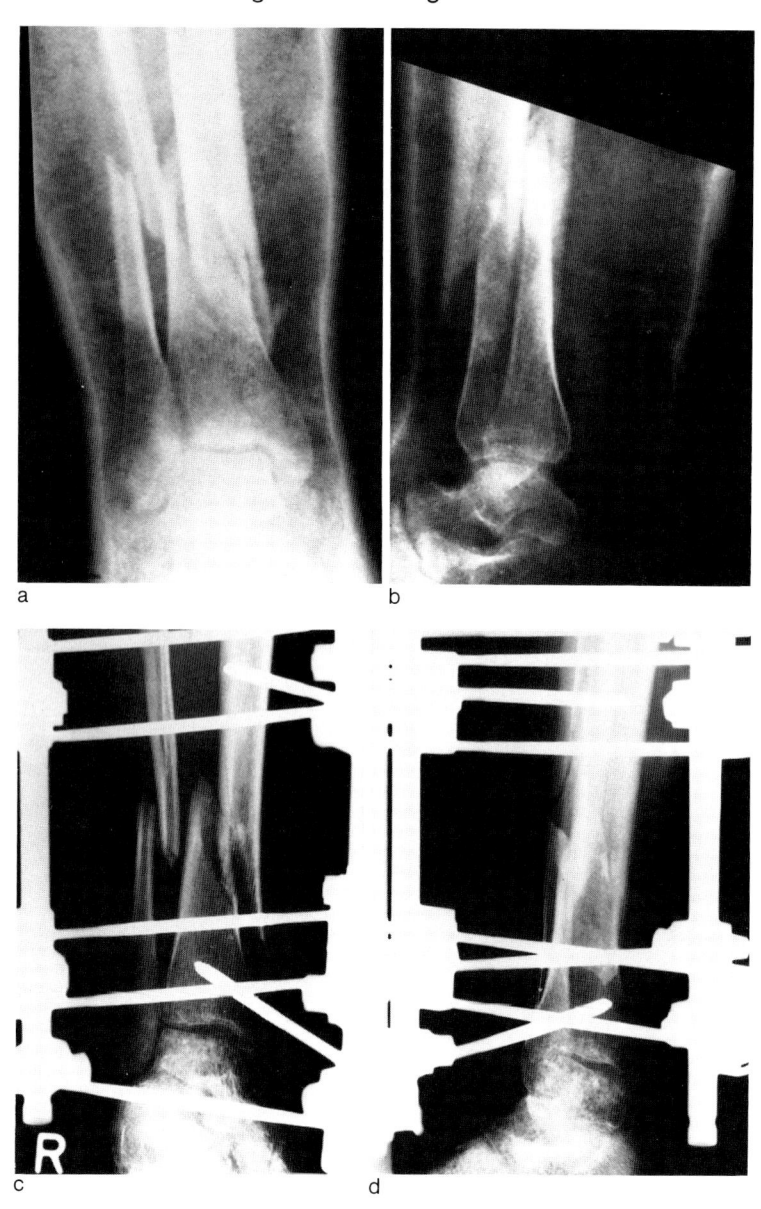

Abb. 19 a–j Komplette Unterschenkelfraktur, insuffiziente konservative und Fixateur-externe-Behandlung alio loco, späte Rekonstruktion der Tibia und Plattenosteosynthese mit Spongiosaplastik, glatte Ausheilung; beachte die Osteoporose!

als Störung der Kallusbildung erkannt wird und demarkiert ist, muß er entfernt werden. Dies kann nur unter Freilegung und Kontrolle des Auges, nicht aber durch Kurrettage einer Fistel geschehen. Das gleichzeitige Einbringen von Spongiosa hat sich bewährt; es beschleunigt den Heilungsvorgang.

Wenn es früher durch lange Gipsbehandlung zu Sudeck-Syndromen mit Versteifung des Knies, des oberen Sprunggelenks und der Zehengelenke gekommen ist, so hat der Fixateur externe gerade bei diesen Verletzungen entscheidende Verbesserungen der Ausheilung gebracht. Durch frühe Mobilisation der Gelenke kommt es zur besseren Durchblutung und Vermeidung pathologischer zusätzlicher Schädigungen, die man heute unter dem Begriff der *Frakturkrankheit* zusammenfaßt.

Kallusverzögerung und Pseudarthrose

Beim Unterschenkelbruch sehen wir trotz klarer Behandlungsrichtlinien nicht selten Kallusverzögerungen und Pseudoarthrosen. Neben unbekannten Faktoren erkennen wir als Ursachen inkonsequente Behandlungen und falsche Indikationen der zur Verfügung stehenden Methoden. Wenn wir wissen, daß die konservativ behandelten Frakturen durch Abbau an den Fragmenten in einer geringen, praktisch unwichtigen Verkürzung ausheilen, so muß die Behandlung auch eine Annäherung der Fragmente zulassen. Daraus ist der Schluß zu ziehen – und die Erfahrungen zeigen, daß dieser richtig ist –, daß vor allem Brüche, die durch eine übermäßige Extension distrahiert werden, eine Kallusverzögerung aufweisen. Das muß nicht sein, ist aber in einem hohen Pro-

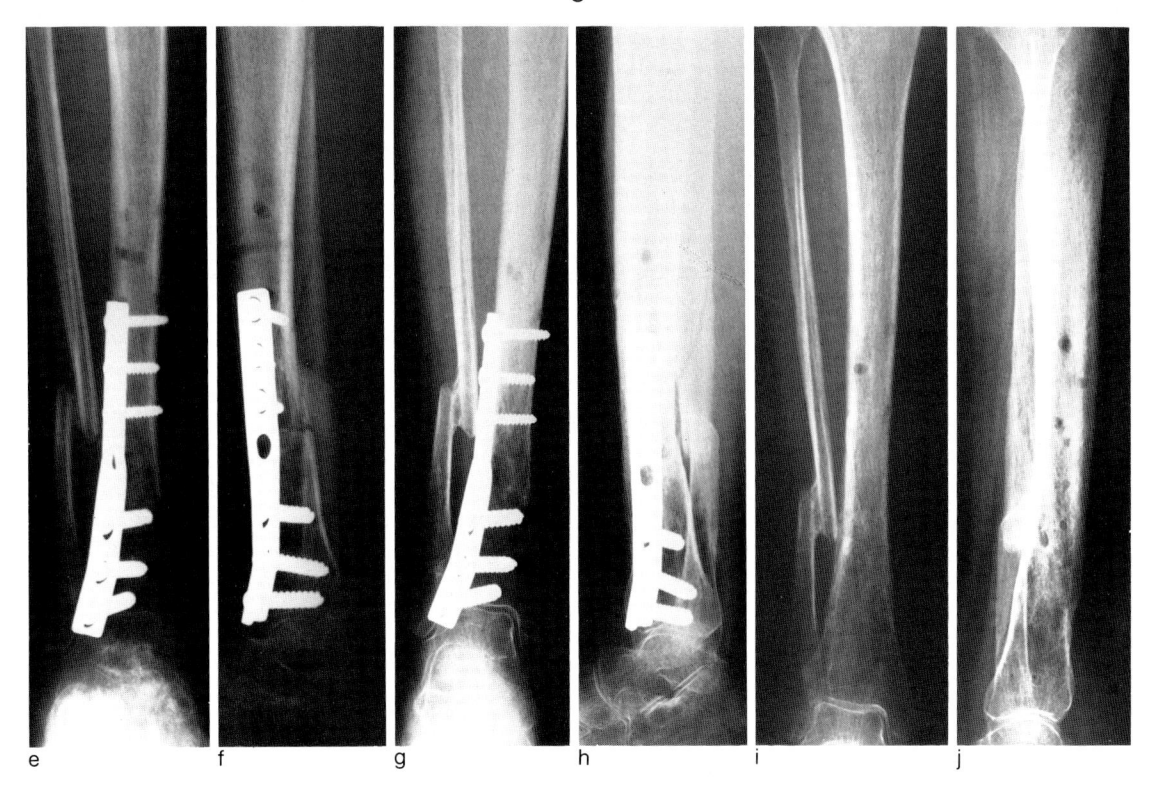

Abb. 19 e–j

zentsatz der Fall. Die Untersuchungen aus der Böhlerschen und aus anderen Kliniken bestätigen diese Meinung. Deswegen wird von L. BÖHLER auch die Ausheilung in Verkürzung, drastisch ausgedrückt, verlangt. Neben der Distraktion ist eine andere Ursache für die Pseudarthrosenbildung die oftmalige Beunruhigung der Fraktur durch Stellungskorrekturen während der Ausheilungszeit.

Im Zeitalter der vermehrten operativen Behandlung muß auch darauf hingewiesen werden, daß durch unsachgemäße Drahtnähte oder Verschraubungen, aber auch mit einer Osteomyelitis einhergehende Infektionen, vor allem bei Sequesterbildungen, Pseudarthrosen entstehen können. Klare Indikationen für die jeweils einzusetzenden Methoden sind daher unabdingbar.

Ist eine Infektion an der Kallusverzögerung schuld und haben sich deutlich demarkierte Sequester gebildet, so müssen diese entfernt werden. Nach der Entfernung ist oft eine rasche Ausheilung möglich. Kommt es nur zur Wundheilung, damit aber zur Beruhigung der Infektion, so kann nach einer gewissen Karenzzeit durch operative Maßnahmen eine endgültige Festigung der Fraktur erzielt werden.

Die Pseudarthrose des Unterschenkels ist die häufigste an den Röhrenknochen. Wir dürfen von einer Pseudarthrose sprechen, wenn sich ein wirkliches Falschgelenk zwischen den Fragmenten gebildet hat, d. h. die Fragmentenden wie Pfanne und Kopf abgerundet, die Markhöhlen sklerotisch abgedeckt sind und sich eine kapselartige Vernarbung, u. U. mit synovialähnlichen Zottenbildungen, entwickelt hat. Die Mindestzeit, bis es zur Ausbildung einer Unterschenkel-Pseudoarthrose kommt, liegt bei ungefähr 6 Monaten. Auf die Entstehungsmechanismen, die im großen und ganzen denen der Kallusverzögerung gleichen, soll in diesem Zusammenhang nicht hingewiesen werden. Sehr häufig tritt die Pseudarthrose nach infizierten Brüchen auf. Deswegen wird sie bei Schußverletzungen in Kriegszeiten besonders häufig beobachtet. Dies liegt darin begründet, daß oft zur sinnvollen Infektionsbekämpfung radikale primäre Knochenentfernungen durchgeführt werden müssen. Die Kallusbildung reicht dann nicht aus, die entstandenen großen Defekte zu überbrücken. Es müssen also alle Knochensplitter, die noch durchblutet sind, belassen werden, damit eine vorgezeichnete Kallusstraße vorhanden ist, die zu einer Festigung des Bruches führt. Auch große Defekte können, wie die Erfahrungen zeigen, dann tragfähig knöchern ausheilen.

Diagnose

Die Diagnose – Untersuchungen von B. G. WEBER u. ČECH, (1976) die die Vitalität des Pseudarthrosengewebes klärten, haben auch zu einer neuen, für die Klinik wichtigen Klassifizierung der Pseudarthrosen geführt. Dabei zeigte es sich,

und dies ist auch klinisch bewiesen, daß die entscheidenden Probleme die Vitalität und die Biomechanik der Pseudarthrose sind. Die genannten Autoren teilen die Pseudarthrosen ein in:
1. *Biologisch reaktionsfähige Pseudarthrosen*, die allein durch eine einwandfreie, stabile Fixation (Osteosynthese) geheilt werden können (Elefanten-, Pferdefuß- und oligotrophische Pseudarthrosen) 2. *Biologisch reaktionsunfähige Pseudarthrosen*. Diese heilen, wenn die stabile Fixation zusätzlich mit einer biologischen Stimulation versehen wird, d. h. Anlagerung von autologer Spongiosa (Nekrose, Pseudarthrosen, Drehkeil- und Trümmerzonen, Pseudarthrosen, Defekt- und atrophische Pseudarthrosen). Die Diagnose macht keine Schwierigkeiten. Es ist eine deutliche Bewegung im Bereich der Fraktur festzustellen, außerdem Schmerzen und eine Belastungsunsicherheit. Die manuelle Prüfung der Fraktur muß nicht immer einen Schmerz erzeugen. Täuschungen über die Festigkeit der Fraktur sind deshalb möglich. Das Röntgenbild oder spezielle Untersuchungen (Computertomographie, Szintigraphie) lassen immer eine sichere Klärung zu.

Therapie
Die Therapie hat sich in den letzten 30 Jahren grundsätzlich gewandelt. Aus historischen Gründen soll vermerkt werden, daß man sich früher bei Kallusverzögerungen und Pseudarthrosen besonders auf die Beseitigung mechanischer Fehleinwirkungen verlegte. Längere Ruhigstellungen im Gips, aber auch im orthopädischen Apparat brachten noch manch guten Erfolg. Pseudarthrosen wurden durch Anlegung (Phemister) oder Überbrückung von Defekten mittels Spanplastiken ausgeheilt. Die Behandlung war schwierig, risikoreich und verlangte ein gut eingeschultes Team, das auch die ganze Behandlung durchführen mußte. Vermerkt muß noch werden, daß dem kortikalen Span damals noch der Vorzug gegeben wurde.
Mit dem Ausbau der verschiedenen Osteosynthesen (Küntscher-Nagelung, Plattenosteosynthese, Fixateur externe) haben sich Indikation und operative Technik grundsätzlich geändert. Die Osteosynthesen sichern uns in den unsicheren Fällen stabile Verhältnisse, so daß auch große Transplantate selten mehr nötig sind. Wir verwenden daher heute fast ausschließlich Spongiosa oder in geeigneten Fällen kortikospongiöse Transplantate. Über die operative Technik muß in den zuständigen Lehrbüchern nachgelesen werden (M. E. MÜLLER u. Mitarb. 1979, B. G. WEBER u. ČECH 1976).
Viel Interesse wird z. Zt. der *Elektrostimulation* gewidmet. Wieweit sie als unterstützende Therapie, nicht als alleinige, bei der Pseudarthrosenbehandlung sich einen Platz auf die Dauer sichern kann, ist heute noch nicht entschieden.
Bei schwersten Verkehrsunfällen und Unterschenkelschußbrüchen mit großen Defekten sind manchmal auch große knochenplastische Maßnahmen notwendig. Durch Voroperationen sind gute Hautdeckungen zu erreichen und damit günstige Voraussetzungen für die Einheilung des Transplantates zu schaffen. Über diese Fragen ist während und nach dem Kriege reichlich gearbeitet worden. Wir verweisen auf die Arbeiten von M. LANGE und WITT (1952).

Beseitigung von frischen und veralteten Fehlstellungen am Unterschenkel

Bei der Ausheilung kann es zu Verdrehungen und Verbiegungen der Unterschenkelknochen kommen. Diese entstehen bei nicht vollkommen gelungener Einrichtung oder auf Extensionsschienen, wenn die Patienten unruhig sind und die Überwachung Schwierigkeiten macht. *Das Wichtigste ist die Vorbeugung.* Diese Fehlstellungen entstehen fast immer in den ersten Wochen und sind nach Eintreten einer fortgeschrittenen Kallusverlötung nur mehr schwer zu beseitigen.
Die Achsenabweichungen im Spätstadium treten dann ein, wenn die Fraktur, bevor sie fest konsolidiert ist, belastet wird. Neben einer Ausheilung in schwerer Fehlstellung kann es auch noch zur Pseudarthrosenbildung kommen.
Die Ausheilung in Valgität ist nicht so entscheidend wie die in Varusstellung. Besondere Funktionsstörungen sehen wir, wenn zusätzlich eine Innenrotations- und eine Rekurvationsstellung bestehen. Die Leistungsfähigkeit ist dann eingeschränkt, der Gang auffällig, unsicher. Oft bestehen schon nach kurzer Zeit beträchtliche Schmerzen im Knie und in den Sprunggelenken. Da der vorzeitige Verschleiß der Gelenke durch die Fehlstatik sicher ist, muß diese verhindert oder beseitigt werden. Dabei muß festgestellt werden, daß hier nicht so sehr das röntgenologische als das klinische Bild entscheidend ist.
Bei der operativen Therapie werden Achsenfehlstellungen seltener gesehen, vor allem bei der Plattenosteosynthese. Bei der Marknagelung muß durch Aufbohrung und Versorgung mit paßgerechtem Nagel verhindert werden, daß es nach der Operation noch zu einer Rotationsfehlstellung kommt. Der Verriegelungsnagel nach Klemm und Schellmann ist hier von hohem Wert.

Therapie
Die Therapie ist also in erster Linie eine vorbeugende. Einwandfreie Lagerung, eine durch sicheren Blick erreichte, in allen Ebenen achsengerechte Einrichtung und eine gekonnte Fixierung in der erreichten Stellung sind die besten vorbeugenden Maßnahmen. Bei Frakturen, die in Extension behandelt werden, muß spätestens nach 21 Tagen, wenn der Gipsverband angelegt wird, die absolute achsengerechte Stellung erreicht sein. Ist dies nicht gelungen, muß durch einen

Gipsverband nach manueller Ausgradung dies erreicht werden. Man kann aber auch durch Keilexzision aus dem Gips zu dieser Zeit Stellungskorrekturen in allen Ebenen durchführen. Die erreichte Stellung muß dann immer durch ein Röntgenbild kontrolliert werden. Zu glauben, daß durch eine Längsextension zu dieser Zeit solche Fehlstellungen noch beseitigt werden können, ist irrig. Wir lehnen allerdings auch bei fortgeschrittener Ausheilung der Fraktur die brutaleren Redressionsmaßnahmen, wie mit dem Redresseur nach Phelps-Gocht, ab. Eine exakte Osteotomie ist eleganter und sicherer und stört nicht die Ausheilung an der Frakturstelle.

Die *operative Therapie* bei frischen Frakturen, die immer häufiger verwendet wird, hängt, was die Methode anbelangt, von der Bruchform ab. Der Marknagel hat sich bei Quer- oder kurzen Schrägbrüchen im mittleren Drittel bewährt.

Vorteil: gedeckte Nagelung.

Lange Schräg- oder Spiralbrüche können verschraubt, Trümmerbrüche mit der Plattenosteosynthese versorgt werden. Für schwerste Trümmerbrüche und vor allem offenen, infizierten bietet sich der Fixateur externe an. Die kurze Aufzählung des richtigen Einsatzes operativer Methoden soll auch ein Hinweis sein, daß damit Fehlstellungen und Pseudarthrosen verhindert werden können.

Die operative Maßnahme bei veralteten Fehlstellungen ist die Osteotomie. Der Knochen wird kunstgerecht durchtrennt, in achsengerechter Stellung wieder aneinandergefügt und mit einer Plattenosteosynthese fixiert. Während die Korrekturen früher bevorzugt in den spongiösen Anteilen des Unterschenkels durchgeführt wurden (bessere Heilung), osteomiert man heute meist an der Stelle der stärksten Abweichung, weil auch hier durch die einwandfreie Fixation mit zusätzlicher Spongiosaanlagerung gute Ergebnisse zu erzielen sind. Korrekturen im Bereich des Tibiakopfes oder der Tibiabasis verlangen den Einsatz besonders konstruierter Platten (Winkelplatten). Wird bei den gelenknahen Osteotomien durch das Bestehen einer stärkeren Osteoporose keine übungsstabile Osteosynthese erreicht, so soll man sich von einer kurzzeitigen Gipsfixation nicht abhalten lassen.

Bei den *veralteten Fällen* wird man immer eine Fibulaosteotomie vorausschicken, um eine spannungsfreie Einstellung zu erreichen. Wir halten das auch im Zeitalter der Osteosynthese für richtig.

Bei *Kindern*, die noch einen dicken Periostschlauch haben, sind größere Osteotomien kaum nötig. Mit gekreuzten Kirschner-Drähten (Kreuzung soll nicht im Osteotomiespalt liegen) läßt sich die erreichte Stellung einwandfrei im Gipsverband halten. Eine Versteifung der benachbarten Gelenke ist wegen der Ruhigstellung nicht zu befürchten. Die Drähte können nach 14 Tagen wieder gezogen werden. Korrekturen ohne Gefahr des Abrutschens sind dann noch möglich.

Durch *Epiphyseodesen* können im Wachstumsalter an der proximalen Tibiaepiphyse Varus- und Valgusstellungen ausgeglichen werden. Rekurvationsstellungen können damit nicht beeinflußt werden; es können sogar unerwünschte Varus- und Valgusdeformitäten entstehen.

Die Epiphyseodesen an Tibia und Fibula im Bereich des oberen Sprunggelenkes sind unsicher. Diese stellungskorrigierenden Operationen sind bei jüngeren Menschen auch oft noch Jahre nach der stattgehabten Fraktur möglich und notwendig. Wenn diese Patienten Beschwerden bekommen und röntgenologisch noch keine stark ausgebildete Arthrosis deformans der benachbarten Gelenke vorliegt, ist auch zu diesem Zeitpunkt die Osteotomie noch angezeigt. Wichtig ist sie vor allem auch im distalen Drittel des Unterschenkels, da bei stärkeren Abweichungen Klumpfuß- und schwere Plattfußstellungen entstehen können. Sind durch eine Fehlstellung des Unterschenkels nach Jahren schwere arthrotische Veränderungen aufgetreten, so sind Osteotomien nicht mehr angezeigt, da Schmerzfreiheit und Funktionsverbesserungen nicht mehr erzielt werden können. Mit Arthrodesierungsoperationen im oberen Sprunggelenk oder Rückfuß wird man bessere Erfolge haben. Die heute angepriesenen Endoprothesen für das obere Sprunggelenk sind für gute Langzeitergebnisse noch ungeeignet. Sie können keineswegs der ganzen Extremität die schmerzfreie Leistungsfähigkeit geben, wie wir es von der Arthrodese gewöhnt sind. Bei älteren Patienten wird man orthopädische Schuhe, Schienen oder Apparate in Erwägung ziehen müssen. Auch beim Kind sind schwere Fehlstellungen operativ zu korrigieren. Die Osteotomien sind hier durch den gut erhaltenen Periostschlauch außerordentlich einfach, und die Ausheilung erfolgt rasch. Man darf nicht glauben, daß die Natur eine Fehlstellung beim Kind immer von selbst korrigiert. Im Gegenteil besteht durch Fehlbelastung der Epiphysen sogar die Möglichkeit der Verschlechterung und vor allem der Ausbildung schwerer Plattfuß- und Klumpfußstellungen. Dem ist Rechnung zu tragen und zur rechten Zeit die Fehlstellung zu beseitigen.

Sprunggelenknahe Unterschenkelbrüche

Supramalleoläre Unterschenkelfrakturen

Betroffen ist in erster Linie das höhere Alter. Bei jugendlichen Menschen werden sie nur außerordentlich selten beobachtet.

Die supramalleolären Unterschenkelfrakturen entstehen bei starkem Aufprall auf den Boden unter Einwirkung seitlicher oder drehender Kräfte. Auch bei fixiertem Fuß und drehenden stau-

6.84 Traumatologie und ihre Folgezustände

chenden Gewalten können solche Frakturen zustande kommen. Meist handelt es sich um Biegungsbrüche oder Drehbrüche, u. U. aber auch um Stauchungsbrüche. Ausgesprengte Knochenteile werden häufig beobachtet. Die Dislokation muß nicht unbedingt schwer sein. Die Achsenabknickung ist im Varus- oder Valgussinne meist klinisch bereits deutlich, röntgenologisch sehr eindrucksvoll. Bei schweren Gewalten kann aber auch eine beträchtliche Dislokation mit Zersplitterung der Fragmente eingetreten sein. Die supramalleoläre Fraktur ist stets ein Bruch, der keine direkten Beziehungen zum oberen Sprunggelenk selbst hat.

Diagnose
Die Diagnostik ist denkbar einfach. Die Achsenabweichung ist sichtbar. Es besteht meistens ein besonders eindrucksvolles Hämatom. Die Prüfung auf Krepitation und Beweglichkeit ergibt die sichere Diagnose.

Therapie
Die Therapie richtet sich nach den üblichen Grundsätzen der Unterschenkel-Frakturbehandlung. Man kann versuchen, durch manuelle Reposition einzurichten und im Oberschenkel-Gipsverband zu fixieren. Eine spätere Dislokation im Gipsverband ist dann aber nicht selten. Bei schweren Frakturen wird eine Drahtextension durch den Kalkaneus angelegt oder im Böhlerschen Distraktionsapparat die Fraktur eingerichtet und mit einem Oberschenkelgips versorgt. Immer häufiger wird auch die Plattenosteosynthese angewandt.
Die Kontrolle wegen Durchblutungsstörungen muß hier besonders sorgfältig durchgeführt werden. Begleitverletzungen werden nur selten beobachtet. Sie können u. U. den hier bereits nahe an den Knochen herangetretenen N. tibialis treffen. Gefäßzerreißungen selbst kommen kaum in Frage.
Besondere Aufmerksamkeit verlangen die *offenen supramalleolären Brüche,* da das Sprunggelenk bei auftretenden Infektionen gefährdet ist. Bei großen Hautdefekten ist die Primärversorgung oft schwierig, da die straffe Haut an dieser Stelle große Schwenklappen nicht zuläßt. Es muß aber unter allen Umständen eine spannungslose Naht erzielt werden. Dieses chirurgische Vorhaben wird nach den gleichen Grundsätzen wie bei den Unterschenkelfrakturen durchgeführt. Durch den operativen Eingriff entstandene Hautdefekte sind durch Dermatomlappen sofort zu decken. Bei schweren bakteriellen Verunreinigungen, vor allem bei landwirtschaftlichen Verletzungen, ist eine Drainage seitlich nach hinten von der Achillessehne her angezeigt. Kommt es zur Infektion der Fraktur, so ist diese nach den allgemeinchirurgischen Grundsätzen zu behandeln.

Bei den supramalleolären Frakturen, die konservativ behandelt wurden, sind Ausheilungen in Fehlstellung nicht selten. Sie wirken sich auf den Rückfuß und die gesamte Auftrittsfläche des Fußes besonders stark aus. Es wird daher bei jüngeren Menschen die Frage der Beseitigung von Fehlstellungen auftreten. Durch Osteotomien sind diese ohne weiteres zu beseitigen. Diese können durch Keilresektionen an der Konvexseite oder durch plane Osteotomien mit Auffüllung des klaffenden Spaltes an der Konkavseite mit Spongiosa durchgeführt werden. Letztere Methode verhindert eine stärkere Verkürzung. Besonders hinderlich ist eine stark ausgeprägte Rekurvationsstellung, die ebenfalls unter Keilentnahme aus der Rückseite der Tibia gut ausgeglichen werden kann. Auch diese Osteotomien werden mit einer Plattenosteosynthese gesichert.

Trümmerbrüche der Tibiabasis

Die Trümmerbrüche und Abscherungsbrüche entstehen durch stark einwirkende stauchende Kräfte bei fixiertem Fuß. Es spielt dabei auch die Stellung des Fußes eine entscheidende Rolle. Wenn der Fuß in Pro- oder Supinationsstellung, in starker Plantar- oder Dorsalflexionsstellung steht, entstehen ganz bestimmte Frakturformen, die L. BÖHLER u. Mitarb. morphologisch und genetisch eingeteilt haben. Es ist nicht notwendig, hier auf die einzelnen Bruchformen näher einzugehen, da über die Frakturformen und -mechanismen bei L. BÖHLER nachgelesen werden kann. Die Trümmer- und Abscherungsfrakturen sind grundsätzlich intraartikuläre Brüche. Eine millimetergenaue Wiederherstellung soll daher angestrebt werden, um Stufen im oberen Sprunggelenk zu vermeiden. Außerdem muß eine gute Rückfußstellung zur Vermeidung späterer Fußfehlstellungen erreicht werden. Bei diesen Frakturen treten z. T. Subluxations- und Luxationsstellungen auf, so nach dorsal und nach ventral bei Abscherung der dorsalen und volaren Tibiakante. Seitliche Abweichungen des Fußes werden beobachtet, wenn die Fraktur bei Supination oder Pronation gesetzt wurde und damit nicht nur vordere und hintere Tibiabscherungen, sondern auch seitliche Zertrümmerungen entstehen. Der Talus wird dann im Varus- oder Valgussinn verkantet, und der Fuß zeigt schon klinisch eine pathologische Stellung.

Therapie
In vielen Fällen können durch gewöhnliche konservative Maßnahmen keine befriedigenden Erfolge erzielt werden, so daß operative Eingriffe notwendig werden. Die Operation wird dann unter Kontrolle des Auges durchgeführt, damit eine wirklich einwandfreie Wiederherstellung des oberen Sprunggelenks möglich ist. Bei Absprengung von ventralen und dorsalen Keilen ist die

Einrichtung und Verschraubung der Fragmente oder die Fixation mit gekreuzten Kirschner-Drähten die Methode der Wahl geworden. Bei den übrigen Frakturformen geht man am besten nach der von der AO vorgeschlagenen Methode vor. Die Fragmente werden mosaikartig zusammengesetzt und je nach Größe verschraubt oder mit Kirschner-Drähten angespickt. Ein zusätzlicher Gipsverband ist in den meisten Fällen noch notwendig. Durch schwere Knorpelschädigungen ist auch bei röntgenologisch guter Wiederherstellung nicht immer mit einem funktionell guten Ergebnis zu rechnen. Es soll aber ausdrücklich festgestellt werden, daß auch diese schweren Tibiazertrümmerungs- und -abscherungsbrüche mit konservativen Maßnahmen durchaus zu einem guten funktionellen Ergebnis gebracht werden können. Dabei kann es notwendig sein, daß bei den vorderen und hinteren Abscherungsfrakturen, um das Fragment in anatomisch richtige Stellung zu bringen, auch der Fuß in Dorsal- oder Plantarflexion fixiert werden muß. Durch Kapselzug kommt es zur guten Anlegung der Fragmente. Dies soll aber nicht allzu lange geschehen, damit keine Kontrakturen auftreten. Außerdem ist die Extension mit einem Fersenbeindraht am Platze. Die sprunggelenknahen Frakturen und Trümmerbrüche sind ein typisches Beispiel dafür, daß für die Behandlung eine wohlabgewogene Indikation vorhanden sein muß. Jeder Bruch hat seine Eigenart, der bei der Behandlung Rechnung getragen werden muß.
In Fällen, die eine befriedigende Wiederherstellung des oberen Sprunggelenks nicht zulassen, ist eine primäre oder Früharthrodese zu erwägen.

Verletzungen des oberen Sprunggelenks

Frische Frakturen

Die Verletzungen des oberen Sprunggelenks sind so zahlreich, daß sie in einem eigenen Lehrbuch abgehandelt werden könnten. In diesem Kapitel kann daher, was die Entstehung, die Bruchformen und die Therapie anbelangt, nur auf grundsätzliche Fragen eingegangen werden. Es wird verwiesen auf die eingehenden Arbeiten von LAUGE-HANSEN, (1950) von REIMERS (1953) besonders auf die neuesten Arbeiten von B. G. WEBER und auf die ausführlichen Zusammenstellungen in den einschlägigen Knochenbruchlehrbüchern. Vor allem L. BÖHLER hat frühzeitig eine übersichtliche, in Wort und Bild erschöpfende Zusammenstellung der Verletzungen des oberen Sprunggelenks gegeben.
Die Brüche des oberen Sprunggelenks gehören zu den häufigsten Brüchen überhaupt. Durch die sportliche Betätigung sehen wir sie sowohl im jugendlichen als auch gehäuft im fortgeschrittenen Alter. Die Frakturformen und die daraus entstehenden Verschiebungen sind von den einwirkenden Kräften und von der Stellung des Fußes im Moment des Traumas abhängig. Es ist entscheidend, ob übermäßige Kräfte durch eine pronatorische oder supinatorische Bewegung, kombiniert u. U. mit Dorsal- und Vorlarflexion, oder ob diese allein auf das obere Sprunggelenk einwirken. Auch das Tempo der Gewalteinwirkung ist von entscheidender Bedeutung. Wir sehen bei langsamen Kräfteeinwirkungen andere Frakturformen als bei solchen mit großer Rasanz. Die Frakturen im Bereich des oberen Sprunggelenks sind von LAUGE-HANSEN und auch von REIMERS in übersichtliche Schemen eingeteilt worden. Ersterer hat durch Leichenversuche erwiesen, daß bei ganz bestimmten Gewalteinwirkungen und bestimmten Bedingungen gesetzmäßige Bruchformen, auch kombiniert mit Bandschädigungen und Luxationen, zu erwarten sind. Seine vier Grundtypen sind zu bejahen. L. BÖHLER hat diese Grundtypen noch erweitert.
LAUGE-HANSEN teilt die Brüche des oberen Sprunggelenks wie folgt ein:

1. Supinations-Eversions-Frakturen. Diese sind mit 70% am häufigsten an den knöchernen Verletzungen des oberen Sprunggelenks beteiligt;
2. Supinations-Adduktions-Frakturen;
3. Pronations-Eversions- oder Außenrotationsfrakturen;
4. Pronations-Abduktions-Frakturen.

Wie oben schon bemerkt, gibt bereits die Erklärung des Namens den Hinweis, welche Verletzungsform am Skelett entstehen wird.
Auf der Pronations-Dorsalflexions-Fraktur LAUGE-HANSENS, die L. BÖHLER als Supinations-Dorsalflexions-Fraktur bezeichnet, soll weiter nicht eingegangen werden. Die Plantarflexionsfrakturen und Dorsalflexionsfrakturen sollen nur am Rande erwähnt werden.
Bei den *Supinations-Eversions-Fraktur* kommt es im Bruchteil einer Sekunde zu vier Stadien der Frakturierung des oberen Sprunggelenks, wobei eine Frakturierung der fibularen Kante der Tibia, des äußeren Knöchels, eine Abscherung an der hinteren Kante der Tibia und eine Frakturierung des medialen Knöchels stattfinden. Damit ist der gesamte knöcherne Halt des oberen Sprunggelenks vernichtet.
Bei der *Supinations-Adduktions-Fraktur* kommt es über zwei Stadien zur Frakturierung des äußeren Knöchels im Bereich des distalen Anteils, u. U. auch in Höhe des oberen Sprunggelenk-Bruchspaltes, und zur Frakturierung des inneren Knöchels.
Die *Pronations-Eversions-Fraktur* zeigt eine Frakturierung des Innenknöchels, Abscherung an der fibularen Kante der Tibia und eine hochsitzende, im distalen Drittel sich auswirkende Frakturierung der Fibula. Es ist also der fibulare obere Sprunggelenkanteil erhalten.
Bei der *Pronations-Abduktions-Fraktur* sehen wir eine Frakturierung des Innenknöchels oder Bandausriß an der inneren Knöchelspitze, eine Fraktur der Fibula kurz oberhalb des oberen Sprunggelenks und eine mögliche Abscherung der hinteren Tibiakante, die als Volkmannsches Dreieck bekannt ist.

6.86 Traumatologie und ihre Folgezustände

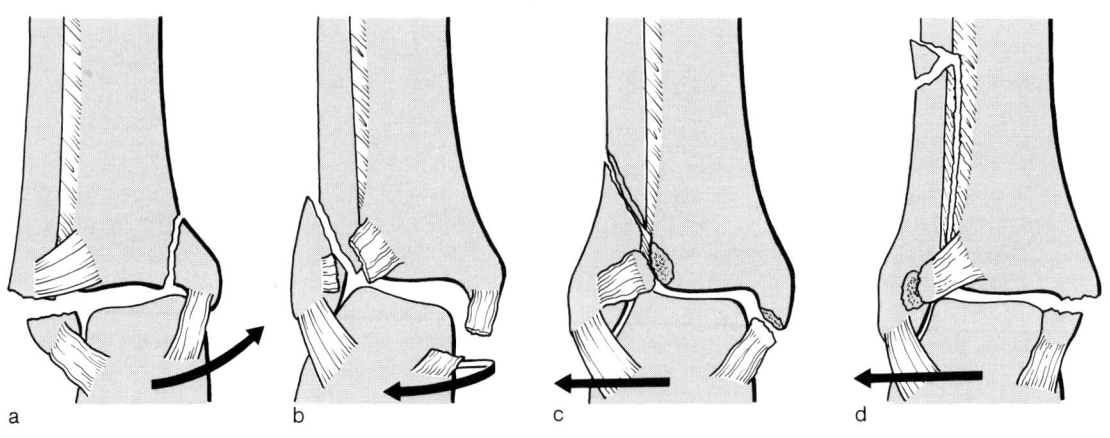

Abb. 20 a–d Wichtigste Frakturtypen des oberen Sprunggelenks (nach *B.G. Weber*)

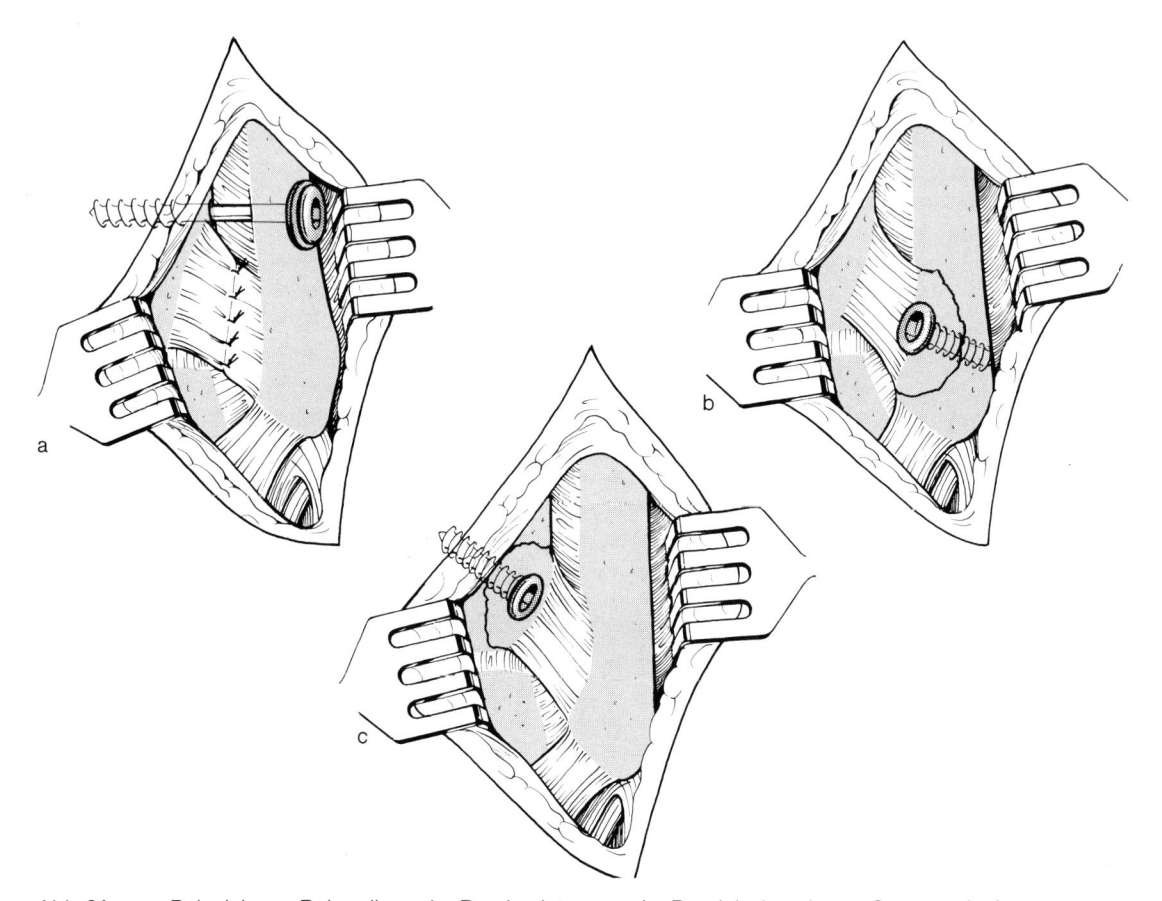

Abb. 21 a–c Beispiele zur Behandlung der Bandverletzungen im Bereich des oberen Sprunggelenks

Diese Frakturmechanismen müssen in den Arbeiten von LAUGE-HANSEN und auch von REIMERS nachgelesen werden. Sie sind kompliziert, und ihre Besprechung würde in einem Handbuch zu viel Platz einnehmen.

Diese Bruchformen können noch kompliziert sein durch die Zerreißung der tibiofibularen Bandverbindung und damit Schädigung der Gesamtstabilität des Gelenks. Auf die Gabelsprengung soll später eingegangen werden.

Trotz dieser eher ausführlichen Darstellung muß festgestellt werden, daß die Klassifikation dieser Verletzungen nach B.G. WEBER klarer, einfacher, damit übersichtlicher und für die operative Wiederherstellung von höchstem Wert ist.

B.G. WEBER erklärt, daß ihn genetische, röntgenologische oder pathologisch-anatomische Klassifizierungen wenig interessieren. Er fordert von seiner Einteilung, daß das Röntgenbild auf den ersten Blick über die Läsionen bis in alle Details

Auskunft gibt. Dabei steht die anatomische Situation im Fibula-Syndesmose-Gebiet im Zentrum des Interesses. Seine Klassifikation der am häufigsten vorkommenden Luxationsfrakturen lautet:
A. Malleolenbrücke mit Fibulaläsion distal der Syndesmose,
B. Malleolenbrücke mit Fibulaläsion in der Höhe der Syndesmose,
C. Malleolenbrücke mit Fibulaläsion proximal der Syndesmose.

Diese Einteilung hat sich in der klinischen Praxis so eingeführt, daß im allgemeinen nur mehr von Weber-A- oder Weber-B- und Weber-C-Fraktur gesprochen wird, und der Erfahrene weiß, was damit gemeint ist (Abb. 20).

Die Einteilung berücksichtigt zusätzlich noch Trümmerbrüche, Stauchungsfrakturen, Unterschenkelbrüche mit Beteiligung des oberen Sprunggelenks, kindliche Frakturen der Sprunggelenkgegend und andere, teils atypische Brüche.

Eine eingehende Beschreibung der Verletzungen und der Therapie ist nicht möglich, noch dazu, wo B. G. Weber besonders darauf hinweist, daß die meisten Frakturen mit schweren, für die Funktion äußerst wichtigen Bandschäden einhergehen (Abb. 21). Wir empfehlen nachzulesen bei B. G. WEBER (1966/1972).

Die Erkennung der Frakturen des oberen Sprunggelenks ist im großen und ganzen bei den schweren Verletzungen leicht. Bei den einfachen Fissuren des Innen- oder Außenknöchels können gegenüber reinen Bandverletzungen differentialdiagnostisch Schwierigkeiten auftreten. Das Röntgenbild, u. U. unter Heranziehung einer Spezialaufnahme – 30° Schwenkung nach innen –, sichert die Diagnose.

Therapie

Die Verletzungen des oberen Sprunggelenks sind sehr ernst zu nehmen, da verbleibende Schädigungen die Funktion des Beines wesentlich herabsetzen. Das Ziel der Therapie ist die vollkommene Wiederherstellung des Gelenks. Die Malleolarfrakturen sind Gelenkfrakturen. Man darf sich mit befriedigenden Stellungen nicht abfin-

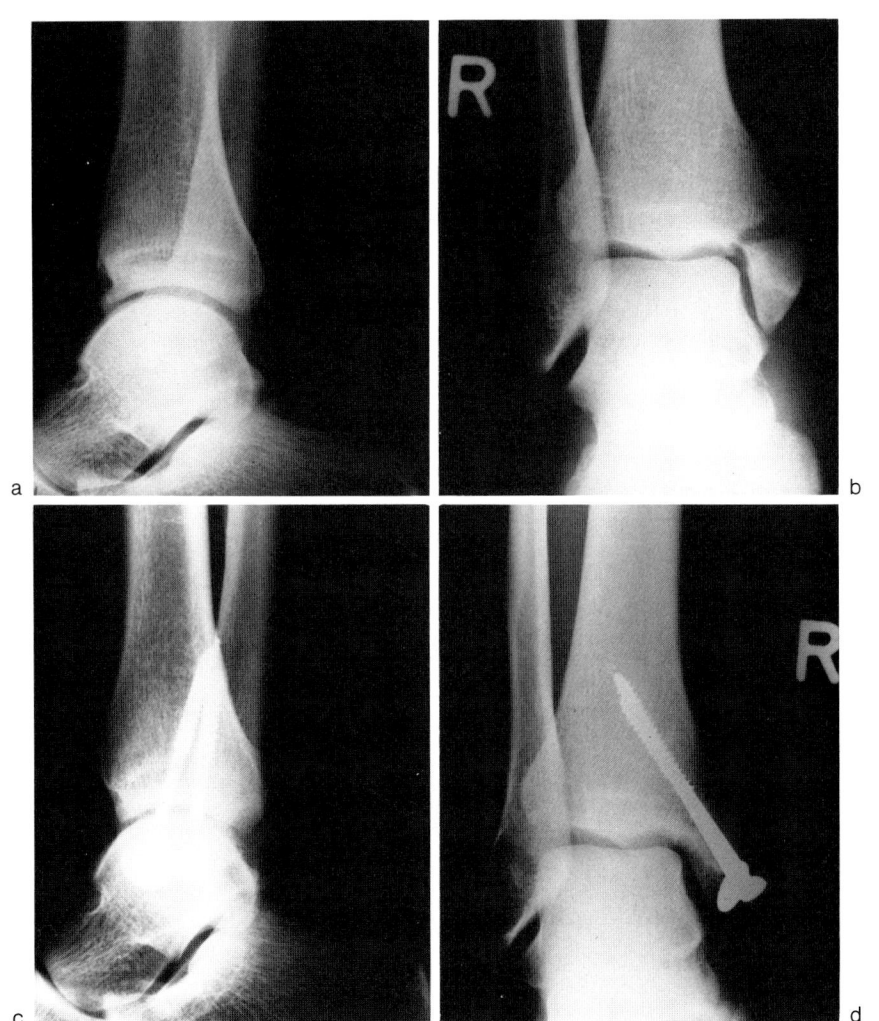

Abb. 22 a–d Isolierte Fraktur des Malleolus int. an der Basis

6.88 Traumatologie und ihre Folgezustände

den. Nur eine ideale Einstellung garantiert auf die Dauer eine einwandfreie Funktion. Das Entscheidende ist aber nicht allein die manuelle Reposition, wo sie überhaupt möglich ist, sondern die Erhaltung dieser erreichten Stellung im exakten Gipsverband. Diese Forderungen sind heute allgemein bekannt und können in den einschlägigen Frakturlehrbüchern nachgelesen werden. Die meisten Frakturen des oberen Sprunggelenks können mit konservativer Behandlung nicht ideal eingestellt werden. In diesen Fällen sind operative Maßnahmen angezeigt. Dies ist notwendig bei den medialen Knöchelbrüchen, die sich wegen einer Interposition nicht einwandfrei und stufenlos einrichten lassen. Durch Anschrauben des medialen Knöchels oder durch Befestigung mit gekreuzten Kirschner-Drähten und besonders gut mit der Zuggurtung kann ein einwandfreies Ergebnis erzielt werden. Die Einstellung des Talus ist nach Wiederherstellung der Knöchelgabel ohne weiteres möglich. Handelt es sich um eine Fraktur des äußeren Knöchels, die nicht manuell zu reponieren ist, so kann dies ebenfalls durch Operation geschehen. Der äußere Knöchel wird durch eine Schraube, Zuggurtung oder Platte befestigt. Entscheidend ist die Bruchform. Besteht eine totale Sprengung der Knöchelgabel mit Frakturen, so kann durch die Kombination dieser Verfahren ein einwandfreies Ergebnis erzielt werden. Hingewiesen werden muß noch auf die großen Stufenbildungen durch Absprengung eines hinteren Tibiaknochenteils, der als Volkmannsches Dreieck bekannt ist. Dieses Volkmannsche Dreieck kann auch an der vorderen

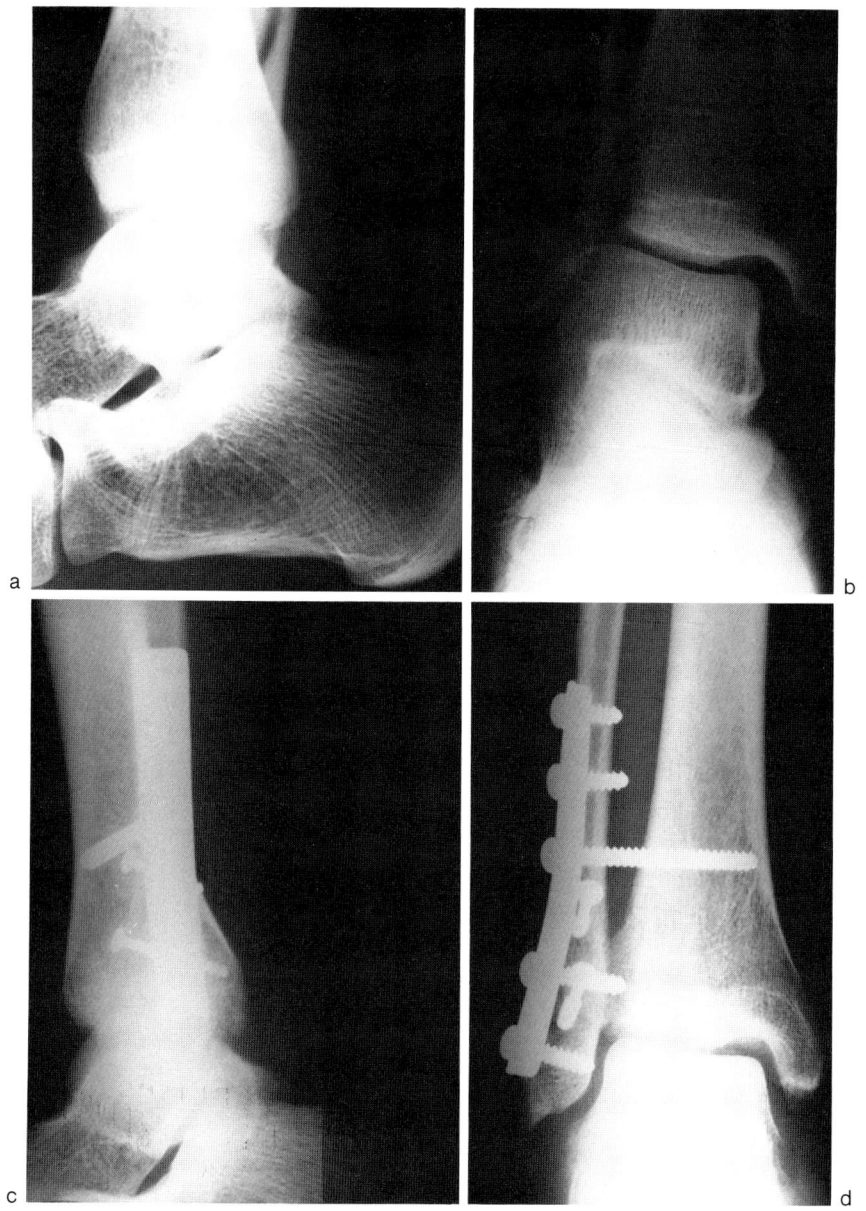

Abb. 23 a–d Fibulafraktur mit Lateralversetzung des Talus, Plattenosteosynthese und Syndesmoseverschraubung

Tibiakante entstehen. Ist dieses Dreieck größer als ⅓ der oberen Sprunggelenkfläche, so besteht eine Subluxationsneigung des Talus. Legt sich dieses Dreieck konservativ nicht gut an oder zeigen die Kontrollbilder, daß eine einwandfreie Einstellung des Talus im oberen Sprunggelenk nicht vorhanden ist, so ist auch hier die operative Behandlung am Platz. Durch einen lateral oder medial der Achillessehne gelegten Schnitt wird das Fragment freigelegt, millimetergenau eingestellt und mit ein oder zwei Schrauben fixiert. Damit ist die obere Sprunggelenkfläche wieder gut hergestellt und die Subluxations- oder Luxationsneigung des Talus behoben (Abb. 22–27). Die frakturierten Knöchel legen sich meistens gut an, und ein einwandfreies Ausheilungsergebnis kann erzielt werden. Die Beseitigung der Gelenkstufe infolge eines Volkmannschen Dreiecks ist bei jüngeren Menschen besonders dringend, da die Erfahrungen zeigen, daß sonst eine vorzeitige Arthrosis deformans sicher ist. Die Wiederherstellung des oberen Sprunggelenks beginnt immer mit der Stabilisierung des Außenknöchels. Den Fortgang der Operation bestimmt die vorliegende Situation. Wichtig ist auch, daß zerrissene Bänder zur Naht gebracht werden.

Eine exakte Ruhigstellung der Frakturen des oberen Sprunggelenks ist sowohl bei konservativer als auch bei operativer Behandlung nicht von Schaden, um Stellungsverschlechterungen und vor allem ein Auseinanderweichen der oberen Sprunggelenkgabel sicher zu vermeiden. Bei den einfachen isolierten äußeren oder inneren Knöchelfrakturen kann sehr früh belastet werden. Die Patienten sind meist rasch schmerzfrei und zeigen im Gehgips eine gute Leistungsfähigkeit. Bei den Frakturen mit Abriß des Außen- und Innenknöchels, u. U. kombiniert mit Gabelspren-

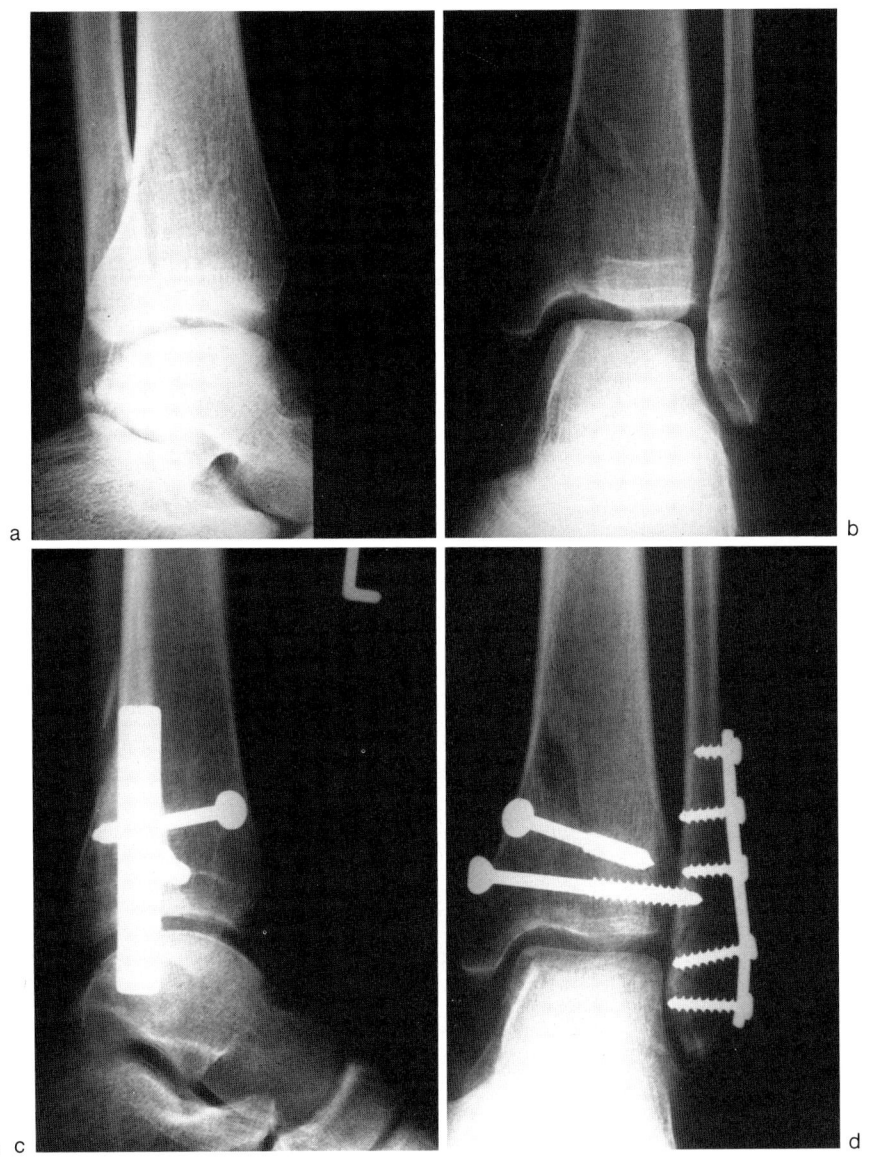

Abb. 24 a–d Bimalleoläre Fraktur. Rekonstruktion des oberen Sprunggelenks, Verschraubung der Tibiafraktur, Plattenosteosynthese der Fibula

6.90 Traumatologie und ihre Folgezustände

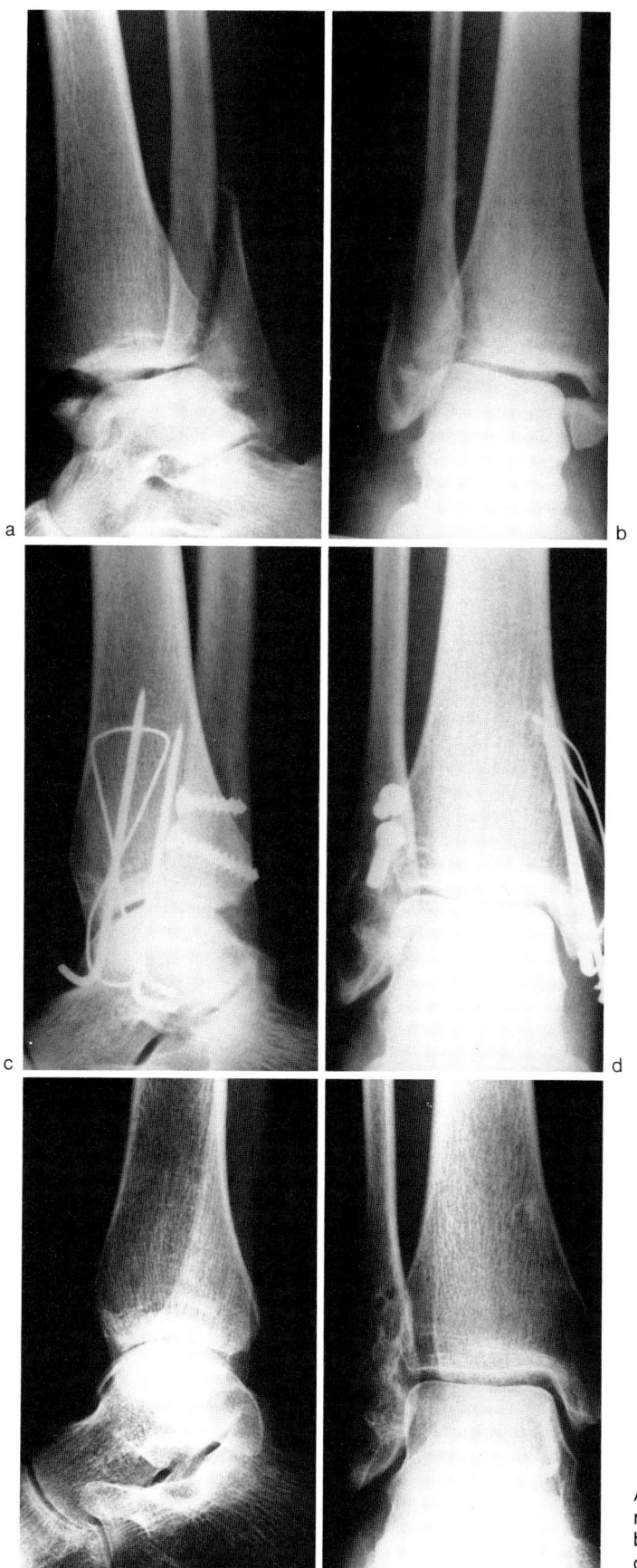

Abb. 25 a–f Bimalleoläre Fraktur des oberen Sprunggelenks. Verschraubung der Fibula, Zuggurtung am Malleolus medialis, glatte Ausheilung

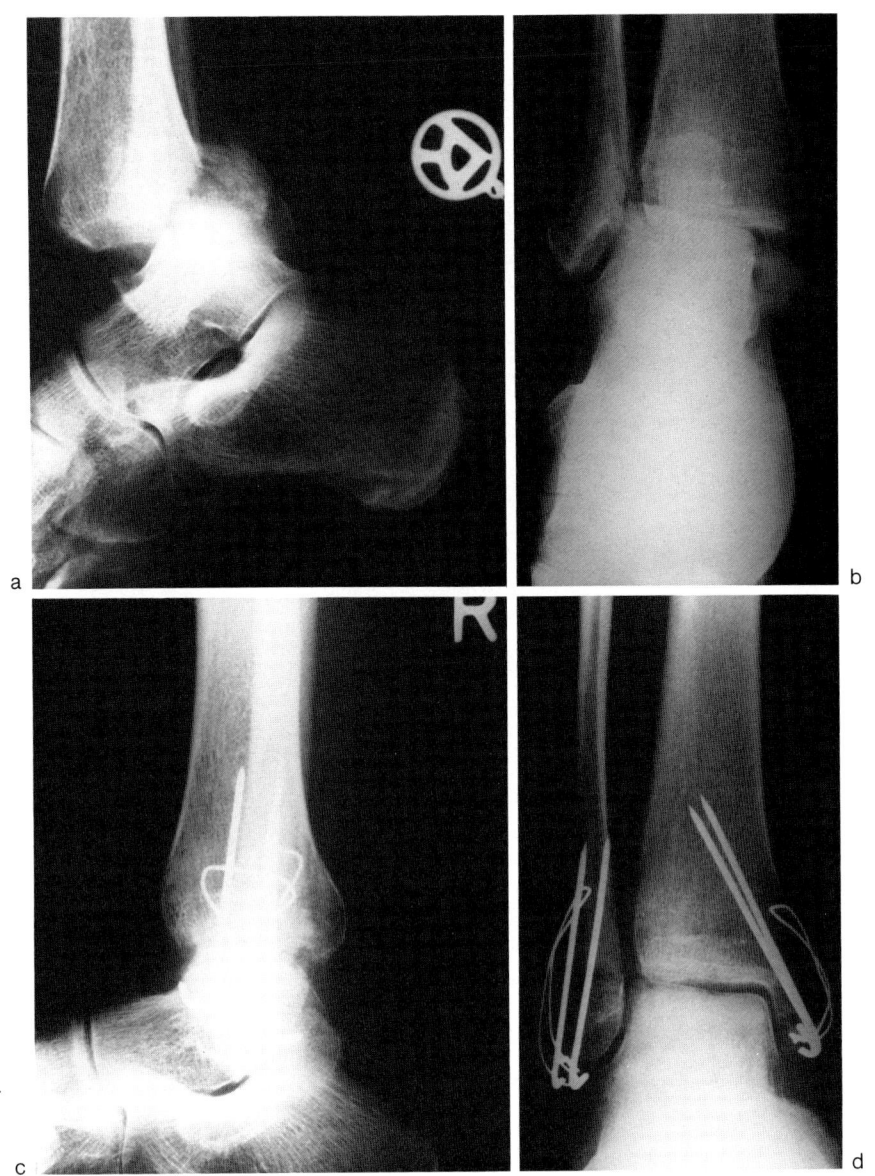

Abb. 26 a-d Bimalleoläre Luxationsfraktur, Zuggurtung beider Malleolarfrakturen, schwerer Knorpelschaden im oberen Sprunggelenk, Spätergebnis fraglich

gung, soll aber die Belastung erst später erfolgen, um auch Millimeterabweichungen auf jeden Fall zu vermeiden. Über die Anwendung eines entlastenden Apparates haben wir keine Erfahrungen. Der Vorteil dürfte die Möglichkeit des früheren Aufnehmens von Bewegungsübungen sein. Bei den schweren Verletzungen muß auch immer wieder bedacht werden, daß nicht nur der Knochen, sondern auch der Bandapparat schwer geschädigt ist. Bandverletzungen brauchen zur Ausheilung oft länger als Knochenbrüche. Das ist der Grund, daß manche Patienten bei ideal ausgeheilter Fraktur noch über lange Zeit beträchtliche Beschwerden haben. Durch Stützverbände in der Nachbehandlungsphase lassen sich hier rascher schmerzfreie Zustände erzielen.

Bei der Nachbehandlung dürfen in der Gegend des oberen Sprunggelenks keine Massagen oder brüske passive Bewegungsübungen durchgeführt werden. Sie setzen Reize. Die Beweglichkeit wird dadurch nicht besser, sondern schlechter. Neuerliche Schmerzen treten auf. Dagegen sind hydrotherapeutische Maßnahmen förderlich. Auf die Nachbehandlung im einzelnen einzugehen, ist in einem Lehrbuch für Orthopäden nicht notwendig. Sie ist heute grundsätzlich erarbeitet und jedem bekannt.

Mit komplizierten Malleolarfrakturen ist immer die Eröffnung des oberen Sprunggelenks verbunden. Diese Verletzungen müssen daher besonders ernst genommen werden. Nach den allgemeinchirurgischen Grundsätzen wird die Wunde versorgt, das Gelenk verschlossen, der Knöchel adaptiert. Wenn möglich, sollen Fremdkörper nicht versenkt werden. Man ist aber heute mit der Anwendung von Osteosynthesen auch bei offe-

6.92 Traumatologie und ihre Folgezustände

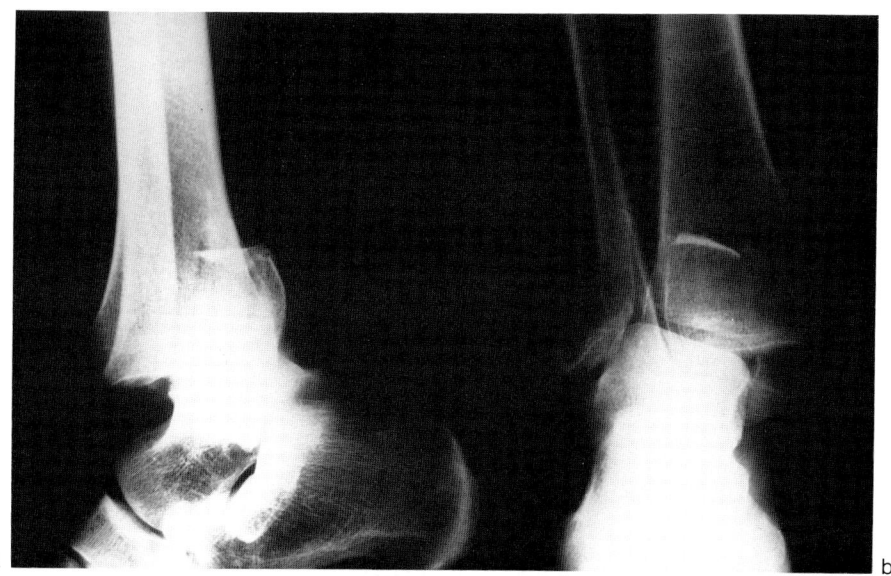

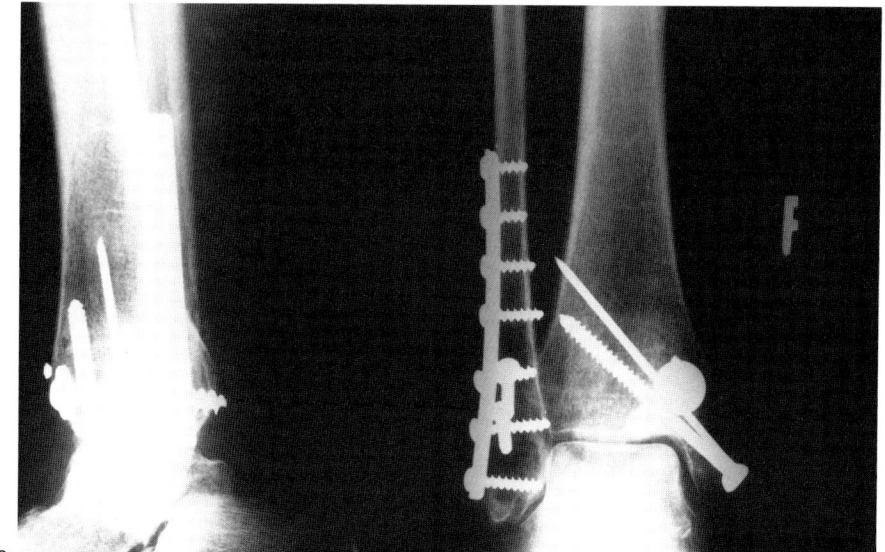

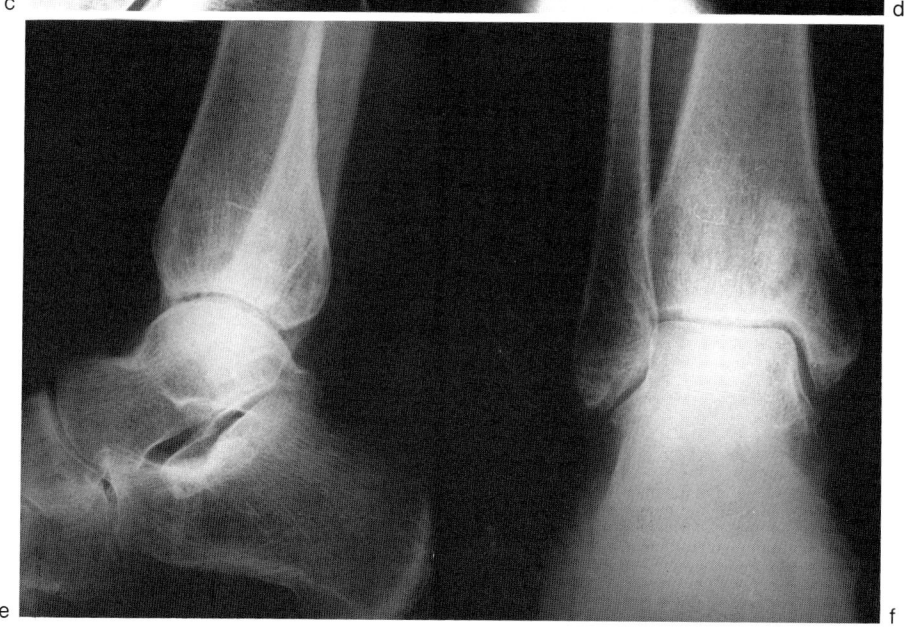

Abb. 27 a–f Bimalleoläre Luxationsfraktur. Plattenosteosynthese an der Fibula, Verschraubung und zusätzliche Drahtspickung am Malleolus medialis. Verschraubung des Volkmannschen Dreiecks. Einwandfreier anatomischer und funktioneller Erfolg

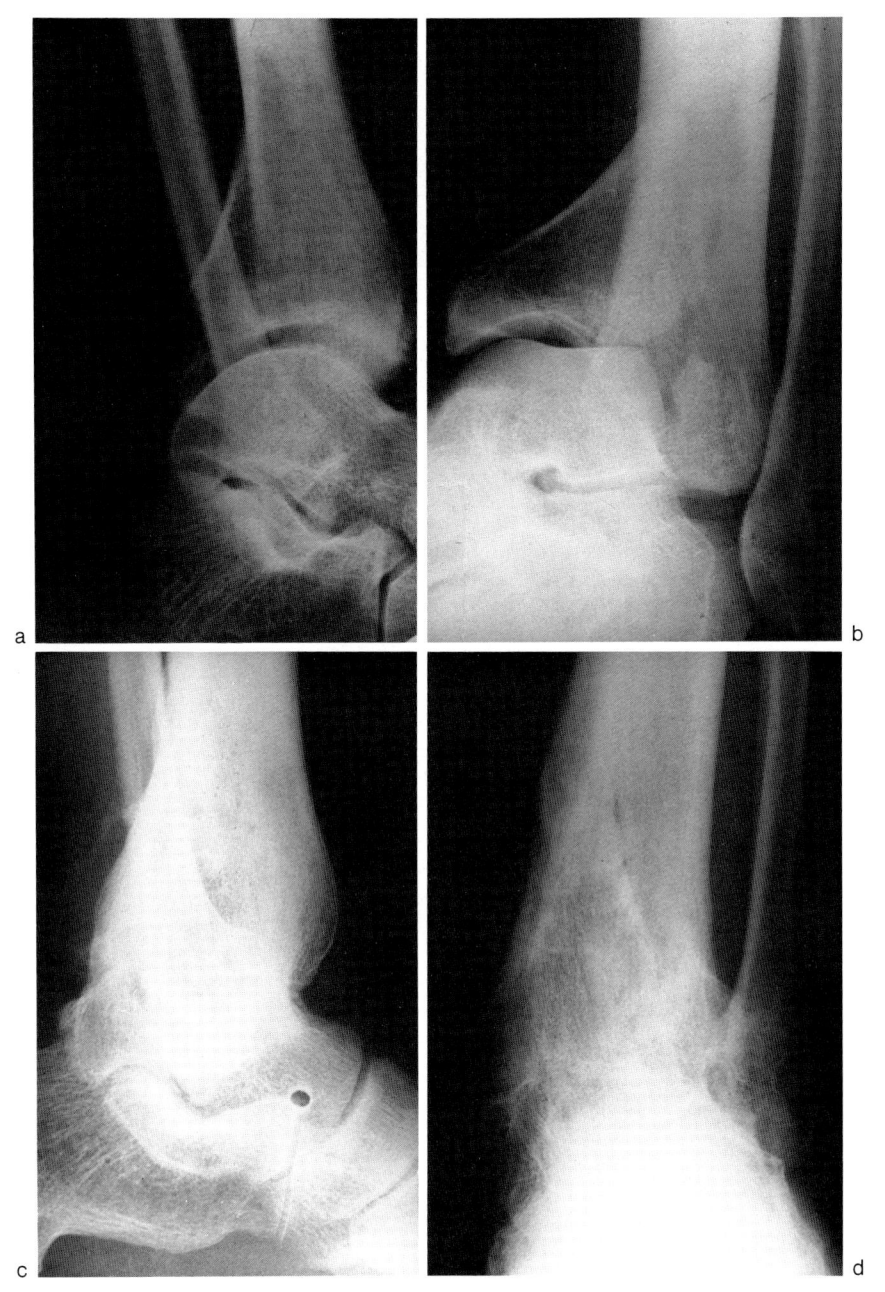

Abb. 28 a–d Veraltete obere Sprunggelenk-Luxationsfraktur. Rekonstruktion zwecklos, Arthrodese indiziert

nen- und Gelenkverletzungen großzügiger geworden. Eine exakte Ruhigstellung zur Infektionsbekämpfung, kombiniert mit örtlicher und allgemeiner Penizillingabe, hat sich bewährt. In den meisten Fällen wird eine primäre Heilung eintreten und das funktionelle Gesamtresultat keine weitere Trübung erfahren. Kommt es zu schleichender Infektion und damit zu schweren Gelenkknorpelschädigungen, so sind später wiederherstellende Eingriffe, meist in Form der Arthrodesierung, notwendig.

Veraltete, schlecht stehende Brüche des oberen Sprunggelenks

Jede Fraktur, die nicht primär gestellt wurde und 8–10 Tage in schlechter Stellung verblieben ist, muß als veraltete Fraktur bezeichnet werden. In den ersten 14 Tagen kann der Versuch einer manuellen Reposition noch durchgeführt werden. Wir selbst lehnen gewalttätige Maßnahmen mit dem Redresseur ab. Auch bei 8–14 Tage alten Frakturen, die manuell nicht in gute Stellung gebracht werden können, sind wir für ein operatives Vorgehen. Wenn die manuelle Reposition nicht mehr möglich ist, haben sich Weichteile zwischen die Fragmente gelegt und die Ausheilungsvor-

6.94 Traumatologie und ihre Folgezustände

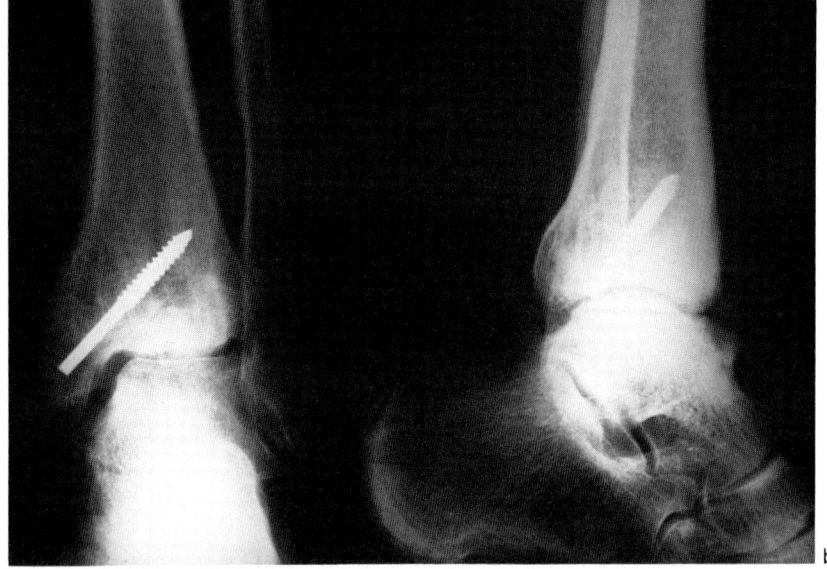

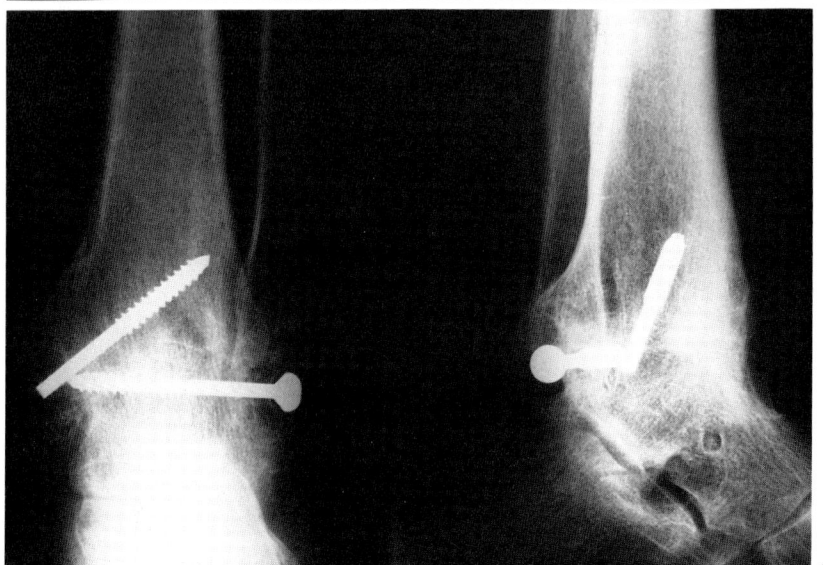

Abb. 29 a–d Spätzustand mit schweren Knorpelschäden nach primärer Operation. Arthrodese mit gutem funktionellem Erfolg. Endoprothetischer Ersatz für gutes funktionelles Langzeitergebnis noch unsicher

gänge bereits die Fragmente in ihrer neuen Stellung fixiert, so daß auch durch den Redresseur meist ein gutes Ergebnis nicht mehr erzielt werden kann. Die Frakturen werden dann freigelegt und mit den bereits für die frische Fraktur angegebenen Maßnahmen anatomisch genau fixiert, eine evtl. Knöchelgabelsprengung beseitigt. Wenn es sich um ältere Zustände handelt und eine knöcherne Verheilung in schlechter Stellung bereits eingetreten ist, ist eine Wiederherstellung nur dadurch möglich, daß unter Kontrolle des Auges die Fraktur neu gesetzt und die Reposition in idealer Weise erzielt wird. Innen- oder Außenknöchel oder beide müssen dann mechanisch fixiert werden, damit eine einwandfreie Wiederherstellung des oberen Sprunggelenks gelingt. Bei den Fällen, bei denen eine Subluxation nach lateral bestand, der innere Knöchel aber erhalten geblieben oder bei Frakturierung der Subluxation nicht gefolgt ist, hat sich meist – darauf hat M. LANGE hingewiesen – zwischen Malleolus internus und Talus ein kallusartiges Gewebe gebildet, das die Heranführung des Talus an den inneren Knöchel nicht mehr zuläßt. Dieses muß dann operativ entfernt werden, damit der Talus sich wieder regelrecht in die obere Sprunggelenkgabel einstellt. Kallusmassen, die sich zwischen der Tibia und der Fibula an Stelle der fibularen Bandverbindung gebildet haben, müssen mit dem Meißel radikal entfernt werden, damit die Knöchelgabel wiederhergestellt werden kann. Bei der Verschraubung beider Knochen muß aber darauf geachtet werden, daß sie nicht übertrieben stark durchgeführt wird, da sonst der Talus nicht genügend Spielraum hat, Knorpelschädigungen auftreten und eine vorzeitige Arthrosis deformans entsteht.

Bei jüngeren Menschen lassen sich bei den veralteten Frakturen durch zweckmäßige operative Eingriffe noch erfreulich gute funktionelle Ergebnisse erzielen. Bei den Fällen, die eine gute Knöchelgabel, aber geringgradige Verkantungen des Talus aufweisen, kann manchmal auch zur Behebung der Rückfußfehlstellung mit einer supramalleolären Osteotomie noch ein günstiges Ergebnis erzielt werden.

Undankbar sind die Fälle, bei denen durch Abriß eines größeren Volkmannschen Dreiecks eine Subluxation des Talus nach hinten eingetreten ist. Der Versuch der operativen Wiederherstellung ist nicht immer erfolgreich. Die bereits eingetretenen Knorpelschädigungen können nicht mehr beseitigt werden. Man soll daher bei diesen Zuständen mit wiederherstellenden Eingriffen zurückhaltend sein (Abb. 28 u. 29). In geeigneten Fällen scheint uns hier die frühzeitige Arthrodese bessere funktionelle Erfolge zu ergeben. Bei den Restzuständen, die eine schwere Veränderung des Innen- und Außenknöchels und damit der gesamten Knöchelgabel und der Gelenkflächen mit sich gebracht haben, bei denen sich außerdem schon eine Arthrosis deformans ausgebildet hat, sind wiederherstellende Eingriffe nicht mehr am Platz. Es kommt hier nur die Arthrodesierung des oberen Sprunggelenks in Frage. Sie wird am besten mit der Kompressionsarthrodese oder einer Plattenverschraubung, evtl. mit Spongiosaanlagerung, durchgeführt, nachdem der Restknorpel im Gelenk entfernt wurde. Bestehen Fehlstellungen im Rückfuß, so ist die Resektionsarthrodese unter Herausnahme eines Knochenkeiles zur Erzielung einer einwandfreien Rückfußauftrittsfläche in Kombination mit den beschriebenen Arthrodesenformen angezeigt.

Malleolarpseudarthrosen

Pseudarthrosen entstehen am inneren und äußeren Knöchel. Die Innenknöchelpseudarthrosen sind wohlbekannt. Die Außenknöchelpseudarthrosen sind dagegen eine Seltenheit.

Die Pseudarthrosen entstehen, wenn eine Verkantung des Sprungbeins nach der Einrichtung resultiert und der innere Knöchel nicht plan der Tibia anliegt. Auch die Zwischenlagerung von Weichteilen wird als pseudarthrosenfördernd angesehen. Außerdem kann eine zu frühe Belastung, die den inneren Knöchel unter Scherkräfte stellt, pseudarthrosenfördernd wirken.

Klinik
Die klinischen Symptome können gering, aber auch schwer sein. Straffe Pseudarthrosen machen keine Beschwerden und bedürfen, wenn ihre Stellung gut ist, daher auch keiner Behandlung. Die mobilen Pseudarthrosen machen Schmerz, Unsicherheit beim Auftreten, Schwellungszustände und deutliche Bewegungseinschränkung des Gelenks. Die Untersuchung auf Stabilität des Rückfußes muß klinisch keine deutlichen Symptome ergeben. Das Röntgenbild klärt die Diagnose einwandfrei. Unter Umständen müssen, um die Unterscheidung zwischen mobiler und straffer Pseudarthrose durchzuführen, gehaltene Röntgenaufnahmen gemacht werden.

Therapie
Die Therapie hängt von der Funktionsstörung ab. Straffe Pseudarthrosen bedürfen keiner Therapie, wenn der Gelenkspalt einwandfrei ist, also keine Verschiebung des Malleolus eingetreten ist. Die mobilen Pseudarthrosen mit Schmerzen verlangen eine operative Wiederherstellung. Konservative Maßnahmen, auch langdauernde Gipsverbände, führen nie zu einem Erfolg. Es stehen folgende operative Maßnahmen zur Verfügung:

1. Bei Pseudarthrosen, die eine einwandfreie Stellung, also die Erhaltung des Gelenkspaltes zeigen, ist eine Anfrischung der Pseudarthrose nicht nötig. Es wird über dem Pseudarthrosenspalt eine Nut vorbereitet und ein Blockspan, der Tibia entnommen, in die Nut eingebolzt. Eine zusätzliche Sicherung mit Drahtnaht oder Schraube erübrigt sich. Mit dieser einfachen Methode lassen sich tadellose Erfolge erzielen. Sie ist aber nur berechtigt, wenn das Gelenk als solches eine einwandfreie Kongruenz zeigt. Bei allen übrigen Pseudarthrosen, die eine Veränderung des oberen Sprunggelenks mit sich gebracht haben, sind andere Maßnahmen notwendig.

2. Wenn sich eine Pseudarthrose bei Kippstellung des inneren Knöchels ausgebildet hat, so kann nicht allein eine Spanüberbrückung zum Erfolg führen. Die Kongruenz des medialen Gelenkspaltes ist wiederherzustellen. Meist muß die Pseudarthrose reseziert werden. Nach guter Adaptation wird der Knöchel entweder mit einer Schraube an der Tibia fixiert oder mit einer Zuggurtung befestigt. Auch die modifizierte Hook-Platte nach Zuelzer hatte hier früher ihre Berechtigung.

3. Besonders schwierige Verhältnisse bestehen dann, wenn der Talus nach Frakturierung des Außen- und Innenknöchels, u. U. bei gleichzeitiger Gabelsprengung, nach medial oder lateral subluxiert ist. Hier muß die Pseudarthrosenoperation erweitert werden, weil diese nur sinnvoll ist, wenn zugleich eine einwandfreie Knöchelgabelrekonstruktion durchgeführt wird. Bei beiden Verschiebungen ist es grundsätzlich notwendig, daß das Narbengewebe, das sich im Bereich der tibiofibularen Bandverbindung gebildet hat, entfernt wird. Durch einen lateralen Schnitt wird unter Abschiebung der Fußextensoren die Stelle zwischen Tibia und Fibula freigelegt, das Narbengewebe reseziert, so daß sich die Fibula wieder gut an die Tibia anlegt. Besteht eine Lateralverschiebung des Talus, so wird mit der Verschraubung der Knöchelgabel der Talus selbst nach medial wieder verschoben. Ist der Außen-

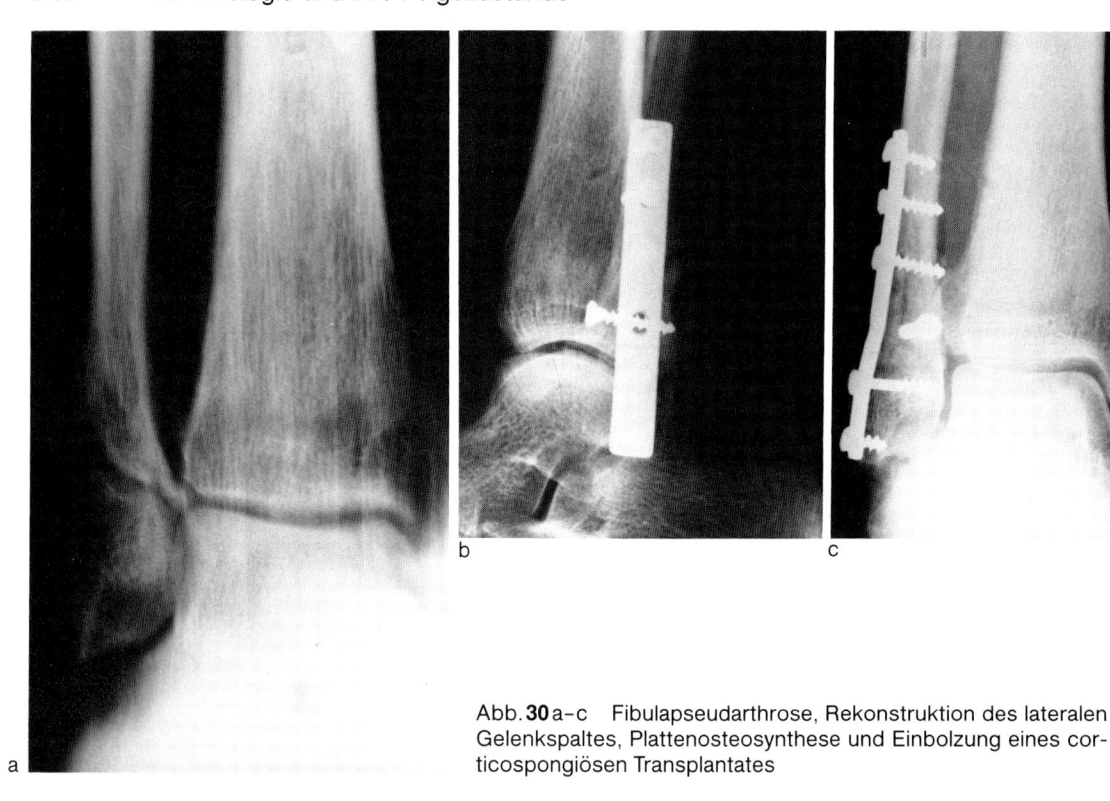

Abb. 30 a–c Fibulapseudarthrose, Rekonstruktion des lateralen Gelenkspaltes, Plattenosteosynthese und Einbolzung eines corticospongiösen Transplantates

knöchel in Stufenbildung verheilt, so muß u. U. die Fraktur osteotomiert werden. Hier empfiehlt sich dann die Fixierung des Außenknöchels durch eine Platte oder eine Zuggurtung. Meist wird man um die Osteotomie aber herumkommen und mit der Exstirpation des Kallus im Bereich der tibiofibularen Verbindung weitgehend normale Zustände schaffen können. Von einem zweiten Schnitt wird der mediale Knöchel freigelegt, die Pseudarthrose reseziert, das Narbengewebe, das sich zwischen Innenknöchel und Talus gebildet hat, entfernt. Nur so ist es möglich, daß der Talus auch im Bereich des medialen Gelenkspaltes sich dem Innenknöchel im physiologischen Maße annähert, so daß nach Durchführung des Eingriffes innen und außen die Rekonstruktion der Knöchelgabel wieder erreicht ist. Der Innenknöchel wird verschraubt. Handelt es sich um veraltete Frakturen, bei denen mit Sicherheit beträchtliche Knorpelschädigungen des oberen Sprunggelenks bereits vorliegen, oder besteht durch Abscherung eines hinteren Volkmannschen Dreiecks noch eine Subluxationsstellung des Talus, so haben diese großen wiederherstellungschirurgischen Eingriffe keinen Sinn mehr. Wenn Schmerzen und Funktionsstörungen bestehen, kann versucht werden, durch orthopädische Schuhversorgung mit besonders günstiger Abrollmöglichkeit oder mit einem Unterschenkelapparat mit gesperrtem oberem Sprunggelenk ein günstiges funktionelles Ergebnis zu erzielen. Bei jungen Leuten soll man aber operativ vorgehen. Hier ist die Arthrodesierung des oberen Sprunggelenks ein segensreicher Eingriff. Durch kompensatorische Überbeweglichkeit im Chopart-Gelenk wird wieder eine gute Abrollmöglichkeit geschaffen. Der Patient wird schmerzfrei und leistungsfähig.

Pseudarthrosen an beiden Knöcheln werden beobachtet. Diese Zustände sind aber selten. Die Therapie ergibt sich aus dem bereits Gesagten.

Die *laterale Malleoluspseudoarthrose* wird in günstiger Stellung ebenfalls durch Einbolzung eines Spans zur raschen Ausheilung gebracht (Abb. 30). Handelt es sich um Dislokationen und ist das obere Sprunggelenk dadurch in Mitleidenschaft gezogen, so muß die Pseudarthrose reseziert werden. Die Befestigung des Malleolarfragmentes geschieht durch eine der modernen Osteosynthesemethoden. Gleichzeitig kann bei schlechten Knochenverhältnissen auch ein kleiner kortikospongiöser Span zur Überbrückung der Pseudarthrose eingebolzt werden. Alle anderen Befestigungen, vor allem des inneren Knöchels, mit Drahtdurchschlingungen sind sinnlos. Wenn ein Erfolg eintritt, ist dieser nicht der Drahtnaht, sondern der Hyperämisierung durch die Operation und der Ruhigstellung zuzuschreiben.

Gabelsprengung

Darunter versteht man eine Zerreißung der tibiofibularen Bandverbindung und ein Klaffen des oberen Sprunggelenkspaltes. Die isolierte Gabelsprengung ist außerordentlich selten; meistens ist ein Abriß am inneren Malleolus damit verbunden. Dieser kann aber so geringgradig sein, daß er in manchen Fällen übersehen und angenommen wird, daß es sich um eine isolierte Zerreißung der tibiofibularen Bänder handelt. L. BÖHLER hat noch andere Mechanismen und Formen der Gabelsprengung beschrieben.

Bei der Versorgung frischer Verletzungen des oberen Sprunggelenks ist auf die Gabelsprengung besonders zu achten. Die Gabelsprengung kann manchmal nur durch eine Spezialröntgenaufnahme oder durch Röntgenaufnahmen bei Belastung sicher festgestellt werden. Nach BECK ist ein sicheres Zeichen einer Gabelsprengung, wenn bei einer Kontrastdarstellung des Gelenks Kontrastmittel nach proximal zwischen Tibia und Fibula austritt. Nach der Einrichtung ist bei der Gabelsprengung genügend lange im ungepolsterten Gipsverband ruhigzustellen und die Belastung über lange Zeit zu verbieten, damit nicht unter dem Druck des Gewichtes das obere Sprunggelenk auseinanderweicht und die Kongruenz des Gelenks dadurch zerstört wird. Wenn eine Gabelsprengung nach 4–6wöchiger konservativer Behandlung noch darstellbar ist, muß operativ vorgegangen werden. Unsere Meinung ist überhaupt, daß solche Verletzungen operiert gehören. Der Eingriff ist denkbar einfach. Wenn sich stärkeres Narbengewebe zwischen dem Talus und dem inneren oder äußeren Knöchel noch nicht gebildet hat und vor allem stärkere Narben am Ort der Verletzung selbst zwischen Tibia und Fibula nicht entstanden sind, so kann durch eine Verschraubung mit einer AO-Schraube unter bewußter Nichterfassung der gegenseitigen Kortikalis die Knöchelgabel wiederhergestellt werden. Die Verschraubung darf aber nicht zu fest durchgeführt werden, damit der Talus in der oberen Sprunggelenkgegend genügend Spielraum behält. Diese früh durchgeführten Verschraubungen bringen durchaus gute Ergebnisse. Sie wurden bereits angeführt bei der Wiederherstellung des oberen Sprunggelenks bei medialen Knöchelpseudarthrosen.

Die *veralteten Gabelsprengungen* sind schwieriger zu behandeln. Dadurch, daß im Bereich der Zerreißung der Bänder Narben und Kallusmassen sich gebildet haben, ist es nicht ohne weiteres möglich, durch eine Verschraubung das obere Sprunggelenk wiederherzustellen. Der Eingriff muß durch die Exstirpation der Narbenmassen zwischen Tibia und Fibula erweitert werden. Wenn die Fibula sich wieder gut anlegen läßt und die Verschraubung durchgeführt wird, kann eine Kongruenz des oberen Sprunggelenks wieder eintreten. Hat sich bei der Gabelsprengung eine Lateralisierung des Talus und zwischen dem inneren Knöchel und dem Talus Narbengewebe gebildet, so zeigt das Röntgenkontrollbild, daß der Talus nach der Verschraubung nicht genügend an den medialen Knöchel heranrückt, so daß die Kongruenz des Gelenks nicht erzielt wird. Dann ist durch einen zweiten Eingriff die Innenseite des Innenknöchels freizulegen, der Narbenkallus zu entfernen und durch weitere Verschraubung die Kongruenz des Gelenks zu erreichen. Diese Eingriffe sind nicht klein. Sie können daher im fortgeschrittenen Alter wegen der Gefahr des Auftretens von Durchblutungsstörungen und Thrombosenbildungen meist nicht durchgeführt werden. Im jüngeren Alter ist eine absolute Indikation gegeben, da nach Gabelsprengungen durch die Fehlmechanik des oberen Sprunggelenks rasch mit der Ausbildung von Arthrosen zu rechnen ist.

Daß die Gabelsprengung mit allen möglichen Malleolarbrüchen, Subluxations- und Luxationszuständen verbunden sein kann, wurde in dem vorausgehenden Abschnitt bereits betont.

Epiphysenverletzungen des Unterschenkels

Die Epiphysen des Unterschenkels am proximalen und distalen Ende des Schienbeins sind bei der heute so sportlich eingestellten Jugend häufigen Verletzungen ausgesetzt. Die Verletzungen an der oberen Epiphyse sind wesentlich seltener als an der unteren. Grundsätzlich müssen unterschieden werden die *Epiphysenlockerungen,* die *Epiphysenlösungen* ohne und mit Knochenabsprengungen und *Schädigungen der Epiphysen durch Frakturen,* die durch diese verlaufen. Je nach der Verletzungsart müssen, wenn eine exakte Ausheilung nicht erzielt werden konnte, Spätfolgen erwartet werden. So kommt es zu mehr oder weniger schweren Wachstumsstörungen mit beträchtlichen Deformierungen. Die Epiphysenverletzungen sind daher besonders ernst zu nehmen und bedürfen einer exakten Behandlung. Die Erfahrung zeigt, daß oft bei Verletzungen Jugendlicher überhaupt nicht daran gedacht wird, daß eine Epiphysenverletzung vorliegen könnte. Die klinischen Erscheinungen sind manchmal gering und entsprechen dann nicht der Schwere der Verletzung. Auch eine Behandlung lege artis kann in manchen Fällen die Wachstumsstörung nicht verhindern. Über die verschiedenen Formen der Epiphysenverletzungen, deren Kenntnisse von theoretischem und praktischem Wert sind, kann bei AITKEN, SALTER und M. MÜLLER nachgelesen werden. Hier findet man auch klare Hinweise auf eine exakte Therapie.

Epiphysenverletzungen am Schienbeinkopf

Zur Lösung kommt es an dieser Epiphyse selten. Lockerungen sind wesentlich häufiger. Sie bedürfen lediglich einer ruhigstellenden Behandlung, um folgenlos auszuheilen. Bei den Lösungen der

6.98 Traumatologie und ihre Folgezustände

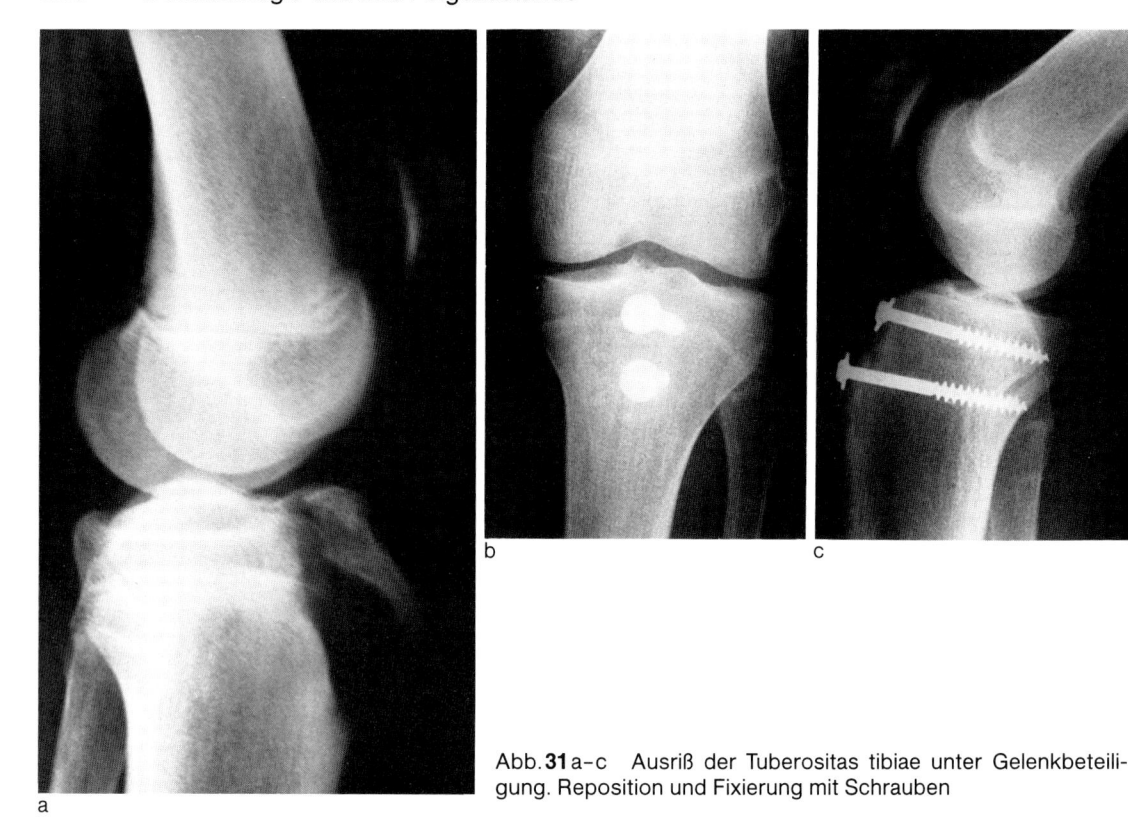

Abb. 31 a–c Ausriß der Tuberositas tibiae unter Gelenkbeteiligung. Reposition und Fixierung mit Schrauben

Epiphyse, die eine Zerreißung voraussetzen, kommt es meist zu einer Verschiebung des Tibiaschaftes nach hinten, so daß eine Rekurvation entsteht. Zusätzlich kann auch eine Valgusstellung auftreten. Wird dieser Zustand nicht erkannt und kommt es in dieser Position zur Verheilung, so sind weitere Wachstumsstörungen zu erwarten. Deswegen ist eine exakte Einrichtung notwendig.

Therapie
Die Einrichtung ist meist einfach. Sie läßt sich durch Längszug und Druck von hinten ohne weiteres bewerkstelligen. Hat sich eine Valgusstellung eingestellt, so ist diese zu berücksichtigen. Durch einen Oberschenkelgips wird das erzielte Einrichtungsergebnis gesichert. Röntgenkontrollbilder ergeben dann die Bestätigung der einwandfreien Stellung. Sind stärkere Rekurvationsstellungen vorhanden, so wird nach der Einrichtung das Bein über einen Bindenzügel mit Druck auf das distale Tibiaende gelagert. Dies ist die geeignetste Methode, Rekurvationsstellungen zu beseitigen. Für Epiphysenlösungen, die sich nicht halten lassen, wird von L. BÖHLER die Transfixation empfohlen. Eine einfache Methode ist auch die Fixierung der Epiphysenlösung nach der Reposition mit gekreuzten Kirschner-Drähten. Die Erfahrung zeigt, daß Kirschner-Drähte, die durch Epiphysen geführt werden, keine Schädigungen setzen, so daß diese perkutane Methode gefahrlos angewandt werden kann. Sie ist u. E. einfacher als die Transfixation. Bei Verletzungen mit Aussprengung von Knochenteilen hat sich die Verschraubung parallel zur Epiphysenlinie bewährt.

Verletzungen an der Tuberositas tibiae

Auch hier handelt es sich um eine seltene Verletzung. Wir haben in den letzten Jahren aber einige Fälle beobachtet. Durch Zunahme der sportlichen Betätigung werden diese Verletzungen sicher häufiger werden. Sie sind meist harmlos. Die Ausrißverletzungen heilen meist von selbst, wenn keine größere Dislokation vorhanden ist. Besteht diese, so soll die Tuberositas tibiae freigelegt und mit einer Schraube befestigt werden. Manchmal reicht auch die Befestigung mit subperiostalen Seidennähten aus.
Wir selbst beobachteten einen Fall, bei dem sich die ausgerissene Tuberositas tibiae (Abb. 31) um 90 Grad aufstellte und einen starken Druck von unten gegen die Haut auslöste. Durch manuelle Maßnahmen war die Tuberositas nicht mehr anzulegen. Deswegen mußte durch operatives Vorgehen die Tuberositas wieder an ihren anatomischen Ort gebracht und mit einer oder zwei Schrauben fixiert werden. Wird bei solchen Verletzungen, die außerordentlich selten sind, dies nicht durchgeführt, muß ein Dekubitus von innen mit all seinen Folgen erwartet werden.

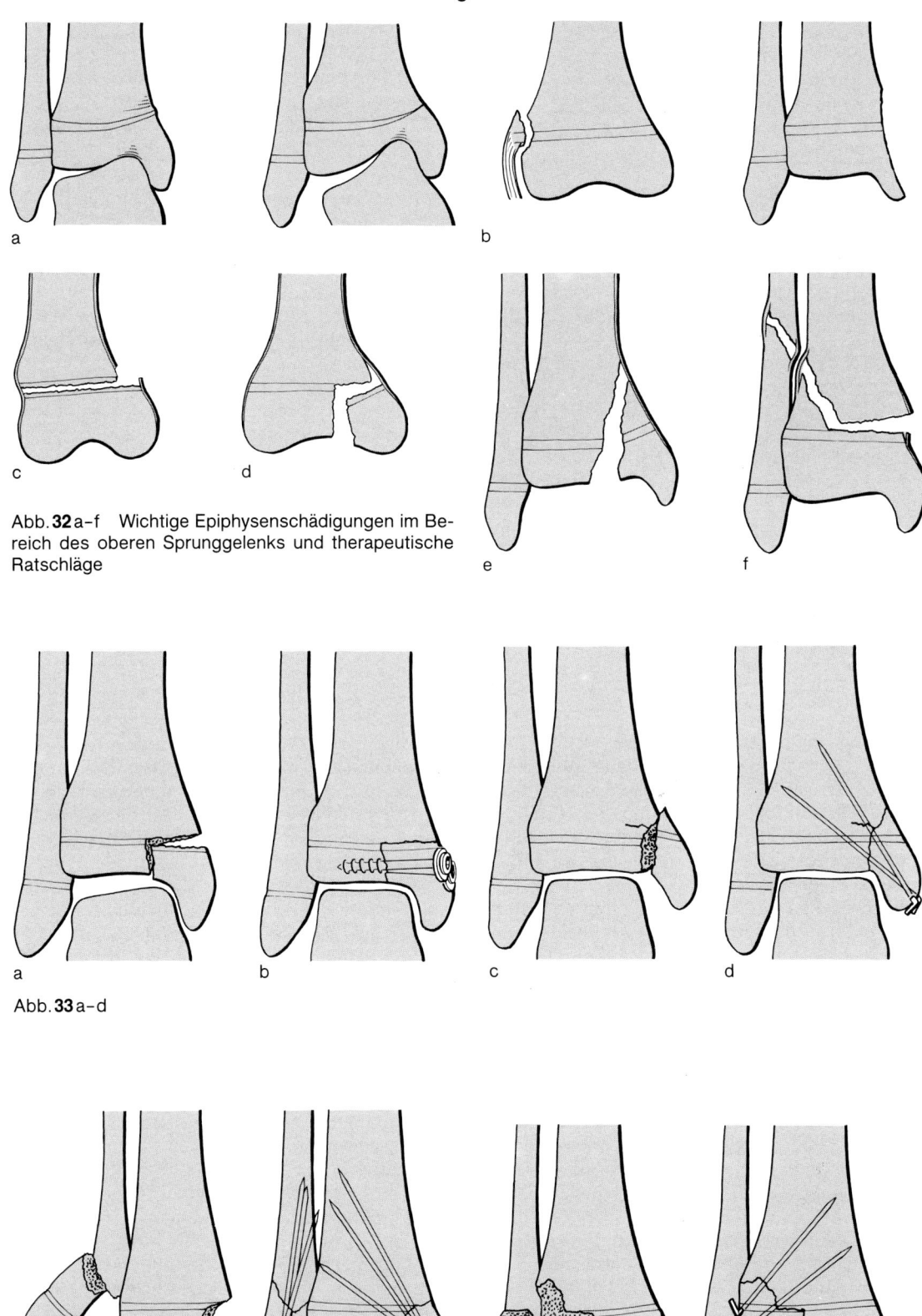

Traumatische Veränderungen des Unterschenkels und des Fußes 6.99

Abb. 32 a–f Wichtige Epiphysenschädigungen im Bereich des oberen Sprunggelenks und therapeutische Ratschläge

Abb. 33 a–d

Abb. 34 a–d

Die Spätfolgen dieser Verletzungen, vor allem die röntgenologischen Veränderungen werden nicht selten mit einer abgelaufenen Schlatter-Osgoodschen Erkrankung verwechselt.

Epiphysenverletzungen an der Tibiabasis

Sie sind wesentlich häufiger und ereignen sich im kindlichen und jugendlichen Alter (Abb. 32-34). Wir unterscheiden nach L. BÖHLER:
1. reine Epiphysenlösungen,
2. Epiphysenlösungen mit Bruch der Diaphyse
3. Epiphysenlösungen mit Bruch der Epiphyse und
4. Epiphysenlösungen mit Bruch der Dia- und Epiphyse.

Die Epiphysenverletzungen haben, verletzungsmechanisch gesehen, die gleichen Voraussetzungen wie die supramalleolären Tibia- und Unterschenkelschädigungen. Die Schädigungen, die entstehen, sind: teilweise Lockerung der Epiphyse, totale Lockerung der Epiphyse und Epiphysenlösungen mit Fehlstellungen, die sich in Varus- und Valgusstellung sowie Ante- und Rekurvation ausdrücken können. Bedeutungsvoll ist, daß die Lösung meist zur Diaphyse hin entsteht, so daß die Knorpelplatte an der Epiphyse haften bleibt.

Therapie
Die Therapie ist außerordentlich wichtig. Eine möglichst genaue Wiederherstellung muß erzielt werden, da gerade Wachstumsstörungen am distalen Tibiadrittel für die gesamte Fußstellung von entscheidender Bedeutung sind. Der Glaube, daß sich beim Kind alles auswächst, ist gerade bezüglich der distalen Tibiaepiphyse zu verwerfen. Hier sehen wir, wenn es zu Epiphysenstörungen kommt, meist recht beträchtliche Fehlstellungen mit größeren Auswirkungen auf den Fuß.
Die Therapie kann in einer guten manuellen Reposition bestehen. Alle Epiphysenstörungen, die mit einer knöchernen Verletzung einhergehen, müssen einer operativen Therapie zugeführt werden. Dabei muß besonders darauf geachtet werden, daß bei der Ausheilung keine knöcherne Überbrückung der Epiphyse entsteht. Handelt es sich um mehrere Tage veraltete Epiphysenlösungen und kann die manuelle Reposition nicht mehr erreicht werden, so kann in seltenen Fällen auch einmal mit dem Schraubenzugapparat noch eine Reposition erzwungen werden. Eine operative Behandlung zur Sicherung der erreichten Stellung ist dann aber unter allen Umständen notwendig. Bei der Reposition ist nicht nur zu beachten, daß die Epiphysenflächen wieder gut aufeinander stehen, sondern u. U. vorhandene Frakturen in guter achsengerechter Stellung eingerichtet worden sind. Die übrige Behandlung erfolgt nach den bekannten Grundsätzen der Frakturenbehandlung. Operative Maßnahmen, vor allem Fixierung der Epiphysenlösung durch metallische Körper, sind bei gekonnter konservativer Behandlung nur selten primär notwendig (Abb. 35 u. 36).
Auch die Behandlung *veralteter Epiphysenlösungen* ist von besonderer Wichtigkeit. HOHMANN (1952), GIULIANI (1953) u. a. haben auf die schweren Schäden, die gerade bei Verletzungen der distalen Tibiaepiphyse zu erwarten sind, immer wieder hingewiesen und Behandlungsvorschläge gemacht. Ist eine Epiphysenverletzung über 14 Tage alt, so soll man von größeren Repositionsversuchen Abstand nehmen. Zu den bereits an der Epiphyse entstandenen Schädigungen kommen dann noch die durch brutale Repositionsmaßnahmen. Gute Erfolge sind dabei meist nicht mehr zu erzielen. Bei schweren Dislokationen wird man sich ggf. noch zur operativen Einrichtung entschließen. Meist wird man nach der Ausheilung später entstandene Fehlstellungen durch Osteotomien beseitigen (Abb. 38 u. 39), um eine gute Gesamtstatik wieder zu erhalten. Auch der entlastende Schienenhülsenapparat kann Gutes leisten. Die Therapie ist aber keineswegs als sicher zu bezeichnen.

Wichtig sind in diesem Zusammenhang die partiellen Schädigungen. Durch partielle Verletzungen der Epiphyse, kombiniert mit Frakturen, können Epiphysenteile durch Kallusbildung aus dem Wachstumsgeschehen ausgeschaltet werden. Schwere Varus- und Valgusstellungen des Rückfußes mit ihren gesamten Folgeerscheinungen sind dann zu erwarten. Hier ist die Frage zu erörtern, ob durch eine Epiphyseodese dieser Wachstumsstörung von vornherein zu begegnen ist oder erst das spätere Alter abgewartet und dann durch Osteotomie die Korrektur durchgeführt werden soll. Diese Zeit wird man therapeutisch mit besonders gearbeiteten Einlagen und auch orthopädischen Schuhen überbrücken. Bei Totalschädigungen sind auch Verkürzungen zu erwarten. Wenn keine zusätzlichen seitlichen Abweichungen bestehen, stellen diese meist kein besonderes orthopädisches Problem dar. Die Fehlstatik und -mechanik nach Epiphysenstörungen sind im Bereich des Fußes auch wegen der drohenden Arthrosis von größter Bedeutung. Bei Kindern, die solche schweren Verletzungen erlitten haben, kann auch in der Kombination von Osteotomie und Epiphyseodese manch gutes Ergebnis erzielt werden. Sind starke Verkürzungen der verletzten Seite zu erwarten, kann durch Blockierung der proximalen Tibiaepiphyse der anderen Seite die Beindiskrepanz in Grenzen gehalten werden. Man soll aber mit solchen Operationen an den Epiphysen zurückhaltend sein. Es läßt sich auch später die Funktion wiederherstellen, ohne daß man am gesunden Bein so entscheidende, in das Wachstum eingreifende Operationen vornehmen muß.

Die Epiphysenverletzungen des Malleolus inter-

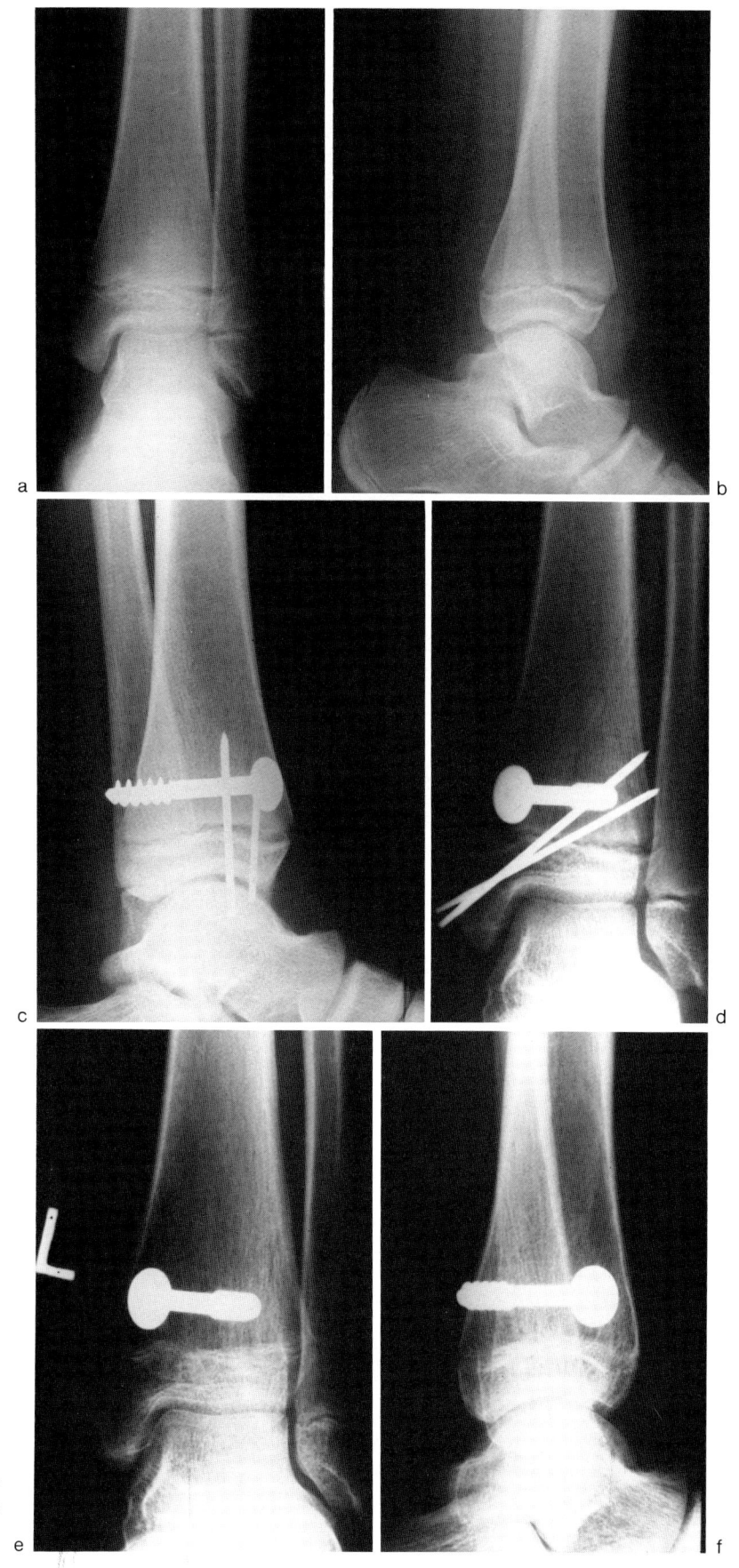

Abb. 35 a–f Tibiafraktur mit Einbruch in die Epiphysenfuge. Verschraubung der Fraktur und Spickung der gelockerten Epiphysenfuge

6.102 Traumatologie und ihre Folgezustände

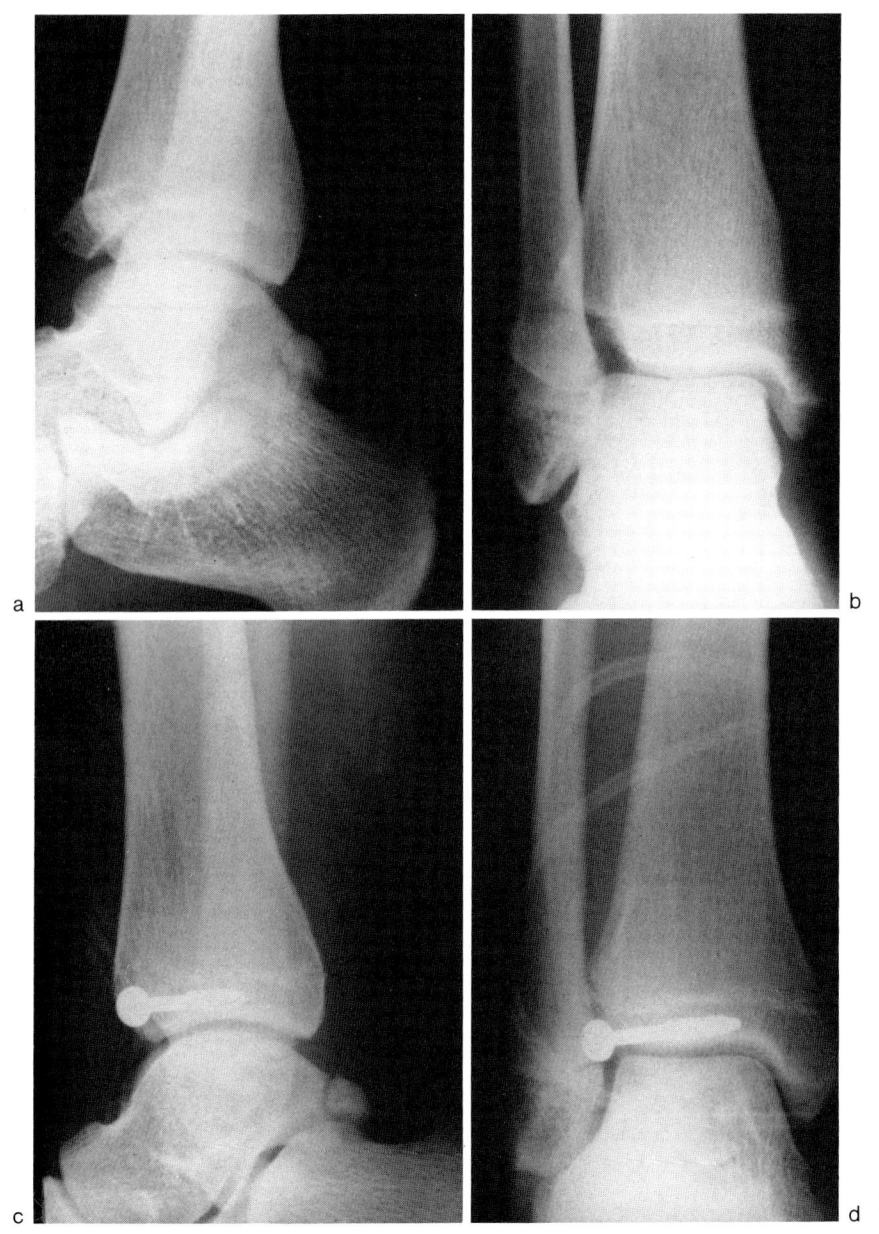

Abb. 36 a–d Ausriß des lateralen Epiphysenanteils der Tibia, Reposition und Verschraubung

nus und -externus sind von größter Wichtigkeit und müssen primär operativ millimetergenau wiederhergestellt werden. Funktion und gutes Langzeitergebnis hängen davon ab. Epiphysenverletzungen mit Frakturen haben eine unsichere Prognose.
Kommt es bei der Ausheilung einer Epiphysenfugenschädigung zur knöchernen Überbrückung, so ist die frühzeitige Exstirpation der Knochenneubildung zu resezieren (Bone-Bridge-Operation nach Hamerskiöld). Die entstandene Lücke wird mit Fett oder Fibrin ausgefüllt). Nach *Langenskiöld* sind die Erfolge gut.

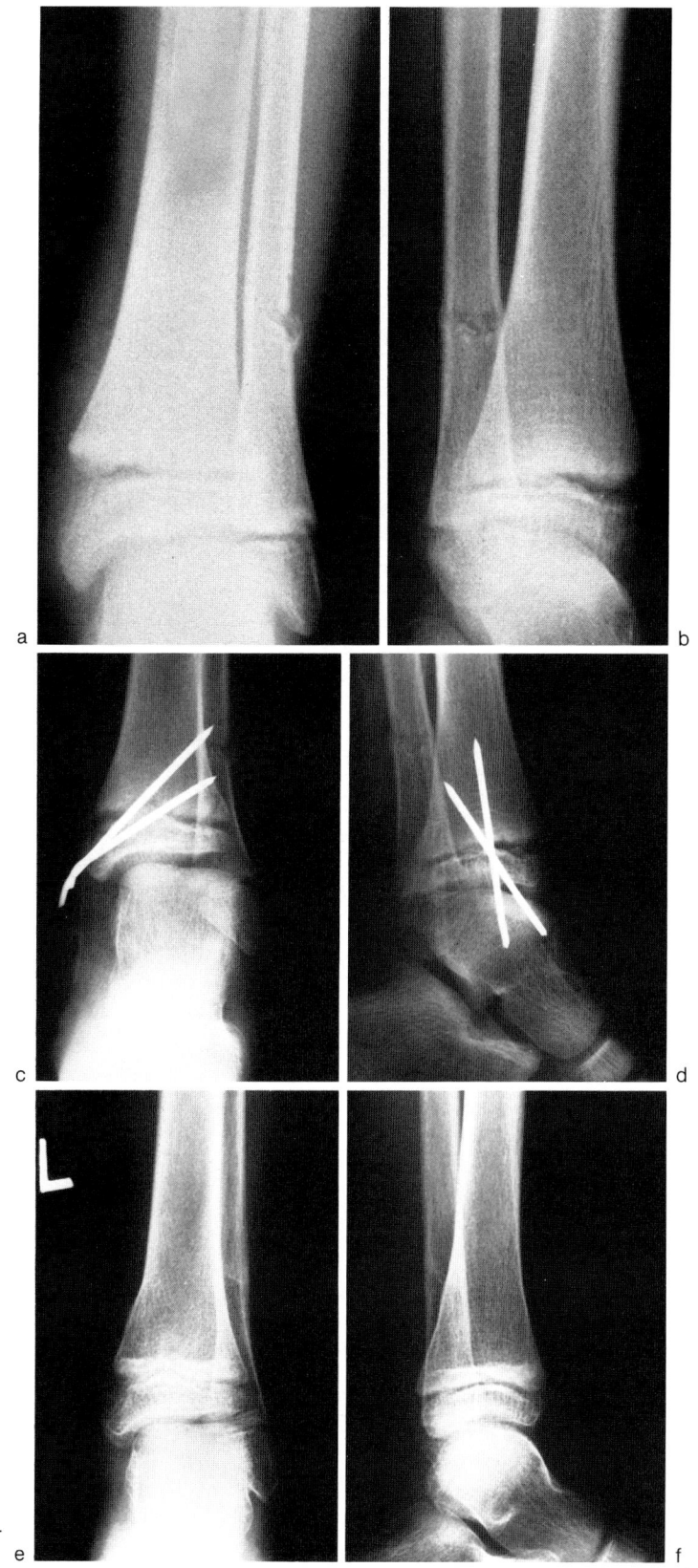

Abb. 37 a–f Tibiaepiphysenlockerung und Fibulafraktur. Reposition und Fixierung mit Spickdrähten. Unsicheres Spätergebnis

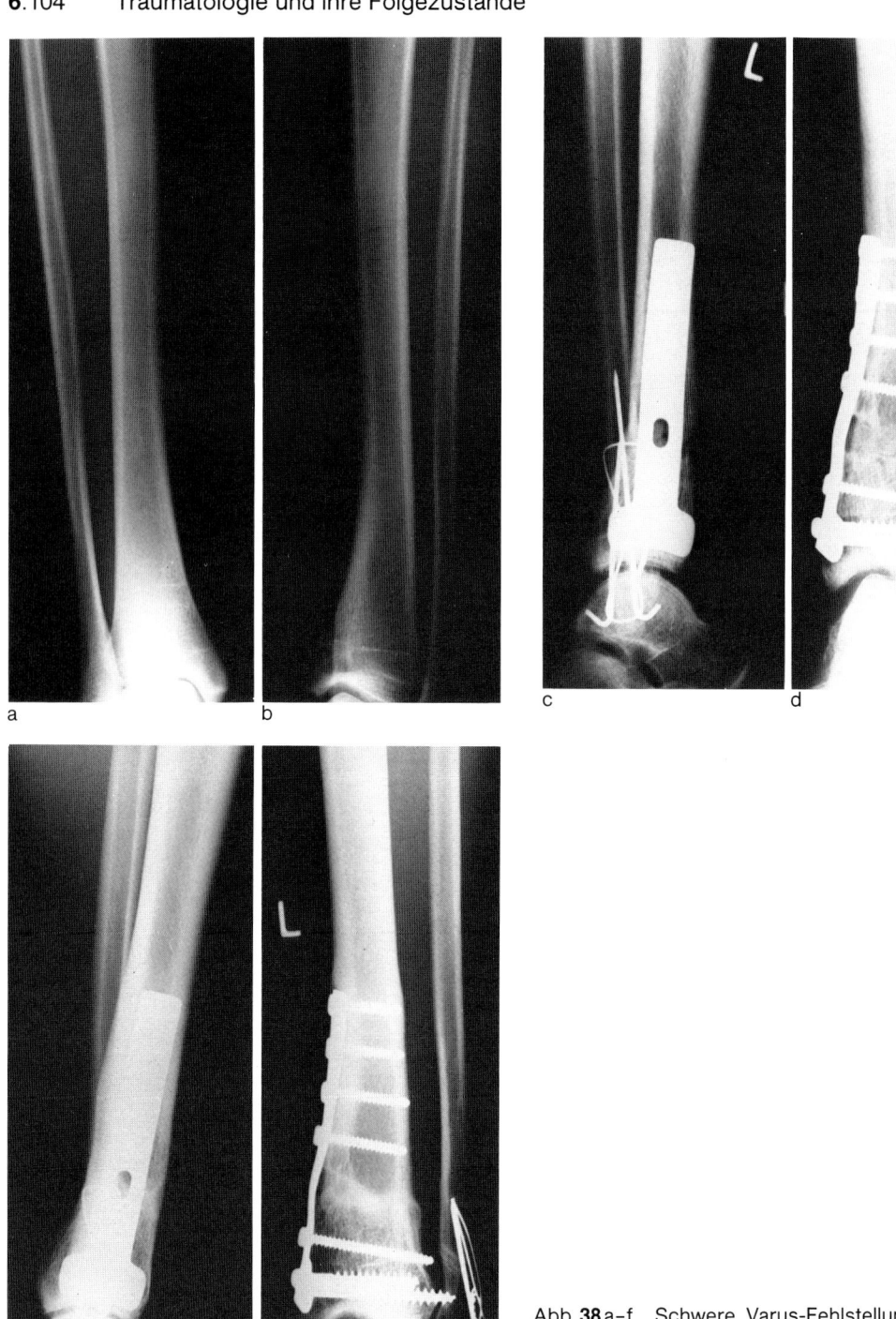

Abb. 38 a–f Schwere Varus-Fehlstellung nach Tibia-Epiphysenfugen-Verletzung. Osteotomie und Einbolzung eines keilförmigen cortico-spongiösen Knochenspans unter Fixierung mit Platte, Osteotomie der Fibula und Zuggurtung

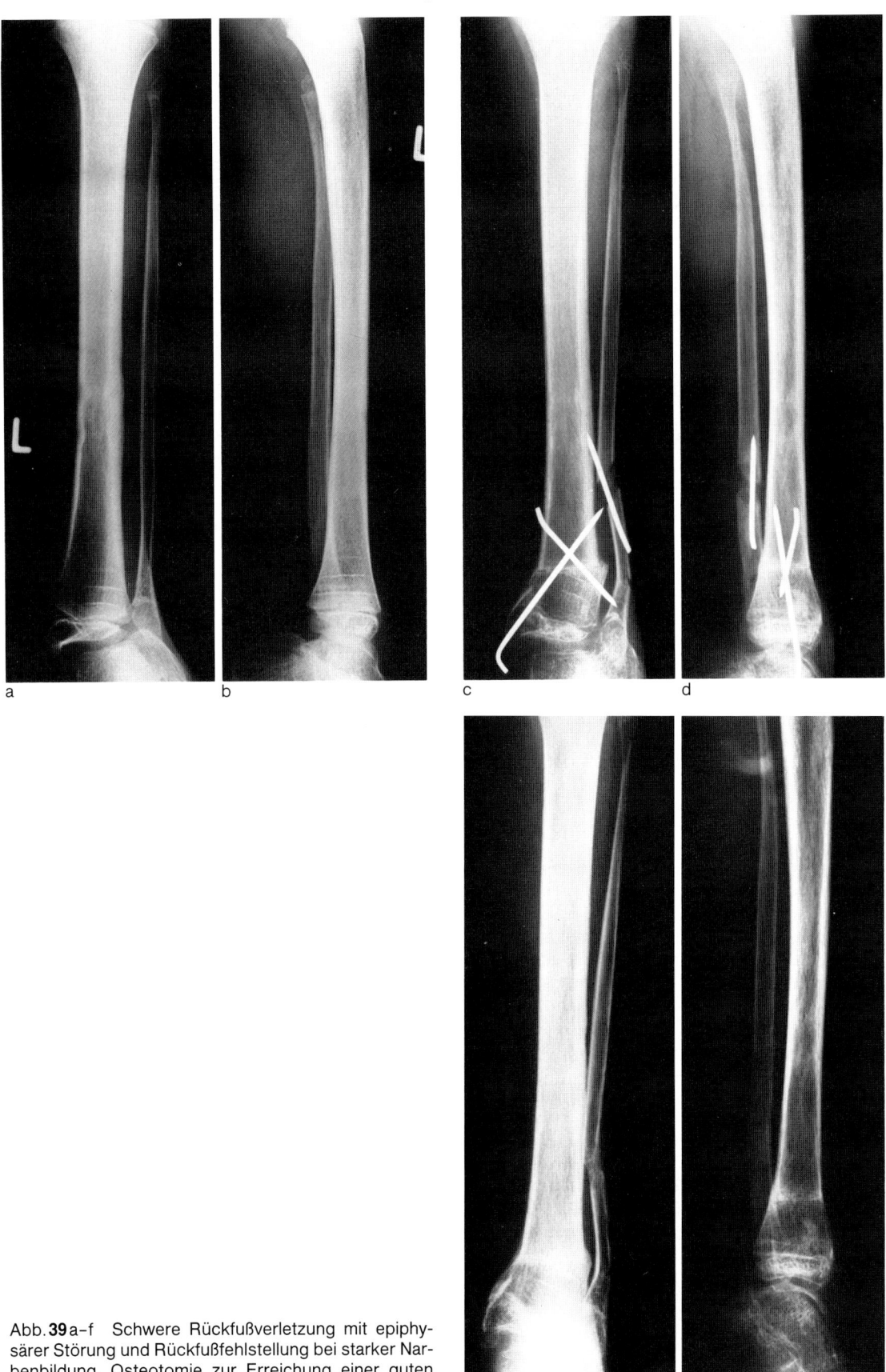

Abb. 39 a–f   Schwere Rückfußverletzung mit epiphysärer Störung und Rückfußfehlstellung bei starker Narbenbildung. Osteotomie zur Erreichung einer guten Auftrittsstellung und ordentliche Schuhversorgung

6.106 Traumatologie und ihre Folgezustände

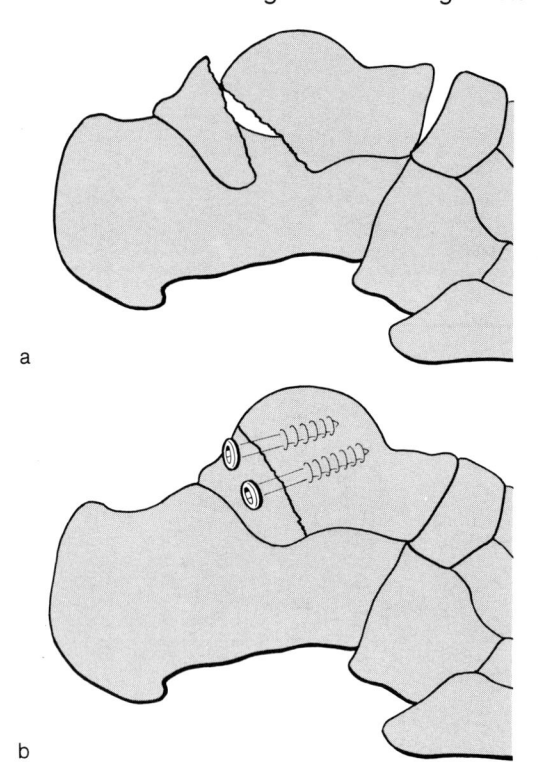

Abb. 40a u. b Talusfraktur mit Verschraubung; Talushalsfrakturen werden von distal her in gleicher Weise verschraubt (nach *Müller, Allgöwer, Schneider* und *Willenegger*)

Traumatische Schädigung des Fußes

Talusfrakturen

Die Sprungbeinbrüche sind nicht allzu häufig. Am meisten werden die Abrisse des hinteren Fortsatzes beobachtet. Auch die Frakturen des Sprungbeinhalses und Sprungbeinkopfes können in einem großen Krankengut immer wieder beobachtet werden. Dagegen ist die Fraktur des Sprungbeinkörpers und des seitlichen, fibularen Fortsatzes selten.
Die Talusfrakturen entstehen durch Stauchung, aber auch durch Biegungs- und Abscherungskräfte. Sie entstehen durch Sturz direkt auf den Fuß, bei Verschüttungen, also unmittelbaren Gewalteinwirkungen, aber auch wenn der Fuß, der fixiert ist, von einer direkten Kraft getroffen wird. Die Talusfraktur wird außerdem in Kombination mit allen möglichen Fußwurzelfrakturen und denen im Bereich des oberen Sprunggelenks beobachtet.

Die Talusfrakturen werden eingeteilt in:

1. Sprungbeinkörper-Frakturen
2. Sprungbeinhals-Frakturen
3. Sprungbeinkopf-Frakturen
4. Abrisse des seitlichen und hinteren Fortsatzes.

Die Entstehung der einzelnen Frakturformen hängt von den Gewalteinwirkungen ab. Sie sollen in diesem Zusammenhang nicht ausführlich besprochen werden. Es ist eine Selbstverständlichkeit, daß Taluskörper oder -halsfrakturen andere Krafteinwirkungen voraussetzen als die Abrißbrüche des fibularen oder hinteren Fortsatzes. Dabei soll bemerkt werden, daß der hintere Fortsatzbruch nicht verwechselt werden darf mit dem dort vorkommenden akzessorischen Knochen, dem Os trigonum.

Diagnose

Die Diagnose der Sprungbeinbrüche ist im ganzen, was die klinischen Symptome anbelangt, nicht einfach. Nur in schweren Fällen, die mit gleichzeitigen Subluxationen oder Luxationen verbunden sind, kann die Diagnose auch klinisch gestellt werden. Schwere Taluskörper- und -halsfrakturen sind nicht selten eingetaucht, machen deshalb keine stärkeren Schmerzen und werden dann nicht selten mit schweren Distorsionen verwechselt. Es ist daher notwendig, daß ein einwandfreies Röntgenbild die Diagnose sichert. Dies ist bei den Fortsatzbrüchen nicht immer einfach. Neben den reinen Frakturen im Bereich der einzelnen Abschnitte des Talus, sehen wir noch Brüche, die mit verschiedenen Luxationsformen verbunden sind. So wird eine Luxation des Fußes unter dem Sprungbeinkörper nach vorn beobachtet, aber auch die Luxationen nach innen und außen. Auch Verrenkungen des Sprungbeinkörpers nach hinten bei Sprungbeinhalsfrakturen sind keine Seltenheiten. Bei Zertrümmerungsbrüchen besteht die Möglichkeit, daß Teile des Talus nach allen Richtungen des Raumes gepreßt werden. Das sind besonders interessante und wichtige Frakturformen, da gerade bei ihnen partielle und totale Nekrosen des Talus beobachtet werden.
Eine besondere Form, auf die L. BÖHLER hinweist, ist der sagittale Spaltbruch des Taluskörpers und Bruch des Sprungbeinhalses mit Verrenkung des Fußes nach innen oder außen.

Therapie

Die Therapie hat als Ziel eine ideale Einrichtung mit Wiederherstellung normaler Gelenkverhältnisse im Bereich des oberen und unteren Sprunggelenks und auch des Chopart-Gelenks. Bei den gewöhnlichen Frakturen, die keine Dislokation zeigen, genügt es, einen ruhigstellenden Verband anzulegen. Bei den schweren Frakturen muß eine Reposition vorgenommen werden. Man kann über einen „gepolsterten" Keil eine Einrichtung der Fraktur versuchen. Bei den schwereren Frakturformen wie den Stauchungsbrüchen, die mit größeren Dislokationen einhergehen oder mit denen Subluxationen oder Luxationen verbunden sind, genügt die manuelle Reposition meistens nicht.
Oft ist es notwendig, durch operative Freilegung

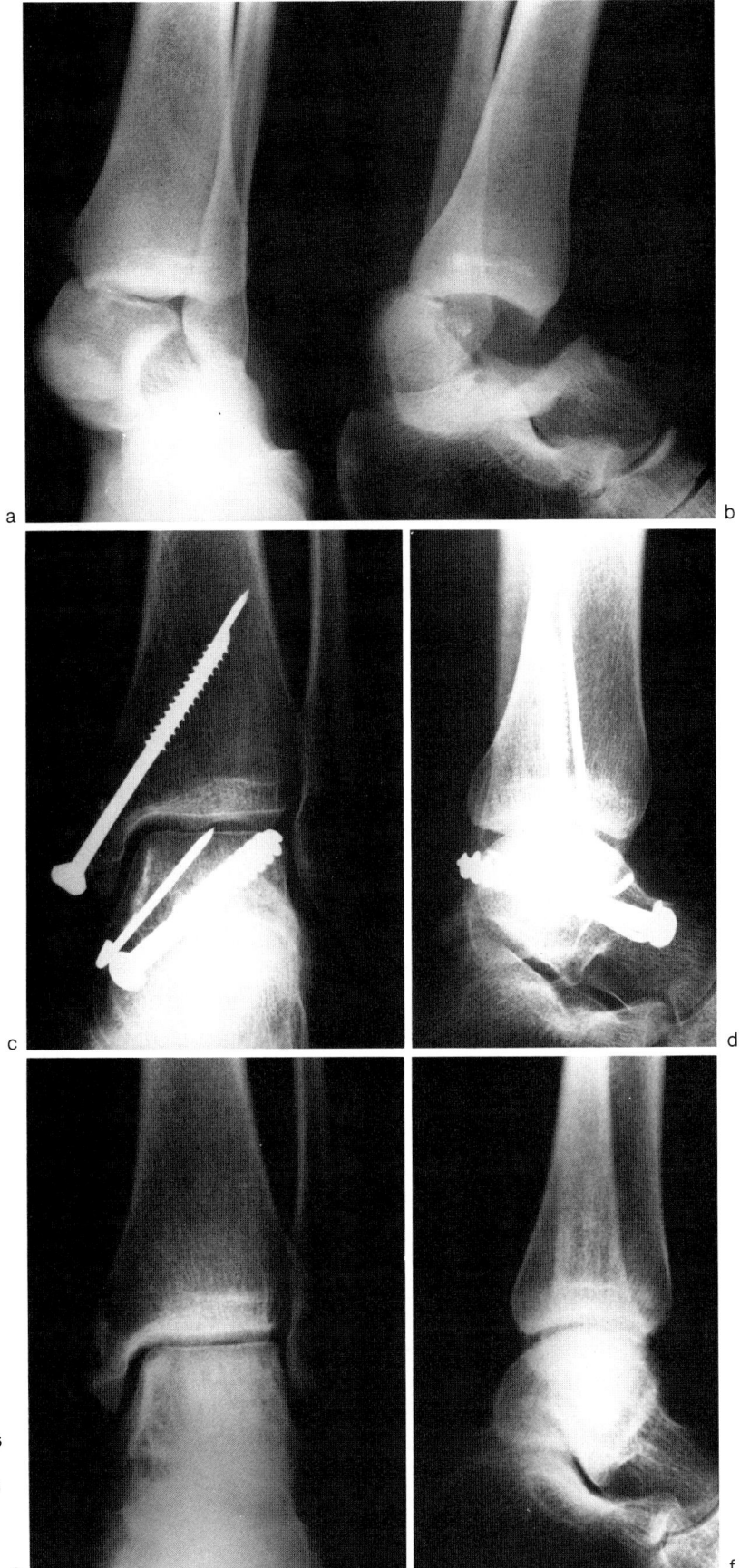

Abb. 41 a–f Talusluxationsfraktur mit Abriß des Malleolus medialis, Reposition, Verschraubung und Spickung des Talus und des Malleolus medialis. Einwandfreies funktionelles Ergebnis

6.108 Traumatologie und ihre Folgezustände

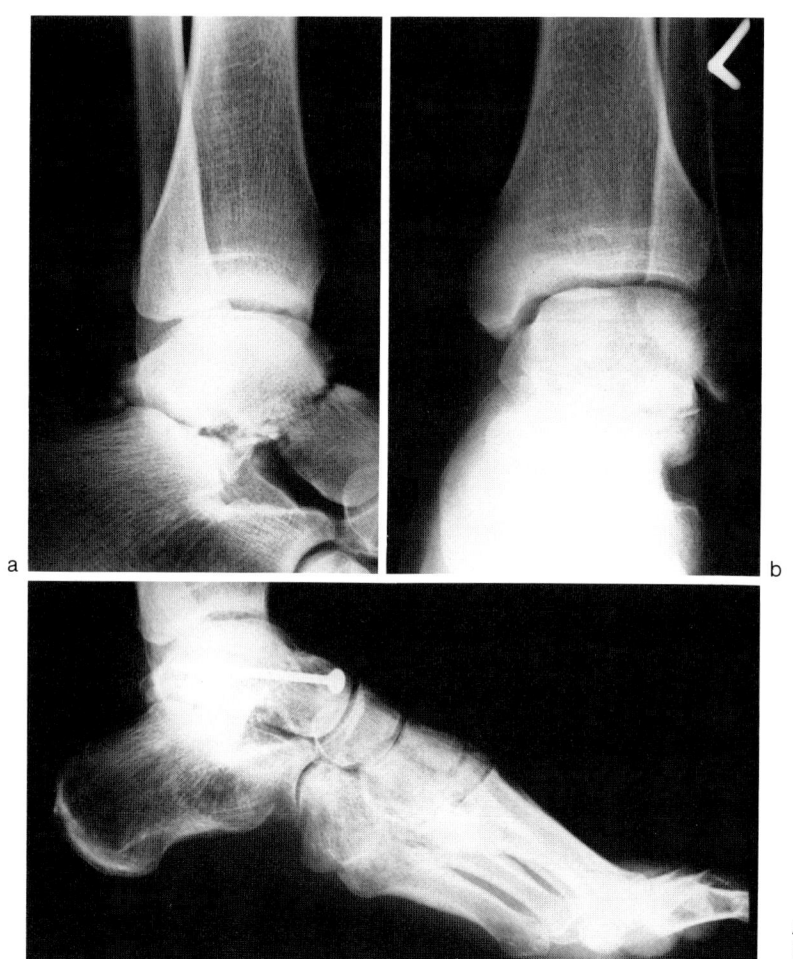

Abb. 42 a–c Talushalsfraktur bei Kugeltalus. Verschraubung, einwandfreies Ergebnis

der Fraktur ein einwandfreies Ergebnis zu erzielen. Die Fraktur wird freigelegt und einwandfrei reponiert, was schon in Hinsicht auf die betroffenen Gelenke notwendig ist. Bei Frakturen im Talushals oder -körper ist dies meist einfach. Durch zwei von distal nach proximal eingebrachte Spongiosaschrauben (Abb. 40) wird eine einwandfreie Fixation erreicht. Größere ausgesprengte Knochensplitter können zusätzliche Verschraubungen verlangen (Abb. 41–44). Bewährt hat sich auch die Fixierung mit einer Kleinstfragmentplatte. Die Teilentfernung von Knochensplittern des Talus hat sich nicht als günstig erwiesen. Vor allem ist die früher angegebene operative Entfernung des Talus in toto, die *Astragalektomie,* verlassen worden, weil die Ergebnisse fast durchweg schlecht sind. Bei ganz schweren Taluszertrümmerungsbrüchen ist zu erwägen, ob nicht durch eine primäre Arthrodesierung der betroffenen Gelenke, also vor allem des oberen und unteren Sprunggelenks, ein Rückfußblock geschaffen werden kann, der schmerzfrei ist und eine gute Leistungsfähigkeit garantiert. Diese Arthrodesierungsindikation besteht vor allem bei *veralteten Talusfrakturen,* bei denen eine gute Reposition nicht erzielt werden konnte. Ist die Arthrose im unteren Sprunggelenk oder je nach der Frakturform auch im oberen und Chopart-Gelenk sicher, so werden später Operationen notwendig. In anderen Fällen ist eine Versorgung mit orthopädischem Schuh oder mit Unterschenkelschiene ratsam. Schwere Stauungszustände werden mit hydrotherapeutischen Maßnahmen, kombiniert mit Zinkleimverbänden, zu beherrschen sein.

Die *komplizierten Frakturen* verlangen wegen der schwierigen Verhältnisse der Gelenkanordnung eine besonders exakte primäre Wundbehandlung. Vorliegende Knochensplitter sollen exstirpiert werden. Es muß damit aber zurückhaltend vorgegangen werden, damit der Rückfuß erhalten bleibt. Später sind meist arthrodesierende Operationen notwendig. Wenn die Talusfragmente radikal entfernt werden, wird meist die Stabilität nicht wieder erreicht, und die Möglichkeiten, durch Arthrodesierungen zu einem günstigen Ergebnis zu gelangen, werden geringer.

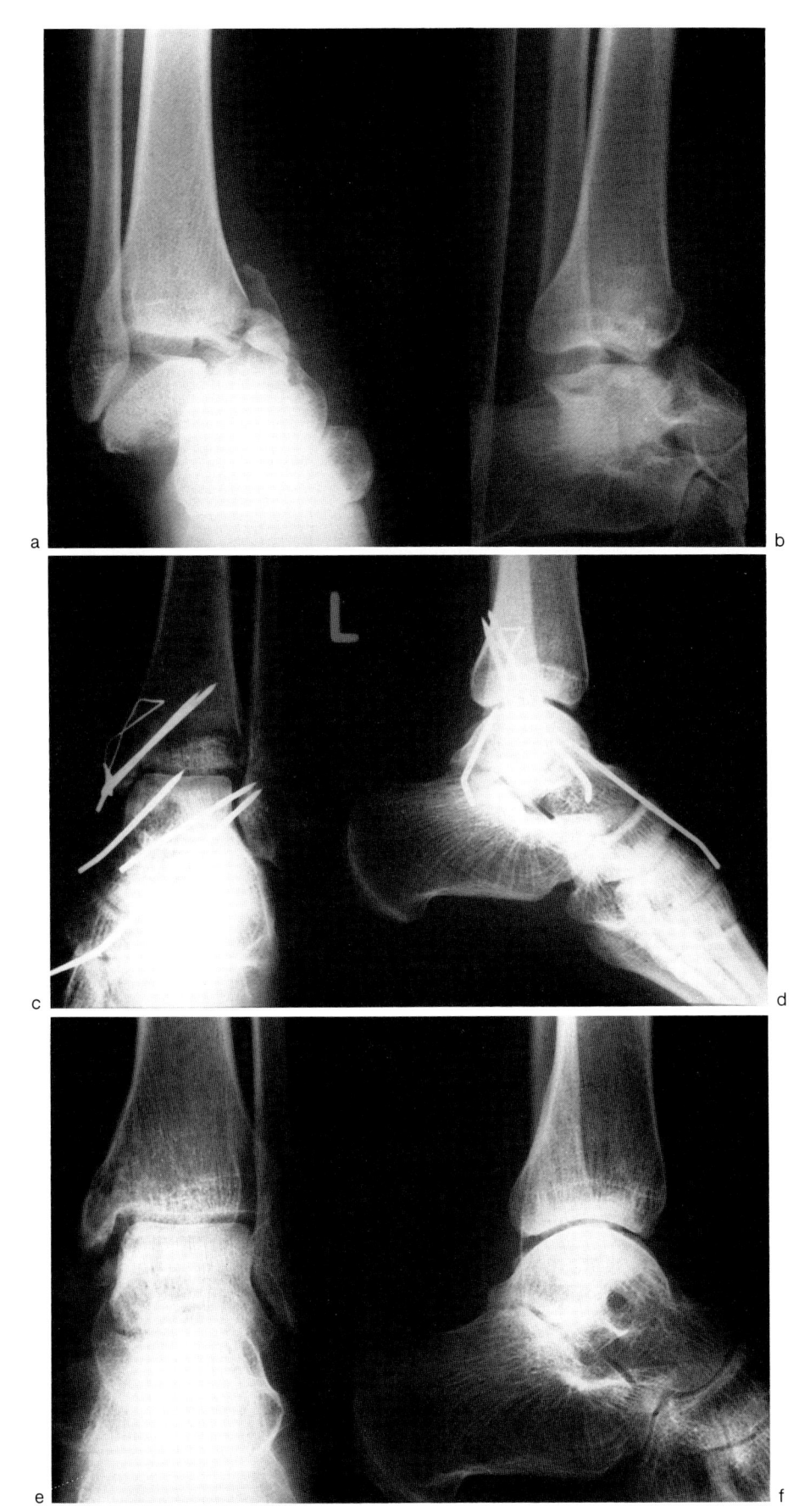

Abb. 43 a-f Schwere Talustrümmerfraktur mit Abriß des Malleolus medialis, Rekonstruktion mit Spickdrähten, Zuggurtung des Malleolus medialis, gutes Ergebnis

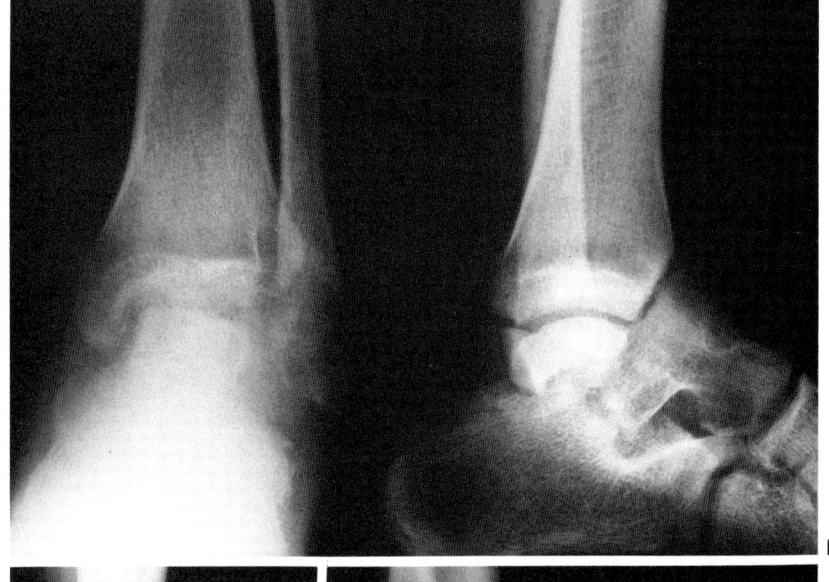

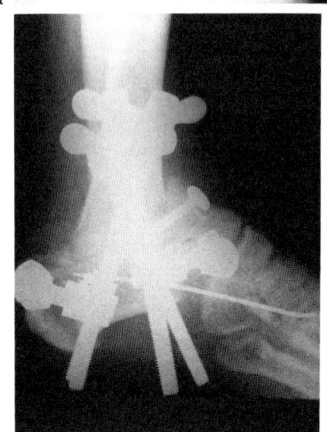

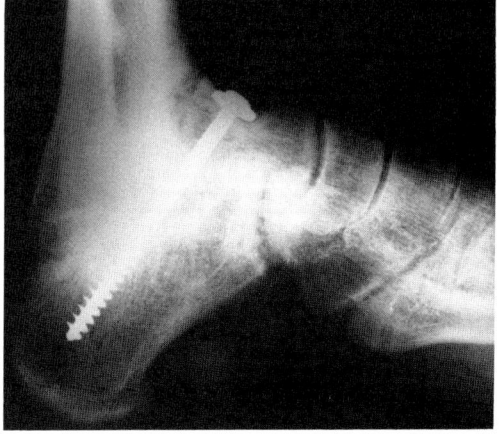

Abb. 44 a–d Talustrümmerbruch mit Fragmentnekrose. Ausräumung der Nekrose, Anfrischung, Druckarthrodese und zusätzliche Verschraubung des Talokalkaneargelenks

Komplette Talusluxation

Diese Verletzung ist außerordentlich selten. LEITNER (1953), der die Weltliteratur studiert hat, konnte im ganzen nur 6 Fälle ausfindig machen. Von einer kompletten Talusluxation spricht man, wenn der Talus aus seinem vollständigen Zusammenhang mit den benachbarten Gelenken, also dem oberen, unteren und vorderen Sprunggelenk, gerissen wurde und damit die Verbindung zum Schienbein, Wadenbein, zum Fersenbein und Kahnbein verlorengegangen ist. Durch eine große Gewalteinwirkung, die den Fuß in Plantarflexion, Supination und Inversion drängt, werden sämtliche Bänder zerrissen und der Talus vor den inneren oder äußeren Knöchel luxiert. Die Verletzung ist schwer und bedarf einer exakten Behandlung. Meist bestehen außerdem noch Begleitverletzungen, wie der Abriß des Sustentaculum tali oder des Processus posterior tali, und Schädigungen an den Malleolen oder dem Navikulare.

Diagnose
Sie ist nicht schwer, weil der luxierte Knochen die Weichteile stark vorwölbt. Außerdem kann der Talus einwandfrei getastet werden. Das Röntgenbild ergibt dann die vollständige Aufklärung.

Therapie
Die Therapie soll konservativ durchgeführt werden. Im Schraubenzugapparat und durch gleichzeitige manuelle Nachhilfe läßt sich eine Einrichtung erzielen. Gelingt sie nicht, so ist die operative Einrichtung durchzuführen. Auch bei den komplizierten Luxationen soll möglichst der Knochen erhalten werden. Es ist aber mit schweren Knorpelschädigungen zu rechnen, so daß später fast immer die benachbarten Gelenke in Form der Tripelarthrodese versteift werden müssen. Dies ist auch bei den einfachen Luxationen notwendig. L. BÖHLER schreibt, daß Nekrosen des Sprungbeines selbst nicht beobachtet wurden. Das ist erstaunlich, da ja angenommen werden muß, daß der Knochen mit dem Trauma vollständig seiner Durchblutung beraubt wird.

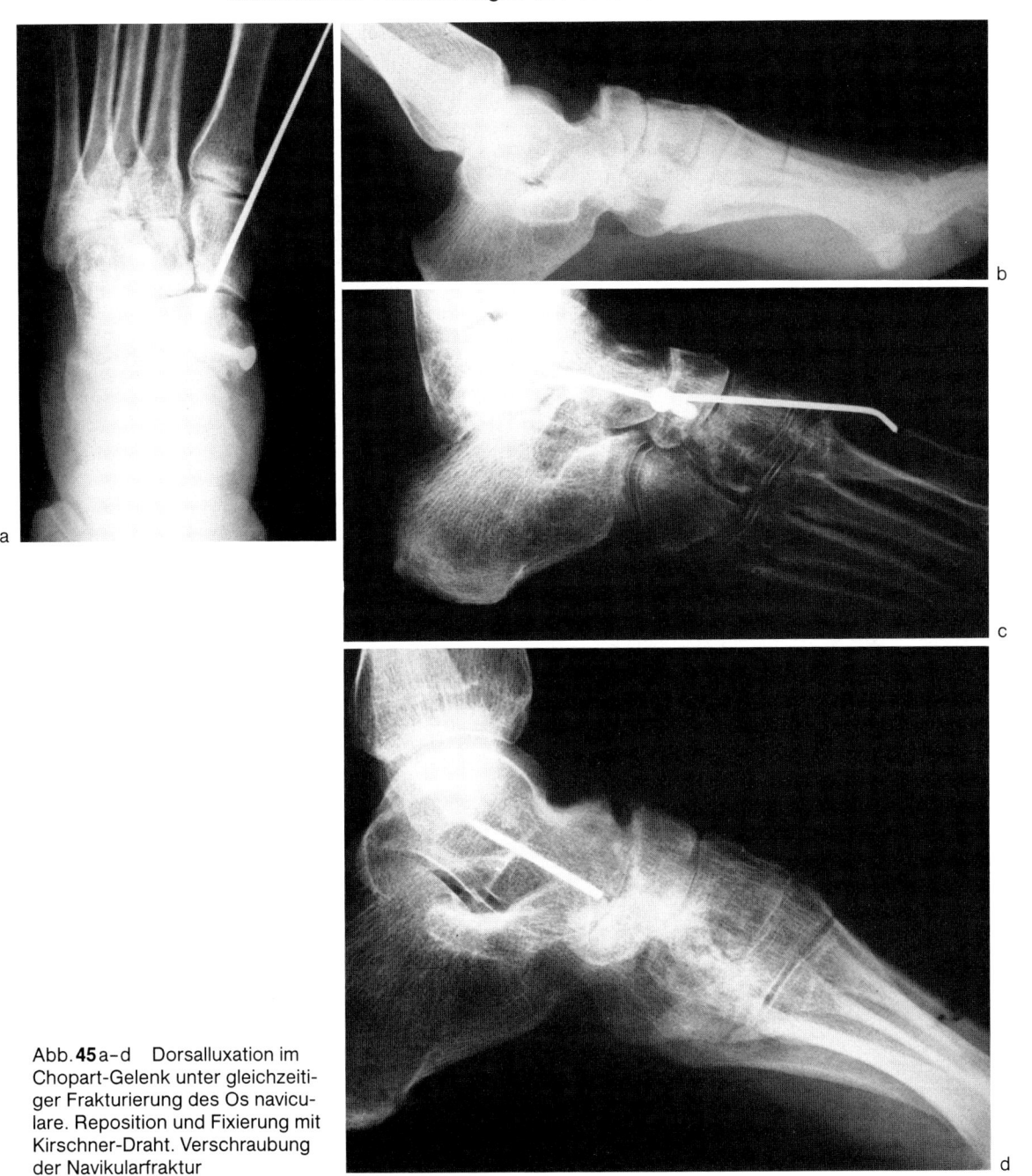

Abb. 45a-d Dorsalluxation im Chopart-Gelenk unter gleichzeitiger Frakturierung des Os naviculare. Reposition und Fixierung mit Kirschner-Draht. Verschraubung der Navikularfraktur

Bei den gewöhnlichen Talusfrakturen dagegen werden partielle oder auch totale Nekrosen immer wieder gesehen.
Es muß noch besonders darauf hingewiesen werden, daß die Reposition möglichst schnell erfolgen muß. Durch den Druck des luxierten Talus von innen auf die Haut drohen schwere Durchblutungsstörungen derselben und ein Dekubitus von innen mit all seinen Folgen.

Luxatio pedis sub talo

Bei dieser Verrenkung handelt es sich um eine totale Zerreißung der Bandverbindung zwischen dem Talus einerseits und dem Navikulare und Kalkaneus andererseits. Die übrigen Fußwurzelknochen verharren in ihrer anatomischen Lage. Bei der Luxation kommt es bei erhaltener anatomischer Lage des Sprungbeins zu einer Verschiebung nach medial, lateral oder dorsal (Abb. 45). Durch *Gewalteinwirkungen,* die den stark supinierten Fuß treffen, oder durch Sturz aus großer

Höhe oder auch bei fixiertem Fuß und rasanten Drehbewegungen kann die Luxation nach innen und hinten oder auch nach außen erfolgen. Dabei sind die Verrenkungen nach innen hinten weitaus häufiger als die nach außen vorn. Bei der Luxatio pedis subtalo sind häufig Begleitverletzungen vorhanden, so z. B. Frakturen des Navikulare oder des Kalkaneus oder ein Abriß des hinteren Sprungbeinfortsatzes. Aber auch das Würfelbein kann, vor allem bei der Luxation nach außen, geschädigt werden. Interessant ist, daß Bandverbindungen und vor allem die Verlagerung des M.tibialis posterior zu Repositionshindernissen werden können.

Diagnose
Die Diagnose ist meist leicht, weil die Verrenkung offensichtlich zutage tritt. Die Haut ist gespannt. Es bestehen starke Schwellungszustände. Durch den Druck von innen kann die Haut auch anämisch aussehen und einen gefährdeten Eindruck machen. Der Unterschied zwischen der Luxation nach medial und der nach lateral bedarf hier keiner wesentlichen Erklärung. Die beste Aufklärung gibt das Röntgenbild, das zeigt, daß der Talus am anatomischen Ort ist, während das Chopart-Gelenk und das untere Sprunggelenk verunstaltet sind. Manchmal werden exorbitante Verschiebungen beobachtet.

Therapie
Die Therapie verlangt eine sofortige Reposition, um schwere Schäden, vor allem was die Hautdurchblutung anbelangt, zu vermeiden. Die Reposition gelingt in tiefer Narkose und bei rechtwinklig gebeugtem Kniegelenk meist ohne große Schwierigkeiten. Sollte sie nicht gelingen, wäre die Anlegung einer Extension, um größere Kräfte wirken zu lassen, am Platze. Die Reposition muß vollständig gelingen, da auch geringe Verschiebungen in den Gelenken sonst vorzeitige Arthrosen nach sich ziehen werden. Es muß also auch das Röntgenbild die exakte Reposition bestätigen. Bei veralteten Luxationen kann manuell nicht mehr eingerichtet werden. Die blutige Reposition ergibt keine guten Dauererfolge, so daß die primäre Arthrodesierung erwogen werden muß.

Fersenbeinbrüche

Sie entstehen durch Gewalteinwirkungen, die stauchende, scherende und biegende Kräfte voraussetzen. Vor allem die Stauchungsfraktur ist bekannt. Sie kann durch Sturz aus großer Höhe entstehen; aber auch der harte Aufschlag auf die Fußsohle kann eine Fraktur setzen. Bekannt ist die Fraktur auf dem Schiffsdeck durch Explosion im Schiffskörper selbst. Neuerdings wird sie häufig bei Autofahrern beobachtet, die bei gestrecktem Bein beim Aufprall aufgestaucht werden.

Es gibt zahlreiche Formen der Brüche, so daß die Erklärung für diese Bruchformen und auch ihre Behandlung eine Wissenschaft für sich im Rahmen der Frakturenbehandlung darstellt. Wir schließen uns den Anschauungen L. BÖHLERs an und bringen vor allem seine in acht Gruppen eingeteilten Bruchformen. Diese Gruppenaufstellung ist für uns auch von historischem Wert, scheint sie doch ein Zeichen einer exakten Forschungsarbeit gerade bei diesen Frakturen zu sein. Diese sind:

Gruppe I a: Brüche am hinteren oberen Ende des Tuber calcanei, oberhalb des Ansatzes der Achillessehne (Entenschnabelbrüche).

Gruppe I b: Brüche am hinteren Ende des Tuber calcanei, die am unteren Rande des Ansatzes der Achillessehne unterhalb der queren Leiste des Fersenhöckers beginnen mit Entenschnabelform.

Gruppe I c: Brüche am hinteren oberen Ende des Tuber calcanei, die unterhalb der Querleiste des Fersenhöckers beginnen und bei denen das Bruchstück nicht wie bei der Gruppe I a und I b abkippt, sondern parallel zur Bruchfläche kranialwärts verschoben ist.

Gruppe II: Brüche des Processus medialis und des Tuber calcanei mit und ohne Verschiebung.

Gruppe III a: Brüche des Sustentaculum tali allein.

Gruppe III b: Brüche am vorderen Fortsatz des Fersenbeins.

Gruppe IV: Brüche des Fersenbeinhöckers und des Fersenbeinkörpers ohne Verschiebung der Gelenkfläche gegenüber dem Sprungbein.

Gruppe V: Brüche des Fersenbeinkörpers mit teilweiser oder vollständiger Verrenkung des lateralen Anteils der hinteren Gelenkfläche, die hinter der Tragplatte vom Tuber calcanei abgebrochen ist, gegenüber dem Sprungbein.

Gruppe VI: Brüche des Fersenbeinkörpers mit Verrenkung der ganzen hinteren Gelenkfläche, die im Zusammenhang mit dem Tuber calcanei geblieben ist, gegenüber dem Sprungbein.

Gruppe VII: Brüche des Fersenbeinkörpers mit Verrenkung des lateralen Anteils der hinteren Gelenkfläche gegenüber dem Sprungbein und gleichzeitiger Teilverrenkung zwischen Sprungbeinkopf und Kahnbein und zwischen dem vorderen Anteil des Fersenbeines und dem

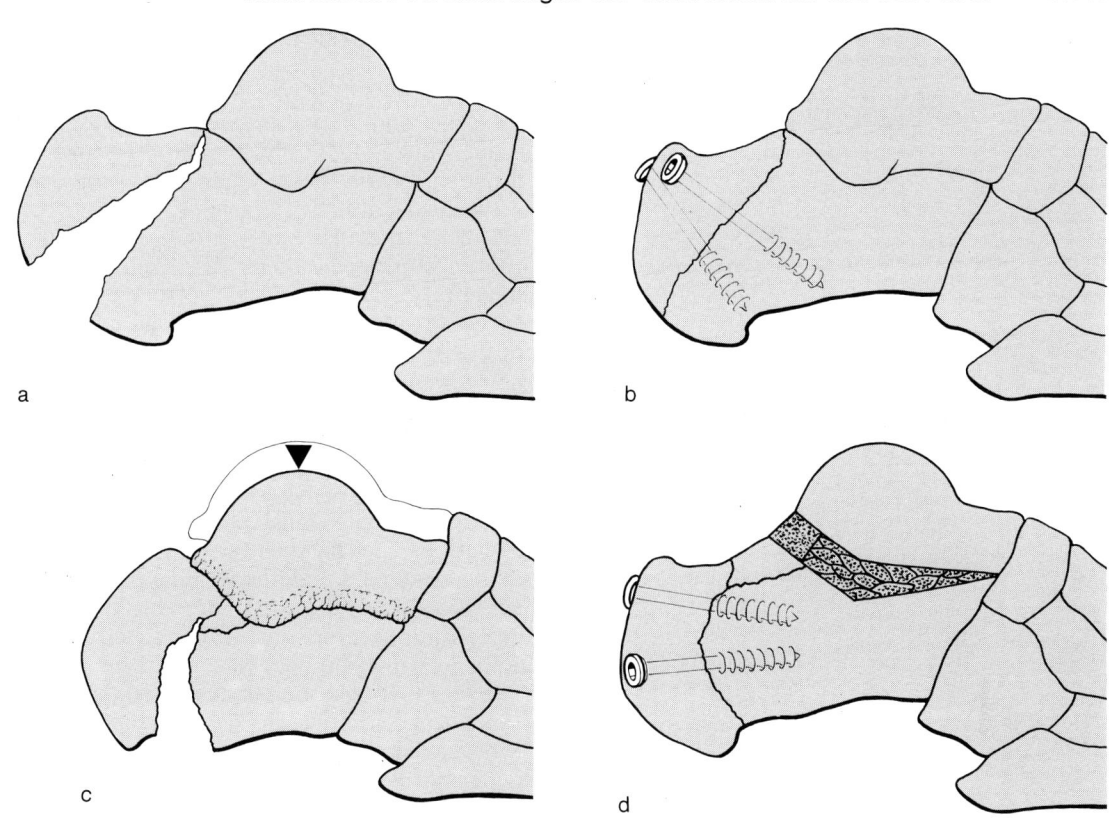

Abb. 46 a–d Entenschnabelfraktur mit Verschraubung (a u. b). (c u. d) Entenschnabelfraktur des Kalkaneus mit Beteiligung des unteren Sprunggelenks, Verschraubung, Wiederherstellung des normalen Tubergelenkwinkels durch Einbolzung von Spongiosa in das Talokalkanealgelenk

Würfelbein (Teilverrenkung im Chopartschen Gelenk).
Gruppe VIII: Brüche des Fersenbeinkörpers mit Zertrümmerung des vorderen Fortsatzes und mit Verrenkung desselben gegenüber dem Würfelbein.

Die Aufzählung dieser Gruppen zeigt zugleich die schwierigen Probleme der Behandlung auf. Neben einfachen konservativen Behandlungsmaßnahmen – diese wird als funktionelle Behandlung heute wieder besonders propagiert –, kommen auch operative in Frage.

Diagnose
Die Diagnose ist meist bei Erhebung einer exakten Anamnese und genauer Untersuchung leicht. Das notwendige Röntgenbild bringt immer die Aufklärung. Manchmal sind noch Spezialaufnahmen notwendig. Dabei wird eine plantar-dorsale Röntgenaufnahme des Fersenbeins durchgeführt. Manche Fraktur, die im gewöhnlichen Röntgenbild nicht sichtbar ist, wird durch diese Röntgenbilder noch sichtbar gemacht.
Wichtig bei der Diagnose und auch bei der Klärung des Behandlungserfolges ist die Darstellung des Tubergelenkwinkels. Dieser wird festgestellt, indem der Winkel zwischen der oberen Fläche des Tuber calcanei und einer zweiten Fläche gemessen wird, die bei der Verbindung des höchsten Punktes der vorderen oberen Gelenkkante mit dem höchsten Punkt der hinteren Gelenkfläche entsteht. Der Winkel beträgt normalerweise 140–160°. Dieser Winkel wird bei schweren Kalkaneusbrüchen kleiner, verschwindet oder wird sogar negativ. Er gibt uns genaue Auskunft über die Schwere des Bruches, aber auch über unseren Behandlungserfolg.

Therapie
Die Therapie verlangt eine möglichst vollständige Wiederherstellung der anatomischen Rückfußverhältnisse, vor allem der unteren Sprunggelenkfläche unter Aufrichtung des Tubergelenkwinkels.
Bei allen Frakturen, die keine Veränderungen des Talokalkanealgelenks zeigen und bei denen der Tubergelenkwinkel nicht wesentlich verändert ist, wird man mit der Gips- oder funktionellen Behandlung ein gutes Ergebnis erzielen. Ist der Tubergelenkwinkel stark verändert, muß eine Aufrichtung angestrebt werden, da sonst ein posttraumatischer Plattfuß mit all seinen Folgen resultiert. Durch Einschlagen eines Steinmann-

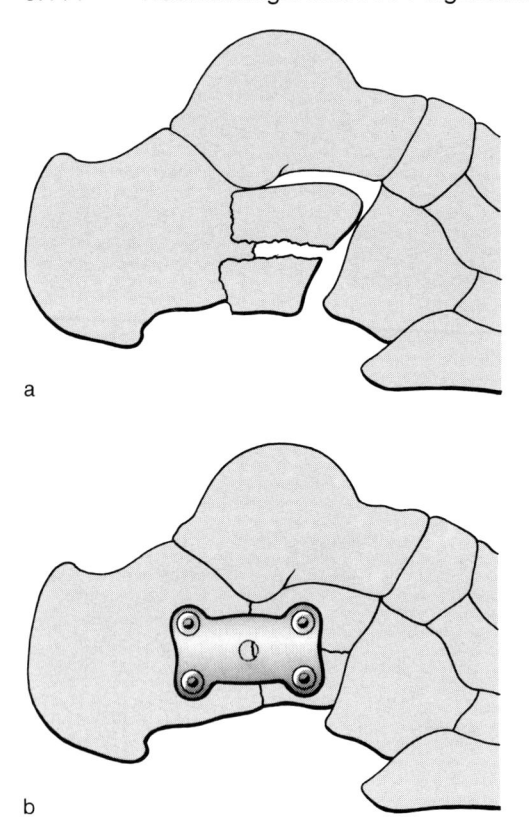

Abb. 47 a u. b Seltene Trümmerfraktur des Kalkaneus. Reposition und Fixierung mit Spezialplatte (nach *Müller, Allgöwer, Schneider* und *Willenegger*)

Nagels von hinten wird der Kalkaneus aufgerichtet und mit zwei von dorsal eingebrachten Spongiosaschrauben fixiert. Dabei sollen zugleich Stufen im Talokalkanealgelenk beseitigt werden. Während die Schrauben allein von dorsal medial und lateral durch Stichinzisionen eingebracht werden können, muß bei Mitbeteiligung des unteren Sprunggelenks nicht selten das Gelenk zur Rekonstruktion freigelegt werden.

Entenschnabelbrüche oder größere Fragmente ohne Mitbeteiligung des unteren Sprunggelenks können eingerichtet und verschraubt werden (Abb. 48).

Schwierigere Verhältnisse finden wir im vorderen Bereich des Kalkaneus, vor allem wenn eine Mitbeteiligung des Kalkaneokuboidgelenks vorliegt (Abb. 46 u. 47). Wo es möglich ist, soll die Fraktur freigelegt, wiederhergestellt und mit einer H-Platte verschraubt werden. Unter Sicht des Auges wird meist auch die Wiederherstellung des Kalkaneokuboidgelenks gelingen.

Bei schweren Trümmerbrüchen kann man die funktionelle Therapie mit anschließender orthopädischer Schuhversorgung versuchen. Um gute Dauerergebnisse zu erzielen, ist es meist besser, eine Sofort- oder Früharthrodese des Kalkaneokuboid- und Talokalkanealgelenks durchzuführen.

Eine operative Therapie mit Freilegung der Bruchstelle und Unterfütterung mit Knochen, wie sie PALMER (1948) und LENORMANT angegeben haben, kommt heute kaum mehr in Frage. Die Erfahrungen haben gezeigt, daß wegen der nicht zu behebenden Stufenbildungen und der schweren Knorpelläsionen der Patient nicht schmerzfrei zu machen ist, eine vorzeitige Arthrose in Bälde zu erwarten ist und deshalb der Patient durch Früharthrodesierung, auf die Dauer gesehen, den besten Behandlungserfolg hat. Die *Indikation zur Früharthrodese* muß natürlich kritisch gestellt werden. Wir sind der Meinung, daß bei richtiger konservativer Therapie eine beträchtliche Anzahl der Fersenbeinbrüche durchaus befriedigende Erfolge gibt. Die Früharthrodese hat aber bei den schweren Kalkaneusbrüchen, bei denen die Widerherstellung des unteren Sprunggelenks nicht gelingt, ihre absolute Indikation. Darauf wurde auch früher schon hingewiesen. In den Spätfällen ist die hintere untere Arthrodese immer schon ein gutes Verfahren gewesen. Die Arthrodesierung des hinteren unteren Sprunggelenks im Spätzustand kann auf verschiedenste Weise erreicht werden, entweder durch lateralen Zugang, Anfrischung des Gelenks mit und ohne gleichzeitige Einbolzung eines kleinen Knochenstückes, mit der Spanverriegelung nach M. Lange vom Fersenbeinhöcker her oder nach Knorpelresektion aus dem hinteren unteren Sprunggelenk mit gleichzeitiger Fixierung durch Dreilamellennagel nach Ehalt. Bei letzterer Methode erübrigt sich ein ruhigstellender Gipsverband.

Beachtet muß werden, daß bei der Resektion des Gelenkknorpels der entstandene Plattfuß noch verschlechtert wird. Es ist deshalb notwendig, dorsal Spongiosa (kortikospongiöse Kleinspäne) einzulegen, um eine Aufrichtung des Kalkaneus wieder zu erreichen. So wird die Fußform wieder verbessert und damit auch die funktionelle Leistung. Später kann dann in vielen Fällen eine orthopädische Schuhversorgung unnötig werden (vgl. Abb. 46).

Bestehen schmerzhafte Zustände und kann sich der Patient zur operativen Behandlung nicht entschließen oder ist er zu alt, so kann durch orthopädischen Schuh und auch durch Unterschenkelschiene oder -apparat ein befriedigender Erfolg erreicht werden. Für jüngere Menschen soll diese Therapie aber nur im äußersten Fall, also wenn es sich um komplizierte Frakturen mit der Gefahr des Wiederaufflackerns einer Entzündung handelt, verwendet werden. Über die Besonderheiten des gesamten Fragenkomplexes und vor allem der Therapie muß in den einschlägigen Lehrbüchern der Frakturenheilkunde nachgelesen werden. Es würde den Rahmen dieses Handbuchs sprengen, auf Einzelheiten einzugehen.

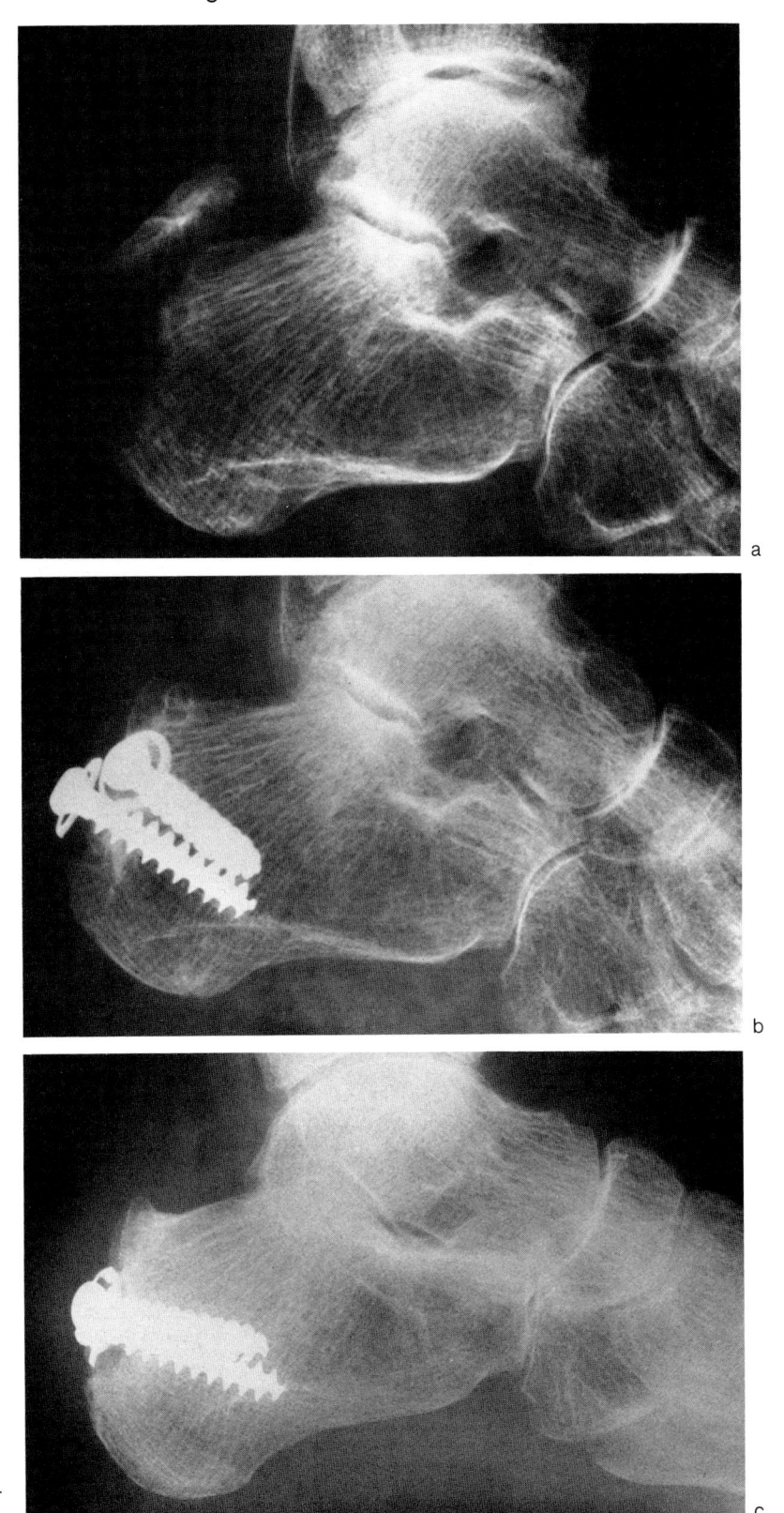

Traumatische Veränderungen des Unterschenkels und des Fußes   6.115

Abb. 48 a–c Veralterte Abrißfraktur des Kalkaneus. Reposition und Verschraubung

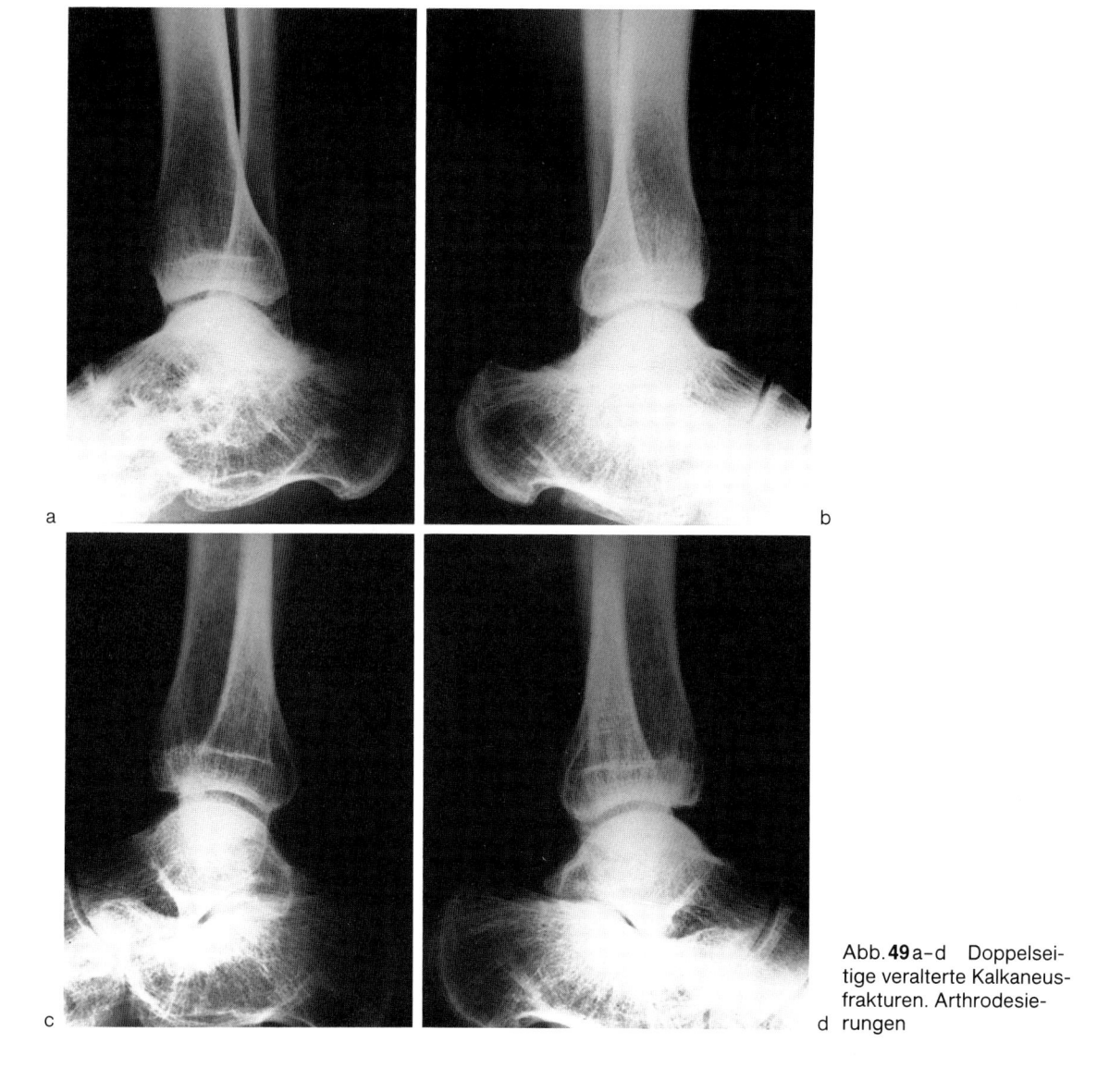

Abb. 49 a–d Doppelseitige veralterte Kalkaneusfrakturen. Arthrodesierungen

Doppelseitige Kalkaneusfrakturen (Trümmerbrüche), entstanden nach Sturz aus einem Fenster, sind immer auf Suizidversuch verdächtig (Abb. 49).

Luxation im Chopart-Gelenk ohne und mit Frakturbeteiligung

Die teilweisen und kompletten Luxationen im Chopart-Gelenk sind häufiger, als allgemein angenommen wird, vor allem die teilweisen Verrenkungen, die auch röntgenologisch für den weniger Erfahrenen nicht immer sofort erkennbar sind. Die Verrenkungen entstehen durch Sturz aus großer Höhe, durch Einbrechen in Bodenvertiefungen oder auch durch Überfahrenwerden. Letztere Möglichkeit bringt die häufigsten Verrenkungen im Chopart-Gelenk. Auch mit den Fersenbeinbrüchen kann die Chopart-Luxation verbunden sein.

Bei der Luxation kommt es zu einer totalen Zerreißung der Bänder, die das Chopart-Gelenk sichern, z. T. auch noch zu Ausrißverletzungen am Kahnbein und Würfelbein und, wie oben bereits vermerkt, zur Fersenbeinläsion. Dies ist immer der Fall bei der kompletten Luxation. Bei den teilweisen sind die Bänderzerreißungen geringer; oft sind kleine Knochenlamellen an den Ansatzpunkten mit ausgerissen. Die Luxation zeigt den Fuß verschoben nach innen und oben oder nach außen.

Die Wiederherstellung des Chopart-Gelenks ist unbedingt notwendig, da die sonst bekannten Schädigungen an den Gelenken nicht lange auf sich warten lassen. Außerdem sehen wir die rasche Entstehung eines schmerzhaften posttraumatischen Plattfußes. Zustände von Kalksalz-

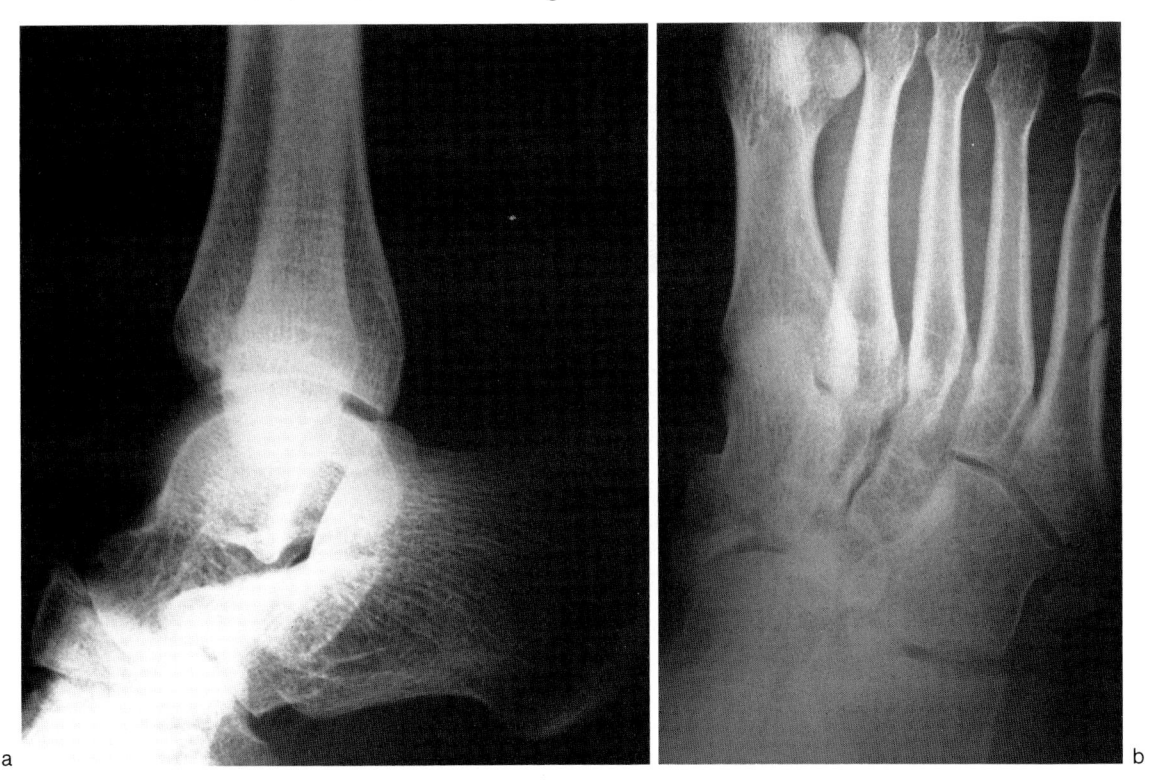

Abb. 50 a u. b   Luxation im Chopart-Gelenk und Frakturierung des Navikulare

schwund im Sinne des Sudeck-Syndroms sind keine Seltenheit.

Therapie
Die Therapie hat in der Einrichtung des Gelenks zu bestehen, die meist ohne große Schwierigkeiten über einen gepolsterten Keil durchgeführt werden kann. Sie soll sofort erfolgen, bevor eine größere Schwellung eingetreten ist. Wenn die Reposition gelungen ist, kann bei der Teilverrenkung das Ergebnis im ungepolsterten Gipsverband gut gehalten werden. Bei den totalen Zerreißungen des Chopart-Gelenks, die eine Instabilität mit sich bringen, kann manchmal das Repositionsergebnis im Gips nicht sicher gehalten werden. Daraus ist folgender Schluß gezogen worden: Man bohrt von den Fußkanten her Kirschner-Drähte von distal nach proximal über das Chopart-Gelenk hinweg ein. Damit kann sich eine neuerliche Subluxation nicht einstellen, und der Assistent kann ohne Schwierigkeiten dann den Verband anlegen. Bei den schweren Luxationszuständen, die mit Teilfrakturierung der benachbarten Knochen einhergehen und eine stufenlose Reposition nicht haben erreichen lassen, ist die Frage der Früharthrodese zu erwägen. Sie wird entweder durch zwei Schnitte an der medialen und lateralen Fußkante und Entknorpelung des Gelenks durchgeführt. Dabei hat es sich bewährt, die angefrischten Knochenflächen noch mit kleinen Knochenspänen zu überbrücken.

Oder man verwendet den Chapchalschen Universalschnitt. Meist reicht es aber nicht aus, nur das Chopart-Gelenk zu arthrodesieren, sondern es muß das hintere untere Sprunggelenk mit arthrodesiert werden. Darauf soll besonders verwiesen werden, da immer wieder beobachtet wird, daß bei Arthrodesierung des Chopart-Gelenks allein in verhältnismäßig kurzer Zeit Schmerzen im Rückfuß auftreten, die Nachoperationen notwendig machen.

Kahnbeinverletzungen

Bei den Verletzungen des Kahnbeins handelt es sich meistens um Verrenkungsbrüche. Bei stark plantar flektiertem Fuß und bei Aufprall auf den Boden werden die an der Dorsalseite des Fußes angelegten Bänder zerrissen und das Navikulare nach dorsal herausgepreßt. Wenn anschließend der Fuß ruckartig in Dorsalflektion übergeführt wird, kommt es meist an dem noch zwischen Talus und Kuneiforme befindlichen Navikularteil zur Frakturierung oder zur Zertrümmerung. Es werden aber auch gewöhnliche Fissuren des Navikulare beobachtet. Der Bandapparat ist dann erhalten, die Kongruenz zum Talonavikular- und Navikulokuneiformegelenk hin nicht gestört. Diese Verletzungen sind harmlos und heilen unter Ruhigstellung folgenlos aus. Die übrigen Brüche schaffen schwere pathologisch-anatomische

6.118 Traumatologie und ihre Folgezustände

c

d

e

f

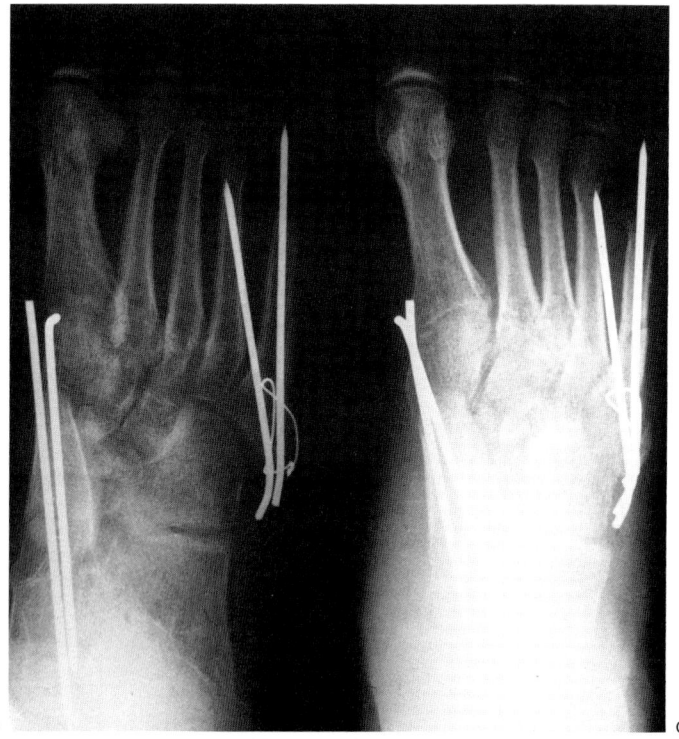

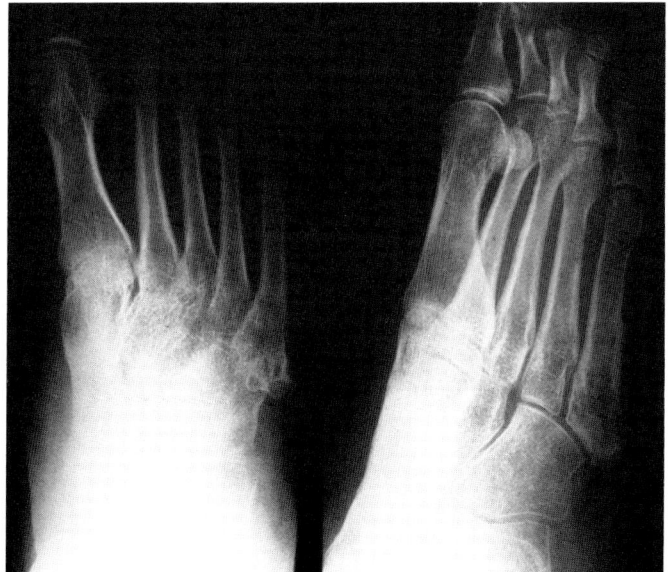

Abb. 50 u. 51 a-f Frische Metatarsalfraktur V mit Abriß der Basis. Veraltete Navikularfraktur. 1. Fixierung der Metatarsalfrakturen mit Kirschner-Drähten und zusätzlicher Zuggurtung für den Metatarsalbasisabriß V. 2. Arthrodesierung mit kortikospongiösem Transplantat von Talus bis Kuneiforme I

Zustandsbilder. Die Fragmente machen Stufen, so daß das Talonavikular- und das Navikulokuneiformegelenk ihrer Kongruenz beraubt sind. Deshalb ist es notwendig, daß eine exakte Einrichtung erzielt wird, weil sonst posttraumatische Arthrosen in den benachbarten Gelenken unausbleibliche Folgen darstellen. Von geringgradiger Dorsalluxation bis zur kompletten Luxation mit und ohne Frakturierung des Navikulare werden alle Zustandsbilder beobachtet. In manchen Fällen zeigen sich auch noch Begleitverletzungen am Talus und Os cuneiforme. Dabei werden schalenförmige Knochenstücke an den Ansatzstellen der Bänder herausgerissen.

Therapie
Die Therapie ist nicht immer einfach, da die Reposition Schwierigkeiten bereiten kann. Viele Brüche können durch Längsextension und zugleich Abduktion reponiert werden. Nur ein Teil dieser Brüche bleibt aber nach guter Reposition auch in guter Stellung. Wenn sie mobil sind, kann man sich dadurch helfen, daß man Kirschner-Drähte vom Keilbein durch das Navikulare bis in

den Talus einbohrt. Auf diese Technik hat auch HOFMEISTER hingewiesen. Bei schwereren Luxationsbrüchen ist das Anlegen von Drähten in der Ferse und in den Basen der Metatarsalien notwendig, um eine Extension zu erreichen. Dies ist auch die einzig erfolgreiche Behandlung, wenn es sich um bereits veraltete Frakturen handelt und die Lücke zwischen Talus und Os cuneiforme I sich verkürzt hat. Fünf- bis sechswöchige Ruhigstellung im Gipsverband ist normalerweise ausreichend. Bei den Frakturen, bei denen eine exakte Herstellung der Anatomie nicht mehr möglich ist oder die veraltet zu uns kommen und ein Repositionsversuch nicht mehr am Platze ist, kann die Früharthrodese durchgeführt werden (Abb. 50 u. 51). Die Verriegelung mit einem kräftigen kortikospongiösen Span vom Talus bis zum Kuneiforme durch Einbolzung in eine Knochennute bringt einwandfreie Ergebnisse. Der posttraumatische Plattfuß wird vermieden. Schmerzfreiheit tritt ein, und eine einwandfreie Funktion kann damit wieder geschaffen werden. Bei alten schweren Luxationsbrüchen, bei denen das Navikulare fast vollständig nach dorsal herausgepreßt ist, kann dieses exstirpiert und als Knochenblock zwischen Talus und Kuneiforme I verwendet werden. Reicht der aus dem Navikulare gewonnene Knochenblock nicht aus, um die Strecke Talus – Navikulare zu überbrücken, ist es ratsam, nach Entfernung des Knorpels an Talus und Kuneiforme noch zusätzlich Spongiosa einzubolzen. Auch mit dieser Methode haben wir ausgezeichnete Erfahrungen sammeln können.

Die *Abrißbrüche des Kahnbeinfortsatzes,* vor allem der Tuberositas des Kahnbeins, machen geringe klinische Erscheinungen, sind aber trotzdem wichtig. Durch Ausriß des M. tibialis posterior kommt es zum Abscheren einer Knochenlamelle, die nicht selten mit dem Os tibiale externum verwechselt wird. Subluxationsstellungen im Chopart-Gelenk, wie L. BÖHLER festgestellt hat, sind nur selten dabei vorhanden. Durch eine längere Ruhigstellung wird der Schaden meist behoben und vor allem ein posttraumatischer Plattfuß, der durch Ausfall des M. tibialis posterior entstehen könnte, vermieden. Handelt es sich um eine größere Knochenlamelle, kann auch eine Verschraubung in Frage kommen.

Die *isolierte Luxation des Kahnbeins* ohne Frakturierung des Kahnbeins oder benachbarter Knochen wird beobachtet, ist aber ein seltenes Ereignis. Die Behandlung ist vorgeschrieben: exakte Reposition unter den gleichen Maßnahmen wie bei der Frakturierung. Bleibt die Reposition unstabil, so ist das Einbohren eines Kirschner-Drahtes, um die gute Stellung zu halten, eine ausgezeichnete Methode. Nicht selten kommt es aber trotz einwandfreier operativer Therapie zur Nekrose des Os naviculare. Die Arthrodesierung ist dann die Methode der Wahl.

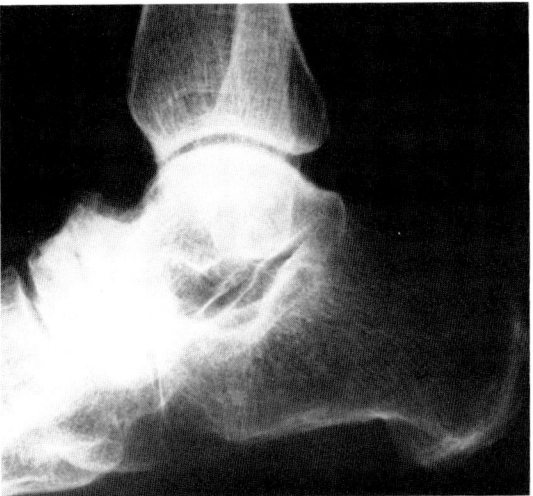

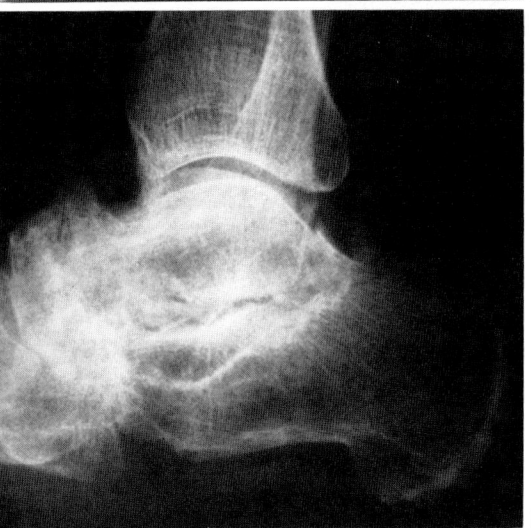

Abb. 51 a u. b Spätzustand nach schwerer Schädigung des Talonavikulargelenks. Arthrodesierung des Talonavikular- und des Talokalkaneargelenks

Verletzungen der übrigen Fußwurzelknochen

Die übrigen Fußwurzelknochen zeigen verhältnismäßig selten schwere Verletzungsformen. Sie entstehen meist durch direkte Gewalteinwirkung, vor allem beim Überfahrenwerden und durch Auftreffen schwerer Gegenstände. Die Frakturen sind in erster Linie Abrißfrakturen des Bandapparates, seltener Zertrümmerungsbrüche mit stärkeren Stufenbildungen in den benachbarten Gelenken. Daher ist die Behandlung einfach. Größere Repositionsversuche sind nicht notwendig. Durch Ruhigstellung gelingt meist eine schmerzfreie funktionell gute Ausheilung. Wichtig ist, daß es sich hier um Knochen handelt, deren benachbarte Gelenke selbst nur kleinere Bewegungsausmaße haben. Selbst bei stufenförmiger

Ausheilung wird durch die entstandene Rigidität ein gutes Ergebnis erzielt.

Wichtiger ist schon die Fraktur des Kuneiforme I, wenn das Kuneiformemetatarsalgelenk in Mitleidenschaft gezogen wird. Es kann zur Plattfußbildung mit starken Schmerzen kommen. In diesem Fall muß auch an eine Arthrodesierung dieses Gelenks gedacht werden. Die übrige Behandlung ist klar vorgezeichnet.

Die Diagnostik ist manchmal schwierig, weil sich auf gewöhnlichen Röntgenbildern die kleinen Abrißfrakturen nicht immer sicher erfassen lassen. Deswegen sollen, wie L. BÖHLER vorschlägt, Spezialaufnahmen durchgeführt werden.

Luxation im Lisfranc-Gelenk

Diese Luxation entsteht dadurch, daß bei Stürzen der Rückfuß fixiert und der Vorfuß durchgetreten wird, so daß es nach Zerreißung der Bänder im Lisfranc-Gelenk zu einem dorsalen Abgleiten der Metatarsalbasen kommt. Auch durch direkte Einwirkungen beim Überfahrenwerden auf unebenem Gelände kann die Lisfrancsche Luxation eintreten. Wenn sie auch am häufigsten nach dorsal und lateral auftritt, so können auch sog. divergierende Verrenkungen entstehen, d.h., der I. Mittelfußknochen ist nach medial, die übrigen Metatarsalknochen nach lateral luxiert. Aber auch einzelne Luxationen der Metatarsalknochen im Lisfranc-Gelenk können beobachtet werden.

Diagnose

Die Diagnose ist bei der Frischverletzung nicht schwer. Die Metatarsalbasen können dorsal gut gesehen und abgetastet werden. Durch ihre besondere Form springen sie knopfförmig vor. Liegt die Verletzung länger zurück, so kann durch die entstandene Schwellung oft die Diagnose nicht leicht sein. Man soll aber immer daran denken, um diese schwerwiegende Luxation nicht zu übersehen. Auch bei gewöhnlichen Kontusionen und Distorsionen können ähnliche Bilder entstehen. Das röntgenologische Bild gibt die nähere Aufklärung.

Therapie

Die Therapie muß eine exakte Reposition erzielen. Sie ist dadurch möglich, daß bei Längszug ein Druck von dorsal her auf die Metatarsalbasen ausgeübt wird. Das Gelenk springt dann meist, wenn eine gute Anästhesie gemacht wurde, ein und ist in dieser Stellung auch zu halten. Zeigt sich die Reposition instabil, ist durch Einbohren gekreuzter Kirschner-Drähte das gute Repositionsergebnis zu halten und im Gipsverband zu fixieren. Veraltete Luxationen können konservativ meist nicht mehr eingerichtet werden. Es ist dann besser, den Mittelfuß breit freizulegen, die Metatarsalbasen einzustellen und nach Anfrischung der Gelenke eine Arthrodese anzustreben. Diese Arthrodesen ergeben einwandfreie Erfolge. Ist eine spaltfreie Adaption nicht möglich, da die Resektion sehr sparsam durchgeführt werden muß, werden in die Lücken Spongiosa eingepreßt.

Eine besondere Form ist die *Verrenkung des I. und V. Mittelfußknochens,* auf die L. BÖHLER auch besonders hingewiesen hat. Durch Längsextension an den Zehen können die Luxationen ohne weiteres eingerichtet und auch gehalten werden.

Der *Verrenkungsbruch des I. Mittelfußknochens* entspricht der der Bennettschen Fraktur an der Hand. Die Behandlung ist der der gewöhnlichen Luxation des I. Metatarsalstrahles gleich. Da es sich aber hier um ganz besonders instabile Verhältnisse handelt, ist die Fixation mit einem schräg durchgebohrten Kirschner-Draht immer angezeigt.

Mittelfuß- und Zehenfrakturen

Mittelfußfrakturen

Die Zustandsbilder bei Mittelfußfrakturen sind sehr mannigfaltig. Sie können entstehen durch direkte Einwirkungen, also Aufschlagen von harten, schweren Gegenständen auf den Mittelfuß, aber auch durch Umkippen, durch Einbrechen in Gruben oder bei Eis. Dann sehen wir Frakturen des I. oder V. Strahls oder auch mehrerer Fußstrahlen zugleich. Frakturierungen kommen auch vor, wenn der Fuß stark fixiert ist und eine ruckartige auf den Fuß beschränkte Gewalt einwirkt. Die *Marschfrakturen* sind unter die traumatischen Frakturen nicht einzureihen. Es sind Ermüdungsfrakturen, die besonderen Gesetzen unterworfen sind.

Von besonderer Bedeutung ist, ob die Frakturen größere Verschiebungen aufweisen oder nicht. Ist dies der Fall, müssen sie beseitigt werden, da sonst das normale Fußgewölbe nicht mehr wiederhergestellt werden kann und damit die Leistungsfähigkeit des Fußes wesentlich reduziert wird. Bei den indirekten Brüchen, vor allem im Bereich der II. bis IV. Mittelfußknochen, zeigen sich normalerweise keine schwereren Verschiebungen. Anders ist es bei den Brüchen des I. und V. Knochens.

Wenn eine unsachgemäße Behandlung durchgeführt wird oder die Behandlung überhaupt nicht zustande kommt, sind über lange Zeit oder für immer beträchtliche Störungen am Fuß zu erwarten. Diese sind in starken Durchblutungsstörungen, in Fußrückenödemen, begleitet von Schmerzzuständen, zu sehen. Außerdem kann ein posttraumatischer Plattfuß mit all seinen Folgen auftreten.

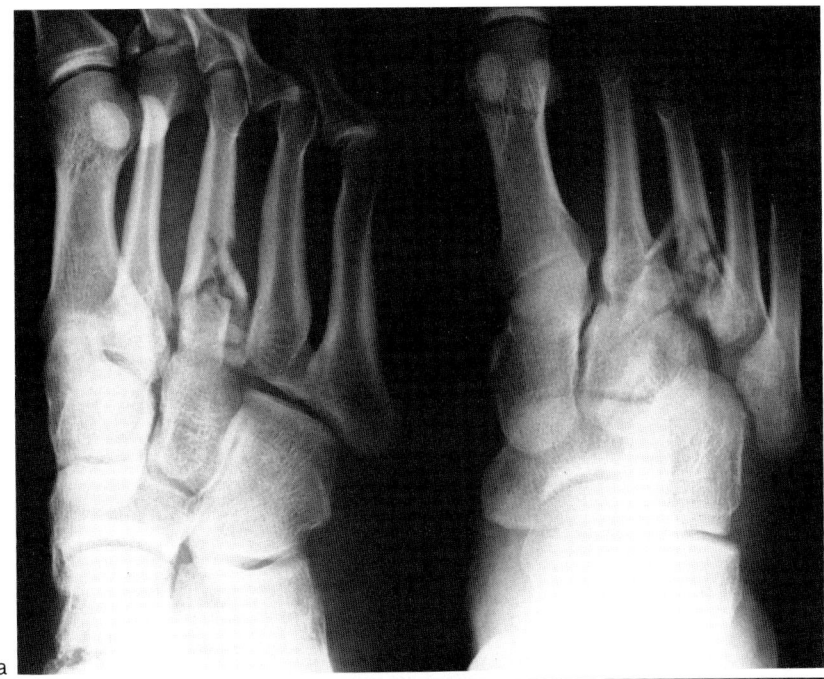

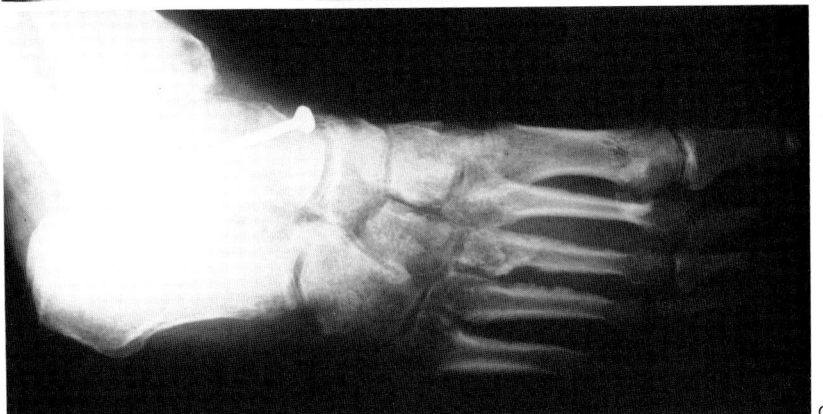

Traumatische Veränderungen des Unterschenkels und des Fußes

Abb. 52 a–c Talusfraktur, Trümmerfraktur des Metatarsale III mit Subluxation von Metatarsale IV und V nach lateral. Verschraubung der Talusfraktur und Reposition der Metatarsalfraktur und der Subluxation im Lisfranc-Gelenk. Sicherung mit Kirschner-Drähten

Therapie

Die Behandlung hängt von dem Zustand ab. Frakturen ohne Verschiebungen werden im Unterschenkel-Gipsverband ruhiggestellt. Frühe Belastung ist dann ohne weiteres möglich. Auch Fissuren, die haardünn sind, bedürfen einer absoluten Fixierung, da sonst Resorptionszonen entstehen und die glatte Ausheilung gefährdet ist. Alle Elastoplastverbände oder Palliativverbände sind abzulehnen. Die Patienten werden dabei nicht schmerzfrei. Pseudarthrosen können dadurch entstehen. Die Ruhigstellung wird durchschnittlich mit 6 Wochen angegeben.

Die Mittelfußfrakturen, die eine wesentliche Verschiebung zeigen, bedürfen erst der exakten Reposition. Das kann manuell gelingen. Andernfalls müssen durch die Zehenendglieder Drahtschlingen angelegt werden, um eine wirklich gute Extension zu gewährleisten. Der Fuß wird dann im Bereich des oberen Sprunggelenks mit einer Schlinge fixiert und nun unter Zug der Hand, nachdem die Drähte auf einen Holzstecken aufgequirlt sind, extendiert. Oft läßt sich eine genügende Reposition erreichen und diese im Gipsverband fixieren. Bei weniger großen Verschiebungen können auch angeklebte Bindenzügel oder die sog. „Mädchenfänger" verwendet werden, um eine ordentliche Einrichtung zu erzielen. Bei den Frakturen, bei denen eine gute Reposition erreicht wird, diese aber nicht gehalten werden kann – darüber gibt das Röntgenkontrollbild Auskunft –, hat es sich bewährt, durch gekreuzte Kirschner-Drähte die Frakturen zu stabilisieren. Trotzdem ist eine Ruhigstellung im Gipsverband unter allen Umständen notwendig. Da bei den Mittelfußfrakturen immer wieder schwere Schwellungszustände beobachtet werden, ist eine Spaltung des Gipsverbandes notwendig.

Bei schweren Frakturen, besonders wenn auch Knochensplitter ausgesprengt sind und stärkere

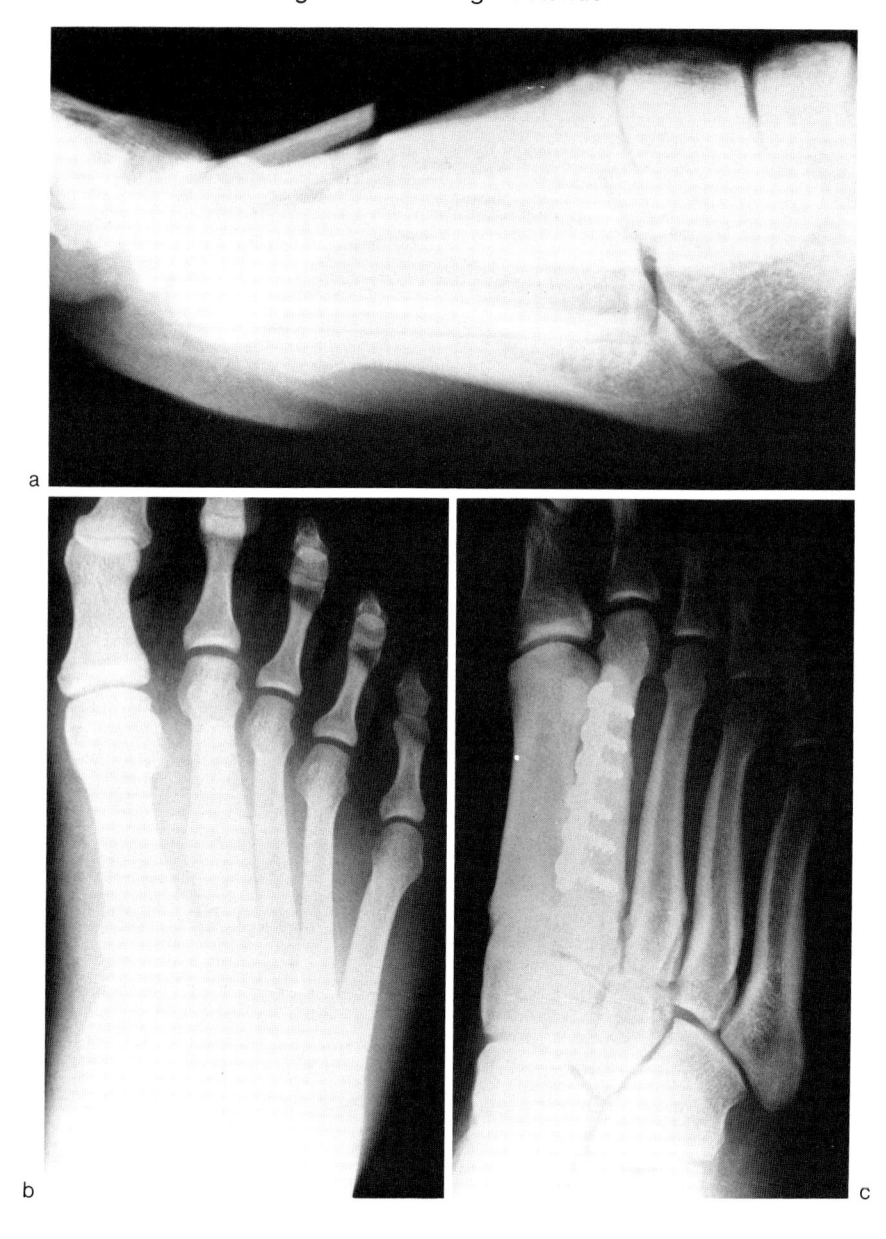

Abb. 53 a–c Metatarsalfraktur II mit ausgesprengtem Fragment.
c Verplattung

Dislokationen der Fragmente bestehen, sind konservative Behandlungsversuche fast immer erfolglos. Ziel der Behandlung muß sein die exakte Wiederherstellung des Skelettes und damit auch die normale Formung der Fußgewölbe. Dies sind natürlich auch die Voraussetzungen für einen leistungsstarken Fuß. Bei der Operation werden die Frakturen freigelegt; die Einrichtung bereitet meist keine Schwierigkeiten, und die Stabilisierung wird mit einer Platte des Kleinstfragment-Instrumentariums (Pannike) vorgenommen. Besondere Sorgfalt muß dem I. und dem V. Strahl gewidmet werden (Abb. 52–54).

Stauchungsbrüche heilen konservativ aus. Längere Fixierung ist notwendig, da sehr oft Schädigungen des Bandapparates damit verbunden sind.

Die Markraumschienung bei Querfrakturen durch starke Kirschner-Drähte ist aufgegeben worden.

Eine besondere Form ist die *Abrißfraktur der Basis* des Metatarsale V bei Kippbewegungen des Fußes (Abb. 55). Der Peronaeus brevis will dabei korrigierend und stabilisierend durch plötzliche Kontraktion eingreifen. So kommt es zum Abriß des lateralen Anteils der Metatarsalbasis V. Hier ist lediglich eine ruhigstellende Therapie notwendig. Bei dislozierten Frakturen hat sich die Zuggurtung bewährt.

Die komplizierten Frakturen des Mittelfußes sind nach allgemeinchirurgischen Grundsätzen und den bereits früher beschriebenen Möglichkeiten zu behandeln. Auch hier soll eine möglichst einwandfreie Rekonstruktion des Fußes

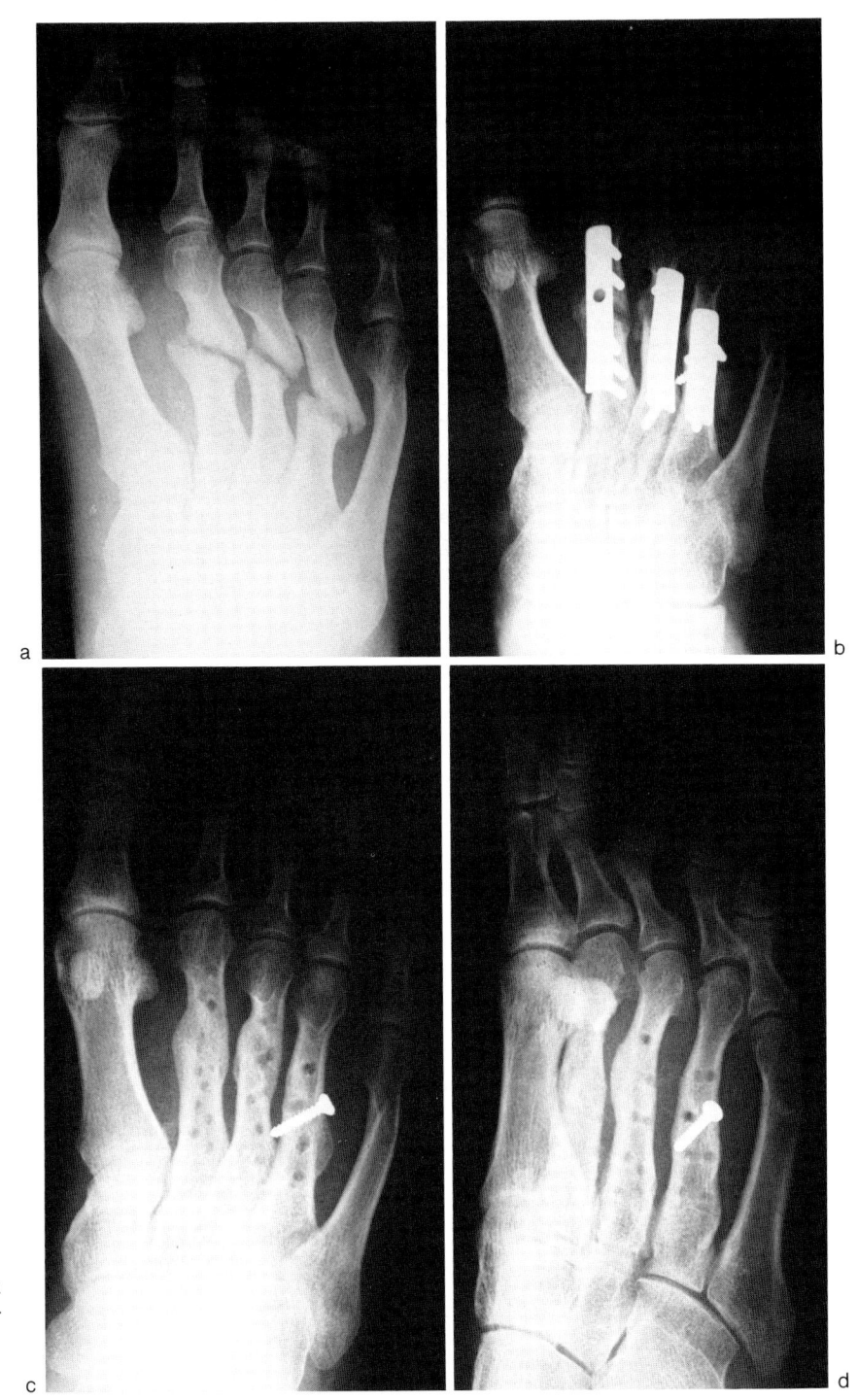

Abb. 54 a–d Metatarsalpseudarthrose II, III und IV. Resektion, Einbringung von Spongiosa und Plattenosteosynthesen, glatte Ausheilung und gutes funktionelles Ergebnis

mit seinem Längs- und Quergewölbe erzielt werden, ohne daß größere Fremdkörper in die Tiefe versenkt werden.

Zehenfrakturen

Bei den Frakturen der Zehen sind lediglich die der Großzehe ernst zu nehmen und unter Einrichtung in gute Stellung zu bringen. Bei den *Gelenkfrakturen* kann u. U. später eine Resektion notwendig werden, wenn es zu einer Stufenbildung des Gelenks gekommen ist. Die *Zertrümmerungsfrakturen des Großzehenendgliedes* heilen gut aus. In manchen Fällen bleibt eine Verbreiterung der Zehe zurück. Wichtig ist, daß Schmerzfreiheit und gute Abrollfähigkeit der Großzehe erreicht werden. Bei den Großzehenend- und

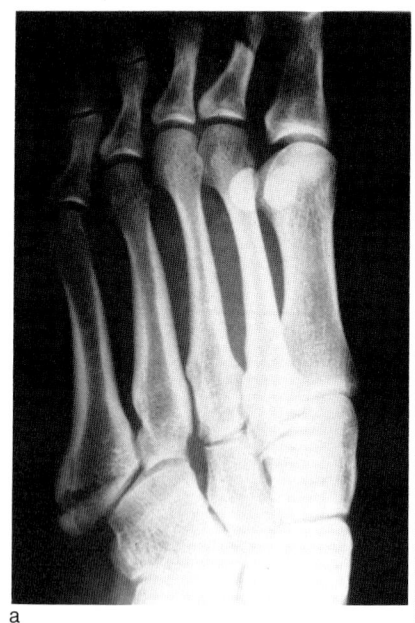

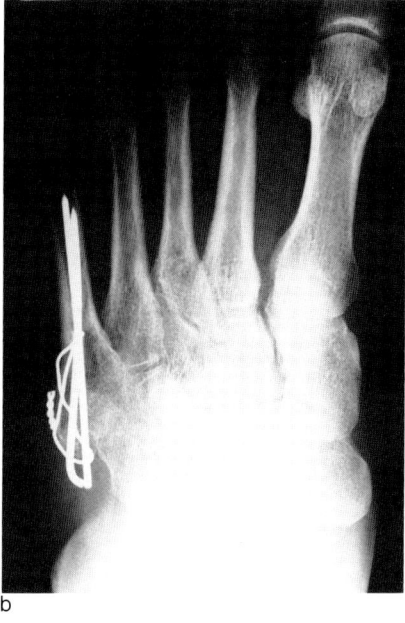

Abb. 55 a u. b Isolierter Metatarsalbasisausriß V. Reposition und Zuggurtung

-grundgliedfrakturen, die instabil sind, kann auch zur Längsextension der Zehe ein Kirschner-Draht von der Zehenkuppe eingebohrt werden, um eine temporär begrenzte Fixation zu schaffen. Diese Methode hat sich bewährt. Sie ist auch gut bei der *Großzehenendglied-Luxation,* wenn diese nach der Reposition im Gipsverband nicht zu halten ist. Wichtig sind die *Ausrißfrakturen des seitlichen Bandapparates,* die bei genügender Ruhigstellung immer schmerzfrei und ohne Funktionseinbuße ausheilen. Bei den komplizierten Großzehenfrakturen, auch bei den Zertrümmerungsbrüchen, soll man mit Absetzungen primär zurückhaltend sein. Ist das Ausheilungsergebnis schlecht, läßt sich immer noch an günstigster Stelle eine Amputation oder Exartikulation durchführen.

Was die Brüche der II.-V. Zehe anbelangt, sind absolut ruhigstellende Maßnahmen nicht notwendig. Durch Einlegen von Tupfern seitlich der frakturierten Zehe und Bandagierung mit Heftpflasterverband lassen sich rasch Schmerzfreiheit und gute Gehfähigkeit wieder erreichen. Die Ausheilung ist fast immer gesichert. Auch hier soll man bei offenen Frakturen und Zertrümmerungsbrüchen mit Amputationen vorsichtig sein. HOHMANN (1952) hat immer wieder auf die tragischen Veränderungen der benachbarten Zehen nach Amputationen hingewiesen.

Bei Serienfrakturen genügt die Ruhigstellung mit Heftpflastern und Tupfern nicht. Hier muß ein Unterschenkel-Gehgips angelegt werden, in dem die Zehen in guter Streckstellung gebettet werden.

Literatur

(Becken, Oberschenkel, Unterschenkel und Fuß)

Zusammenfassende Darstellungen

Albee, F.H.: Orthopedic and Reconstruction Surgery. Saunders, Philadelphia 1921

Allgöwer, M.: Funktionelle Anpassung des Knochens auf physiologische und unphysiologische Beanspruchung. Arch. klin. Chir. 319 (1967) 384–391

Allgöwer, M.: Die intraartikulären Frakturen des distalen Unterschenkels. Helv. chir. Acta (1968) 556–582

Allgöwer, M.: L. Hinzl, P. Matter, S.M. Perren, T. Rüedi: The Dynamic Compression Plate. Springer, Berlin 1977

Bandi, W.: Zur Problematik der Korrektur posttraumatischer Achsenfehlstellungen der kindlichen Tibia. Z. Unfallmed. Berufskr. 4 (1966) 289–294

Bardenheuer, B.: Die allgemeine Lehre von den Frakturen und Luxationen mit besonderer Berücksichtigung des Extensionsverfahrens. Enke, Stuttgart

Bauer, K.H.: Frakturen und Luxationen. Springer, Berlin 1927

Bier-Braun-Kümmel/Fischer-Gohrbandt-Sauerbruch: Chirurgische Operationslehre, 7. Aufl., Bd. VI: Die Operation an den Extremitäten. Barth, Leipzig 1958

Block, W.: Die normale und gestörte Knochenbruchheilung. Enke, Stuttgart 1940

Blount, W.P.: Knochenbrüche bei Kindern. Thieme, Stuttgart 1957

Böhler, L.: Die Knochenbruchbehandlung im Frieden und im Kriege. III. Die Marknagelung nach Küntscher. Maudrich, Wien 1944

Böhler, L.: Die Technik der Knochenbruchbehandlung, 2. Aufl. Maudrich, Wien 1957

Breitner, B.: Sportschäden und Sportverletzungen, 2. Aufl., Enke, Stuttgart 1953

Brittain, H.A.: Architectural Principles in Arthrodesis, 2nd ed. Livingstone, Edinburgh 1952

Bürkle de la Camp, H., Fr. Betzel: Operationen am Unterschenkel, Tenotomien an der unteren Extremität, Sehnenverpflanzungen an der unteren Extremität und Operationen am Fuß. In Bier-Braun-Kümmel/Fischer-Gohrbandt-Sauerbruch: Chirurgische Operationslehre, 2. Aufl., Bd. VI/1. Barth, Leipzig 1958 (S. 540, 590)

Bürkle de la Camp, H., P. Rostock: Handbuch der gesam-

ten Unfallheilkunde. Enke, Stuttgart 1955; 3. Aufl.: Bürkle de la Camp, H., M. Schwaiger 1963–1966
Bürkle de la Camp, H., Arens, Balthasar, W. Beck, Fr. Betzel: Verletzungen des Beckens und der unteren Extremitäten. In Bürkle de la Camp, H., M. Schwaiger: Handbuch der gesamten Unfallheilkunde, 2. Aufl., Bd. III. Enke, Stuttgart 1956 (S. 146); 3. Aufl. 1965
Burri, C., A. Reiter: Bandverletzungen am Knie (3. Reisensburger Workshop zur klinischen Unfallchirurgie). Springer, Berlin 1975
Burri, C., A. Reiter: Verletzungen des oberen Sprunggelenkes (9. Reisensburger Workshop zur klinischen Unfallchirurgie). Springer, Berlin 1978
Burri, C., A. Reiter, W. Spier: Knochenverletzungen im Kniebereich (2. Reisensburger Workshop zur klinischen Unfallchirurgie). Springer, Berlin 1975
Burri, C., Ecke, E. H. Kuner, A. Pannike, L. Schweiberer, C. H. Schweikert, W. Spier, H. Tscherne: Unfallchirurgie. Heidelberger Taschenbücher. Springer, Berlin 1974
Charnley, J.: Compression Arthrodesis. Livingstone, Edinburgh 1953
Cueni, Th. A., M. Allgöwer: Knochenszintigraphische und röntgenologische Untersuchungen während der Heilung der Talusfraktur. Helv. chir. Acta 41 (1974) 459–468
Damje, N. G.: Grundlagen der Traumatologie des Kindesalters. VEB Volk und Gesundheit, Berlin 1955
Danis, R.: Théorie et pratique de l'ostéosynthèse. Masson, Paris 1949
Dehne, E.: Die Osteosynthese der Unterschenkelbrüche. Arch. orthop. Unfall-Chir. 39 (1938) 328
Ehalt, W.: Die offenen Brüche der langen Röhrenknochen, ihre Behandlung und Ergebnisse. Maudrich, Wien 1938
Ehalt, W.: Unfallchirurgie im Röntgenbild, 2. Aufl. Maudrich, Wien 1952
Ehalt, W.: Unfallpraxis, 3. Aufl. de Gruyter, Berlin 1953
Ender, J.: Per- und subtrochantere Oberschenkelbrüche. Probleme beim frischen per- und subtrochanteren Oberschenkelbruch. Hefte Unfallheilk. 106 (1970) 2
Ender, J., R. Simon-Weidner: Die Fixierung der Trochanterbrüche mit runden elastischen Condylennägeln. Acta chir. Aust. 1 (1970) 40–42
Foerster, O.: In: Bumke-Foersters Handbuch der Neurologie, Erg.-Bd. I: Spezielle Anatomie und Physiologie der peripheren Nerven. Erg.-Bd. II: Die Symptomatologie der Schußverletzungen der peripheren Nerven. Erg.-Bd. III: Die Therapie der Schußverletzungen der peripheren Nerven. Springer, Berlin 1928–1929
Gocht, H.: Die Orthopädie. In: Gocht, H.: Kriegs- und Unfallheilkunde. Enke, Stuttgart 1921
Grob, M.: Lehrbuch der Kinderchirurgie. Thieme, Stuttgart 1957; 2. Aufl.: Bettex, M., N. Genton, M. Stockmann: Kinderchirurgie, 1982
Grospic, F., A. Starzyk: Die Marknagelung im Kindesalter. Wiederherstellungschirurgie und Traumatologie. Karger, Basel 1953
Häbler, C.: Marknagelung nach Küntscher bei Schaftbrüchen der langen Röhrenknochen. Urban & Schwarzenberg, München 1950
Hackenbroch, M.: Behandlung der Knochenbrüche. Bergmann, München 1919
Hackenbroch, M.: Nachbehandlung nach Verletzungen. In König, F., G. Magnus: Handbuch der gesamten Unfallheilkunde, Bd. VII. Enke, Stuttgart 1934 (S. 393); 3. Aufl.: Bürkle de la Camp, H., M. Schwaiger 1963–1966
Hackenbruch, W., B. Noesberger: Die Kapselbandläsion am Sprunggelenk. Ther. Umsch. 33 433–439 (1976)
Heim, U.: Behandlung der Frakturen der Metatarsalia und Zehen. Z. Unfallmed. Berufskr. (1970) 305
Heim, U.: Periphere Osteosynthesen, Indikation und Technik. Zbl. Chir. 99 (1974) 1319
Herlyn, K.-E.: Die Wiederherstellungschirurgie, insbesondere die Verwendung der Roll-Lappenplastik. Thieme, Stuttgart 1949
Hertel, P., F. Klapp: Bilanz der konservativen und operativen Knochenbruchbehandlung im Wachstumsalter. Chirurg 54 (1983) 4
Herzog, H.: Nagelung der Tibiaschaftbrüche mit einem starren Nagel. Dtsch. Z. Chir. 276 (1953) 227
Hoffa, A.: Lehrbuch der Frakturen und Luxationen. Enke, Stuttgart 1904
Hohmann, G.: Fuß und Bein. Bergmann, München 1948
Jäger, M., C. J. Wirth: Kapselbandläsionen. Thieme, Stuttgart 1978
Key, Conwell: Fractures, Dislocations and Sprains. Mosby, St. Louis 1937
Krompecher, S.: Die Knochenbildung. Fischer, Jena 1937
Krönlein: Die Lehre von den Luxationen. Dtsch. Chir., Lief. 26
Küntscher, G.: Die Marknagelung. Springer, Berlin 1962
Küntscher, G., R. Maatz: Technik der Marknagelung. Thieme, Leipzig 1945
Lambotte, A.: Le traitement des fractures. Paris, Masson 1907
Lambotte, A.: Chirurgie opératoire des fractures. Masson, Paris 1913
Lane, W. A.: The Operative Treatment of Fractures. Medical Publishing, London 1914
Lange, F.: Die Behandlung der Knochenbrüche durch den praktischen Arzt. Lehmann, München 1926
Lange, F.: Lehrbuch der Orthopädie, 3. Aufl. Fischer, Jena 1928
Lange, M.: Die Naht und das Nahtmaterial in der Orthopädie. Z. orthop. Chir. 51, Suppl. 1929
Lange, M.: Kriegsorthopädie. Enke, Stuttgart 1943
Lange, M.: Unfallorthopädie. Enke, Stuttgart 1949
Lange, M.: Orthopädisch-chirurgische Operationslehre. Bergmann, München 1951
Lange, M.: Operationen am Fuß. In Bier-Braun-Kümmel/Fischer-Gohrbandt-Sauerbruch: Chirurgische Operationslehre, 7. Aufl., Bd. VI/2. Barth, Leipzig 1958 (S. 666)
Lexer, E.: Die gesamte Wiederherstellungschirurgie, 2. Aufl. Barth, Leipzig 1931
Magnus, G.: Frakturen und Luxationen, 5. Aufl. Springer, Berlin 1939
Matthews, D. N.: The Surgery of Repair. Injuries and Burns, 2nd ed. Blackwell, Oxford 1949
Matti, H.: Die Knochenbrüche und ihre Behandlung. Springer, Berlin 1918
Merle d'Aubigné, R.: Affections traumatiques. Flammario, Paris 1953
Meyer, St., A. Weiland, H. Willenegger: The treatment of ifected non-union of fractures of long bones. J. Bone It Surg. 57 (1975) 836
Mittelmeier, H.: Die operative Behandlung posttraumatischer schmerzhafter Spätzustände des Fußes. Hefte Unfallheilk. 81 (1965) 161
Mittelmeier, H.: Zementlose Verankerung von Endoprothesen nach dem Tragrippenprinzip. Z. Orthop. 112 (1974) 27
Mittelmeier, H.: Prinzipien der Osteosynthese mit selbstspannenden Platten. 94 (1974) 90
Mittelmeier, H., K. Diehl, J. Harms, W. Hort: Biomechanische Untersuchungen zu Osteosynthesen im metaphysären Bereich von Tibia und Femur mit selbstspannenden Winkelplatten. Arch. orthop. Unfall-Chir. 83 (1975) 29
Mittelmeier, H., J. Harms: Die Anwendung von Keramik in der Gelenkersatz-Chirurgie. 97 (1977) 55
Mittelmeier, H., K. Diehl, U. Hanser: Spongiosaschrauben mit durchgehendem Gewinde. Z. Orthop. 117 (1979) 705
Müller, M. E.,: Femoral shaft surgery. Air instrument surgery, orthopaedics. Hall Int. Inc. 2, 1972
Müller, M. E.: Schrauben- und Plattenosteosynthese. In Bier-Braun-Kümmel/Derra, E., P. Huber, W. Schmitt: Chirurgische Operationslehre, 8. Aufl., Bd. VI: Operationen an Extremitäten, Becken und Haut. Barth, Leipzig 1975
Müller, M. E.: Literatur. In Müller, M. E., M. Allgöwer, R. Schneider, H. Willenegger: Manual of Internal Fixation. Springer, Berlin 1979

Müller, M. E., R. Ganz: Luxationen und Frakturen: Untere Gliedmaßen und Becken. In Rehn, J.: Unfallverletzungen bei Kindern. Springer, Berlin 1974

Müller, M. E., M. Allgöwer, H. Willenegger: Technik der operativen Frakturenbehandlung. Springer, Berlin 1963

Müller, M. E., M. Allgöwer, R. Schneider, H. Willenegger: Manual of Internal Fixation. Springer, Berlin 1979

Nigst, H.: Chirurgie der peripheren Nerven. Thime, Stuttgart 1955

Noesberger, B.: Ein Halteapparat zum differenzierten Nachweis der fibularen Bandläsion. Helv. chir. Acta 43 (1976) 195-203

Orator, V.: Chirurgische Unfallheilkunde, 5. Aufl., Barth, Leipzig 1941

Pauwels, F.: Der Schenkelhalsbruch, ein mechanisches Problem. Enke, Stuttgart 1935

Payr, E.: Gelenksteifen und Gelenkplastik. Springer, Berlin 1934

Perren, S. M.: Literatur. In Müller, M. E., M. Allgöwer, R. Schneider, H. Willenegger: Manual of Internal Fixation. Springer, Berlin 1979

Perren, S. M., M. Allgöwer: Biomechanik der Frakturheilung auf Osteosynthese. Nova Acta Leopoldina 44 (1976) 61-84

Rehn, J.: Indikationen zur konservativen und operativen Knochenbruchbehandlung. Langenbecks Arch. Chir. 337 (1974) 389

Rehn, J.: Die überregionale Zusammenarbeit in der klinischen Forschung. (Am Beispiel der Internationalen Arbeitsgemeinschaft für Osteosynthesefragen.) Chirurg 45 (1974) 494

Rehn, J.: Verplattung und Marknagelung bei Femur- und Tibiaschaftfrakturen: Pathophysiologische Grundlagen: Leitthema: Nagelung oder Plattenosteosynthese. Chirurg 46 (1975) 145

Rettig, H.: Frakturen im Kindesalter. Bergmann, München 1957

Rittmann, W. W., S. M. Perren: Corticale Knochenheilung nach Osteosynthese und Infektion. Springer, Berlin 1974

Rittmann, W. W., Perren S. M.: Cortical Bone Healing after Internal Fixation and Infection; Biomechanics and Biology. Springer, Berlin 1974

Ruedi, Th., H. Kolbow, M. Allgöwer: Erfahrungen mit der dynamischen Kompressionsplatte (DCP) bei 418 frischen Unterschenkelschaftbrüchen. Arch. orthop. Unfall-Chir. 82 (1975) 247-256

Russe, O.: Atlas unfallchirurgischer Operationen. Maudrich, Wien 1955

Sarmiento, A.: A functional below-the-knee brace for tibial fractures. A report on its use in one hundred thirty-five cases. J. Bone Jt Surg. 52-A (1970) 295

Schenk, R. K., J. Müller, H. Willenegger: Experimentell histologischer Beitrag zur Entstehung und Behandlung von Pseudarthrosen. 31. Tagg. Berlin 1967. Hefte Unfallheilk. 94 (1968) 15-24

Schneider, H.: Die Abnützungserkrankungen der Sehnen und ihre Therapie. Thieme, Stuttgart 1959

Schneider, R.: Die Marknagelung der Tibia. Helv. chir. Acta 28 (1961) 207

Schneider, R.: Indikation zur konservativen oder operativen Frakturbehandlung. Sonderfall: Der alte Mensch. (Kongreßbericht) Langenbecks Arch. Chir. 337, 1974

Schweiberer, L.: Weichteilschaden beim Knochenbruch. Langenbecks Arch. Chir. 339, 1975

Schweiberer, L., P. Hertel: Unfallchirurgische Eingriffe im Kindesalter zu Breitner Operationslehre. Urban & Schwarzenberg, München 1976

Schweiberer, L., G. Hofmeier: Die Bündelnagelung bei Unterschenkel- und Oberarmfrakturen. Zbl. Chir. 92 (1967) 2903

Schweiberer, L., M. Lindemann: Infektion nach Marknagelung. Chirurg 44 (1973) 542

Schweiberer, L., F. Klapp, H. Chevalier: Platten- und Schraubenosteosynthese bei Frakturen und Pseudarthrosen des Ober- und Unterschenkels. Chirurg 46 (1975) 155

Simon-Weidner, R.: Die Fixierung trochanterer Brüche mit multiplen elastischen Rundnägeln nach Simon-Weidner, Hefte Unfallheilk. 106 (1970) 60

Smith-Petersen, M. N.: Treatment of fractures of the neck of the femur by internal fixation. Surg. Gynec. Obstet 64 287 (1937)

Spitzky, H.: Nervenoperationen nach Kriegsverletzungen. In Gocht, H.: Die Orthopädie in der Kriegs- und Unfallheilkunde. Enke, Stuttgart 1921 (S. 241)

Steindler, A.: Operative Orthopedics. Appleton, New York 1925

Steindler, A.: Orthopedic Operations. Thomas, Springfield/Ill. 1940; Blackwell, Oxford 1947

Steinmann, F.: Lehrbuch der funktionellen Behandlung der Knochenbrüche und Gelenkverletzungen, für Ärzte und Studierende. Enke, Stuttgart 1919

Süssenbach, F., B. G. Weber: Epiphysenfugenverletzungen am distalen Unterschenkel. Huber, Bern 1970

Trueta, J.: An Atlas of Traumatic Surgery. Blackwell, Oxford 1949

Wachsmuth, W.: Die Operationen an den Extremitäten. In Zenker, R., G. Heberer, R. Pichlmayr: Allgemeine und spezielle chirurgische Operationslehre. Springer, Berlin 1956

Wagner, H.: Technik und Indikation der operativen Verkürzung und Verlängerung von Ober- und Unterschenkel. Orthopädie 1 (1972) 59-74

Watson-Jones, R.: Fractures and Joint Injuries. 4th ed. Livingstone, Edinburgh 1952

Weber, B. G.: Die Verletzungen des oberen Sprunggelenkes. Aktuelle Probleme in der Chirurgie, Bd. III. Huber, Bern 1966, 1972 (Ausführliche Literatur.)

Weber, B. G., O. Cech: Pseudarthrosen. Pathophysiologie, Biomechanik, Therapie, Ergebnisse. Huber, Bern 1973 (Engl. ed. 1976)

Weller, S.: Die Marknagelung von Ober- und Unterschenkelbrüchen. Dtsch. med. Wschr. 16 (1965) 681-684

Weller, S.: Grenzen der konservativen und operativen Fraktur-Behandlung. Hefte Unfallheilk. 87 (1966) 138-140

Weller, S.: Der Oberschenkel-Mehrfragmentsbruch im Schaftbereich. Dtsch. med. Wschr. 13 (1969) 645-652

Weller, S.: Für und Wider die Indikation zur Drahtumschlingung bei Schaftbrüchen. Akt. Traumatol. 1 (1971) 1

Weller, S.: Distale Femurfrakturen im Wachstumsalter. Akt. Traumatol. 2 (1972) 2

Weller, S.: Indikationen zum chirurgischen Eingriff - Wandlungen und Entwicklungen in der Unfallchirurgie. Langenbecks Arch. Chir. 337 (1974) 57-63

Weller, S.: Die Marknagelung - Gute und relative Indikationen. Ergebnisse. Chirurg 46 (1975) 152-154

Weller, S.: Literatur. In Müller, M. E., M. Allgöwer, R. Schneider, H. Willenegger: Manual of Internal Fixation. Springer, Berlin 1979

Willenegger, H.: Die Behandlung der Luxationsfrakturen des oberen Sprunggelenks nach biomechanischen Gesichtspunkten. Helv. chir. Acta 26 (1959) 81

Willenegger, H.: Spätergebnisse nach konservativ und operativ behandelten Malleolarfrakturen. Helv. chir. Acta 38 (1971) 321

Willenegger, H.: Die überregionale Zusammenarbeit in der klinischen Forschung. (Am Beispiel der Internationalen Arbeitsgemeinschaft für Osteosynthesefragen.) Chirurg 45 (1974) 494

Willenegger, H.: Verplattung und Marknagelung bei Femur- und Tibiaschaftfrakturen: Pathophysiologische Grundlagen. Leitthema: Nagelung oder Plattenosteosynthese? Chirurg 46 (1975) 145

Willenegger, H.: Literatur. In Müller, M. E., M. Allgöwer, R. Schneider, H. Willenegger: Manual of Internal Fixation. Springer, Berlin 1979

Willenegger, H., J. Bircher: Sudecksche Dystrophie des Fußes. Z. Unfallmed. Berufskrankh. 64 (1971) 109

Willenegger, H., S. M. Perren, R. Schenk: Primäre und sekundäre Knochenbruchheilung. Chirurg 42 (1971) 241

Willenegger, H., R. Schneider, W. Bandi: Irrungen und

Wirrungen in der Frakturenbehandlung. Acta Chir. Aust. 2 (1970) 6
Witt, A. N.: Die Behandlung der Pseudarthrosen. de Gruyter, Berlin 1952
Witt, A. N.: Sehnenverletzungen und Sehnen-Muskeltransplantationen. Bergmann, München 1953
Witt, A. N.: Traumatische Schäden des Bewegungssystems. In Hohmann, G., M. Hackenbroch, K. Lindemann: Handbuch der Orthopädie, Bd. I. Thieme, Stuttgart 1967 (S. 699); 2. Aufl.: Witt, A. N. u. Mitarb.: Orthopädie in Praxis und Klinik 1980

Einzeldarstellungen
Abott: Traitement des fractures des os longs. Scalpel 73 837
Albee, F. H.: Pacif. med. J. 66 (1913) 592; Ann. Surg. 74 7; J. Amer. med. Ass. 57/11 (1911); Zschr. orthop. Chir. 31 (1913) 460; Münch. med. Wschr. (1914) 1302; Surg. 18 (1914) 699; Presse méd. (1920) 261
Alexandrow, L. P.: Knochenbrüche im Kindesalter. J. Sowjetchirurgie 4/19 (1929)
Ashhurst, P. C., Steley, E. T. Corssan: Prognosis and treatment of fractures of the leg and ankle. Arch. Surg. 7 (1923) 601
Balley: The bone graft in compound fracture of the tibia and fibula, with considerable loss of the shaft of the bone. Internat. J. Surg. 34 (1921) 438
Bardeleben, K.: Luxatio sub talo. Verh. fr. Chir.-Vereinigung, Berlin (2. Juli 1888)
Bartl, R.: Die traumatische Epiphysenlösung am distalen Ende des Schienbeins und des Wadenbeins. Hefte Unfallheilk. 54 (1956) 228
Basil: The use of autogenous bone grafts in the treatment of certain simple fractures of bone. Lancet 1920
Bate, T.: Die subcutane Ruptur der Achillessehne. Arch. Surg. 62 (1951) 14
Baudet, R., F. Masmontell: Ostéosynthése des fractures diaphysaires de jambe. (Transversales et obliques.) J. chir. 22 (1923) 391
Bauer, K. H.: Chirurg 1 (1929) 871; 3 (1931) 993
Bauer, K. H.: Marknagelung oder Drahtfixation? Zbl. Chir. Nr. 7 (1943)
Beck: Zbl. Chir. 1931, 2802; 1933, 827
Beck: Zur Frage der operativen Behandlung der Luxationsfraktur des Fußgelenkes. Dtsch. Z. Chir. 228 (1930) 289
Becker, E.: Zur blutigen Behandlung der Fersenbeinbrüche. Zbl. Chir. 50 (1923) 262
Becker, F.: Primäre Arthrodese bei der Behandlung von Fersenbeinbrüchen. Zbl. Chir. 76 (1951) 834
Benedict: Fractures of the calcaneus. Int. J. Med. 37 (1924) 450
Bérard: Fractures de co- de pied, viciusement consolidées. Presse méd. 28 (1920) 737
Blecher: Luxation aller drei Keilbeine. Dtsch. Z. Chir. 88 332
Bloch: Le traitement des fractures diaphysaires de jambe par l'ostéosynthèse. Bull. méd. 38 (1924) 471
Böhler, J.: Zur Behandlung der traumatischen Epiphysenlösungen am oberen Schienbeinende. Chirurg 22 (1951) 81
Böhler, J.: Gekreuzte Bohrdrähte, ein einfaches Prinzip der Osteosynthese. Arch. orthop. Unfall-Chir. 47 (1955) 242
Böhler, J.: Vollständige Luxationen des Talus. Arch. orthop. Unfall-Chir. 48 (1956) 507
Böhler, J.: Bilanz der konservativen und operativen Knochenbruchbehandlung – Becken und Wirbelsäule. Chirurg 54 (1983) 241–247
Böhler, L.: Über einen Fall von divergierender Verrenkung der Mittelfußknochen. Zbl. Chir. 44, 1083 (1917)
Böhler, L.: Über eine Einheitsbehandlung der Unterschenkelbrüche. Münch. med. Wschr. 65 (1918) 68
Böhler, L.: Die Behandlung der Fersenbeinbrüche und die Behandlung des traumatischen Plattfußes. Zschr. orthop. Chir. 45 (1924) 415
Böhler, L.: Klin. Wschr. 1928, 1332
Böhler, L.: Die konservative Behandlung von Verrenkungsbrüchen des Sprungbeins. Chirurg 1 (1929) 402
Böhler, L.: Zbl. Chir. 1930, 1654
Böhler, L.: Verh. dtsch. orthop. Ges. 72, 1941
Böhler, L.: Unterschenkelschaftbrüche. (Kongreßbericht) Langenbecks Arch. klin. Chir. 276 (1953) 193
Böhler, L.: Verh. d. dtsch. Ges. f. Chir. 70 Tagg. Langenbecks Arch. klin. Chir. 276 (1953) 192
Bonn: Über den primären Nahtverschluß bei offenen Knochenbrüchen der Extremitäten. Arch. orthop. Unfall-Chir. 23 (1924) 151
Boyd, H. B.: The Treatment of Difficult and Unusual Nonunions. With Special Reference to the Bridging of Defects. J. Bone It Surg. 25 (1943) 535
Boyd, H. B., A. L. Altenberger: Treatment of malunited fractures of ankle. Arch. Surg. 49 (1944) 213
Brandt, G.: Chir. Kongr. 1933; Pseudarthrosen bei Unfallverletzten, ihre Ursachen und Behandlung. Berufsgenossenschaft 1936. Arch. klin. Chir. 28 (1937) 173
Brown, W. L., C. P. Brown: Vorübergehende innere Schienung bei komplizierten Brüchen. Int. J. med. Surg. 37 (1924) 359
Brunn, W.: Luxation im Lisfranc'schen Gelenk. Zbl. Chir. 1906, 1309
Bruns, P.: Über traumatische Epiphysentrennung. Arch. klin. Chir. 27, 1881
Burdzik, G.: Beitrag zum Krankheitsbild der ischämischen Kontraktur am Unterschenkel. Z. Orthop. 85 (1955) 400
Burgstein, M.: Verletzungen der unteren Schienbeinepiphyse und traumatisch bedingte Wachstumsstörungen am unteren Unterschenkelende. Arch. orthop. Unfall-Chir. 42 (1942) 292
Charbonnel: A propos de 53 ostéosynthèses métalligues pour fractures récentes et pour pseudarthroses fermées des membres. Arch. franco-belges chir. 25 (1922) 458
Chauvin, E.: Luxation der Zehen. Zbl. Chir. 47 (1920) 1191
Christidi, E.: Die Behandlung der Epiphysenfrakturen durch Nagelung. Zbl. Chir. 65 (1938) 529
Clairmont, P.: Ein Vorschlag zur blutigen Einrichtung der Unterschenkel- und Vorderarmbrüche. Arch. klin. Chir. 93 (1910) 745
Clongh: Fractures of the leg. A stuy of 155 consecutiv cases. Int. J. med. Surg. 37 (1924) 35
Codivilla: Amer. J. orthop. Surg. 4
Cornioley, C. E.: Étude compérée de 432 cas de fractures diaphysaires de la jambe. Schweiz. med. Wschr. 57 (1927) 6
Debrunner, H., Frosch: Experimentelle und klinische Studien zur Pseudarthrosenfrage. Arch. orthop. Unfall-Chir. 23 (1924) 10
Deetz, E.: Luxatio pedis sub talo. Dtsch. Z. Chir. 74 581
Durand, Destit: Luxation médio-tarsienne de l'articulation de Chopart. Province méd. 1898, 14 u. 15
Ehalt, W.: Trümmerbrüche am oberen Schienbeinende mit gleichzeitiger Zerreißung des Lig. patellae proprium als typische Motorradverletzung (Traversenverletzung). Mschr. Unfallheilk. 44 (1937) 417
Ehalt, W.: Ein typisches Repositionshindernis beim Pronationsbruch des inneren Knöchels. Chirurg 11 (1939) 4
Ehalt, W.: Luxatio pedix cum talo. Klin. Med. (Wien) 2 (1947) 725
Ender, J.: Erfahrungen mit Anlagespan bei der Behandlung von Pseudarthrosen und von Brüchen mit verzögerter Heilung. Chirurg 25 (1954) 409
Ender, J.: Behandlung und Behandlungsergebnisse der Schienbeinkopfbrüche. Arch. orthop. Unfall-Chir. 47 (1955) 130
Ender, J.: Über einen konservativ behandelten Verrenkungsbruch des Sprungbeinkörpers. Arch. orthop. Unfall-Chir. 48 (1956) 494
Ender, J., H. Krotscheck, H. Jahna: Behandlung und Behandlungsergebnisse von 1130 frischen, geschlossenen Unterschenkelschaftbrüchen. Hefte Unfallheilk. 54 (1956) 14

Flanagan, Burem: Reconstruction of defects of the tibia and femur with apposing massive grafts from the affected bones. J. Bone It Surg. 29 (1947) 587

Florian, K.: Über seltene Fußluxationen. Langenbecks Arch. klin. Chir. 131 (1924) 474

Galli: Subastralagar arthrodesis in fractures of the os calcis. J. Bone It Surg. 25 (1943) 731

Gebhardt, K.: Grenzen und Gegenanzeigen der Übungsbehandlung. Verh. dtsch. orthop. Ges. 1934, 45.

Gerhardt, H.: Regeneration und Wiederherstellung in der Unfallchirurgie des Kindes. Mschr. Unfallheilk. 57 (1954) 139

Giuliani, K.: Spätzustände nach traumatisch-mechanischen Schädigungen der Epiphyse am distalen Tibiaende. Arch. orthop. Unfall-Chir. 45 (1953) 386

Gömöry: Über die traumatische Luxation des Fußes im Talokrural-Gelenk. Wien. med. Wschr. 1902, 20

Gollasch, W.: Unzulängliche Behandlung von Schaftbrüchen der unteren Gliedmaße. Mschr. Unfallheilk. 49 (1941) 12

Gotzen, L., H. Tscherne, N. Haas, J. Ennker: Bilanz der konservativen und operativen Knochenbruchbehandlung – Untere Extremität. Chirurg 54 (1983) 234–240

Goulland: Luxatio metatarsalis. Zbl. Chir. 1911, 856

Greifensteiner, H.: Beitrag zur Pseudarthrosenbehandlung. Med. Klin. 1947, 42

Greifensteiner, H.: Eine Methode zur Behandlung von noch eiternden Pseudarthrosen und Schlottergelenken. Z. Orthop. 77 (1947) 144

Greifensteiner, H.: Kompressionsarthrodese des Kniegelenks. Z. Orthop. 83 (1953) 406

Greifensteiner, H., I. Klarmann, O. Wustmann: Die Osteodrucksynthese mittels Doppeldrahtspannbügels zur Behandlung von Pseudarthrosen. Zbl. Chir. 73 (1948) 959

Gümbel, Th.: Luxationen im Talo-Navikulargelenk. Dtsch. Z. Chir. 112 (1911) 221

Güttner, L.: Erkennung und Behandlung des Bänderrisses am äußeren Knöchel mit Teilverrenkung des Sprungbeins im Sinne der Supination (Subluxatio supinatoria pedis). Arch. orthop. Unfall-Chir. 41 (1941) 287

Hauck, G.: Percutane Fixierung gelenknaher Frakturen durch Kirschner-Drähte. Zbl. Chir. 10 (1949) 1036

Hirschberg: Die Luxation der Fibula. Langenbecks Arch. klin. Chir. 37

Hoffmann: Zur Behandlung der Frakturen und Luxationen im Bereiche des Sprunggelenkes. Med. Klin. 32 18

Hohmann, G.: Zur Korrektur frischer und veralteter Fälle von Verletzung der distalen Tibiaepiphyse. Arch. orthop. Unfall-Chir. 45 (1952) 395

Huc, G.: Trophoneurotische Veränderungen am Fuß nach Knochenbrüchen. Mém. Acad. Chir. 67 (1941) 211

Hummel, R., H. Henrici: Zur Kenntnis der traumatischen Epiphysenlösungen an den langen Röhrenknochen. Fortschr. Röntgenstr. 54 (1936) 68

Jaeger, W.: Behandlungsresultate von 218 Unterschenkelfrakturen. Schweiz. Z. Unfallheilk. 3 (1931) 1

Jahna, H.: Operative oder konservative Unterschenkelbruchbehandlung. Verh. dtsch. orthop. Ges., 45. Kongr. Z. Orthop. 91, Suppl. (1959) 484

Jahna, H., E. Scharizer: Kritik der Behandlungsergebnisse bei 1432 von 1926–1950 veraltet in das Unfallkrankenhaus Wien eingelieferten geschlossenen und offenen Unterschenkelschaftbrüchen. Hefte Unfallheilk. 54 (1956) 207

Judet, J.: Des indications et contraindications de l'ostéosynthèse dans les traitements des fractures ferées récentes. Soc. de chir. de Paris, 28. November 1924

Judet, J.: Ostéosynthèse dans le traitement des fractures diaphysaires du membre inférieure. Soc. suisse de chir. Séance du 22.5. 1920

Kerstner, G.: Der derzeitige Stand der Fersenbeinbruchbehandlung. Zbl. Chir. 80 (1955) 360

Koch, K.: Über Frakturen und Pseudofrakturen der Sesambeine der Großzehe. Münch. med. Wschr. 71 (1924) 1235

König, F.: Über die Berechtigung frühzeitiger blutiger Eingriffe bei subkutanen Knochenbrüchen. Langenbecks Arch. klin. Chir. 95/1

Krukenberg, H.: Behandlung der Fußwurzelschüsse. Münch. med. Wschr. 30, 1918

Kümmerle, F., D. Lorenz: Erfahrungen in der Behandlung von Unterschenkelbrüchen in den letzten 3 Jahren bei konservativer und operativer Behandlung. Dtsch. med. Wschr. (1953) 733

Küntscher, G.: Kongr. dtsch. Ges. Chir., Berlin 1940

Küntscher, G.: Die Marknagelung von Knochenbrüchen. Langenbecks Arch. klin. Chir. 200 (1940) 443

Küntscher, G.: Die Technik der Marknagelung des Unterschenkels und Oberarmes. Zbl. Chir. 68 (1941) 1138

Küntscher, G.: Chirurg (1942) 161

Küntscher, G.: Die Marknagelung gelenknaher Brüche. Mschr. Unfallheilk. 58 (1955) 1

Lambotte, A.: Quel est le meilleur moment pour practiquer l'ostéosynthèse dans les fractures récentes? Arch. francobelges chir. 26 (1923) 57

Lange, M.: Die Behandlung der peripheren Nervenverletzungen. Fortschr. Neurol. 1930, 310

Lange, M.: Der Kruppstahldraht als Knochennahtmaterial. Z. orthop. Chir. 47 (1926) 519

Lange, M.: Zur operativen Behandlung von Unterschenkelpseudarthrosen. Verh. Dtsch. Orthop. Ges., 34. Kongr. Z. Orthop. 72, Suppl (1941) 158

Lange, M.: Zur operativen Behandlung der peripheren Nervenschußverletzungen. Münch. med. Wschr. (1942) 885

Lauge-Hansen, N.: Fractures of the ankle. Arch. Surg. 56 (1948) 259, 60 (1950) 957

Leitner, B.: Behandlung und Behandlungsergebnisse von 42 frischen Fällen von Luxatio pedis sub talo im Unfallkrankenhaus Wien in den Jahren 1925–1950. Ergebn. Chir. Orthop. 37 (1952) 501

Leitner, B.: Luxatio ossis navicularis pedis. Arch. orthop. Unfall-Chir. 46 (1953 a) 55

Leitner, B.: Die Totalluxation des Talus und ihre Vorstufen. Ergebn. Chir. Orthop. 38 (1953 b) 93

Lexer, E.: Behandlung der Pseudarthrose. Med. Klin. 1918, 20

Lexer, E.: Operation bei habitueller Luxation der Peroncusschne. Münch. med. Wschr. 51, 1912

Lexer, E.: Blutige Vereinigung von Knochenbrüchen. Dtsch. Z. Chir. 133, 1915

Lexer, E.: Verh. dtsch. Ges. Chir. 1908, II, 188, I, 102; 1911, II, 386; 1922, I, 121; Surg. 1908, 601; Münch. med. Wschr. 1912, 1686; 1913, 612; 1916, 978

Lipschultz, O.: Endergebnisse von Epiphysenverletzungen. Radiology 28 (1937) 223

Lob, A., R. Asanger, J. Probst: Sozialgerichtliche Entscheidung über den Zusammenhang zwischen Unfall und Erkrankung. Enke, Stuttgart 1958

Maatz, R.: Die Bedeutung der Fettembolie bei der Marknagelung nach Küntscher. Zbl. Chir. 70, 1943

Mangheim, A.: Zur Klinik kindlicher Frakturen. Pädiatrie 14 (1930) 4

v. Mangoldt: Verh. dtsch. Ges. Chir. 1904

Masmontel: Indication de l'ostéosynthèse. Libre jubilaire au Prof. Forgue, 1924

Maurer, G.: Umbau, Dystrophie und Atrophie an den Gliedmaßen (sog. Sudeck'sche Knochenatrophie). Ergebn. Chir. Orthop. 33 (1940) 477

Mayr, S.: Frakturenbehandlung im Kindesalter. Mschr. Unfallheilk. 55 (1952) 1

Mayr, S.: Behandlungsergebnisse von 100 Unterschenkeldrehbrüchen. Arch. orthop. Unfall-Chir. 45 (1952) 363

Möhring, P.: Ein Fall von habitueller Luxatio pedis. Mschr. Unfallheilk. 23, 1917

Moldenschardt, H.: Über Wadenmuskelrisse. Münch. med. Wschr. 82 (1935) 1201

Müller, W.: Zur Fußarthrodese – arthrorise Operation nach Lambrinudi. Z. Orthop. 85 (1955) 133

Ostfield, M.C.: Hernien des M. tibialis anticus bei Sportlern. Brit. J. Surg. 36 (1945) 405

Ostroverchow: Spätergebnisse der Operationen an den peripheren Nerven. Vop. Neĭrokhir. 15 (1951) 45
Palmer, I.: The mechanism of fractures of the calcaneus. J. Bone Jt Surg. 30 A (1948) 1
Phalen, G.: Ischämische Nekrose des vorderen Muskels des Unterschenkels. Ann. Surg. 127, 112 (1948).
Phemister, D. B.: Surg. 19 (1914); Ann Surg. 102 (1935) 261; Int. Chir. Kongr. Wien 1938; Surg. 52 (1913) 376; Ref. Z. org. Chir. 3 (1913) 620
Phemister, D. B.: Treatment of united Fractures by onlay bone grafts without screw or tie fixation and without breaking down if the fibrous union. J. Bone Jt Surg. 29 (1947) 946
Popp, O.: Schleichende Metatarsalfrakturen bei Kindern. Z. Orthop. 84 (1954) 55
Quénu: Bull soc. Chir. (Paris) 34
Rehn, E.: Zur Wiederherstellungschirurgie der Gelenke. Langenbecks Arch. klin. Chir. 180 (1934) 395
Reimers, K.: Die Brüche des fußnahen Unterschenkelabschnittes. Verh. dtsch. Ges. Chir. Langenbecks Arch. klin. Chir. 276 (1953) 256
Reich, R.: Subastragaloid arthrodesis in the treatment of old fractures of the calcaneus. Surg. Gynec. Obstet. 42 (1926) 420
Rohlederer, O.: Ergebnisse der Behandlung von Unterschenkeldrehbrüchen. Verh. dtsch. orthop. Ges., 41 Kongr. Z. Orthop. 84 (1954) 168
Schönbauer: Abriß der Achillessehne von ihrem Ansatz. Zbl. Chir. 77 (1952) 270
Schönbauer, H. R.: Vollständige subkutane Risse der Achillessehne. Mschr. Unfallheilk. 55 (1952) 6
Schönbauer, H. R.: Gedeckte Risse großer Sehnen am Bein. Hefte Unfallheilk. 48 (1954) 200
Schüttemeyer, W., A. Flach: Die Behandlung der kindlichen Frakturen der unteren Extremitäten und ihre Heilungsergebnisse. Mschr. Unfallheilk. 53 (1950) 4
Schultze, H.: Zur blutigen Frakturbehandlung mittels der Verschraubung nach Lane. Dtsch. Z. Chir. 136 (1916) 1
Schumpelik, W.: Die Behandlung schwerer Fersenbeinbrüche durch frühzeitige Spanarthrodese. Arch. orthop. Unfall-Chir. 46 (1953) 66
Schweiberer, L., A. Betz, F. Eitel, P. Krueger, D. Wilker: Bilanz der konservativen und operativen Knochenbruchbehandlung - Obere Extremität. Chirurg 54 (1982) 226-233
Seiler, H.: Die traumatischen Epiphysenlösungen unter besonderer Berücksichtigung der Sportverletzungen. Bruns' Beitr. Chir. 172 (1942) 173
Simon-Weidner, R.: Zur Totalluxation des Fußes im oberen Sprunggelenk (Luxatio pedis cum talo). Arch. orthop. Unfall-Chir. 47 (1955) 56
Smoljak, L. T.: Frakturen der Röhrenknochen im Kindesalter an Hand von 726 Fällen. Neues Chir. Arch. H. 164, 1938
Smoljak, L. T.: Spätergebnisse falsch konsolidierter Frakturen der Röhrenknochen im Kindesalter. Orthop. Traum. 2, 1938
Spakt, J.: Talusfrakturen bei Kindern. Acta chir. scand. (Stockh.) 107 (1954) 553
Stender, A.: Die Behandlung der Schußverletzung der peripheren Nerven. Dtsch. med. Wschr. (1941) 887
Struppler, V.: Rißbruch am Fersenbeinhöcker. Arch. orthop. Unfall-Chir. 39 (1939) 651
Thiel, R.: Über Abrißfraktur der Tuberositas tibiae. Zbl. Chir. 60 (1933) 1772
Toennis-Götze: Zur operativen Behandlung der Schußverletzungen der peripheren Nerven und ihre Erfolgsaussichten. Militärarzt 1942, 245
Trojan, E.: Erfahrungen mit Frakturen der unteren Extremitäten bei Tabikern. Hefte Unfallheilk. 47 (1953) 208
Trojan, E.: Über tibio-fibulare Arthrodesen. Verh. dtsch. orthop. Ges., 42 Kongr. Z. Orthop. 86, Suppl. (1954) 284
Valentin, B.: Behandlung der Pseudarthrosen des Unterschenkels. Verh. dtsch. orthop. Ges. Z. orthop. Chir. 58 (1933) 479
Vidal, J.: Isolierte Abscherungsbrüche des Tuber calcanei. Chirurg 13 (1941) 47
Vidal, J.: Arch. orthop. Unfall-Chir. 41 (1941) 685
Vidal, J.: Sprunggelenkschüsse (Erfahrungen aus dem spanischen Bürgerkrieg 1936-1939), 41 (1942) 711
Völcker: Über primäre Nahtbehandlung von Frakturen. Berlin, Verh. dtsch. Ges. Chir. 31. (1902) 30
v. Volkman, R.: Beitr. Chir. 1875, 105
v. Volkman, R.: Die ischämischen Muskellähmungen und Kontrakturen. Zbl. Chir. 1881, 801
Wendt, H.: Extreme Muskelentspannung in der Behandlung von Fersenbeinbrüchen. Zbl. Chir. 78 (1953) 153
Wengerowski, I. S.: Besonderheiten der Konsolidierung subkutaner Diaphysenfrakturen der langen Röhrenknochen in der Wachstumsperiode. Chirurgie 4, 1939
Wengerowski, I. S.: Die Dauer der Konsolidierung bei Frakturen langer Röhrenknochen im Kindesalter. Nachr. Chir. 60/6 (1940)
Wertheim, A.: Traumatische Verrenkung des Fußes nach hinten. Dtsch. Z. Chir. 91 186
Wille, H.: Die Frakturen der Tuberositas tibiae. Zbl. Chir. 77 (1952) 1793
Winkler, L.: Eignung von Cerclage, Drahtextension und Marknagelung zur Knochenbruchbehandlung bei Kindern. Dtsch. med. J. (1952) 109
Witt, A. N.: Die Skiverletzung der Fußaußenbänder. Med. Klin. 42/3 (1947)
Witt, A. N.: Die Drahtumschlingung der Unterschenkelspiralbrüche. Verh. dtsch. Ges. Chir., 70. Tagg. Langenbecks Arch. klin. Chir. 276 (1953) 232
Witt, A. N.: Die Marknagelung bei veralteten Frakturen. Wiederherstellungschir. u. Traum. 1 (1953) 64
Witt, A. N.: Zur Behandlung der Unterschenkelfrakturen. Verh. dtsch. orthop. Ges., 41. Kongr. Z. Orthop. 84, Suppl. (1953) 180
Witt, A. N.: Supramalleoläre Frakturen kombiniert mit Luxationsfrakturen des oberen Sprunggelenks, ihre Gefahren für die Zirkulation und ihre Behandlung. Wiederherstellungschir. u. Traum. 5 (1960) 15-60
Wittek, E.: Zur operativen Behandlung der Tibiapseudarthrosen. Langenbecks Arch. klin. Chir. 101 (1913) 808
Zenker, R.: Chirurg (1947) 339
Ziegler, A.: Frühmobilisierung im Zugverband. Münch. med. Wschr. 62 (1915) 1390
Zrubecky, G.: Brüche der Großzehe, deren Behandlung und Behandlungsergebnisse. Arch. orthop. Unfall-Chir. 47 (1955) 597
Zrubecky, G.: Mschr. Unfallheilk. 58 (1955) 86
Zrubecky, G.: Hefte Unfallheilk. 54, 1956
Zuelzer, W. A.: Medical Bulletin of the Europ. Com., March 1948
Zukschwerdt: Epiphysenverletzungen. Ref. dtsch. Ges. Chir., 75. Tagg. Langenbecks Arch. klin. Chir. 289, 1958

V. Amputationen der unteren Extremität

7 Amputationen

Von W. MARQUARDT

Einleitung

Schon in der vorantiseptischen Zeit war die Amputationschirurgie ein abgeschlossenes Kapitel. LISFRANC zählt z.B. in seiner Operationslehre 1846 36 Methoden der Schulterexartikulation auf. Die von BILROTH 1845 angegebene Ablatio interilioabdominalis ist der einzige wirklich neue Eingriff in der aseptischen Aera. Verbesserungen der Operationstechnik zur günstigeren Stumpfgestaltung wurden aber in allen Zeiträumen beigetragen. Die Amputationstechnik war nicht nur von den allgemeinchirurgischen Voraussetzungen abhängig, sondern auch von der Prothesenversorgung. Die Prothesenversorgung der ärmeren Amputierten war bis in den Anfang dieses Jahrhunderts recht primitiv, obwohl bereits ab 1860 wohltätige Vereine gegründet wurden, die Amputierte mit „künstlichen Gliedern" versorgten (Basel, Stuttgart). Die reichen Amputierten konnten bereits in den letzten Jahrzehnten des 19. Jahrhunderts sich ausgezeichnete Prothesen beschaffen, soweit sie günstige Amputationsstümpfe besaßen. Für die komplizierten Stümpfe aber, die nach den kurzen Fußamputationen entstanden, war es immer schwierig, einen Prothesenbauer oder einen Orthopädieschuhmacher zu finden. So berichtet DEBOUT 1861 von einem französischen Kaufmann, der 10 Jahre brauchte und mehr als 20000 Goldfranken ausgab, um eine Prothese für seinen Fußstumpf zu finden (HUARD 1940).
Es mußte Sorge getragen werden, tragfähige oder zum mindesten belastungsfähige Stümpfe zu erreichen. Die Symesche Operation oder die Pirogowsche Methode und der Gritti-Stumpf sind Folgen dieser Bemühungen. Die letzten Jahrzehnte des vergangenen Jahrhunderts zeigten vielfältige Bemühungen der Chirurgen, Fußstümpfe durch zusätzliche Operationen tragfähig zu machen. Die septische Komplikation, die für die Amputationen im Krieg oder nach Unfällen fast die Regel war, verursachte ungünstige Narben an den Stümpfen und Atrophierungen des subkutanen Fettpolsters, ja nicht selten Osteomyelitiden mit immer wieder aufbrechenden Fisteln. Dadurch wurde die Tragfähigkeit der Stümpfe aufs schwerste beeinträchtigt und die Indikation zur Amputation an höherer Stelle erzwungen.
SCHEDE und GERLACH haben während des 1. Weltkrieges mit der Festlegung des Lotaufbaus der Beinprothese den entscheidenden Höhepunkt der Prothesentechnik eingeleitet. In dieser Zeit entstanden auch die wichtigen Kniegelenk- und Fußkonstruktionen, die im Laufe der letzten Jahrzehnte im wesentlichen infolge der Materialfortschritte verbessert wurden. Die soziale Fürsorge für Kriegsopfer und Friedensverletzte ermöglichte es nicht nur, den Amputierten gute Prothesen zu geben, sondern auch die Qualität dieser Prothesen zu verbessern. Die große Zahl der Aufträge brachte den Prothesenbauern Erfahrungen. Und schließlich müssen als dritter Faktor der Strukturwandel der Bevölkerung und die Änderung der Lebensverhältnisse erwähnt werden. Ein Beispiel: 1952 lebten in Nordwürttemberg 52 Pirogow-Amputierte des 1. Weltkrieges. Diese waren überwiegend in körperlich schwerarbeitenden Berufen und in der Landwirtschaft tätig. Zur selben Zeit wurden aber nur 6 Pirogow-Amputierte des 2. Weltkrieges und ein Syme-Amputierter (aus englischer Kriegsgefangenschaft) versorgt. Dabei ist noch zu bedenken, daß mindestens die Hälfte der Pirogow-Amputierten des 1. Weltkrieges in der Folgezeit im Unterschenkel nachamputiert wurden, da der Stumpf nicht mehr tragfähig blieb oder war, meist infolge ungünstiger Narben.
Nach dem 1. Weltkrieg wurde der „prothesengerechte" Stumpf gefordert, um zweckmäßige Unterschenkel- und Oberschenkelprothesen anwenden zu können. Auf Grund der Erfahrungen an dieser Auslese körperlich hochleistungsfähiger junger Amputierter, die hohe Anforderungen an den Prothesengang stellten, wurden die prothesentechnischen Gesichtspunkte hoch bewertet. So entstand die Operationstafel von ZUR VERTH (1923). Diese Amputationstafel blieb nicht unwidersprochen. Vor allem wurde die Abqualifizierung der Fußwurzelstümpfe durch andere

Autoren (WATERMANN 1941, KREUZ 1941) nicht übernommen.

Die septische Komplikation spielt heute keine entscheidende Rolle mehr. Die arterielle Durchblutungstörung wurde die wichtigste Indikation. Die verbesserte Pflege des frisch Amputierten gibt auch alten Menschen eine Überlebenschance. Die Anforderungen dieser alten Menschen an ihr Leben als Amputierte ist bescheiden.

Das sind die Gründe, weshalb die Amputationschirurgie heute keine Schematisierung mehr zuläßt. Die Prognose beim alternden Amputierten, die noch von ERLACHER, KELLEY und SCHONES recht ungünstig beurteilt wurde, hat sich entscheidend gebessert. Nach den Berichten von LITTLE und BAUMGARTNER (1973) kommen wenigstens 85% der alten gefäßkranken Amputierten zum Prothesengang, während früher nur von jedem siebten Oberschenkelamputierten und jedem dritten Unterschenkelamputierten dies erreicht wurde. Die Bewertung der Stumpfgestaltung und der Stumpfformen, auch die Wahl des Amputationsortes hat sich daher nach neuen Gesichtspunkten zu orientieren. Den monographischen Bearbeitungen der Kriegserfahrungen von zur VERTH (1923), HUARD (1940), MARQUARDT (1950), SLOCUM (1949) und GILLIS (1954) schließen sich in neuerer Zeit auf wesentlich erweiterter Basis aufgebaute Monographien und Bearbeitungen von BURGESS (1965), DEDERICH (1970), BERLEMONT, BAUMGARTNER (1973), FULLFORT u. HALL (1968), LITTLE u. a. an.

Es müssen drei Amputiertengruppen unterschieden werden, die einer gesonderten Behandlung bedürfen:
1. die Amputationen bei Kindern,
2. die Amputationen bei Erwachsenen im leistungsfähigen Alter,
3. die Amputationen beim alten Menschen und Gefäßkranken.

Nach BAUMGARTNER (1971 b) sind 90% aller Amputationen durch Gefäßkrankheiten, also progrediente Grundleiden, wie Arteriosklerose oder Diabetes, verursacht. Man kann heute, wenn man ein Schlagwort wählen will, statt des zur -Verthschen Schlagwortes vom „prothesengerechten Stumpf" vom „patientengerechten Stumpf" sprechen.

Patientengerechter Amputationsstumpf

Es sollte ein Stumpf gebildet werden, der mit der Prothese störungsfrei optimale Geh- und Stehleistungen auf Lebensdauer ermöglicht. Selbstverständlich ist die Prothesengerechtigkeit des Stumpfes anzustreben, aber daneben müssen komplexe Faktoren berücksichtigt werden, die in der Person liegen. Da sind Alter und Konstitution, Gesundheitszustand, Temperament, psychische Verfassung, personale Struktur und Erwartung zu nennen. Diese Faktoren sind endogen. Andere, exogene Faktoren wie Arbeitswelt, wirtschaftliche Stellung, Umweltbewältigung können durch die sozialen Maßnahmen wie Renten, Beihilfen, Fürsorge, Sonderrechte und Rehabilitation beeinflußt werden. Die Infrastruktur wie Straßen, Verkehrsmittel, Erholungs- und Kurmöglichkeiten sind wiederum meist äußere Gegebenheiten.

Der Stumpf wird vom Schaft der Prothese umfaßt. Diese Verbindung Stumpf – Schaft sollte nur eine möglichst geringe Tote-Gang-Bewegung zulassen. Es wird auch von der Pseudarthrosenbewegung zwischen Prothese und Stumpf gesprochen. Der obere Trichterrand des Schaftes und die Bettung der Stumpfkuppe sind für das Ausmaß des toten Ganges entscheidend. Je länger der knöcherne Stumpfhebel und je kräftiger die Stumpfkuppe, einerlei ob durch entsprechende Fassung oder hochaktive Muskulatur, desto günstiger die Verhältnisse. Die Dicke des Weichteilmantels spielt also eine entscheidende Rolle (Abb. 1). Mechanisch betrachtet, ist die Stumpfmuskulatur ein Flüssigkeitsmantel wechselnder Konsistenz, der von der Faszie begrenzt wird. Die Muskulatur kann aktiviert werden und den toten Gang verringern. Um diese Faszie liegt aber ein mehr oder weniger dicker Weichteilmantel aus subkutanem Fettgewebe. Dieser ist nur passiv an der Verbindung beteiligt. Je weichteilreicher also ein Stumpf, desto größer wird der tote Gang. Durch die Kontraktion der Muskulatur wird der Flüssigkeitsmantel verdichtet; beim Auftritt wirkt er wie eine hydraulische Bremse. Schädlich ist aber das subkutane Fettgewebe, das bei Frauen am Oberschenkel oft unangenehm dick ist. Je länger der Stumpfknochen ist, desto eher kann er zwischen dem oberen Ring des Prothesentrichters und dem Mittel- und Endabschnitt sich verkeilen. Optimale Verhältnisse werden hergestellt, wenn die Stumpfkuppe tragfähig oder zum mindesten belastungsfähig ist. In diesem Fall kann die Stumpfkuppe zu einem Fixpunkt für den Schaft werden. Das gilt besonders für die Knieexartikulation, die Syme- und Pirogow-Spitzy-Amputationen. Eine Aktivierung der Stumpfmuskulatur nach myoplastischer Versorgung kann bei alten Menschen nicht mehr erwartet werden. Bei diesen ist daher ein möglichst langer, magerer, mechanisch besser wirkender Stumpf wertvoller.

Die modifizierten Pirogow-Stümpfe oder der Syme-Stumpf müssen in allen Altersstufen, wenn irgend möglich, empfohlen werden. Die Knieexartikulation darf heute, nachdem die prothesentechnischen Probleme behoben sind, dringend empfohlen werden. Ein Exartikulationsstumpf kann mit einem weichen Kontaktschaft, der wie

Amputationen in der Wachstumsperiode

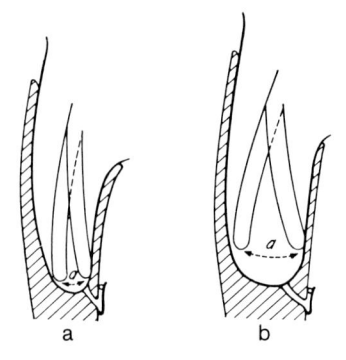

Abb. 1a u. b Die knöcherne Stumpfkuppe legt zur Bewegung der Prothese zunächst einen toten Gang zurück. Dieser ist von der Dicke und Konsistenz des Weichteilmantels, also von der Stumpfgestaltung, abhängig. Nur beim Stumpf mit Endbelastung wird der tote Gang minimal

In 75–78% sind Traumen die Ursache für die Amputation bei Kindern aller Altersstufen. Unter den Erkrankungen, die die Indikation zur Amputation ergeben, steht an erster Stelle nach wie vor die bösartige Geschwulst mit zwischen 5 und 10% der Fälle. Die bakteriellen Entzündungen, insbesondere die Tuberkulose, ergeben heute nur noch eine sehr seltene Indikation in unseren Ländern. Durchblutungsstörungen sind extrem selten, und die Mißbildungen der Lymphgefäße sollten in der Kindheit möglichst durch konservative Methoden vor der Amputation bewahrt werden. Geschwüre bei anästhetischem Bein sollten nicht die Ursache für die Amputation ergeben, da ein gefühlloser Stumpf für Geschwüre noch anfälliger ist als ein gefühlloser Fuß. Dies gilt vor allem für uneinsichtige Halbwüchsige mit Myelodysplasie. Amputationen wegen schlaffer Lähmungen sind gelegentlich sinnvoll, sollten aber auf alle Fälle auf das Ende des Wachstums verschoben werden. Eine wichtige Gruppe sind die Mißbildungen der unteren Extremität, die zu Umformungen zu einem belastbaren Stumpf veranlassen. Dem Träger wird dadurch mit der Prothese ein Funktionsgewinn geschaffen.

Bei den Amputationen im Wachstumsalter gelten besondere Regeln. Die distalen Wachstumsfugen müssen sowohl am Oberschenkel- als auch am Unterschenkelknochen nach Möglichkeit erhalten werden. Der Längenverlust am Oberschenkel von 70% beim Verlust der körperfernen Femurfuge ist gravierend; je früher amputiert wird, desto schlimmer. Aus diesem Grund ist beim Kind erlaubt, um die körperferne Fuge zu erhalten, alle Möglichkeiten der Hautplastik, der Hautspannung, ja sogar die suprakondyläre Verkürzungsosteotomie durchzuführen. E. MARQUARDT (1982) macht darauf aufmerksam, daß es immer noch besser ist, suprakondylär 5 cm zu opfern als auf 70% des weiteren Femurwachstums zu verzichten. Das Ziel ist also, möglichst einen Exartikulationsstumpf im Knie oder einen Symes-Stumpf zu erreichen, schließlich auch einen modifizierten Pirogow-Stumpf unter Erhaltung der Fuge.

Auch bei der Knieexartikulation wächst der Oberschenkelstumpf nicht in derselben Weise wie auf der gesunden Seite. Diese mäßige Längendifferenz zuungunsten des Stumpfes wirkt sich aber funktionell und prothesentechnisch nicht nachteilig aus (Abb. 2).

Die Komplikationsrate nach den kindlichen Amputationen ist relativ gering. Phantomschmerzen nach Amputationen wurden bei Kindern, obwohl sie auch ein Phantomgefühl haben, bisher nicht bekannt. Narben stören bei Kindern weniger als bei Erwachsenen. Neurome kommen in etwa

ein Strumpf angezogen wird, versorgt werden. Und der mit diesem Kontaktschaft bewehrte Stumpf kann in eine Prothese ohne Tuberaufsitz eingeführt werden. Der Patient sitzt daher bequem. Die Leistungen beim Stand und beim Gehen sind überlegen. Das Einziehen des Stumpfes in die Prothese entfällt. Es stehen z. Z. Gelenkkonstruktionen zur Verfügung, die auch für Jugendliche empfohlen werden; die leichteren Konstruktionen beschweren auch alte Menschen nicht. Diese langen Stümpfe können außerdem leicht kontrakturfrei gehalten werden. Die früheren Mängel sind also heute weitgehend behoben, und man kann mit einer zunehmenden Besserung der Prothesenversorgung rechnen. Beim Kind hat der Exartikulationsstumpf dann noch den großen Vorteil, daß er nicht wesentlich durch das Wachstum verändert wird.

Die langen Unterschenkelstümpfe neigen zu Durchblutungsstörungen und veranlassen nach einer Statistik von GILLIS (1954) bei ca. 55% der Fälle die Nachamputation.

Der ideale Amputationsstumpf soll also der Altersstufe entsprechend optimal lang sein. Er soll die notwendige Weichteildeckung ohne Überschüsse besitzen. Die Stumpfmuskulatur muß an der Stumpfspitze ihren Halt finden, um unnötiges Flottieren derselben zu verhüten. Die Stumpfnarben müssen im neutralen Raum liegen, damit sie im Prothesenschaft nicht stören. Die Durchblutung des Stumpfes soll einwandfrei sein. Der Stumpf muß frei von Kontrakturen sein. Dieses Ziel wird nicht nur durch eine subtile Operationstechnik, sondern auch durch die Nachbehandlung – Verband, Lagerung und Übung – erreicht. Bei der Längenwahl müssen voraussehbare Nachoperationen berücksichtigt werden. Bei Gefäßkranken muß an die häufige Notwendigkeit der Doppelamputation gedacht werden.

7.4 Amputationen

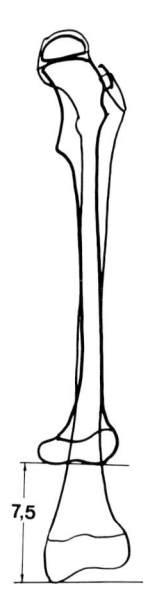

Abb. 2 Röntgenpausen des Oberschenkelknochens eines knieartikulierten Kindes im Alter von 3 Jahren und 11 Jahre nach der Knieexartikulation. Der Wachstumsrückstand betrug 7,5 cm. Man beachte die Coxa valga und die Gestaltung des Femurkondylus (aus *R. F. Baumgartner:* Amputationen und Prothesenversorgung beim Kind. Enke, Stuttgart 1977)

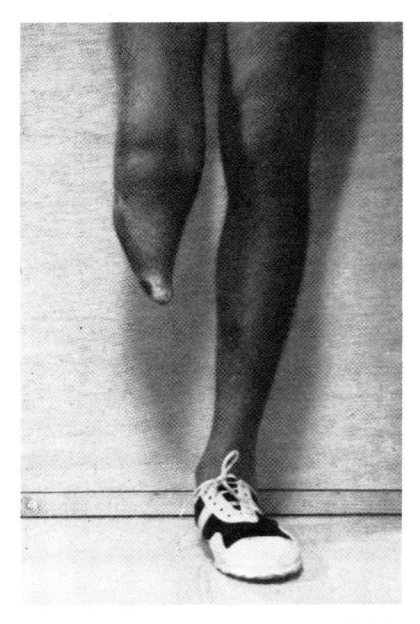

Abb. 3 W. L., geb. 29. 4. 41. Im Alter von 5 Jahren wurde der rechte Unterschenkel durch eine Lore abgequetscht. Es wurde lege artis im Unterschenkel amputiert. Die Aufnahme zeigt den Zustand im Alter von 18 Jahren mit konisiertem Unterschenkelstumpf

3,2% der Fälle nach AITKEN (1963) vor, bedürfen aber nur der Operation, wenn sie die Prothesenversorgung stören. Die wichtigste Komplikation, die nur den Unterschenkelstumpf betrifft, ist die Konisierung des Stumpfes, im englischen sprachlich besser „Überwachsen der Knochen" genannt (Abb. 3). Es handelt sich nun nicht, wie man früher annahm, um ein Wachstum aus den körpernahen Fugen des Schienbeines oder Wadenbeines, sondern um ein appositionelles Wachstum von der Stumpfkuppe aus in der Art eines Kalluswachstums. Hierdurch wächst der Knochen aus seinem Muskel- und schließlich aus seinem Hautmantel heraus und durchspießt die Stumpfkuppe. Dieses Ereignis tritt in etwa 12,4% der Unterschenkelstümpfe auf. Die Epiphysiodesen der körpernahen Wachstumsfuge von Schienbein und Wadenbein haben sich nicht bewährt, was nach der von AITKEN (1963) gebrachten Erklärung auch verständlich ist. Durch die Brückenbildung zwischen den beiden Stumpfknochen, Schienbein und Wadenbein, nach ERTL (1949) kann die „Konisierung" verzögert werden. Die Methode verlangt aber doch eine erhebliche Kürzung des Stumpfes von vornherein, um das Material für die Knochenperiostbrücke zu erhalten. Und beim kindlichen Stumpf will man wegen der drohenden Nachamputation nicht auf Länge verzichten. Es ist daher ein erheblicher Fortschritt gewesen, als SWANSON 1972 berichtete, daß er die knöcherne Stumpfkuppe mit einer Silikonkappe versorgte, um auf diese Weise eine breite belastbare Fläche zu erreichen. Er versprach sich dadurch eine bessere Verteilung des Wachstumdruckes vom Knochen weg auf die Weichteile. 1973 berichtete BUCHTIAROW beim ersten internationalen Kongreß für Prothesentechnik über seine Versuche mit rekonstruktionsplastischen Operationen an den Extremitätenstümpfen unter Verwendung von knochenknorpeligen Homo- und Heterotransplantaten in Verbindung mit der Prothetik. E. MARQUARDT, Heidelberg, hat von 1974 an vor allem für oberarmamputierte Kinder, bei denen diese Komplikation ebenfalls eine große Rolle spielt, eine Methode ausgearbeitet, die verspricht, mit dieser unangenehmen Komplikation fertig zu werden. Die Methode besteht darin, daß auf die knöcherne Stumpfkuppe eine Kappe aufgesetzt wird, die aus einem Knochen-Knorpel-Transplantat besteht, nach Möglichkeit autoplastisch, im Notfall aber auch homöoplastisch. Aus dem zu amputierenden Gliedabschnitt kann unter aseptischen Verhältnissen bei den Unfallamputationen ein solches Transplantat, etwa der Taluskopf oder ein Mittelfußköpfchen oder das Rollendach der Tibia, gewonnen werden. Dieses wird übergreifend, also pilzförmig, auf den Knochen aufgesetzt, dort mit einer Schraube fixiert und die Muskulatur einschließlich Periost und Faszie an diesem Transplantat ringsherum befestigt. Muß die Operation bei bereits eingetretener „Konisierung" später ausgeführt werden, so ist der Schaft zur Kuppe hin zugespitzt und verschmälert. Die Re-

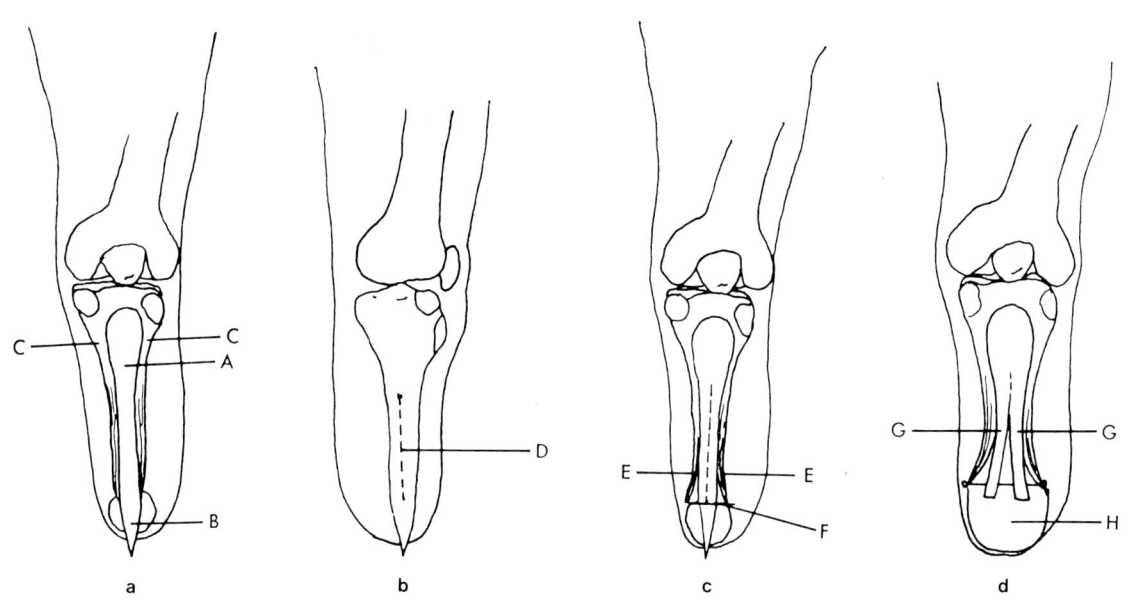

Abb. 4 a–d Stumpfkappenplastik mit autologem Korpel-Knochen-Transplantat. a) Die Tibia ist bezeichnet durch „A" und „C", die Stumpfspitze durch „B". b) Skizze der Seitenansicht des Stumpfes. Der Hautschnitt sollte seitlich und nicht über dem Stumpfende liegen, damit nicht die Narbe die Prothesenversorgung und die postoperativ zu erwartende Endbelastung stört. c) Nach Bildung von muskuloperiostalen Lappen „E" wird die Stumpfspitze bei „F" in der Höhe ihres Eintritts in den Schleimbeutel reseziert. Die Tibia wird proximalwärts ca. 5 cm longitudinal gespalten. d) Aus der distal längs gespaltenen Tibia werden durch vorsichtiges Auseinanderbiegen zwei Pfeiler „G" gebildet, die in zwei Nuten der zuvor präparierten Stumpfkappe „H" (z. B. Fibulaköpfchen, z. B- Spina iliaca posterior, z. B. funktionell unwichtiger Bereich einer Fehlbildung) eingestemmt werden. Das Transplantat wird für 3 Monate mit einer Schraube oder mit Kirschner-Drähten an der Tibia fixiert. Der Raum zwischen beiden Pfeilern und zwischen diesen und dem Periost wird mit Spongiosa ausgefüllt. Periost und Muskulatur werden am Übergang zwischen Knochen und Knorpel am Transplantat fixiert. Die Stumpfkappe sollte nicht größer sein als die Bursa, welche über dem Knorpel verschlossen wird. Die in der Bursa produzierte Flüssigkeit ist der Gelenkflüssigkeit ähnlich und für den transplantierten Knorpel wichtig. Durch die Umwandlung eines Amputationsstumpfes in einen einer Exartikulation ähnlichen Stumpf werden erneute Zuspitzungen und somit die während des Wachstums immer wieder notwendigen Nachamputationen vermieden. Diese Technik bezieht sich jedoch nur auf lange Spitzen. Bei kurzen Spitzen wird das Transplantat direkt auf die Resektionsfläche gesetzt und in eine Periostmuskelmanschette eingenäht (aus E. Marquardt: The multiple limb-deficient child. In: Atlas of Limb Prosthetics; Surgical and Prosthetic Principles. American Academy of Orthopedic Surgeons. Mosby, St. Louis 1981)

sektion des überschießenden Teiles genügt nicht. Hier spaltet E. Marquardt (1981) den Knochen längs, um ihn zu verbreitern. Er bildet aus den Weichteilen, ohne die Muskulatur vom Periost zu trennen, zwei Periost-Muskel-Lappen, die er mit dem aufgesetzten und aufgeschraubten Transplantat ringsherum verbindet. Dazu benützt er feine Bohrkanäle am Rand des Transplantates, um diesem Periost-Muskel-Lappen einen festen Halt zu geben. Die Bursa, die zwischen Knochenspitze und Haut liegt, schont er, da diese wie eine Gelenkkapsel in der Lage ist, den Knorpel zu ernähren. Histologische Untersuchungen haben ergeben, daß der Knorpel sich nicht in allen Fällen umbaut, sondern teilweise ein echter Hyalinknorpel bleibt. Bei Patienten hat er das Wadenbeinköpfchen, Teile vom Darmbein oder Knochenteile aus funktionslosen Gliedmaßenstummeln bei angeborenen Mißbildungen benützt.

Die Abb. 4 zeigt das Verfahren am deutlichsten. In den Raum zwischen Periost und den gespaltenen Knochen füllt er Spongiosamaterial. Ein weiterer wesentlicher Teil des Verfahrens ist, daß bereits 4 Wochen nach der Operation unter zunehmender Belastung die Stumpfkuppe für die Tragearbeit geschult wird. Hierdurch wird der funktionelle Anreiz für den Umbau der Stumpfkuppe geschaffen, aber auch, wie man nach den histologischen Untersuchungen annehmen darf, der Umbau des Gelenkknorpels. Die alsbaldige Prothesenversorgung ist daher ein wesentlicher Teil der Wiederherstellung. Die Fixationsschraube, eine Spongiosaschraube, kann dann, wenn das Transplantat knöchern einheilte, also etwa nach einem Vierteljahr, entfernt werden. Es ist selbstverständlich, daß die Narbe möglichst exzentrisch gelegt wird, falls nicht vorhandene Narben ein anderes Vorgehen verlangen.

Am Fuß wird grundsätzlich Stumpflänge erhalten; auch hier kann von der Hautplastik Gebrauch gemacht werden. Die Fußwurzelstümpfe sollten beim Kind im Gegensatz zu amerikani-

7.6 Amputationen

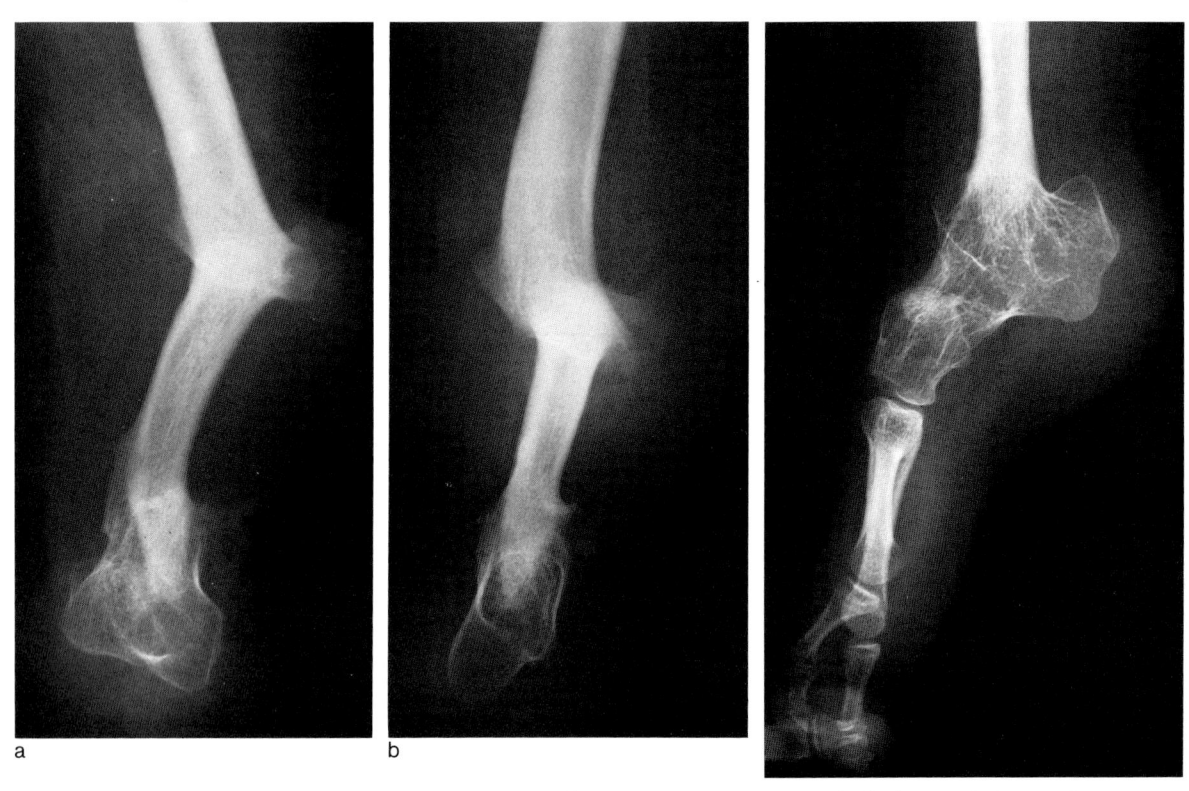

Abb. 5a-c T. S. Doppelseitige Beindeformitäten mit Coxa vara, Kniedefekten, vollständiger Aplasie der fibularen Strahlen, Tibiadeformitäten, luxierte Kniegelenke, Spalthände. Mit 5 Jahren wurde links (a u. b) eine Arthrodese des Kniegelenks unter Schonung der Wachstumsfugen ausgeführt und mit 11 Jahren eine Pirogoff-Amputation; der Fersenrest wurde auf die Tibia aufgesetzt. c) Auf der rechten Seite konnte der Fußrest noch ausgenützt werden. Der Stumpf ist heute bei dem 27jährigen voll belastbar

schen Ansichten ausgeführt werden; es muß aber anschließend oder gelegentlich primär mit der Korrekturoperation nach Pirogow-Spitzy oder nach Revenko (1977) gerechnet werden. Kinder mit Fußstümpfen sollten mit orthopädischem Apparat und nicht mit Schuhen versorgt werden. Der orthopädische Schuh ist den Beanspruchungen bei Kindern meist nicht gewachsen. Durch den Apparat wird der Defekt auch mechanisch besser ausgeglichen, und die Leistungsfähigkeit der Kinder, die ja sehr beweglich sind, wird größer. Die Reparaturanfälligkeit der Apparate ist zwar erheblich, muß aber getragen werden. Muß an den Zehen amputiert werden, so kann in den Mittel- und Endgelenken exartikuliert werden. Auch an den Zehen sind „Konisierungen" möglich. Exartikulationen in den Grundgelenken sind bei Kindern zu vermeiden, da das freiliegende Mittelfußköpfchen sich im Zuge des Wachstums oft grotesk vergrößert und deformiert. Kurzstümpfe der Grundphalanx dürfen also in Kauf genommen werden, obwohl die Kontraktur droht. Es ist aber leichter, mit den Deformierungen durch Kontraktur fertig zu werden als mit den Deformierungen der Mittelfußköpfchen. Wird die Basis der Grundphalangen erhalten, so bleibt auch der muskuläre Verspannungsapparat des Vorfußes erhalten. Auch dies wirkt sich auf das Wachstum aus.

Die angeborenen Mißbildungen der unteren Gliedmaße mit Defekten und Kontrakturen werden oft zweckmäßigerweise zu einem belastbaren Amputationsstumpf umgeformt. Solange auch nur ein kümmerlicher Rest eines Fersen- oder Sohlenpolsters vorhanden ist, muß dieser erhalten und ausgenützt werden. Ein solches Polster ist immer belastbar und macht jede Prothese wirkungsvoller. Wichtig ist aber auch, daß unter diesem Polster eine restliche Knochenschale erhalten bleibt, und meist ist ein solcher Rest des Fersenbeines vorhanden. So können Oberschenkelstümpfe entstehen, die voll belastungsfähig sind und die nur z. T. aus dem Femur und einem kleinen Teil der Tibia und einem Fersenbeinrest bestehen. Es ist selbstverständlich, daß der Zeitpunkt für solche Eingriffe nicht nur entsprechend dem Befund, sondern auch dem Wachstumsfortschritt gewählt wird. Bei ausgedehnten Defekten des Fußes und Unterschenkels bei vorhandenem funktionstüchtigem Kniegelenk kann auf diese Weise immer noch ein tragfähiger Stumpf entstehen. Die Abb. 5 und 6 zeigen solche Stumpfgestaltungen. Bei Tibiadefekten mit Fußresten kann die Fibula in der Art der Hahnschen Plastik unter dem Tibiakopfrest oder direkt unter den Femurkondylen fixiert werden. Der Fußrest andererseits kann ausgenützt werden, um das Stumpfende belastungsfähig zu machen. Bei groben angeborenen Defekten ist aber, wenn die Kondylen erhalten sind, die Knieexartikulation u. U. das sicherste Verfahren (KRUGER 1981, E. MARQUARDT 1982). Ein Sonderfall sind die extremen Verkürzungen des Beines mit muskulär einwandfrei versorgtem Fuß und beweglichem oberem Sprunggelenk. Hier ist die Borggrevesche Operation das Verfahren der Wahl. Dabei wird die Knöchelachse in der Höhe des Kniegelenks unter Drehung des Fußes um 180° eingestellt. Die Ferse steht nach vorn, der Vorfuß nach hinten; das obere Sprunggelenk funktioniert als Kniegelenk und wird aktiv bewegt (Abb. 7). Diese Patienten sind höchst leistungsfähig.

In diesem Zusammenhang sei auch erwähnt, daß Patienten mit starken Beinverkürzungen, die bisher kosmetische Längenausgleiche mit extremer Spitzfußstellung benützten, im Laufe der Jahre so heftige Schmerzen in den Fußgelenken bekommen können, daß sie die Amputation wünschen. Diese ist aber nicht berechtigt. Solche Patienten werden wieder beschwerdefrei, wenn der Fuß in rechtwinkliger oder mäßiger Spitzfußstellung in einem Apparat eingestellt belastet wird.

Amputationen beim Alternden

Bei dieser Gruppe handelt es sich überwiegend um chronisch Gefäßkranke, Arteriosklerosen und diabetische Angiopathien. Das sind Allgemeinerkrankungen, die als solche gewertet werden müssen. Für die Schweizer Verhältnisse gibt BAUMGARTNER (1973) in den letzten Jahrzehnten eine Steigerung der Indikation zur Amputation wegen chronischer Gefäßerkrankungen von 31 auf 90% an. Bereits im 7. Lebensjahrzehnt nimmt diese Indikation erheblich zu, um im 8. Lebensjahrzehnt dann schon mit 41% aller Amputationen aller Altersstufen den Höhepunkt zu erreichen. 80% der Amputierten aus dem Krankengut von BAUMGARTNER litten an einer Herzinsuffizienz, 72% an einer chronischen Bronchitis; 10% hatten Herzinfarkte hinter sich, 20% eine Retinitis diabetica. Aus Statistiken ist zu entnehmen, daß 5 Jahre nach der ersten Amputation 50% der überlebenden Patienten auch das zweite Bein verloren. Die Zahl der zum Prothesengang rehabilitierten Personen hat sich im Laufe der letzten Jahre wesentlich gebessert. VAUCHER berichtet, daß von 70 Amputierten wegen Angiopathien 39 mit Prothesen gehfähig wurden, 12 sogar unbeschränkt, während 25 auf den Fahrstuhl angewiesen und 6 dauernd bettlägerig blieben.

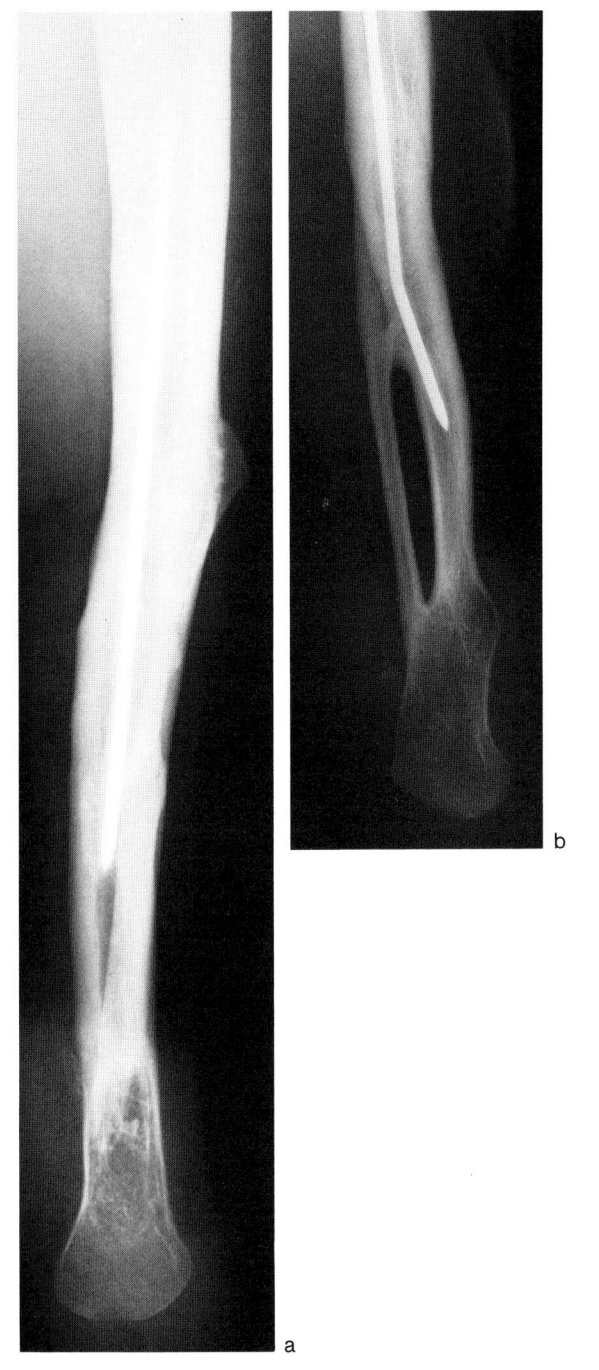

Abb. 6 a u. b W. M. Angeborener Fuß-Bein-Defekt mit rechtwinkliger Kniebeugekontraktur und sehr starker Verkürzung. In der 1. Sitzung wurde ein Pirogow-Spitzy-Stumpf gebildet. Dieser hat sich aber im Laufe der Jahre zu einem Priogow-Stumpf aufgerichtet. Mit 11 Jahren wurde das Kniegelenk reseziert. Der einwandfrei tragfähige Stumpf besteht jetzt aus Resten des Oberschenkels, Unterschenkels und dem Fersenbein. Der Stumpf ist bei dem heute 28jährigen voll belastungsfähig

7.8 Amputationen

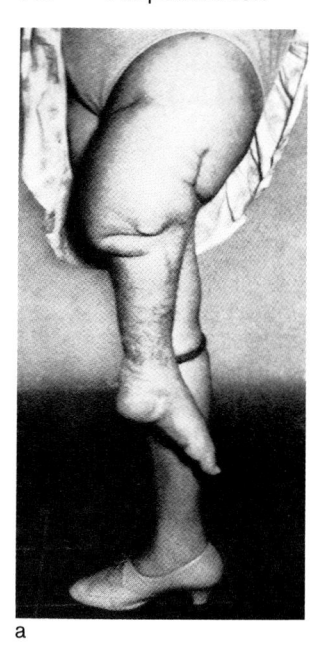

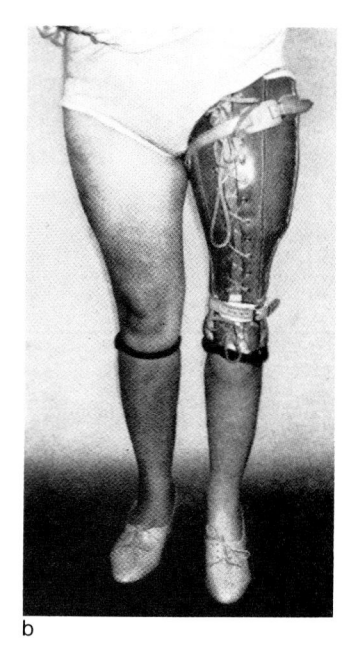

Abb. 7a u. b Zustand nach Borggrevescher Operation. Bei der Patientin wurden in der Kindheit wegen einer Tuberkulose eine ausgedehnte Knieresektion ausgeführt und beide Wachstumsfugen geschädigt. Die Patientin ist seit Jahrzehnten im Steh- und Gehberuf als Sprechstundenhilfe voll leistungsfähig (aus *W. Marquardt:* Die theoretischen Grundlagen der Orthopädieschuhmacherei. Maurer, Geislingen 1965)

Die Prothesentechnik hat sich in den letzten Jahren dieser Patienten angenommen und gute neue Möglichkeiten geschaffen. Gangleistung und Prothesenverschleiß sind bei dieser Amputiertengruppe gering. Daher können Leichtprothesen für Oberschenkelamputierte, Kurzprothesen für Unterschenkelamputierte angewandt werden. Die Amputationstechnik wurde wagemutiger. Die Versuche, wesentliche Gliedabschnitte zu erhalten, hat sich im großen ganzen bewährt. So werden heute Zehenexartikulationen und Amputationen im Mittelfuß, die früher nicht riskiert wurden, bei diesen Indikationen durchgeführt. Die knochenplastischen Operationen, angefangen von der Pirogowschen Operation über die Unterschenkelbrückenbildung nach Bier (1895), Ertl (1939) oder am Oberschenkel nach Gritti, werden aber allgemein abgelehnt. Schon die Syme-Amputation wird bei dieser Patientengruppe kritisch beurteilt. ROSEMANN hat über 10 erfolgreiche Fälle von 14 sorgfältig ausgewählten berichtet. SAENIENTO, MAY und SINCLAIR haben aber von 38 Syme-Amputierten 19 nachamputieren müssen innerhalb von 5 Jahren, davon 15 im Unterschenkel, 4 im Oberschenkel. Bei Unterschenkelamputation wird der drittellange, 7–13 cm lange Stumpf empfohlen, unter der Voraussetzung, daß ein hinterer Hautfaszien-Muskel-Lappen aus dem Gastroknemius einwandfrei durchblutet ist. Hier geben KIHN, WARREN (1955) und BEEBE an, daß bei der Unterschenkelamputation Gefäßkranker 69% heilen, wenn nur eine geringe Durchblutung der Lappen vorhanden war, 77%, wenn die Durchblutung mäßig vermindert war; 93% aber heilen, wenn die Durchblutung normal war. Eine Gegenindikation zur Erhaltung des Unterschenkelstumpfes sind Knie-

kontrakturen über 30° und grobe Kniearthrosen. Bei den Gefäßkranken wird die Knieexartikulation heute empfohlen. Die Narbe muß jedoch außerhalb der Belastungsfläche liegen. Die Stümpfe sind belastbar. Die Letalität bei dieser Operation beträgt nach GREEN 5%. Er rechnet aber mit 55% Wundheilungstörungen.
NEWCOMB und MARCUSON beobachteten 18% Wundheilungstörungen und 15% Mißerfolge; 30% kamen zum Prothesengang und 7% zur beschränkten Benutzung der Behelfsprothese. – Der Unterschenkelamputierte ist auch im Rollstuhl leistungsfähiger als der Oberschenkelamputierte.
Die Oberschenkelamputation ist bei den Gefäßkranken mit einer erhöhten Letalität zwischen 9 und 13% belastet. 76% der Stümpfe heilten primär, 12% sekundär, 75% wurden zum Prothesengang gebracht (HALL und SHUCKSMITH). Nach den Angaben von KIHN, WARREN (1955) und BEEBE waren 80,6% der überlebenden Unterschenkelamputierten mit der Prothese gehfähig; davon benützten die Prothese dauernd 69,4%. Von den oberschenkelamputierten Gefäßkranken dieser Autoren kamen aber nur 39,3% überhaupt zum Gehen und 30,3% zum Prothesengang.
Zusammenfassend kann also für die Gruppe der gefäßkranken und alternden Patienten eine einfache und schonende Amputationstechnik ohne Manipulationen am Knochen empfohlen werden. Einfachste Versorgung der Muskel-Faszien-Lappen unter Fixation an der knöchernen Stumpfkuppe, sorgfältige Vor- und Nachbehandlung, Bluttransfusion während der Operation, da ohne Blutleere operiert wird; Festlegung der Amputationshöhe durch Beurteilung der Blutung bei

Probeschnitten. Die Mehrzahl der Chirurgen vermeidet ein riskantes Erhalten von Stumpflänge, um unnötiges Krankenlager und Nachoperationen dem Patienten zu ersparen. JOHANNSEN, BURGESS (1971) und ZORN weisen darauf hin, daß gefäßchirurgische Eingriffe zum mindesten die Erhaltung eines etwas längeren Stumpfes ermöglichen. Die Anwendung von Radioisotopen zur Klärung der Absetzungsstelle hat sich anscheinend nicht durchsetzen können.

Indikationen zur Amputation

Traumen

Die Ausdehnung der Verletzung legt die Höhe des Amputationsortes fest. Es gelten die Grundsätze der Friedrichschen Wundausschneidung. Beim Gasödem, bei ausgedehnten Wundbuchten oder Hautablederungen, bei schwer übersehbaren Weichteilschäden und Quetschungen, bei Gegebenheiten, die Kurzstümpfe erzwingen, ist die Zirkelschnittamputation, die sich auf eine spätere endgültige Stumpfversorgung verläßt, zu erwägen. Durch das zweizeitige Vorgehen kann oft noch eine günstigere Stumpflänge erreicht werden. Gut ernährte Hautlappen können zur späteren Stumpfgestaltung erhalten werden.
Gewagte gliederhaltende Maßnahmen sind unter den heutigen Bedingungen fast immer indiziert, zumal sie vom Patienten gewünscht werden. Das weitgespannte soziale Netz erlaubt das Eingehen solcher Risiken aus der Sicht des Patienten. Die Indikationsstellung zur Amputation wurde daher wesentlich erschwert. Selbst Nervendurchtrennungen und gleichzeitige Gefäßdurchtrennungen ergeben noch keine Indikation, wenn nicht alle Möglichkeiten der Gefäßchirurgie ausgeschöpft sind. Objektiv betrachtet, darf aber festgestellt werden, daß gelähmte Glieder, wenn die Sensibilität nur in einigen wichtigen Bezirken erhalten ist oder Aussicht auf Gewinnung bescheidener sensibler Reste besteht, erhaltenswert sind.
Die Replantation wird von DIENER für die Großzehe und den Mittelfuß empfohlen. Es soll aber darauf hingewiesen werden, daß die Großzehenamputation einen sehr gut ausgleichbaren geringen Defekt ergibt und daß Mittelfußstümpfe recht leistungsfähig sind, allerdings orthopädisches Schuhwerk benötigen.

Septische Erkrankungen

Beim Gasödem ist die einzeitige Zirkelschnittamputation indiziert. Zusätzliche Entlastungseinschnitte sind oft notwendig. Bei phlegmonösen Entzündungen und Osteomyelitiden kann die Amputation gelegentlich indiziert sein. Hier ist der einzeitige Zirkelschnitt unter Erhaltung möglichster Stumpflänge indiziert. Der Stumpf wird nach Erholung des Patienten in zweiter Sitzung erst gebildet. Heute selten gewordene Indikationen sind Wundinfektionen durch Tetanus, tuberkulöse Gelenkinfektionen mit chronisch fistelndem destruierendem Verlauf.

Frostnekrose

An die Erfrierungszone dritten Grades schließt sich ein mehr oder weniger breiter Streifen der Erfrierung zweiten und schließlich ersten Grades an. Es ist sehr zu empfehlen, bis zur Demarkierung der Nekrose zuzuwarten. Eine trockene Nekrose ist leicht zu erreichen. Der günstige Zeitpunkt für die präliminare Absetzung der Frostnekrose ist die Zeit des Beginns der Auflösung des Demarkationswalles nach Abheilung der Erfrierung ersten und zweiten Grades. In diesem Stadium kann mit einfachem geradem Schnitt durch Knochen und Weichteile abgesetzt werden. Der Frostschaden dringt von außen nach innen. Die Haut ist daher wesentlich ausgedehnter nekrotisch als der Knochen und die tiefer liegenden Weichteile. Es verbietet sich daher bei den Frostnekrosen, Hautlappen zu bilden. Es müßte viel zuviel Fußlänge geopfert werden. Die Stümpfe sind dann zugespitzt. Sobald die Haut die Granulationen einiger Millimeter breit überdeckt hat, ist es Zeit zur Nachamputation. Es wird entlang der Hautgrenze wie bei einer Friedrichschen Wundausschneidung ausgeschnitten; die tieferen Weichteile und Knochen werden ebenfalls je etwa einige Millimeter unter der festen und derben Granulationsschicht durchtrennt, der Knochen quer durchgesägt. Auf diese Wunde kann dann sofort ein gestielter Hautlappen aufgenäht werden. Uns hat sich bei vielen derartigen Eingriffen die Rundstielplastik bewährt. Dasselbe Vorgehen wurde auch bei der Ferse benützt. Die Stümpfe haben nicht enttäuscht. Die Mehrzahl ist mit orthopädischem Schuhwerk, möglichst unter Hakenfußeinbettung, zu versorgen.

Hitzenekrose

Hier treten, da die Füße in der Regel durch den Schuh geschützt sind, die Nekrosen überwiegend an den Schenkeln auf. Eine primäre Indikation ist daher zur Amputation nur ausnahmsweise gegeben.
Ist die Sohlenhaut des Fußes unter den Belastungsflächen der Ferse und der Mittelfußköpfchen zerstört, so darf amputiert werden. Es gibt keine plastische Versorgung, die die Sohlenhaut ersetzen kann. Hier können allenfalls Lappenverschiebungen einschließlich Gefäß-Nerven-Ver-

7.10 Amputationen

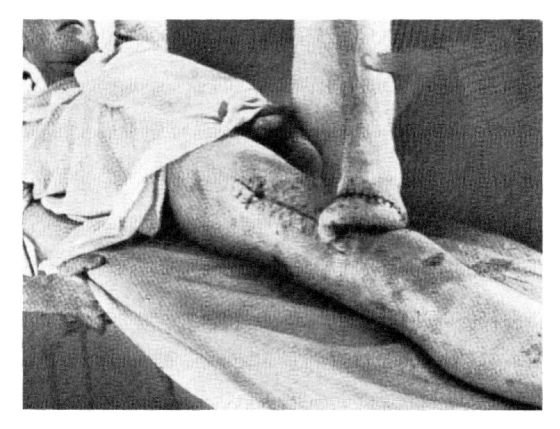

Abb. 8 Der am Oberschenkel gebildete Rundstiellappen wurde zur Deckung eines Mittelfußstumpfes verwandt

sorgung von weniger belasteten Sohlenpartien auf stark belastete Flächen einmal möglich sein. Dieser Versuch lohnt sich natürlich. Kleinere Narbenflächen unter einzelnen Mittelfußköpfchen können durch Korrekturoperationen am Fußskelett entlastet werden. Ist ein Rest von Sohlenhaut und Fettpolster unter Ferse und einigen Mittelfußköpfchen vorhanden, so ist die orthopädische Versorgung nachher zu lösen.

Arterielle Durchblutungstörungen

Die wichtigste Indikation bei den chronischen Gefäßerkrankungen wurde bereits abgehandelt. Bei den akuten Durchblutungstörungen ist das Zuwarten zu empfehlen. Die Ischämie am Bein hinterläßt keine so schwerwiegenden Folgen wie am Arm. Ging funktionstüchtige Muskulatur zugrunde, so ist die Blutanforderung beim Gehen, das nun zu einem reinen passiven Abwicklungsvorgang wird, nicht wesentlich höher als in der Ruhe. Daß alle gefäßchirurgischen Maßnahmen ausgeschöpft werden, bevor eine Absetzung diskutiert wird, ist selbstverständlich. Handelt es sich um jüngere Menschen, denen die Nachamputation zugemutet werden kann, so muß auf alle Fälle die Amputationshöhe durch Probeschnitte festgestellt werden.
Auf die Einzelheiten wurde bereits unter „Amputationen beim Alternden" (s. S. 7.7) eingegangen.

Gliedmaßengeschwülste

Die Amputation ist hier nur noch indiziert, wenn die konservierenden Therapien versagen oder die Tumoren ulzerieren. Die von COLEY (1949) empfohlenen Amputationsstellen sind für Tumoren im Fußbereich im Unterschenkel, für Unterschenkelgeschwülste im körperfernen Drittelpunkt des Oberschenkels, für Oberschenkeltumoren im distalen Drittel die kurze Oberschenkelamputation und bei Tumoren mit höherem Sitz im Schaft die Hüftexartikulation. Nur für die Tumoren des Schenkelhalses und des Beckens ist die Ablatio interilioabdominalis zu diskutieren. PACK (1956) hat Patienten nach Hüftexartikulation und Ablatio interilioabdominalis nachuntersucht. 12,5% von 94 Fällen überlebten den Fünfjahrestermin. Die Hälfte seiner Fälle waren Weichteiltumoren, die andere Hälfte Knochentumoren. GORDON-TAYLOR (1940), der die Ablatio interilioabdominalis fünfzigmal ausführte, sah 10 Fünfjahresheilungen bei 49 Tumorindikationen.

Deformitäten

Die Indikationen sind eingeschränkt und sollten nur von Orthopäden gefällt werden, die über große Erfahrungen verfügen. Es ist abzuwägen, ob der Patient als Amputierter mit Prothese wirklich bis ins hohe Alter funktionstüchtiger bleiben wird als mit Defekten, die durch orthopädische Operationen und Orthesen verbessert werden. Bei Jugendlichen spielen gelegentlich kosmetische Gesichtspunkte eine Rolle, die auch berechtigt sein können. Die Damenmode spielt eine große Rolle. Die Hosenmode kaschiert alle orthopädischen Apparate, genauso wie früher die langen Röcke. Ernster zu nehmen ist der Wunsch zur Amputation seitens des Patienten, wenn er einen allzu häßlichen Defekt kaschieren will. Eine Fußdeformität kann heute nur noch bei starken Längendifferenzen eine Indikation zur Amputation geben (s. hierzu S. 7.3). Mit den korrigierenden subtalaren Arthrodesen lassen sich auch noch bei alten Menschen erfolgversprechend grobe Fußdeformitäten korrigieren. Auch die Ulzerationen der Haut an der Belastungsfläche des deformen Fußes sind keine Indikation zur Absetzung, selbst wenn chronische Osteomyelitiden dahinterstecken. Mit den Arthrodesen lassen sich diese Geschwüre aus der Belastungsfläche herausnehmen und abheilen. Bei den wenigen schweren Mißbildungen des Beines mit Fußdeformitäten, meist mit Defekten, ist dann, wie oben bereits berichtet, mit der Operation nach Pirogow-Spitzy wenigstens für das Gliedmaßenende das Optimum zu erreichen. Konkurrieren Wiederherstellungseingriffe und Amputation, so sind neben dem Lokalbefund das Geschlecht, die jahrelange Beobachtung des Wachstums, die Körpergröße, die Anwendbarkeit der Epiphysiodese oder der Verlängerungsosteotomie, schließlich auch die Intelligenz und die sozialen Verhältnisse zu berücksichtigen.
Der Vollständigkeit halber sei erwähnt, daß bei der Beckenosteomyelitis auch schon die Ablatio interilioabdominalis ausgeführt wurde und daß bei Querschnittsgelähmten, um die Pflege zu er-

leichtern, auch schon doppelseitige Oberschenkelamputationen ausgeführt wurden. Bei vollständig gelähmten Beinen nach Poliomyelitis ist die Amputation diskutabel, wenn das andere Bein in Hüfte, Knie und Fuß einwandfrei muskulär stabilisiert ist. Ulzerationen am gelähmten Bein, die nicht zu beherrschen sind, oder erhebliche Beinverkürzungen erleichtern den Entschluß zur Amputation, die aber immer von dem zu Amputierenden auszugehen hat. Der Funktionsgewinn kann, wie in einigen Fällen beobachtet wurde, erheblich sein.

Bei den trophischen Geschwüren der Fußsohle muß zu größter Zurückhaltung mit den Amputationen geraten werden. Gleichzeitige Blasenstörungen stören die Benützung der Prothese außerordentlich. Sensibilitätsstörungen im Stumpfbereich sind sehr ernst zu nehmen. Der Sensibilitätsstatus ist ebenso wie der der Blasen- und Mastdarmfunktion vorher zu klären. Stumpfulzerationen nach Amputationen, die bei solchen Patienten ausgeführt wurden, sind nicht selten. Andererseits können aber bei trophischen Geschwüren an der Fußsohle durch Arthrodesierung des oberen Sprunggelenks in Spitz- oder Hackenfußstellung zur Entlastung des Ulcus perforans befriedigende Ergebnisse erzielt werden. Die Amputation bei den Mißbildungen des Lymphgefäßsystems am Bein bringt unbefriedigende Erfolge. Der Zwang zur Amputation ist aber in diesen seltenen Fällen immer wieder gegeben.

Wundinfektionen und septische Erkrankungen

Die Gelenktuberkulose des Fußes, die früher gelegentlich die Indikation zur Amputation ergab, läßt sich heute wie alle Gelenktuberkulosen konservativ beherrschen.

Chronisch fistelnde Osteomyelitiden, vor allem bei Pseudarthrosen, können eine Indikation zur Amputation abgeben.

Beim Gasödem ist die Amputation heute noch unverzichtbar. TIRPITZ u. KRULL (1980) haben 110 Fälle, die hyperbar behandelt wurden, beobachtet und darüber berichtet. Sie kamen zu dem genannten Schluß und glauben, daß allenfalls bei frühester Diagnostik des Gasödems bei der hyperbaren Behandlung eine weniger radikale Amputation gerechtfertigt sein könnte.

Zum Behandlungsablauf bei der Amputation

Die Nachamputation wird notwendig, falls die Gegebenheiten zum zweizeitigen Vorgehen zwingen. Es ist nicht erforderlich, bis zum völligen Wundverschluß des Stumpfes mit dem Zweiteingriff zu warten. Das Hinauszögern eines solchen zweiten Eingriffes verleitet den Patienten dazu, sich mit schlechten Stumpfverhältnissen zufriedenzugeben. Wir haben daher im Krieg wie im Frieden die Erfahrung gemacht, daß alle Maßnahmen zur optimalen Stumpfgestaltung rasch aufeinander folgen sollten. Selbst die späteren unangenehmen Komplikationen unbefriedigender Stümpfe, selbst die Ulzerationen veranlassen die Patienten nur noch selten zur Stumpfkorrektur.

Bei angeborenen Deformitäten oder in der Kindheit erworbenen Leiden erscheint manchen Jugendlichen die Amputation sogar erstrebenswert. Der Amputierte mit der Prothese ist kosmetisch befriedigend ausgerüstet, was von der Orthesenversorgung nicht immer gesagt werden kann. Es gehört in manchen Fällen einige Überzeugungskraft dazu, um zum Zuwarten zu raten.

Tumorkranke entschließen sich in den ersten Stadien sehr schwer zur Amputation. Der Vorschlag wird daher mit dem Arztwechsel quittiert, wobei verständlicherweise „Naturärzte" bevorzugt werden. Es ist in diesen Fällen zweckmäßig, von vornherein den Patienten dem Strahlentherapeuten und onkologischen Spezialisten zuzuweisen, um erst dann sich über die Problematik zu unterhalten.

Müssen junge Frauen amputiert werden, so ist es besser, sie mit Jugendlichen zusammenzulegen als mit älteren Frauen. Jugendliche zeigen zwar Mitleid, das nicht immer erwünscht ist, aber es ist besser als wenn ältere Frauen glauben, „aus dem großen Schatz" ihrer Erfahrungen die Patientin über künftige Ehe- und sonstige Komplikationen aufklären zu müssen. Amputierte Frauen lehnen auch häufig den Besuch von öffentlichen Bädern ab, da sie die dumme und naive Zudringlichkeit anderer Frauen fürchten.

Die psychischen Reaktionen, die beim Amputierten früher oder später eintreten, sind besser zu verhüten als zu heilen. Man kommt mit Wahrheit am weitesten. Der Amputierte ist über alle etwa notwendigen Nachoperationen mit einleuchtender Begründung aufzuklären. Schon vor der Amputation sind, wenn es möglich ist, mit dem Patienten isometrische Anspannübungen der statisch wichtigen zentralen Stumpfmuskulatur einzuüben. Das sind die fußhebenden, die knie- und hüftstreckenden, die hüftabspreizenden und anspreizenden Muskeln. Es ist zweckmäßig, wenn der Arzt die Überprüfung solcher Anspannübungen nicht der Krankengymnastin allein überläßt, sondern bei jeder Visite selbst kontrolliert. Der Patient darf nie darüber im Zweifel bleiben, daß er diese Muskeln zum Prothesengang dringend notwendig hat. Gefährlich ist die Vertröstung der Amputierten auf die Prothese, etwa nach der Redensart: „Dann bekommen Sie eine Prothese, mit der Sie gut gehen können" oder: „Die Prothesentechnik hat ja heute so große Fortschritte gemacht." Dem Amputierten muß klar sein, daß die Prothese kein Fortbewegungsmittel wie ein Auto ist, bei dem man allenfalls von einer schlechteren auf eine bessere Marke umsteigen muß. Dasselbe gilt beim Auftreten von Stumpfschmerzen und Stumpfbeschwerden. Die Ursache von Stumpfschmerzen muß geklärt und beseitigt werden. Die isometrische Übungsbehandlung der stumpfbenachbarten Gelenke beginnt sofort nach der Operation, genauso die Bewegungen im Bett. Dazu gehört auch das Liegen auf dem Bauch. Der Patient sollte sobald als möglich aufstehen. Dazu wird nicht nur der Stumpf gewickelt, sondern auch auf der gesunden Seite ein Fußverband angelegt. Fußstümpfe werden grundsätzlich mit dem Gipsverband versorgt. Stumpfmassagen hält der Autor für psychologisch falsch, da dies eine passive Maßnahme ist und den Patienten dazu verführt, seinen Stumpf übermäßig zu bewerten. Die Krankengymnastik ist die wesentliche physikalische Behandlung für den Amputierten. Über das Phantomgefühl wird ausführlich geredet und nach wenigen Tagen das Gespräch nochmals darauf gebracht. Das Phantomgefühl kann, wie WILLMS überzeugend nachwies, geübt werden. WILLMS hat das seinerzeit für die Versorgung mit willkürlich beweglichen Armprothesen entwickelt mit dem Ziel, die Phantomhand mit der Prothesenhand in Übereinstimmung zu bringen.

Der Krückengang mit Stockstützen ist schon in der 1. Woche zu erlernen. Achselkrücken sollten nur alten Menschen nach kurzer Gehwagezeit genehmigt werden. Dem jugendlichen Amputierten ist sobald als möglich Ausgang aus dem Krankenhaus zu geben.

Schon ab der 2. Woche sollte sich der Arzt einmal mit dem Amputierten über seine beruflichen Chancen unterhalten und ihn dazu anhalten, mit seiner Firma oder geeigneten Personen, die ihm wirtschaftlich auch wirklich weiterhelfen können, zu sprechen. Man sollte sich da nicht allein auf den Behördenapparat verlassen. In den ersten Tagen nach einer solchen Katastrophe sind Firmen und Bekannte auch immer zur Hilfe wesentlich bereiter als später. Die amtlichen Personen neigen dazu, pflichtgemäß auf die vielen Möglichkeiten der sozialen Hilfen und auf Kuren hinzuweisen. Es ist aber besser, von Anfang an die Gedanken auf das soziale Fortkommen zu richten. Der operierende Arzt hat wohl den größten Einfluß auf den Amputierten; dann folgt die Krankengymnastin. Zwischen diesen behandelnden Personen und dem Amputierten sollte ein Vertrauensverhältnis entstehen. Die Krankengymnastin, die sich mit Amputierten zu befassen hat, sollte eine kluge und energische Person sein, die nicht unnötig redet, die auch nicht zuviel Zeit auf den Patienten verschwendet, ihn lieber zweimal täglich besucht, um sein Übungsprogramm zu kontrollieren. Anders liegen die Verhältnisse bei den alten Amputierten. Hier sind für die Sozialfürsorger reichlich Aufgaben vorhanden. Den Amputierten ist, sobald sie mit der Prothese versorgt sind und eine bescheidene Leistungsfähigkeit erreichten, die Möglichkeit zu einer Gehschulung mit Amputiertensport zu eröffnen. Damit ist der Verlauf nach der Amputation festgelegt: abgesehen von der Wundheilung, Übung der stumpfnahen Muskulatur zur Kontrakturverhütung und zur Kräftigung der künftigen Gebrauchsmuskulatur, Krückengang, Hüpfen, Beherrschung des Gleichgewichtes, Training des gesunden Beines.

Die Prothesenversorgung sollte vom Arzt vorgenommen werden. Der Orthopädiemechaniker wird dem Arzt für diese Führung immer dankbar sein. Dem Arzt, der die Autorität als erfolgreicher Operateur besitzt, gelingt es viel leichter als dem Mechaniker, unberechtigte Abänderungswünsche an der Prothese einzudämmen oder auszureden. Die erste Gehschule wird mit der Rohbauprothese durchgeführt. Behelfsprothesen sollten nicht angewandt werden, es sei denn, es wird der Weg der Sofortversorgung gewählt.

Die Sofortversorgung birgt Risiken, die nicht unbeträchtlich sind. Voraussetzung für eine solche Sofortversorgung sind die eingespielte Zusammenarbeit zwischen Operateur und Mechaniker. Beispiele werden in der Literatur von DEDERICH (1970) und zuletzt von GERHARDT u. Mitarb. (1982) gegeben. Die anfängliche Begeisterung für das Verfahren hat sich gelegt. Der Weg führt aber auch zum optimalen Ergebnis.

Amputationstechnik an den unteren Gliedmaßen

Allgemeine Technik

Da die Amputationstechnik so alt ist wie die Chirurgie, gibt es wohl wenige Verfahren, die im Laufe der Jahrhunderte nicht angewandt und teilweise auch Allgemeingut des Faches wurden. Manche Verfahren wurden zu ihrer Zeit überbewertet, andere wieder vergessen und schließlich auch wieder manche neu entdeckt. KOCHER brachte in seiner Operationslehre eine schöne bildliche Darstellung der Entwicklung der Schnittführungen vom Zirkelschnitt über den Ovalschnitt, dem Rakettschnitt bis zum Lanzettschnitt und den Lappenschnitten. CELSUS (30 v. Chr.–50 n. Chr.) benützte schon den einzeitigen Zirkelschnitt. Der mehrzeitige Zirkelschnitt war bereits im 17. Jahrhundert Allgemeingut der amputierenden Chirurgen. Die Lappenschnitte mit und ohne Muskellappen wurden Anfang des 18. Jahrhunderts angewandt. Die Mittelfußamputation von SHARP stammt von 1640, die Chopartsche Exartikulation von 1791; LISFRANC hat die Exartikulation 1815 angegeben, SYME seine Amputationsmethode 1844; PIROGOW 1852. Zur Verbesserung der insuffizienten Fußwurzelstümpfe hat RICARD 1896 die Exstirpation des Talus und die Einstellung des Fersenbeines in die Knöchelgabel angegeben. Diese Operation wurde ja dann mehrfach modifiziert und verbessert. GRITTI gab 1857 seine Operation an. BIER (1895) bildete eine Brücke zwischen Schienbein und Wadenbein. Diese Methode wurde von ERTL (1939) erst in neuerer Zeit, vor dem 2. Weltkrieg, unter Anwendung eines Periostlappens mit einer dünnen Knochenschicht, ausgebaut.

Schmerzausschaltung

Für Zehenamputationen und Exartikulationen kann die Lokalanästhesie empfohlen, soll aber bei Gefäßkranken vermieden werden.
Die Lumbalanästhesie hat sich bei allen Amputationen und Exartikulationen der unteren Gliedmaßen ausgezeichnet bewährt. Auch für die Stumpfkorrekturen ist sie zu empfehlen. Die Erweiterung der Blutgefäße in Lumbalanästhesie erlaubt eine gute Versorgung der Gefäße.
Unter den heutigen Umständen ist die kombinierte Gasnarkose mit Relaxantien und endotrachealer Beatmung selbstverständlich das Verfahren der Wahl. Der laufende Flüssigkeits- und Blutersatz während der Operation ist in dieser Narkose für den Patienten besonders schonend. Der Wunsch des Patienten ist aber bei der Auswahl der Schmerzausschaltung maßgeblich. Die Lumbalanästhesie bedarf der zusätzlichen psychischen Dämpfung.
Kälteanästhesien wurden bei ausgedehnten Gangränen empfohlen, haben sich aber offensichtlich trotz einiger Vorteile nicht durchsetzen können.

Bluttransfusion und Flüssigkeitsaustausch

Wird ohne Blutleere operiert, so ist dem Blutersatz schon während der Operation besondere Aufmerksamkeit zu widmen. Dies gilt vor allem für die Gefäßkranken, bei denen die Blutleere zu unterlassen ist. Wird in Blutleere operiert, so ist es wichtig, daß die große Blutreserve, die im zu amputierenden Bein sich befindet, mindestens durch Ausstreichen am erhobenen Bein gewonnen wird.
Bei den hohen Amputationen, besonders der Hüftexartikulation und Ablatio interilioabdominalis, muß, wenn die präliminare Blutungsverhütung nicht möglich ist, u. U. über zwei Venen infundiert werden. Bei diesen hohen Eingriffen empfiehlt sich auch, am gesunden Bein eine hochliegende pneumatische Blutleere anzulegen, um eine Blutreserve im gesunden Bein zu erhalten.

Blutleere

Die pneumatische Blutleere ist bei der Unterschenkelamputation gut zu verwerten. Bei den mittellangen und kürzeren Oberschenkelamputationen ist aber der Esmarchsche Schlauch zweckmäßiger. Die Anwendung des Trendelenburgschen Spießes zum Halten des sterilen Esmarchschen Schlauches bei hohen Amputationen kann nicht empfohlen werden. Es ist in diesen Fällen zweckmäßiger, einen Assistenten damit zu beauftragen. Der Esmarchsche Schlauch wird dann steril angewandt und während der kritischen Perioden bedient. Die Momburgsche Blutleere ist grob und insuffizient. Man kann nur davor warnen.
Bei den Amputationen wegen chronischer Angiopathien darf keine Blutleere angelegt werden.
Bei der Hüftexartikulation und der Ablatio interilioabdominalis ist die von ANGERER (1938) angegebene präliminare Unterbindung der A. femoralis oberhalb des Abganges der Profunda oder der Iliaca externa 1–2 Tage vor dem Eingriff sehr zu empfehlen. Der Blutverlust reduziert sich bei der Amputation dann auf ein Minimum.

Elektrisches Operieren

Der Diathermieschnitt ist bei Amputationen wegen Durchblutungstörungen unzweckmäßig, da auch die kleinsten kapillären Blutungen beurteilt werden sollten. Auch am Fuß sollte der Diathermieschnitt nicht angewandt werden, da vor allem die Haut des Fußrückens viel zu empfindlich ist. Die Zuckungen der Muskulatur sind störend. Trotz dieser Nachteile ist aber bei Nachamputationen, wenn Ulzerationen vorliegen, die Anwendung des Diathermiemessers beim Hautschnitt und der Ausschneidung tiefer Muskellappen sowie der Blutstillung vorteilhaft.

Lagerung

Die Rückenlagerung ist nicht nur für den Patienten, sondern auch für Operateur und Anästhesist am zweckmäßigsten. Die Bauchlagerung wurde einst von LEXER (1931) zur Oberschenkelamputation empfohlen, um Beugekontrakturen zu vermeiden. Bei Rückenlagerung besteht die Gefahr, daß der Operateur bei gebeugtem Hüftgelenk arbeitet und dadurch die frontale hüftbeugende Muskulatur kürzer, also kontrakturfördernd, fixiert. DEDERICH (1970) hat in neuer Zeit die Bauchlagerung auch zur Exartikulation im Kniegelenk empfohlen. BAUMGARTNER (1973) empfiehlt zur Knieexartikulation die Operation in rechtwinkliger Kniebeugung. Zur Hüftexartikulation ist eine Schräglagerung und bei der Ablatio interilioabdominalis eine schräge seitliche Lagerung angezeigt.

7.14 Amputationen

Sonstige Vorbereitungen

Bei den hohen Oberschenkelamputationen, insbesondere der Hüftexartikulation und der Ablatio interilioabdominalis, empfehlen sich das Einlegen eines Dauerkatheters in die Blase und das Annähen des Skrotums und des Penis am gesunden Oberschenkel. Vor diesen Eingriffen sollte auch das Rektum durch hohe Einläufe geleert und vor der Operation durch einen Tupfer verschlossen werden. Die Entleerung des Enddarmes ist auch vor Lumbalanästhesien angezeigt.

Nachbehandlung

Das Augenmerk der Nachbehandlung gilt in erster Linie der Verhütung des Ödems und der Kontraktur.
Fußstümpfe werden grundsätzlich mit einem Gipsverband mit Zellstoffpolsterung versorgt. Dieser wird sofort längs gespalten. Wird bei kurzen Fußwurzelstümpfen die subkutane Achillessehnenverlängerung ausgeführt, so kann es sinnvoll sein, einen Fersendraht anzulegen und mit einzugipsen. Bei den Unterschenkel- und Oberschenkelamputationen entscheidet sich nun, ob der Weg der Sofortversorgung mit der Prothese gewählt wird. Ist dies der Fall, so ist eine komplizierte Verbandanordnung von vornherein auf dem Operationstisch notwendig und das Anlegen eines Gipsverbandes. Drainrohre werden nach außen geführt. Dieser Gipsverband wird dann mit der Prothese verbunden. Wer sich dieser Methode zuwenden will, wird am zweckmäßigsten sich an den Veröffentlichungen von DEDERICH (1970) in deutscher Sprache und des jetzt erschienenen Buches von GERHARDT u. Mitarb. (1982) orientieren. Diese, vor allem das letztere, bringen ausführliche Anleitungen.
Wird die Frühversorgung mit Prothese gewählt, so ist beim Unterschenkelstumpf die Anwendung des Gipsverbandes bis Mitte Oberschenkel, der sofort gespalten wird, über einer sorgfältigen Polsterung zu empfehlen. Drainrohre können nach außen geleitet werden. Der Stumpf wird so modelliert, daß alle druckgefährdeten Teile sicher entlastet und vor allem Hautnähte und Muskelnähte entspannt sind. Beim Oberschenkelstumpf sind diese Maßnahmen jedoch zu kompliziert. Hier ist aber mit festsitzenden elastischen Verbänden viel zu erreichen. Wichtig ist bei diesen sorgfältigen Verbänden, daß beim Verbandwechsel der modellierte Verband sofort ohne Pause wieder angelegt wird. Durch eine sorgfältige Verbandbehandlung bleiben die Stümpfe weitgehend ödemfrei.
Es kann nun bereits in der 3.-4. Woche mit der Prothesenversorgung begonnen werden. Für die Oberschenkelstümpfe ist das die konventionelle Holzprothese; für die Knieexartikulationsstümpfe eine Kunststoffprothese aus Gießharz mit weichem Schaft; für die Unterschenkelamputierten, wenn eine Prothese mit Oberschenkelteil notwendig wird, weil von dem Patienten nachher erhebliche Leistungen erwartet werden, eine Holzprothese mit federndem Innentrichter, sonst eine Kurzprothese mit Kontaktschaft. Der Syme-Amputierte wird heute mit einer Gießharzprothese ausgestattet. Beim Pirogow-Amputierten kann die Schuhversorgung diskutiert werden. Bei allen Fußstümpfen wird sobald als möglich die orthopädische Schuhversorgung eingeleitet. Die Gehschulung beginnt sofort mit der Prothesenanpassung. Die Prothese bleibt im Rohstadium. Bei dieser ersten Gehschulung ist auf das saubere und tadellose Gangbild Wert zu legen sowie auf die Ausnützung der Prothesengelenke. Die optimale Einstellung der Prothesengelenke ist in diesem Abschnitt zu bewältigen.
Die gesamte Nachbehandlung wird von der krankengymnastischen Übungsbehandlung begleitet. Der Patient muß zur Innervierung der Muskulatur und sobald der Operationsschmerz sich gelegt hat, zur isometrischen Anspannübung motiviert werden.

Hautschnitte

Diese sind glatt und senkrecht zu führen. Unnötige Länge der Lappen müssen gekürzt werden, da eine überschüssige Hautdeckung an allen Stümpfen stört. Bei Unfallamputierten mit meist hypertropher Muskulatur kommt es infolge der sicheren Arthophierung immer zu einem erheblichen Hautüberschuß. Bestehen bereits vor der Amputation Ödeme, so sollten diese durch Hochlagerung und Wickeln beseitigt werden. Bei den Gefäßpatienten ist die Muskulatur vor der Amputation bereits atrophiert. Hier muß für genügend Lappenlänge gesorgt werden. Das subkutane Fettpolster wird geschont. Auch bei Frauen mit überschüssigem Fettpolster sollten Korrekturen allenfalls sekundär ausgeführt werden. Der Haut-Fett-Lappen wird epifaszial gebildet und darf von seiner Faszienunterlage nur so weit abgetrennt werden, als es unbedingt erforderlich ist. Bei allen Amputationen, bei denen die Faszie über der Stumpfkuppe geschlossen wird, soll diese nicht vom Hautlappen getrennt werden. Von besonderer Bedeutung ist, wie schon mehrfach betont, die Sohlen-, vor allem die Fersenhaut mit ihrem Fettpolster und die Haut auf der Streckseite des Kniegelenks bis zur Schienbeinrauhigkeit. Diese Haut hat ebenso wie die über dem Sitzbein besondere Qualitäten, die unersetzbar sind. Nach Möglichkeit sollten vordere und hintere Lappen gebildet werden; schräge Hautlappen sind oft zweckmäßig; seitliche Hautlappen können aber ebenso, um Stumpflänge zu sparen, in Einzelfällen ausgeführt werden. Bei allen Stümpfen jenseits der günstigsten Stumpflänge wird, um Länge zu erhalten, auch irregulär vorgegangen. Auf keinen Fall darf Stumpflänge geopfert werden, um schöne Hautlappen zu bilden.

Muskelversorgung

Die Muskulatur wird in der Weise schräg durchtrennt, daß die peripheren Teile mit der Fasziendeckung am längsten sind, die tieferen Muskelschichten also stärker, u. U. sogar radikal gekürzt werden. Überschüssige Muskelmassen sind ebenso wie bei der Haut zu vermeiden.
Die Muskelversorgung für die einzelnen Stumpfabschnitte wird auf den S. 7.24 u. 7.29 erwähnt.
Die Bildung von Muskelschlingen aus der Antagonistengruppe über dem Stumpfende führt, wenn diese beweglich ist, gelegentlich zur unangenehmen Schleimbeutelbildung. Um dies zu vermeiden, sollten die Muskeln an der Stumpfkuppe fixiert werden.

Nervenversorgung

Der Nerv wird vorgezogen und quer durchschnitten. Das Nervenende muß in ein Weichteillager zurückrutschen; das Begleitgefäß wird isoliert mit feinstem Katgut unterbunden. Notfalls kann auch der Nerv mit dem Begleitgefäß mit dem feinsten Katgut unterbunden werden, um eine Blutung zu verhüten, wenn das Gefäß im Nerv liegt. Der Nerv wird quer durchtrennt. Bei einwandfreier Schmerzausschaltung ist eine vorherige Anästhesie mit Novocaininfiltration nicht notwendig. Es ist auch nicht notwendig, einzelne Hautnerven gesondert aufzusuchen.
Die Nervenversorgung kann, wenn es an deckenden Weichteilen fehlt, schwieriger sein. Bei weichteilarmen Stümpfen, die korrigiert werden müssen, ist die druckfreie Lagerung gelegentlich ein Problem. Nach Angaben von SOLERIO u. FERRERO (1951) und von SCHRAM hat sich das Einführen des Nervs durch ein Bohrloch in die Markhöhle des Knochens bewährt.
Die früher empfohlenen vielfältigen Methoden finden bei den heutigen Operateuren kaum mehr Anwendung.

Gefäßversorgung

Jedes Gefäß ist einzeln aufzusuchen und zu unterbinden. Die Arterie wird zweckmäßig etwas höher als die Vene unterbunden. Bei den großen Gefäßen ist die doppelte Unterbindung zu empfehlen. Zur Unterbindung kann langsam resorbierbares Nahtmaterial und bei offener Amputationswunde Seide verwandt werden. Bei Amputationen wegen Gefäßstörungen, vor allem bei der Knieexartikulation, empfiehlt BAUMGARTNER (1973) resorbierbares Material. LERICHE (1966) stellte bei seinen angiographischen Studien von Amputationsstümpfen oft eine Kommunikation des Venennetzes des Markraumes mit den Stumpfweichteilen fest. Auch fand er arteriovenöse Fisteln. Eine sorgfältige Versorgung der Arterien und Venen bei der Amputation wird solche Komplikationen sicher eindämmen.

Knochenversorgung

Der Oberschenkelknochen wird quer durchsägt. Bei Frakturen kann, um Stumpflänge zu sparen, ein schräges Knochenende belassen werden. Auch bei begrenzten Osteomyelitiden ist solch eine schräge Absetzung, um Stumpflänge zu sparen, gelegentlich sinnvoll (vgl. Abb. 8). Am Unterschenkel wird die Vorderkante des Schienbeines abgeschrägt, das Wadenbein 1,0–1,5 cm kürzer wiederum schräg abgesägt. Je höher das Wadenbein abgesetzt werden muß, desto schräger soll die Außenkante des Sägeschnittes sein, da es zum Abspreizen des Wadenbeines kommt. Ist eine Knieexartikulation nicht möglich wegen der mangelnden Hautverhältnisse, so ist die Bildung eines Kondylenstumpfes, der meist auch tragfähig ist, sinnvoll. Hier muß aber darauf geachtet werden, daß die Sägefläche einwandfrei senkrecht zur Belastungslinie liegt. Auch für die Versorgung der Knochenwunde wurden schon viele Angaben gemacht. Es genügt aber vollständig, wenn das Periost vor der Knochendurchtrennung mit zwei parallelen Schnitten in etwa 2 mm Abstand isoliert wird, damit es nicht beim Sägen einreißt. Die von BUNGE angegebene und in Deutschland sehr beliebte aperiostale Methode, die in einer Ablösung des Periostes von der Knochenkuppe besteht, ist nicht notwendig, ja sie befördert sogar die Retraktion der Muskulatur und löst vor allem am Unterschenkel recht ungünstige Stümpfe aus. Wenn die Membrana interossea ihren Halt verliert, können zweihöckerige Stümpfe entstehen. Die Knochenwunde verschließt sich durch endostale Kallusbildung durch einen Knochendeckel. Besondere Manipulationen sind dazu nicht notwendig. Die Periostdeckung des Stumpfes am Oberschenkel hat in DEDERICH (1970) wiederum einen Befürworter gefunden. Er befürwortet auch die von ERTL (1939) vervollkommnete Brücke zwischen Schienbein und Wadenbein. Der Autor sah Stümpfe, die von ERTL während des 2. Weltkrieges gebildet wurden, die teilbelastungsfähig waren und daher eine wirkungsvolle Prothesenversorgung zuließen. Die Methode verlangt aber eine Kürzung des Stumpfes, um das Material zur Brückenbildung zu gewinnen. Es ist daher nur bis zu der Länge von etwa 15 cm unterhalb des Kniegelenks gestattet, derartige Kürzungen auszuführen. Bei der Versorgung der Unterschenkelstümpfe der Kinder ist die auf S. 7.5 eingehend geschilderte Behandlung des Knochens nach E. MARQUARDT (1979) zu empfehlen.

Amputationen

Wunddrainage und Wundschluß

Zum tiefen Wundschluß empfehlen sich durchgreifende Nähte mit langsam resorbierbarem Nahtmaterial, die die wichtigsten stumpfbewegenden Muskeln an der Stumpfkuppe und über derselben fixieren. Es sollten die peripheren Muskelteile einschließlich ihrer Faszie zu dieser Naht herangezogen werden. Die Subkutannaht ist in der Regel unnötig. Zur Adaptation von Haut und Subkutangewebe genügen einige durchgreifendere entspannende Nähte zwischen denen feinere adaptierende Hautnähte gelegt werden. Bei Nachamputationen genügt in den meisten Fällen der Massenverschluß von Hautfaszie und Muskulatur über der Stumpfkuppe. Einzelne Muskelgruppen, meist die Adduktoren, werden oft nicht genügend bei der Versorgung beachtet und flottieren dann frei in der Stumpfnarbe. Bei den Nachamputationen nach einzeitigem Zirkelschnitt haben bei uns, je nach Größe der Wunde, zwei oder drei Bleiplattennähte oder notfalls Donati-Nähte über Gummirohre zur Adaption der Weichteile ausgereicht (Abb. 9). Diese wurden dann durch einige adaptierende Hautnähte ergänzt. Bei den Donati-Nähten über Gummirohre kann es zur Hautnekrose kommen; es ist daher sinnvoll, wenige Nähte in einem gewissen Abstand zu führen.

Zur Drainage sind bei größeren Wundhöhlen und Eingriffen, die nicht einwandfrei aseptisch sind, kräftige Rohre sinnvoller als Redondrains. Die Drainagen werden in direkter Linie durch den Gipsverband oder Verband nach außen geführt und dort verankert. Ein Teil der Nähte kann bereits nach 8–10 Tagen entfernt werden, der Rest ab 14. Tag.

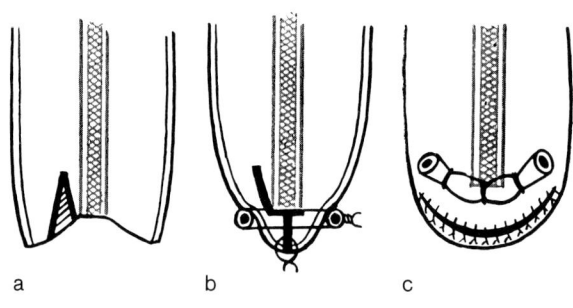

Abb. 9 a–c Schematische Darstellung der Entspannungsnaht über Gummischläuchen. Die Donati-Naht greift durch Haut, Subkutangewebe, Faszie und Muskulatur. Die Ausschneidung tiefer Muskelpartien ermöglicht eine weitere Entspannung. Die Methode ist zur Stumpfkorrektur bei der Nachamputation geeignet, um Stumpflänge zu sparen. Die Stumpfwunde wird nur mit Adaptionsnähten geschlossen. Die Donati-Nähte müssen vorsichtig angezogen werden, da an dieser Stelle Druckmarken entstehen können (aus *W. Marquardt*: Gliedmaßenamputationen und Gliedersatz. Wissenschaftliche Verlagsgesellschaft, Stuttgart 1950)

Zehenamputationen

Die Sohlenfläche der Großzehe beträgt 5% und die der übrigen Zehen 4% der Gesamtbelastungsfläche des Fußes. Die Großzehe wirkt entscheidend in der Abwicklungsphase mit. Beim Ausfall der Zehenfunktion kommt es zu einer Überbelastung der mittleren, vor allem des II. Mittelfußköpfchens und damit früher oder später zu sekundären Beschwerden. Auch das Zurückschnellen der Sesambeine nach Großzehenexartikulationen führt zu einem Verlust der Belastung des I. Mittelfußknochens. Werden mittlere Zehen exartikuliert, so rücken die Nachbarn in die Lücke. Die Indikation zu den Zehenamputationen muß also streng gestellt werden. Krallenzehen, Hammerzehen oder Nageldeformitäten müssen nicht amputiert werden. Wird die II. Zehe exartikuliert, so kommt es zum Hallux valgus, falls nicht das Großzehengrundgelenk bereits durch grobe arthrotische Veränderungen dies verhindert. Die Exartikulation der V. Zehe führt fast mit Sicherheit zum äußeren Schuhkantendruck auf das freistehende V. Mittelfußköpfchen. Bei der Exartikulation der IV. Zehe kommt es zum Digitus V varus mit seinen charakteristischen Beschwerden. Bei Greisen mit Zehendeformitäten, die zum Schuhkonflikt führen, meist der II. Zehe, ist die Exartikulation zu vertreten, wird aber meist abgelehnt.

Nur Großzehenexartikulierte sind auf den orthopädischen Schuh angewiesen.

Großzehe

Der sehr kräftige kurze Großzehenbeuger zieht die teilamputierte Großzehe in Beugestellung. Arthrotische Veränderungen im Großzehengrundgelenk einschließlich der Gelenkfläche der Sesambeine sind aber sehr häufig; diese blockieren die Beweglichkeit. Es ist also an der Großzehe nach Möglichkeit ein längerer Zehenstumpf zu erhalten. Kurzstümpfe des Endgliedes sind nicht zu empfehlen, da diese in Beugestellung kontrakt werden und meist eine Schwiele bilden. Hier ist die Exartikulation im Großzehenendgelenk zu empfehlen. Die Zehenstreckaponeurose muß befestigt werden. In der Grundphalanx sollte sparsamst amputiert werden. Kurzstümpfe führen mit Sicherheit zur Beugekontraktur. Bei sauberen Wundverhältnissen ist die primäre Arthrodese eines Kurzstumpfes von Millimetern im Großzehengrundgelenk empfehlenswert. Der beugeseitige Rest der Basis wird mit einer Naht in einer Rinne des Köpfchens dorsal eingelegt und befestigt. Die Sesambeine behalten dann ihre Auftrittsfläche.

Wird im Endgelenk exartikuliert, so ist die mediale Kondylenausladung abzutragen, um den Schuhkonflikt zu verhüten. Der lange Zehenbeuger wird bei den Zehenamputationen nicht gesondert versorgt.

Bei Kindern sind alle Kurzstümpfe der Grundphalanx zu erhalten, auch wenn die Kontraktur droht. Es ist gut, die Eltern auf mögliche Nachoperationen aufmerksam zu machen.

Bei Gefäßkranken wird selbstverständlich auf alle komplizierenden Maßnahmen verzichtet und einfach mit Froschmaul- oder Rakettschnitt exartikuliert.

Zehen II–V

Die Exartikulation in den Zehengrundgelenken ist bei Kindern zu vermeiden, da die Köpfchen beim Zehenverlust deform wachsen können. Hier lohnt sich, auch auf die Gefahr hin, daß wegen Kontrakturen nachoperiert werden muß, die Erhaltung von kurzen Stümpfen.

Bei alten Menschen und Gefäßkranken ist die Exartikulation im Grundgelenk mit einfachem Rakettschnitt sinnvoll.

Beim Erwachsenen jedoch müssen die Sekundärveränderungen, die oben schon angegeben wurden, die drohende Hallux-valgus-Bildung und Digitus-V-adductus beobachtet werden. An der II. und IV. Zehe lohnt sich also die Erhaltung von Teilen der Grundphalanx, während bei der III. Zehe wiederum die Exartikulation im Grundgelenk sinnvoll ist. Wird in den Mittelgelenken exartikuliert, so müssen die seitlichen Kondylenausladungen reseziert und die lange Beugesehne ebenso wie die Streckaponeurose angeheftet werden. Muß die V. Zehe exartikuliert werden, so sollte sofort auch die Kondylenausladung des V. Mittelfußknochens außen beseitigt werden. Bei Zehenamputationen im Schaftbereich sollte nach Möglichkeit ein gut gepolsterter sohlenseitiger oder seitliche Lappen gebildet werden. Bei den Exartikulationen im Grundgelenk ist der Rakettschnitt sinnvoll.

Müssen mehrere Zehen einschließlich der Großzehe exartikuliert werden, so ist der Sohlenlappen anzustreben. Während beim Gefäßkranken auf alle weiteren Manipulationen verzichtet werden muß, sollte bei Patienten im leistungsfähigen Alter ein vorstehendes II. Mittelfußköpfchen abgetragen werden.

Amputationen in den Mittelfußknochen

Die früher üblichen Exartikulationen entlang den Gelenklinien sind nicht mehr zweckmäßig. Es werden quere Fußstümpfe ohne Rücksicht auf die Fußgelenke gebildet, auch wenn der V. Mittelfußknochen mit Köpfchen vollständig erhalten bleibt. Die Belastungsfläche dieser Fußstümpfe liegt auf der Außenkante der restlichen Sohle.

Schrägamputationen werden nach Rasenmäherverletzungen häufiger notwendig. Es sollte möglichst die Sehne des M. peronaeus brevis erhalten oder neu inseriert werden. Dasselbe gilt für die Sehne des Peronaeus longus und den Tibialis anterior. Bei der Sehne des M. tibialis anterior ist es gleichgültig, ob sie am ursprünglichen Ort oder zwischen I. und II. Keilbein oder Mittelfußknochen ihren Ansatz findet. Kann bei den Schrägamputationen infolge Verlustes der Pronatoren keine Stabilität erreicht werden, so bleibt nur die nachfolgende Arthrodese der subtalaren Gelenke. Bei den langen Mittelfußstümpfen bleiben die Sehnenansätze der seitenstabilisierenden Muskeln erhalten. Hier entstehen keine wesentlichen funktionellen Probleme außer den durch die Fußverkürzung bedingten. Diese Amputationen sind daher auch bei der arteriellen Durchblutungstörung zu empfehlen (Abb. 10 u. 11).

Bei den kurzen Mittelfußstümpfen werden die seitenstabilisierenden, an den Kanten ansetzenden Sehnen gelegentlich betroffen. Hier ist die Re-Inserierung der Sehnen wie oben geschildert notwendig. Auch die Sehnen der langen Zehenstrecker, insbesondere der Großzehe und des Peronaeus tertius, sollen nach Möglichkeit einen Ansatz finden. Bei den Mittelfußstümpfen wird die Belastungsfläche der Fußsohle bereits um 40% reduziert und die Stumpfkuppe auf der Außenseite belastet. Durch die Verkürzung der vorderen Hebellänge droht die Spitzfußstellung. Dem muß von Anfang an entgegengewirkt werden.

Der Gipsverband nach der Amputation genügt, wenn er in Hackenfußstellung angelegt wird, beim langen Mittelfußstumpf. Anders bei den kurzen Mittelfußstümpfen. Falls bei diesen der Gipsverband nicht zur Kontrakturverhütung ausreicht, sollte sehr früh die Achillessehne subkutan oder von einem medialen Schnitt aus verlängert werden. Die Narbe darf auf keinen Fall später mit dem Hinterriemen des Schuhes in Konflikt kommen. Eine Drahtextension durch das Fersenbein sollte man nur riskieren, wenn abzusehen ist, daß keine Nachoperation im Sinne der Spitzyschen Plastik erforderlich wird. Die Stumpfkuppe muß im lateralen Abschnitt tadellos mit Weichteilen gedeckt sein. In den medialen Abschnitten sind alle Behelfe erlaubt.

Vom Autor wurden 574 Fußamputierte, die von der orthopädischen Versorgungsstelle Stuttgart betreut wurden, nachuntersucht. Es waren 281 einseitig und 293 doppelseitig Fußamputierte. Darunter fanden sich 274 Mittelfußstümpfe, von denen 7 mit orthopädischen Apparaten, die übrigen mit orthopädischen Schuhen versorgt waren. Nur ein doppelseitig Mittelfußamputierter war mit seinen Fußstümpfen unzufrieden. Bei diesem und anderen, die Klagen vorbrachten, fand sich stets eine starke Atrophierung des gesamten Sohlenfettpolsters und auch der Haut. Bei diesen Pa-

7.18 Amputationen

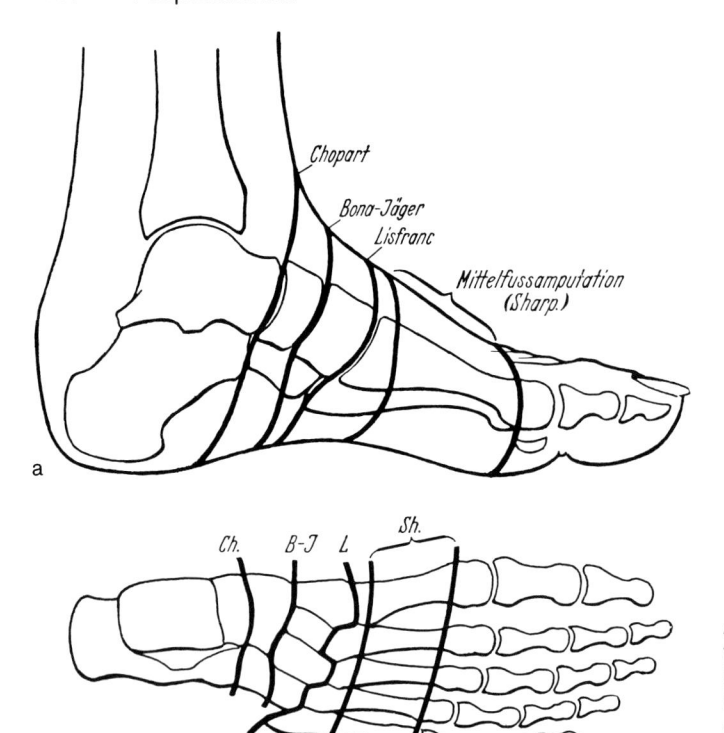

Abb. 10 a u. b Die klassischen Amputationslinien am Fuß halten sich weitgehend an Gelenklinien (aus *W. Marquardt:* Die theoretischen Grundlagen der Orthopädieschuhmacherei. Maurer, Geislingen 1965)

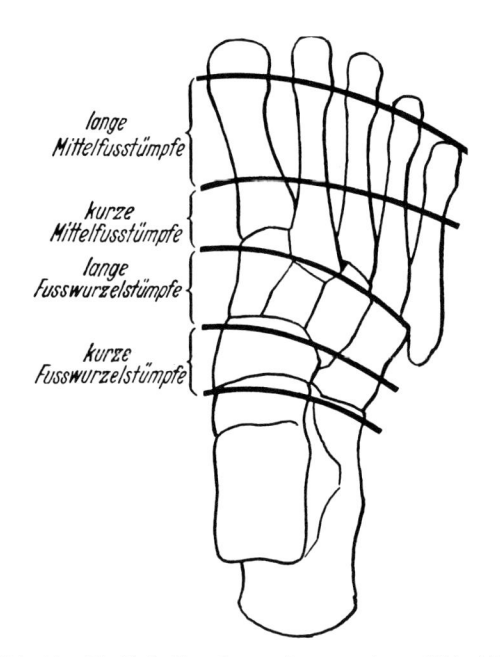

Abb. 11 Die Fußstümpfe werden zweckgemäß in Mittelfuß- und Fußwurzelstümpfe eingeteilt. Die Lisfrancsche Gelenklinie ist die Grenze (aus *W. Marquardt:* Die theoretischen Grundlagen der Orthopädieschuhmacherei. Maurer, Geislingen 1965)

tienten waren langdauernde Wundinfektionen, die oft mehrfache Abszeßinzisionen notwendig machten, vorausgegangen. Die ungünstige Lage der Stumpfnarbe war nur ausnahmsweise ein Grund für Klagen. Dasselbe galt auch für Stumpfkontrakturen mäßigen Grades. Plantigrade Stellung barfuß mußte jedoch unbedingt erreicht werden. Mäßige Varusdeformitäten wurden aber nicht beanstandet. Die Apparatversorgung wurde in der Regel auf Wunsch der Patienten durchgeführt, da diese unter der verschiedenen Schrittlänge der Füße litten. Diese Apparatträger waren sämtlich ausnehmend kräftige und sportliche Personen.

Die Verhütung und konsequente Behandlung der Wundinfektion, die heute wesentlich leichter ist als sie uns in den vergangenen Kriegen möglich war, ist also die wichtigste Voraussetzung für einen leistungsfähigen Fußstumpf.

Für die Nachbehandlung ist es wesentlich, daß die orthopädische Schuhversorgung sofort an den Gehgipsverband anschließt. Das Modell für den orthopädischen Schuh soll gelegentlich eines Verbandwechsels gemacht werden. Der Patient neigt dazu, mit Stockstützen zu gehen, da er damit schneller vorwärts kommt, und hier genügen dann wenige Tage oder Wochen zur Entstehung einer Spitzfußkontraktur.

Bei den Erfrierungen des Vorfußes hat es sich bewährt, lange, bis zur vollständigen Ausbildung eines Demarkationswalles, zuzuwarten. In dieser Zeit verwachsen die Sehnen mit den Unterlagen, so daß besondere Sehnenanheftungen unnötig werden. Da bei den Erfrierungen die Haut wesentlich zentraler zerstört wird als der Knochen, bildet sich ein konischer Stumpf. Diese Stümpfe dürfen mit gestielten Hautlappen mit genügend subkutanem Fett gedeckt werden. Man ist also nicht berechtigt, wegen der Kürze der Haut hier Stumpflänge zu opfern.

Es ist für einen Orthopädieschuhmacher nicht schwierig, eine Stumpfkuppe zu entlasten; für den Patienten aber ist bei den Mittelfußstümpfen jeder Zentimeter Stumpflänge funktionell höchst wertvoll.

Können Hautlappen bei der Fußamputation von der Sohlenfläche gebildet werden, so sind diese höchst wertvoll. Bei chronisch Gefäßkranken ist dies erforderlich. Lappenlänge läßt sich einsparen, wenn die Knochenstümpfe abgeschrägt werden (Abb. 12). Unsererseits wurde immer eine Abschrägung auf der Fußrückenseite bevorzugt. BAUMGARTNER (1973) hat eine kurvenförmige Abschrägung, also auch auf der Sohlenseite empfohlen. Reicht die Haut zur Stumpfdeckung bei jüngeren Patienten im leistungsfähigen Alter nicht aus, so ist zunächst eine Transplantation mit Spalthautlappen zu empfehlen, um die aseptische Wundheilung zu erreichen. Die endgültige Stumpfdeckung erfolgt dann durch Rundstiellappenplastik. Die Abb. 8 und 13 zeigen Beispiele. Diese Plastiken haben sich bei den Erfrierungsstümpfen im 2. Weltkrieg auch auf Dauer hervorragend bewährt. Stumpfdeckungen mit Thiersch- oder Reverdin-Lappen sind nicht stabil genug. Es ist gut, die Stumpfnarbe auf die Stumpfkuppe und hier eher dorsal zu verlagern; aber das darf nicht auf Kosten der Stumpflänge geschehen. Auch die Narben auf der Sohlenseite, die wir bei den Erfrierungsstümpfen anlegen mußten, haben sich nicht als schädlich erwiesen, solange sie nicht belastet werden mußten. Bei den Amputationen wegen Frostnekrosen haben wir häufig die Entspannungsnähte über Gummischläuche benützt und damit einwandfreie Stümpfe erhalten. Bei der orthopädischen Schuhversorgung in Hakkenfußstellung (s. S. 7.9) gelingt es leicht, solche Narben zu entlasten.

Amputationen in der Fußwurzel

Bei diesen Stümpfen geht der vordere Fußhebel verloren, einerlei ob es sich um lange oder kurze Fußwurzelstümpfe handelt. Beim langen Fußwurzelstumpf, der etwa der Lisfranc-Exartikulation entspricht, ist noch eine bescheidene Hoffnung vorhanden, durch Anheftung aller pronierenden und fußhebenden Sehnen am Stumpfende ein bescheidenes mechanisches Gleichgewicht zu erreichen. Nur der äußere Stumpfrand, also das Würfelbein, wirkt mechanisch. Hier ist also für günstige Haut- und Knochenverhältnisse zu

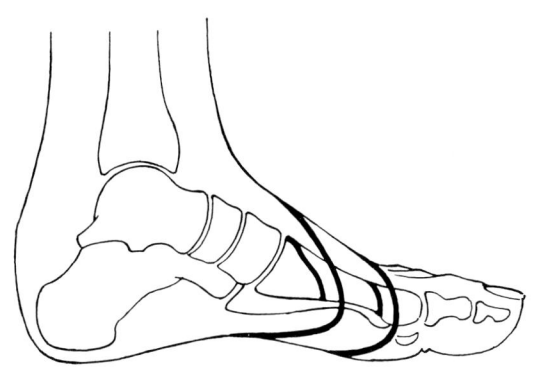

Abb. 12 Schematische Zeichnung der Gestaltung von Mittelfußstümpfen. Durch die schräge Absetzung der Mittelfußknochen wird die mechanisch wirksame Stumpflänge erhalten, die Hautdeckung erleichtert und der Stumpf für die Schuhversorgung günstig geformt

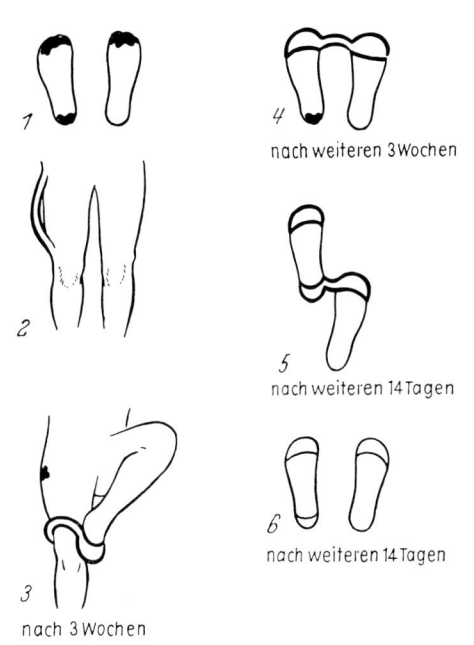

Abb. 13 Schematische Darstellung des Vorgehens zur Deckung von drei Geschwürsflächen bei zwei Erfrierungsstümpfen. Der Rundstiel wird von der rechten Oberschenkelseite auf die linke Stumpfkuppe, anschließend von der linken Stumpfkuppe auf die rechte Stumpfkuppe und schließlich von der linken Stumpfkuppe auf die rechte Fersenwunde verpflanzt (aus W. Marquardt: Gliedmaßenamputationen und Gliedersatz. Wissenschaftliche Verlagsgesellschaft, Stuttgart 1950)

sorgen. Die medialen Partien sind nur als Hebel für die Sehnenfunktion wertvoll. Die Stümpfe kommen, auch wenn sie kontrakturfrei sind, immer in Spitzfußstellung beim Barfußstand. Bei der im vorigen Abschnitt erwähnten Nachuntersuchung fußamputierter Kriegsversehrter fanden sich 101 Fußwurzelstümpfe, davon 41 einseitig und 47 doppelseitig Amputierte. 31% der einsei-

7.20 Amputationen

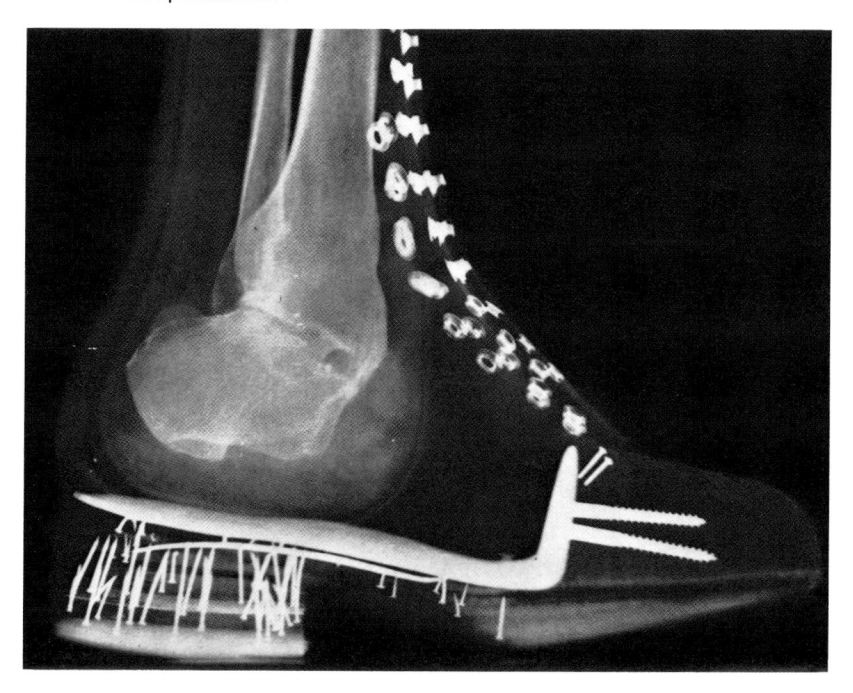

Abb. 14 Doppelseitige Chopart-Amputation nach der Arthrodesierung im oberen und unteren Sprunggelenk. Mit diesen Stümpfen war der Patient jahrzehntelang als Konditormeister, mit orthopädischem Schuhwerk versorgt, leistungsfähig

tig Amputierten und 36% der doppelseitig Amputierten trugen orthopädische Schuhe. Bei einer Reihe dieser Patienten waren Arthrodesen des oberen und unteren Sprunggelenks oder nur des unteren Sprunggelenks später ausgeführt worden. Die kurzen Fußwurzelstümpfe, die etwa der Chopartschen Exartikulation entsprechen, waren funktionell schlecht, falls sie nicht durch die Arthrodesen umgeformt wurden (Abb. 14).

HUARD (1940) berichtet, daß schon nach den Napoleonischen Kriegen in Frankreich Chopart-Amputierte sich im Unterschenkel nachamputieren ließen. Hilfsoperationen zur Verbesserung dieser Stümpfe waren schon bekannt. 1799 hat PETIT bereits die Achillessehne aus diesem Grund tenotomiert und schlug zusätzlich die Resektion des N. tibialis vor. Auf die Umwandlung solcher Stümpfe durch die Symesche und Pirogowsche Amputation wurde bereits hingewiesen. JABOULA hat solche ungünstige Chopart-Stümpfe mit einer supramalleolären Osteotomie in starke Rekurvation gebracht. RICARD hat dann die Exstirpation des Talus zu diesem Zweck angegeben und damit den Weg gewiesen. HELFERICH hat als erster die Arthrodese des oberen Sprunggelenks aus dieser Indikation angegeben und ausgeführt, LÄWEN (1919) die Arthrodese des Sprungbein-Fersenbein-Gelenks allein inauguriert. HILGENFELDT (1947) hat durch Resektion großer Teile des Sprungbeines und des Fersenbeines den Stumpf umgeformt. Eine ähnliche Entwicklung, die etwa der Lambrinudischen Tripelarthrodese entspricht, hat REVENKO (1977) gebracht (Abb. 15). Die Ricardsche Methode wurde dann während des 1. Weltkrieges von SPITZY modifiziert angewandt. Sie hat sich in vielen Fällen hervorragend bewährt. In einem Fall, bei einer jüngeren Frau, ergab sich, daß das relativ breite Knöchelrelief kosmetisch störte, so daß nachträglich noch Knöchelbreite abgetragen werden mußte.

Die Exarticulatio subtalo nach Textor hat nur historische Bedeutung als Vorläufer der Symeschen Operation. Die Pirogowsche osteoplastische Operation hat in ihren Modifikationen nach Günther und Lefort weiterhin Bedeutung. Die Originalmethode ist wegen des drehrunden Stumpfes, der sehr schwer zu versorgen ist, nicht zu empfehlen (vgl. Abb. 17).

Die Symesche Operation ist im deutschen Sprachraum wenig bekannt, sollte aber unter den geänderten heutigen Verhältnissen mit dem Überwiegen der Amputationen wegen Gefäßstörungen auch bei uns an Bedeutung gewinnen.

Unter dem Einfluß von zur VERTH (1934) wurden in Deutschland die kurzen Fußwurzelstümpfe und die Pirogowsche Amputation, die im 1. Weltkrieg reichlich ausgeführt wurden, wegen der vielen Nachamputationen wenig geschätzt. Erst während des 2. Weltkrieges wurde von GUTH, LININGER (1920), WATERMAN (1939) und M. LANGE wieder der Vorteil dieser Stümpfe betont. Wir haben 1952 58 Pirogow-Stümpfe, vorwiegend aus dem 1. Weltkrieg stammend, nachuntersucht. Diese Amputierten waren alle hochleistungsfähig in Berufen als Landwirte und Handwerker. Sie hatten ihre Berufe nie gewechselt. Es handelte sich sowohl um Original-Pirogow-Stümpfe als auch um Pirogow-Günter-Stümpfe. Unter diesen befanden sich einige Landwirte, die jedes Jahr eine neue Prothese benötigten. Von diesen Pirogow-Stümpfen waren 45 einseitig, 13 doppelseitig amputiert. 5% der einseitig und 8% der doppelseitig Amputierten trugen orthopädische Schuhe, die übrigen Orthesen. Die unzufriedenen Pirogow-Amputierten, die im Unterschenkel nachamputiert wurden, hatten Pseudarthrosen, Osteomyelitiden, oder der Fersenbeinrest war abgerutscht, und meist war der Stumpf nicht belastungsfähig wegen des atrophischen Fettpolsters und ausgedehnter Narben, Folgen langdauernder lokaler Infektionen.

Es darf heute zusammenfassend festgestellt werden, daß durch die wesentlich wirkungsvollere Bekämpfung der Wundinfektion die Verbesserung der gestielten Hautplastik und die Ausarbeitung der stumpfverbessernden Techniken, insbesondere der Spitzyschen Operation und der Günterschen Modifikation der Pirogowschen Amputation sowie der Syme-Technik, höchst wertvolle Stümpfe gebildet werden können. Diese Amputierten haben vor den Unterschenkelamputierten viele Vorteile. Sie können ihren Stumpf direkt belasten, sind also zu Hause vom Prothesengebrauch unabhängig. Viele dieser Amputierten benötigen nur orthopädische Schuhe. Werden aber Prothesen benützt, so ist die Verbindung Stumpf-Prothese infolge der Belastbarkeit solide. Auch der frühere Gesichtspunkt, daß unter dem Stumpf kein bewegliches Fußgelenk angebracht werden könne, ist hinfällig. Die ausgezeichneten elastischen Materialien, wie wir sie beim Sach-Fuß benützen, leisten Hervorragendes.

Amputationstechnik bei den Fußwurzelstümpfen

Lange Fußwurzelstümpfe können bei Durchblutungstörungen wie auch aus allen anderen Indikationen bei allen Altersstufen angewandt werden. Voraussetzung ist aber, zumal bei Gefäßstörungen, daß die Peronäussehnen als wesentliche Pronatoren erhalten bleiben. Dasselbe gilt für den Peronaeus tertius. Bei Kindern und Jugendlichen muß jedes Risiko eingegangen werden, da Nachoperationen leistungsfähige Stümpfe schaffen. Kurze Fußwurzelstümpfe sollten bei den Gefäßstörungen auf keinen Fall gebildet werden; schon um die Syme-Amputation besteht keine Einhelligkeit der Ansichten. In der angelsächsischen Literatur wird über günstige Erfahrungen berichtet (BALE); auch hat zuletzt BAUMGARTNER (1973) in seinen Hinweisen zur Beratung von Beinamputierten wieder diese Indikation beim Diabetiker genannt. Andererseits finden sich aber auch viele Berichte über Versager. Die Pirogowsche Amputation ist aber aus dieser Indikation zu vermeiden.

Wird in der Fußwurzel amputiert, so ist ohne Rücksicht auf die Gelenklinien auf der Außenseite des Stumpfes jeder Millimeter Knochenlänge im Kuboid zu erhalten. Die Versorgung der pronierenden drei Peronäen und des Tibialis anterior unter Lateralisierung ist wichtig. Die ideale

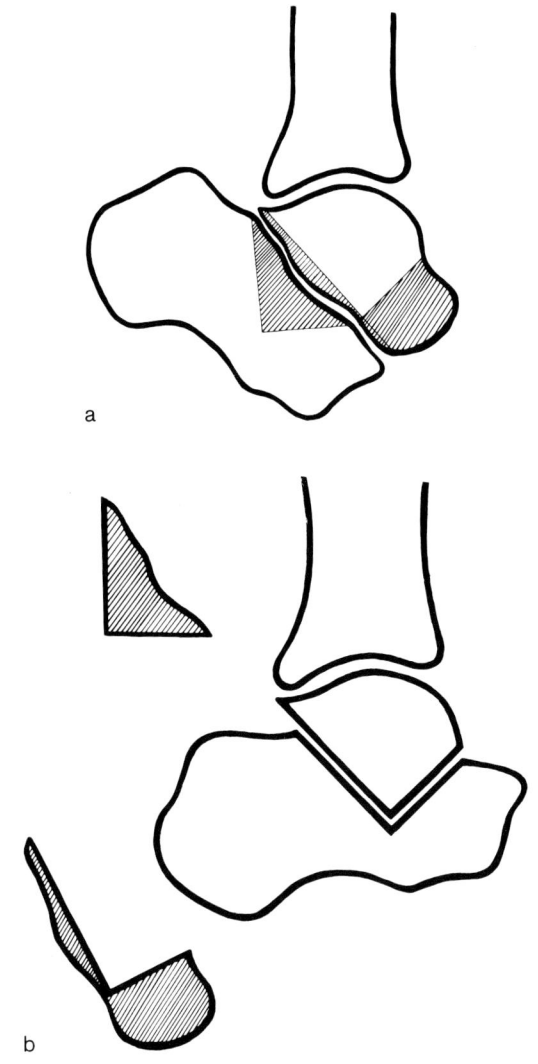

Abb. 15a u. b *Revenko* wählt zur Kontrakturbeseitigung bei kurzen Fußwurzelstümpfen die Umformung entsprechend dieser Abbildung. Er geht vom lateralen Schnitt aus vor und verlagert die Peronäussehne nach vorn. Es bleibt eine gesperrte Beweglichkeit im oberen Sprunggelenk von 15–25° um den rechten Winkel (aus T.A. Revenko: Int. Orthop. 1 [1977] 70)

Stumpfdeckung ist die über einen langen Sohlenlappen. Beim Gefäßpatienten muß sie verlangt werden; bei allen anderen Patienten kann aber eine irreguläre Stumpfdeckung auch mit Defektdeckung mit Spalthautlappen angewandt werden. Grundsätzlich wird man annehmen dürfen, daß in zweiter Sitzung oft die Umwandlung in einen Pirogow-Spitzy-Stumpf erforderlich wird. Die Achillessehne kann subkutan hoch tenotomiert werden; eine offene Tenotomie ist wegen der Narbe zu vermeiden. Auch die Sehne des Tibialis posterior, die für die drohende Varisierung verantwortlich ist, kann subkutan durchtrennt werden. Der Stumpf wird in Hackenfußstellung eingegipst. Eine Drahtextension an der Ferse

7.22 Amputationen

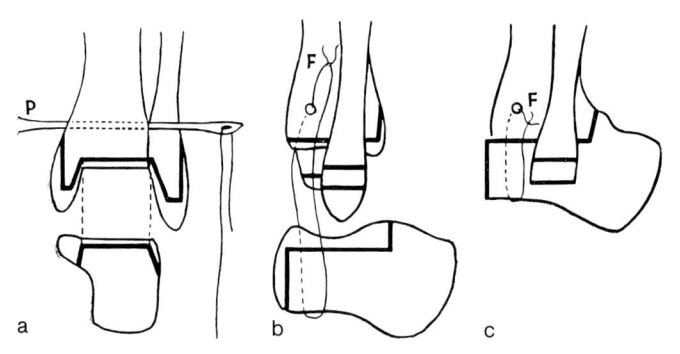

Abb. 16a-c Schematische Darstellung der Amputation nach Spitzy. Die fetten Linien zeigen die Meißel- und Sägeflächen an. Das Fersenbein wird in die gekürzte Knöchelgabel eingepflanzt. Fixation unter Kompression entweder durch einen Seidenfaden (F) oder eine große Spongiosaschraube (aus *W. Marquardt:* Gliedmaßenamputationen und Gliedersatz. Wissenschaftliche Verlagsgesellschaft, Stuttgart 1950)

können wir bei diesen Stümpfen, bei denen die nachfolgende Spitzysche Operation droht, nicht empfehlen. Die Gefahr der Infektion des Drahtkanales ist zu groß. Die sofortige Arthrodesierung des oberen Sprunggelenks und auch des unteren kann nur empfohlen werden, wenn einwandfrei aseptische Verhältnisse gewährleistet sind. Bei der Arthrodesierung ist die Tenotomie der Achillessehne unbedingt erforderlich und die Drahtfixation durch die Ferse. Eine Schraubenfixierung durch das Rollendach der Tibia in den Talus wird bei sofortiger Arthrodesierung empfohlen. Der Gipsverband muß sorgfältig angelegt werden. Wenn nicht genügend Haut zur Hautdeckung vorhanden ist, jedoch saubere Wundverhältnisse herrschen, kann auch die sofortige Spitzysche Operation empfohlen werden. Dazu werden von vorn der äußere und der innere Knöchel freigelegt, die Außenwände der Knöchel mit dem Meißel abgeschlagen, so daß nur noch Knöchelreste als Gabel übrigbleiben. Die Knöchel werden also verschmälert und verkürzt. Das Sprungbein wird von vorn her exartikuliert. Mit dem Meißel werden die Gelenkflächen des Rollendaches der Tibia und der Knöchel sowie die des Fersenbeines glatt abgetragen. Das Sustentakulum muß verschmälert werden. Das Fersenbein wird in die so zugerichtete Knöchelgabel eingestellt und mit einem Seidenfaden, der unter dem Fersenbein vorn durchgeführt wird, durch einen feinen Bohrkanal im vorderen Teil der Schienbeinmetaphyse fest unter Kompression angepreßt. Die Wunde wird durch den Fortfall des Sprungbeines so klein, daß eine spannungsfreie Deckung auch bei kleinen Hautresten leicht möglich ist. Der Gipsverband wird sorgfältig auf der Sohlenseite modelliert, so daß der Fersenbeinhöcker entlastet bleibt (Abb. **16**). Der Gehgipsverband wird aber erst nach der Wundheilung angelegt. Das kann im günstigsten Fall schon am Anfang der 3. Woche sein. Der Gehgipsverband bleibt mindestens 12 Wochen und wird wegen der eintretenden Atrophierung mehrmals erneuert.

Modifizierte Pirogowsche Amputation

Die Modifikation von GÜNTHER hat sich durchgesetzt. Hier wird belastungsgewohnte Knochen- und Weichteilfläche zum Tragen herangezogen im Gegensatz zur Original-Pirogowschen Amputation (Abb. 17). Der Stumpf hat eine Konfiguration, die einer Prothese auch noch einen beschränkten Halt geben kann. Die Methode ist bei großen Hautdefekten, bei Zertrümmerungen, die bis in die Vorderfläche des Fersenbeines und des Sprungbeines reichen, noch möglich. Beide Unterschenkelknochen werden dicht oberhalb der Gelenkfläche mit glatten Schnitten reseziert. Das Fersenbein wird im Gesunden mit einem schrägen Winkel von etwa 45° durchtrennt. Die beiden Knochenflächen werden aufeinandergestellt, und es wird entweder mit Nähten durch das Periost oder über die benachbarten Weichteile oder mit einem Nagel von der Sohlenseite her fixiert (HESS 1949). Der Gipsverband wird in Kniebeugung bis zum Oberschenkel angelegt. Erst nach der 3. Woche wird ein Unterschenkelgehgipsverband gegeben.

Die früher empfohlene Verkürzung des Pirogow-Stumpfes durch vermehrte Resektion in der distalen Metaphyse der Unterschenkelknochen ist nicht mehr berechtigt. Ein großer Teil der Pirogow-Amputen will mit orthopädischen Schuhen versorgt werden, und diese sind nur sinnvoll anzuwenden bei Verkürzungen unter 4-5 cm. Das ist ein Vorteil der Pirogow-Amputation gegenüber der Syme-Operation, die eine Prothesenversorgung notwendig macht.

Amputation nach Syme

Diese Methode, die im angelsächsischen Sprachraum als Routinemethode gilt, schafft mindestens teilweise belastbare Unterschenkelstümpfe, bei denen auch im Kindesalter noch die wichtigen distalen Epiphysenfugen erhalten bleiben. Voraussetzung für diese Operation ist, daß die

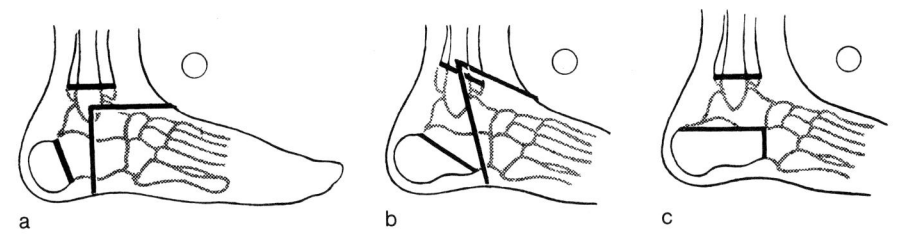

Abb. 17 a–c Schematische Darstellung a) der Pirogowschen Amputation und der Modifikationen b) von Günther und c) Le Fort. (aus *W. Marquardt:* Gliedmaßenamputationen und Gliedersatz. Wissenschaftliche Verlagsgesellschaft, Stuttgart 1950)

gute Polsterung der Fersenhaut im Sohlenbezirk erhalten bleibt. Bei der Operation wird ein Querschnitt vorn etwa von einer Malleolenspitze zur anderen geführt, direkt auf den Knochen eingegangen, Talus und Fersenbein vorsichtig und sparsam aus den Weichteilpolstern präpariert. Das gilt vor allem für die A. tibialis. Sehnen und Nerven werden höher glatt durchtrennt. Die Knöchel werden reseziert und die Knochenstümpfe geglättet. Bei Kindern wird die Fuge belassen. Die Belastungsfläche muß senkrecht zur Belastungslinie stehen, also plantigrad unter Berücksichtigung von Valgus- und Varusdeformitäten. Beide Unterschenkelknochen sind an den Kanten abzurunden. Die Fersenhaut wird auf die so zugerichteten Unterschenkelknochen aufgelegt und mit lockeren Nähten vernäht nach Einlegen von Drainrohren. Auch hier ist das Anlegen eines Gipsverbandes, der gespalten wird und seinen Halt an den Oberschenkelkondylen findet, zweckmäßig.

Korrekturen bei den Fußstümpfen

Bei langen Mittelfußstümpfen sind Nachamputationen so lange erlaubt, als noch eine günstige Stumpflänge bleibt. Durch Abschrägung des Knochenstumpfes von oben (vgl. Abb. 12) kann oft reichlich Material zur Deckung gewonnen werden. Ist kein primärer Wundverschluß zu erzielen, so hat sich die gestielte Hauttransplantation durch Rundstiellappen bewährt. Dieser wird vom Oberschenkel des gesunden Beines, etwa 3–4 Wochen vor dem Eingriff, angelegt. Bei der Korrekturoperation werden Narbe oder Geschwür ausgeschnitten. Die anhaftenden Knochenteile werden in Furnierdicke mit der Narbe zusammen mit der Säge abgetragen. Die Hautränder werden von der Unterlage vorsichtig gelöst. In den Defekt wird der Rundstiellappen, der am zentralen Ende am Oberschenkel des gesunden Beines abgetrennt wird, eingenäht. Die Beine werden am zweckmäßigsten mit Hilfe eines Transfixationsapparates in den Schienbeinen beider Beine fixiert. Nach 14 Tagen wird der Rundstiellappen am Oberschenkel durchtrennt. Sind weitere Defekte zu ersetzen, so kann der Rundstiellappen von einem neuen Platz aus zur weiteren Deckung etwa der Ferse oder am anderen Fuß ausgenützt werden. Ein zweimaliges Umpflanzen des Rundstiellappens gelingt regelmäßig, beim häufigeren Umpflanzen aber kann es zur Nekrose kommen (vgl. Abb. 13).

Die Korrekturoperationen bei Kontrakturen sind bei den kürzeren Fußstümpfen gelegentlich indiziert. Die Supinationskontrakturen bei den Mittelfußstümpfen sind progredient. Die Arthrodese in den Sprungbein-Fersenbein-Gelenken bei gleichzeitiger Durchtrennung der Sehne des Tibialis posterior reicht meist aus; bei den kürzeren Stümpfen ist aber die subtalare Tripelarthrodese in den Sprungbein-Fersenbein-Sprungbein-Kahnbein-Gelenken erforderlich. Diese wird zweckmäßigerweise zum Ausgleich der fehlenden Dorsalflexion in der Art der Lambrinudischen Operation ausgeführt.

Handelt es sich um Stümpfe mit atrophischem Sohlenpolster mit vielen Narben nach Inzisionen, so lohnen sich Korrekturoperationen nur, wenn genügend Fettpolster zurückgeblieben ist.

Man sollte sich nie mit Sehnenverpflanzungen zur Korrekturbeseitigung begnügen. Immer sind gleichzeitige Tenotomien der Antagonisten notwendig. Das gilt besonders für die Sehne des Tibialis posterior. Die Arthrodesen sind zuverlässiger, und bei den kurzen Rückfußstümpfen sollte von vornherein an die Spitzysche Operation gedacht werden.

Amputationen im Unterschenkel

Die ideale Stumpflänge am Unterschenkel ist, abgesehen von der Symeschen Amputation, der drittellange Stumpf von 12–15 cm Länge. Über die Art der Muskelversorgung besteht keine Einheitlichkeit. So empfiehlt GILLIS (1954), den Unterschenkel nur mit einem Haut-Faszien-Lappen zu decken. Die Muskulatur wird ringförmig in der Höhe der Amputationsstelle durchtrennt. In der Höhe des günstigen Amputationsstumpfes sind die Knochen und die Membrana interossea durch Muskelursprünge gedeckt, so daß die Muskelretraktion hier keine entscheidende Rolle mehr spielt. In Deutschland ist die Muskeldek-

7.24 Amputationen

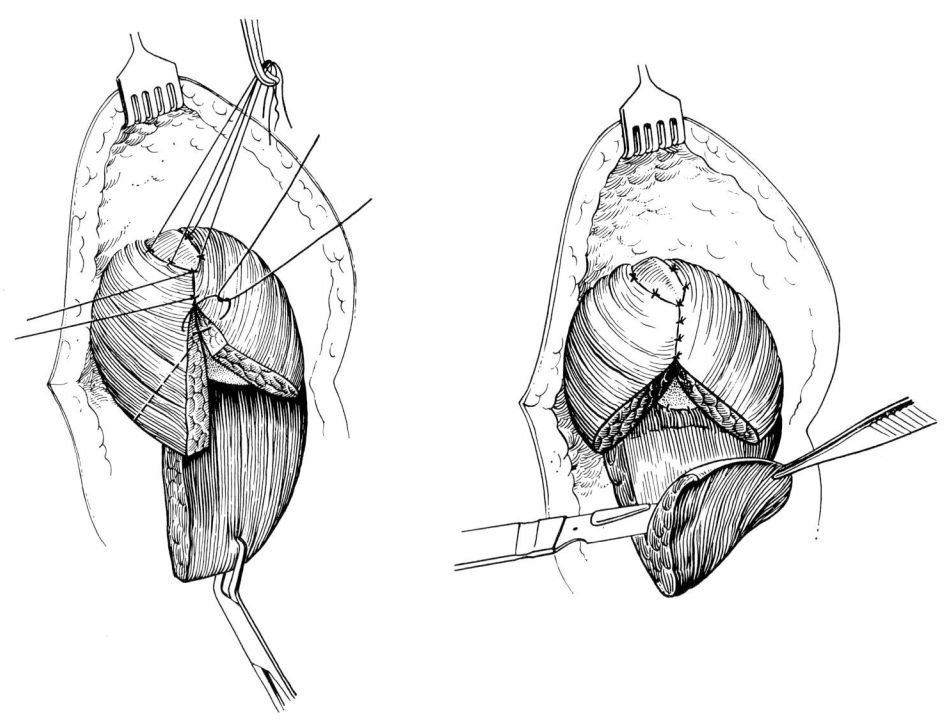

Abb. 18 Zur Deckung des Unterschenkelstumpfes kann, wie hier nach Dederich, die fibulare Muskelgruppe mit der medialen Hälfte der Beugemuskulatur über der vorderen Schienbeinkante vereinigt werden. Fixationsnähte am Periost sind notwendig. Die laterale Hälfte der Beugemuskulatur wird dann in die Wunde nach Ausdünnung eingefügt (aus *R. Dederich:* Amputationen der unteren Extremität. Thieme, Stuttgart 1970)

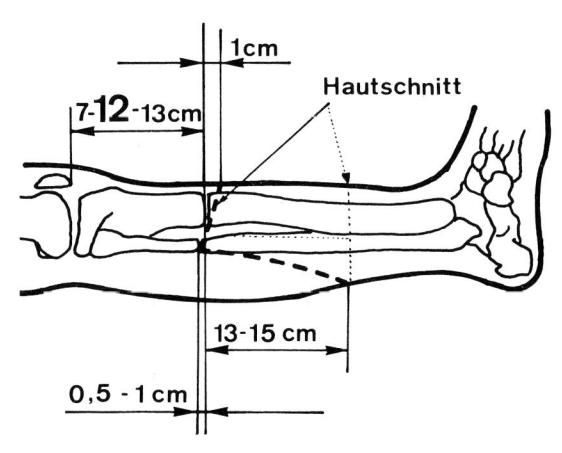

Abb. 19 Bei der Unterschenkelamputation nach Burgess wird vorn nur ein kurzer, hinten ein etwa 13-15 cm langer Haut-Muskel-Lappen gebildet (aus *R. F. Baumgartner:* Beinamputationen und Prothesenversorgung bei arteriellen Durchblutungsstörungen. Enke, Stuttgart 1974)

die Knochenstümpfe weggezogen werden, wird von DEDERICH (1970) gefordert (Abb. 18). DEDERICH bevorzugt auch die Bildung einer Knochenbrücke zwischen den beiden Unterschenkelknochen nach BIER und ERTL (s. S. 7.15).

BURGESS (1969), der ein Anhänger der Sofortversorgung mit Prothese ist, bevorzugt bei den gefäßkranken Patienten die Bildung eines großen hinteren Muskel-Faszien-Haut-Lappens, der zur Deckung der gesamten Stumpfwand nach vorn umgeschlagen und vernäht wird (Abb. 19). Für dieses Verfahren tritt auch BAUMGARTNER (1973) ein. Dem Autor scheint, daß bei den Empfehlungen der verschiedenen Autoren der Unterschied in der Art ihres Patientenmaterials liegt. BURGESS und BAUMGARTNER sehen überwiegend Gefäßkranke; DEDERICH sammelte seine Erfahrungen überwiegend bei Nachamputationen Kriegsamputierter und Unfallgeschädigter.

Eine sparsame Muskeldeckung der Stumpfkuppe ist zweckmäßig. Diese Muskeldeckung muß dem Stumpf knapp anliegen. Bei den kurzen Unterschenkelstümpfen ist zu beachten, daß die Mm. gastrocnemii nach oben zurückschnellen können und dann einen Wulst bilden, der sich über den Prothesenrand drängt. Andererseits darf aber die Kontur des Kurzstumpfes nicht abgeflacht werden durch Herausschneiden der Mm. gastrocnemii, da die Prothese sonst ungenügenden Halt bei der Bewegung findet (Abb. 20).

kung des Unterschenkelstumpfes allgemein üblich. Es dürfen jedoch keine Stümpfe entstehen, die kolbenförmig sind und erst nach Atrophierung prothesenfähig werden. Überschüssige Weichteile sind beim Unterschenkelstumpf unerwünscht.

Eine außerordentlich sorgfältige Muskeldeckung mit kräftigen massiven Muskellappen, die über

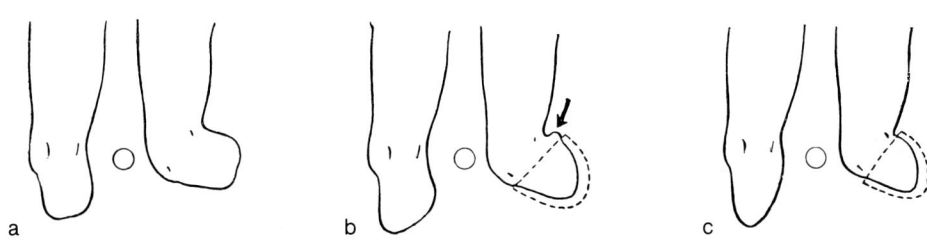

Abb. 20a-c a) Befriedigend geformter kurzer Unterschenkelstumpf. b) Stumpf bei ungenügender Versorgung der Mm. gastrocnemii. Diese verkürzen sich. Der Stumpf arbeitet sich aus dem Köcher. c) Zustand bei einer zu stark geschwächten Wadenmuskulatur. Hier entsteht eine schiefe Ebene, die wiederum zu einem mangelnden Halt des Köchers führt (aus *W. Marquardt:* Gliedmaßenamputationen und Gliedersatz. Wissenschaftliche Verlagsgesellschaft, Stuttgart 1950)

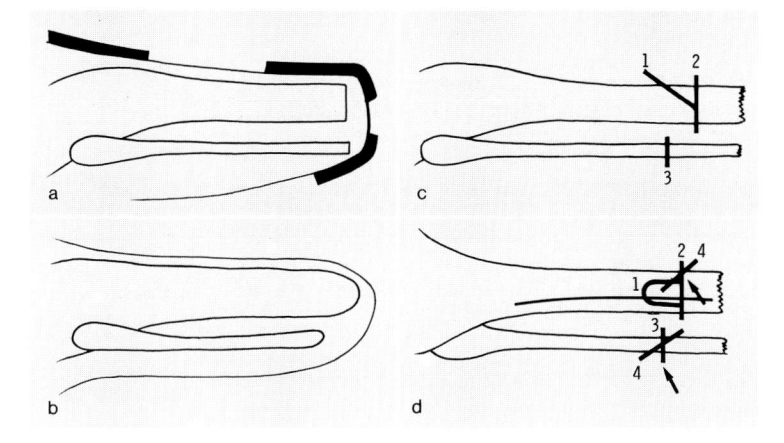

Abb. 21 a-d Behandlung der Knochenenden beim Unterschenkelstumpf unter Vermeidung störender Druckflächen. Die Kürzung des Wadenbeines darf jedoch nicht übertrieben werden, da die Membrana interossea für die Stumpfgestalt wesentlich ist

Die Vorderkante des Schienbeinstumpfes muß abgeschrägt und das Wadenbein 1,0–1,5 cm kürzer abgesetzt werden als das Schienbein. Die Membrana interossea muß ihre Ansatzfläche bis zur Stumpfkuppe an den Knochen behalten. Bei den kürzeren Stümpfen ist es wertvoll, die Stumpfkuppe mit der Faszie der Mm. gastrocnemii zu denken. Die Abschrägung der vorderen Schienbeinkante wird, wie die Abb. 21 zeigt, je kürzer der Stumpf wird, um so sparsamer ausgeführt, die seitliche Abschrägung des Wadenbeines aber deutlicher, da beim Verlust der Membrana interossea im obersten Abschnitt das Wadenbein sich abspreizt (Abb. 22). Der kürzeste Unterschenkelstumpf muß noch mindestens die Tuberositas tibiae beinhalten. Durch die Tenotomie der Kniebeugersehnen kann der Stumpf auf der Beugeseite prothesengerechter werden. Unter den heutigen Gesichtspunkten sollte aber in allen zweifelhaften Fällen statt eines gekünstelten Kurzstumpfes die Knieexartikulation gewählt werden. Auf die Methode von BIER (1895) und ERTL (1939) wurde bereits eingegangen. DEDERICH (1970) bildet Periostschläuche vom Wadenbein und Schienbein, die er miteinander vernäht, um eine solche Knochenbrücke zu erreichen. Über dieser Knochenbrücke schließt er die Muskulatur.

Bei Kindern sollte grundsätzlich ein möglichst langer Stumpf gebildet werden, ohne Rücksicht auf die Idealvorstellungen. Nachoperationen sind mit Sicherheit zu erwarten. Durch die Knochenbrücke nach Bier und Ertl läßt sich die Konisierung verhüten. Außerdem steht die von E. MARQUARDT (1981) angegebene Behandlung der Stumpfkuppe zur Verfügung (vgl. Abb. 4).
Das vollständige Ausschneiden des Wadenbeines bei Kurzstümpfen wird sehr verschieden beurteilt. BAUMGARTNER (1973) tritt neuerdings wieder für diese Methode bei Minderdurchblutung der Fibularismuskulatur ein. Der Stumpf wird jedoch rund; die Prothese findet einen schlechten Halt, und, wie sich in der Nachkriegszeit zeigte, in der Mehrzahl der Fälle werden die Querelen des Kurzstumpfes nicht sicher behoben.
Es werden üblicherweise bei der Unterschenkelamputation ein vorderer und ein hinterer Lappen von etwa gleicher Länge gebildet. Es ist aber auch möglich, seitliche Lappen in schräg-sagittaler Richtung zu bilden. TERMANSEN (1977) fand bei der Indikation der arteriellen Durchblutungsstörung bei beiden Techniken dieselben Wundheilungstendenzen.
Bei den typischen Unterschenkelamputationen werden nach Möglichkeit frontale, vordere und hintere Lappen etwa gleicher Länge gebildet. Der

7.26 Amputationen

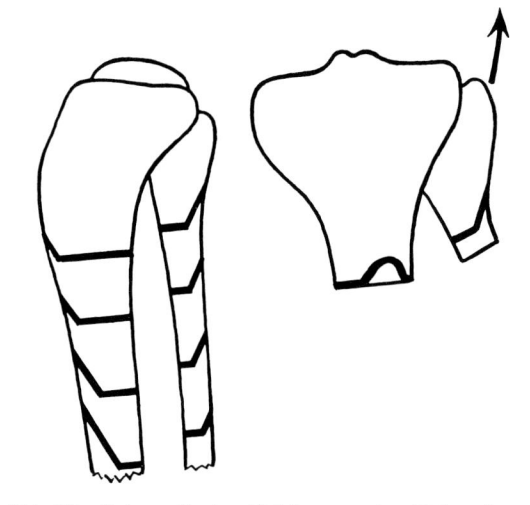

Abb. 22 Schematische Zeichnung der Behandlung der Knochenstümpfe bei kurzer Unterschenkelamputation. Je höher der Unterschenkel abgesetzt wird, desto krüzer ist die vordere Abschrägung des Schienbeines, desto geringer wird die Höhendifferenz zwischen der Absetzungsfläche des Schienbeines und des Wadenbeines und desto stärker muß das Wadenbein außen abgeschrägt werden (aus *W. Marquardt:* Gliedmaßenamputation und Gliedersatz. Wissenschaftliche Verlagsgesellschaft, Stuttgart 1950)

Hautlappen wird jeweils nur soweit als unbedingt notwendig von der Faszie getrennt. Über der Antikusmuskulatur bleibt die Faszie mit der Muskulatur verbunden, während sie auf der Rückseite vom Trizeps abgelöst werden kann. Es werden nun die Knochen freigelegt unter Schonung der Membrana interossea, die Muskellappen gesichert, das Periost an der Sägestelle doppelt eingeschnitten. Das Schienbein wird zunächst schräg eingesägt, dann senkrecht durchsägt. Das Wadenbein wird etwa 1,5 cm oberhalb der Schienbeinsägefläche mit der Blattsäge oder Giglis-Säge schräg nach außen durchtrennt. Es ist einfacher, das Wadenbein vor dem Schienbein zu durchtrennen, da das Wadenbein zu diesem Zeitpunkt noch einen festen Halt hat. Der Nachteil der Methode ist aber, daß die Wunde größer angelegt werden muß. Die Abschrägung des sehr leicht splitternden Wadenbeines geschieht vorsichtig mit der Luerschen Zange. Die tiefen Muskeln, die auf der Beugeseite des Unterschenkels entspringen, werden quer durchtrennt. Vom Soleus und den Mm. gastrocnemii wird ein gut durchbluteter Muskellappen mit der Muskelfaszie zusammen gebildet. Ist der Muskellappen zu dick, so wird Soleusmuskulatur ausgeschnitten. Nach der Blutstillung werden die Muskellappen wieder miteinander vernäht. Wichtig und schwierig ist die Deckung des Tibiastumpfes. Hierzu kann der Muskellappen der Antikusgruppe verwendet werden, wenn er gut durchblutet ist. Seine Deckfaszie wird mit dem Periost vernäht. Ist dieser Muskellappen nicht einwandfrei, so muß die Wadenmuskulatur mit ihrer Faszie von der Medialkante der Tibia her mobilisiert und zur Deckung benützt werden. Der vordere Muskellappen aus der Antikusmuskulatur darf nur sehr vorsichtig ausgedünnt werden; der hintere Muskellappen aus der Wadenmuskulatur dagegen erträgt eine kräftige Ausdünnung. Muskelfasziennähte, die im Bereich der Schienbeinvorderkante das Periost erfassen, schließen die tiefe Wunde. Die Hautlappen sind so weit zu kürzen, daß sie bequem den Stumpf decken, ohne Hohlräume zu bilden.

Bei den chronischen Durchblutungsstörungen sollte auf die Muskelversorgung nach dem Vorgehen von GILLIS (1954) verzichtet werden, falls nicht ein befriedigend durchbluteter hinterer Lappen aus den Mm. gastrocnemii nach den Angaben von BURGESS (1969) gebildet werden kann. Dann sind lediglich eine Fasziennaht und eine nachfolgende Hautnaht notwendig. Seitliche Hautlappen können nicht nur bei traumatischen Amputationen oder Stumpfkorrekturen gebildet werden, um Stumpflänge zu sparen. Wenn schon schräge Hautlappen gebildet werden müssen, so sollte die Narbe schräg liegen, so daß die Schienbeinvorderkante nicht unter dieser liegt.

Notamputation und Stumpfkorrekturen

Ist keine endgültige Stumpfversorgung möglich, so wird Stumpflänge erhalten, um für die Nachamputation Material zur Verfügung zu haben. Muß im Bereich der günstigen Stumpflänge offen amputiert werden, so sollten nach Möglichkeit Hautlappen, auch wenn sie irregulär sind, erhalten werden. Wenn diese Lappen umgeschlagen werden, so schrumpfen sie weniger.

Bei der Stumpfkorrektur wird genauso wie bei der primären Amputation vorgegangen; bei den Stümpfen im Bereich der 15 cm Länge müssen u. U. auch irreguläre Muskellappen gebildet werden, um den Knochen zu decken. Zur Hautdeckung sind oft irreguläre Lappen notwendig; wesentlich ist nur, daß keine Narben auf die Prothesendruckflächen fallen. Die Visierplastik ist am Unterschenkel ungeeignet. Gestielte Hauttransplantationen mit Rundstiellappen sind wohl nur noch selten indiziert, aber, wie die Abb. 23 zeigt, möglich. Man wird in solchen Fällen die Knieexartikulation erwägen. Beachtenswert ist die Angabe von DEDERICH (1970), der bei Nachamputationen im Unterschenkelbereich die Faszie ausschneidet, da diese nach seinen Angaben die optimale Durchblutung des Subkutangewebes und der Haut stört.

Nachbehandlung

Sinnvoll ist die Gipsverbandbehandlung nach der Unterschenkelamputation, auch wenn keine

Sofortversorgung durchgeführt wird. Die Polsterung des Gipsverbandes mit sterilem synthetischem Polstermaterial muß sorgfältig durchgeführt, die Wunde mit einem textilen Verbandmaterial, das nicht verklebt, gedeckt werden. Es ist Sorge zu tragen, daß keine Falten entstehen. Sterile Wattepolster von etwa Fünfmarkstückgröße werden über der Schienbeinkuppe, über dem Wadenbeinköpfchen und der Wadenbeinkuppe sowie der Kniescheibe aufgelegt. Nun wird der Verband mit Papierbinden abgeschlossen, so daß er einwandfrei bis zur Mitte des Oberschenkels sitzt. An den Stellen der Wattetupfer finden sich Vorwölbungen. Der Gipsverband besteht aus Vierfach-Longuetten von 10 cm Breite, die von der Beugeseite hinten über die Stumpfkuppe auf die Streckseite gezogen werden. Kleinere dünne Longuetten werden außen und innen angelegt. Die zirkuläre Deckschicht besteht aus zwei Lagen, die jedoch am Abschluß des Verbandes im Oberschenkel bis zu fünffach ausgeführt wird. Sobald der Gips abgebunden hat, wird er auf der Streckseite von der Mitte der Stumpfkuppe ausgehend mit einem zügigen Schnitt bis auf die Papierbinde gespalten. Beim Modellieren ist für eine tadellose Modellierung der Kondylen zu sorgen, damit diese einen Halt finden, und am Stumpf selber ist beugeseitig so zu modellieren, daß die Muskulatur von unten gestützt wird. Die Drainrohre werden auf direktem Weg nach außen geleitet. Besteht auch nur der leiseste Verdacht auf eine Wundheilungstörung, wird der Gipsverband sofort abgenommen, die Wunde besichtigt und sofort ein neuer Gipsverband angelegt. Der Gipsverband sollte nicht gefenstert werden, da das durchblutete harte Polstermaterial vollständig entfernt werden muß. Diese Versorgung ist für den Patienten angenehm. Kontrakturen werden verhütet, und auch im Gipsverband kann bereits die kniestreckende Muskulatur von Anfang an isometrisch geübt werden. Da beim Unterschenkelstumpf der hintere Lappen sehr schwer ist und evtl. durch Ödem zunimmt, wird die Naht beträchtlich belastet. Der sorgfältig auf der Beugeseite des Stumpfes anmodellierte Gips ist daher eine der wichtigsten Voraussetzungen zur Wundheilung.

Kniegelenkexartikulation

Die Kniegelenkexartikulation hat sich in den letzten Jahren, nachdem die Prothesenversorgung gelungen ist, als Methode der Wahl durchgesetzt. Der Stumpf ist belastungsfähig und läßt sich kontrakturfrei halten. Die Patienten haben ein gutes Bodengefühl. Sie benötigen keine Prothese mit Tuberaufsitz. Sie sitzen also auf dem Stuhl bequem. Die passive Kniebewegung wird gut beherrscht. Beim Kind ist die Kniegelenkexartikulation unbedingt anzustreben (s. S. 7.3); für

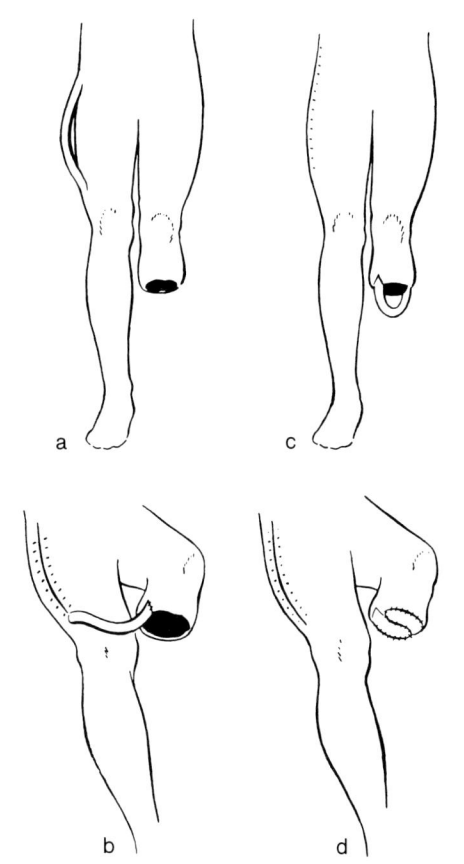

Abb. 23 a–d Um Unterschenkelkurzstümpfe zu decken, kann der Rundstiellappen, je nach Größe des Defektes einzeitig oder zweizeitig verpflanzt, benützt werden (aus *W. Marquardt:* Gliedmaßenamputation und Gliederersatz, Wissenschaftliche Verlagsgesellschaft, Stuttgart 1950)

alte und gefäßkranke Patienten ist sie auch wegen der geringeren Letalität des Eingriffes zu empfehlen. Leistungsfähige Menschen der mittleren Altersstufe gewinnen durch diese Exartikulation außerordentlich an Funktionstüchtigkeit gegenüber einem Oberschenkelamputierten.
Zur Deckung des Exartikulationsstumpfes muß die Haut auf der Streckseite bis über die Tuberositas verwandt werden; sie ist vom Knien her belastungsgewohnt. Das kann mit dem Textorschnitt geschehen oder mit einem queren, schräg liegenden Schnitt (Abb. 24).
Die Kniescheibe kann ausgeschnitten werden von der Gelenkinnenseite her. Dann sollte man aber sorgfältig darauf achten, daß die für die Hauternährung so wichtigen kleinen Begleitarterien nicht geschädigt werden. BAUMGARTNER (1981) empfiehlt, die Kniescheibe flottierend zu belassen. Durch die Kniescheibe hat der Stumpf eine weitere Kontur.
Es konkurrieren Lappenschnitte mit langem vorderem und kurzem hinterem Lappen. Seitliche Lappen werden zugerichtet, wenn nach BAUM-

7.28 Amputationen

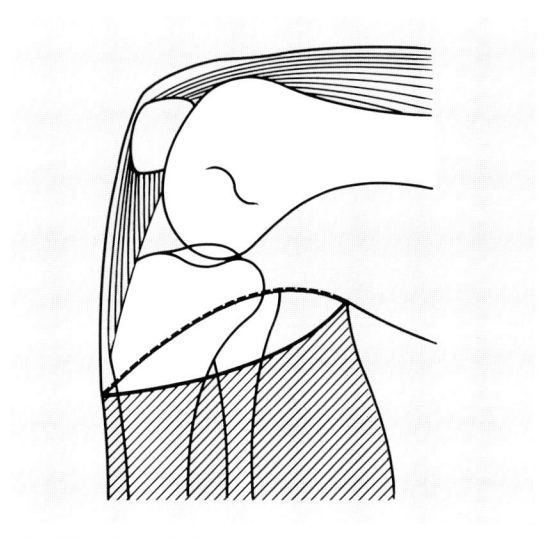

Abb. 24 Der schräge Zirkelschnitt zur Kniegelenkexartikulation wird gut 5 cm unterhalb der Tibiagelenkfläche gelegt. Baumgartner bildet dann zwei seitliche Hautlappen; die Narbe liegt dann dorsal in der Sagittalebene zwischen den Femurkondylen (nach *Baumgartner*)

GARTNER in Kniebeuge 5 cm unterhalb des Schienbeinplateaus mit Zirkelschnitt abgesetzt wird. Bei jugendlichen Patienten kann der gesamte Meniskusapparat erhalten bleiben. Es wird dann also im Gelenkraum zwischen Tibiagelenkfläche und Menisken ausgelöst. Anders bei der Indikation der arteriellen Durchblutungsstörung. Hier muß das gesamte braditrophe Gewebe mit entfernt, also zwischen Kondylen und Menisken ausgelöst werden.

Das Kniescheibenband wird stets am Ansatz abgetrennt. Die kniebeugenden Sehnen werden an der Kniekapsel hinten befestigt, die Mm. gastrocnemii reseziert. Geschlossen wird nur mit Hautnähten nach einwandfreier Drainage und sauberer Blutstillung.

Ist nicht genügend Haut vorhanden, empfiehlt sich die quere Absetzung in den Kondylen nach Slocum (Abb. 25). Auch hier bleiben noch weite Teile der Kondylenausladung erhalten, und schließlich ist bei der Absetzung in der Metaphyse die Grittische Methode, bei der die Kniescheibe auf den Knochen aufgesetzt wird, möglich. Wichtig ist, daß die Sägeflächen für diese belastbaren Stümpfe sich nicht an der Achse des Oberschenkelknochens, sondern an der Belastungslinie des Körpers, also der Lotlinie aus der Hüfte orientieren. Bei der Slocum-Amputation müssen die Vorder- und Hinterkanten gebrochen werden; bei der Gritti-Amputation ist die Fixierung der Kniescheibe, die flach gesägt wird, außerordentlich wichtig. Versager durch Abrutschen der Kniescheibe sind nicht selten. Die Methode wurde im 1. Weltkrieg häufiger angewandt; im 2. Weltkrieg wurde sie bei italienischen Soldaten gesehen. Gute Gritti-Stümpfe, die mit einem vorderen Lappen gebildet werden, sind höchst leistungsfähig und belastungsfähig, wie an wenigen Fällen festgestellt werden konnte. Nachamputationen nach Gritti-Stümpfen waren wie nach der Pirogow-Amputation wegen Abrutschens der Kniescheibe oder auch wegen Pseudarthrosen indiziert.

Amputationen im Oberschenkel

Der zweidrittellange Oberschenkelstumpf gilt als der optimale Stumpf. Die Länge beträgt je nach Körpergröße von der Trochanterspitze ab gemessen 25–30 cm. Muß höher amputiert werden, so ist mit jedem Zentimeter Stumpflänge zu geizen. Da diese Stümpfe nie tragfähig werden und stets auf die Entlastung am Sitzbeinhöcker angewiesen sind, spielen die Stumpfnarben nur eine untergeordnete Rolle. Die Stumpflänge ist wichtiger als die Rücksichtnahme auf Muskulatur oder Haut. Es dürfen also ruhig längs oder schräg verlaufende sowie unregelmäßige Lappenbildungen angewandt werden, wenigstens was die Haut anbelangt. Je länger der Stumpf, desto sorgfältiger muß die Muskelversorgung sein, da sich an der körperfernen Femurhälfte nur noch wenige Muskelursprünge befinden, die Retraktionsgefahr also hier besonders groß ist. Die Wundfläche ist bei den langen Stümpfen wesentlich kleiner als bei den hohen Amputationen. Daher ist auch die Belastung für alte Patienten zu beachten.

Bei den Oberschenkelamputationen steht die Muskelversorgung im Vordergrund. Die zweigelenkigen Muskeln sind für die Stumpfbewegung wichtig, die eingelenkigen Muskeln, die ihre Wirkung verlieren, aber für die Durchblutung des Stumpfes bedeutungsvoll. Die Stumpfmuskeln sind bei guter Versorgung isometrisch übbar, wenn die gesamte Muskulatur an der Stumpfkuppe verankert ist. Besonders wichtig ist die Fixation der Adduktoren an der Stumpfkuppe. Diese wird häufiger versäumt, und es bildet sich dann ein frei flottierender Weichteillappen auf der Innenseite des Stumpfes, der stört. Die Fixation der Stumpfmuskulatur an der Knochenkuppe durch Bohrlöcher ist selten nötig. An der Knochenkuppe sollte möglichst wenig manipuliert werden. DEDERICH (1970) vereinigt über der Stumpfkuppe die Adduktorenmuskulatur mit dem Vastus lateralis und fixiert gleichzeitig am Periost. Er schließt auch die Knochenwunde durch Nähte des Periostes. Über diese untere Muskellage zieht er als zweite Lage die Streckerund Beugergruppe, die er mit kräftigen Nähten vereinigt. Er schneidet wie am Unterschenkel bei Nachamputationen die Faszie aus und lobt dieses Verfahren wegen der guten Durchblutung der Stümpfe (Abb. 26).

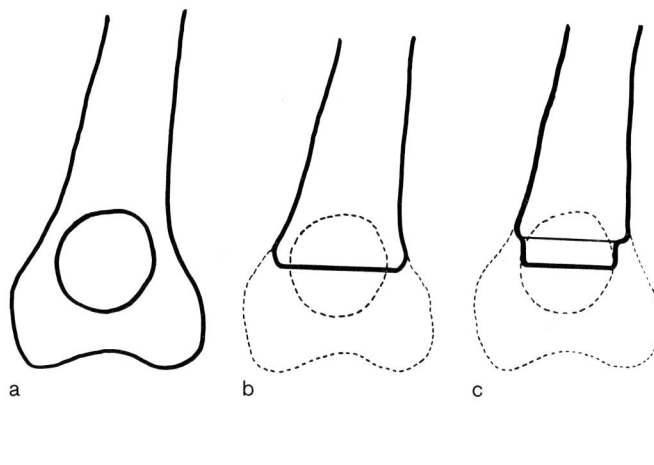

Abb. 25 a–c Schematische Zeichnung der drei belastbaren Stümpfe des distalen Femurendes: a) Knieexartikulation, b) nach Slocum, c) nach Gritti (aus *R. F. Baumgartner:* Beinamputationen und Prothesenversorgung bei arteriellen Durchblutungsstörungen. Enke, Stuttgart 1974)

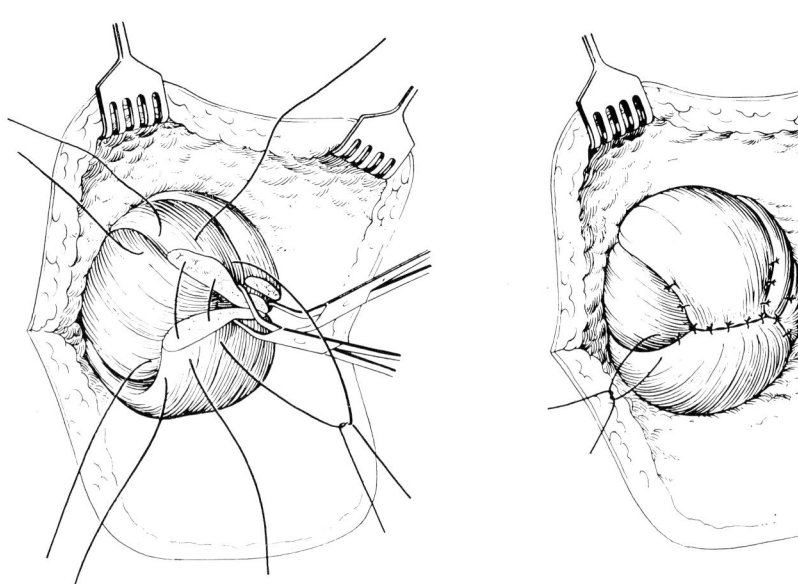

Abb. 26 Myoplastische Versorgung des Oberschenkelstumpfes. In der Tiefe wurden Adduktoren und laterale Muskeln unter Fixation am Periost und Einnähen des Femurstumpfes vereinigt. Darüber die Strecker- und die Beugermuskeln, und zum Schluß wird lateral noch die Fascia lata eingenäht (aus *R. Dederich:* Amputationen der unteren Extremität. Thieme, Stuttgart 1970)

Es genügt jedoch, wenn die Adduktoren einwandfrei an der Stumpfkuppe fixiert werden und die Strecker-Beuger-Gruppe samt den anliegenden Faszien über der Stumpfkuppe vereinigt wird. Um eine bewegliche Schlinge über der Stumpfkuppe zu verhüten, sind seitliche Nähte notwendig. Weiterhin ist darauf zu achten, daß neben den Adduktoren die ischiokrurale Gruppe einwandfrei erfaßt wird. Von der streckseitigen Muskulatur ist der Rectus femoris von größter Bedeutung, während von den tieferen Muskeln, den Vasti, bei Schwierigkeiten in der Stumpfdeckung ruhig Material geopfert werden kann.

Bei den mittellangen Stümpfen ist bereits die Gefahr vorhanden, daß zuviel Muskulatur erhalten wird und die Stümpfe euterförmig werden. Erst bei den Oberschenkelkurzstümpfen werden solche langen Weichteillappen wertvoll, da sie in den Prothesenschaft eingezogen werden können.

Bei den intertrochanteren Stümpfen jedoch haben diese langen Weichteillappen wiederum keinen Sinn, da diese doch nicht ohne Beckenkorb versorgt werden können.

Stumpfkorrekturen

Hier sind relativ häufig Stumpfkorrekturen erforderlich wegen tief eingezogener Narben, überschießender Weichteile, selten wegen der Knochenfahnen an den Stumpfkuppen. Es sollte nach Möglichkeit nur wenig Knochen geopfert werden. Die Haut läßt sich gerade bei Nachamputationen durch irreguläre Lappenbildungen leicht korrigieren. Es ist aber Wert darauf zu legen, daß die vordere Narbenfläche nicht im Druckbereich der Prothese liegt. Lose flottierende Muskelgruppen müssen u. U. durch einen Bohrkanal am Knochen befestigt werden, wenn

7.30 Amputationen

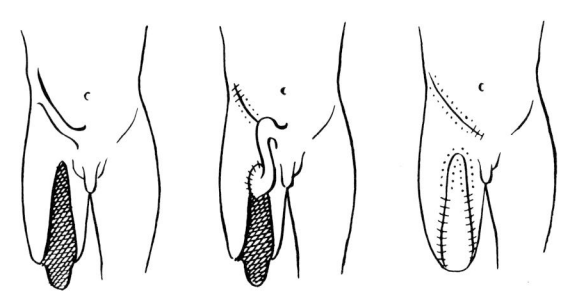

Abb. 27 Große Hautdefekte am Oberschenkelstumpf können durch Rundstiellappen aus der Bauchhaut, die dort schräg oder quer angelegt wurden, gedeckt werden

sie allzu sehr verkürzt sind. Rundstiellappen zur Deckung von Hautdefekten am Oberschenkel sind möglich; sie können aus der Bauchhaut gebildet werden (Abb. 27), werden aber wohl nur ausnahmsweise unter Friedensverhältnissen notwendig. Bei Nachamputationen ist der summarische Weichteilverschluß der Muskulatur über der Stumpfkuppe durch transkutane Entspannungsnähte mit Bleiplatten oder Donati-Nähte über Gummischläuchen sehr zu empfehlen. Hierdurch entstehen keine Wundhöhlen; es ist nur wenig Nahtmaterial für Unterbindungen einzusetzen, und es kann ein guter Muskel- und Hautschluß über dem Knochenstumpf erreicht werden (vgl. Abb. 9).

Hüftexartikulation und Oberschenkelkurzstümpfe

Zur hohen Oberschenkelamputation sind die Lappenschnitte zu bevorzugen. Die schweren Lappen neigen zum Stumpfödem mit den sekundären Folgen. Hier ist also eine sorgfältige Verbandbehandlung unter Einbeziehung des Rumpfes dringend erforderlich. Das Hochlagern des Stumpfes fördert die Kontraktur und ist nach Möglichkeit zu vermeiden oder nur kurz anzuwenden. Die Weichteillappen sind bei den kurzen Stümpfen wertvoll, da sie in die Prothese eingezogen werden können. Der intertrochantere Stumpf steht ja stets in Beuge- und Abduktionsstellung. Er ist funktionell der Hüftexartikulation gleichzusetzen. Prothesentechnisch werden beide Stümpfe gleich bewertet.

Zur Hüftexartikulation empfiehlt sich das zweizeitige Vorgehen, wenn es die Umstände erlauben. 1-2 Tage vor der geplanten Exartikulation wird die A. femoralis dicht unter dem Leistenkanal unterbunden, die V. femoralis etwas tiefer gesondert. Das Bein wird ischämisch. Es können zwei Lappen, ein kurzer vorderer und ein längerer hinterer Lappen, gebildet werden. Die alleinige Bildung eines hinteren Lappens ist weniger zu empfehlen, da dieser Lappen durch das Ödem sehr schwer wird und zu Wundheilungsstörungen neigt. Es ist zweckmäßig, die Muskulatur dicht am Becken abzutrennen. Dadurch wird die Wundfläche kleiner, und kürzere Lappen reichen zur Deckung. Es muß die Haut über dem Sitzbein geschont werden, da sie genauso wie die Haut auf der Kniestreckseite besonders belastbar ist. Auch hat sich die Bildung eines äußeren und eines inneren Lappens bewährt.

Die vollständige Ablösung der Muskulatur von Darmbein und Sitzbein gestattet zwar, mit sehr wenig Haut auszukommen, hat sich aber nicht bewährt. Zur Anpassung des Beckenkorbes ist eine Muskelpolsterung der Beckenhälfte notwendig.

Ablatio interilioabdominalis

Dieser große Eingriff wurde erst in der aseptischen Ära möglich. Er wurde von BILLROTH 1885 eingeführt. GIRARD und KOCHER haben den Eingriff ausgebaut und als erste erfolgreich durchgeführt. Die Operation hat in den letzten Jahren in der Geschwulstbehandlung an Bedeutung gewonnen. Das Operationsverfahren wurde insbesondere von französischen, amerikanischen und englischen Autoren auf Grund großer Erfahrungen so weit ausgebaut, daß die Mortalität auf ein Minimum absank.

Wir stützen uns auf die Erfahrungen von GORDON-TAYLOR (1940) sowie COLEMAN und BANKS. Es wird zunächst ein großer vorderer Lappen gebildet. Die Bauchmuskulatur wird entlang dem vorderen Darmbeinrand und dem Leistenband abgelöst. Das Bauchfell wird vom Darmbein und dem M. iliacus abgeschoben. Blase und Harnleiter werden mit dem Peritoneum abgelöst. Die regionären Lymphknoten können revidiert werden. Der Bauchraum kann zur Betastung und Probeexzision tiefer Lymphknoten eröffnet werden. Eine histologische Schnelldiagnose kann ausgeführt werden. Der Eingriff kann, wenn er aussichtslos ist, in diesem Stadium noch abgebrochen werden. A. und V. iliaca werden möglichst erst nach dem Abgang der Epigastrica unterbunden. Nach Freilegung des vorderen Beckenringes wird mit dem Meißel der obere und untere Schambeinast durchtrennt. Anschließend wird ein hinterer Lappen gebildet, der einen kurzen Muskellappen des Glutaeus maximus enthält. Die Glutäalarterien werden erhalten. Nur ihre Abgänge, die zu den wegfallenden Beckenmuskeln führen, werden unterbunden. Der hintere Isthmus des Darmbeines zum Gelenkkörper der Kreuzdarmbeinfuge hin wird freigelegt und mit dem Meißel durchtrennt. Der Ischiadikus wird am Abgang vom Plexus durchschnitten. Nun läßt sich die gelöste Beckenhälfte luxieren, so daß sich im dritten Abschnitt der Operation der Beckenboden von innen von den wegfallenden Bekkenteilen abtrennen läßt. Der Muskellappen des Glutaeus maximus wird mit dem Obliquus externus und dem Leistenband vernäht. Die Hautwunde wird geschlossen, nachdem ein Drainrohr am tiefsten Punkt eingelegt wurde.

Stumpfkrankheiten

Nicht alle Stumpfbeschwerden werden durch Stumpfkrankheiten verursacht, manche auch durch Aufbaufehler der Prothese. Bevor also die schwerwiegende Diagnose einer Stumpfkrankheit gestellt wird, sollten die Prothesen auf Paßform und Sitz nicht nur im Stand, sondern auch im Gang untersucht werden. Die Tatsache, daß ein Orthopädiemechaniker mit dieser Störung nicht fertig wird, ist kein Beweis dafür, daß sie nicht behebbar ist.

Hautkrankheiten am Stumpf werden durch intertriginöse Ekzeme, Dermatitiden, Mykosen, lokale und generalisierte Ekzeme verursacht. An Überempfindlichkeit durch das Prothesenmaterial, vor allem bei Verwendung von Kunststoffen, ist zu denken. Nicht wenige intertriginöse Ekzeme oder Dermatitiden werden aber durch unzweckmäßige Schäfte und Schaftränder verursacht. Auch kann die Stumpfhygiene im argen liegen.

Prothesenrandknötchen sind kleine Hornperlen oder mit Epiteldetritus gefüllte Talgdrüsen am Prothesenrand. Sie werden durch ungünstigen Randdruck der Prothese verursacht. Einzelne Knötchen müssen gelegentlich ausgeschnitten werden. Zwischen Stumpf und Schaft kommt es zu drehenden Bewegungen, die Hautreizungen verursachen. Die Folgen können solche Befunde sein. Bei den Rohrskelettprothesen steht uns heute ein Torsionsadapter zur Verfügung, der solche rotierenden Bewegungen teilweise auffängt. Bei empfindlichen Stümpfen ist also an seine Anwendung zu denken.

Bei den Fußstümpfen finden sich häufig Keratosen. Hier ist das Abraspeln erweichter Hornmassen mit Glaspapier nach dem Bad zu empfehlen. Nur ausnahmsweise sollte wegen solcher Keratosen eine Stumpfkorrektur oder Hautplastik durchgeführt werden.

Bei den entzündlichen Stumpfkomplikationen, einerlei ob es sich um Fistelbildungen auf Grund osteomyelitischer Herde oder Weichteilentzündungen handelt, ist die rasche Abheilung durch Operation anzustreben. Solche subakut fortschwelenden Entzündungen führen zu Indurierungen und Vernarbungen der Haut und der Lymphgänge und damit zu Ödemen.

Zustände, die der Sudeckschen Dystrophie ähneln, sind bei Spätamputationen gelegentlich zu beobachten. Am meisten stören dann das chronische Ödem und die Atrophierung der Haut. Solange diese Sudecksche Dystrophie noch anhält, sollte weder nachamputiert noch eine Stumpfkorrektur ausgeführt werden. Bei der Prothesenversorgung ist bei diesen Fällen mit dem Kontaktschaft, federndem Innentrichter und Torsionsadapter vielleicht noch am meisten zu erreichen.

Stumpfödeme können die Folge rezidivierender Erysipele oder chronischer Entzündungen sein, die der intensiven Therapie mit antibiotischen Medikamenten bedürfen. Meistens sind aber die Stumpfödeme Folge ungenügender Prothesenversorgung und können durch Kontaktschäfte behoben werden. Auch gibt es Stumpfödeme durch unglückliches Wickeln der Stümpfe.

Stumpfbeschwerden durch arterielle Durchblutungsstörungen des Stumpfes und Aneurysmen im Stumpf wurden von LERICHE (1950), HEPP (1959) und LANGHAGEL (1968) beschrieben und wirkungsvoll behandelt.

Verursachen Stumpfneurome Beschwerden, so ist die Alkoholinjektion in den Nervenstamm ein gebräuchliches Verfahren. Das resezierte Nervenende muß auf alle Fälle in gesunde Weichteile verlagert werden. Auf die Möglichkeit der Einlagerung durch einen Bohrkanal in den Markraum wurde auf S. 7.15 aufmerksam gemacht. Indolente Stumpfneurome werden immer wieder fälschlich als Ursache aller Stumpfbeschwerden angesehen. Unnötige Neuromoperationen sollten vermieden werden. In diesen Fällen ist die Arteriographie, um gefäßbedingte Stumpfbeschwerden zu erkennen, nicht zu umgehen.

Lähmungen der stumpfbewegenden Muskulatur können prothesentechnisch und durch Gelenksperren ausgeglichen werden.

Ankylosen des Kniegelenks indizieren, wenn möglich, die quere Kondylenamputation nach Slocum. Bei Hüftankylosen ist die zweiteilige Arthroplastik das Verfahren der Wahl. Für den Kippschaft bei Hüftankylosen ist heute kaum mehr eine Indikation zu sehen.

Stumpffrakturen werden gelegentlich übersehen. Eine Röntgenaufnahme des Stumpfes lohnt sich, auch wenn das Trauma vom Patienten bagatellisiert wird. Viele Stumpffrakturen heilen unter Ruhigstellung ab; bei erheblichen Dislokationen mit Verschiebung und Verkürzung ist die Marknagelung indiziert. Der Marknagel darf aber nicht den Knochendeckel der Stumpfkuppe durchbohren und muß zentral befestigt werden.

Auf die Kontrakturen der Stumpfgelenke wurde bereits in den Einzelkapiteln eingegangen. Hüftkontrakturen indizieren nur ausnahmsweise ein operatives Vorgehen, etwa die Ablösung der Spinamuskulatur. Die Fehlstellung des Stumpfes kann in der Regel in der Prothese ausgeglichen werden.

Unter dem Begriff der Stumpfhyperpathie werden die verschiedensten Krankheitsbilder zusammengefaßt, die nicht klar umschrieben sind. Die entzündlichen Erkrankungen und die Durchblutungstörungen müssen zunächst ausgeschlossen werden. Psychologische Faktoren spielen bei manchen Amputierten eine Rolle. Der Autor hat aber den Eindruck, daß es sehr wenige Patienten sind, bei denen sie als Ursache angeschuldigt werden dürfen. Schon LERICHE warnt 1950 vor der Überbewertung höhergelegener Zentren bei der Therapie der Stumpfbeschwerden. WÜLLENWEBER hat 1958 die Erfahrungen der Neurochirurgen mit Neurorentfernungen, Verödungen, Nervenexhäresen, Hinterwurzeldurchschneidungen, Sympatikuseingriffen, vorderer und hinterer Chordotomie, Talatomie, Rindenexzisionen, Leukotomien bei insgesamt 68 Fällen dahingehend zusammengefaßt, daß mit all diesen Methoden nur Anfangserfolge zu erzielen sind, die aber in der Regel nicht anhalten. Die Elektrostimulatoren sind nach wie vor im Versuch. Bei diesen Stumpfschmerzen und Phantombeschwerden wurden auch schon die Methoden der Psychiatrie, wie Hypnose, autogenes Training und Dauerschlaf, angewandt. Diese Verfahren sind wenigstens harmlos und offensichtlich nicht weniger erfolgreich als die oben aufgezählten operativen Eingriffe. Echte Kausalgien am Stumpf sind extrem selten.

Stumpfschmerzen durch mechanische Wurzelirritation bei Lumbosakraldeformitäten und Bandscheibenvorfällen oder Protrusionen sind aber gar nicht selten. Gerade bei alten Menschen kommt es infolge der erheblichen spondylarthrotischen und spondylotischen Einengungen im Foramen zu Wurzelirritationen. Die Analysierung der Beschwerden ist nicht einfach. Diese Ursache wurde schon von SCHANZ (1915) nach dem 1. Weltkrieg für viele Stumpfbeschwerden erkannt; er hat die von ihm angegebene Hüftbügelleibbinde zur Aufhängung der Prothese benützt und dadurch viele mechanische Wurzelreizungen ausheilen können. Das Verfahren hat sich bei uns auch schon in einer Reihe von Fällen gut bewährt. Erst wenn dieses konservative Verfahren versagt, wird man sich zur operativen Behandlung nach der Klärung durch Myelographie und Computertomographie entschließen dürfen.

Versicherungsrechtliche Fragen bei Amputationen der unteren Gliedmaßen

Die den Gutachter beschäftigenden Fragen sind mannigfaltig. Einmal handelt es sich um Fragen des Zusammenhanges zwischen Schädigung und Amputation, dann um reine Entschädigungsfragen und schließlich um die Frage amputationsbedingter Sekundärschäden überwiegend an der Wirbelsäule, aber auch am gesunden Bein.

Für die einzelnen Gliedmaßenamputationen haben sich im Laufe der Jahrzehnte feste Entschädigungssätze für die Leistungsminderung eingebürgert. Die im Laufe der Jahrzehnte erreichte Besserung der Prothesenversorgung der Amputierten hat sich auf diese Sätze nicht ausgewirkt. Diskussionen über diese Frage kamen aber immer wieder in Gang. Diese festen Sätze für die Entschädigungen bei Gliedmaßenamputationen sind als Vergleichswerte für die Beurteilung anderer Gliedmaßenschäden wichtig.

Die Unterschiede in der individuellen Leistungsfähigkeit der Amputierten wird gewohnheitsrechtlich nicht bewertet, obwohl sie erheblich ist. Es handelt sich also um pauschale Sätze, die den Jugendlichen und körperlich Tüchtigen zweifellos begünstigen, während sie für ältere Menschen u. U. knapp bemessen sind. Im folgenden werden die in Deutschland in der Kriegsopferversorgung üblichen Sätze für die einzelnen Amputationen aufgeführt (die in England und Frankreich üblichen Sätze wurden aus den Monographien von GILLIS [1954] und HUARD [1940] entnommen).

1. Verlust eines Beines im Hüftgelenk oder sehr kurzer Oberschenkelstumpf 80% (England 90%, Frankreich 90%).
2. Oberschenkelkurzstumpf 80% (England 80%, Frankreich 90%).
3. Oberschenkelamputation im mittleren Drittel und an günstigster Stelle 70% (England 70%, Frankreich 75%).
4. Knieexartikulation in allen Ländern 70%.
5. Unterschenkelkurzstümpfe (mit ungünstigem Stumpf oder Störung der Funktion des Knie- oder Hüftgelenks) 50–60% (England 70%, Frankreich 65–70%).
6. Verlust des Unterschenkels bei günstiger Stumpflänge und funktionstüchtigem Kniegelenk, gutem Gang mit Prothese 40–50% (England 40–60%, Frankreich 60%).
7. Pirogow-Amputation, Syme- und Fußwurzelstumpf, belastungsfähig 40% (England 30%, Frankreich 40–70% je nach Leistungsfähigkeit).
8. deforme Fußwurzelstümpfe 30–60%.
9. Lisfranc-Amputation, also der lange Fußwurzelstumpf, bei guter Funktion 30%.
10. Amputationen im Mittelfuß 30%, bei ungünstiger Stellung 30–40%.
11. Verlust der Großzehe 0% (Frankreich 10%).
12. Exartikulation aller Zehen 20% (Frankreich 20%).
13. doppelseitige Fußamputation, bei funktionstüchtigen Stümpfen 60% (Frankreich doppelseitige Fußamputation 90%).
14. doppelseitige Unterschenkelamputation mit funktionstüchtigen Kniegelenken und günstigen Stumpfverhältnissen 70%; doppelseitige Oberschenkelamputation 100%.

In der privaten Unfallversicherung wird nach den allgemeinen deutschen Versicherungsbedingungen für Unfallversicherungen der Verlust eines Beines mit 70% der Versicherungssumme entschädigt. Während bei den alten Versicherungsverträgen aus Kulanzgründen zwischen einzelnen

Amputationen bei dieser Entschädigung nicht unterschieden wurde, sind bei den neuen Versicherungsverträgen (neue AUB) folgende Differenzierungen eingeführt worden:
Oberschenkel oberhalb der Mitte 70%, bis zur Mitte 60%, bis unterhalb des Knies 50%, bis Mitte Unterschenkel 45%.
Fuß im Fußgelenk 40%, Pirogow-Amputation 30%, alle sonstigen Fußamputationen 30%.
Großzehe 5%, alle andern Zehen 2%.
Bei diesen pauschalen Entschädigungssätzen werden Stumpfkrankheiten und Stumpfstörungen, auch wenn sie die Leistung mindern, nicht berücksichtigt. Ebenso findet der Beruf keine Berücksichtigung. Der Wert ist also vertraglich abstrakt auf den jeweiligen Prozentsatz der Versicherungssumme festgelegt (Knochentaxe).

Literatur

Aberle von Horstenegg: 35. Verh. dtsch. orthop. Ges. (1944)
Aitken, G.: Surgical amputation in children. J. Bone Jt Surg. 45 A (1963) 1735-1741
Aitken, G.: Osseous Overgrowth. In: Swinyard, Ch. A.: Amputation in Children. Limb Developement and Deformity. Problems of Evaluation and Rehabilitation. Thomas, Springfield/Ill. 1969
Aitken, G.T., Ch. Trautz: The juvenil amputee. J. Bone Jt. Surg. 35 A (1953) 659-664
Ahrens, W.: Beurteilung von 500 Amputationsstümpfen des Beines. Langenbecks Arch. klin. Chir. 282 (1955) 278-282
Alldrege, R. H.: Amputations and Prostheses. In: Christopher's Textbook of surgery, 9. Aufl. Saunders, Philadelphia 1968
Alldrege, R. H., T. C. Thompson: The technique of the Syme amputation. J. Bone Jt Surg. 28 (1946) 415-426
Angerer, H.: Über unfallbedingte Absetzungen an den Gliedmaßen. Bruns' Beitr. klin. Chir. 168 (1938) 391-443
Ariel, J. M., F. W. Hack: Disarticulation of an innominate bone (hemipelvectomy) vor primary and metastitic causes. Amer. J. Surg. 130 (1949) 67-99
Arndt, G.: Über die plastische Hautdeckung von Erfrierungs- und Amputationsstümpfen etc. Z. Orthop. 77 (1947) 121-144
Ascot, J. R.: Skin transfer to amputation stumps. Brit. J. Plast. Surg. 6 (1953) 115-122
Babic, S. Banks: Operation zur Sicherung der Tragfähigkeit des Amputationsstumpfes. Chirurgija 1950. Zentr.-Org. ges. Chir. H. 11 (1951)
Banks, S. W., C. Sherman: Hemipelvectomy, surgical technique. Detailed operativ technique. J. Bone Jt Surg. 38 A (1956) 1147-1155
Baumgartner, R.: Frühprothesenversorgung auch bei vaskulären Beinamputationen? A.P.O. Revue 1 (1970)
Baumgartner, R.: Prothesen nach Maß. Med. Techn. 8 (1971 a)
Baumgartner, R.: Technik der Amputation bei Gefäßkrankheiten. Helv. chir. Acta 38 (1971 b) 161-166
Baumgartner, R.: Amputationen am Vorfuß: Indikation und Technik. Akt. Traumatol. 1 (1971 c) 251-255
Baumgartner, R.: Beinamputationen und Prothesenversorgung bei arteriellen Durchblutungsstörungen. Enke, Stuttgart 1973
Baumgartner, R.: Amputation und Prothesenversorgung beim Kind. Enke, Stuttgart 1977
Barnes, G. H., H. Gilbert: Skin health and stump hygiene. Artif. Limbs 3 (1956) 4-19
Batch, J., A. W. Spittler, J. G. McFaddin: Advantages of the knee disarticulation over amputations through the thigh. J. Bonde Jt Surg. 36 A (1954) 921-930
Beck, N. R., W. H. Bichel: Interinnomino-abdominal amput. Report of twelve cases. J. Bone Jt Surg. 30 A (1948) 201-209
Becker, T.: Amputationsfragen bei arteriosklerotischen Durchblutungsstörungen. Chirurg 27 (1956) 537-540
Biemer, E.: Indikation zur Replantation peripherer Körperteile. Großzehe, Mittelfuß. Replantieren. Unfallheilkunde 82 (1979) 224-231
Bier, A.: Mitteilung über tragfähige Amputationsstümpfe im Bereiche der Diaphysen. Langenbecks Arch. klin. Chir. 50 (1895) 356-378
Blencke, A.: Die Amputationsstümpfe unserer Kriegsverletzten in H. Gocht: Orthopädie in der Kriegs- und Unfallheilkunde. Enke, Stuttgart 1921
Bosworth, D. M., W. P. Graul: Amputation for tuberculosis joints. A study of the therapeutic and prognostic value. J. Bone Jt Surg. 31 A (1949) 194-197
Bowker, Rills et al.: Fractures in lower limbs with prior amputation. J. Bone Jt Surg. 63 A 915-920 (1981)
Boyd, H. B.: Amputation of the foot, with calcaneotibial arthrodesis. J. Bone Jt Surg. 21 (1939) 997-1000
Buchtiarow, U. A.: Rekonstruktionsplastische Operationen an den Extremitätenstümpfen mit der Verwendung der knochenknorpeligen Homo- und Heterotransplantate in Verbindung mit der Prothetik. Proc. 1. int. Kongr. Prothesentechnik und funkt. Rehabil. Wien/Österreich 19.-24. März 1973. 1 (1973)
Burgess, E., R. L. Romano: The management of lower extremity amputees using immediate postsurgical prostheses. Clin. Orthop. related Res. 57 (1968) 137-146
Burgess, E. J., J. H. Zettl: Immediate postsurgical prosthetics. Orthop. Prosthet. Appl. J. (1967) 105-112
Burgess, E., J. H. Zettl, S. M. Forsgren: Die Unterschenkel-Amputation, ein chirurgisch-orthopädisches Problem. A.P.O. Revue 2 (1971) 8
Burgess, E., R. L. Romano, J. H. Zettl, R. D. Schrock: Amputations of the leg for peripheral vascular insufficiency. J. Bone Jt Surg. 53 A (1971) 874-890
Coley, B. L.: Neoplasma of Bone. Hoeber, New York 1949
Coley, B. L., N. L. Higinbotham, C. Romieu: Hemipelvectomy for tumors of bone; report of fourteen cases. Amer. J. Surg. 82 (1951) 27-43
Colona, P. C.: Amputations, disarticulations and prothesis. Bancroft, F. W., H. C. Marble: Surgical Treatment of the Motor-Skeletal System, vol. I. Lippincott, Philadelphia 1951 (pp. 531-573)
Coulland: A propos des résultats des amputations partielles du pied. Bull. Soc. Chirurgie Paris 48 (1922) 846-850
Dale, G. M.: End bearing amputations. In: Essays in Surgery presented to W. E. Gallie. University of Toronto Press, Toronto 1950 (pp. 93-109)
Dale, G. M.: Syme's amputation for gangrene from peripheral vascular disease. Artif. Limbs 6 (1961) 44-51
Dederich, R.: Die muskelplastische Stumpfkorrektur. Zbl. Chir. 81 (1956) 1194-1206
Dederich, R.: Frühprothesenversorgung. Verh. dtsch. Ges. Orthop. Traumatol. 56 (1969) 234-237
Dederich, R.: Amputationen der unteren Extremität (Technische Orthopädie) Thieme, Stuttgart 1970
Editorial: Syme's amputation. Lancet 1942/II, 159-160
Edwards, W., J. C. Sterling, M. A. Shapiro, J. B. Ruffin: Trench foot. Report of 351 cases. Bull. U. S. Army med. Dep. 83 (1944) 58-66
Ehalt: Todesfälle und Amputationen d. Unfallkrankenh. Wien. Vogel, Berlin 1932
Ehrlich, W.: Ergibt die Absetzung nach Pirogoff wirklich einen schlechten Stumpf? Mschr. Unfallheilk. 58 (1955) 309-311
Eilberger, Fr. Mirra et al.: Is Amputation necessary for Sarcomes. Ann. Surg. 192 (1980) 431-438; 3241 Zentr.-Org. ges. Chir. 224 (1980/81) 348
von Ertl, J.: Regeneration, ihre Anwendung in der Chirurgie. Barth, Leipzig 1939

7.34 Amputationen

von Ertl, J.: Über Amputationsstümpfe. Chirurg 20 (1949) 218–224

Fullfort, G. E., M. J. Hall: Amputation and Prostheses. Wright, Bristol, 1968

Furste, W., L. G. Herrmann: Value of transmetatarsal amputations in the management of gangrene of toes. Arch. Surg. 57 (1948) 497–512

Gerhardt, J. J., P. S. King, J. H. Zettl: Amputation – Immediate and Early Prosthetic Management. Huber, Bern 1982

Gillis, L.: Amputations – with a Forword by Sir Harry Platt. Heinemann, London 1954 (ausführliche Literaturangaben)

Gillis, L.: Amputations in children. Ann. roy. Coll. Surg. 19 (1956) 335–360

Gillis, L.: Ankle amputation. Brit. med. J. 1959 I, 1139

Glinz, W.: pH-Messungen der Muskulatur. Ein neues Hilfsmittel zur Wahl der Amputationshöhe bei chronischen arteriellen Durchblutungsstörungen. Langenbecks Arch. klin. Chir. 326 (1970 b) 306–322

Godunow, S. F.: Die Plastik der Hautdefekte von Beinstümpfen. Vestn. Khir. 72 (1952) 65–68; Ref. Zentr.-Org. ges. Chir. (1953)

Goerdes, W., H. N. Bär: Frühe und vorzeitige Versorgung bei Amputationen. Z. Orthop. 109 (1971) 897–904

Gordon J. Berkeley: Experience with refrigeration anaesthesia. Six supracondylar amputations for arteriosclerotic gangrene. Ann. J. Surg. 76 (1948) 393–397

Gordon-Taylor: A further review of the interinnomino-abdominal operation: Eleven personal cases. Brit. J. Surg. 27 (1940) 643–650

Gottlob, R.: Über Amputationen wegen chronischer Durchblutungsstörungen. Wien. klin. Wschr. 67 (1955) 245

Gruber, U. F., H. Keck, M. Allgöwer: Eine neue Technik zur Fixierung durchgreifender horizontaler U-Nähte. Helv. chir. Acta 37 (1970) 5–8

Hadraba, J.: Der Fuß der Gegenseite bei Beinamputierten. In: Baumgartner, R., Die orthopädietechnische Versorgung des Fußes. Thieme, Stuttgart 1972 (S. 34–35)

Hanslick, L., E. Herrmann: Myoplastische Unterschenkelamputation mit prothetischer Sofortversorgung bei Vorfußgangrän. Z. Orthop. 109 (1971) 262–266

Harris, R.: Syme's amputation. The technical essential for success. J. Bone Jt Surg. 38 B (1956) 614–432

Harris, R. J.: Amputations. J. Bone Jt Surg. 26 (1944) 626–634

Hepp, O.: Pathophysiologie des Amputationsstumpfes. 47. Verh. dtsch. orthop. Ges. (1959) 391

Hess, P.: Mschr. Unfallhk. 25 (1949) 362

Hohn, W.: Orthopädisch-technische Probleme bei der prothetischen Sofortversorgung. Orthop.-Techn. 20 (1968) 268–270

Hilgenfeldt: Zur Verbesserung der Chopart-Stümpfe. Zbl. Chir. (1947) 143

Hirsch u. Mitarb.: Exartikulation im Kniegelenk, künftig eine Standardamputation des Greisenalters und der arteriellen Verschlußkrankheit. Med. Mschr. 29/5 (1975)

Hofer, H.: Das Amputationsproblem in der Medizin. Z. ärztl. Fortbild. 43 (1949) 536–543

Hofer, H.: Das Amputiertenproblem in neuer Gestalt. VEB Fischer, Jena 1952

Hoover, H. C., A. S. Ketcham, Hillar, Gralnick: Osteosarcoma, improved survival with anticoagulation and amputation. Cancer (Philad.) 41 (1978) 2475–2480

Hopkins, J. P. D., E. E. Harris: Knee disarticulations in arteriosclerotic limb. Prothet. int. 2 (1965) 4–7

Huard, P.: Etudes sur les amputations et désarticulations des membres. Masson, Paris 1940

Huard, P., M. Montagné: Un procédé anti-choc de désarticulation de la hanche. Rev. Chir. (Paris) 69 (1931) 558–581

Hulnick, A. et al.: Amputations for failure in reconstructive surgery. J. Bone Jt Surg. 31 A (1949) 639–649

Ilcenko, P. J.: Plastische Amputation des Unterschenkels mit widerstandsfähiger Stützfläche. Chirurgija H. 12 (1952) 69–70; Ref. Zentr.-Org. ges. Chir. (1953)

Irwin, S. T.: The end-results in partial amputations of the foot. Brit. J. Surg. 7 (1920) 327–334

Kaiser, E.: Amputationsneurom und posttraumatische Dystrophie. Schweiz. med. Wschr. 84 (1954) 555–557

Kamplik, J., R. Reiber: Neue Ergebnisse aus Untersuchungen über Stumpf- und Wetterschmerzen sowie des Phantomerlebnisses bei Amputierten. Dtsch. med. Wschr. 73 (1948) 242–243

Katz, D.: Die Psychologie der Amputierten. Thieme, Leipzig 1921

Kirby, N. G.: Exercise ischaemia in the fascial compartment of soleus. J. Bone Jt Surg. 52-B (1970) 738–740

Kleinschmidt: Operative Chirurgie. Springer, Berlin 1943

Knoche, W.: Prothesenversorgung nach Knieexartikulation Z Orthop. 120 (1982)

Kreuz, L.: Kriegsorthopädische Erfahrungen und Erfolge. Enke, Stuttgart 1941

Kristen, Machalek, Müller, Piza, Wagner: Die Unterschenkelamputation bei Patienten mit arterieller Durchblutungsstörung. Chir. Prax. 21 (1976) 627–634

Krömer, K.: Über die funktionsarme Strecke bei Amputationsstümpfen, ihre Bedeutung und Beseitigung. Wschr. Unfallheilk. 54 (1951) 211–214

Kruger, E. M. Lower Limb-deficiencies. In: Atlas of Limb-Prosthetics; Surgical and Prosthetic Principles. Amer. Acad. orthop. Surg. Mosby, St. Louis 1981 (pp. 522–552)

Kuhn, G. G.: Bemerkungen zum Thema Rohrskelett-Prothese. Orthop.-Techn. 30 (1968) 305–306

Kuhn, G. G., S. Burger, R. Schettler, G. Fajal: Kondylenbettung Münster am Unterschenkel-Stumpf – „KBM-Prothese". Atlas app. Prothét. Orthop. (Nancy) 14 (1966)

Kühn, M.: Über die Folge nach Amputationen der großen Gliedmaßen unter besonderer Berücksichtigung der Fernsensationen und der Neuromfrage. Inauguraldiss., Zürich 1942

Kuslik, M. S.: Der Stumpf und der Amputierte. Chirurgija H. 11 (1950) 30–33; Ref. Zentr.-Org. ges. Chir. (1951)

Jenny: Über die großen Amputationen an den Extremitäten und die prothetische Versorgung der Amputierten. Hefte Unfallheilk. H. 39 (1950)

Johansen, K. Burgess, E. M. Zorn et al.: Improvement of amputation level by lower extremity revascularization. Surg. Gynec. Obstet. 153 (1981) 707–709

Läwen: Kriegschirurgie. Springer, Berlin 1943

Lamb, R.: Present evaluation of the Syme amputation. Amer. J. Surg. 96 (1958) 688–694

Lang, M.: Kriegsorthopädie. Enke, Stuttgart 1943

Lang, M.: 35. Verh. dtsch. orthop. Ges. (1944) 35

Lang, M.: Orthopädisch chirurg. Operationslehre. Bergmann, München 1951

Langhagel, J.: Schicksal des Amputationsstumpfes in Abhängigkeit von der Amputationstechnik und der Kunstgliedversorgung. Verh. dtsch. orthop. Ges. 47 (1959) 420–426

Langhagel, J.: Angiographische Untersuchungen der Stumpfdurchblutung bei Beinamputierten unter besonderer Berücksichtigung osteo- und myoplastischer Stumpfkorrekturen. In: Paetzold, F., E. Goetz, H.-H. Rauschelbach, H. J. Reichel, R. Wagner: Arbeit und Gesundheit, Heft 81. Thieme, Stuttgart 1968

Larrey, D.: Mémoires de chirurgic militaire, et campagnes, vol. II. Smith, Paris 1812

Larrey, H. B. De l'amputation de la cuisse dans l'articulation de la hanche. Plon, Paris 1860

Leriche, R.: Remarques sur la technique de la désarticulation interilio-abdominale. Presse méd. 44 (1936) 65–68

Leriche, R.: Etude critique des mécanismes de la douleur chez les amputés. J. Chir. (Paris) 66 (1950) 5–21

Lexer: Lehrbuch der allgemeinen Chirurgie. Enke, Stuttgart 1931

Lininger: Der „Pirogoff" in der Versicherungsmedizin. Arch. orthop. Unfall-Chir. 17 (1920) 435–464

Lisfranc, J.: Nouvelle méthode opératoire pour l'amputa-

tion partielle du pied dans son articulation tarso-métatarsienne méthode précédée des nombreuses modifications qu'a subies celle de Chopart. Gabon, Paris
Lisfranc, J.: Mémoire sur les amputations partielles du pied. Arch. gén. Med. 2 (1923) 531-556
Lishman, I. V.: Gritti-Stokes amputation in peripheral vascular disease. J. roy. Coll. Surg. (Edinb.) 10 (1965) 212-220
Lorenz, A.: Moderne Kriegsorthopädie. Enke, Stuttgart 1941
Lyquiste: OKC-knee-disarticulation prosthesis. 3 (1973)
McDonald, A.: Chopart's amputation. The advantages of a modifical prosthesis. J. Bone Jt Surg. 37 B (1955) 468-470
Macey, H. B. et al.: Amputation of the lower extremities in occlusive arterial diseases: A ten year review. Surg. Gynec. Obstetr. 74 (1942) 821-827
McKittrick, L. S.: The principles of end-results after amputation for diabetic gangrene. Ann. Surg. 100 (1934) 638-654
Magnus, König: Handbuch der gesamten Unfallheilkunde, Bd. I. Enke, Stuttgart (vergriffen)
Marquardt, E.: Steigerung der Effektivität von Oberarmprothesen durch Winkelosteotomie. Rehabilitation 11 (1972) 244
Marquardt, E.: Beratung von Amputierten der oberen Gliedmaßen. Rehabilitation 18/19 (1979/80)
Marquardt, E.: The multiple Limb-deficient child. In: Atlas of Limb Prosthetics; Surgical and Prosthetic Principles. Amer. Acad. Orthop. Surg. Mosby, St. Louis 1981
Marquardt, E.: Der Tibiadefekt - orthopädisch-chirurgische Behandlung und orthopädisch-technische Versorgung. Z. Orthop. 120 (1982) 599
Marquardt, E.: Besonderheiten der Amputation im Wachstumsalter. Z. Orthop. 120 (1982) 617-618
Marquardt, E., W. Puhl: Die Knorpel-Knochentransplantation zur Behandlung drohender Durchspießung am Amputationsstumpf. In: Implantate und Transplantate in der Plastischen und Wiederherstellungschirurgie. 17. Tagung der Deutschen Gesellschaft für Plastische und Wiederherstellungschirurgie 1. bis 3. November 1979 in Heidelberg. Springer, Berlin 1981
Marquardt, E., K. Popplow, A. Hillig: Psychologische Probleme in Verbindung mit Amputationen. Rehabilitation 15 (1977) 174-181
Marquardt, W.: Gliedmaßenamputationen und Gliederersatz. Wissenschaftliche Verlagsges., Stuttgart 1950
Marquardt, W.: Die Amputation der unteren Gliedmaßen. M. Hackenbroch, K. Lindemann: Handbuch der Orthopädie, Bd. IV/2. Thieme, Stuttgart 1961 (S. 1352-1390); 2. Aufl.: Witt u. Mitarb. 1982
Marquardt, W.: Die theoretischen Grundlagen der Orthopädieschuhmacherei. Maurer, Geislingen 1965
Mazet, R., Ch. A. Hennessy: „Knee disarticulation" - a new technique and a new knee-joint mechanism. J. Bone Jt Surg. 48 A (1966) 126-139
Mercer, Sir W.: Syme's amputation. Editorial. J. Bone Jt Surg. 38 B (1956) 611-612
Mitscherlich, A.: Das Phantomglied. Schweiz. med. Wschr. (1947) 423-425
Mondry, F.: Der muskelkräftige Ober- und Unterschenkelstumpf. Chirurg 23 (1952) 517-519
Mueller, D.: Traitements des algies des amputés par les ultra-sons. In: Cours international de prothèse. Paris 1961 (pp. 320-323)
Murdoch, G.: Levels of amputation and limiting factors. Ann. roy. Coll. Surg. Engl. 40 (1967) 204-216
Murdoch, G.: Indications, levels and limiting factors in amputation. In: Prosthetic and Orthotic Practice. Arnold, London 1970 (pp. 7-14)
Mutschler, H. H.: Die Visierlappenplastik bei Nachamputationen. Mschr. Unfallheilk. 52 (1949) 321-331
Neff, G., E. Marquardt: Prothesenversorgung bei Fehlbildungen der oberen Extremität. Z. Orthop. 120 (1982) 417-418

Ollerenshawe, R.: Congenital defects of the long bones of the lower limb. J. Bone Jt Surg. 7 (1925), 528-552
Pack, G. T.: Amputation. A report of end results in 228 cases. J. Bone Jt. Surg. 38 A (1956) 249-262
Pedersen, H. E., A. Jacksonday: The transmetatarsal amputation in peripheral vascular disease. J. Bone Jt Surg. 36 A (1954) 1190-1199
Pedersen, H. E., R. L. LaMont, R. H. Ramsey: Below-knee amputation for gangrene. Sth. med. J. (Bgham, Ala.) 57 (1964) 820-825
Pirogow, N. I.: Voyenno-med. J. St. Petersburg 63 (1854) 83-100
Pirogow, N. I.: Grundzüge der allgemeinen Kriegschirurgie. Vogel, Leipzig
Rabl, C. R. H., W. Nyga: Orthopädie des Fußes, 6. Aufl. Enke, Stuttgart 1982 (S. 301-314)
Radi, I., R. Baumgartner: Les Amputations chez le vieillard: problèmes de rééducation. Méd. et Hyg. 26 (1968) 762-763
Radi, I., R. Baumgartner: Der nicht rehabilitierbare Beinamputierte. Arch. phys. Ther. 21 (1969) 455-458
Record, E. E.: Surgical amputation in the geriatric patient. J. Bone Jt surg. 45 A (1963) 1742-1749
Regele, H.: Eine neue Amputationstechnik am Unterschenkel. Wien. med. Wschr. 174-275 (1950)
Revenko, T. A.: An operation to salvage the troublesome midtarsal amputation. SICOT, Int. Orthop. 1 (1977) 70-71
Rippstein, J.: L'hygiène du moignon. In Rippstein, J.: Cours pour le traitement des amputes. Lausanne 1967 (p. 41)
Rippstein, J.: Amputationen im Bereiche des Vorfußes und ihre prothetische Versorgung. Med. Techn. 89 (1970 a) 14-16
Rippstein, J.: Amputation am Vorfuß. In Scholder, P.: Der Vorfuß. Huber, Bern 1970 b
Rizvas, S. L.: Die Herstellung trag- und stützfähiger Amputationsstümpfe. West. Chir. 72, H. 3; Ref. Zentr. - Org. ges. Chir. (1953)
Robinson, R. A.: Interinnomino-abdominal (hindquarter) amputation. J. Bone Jt Surg. 32 A (1959) 446-448
Roessler, H.: Zur Problematik der postoperativen Sofortversorgung nach Beinamputation. Orthop.-Techn. 20 (1968) 245-248
Roon, A. J., W. S. Moore, J. Goldstone: Below-knee amputation: A modern approach. J. Surg. 134 (1977) 153-158
Root, H. F.: Factors favoring successful transmetatarsal amputations in diabetes. New Engl. J. Med. 329 (1948) 453-458
Rosenberg, S. A. Glatstein: Die perspektivische Bedeutung der Chirurgie und Bestrahlung in der Behandlung der Weichteilsarkome der Extremitäten. Semin. Onkol. 8 (1981) 190-200; Ref. 1395 Zentr. Org. ges. Chir. 226 (1982) 359
Vom Saal, F.: Epiphysiodesis combined with amputation. J. Bone Jt Surg. 21 (1939) 442-443
Vom Saal, F.: Amputations in children. Surg. Gynec. Obstet. 76 (1943) 708-710
Schede, M.: Handbuch der allgemeinen und speziellen Chirurgie. Pitha Billroth 1882
Schönleber, H.: Beitrag zur Kurzstumpfgestaltung bei Amputationen im Bereiche der Fußwurzel. Chirurg. 24 (1953) 361-362
Siemens, W.: Die doppelseitige Beinamputation bei Rükkenmarksverletzungen. Zbl. Chir. 75 (1950) 1317-1320
Slocum, D. B.: An Atlas of Amputations. Mosby, St. Louis 1949
Smith, H. G.: Amputation above or below the knee for primary peripheral vascular disease. J. Bone Jt Surg. 32 B (1954) 392-395
Solerio, L., R. Ferrerro: L'impianto del moncone nervoso nella cavità ossea diafisarea per la preventione del neuroma doloroso negli amputati. Minerva chir. 6 (1951) 640-645
Sorgo, W.: Vegetative Störungen durch Mitbeteiligung des Grenzstranges bei retroperitonealer Lymphdrüsener-

krankung als Komplikation nach Amputation der unteren Extremität. Dtsch. Z. Nervenheilk. 160 (1949) 439–456

Stefani: Besteht nach einer Amputation des Oberschenkels eine Neigung zur Adipositas und zur Hypertension. Dtsch. med. Wschr. (1956) 10–13

Sturm, A.: Hochdruck nach Oberschenkelamputation. Med. Klin. (1953) 197–200

Swanson, A. B., Silicone-rubber implants to control the overgrowth phenomen in the juvenile amputee. Interclin. Inform. Bull. 11 (1972) 5

Syme, J.: Amputation at the ankle-joint. Lond. and Edinb. mon. J. med. Sci. 3 (1843) 93–96

Syme, J.: Amputation at the ankle. In: Observations in Clinical Surgery, 2nd ed. Edmonston Douglas, Edinburgh 1062 (pp. 39–50)

Termansen, N. B.: Below-knee amputation for ischaemic gangrene; Prospective randomized comparison of a transverse and a sagittal operative technique. Acta orthop. scand. 48 (1977) 311–316

Thompson, T. C.: Amputations; a comparison of end-bearing and ordinary stumps. Surg. Clin. N. Amer. 24 (1944) 1433–1443

Thomsen, H. G., S. R. Martin, J. F. Murray: Skin-crafted juvenile amputation-stumps. Are they durable. Plast. reconstr. Surg. 65 (1980) 195–198

Thomsen, R. G.: Amputation in the lower extremity. J. Bone Jt Surg. 45 A (1963) 1721–1734

Tirpitz, D., F. Krull: Letalität bei Gasödeminfektionen. Katamnestische Untersuchung von 110 eigenen Fällen. Dtsch. Ärztebl. 77 (1980) 53–58

Zur Verth, M.: 23. Verh. dtsch. orthop. Ges. (Prag) (1928)

Zur Verth, M.: Die Lebenserwartungen der Amputierten. Jkurse ärztl. Fortbild. (1938)

Zur Verth, M.: Beurteilung von Amputationsstümpfen. In Fischer, A. W., G. Molineus: Das ärztliche Gutachten im Versicherungswesen. Barth, Leipzig 1939

Zur Verth, M.: Kunstglieder und orthop. Hilfsmittel. Springer, Berlin 1941

Vogl, A.: Fußkurzstümpfe. Chirurg 20 (1949) 67–69

Warren, R. et al.: The transmetatarsal amputation in arterial deficiency of the lower extremity. Surgery 31 (1952) 132–140

Warren, R. et al.: The Syme amputation in peripheral arterial disease. A report of six cases. Surgery 37 (1955) 156–164

Waterman, H.: 34. Verh. dtsch. orthop. Ges. (1940)

Waterman, H.: 35. Verh. dtsch. orthop. Ges. (1944)

Waterman, H.: Amputationsprobleme. Z. Orthop. 79 (1949) 93–118

Weio, S.: Stumpfstörungen bei Amputationen im Kindesalter. Med. Klin. (1954) 1241–1242

Weiss, M.: Physiologic amputation, immediate prosthesis and early ambulation. Prosthet. int. 3 (1968) 28–37

Wermann, H.: Amputation nach traumatischer Läsion der A. poplitea, vermeidbar oder zwangsläufig. Zbl. Chir. 102 (1977) 500–505

Witt, A. N., G. Keller: Die Durchblutungsstörungen der Unter- und Oberschenkelstümpfe. Chirurg 24 (1953) 55–60

Witt, A. N., H. Mittelmeier: Die Durchblutungsstörungen der Gliedmaßen unter besonderer Berücksichtigung der unteren Extremitäten. In Hohmann, G., M. Hackenbroch, K. Lindemann: Handbuch der Orthopädie, Bd. IV/2. Thieme, Stuttgart 1961 (S. 1228–1311); 2. Aufl.; Witt u. Mitarb. 1982

Wüllenweber, R.: Ergebnisse der chirurg. Behandlung des Phantomschmerzes Amputierter. Chirurg 29 (1958) 115–118

Zemann, L.: Der Stumpfschmerz und seine Behandlung. Med. Techn. 8 (1970) 260–262

Zettl, J. H., E. M. Burgess, R. L. Romano: The „interface" in the immediate postsurgical prosthesis. Bull. prosthet. Res. 10–12 (1969) 8–14

Ziegler, F.: Die Versorgung kurzer Oberschenkelstümpfe durch Hautplastik. Chirurg 17–18 (1947) 546–550

Zohlen, E.: Pirogoff mit Marknagel. Zbl. Chir. 76 (1951) 680–683

VI. Tumoren des Hüftgelenkes und der unteren Extremität

8 Weichteiltumoren

Von U. WEBER und K. MÜLLER

Weichteilgeschwülste können grundsätzlich in allen peripheren und zentralen Weichteilen auftreten. Tumorartabhängig lassen sich aber gewisse topographische Besonderheiten erkennen. Unter den gutartigen Weichteiltumoren finden sich einige, die definitionsgemäß nur bestimmte Körperregionen betreffen können (abdominales Desmoid, Palmar- und Plantarfibromatose usw.). Gutartige und bösartige Weichteiltumoren, deren Ursprungsgewebe am Stamm lokalisiert sind, werden kaum als Primärtumoren der Extremitäten angetroffen. Dies gilt z. B. für die Geschwülste des Mesothels, der sympathischen Ganglien, der paraganglionären Strukturen und für Tumoren, die sich aus rudimentären embryonalen Strukturen oder aus extragonadalem Keimgewebe ableiten. Darüber hinaus läßt auch die topographische Verteilung gutartiger und bösartiger Weichteilgeschwülste mit ubiquitärem Ursprungsgewebe teilweise deutlich bevorzuge Körperregionen erkennen. Gutartige, häufig an der unteren Extremität lokalisierte Weichteiltumoren sind Dermatofibrome, Lipome, Neurinome, Leiomyome und Ganglien (WEBER u. Mitarb. 1983). Zirka 85% aller Weichteilsarkome sind peripher lokalisiert (RUSSELL u. Mitarb. 1977). Die relative Verteilung der Gesamtheit peripherer Weichteilsarkome entspricht der volumenmäßigen Verteilung der Weichgewebe. Oberschenkel sind am häufigsten, Füße dagegen selten betroffen (PACK 1954, PACK u. ARIEL 1964, ZEITLER 1959, SCHMIDT 1971, BRAUND u. PIGOTT 1962, RUSSELL u. Mitarb. 1977). Artspezifische Besonderheiten ergeben sich insofern, als die untere Extremität der Prädilektionsort für das Synovialsarkom ist; mit insgesamt 86% findet sich das

Tabelle 1 Weichteiltumoren der unteren Extremität

Region	Benigne Tumoren	Maligne Tumoren
Oberschenkel	Lipoblastomatose benignes Hämangioperizytom Myxom Fibroxanthom extraabdominale Fibromatose (Desmoid) Lipom	pleomorphes Rhabdomyosarkom Leiomyosarkom Liposarkom malignes Hämangioendotheliom neurogenes Sarkom alveoläres Weichteilsarkom Osteosarkom der Weichteile malignes fibröses Histiozytom Fibrosarkom Synovialsarkom
Knie	pigmentierte villonoduläre Synovialitis Ganglion	Klarzellsarkom der Sehnenscheiden Synovialsarkom
Unterschenkel	juveniles Aponeurosenfibrom Fibroxanthom	Osteosarkom der Weichteile Liposarkom pleomorphes Rhabdomyosarkom Kaposi-Sarkom
Sprunggelenk	Ganglion Angioleiomyom juveniles Aponeurosenfibrom	
Fuß	Angioleiomyom Weichteilchondrom	Klarzellsarkom der Sehnenscheiden Synovialsarkom
Fußsohle	juveniles Aponeurosenfibrom Plantarfibromatose	

Synovialsarkom fast ausschließlich an der unteren Extremität (RUSSELL 1977).

Systematik, Pathologie, Klinik und Therapie der Weichteiltumoren sind im Bd. III, Teil 2, ausführlich abgehandelt. Einzeldarstellungen, die auch für die unteren Gliedmaßen gültig sind, müssen diesen Ausführungen entnommen werden. Einen Überblick bietet die Tab. 1.

Literatur

Braund, R. R., J. D. Pigott: Soft tissue sarcomas of the head and neck. Amer. J. Surg. 104 (1962) 732

Pack, J. T.: End results in the treatment of sarcomata of the soft somatic tissues. J. Bone Jt. Surg. 36 (1954) 241

Pack, J. T., J. M. Ariel: Tumors of the soft somatic tissues and bone. In: Treatment of Cancer and Allied Diseases, Bd. VIII. Harper & Row, New York 1964

Russel, W. O., J. Cohen, F. Enzinger, S. J. Hajdu, H. Heise, R. J. Mestin, W. Meissner, W. T. Miller, R. L. Schmitz, H. D. Luit: A clinical and pathological staging system for soft tissue sarcomas. Cancer (Philad.) 40 (1977) 1562

Schmidt, A.: Tumoren im Bereich der Hand. Zbl. Chir. 96 (1971) 1113

Weber, U., K. Müller: Periphere Weichteiltumoren. Thieme, Stuttgart 1983

Zeitler, E.: Prognose und Therapie der Weichteilsarkome. Strahlentherapie 110 (1959) 595

9 Knochentumoren

Von W. BECKER

Einleitung

Die allgemeinen Probleme der Knochentumoren, d.h. Einteilung, Vorkommen, Diagnostik sowie auch allgemeine Richtlinien zur Therapie, sind ausführlich dargestellt im Bd. III/2 dieses Handbuches. Der Zweck dieses Beitrages ist es, auf die Besonderheiten einzugehen, die sich aus der Lokalisation ergeben. Dabei erfolgt eine Beschränkung auf *statistische Angaben* zur Lokalisation und auf die *speziellen Operationsverfahren,* wie sie sich aus der Lokalisation und den tumorspezifischen Besonderheiten ergeben. Für eine Gesamtschau des Problems bedarf es somit immer des Rückgriffes auf die korrespondierenden Kapitel dieses Handbuches einschließlich der Kapitel über Prothetik.

Statistische Angaben zur Häufigkeit und Lokalisation können über eine Orientierungshilfe nicht hinausgehen, da alle Unterlagen hierzu in hohem Maße selektioniert und unvollständig sind. So sammeln sich in den großen Statistiken der Mayo-Klinik (DAHLIN 1978) verständlicherweise die schwierigeren Fälle, die in dieses Tumorzentrum zur Behandlung überwiesen werden. DAHLIN hat bei seinen statistischen Angaben daher bewußt auf die ihm zur konsiliarischen Begutachtung übersandten Fälle verzichtet, da hierdurch noch eine weitere Selektion hinsichtlich schwieriger Diagnosen hinzugekommen wäre. In der von DOMINOK u. KNOCH (1977) zusammengetragenen Synopse der Weltliteratur spiegelt sich die persönliche Entscheidung der Autoren zur Publikation eines bestimmten Falles oder einer Serie und somit auch hier vermutlich ein Überwiegen des Ungewöhnlichen. Im Japanischen Nationalen Krebsregister (1970) werden seit 1964 alle Knochentumoren des gesamten Landes registriert. Hier ist möglicherweise ein höherer Grad an Vollständigkeit erreicht, wenn auch die relativ geringe Zahl von häufigen, banalen Erkrankungen, wie z.B. des nicht ossifizierenden Fibroms, darauf schließen läßt, daß mit einer Dunkelziffer, insbesondere bei den „weniger dramatischen" Diagnosen, gerechnet werden muß. Trotz all dieser Einschränkungen erschien es wertvoll, aus dem vorliegenden Zahlenmaterial vorwiegend der beiden zuletzt genannten Sammlungen statistische Angaben abzuleiten. Die Dahlinschen Zahlen sind z.T. mitverwendet, besonders dort, wo wegen größerer Diskrepanzen der beiden anderen diese Information zusätzlich wertvoll erschien. Die Zahlen sind aber bei DAHLIN direkt nachlesbar. Es wurden für die einzelnen Regionen Tabellen erstellt, aus denen einmal die dort am häufigsten beschriebenen Tumoren hervorgehen sowie zum anderen die Wahrscheinlichkeit, mit der bei einer bestimmten Tumordiagnose damit gerechnet werden kann, daß diese an der entsprechenden Lokalisation auftritt. Derartige Wahrscheinlichkeitsüberlegungen können dann im individuellen Fall als Entscheidungshilfe dienen.

Die Darlegungen der *speziellen Operationsverfahren,* die aus der Lokalisation und den tumorspezifischen Möglichkeiten hervorgehen, sind das wesentliche Anliegen dieses Beitrages. Es werden somit für die einzelnen Regionen die aus anatomischen und funktionellen wie tumorbedingten Besonderheiten abgeleiteten Prinzipien der Tumorchirurgie dargelegt. Dabei wird unterteilt in radikale und unradikale Tumorchirurgie. Die Definition der Radikalität wird auf S. 9.2 f. gegeben. Unradikale Maßnahmen sind alle jene tumorchirurgischen Eingriffe, bei denen die Kriterien der Radikalität nicht eingehalten werden müssen oder können. Daneben gibt es natürlich ungewollt unradikale Maßnahmen oder solche, bei denen diese Maßstäbe aus Unkenntnis verletzt wurden. Wir hoffen, daß diese Einteilung für einen Beitrag nützlich ist, der seine Gliederung aus der Topologie ableitet, da die lokalen operationstechnischen Erfordernisse oft in höherem Maße von der Frage der erforderlichen Radikalität abhängen als von der histologischen Diagnose.

Allgemeine Überlegungen zur Biopsie

Die Biopsie ist eine im hohen Maße verantwortliche Operation, von deren Durchführung u. U. das Schicksal des Patienten abhängt (SIMON 1982). Sie ist unbedingt erforderlich, da in zunehmendem Maße tumorspezifische, ja sogar individuelle (MARCOVE 1980) Therapiemöglichkeiten erarbeitet werden müssen. Nach SPJUT u. Mitarb. (1971) und SCHAJOWICZ (1977a) gibt es keinen objektiven Anhalt dafür, daß durch die Biopsie die Metastasierung maligner Tumoren gefördert würde, wenn auch JAFFE (1958) in seiner immer noch bedeutsamen Abhandlung über die Biopsie unter anderem aus diesem Grunde davor warnt, den Tumor unnötig zu traumatisieren. Auch bei DOMINOK u. KNOCH (1977) wird diese Möglichkeit theoretisch offengelassen. BROSTRÖM u. Mitarb. (1979) haben in einer Analyse 24 Osteosarkompatienten, bei denen ohne zuvor erfolgte Biopsie amputiert worden war, einer Gruppe von 33 nach Biopsie amputierten Patienten gegenübergestellt und keinen Unterschied in der Überlebenschance feststellen können. Die übereinstimmende Meinung heute ist, daß die geringe Gefahr einer vorübergehenden Vermehrung der ohnehin immer im Blutkreislauf nachweisbaren Tumorzellen zugunsten der rational geplanten und begründeten Therapie in Kauf zu nehmen sei (REMAGEN u. Mitarb. 1980).

Die Kontamination der Wunde durch die Biopsie stellt eine weitere sehr realistische Gefahr dar. Auf diese Möglichkeit ist insbesondere beim Chondrosarkom schon seit langer Zeit hingewiesen worden (O'NEAL u. ACKERMAN 1951, DAHLIN u. HENDERSON 1956, BARNES u. CATTO 1966), aber auch beim Riesenzelltumor (RILEY u. Mitarb. 1967, FRANGAKIS 1971), wie auch beim Chondroblastom (COLEMAN 1966, SIRSAT u. DOCTOR 1970). Eine ausführliche Würdigung dieses Problems sowie Literatur zu experimentellen Studien hierzu findet sich bei ENNEKING (1966). Gerade diejenigen Tumorgewebe, die ein bradytrophes Wachstum beinhalten, können sich in der Wunde ungehemmt ausbreiten. Aus diesem Grunde muß die Biopsiewunde mit einer Unterdruckdrainage verschlossen werden, die ein sofortiges und dauerhaftes Verkleben der inneren Wundflächen garantiert. Ein nach der Biopsie eingetretenes Hämatom ist gleichbedeutend mit der lokalen Aussaat von Tumorzellen, auch in Faszienräume, die bei der Biopsie gar nicht eröffnet wurden. Die Blutung nach einer Biopsie kann nicht nur bei der aneurysmatischen Knochenzyste beträchtlich sein, sondern auch beim Plasmazellmyelom, wobei Interaktionen der Paraproteine mit Blutgerinnungsfaktoren diskutiert werden (RUBINS u. Mitarb. 1980). Es ergibt sich hieraus auch, daß der sonst bei orthopädischen Operationen bewährte Hohmannsche Hebel für die Biopsie nicht verwendet werden darf, da hierdurch der Zugang zum benachbarten Kompartiment geschaffen wird. Es ist kein Fehler, einen Tumor lokal als hochgradig infektiös anzusehen und dementsprechend zu verfahren. Vor dem Hintergrund derartiger Überlegungen spricht MARCOVE (1980) von „tumor sterility". Es besteht auch gar keine Veranlassung dazu, bei der Biopsie eine große Wunde zu schaffen. PERSSON u. RYDHOLM (1979) plädieren für die „excisional biopsy", insbesondere bei Tumoren kleiner Knochen wie Fibula und Metatarsalia, wenn ein maligner Tumor vermutet wird. Wir können uns dieser Vorstellung nicht anschließen, da die Resektion von vornherein einen großen operativen Eingriff darstellt. Zum Zeitpunkt der Biopsie ist u. U. nicht bekannt, wie ausführlich die Resektion zu erfolgen hat. In vielen Fällen kann eine prätherapeutische Strahlen- oder Chemotherapie den Tumor und insbesondere die Weichteilinfiltration beträchtlich zurückdrängen. Gerade im Bereich des Fibulaköpfchens ist dann z. B. die Resektion u. U. erst sinnvoll durchführbar. Wir möchten demgegenüber die „excisional biopsy" aus diesem Grunde eher bei Tumoren in Erwägung ziehen, die mit hoher Wahrscheinlichkeit gutartig sind, wie Osteochondrome. MANKIN u. Mitarb. (1982) sowie ENNEKING (1982) kommen zu dem Schluß, daß insbesondere bei unklarem Ergebnis der präbioptischen Untersuchung die Patienten nach Möglichkeit bereits zur Biopsie in geeignete Zentren eingewiesen werden sollten. Die Biopsie mit Hilfe einer Punktionsnadel (SCHAJOWICZ u. DERQUI 1968) vermeidet einen Teil der genannten Risiken, erfordert jedoch ein hohes Maß an Erfahrung und kann zwangsläufig wesentliche Informationen (Farbe, Konsistenz, Infiltrationsgrad etc.) nicht geben. Sie wird deshalb von vielen abgelehnt bzw. für Lokalisationen reserviert, deren Darstellung problematisch ist.

Allgemeine Überlegungen zur Radikalität

Radikalität bedeutet nicht mehr und nicht weniger, als daß kein Tumor lokal im Körper verbleibt und daß der Weg hierzu die „Tumorsterilität" nicht durchbrochen hat. SALZER u. Mitarb. (1977) haben die Forderung nach der „onkologischen Radikalität" betont und dafür (SALZER u. SALZER-KUNTSCHIK 1969) innerhalb des Knochens einen Abstand von wenigstens 5 cm vom Tumor gefordert. ENNEKING u. Mitarb. (1980a) verlangen zur Definition der Radikalität die Mitnahme des oder der Kompartimente, in denen der Tumor angesiedelt ist. Das Kompartiment stellt die natürliche Eingrenzung dar, z. B. Knochen, Ge-

lenk oder Faszie. Ein Tumor, welcher durch den Knochen in die Muskulatur eingebrochen ist, befindet sich somit in dem Kompartiment des Knochens und dem der betreffenden Muskelgruppe (Abb. 1). Hat er das Gefäß-Nerven-Bündel erreicht, liegt er „extra compartimental", da das Gefäß-Nerven-Bündel nicht in einem Kompartiment eingeschlossen ist. Die gleiche Definition wird auch von CAMPANACCI (1976) insbesondere bei der Beurteilung des Chondrosarkoms verwendet, der die Entfernung eines derartigen Tumors, der in der Poplea oder der Leiste lokalisiert ist, von vornherein als „marginal" und somit auch als nichtadäquat einstuft (GITELIS u. Mitarb. 1981). Eine radikale Tumorentfernung nach dieser Definition muß somit den ganzen Knochen und wenigstens eine gesamte Muskelgruppe, oft ein geschlossenes Gelenk, mitbetreffen, womit in der Regel zumindest longitudinal wenigstens ein Gelenk überschritten werden muß (LARSSON u. Mitarb. 1971). Erfolgt die Absetzung innerhalb der betroffenen Kompartimente durch gesundes Gewebe, so handelt es sich nach der Definition von ENNEKING (1980a) um eine „wide resection" oder „wide amputation" (s. hierzu auch die Diskussion zur Frage der Amputation/Exartikulation bei Tumoren des distalen Femurs). Eine Operation, die die Tumorkapsel anschneidet, führt in jedem Fall zum Lokalrezidiv, erst recht die Eröffnung des Tumors. Nicht viel besser (90% Lokalrezidive) geht es bei Tangierung des reaktiven Gewebes außerhalb der „Tumorkapsel". Dies bezieht sich auf hochmaligne Tumoren, und es sei ausdrücklich festgehalten, daß ENNEKING (1981) entsprechend seiner Definition die Resektion eines Osteosarkoms am Femur auch nur unter zwei Bedingungen durchführen würde:
1. rein intraossäres Tumorwachstum,
2. Resektion des gesamten Knochens.

Die hier in den letzten Jahren zunehmend durchgeführten Resektionen bei hochmalignen Tumoren sind in diesem Sinne im allgemeinen als „wide resections" anzusprechen; sie können dabei aber sehr wohl dem Begriff der „tumor sterility" (MARCOVE 1980) oder „onkologischen Radikalität" (SALZER u. SALZER-KUNTSCHIK 1969, SALZER u. Mitarb. 1977) genügen. Die Berücksichtigung der Kompartimente hat für die präoperative Planung und die Durchführung jedoch allergrößte Bedeutung, da hierdurch der jeweils individuell zu verantwortende Zugang festgelegt wird.

Die Forderung nach *Tumorsterilität* hat wesentliche Implikationen für die Biopsie und für die endgültige Therapie. Die gesamte Biopsiewunde, einschließlich des Redon-Stichkanals, muß als vom Tumor befallen angesehen und bei Resektionen demzufolge en bloc mit dem Tumor entfernt werden. Wir halten dafür einen Abstand von 2 cm (sowohl an der Haut als auch in der Tiefe!) für ausreichend. Daraus ergibt sich, daß eine

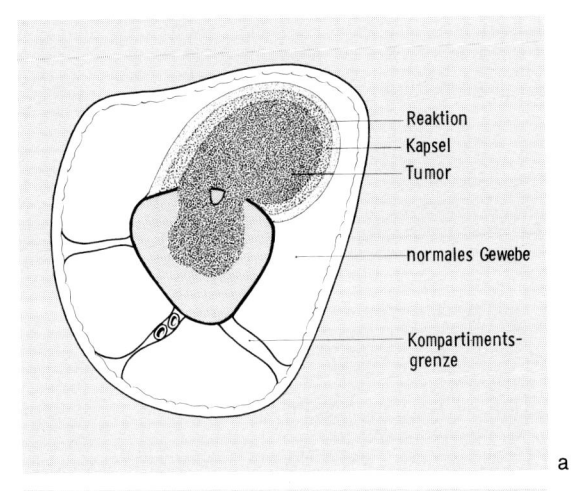

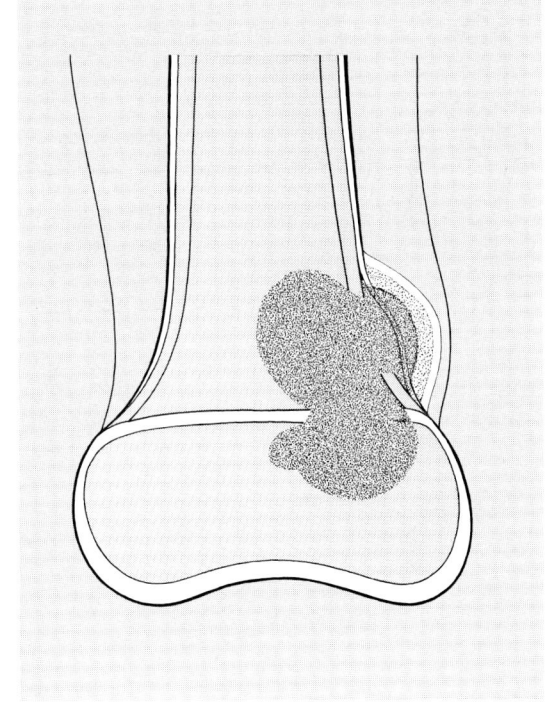

Abb. 1a u. b Beziehung eines Tumors zu den Kompartimenten. a) Das Kompartiment ist verlassen; der Tumor ist in eines der Muskelkompartimente eingebrochen. Die sog. Tumorkapsel enthält noch Tumorzellen. Peripher davon reaktives Gewebe. Gefäße und Nerven verlaufen außerhalb der Kompartimente. b) Auswandern des Tumors durch die Kortikalis unter Abhebung des Periostes und Lamellenbildung. Der Muskel ist ebenfalls erreicht; dort finden sich die tumorhaltige „Kapsel" und eine reaktive Zone

Biopsiewunde, in deren Verlauf das Gefäß-Nerven-Bündel dargestellt wurde, ggf. nur noch eine Amputation zuläßt. Eine nicht in den Schnittverlauf der Hemipelvektomie gelegte Biopsiewunde am Becken kann den Hautverschluß und damit u. U. die Operabilität überhaupt ernsthaft gefährden. Eine Resektion, die durch die Biopsiewunde hindurch erfolgt, ist genauso zu betrachten wie

9.4 Knochentumoren

Tabelle 1 Die 12 häufigsten Knochentumoren im Beckenbereich (nach Angaben von: 1. *Dominok* u. *Knoch* 1977, 2. Japanisches Knochentumorregister)

	1.		2.		Aufteilung innerhalb des Beckens in % nach 2.		
	n	%	n	%	Ilium	Pubis	Ischium
Chondrosarkom	230	21	29	12	70	26	4
Ewing-Sarkom	192	17	21	8	75	10	15
Osteosarkom	165	15	25	10	87	13	-
Osteochondrom	116	10	37	15	84	13	3
Sarkom bei Morbus Paget	55	5					
benigner Riesenzelltumor	51	5	18	7	78	7	14
Myelom	40	4					
Lymphom	36	3	6	2	100	-	-
aneurysmatische Knochenzyste	36	3					
eosinophiles Granulom	32	3					
Chondrom	30	3	18	7	50	28	22
Fibrosarkom	26	2	8	3	29	71	-
Rest	112	9					

eine, die durch den Tumor hindurch erfolgt, d.h. als unradikal. Es empfiehlt sich in solchen Fällen, die Wunde zu verschließen und weiter proximal zu amputieren. Marcove (1980) zeigt einen Weg auf, nach dem man zumindest bei niedergradig malignen Tumoren bei einer Verletzung der „Tumorsterilität" insbesondere im Bereich des Gefäß-Nerven-Bündels hoffen kann, die Extremität dennoch zu erhalten. Er behandelt die gesamte Struktur zunächst kryochirurgisch und präpariert dann den Gefäß-Nerven-Strang frei. Die Gefäße erholen sich in der Regel sofort, der Nerv innerhalb von etwa 1-2 Jahren.

Nur am Rande sei vermerkt, daß selbstverständlich ein gleichzeitiges Operieren am Tumor und an einer weiteren Körperregion streng vermieden werden muß. Es sind zahlreiche Beispiele bekannt, bei denen es zu Tumorüberimpfungen im Spanentnahmelager kam.

Knochentumoren des Beckens

Statistik

Bei Dominok u. Knoch (1977) finden sich 1121 Tumoren im Bereich des Beckens. Das Japanische Knochentumorregister enthält für die Zeit von 1964-1970 247 Beckentumoren, dazu nochmals 254 Metastasen, die offenbar ursprünglich als primäre Knochentumoren angesehen worden waren. Die Tab. 1 enthält die 12 häufigsten Knochentumoren nach dem Zahlenmaterial von Dominok u. Knoch (1977), sodann die entsprechenden Angaben des Japanischen Knochentumorregisters sowie eine prozentuale Aufteilung der letzteren Daten auf die drei am Beckenaufbau beteiligten Knochen. Die Angaben zur Häufigkeit sind erwartungsgemäß nicht deckungsgleich. Die Gruppe der Knorpelreihe stellt jedoch in beiden Kollektiven ein Drittel dar. Diese Übereinstimmung gewinnt an Relevanz bei Berücksichtigung der Analyse von Beckenenchondromen und Beckenchondrosarkomen durch Bessler (1953), die die schwierige Abgrenzung beider Diagnosen verdeutlicht, und der Erfahrung von Thomine (1973), bei dessen Hemipelvektomien und Hemikorporektomie die „gutartigen" Chondrome eine wesentliche Rolle gespielt haben. Drei Viertel der erfaßten Fälle sind bösartige Tumoren, und nach der Japanischen Statistik ist die Mehrzahl aller Tumoren am Darmbein lokalisiert.

Tab. 2 enthält die ersten 10 Diagnosen, die eine hohe Wahrscheinlichkeit einer Lokalisation am Becken haben - dazu, wegen seiner Bedeutung, die Stellung des Osteosarkoms in dieser Einordnung. Die dahinter gesetzten absoluten Zahlen verdeutlichen, daß einige dieser Tumoren relativ selten vorkommen.

Tabelle 2 Die 10 Diagnosen mit der höchsten Wahrscheinlichkeit einer Beckenbeteiligung - zusätzlich Osteosarkom (nach Angaben von: 1. *Dominok* u. *Knoch* 1977, 2. Japanisches Knochentumorregister)

	1.		2.	
	%	n	%	n
Chondrosarkom	25	230	17	29
desmoplastisches Fibrom	22	10		
Liposarkom	18	5		
Sarkom bei Morbus Paget	16	55		
Ewing-Sarkom	16	192	22	21
Myelom	14	40		
Lymphom	10	36	9	6
Hämangioendotheliom	9	8		
aneurysmatische Knochenzyste	9	36	7	3
Fibrosarkom	8	26	7	8
⋮	⋮	⋮	⋮	⋮
Osteosarkom	5	165	3	25

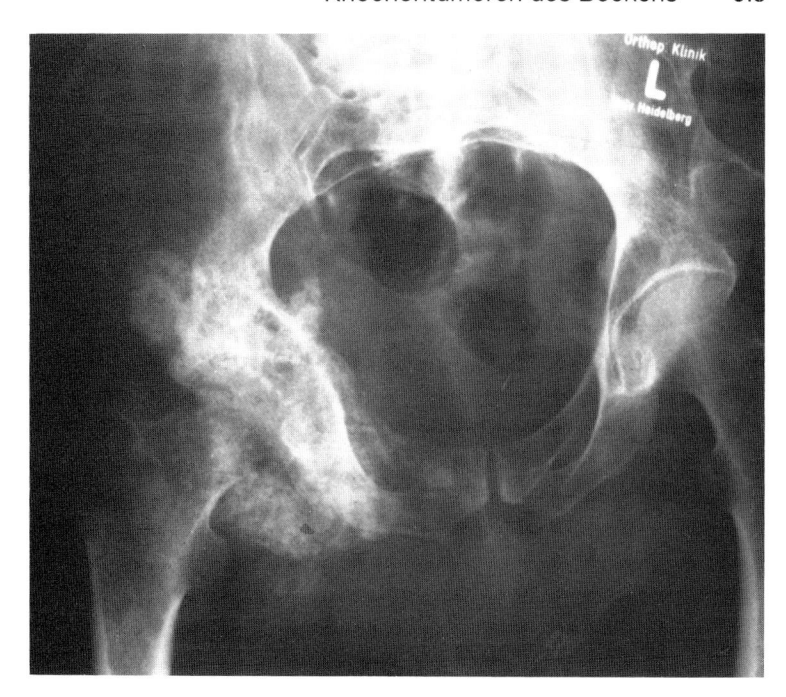

Abb. 2 Chondrosarkom des periazetabulären Bereiches. Die A. femoralis ist vom Tumor erreicht. Klassische Indikation zur Hemipelvektomie

Spezielle Operationsverfahren

Gerade bei Beckentumoren erweist sich, daß Radikalität nichts mit dem Ausmaß der Verstümmelung zu tun hat. Die erheblich verstümmelnde Amputation, die gewöhnlich als Hemipelvektomie (insbesondere im Amerikanischen auch als hindquarteramputation) bezeichnet wird, ist normalerweise eine relativ einfache Operation, deren Erfolg jedoch einzig von der onkologischen Radikalität abhängt, während die Resektion von Teilen des Beckens bei geringerer Verstümmelung ungleich schwieriger durchzuführen ist, jedoch hinsichtlich der Radikalität nicht zurückzustehen braucht. Auf die Einzelheiten wird in den folgenden Abschnitten einzugehen sein.

A. Radikale Eingriffe

Die radikale Tumorentfernung kann durch eine Amputation oder durch eine Resektion angestrebt werden.

Ablative Eingriffe

Die Indikation zur Hemipelvektomie ist in erster Linie gegeben bei hochgradig malignen Tumoren des proximalen Femurs und weniger malignen Geschwülsten des Beckens. Bei hochgradig malignen Geschwülsten des Beckens ist die Indikation mit Zurückhaltung zu stellen und in Kenntnis des Umstandes, daß die Kriterien der Radikalität nur sehr schwer einzuhalten sind. Die Indikation als Palliativmaßnahme bei exulzerierenden Tumoren ist allerdings wieder leichter zu stellen. Je häufiger die Hemipelvektomie jedoch mit eingeschränkter Indikation erfolgt, um so mehr gerät diese normalerweise kurativ einzuplanende Operationsmethode in Mißkredit. Dies ist bereits in aller Klarheit von PACK u. Mitarb. (1964) wie auch von TROUP u. BICKEL (1960) herausgearbeitet worden. Gerade bei dieser scheinbar so radikalen Operation ist äußerste Vorsicht geboten, den genügenden Abstand vom Tumor zu gewinnen, da die Absetzungsränder topographisch immer relativ nahe am Tumor liegen. Dies gilt insbesondere für verschleppte voroperierte Situationen, die notorisch bei den weniger malignen Sarkomen, vor allem dem Chondrosarkom, vorkommen (BESSLER u. EGLOFF 1979). Durch zu zögerndes Verhalten (infolge der nicht so ausgeprägten Malignität) werden gerade hier die vorhandenen Chancen vertan. Auf diese Gefahr hat LICHTENSTEIN (1972) schon seit Jahrzehnten hingewiesen.

Die klassische Hemipelvektomie ist aus den genannten Gründen nur selten möglich. Der Tumor muß relativ klein sein und vorwiegend aus dem azetabulären Bereich heraus nach median zu wachsen (Abb. 2). Tumoren des proximalen Femurs dürfen ebenfalls nach median, nicht jedoch nach proximal lateral zu sehr entwickelt sein. Hat der Tumor jedoch die Iliosakralfuge, Peritoneum, Blasenwand, Symphyse oder Glutäalmuskulatur erreicht, so muß die Operation entsprechend modifiziert werden, sofern überhaupt eine Operabilität besteht.

Klassische Hemipelvektomie

Das Vorgehen ist von zahlreichen kompetenten Operateuren beschrieben worden (TROUP u. BICKEL 1960,

9.6 Knochentumoren

HENDERSON u. DAHLIN 1963, PACK u. Mitarb. 1964, BARNES u. CATTO 1966, BECK 1967, NILSONNE u. Mitarb. 1968, MARCOVE u. Mitarb. 1972, THOMINE 1973). Der katheterisierte Patient liegt schräg auf dem Rücken, die erkrankte Seite durch Sandsack angehoben. Der Hautschnitt wird nach dorsal so weit geführt, wie die Resektion erfolgen muß, bei der Absetzung im Iliosakralgelenk bis zur Spina iliaca dorsalis cranialis. Am Beckenkamm entlang verläuft der Schnitt bis zu einem Punkt etwa 3 cm lateral der Symphyse, von dort aus am Damm zum Tuber ossis ischii und von da zirkulär bis etwas distal des Trochanter major. Von dort aus läuft der Schnitt bogenförmig zurück zur Spina iliaca anterior superior. Eine solche Schnittführung ergibt eine kosmetisch befriedigende, vom oberen Amputationspol aus gerade zur Symphyse verlaufende Narbe. Man beginnt zweckmäßigerweise mit dem ventralen Anteil des Schnittes entlang des Beckenkammes zur Symphyse und löst die Abdominalmuskulatur am Beckenkamm ab, einschließlich des Leistenbandes, sowie in der Region der Symphyse den M. pyramidalis und den M. rectus abdominis. Danach lassen sich Peritoneum und Blase leicht nach medial abdrängen, und in der Tiefe werden die Gefäße sichtbar, welche bis zur A. und V. iliaca communis dargestellt werden. Bei dieser Gelegenheit wird auch der Ureter dargestellt. An der A. und V. iliaca communis kann nun eine Bulldogklemme angesetzt werden, so daß Blutungen weitgehend vermieden werden. Es können zu diesem Zeitpunkt aber auch bereits die Gefäße an dieser Stelle unterbunden und gesichert werden, was erfahrungsgemäß zu keinen trophischen Problemen führt, die weitere Operation jedoch erheblich erleichtern kann (PACK u. Mitarb. 1964). Diese Ansicht und eine Diskussion der zugehörigen Literatur finden sich auch bei NILSONNE u. Mitarb. (1968). Bei der klassischen Hemipelvektomie könnte man praktisch nur die Aa. iliolumbales und A. vesicalis erhalten, also den ersten und letzten Abgang der A. iliaca interna. Die erstere kann im dorsalen Operationsfeld zu sehr unangenehmen Blutungen führen; die Blase wird über Kollateralgefäße ausreichend ernährt. Die übrigen Gefäße können ohnehin nicht erhalten werden: Die Aa. glutaeae gehören zum Amputationsgebiet, die A. pudendalis verläuft aus dem Becken heraus und wieder zurück, würde also bei der Wegnahme des Beckens verletzt, und das gleiche gilt für die A. obturatoria. Der Versuch, die Blutversorgung für die Blase vollständig zu erhalten, läuft demnach auf die zeitraubende Unterbindung aller anderen Abgänge bzw. Zuflüsse heraus. Solange keine anderen Überlegungen die Erhaltung von Gefäßen gebieten, setzen wir daher im Bereich der A. und V. iliaca communis ab.
Als nächstes erfolgt die Durchtrennung des M. psoas, unter welchem der Plexus sichtbar wird. Es ist nun möglich, die zum N. ischiadicus und N. femoralis gehörenden Fasern hier bereits aufzusuchen und zu durchtrennen. Wir infiltrieren den Nerv mit Scandicain und quetschen ihn an der Durchtrennungsstelle, in der Hoffnung, Engramme zu verhindern und das Auswachsen von Neurinomen zu vermindern.
Es folgt die dorsolaterale Schnittführung, bei der ein großer Haut-Muskel-Lappen mit dem M. glutaeus maximus gebildet wird. Im dorsolateralen Bereich kann nun die Resektionsstelle am Ileum bzw. das Iliosakralgelenk dargestellt werden. Ist die Absetzung im Bereich der Symphyse geplant, so ist diese sorgfältig darzustellen. Sie ist bei Kindern leicht zu durchtrennen, bei Erwachsenen besser mit der Gigli-Säge oder dem Meißel. Wenn möglich, sollte die Osteotomie jedoch etwas lateral der Symphyse erfolgen, um die Perinealmuskulatur und den Ursprung des Corpus cavernosum zu erhalten. Hierzu müssen dann die Adduktoren so weit abgelöst werden, daß eine Gigli-Säge um die Schambeinäste herumgeführt werden kann. Diese Osteotomie wird nun durchgeführt und danach in rascher Folge die Osteotomie des Darmbeines. Letzteres entweder mit der Gigli-Säge durch das Foramen ischiadicum oder mit dem Meißel oder auch durch Aufbrechen der Iliosakralfuge nach Lockerung des Gelenks durch Meißelschläge (PACK u. Mitarb. 1964). Dieser Teil der Operation muß rasch durchgeführt werden, da auch nach Unterbindung der A. iliaca communis über Kollateralgefäße von der Gegenseite stärkere Blutungen auftreten können. Dies gilt insbesondere für die Operation beim Erwachsenen. Nach der Osteotomie wird die Extremität mit zarter Hand nach außen rotiert, und es müssen jetzt nur noch die sakrotuberalen und sakrospinalen Bänder durchtrennt werden sowie die Beckenboden- und Dammbodenmuskulatur und etwa noch verbliebene Rotatoren, um die Extremität absetzen zu können. PACK u. Mitarb. (1964) versorgen die zuletzt genannten Muskeln bereits vor den Osteotomien im Zusammenhang mit dem ventralen Zugang. Nach Säuberung, Spülung und endgültiger Blutstillung bereitet der Wundverschluß keine Schwierigkeiten. Die Muskulatur des Glutaeus maximus wird mit der Bauchmuskulatur und, soweit vorhanden, den Stümpfen der Adduktoren unter Einlegen von Redon-Drainagen vernäht. Insbesondere wenn die Amputation durch die Fugen erfolgte, resultieren fast nur natürliche Grenzen. Durchtrennt sind dann nur der M. psoas, die Beckenbodenmuskulatur und die Rotatorengruppe. Dies erklärt vielleicht, warum die Patienten die Operation, sofern keine Komplikationen auftraten, in der Regel erstaunlich gut tolerieren.

Modifizierte Hemipelvektomie
MARCOVE u. Mitarb. (1972) haben ausführlich analysiert, wie die Prognose der Hemipelvektomie durch die Topographie des Tumors entscheidend beeinflußt wird. Dabei haben sie insbesondere auf Gefahrenzonen an der Iliosakralfuge, an der Symphyse und an der Region Peritoneum/Blasenwand hingewiesen. Die Planung der Hemipelvektomie setzt deshalb eine genaue Analyse der Tumorausdehnung voraus, bei der insbesondere die Möglichkeiten der Computertomographie in Verbindung mit Kontrastmitteldarstellungen unerläßlich sind.

Gefahr dorsolateral
Tumoren des proximalen Femurs und des Iliums, die nach lateral zu wachsen, können sehr rasch das Kompartiment der kleinen Glutäen verlassen und den Glutaeus maximus infiltrieren. Wir haben aus diesem Grunde ein Stumpfrezidiv nach Hemipelvektomie wegen eines Osteosarkoms des Schenkelhalses erlebt, bei dem Anteile des Glutaeus maximus, wie zuvor beschrieben, zur Deckung verwandt wurden. In einem vergleichbaren Fall, bei dem nur ein Hautlappen mit subkutanem Fettgewebe gebildet und streng darauf geachtet wurde, die Faszie des Glutaeus maximus nicht zu eröffnen, konnte dieses Problem vermieden werden. Wir waren anfangs ängstlich und haben eine Art Mieder gegeben, um einer Hernienbildung vorzubeugen.

Knochentumoren des Beckens 9.7

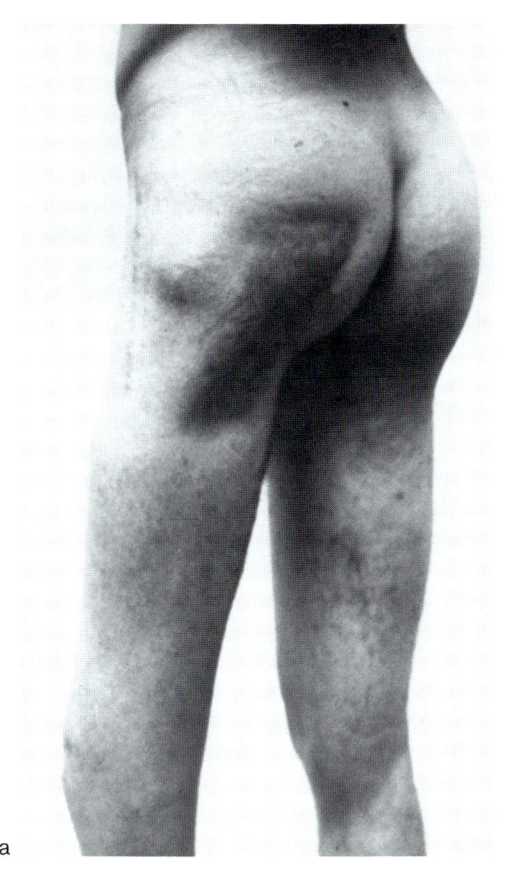

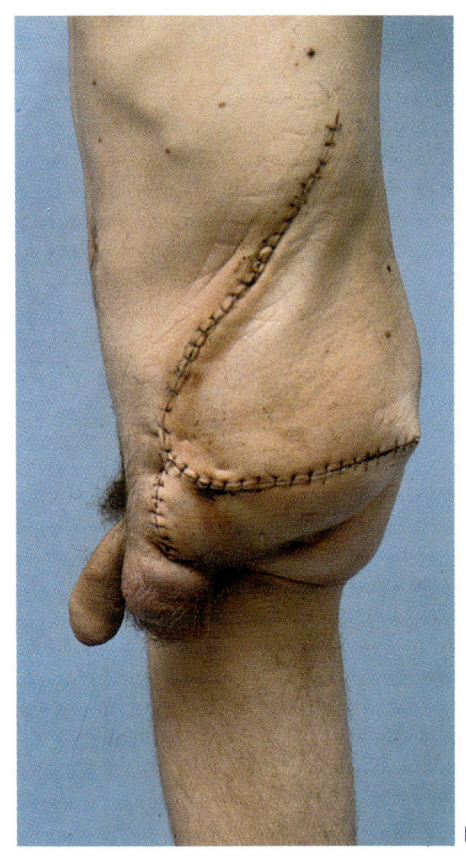

Abb. 3 a u. b Strahlengeschädigte Haut bedingt ungewöhnliche und z. T. gefährliche Schnittführung mit Ersatz der dorsal fehlenden Haut aus einem medialen Hautlappen

Diese Angst ist aber offenbar unbegründet. PACK u. Mitarb. (1964) verzichten grundsätzlich auf den Glutaeus maximus und haben bei ihren über 100 Hemipelvektomien diesbezüglich keine Probleme gesehen.

Schwieriger ist es, wenn die Haut über dem Glutaeus maximus zur Deckung nicht herangezogen werden kann. Hierfür gibt es im wesentlichen drei Ursachen:
1. Ungünstig durchgeführte Voroperationen. Es kann sich um die Biopsiewunde oder auch um eine kontaminierte Spanentnahmewunde handeln. Handelt es sich nur um den Redonstichkanal einer benachbart liegenden Biopsiewunde, so kann dessen Verlauf geschätzt und ein entsprechender Defekt im Hautlappen gesetzt werden. Dieser Defekt muß dann entsprechend der Versorgung des Lappens gelegt werden. Die Muskulatur darf hier natürlich nicht erhalten werden.
2. Vorbestrahlte Haut. Bedauerlicherweise erfolgt die Hemipelvektomie nicht selten wegen der zögernden Haltung von Arzt und Patient zu einem sehr späten Zeitpunkt und insbesondere bei der Prävalenz der Knorpeltumoren in dieser Region nach verschiedenen untauglichen Therapieversuchen, zu denen auch die beim Chondrosarkom nicht indizierte Strahlentherapie gehört. Der Tumor wird dadurch zwar nicht vernichtet, die Haut und auch tiefere Gewebe jedoch so nachhaltig gestört, daß die Wundheilung erheblich gefährdet wird. Die strahlengeschädigte Haut sollte nicht zur Deckung herangenommen werden. Es bleibt nur die Möglichkeit, mit einem anterioren oder anteriomedialen Hautlappen des zu amputierenden Beines den dorsalen Defekt zu schließen (Abb. 3). Es müssen dann die Aa. iliaca externa und femoralis bis zum Abgang der epigastrischen Gefäße dargestellt werden, um die Basis dieses ohnehin problematischen Lappens ausreichend zu versorgen (PACK u. Mitarb. 1964). MNAYMNEH u. TEMPLE (1980) beschreiben die Bildung eines großen muskulokutanen Lappens unter Verwendung der gesamten Quadrizepsmuskulatur. Hierbei wird ebenfalls die A. femoralis bis zum Adduktorenkanal hin erhalten. Distal wurde dabei fast die gesamte Zirkumferenz des Beines in Form eines breiten muskulokutanen Lappens gewonnen und somit ein ungewöhnlich großer und gut durchbluteter Lappen gebildet, der nach hinten geschlagen bis zum Rippenbogen hinauf die Hemipelvektomiewunde decken konnte. Schwierig und häufig erfolglos ist der Versuch, zusätzlich oder gar als einzige Versorgung die A. obtoratoria zu erhalten. Abgesehen von der entsprechenden Präparation der A. iliaca

interna bis zu deren Abgang muß dann noch der Durchtritt durch das Foramen obturatum mit entsprechenden Osteotomien des Schambeines freipräpariert werden.

3. Exulzerierte Haut: In dieser Situation handelt es sich in der Regel um Spätstadien von Tumoren, bei denen aus palliativen Erwägungen heraus die Hemipelvektomie durchgeführt wird. Die Prinzipien sind dabei nicht viel anders als bei der aus anderer Ursache geschädigten Haut, nur sollte die Operation in diesem Fall natürlich nur unter dem Gesichtspunkt der Verminderung des Leidens erfolgen. Die Operation wird also eher spät im Verlauf der Krankheit angesetzt. Unter Umständen muß in solchen Fällen oder auch nach einem Fehlschlag des von distal gewonnenen Lappens der Hautverschluß durch Verschiebeplastik erzielt werden. Hierzu evtl. erforderliche Spalthaut kann bei rechtzeitiger Planung von der amputierten Extremität gewonnen werden.

Gefahr intrapelvin

Insbesondere Chondrosarkome entwickeln oft mächtige Tumormassen, die das lockere Beckeneingeweide vor sich herschieben, jedoch nicht unbedingt infiltrieren. Es ist dann sehr schwer möglich, den intrapelvinen Teil der Operation durchzuführen, da die Gefäße und der Ureter u. U. durch den überhängenden Tumor nicht eingesehen werden können. ARIEL u. MARGOLIS (1962) haben in einer derartigen Situation nach Osteotomie der Symphyse die gesamte Extremität durch Außenrotation und Drehung nach kranial im Iliosakralgelenk luxiert und somit den Tumor mit herausgedreht. Es sei jedoch darauf hingewiesen, daß es sich hierbei um ein extrakompartimentales Wachstum handelt und insbesondere beim Chondrosarkom die Resektion oder auch Amputation dann als nicht adäquat angesehen werden muß (GITELIS u. Mitarb. 1981). Tumorinfiltrationen im Peritoneum, Rektum, Blase oder Ureter erlauben je nach Ausdehnung evtl. noch eine Resektion an den jeweiligen Strukturen. Bei Situationen, die in dieser Hinsicht verdächtig sind, empfiehlt sich, von vornherein einen Ureterenkatheter zu legen, der das Aufsuchen dann erleichtert. Hier bedarf es der fachübergreifenden chirurgischen Zusammenarbeit.

Gefahr im Bereich der knöchernen Absetzungsstelle

1. *Symphyse:* Das Übergreifen des Tumors über die Medianlinie im Bereich der Symphyse ist oft gleichbedeutend mit Inoperabilität, es sei denn, man entschlösse sich zur Hemikorporektomie. Es ist zwar möglich, zur Gegenseite zu operieren; damit sind aber radikale Maßnahmen nur schwer zu erzielen, und der übergroße Eingriff wird somit recht fragwürdig.

2. *Os sacrum:* Bei einem Tumorwachstum bis an oder über die Iliosakralfuge hinaus kann zunächst angestrebt werden, die Osteotomie in das Kreuzbein zu legen. Voraussetzung ist die sorgfältige Darstellung von innen und außen. Insbesondere beim Chondrosarkom, aber auch beim desmoplastischen Fibrom (HAJDU 1979) finden sich nicht selten zapfenförmige Tumorzungen entlang der präformierten Räume. Dadurch kann der Tumor über die Spalten zwischen den Plexusästen an die Foramina intervertebralia und in den Wirbelkanal gelangen. Schließlich kann ein Beckentumor bis an die Wirbelkörper gewachsen sein und diese infiltrieren. Es stellt sich dann die Frage, ob eine Behandlung überhaupt noch erfolgversprechend erscheint. Sprechen die übrigen Kriterien dafür, dann muß die Hemipelvektomie bis in den Spinalkanal hinein durchgeführt werden. Die Darstellung erfolgt von dorsal durch Laminektomie des Sakraldaches und Versorgung der abgehenden Wurzeln. Geht die Resektion bis in die unteren Lendenwirbelkörper, dann müssen deren Nervenwurzeln wegen des dort bereits vorhandenen Duralsackes unterbunden werden. Die Osteotomie kann dann im Sakrum in der Medianlinie, notfalls etwas jenseits davon, erfolgen. MARCOVE u. Mitarb. (1975, 1977, 1980) empfehlen in diesen Situationen die Kryochirurgie, insbesondere beim Chondrosarkom. Bösartige Tumoren, die einer Strahlen- oder Chemotherapie zugänglich sind, also vor allem das Ewing-Sarkom und mit Einschränkungen das Osteosarkom, werden in dieser Grenzsituation eher diesen Therapieformen zuzuführen sein. Ganz ohne Frage können derartige Operationen nur im Team onkologisch versierter und eingespielter Fachleute der einzelnen Disziplinen durchgeführt werden.

Resektionen

Resektionen waren im Krankengut von HENDERSON u. DAHLIN (1963) beim Chondrosarkom häufiger die adäquate Therapie als die Hemipelvektomie. Das Problem der Resektion ist die onkologische Radikalität bei Erhaltung der Funktion. Nach ENNEKING u. DUNHAM (1978) bedeutet ein Anschneiden der sog. Tumorkapsel lediglich noch marginale Resektion, wohingegen nach Eröffnung des Tumors ohnehin nicht mehr von einer radikalen Maßnahme gesprochen werden kann. Bei 12 „adäquat" behandelten Beckenchondrosarkomen erzielten HENDERSON u. DAHLIN (1963) 83,3% 10-Jahres-Heilungen, bei 35 inadäquat versorgten jedoch nur 14,7%. Ähnliche Werte werden von SANERKIN u. GALLAGHER (1979) und von GITELIS u. Mitarb. (1981) für den Unterschied zwischen adäquater und inadäquater Therapie angegeben. Ein Großteil der inadäquaten Maßnahmen geht dabei auf das Konto der Verzögerung und der schließlich zu spät oder nur noch palliativ durchgeführten Hemipelvektomie, während das relativ gute Abschneiden der Resektion auch mit der entschlossenen und meist

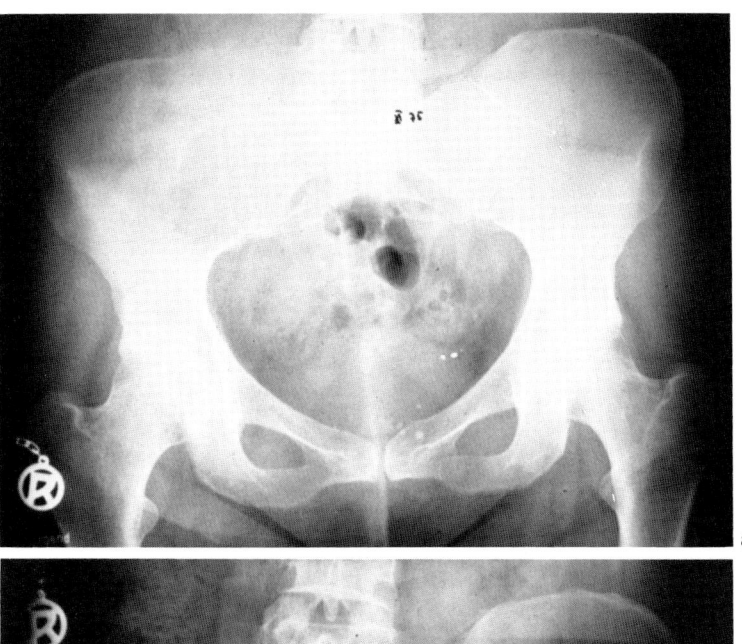

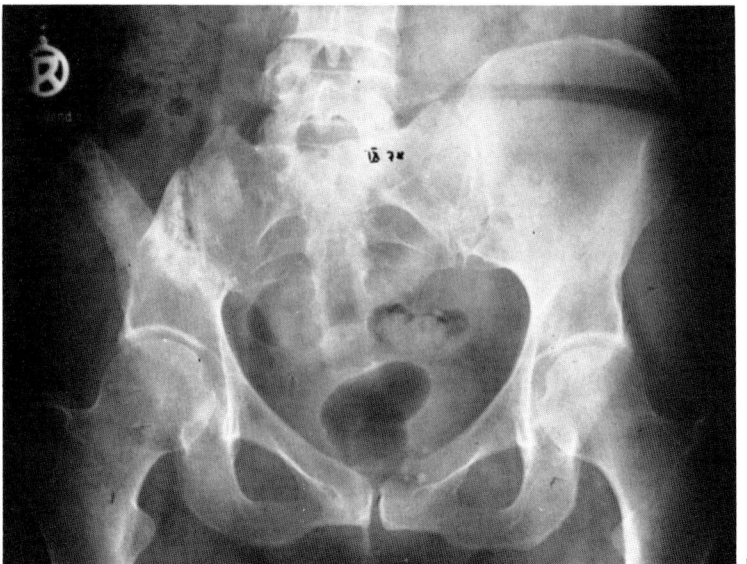

Abb. 4a u. b Nach Resektion eines Riesenzelltumors des Darmbeines Ausbildung einer Pseudarthrose mit langsamer Überbrückung zwischen Darmbein- und Kreuzbeinstumpf

onkologisch versierten Beurteilung des Problems zusammenhängen mag. Die Operationstechnik ist jedenfalls bei den Resektionen wesentlich schwieriger als bei der Hemipelvektomie. Ausgezeichnete Details zum technischen Vorgehen finden sich bei ENNEKING u. DUNHAM (1978), auch bei STEEL (1978). Voraussetzung für die Resektion ist nach ENNEKING (1966), daß Femoralisgefäße und -nerv erhalten werden können. MARCOVE (1980) sieht evtl. noch eine Chance, das Gefäß-Nerven-Bündel nach kryochirurgischer Behandlung zu präparieren, nach welcher die Gefäße sich gewöhnlich sofort erholen und der Nerv innerhalb der üblichen Regenerationszeit. Nach ENNEKING u. DUNHAM (1978) dürfen sie nicht aus dem Tumorkompartiment retrahiert werden. Der Ischiasnerv kann demnach notfalls geopfert werden. Nach 4 derartigen Resektionen wurde ein Unterschenkelgehapparat verordnet; trophische Geschwüre traten in 1 Fall auf.

Die meisten Autoren sind sich einig, daß die Rekonstruktion des Beckenringes nach Resektion den Eingriff unnötig verkompliziert. Die funktionellen Ergebnisse ohne Rekonstruktion sind meist erstaunlich gut (ENNEKING 1966, ERIKSON u. HJELMSTEDT 1976, SHMUELI u. HEROLD 1976, SALZER u. Mitarb. 1977, ENNEKING u. DUNHAM 1978, eigene Erfahrungen). Kaum Probleme resultieren aus Resektionen des Iliums, bei denen das Azetabulum erhalten werden kann. Es ist dann eine spontane Verbindung zwischen den Resektionsflächen unter Verschiebung in der Symphyse zu erwarten (SHMUELI u. HEROLD 1976, ENNEKING u. DUNHAM 1978) (Abb. 4). Bei 2 Jungendlichen kam es nach Resektion zu spontaner Wiederherstellung der Beckenringkontinuität (ENNEKING u. DUNHAM 1978). Nach einer bei einem 16jährigen Jugendlichen durchgeführten Teilresektion des Azetabulums bildete sich spontan ein neues „Pfannendach" (SALZER u. Mitarb. 1977).

9.10 Knochentumoren

Bei Resektionen des Azetabulums ist allerdings in der Regel eine Arthrodese oder Pseudarthrose des Femurstumpfes entweder mit dem Ileumstumpf oder dem Schambein-Sitzbein-Stumpf anzustreben. Einzelheiten s. bei ENNEKING u. DUNHAM (1978). Nach einer Arthrodese mit dem Darmbeinstumpf ist die Extremität infolge der Beckenringöffnung auch unter Einsatz des Iliosakralgelenks vorwiegend im Sinne der Beugung/ Streckung besser beweglich als nach der klassischen Hüftgelenkarthrodese (ENNEKING 1981).

Die Wiederherstellung der Beckenkontinuität ist immer wieder versucht worden (ALLGÖVER 1970). PARRISH (1966) verwendete Eigen- und Fremdspongiosa; wir haben in 2 Fällen kortikospongiöse Späne verwendet, jedoch nur straffe Pseudarthrosen erzielt. Der Ersatz des resezierten knöchernen Beckens durch ein homologes Volltransplantat ist ebenfalls versucht worden. VOLKOV (1972) nennt diese theoretische Möglichkeit nach der Einrichtung großer Knochenbanken in der Sowjetunion, zieht am Becken aber, wenn überhaupt, die Transplantation von Kortikalisspänen vor. 1970 berichtete VOLKOV über verschiedene ausgedehnte Homotransplantate, allerdings ohne Erwähnung des Beckens. ROSSAK u. AALAM (1975) berichten über die Transplantation eines cyalitkonservierten Beckenanteils nach Resektion von Teilen der drei am Becken beteiligten Knochen, wobei nach einem Beobachtungszeitraum von 16 Monaten kein sicherer Hinweis für ein Rezidiv oder Probleme mit dem Transplantat bestanden. Eine Beckenendoprothese, die aufgrund vorheriger Berechnung anhand der Röntgenaufnahmen hergestellt wurde, ist von SCHÖLLNER u. RUCK (1974) vorgestellt worden. BURRI u. Mitarb. (1979) berichten über die Konstruktion einer Beckenendoprothese nach Herstellung eines Modells aufgrund der dreidimensionalen Rekonstruktion von computertomographischen Schnittbildern. Für die Fixation dieses Beckens wurden der M. glutaeus und der M. ilicus erhalten. Diese beiden Muskeln wurden durch große Öffnungen in der Beckenprothese miteinander verbunden. Die Spina wurde nach Möglichkeit mit der dort inserierenden Muskulatur abgelöst und an dem Transplantat verschraubt. Nach dieser Beschreibung muß eine derartige Resektion relativ nahe am Tumor erfolgen. Weiter haben KARPF u. MANG (1978) eine Kunststoffendoprothese für das Becken für den Ersatz nach Resektion eines Retikulumzellsarkoms (Lymphom) angegeben.

Die Rekonstruktion nach Resektion wurde auch mit Hilfe einer Verbundosteosynthese versucht (JOHNSON 1978), wobei Anteile von Küntscher-Nägeln und dicken Kirschner-Drähten mit Knochenzement umgeben wurden. Zwei derartig operierte Fälle seien von der Rekonstruktion her befriedigend gewesen; allerdings stellte sich bei einem eine Ermüdungsfraktur ein, was auf Instabilität schließen läßt. Bei dem anderen erfolgte die Resektion nicht im Gesunden, so daß der Patient am Tumor verstarb.

Resektionen, auch ohne rekonstruktive Maßnahmen, bedingen eine schwierigere Rehabilitation als die Hemipelvektomie. Sie sind daher für weniger aktive Patienten mit sitzenden Berufen und geringen körperlichen Anforderungen geeignet. Keinesfalls sollte die aufwendige Operation als Palliativmaßnahme erfolgen. Die prognostisch sicher dubiösen Allo- und Homotransplantate zur Rekonstruktion dürften als Palliativmaßnahmen jedoch eine gewisse Berechtigung erhalten, vorausgesetzt, die Patienten können damit rasch aus dem Krankenhaus entlassen werden. Aus dem Bisherigen sollte deutlich geworden sein, daß die Resektion nicht etwa ein weniger radikaler Eingriff sein darf als die Amputation, zumindest was die sog. Tumorradikalität betrifft. Exzisionen sind sinngemäß Kürettagen und somit unradikale Eingriffe, so daß es nicht verwundert, wenn UNNI u. Mitarb. (1976) auch beim Klarzellchondrosarkom nach Exzisionen Rezidive sahen, bei Resektionen jedoch über gute Erfolge berichten konnten.

Resektionen bei hochmalignen Tumoren, also vor allem beim Osteosarkom, entdifferenzierten Chondrosarkom, Fibrosarkom, sind nur mit großer Zurückhaltung zu indizieren. Die für die Resektion notwendige Kontinuitätserhaltung der A. iliaca externa sowie des M. psoas mit dem N. femoralis und nach Möglichkeit des N. ischiadicus kann die großzügige Freilegung der zu resezierenden Knochenabschnitte beeinträchtigen, insbesondere wenn das Ausmaß der Muskelinfiltration groß ist. Es muß sich erst erweisen, inwieweit hier eine präoperative Chemotherapie beim Osteosarkom und evtl. die Kryochirurgie beim entdifferenzierten Chondrosarkom und Fibrosarkom die eigentlich inoperablen Tumoren operabel werden lassen.

Unter anderer Überlegung werden heute Resektionen am Becken beim Ewing-Sarkom durchgeführt. Die Entfernung des sichtbaren Tumors „im Gesunden" ist nach allen Erfahrungen der Chirurgie beim Ewing-Sarkom keinesfalls eine onkologisch radikale Maßnahme. Es wird gehofft, daß durch die damit verbundene erhebliche Verkleinerung der Tumormasse der Chemotherapie eine bessere Chance eröffnet wird, mit der übrigen Systemkrankheit fertig zu werden, und, was wahrscheinlich wichtiger ist: die Strahlentherapie für den lokalen Herd kann nun verkleinert werden (entsprechend den Randzonen beim „shrinking field"), so daß mit ca. 30 Gy eine geringere Gewebebelastung und geringere Potenzierung z.B. der toxischen Wirkung des Cytosans auf die Blase erreicht wird. Diese „Richtlinie" wird allerdings durch die derzeit laufende Studie (CESS 81) erheblich in Frage gestellt. Während LARSSON u. Mitarb. (1973) der operativen Behandlung des

Ewing-Sarkoms am Becken noch sehr geringe Chancen einräumen, betonen PRITCHARD u. DAHLIN (1974), KOTZ u. Mitarb. (1974), MACINTOSH u. Mitarb. (1975), BACCI u. Mitarb. (1978) zunehmend die Bedeutung der chirurgischen Therapie des Ewing-Sarkoms, auch am Becken, insbesondere unter der o. g. Zielsetzung der Tumorverkleinerung und mithin Steigerung der Wirkung der Chemo- und Strahlentherapie. Die mögliche Reduzierung der Strahlendosis erscheint auch als ein wichtiges Postulat unter dem Eindruck, daß bei der zunehmenden Zahl von 5-Jahres-Heilungen z. B. des M. D. Anderson-Hospitals (CHAN u. Mitarb. 1979) 4 von 10 Patienten ein Osteosarkom nach hochdosierter Strahlen- und Chemotherapie entwickelt haben. KLIMAN u. Mitarb. (1982) fanden jedoch in ihrem Kollektiv von Ewing-Sarkom-Patienten nach mittelhohen Dosen (45–50 Gy) keine strahleninduzierten Sarkome.

Einzelheiten zur Technik
Resektion im Bereich des Kreuz-Darm-Beines
Der Hautschnitt bedient sich der für die Hemipelvektomie angegebenen Schnittführung, wobei lediglich der dorsale zirkuläre Verbindungsschnitt am Oberschenkel wegfällt. Die Operation beginnt in der Regel innenseitig wie bei der Hemipelvektomie, wobei allerdings jetzt nur die A. iliaca interna mit ihren proximalen Abgänge und die zugehörigen Venen unterbunden werden. Eine Bulldogklemme an der A. iliaca communis kann das operative Vorgehen erleichtern. Nach Darstellung der Gefäße muß auch der Ureter dargestellt werden (evtl. Ureterenkatheter legen). Wenn der M. psoas sicher nicht mitbetroffen ist, kann er jetzt zusammen mit den Gefäßen und dem Ureter nach medial gehalten werden, was durch Beugen in der Hüfte erleichtert wird. Nun kann die proximale Resektionsschnittfläche festgelegt werden, entweder am Kreuzbein, wobei dann die Plexusäste frei sein müssen und nach medial zu halten sind, oder am Darmbein. In diesem Fall muß der kraniale Ursprung des M. iliacus abgelöst werden. In diesem Bereich ist auf die A. iliolumbalis zu achten, die über kontralaterale Anastomosen auch nach Unterbindung des gleichseitigen Abganges noch erheblich bluten kann. Distal innenseitig ist nun der M. iliacus erneut zu durchtrennen, wodurch die distale Osteotomiestelle sichtbar wird. Dorsal proximal muß nun evtl. der Schnitt noch weiter bogenförmig über die Iliosakralfuge nach distal zurückgeführt werden. Durch Ablösen des Glutaeus maximus vom Sakrum oder, wenn die Fuge nicht betroffen ist, von den dorsalen Partien des Beckenkammes kann nun die Absetzungsstelle dorsal eindeutig dargestellt werden. Diese liegt kranial entweder im Sakrum selbst oder aus der Incisura ischiadica heraus im kranialen Bereich des Darmbeines. Die kaudale dorsale Resektionsstelle im Ilium wird nach Ablösen der Glutäalmuskulatur vom Trochanter aufgesucht. Wieweit die Spina ossis ischii mit dem zugehörigen Bandapparat erhalten werden kann, muß von der individuellen Tumorsituation her entschieden werden. Es können nun mit einer Gigli-Säge, die durch das Foramen ischiadicum geführt wird, die beiden Osteotomien durchgeführt werden. Erfolgt die eine Osteotomie im Sakrum, so ist ein breiter Meißel besser geeignet. Erfolgt die Absetzung im Iliosakralgelenk, so kann dieses von proximal und distal mit dem Meißel eröffnet werden, bei Kindern einfacher durch Ablösen der Bandhaftungen mit dem Skalpell. Die Spina ossis ischii wird bei dieser Resektion in der Regel nicht zu entfernen sein. Ist dies aber der Fall, dann muß jetzt das Lig. sacro spinale durchtrennt werden. Das Ablösen der iliolumbalen Bänder und der Erector-trunci-Muskulatur erfolgt zweckmäßigerweise erst jetzt, da es aus den oben genannten Gründen hierbei leicht bluten kann und die Blutung leichter zu stillen ist, wenn das Tumorpräparat mit diesem letzten Schritt entfernt ist. Es besteht bei dieser Resektion keine Veranlassung, den verbleibenden Defekt zu verschließen (s. oben). Der distale Beckenstumpf kippt in der Symphyse nach proximal, und es entsteht unter Belastung rasch eine Ankylose oder straffe Pseudarthrose mit dem Sakrum oder Ileumstumpf (Abb. 4). Unter günstigen Voraussetzungen, d.h. wenn der Tumor nicht innerhalb des Knochens wächst, sondern als epiexostotisches Chondrosarkom nach außen, kann evtl. die Linea terminalis und damit die Beckenkontinuität erhalten werden (Abb. 5).

Resektionen im Bereich des Azetabulums
Der Hautschnitt ist der gleiche wie oben angegeben. Der perineale Anteil muß u. U. bis zum Tuber ossis ischii gezogen werden. Nach der Darstellung der Iliakalgefäße empfiehlt sich die frühzeitige Ligatur der A. iliaca interna distal des Abganges der A. iliolumbalis. Die Glutäalgefäße sollten nur erhalten werden, wenn die Osteotomie sehr knapp oberhalb des Pfannendaches erfolgen kann. Liegt die Absetzungsstelle weiter kranial, sind die Gefäße nicht oder nur mit großer Gefahr für Radikalität und Blutung zu erhalten. Die vom Darmbein entspringende Muskulatur muß in den meisten Fällen als tumorbefallen betrachtet werden und darf nicht vom Knochen losgelöst werden. Ob der Glutaeus maximus erhalten bleiben kann, hängt von den Gegebenheiten ab. Die Osteotomie des Darmbeines erfolgt am besten mit der Gigli-Säge, wobei jedoch deren Tendenz zum Abweichen beachtet werden muß. Bei den Osteotomien von Schambein und Sitzbein ist darauf zu achten, daß diese nicht weiter lateral als geplant erfolgen. Wegen der Rundung des Beckens besteht hier die Gefahr einer Fehleinschätzung. Die Höhe der Osteotomie am Femur richtet sich nach der Lokalisation des Tumors. Hat dieser keinen extrapelvinen Anteil, so kann eine Schenkelhalsosteotomie lateral des Kapselansatzes erfolgen. Bei extrapelvinen Tumoren muß bei lateraler Lokalisation der Trochanter major mit der dort ansetzenden Muskulatur zusammen reseziert werden, bei medialer Lage sogar der Trochanter minor mit dem Ansatz des M. psoas. Als letztes erfolgt in der Tiefe das Ablösen des Lig. sacro spinale und evtl. des Lig. sacrotuberale. Nach diesen Resektionen kann der Femurstumpf mit dem Darmbeinstumpf arthrodesiert werden. Es entwickelt sich aber auch ohne angestrebte Arthrodese in der Regel eine funktionstüchtige Pseudarthrose. Wir haben bei einem Synovialom im Bereich des Azetabulums in der Mitte des Sitz- und des Schambeines sowie durch das Foramen ischiadicum hindurch das Darmbein reseziert und den Tumor nach Schenkelhalsosteotomie entfernt. Der Patient verstarb an Lungenmetastasen ohne Lokalrezidiv. Der Versuch, den Beckenring zu rekonstruieren, erwies sich als ungeeignet. Die Funktion der unteren Extremität war nach spontaner Ankylose gut. McLAUGHLIN u. Mitarb.

9.12 Knochentumoren

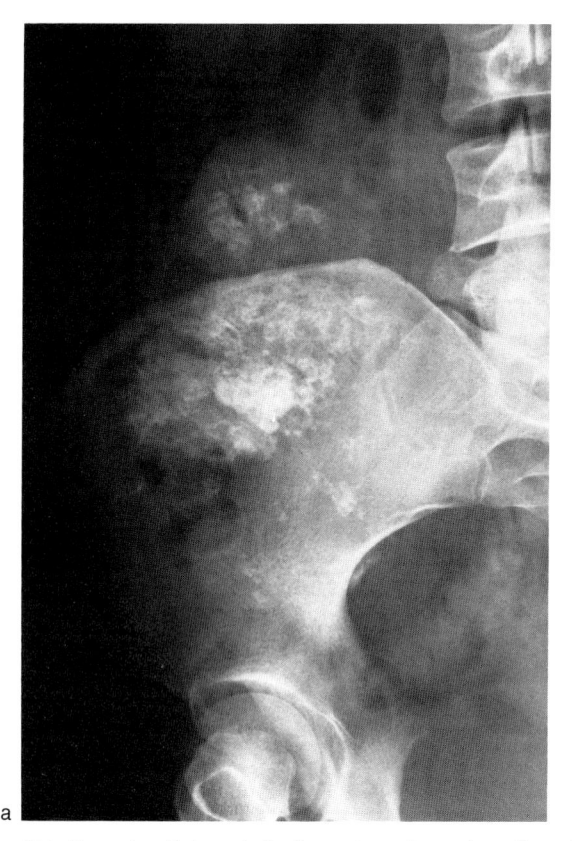

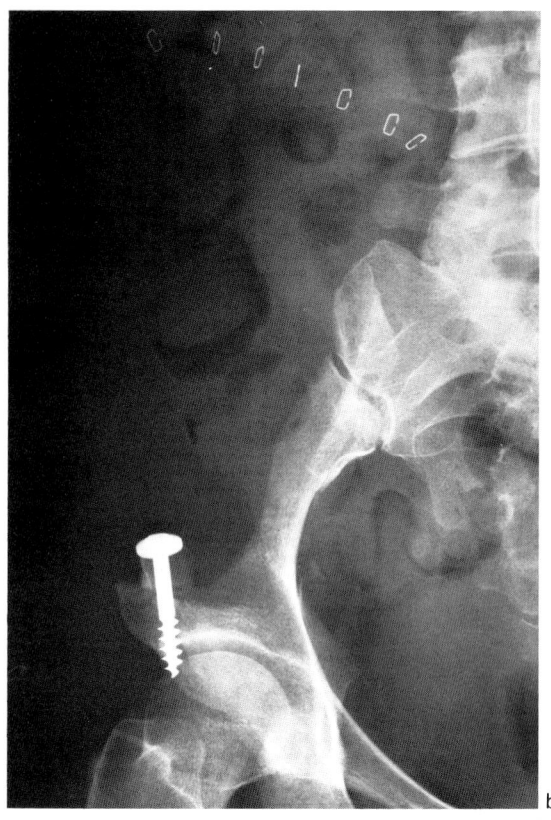

Abb. 5a u. b Epiexostotisch wachsendes sekundäres Chondrosarkom. Hier ist eine radikale Resektion unter Mitnahme der gesamten Glutäalmuskulatur, aber unter Belassung der Linia terminalis möglich

(1975) berichten über eine derartige Resektion bei einem aggressiven Chondroblastom des Azetabulums, bei der ebenfalls eine funktionstüchtige Ankylose entstand.

Resektionen im Bereich des Sitz- und Schambeines
Resektionen im Sitz- und Schambeinbereich erfordern meist auch eine Darstellung der Hüftgelenkregion, weswegen auch in dieser Situation die skizzierte Schnittführung vorteilhaft ist. Einen posterioren Zugang zum Sitzbein beschreiben SIEGEL u. Mitarb. (1981) mit weiteren Angaben zu den Zugängen nach MILCH, RADLEY und McWHORTER. Die laterale Osteotomie wird zweckmäßigerweise mit der Gigli-Säge durchgeführt, wobei die Spina ossis ischii als Markierungspunkt verwendet werden kann (ENNEKING 1981): Reicht der Tumor relativ weit nach lateral, so muß die Gigli-Säge distal der Spina ossis ischii eingesetzt werden, und die Osteotomie erfolgt horizontal in das Hüftgelenk hinein. In dieser Situation ist mit einem stabilen Hüftgelenk nicht mehr zu rechnen, und es muß eine Arthrodese oder Pseudarthrose angestrebt werden. Ist der Tumor weiter medial lokalisiert, so kann die Gigli-Säge weiter proximal um die Spina ossis ischii herumgeführt und die Osteotomie nach kaudal herausgeleitet werden. Dabei verbleibt ein stabiles Hüftgelenk. Müssen Sitz- und Schambein en bloc reseziert werden, dann sollten die Vasa obturatoria und der N. obturatorius intrapelvin aufgesucht und abgesetzt werden. Die Ablösung der ischiokruralen Muskulatur und der Adduktoren erfolgt in einem Abstand vom Knochen, der von der Tumorsituation her bestimmt wird. Ihre Muskelstümpfe können auf den Vastus medialis aufgesteppt werden. Bei Tumoren, die extrapelvin nach distal zu entwickelt sind, muß auch das proximale Femur subtrochanter abgesetzt werden. Vor der Entnahme des Präparates sind noch die Muskeln des Beckenbodens sowie die Lig. sacrotuberale und sacrospinale abzulösen.

Bei Inoperabilität kann neben den bekannten palliativen Maßnahmen (Strahlentherapie, radioaktiver Schwefel [KOLARZ u. Mitarb. 1974], Chordotomie, s. Knochentumoren – Bd. III/2) auch die Embolisierung der A. iliaca interna (WALLACE u. Mitarb. 1979) versucht werden, wodurch immerhin in einem Teil der Fälle Schmerzlinderung erzielt werden konnte.

B. Unradikale Eingriffe im Bereich des Beckens

Die in den vorhergehenden Abschnitten zur Resektion und Amputation genannten Vorgehensmaßnahmen gelten in dieser Strenge nur für die malignen Tumoren. Die Tendenz zur Tumoraussaat ist aber auch notorisch vorhanden beim Chondrom und dem gutartigen Riesenzelltumor wie auch beim Chondroblastom und der Knorpelkappe von Osteochondromen. Diese Geschwülste müssen deshalb weitgehend nach den eingangs dargestellten Richtlinien der „Tumorsterilität" angegangen werden. Unter Vorbehalt (s. S. 9.20 u. 9.42) kann beim Ewing-Sarkom (Abb. 6) eine Kombinationstherapie nach Tumorzellverminderung durch möglichst radikale Resektion angestrebt werden. Bei den meisten gutartigen Tumoren und tumorartigen Läsionen ist es erlaubt, den Tumor selbst zu eröffnen und zu kürettieren. Äußerste Vorsicht ist dennoch gerade im Becken geboten, da selbst bei relativ kleinem Zugang eine Wundkontamination katastrophale Folgen haben kann. Beim Chondroblastom kann die gründliche Kürettage ausreichen (SALZER u. Mitarb. 1968, SCHAJOWICZ u. GALLARDO 1970, DAHLIN u. IVINS 1972); es besteht allerdings die von COLEMAN (1966) eindrücklich beschriebene Gefahr der lokalen Aussaat. 1956 weisen KUNKEL u. Mitarb. speziell die Orthopäden unter Nennung des Chondroblastoms und des Chondromyxoidfibroms darauf hin, daß durchaus nicht alle Knorpeltumoren des Beckens hemipelvektomiert werden müssen. Probleme bereitet gelegentlich die aneurysmatische Knochenzyste, die wegen ihrer beträchtlichen Blutungsgefahr außerordentlich gefährliche Situationen aufkommen läßt. MARCOVE (zuletzt und zusammenfassend 1980) konnte die Rezidivquote von etwa 66 auf unter 5% mit Hilfe der Kryochirurgie senken. Auch BIESECKER u. Mitarb. (1970) geben der Kryochirurgie den Vorzug. RUITER u. Mitarb. (1977) schätzen die Rezidivgefahr aufgrund der Mitosenhäufigkeit ab und sehen die Indikation zur Kryochirurgie gegeben, wenn bei einer 750fachen Vergrößerung im Blickfeld mehr als 7 Mitosen vorhanden sind. GARNJOBST u. HOPKINS (1967) empfehlen zur Verminderung der Blutungsgefahr eine Vorbestrahlung mit 25 Gy vor der Resektion, und CAMPANACCI u. CERVELLATI (1972) berichten von der Strahlentherapie von 4 aneurysmatischen Knochenzysten des Beckens, die chirurgisch nicht beherrschbar waren. Die Strahlentherapie gutartiger Knochentumoren oder gar tumorartiger Erkrankungen ist jedoch eine problematische Indikation wegen der damit verbundenen Gefahr sekundärer maligner Entartung, die natürlich um so gravierender ist, je besser die Prognose des Patienten quoad vitam ist (UEHLINGER 1978). Die von KOGELNIK (Bd. III/2 S. 1.86) erwähnte Inzidenz von 0,03% (13 Fälle von 40 000) berücksichtigt möglicherweise nicht die eingeschränkte Lebenserwartung der Karzinompatienten und steht auch im Widerspruch mit der Mitteilung, daß 4 von 10 über 5 Jahre überlebenden bestrahlten Ewing-Sarkom-Patienten Osteosarkome entwickelten (CHAN u. Mitarb. 1979), und der Beobachtung DAHLIN's (1978), daß 13 von 15 entarteten Riesenzelltumoren zuvor eine Strahlentherapie erhalten hatten. BELL u. Mitarb. (1983) weisen jedoch darauf hin, daß diese Daten unter nicht mehr aktuellen Strahlenbedingungen entstanden sind, und räumen der Su-

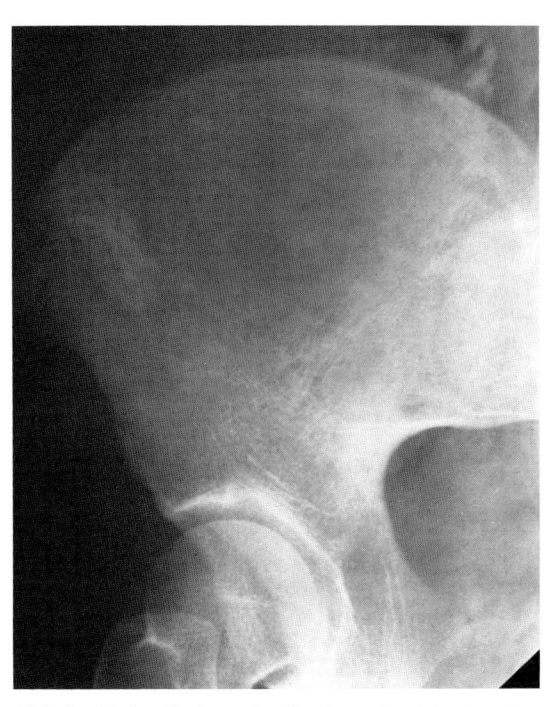

Abb. 6 Ewing-Sarkom der Beckenschaufel. Nach Resektion kann eine kombinierte Strahlen- und Chemotherapie den restlichen Tumor erfolgreicher angreifen

pervolt-Strahlentherapie unter eingeschränkten Bedingungen auch beim Riesenzelltumor eine Indikation ein. Eine chirurgisch schwer beherrschbare Blutung oder substanzgefährdende Ausdehnung einer aneurysmatischen Knochenzyste sollte allerdings noch keine Indikation zur Strahlentherapie abgeben. Bei genügender Darstellung kann das Problem der Blutung durch Ansetzen einer Bulldogklemme für die Dauer der Operation beherrscht werden. Wenn die Kürettage – entsprechend den Erfordernissen der aneurysmatischen Knochenzyste – vollständig zu Ende geführt ist, d. h. Ausfräsen bis ins gesunde spongiöse Gewebe, steht im allgemeinen auch die Blutung. Weniger problematisch gestaltet sich die Kürettage bei der solitären Knochenzyste und beim eosinophilen Granulom. Einfache Kürettage ist ausreichend für das intraossäre Ganglion (SCHAJOWICZ u. Mitarb. 1979a), welches nach BEFFA u. Mitarb. (1978) zweckmäßigerweise anschließend mit Spongiosa aufgefüllt werden soll. In gleicher Weise wurde ein desmoplastisches Fibrom des Schambeines behandelt (SUGIURA 1976).

Knochentumoren des Oberschenkels

Statistik
Die Tab. 3 zeigt die Tumoren des Femurs nach den Zahlenangaben von DOMINOK u. KNOCH

9.14 Knochentumoren

Tabelle 3 Die häufigsten Knochentumoren im Bereich des (gesamten) Femurs (nach Angaben von: 1. *Dominok* u. *Knoch* 1977, 2. Japanisches Knochentumorregister)

	1.		2.	
	n	%	n	%
Osteosarkom	1275	34	404	26
benigner Riesenzelltumor	375	10	183	12
Osteochondrom	355	9	254	16
Ewing-Sarkom	264	7	13	1
Chondrosarkom	186	5	47	3
Osteoidosteom	186	5	25	2
Solitäre Knochenzyste	139	4	154	10
Nichtossifizierendes Fibrom	128	3	158	10
Fibrosarkom	122	3	45	3
Sarkom bei Morbus Paget	106	3		
Lymphom	89	2	13	1
Chondroblastom	73	2	7	
parossales Sarkom	72	2	10	

Tabelle 4 Die 15 Diagnosen mit der höchsten Wahrscheinlichkeit einer Beteiligung des Femurs (gesamter Femur) (nach Angaben, von: 1. *Dominok* u. *Knoch* 1977, 2. Japanisches Knochentumorregister)

	1.		2.	
	%	n	%	n
parossales Sarkom	64	72	67	10
Osteosarkom	42	1275	52	404
nichtossifizierendes Fibrom	42	128	58	158
Liposarkom	39	11	50	4
Fibrosarkom	38	122	41	45
Chondroblastom	36	73	25	7
Sarkom bei Morbus Paget	30	106		
maligner Riesenzelltumor	29	61	33	17
Osteoid Osteom	27	186	30	25
solitäre Zyste	27	139	25	154
Lymphom	26	89	19	13
benigner Riesenzelltumor	26	375	38	183
Osteochondrom	23	355	14	254
Ewing-Sarkom	22	264	14	13
Chondrosarkom	20	186	27	47

(1977) sowie zum Vergleich denen des Japanischen Knochentumorregisters nach absteigender Häufigkeit geordnet.

Es geht hieraus die besondere Bedeutung des Osteosarkoms hervor, welches etwa ¼–⅓ aller Tumoren des Femurs ausmacht. Die Angaben des Japanischen Registers ergeben ein relatives Überwiegen vor allem beim gutartigen Riesenzelltumor, beim Osteochondrom, bei der solitären Zyste und beim nichtossifizierenden Fibrom, ein Umstand der – wie bereits in der Einleitung ausgeführt – darauf schließen läßt, daß das Register auch die weniger spektakulären Diagnosen erfaßt. Zu der Gesamtzahl von 1566 primären Knochentumoren des Femurs kommen beim Japanischen Register nur noch 229 Metastasen, d. h., das Verhältnis primärer zu sekundären Tumoren beträgt dort etwa 7:1, während dieses Verhältnis beim Becken etwa 1:1 beträgt. Dies entspricht der Bevorzugung des Stammskeletts durch Metastasen. Über die Hälfte der Tumoren sind maligne, im Japanischen Register entsprechend der oben erwähnten Zusammensetzung nur etwa ⅓. Auf eine Darlegung der Zahlen für proximale, diaphysäre und distale Lokalisationen wurde hier verzichtet. Die Zahlen für das distale Femur werden allerdings gesondert wegen der Bedeutung dieser Lokalisation aufgeführt (s. S. 9.23). Es sei jedoch betont, daß 132 Osteosarkome, 118 solitäre Zysten und 110 Chondrosarkome proximal lokalisiert waren. Das sind etwa 10% der Femurosteosarkome und 60% der Femurchondrosarkome. Dagegen war das parossale Sarkom am Femur ausschließlich und das Osteosarkom mit 1017 Fällen zu 80% distal lokalisiert. Es sei noch einmal betont, daß die Heranziehung dieser Zahlen lediglich als Überlegungshilfe gedacht ist. Wir haben selbst ein parossales Sarkom am proximalen Femur beobachtet; die Lokalisation ist aber ungewöhnlich und der spezielle Fall nicht publiziert.

Aus der Tab. 4 läßt sich zumindest ablesen, daß das Femur ein von vielen Tumoren bevorzugter Knochen ist. Wir haben 15 Tumoren in absteigender Reihenfolge angeführt, die mit einer relativ hohen Wahrscheinlichkeit das Femur betreffen, und finden beim 15., dem Chondrosarkom, noch eine Wahrscheinlichkeit von 20%. Bis auf die Diagnose Liposarkom handelt es sich dabei durchgängig um relativ große Kollektive, somit auch bekannte Tumorarten, was auf die besondere Konzentration der Knochentumoren auf das Femur hinweist. Im Gesamtkollektiv von Dominok u. Knoch (1977) machen die Tumoren des Femurs 23% aus. Die höchste Wahrscheinlichkeit einer Femurlokalisation hat – neben dem parossalen Sarkom – mit 42% das Osteosarkom. Die gleiche Zahl ergibt sich auch bei Dahlin (1978); bei den Japanern liegt die Wahrscheinlichkeit mit 52% höher.

Die Tab. 4 läßt ferner auch erkennen, daß auch die anderen Sarkome eine z. T. beträchtliche Vorliebe für das Femur aufweisen. Die Zahlenangaben des Japanischen Knochentumorregisters decken dort eine weitgehende Übereinstimmung auf.

Spezielle Operationsverfahren

In Anbetracht der sehr unterschiedlichen Problematik der Knochentumorbehandlung je nach deren proximaler, diaphysärer oder distaler Lokalisation werden im folgenden diese drei Regionen getrennt abgehandelt.

Knochentumoren des Oberschenkels 9.15

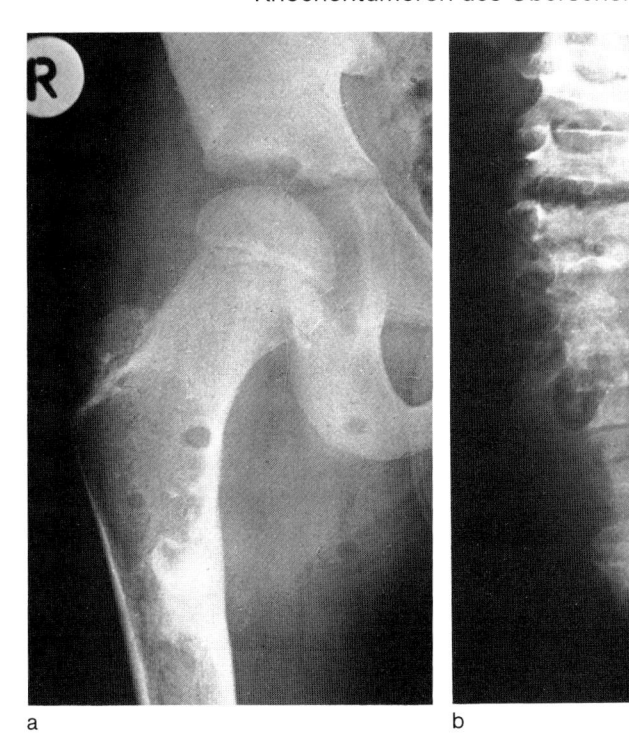

Abb. 7a u. b a) Osteosarkom des proximalen Femurs. Röntgenologisch nicht erkennbar bestand eine ausgedehnte Infiltration der Glutäalmuskulatur bis an das Darmbein. b) nach Hemipelvektomie und adjuvanter Chemotherapie 9 Jahre ohne nachweisbare Krankheit

Proximales Femur

A. Radikale Eingriffe

Ablative Eingriffe

Hemipelvektomie

Für die hochmalignen Knochentumoren des proximalen Femurs (Osteosarkom, entdifferenziertes Chondrosarkom, Fibrosarkom sowie Ewing-Sarkom bei wachsendem Skelett oder beim Vorliegen von Spontanfrakturen) ist die Hemipelvektomie indiziert. Auf die besonderen Vorsichtsmaßnahmen wegen der dabei möglichen Infiltration der hüftnahen Muskulatur ist auf den S. 9.5 ff. ausführlich hingewiesen worden (Abb. 7). Im proximalen Femurbereich sind die Beziehungen zwischen dem Tumor und den Vasa femoralia in der Regel so eng, daß Resektionen, wie sie bei Beckentumoren möglich sein können, hier eher unwahrscheinlich sind. Bei den Tumoren des proximalen Femurs kann aber häufig zumindest ein Teil des Os ilium erhalten bleiben. CACERES u. SHERMAN (1964) bezeichnen diese Modifikation als konservative Hemipelvektomie.

Hüftgelenkexartikulation

Nach dem oben Ausgeführten dürfte verständlich sein, daß die Hüftgelenkexartikulation für Tumoren des proximalen Femurs nur mit größter Zurückhaltung indiziert werden kann. Es muß sich dabei um niedergradig maligne Knochentumoren handeln, die nur eine begrenzte Weichteilinfiltration aufweisen (Abb. 8). Die Exartikulation muß besonders sorgfältig geplant werden, da die Gefahr der Unradikalität sehr groß ist. Die-

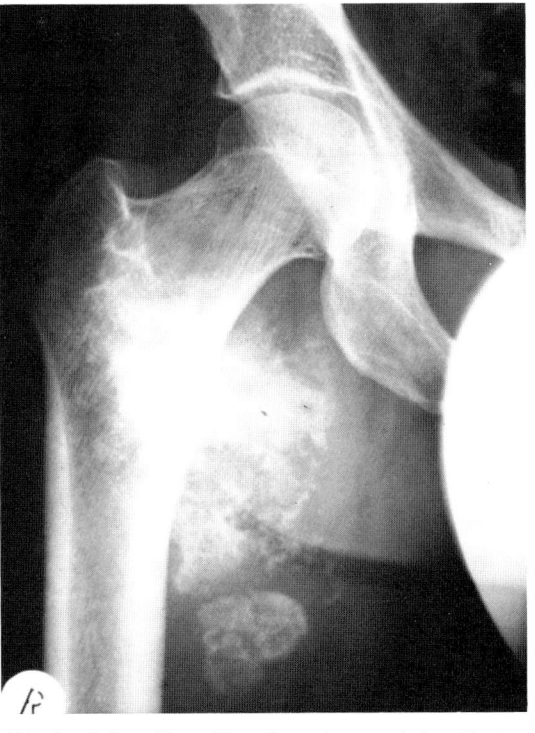

Abb. 8 Sekundäres Chondrosarkom auf dem Boden eines Osteochondroms. Ausbreitung vor allem nach ventral gegen die Gefäße. Radikale Tumorentfernung durch Exartikulation

9.16 Knochentumoren

jenigen Muskeln, die vom Tumor infiltriert sind bzw. infiltriert sein können, müssen mit dem Bein in toto vom Ursprung an abgetragen werden, d. h. daß sie für eine Muskeldeckung des Stumpfes auch nicht zur Verfügung stehen. Das gilt besonders für die Glutäalmuskulatur, aber auch für die Mm. rectus und psoas, die alle unmittelbar Lagebeziehung zum proximalen Femurende haben. Die Präparation wird deshalb auch im Bereich der Incisura ischiadica gefahrvoller als bei der klassischen Exartikulation, da der Muskel hier im Bereich des Durchtritts der beiden Glutäalarterien abgesetzt werden muß und diese keinesfalls verletzt werden dürfen, da sie die Tendenz haben, sich in das Beckeninnere zu retrahieren, so daß bei einer Blutung der Stumpf an der A. iliaca interna aufgesucht werden muß. Das gleiche gilt für die A. obturatoria, die am besten nach dem Ablösen der Adduktoren in der Loge zwischen diesen und der ischiokruralen Muskulatur bei ihrem Durchtritt durch das Foramen obturatum aufgesucht wird. Mit einer derartigen Präparation gelingt es, an die Hüftgelenkkapsel allseits von proximal vom Becken her subperiostal und zirkulär heranzukommen und die Extremität auszulösen. In Fällen, in denen dieser Zugang, insbesondere die Umgebung der Hüftgelenkkapsel, unsicher ist, können die periazetabulären Knochenanteile des Beckens mit reseziert werden. Dies ist dann im Prinzip die konservative Hemipelvektomie, wie sie von CACERES u. SHERMAN (1964) für derartige Situationen empfohlen wird. Die Deckung kann mit einem Hautlappen erfolgen, der, wie bei der Hemipelvektomie bereits betont, keinen Muskel enthalten muß.

Resektion

Wegen der engen Lagebeziehung vor allem der Glutäen, des Psoas aber auch der Rotatoren zum proximalen Femurmassiv muß sich die Resektion von Knochentumoren dieser Region auch innerhalb der niedergradig malignen Vertreter auf diejenigen Fälle beschränken, bei denen der Tumor das Kompartiment Knochen noch nicht verlassen hat. Diese Ansicht wird fast übereinstimmend vertreten (SCAGLIETTI u. STRINGA 1961, EVANS u. Mitarb. 1969, MEARY 1970, CASUCCIO u. MELANOTTE 1970, SALZER u. Mitarb. 1977, SCHULITZ u. Mitarb. 1974, BURROWS u. Mitarb. 1975, REFIOR u. STÜRZ 1977, RÜTER u. BURRI 1977). Die Indikationseinschränkung kann nicht genügend unterstrichen werden. Nach KNAHR u. Mitarb. (1979) starben 11 von 12 unradikal operierten Tumorpatienten, während nach radikaler Operation nur 3 von 10 starben. Im eigenen Krankengut (BECKER 1984) betragen diese Zahlen 13 von 13 bzw. 16 von 58.

Ob unter Chemotherapieschutz beim Osteosarkom eine Resektion indiziert sein kann, läßt sich derzeit noch nicht absehen. Die bisherigen Ergebnisse sprechen eher dagegen, denn es muß auch trotz Chemotherapieschutz gerade in den extraossären Tumoranteilen mit dem Überleben von Tumorzellen gerechnet werden. Die Resektionen müßten dann so radikal erfolgen, daß die Extremität nicht lebensfähig bleibt. WINKELMANN (1982) hat eine der Borggreve-Plastik (s. Knie) analoge Operation durchgeführt und dafür eine Resektion des Femurs bis suprakondylär einschließlich der Beckenanteile um das Azetabulum durchgeführt. Dabei wurde das Kniegelenk erhalten und der Kondylus mit dem Darmbeinstumpf nach Drehung um 180 Grad verbunden. Der Versuch, eine Aktivität des ursprünglichen Kniegelenks in der Position der Hüfte zu erhalten, erscheint wegen der zu erwartenden Tumornähe zum Glutaeus maximus problematisch. Nach einer Resektion muß der entsprechende Defekt in einer funktionell brauchbaren Weise überbrückt werden. Eine Überbrückungsmöglichkeit wurde bereits 1922 durch SAUERBRUCH mit seiner Umkippplastik angeboten, bei der die distale Tibia in das Hüftgelenk eingestellt wird. NADJAFI (1970) hat über 8 derartig operierte Fälle berichtet, z. T. unter Verwendung einer Endoprothese im neugeschaffenen Hüftgelenk, modifiziert von NIGST. Obwohl hier nahe an infiltrierter Muskulatur reseziert werden mußte, haben zumindest 2 Patienten die Operation etwa 8 Jahre überlebt. Der Ersatz durch den nach der Resektion kürettierten und autoklavierten eigenen Knochen wurde von EVANS u. Mitarb. (1969) und SMITH u. SIMON (1975) angegeben, wobei allerdings das proximale Ende durch eine Endoprothese ersetzt wurde. Transplantate mit homologen Leichenknochen wurden von ZATSEPIN seit 1958 in zunehmendem Ausmaß vorgenommen (ZATSEPIN u. Mitarb. 1970). Unter etwa 100 Fällen befinden sich 16 Resektionen des proximalen Femurs, während PARRISH (1966), der ebenfalls über große Erfahrungen mit dem Homotransplantat verfügt, dieses für das proximale Femurende wegen der schwierigen Blutversorgung nicht eingesetzt hat.

Der Ersatz durch eine Endoprothese nach Resektion eines Riesenzelltumors wurde erstmals von MOORE u. BOHLMAN (1943) durchgeführt. Eine ausgezeichnete Übersicht über die Entwicklung dieses Verfahrens findet sich bei BURROWS u. Mitarb. (1975), die über ihre seit 1950 gesammelten Erfahrungen berichten. Die heute z.T. schon kommerziell erhältlichen oder auch speziell angefertigten Tumorendoprothesen werden in diesen Situationen von den meisten verwendet. Allerdings besteht eine z.T. gefährliche Euphorie auf diesem Sektor, und in manchen Herstellerprospekten überwiegt die Dokumentation unradikaler Tumorresektionen. ZICHNER u. HEIPERTZ (1981) haben eine eigene Krückstockprothesenentwicklung für eine zementlose einsinkende Prothese betrieben. In der Arbeit werden auch

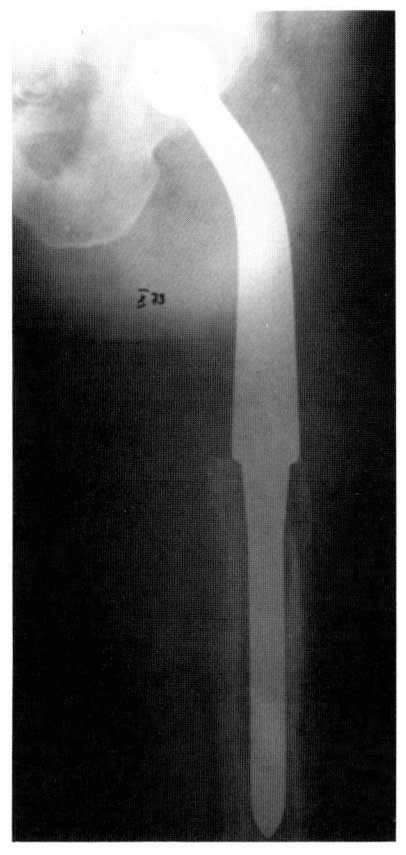

Abb. 9 Tumorendoprothese zur Versorgung einer ausgedehnten Prostatakarzinommetastase

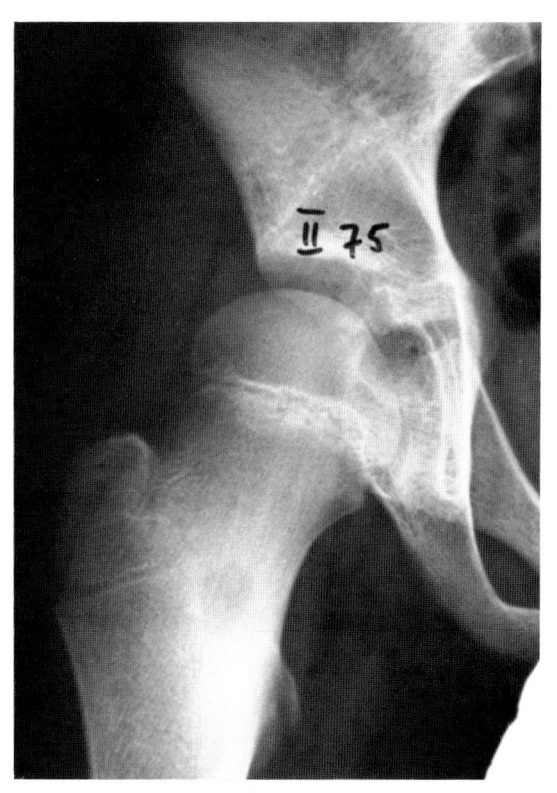

Abb. 10 Osteoblastom (Osteoidosteom) des Schenkelhalses. Röntgenologisch wurde der Befund erst 2 Jahre nach Einsetzen der Schmerzsymptomatik sichtbar

Details zur operativen Technik gegeben. Die Überlegungen zur Indikation müssen aber neben der Beschränkung auf niedergradig maligne Tumoren und auch auf solche, die den Knochen noch nicht verlassen haben, zusätzlich die unsicheren biophysikalischen Probleme der Endoprothesen mit ins Kalkül ziehen. So ist das Einsetzen einer Endoprothese bei einem 8jährigen Kind (CARPENTER 1979) recht problematisch. In dem Maße, in dem wir heute unter dem Eindruck moderner Therapieverfahren die Überlebensdauer der Tumorpatienten beträchtlich verlängern, ja zu normalisieren hoffen, müssen wir auch bei Ersatzmaßnahmen langfristig tragfähige Lösungen anstreben.

B. Unradikale Eingriffe

Endoprothese

Die Domäne der Tumorprothese ist die Therapie von Metastasen, bei denen eine radikale Tumorentfernung nicht das Behandlungsziel darstellt (Abb. 9). LANE u. Mitarb. (1980) haben über 167 mit Langschaftprothesen behandelte pathologische Frakturen des Femurs berichtet und sind der Ansicht, daß eine Lebenserwartung von auch nur 1 Monat die Indikation stellen läßt. Es geht hierbei um rasche und vorübergehende Wiederherstellung der Gehfähigkeit oder wenigstens Stabilität zur Verbesserung der Pflegefähigkeit und zur Einschränkung der Spontanfrakturgefahr (ECKE u. Mitarb. 1973, BURRI 1976, HENCHE u. Mitarb. 1976, BURRI u. RÜTER 1977, KREBS 1978, GALASKO 1980, WUNDERLICH u. Mitarb. 1980, KNAHR u. SALZER 1974).

Kürettage

Das epiphysär gelegene Chondroblastom muß über eine Spaltung der Gelenkkapsel dargestellt, gründlich kürettiert und mit Spongiosa aufgefüllt werden (DAHLIN u. IVINS 1972). In der Serie von SCHAJOWICZ u. GALLARDO (1970) erfolgten auch subtrochantäre Umstellungsosteotomien, um die belastungsgeminderte Kopfkalotte besser einzustellen. Eher im Schenkelhals liegen Osteoblastome, die auch eine Tendenz zur Spontanheilung aufweisen (Abb. 10). Wir haben wie MARSH u. Mitarb. (1975) die Beobachtung gemacht, daß der Tumor erst nach langer Schmerzphase röntgenologisch sichtbar wird. Gutartige Riesenzelltumoren dieser Regionen können unter strengen Kontrollen kürettiert werden, wobei die Ränder ausgefräst werden müssen. Auf die Kontaminationsgefahr der Wunde ist zu achten. MARCOVE

9.18 Knochentumoren

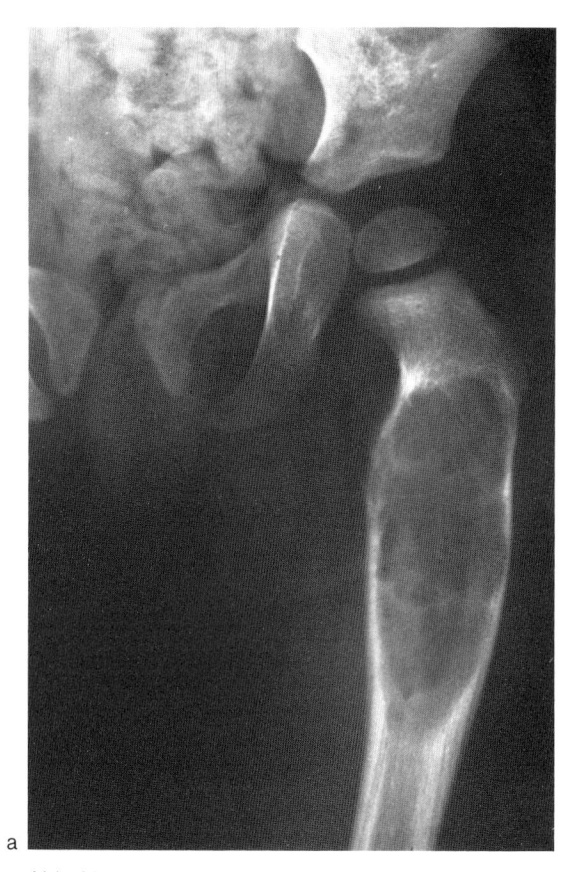

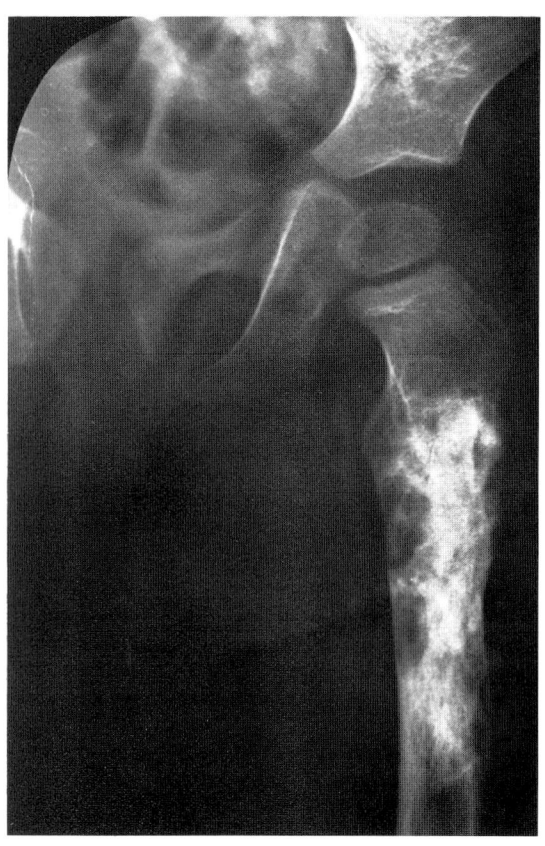

Abb. 11 a u. b a) Ausgedehnte solitäre Zyste bei einem 1,5 Jahre alten Kind. b) Subtotale Resektion und Auffüllung mit homologem kortikalem Knochen (5 Monate postoperativ)

(1980) vermeidet die Rezidivgefahr weitgehend durch die Kryochirurgie dieser Tumoren.

Die von WILLENEGGER (1970) empfohlene Methode, vor einer Tumorausräumung durch das Einsetzen einer Winkelplatte die Stabilität zu sichern, vermeidet bei transplantationsgefährdeten Tumoren deren Rezidivgefahr nicht, und es muß eindringlich festgehalten werden, daß sich dieses Vorgehen nur für tumorartige Läsionen und einige gutartige Tumoren eignet. Rezidive von Riesenzelltumoren und Chondromen nach erfolgloser Kürettage bedürfen der Resektion. SCAGLIETTI u. STRINGA (1961) haben bei den kindlichen „Myxomen", bei denen es sich wohl um Sonderformen des Chondromyxoidfibroms gehandelt hat, eine hohe Rezidivquote beobachtet und empfehlen deshalb eine „radikale Resektion" mit Stabilisierung durch autologe Tibiaspäne. Die radikale Resektion in diesem Sinne ist jedoch nicht mit der onkologisch radikalen Resektion, die oben beschrieben wurde, zu verwechseln. Es handelt sich dabei um ein Operationsverfahren am eröffneten Tumor, welches wir als unradikalen Eingriff einstufen.

Die solitäre Knochenzyste wird typischerweise gründlich kürettiert und mit autologer oder homologer Spongiosa aufgefüllt (Abb. 11). Hierbei kann der zwischenzeitlich wegen seiner mangelnden Umbaufähigkeit weithin wieder verlassene Kieler Knochenspan nach ARBES u. Mitarb. (1981) doch gute Dienste leisten, wenn kleine Fragmente einzeln mit Fibrinkleber in die Höhle eingebracht werden. Die früher oft geübte Kauterisation ist nach NEER u. Mitarb. (1966) nicht sehr effektiv, und die Unterscheidung in aktive und latente Zysten (Beziehung zur Wachstumsfuge) ist im proximalen Femur nicht immer eindeutig zu treffen. Die immer wieder beobachteten Rezidive sind in der Regel Folge des besonders fugennahe, berechtigterweise zurückhaltenden Vorgehens. Immerhin fanden wir (BECKER 1974a) bei einem Drittel der solitären Zysten des proximalen Femurs im weiteren Verlauf Wachstumsstörungen. Die Rezidive kommen jedoch nicht nur von fugennah verbliebenen Zystenwandresten, sondern auch von solchen aus der gesamten Peripherie. Röntgenologisch sichtbare „Rezidive" sind allerdings von zentralen Resorptionen eingebrachter Spongiosa zu unterscheiden. Zur Diagnose des Rezidivs gehört die Größenzunahme des Defekts. Wenn die Zyste in ihrer gesamten Ausdehnung dargestellt und ein ausreichend großer Deckel entnommen wird, der unerreichbare Winkel ausschließt, sind Rezidive selten. Wegen der dennoch immer wieder beobachteten Rezidive sind verschiedene, z. T. relativ radikale Verfahren angegeben worden. So resezieren AGERHOLM u. GOODFELLOW (1965) die gesamte Region subperiostal und füllen dann den Periostschlauch mit zerkleinerter homologer Kortikalis als Platzhalter auf. Bei diesen, allerdings am proximalen Humerus lokalisierten Herden waren nach 6 Wochen im Thoraxabduktionsgips, in 1 Fall mit einer Art „hanging-cast", die Kontinuität und die Stabilität wiederhergestellt. Das gleiche läßt sich auch nach subperiostaler Resektion mit einem kortikospongiösen Span als Platzhalter erreichen (IMMENKAMP 1974), dessen Entnahme natürlich etwas eingreifender ist. McKAY u. NASON (1977) resezieren lediglich ½–⅔ der Kortikalis an ihrer dünnsten Stelle und füllen den Bezirk anschließend nicht auf, sondern stabilisieren lediglich im Becken-Bein-Fuß-Gips. Auch wir haben nach subtotaler Resektion unter Belassung eines 1 cm breiten Knochenstreifens im Adambogenbereich das Periost lediglich vernäht und die Extremität im Becken-Bein-Fuß-Gips ruhiggestellt. Nach 8 Wochen wurde eine Thomas-Schiene gegeben und nach 7 Monaten die Extremität zur Belastung freigegeben. Möglicherweise kann auf das Einbringen von Eigen- oder Fremdmaterial verschiedenster Provenienzen verzichtet werden. Wir sind gegenwärtig dabei, diese Frage zu prüfen. Die Stabilität dürfte bei derartigem Vorgehen in vielen Fällen problematisch sein, und so haben z. B. HARMS u. GROH (1978) nach der möglichst das Periost schonenden Resektion den Bereich, abgesehen von dem kortikospongiösen autologen Span, durch eine Platte stabilisiert. EDER u. SPRANGER (1978) haben neben der Kürettage eine Varisierung und Medialisierung des Schenkelhalses empfohlen, womit sie z. T. auf die Überlegungen IMHÄUSERS (1963, 1967) zurückkommen, der über gute Erfolge berichtete, insbesondere bei rezidivierenden Zysten, die er nach Kürettage durch eine Verschiebeosteotomie erzielte. Hierbei spielt die Verschiebung nach medial eine größere Rolle, die infolge Änderung der Druckbelastung eine Neuorientierung und einen Wiederaufbau der Trabekelstruktur induziert. Hierüber verschwindet dann die Zyste. STEINHÄUSER (1969) hat auch über die erfolgreiche Anwendung dieses Verfahrens bei Erwachsenen berichtet, bei denen die solitäre Zyste in dieser Lokalisation häufiger angetroffen wird (NEER u. Mitarb. 1966). Relativ radikale Resektionen wurden bereits 1965 von MITTELMEIER empfohlen, und für besondere Situationen, bei denen die Rezidive anders nicht zu beherrschen sind, haben WITT u. Mitarb. (1972) sehr ausgedehnte Resektionen angegeben mit Überbrückung durch kortikospongiösen Tibiaspan, der noch durch Beckenkammspongiosa vermehrt und durch einen Küntscher-Nagel fixiert wird. SCAGLIETTI u. Mitarb. (1979) berichten über gute Ergebnisse durch Instillation mit Cortison, welches über eine Punktion eingebracht wird. Wir haben dieses Verfahren ebenfalls versucht und über 2 Punktionskanülen die Zysten zunächst freigespült und anschließend mit Cortison instilliert, können jedoch zu der Wirksamkeit dieses Verfahrens bisher noch keine schlüssige Aussage machen. MARCOVE (1980) will solitäre Knochenzysten wegen ihrer unmittelbaren Nachbarschaft zur Epiphysenfuge aus Sorge einer Beschädigung dieses Gebildes nicht mit Hilfe der Kryochirurgie angehen. Unter 23 solchen Fällen fanden sich zudem auch 2 Rezidive (MARCOVE 1982). Es sei schließlich noch erwähnt, daß CZITROM u. PRITZKER (1980) eine solitäre Knochenzyste im Bereich der Hüftkopfepiphyse beschreiben, die durch die mechanische Belastung zu einem Hüftkopfkollaps führte, der durch Kürettage und Spongiosaauffüllung behandelt wurde. Es ist allerdings auch festzuhalten, daß in seltenen Fällen die Epiphysenfuge bei solitären Knochenzysten nicht respektiert wird und eine Ausdehnung der Zyste vom metaphysären in den epiphysären Bereich hinein stattfindet.

Femurdiaphyse

Bei den malignen Knochentumoren dieser Region stellen die medullogenen (Ewing-Sarkom mit 264, Lymphom mit 89, Myelom mit 26) von den insgesamt knapp 1000 bei DOMINOK u. KNOCH die Hauptmenge; von Bedeutung sind ferner immerhin 126 Osteosarkome und 106 Sarkome bei Morbus Paget ohne exakte Angaben der Lokalisation innerhalb des Femurs bei den letzteren.

A. Radikale Eingriffe

Ablative Eingriffe

Die Amputation für einen Tumor im Bereich der Femurdiaphyse erfolgt in aller Regel im Sinne der *Exartikulation*; dies aus zwei Erwägungen: Der ultrakurze Femurstumpf ist funktionell problematisch; zum anderen und von größerer Bedeutung ist, daß die onkologische Radikalität anders in aller Regel nicht gewährleistet ist (Abb. **12**). Wir werden auf das Problem der Amputation durch das Femur im Verhältnis zur Exartikulation bei der Indikation ablativer Eingriffe für Tumoren des distalen Femurs noch zu sprechen kommen. Eine Möglichkeit, einen „Femurstumpf" zu retten, wird auf S. 9.20 dargestellt.

Hüftgelenkexartikulation

Neben den lokal begrenzten hochmalignen Tumoren stellt auch das Ewing-Sarkom u. U. eine Indikation zur Exartikulation dar. Die Analyse der Spätfolgen bei den Überlebenden (LEWIS u. Mitarb. 1977) hat ergeben, daß die Strahlentherapie beim wachsenden Skelett zu schweren Störungen führt und daß ferner bei pathologischen Frakturen die Amputation kaum zu umgehen ist und deshalb zweckmäßigerweise sofort durchgeführt wird. Diese Meinung vertreten auch PRIT-

9.20 Knochentumoren

a b

c

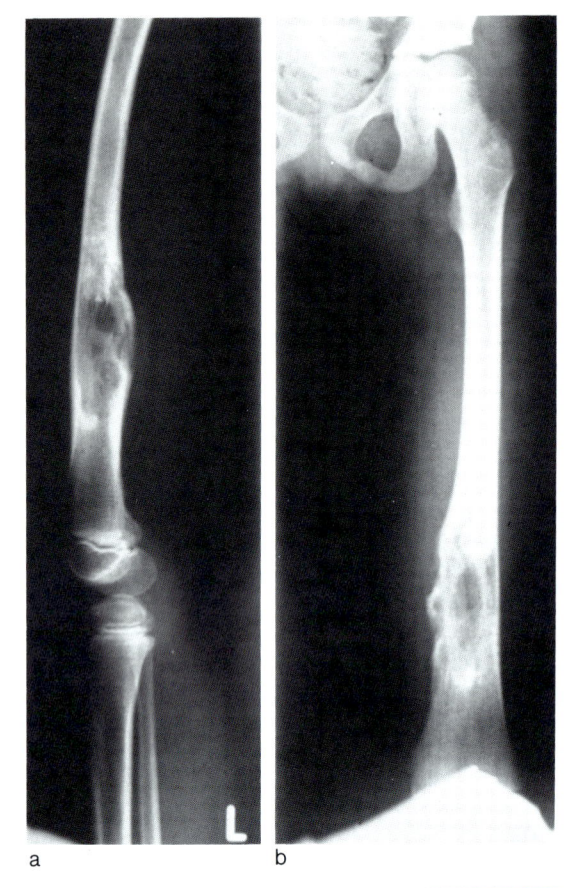

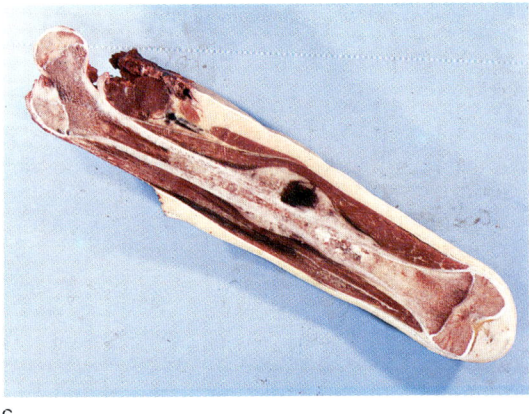

Abb. 12 a–c Beim Osteosarkom der Femurdiaphyse ist die Therapie der Wahl die Exartikulation im Hüftgelenk

CHARD u. Mitarb. (1975). Die an sich hervorragenden Ergebnisse der hochdosierten Strahlen- und Chemotherapie von CHAN u. Mitarb. (1979) werden getrübt durch die Erfahrung, daß 4 von 10 der 5 Jahre Überlebenden ein Osteosarkom entwickelten. KOTZ u. Mitarb. (1974) und ROSEN u. Mitarb. (1978) würden in dieser Lokalisation die Amputation eher nicht befürworten, wenn auch das sonst empfohlene Prinzip der Tumorverkleinerung in dieser Region nicht recht durchführbar ist. Die frühen Ergebnisse der CESS-Studien machen deutlich, daß unter dem Begriff „Tumorverkleinerung" beim Ewing-Sarkom eine Resektion außerhalb der Grenzen des makroskopisch sichtbaren Tumors verstanden werden muß (CESS-Projekt-Gruppensitzung, Wien Mai 1982).

Bei malignen Tumoren der Diaphyse ist die pelvine Muskulatur in aller Regel frei, und es kann die Exartikulation in folgender Weise erfolgen:

Der Patient liegt auf dem Rücken mit einem Sandsack unter der zu operierenden Seite. Der Hautschnitt zieht von der Spina iliaca anterior superior zu einem Punkt etwa 3 cm lateral der Symphyse, von dort am Damm zum Tuber ossis ischii. Von hier aus wird der Schnitt dorsal zirkulär nach lateral geführt und im großen Bogen um den Trochanter major zurück zum Ausgangspunkt. Zunächst wird nur der vordere Anteil im Bereich der Leiste eröffnet. Dort werden die Lacuna vasorum aufgesucht und die Gefäße gesichert. In der Lacuna musculorum werden nun der N. femoralis und der M. iliopsoas durchtrennt. Es erfolgt die Absetzung der Adduktoren etwa 3 cm von ihrem Ursprung, bis die A. obturatoria zum Vorschein kommt. Die Ablösung der Spinamuskulatur und des M. rectus vervollständigt den vorderen Teil der Operation. Man wendet sich nun dem lateralen Wundgebiet zu, wozu das Bein in Adduktion überführt wird. Hier wird der große dorsolaterale Lappen aus Haut, subkutanem Fett und Glutaeus maximus gebildet, der im Bereich der Gesäßfalte abgelöst wird. Das Hochschlagen dieses Lappens legt die Schicht zwischen den Glutäen frei, in der der N. ischiadicus liegt. Dieser wird hoch am Foramen ischiadicum abgesetzt und vorsichtig, um eine Verletzung der Glutäalarterien zu vermeiden, in das kleine Becken zurückgedrängt. Die Mm. glutaei werden nun am Trochanter abgelöst und nach proximal geschlagen, desgleichen die nun sichtbaren Rotatoren. Nun wird das Bein gebeugt, und es erfolgt die Absetzung der ischiokruralen Muskulatur nach beckenferner Durchtrennung der A. obturatoria. Zum Abschluß wird das Bein nach zirkulärer Eröffnung der Hüftgelenkkapsel und Durchtrennung des Lig. teres abgesetzt. Die verbleibenden kleinen Muskelstümpfe können nun mit den Rändern der Gelenkkapsel vernäht werden. Das Leistenband wird mit kräftigen Periostnähten am Schambein fixiert und nach Einlegen von zwei Redondrainagen der Glutaeus maximus mit dem Stumpf der Adduktoren und dem Leistenband vernäht.

Bildung eines künstlichen Oberschenkelstumpfes
Wenn im proximalen Bereich relativ viel Muskulatur erhalten werden kann und der Tumor im mittleren bis distalen Diaphysenabschnitt lokalisiert ist, kann es möglich sein, den proximalen knöchernen Anteil aus einem muskelhaltigen Oberschenkelstumpf herauszulösen und eine Endoprothese einzusetzen, die dann die Funktion eines Oberschenkelstumpfes übernimmt. Über eine derartige Versorgung wurde erstmals 1958 von ASTON berichtet. KRISTEN u. Mitarb. (1975), SALZER u. KNAHR (1978) u. a. haben diese Methode aufgegriffen. KUHN (1981) hat berichtet, daß auch ein nur aus Weichteilen bestehender Oberschenkelstumpf außerordentlich gute Funktionen aufweisen kann.

Es muß in diesem Fall die Operation wie zur Oberschenkelamputation angesetzt werden. Der seitliche Anteil des Froschmaulschnittes wird nach proximal über den Trochanter major zur Spina iliaca anterior superior verlängert und über diesen Zugang das proximale Femur entwickelt. Bei diesem Verfahren besteht Gefahr, daß Muskulatur in zu großer Nähe zum Tumor erhalten bleibt. Das vom Tumor betroffene Muskelkompartiment sollte großzügig, u.U. bis zum Ursprung, reseziert werden.

Resektion

Die *Resektion von Diaphysenanteilen* ist, was die Knochen betrifft, einfach. Da jedoch neben dem Knochen noch ein Muskelmantel mit reseziert werden muß, resultiert mit großer Wahrscheinlichkeit eine weitgehende Funktionsuntüchtigkeit; zudem stellt die Überbrückung des Defektes in der statisch belasteten Region erhebliche Probleme dar. ANDERSSON u. Mitarb. (1978) haben experimentell mit Titanfiberimplantaten bei Affen relativ stabile Überbrückungen erzielen können. Transplantate mit Fibula und Spongiosa heilen schlecht ein, weil das periostale Lager fehlt. BLAUTH (1971) empfiehlt in solchen Situationen einen homologen Kortikalisspan in Form einer perforierten Knochenröhre als Platzhalter. Dieser wird über einen Küntscher-Nagel fixiert und im Transplantationsbereich noch reichlich autologer kortikospongiöser Span und Spongiosa angelagert. SCHAJOWICZ (1977b) berichtet über von OTTOLENGHI durchgeführte Resektionen, die mit homologen Knochentransplantaten und Küntscher-Nägeln fixiert wurden. Diese Transplantate sind z.T. frakturiert, dann aber schließlich doch eingeheilt. Es erfolgten auch Versuche mit speziell angefertigten Prothesen; jedoch ist die Erfahrung zu gering, und Dauerergebnisse sind nicht ausreichend bekannt, um diese Methoden würdigen zu können. Die Indikation für derartige Maßnahmen dürfte auch selten zu stellen sein. Bei den von SCHAJOWICZ zitierten Fällen handelte es sich um die seltenen Formen des juxtakortikalen Chondrosarkoms. Einen relativ hohen Anteil unter den diaphysären Tumoren haben die myelogenen Tumoren, bei denen eine Resektion am Femur nicht indiziert erscheint. Von den etwa 3700 Femurtumoren bei DOMINOK u. KNOCH (1977) befinden sich knapp 1000 in der Diaphyse, von denen nach der Diagnose nur 170 (rund 5%) für eine Resektion überhaupt geeignet sein könnten. Bei DAHLIN sind es 122 Diaphysentumoren bei knapp 1200 Tumoren des Femurs, von denen nur 64 (also ebenfalls etwa 5%) eine solche Überlegung zuließen. Unter Berücksichtigung der Tatsache, daß man nur bei einer kleinen Gruppe jener 5% eine Resektion überhaupt durchführen könnte, erübrigt sich das Problem weitgehend bzw. wird zum Experiment.

B. Unradikale Eingriffe

Entsprechend der wenig bevorzugten Lage der Femurdiaphyse für primäre Knochentumoren kommen auch selten geeignete Tumoren für diese Therapieform zur Beobachtung. Neben 169 Osteoidosteomen und 60 eosinophilen Granulomen finden sich die übrigen Diagnosen nur vereinzelt. Die Randsklerose des Osteoidosteoms ist häufig extrem ausgebildet, enthält allerdings nie einen Tumor, so daß es hier genügt, den meist etwa erbsgroßen, selten bis 2 cm großen „Nidus" zu entfernen. Der Nidus liegt in aller Regel unter der höchsten kortikalen Vorwölbung und kann auf diese Weise aufgesucht werden. In unsicherer Situation kann durch eine Röntgenaufnahme des Resektionspräparates die Mitnahme des Tumorherdes überprüft werden. GHELMAN u. Mitarb. (1981) empfehlen eine intraoperative Lokalisierung durch Geigerzähler nach Applikation von Technetium 99 m. Das eosinophile Granulom kann wegen der mottenfraßartigen Kortikalisdestruktion und der periostalen Lamellenbildung, die hierbei nicht selten beobachtet wird, differentialdiagnostisch vor allem gegenüber dem Ewing-Sarkom und der Osteomyelitis problematisch werden. Die übrigen klinischen Parameter müssen dann sorgfältig mit beachtet werden; entscheidend ist die Biopsie. Gelegentlich führt diese bereits zur Ausheilung, weswegen FOWLES u. BOBECHKO (1970) auch von einer möglichen Spontanheilung sprechen. Zumindest heilt nach einfacher Kürettage das eosinophile Granulom meist komplikationslos aus.

Bei den hier selten zu beobachtenden Riesenzelltumoren, Chondrosarkomen, Chondromyxoidfibromen muß peinlich auf die vollständige Ausräumung geachtet werden. Es ist dabei stets der gesamte Defekt longitudinal zu eröffnen. Ein Auskratzen um die Ecke herum ist nicht möglich. Nach sorgfältiger Deckelung wird zunächst alles Weichgewebe mit dem scharfen Löffel vorsichtig herausgenommen, bis nur noch die sklerosierte Randreaktion übriggeblieben ist. Insbesondere bei Chondromen und Riesenzelltumoren ist darauf zu achten, daß die Wunde nicht kontaminiert wird („tumor sterility", MARCOVE 1980). Danach wird die Sklerosezone mit der Fräse abgetragen, bis unauffällige Spongiosa bzw. Kortikalis allseits vorhanden ist. Dies ist besonders beim Chondromyxoidfibrom erforderlich (SCHAJOWICZ u. GALLARDO 1971, SCAGLIETTI u. STRINGA 1961, PARRISH 1966, GHERLINZONI u. Mitarb. 1983), welches jenseits der Sklerosezone oft noch diskontinuierliche Herde aufweist, die Anlaß für Rezidive werden können. Erst nach vollständiger Entfernung kann über das Ausmaß der erforderlichen Stabilisierungsmaßnahmen entschieden werden, die von der einfachen Spongiosaauffüllung bis zur Verbundosteosynthese reichen können.

9.22 Knochentumoren

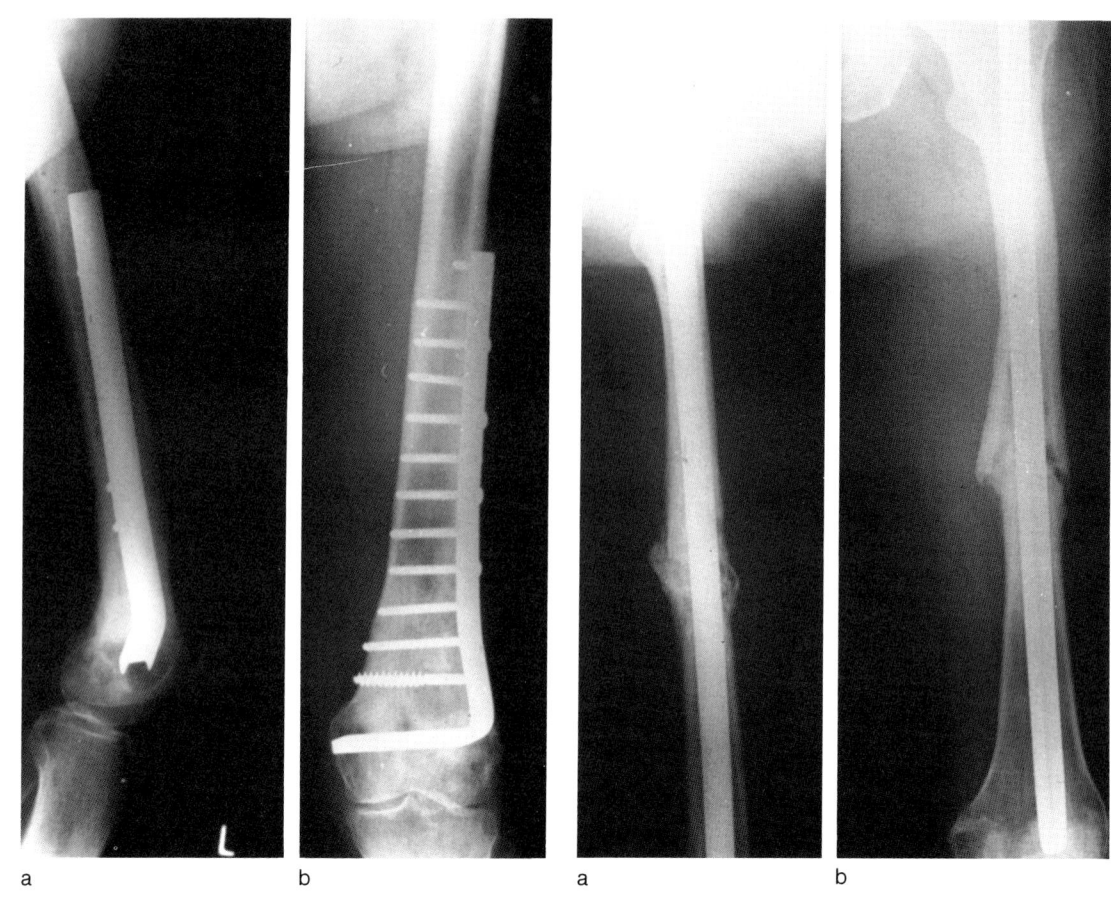

Abb. 13 a u. b Verbundosteosynthese einer Mammakarzinommetastase. Wir spritzen dabei den noch weichen Knochenzement mit einer Spritze über ein Bohrloch in den Verbundbereich

Abb. 14 a u. b Verbundosteosynthese einer Mammakarzinommetastase mit Hilfe eines Küntscher-Nagels und über die Spritze eingebrachten Knochenzements

Die Verbundosteosynthese ist vor allem zur Stabilisierung nach Kürettage von Metastasen geeignet (HENCHE u. Mitarb. 1976, RUCKSTUHL u. MUSSLER 1976, BURRI u. RÜTER 1977, ECKE u. Mitarb. 1973, GALASKO 1980), die in der Mehrzahl zur Verbundosteosynthese mit Platten (Abb. 13) oder speziellen Nägeln raten (ZICKEL 1967, ZICKEL u. MOURADIAN 1976). Bei der Versorgung einer Solitärmetastase im Femurschaftbereich empfehlen BURRI u. RÜTER (1977) außer der Verbundosteosynthese noch eine biologische Stabilisierung mit Knochentransplantat, auf die bei multiplen Metastasen verzichtet wird. Die Stabilisierung kann auch durch einen Küntscher-Nagel erfolgen (KREBS 1979, GALASKO 1980), wobei eine Überimpfung von Tumorgewebe in das distale Femur nicht befürchtet wird. Bei der Küntscher-Nagelung halten wir es für wichtig, keinesfalls das Femur aufzubohren, da es bei dem geschädigten Knochen sonst mit Sicherheit zu einer Sprengung kommen würde. Der Sinn der Maßnahme ist, den Knochen zu stabilisieren. Die Metastase wird lokal dargestellt, kürettiert, und es wird nach Einbringen des Küntscher-Nagels ebenfalls eine Verbundosteosynthese dadurch hergestellt, daß über ein kleines Bohrloch in den proximalen und distalen Femurbereichen Palacos mit der Spritze eingebracht wird, bis dieses im Bereich der resezierten Metastase erscheint und den dort geschwächten Knochen weiterhin nach entsprechendem Anmodellieren überbrückt (Abb. 14). Die Patienten sind damit unmittelbar nach der Operation gehfähig, und wir halten diese Tatsache bei den palliativen Operationen für besonders bedeutungsvoll. Erforderlichenfalls kann postoperativ eine lokale Strahlentherapie appliziert werden. LEMPBERG u. AHLGREN (1982) berichten über eine diaphysäre zusammengesetzte Endoprothese aus Vitallium, die es gestattet, das von der Metastase betroffene Gewebe zu resezieren. Auch diese Prothese wird einzementiert.

Die fibröse Dysplasie führt häufig zu extremen Verbiegungen des gesamten Femurs. Wir haben nach multiplen Osteotomien das Femur durch zwei gegenläufige Rush-Pins aufgefädelt (Abb. 15), die jeweils durch die Epiphsen eingebracht wurden. Mit dem weiteren Wachstum

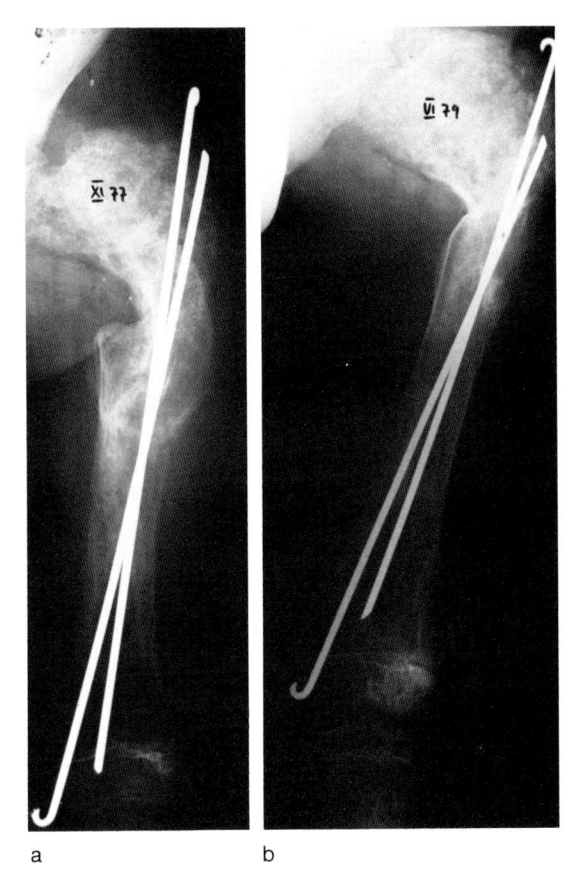

Abb. 15a u. b Über zwei gegenläufige, die Epiphysen mithaltende Rush-Pins aufgefädeltes Femur bei fibröser Dysplasie. Durch das Wachstum werden die Rush-Pins langsam aneinander vorbeigezogen; die intramedulläre Schienung bleibt erhalten

Tabelle 5 Die 10 häufigsten Knochentumoren im Bereich des distalen Femurs (nach Angaben von 1. *Dominok* u. *Knoch* 1977, 2. *Dahlin* 1978)

	1.		2.	
	n	%	n	%
Osteosarkom	1017	47	309	41
benigner Riesenzelltumor	314	15	72	10
Osteochondrom	307	14	142	19
nichtossifizierendes Fibrom	119	5	25	3
Fibrosarkom	90	4	33	4
parossales Sarkom	72	3	26	3
Chondrosarkom	67	3	28	4
maligner Riesenzelltumor	48	2	11	1
Chondroblastom	38	2	7	1
aneurysmatische Knochenzyste	30	1	15	2

Tabelle 6 Die 11 Diagnosen mit der höchsten Wahrscheinlichkeit einer Beteiligung des distalen Femurs (nach Angaben von 1. *Dominok* u. *Knoch* 1977, 2. *Dahlin* 1978)

	1.		2.	
	%	n	%	n
parossales Sarkom	64	72	72	26
nichtossifizierendes Fibrom	39	119	35	25
Osteosarkom	34	1017	32	309
Fibrosarkom	28	90	21	33
maligner Riesenzelltumor	23	48	55	11
benigner Riesenzelltumor	22	314	27	72
Osteochondrom	20	307	25	142
Chondroblastom	19	38	16	7
Chondromyxoidfibrom	7	14	17	5
Chondrosarkom	7	67	6	28
aneurysmatische Knochenzyste	7	30	11	15

wurden die Nägel aneinander vorbeigezogen; es verblieb aber immerhin eine intramedulläre Schienung. In Anbetracht der Schwäche dieser Schienung haben wir zusätzlich einen Apparat gegeben. Der extraartikuläre Zugang bei diesem Verfahren ist ein Vorteil gegenüber dem Teleskopnagel von Bailey (BAILEY u. DUBOW 1963).

Distales Femur

Lokale Statistik

Das distale Femur stellt die Hauptlokalisation aller Knochentumoren dar. Einen Großteil davon bestreitet das Osteosarkom. Unter 15700 Knochentumoren und tumorartigen Läsionen bei DOMINOK u. KNOCH (1977) im Bereich des gesamten Skeletts finden sich rund 1000 Osteosarkome des distalen Femurs. Die Tab. 3 u. 4 geben Anhaltszahlen für das ganze Femur. Wegen der Bedeutung des distalen Femurs für die Knochentumoren sind die entsprechenden Zahlenangaben für diese Lokalisation getrennt erstellt (Tab. 5). Zum Vergleich die entsprechenden Daten nach den bei DAHLIN (1978) festgehaltenen Angaben.

Die Bevorzugung des distalen Femurs durch einige bestimmte Tumorformen, insbesondere das parossale Sarkom, aber auch das Osteo- und Fibrosarkom, wird aus der Tab. 6 deutlich, die die Wahrscheinlichkeit wiedergibt, mit der bei einer bestimmten Diagnose das distale Femur betroffen ist.

Die häufigsten Diagnosen im Bereich des distalen Femurs umfassen das Spektrum vom hochmalignen Osteosarkom bis zum nicht therapiebedürftigen nichtossifizierenden Fibrom. Die Behandlungsmaßnahmen sind dementsprechend vielfältig und werden im folgenden nach der bisherigen Einteilung radikaler und unradikaler Maßnahmen besprochen. Die Unradikalität der Kürettage resultiert aus der „geplanten" intraoperativen Eröffnung des Tumors. Es sei in diesem Zusammenhang auf die Erörterungen zum Thema Radikalität auf S. 9.2 ff. hingewiesen. Eine Amputation, die durch die Tumorkapsel hindurchführt, ist in höherem Maße rezidivgefährdet als eine gründliche Kürettage.

9.24 Knochentumoren

A. Radikale Eingriffe

Die Abb. 1 (s. S. 9.1) stellt zum Verständnis der Vorstellung des Kompartimentes das Femur schematisch im Querschnitt dar. Wir haben oben auch schon ausgeführt, daß nur die Mitnahme aller vom Tumor erreichten Kompartimente nach ENNEKING u. Mitarb. (1980a) sowie ENNEKING (1981) als „radical resection" einzustufen ist, daß aber SALZER u. Mitarb. (1977) wie auch wir die Ansicht vertreten, daß die bei ENNEKING als „wide resection" geltende Maßnahme als onkologisch radikal eingestuft werden kann. Dabei beträgt der erfahrungsmäßig einzuhaltende Abstand im gesunden Gewebe 5 cm. Aus diesen Überlegungen, die durch die Definition der Kompartimente entscheidend an Klarheit gewinnt, ergeben sich die Voraussetzungen für eine rationale Operationsplanung.

Gerade wegen der dramatischen Änderungen der Therapiekonzepte beim Osteosarkom und Ewing-Sarkom haben sich in den letzten Jahren sehr differenzierte und unterschiedliche Voraussetzungen ergeben. Trotzdem ist auch heute noch die Amputation wegen eines malignen Femurtumors keinesfalls aus ihrer Berechtigung verdrängt, wenn auch zunehmend Resektionen, gerade bei Tumoren des distalen Femurs, durchgeführt werden.

Ablative Eingriffe

In der klassischen Abhandlung von RUSSEK (1964) zu den Prinzipien der Amputation bei Knochentumoren wird gar kein Zweifel daran gelassen, daß bei Tumoren des Femurs, soweit sie nicht das proximale Femur betreffen, die Exartikulation indiziert ist, wobei dies bereits einen Kompromiß darstellt zu dem Konzept, wegen eines Tumors oberhalb des darüberliegenden Gelenks zu amputieren. Als Ausnahme von dieser Regel werden nur Notfälle und Palliativoperationen akzeptiert. Das wesentliche Argument ist die Unsicherheit bezüglich der intramedullären Ausdehnung. Alle diagnostischen Maßnahmen können pathologische Veränderungen notwendigerweise nur in groben Maßstäben erkennen, so daß derjenige, der weitestgehende Sicherheit sucht, sicherlich auch die weitestgehende Amputation durchführen muß. Neben der evtl. unbemerkt erfolgten intramedullären Ausbreitung, die insbesondere bei myelogenen Tumoren angenommen werden muß, findet sich gelegentlich auch eine sog. Skipmetastasierung (FRANCIS u. Mitarb. 1964), d.h. daß diskontinuierlich wachsende Tumorinseln gefunden werden, wobei offengelassen ist, ob es sich dabei um echte hämatogene Metastasen (nach Passage durch den Blutkreislauf) handelt oder um eine direkte, innerhalb des Knochens erfolgte Verschleppung. Vor allem von den Amerikanern (Cortes-Studie) wird deshalb die Hüftgelenkexartikulation für die Behandlung des Osteosarkoms gefordert, und es ist deshalb wichtig, an dieser Stelle zunächst die Frage der Skipmetastasen zu diskutieren.

Die Schwierigkeit bei der Beurteilung der Angaben zu dieser Frage beruht auf dem häufig nicht genau bekannten Zustand der Patienten zum Zeitpunkt ihres Todes. Dabei kann darüber hinaus auch argumentiert werden, wie es RUCKSTUHL u. MUSSLER (1976) tun, daß es gar nicht so sehr das Lokalrezidiv ist, welches vermieden werden muß, sondern daß das Zurücklassen einer solchen Skipmetastase die weitere Metastasierung und damit das Schicksal des Patienten bestimmen kann. McKENNA u. Mitarb. (1966) haben bei durch die Extremität erfolgten Amputationen immerhin 15% Lokalrezidive beobachtet. SWEETNAM (1973a) hat in Erfahrung gebracht, daß 16% der wegen Osteosarkom durch den tumortragenden Knochen Amputierten terminal Stumpfrezidive hatten, und nimmt an, daß die Zahl noch höher sein könne. In einer Diskussion (SWEETNAM 1973b) mit DAHLIN, BONFIGLIO und EYRE-BROOK schätzt er daraufhin die Inzidenz auf 20%, wohingegen DAHLIN dies Ereignis für extrem selten hält. 1967 hatten DAHLIN u. COVENTRY einen Sicherheitsabstand von 3 Inch empfohlen und keine Skipprobleme erkannt. Sie beobachteten insgesamt 10 Stumpfrezidive unter 600 Behandlungen, wobei diese auf unzureichende chirurgische Behandlung zurückgeführt wurden (die Amputation im Oberschenkel wurde dabei nicht als unzureichend angesehen, wie dies in der Cortes Studie geschieht).

BONFIGLIO u. EYRE-BROOK berichten in dieser Diskussion über je 2 Lokalrezidive bei 31 bzw. 32 derart behandelten Patienten; die gleiche Inzidenz gibt HILL (1973) an, und PRICE u. Mitarb. (1975) finden 2 bei 46. Diese Rezidive traten z.T. gleichzeitig mit weiteren multiplen Knochenmetastasen auf, so daß bei einem Teil zumindest unsicher ist, ob es sich um Rezidive gehandelt hat.

„Rezidiv" ist hier in dem Sinne des Weiterwachsens eines vorbestehenden und bei der chirurgischen Therapie belassenen Tumorherdes zu verstehen. Ein Teil der Verständigungsschwierigkeiten resultiert aus dem anderen Sprachgebrauch der Chemotherapeuten, für die „Rezidiv" („recurrance") gleichbedeutend ist mit dem Wiederaktivwerden einer generalisierten und zunächst zumindest zum Stillstand gebrachten Erkrankung. Ein Rezidiv in diesem Sprachgebrauch ist oft mit dem identisch, was Chirurgen unter einer Metastase verstehen.

UPSHAW u. Mitarb. haben bereits 1949 bei 50 und LEWIS u. LOTZ (1974) bei 20 Osteosarkompräparaten keine Skipmetastasen gefunden. Wir haben nur in 1 Fall durch Szintigraphie und Computertomographie eine Skipmetastase gefunden (Abb. 16), die zuvor nicht bekannt war, und dann

nach Exartikulation den Herd makroskopisch und mikroskopisch nachweisen können. Für ENNEKING (1981) besteht auch aufgrund seiner experimentellen Untersuchungen (ENNEKING u. KAGAN 1975a, 1975b) keine Frage, daß nur die in seinem Sinne radikale Resektion diese Gefahr bannen kann. Das Kompartiment Knochen muß demnach vollständig entfernt werden; die Ausdehnung in den benachbarten Kompartimenten bestimmt das spezielle Vorgehen. JANI u. Mitarb. (1976) und MARCOVE u. Mitarb. (1970) empfehlen ebenfalls die Exartikulation wegen der Gefahr der Skipmetastasen; die letzteren hatten jedoch bei einem Kollektiv von 22 amputierten Patienten keine Stumpfrezidive, wenn auch die distalen Femurlokalisationen insgesamt die schlechtesten Prognosen hatten.
SCRANTON u. Mitarb. (1975) haben bei 18 Patienten mit Osteosarkomen 9 Überlebende 2,5 Jahre und länger, wobei nur 2 Exartikulationen und 16 Amputationen durch den Knochen erfolgten. OHNO u. Mitarb. (1975) haben sogar bei 130 Fällen keine Stumpfrezidive nach Amputation in einem Abstand von 5 cm gesehen; allerdings führten 3 lokale Resektionen zu Rezidiven. Diese Autoren verwendeten jedoch zunächst die regionale und pulmonale Perfusion. Auch unter den lange Zeit (10 Jahre) Überlebenden (O'HARA u. Mitarb. 1968) waren 46% der Tumoren am distalen Femur. Es handelte sich um 14 Fälle, von denen 10 amputiert und 4 exartikuliert worden waren. Wenn auch die Erfolge der Chemotherapie nicht dazu verleiten lassen dürfen, das hochmaligne Osteosarkom jetzt als eine relativ harmlose Krankheit anzusehen und eine unradikale Chirurgie zu empfehlen, so hat doch auch SWEETNAM (1973a, 1975) unter diesem Eindruck die Frage gestellt, ob die evtl. vorhandene Skipmetastase nicht etwa mit der Chemotherapie in ähnlicher Weise unterdrückt werden könne, wie das von den noch nicht manifesten Metastasen angenommen wird. Das hieße also, nicht nachweisbare Skipmetastasen zur „minimal disease" zu rechnen, die den Angriffspunkt zur adjuvanten Chemotherapie darstellt.
Wir sind der Ansicht, daß der überwiegende Teil der dokumentierten Erfahrungen, einschließlich unserer eigenen, den von DAHLIN u. COVENTRY (1967) und SALZER u. SALZER-KUNTSCHIK (1969) angegebenen Sicherheitsabstand von etwa 5 cm oder auch 3 Inch als ausreichend erscheinen läßt. CAMPANACCI u. LAUS (1980) empfehlen einen Abstand von 10 cm, ebenfalls nachdem sie keine Änderung der Rezidivquote durch die Chemotherapie beobachten konnten. Der lokale Tumor wird durch die Chemotherapie zwar nachweislich verändert, jedoch keinesfalls derart, daß irgendwelche Abstriche an der lokal onkologischen Radikalität erlaubt wären. Bei erfolgloser Suche nach Skipmetastasen mit Hilfe der modernen diagnostischen Verfahren (Szintigraphie, Computerto-

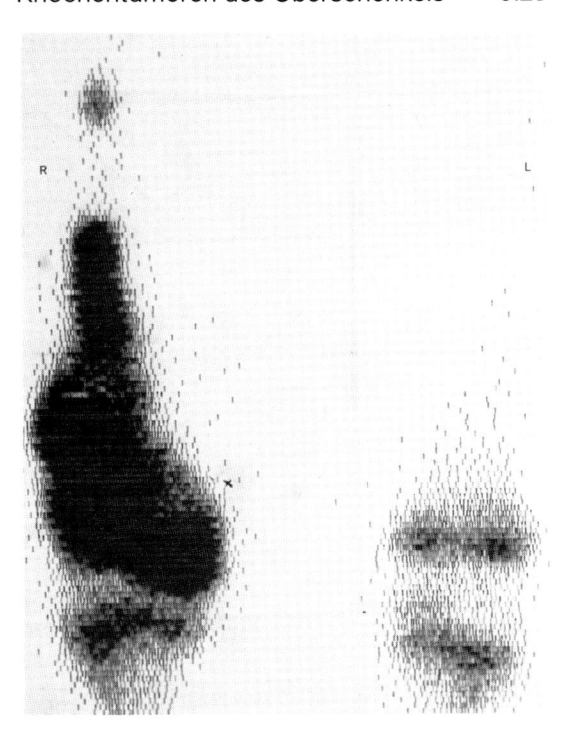

Abb. 16 Skipmetastase eines Osteosarkoms, durch Szintigraphie aufgedeckt

mographie) halten wir die Amputation durch den betroffenen Knochen beim Osteosarkom für gerechtfertigt. Wir möchten somit die Exartikulation bei Tumoren des distalen Femurs beschränken auf die medullogenen Tumoren, soweit für diese die Indikation zur ablativen Therapie überhaupt gestellt wird. Zur Durchführung s. Abschnitt über Tumoren der Femurdiaphyse, S. 9.19 ff.
Die *Oberschenkelamputation* ist demnach die Therapie der Wahl für das Osteosarkom, das Fibrosarkom, Chondrosarkom und den malignen Riesenzelltumor, wobei für das Osteosarkom unter bestimmten Umständen derzeit extremitätenerhaltende Maßnahmen zunehmend ergriffen werden (s. Abschnitt Resektion, S. 9.26 ff.). Beim Fibrosarkom kann die frühzeitige Amputation in 40% der Fälle (JEFFREE u. PRICE 1976) eine Heilung erzielen. Allerdings machen sich viele Fibrosarkome erst durch eine Spontanfraktur bemerkbar, sind dann bereits veraltet, und es besteht die Gefahr, daß über das Frakturhämatom die lokale Aussaat wie auch die Metastasierung gefördert werden. Dies ist möglicherweise der Grund für sehr schlechte Prognosen, wie sie z.B. von LARSSON u. Mitarb. (1976) für Schweden angegeben wurden. Beim entdifferenzierten Chondrosarkom ist die Indikation zur Oberschenkelamputation ebenfalls gegeben.
KRISTEN u. Mitarb. (1975) und SALZER u. KNAHR (1978) haben über Maßnahmen zur Verlängerung des Oberschenkelstumpfes berichtet. Sie gehen dabei von der Überlegung aus, daß bei den Am-

9.26 Knochentumoren

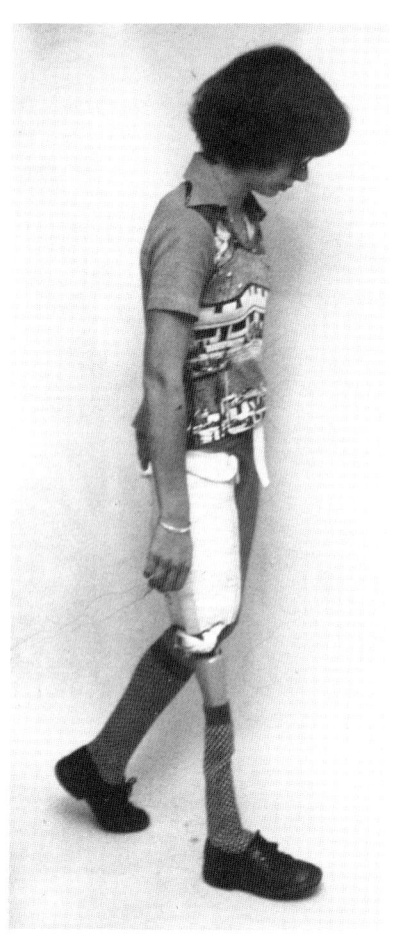

Abb. 17 Sofortversorgung nach Oberschenkelamputation mit Gipsköcher und Modularknie

putationen meist relativ viel mehr Muskulatur erhalten werden könnte, als von der Absetzungsstelle her möglich ist. Sie haben deshalb von der amputierten Extremität ein autologes Knochentransplantat aus dem Unterschenkel an den Oberschenkel zur Verlängerung angesetzt oder auch eine Endoprothese aus Biokeramik. 1952 hat bereits Dixon Tibia und Fibula nach Resektion im Bereich des Femurs transplantiert. Auf diese Weise kann aus einem kurzen Stumpf noch ein funktionell wertvoller längerer Stumpf aufgebaut werden, wodurch das Prothesengehen ganz erheblich verbessert wird. Eine Stumpfverlängerung stellt auch die Umkippplastik nach Sauerbruch dar, die bereits im Abschnitt über Tumoren des proximalen Femurs (s. S. 9.16) angesprochen wurde. Bei der normalen Amputation haben wir für die meist jugendlichen Patienten über die prothetische Sofortversorgung in der Regel eine rasche Rehabilitation erzielen können (Abb. 17). Diese erfordert bei gleichzeitiger Chemotherapie eine besondere Abstimmung an Schwankungen des Stumpfes und die physische wie psychische Belastbarkeit (Cole u. Mitarb. 1982).

Resektion

Bei niedergradig malignen Tumoren, die die Knochengrenze noch nicht verlassen haben, insbesondere Chondrosarkomen und Riesenzelltumoren sowie kleinen parossalen Sarkomen, kann versucht werden, nach den obengenannten Kriterien den Tumor zu resezieren und einen plastischen Ersatz durchzuführen mit dem Ziel, die Extremität mehr oder weniger ungestört zu erhalten. Wesentlich dabei ist, daß keine Kompromisse an die Radikalität gemacht werden. Beim parossalen Sarkom werden Malignitätsgrade nach den Graden I–III unterschieden (Ahuja u. Mitarb. 1977). Demnach kann bei niedergradigen Tumoren, die die Kortex noch nicht betroffen haben, eine lokale Resektion (unter Mitnahme der unterliegenden Kortex und der umgebenden Weichteile) erfolgen, während bei Einbruch die Segmentresektion oder auch die Amputation durchzuführen ist (van der Heul u. von Ronnen 1967, Lorentzen u. Mitarb. 1980). Bei Grad-III-Tumoren sehen Ahuja u. Mitarb. (1977) keine vom klassischen Osteosarkom unterschiedliche Prognose. Die Art der Überbrückung des entstandenen Defektes ist dann bezüglich der Tumorart von untergeordneter Bedeutung. Sie richtet sich nach dem Ausmaß des Defektes und auch nach dem Alter des Patienten bzw. den allgemeinen Lebenserwartungen wie auch nach den Präferenzen des Therapeuten. Auf den Schemazeichnungen (Abb. 18) sind die möglichen Lagebeziehungen eines Tumors zum Gelenk, zur umgebenden Muskulatur und zum Gefäß-Nerven-Bündel dargestellt. Eingezeichnet ist auch die Resektionsebene, die wir als onkologisch radikale Resektion bezeichnen. Es sei noch einmal darauf hingewiesen, daß nach der Definition von Enneking diese Markierung dem Begriff „wide resection" entspricht und daß nach seiner Definition eine radikale Resektion das betroffene Kompartiment mitnehmen müßte, also immer den ganzen Knochen und das ganze Muskelkompartiment, in welches dieser Tumor infiltriert ist. Dabei sei auch nochmals darauf verwiesen, daß Enneking Resektionen unter Erhaltung der Extremität nur für niedergradig maligne Knochentumoren empfiehlt, die den Knochen noch nicht verlassen haben. Marcove hat seit 1974 (Marcove u. Khafagy 1974) unter Chemotherapieschutz sehr radikale Resektionen auch bei Osteosarkomen durchgeführt. Es hat sich daraufhin eine Tendenz entwickelt, das Osteosarkom als einen resezierbaren Tumor anzusehen, wohl nicht zuletzt wegen dessen relativer Häufigkeit und auch unter dem Eindruck der Chemotherapieerfolge. Simon u. Bos (1980) haben die Ausdehnungen der Tumoren im Bereich der Fuge und in die Epiphyse hinein untersucht. Die Perforation des Gelenkknorpels ist demnach selten, die Perforation der Wachstumsfuge bei über der Hälfte der Fälle vor-

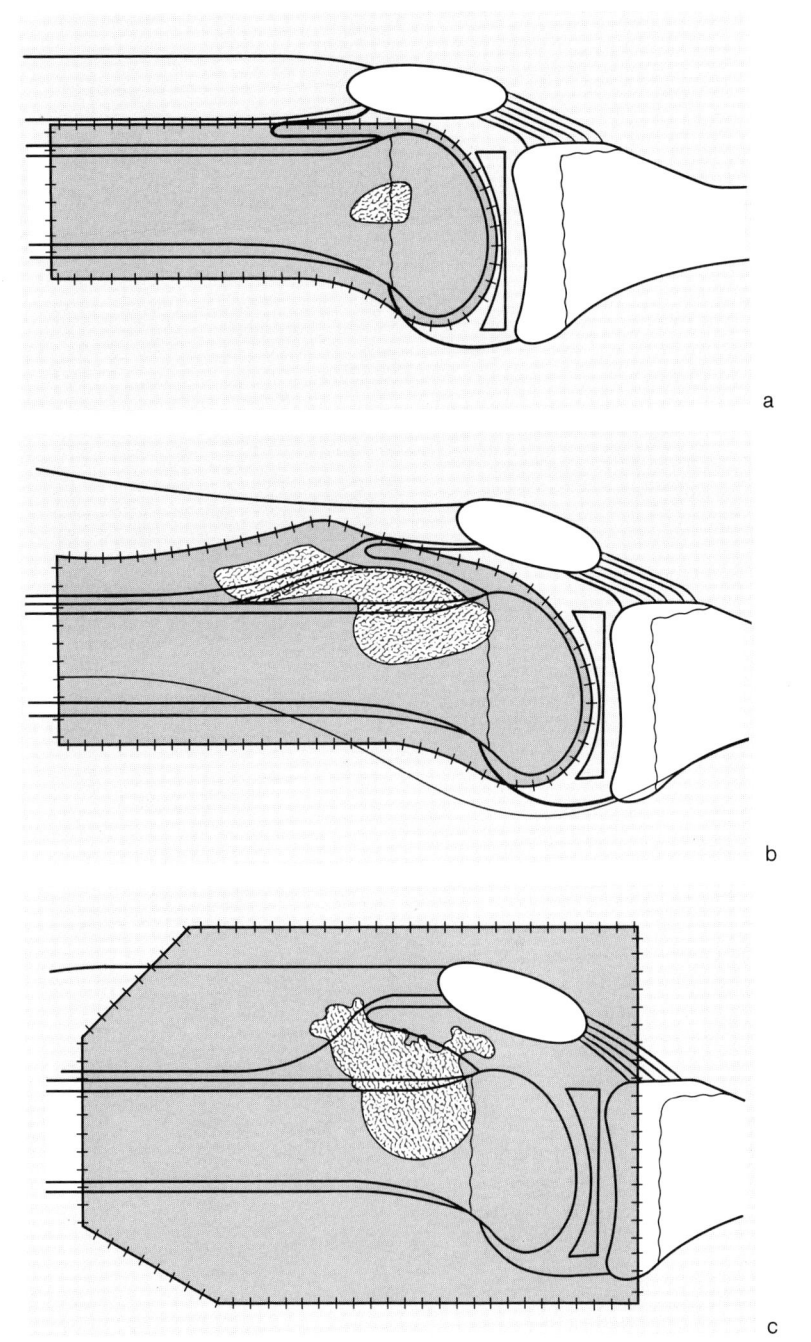

Abb. 18 a–c Zur Indikation von Resektionsmaßnahmen am distalen Femur. Voraussetzung: Poplitealgefäße und Ischiasnerv tumorfrei. Für Borggreve-Plastik genügt Tumorfreiheit des Ischiasnervs.
a) Selten: rein intraossäre Tumorlokalisation. Onkologisch radikale Resektion („wide resection") transmedullär und transartikulär. Rekonstruktionsmöglichkeiten: Tumorendoprothese, Juvara-Plastik, Borggreve-Plastik. b) Selten: Ausbruch aus dem Knochen in die Muskulatur ohne Beteiligung des Gelenks. Onkologisch radikale Resektion („wide resection"): transmedullär und unter Mitnahme des Muskelkompartimentes, transartikulär. Rekonstruktionsmöglichkeiten: Tumorendoprothese wegen Muskelverlustes problematisch. Juvara-Plastik, Borggreve-Plastik. c) Häufig: Ausbruch aus dem Knochen in das Gelenk (neben dem Ausbruch in die Muskulatur). Der Ausbruch kann auch über die Kreuzbänder erfolgen. Onkologisch radikale Resektion („wide resection"): transmedullär unter Mitnahme des gesamten (geschlossenen) Gelenks. Rekonstruktionsmöglichkeiten: Tumorendoprothese und Juvara-Plastik wegen des ausgedehnten Weichteildefektes praktisch kaum durchführbar. Borggreve-Plastik möglich

handen. Sie müssen aus ihren Untersuchungen den Schluß ziehen, daß die Resektion durch das Gelenk hindurch nicht anders zu beurteilen sei als eine „excisional biopsy". Sie sind deshalb skeptisch betreffend der Prognose der gegenwärtigen Resektionswelle. Diese Skepsis verstärkt sich nach der Untersuchung des Tumorverhaltens gegenüber dem Gelenkknorpel bei Erwachsenen (SIMON u. HECHT 1982), wobei in ⅓ der Fälle der Gelenkknorpel selbst durchwachsen war und außerdem ein direkter Tumoreinbruch vor allem entlang der Kreuzbänder und an den Kapselansätzen erfolgte (vgl. Abb. 24). Resektionen unter Belassung des Gelenkes sind nur in besonders günstig gelagerten Situationen bei wenig aggressiven Tumoren durchführbar (Abb. 19).
Bei CAMPANACCI u. LAUS (1980) betrug die Lokalrezidivrate 5,2%, wobei für Tumoren des mittleren Femurs die Exartikulation und bei solchen des proximalen Femurs die Hemipelvektomie durchgeführt wird. Lediglich am distalen Femur wird durch den Knochen amputiert, wie weiter oben bereits angedeutet, 10 cm entfernt vom Tumor. Er hält die Skipmetastasen zwar für eine Möglichkeit, ist jedoch der Ansicht, daß die Mehrheit von lokalen Rezidiven durch die Ope-

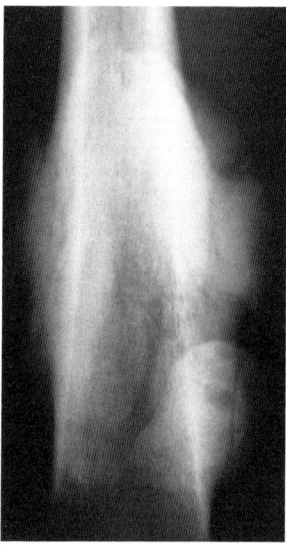

9.28 Knochentumoren

Abb. 19a u. b a) Parossales Sarkom distales Femur. b) Radikale Resektion bei Einbruch des Tumors in die Kortikalis. 3,5 Monate postoperativ

ration in zu großer Nähe zum Tumor hervorgerufen wird. Wir sind zwar der Ansicht, daß eine Resektion unter den oben genannten Bedingungen auch beim Osteosarkom „onkologisch radikal" (SALZER) durchgeführt bzw. der Tumor im Sinne der von uns als ausreichend erachteten „wide resection" (ENNEKING) entfernt werden kann. Wir haben jedoch bei der zunehmenden Anzahl derartiger Operationen Bedenken, ob die knapper – und damit schwieriger – einzuhaltenden Bedingungen in ausreichender Anzahl erfüllt werden, zumal wir wissen, daß die Chemotherapie mit der Hauptmasse des Tumors – und jeder zurückgelassene Rest in der Muskulatur wäre „Hauptmasse" – nicht fertig wird. Die Ergebnisse der COSS-80-Studie lagen bei Redaktionsschluß noch nicht vor. Sie unterstreichen diese Überlegungen nachdrücklich.

Schließlich ist bei jeder Resektionsplanung zu prüfen, welche Form der Wiederherstellung im individuellen Fall am sinnvollsten ist. Wir wollen hierzu auf S. 9.33 noch zu sprechen kommen. Für die Überbrückung dieser Region kommen vier verschiedene Verfahren in Frage: Endoprothese, Leichenknochentransplantate, Arthrodesen unter Verwendung von homologem und/oder nur autologem Knochenspan, Umdrehplastik nach Borggreve.

Endoprothesen
Der Ersatz durch die Tumorprothese setzt voraus, daß wenigstens ein Teil der Muskulatur erhalten werden konnte. Dies ist insbesondere wichtig für die streckseitige Bedeckung der Prothese. Die Tumorlokalisation macht leider häufig eine Resektion des Gelenks notwendig, und es fehlt dann der distale Bereich des M. quadriceps und damit der wesentliche Motor und Schutz für die Prothese. Durch Ventralverlagerung der Ischiokruralmuskulatur kann beides kompensiert werden; das Lig. patellae läßt sich meistens trotz des Befalles des M. rectus so erhalten, daß nach Interposition eines Teiles der ischiokruralen Muskulatur die Funktion der Kniestabilisierung einigermaßen gewährleistet ist. 1965 berichtete BUCHMAN über einen endoprothetischen Ersatz des gesamten Femurs mit Kniegelenk. Dieser totale Femurersatz wurde in Deutschland aufgegriffen von ENGELBRECHT u. ENGELBRECHT (1974) und von RINECKER u. DÖLLE (1975) (auch DÖLLE u. RINECKER 1975). MARCOVE hat eine große Serie

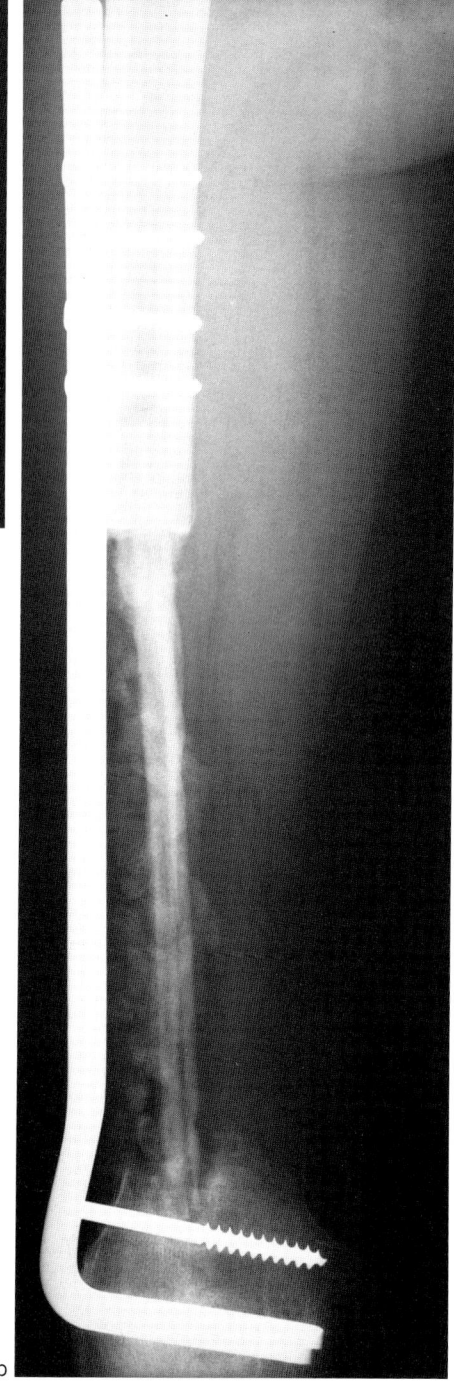

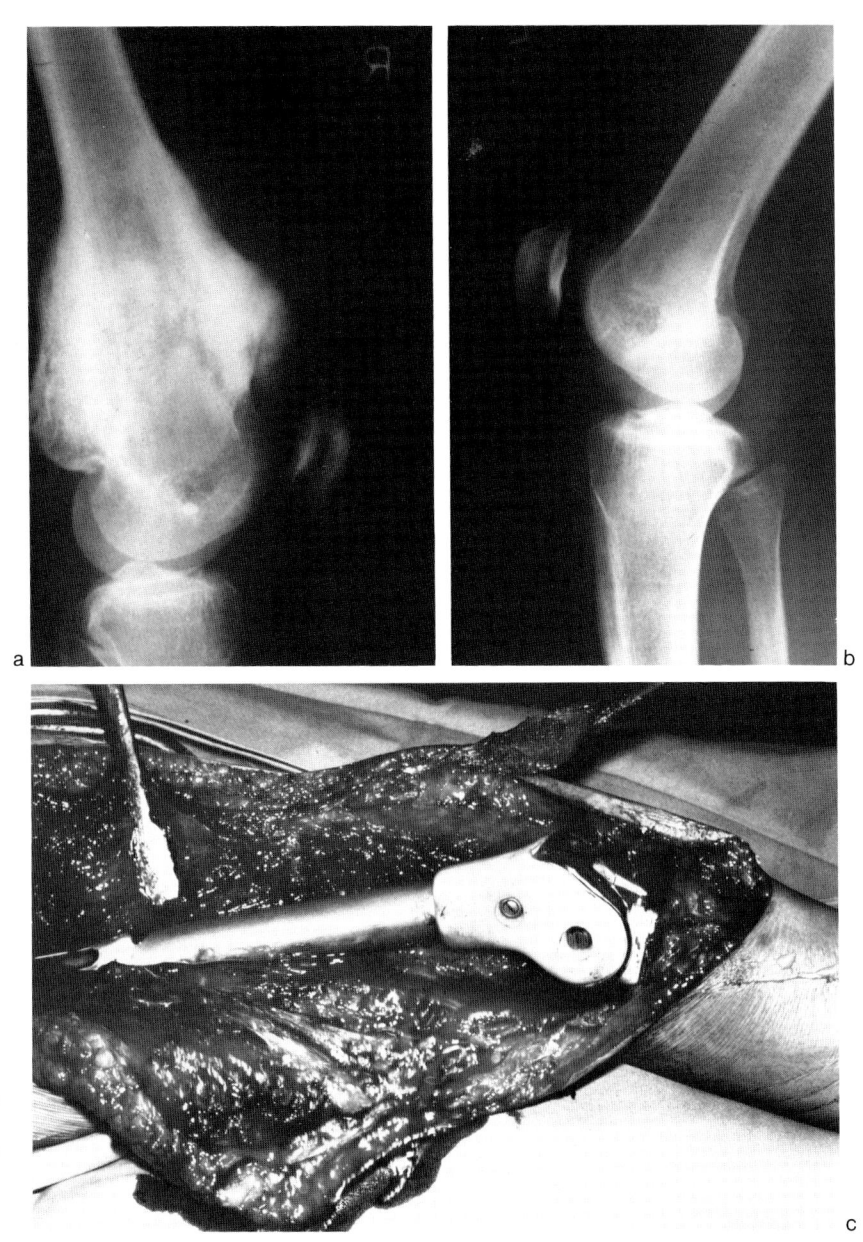

Abb. 20 a-c
Parossales Sarkom distales Femur. Nach Resektion Ersatz durch Spezialendoprothese für das Kniegelenk mit distalem Femur

totaler Endoprothesen nach seiner Publikation mit KHAFAGY (1974) eingesetzt und darüber 1980 berichtet. Die relativ aufwendige individuelle Herstellung dieser Totalfemurprothesen verursachte eine Wartezeit von ca. 6 Wochen, die mit einer hochdosierten Chemotherapie überbrückt wurde. Die hierbei gewonnenen Erfahrungen haben den Behandlungsplan für das Osteosarkom ganz entscheidend beeinflußt, und das daraus hervorgegangene Konzept der adjuvanten Chemotherapie wird derzeit in vielen Zentren erprobt. Eine totale Femurprothese, die durch das Zusammensetzen von vorgefertigten Teilen für den einzelnen Patienten hergestellt werden kann, wurde von WEIGERT u. BONNEMANN (1979) beschrieben. Über Teilprothesen des distalen Femurs mit Kniegelenk berichten BURROWS u. Mitarb. (1975) mit einer bis zu 20jährigen Beobachtungszeit. MEARY (1970) und MERLE D'AUBIGNY (1970) erachteten die Endoprothese dem homologen Transplantat für überlegen, insbesondere bei kurzer Lebenserwartung. Heute gibt es Tumorprothesen für variable Resektionslängen, oder es werden speziell angefertigte Stücke eingebaut (Abb. 20). Patienten, bei denen eine Endoprothese eingebaut wurde, müssen in aller Regel einen Apparat tragen.

Homologe Transplantate
Leichenknochen sind im großen Stil erst seit 1958 durch ZATSEPIN u. Mitarb. (1970) verwendet worden. VOLKOV (1970) empfiehlt dabei, nach Mög-

9.30   Knochentumoren

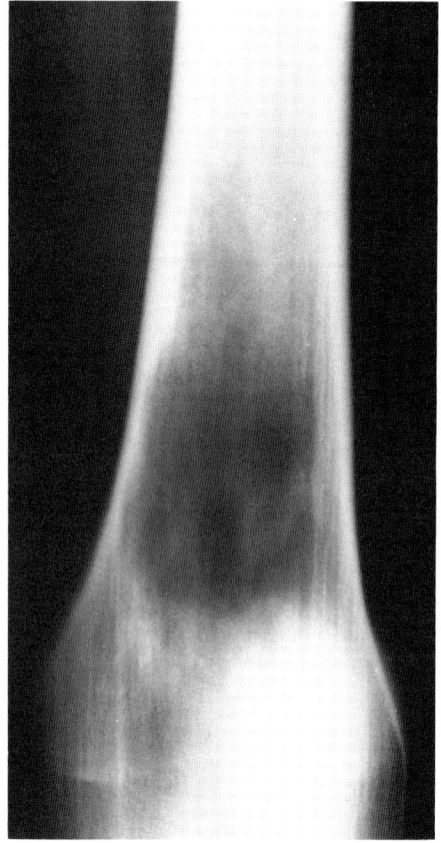

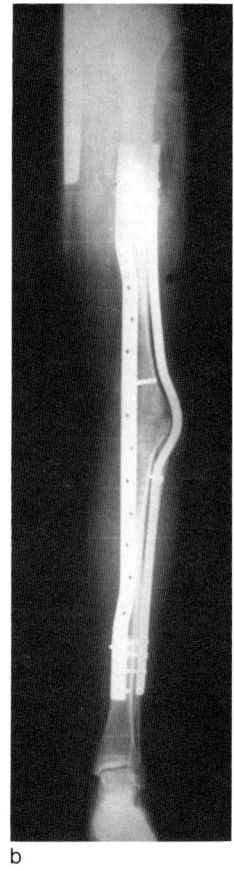

Abb. 21 a u. b   Zentrales Osteosarkom distales Femur. UmkippPlastik nach Juvara. Die Überbrückung mit den beiden überlangen Platten würden wir heute nicht mehr durchführen (s. Text)

lichkeit das Periost des Originalknochens zu belassen. Diese Empfehlung ist mit der Radikalitätsforderung bei malignen Tumoren natürlich nicht vereinbar. In der Regel sind die Transplantate auch vorzugsweise bei niedergradig malignen Tumoren wie Chondrosarkom und Riesenzelltumor angewandt worden. EILBER u. Mitarb. (1977) berichten allerdings auch über den Einsatz beim Osteosarkom zusammen mit Chemotherapie. Das Transplantat wird bei VOLKOV über einen intramedullären Knochenbolzen fixiert. PARRISH berichtet bereits 1966 ausführlich über die Technik und die Erfahrungen, wobei in seinem Krankengut 15 Tumoren am distalen Femur lokalisiert waren (Riesenzelltumoren und Chondrosarkome). Problematisch sind die immer wieder beobachteten Frakturen dieser Transplantate sowie die schweren deformierenden Veränderungen an den Gelenken. Bei den Patienten, die schließlich über längere Zeit überleben, ist dann jedoch meistens nach mehrfachen Komplikationen ein befriedigendes Resultat zu erreichen gewesen. Schwierig ist die Situation bei auftretenden Infektionen, da der riesige tote Knochen keinerlei Reaktionsmöglichkeiten hat und somit den Bakterien schutzlos preisgegeben ist (ZATSEPIN u. Mitarb. 1970). MURRAY (1979) sieht das biomechanische Problem der Frakturbereitschaft in der schnell erfolgenden Vaskularisation und der viel langsamer verlaufenden Substitution. Er hält somit die immunologischen Probleme für weniger gravierend als die physikalischen, während POPKIROV (1979) die Immunsituation ausführlich berücksichtigt und in seiner Arbeit auch reichliche Zitate zur Entwicklung der Methode angibt.

Zahlreiche Gelenkenden erleiden ausgedehnte Nekrosen, die an das Bild der Osteochondrosis dissecans denken lassen, und VOLKOV (1970) ist der Ansicht, daß hierdurch die von den Patienten geklagten Beschwerden ausgelöst werden, während NILSONNE (1973) und ROSSAK (1977) feststellen, daß die Patienten trotz ausgeprägter Arthrose kaum oder wenig Beschwerden haben.

Umkippplastik (Juvara)

Bei der Umkippplastik nach Juvara (JUVARA 1921) wird der Defekt im Kniebereich durch die benachbarte Tibia und zusätzlich angelegte kräftige kortikospongiöse Späne überbrückt (Abb. 21). Die Operation ist immer wieder versucht und modifiziert worden, wobei das Hauptproblem in der Schwierigkeit der dauerhaften stabilen Fixation besteht (BLAUTH u. SCHUCHARDT 1976). Lange Zeit war die Modifikation von MERLE D'AUBIGNE (1958) die erfolgreichste

Version, deren wesentliche Maßnahme in der Fixation durch einen überlangen Küntscher-Nagel vom Trochanter bis zum Knöchel bestand. MERLE D'AUBIGNE hat 1970 über seine Erfahrungen berichtet; BOYTCHEV (1970) fügte noch einen beweglichen Periostlappen hinzu, um die Überbrückung zu erleichtern. Die am ehesten erfolgversprechende Modifikation scheint uns heute die von ENNEKING u. SHIRLEY (1977) zu sein, deren Operationsweg im Detail unter dem genannten Zitat nachgelesen werden kann. Die wesentliche Verbesserung ist der Ersatz des elastischen, auf Verspannung konstruierten Küntscher-Nagels durch einen kanellierten hohlrunden, geschlossenen Nagel, der weit weniger Elastizität besitzt als der Küntscher-Nagel und somit im Resektionsbereich ausreichend stabil und durch seine nach außen gestellten Riefen rotationsstabil ist. Der Nagel hat außerdem im proximalen Teil eine Krümmung entsprechend der Antekurvation des Femurs. Der Nagel wird nach der Resektion retrograd eingebracht, wie dies MERLE D'AUBIGNE u. DEJOUANY (1958) auch schon beschrieben haben. Dabei wird der Nagel durch den Trochanter major und durch die Haut hindurch perforierend getrieben. Auf diese Weise kann der Nagel so weit zurückgenommen werden, daß er sich nun in die Tibia einsetzen läßt und dann seine endgültige Lage durch Einschlagen von proximal her erhält. Danach erst werden die autologen Späne entnommen: etwa ⅓ der Tibiazirkumferenz unter Belassung des oberen Anteils des Tibiaplateaus und ein Stück der Fibula, etwas länger als der Defekt. Die beiden Knochen werden zimmermannsmäßig mit Minimalosteosynthesen in den Defekt eingebracht und an den Überbrückungsstellen noch Spongiosa vom seitlichen Bereich des Tibiakopfes angelegt. Die auch von uns früher mehrfach geübte Methode der Verplattung mit zwei großen seitlich angelegten Platten werden wir nach Kenntnis der Technik mit dem kanellierten Nagel nicht mehr anwenden. Die extrem langen Platten halten Verwindungen nicht stand, sind infektionsgefährdet und müssen zudem wegen der Spongiosierung auch wieder entfernt werden, auch wenn es zu einer soliden Überbrückung gekommen ist. Der Nagel und seine physikalischen Verhältnisse werden bei ALLEN u. Mitarb. (1978) beschrieben sowie Details zum Umbau der autologen Späne bei ENNEKING u. Mitarb. (1980b). CAMPANACCI u. COSTA (1979) modifizieren MERLE D'AUBIGNES Angaben, indem sie nur autologen Knochen verwenden, einen größeren Kontakt durch eine um 45 Grad geneigte Osteotomiefläche anstreben und damit immerhin bei 24 Fällen in 92% eine Vereinigung erzielten. Bei einem Fall, der Chemotherapeutika erhielt, wurde nur ein Küntscher-Nagel eingetrieben und die Resektionsstelle durch Knochenzement überbrückt. Der Patient konnte damit frei laufen. Diese Vorsichtsmaßnahme entspricht auch unseren Vorstellungen, da bei Gabe von Chemotherapeutika die Einheilung von großen Knochentransplantaten zusätzlich erschwert wird (BURCHARDT u. Mitarb. 1983). GUO u. DING (1981) haben zur Überbrückung die ipsilaterale Fibula unter Erhaltung des Gefäßstieles und die kontralaterale nach mikrochirurgischer Gefäßanastomose in den Defekt eingebracht. Mit den gestielten Knochentransplantaten, die mikrochirurgisch angeschlossen werden, eröffnet sich für die Zukunft ein wesentliches neues Gebiet bei der Resektionsbehandlung von Knochentumoren.

Umdrehplastik (Borggreve)
Die Überbrückung des Defektes ist beim wachsenden Skelett weder durch eine Prothese noch durch die ankylosierende Resektionsplastik sinnvoll durchführbar. Hinzu kommt die Problematik der Stumpfdurchspießung beim wachsenden Knochen. In Berücksichtigung dieser Überlegungen haben KRISTEN u. Mitarb. (1975) die von BORGGREVE (1930) angegebene Technik erneut aufgegriffen. Seither ist diese Resektionsumdrehplastik in zahlreichen Fällen durchgeführt worden. SALZER u. Mitarb. (1981) haben die ersten 15 Fälle analysiert. Das Prinzip der Operation besteht in einer Amputation im Oberschenkelbereich und einer zweiten distal des Kniegelenks unter Erhaltung des N. ischiadicus und, wenn möglich, der A. und V. femoralis, evtl. auch der V. saphena (Abb. 22). Es ist von dieser Beschreibung her bereits einleuchtend, daß die Operation wesentlich umfangreichere Tumoren radikal entfernen kann als die Resektion unter Erhaltung von Teilen der Muskulatur. Der Ischiasnerv ist in seinem Fettpolster in der Regel weit vom Tumor entfernt; bei den Gefäßen muß sich das Vorgehen je nach der präoperativen Abklärung richten. Nach der Resektion wird der Unterschenkel um 180 Grad gedreht und unter entsprechender Verkürzung mit dem Oberschenkel verbunden. Die Länge der Resektionsstrecke wird dabei so bemessen, daß die nun zur „Knieachse" verwandelte Sprunggelenkachse mit der Knieachse der Gegenseite korrespondiert. Beim wachsenden Skelett kann dabei das noch erwartete Wachstum der Gegenseite in die Kalkulation mit einbezogen werden (KOTZ 1978, KOTZ u. SALZER 1982). Das Sprunggelenk kann die Funktion als „Kniegelenk" erstaunlich gut übernehmen (Abb. 22b), und die Patienten gehen praktisch hinkfrei und können auch aktiv Sport betreiben. Ihnen bleibt vor allem das Körperintegritätsgefühl erhalten, und die psychologischen Probleme der „Verunstaltung" scheinen die Umwelt mehr zu beunruhigen als die Betroffenen.
Bei der Schnittführung kann bei dieser Operation auch eine ungünstige Biopsiewunde kompensiert werden. Um einen glatten Hautverschluß zu erzielen, wird der Schnitt nicht rein zirkulär gelegt,

9.32 Knochentumoren

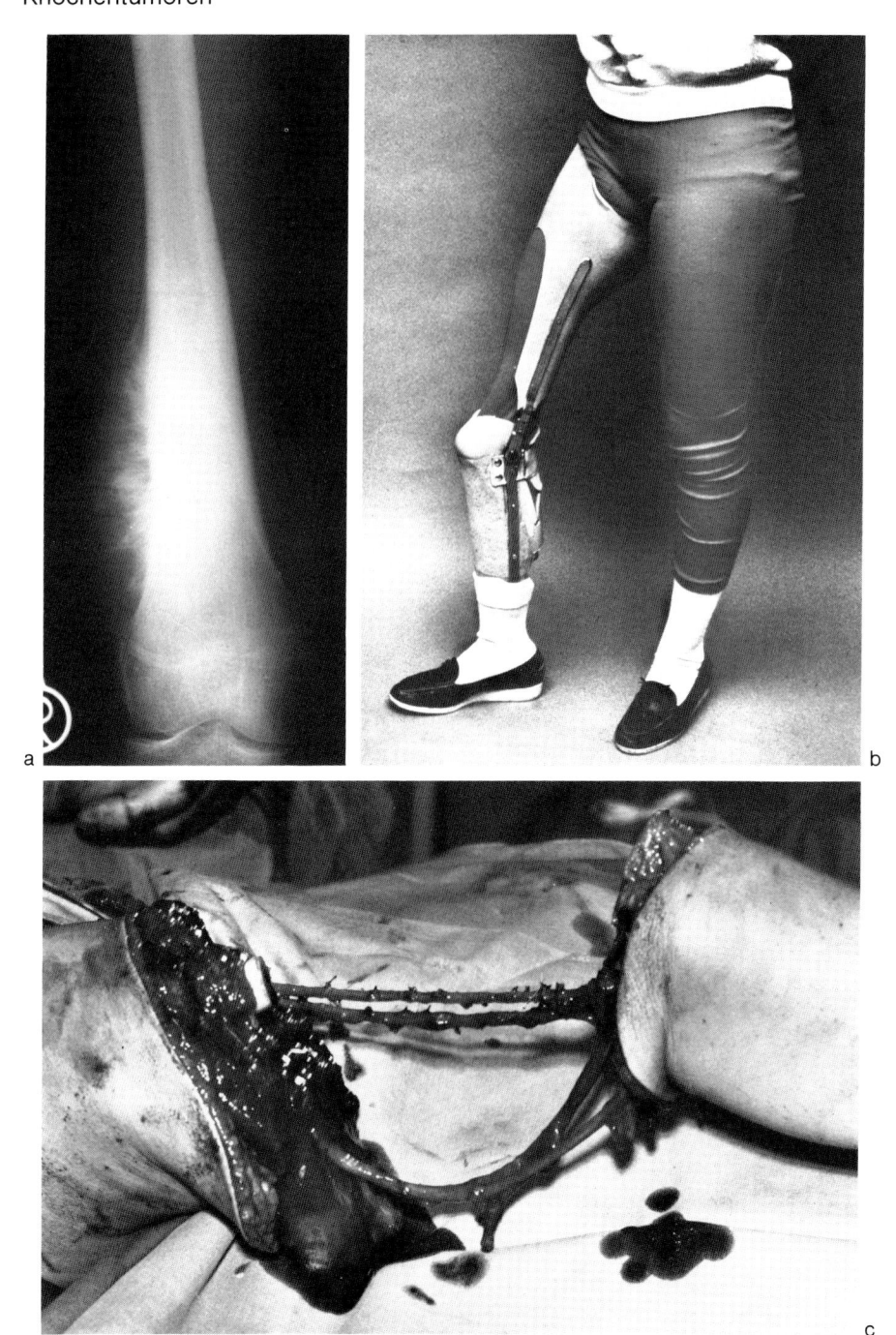

Abb. 22 a-c a) Osteosarkom distales Femur. b) Das Sprunggelenk übernimmt nach der Borggreve-Plastik die Funktion eines Kniegelenks. c) Situation nach Resektion des Tumors unter Belassung des N. ischiadicus und der A. und V. femoralis bzw. poplitea

sondern zirkulär schräg, und zwar distal in der gegensinnigen Richtung wie proximal. Dabei weicht der distale Schnitt zweckmäßigerweise in einem stärkeren Winkel von der Horizontalen ab, so daß dessen Zirkumferenz sich dem größeren Umfang des proximalen Gliedmaßenabschnittes anpaßt. Dies ist besonders wichtig, wenn die Kinder schon größer sind und die Oberschenkel schon dementsprechenden Umfang angenommen haben. Wir haben mit dieser Schnittführung immer ohne Komplikationen einen glatten Hautverschluß erreichen können; notfalls kann durch längsverlaufende Schnitte eine der Zirkumferenzen vergrößert werden. Wir haben auch, insbesondere wenn die Hauptgefäße reseziert werden müssen, versucht, wenigstens die V. saphena zu erhalten, um den Abfluß nach Möglichkeit sicherzustellen. Die Präparation der Gefäße muß insbesondere im Adduktorenkanal mit größter Sorgfalt erfolgen. Bestehen Zweifel an der Möglichkeit onkologisch-radikaler Präparation der Gefäße, dann sollten diese von vornherein mit reseziert und anastomosiert werden. Sonst werden die Gefäße in einem großen Bogen mit dem Ischiasnerv weich in die Muskulatur gebettet. Die überflüssige Gefäßstrecke ist in Anbetracht des Anteiles, der für die Drehung beansprucht wird, gar nicht so groß. Dies ist auch bei der Resektion zu bedenken, bei der die Gefäße deutlich länger erhalten werden müssen als die Amputationsstelle am Knochen liegt. Die Osteosynthese haben wir mit Platten, Küntscher-Nagel und Rush-Pin durchgeführt. Die intramedulläre Schienung hat den Nachteil der Instabilität und daraus notwendig werdender Gipsruhigstellung. Der Gipsverband ist allerdings wegen der Ödemprophylaxe anfangs ohnehin anzulegen, und bei jüngeren Kindern ist damit auch die Wundpflege einfacher, und die Knochenheilung dauert in der Regel nicht allzu lange. Der Vorteil der intramedullären Fixation liegt in der einfacheren Materialentfernung. Bei der Plattenosteosynthese ist diese wegen des in Plattennähe aufgerollten Gefäß-Nerven-Stranges etwas problematischer.

Die Instabilität der intramedullären Schienung kann insbesondere bei ausgewachsenem Skelett Schwierigkeiten bei der Knochenheilung verursachen. Der Versuch einer stabilen Osteosynthese mit Küntscher-Nagel hat sich bei uns nicht bewährt. Tibia und Femur haben große Durchmesserunterschiede, und es müßten zur Überwindung der daraus resultierenden Schwierigkeiten unnötige Komplikationen in die Operation getragen werden. Insgesamt empfehlen wir daher die Plattenosteosynthese nach Z-förmigem Zurichten der beiden Knochenenden.

Resektionen sind aufwendige, Arzt und Patienten belastende Maßnahmen. Für die Beratung des Patienten bedarf es der genauen Abwägung der künftigen Aktivitäten. Wenn diese eine untergeordnete Rolle spielen, können Endoprothesen gerechtfertigt sein, die allerdings keine gute Funktion erwarten lassen dürfen. Zudem ist die Apparateversorgung anzuraten. Die stabilste Situation resultiert aus der Arthrodese, die mit dem neuen Nagel eine sichere Maßnahme geworden sein dürfte. Freilich sind die Aktivitäten durch das verlorene Kniegelenk eingeschränkt. Am wachsenden Skelett verbieten sich beide Maßnahmen. Die Umdrehplastik ist von der Funktion her der Unterschenkelamputation noch weit überlegen, da der normal endbelastungsfähige Fuß vorhanden ist, mit voller Sensibilität und ohne alle Nebenerscheinungen der Amputation. Wir haben die Operation deshalb auch bei ausgewachsenen Jugendlichen durchgeführt, die mit dem Resultat sehr glücklich sind. Es darf aber nicht übersehen werden, daß auch eine gute Oberschenkelamputation eine bewährte Operation darstellt und daß, insbesondere wenn keine Chemotherapie erfolgt, über die Sofortversorgung mit einer Prothese die Krankheitsdauer erheblich verkürzt werden kann. Die aufwendigen Verfahren sollten daher vor allem dann diskutiert werden, wenn es sich um Kinder bis jugendliche Erwachsene handelt und die berechtigte Hoffnung auf ein längerfristiges Überleben besteht.

B. Unradikale Eingriffe

Die Kürettage ist, wie oben ausgeführt, prinzipiell unradikal. Dennoch gibt es Unterschiede zwischen einer sorgfältigen Kürettage mit Nachfräsen der Wand und einem oberflächlichen Auslöffeln. Es ist verständlich, daß es dann zu Rezidiven kommen muß; allerdings kann z.B. die aneurysmatische Knochenzyste auch bei unvollständiger Kürettage ausheilen (CLOUGH u. PRICE 1968, SLOWICK u. Mitarb. 1968). Wir haben das auch erlebt, aber ebenfalls wie bei anderen Berichten eher an der Wirbelsäule. RUITER u. Mitarb. (1977) haben deshalb bei Rezidiven die von MARCOVE hierfür propagierte (zuletzt 1980) Kryochirurgie eingesetzt. MARCOVE hat das Rezidivrisiko der aneurysmatischen Knochenzyste damit auf unter 5% gesenkt.

Chondrome der langen Röhrenknochen sind mit großer Skepsis anzugehen. Nach dem ersten Rezidiv nach sehr gründlicher Kürettage muß reseziert werden (BECKER u. Mitarb. 1972). Zur Problematik der Wundkontamination s. S.9.2).

Die Hauptindikation für die Kürettage am distalen Femur stellt der Riesenzelltumor dar. Nach der sehr gründlichen Kürettage kann der Defekt mit Spongiosa aufgefüllt werden. Nach verschiedenen Voruntersuchungen (BÖSCH u. Mitarb. 1977, 1980) verwenden ARBES u. Mitarb. (1981) neuerdings statt auto- oder homologer Spongiosa hierzu wieder die heterologe Spongiosa (Kieler Knochenspan), die, zu kleinen Würfeln zerschnitten, mit Hilfe von Fibrinkleber fest in der Höhle verankert wird und dadurch nach den genannten Publikationen einheilt. Der Defekt kann auch mit Knochenzement aufgefüllt werden (GREENLEE 1975, ARCQ 1976, WILLERT u. ENDERLE 1979), wobei die letzteren die Methode bereits seit 1972 mit Erfolg anwenden (vgl. Abb. 27). Die Zementplombe erlaubt es, die Randzonen postoperativ gut zu beurteilen, so daß ein Rezidiv rasch erkannt und nachoperiert werden kann. Hitze und Monomere beim Aushärten sollen allenfalls vorhandene Tumorreste vernichten. Die Spongiosaplastik erfolgt dann erst als definitive Therapie nach etwa 1 Jahr. DAHLIN u. Mitarb. (1970) beschreiben nach Kürettage 44,6% Rezidive und empfehlen deshalb die Resektion. Nach LARSSON u. Mitarb. (1975) ist die Knieregion besonders rezidivgefährdet; auch MCGRATH hat in der großen Studie 1972 eine hohe Rezidivrate nach Kürettage; DENISCHI u. Mitarb. (1971) empfehlen deshalb sogar die Juvara-Plastik. Wie andere kommen auch GOLDENBERG u. Mitarb. (1970) in ihrer Studie an 222 Riesenzelltumoren zu dem Ergebnis, daß die alleinige Kürettage weit schlechtere Ergebnisse erzielt als die Kürettage mit nachfolgender Spongiosaauffüllung. Wir sind der Ansicht, daß ein Großteil dieser Rezidive die Folge oberflächlicher Kürettagen war und daß eine wesentliche Senkung der Rezidivrate durch Verbesserung der Operationstechnik zu erzielen wäre. Trotzdem muß festgestellt werden, daß es MARCOVE mit der Kryochirurgie gelungen ist, die Rezidivquote erheblich (von 55 auf 10, MARCOVE u. Mitarb. 1978) zu senken, wobei zusätzlich auch die Quote sekundär maligner Riesenzelltumoren gesenkt wurde (MARCOVE 1980). Mehrfache Rezidive beim Riesenzelltumor sind gefährlich. Es kann ein maligner Riesenzelltumor entstehen. Auch die Wundkontamination kann zu unbeherrschbaren Problemen führen. Deshalb sollte spätestens beim zweiten Rezidiv die onkologisch-radikale Resektion erfolgen.

MARCOVE (1980) hat auch das Chondrosarkom der Grade I und II kryochirurgisch behandelt und die Prinzipien und die Technik a.a.O. ausführlich beschrieben.

Osteochondrome können, soweit sie Beschwerden oder Störungen verursachen, abgetragen werden. In der Poplea ist auf die mögliche Irritation der A. poplitea, die ein Aneurysma entwikkeln kann (HERSHEY u. LANSDEN 1972), zu achten.

Knochentumoren des Unterschenkels und der Patella

Patella

Statistik und spezielle Operationen

Tumoren der Patella sind recht selten. Bei DOMINOK u. KNOCH finden sich 63, im Japanischen Knochentumorregister 17 und bei DAHLIN sogar nur 5. Etwa die Hälfte sind gutartige Riesenzelltumoren und ein Viertel Osteochondrome (Tab. 7). Bei LINSCHEID u. DAHLIN (1966) und bei DÜRIG u. Mitarb. (1975) finden sich Berichte und Literaturzusammenstellungen. FARIS u. Mitarb. (1978) beschreiben eine aneurysmatische Knochenzyste im Bereich der Patella und berichten über 3 weitere in der Literatur. Sie haben den Tumor kürettiert und mit Beckenkammspongiosa aufgefüllt. Das gleiche Vorgehen wurde erfolgreich bei Riesenzelltumoren angewandt (Abb. 23). Ein Chondroblastom wurde darüber hinaus von SCHAJOWICZ u. GALLARDO (1970) aufgeführt. Dort wurde eine Patellektomie durchgeführt. Diese oder auch die Teilpatellektomie dürfte bei aggressiveren Fällen von Patellatumoren angezeigt sein; Osteochondrome können abgetragen werden.

Tabelle 7 Verteilung der Knochentumoren im Bereich der Patella (nach Angaben von: 1. *Dominok* u. *Knoch* 1977, 2. Japanisches Knochentumorregister 1970)

	1.	2.
benigner Riesenzelltumor	30	7
Osteochondrom	8	4
Osteoidosteom	6	
Chondrom	5	
maligner Riesenzelltumor	5	

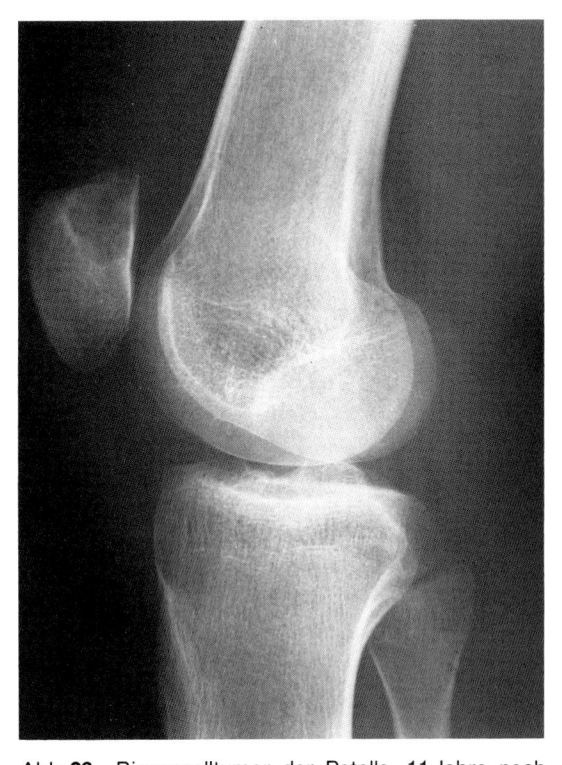

Abb. 23 Riesenzelltumor der Patella. 11 Jahre nach Ausräumung und Spongiosaauffüllung unauffällige Verhältnisse

Tibia

Statistik

Die Tibia ist der Ort einer recht beträchtlichen Anzahl von Knochentumoren (Tab. 8), bei DOMINOK u. KNOCH (1977) fast 2200. Das Adamantinom ist im Japanischen Knochentumorregister nicht mit aufgeführt; dafür sind dort unverhältnismäßig viel Osteochondrome bezeichnet, die als Bagatellfälle nicht in die Statistiken der anderen Register gelangt sind. Es sind deshalb zum Vergleich die Zahlenangaben aus DAHLIN (1978) in die Tab. 1 und 2 mit einbezogen.

Mit etwa 30% ist das Osteosarkom an der Tibia mit Abstand der häufigste Tumor. Außer dem

Tabelle 8 Die häufigsten Diagnosen im Bereich der Tibia (nach Angaben von: 1. *Dominok* u. *Knoch* 1977, 2. *Dahlin* 1978, 3. Japanisches Knochentumorregister 1970)

	1.		2.		3.	
	n	%	n	%	n	%
Osteosarkom	625	29	179	34	176	14
Osteochondrom	223	10	83	16	539	43
benigner Riesenzelltumor	240	11	69	13	116	9
Osteoidosteom	146	7	41	8	28	2
Ewing-Sarkom	127	6	26	5	8	–
nichtossifizierendes Fibrom	122	6	–	–	64	5
Adamantinom	72	3	13	3	–	–
Chondrosarkom	67	3	19	4	21	2
solitäre Zyste	66	3	–	–	34	3
Chondromyxoidfibrom	63	3	9	2	11	1
Fibrosarkom	61	3	26	5	18	1
aneurysmatische Knochenzyste	56	3	–	–	3	–

Osteoidosteom, Ewing-Sarkom und Adamantinom, welche bevorzugt diaphysär liegen, ist der überwiegende Anteil proximal lokalisiert. Distal sitzen insgesamt nur 13%, diaphysär 24%.

Die relative Häufigkeit, bezogen auf die Diagnose (Tab. 9), zeigt natürlich das sog. Adamantinom der Tibia an der Spitze. Aus den Angaben von DAHLIN und dem Japanischen Knochentumorregister geht die relative Häufigkeit des intraossären Ganglions und des nichtossifizierenden Fibroms nicht eindeutig hervor, die bei DOMINOK u. KNOCH eine Bevorzugung der Tibia von 41 bzw. 40% aufweisen. Die beiden Diagnosen wurden in die Tabellen nicht mit aufgenommen.

Bedeutsam ist aber darüber hinaus die Prädilektion des Chondromyxoidfibroms und des Osteoidosteoms. Etwa ⅓ der jeweiligen Fälle beim Osteosarkom und Fibrosarkom oder auch beim malignen Riesenzelltumor sind an der Tibia lokalisiert und dort mehrheitlich im Bereich des Tibiakopfes. Für das Osteosarkom bedeutet dies eine Häufung um das Kniegelenk von 51% nach den Zahlen von DOMINOK u. KNOCH. Dies unterstreicht erneut die Bedeutung dieser Region und dieses Tumors.

Spezielle Operationsverfahren

A. Radikale Eingriffe

Ablative Eingriffe

Oberschenkelamputation
Problemlos ist die Amputation durch den Oberschenkel unter Bildung eines langen Oberschenkelstumpfes nach den Grundsätzen der allgemeinen Operationslehre. Bei den meisten Jugendlichen und jungen Erwachsenen ist dabei auch praktisch immer die Sofortversorgung durchführbar, so daß die Patienten in wenigen Wochen wieder zu Hause sein können. Dieses Operationsverfahren entspricht dem historischen Grundsatz, nachdem beim Knochentumor im nächsthöhergelegenen Skelettabschnitt zu amputieren sei. Dieses Verfahren hat zweifellos weiterhin bei allen hochmalignen Tumoren der proximalen Tibia Berechtigung, die nur chirurgisch angegangen werden. Aber auch beim Ewing-Sarkom des erwachsenen Skeletts und insbesondere beim Vorliegen einer pathologischen Fraktur empfehlen LEWIS u. Mitarb. (1977) die Amputation aufgrund der schlechten Spätsituation bei den überlebenden Patienten. PRITCHARD u. Mitarb. (1975) empfehlen in dieser Situation die Amputation auch ohne Vorliegen einer pathologischen Fraktur, da die Prognose deutlich besser sei als nach alleiniger Chemo- und Strahlentherapie.

Kniegelenkexartikulation
Die Prothesentechnik des Exartikulations-Kniegelenks hat erhebliche Fortschritte gemacht, und es lohnt sich daher, zu prüfen, ob bei geplanter Amputation eine Exartikulation durchgeführt werden kann. KRISTEN u. Mitarb. (1975) haben auf diese Möglichkeit hingewiesen, die insbesondere beim wachsenden Skelett Vorteile bietet. Der Exartikulationsstumpf nimmt weiterhin am Wachstum teil, ist nicht durchspießungsgefährdet, aber endbelastungsfähig und somit dem Oberschenkelstumpf weit überlegen. Es ist allerdings zu beachten, daß die Haut zur Deckung aus der Region des Tibiakopfes gewonnen werden muß. Uns hat sich für die Kniegelenkexartikulation ein zirkulärer Schnitt bei Rechtwinkelstellung des Kniegelenks unterhalb der Tuberositas tibiae bewährt. Die Hautnaht kann dann als rela-

Tabelle 9 Tumoren der Tibia. Relative Häufigkeit, bezogen auf die Diagnosen (nach Angaben von: 1. *Dominok* u. *Knoch* 1977, 2. *Dahlin* 1978, 3. Japanisches Knochentumorregister 1970)

	1.		2.		3.	
	%	n	%	n	%	n
Adamantinom	89	72	76	13	–	–
Chondromyxoidfibrom	30	63	30	9	32	11
Osteoidosteom	21	146	26	41	33	28
Osteosarkom	21	625	19	178	23	176
Fibrosarkom	19	61	16	26	17	18
benigner Riesenzelltumor	17	208	26	69	24	116
maligner Riesenzelltumor	17	36	10	2	20	10
Chondroblastom	16	32	16	7	32	9
Lipom	16	5	–	–	11	1
Osteochondrom	14	223	16	83	44	539

9.36 Knochentumoren

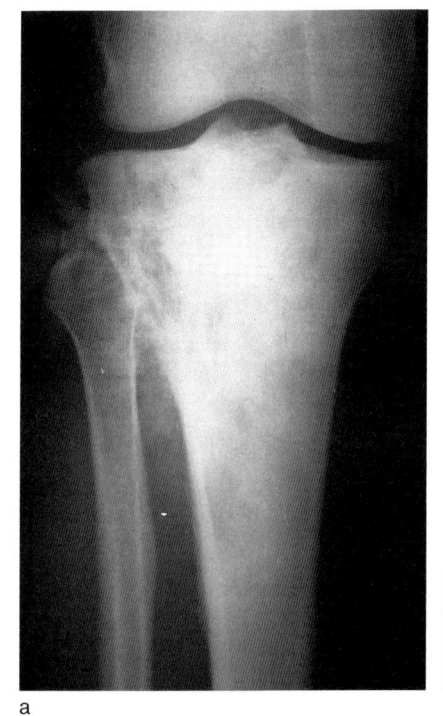

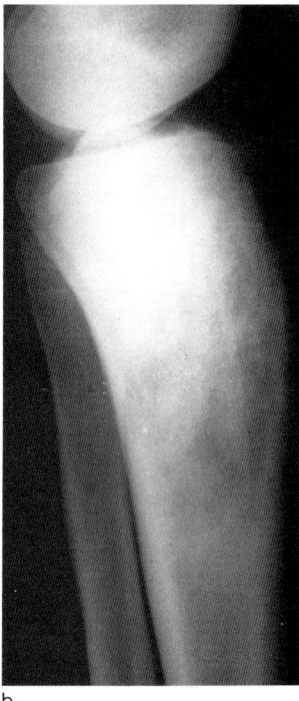

Abb. 24 a u. b   Osteosarkom Schienbeinkopf bei ausgewachsenem Skelett. Entlang der Gelenkkapsel und der Kreuzbänder erfolgt röntgenologisch sichtbar die Invasion des Gelenks

tiv kleine längsgestellte Narbe in die Kniekehle gelegt werden. Für weitere Details der Technik sei auf BAUMGARTNER (1973) und DEDERICH (1970) verwiesen. KRISTEN u. Mitarb. (1975) resezieren das Lig. patellae bei Verdacht auf eine tumoröse Infiltration und halten dann die Patella durch Transfixation nach distal. Die Quadrizepssehne mit der Patella sollte nach unserer Erfahrung jedoch gar nicht nach distal gehalten werden, da hierdurch eine unphysiologische Belastung der Patella entsteht.

Die Operation ist für den Patienten eher schonend, ohne Blutverlust und ohne starke postoperative Stumpfschwankungen, da außer den Gastroknemiusköpfen keine Muskeln durchtrennt werden müssen.

Die *Indikation zur Exartikulation* bei Tumoren muß sich selbstverständlich an der Tumorausbreitung orientieren. Insbesondere am ausgewachsenen Skelett besteht eine erhebliche Gefahr der Mitbeteiligung des Gelenks, die über die Bandstrukturen, die Kapsel oder auch direkt über den Gelenkknorpel erfolgen kann (Abb. 24) (s. auch S. 9.26 f.). Der zirkuläre Hautschnitt kann durch die Biopsiewunde oder durch Infiltrationsgefahr bei Tumoren des Tibiakopfes undurchführbar sein. Man kann dann aus dem zirkulären einen schrägen Zirkumferenzschnitt machen, der jedoch einige Probleme aufwirft, da dann die Narbe nicht mehr in die weiche entlastete Zone der Kniekehle zu liegen kommt, sondern schräg über den Außen- oder Innenkondylus läuft. In diesen Fällen muß mit der Belastung gewartet werden, bis eine solide Wundheilung abgeschlossen ist. Die wegen des geringen Muskelpolsters bezüglich der Tumorinfiltration besonders gefährdete streckseitige Region des Schienbeinkopfes kann auch gänzlich für die Hautdeckung vermieden werden, indem nur ein dorsaler Lappen gebildet wird.

MAZET u. HENNESSY (1966) befürchten eine ungleichmäßige Belastung eines der beiden Kondylen und daraus resultierende Beschwerden und trophische Störungen der Haut über dem betroffenen Kondylus und empfehlen deshalb wie auch aus ästhetischen Gesichtspunkten eine Verschmälerung der Kondylen. Wir halten diese Maßnahme nicht nur für gänzlich überflüssig, sondern auch für unzweckmäßig, da hierdurch ein ganz wesentlicher Gesichtspunkt des Exartikulationsstumpfes verlorengeht. Die Bettung der Kondylen durch eine exakte Prothesentechnik erlaubt eine wesentlich bessere Führung des künstlichen Unterschenkels, welche bei Verschmälerung der Kondylen verlorengeht. Zudem scheint uns das spitz zulaufende Stumpfende auch kein ästhetischer Gewinn zu sein. Es entsteht abgesehen davon eine unnötige Knochenwunde. Bei größeren Problemen mit der Stumpfdeckung infolge der Tumorausdehnung kann jedoch die Stumpfverkleinerung bis hin zum Grittie-Stumpf in Erwägung gezogen werden. Marquardt (1985) löst dieses Problem noch eleganter durch eine Verkürzungsosteotomie im distalen Femur.

Unterschenkelamputation
Die Amputation im Unterschenkel kann indiziert sein bei Tumoren des distalen Unterschenkels, wenn mindestens 5 cm zum Tumor eingehalten werden können. Wir haben, insbesondere bei Kindern, mit Vorteil die Stumpfkappenplastik angewandt. MARQUARDT (1976) hat hierüber berichtet. Hierdurch wird ein endbelastungsfähiger, nicht durchspießungsgefährdeter Stumpf erreicht. Bei sehr kleinen Tumoren könnte u. U. gelegentlich die von TSE u. Mitarb. (1979) angegebene Umkippplastik von der distalen Tibia her möglich sein, bei der nach Resektion unmittelbar distal des Schienbeinkopfplateaus von der distalen Tibia ein Teil nach proximal transplantiert wird, so daß eine Verlängerung dieses Stumpfes entsteht. Diese Möglichkeit, die von TSE u. Mitarb. bei Osteomyelitiden beschrieben wurde, dürfte bei Tumoren unter Berücksichtigung der onkologischen Radikalität jedoch nur sehr selten in Frage kommen.

Bei Tumoren der distalen Tibia darf für die Periostbrücke der Dederich-Plastik nicht das Periost der Tibia verwendet werden, sondern nur aus der Fibula. Auf diese Weise kann jedoch häufig noch eine günstigere Stumpflänge erhalten bleiben. Auch nach der Unterschenkelamputation ist, wenn keine Chemotherapie erfolgt, eine Sofortversorgung möglich und beschleunigt die Rekonvaleszenz.

Resektion

Proximale Tibia
Bei Tumoren mit niederem Malignitätsgrad, evtl. auch bei Osteosarkom unter Chemotherapie, kann versucht werden, den Tibiakopf zu resezieren. Es handelt sich dabei technisch um ein weitaus komplizierteres Vorgehen als am distalen Oberschenkel (s. auch GUO u. DING 1981). Die A. tibialis posterior kann dank ihrer Entfernung von der Tibia für die Versorgung des Unterschenkels in der Regel erhalten werden, während die beiden anderen Gefäße wegen ihrer Nähe zur Tibia u. U. geopfert werden müssen. Insbesondere bei nach lateral zu wachsenden Tumoren ist auch meistens der N. fibularis nicht mit zu erhalten, und es dürfen hier natürlich keine Kompromisse an die Tumorradikalität gemacht werden. Wenn der Tumor oder die Biopsiewunde Verbindung zum Kniegelenk hergestellt hatten, muß dieses (in toto) mit in die Resektion einbezogen werden (vgl. Abb. 24). Dies ist sehr viel schwieriger als bei der Resektion eines Femurtumors, da wegen der weit proximal ansetzenden Gelenkkapsel und des Rezessus am distalen Femur die Schnittfläche sehr viel aufwendiger dargestellt werden muß, als dies bei der planen Osteotomie des Tibiakopfes bei Resektion des distalen Femurs der Fall ist. Die Indikation zur Resektion ist deshalb mit noch größerer Zurückhaltung zu stellen, wenn das Kniegelenk mitbetroffen ist. Zur Überbrückung des nach der Resektion entstandenen Defektes sind wie am distalen Femur die Endoprothese, der homoplastische Ersatz, die Arthrodese und evtl. auch die Borggreve-Plastik möglich. Der Ersatz durch Endoprothesen, deren Überbrückungsanteil nach röntgenologischer Berechnung hergestellt werden kann, ist technisch relativ einfach. Das Problem liegt jedoch in der begrenzten Lebensdauer derartiger Prothesen, insbesondere der sehr problematischen Verankerung am distalen Tibiastumpf.

Homologe Transplantate sind von VOLKOV (1970) wie auch von PARRISH (1966, 1973) vorwiegend nach der Resektion von Riesenzelltumoren angewandt worden. JERGESEN u. Mitarb. (1978) verwendeten ein homologes Transplantat nach Resektion eines Tibiakopfes wegen pigmentierter villonodulärer Synovitis und erreichten nach 8 Monaten eine schmerzfreie Bewegung bis 90 Grad. Ebenfalls berichtet POPKIROV (1979) über die Verwendung des Homotransplantates bei der proximalen Tibia. Auch WILSON u. LANCE (1965) verwendeten das Homotransplantat.

Die zuletzt genannten Autoren bevorzugten aber schon die Arthrodese mit dem Verschiebespan im Sinne JUVARAS. Auch ENNEKING (ENNEKING u. SHIRLEY 1977) hat die von ihm modifizierte Juvara-Plastik bei resektionsbedingten Defekten der Tibia angegeben und durchgeführt. Zur Technik sei auf die Ausführungen bei der Plastik zum Ersatz des distalen Femurs hingewiesen (s. S. 9.30 f.). Die zu transplantierende Partie wird auch hier wieder erst nach der Nagelung aus dem streckseitigen Drittel des Femurs gewonnen, unter Belassung der vollen Zirkumferenz im Bereich der Kondylen.

Insbesondere beim wachsenden Skelett ist auch schon die Borggreve-Umdrehplastik in der erforderlichen Weise modifiziert worden. Dabei muß die Funktion der „Knieachse", d.h. des Sprunggelenks, durch Sehnennaht zwischen Quadrizeps und Achillessehne hergestellt werden.

Tibiaschaft
Gelegentlich ergibt sich die Indikation zur Resektion der Tibiadiaphyse. Dies betrifft vor allem das sog. Adamantinom, gelegentlich die fibröse Dysplasie und insbesondere deren von BLAUTH u. MEVES (1974) auf Vorschlag von UEHLINGER so benannte „aggressive Form" (Abb. 25). Die radikale Therapie muß als „wide excision" extraperiostal durchgeführt werden. BATORY (1981) bezeichnet dieses Krankheitsbild als ossifizierendes Fibrom und weist ebenfalls auf die Rezidivfreudigkeit, insbesondere bei den jüngeren Patienten, hin und zitiert weitere Literaturstellen zu diesem Thema. Bei den hierzu zu rechnenden Fällen von CAMPBELL u. HAWK (1982) verursachten die Rezidive nach Biopsie keine Probleme bis zum Wachstumsabschluß. Diese aggressive Form

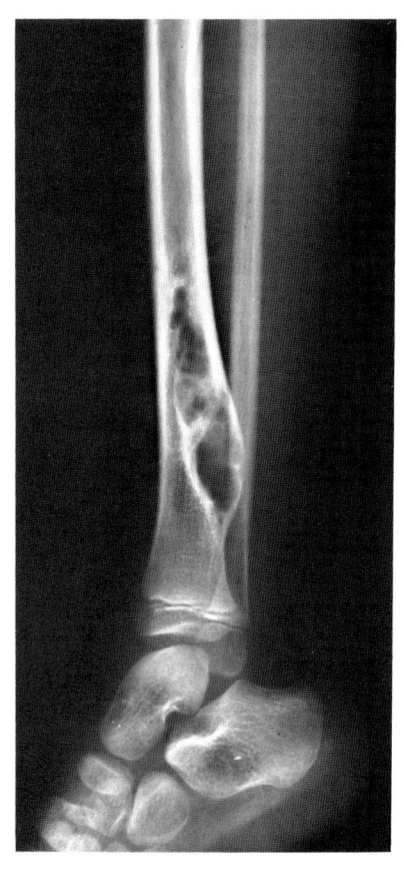

Abb. 25 Intrakortikale fibröse Dysplasie distaler Schienbeinschaft. Diese sog. „aggressive" Form der fibrösen Dysplasie muß nach unserer Erfahrung extraperiostal reseziert werden

dürfte identisch sein mit der von CAMPANACCI (1976) als osteofibröse Dysplasie bezeichneten Erkrankung, bei der dieser Autor allerdings dazu rät, vor dem 15. Lebensjahr nach Möglichkeit keine radikale Therapie durchzuführen, nur, falls erforderlich, Achsenkorrekturen. Die Empfehlung, bis zum Wachstumsabschluß zu warten, wird auch 1981 von CAMPANACCI u. LAUS nochmals wiederholt. Dieser Meinung schließen sich auch SCHOENECKER u. Mitarb. (1981) an.

JOHNSON (1972) sieht bei der von ihm als intrakortikale fibröse Dysplasie bezeichneten Krankheit wie auch bei der sog. angeborenen Tibiapseudarthrose eine gemeinsame Ursache in Form von glomusartigen Gefäßabnormalitäten, deren unterschiedliche Topik (Periost, Kortex, Markraum) die unterschiedlichen Krankheiten auslöst. Auf diese Weise wird eine bezüglich der Genese vorhandene Brücke auch zum Adamantinom hergestellt. Allen diesen Krankheiten ist zumindest gemeinsam, daß eine subperiostale Resektion keine Heilungschance bietet, da das Periost zur Hauptsache oder wenigstens mit beteiligt ist. Die Resektion muß jedoch die Gelenkfläche nicht betreffen. Es bietet sich dann insbesondere die Operation nach Hahn (HAHN 1884) an, bei der die Fibula an die Stelle der Tibia tritt. Beim wachsenden Skelett durchgeführt, übernimmt die Fibula in wenigen Monaten die Tragefunktion für die untere Extremität und erreicht schließlich auch deren Umfang (Abb. 26). BLAUTH u. TÖRNE (1978) haben die Operation auch bei Erwachsenen durchgeführt und geben einen Überblick über die Entwicklung der Operation nach Hahn. SHMUELI u. HEROLD (1976) haben zwei Fibulastücke eingesetzt und nach 3 Jahren eine gute Funktion und Hypertrophie des Transplantates gefunden. Bei Erwachsenen verläuft diese Adaptation wesentlich langsamer als bei Kindern, und es sind entsprechend lange Zeiträume im entlastenden Apparat einzukalkulieren. Verschiedene Modifikationen der Hahnschen Idee sind bekanntgeworden, die im wesentlichen darauf hinzielen, eine Brückenbildung zwischen Tibia und Fibula ohne Verschiebung zu erreichen. Diese Verfahren eignen sich für die Tumorchirurgie z. T. weniger, da größere Anteile der Tibia erhalten bleiben müssen. Die aufwendigste Form ist wohl die von McMASTER u. HOHL (1965), die multiple Knochenspäne durch die beiden Knochen bohren. Bei der Unterstellung der Fibula unter den Tibiakopf kann es operationstechnisch recht mühsam sein, den Fibulastumpf an der A. tibialis anterior vorbei nach medial zu verlagern, ohne diese zu verletzen. Dies ist um so schwieriger, je größer der erhaltene proximale Tibiaanteil ist. Es empfiehlt sich dann, die Membrana interossea von der Resektionsstelle der Tibia an nach proximal zu spalten und die Arterie darzustellen. Dabei ist auch auf die proximalen Abgänge des N. fibularis zu achten. Nach dieser Mobilisierung läßt sich die Fibula aber gut unter die Tibia stellen, und es sind dann günstigere statische Vorbedingungen geschaffen als bei der schrägen Brückenbildung. Auf zusätzliche Anlagerung von Spongiosa sollte ohnehin nicht verzichtet werden.

BLAUTH (1971) und BLAUTH u. MEVES (1974) verwenden für die Überbrückung eine homologe Knochenröhre, die zur besseren Aufschließung multipel perforiert ist und über einen Küntscher-Nagel fixiert wird. Zusätzlich werden autologer Span und Spongiosa angelagert. Statt des Küntscher-Nagels kann auch eine ½- oder ⅓-Rohrplatte verwendet werden. HUVOS u. MARCOVE (1975) wie auch BRAIDWOOD u. McDOUGALL (1974) empfehlen beim Adamantinom zwar zunächst auch die Resektion, stellen aber fest, daß die geheilten Fälle schließlich alle amputiert wurden; die letzteren Autoren empfehlen die Amputation auch wegen der Metastasierungsgefahr.

SCHWEISGUTH u. Mitarb. (1970) wie auch BACCI u. Mitarb. (1978) haben früher nur ausnahmsweise, dann aber zunehmend unter Kombinationstherapie auch beim Ewing-Sarkom der Tibia Resektionen durchgeführt.

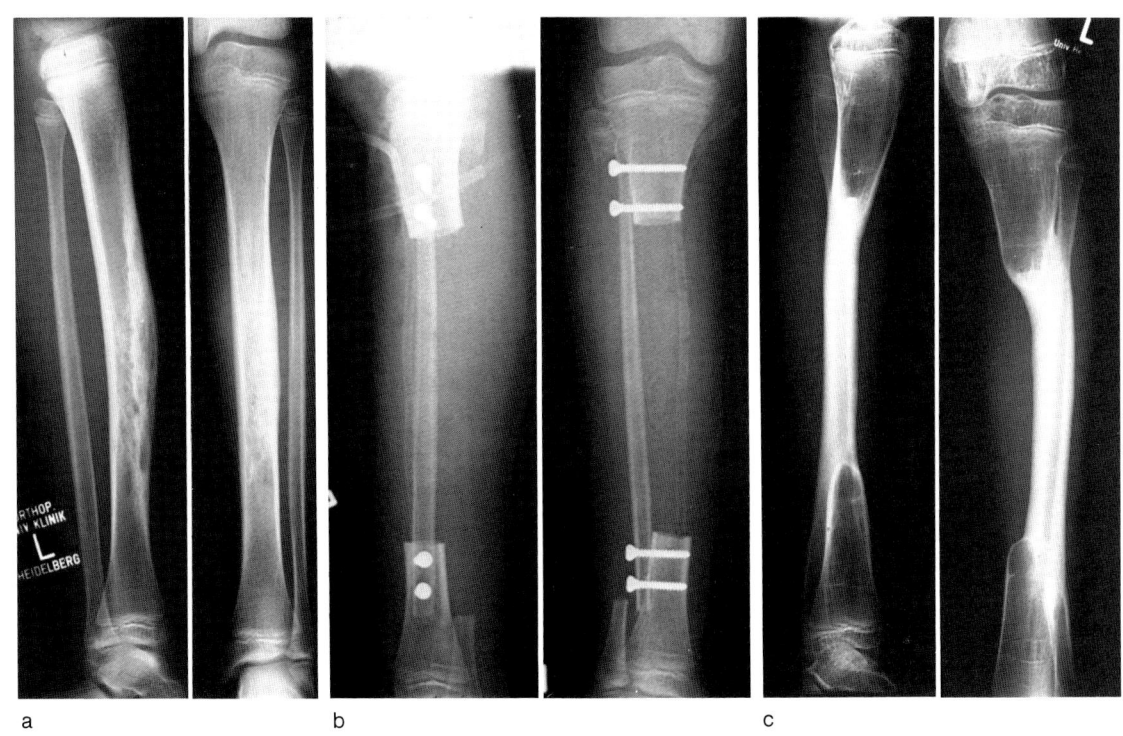

Abb. 26 a–c a) Adamantinom der Tibia. b) Operation nach Hahn. c) 2 Jahre postoperativ weitgehender Durchbau und volle Funktionsfähigkeit der transplantierten Fibula

IMMENKAMP (1974) hat bei einem gut differenzierten Fibrosarkom der Tibia eine Diaphyse reseziert und durch ein 22 cm langes Fibulatransplantat, welches in die metaphysären Enden eingestellt wurde, ersetzt.

Distale Tibia

An der distalen Tibia sind Resektionen seltener durchgeführt worden. 1966 berichtet PARRISH über die Resektion eines Riesenzelltumors und Ersatz des Defektes durch ein Homotransplantat, dessen Beurteilung trotz 50%iger Gewichtsaufnahme noch nicht möglich war. Der gleiche Fall ist 1973 nochmals diskutiert worden. Es hatten sich zwischenzeitlich zwei Spontanfrakturen ergeben; danach aber war ein befriedigendes Resultat entstanden. Dieser Verlauf ist charakteristisch für die homologen Transplantate, die selten ohne Probleme einheilen.

WILSON u. LANCE (1965) haben bei einem parossalen Sarkom ebenfalls die Resektion durchgeführt und die Fibula in den Talus eingestellt. Dazu wurde ein großer Verschiebespan von der proximalen Tibia mit angelagert, der allerdings erst in einer zweiten Sitzung transplantiert wurde, um bei dieser Gelegenheit eine Rückversicherung bezüglich der Radikalität der Erstoperation zu erhalten. Dies läßt darauf schließen, daß in dieser Hinsicht Unsicherheit bestand. Es wurde aber eine stabile Arthrodese des oberen Sprunggelenkes erreicht. Dies weist nochmals darauf hin, daß bei den engen topographischen Verhältnissen des Unterschenkels die Resektion in jedem Fall eine schwierige und verantwortungsvolle Entscheidung bedeutet, insbesondere da Tumoren dieser Region eine bessere Heilchance zu haben scheinen, die natürlich nicht durch risikoreiche Operationsverfahren aufs Spiel gesetzt werden darf. Die Metastasierung eines Tumors beeinflussen wir durch die Wahl unseres Operationsverfahrens wahrscheinlich nicht oder nur gering. Das Lokalrezidiv steigert jedoch die Metastasierungsgefahr ganz erheblich. Es ist die Folge verbliebener Tumorreste und somit immer im Zusammenhang mit der Operationstechnik zu sehen. Die Erhaltung der Funktion muß sich eindeutig der Erhaltung des Lebens unterordnen.

B. Unradikale Eingriffe

Bei gutartigen Knochentumoren, insbesondere dem Chondromyxoidfibrom und dem Chondroblastom sowie bei einigen tumorartigen Läsionen, wie z. B. dem intraossären Ganglion und der solitären und aneurysmatischen Knochenzyste, kommt die lokale Ausräumung in Betracht. Insbesondere bei dem hier häufigen Chondromyxoidfibrom muß die Kürettage sehr sorgfältig erfolgen, da jenseits der Sklerosezone Tumorinseln vorhanden sein können (SALZER u. SALZER-KUNTSCHIK 1965, SCHAJOWICZ u. GALLARDO 1971, RAHIMI u. Mitarb. 1972, BECKER 1974, GHERLINZONI u. Mitarb. 1983). RALPH (1962) rät bei diesen Tumoren sogar zu „radikaler Resek-

9.40　Knochentumoren

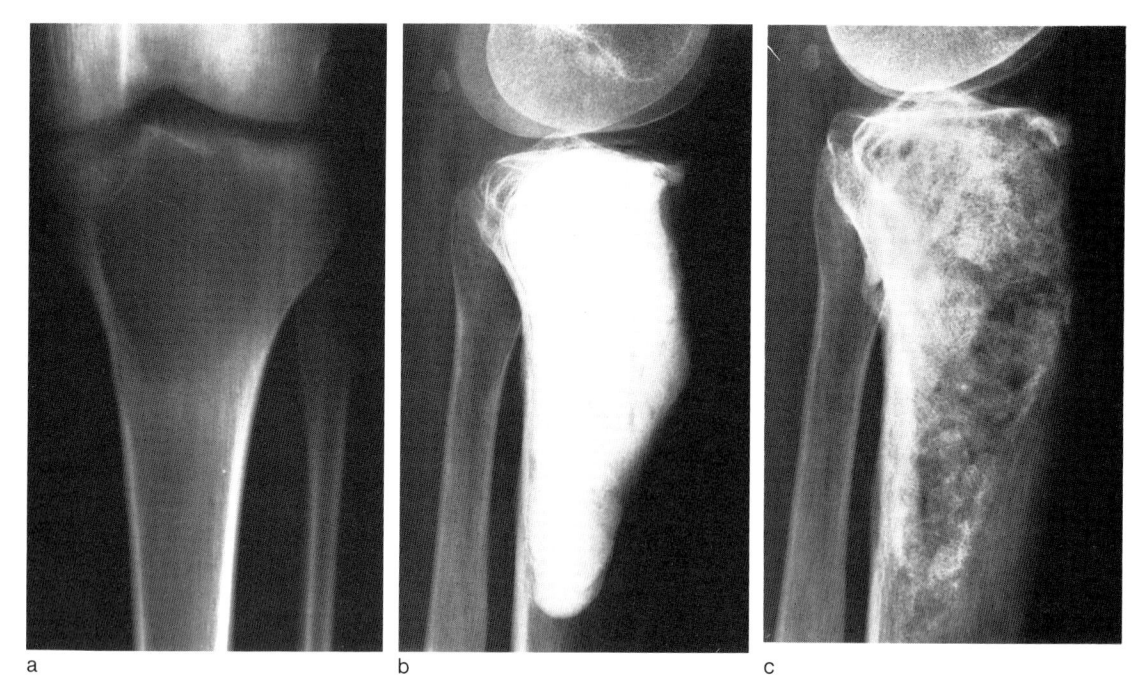

Abb. 27 a–c　a) Rezidivierender Riesenzelltumor des Schienbeinkopfes. Epi- und Metaphyse sind weitgehend zerstört. b) Die temporäre Palacosplombe gestattet, den Erfolg der Rezidivoperation zu überprüfen und dann eine Spongiosaauffüllung durchzuführen. c) 16 Monate Spongiosaauffüllung

tion", die aber nicht in dem Sinne, wie sie hier gebraucht wurde, zu verstehen ist. Beziehen sich die Zerstörungen des Tumors allerdings auf das Gelenk, was z. B. beim Chondroblastom beobachtet werden kann (SUNDARAM 1966), so wird man u. U. sogar eine Arthrodese nach Resektion durchführen müssen.

Ist der Gelenkknorpel nach gründlicher Ausräumung erhalten, so kann entweder eine Spongiosaplastik erfolgen oder der Hohlraum mit einer temporären Zementplombe aufgefüllt werden. In diesem Fall wird die endgültige Versorgung in zweiter Sitzung angestrebt (Abb. 27). Die Verwendung des Fibrinklebers hat bei der Wiener Gruppe zu einer Renaissance des Kieler Knochenspans geführt, der offenbar durch die Vermittlung des Fibringerüstes zum Umbau gebracht werden kann. Diese Möglichkeit entlastet die Spongiosabank, und insbesondere kann die Entnahme von autologer Spongiosa vermindert oder vermieden werden. Die Verwendung des Fibrinklebers in größeren Mengen stößt allerdings auch auf ökonomische Schwierigkeiten. Bei dem intraossären Ganglion ist nach SCHAJOWICZ u. Mitarb. (1979b) die Kürettage ausreichend. Für das Osteoidosteom genügt die Entfernung des Nidus. Die umgebende Randsklerose verleiht der Tibia so viel Extrastärke, daß keine stabilisierenden Maßnahmen erforderlich sind. Beim periostalen Hämangiom (LOXLEY u. Mitarb. 1972, SUGIURA 1975) entstehen ähnliche röntgenologische Bilder infolge einer mächtigen Sklerosierung des periostalen Bereiches. Hier muß die z. T. tumorbedingte, z. T. reaktive Sklerose entfernt werden (SCHAJOWICZ u. Mitarb. 1979a).

ARATA u. Mitarb. (1981) berichten aus der Mayo-Klinik über die Frakturgefahr beim nichtossifizierenden Fibrom und kommen zu der Feststellung, daß bei einer Längenausdehnung von mehr als 33 mm und einer Beanspruchung von mehr als 50% der Knochendicke eine Spontanfraktur droht (Abb. 28). Dies erfolgt in etwa der Hälfte der Fälle an der distalen Tibia. Ist eine Fraktur eingetreten, so empfehlen diese Autoren, zunächst die Fraktur ausheilen zu lassen und anschließend, insbesondere wenn die oben zitierten Maße überschritten sind, eine Spongiosaplastik durchzuführen. Läßt sich eine stabile Frakturheilung nicht gewährleisten, so wird die sofortige Spongiosaplastik mit interner Fixation empfohlen.

Fibula

Statistik

Nach den statistischen Angaben sind etwa ¼ der Fibulatumoren Osteosarkome; etwa ⅕ sind Ewing-Sarkome, wobei allerdings bei den Japanern das Ewing-Sarkom in dieser Lokalisation keine Rolle zu spielen scheint (Tab. 10). Nicht unwichtig ist auch der Riesenzelltumor mit etwa 10%, wobei uns diese Häufigkeitsangabe eher relativ niedrig erscheint. Die statistischen Angaben sind wieder in der gleichen Art zusammengestellt wie bei den übrigen Lokalisationen.

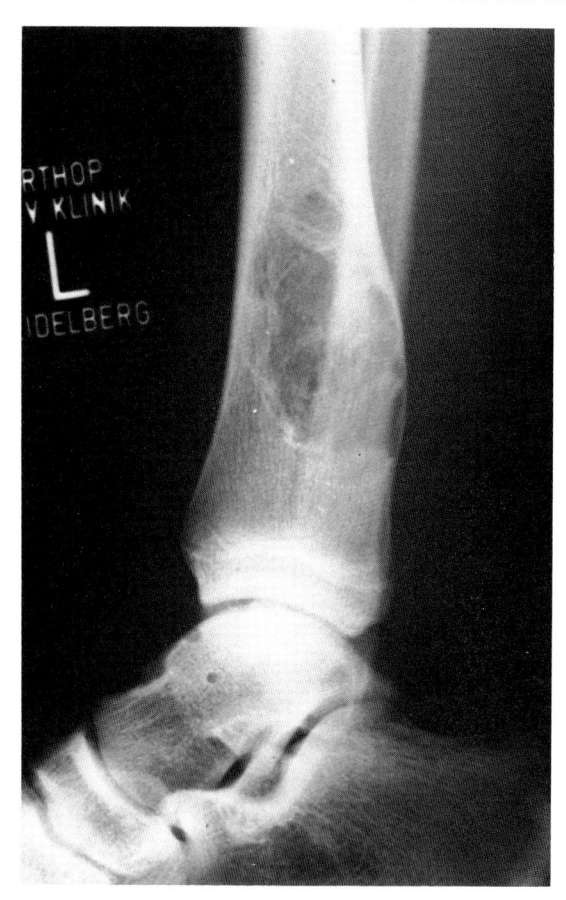

Abb. 28 Nichtossifizierendes Fibrom der Tibia. Bei einer Ausdehnung von mehr als 50% des Schaftdurchmessers und über 33 mm Längsausdehnung besteht die Gefahr der Spontanfraktur

Tabelle 10 Die häufigsten Tumoren im Bereich der Fibula (nach Angaben von: 1. *Dominok* und *Knoch* 1977, 2. *Dahlin* 1978, 3. Japanisches Knochentumorregister 1970)

	1.		2.		3.	
	n	%	n	%	n	%
Osteosarkom	127	24	30	31	30	11
Ewing-Sarkom	93	18	20	20	2	1
Osteochondrom	61	12	24	24	70	26
Riesenzelltumor	60	12	7	7	37	14
nichtossifizierendes Fibrom	26	5	–	–	22	8
aneurysmatische Knochenzyste	26	5	–	–	5	2
Osteoidosteom	22	4	2	1	5	2
solitäre Zyste	19	4	–	–	24	9
Chondromyxoidfibrom	15	3	–	–	1	–
Chondrosarkom	13	2	4	4	2	1
Fibrosarkom	10	2	2	1	13	5

Tabelle 11 Relative Häufigkeit, mit der bei gegebener Diagnose die Fibula betroffen wird (nach Angaben von: 1. *Dominok* u. *Knoch* 1977, 2. *Dahlin* 1978, 3. Japanisches Knochentumorregister 1970)

	1.		2.		3.	
	%	n	%	n	%	n
Liposarkom	14	4	–	–	–	–
Lipom	13	4	–	–	–	–
Ewing-Sarkom	8	93	7	20	2	2
nichtossifizierendes Fibrom	8	26	–	–	7	22
Chondromyxoidfibrom	7	15	–	–	3	1
aneurysmatische Knochenzyste	6	26	–	–	12	5
Neurinom	5	1	–	–	–	–
solitäre Zyste	4	19	–	–	4	30
benigner Riesenzelltumor	4	60	3	7	8	37
Osteosarkom	4	127	3	30	4	30
Osteochondrom	4	61	5	24	6	70
Osteoidosteom	3	22	–	–	6	5

Bei Betrachtung der relativen Häufigkeit bei vorgegebener Diagnose (Tab. 11) fällt die Bevorzugung der Fibula durch lipomatöse Geschwülste, allerdings bei sehr kleiner Fallzahl, auf. Bei den übrigen Diagnosen ist ein Tumor der Fibula ein eher zufälliges Ereignis.

Spezielle Operationsverfahren

A. Radikale Eingriffe

Ablative Eingriffe

Die *Amputation* der Gliedmaße wegen eines Tumors der Fibula kann bei großer Ausdehnung und Übergreifen auf funktionswichtige Weichteile oder die Tibia erforderlich werden. Das gilt insbesondere für die metaphysären Regionen mit ihren engen Lagebeziehungen zu Nachbarknochen und distal auch zum Gelenk. PRITCHARD u. Mitarb. (1975) und LEWIS u. Mitarb. (1977) empfehlen die Amputation auch beim Ewing-Sarkom der Fibula, einer Lokalisation, die sich aber auch gut für die Resektion anbietet. Ist die Amputation erforderlich, so gelten die gleichen Gesichtspunkte wie bei der Tibia, auch hinsichtlich der Entscheidung der Amputationshöhe (proximaler Unterschenkel, Kniegelenkexartikulation oder distaler Oberschenkel).

Resektion

In der Mehrzahl der Fälle läßt sich bei Fibulatumoren eine Resektion durchführen. Bei malignen Tumoren darf hierbei natürlich keine Rücksicht auf den N. fibularis genommen werden; bei proximaler Lage muß evtl. auch noch der laterale Bezirk der Tibia mit reseziert werden (Abb. 29). Beim gutartigen Riesenzelltumor kann allerdings unter sorgfältiger Präparation der Nerv erhalten

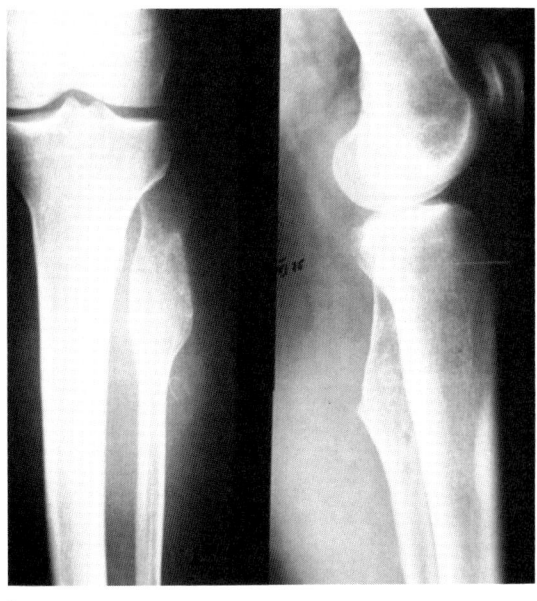

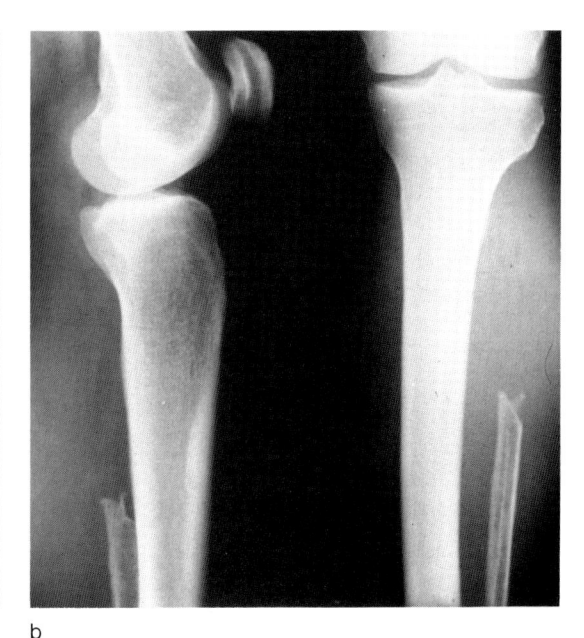

a b
Abb. 29 a u. b   Chondrosarkom proximale Fibula. Die Resektion darf auf den N. fibularis keine Rücksicht nehmen

werden (Abb. 30). Beim Ewing-Sarkom wird im Rahmen der CESS-81-Studie nach anfänglicher Chemotherapie für die Fibula die Resektion empfohlen mit nachfolgender Fortsetzung der Chemotherapie. Je nach Radikalität der Resektion muß evtl. noch das Tumorbett vor Wiederaufnahme der Chemotherapie bestrahlt werden. Es muß allerdings für diesen marginalen Bereich dann nicht mehr die volle Tumordosis appliziert werden, so daß der Strahlenschaden kleiner gehalten werden kann. Ohne diese zusätzliche Therapie, insbesondere die Chemotherapie, muß eine Teilresektion des tumortragenden Knochens bei medullogenen Tumoren als unradikal angesehen werden. Ob dieses Therapiekonzept, insbesondere die Verminderung der Strahlendosis und extremitätenerhaltende Maßnahmen, sich bewährt, muß nach den Ergebnissen des CESS-81-Protokolles bezweifelt werden, wogegen BACCI u. Mitarb. (1978) bei konsequenter Anwendung von Strahlen- und Chemotherapie bei Resektionsbehandlung kein lokales Rezidiv sahen. Die ^{137}Cs-Bestrahlung mit 45-50 Gy erstreckte sich auf den gesamten betroffenen Knochen und die benachbarten Weichteile.

Wir haben bei Resektionen im Schaftbereich den Außenknöchel ohne Verschraubung mit der Tibia belassen, um die Bewegung der Fibula gegenüber der Tibia beim Abrollen nicht einzuschränken. ARATA u. Mitarb. (1981) vermeiden nach Möglichkeit die Resektion des distalen Viertels der Fibula, da es sonst nach Jahren zu degenerativen Gelenkerkrankungen kommt.

Nach der Resektion des Außenknöchels hat CARRELL (1938) das Fibulaköpfchen als Transplantat eingesetzt und dabei offenbar ein gutes Resultat erzielt. Diese Methode wurde auch von PERSSON u. RYDHOLM (1979) aufgegriffen. Dabei wird die Stabilität des Sprunggelenks über das Deltaband und den Kapsel-Band-Apparat erhalten. Insofern unterscheidet sich die subperiostale Resektion der distalen Fibula erheblich von den posttraumatischen Zuständen, bei denen meistens eine Weichteilverletzung vorliegt. Nach 8 Wochen Gipsbehandlung konnte ohne Rekonstruktion des Bandapparates ein stabiles Gelenk vorgefunden werden. Bei der Resektion des Fibulaköpfchens wurden auch am Kniegelenk der Bandapparat und der Bizeps nicht verlagert, sondern durch subperiostale Resektion an Ort und Stelle belassen. Diese Beschreibung deutet darauf hin, daß der Methode Grenzen gesetzt sind durch die Ansprüche der onkologischen Radikalität, die eine subperiostale Resektion nur in großer Entfernung vom Tumor gestattet. Bei schmerzhaften Arthrosen kann die Arthrodese im oberen Sprunggelenk später nachgeholt werden.

B. Unradikale Eingriffe

SHOJI u. Mitarb. (1970) betonen, daß die Bandführung für das Sprunggelenk wichtiger sei als die knöcherne Führung, und haben nach subperiostaler Resektion des Malleolus lateralis unter Schonung der Bänder bei zwei aneurysmatischen Knochenzysten eine ausreichende Bandführung erhalten können. Die subperiostale Resektion der proximalen Fibula führt insbesondere bei Kin-

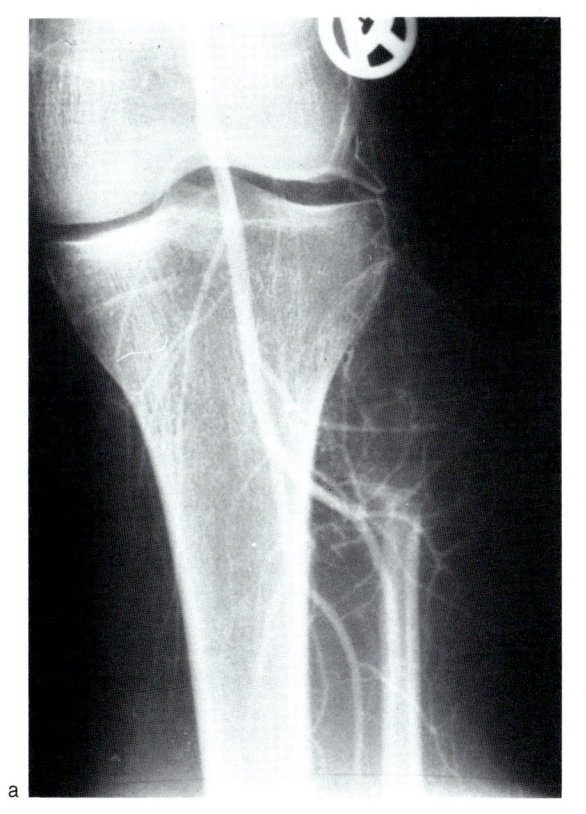

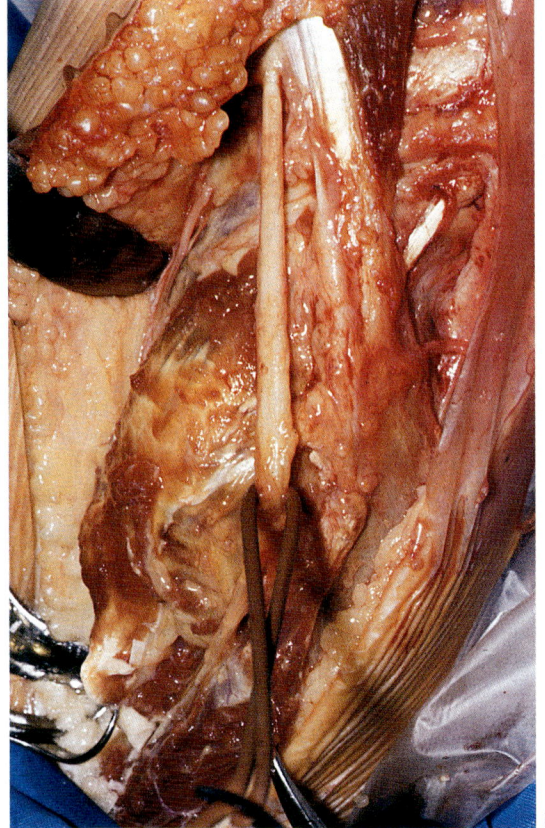

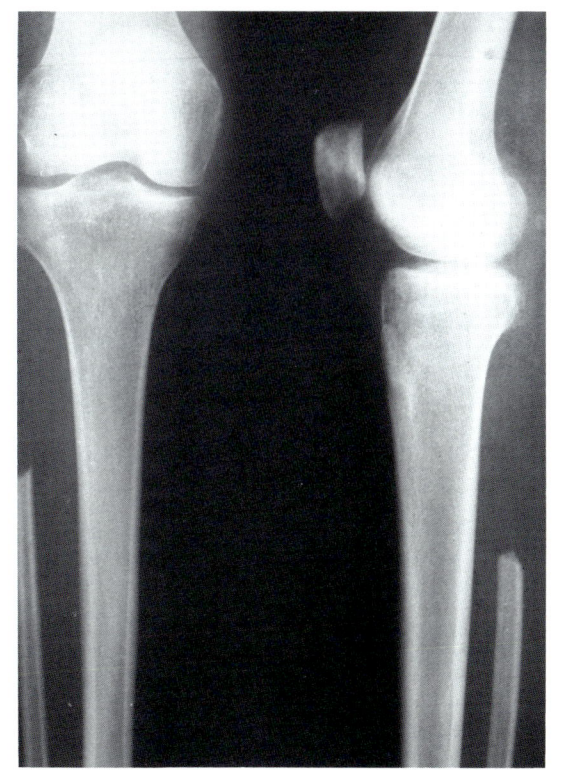

Knochentumoren des Unterschenkels und der Patella 9.43

Abb. 30 a–d a) Riesenzelltumor proximale Fibula. b) Unter sorgfältiger Präparationstechnik kann der N. fibularis auch ohne Eröffnung des Tumors meistens freipräpariert werden. c) Ausmaß der knöchernen Resektion.

dern, wie es ATLAS (1979) für den Fall eines Osteoblastomes berichtete, innerhalb 1 Jahres zu einer spontanen Überbrückung des Defektes. Auch nach Kürettage muß im Bereich der Fibula der Defekt nicht unbedingt aufgefüllt werden. Die Kürettage ist ausreichend zur Behandlung von intraossären Ganglien (SCHAJOWICZ u. Mitarb. 1979). Das erforderliche Ausmaß der Kürettage richtet sich nach der Art des Tumors. Die Wahrscheinlichkeit für einen derartigen Eingriff ist gering.

Knochentumoren des Fußes

Tarsus und Metatarsus

Statistik

Bei den relativ kleinen Zahlen von Tumoren im Bereich des Fußes waren die Zahlenangaben aus den drei für die statistischen Aussagen herangezogenen Werken zu zerstreut, um eine getrennte Aussage für Rückfuß und Mittelfuß sinnvoll zu machen. Auf die Monographie von OCHSNER (1984), die erst nach Redaktionsschluß erschien, sei besonders hingewiesen. Es wurden deshalb für die statistische Übersicht Rückfuß und Mittelfuß zusammengenommen. Bei DAHLIN (1978) ist ohnehin eine Trennung nicht ersichtlich. Unterschiede zwischen Rückfuß und Mittelfuß sind dennoch zu erkennen. Am Rückfuß ist besonders die solitäre Zyste lokalisiert, wobei fließende Übergänge zum pseudozystischen Dreieck bestehen (COTTA u. BECKER 1979). Im spongiösen Knochen der Tarsalia kommt auch das Ewing-Sarkom (COHEN u. Mitarb. 1953, PANDEY 1970, WEISSMAN 1966, WIENTROUB 1979) häufiger vor als in den Metartasalia (bei DOMINOK u. KNOCH (1977) im Verhältnis 19:9), wobei Fehldiagnosen vor allem als aseptische Nekrosen möglich sind. Das Osteosarkom dagegen ist im Bereich des Mittelfußes (24:10) häufiger. Die Tab. 12 u. 13 stellen die Summe aus Mittel- und Rückfuß zusammen.

Bei Betrachtung der Wahrscheinlichkeit, mit der bei gegebener Diagnose ein Tumor die Knochen von Rückfuß und Mittelfuß befällt, treten insbesondere das Chondromyxoidfibrom, das Osteoblastom und das desmoplastische Fibrom hervor.

Spezielle Operationsverfahren

A. Radikale Eingriffe

Ablative Eingriffe

Hochmaligne Tumoren zerstören durch ihre parossale Ausbreitung rasch so ausgedehnte Areale, daß eine Amputation erforderlich wird. Dabei dürfte nur in Ausnahmefällen bei Tumoren des Mittelfußes ein Chopart-Stumpf gebildet werden können, dessen Funktion wesentlich davon abhängt, ob mit der Sehne des Tibialis anterior, die am Talus zu vernähen ist, eine gute Funktion unter Vermeidung der Spitzfußstellung des Kalkaneus erreicht werden kann. KRISTEN u. Mitarb. (1975) haben einen Pirogoff-Stumpf vorgestellt mit ungewöhnlicher Hautdeckung von der medialen Seite des Fußes bei lateral liegendem Tumor. Die ausgiebigste Entfernung von knöchernem Gewebe ergibt sich bei der Syme-Amputation, die bei Mittelfußtumoren versucht werden kann, wenn ausreichend Haut streckseitig in sicherem Abstand vom Tumor zur Verfügung steht. In allen anderen zweifelhaften Fällen, die eine Indikation zur Amputation bedingen, ist die Unterschenkelamputation vorzuziehen (Abb. 31). Bei malignem fibrösem Histiozytom (1 Fall im

Tabelle 12 Die häufigsten Diagnosen im Bereich von Rückfuß und Mittelfuß (nach Angaben von: 1. *Dominok* u. *Knoch* 1977, 2. *Dahlin* 1978, 3. Japanisches Knochentumorregister 1970)

	1.		2.		3.	
	n	%	n	%	n	%
Osteochondrom	78	21	4	10	55	28
Osteoidosteom	49	13	6	15	–	–
Osteosarkom	34	9	8	20	–	–
Chondromyxoid-fibrom	29	8	1	–	–	–
Riesenzelltumor	29	8	3	7	4	2
Ewing-Sarkom	28	8	9	22	–	–
solitäre Zyste	25	7	–	–	103	53
aneurysmatische Zyste	25	6	–	–	–	–
Chondrosarkom	15	4	–	–	3	2
Osteoblastom	14	4	–	–	–	–
Chondrom	13	4	–	–	13	7

Tabelle 13 Relative Häufigkeit der Knochentumoren bei gegebener Diagnose im Bereich von Rückfuß und Mittelfuß (nach Angaben von: 1. *Dominok* u. *Knoch* 1977, 2. *Dahlin* 1978, 3. Japanisches Knochentumorregister 1970)

	1.		2.		3.	
	%	n	%	n	%	n
Chondromyxoid-fibrom	14	29	3	1	–	–
Osteoblastom	11	14	2	1	–	–
Osteoidosteom	7	49	4	6	5	1
desmoplastisches Fibrom	7	3	25	1	–	–
aneurysmatische Knochenzyste	6	24	–	–	–	–
intraossäres Ganglion	6	4	–	–	–	–
Osteochondrom	5	78	1	4	4	55
solitäre Zyste	5	25	–	–	17	103
Chondrom	2	13	–	–	3	13

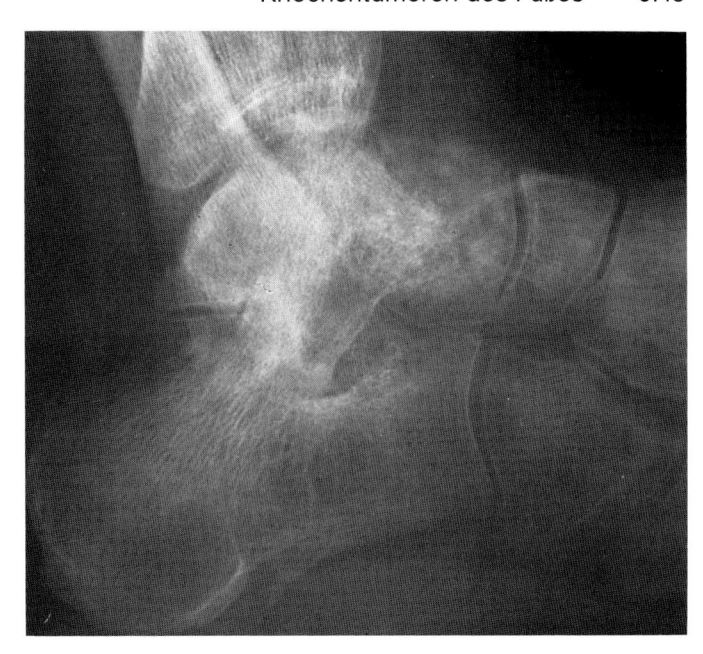

Abb. 31 Chondrosarkom des Talus. Die enge Lagebeziehung zum Sprunggelenk erfordert hier eine Unterschenkelamputation

Talus bei OBERTHALER u. MIKUZ [1980] und 1 eigener im Kalkaneus) waren die Verläufe durch proximal gelegene Weichteilmetastasen geprägt. Beim Fibrosarkom der Fußwurzelknochen wurden auffallend lange prätherapeutische Verläufe beobachtet mit Metastasierung trotz Unterschenkelamputation (OCHSNER u. CSERHATI 1978).

Resektion

Bei weniger malignen Tumoren kann die Resektion versucht werden, wenn dies mit der Funktion vereinbar ist. WILSON u. LANCE (1965) beschrieben eine Astragalektomie bei Taluschondrosarkom mit späterer Ankylose und guter Funktion. Die Resektion ist einfacher und funktionell leichter zu tolerieren bei Mittelfußknochen. STENER (1970) hat den ersten Mittelfußknochen reseziert und die geplante Rekonstruktion wegen überraschend guter Funktion nicht durchgeführt. DÖHLER u. Mitarb. (1979) haben den I. Strahl zur Gänze und das II. Metatarsale mit den jeweiligen Mittelfußpartien unter Belassung der Phalanx II bei einem Chondrosarkom des I. Metatarsale reseziert und damit eine günstige Funktion erreichen können.
Resektionen von Mittelfußknochen mit Rekonstruktion wurden auch von WILSON u. LANCE (1965) und SMITHUIS (1965) beschrieben. BACCI u. Mitarb. (1978) haben beim Ewing-Sarkom von Mittelfußstrahlen ebenfalls reseziert und mit Chemo- und Strahlentherapie keine Rezidive erlebt.

B. Unradikale Eingriffe

Die meisten gutartigen Knochentumoren und tumorähnlichen Läsionen des Fußes können ausgeräumt und aufgefüllt werden. Beim Chondroblastom des Talus wurde von BRECK u. EMMET (1956) die Astragalektomie durchgeführt, wohingegen MOORE u. Mitarb. (1977) die Kürettage mit Spanauffüllung für ausreichend erachten. Bei der relativen Häufung der Chondromyxoidfibrome in dieser Region sei jedoch nochmals darauf hingewiesen, daß bei diesem Tumor jenseits der Sklerosezone noch Tumorinseln vorhanden sein können und die Auffräsung daher weit in die gesunde Spongiosa hinein getrieben werden muß (RAHIMI u. Mitarb. 1972), wenn Rezidive vermieden werden sollen. Wir haben an der Hand 1 Fall gesehen, bei dem ein Chondromyxoidfibrom auch die benachbarten Mittelhandknochen per continuitatem erreichte und zerstörte und deshalb für ein Chondrosarkom gehalten wurde (COTTA u. BECKER 1979). Bei diesem Tumor scheint das den benachbarten Handwurzelknochen fehlende Periost sonst eine Schranke zu bilden. Ein Riesenzelltumor kann ausgeräumt und mit Spongiosa aufgefüllt werden (Abb. 32). Nach der Abtragung eines riesigen Osteochondromes am II. Mittelfußstrahl resultierte bei uns eine Pseudarthrose, die funktionell jedoch zu keinerlei Beschwerden führte und dementsprechend auch keine rekonstruktive Maßnahme erforderte. SPRANGER u. Mitarb. (1974) empfehlen bei Zysten des Kalkaneus wegen der dabei drohenden Einbruchgefahr, diese auszuräumen. SMITH u. SMITH (1974) sind der Ansicht, daß bei Schmerzlosigkeit eine Operation nicht erforderlich ist, daß allerdings die Operation, wenn sie durchgeführt wird, jeweils zur Heilung führt. DÖHLER u. HARMS (1981) arbeiten die Differentialdiagnose zwischen dem Lipom des Fersenbeines und der solitären Knochenzyste heraus. Wegen der Unsi-

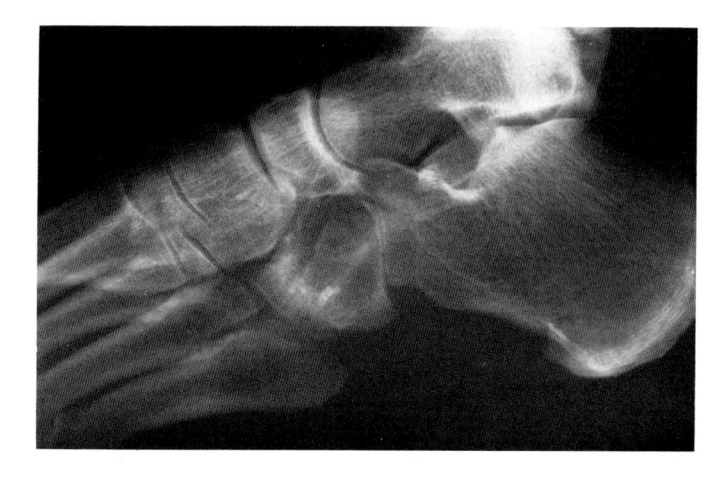

Abb. 32 Riesenzelltumor des Kuboids. Ausheilung nach Kürettage und Spongiosaauffüllung

cherheit der Diagnose empfehlen sie bei derartigen zystischen Veränderungen des Fersenbeines in jedem Falle die Ausräumung, wobei die Radikalität von untergeordneter Bedeutung zu sein scheint. Solitäre Zysten des Talus sind seltener als solche des Kalkaneus (OGDEN u. GRISWOLD 1972, PAABY 1973). Differentialdiagnostisch muß an ein Sarkom gedacht werden (CHEN 1975).

Phalangen

Statistik

Unter den insgesamt nur 223 bei DOMINOK u. KNOCH (1977) aufgeführten Tumoren an den Phalangen sind allein 139 (60%) Osteochondrome; beim Japanischen Knochentumorregister sind es 30%, wohingegen bei DAHLIN mit insgesamt nur 26 Tumoren dieser Region das Osteochondrom kaum eine Rolle spielt (Tab. 14).

Sofern es sich nicht um subunguale Exostosen handelt, sind diese Osteochondrome meistens klein und klinisch nicht relevant. Relativ häufig ist auch das Chondrom an den Phalangen, jedoch bei weitem nicht so häufig wie an der Hand.

Tabelle 14 Die häufigsten Tumoren im Bereich der Zehenphalangen (nach Angaben von: 1. *Dominok* u. *Knoch* 1977, 2. *Dahlin* 1978, 3. Japanisches Knochentumorregister 1970)

	1.		2.		3.	
	n	%	n	%	n	%
Osteochondrom	139	60	1	4	21	30
Chondrom	53	23	9	35	38	54
Osteoidosteom	14	6	2	8	–	–
Chondromyxoidfibrom	10	4	6	23	3	4
Ewing-Sarkom	7	3	7	27	–	–
Chondrosarkom	3	1	–	–	–	–
Osteoblastom	2	1	–	–	–	–
Osteosarkom	2	1	–	–	–	–

An bösartigen Tumoren sind einige wenige Ewing-Sarkome und Osteosarkome beschrieben worden.

Spezielle Operationsverfahren

A. Radikale Eingriffe

Bei bösartigen Tumoren der Fußphalangen ist wegen der sehr engen Verhältnisse die Gefahr der lokalen Ausbreitung groß. Über die Mm. interossei ist das Kompartiment bis einschließlich Metatarsalia in hohem Maße gefährdet. Wir haben persönlich keine malignen Tumoren an den Fußphalangen gesehen, würden jedoch als minimale Operation die Resektion des Strahles, einschließlich Metatarsale, evtl. auch des benachbarten empfehlen. Je nach Ausdehnung können somit auch größere Amputationen etwa im Lisfranc- oder Chopart-Gelenk in Frage kommen, die nach der eigenen Erfahrung wie auch nach CHRISTIE u. Mitarb. (1980) der Amputation nach Syme funktionell deutlich überlegen sind.

Bei niedergradig malignen Tumoren dürfte die Amputation der betroffenen Phalanx im Sinne der Exartikulation ausreichen. Gelegentlich bietet sich die Amputation als einfachste Maßnahme, zumindest an den kleinen Zehen, auch für gutartige Tumoren oder tumorähnliche Erkrankungen an, wie z. B. die Amputation einer V. Zehe wegen eines Chondroblastoms bei einer 82jährigen Patientin (ROSS u. DAWSON 1975).

Die *Resektion* im Sinne der onkologisch radikalen Maßnahme – d.h. so wie wir sie hier angesprochen haben – ist im Bereich der Phalangen nicht indiziert. Wir haben bereits oben darauf hingewiesen, daß für hochmaligne Tumoren die Amputation unter Mitnahme des Strahles erforderlich ist. Bei niedergradig malignen Tumoren ist die Amputation im Sinne der Exartikulation zu empfehlen (s. oben).

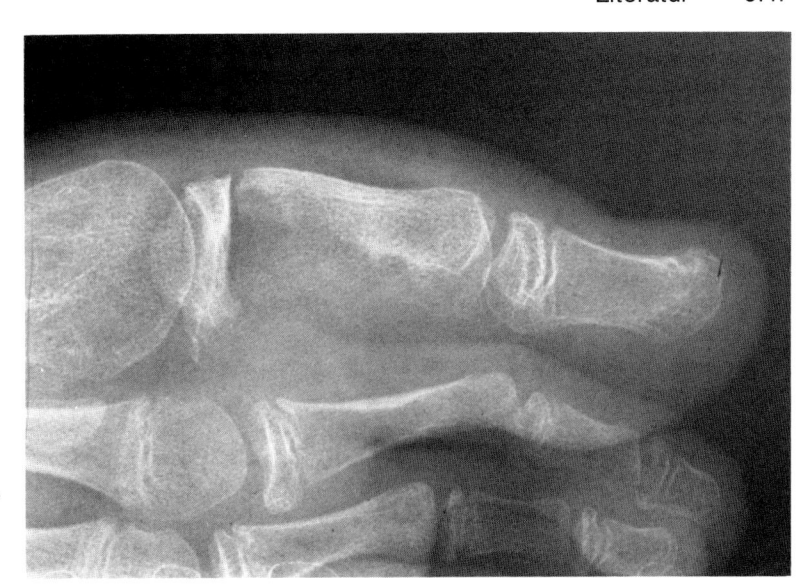

Abb. 33 Chondromyxoidfibrom Grundphalanx I. Die Kortikalis kann vollständig zerstört sein. Zum Markraum zu finden sich ausgebuchtete Spongiosaverdichtungen

B. Unradikale Eingriffe

Kürettage und Auffüllung kommen insbesondere für das Chondromyxoidfibrom und das Chondrom in Frage. Beide müssen gründlich kürettiert werden, ohne Versprengung von Tumoranteilen in die Weichteile. Die mehrfach angesprochenen Tumorinseln jenseits der Sklerosezone beim Chondromyxoidfibrom verlangen ein Ausfräsen, bis nur noch gesunde Spongiosa vorhanden ist. Wir haben selbst (BECKER 1974) über einen derartigen Fall berichtet, der schließlich nach zweimaligem Rezidiv zur Ausheilung gelangte (Abb. 33). Wenn bei derartig gründlichen Kürettagen die Kontinuität des Knochens verlorengeht, dann sollte an der Grundphalanx des I. Strahles mit einem über einem dicken Kirschner-Draht fixierten, kortikospongiösen Span der Defekt aufgefüllt werden. HILL u. Mitarb. (1978) berichteten über Myxome, von denen etliche in den Phalangen der Zehen lokalisiert waren. Als ausreichende Entfernung bezeichneten sie die Kürettage oder an den kleinen Gliedmaßen auch die Amputation. Auch das periostale Chondrom, welches in dieser Region gelegentlich gesehen wird, verlangt eine sehr gründliche Revision, da von verbleibenden Resten in der meist schüsselförmigen Eindellung Rezidive ausgehen. Osteochondrome können sehr funktionsstörend wirken, und insbesondere die subungualen Exostosen verunstalten den Nagel und können auch außerordentlich schmerzhaft sein. Bei diesen handelt es sich um eine von den Osteochondromen zu unterscheidende Krankheit. LANDON u. Mitarb. beschreiben 1979 aus der Mayo-Klinik 44 Fälle mit subungualen Exostosen, die zwischen 1910 und 1975 behandelt wurden. Sie seien nie maligne geworden, obwohl z. T. histologisch etwas unruhig. Die Exzision genügt nach diesen Autoren als Therapie. Sie geben an, daß die von LAPIDUS (1933) empfohlene Nagelentfernung mit Amputation der Endphalanxhälfte einen radikaleren Eingriff darstelle als notwendig.

Literatur

Agerholm, J. C., J. W. Goodfellow: Simple cysts of the humerus treated by radical excision. J. Bone Jt Surg. 47 B (1965) 714–717

Ahuja, S. C., A. B. Villacin, J. Smith, P. G. Bullough, A. G. Huvos, R. C. Marcove: Juxtacortical (parosteal) osteogenic sarcoma. J. Bone Jt Surg. 59 A (1977) 632–647

Allen, W. C., K. G. Heiple, A. H. Burstein: A fluted femoral intramedullary rod. Biomechanical analysis and preliminary clinical results. J. Bone Jt Surg. 60 A (1978) 506–515

Allgöwer, M.: Operative treatment of bone tumors. In Chapchal, G.: Operative Treatment of Bone Tumors. Thieme, Stuttgart 1970

Andersson, G. B. J., A. Gaechter, J. O. Galante, W. Rostoker: Segmental replacement of long bones in baboons using a fiber titanium implant. J. Bone Jt Surg. 60 A (1978) 31–40

Arata, M. A., H. A. Peterson, D. C. Dahlin: Pathological fractures through non ossifying fibromas. Review of the Mayo-Clinic experience. J. Bone Jt Surg. 63 A (1981) 980–988

Arbes, H., P. Bösch, F. Lintner, M. Salzer: First clinical experience with heterologous cancellous bone grafting combined with the fibrin adhesive system (F. A. S.). Arch. orthop. traumat. Surg. 98 (1981) 183–188

Arcq, M.: Knochentumoren: Diagnostik, Klinik und Therapie. Therapiewoche 26 (1976) 6275–6294

Aston, J. N.: A case of „massive osteolysis" of the femur. J. Bone Jt Surg. 40 B (1958) 514–518

Atlas, S.: Benign osteoblastoma of the fibula. Case report. Arch. orthop. traumat. Surg. 94 (1979) 213–218

Bacci, G., M. Campanacci, P. A. Pagani: Adjuvant chemotherapy in the treatment of clinically localized Ewing's sarcoma. J. Bone Jt Surg. 60 B (1978) 567–574

Bailey, R. M., H. I. Dubow: Studies of longitudinal bone growth resulting in an extensible nail. Surg. Forum 14 (1963) 455–458

Barnes, R., M. Catto: Chondrosarcoma of bone. J. Bone Jt Surg. 48 B (1966) 729–764

Batory, J.: Beitrag zur Klinik, Pathologie und Therapie des ossifizierenden Fibromes in langen Röhrenknochen. Z. Orthop. 119 (1981) 475–480

Baumgartner, R.: Beinamputationen und Prothesenversorgung bei arteriellen Durchblutungsstörungen. Bücherei des Orthopäden 11. Enke, Stuttgart 1973

Beck, H.: Erfahrungen mit der Hemipelvektomie bei malignen Tumoren. Münch. med. Wschr. 109 (1967) 126

Becker, W.: Das Wachstum bei jugendlichen Knochenzysten ohne und mit operativer Behandlung. Orthop. Prax. 10 (1974a) 593–595

Becker, W.: Chondromyxoidfibrom des Knochens. Z. Orthop. 112 (1974) 333–336

Becker, W., J. Dreyer, P. Georgi: Die Problematik des atypisch lokalisierten Chondroms. Arch. orthop. Unfall-Chir. 73 (1972) 25–32

Becker, W.: Analyse der eigenen Ergebnisse in Hinsicht auf Lokalrezidive. Z. Orthop. 122 (1984) 610

Beffa, X., W. Dick, E. Morscher: Knochenzysten des Hüftpfannendaches. Arch. orthop. traumat. Surg. 91 (1978) 259–265

Bell, R. S., A. R. Harwood, S. B. Goodman, V. L. Fornasier: Supervoltage radiotherapy in the treatment of difficult giant cell tumors of bone. Clin. Orthop. 174 (1983) 208–216

Bessler, W.: Das Beckenchondrom und Chondrosarkom. Virchows Arch. path. Anat. 323 (1953) 72–92

Bessler, W., B. Egloff: Entdifferenzierte Chondrosarkome. Arch. orthop. traumat. Surg. 94 (1979) 99–104

Biesecker, J. L., R. C. Marcove, A. G. Huvos, V. Miké: Aneurysmal bone cysts. A clinicopathologic study of 66 cases. Cancer 26 (1970) 615–625

Blauth, W.: Kontinuitätsresektion von Röhrenknochen und plastische Überbrückung von Knochendefekten. Arch. orthop. Unfall-Chir. 71 (1971) 324–328

Blauth, W., H. Meves: Behandlungsprobleme bei der „aggressiven" Form der fibrösen Dysplasie. Z. Orthop. 112 (1974) 230–235

Blauth, W., E. Schuchardt: Resektionsarthrodesen in der Behandlung kniegelenknaher Knochentumoren. Z. Orthop. 114 (1976) 931–935

Blauth, W., O. v. Törne: Die Fibula-pro-Tibia-Fusion (Hahn-Brandes-Plastik) in der Behandlung von Knochendefekten der Tibia. Z. Orthop. 108 (1978) 20–26

Borggreve, J.: Kniegelenksersatz durch das in der Beinlängsachse um 180° gedrehte Fußgelenk. Z. Orthop. 28 (1930) 175–178

Bösch, P., F. Braun, H. P. Spängler: Die Technik der Fibrin-Spongiosaplastik. Arch. orthop. Unfall-Chir. 90 (1977) 63–75

Bösch, P., F. Lintner, H. Arbes, G. Brand: Experimental investigations of the effect of the fibrin adhesive on the Kiel heterologous bone graft. Arch. orthop. traumat. Surg. 96 (1980) 177–185

Boytchev, B.: Operative treatment of malignant paraarticular bone tumors. In Chapchal, G.: Operative Treatment of Bone Tumors. Thieme, Stuttgart 1970

Braidwood, A. S., A. McDougall: Adamantinoma of the tibia. Report of two cases. J. Bone Jt Surg. 56 B (1974) 735–738

Breck, L. W., E. Emmet: Chondroblastoma of the talus: A case report. Clin. Orthop. 7 (1956) 132–135

Broström, L. Å, M. A. Harris, M. A. Simon, D. R. Cooperman, U. Nilsonne: The effect of biopsy on survival of patients with osteosarcoma. J. Bone Jt Surg. 61 B (1979) 206–212

Buchman, J.: Total femur and knee joint replacement with a vitallium endoprosthesis. Bull. Hosp. Jt Dis. (N. Y.) 26 (1965) 21

Burchardt, H., F. P. Glowczewskie, W. F. Enneking: The effect of adriamycin and methotrexate on the repair of segmental cortical autografts in dogs. J. Bone Jt Surg. 65 A (1983) 103–108

Burri, C.: Eine modifizierte Tumorprothese zur Versorgung von Tumoren, Metastasen und pathologischen Frakturen am Schenkelhals und proximalen Femur. Akt. Traumatol. 6 (1976) 203

Burri, C., A. Rüter: Die chirurgische Behandlung von Knochenmetastasen. In Burri, C., M. Betzler: Aktuelle Probleme in Chirurgie und Orthopädie, Bd. V.: Knochentumoren. Huber, Bern 1977

Burri, C., L. Claes, H. Gerngroß, R. Mathys jr.: Total „internal" hemipelvectomy. Arch. orthop. traumat. Surg. 94 (1979) 219–226

Burrows, H. J., J. N. Nilson, J. T. Scales: Excision of tumours of humerus and femur, with restoration by internal prosthesis. J. Bone Jt Surg. 57 B (1975) 148–159

Caceres, E., Ch. D. Sherman jr.: Conservative hemipelvectomy (with partial resection of the innominate bone). In Pack, G. T., I. M. Ariel: Treatment of Cancer and Allied Diseases, vol. VIII.: Tumors of Soft Somatic Tissues and Bones, 2nd ed. Harper & Row, New York 1964

Campanacci, M.: Osteofibrous dysplasia of bones. A new clinical entity. Ital. J. Orthop. Traumatol. 2 (1976) 221–237

Campanacci, M., C. Cervellati: Cisti aneurysmatiche del bacino a sviluppo pseudosarcomatoso. Chir. Organi Mov. 60 (1972) 105–112

Campanacci, M., P. Costa: Total resection of distal femur or proximal tibia for bone tumors. Autogenous bone grafts and arthrodesis in twenty six cases. J. Bone Jt Surg. 61 B (1979) 455–463

Campanacci, M., M. Laus: Local recurrence after amputation for osteosarcoma. J. Bone Jt Surg. 62 B (1980) 201–207

Campanacci, M., M. Laus: Osteofibrous dysplasia of the tibia and fibula. J. Bone Jt Surg. 63 A (1981) 367–375

Campanacci, M., L. de Sessa, C. Trentani: Scaglietti's method for conservative treatment of simple bone cysts with local injections of methylprednisolone acetate. Ital. J. Orthop. Traumatol. 3 (1977) 27

Campanacci, M., G. Bacci, P. Pagani, A. Giunti: Multiple-drug chemotherapy for the primary treatment of osteosarcoma of the extremities. J. Bone Jt Surg. 62 B (1980) 93–101

Campbell, C. J., T. Hawk: A variant of fibrous dysplasia (osteofibrous dysplasia). J. Bone Jt Surg. 64 A (1982) 231–236

Carpenter, E. B.: Resection of the proximal third of the femur for chondrosarcoma in a child: Replacement with a metallic prosthesis. J. Bone Jt Surg. 61 A (1979) 628–630

Carrell, W. B.: Transplantation of the fibula in the same leg. J. Bone Jt Surg. 20 (1938) 627–634

Casuccio, C., P. L. Melanotte: Considerations on the operative treatment of epiphyseal and juxta-articular tumors. In Chapchal, G.: Operative Treatment of Bone Tumors. Thieme, Stuttgart 1970

Chan, R. C., W. W. Sutow, R. D. Lindberg, M. L. Samuels, J. A. Murray, D. A. Johnston: Management and results of localized Ewing's sarcoma. Cancer 43 (1979) 1001–1006

Chen, V., K. J. Lennartz: Sarkom im Talus unter dem röntgenologischen Bild einer „Zyste". Z. Orthop. 113 (1975) 1027–1031

Christie, J., C. B. Clowes, D. W. Lamb: Amputations through the middle part of the foot. J. Bone Jt Surg. 62 B (1980) 473–474

Clough, J. R., C. H. G. Price: Aneurysmal bone cysts. Review of twelve cases. J. Bone Jt Surg. 50 B (1968) 116–127

Cohen, J., K. A. Brown, D. C. Grice: Ewing's tumor of the talus (astragalus) simulating aseptic necrosis. J. Bone Jt Surg. 35 A (1953) 1008–1012

Cole, W. G., R. W. Klein, M. van Lith, R. Jarvis: Prosthetic programme after above-knee amputation in children with sarcomata. J. Bone Jt Surg. 64 B (1982) 586–589

Coleman, S. S.: Benign chondroblastoma with recurrent

soft tissue and intraarticular lesions. Report of a case. J. Bone Jt Surg. 48 A (1966) 1554–1560
Cotta, H., W. Becker: Schwierige diagnostische und therapeutische Situationen bei nicht malignen Knochentumoren und ähnlichen Erkrankungen. Z. Orthop. 117 (1979) 127–128
Czitrom, A. A., K. P. H. Pritzker: Simple bone cyst causing collapse of the articular surface of the femoral head and incongruity of the hip joint. J. Bone Jt Surg. 62 A (1980) 842–845
Dahlin, D. C.: Bone tumors. General Aspects and Data on 6221 Cases, 3rd ed. Thomas, Springfield Ill. 1978
Dahlin, D. C., M. B. Conventry: Osteogenic sarcoma. A study of sixhundred cases. J. Bone Jt Surg. 49 A (1967) 101–110
Dahlin, D. C., E. D. Henderson: Chondrosarcoma: A surgical and pathological problem. Review of 212 cases. J. Bone Jt Surg. 38 A (1956) 1025–1038
Dahlin, D. C., J. C. Ivins: Benign chondroblastoma. A study of 125 cases. Cancer 30 (1972) 401–413
Dahlin, D. C., R. E. Cupps, E. W. Johnson: Giant-cell tumor: A study of 195 cases. Cancer 25 (1970) 1061–1070
Dederich, R.: Amputation der unteren Extremität. Thieme, Stuttgart 1970
Denischi, A., O. Medrea, G. Filipescu: Erfahrungen mit der operativen Behandlung der Riesenzellgeschwülste. Z. Orthop. 108 (1971) 61–69
Dixon, G. G.: Transplantation of the tibia and fibula to replace the femur following resection. Amer. Surg. 136 (1952) 309–312
Döhler, R., D. Harms: Intraossäre Lipome. Z. Orthop. 119 (1981) 138–141
Döhler, R., G. Heinemann, W. Busanny-Caspari, M. D. Farrar: Chondrosarcoma of the first metatarsal – primary or secondary to enchondroma? Arch. orthop. traumat. Surg. 95 (1979) 221–225
Dölle, V., H. Rinecker: Die Behandlung maligner Frakturen des Femurs durch die totale Hüft-/Femur-/Kniegelenksalloplastik. Arch. orthop. Unfall-Chir. 83 (1975) 295–303
Dominok, G. W., H. G. Knoch: Knochengeschwülste und geschwulstähnliche Knochenerkrankungen. Fischer, Jena 1977
Dürig, M., W. Remagen, E. Morscher: Tumoren der Patella: solitäres Osteom. Arch. orthop. Unfall-Chir. 83 (1975) 289–293
Ecke, H., D. Schleifer, G. Skibbe, G. Spitzer: Brustwand, knöchernes Becken und Extremitäten. In Schultis K., H. Ecke, H. R. Schoen: Palliativ-chirurgische Eingriffe bei malignen Tumoren. Thieme, Stuttgart 1973
Eder, H., M. Spranger: Zur Problematik der operativen Therapie von Knochenzysten am koxalen Femurende. Z. Orthop. 116 (1978) 214–220
Eilber, F. R., T. Grant, D. L. Morton: Extremity preservation in patients with osteosarcoma: Results of multidisciplinary therapy and research. UCLA Cancer Center Bull. 4 (1977) 6–9
Engelbrecht, E., H. Engelbrecht: Totalersatz des Femurs unter Verwendung der Hüft- und Kniegelenkstotalendoprothesen Modell „St. Georg". Chirurg 55 (1974) 231
Enneking, W. F.: Local resection of malignant lesions of the hip and pelvis. J. Bone Jt Surg. 48 A (1966) 991–1007
Enneking, W. F.: Pers. Mitteilung 1981
Enneking, W. F.: The issue of the biopsy. J. Bone Jt Surg. 64 A (1982) 1119–1120
Enneking, W. F., W. K. Dunham: Resection and reconstruction for primary neoplasms involving the innominate bone. J. Bone Jt Surg. 60 A (1978) 731–746
Enneking, W. F., A. Kagan: „Skip" metastases in osteosarcoma. Cancer 36 (1975a) 2192–2205
Enneking, W. F., A. Kagan: The implication of „skip" metastases in osteosarcoma. Clin. Orthop. 111 (1975b) 33–41
Enneking, W. F., P. D. Shirley: Resection arthrodesis for malignant and potentially malignant lesions about the knee using an intramedullary rod and local bone grafts. J. Bone Jt Surg. 59 A (1977) 223–236

Enneking, W. F., J. L. Eady, H. Burchardt: Autogenous cortical bone grafts in the reconstruction of segmental skeletal defects. J. Bone Jt Surg. 62 A (1980b) 1039–1058
Enneking, W. F., S. S. Spanier, M. A. Goodman: A system for surgical staging of musculoskeletal sarcoma. Clin. Orthop. 153 (1980a) 106–120
Erikson, U., Å. Hjelmstedt: Limbsaving radical resection of chondrosarcoma of the pelvis. J. Bone Jt Surg. 58 (1976) 568–570
Evans, J. E., J. P. Harvey Jr., V. L. Nickel: Follow-up notes on articles previously published in the Journal. J. Bone Jt Surg. 51 A (1969) 598–600
Faris, W. F., B. D. Rubin, J. W. Fielding: Aneurysmal bone cyst of the patella. A case report. J. Bone Jt Surg. 60 A (1978) 711
Fowles, J. V., W. P. Bobechko: Solitary eosinophilic granuloma in bone. J. Bone Jt Surg. 52 B (1970) 238–243
Francis, K. C., R. V. P. Hutter, B. L. Coley: Treatment of osteogenic sarcoma. In Pack, G. T., I. M. Ariel: Treatment of Cancer and Allied Diseases, vol. VIII.: Tumors of Soft Somatic Tissues and Bones, 2nd ed. Harper & Row, New York 1964
Frangakis, E. K.: Soft-tissue spread of giant cell tumor. A case report. J. Bone Jt Surg. 53 A (1971) 994–998
Galasko, C. S. B.: The management of skeletal metastases. J. roy. Coll. Surg. Edinbg. 25 (1980) 143–161
Garnjobst, W., R. Hopkins: Aneurysmal bone cyst of the pubis. Report of a case presenting as an abdominal mass. J. Bone Jt Surg. 49 A (1967) 971–975
Ghelman, B., F. M. Thompson, W. D. Arnold: Intraoperative radioactive localization of an osteoid-osteoma. Case report. J. Bone Jt Surg. 63 A (1981) 826–827
Gherlinzoni, F., M. Rock, P. Picci: Chondromyxoid fibroma. The experience at the Istituto Ortopedico Rizzoli. J. Bone Jt Surg. 65 A (1983) 198–204
Gitelis, S., F. Bertoni, P. Picci, M. Campanacci: Chondrosarcoma of bone. The experience at the Istituto Ortopedico Rizzoli. J. Bone Jt Surg. 63 A (1981) 1248–1256
Goldenberg, R. R., C. J. Campbell, M. Bonfiglio: Giant cell tumor of bone. J. Bone Jt Surg. 52 A (1970) 619–664
Greenlee jr., Th. K.: A new look at local resection in tumors of bone. J. Bone Jt Surg. 57 A (1975) 139
Guo, F., B. F. Ding: Treatment of bone and soft tissue malignant tumours of the extremities by radical resection. A preliminary report of 12 cases. Arch. orthop. traumat. Surg. 98 (1981) 201–208
Guo, F., B. F. Ding: Vascularized free fibular transfer in the treatment of bone tumours. Report of three cases. Arch. orthop. traumat. Surg. 98 (1981) 208–215
Hahn, E.: Eine Methode, Pseudarthrosen der Tibia mit großem Knochendefekt zur Heilung zu bringen. Zbl. Chir. 6 (1884) 337–341
Hajdu, S. J.: Pathology of Soft Tissue Tumors. Lea & Febiger, Philadelphia 1979
Harms, J., P. Groh: Ergebnisse der Resektion, autologen Spongiosaplastik und Überbrückungsosteosynthese juveniler Knochenzysten. Arch. orthop. traumat. Surg. 92 (1978) 285–290
Henche, H. R., J. Stadler, W. Müller, E. Morscher: Operative Behandlung pathologischer Frakturen. Orthopädie 5 (1976) 172–179
Henderson, E. D., D. C. Dahlin: Chondrosarcoma of bones. A study of twohundred and eighty-eight cases. J. Bone Jt Surg. 45 A (1963) 1450–1458
Hershey, S. L., F. T. Lansden: Osteochondroma as a cause of false popliteal aneurysms. J. Bone Jt Surg. 54 A (1972) 1765–1768
Heul, R. O., van der, J. R. von Ronnen: Juxta-cortical osteosarcoma. Diagnosis, differential diagnosis, treatment and an analysis of eighty cases. J. Bone Jt Surg. 49 A (1967) 415–439
Hill, J. A., T. A. Victor, W. J. Dawson, J. W. Milgram: Myxoma of the toe. A case report. J. Bone Jt Surg. 60 A (1978) 128–129
Hill, P.: Local recurrence in primary osteosarcoma of the femur. Brit. J. Surg. 60 (1973) 40–41

Huvos, A.G., R.C. Marcove: Adamantinoma of long bones. A clinicopathological study of fourteen cases with vascular origin suggested. J. Bone Jt Surg. 57 A (1975) 148–154

Imhäuser, G.: Zur Therapie der großen jugendlichen Knochenzysten im oberen Femurbereich. Chirurg 34 (1963) 226

Imhäuser, G.: Heilung großer jugendlicher Knochenzysten durch Verschiebeosteotomie. Z. Orthop. 102 (1967) 88

Immenkamp, M.: Die Segmentresektion als Operationsverfahren bei malignen Knochentumoren. Orthop. Prax. 9 (1974) 526–529

Jaffe, H.L.: Tumors and Tumorous Conditions of the Bone and Joints. Lea & Febiger, Philadelphia 1958

Jani, L., H.R. Hünig, J. Sartorius: Therapie maligner Knochentumoren. Orthopäde 5 (1976) 152–160

Jeffree, G.M., C.H.G. Price: Metastatic spread of fibrosarcoma of bone. A report of forty-nine cases, and a comparison with osteosarcoma. J. Bone Jt Surg. 58 B (1976) 418–425

Jergesen, H.E., H.J. Mankin, A.L. Schiller: Diffuse pigmented villonodular synovitis of the knee mimicking primary bone neoplasm. J. Bone Jt Surg. 60 A (1978) 825–829

Johnson, J.T.H.: Reconstruction of the pelvic ring following tumor resection. J. Bone Jt Surg. 60 A (1978) 747–751

Johnson, L.C.: Congenital pseudarthrosis, adamantinoma of long bone and intracortical fibrous dysplasia of the tibia. J. Bone Jt Surg. 54 A (1972) 1355

Juvara, E.: Procéde de résection de la partie superieure du tibia. Presse méd. 29 (1921) 241

Karpf, P.M., W. Mang: Das Retikulumzellsarkom des Bekkens. Fortschr. Med. 96 (1978) 1559

Kliman, M., A.R. Harwood, R.D. Jenkin, B.J. Cummings, F. Langer, I. Quirt, V.L. Fornasier: Radical radiotherapy as primary treatment for Ewing's sarcoma distal to the elbow and knee. Clin. Orthop. 165 (1982) 233–238

Knahr, K., M. Salzer: Die Endoprothesenversorgung von Metastasen und primär malignen Knochentumoren des proximalen Femurendes. Z. Orthop. 112 (1974) 1044 bis 1052

Knahr, K., R. Kotz, E. Plattner, M. Salzer: Endoprothesenimplantation nach Resektion maligner Extremitätengeschwülste. Z. Orthop. 117 (1979) 967–973

Kolarz, G., H. Bergmann, R. Kotz, M. Salzer, R. Höfer: Radioschwefelbehandlung beim inoperablen Chondrosarkom. Z. Orthop. 112 (1974) 412–419

Kotz, R.: Osteosarkom 1978. Die Wende der Prognose durch adäquate Chirurgie und adjuvante Chemotherapie. Wien. klin. Wschr., Suppl. 93; 90 (1978) 22

Kotz, R., M. Salzer: Rotation-plasty for childhood osteosarcoma of the distal part of the femur. J. Bone Jt Surg. 64 A (1982) 959–969

Kotz, R., M. Salzer-Kuntschik, K. Zweymüller, M. Salzer: Therapy and prognosis of the Ewing-sarcoma. Öst. Z. Onkol. 1 (1974) 15–22

Krebs, H.: Management of pathologic fractures of long bones in malignant disease. Arch. orthop. traumat. Surg. 92 (1978) 133–137

Krebs, H.: Therapie ossärer Extremitätenmetastasen beim Mammacarcinom. Chir. Prax. 25 (1979) 11–20

Kristen, H., K. Knahr, M. Salzer: Atypische Amputationsformen bei Knochentumoren der unteren Extremität. Arch. orthop. Unfall-Chir. 83 (1975) 91–107

Kunkel, M.G., D.C. Dahlin, H.H. Young: Benign chondroblastoma. J. Bone Jt Surg. 38 A (1956) 817–826

Landon, G.C., K.A. Johnson, D.C. Dahlin: Subungual exostoses. J. Bone Jt Surg. 61 A (1979) 256–259

Lane, J.M., T.P. Sculco, S. Zolan: Treatment of pathological fractures of the hip by endoprosthetic replacement. J. Bone Jt Surg. 62 A (1980) 954–959

Lapidus, P.W.: Complete and permanent removal of the nail in onychogryposis and subungual osteoma. Amer. J. Surg. 19 (1933) 92–94

Larsson, S.-E., L. Boquist, L. Bergdahl: Ewing's sarcoma. A consecutive series of 64 cases diagnosed in Sweden 1958–1967. Clin. Orthop. 95 (1973) 263–272

Larsson, S.-E., R. Borssen, L. Boquist: Chondrosarcoma. A multifactorial clinical and histopathological study with particular regard to therapy and survival. Int. Orthop. (Sicot) 2 (1979) 333–341

Larsson, S.-E., R. Lorentzon, L. Boquist: Giant-cell tumor of bone. A demographic, clinical and histopathological study of all cases recorded in the Swedish Cancer Registry for the years 1958 through 1968. J. Bone Jt Surg. 57 A (1975) 167–173

Larsson, S.-E., R. Lorentzon, L. Boquist: Fibrosarcoma of bone. A demographic, clinical and histopathological study of all cases recorded in the Swedish Cancer Registry from 1958 to 1968. J. Bone Jt Surg. 58 B (1976) 412–417

Lempberg, R., O. Ahlgren: Prosthetic replacement of tumor-destroyed diaphyseal bone in the lower extremity. Acta orthop. scand. 53 (1982) 541–545

Lewis, R.J., M.J. Lotz: Medullary extension of osteosarcoma. Implications for rational therapy. Cancer 33 (1974) 371–375

Lewis, R.J., R.C. Marcove, G. Rosen: Ewing's sarcoma – functional effects of radiation therapy. J. Bone Jt Surg. 59 A (1977) 325–331

Lichtenstein, L.: Bone Tumors, 4th ed. Mosby, St. Louis 1972

Linscheid, R.L., D.C. Dahlin: Unusual lesions of the patella. J. Bone Jt Surg. 48 A (1966) 1359–1366

Lorentzon, R., S.-E. Larsson, L. Boquist: Parosteal (juxtacortical) osteosarcoma. A clinical and histopathological study of 11 cases and a review of the literature. J. Bone Jt Surg. 62 B (1980) 86–92

Loxley, S.S., J.S. Thiemeyer, J.C. Elsasser: Periosteal hemangioma. Clin. Orthop. 85 (1972) 151–154

McGrath, P.J.: Giant cell tumours of bone. An analysis of fifty-two cases. J. Bone Jt Surg. 54 B (1972) 216–229

Macintosh, D.J., C.H.G. Price, C.M. Jeffree: Ewing's tumor. A study of behaviour and treatment in forty-seven cases. J. Bone Jt Surg. 57 B (1975) 331–340

McKay, D.W., S.S. Nason: Treatment of unicameral bone cysts by subtotal resection without graft. J. Bone Jt Surg. 59 A (1977) 515–519

McKenna, R.J., C.P. Schwinn, K.Y. Soong, N.L. Higinbotham: Sarcomata of the osteogenic series. Osteosarcoma, fibrosarcoma, chondrosarcoma, parosteal osteogenic sarcoma and sarcoma arising in abnormal bone. J. Bone Jt Surg. 48 (1966) 1–26

McLaughlin, R.E., D.E. Sweet, Th. Webster, W.M. Merritt: Chondroblastoma of the pelvis suggestive of malignancy. Report of an unusual case treated by wide pelvic excision. J. Bone Jt Surg. 57 A (1975) 549–551

McMaster, P.E., M. Hohl: Tibiofibular cross-peg grafting. A salvage procedure for complicated ununited tibial fractures. J. Bone Jt Surg. 47 A (1965) 1146–1158

Mankin, H.J., T.A. Lange, S.S. Spanier: The hazards of biopsy in patients with malignant primary bone and soft tissue tumors. J. Bone Jt Surg. 64 A (1982) 1121–1127

Marcove, R.C.: Principles and techniques of treatment. In Mirra, J.M.: Bone Tumors. Diagnosis and Treatment. Lippincott, Philadelphia 1980

Marcove, R.C.: A 17-year review of cryosurgery in the treatment of bone tumors. Clin. Orthop. 163 (1982) 231–234

Marcove, R.C., M.M. Khafagy: Total femur and knee replacement using a metallic prosthesis. Clin. Bull. Mem. Sloan Kettering 4 (1974) 69–71

Marcove, R.C., P.B. Stovell, A.G. Huvos, P.G. Bullough: Low grade chondrosarcomas treated by cryosurgery. J. Bone Jt Surg. 57 A (1975) 1026

Marcove, R.C., P.B. Stovell, A.G. Huvos, P.G. Bullough: The use of cryosurgery in the treatment of low and medium grade chondrosarcoma. Clin. Orthop. 122 (1977) 147–156

Marcove, R.C., V. Miké, J.V. Hajek, A.G. Levin,

R. V. P. Hutter: Osteogenic sarcoma under the age of twenty-one. A review of 145 operative cases. J. Bone Jt Surg. 52 A (1970) 411-423

Marcove, R. C., L. D. Weis, M. R. Vaghaiwalla, R. Pearson, A. G. Huvos: Cryosurgery in the treatment of giant cell tumors of bone. A report of 52 consecutive cases. Cancer 41 (1978) 957-969

Marcove, R. C., V. Miké, R. V. P. Hutter, A. G. Huvos, H. Shoji, T. R. Miller, R. Kosloff: Chondrosarcoma of the pelvis and upper end of the femur. An analysis of factors influencing survival time in 113 cases. J. Bone Jt Surg. 54 A (1972) 561-572

Marquardt, E.: Plastische Operationen bei drohender Knochendurchspießung am kindlichen Oberarmstumpf. Z. Orthop. 114 (1976) 711

Marquardt, E.: Pers. Mitteilung 1985

Marsh, B. W., M. Bonfiglio, L. P. Bradey, W. F. Enneking: Benign osteoblastoma. Range of manifestations. J. Bone Jt Surg. 57 A (1975) 1-9

Mazet, R., C. A. Hennessy: Knee disarticulation. A new technique and a new kneejoint mechanism. J. Bone Jt Surg. 48 A (1966) 126-139

Méary, R.: Wide resections in bone tumors (except pelvis and knee). In Chapchal, G.: Operative Treatment of Bone Tumors. Thieme, Stuttgart 1970

Merle d'Aubigne, R.: Diaphysic - epiphyseal resection for bone tumors at the knee. In Chapchal, G.: Operative Treatment of Bone Tumors. Thieme, Stuttgart 1970

Merle d'Aubigne, R., J. P. Dejouany: Diaphyseo-epiphyseal resection for bone tumor. With reports of nine cases. J. Bone Jt Surg. 40 B (1958) 385-395

Mittelmeier, H.: Resektion und freie Spanplastik zur Behandlung rezidivierender Knochenzysten des Humerus. Langenbecks Arch. klin. Chir. 309 (1965) 122-131

Mnaymneh, W., W. Temple: Modified hemipelvectomy utilising a long vascular myocutaneous thigh flap. J. Bone Jt Surg. 62 A (1980) 1013-1015

Moore, A. T., H. R. Bohlman: Metal hip joint: A case report. J. Bone Jt Surg. 25 (1943) 688-692

Moore, T. M., J. B. Roe, J. P. Harvey: Chondroblastoma of the talus. A case report. J. Bone Jt Surg. 59 A (1977) 830-831

Murray, J. A.: Allografts in the management of bone lesions. Ca. Bull. 31 (1979) 213-216

Nadjafi, A.: The results of limb safing plastic procedures for malignant bone sarcomas of the skeleton. In Chapchal, G.: Operative Treatment of Bone Tumors. Thieme, Stuttgart 1970

National Cancer Center Japan: Bone tumor registration in Japan. The incidence of bone tumors in Japan 1970. National Cancer Center Tokyo, Japan

Neer, C. S., K. C. Francis, R. C. Marcove, J. Terz, P. N. Carbonara: Treatment of unicameral bone cyst. A follow-up study of 175 cases. J. Bone Jt Surg. 48 A (1966) 731-745

Nilsonne, U.: Homologous bone and joint transplantation in bone tumor resections. In Price, C. H. G., F. G. M. Ross: Bone-Certain Aspects of Neoplasia. Butterworths, London 1973

Nilsonne, U., Å. Hjelmstedt, A. Hakelius: Surgical problems in hemipelvectomy. Acta orthop. scand. 39 (1968) 161-170

Oberthaler, W., G. Mikuz: Malignant histiocytoma in talus: Diagnostic problems. Arch. orthop. traumat. Surg. 97 (1980) 73-76

Ochsner, P. E.: Knochentumoren des Fußes. Systematik, Differentialdiagnose und Therapie. Enke, Stuttgart 1984

Ochsner, P. E., M. D. Cserhati: Differentialdiagnostische Probleme beim Fibrosarkom am Fuß. Arch. orthop. traum. Surg. 91 (1978) 143-147

Ogden, J. A., D. M. Griswold: Solitary cyst of the talus. A case report. J. Bone Jt Surg. 54 A (1972) 1309-1310

O'Hara, J. M., R. V. P. Hutter, F. W. Forte, T. Miller, H. Q. Woodard: An analysis of thirty patients surviving longer than ten years after treatment for osteogenic sarcoma. J. Bone Jt Surg. 50 A (1968) 335-354

Ohno, T., M. Abe, A. Tateishi, K. Kako, H. Miki, K. Sekine, H. Ueyama, O. Hasegawa, K. Obara: Osteogenic sarcoma. A study of 130 cases. J. Bone Jt Surg. 57 A (1975) 397-404

O'Neal, L. W., L. V. Ackerman: Cartilaginous tumors of ribs and sternum. J. thorac. Surg. 21 (1951) 71

Paaby, H.: Solitary cysts of the talus. Report of two operated cases. Acta orthop. scand. 44 (1973) 560-563

Pack, G. T., T. R. Miller, J. M. Ariel: Hemipelvectomy (interilioabdominal amputation). In Pack, G. T., J. M. Ariel: Treatment of Cancer and Allied Diseases, vol. VIII: Tumors of Soft Somatic Tissues and Bones, 2nd ed. Harper & Row, New York 1964

Pandy, S.: Ewing's tumor of the talus. A case report. J. Bone Jt Surg. 52 A (1970) 1672-1673

Parrish, F. F.: Treatment of bone tumors by total excision and replacement with massive autologous and homologous grafts. J. Bone Jt Surg. 48 A (1966) 968-990

Parrish, F. F.: Allograft replacement of all or part of the end of a long bone following excision of a tumor. Report of twenty-one cases. J. Bone Jt Surg. 55 A (1973) 1-22

Person, B. M., A. Rydholm: Excisional biopsy for bone tumors. Arch. orthop. traumat. Surg. 94 (1979) 71-74

Popkirov, S.: Zur Frage der Transplantation von massiven Diaphysen-Halbgelenk-Allo-Knochenkomplexen. Arch. orthop. traumat. Surg. 93 (1979) 111-116

Price, C. H. G., K. Zhuber, M. Salzer-Kuntschik, M. Salzer, H. G. Willert, M. Immenkamp, P. Groh, Z. Matejowsky, W. Keyl: Osteosarcoma in children. A study of 125 cases. J. Bone Jt Surg. 57 B (1975) 341-345

Pritchard, D. J., D. C. Dahlin: Ewing's sarcoma: A clinicopathologic and statistical analysis of patients surviving five years or longer. J. Bone Jt Surg. 56 A (1974) 1305

Pritchard, D. J., D. C. Dahlin, R. T. Dauphine, W. F. Taylor, J. W. Beabout: Ewing's sarcoma. A clinicopathological and statistical analysis of patients surviving five years or longer. J. Bone Jt Surg. 57 A (1975) 10-16

Rahimi, A., J. W. Beabout, J. C. Ivins, D. C. Dahlin: Chondromyxoidfibroma: A clinico-pathologic study of 76 cases. Cancer 30 (1972) 726-736

Ralph, L. L.: Chondromyxoidfibroma of bone. J. Bone Jt Surg. 44 B (1962) 7-24

Refior, H. J., H. Stürz: Erfahrungen mit der Alloarthroplastik bei Tumoren und Metastasen des coxalen Femurendes und des proximalen Humerus. Arch. orthop. Unfall.-Chir. 89 (1977) 139-155

Remagen, W., E. Morscher, A. Rösli: Primäre und sekundäre Tumoren der Knochen und Gelenke. In Schwiegk, H.: Handbuch der inneren Medizin, 5. Aufl., Bd. VI: Knochen, Gelenke und Muskeln, Teil I B: Kuhlencordt, F., H. Bartelheimer: Klinische Osteologie. Springer, Berlin 1980 (S. 1317-1475)

Riley, L. H., W. H. Hartmann, R. A. Robinson: Soft tissue recurrence of giant cell tumor after irradiation and excision. J. Bone Jt Surg. 49 A (1967) 365-368

Rinecker, H., V. Dölle: Zur Therapie maligner Extremitätenfrakturen. Münch. med. Wschr. 117 (1975) 1791-1796

Rosen, G., B. Capavros, C. Mosende, B. McCormick, A. G. Huvos, R. C. Marcove: Curability of Ewing's sarcoma and considerations for future therapeutic trials. Cancer 41 (1978) 888-899

Rosen, G., M. L. Murphy, A. G. Huvos, M. Gutierrez, R. C. Marcove: Chemotherapy, en bloc resection and prosthetic bone replacement of osteogenic sarcoma. Cancer 37 (1976) 1-11

Ross, J. A., E. K. Dawson: Benign chondroblastoma of bone. J. Bone Jt Surg. 57 B (1975) 78-81

Rossak, K.: Homoplastische Transplantation nach ausgedehnter Resektion primärer Knochentumoren. Z. Orthop. 116 (1978) 531-532

Rossak, K., M. Aalam: Hüftnahe Knochentumoren. Arch. orthop. Unfall-Chir. 82 (1975) 271-283

Rubins, J., R. Quazi, J. E. Woll: Massive bleeding after biopsy of plasmocytoma. J. Bone Jt Surg. 62 A (1980) 138-140

Ruckstuhl, J., C. Mussler: Operative Möglichkeiten in der Behandlung primärer Knochentumoren. Orthopäde 5 (1976) 161–171

Ruiter, I. J., G. v. Rijssel, E. A. van der Welde: Aneurysmal bone cysts. A clinicopathological study of 105 cases. Cancer 39 (1977) 2231–2239

Russek, A. S.: Principles of amputation. In Pack, G. T., J. M. Ariel: Treatment of Cancer and Allied Diseases, vol. VIII: Tumors of Soft Somatic Tissues and Bones, 2nd ed. Harper & Row, New York 1964

Rüter, A., C. Burri: Chirurgische Behandlung von Knochentumoren. In Burri, C., M. Betzler: Knochentumoren. Aktuelle Probleme in Chirurgie und Orthopädie, Bd. V, Huber, Bern 1977

Salzer, M., K. Knahr: Die operative Therapie der malignen Knochentumoren. Z. Orthop. 116 (1978) 517–525

Salzer, M., M. Salzer-Kuntschik: Das Chondromyxoidfibrom. Langenbecks Arch. klin. Chir. 312 (1965) 216–231

Salzer, M., M. Salzer-Kuntschik: Vergleichende röntgenologisch-pathologisch-anatomische Untersuchungen von Osteosarkomen im Hinblick auf die Amputationshöhe. Arch. orthop. Unfall-Chir. 65 (1969) 322–326

Salzer, M., K. Knahr, M. Salzer-Kuntschik: Indications for radical resection of malignant bone tumours. Results in forty-six cases. Ital. J. Orthop. Traumatol. 3 (1977) 155–166

Salzer, M., M. Salzer-Kuntschik, G. Kretschmer: Das benigne Chondroblastom. Arch. orthop. Unfall-Chir. 64 (1968) 229–244

Salzer, M., K. Knahr, R. Kotz, H. Kristen: Treatment of osteosarcomata of the distal femur by rotation-plasty. Arch. orthop. traumat. Surg. 99 (1981) 131–136

Sanerkin, N. G., P. Gallagher: A review of the behaviour of chondrosarcoma of bones. J. Bone Jt Surg. 61 B (1979) 395–400

Sauerbruch, F.: Die Exstirpation des Femur mit Umkipp-Plastik des Unterschenkels. Dtsch. Z. Chir. 169 (1922) 1

Scaglietti, O., G. Stringa: Myxoma of bone in childhood. J. Bone Jt Surg. 43 A (1961) 67–80

Scaglietti, O. P., G. Marchetti, P. Bartolozzi: The effects of methylprednisolone-acetate in the treatment of bone cysts. J. Bone Jt Surg. 61 B (1979) 200–204

Scranton jr., P. E., F. A. Delicco, R. G. Totten, E. J. Yunis: Prognostic factor in osteosarcoma. A review of 20 years experience at the University of Pittsburgh Health Center Hospital. Cancer 36 (1975) 2179–2191

Shmueli, G., H. Z. Herold: Segmental skeletal resection in the treatment of malignant bone tumors. J. Bone Jt Surg. 58 B (1976) 381

Shoji, H., T. Koshino, R. C. Marcove, T. C. Thompson: Subperiosteal resection of the distal portion of the fibula for aneurysmal bone cyst. Report of 2 cases. J. Bone Jt Surg. 52 A (1970) 1472–1476

Siegel, R. S., A. W. Jacoby, P. P. Alicandri: A posterior surgical approach to the ischium. J. Bone Jt Surg. 63 A (1981) 466–469

Simon, M. A.: Biopsy of musculosceletal tumors. J. Bone Jt Surg. 64 A (1982) 1253–1257

Simon, M. A., G. D. Bos: Epiphyseal extension of metaphyseal osteosarcoma in skeletally immature individuals. J. Bone Jt Surg. 62 A (1980) 195–204

Simon, M. A., J. D. Hecht: Invasion of joints by primary bone sarcomas in adults. Cancer 50 (1982) 1649–1655

Sirsat, M. V., V. M. Doctor: Benign chondroblastoma of bone. Report of a case of malignant transformation. J. Bone Jt Surg. 52 B (1970) 741–745

Slowick jr., F. A., C. J. Campbell, D. B. Bettelkamp: Aneurysmal bone cyst. An analysis of 13 cases. J. Bone Jt Surg. 50 A (1968) 1142–1151

Smith, R. W., C. F. Smith: Solitary unicameral bone cyst of the calcaneus. A review of twenty cases. J. Bone Jt Surg. 56 A (1974) 49–56

Smith, W. S., M. A. Simon: Segmental resection for chondrosarcoma. J. Bone Jt Surg. 57 A (1975) 1097–1103

Smithuis, Th.: Osteochondroma of the foot. J. Bone Jt Surg. 47 B (1965) 748

Spjut, H. J., H. D. Dorfman, R. E. Fechner, L. V. Ackerman: Atlas of Tumor Pathology, 2nd ser., fasc. 5: Tumors of Bone and Cartilage. Amer. Forces Institut of Pathology, Washington DC 1970

Spranger, M., B. Huke, J. Breitenfelder: Zur Problematik der Cysten im Bereich des Fußskeletts unter besonderer Berücksichtigung der Therapie. Arch. orthop. Unfall-Chir. 80 (1974) 45–52

Sugiura, I.: Tibial periostal hemangioma. Clin. Orthop. 106 (1975) 242–243

Sugiura, I.: Desmoplastic fibroma. Case report and review of the literature. J. Bone Jt Surg. 58 A (1976) 126–129

Sundaram, T. K. S.: Benign chondroblastoma. J. Bone Jt Surg. 48 B (1966) 92–104

Sweetnam, R.: Amputation in osteosarcoma. Disarticulation of the hip or high thigh amputation for lower femoral growth? J. Bone Jt Surg. 55 B (1973 a) 189–192

Sweetnam, R.: Surgical aspects of metastatic and residual sarcoma. In Price, C. H. G., F. G. M. Ross: Bone-Certain Aspects of Neoplasia. Butterworths, London 1973 b (pp. 297–305)

Sweetnam, R.: Amputation in osteosarcoma. J. Bone Jt Surg. 57 B (1975) 268–269

Schajowicz, F.: Diagnosis, classification and nomenclature of bone tumors. In Diethelm, L. u. Mitarb.: Handbuch der Medizinischen Radiologie, Bd. V: Röntgendiagnostik der Skeletterkrankungen, Teil 6: Ranniger, K.: Bone Tumors. Springer, Berlin 1977 a

Schajowicz, F.: Juxtacortical chondrosarcoma. J. Bone Jt Surg. 59 B (1977 b) 473–480

Schajowicz, F., J. Derqui: Puncture biopsy in lesions of the locomotor system. Review of results in 4050 cases including 941 vertebral punctures. Cancer 21 (1968) 523–541

Schajowicz, F., H. Gallardo: Epiphyseal chondroblastoma of bone. A clinicopathological study of sixty-nine cases. J. Bone Jt Surg. 52 B (1970) 205–226

Schajowicz, F., H. Gallardo: Chondromyxoid fibroma (fibromyxoid chondroma) of bone. A clinico-pathologic study of thirty-two cases. J. Bone Jt Surg. 53 B (1971) 198–216

Schajowicz, F., A. C. Rebecchine, G. Bosch-Mayol: Intracortical hemangioma simulating osteoid-osteoma. J. Bone Jt Surg. 61 B (1979 a) 94–95

Schajowicz, F., M. C. Sainz, J. A. Slullitel: Juxta-articular bone cysts (intraosseous ganglia). A clinico-pathological study of eighty-eight cases. J. Bone Jt Surg. 61 B (1979 b) 107–116

Schoenecker, P. L., K. Swanson, J. J. Sheridan: Ossifying fibroma of the tibia. Report of a new case and review of the literatur. J. Bone Jt Surg. 63 A (1981) 483–488

Schöllner, D., W. Ruck: Die Beckenendoprothese – eine Alternative zur Hemipelvektomie bei Tumorpatienten. Z. Orthop. 112 (1974) 968–970

Schulitz, K. P., R. Plaue, J. Städtler: Allo-arthroplastischer Ersatz nach Segmentresektion von Tumoren des proximalen Oberschenkelendes. Z. Orthop. 112 (1974) 1086–1095

Schweisguth, O., D. Savrazin, G. Naccache, J. Lemerle: Diagnostic et traitement des réticulo-sarcomes osseux (sarcomes d'Ewing) de l'enfant. Z. Kinderheilk. Suppl. 6 (1970)

Steel, H. H.: Partial or complete resection of hemipelvis. An alternative to hindquarter amputation for periacetabular chondrosarcoma of pelvis. J. Bone Jt Surg. 60 (1978) 719–730

Steinhäuser, J.: Beitrag zur Behandlung großer jugendlicher Knochenzysten des koxalen Femurendes mit der intertrochanteren Verschiebeosteotomie (nach Imhäuser). Z. Orthop. 106 (1969) 483–487

Stener, B.: Diskussionsbeitrag. In Chapchal, G.: Operative Treatment of Bone Tumors. Thieme, Stuttgart 1970 (p. 106)

Taylor, W. F., J. C. Ivins, D. C. Dahlin, J. H. Edmonson, D. J. Pritchard: Trends and variability in survival from osteosarcoma. Mayo Clin. Proc. 53 (1978) 695–700

Thomine, J. M.: Cartilaginous tumors of the pelvic girdle. In Price, C. H. G., F. G. H. Ross: Bone-Certain Aspects of Neoplasia. The Colston Research Society. Butterworths, London 1973 (pp. 451–459)

Troup, J. B., W. H. Bickel: Malignant disease of the extremities treated by exarticulation. Analysis of twohundred and sixty-four consecutive cases with survival rates. J. Bone Jt Surg. 42 A (1960) 1041–1050

Tse, D., R. Branick, J. Beatie, D. King: Turn-up osteoplasty for tibial defect from osteomyelitis. J. Bone Jt Surg. 61 A (1979) 764–766

Uehlinger, E.: Chondroplastisches Strahlensarkom der linken Klavikula mit einer Latenzzeit von knapp 2 Jahren. Arch. orthop. traumat. Surg. 91 (1978) 161–165

Unni, K. K., D. C. Dahlin, J. W. Beabout, F. H. Sim: Chondrosarcoma: Clear cell variant. A report of sixteen cases. J. Bone Jt Surg. 58 A (1976) 676–683

Upshaw, J. E., J. R. McDonald, R. K. Ghormley: Extension of primary neoplasms of bone to bone marrow. Surg. Gynec. Obstet. 89 (1949) 704

Volkov, M.: Bone Tumours and Dysplasias. Mir. Publ., Moscow 1972

Volkov, M. V.: Homotransplantation of bone in the operative treatment of bone tumors in children. In: Chapchal, G.: Operative Treatment of Bone Tumors. Thieme, Stuttgart 1970

Wallace, S., M. Granmayeh, L. A. de Santos, J. A. Murray, M. M. Domsdahl, R. B. Bracken, K. Jonsson: Arterial occlusion of pelvic bone tumors. Cancer 43 (1979) 322–328

Weigert, M., D. Bonnemann: Total replacement of the femur and its adjacent joints. Arch. orthop. traumat. Surg. 94 (1979) 245–248

Wientroub, S., H. Michels, M. Baratz, R. Shile, R. Salama: Ewing's tumor of the cuboid bone simulating avascular necrosis. J. Bone Jt Surg. 61 A (1979) 951–952

Weissman, S. L., R. Salama, Y. Papo, M. Loewenthal: Ewing's sarcoma of the talus misdiagnosed as avascular necrosis. A case report. J. Bone Jt Surg. 48 A (1966) 333–336

Willenegger, H.: Preliminary internal fixation in bone tumor resection. In Chapchal, G.: Operative Treatment of Bone Tumors. Thieme, Stuttgart 1970

Willert, H. G., A. Enderle: Temporäre Zementplombe bei Knochentumoren fraglicher Dignität. Z. Orthop. 117 (1979) 224–232

Wilson, P. D., E. M. Lance: Surgical reconstruction of the skeleton following segmental resection for bone tumors. J. Bone Jt Surg. 47 A (1965) 1629–1656

Winkelmann, W.: Pers. Mitteilung 1982

Witt, A. N., K. Walcher, H. Zenker: Die Resektionsbehandlung rezidivierender juveniler Knochenzysten. Arch. orthop. Unfall-Chir. 74 (1972) 105–115

Wunderlich, Th., H. Blümlein, D. Steeger: Die Tumorprothese zur Behandlung von Metastasen, Prothesenlockerungen und Frakturen am proximalen Femur. Z. Orthop. 118 (1980) 61–65

Zatsepin, S. T., L. P. Kuzmina, N. E. Mahson: Tumors of articular ends of bones in adults and their operative treatment. In Chapchal, G.: Operative Treatment of Bone Tumors. Thieme, Stuttgart 1970 (pp. 34–41)

Zichner, L., W. Heipertz: Der Ersatz des proximalen Femurendes. Z. Orthop. 119 (1981) 102–110

Zickel, R. E.: A new fixation device for subtrochanteric fractures of the femur. A preliminary report. Clin. Orthop. 54 (1967) 115–123

Zickel, R. W., W. H. Mouradian: Intramedullary fixation of pathologic fractures and lesions of the subtrochanteric region of the femur. J. Bone Jt Surg. 58 A (1976) 1061–1066

Sachverzeichnis

A

Ablatio interilioabdominalis 7.10, 7.30f.
– – Bluttransfusion 7.13
– – Patientenvorbereitung 7.14
– – Technik 7.30f.
Abszeß 4.2
– bei komplizierter Unterschenkelfraktur 6.77
– bei Panaritium 4.6
Acetabulum pedis 3.90
Achillessehne, Belastungsfähigkeit 6.56
– tonuslose 3.21
Achillessehnenabriß am Kalkaneus 6.57
Achillessehnenausriß am Kalkaneus 6.57
Achillessehnenchondrom 3.9
Achillessehnendegeneration 4.38, 6.56
Achillessehnendestruktion 3.26
Achillessehnenermüdungsruptur 6.56
Achillessehnenknötchen, rheumatische 3.9
Achillessehnenruptur 3.26, 6.56ff.
– Altersverteilung 6.56
– Diagnose 6.57
– Lokalisation 6.56
– partielle 6.56f.
– professionell bedingte 6.56
– spontane 6.56
– Therapie 6.57
– totale 6.56f.
– zweizeitige 6.56
Achillessehnensporn 2.21
Achillessehnenüberlastungsschaden, chronischer 6.56
Achillessehnenverknöcherung, Spitzfuß 3.9
Achillessehnenverkürzung, operative 3.25
– spastische 3.115
Achillessehnen-Verlängerungsplastik 3.18f., 6.57
– bei Klumpfuß 3.35, 3.41
– nach Mittelfußamputation 7.17
Achillessehnenverletzung 6.56ff.
Achillessehnenxanthom 3.26
Achillessehnenzweitruptur 6.56

Achillobursektomie 4.17
Achillobursitis 4.36
Achillodynie 4.36, 6.56f.
– Therapie 6.57f.
Achillotendinitis 4.38, 4.43
Achillotenotomie 3.2
– nach Fußwurzelamputation 7.21
– bei Hohlfuß 3.80
– bei Klumpfuß 3.35, 3.39, 3.59
– quere, subkutane 3.35
– bei Spitzfuß 3.16f.
Achondroplasie, Klumpfuß 3.57
Adamantinom, tibiales 9.35
– – Hahnsche Operation 9.38f.
– – Tibiadiaphysenresektion 9.37ff.
Adoleszentenfuß, schmerzhaft kontrakter 3.96, 3.100
Adoleszentenplattfuß 3.108ff.
– kontrakter 3.108ff.
– – Behandlung 3.110
– – Röntgendiagnostik 3.110
– – Therapie, physikalische 3.118
– – Unterschenkel-Gipsverband 3.110
Akroosteolyse, familiäre 4.32
Akrozyanose 5.9
Algoneurodystrophie s. Sudecksches Syndrom
Allopurinol 4.28
Amputation 7.1ff.
– beim Alternden 7.7ff.
– Anspannübungen, isometrische 7.11
– Behandlungsablauf 7.11
– in Blutleere 7.13
– Bluttransfusion 7.13
– elektrisches Operieren 7.13
– bei Frostnekrose 7.9
– bei Gefäßkrankheiten 7.2, 7.7, 7.10
– Gefäßversorgung 7.15
– Gehschulungsbeginn 7.14
– Hautschnitte 7.14
– bei Hitzenekrose 7.9f.
– hohe, Blutreserve 7.13
– Indikation 7.9ff.
– bei einer jungen Frau 7.11
– Knochenversorgung 7.15
– Lagerung 7.13
– bei Lähmung 7.3
– bei malignem Melanom 5.16
– bei Malum perforans 5.7

– bei Mißbildung 7.3, 7.6f., 7.10
– Muskelversorgung 7.15
– Nachbehandlung 7.14
– Nervenversorgung 7.15
– Patientenvorbereitung, psychische 7.11f.
– posttraumatische 7.3, 7.9
– – zweizeitige 7.9
– Prothesenfrühversorgung 7.14
– Schmerzausschaltung 7.13
– bei septischer Erkrankung 7.9, 7.11
– Technik, allgemeine 7.12f.
– bei Tibiadefekt 3.56
– traumatische, Replantationsindikation 7.9
– tumorbedingte 7.3, 7.10
– nach Unterschenkelfraktur 6.77
– nach Verbrennung 6.54
– versicherungsrechtliche Fragen 7.32
– in der Wachstumsperiode 7.3ff.
– – Komplikationen 7.3f.
– – Regeln 7.3
– – Wachstumsrückstand 7.3f.
– Wunddrainage 7.16
– bei Wundinfektion 7.11
– Wundschluß 7.16
Amputationsstumpf s. Stumpf
Amputierter, alternder, Prognose 7.2, 7.7
– – Prothesenversorgung 7.8
– Gehschulungsbeginn 7.12
– Prothesensofortversorgung 7.12
– Prothesenversorgung 7.8, 7.12
– psychische Reaktion 7.11
Analgesie, kongenitale, Osteoarthropathie 4.31f.
Anästhesie bei Amputation 7.13
– spinale, bei Sudeck-Syndrom 5.14
Angioleiomyom 8.1
Ankylose, knöcherne 4.14f.
– bei progredienter chronischer Polyarthritis 4.12, 4.14f.
– pantalare 4.8
Anspannübungen, isometrische, bei Amputation 7.11f.
Aponeurosenfibrom, juveniles 8.1
Aponeurosis plantaris s. Plantaraponeurose
Apophysitis 2.5
– calcanei 4.38f.

Sachverzeichnis

Apoplektischer Insult, Spitzfuß 3.5, 3.14
Arteria poplitea, Aneurysma 9.34
– tibialis anterior, Durchblutungsstörung 3.10
Arthralgie, akute 4.25
– Darmerkrankung, chronische 4.24
– Gichtanfall 4.25
– Kollagenose 4.23
– mukokutanes Syndrom 4.24
– Pseudogicht 4.29
Arthritis, akute, monoartikuläre 4.4
– – – rezidivierende 4.24
– allergische 4.24
– bakterielle, akute 4.4 ff.
– – – aufgepfropfte 4.6
– – chronische 4.6
– – unspezifische 4.4
– – – Differentialdiagnose 4.6
– – – Therapie 4.6
– chronische juvenile 4.20
– – – ankylosierende 4.20
– – deformierende 4.24
– gonorrhoische 4.6
– infektiös-hyperergische 4.24
– luetische 4.12
– mutilierende 4.32
– psoriatische s. Psoriasisarthritis
– rezidivierende 4.24
– rheumatoide, juvenile 4.20
– symptomatische 4.24
– tuberkulöse 4.8 ff.
– – Differentialdiagnose 4.10
– – Therapie 4.10
Arthrodese, extraartikuläre, bei kindlichem Knick-Platt-Fuß 3.107
– pantalare 4.16
– subtalare, bei Adoleszentenfußkontraktur 3.110
– – bei Hammerzehenplattfuß 3.139
– – bei kontraktem Hohlfuß 3.83
– – bei Lähmungsplattfuß 3.114
– – nach Mittelfußschrägamputation 7.17
– – bei Nervus-tibialis-Lähmung 6.62
– – bei posttraumatischem Plattfuß 3.114
Arthrogryposis, Fußdeformitäten 3.50 f.
– Klumpfuß s. Klumpfuß, arthrogrypotischer
– multiplex congenita, Fußfehlformen 3.12
Arthrolyse, pantalare 3.36
Arthropathie 4.25
– hämophile 3.12
– intestinale Erkrankung 4.24
– neuropathische 5.5 f.
– tabische 4.11
Arthrorise bei Fallfuß 3.18
– hintere 6.61
Arthrose nach Femurtransplantation 9.30
Arthrosis deformans 4.24
– – Chondrokalzinose 4.29
– – coxae, posttraumatische 6.3
– – bei Gicht 4.27

– – Hallux rigidus 3.123, 3.125 f.
Astragalektomie s. Talusexstirpation
Atrophie blanche 5.8 f.
– – Therapie 5.9
Außenknöchel s. Malleolus lateralis
Azetabulum s. Hüftgelenkpfanne

B

Baker-Zyster, Nervus-fibularis-Dehnung 3.8
Balgrist-Sprunggelenkendoprothese 4.18
Ballenfuß 3.77
– Hammerzehenentwicklung 3.141
Ballenhohlfuß 3.1, 3.77
– Behandlung 3.82
Bandapparat, plantarer 3.89
Bauchlagerung bei Amputation 7.13
– des Säuglings 3.63
Bauchlageschaden 3.14
Bechterew-Krankheit 4.20 f.
– Fersenschmerzen 4.42
Beckenabscherungsbruch 6.1
Beckenaufklappverletzung 6.1
Beckenendlage, Spitzfußentstehung 3.2
Beckenendoprothese 9.10
Beckenknochentransplantation 9.10
Beckenknochentumor 9.4 ff.
– Ausbreitung über die Iliosakralfuge 9.8
– – intrapelvine 9.8
– – über die Medianlinie im Symphysenbereich 9.8
– Exzision 9.10
– gutartiger 9.13
– Hemipelvektomie, klassische 9.5 f.
– – modifizierte 9.6 ff.
– hochmaligner 9.10
– inoperabler 9.8
– maligner, voroperierter 9.5
– Operation, radikale 9.5 ff.
– – unradikale 9.12 f.
– Resektion 9.8 ff.
– – im Azetabulumbereich 9.11 f.
– – Indikation 9.10
– – im Kreuz-Darm-Bein-Bereich 9.11
– – im Sitzbein-Schambein-Bereich 9.12
– strahlensensibler 9.8
– Therapie, adäquate 9.8
– – inadäquate 9.8
– Wirbelkörperinfiltration 9.8
Beckenosteomyelitis 7.10
Beckenosteotomie, Ischiadikusverletzung 3.7
Beckenpseudarthrose 6.3
Beckenringfraktur 6.1 ff.
– Fixateur externe 6.3
– Iliosakralgelenkbeteiligung 6.2 f.
– Operationszugänge 6.3
– Röntgenaufnahmen 6.1
Beckenringrekonstruktion nach Knochentumorresektion 9.10

Beckenschaufelfraktur 6.1 ff.
– Röntgenaufnahmen 6.1
Beckenstauchungsverletzung 6.1
Beckentumor 7.10
Beckenverbundosteosynthese nach Tumorresektion 9.10
Begleitarthritis 4.24
Beinlängendifferenz bei Spitzfuß 3.4, 3.14
– Spitzfuß als Folge 3.14
Beinmyokinesigramm 1.21
Beinvenenmassenthrombose 5.8
Beinverkürzung, angeborene 7.7
Beinverlängerungsosteotomie, Peronäalnervenparalyse 3.7
Belastungsrate 1.15, 1.17 f.
Bewegungsschiene, elektrische 6.48 f.
Biopsie 9.2
Biopsiewundenresektion 9.3
Blutleere, pneumatische, bei Amputation 7.13
Bluttransfusion bei Amputation 7.13
Blutung nach Biopsie 9.2
– intraossäre 4.34
– subchondrale 4.34
Bodendruckmessung beim Gehen 1.12 f.
Bodenreaktionskraft 1.11 f., 1.14 ff.
– M-Kurve 1.15
– X-Kurve 1.15, 1.17 f.
– Y-Kurve 1.14 ff.
– – Initialzacke 1.15
– Z-Kurve 1.14 ff.
– – Initialzacke 1.15
Bone-Bridge-Operation 6.102
Borggreve-Plastik 7.7 f.
– Durchführung 9.32 f.
– nach Femurtumorresektion 9.27, 9.32 f.
– nach Tibiatumorresektion 9.37
Brodie-Abszeß 4.4 f.
Brucellose 4.12
Brückenindex des Fußes 3.102
Burgess-Unterschenkelamputation 7.24
Bursa-achillea-Entfernung 2.21
Bursitis achillea 2.19 ff., 4.16
– – chronische 2.21
– – subcutanea achillea 4.37 f.
– – – Symptome 4.38
– – subtendinea achillea 4.37
– – retrocalcanea achilli 4.36 f.
Bursopathia achillea 4.38

C

Calcaneopathia rheumatica 4.14
– – Bechterew-Krankheit 4.20
Calcaneus secundarius 2.1, 2.6 f.
– – Differentialdiagnose 2.7
Canalis tarsi 1.31
Capillaritis alba s. Atrophie blanche
Charcot-Marie-Tooth-Hoffmannsche Krankheit, Spitzfuß 3.13
Chondroblastom, femorales 9.14
– distales 9.23

– – proximales, epiphysäres 9.17
– patellares 9.34
– pelvikales, Behandlung 9.12 f.
– tibiales 9.39
Chondroblastomkürettage 9.13, 9.39
Chondrokalzinose s. Pseudogicht
Chondrom, femorales, distales 9.33
– des Fußes 9.44
– patellares 9.34
– pelvikales 9.4
– – Behandlung 9.12 f.
– periostales 9.47
– phalangeales 9.46 f.
Chondromausräumung 9.21, 9.33
Chondromyxoidfibrom, femorales diaphysäres 9.21
– fibulares 9.41
– des Fußes 9.44
– phalangeales 9.46 f.
– tibiales 9.35
– – Kürettage 9.39
Chondromyxoidfibromausräumung 9.21, 9.39
Chrondromyxoidfibromresektion, radikale 9.39 f.
Chondrosarkom, Biopsiewundenkontamination 9.2
– entdifferenziertes 9.15
– femorales 9.14
– – diaphysäres 9.21
– – distales 9.23
– – – Resektion 9.26
– – Knochentransplantation 9.30
– – proximales 9.15
– fibulares 9.41
– – Resektion 9.42
– des Fußes 9.44
– pelvikales 9.4 f.
– – intrapelvine Ausbreitung 9.8
– – Kryochirurgie 9.8
– – Resektion 9.8
– – vorbestrahltes 9.5, 9.7
– phalangeales 9.46
– tibiales 9.35
Chopart-Amputation 7.18, 7.20
– Hilfsoperationen 7.20 f.
– bei Knochentumor 9.44
– bei Zehenphalangentumor 9.46
Chopartsches Gelenk 1.35 f., 3.90 ff.
– – Arthrodese 6.117
– – Bewegungsbegrenzung 1.34 f.
– – Dorsalluxation 6.111
– – Fraktur, Plattfuß 3.113
– – Luxation 6.116 f.
– – – mit Fraktur 6.117
– – Wiederherstellung 6.117
– – Winkel zum Boden 3.100
– – zur Fibula 3.100
Chopart-Spalt-Keilresektion 3.49
Coalitio calcaneonavicularis 2.6, 2.15 ff., 3.96, 3.100, 3.102, 3.110
– – Talonavikulararthrose 2.17
– naviculare-cuneiformia 2.18
– talocalcanea 2.15, 3.96, 3.100, 3.110
– – Veränderung des oberen Sprunggelenks 2.9, 2.11 ff.
Colchicin 4.25 f.

– Dosierung 4.26
– Nebenwirkungen 4.26
Conterganschaden, Tibiadefekt 3.55
Cross-leg-Lappen 6.75

D

Darmbein s. Ilium
Darmerkrankung, chronische, Arthropathie 4.24
Dederich-Oberschenkelamputation 7.28 f.
Dederich-Plastik nach Unterschenkelamputation 9.37
Defektpseudarthrose 6.82
Denis-Browne-Schiene 3.37
Dermatomlappen 6.77, 6.84
Derotation-Brace 6.42
Desmoid 8.1
Diabetes mellitus, Osteoarthropathie 4.33
– – Neuropathie s. Neuropathie, periphere, diabetische
Diathermieschnitt 7.13
Digitus II superductus 3.128, 3.142
Digitus V superductus 3.144 f.
Diphtherie, Fibularisparese 3.5
Diplegie, Knick-Platt-Fuß 3.115
Distorsion 6.62
Donati-Naht 7.16, 7.30
Doppelamputation 7.3, 7.7
Dorsalflektorendurchtrennung, komplette 6.60
Drehkeilpseudarthrose 6.82
Dreipunktegriff 3.33, 3.40
Dreschflegelfuß 3.4
Druckgeschwür bei Lähmungsplattfuß 3.114
– bei Myelomeningozele 3.59
Druckkammerstruktur, subkutane, plantare 1.2
Dupuytrensche Kontraktur 5.1
Dwyer-Kalkaneusosteotomie 3.36, 3.83
Dysästhesie 5.10
Dyskinesie 5.10
Dyskrasie 5.10
Dysmelie, Hackenfuß 3.21
– Spitzfuß 3.2 f.
Dysplasie, fibröse s. Knochendysplasie, fibröse
Dystrophia myotonica 3.13

E

Eichelbaum-Nagelbettausrottung 5.16 f.
Einlage, aktive 3.106
– bei Hallux rigidus 3.127
– – valgus 3.133 f.
– neutrale 3.106
– passive 3.106
– bei Plattfuß 3.118
Elektrostimulation bei Pseudarthrose 6.82

Eminentia-intercondylica-Ausriß 6.30 f., 6.67
– Refixation 6.31
– – beim Kind 6.32
Enchondrom, Hallux rigidus 3.124
Endersche Nagelungstechnik 6.9 f., 6.13
Entenschnabelfraktur 6.57, 6.113
Entlastungsrate 1.15, 1.17 f.
Entspannungsnähte über Gummischläuchen 7.16, 7.19, 7.30
Epilepsie 5.1
Epiphysenfugenüberbrückung, knöcherne, nach Verletzung 6.102
Epiphysenfugenzerstörung, osteomyelitische 4.4
Epiphysenlockerung 6.97
Epiphysenlösung 6.97
Epiphysenverletzung 6.97
Erfrierung, Nekrose s. Frostnekrose
Erwachsenenplattfuß s. Plattfuß
Esmarchscher Schlauch 7.13
Ewing-Sarkom, Chemotherapie nach Resektion 9.10, 9.42
– femorales 9.14
– – diaphysäres 9.19
– fibulares 9.41
– – Resektion 9.42
– des Fußskeletts 9.44
– metatarsales, Resektion 9.45
– pelvikales 9.4
– – Chemotherapie nach Resektion 9.10
– – – Operation, radikale 9.10 f.
– – – unradikale 9.13
– – Resektion 9.10, 9.13
– – Strahlentherapie nach Resektion 9.10 f.
– phalangeales 9.46
– Strahlentherapie nach Resektion 9.10 f., 9.42
– tibiales 9.35
– – Resektion 9.38 f.
– Tumorverkleinerung 9.20
Exarticulatio subtalo 7.20
Exostose, subunguale 9.47
Exzisionsbiopsie 9.2

F

Fallfuß s. Hängefuß
Fasziotomie bei Peronäalsyndrom 3.11
– plantare 4.45
– bei Tibialis-anterior-Syndrom 3.10
Feinnadelpunktion bei Knochentumor 9.2
Femur s. auch Oberschenkel
Femur-Becken-Arthrodese nach Azetabulumresektion 9.10
Femurdefektüberbrückung 9.18, 9.26, 9.28 ff.
Femurdiaphysendefektüberbrückung 9.21
Femurdiaphysenteilresektion 9.21
Femurendoprothese 9.16 f.

XVI Sachverzeichnis

- nach distaler Tumorresektion 9.27 ff.
- Indikation 9.17
- im Oberschenkelstumpf 9.20 f.
- totale 9.28 f.

Femurepiphysenfugen-Verletzung, distale 6.23 ff.
- - Klassifikation 6.23 f.
- - Therapie 6.24 f.

Femurepiphysenlösung, distale, traumatische 6.24
- - - partielle 6.24

Femurfraktur, Diaphysentumor 9.19
- metastasenbedingte 9.17

Femurhals s. Schenkelhals

Femurkondylenfraktur 6.21 ff.
- kartilaginäre 6.25 f.
- Klassifikation 6.21
- Nachbehandlung 6.23
- osteokartilaginäre 6.25
- tangentiale dorsale 6.23
- Therapie 6.22 f.

Femurkondylenverschmälerung nach Kniegelenkexartikulation 9.36

Femurkopf s. Schenkelkopf

Femur-Küntscher-Nagelung nach Metastasenausräumung 9.22

Femurmetastase 9.17
- diaphysäre, Ausräumung 9.22

Femurosteosarkomresektion, Bedingungen 9.3

Femurresektion 9.16
- Umkippplastik 9.16, 9.26, 9.29 ff.

Femur-Rush-Pins bei fibröser Knochendysplasie 9.22 f.

Femurstumpf, ultrakurzer 9.19

Femurteilresektion, distale, Umkippplastik 9.29 ff.

Femurtransplantat 9.16

Femurtransplantatfraktur 9.30

Femurtransplantation 9.29 f.

Femurtumor 9.13 ff.
- diaphysärer 9.19 ff.
- - Ausräumung 9.21
- - Operation, radikale 9.19 ff.
- - - unradikale 9.21 ff.
- - Resektion 9.21
- distaler 9.23 ff.
- intraossärer 9.27
- Kürettage 9.33
- Lagebeziehungen 9.26 f.
- Muskelinfiltration 9.27
- Operation, radikale 9.24 ff.
- - - unradikale 9.33 f.
- - Resektion 9.26
- - - onkologisch radikale 9.26 f.
- maligner, proximaler, Hemipelvektomie 9.5
- myelogener 9.19, 9.21
- proximaler 9.15 ff.
- - Kürettage 9.17 f.
- - Muskelinfiltration 9.16
- - Operation, radikale 9.15 ff.
- - - unradikale 9.15 ff.
- - Resektion 9.16 f.
- - Rezidiv 9.18
- - Winkelplattenimplantation vor Tumorausräumung 9.18

Femurtumorausbreitung, intramedulläre 9.24

Femurumstellungsosteotomie, subtrochantäre, bei Chondroblastom 9.17

Femurverbundosteosynthese nach Tumorausräumung 9.22

Femurverlängerungsosteotomie, Peronäalnervenschädigung 3.7

Ferse, druckdolente 4.38 f., 4.43

Fersenauftrittswinkel 3.72, 3.98 f.
- Hohlfuß 3.74
- Plattfuß 3.98

Fersenbein s. Calcaneus; s. Kalkaneus

Fersenentwicklung s. Rückfußentwicklung

Fersenläufer 1.22 f.

Fersenschale 3.106, 3.118

Fersensporn 4.41 ff.
- Anatomie 4.41
- Ätiologie 4.41 f.
- Differentialdiagnose 4.43
- dorsaler 2.20 f., 4.39, 4.41
- Geschlechtsverteilung 4.43
- Häufigkeit 4.43
- plantarer 4.41
- - Palpationsbefund 4.43
- - Symptome 4.43
- - Röntgenbefund 4.41, 4.43
- - Schmerzentstehung 4.42
- - Therapie 4.43 ff.
- - konservative 4.44
- - operative 4.45

Fersenschmerz 4.20, 4.36, 4.41, 4.43
- Bechterew-Krankheit 4.42

Fersenzuginstrument 3.41, 3.43, 3.45

Feststell-Abrollschuhe 3.110

Fettgewebsnekrose, akute, kältebedingte 5.10

Fibrin-Spongiosa-Plastik 9.33, 9.40

Fibrom, desmoplastisches, des Fußes 9.44
- nichtossifizierendes, femorales 9.14
- - - distales 9.23
- - fibulares 9.41
- - tibiales 9.35
- - Frakturgefahr 9.40
- - ossifizierendes 9.37

Fibromatose 5.1
- extraabdominale 8.1
- plantare 5.1 f., 8.1

Fibrosarkom des Beckenknochens 9.4
- femorales 9.14
- - distales 9.23
- - fibulares 9.41
- - plantares 5.2
- - tarsales 9.45
- - tibiales 9.35
- - Resektion 9.39

Fibroxanthom 8.1

Fibula, Funktion bei Bewegung im oberen Sprunggelenk 1.28 f.
- als Tibiadiaphysenersatz 9.38 f.

Fibula-Chopart-Gelenk-Winkel 3.100

Fibuladiaphysenteilresektion 9.42

Fibulaepiphysiodese 6.83

Fibulafraktur, isolierte 6.70

- komplizierte 6.70
- mit Taluslateralversetzung 6.88

Fibula-Fuß-Verbindung, operative, bei Tibiadefekt 3.55 f.

Fibulahalsfraktur 6.70

Fibulahypoplasie 2.11

Fibulaköpfchen als Außenknöchelersatz 9.42

Fibulaköpfchenfraktur 6.70

Fibulaköpfchentrümmerfraktur 3.5

Fibulaköpfchentumor, Operationsvorbereitung 9.2

Fibulaosteotomie bei Unterschenkel-Stellungskorrektur 6.83

Fibulapseudarthrose, distale 6.96

Fibularesektion, distale 9.42
- proximale 9.42

Fibulatumor 9.40 ff.
- Operation, radikale 9.41 f.
- - unradikale 9.42, 9.44

Fibulatumorkürettage 9.44

Fibulatumorresektion 9.41 f.
- proximale 9.41 ff.
- - Nervus-fibularis-Präparation 9.41, 9.43

Fibulaverkürzung 1.29, 1.31
- bei Unterschenkelamputation 7.25

v.-Finck-Oettingen-Verbandstechnik 3.37

Fisteleiterung, osteomyelitische 4.2
- - Malignombildung 4.4

Fistulographie 4.3

Fitton-Schiene 3.37

Fixateur externe bei Beckenringfraktur 6.3
- bei infizierter Oberschenkelfraktur 6.18
- bei Tibiaschaftfraktur 6.69
- bei Unterschenkelbruch 6.77, 6.80

Flossenfuß 3.148

Fraktur, pathologische 4.2, 4.4

Frakturkrankheit 6.80

Frakturversorgung, operative primäre, Indikationsstellung 6.67

Freeman-Sheldon-Syndrom, Klumpfuß 3.57

Frostnekrose, Amputation 7.9, 7.19

Fuß, diabetischer 5.6
- Funktion 1.1 f.
- mit hohem Spann, Meßwerte 3.73
- kindlicher 3.104 f.
- Klumphaltung 3.38 f.
- Kräfteberechnung, graphische 1.28, 1.30
- Längen-Höhen-Index 3.72 ff., 3.99 f.
- struppiger 4.28 f.

Fußabduktion 1.33

Fußabduktionsbehinderung, schmerzhafte 3.11

Fußabrollung, Bewegungsachsen 1.39

Fußamputation, beidseitige, Entschädigungssatz 7.32
- bei Knochentumor 9.44
- Nachbehandlung 7.14

Fußamputationslinien, klassische 7.18

Fußankylose, komplette 4.22

Fußbelastung, physiologische, große 1.22 f.
Fußbogen, äußerer 3.92
– innerer 3.92
Fußdeformität, Amputationsindikation 7.6, 7.10
– arthrogrypotische 3.50 f.
Fußdetorsion 3.92 f.
Fußdorsalextension 1.33
– eingeschränkte 3.98
– vermehrte 3.19
Fußdorsalextensionskontraktur 3.21
Fußdorsalextensorenkräftigung bei Klumpfußbehandlung 3.40
Fußdorsalextensorenschwäche 3.38 f.
Fußdorsalflexion, eingeschränkte 3.75
Fußdrehung beim Gehen 1.8
Fußeversion 1.31 f., 1.34
Fuß-Extensoren-Flexoren-Ungleichgewicht 3.3
Fußextensorenlähmung 3.1
Fußformdefinition, Meßpunkte 3.72 f.
Fußgelenk, Bandersatzoperationen 6.64 ff.
Fußgelenkbewegung beim Gehen 1.7 f.
Fußgelenkdistorsion 6.62 ff.
– habituelle 6.62
Fußgelenkmechanik 1.24 ff.
Fußgewölbeverspannung 3.89
Fußhängeprobe 5.14
Fußhebeschiene 3.16
Fußhebeschwäche 3.3
Fußhöcker 4.45 f.
– Therapie 4.45 f.
Fußinnenrandentfaltung bei Klumpfuß 3.35 f., 3.45
Fußinnenseitenfalte 3.62
Fußinsuffizienz 3.87, 3.110
– Hallux-valgus-Entwicklung 3.127
Fußinversion 1.31 ff., 1.34
Fußknochenteilung 2.18
Fußknochen, inkonstante 2.1 ff.
– – Differentialdiagnose 2.1
Fußknochenfusion 2.8 ff.
– endogene 2.8 f.
Fußknochentumor 9.44 ff.
Fußkontraktur, Coalitio calcaneonavicularis 2.17
– – talocalcanea 2.15
– Formen 3.110
– pronatorische 2.17
– Röntgendiagnostik 3.110
Fußlähmung, totale 3.4
Fußlängsgewölbe 3.88
– vermehrtes 3.74
Fußlängsgewölbeabplattung 3.87
– belastungsabhängige 3.87
Fußlängswölbung, Regulation 1.35
Fußluxation, habituelle 6.58
Fußmechanik 1.1 ff., 3.88 ff.
– beim Gehen 1.6 ff.
– beim Hinken 1.9
– beim Hochsprung 1.23
– beim Laufen 1.22 f.
– beim Stehen 1.2 ff.

– beim Treppaufgehen 1.11
Fußmodell 1.5, 1.39
Fußmuskelelektromyographie 3.95
Fußmuskelfunktion beim Gehen 1.21 f.
– beim Stehen 1.4 f.
Fußmuskelinsuffizienz 3.91
Fußmuskeln, Einfluß auf die Plattfußentstehung 3.95
– kurze, Funktion 3.89
– lange, Funktion 3.89
Fußödem 5.11
Fußplatte, subtalare 1.33
– – Gelenke 1.39
Fußpronation 1.33
Fußpronationskontraktur 3.96
Fußpronatorenkräftigung bei Klumpfußbehandlung 3.40
Fußpronatorenschwäche 3.38 f.
Fußquergewölbe 3.88, 9.92 f.
– hinteres 3.93
– vorderes 3.92 f.
Fußsenkungstheorie 3.90 ff.
Fußskelett, Hauptstützpunkte 3.89
– Längssysteme 3.93 f.
– Spongiosastruktur 3.88
Fußsohle, Druckkammerstruktur, subkutane 1.2
– Flächendruck beim Stehen 1.3
Fußsohlenbelastung beim Gehen, Untersuchungsmethode 1.6
– beim Stehen 1.2 f.
Fußsohlenhaut, Hitzenekrose 7.9 f.
Fußsohlenhautleisten 1.2
Fußsohlenkontaktzeichen beim Gehen 1.8 ff.
Fußsohlenschwiele 5.14
Fußsohlenulkus, trophisches, Amputation 7.11
Fußsohlenverletzung 6.54
Fußsohlenwarze 5.15
Fußstatik 3.88 ff.
Fußstrahlektomie bei Knochentumor 9.45
– bei Zehenphalangentumor 9.46
Fußstrahlenbeweglichkeit 1.38
Fußstumpf, Schuhversorgung 7.14
Fußstumpfkeratose 7.31
Fußstumpfkontraktur 7.23
Fußstumpfkorrektur 7.23
Fußstumpfversorgung 7.14
Fußsupination 1.33
Fußsupinationskontraktur 3.98
Fußsupinationstrauma, Sinus-tarsi-Veródung 3.110
Fußtorsion 3.92 f.
Fußtuberkulose 4.7 ff.
– Differentialdiagnose 4.10
– Röntgenbefund 4.8
– Symptome 4.8
– Therapie 4.10
Fußtumor, Amputationshöhe 7.10
Fußulzeration bei Myelomeningozele 3.59
Fußwölbung beim Stehen 1.5
Fußwurzel, distale, Distorsion 6.64
Fußwurzelamputation 7.19 ff.

– Nachbehandlung 7.21 f.
– Technik 7.21 f.
Fußwurzelknochen, akzessorische 2.1 f., 3.97, 3.100
Fußwurzelknochengranulom, eosinophiles 5.8
Fußwurzelknochenverletzung 6.120
Fußwurzelosteotomie bei Hohlfuß 3.84
Fußwurzelstumpf, Arthrodese 7.20
– deformer, Entschädigungssatz 7.32
– beim Kind 7.5 f.
– kurzer 7.18, 7.20
– – Revenko-Umformung 7.20 f.
– langer 7.18 f.
– Versorgung 7.14
Fußwurzelsynostose 2.15 ff.

G

Gangautomatikpräzision 1.18
Ganglion 8.1
– intraossäres, des Fußes 9.44
– – pelvikales 9.13
– tibiales, intraossäres, Kürettage 9.39
Gangspuruntersuchung 3.103
Gangzyklus 1.6
– Fußgelenkbewegungen 1.7 f.
– Schwungphasenaufteilung 1.7
– Stehphasenaufteilung 1.7
Gastroknemiusdurchriß 6.54 f.
Gastroknemiuskontraktur 3.8
– isolierte 3.8
Gastroknemius-Soleus-Spitzfußstellung 3.1
Gastroknemiuszeichen 3.19
Gasödem, Amputation 7.9, 7.11
– hyperbare Sauerstoffbehandlung 7.11
Gefäßerkrankung, chronische, Amputationshäufigkeit 7.7
– – Amputationsindikation 7.10
Gefäßverletzung 6.66
Gehakt, Belastungsrate 1.15, 1.17 f.
– Bewegungsablauf 1.6 ff.
– Bewegungsausschlag im unteren Sprunggelenk 1.7
– Bodendruckmessung 1.12 f.
– Bodenreaktionskraftmessung 1.11 f., 1.14 ff.
– Distanzasymmetrie 1.9
– Elektromyogramm 1.20 f.
– Entlastungsrate 1.15, 1.17 f.
– Fußsohlendruckmessung 1.6
– Kraftangriffspunktbewegung 1.13
– Muskelfunktion 1.20 ff.
– Muskelkraftberechnung 1.21 f.
– Schwungphase 1.6 ff.
– Standphase 1.6 ff.
– Tibiarotation 1.33, 1.35
– Untersuchungsmethode, kinematische 1.6 ff.
– – kinetische 1.6, 1.11 ff.
– Zeitasymmetrie 1.9
Gehgips nach Klumpfußkorrektur 3.46, 3.48

Gehschulung nach Amputation 7.12
– – Beginn 7.14
Gelenkblutung, rezidivierende 4.34
Gelenkdestruktion, luetische 4.12
– Neuropathie 4.32 f.
– polyarthritische 4.17
Gelenkerguß, Gichtanfall 4.25
– schmerzloser 4.33
– sympathischer, bei Osteomyelitis 4.4
Gelenkknorpelverkalkung 4.29
Gelenkschmerz s. Arthralgie
Gelenksteife, Sudeck-Syndrom 5.11
Gelenktuberkulose 7.9, 7.11
Genu valgum, Plattfuß 3.98
– varum, Plattfuß 3.98
Gicht 4.6, 5.7
– Geschlechtsverteilung 4.24 f.
– primäre 4.24
– sekundäre 4.24
Gichtarthritis, akute 4.25 ff.
– – Begleitsymptomatik 4.25
– – Diagnosekriterien 4.25
– – Differentialdiagnose 4.25
– – Therapie 4.25 ff.
– chronische 4.27 ff.
– – Differentialdiagnose 4.28
– – Operationsindikation 4.28
– – pathologische Anatomie 4.27
– – Therapie 4.28 f.
– Erstmanifestation 4.25
Gichtarthropathie 4.24 ff.
Gichtniere 4.24
Gießharzprothese 7.14
Gießharzstiefel bei Klumpfuß 3.46, 3.54
– nach Lähmungsklumpfußkorrektur 3.60
– bei schnürfurchenbedingtem Klumpfuß 3.57
Gipsverbandpolsterung nach Unterschenkelamputation 7.27
Glomustumor, subungualer 5.16
Gocht-Nachtschiene bei Klumpfuß 3.37
Gochtsche Hebelschiene bei Klumpfuß 3.35, 3.37
Gonokokkenarthritis 4.6
Görressche Großklauenzehenoperation 3.82
Granulom, eosinophiles 5.8
– – Differentialdiagnose 9.21
– – femorales, diaphysäres 9.21
– – pelvikales 9.4
Grice-Greensche Operation 3.36
Griffelschachtel-Sehnenplastik 6.57
Gritti-Oberschenkelamputation 7.28 f.
Gritti-Stumpf nach Kniegelenkexartikulation 9.36
Großklauenzehe 3.139 f.
– Behandlung 3.82
– C-förmige 3.140
– bei Hohlfuß 3.139 f.
– Pathogenese 3.140
– lähmungsbedingte, Therapie 3.140
– L-förmige 3.140
– posttraumatische 3.140
– Therapie 3.140

– veraltete 3.140
Großzehenadduktion beim Neugeborenen 3.63
Großzehenamputation 6.124, 7.16 f.
Großzehen-Bandabriß 6.124
Großzehen-Beugekontraktur s. Hallux rigidus
Großzehen-Beugertenotomie 3.139
Großzehenendgelenk, Exartikulation 7.16
Großzehenendglied, Amputation 7.16
– Luxation 6.124
– Zertrümmerungsfraktur 6.124
Großzehenexartikulation 6.124
Großzehenfach am Strumpf 3.137
Großzehenfraktur 6.124
– komplizierte 6.124
Großzehengrundgelenk, Alloarthroplastik 3.137
– Ankylose 4.17, 4.21
– Arthritis, anfallsweise 5.7
– Arthrodese 3.139, 4.18
– Arthrose 3.123 ff.
– Dorsalflexionseinschränkung 3.125
– Gichtarthropathie 4.25
– Luxation 3.129
– Tophusbildung 4.26 f.
– Totalalloarthroplastik 3.126
Großzehengrundglied, Amputation 7.16
– Epiphyse, zweigeteilte 3.123
– Fraktur 6.124
– Köpfchenresektion 3.135 f.
– ⅔-Resektion bei Hallux rigidus 3.126
– – – valgus 3.135 f.
– – bei Hammerzehenplattfuß 3.139
Großzehenimplantat, einstämmiges 3.126
Großzehenpronation 3.128, 3.130, 3.132
Großzehenreplantation 7.9
Großzehenstreckung, Ausfall 6.59, 6.61
Großzehenstumpf, Beugekontraktur 7.16
Großzehenverlust, Entschädigungssatz 7.32 f.
Grouven-Torsionseinlage 3.106
Guillain-Barré-Syndrom s. Polyradikulonneuritis, akute

H

Hachtmann-Torsionseinlage 3.106
Hackenbroch-Knöchelplastik 3.85
Hackenfuß 3.19 ff.
– angeborener 3.19 ff.
– – Ätiologie 3.22
– – Häufigkeit 3.22
– Ätiologie 3.19
– beidseitiger 3.25
– Definition 3.19
– Dysmelie 3.21
– erworbener 3.24 ff.
– Klinik 3.24

– lähmungsbedingter s. Lähmungshackenfuß
– narbenbedingter 3.26
– Poliomyelitis 3.24
– spastischer 3.25
– nach Spitzfußkorrektur 3.25 f.
– Therapie 3.26 f.
Hackenfußstellung, indizierte, bei Fußsohlenulkus 7.11
Hacken-Hohl-Fuß 3.24, 3.76 f.
– Pathogenese 3.79 f.
Hacken-Knick-Fuß, angeborener 3.21
Haegler-Nagelbettausrottung 5.16
Haglund-Exostose s. Haglund-Ferse
Haglund-Ferse 2.19 f., 4.36 ff.
– Ätiologie 4.38
– Bursenbeteiligung 4.37
– Differentialdiagnose 2.21, 4.39 f.
– doppelseitige 2.20
– Geschlechtsverteilung 4.38
– Klinik 4.38 f.
– Pathogenese 4.38
– pathologische Anatomie 4.36 f.
– Röntgenbefund 4.37, 4.39
– Therapie 2.20 f., 4.40 f.
– Weichgewebeveränderungen 4.36 ff.
Hahnscher Tibiadiaphysenersatz 9.38 f.
Hallux flexus 3.123
– malleus s. Großklauenzehe
– rigidus 3.123 ff., 3.137
– – Ätiologie 3.123 f.
– – Einlagenbehandlung 3.127
– – Entwicklung 3.125
– – Fußbeschwielung 3.125
– – Gicht 4.27 f.
– – Häufigkeit 3.125
– – Redressement 3.126 f.
– – Therapie 3.126 f.
– valgus 3.127 ff.
– – congenitus 3.129, 3.146
– – Einlagenbehandlung 3.133 f.
– – „Exostosen"-Resektion 3.135 f.
– – Fehlstellung der II. Zehe 3.128, 3.142
– – Frühbehandlung 3.133
– – Großzehengrundgelenkalloarthroplastik 3.137
– – Grundglied-⅔-Resektion 3.135 f.
– – Indikation 3.136
– – Huetersche Köpfchenresektion 3.135 f.
– – Operationsbefund 3.133
– – Palliativmaßnahmen, physikalische 3.134
– – Pathogenese 3.127 ff.
– – Prophylaxe 3.133 f.
– – rheumatischer 4.20
– – Schienenbehandlung 3.134
– – Sesambeinverlagerung 3.133
– – Spreizfuß 3.128
– – Spreizfußbehandlung 3.137
– – Therapie 3.133 ff.
– – – operative 3.134 ff.
– – Therapieziel 3.135
– – Tibialis-anterior-Sehnenplastik 3.133

– – vestimentär bedingter 3.130f.
– – Weichteiloperation 3.136
– varus congenitus 3.146f.
Haltungsschäden bei Spitzfuß 3.14
Hämangiom, periostales, tibiales 9.40
Hämangioperizytom, benignes 8.1
Hämatom, intraneurales 3.14
Hammerzehe 3.123, 3.140ff.
– Definition 3.140
– kongenitale 3.144
– – der II. Zehe 3.144
– – der V. Zehe 3.144
– kontrakte, polyarthritische 4.13
– Pathogenese 3.140f.
– Resektionsosteotomie 3.143
– Schmerzursachen 3.142
– Therapie 3.142f.
– Ursachen 3.140
– Weichteiloperation 3.143
Hammerzehenexartikulation 3.143f.
Hammerzehenplattfuß 3.137ff.
– poliomyelitischer 3.137ff.
– – Lähmungstypen 3.139
Therapie 3.139
Hämochromatose 4.29
Hämophilie, Spitzfuß 3.12
Hämophilieosteoarthropathie 4.33f.
Hängefuß 6.60f.
– Arthrorise 3.18
– Definition 3.1
– Landry-Paralyse 3.13
– Muskeltransplantation 3.17
– Polyradikuloneuritis, akute 3.13
– Therapie 3.16
– Ursache 3.4
Hängeprobe 5.14
Harnsäurenephrolithiasis 4.24
Hautatrophie 5.8
Haut-Fett-Lappen bei Amputation 7.14
Hautlappenbildung bei Amputation 7.14
Hautplastik bei komplizierter Unterschenkelfraktur 6.75
Helfet-Fersenschale 3.106, 3.118
Hemikorporektomie 9.8
Hemipelvektomie 9.5ff.
– bei Beckenknochentumor 9.5ff.
– bei Hautexulzeration 9.8
– Indikation 9.5, 9.15
– bei intrapelviner Knochentumorausbreitung 9.8
– klassische 9.5f.
– – Durchführung 9.6
– konservative 9.15f.
– modifizierte 9.6ff.
– palliative 9.5
– bei proximalem Femurtumor 9.15
– bis in den Spinalkanal 9.8
– nach Vorbestrahlung 9.7
– nach Voroperation 9.5, 9.7
Hemiplegie, Bodenreaktionskraft-Z-Kurve 1.15f.
Herpes zoster, Lähmungsspitzfuß 3.4f.
Hinken, Fußmechanik 1.9
Histiozytom, fibröses, malignes, tarsales 9.44f.

Hitzenekrose, Amputation 7.9f.
HLA-B27 4.20, 4.23
Hochsprung, Fußmechanik 1.23
Hohlfuß 3.33, 3.72ff.
– Ätiologie 3.77f.
– Beschwerden 3.77
– Bodendrücke beim Gehen 1.11
– Extensorensehnentransfixation 3.81
– ohne Fersenvarusstellung 3.76
– funktioneller 3.79
– Großklauenzehe 3.139f.
– Haglund-Ferse 4.37f.
– Hammerzehenentwicklung 3.141
– Häufigkeit 3.78
– Hornschwielenbildung 3.77
– idiopathischer 3.79f., 3.141
– – Weichteiloperation 3.80
– bei Kalkaneussteilstellung s. Hakkenhohlfuß
– klassischer 3.74ff., 3.79
– – Definition 3.74
– – mit Fersenvarusstellung 3.74f.
– – Meßwerte 3.74
– – Pathogenese 3.75
– – Röntgenbefund 3.74
– kongenitaler 3.78
– kontrakter 3.80
– – Behandlung 3.83ff.
– – Weichteildurchtrennung 3.83
– – Zehenstellungskorrektur 3.83
– Krallenzehenkorrektur 3.82
– lähmungsbedingter 3.78
– Längen-Höhen-Index 3.74
– lockerer 3.80
– – Fußhöcker 4.45
– Muskelgleichgewichtsstörung 3.76, 3.79
– Muskelgleichgewichtswiederherstellung 3.82
– myelodysplastischer 3.79, 3.141
– – Laminektomie 3.82f.
– Nachbehandlung 3.83
– bei Nervenerkrankung 3.78
– Operation, einzeitige 3.83f.
– Progredienz 3.77f.
– Resektionsarthrodese, subtalare 3.83
– Therapie 3.80ff.
– traumatisch bedingter 3.79
– Weichteileingriff 3.80ff.
Hohmannsche Spiralschiene 3.110
Holzprothese 7.14
Hornschwielenbildung bei Hohlfuß 3.77
Huetersche Großzehengrundglied-Köpfchenresektion 3.135f.
Hüftbeugekontraktur, Spitzfuß 3.14
Hüftbügelleibbinde 7.32
Hüftgelenkankylose 7.31
Hüftgelenkendoprothese nach zentraler Luxation 6.5, 6.7
Hüftgelenkexartikulation 7.30, 9.16, 9.20
– Bluttransfusion 7.13
– bei distalem Femurtumor 9.24
– – Indikation 9.25
– Durchführung 7.30, 9.16, 9.20

– Entschädigungssatz 7.32
– bei Femurdiaphysentumor 9.19f.
– bei Gliedmaßentumor 7.10
– Lagerung 7.13
– Patientenvorbereitung 7.14
– bei proximalem Femurtumor 9.15f.
– zweizeitige 7.30
Hüftgelenkkörper, freier 6.8
Hüftgelenkluxation, traumatische 6.8
– – Spitzfuß 3.7
– zentrale 6.5, 6.7
Hüftgelenkpfanne, Abbruch, hinterer 6.3f.
– – vorderer 6.3f.
– Fraktur 6.3f.
– Pfeilerfraktur, hintere 6.3f.
– – vordere 6.3f.
– Querfraktur 6.3f.
– Resektion 9.11
– Synovialomresektion 9.11
– Teilresektion 9.9f.
– Trümmerbruch 6.6f.
– Verletzung 6.3ff.
Hüftgelenkreifungsstörung beim Klumpfußkind 3.38f.
Hüftkontraktur nach Amputation 7.31
Hüftschraube, dynamische 6.10
Hühnerauge s. Klavus
Hydarthros, intermittierender 4.24
Hyperbetalipoproteinämie, Achillessehnenchondrom 3.9
Hyperhidrosis 5.6
– lokalisierte 5.11
Hyperparathyreoidismus, primärer, Skelettmanifestationen 4.30
Hyperurikämie 4.24f.
– chronische, Therapie 4.28
Hypohidrosis 5.6

I

Iliosakralarthrodese 6.3
Iliosakralarthrose, posttraumatische 6.3
Iliosakralgelenkverletzung 6.2f.
Iliumresektion 9.9
Imhäuser-Hohlfußoperation, einzeitige 3.83f.
Imhäuser-Nachtschiene bei Klumpfuß 3.37
Indometacin bei Gichtanfall 4.26f.
Innenknöchel s. Malleolus medialis
Innenmeniskuseinriß 6.41
Innenmeniskusrefixation 6.47
Innenmeniskusruptur 6.37
Insuffizienz, chronisch-venöse 5.8f.
Intermetatarsalsporn 2.6
Interphalangealgelenkhypoplasie 2.9
Irritationssyndrom, vegetatives 5.10f.
Ischiadikusverletzung, iatrogene 3.7
– proximale, Spitzfuß 3.7

Sachverzeichnis

J

Jerk-Test 6.40
Jüngling-Ostitis s. Ostitis multiplex cystica
Juvara-Umkippplastik 9.29 ff.
- Modifikation 9.30 ff.

K

Kalkanektomie 4.4
Kalkaneokuboidarthrodese 6.113
Kalkaneokuboidgelenk 1.34, 3.90; s. auch Chopartsches Gelenk
- Bewegungsachse 1.34, 1.37
- Keilresektion 3.36
- Struktur 1.34, 1.37
Kalkaneonavikularsynostose s. Coalitio calcaneonavicularis
Kalkaneotalargelenk 1.35
Kalkaneus, hoher 4.36
- Knochenabsprengung 2.4
Kalkaneusabrißfraktur, veraltete 6.115
Kalkaneusapophyse 4.38
Kalkaneus-Boden-Winkel 3.98
- Plattfuß 3.98
Kalkaneusfehlentwicklung 3.24
Kalkaneusfraktur 6.112
- Chopart-Gelenk-Luxation 6.117
- Diagnose 6.113
- doppelseitige veraltete 6.116
- Früharthrodeseindikation 6.114
- Plattfuß 3.113 f.
- Sudeck-Syndrom 5.12 f.
- Therapie 6.113 ff.
Kalkaneushinterkantenabrundung 4.40
Kalkaneushinterkantenresektion 4.40
Kalkaneuskante, hintere obere, Winkelbestimmung 4.36 f.
Kalkaneuskeilresektion 3.35 f., 3.83
- bei Haglund-Ferse 4.37, 4.40
Kalkaneuslängssystem 3.93 f.
Kalkaneuslipom 9.45
Kalkaneus-Navikulare-Synostose 3.96, 3.100, 3.102, 3.110
Kalkaneusosteomyelitis, chronische 4.4
Kalkaneusosteotomie, bogenförmige 3.26
- keilförmige s. Kalkaneuskeilosteotomie
- bei Klumpfuß 3.36
- bei Spitzfuß 3.26
Kalkaneuspronation 3.91
Kalkaneusresektion nach Chopart-Amputation 7.20 f.
Kalkaneussenkung 3.87
Kalkaneusstauchungsfraktur 6.112
Kalkaneussteilstellung 3.76 f., 4.38
Kalkaneustrümmerfraktur, Plattfußprophylaxe 6.114
- Therapie 6.113 f.
Kalkaneusuntersuchung, spannungsoptische 3.89

Kalkaneusvalgität 3.87, 3.91, 3.96 f.
Kalkaneusvarusstellung 3.74
Kalkaneuszyste 9.46 f.
Kalkaneuszystenkürettage 9.45
Kallusbildung, überschießende 3.61
Kallusverzögerung bei Unterschenkelfraktur 6.70, 6.75, 6.80 ff.
- Ursachen 6.80 f.
Kälteanästhesie 7.13
Kalzitonin 5.12 ff.
- Indikationen 5.14
Keilbein-Mittelfuß-Gelenk I, Arthrose 4.45 f.
Kieler Knochenspan 9.18
- Fibrinkleberverwendung 9.40
Kinderschuh, Anforderungen 3.106, 3.117 f.
Klauenhohlfuß 3.141
- idiopathischer 3.139
- neurogener, Behandlung 3.85
Klauenzehe s. Krallenzehe
Klavus 5.14 f.
- Differentialdiagnose 5.15
- bei Hammerzehe 3.142, 3.144
- bei Krallenzehe 3.142
- subungualer 5.16
- Therapie 5.15
- weicher, interdigitaler 5.14 f.
Kleinzehenamputation 9.46
Kleinzehenfehlbildung 3.144
Klinefelter-Syndrom 3.57
Klumpfuß 3.32 ff.
- Achillessehnenverlängerung 3.35
- amniotische Schnürfurche 3.56
- angeborener 3.32 ff.
- arthrogrypotischer 3.12, 3.50 ff.
- - formende Manipulationen 3.52
- - Häufigkeit 3.50
- - Immobilisation, postoperative 3.54
- - Nachtschiene 3.54
- - Restdeformitätkorrektur 3.54
- - Talusexstirpation 3.53 f.
- - Therapie 3.52 ff.
- - Weichteiloperation 3.53
- Arthrolyse, pantalare 3.36
- beiderseitiger 3.57
- Dreipunktegriff 3.33
- Dysmelie 3.21
- erworbener 3.61
- Halteschienen 3.37
- historischer Rückblick 3.32 f.
- idiopathischer 3.38 ff., 3.61
- - Achillotenotomie, Zeitpunkt 3.39
- - Behandlung beim Erwachsenen 3.49 f.
- - konservative 3.39
- - operative 3.39 ff.
- - beim Säugling 3.40 ff.
- - beim Schulkind 3.45 ff.
- - Spätergebnisse 3.49
- - beim Spielkind 3.45 ff.
- - Behandlungsgrundsätze 3.39 f.
- - Fehlstellungen 3.38 f.
- - Fersenentwicklung 3.41 ff., 3.45
- - Frühbehandlung 3.40
- - Gehgips, postoperativer 3.46, 3.48

- - Gipsverband, postoperativer 3.41
- - Hüftgelenkreifungsstörung 3.38 f.
- - Imhäuser-Behandlungstechnik 3.40 ff.
- - Innenrandentfaltung 3.35 f.
- - Knochenoperation 3.49 f.
- - Muskelkräftigung 3.40 ff.
- - Navikularefehlstellung 3.45 f.
- - Reflexübungen 3.41, 3.43
- - Rückfußkeilresektion 3.50
- - Schiene zur Korrekturerhaltung 3.41, 3.44
- - Spitzfußbeseitigung, operative 3.40 ff.
- - Talusexstirpation 3.50
- - Tibialis-anterior-Sehnenverpflanzung 3.45 f., 3.50
- - Triplearthrodese 3.49
- - Knochenoperationen 3.36 f.
- - Zeitpunkt 3.37
- kontrakturbedingter 3.39
- Korrektur, manuelle 3.33
- korrigierter, Fixierungstechnik 3.37 f.
- lähmungsbedingter s. Lähmungsklumpfuß
- Larsen-Syndrom 3.12
- mißbildungsbedingter 3.50 ff., 3.57
- bei Myelomeningozele 3.58 ff.
- - Achillotenotomie 3.59
- - Druckgeschwür 3.59 f.
- - Immobilisation, postoperative 3.60
- - Knochenoperation 3.60
- - Talusexstirpation 3.60
- - Weichteileingriff 3.59 f.
- Nachtschiene 3.34 f., 3.37
- Operationsmethoden 3.35 ff.
- Redressment, etappenweises 3.34
- - forciertes 3.34
- - modellierendes 3.34
- Redressionsmethoden, historische 3.34
- Redressionsschienen 3.34 f.
- - historische 3.34
- Rückfußentwicklung 3.35
- Schienung, elastische 3.37
- Sehnenverpflanzung 3.36
- Systemerkrankung 3.57
- Tibiadefekt 3.55 f.
- Überkorrektur 3.138
- Unterschenkelmuskelkontraktur, ischämische 3.10
- Verbandstechnik, korrigierende 3.37
- Weichteiloperation 3.35 f.
- Zwingenbehandlung 3.34
Klumpfußschuh 3.37
Klumphaltung des Fußes 3.38 f.
Klumpzehenplattfuß s. Hammerzehenplattfuß
Kneipp-Sandalen 3.137
Knickfuß, kindlicher 3.104 f.
- - Operationsindikationen 3.118
- kleinkindlicher 3.97
- kontrakter 3.109 f.
- Rückfußsynostosen 3.96
- beim spastisch Gelähmten 3.114 f.

Sachverzeichnis

Knick-Platt-Fuß 3.87
- bei Diplegie 3.115
- Fußabdrücke 3.103
- kindlicher 3.103 ff.
- - Arthrodese, extraartikuläre 3.107
- - Behandlung, konservative 3.106
- - - operative 3.106 ff.
- - - physikalische 3.118
- - behandlungsbedürftiger 3.104
- - Einlagenbehandlung 3.104 ff.
- - nach Hackenfuß 3.21, 3.23
- - muskulär bedingter 3.104
- - Sehnentranspositionen 3.106 f.
- kontrakter 3.110
- posttraumatischer 3.114
- bei pcP 4.13
Knick-Platt-Spreiz-Fuß, Hallux valgus 3.127
Knick-Senk-Fuß, haltungsschwacher 3.97
- insuffizienter, beim Stehen 1.5
Kniebeugekontraktur, Spitzfuß 3.14
Kniegelenk, Abduktionstrauma 3.5 f
  6.23
- Abdduktionstrauma 6.23
- Außenbandersatz 6.45
- Außenbandfunktion 6.34
- Außenbandumlenkung um den Tractus iliotibialis 6.47 f.
- Bandausriß 6.23 ff.
- - beim Kind 6.32
- - knöcherner 6.23
- Banddehnung 6.41
- Bandruptur 6.41
- Bandteilruptur 6.41
- Bandzerrung 6.41
- Femurosteosarkominvasion 9.27
- funktionelle Anatomie 6.33 ff.
- Hämarthros 6.28, 6.30
- Innenbandersatz 6.44
- Innenbandfunktion 6.34
- Innenbandstraffung 6.48
- Innenbandverletzung 6.37
- Kapsel-Band-Instabilität, veraltete, Rekonstruktionsmaßnahmen 6.43 ff.
- Kapsel-Band-Verletzung 6.33 ff.
- - frische, Operationstechnik 6.42 f.
- - komplexe 6.41
- Kapselschalenlockerung, mediale 6.41
- Kollateralbandausriß, knöcherner 6.23, 6.25
- Kollateralbandruptur, Nahttechnik 6.42
- Kreuzband s. Kreuzband
- Stabilitätsprüfung 6.38
- Tibiakopfosteosarkominvasion 9.36
- Überstreckungstrauma 6.23 f.
- Verletzungsgrade 6.41
Kniegelenkadduktionsluxation, Nervus-fibularis-Lähmung 3.5 f.
Kniegelenkankylose nach Unterschenkelamputation 7.31
Kniegelenkarthrodese 9.33
Kniegelenkarthrographie 6.40 f.
Kniegelenkarthrose bei Instabilität 6.41

Kniegelenkarthroskopie 6.41
Kniegelenkbewegung, schmerzhafte 6.37
Kniegelenkerguß 6.37
- blutiger 6.32
- schmerzloser, intermittierender 4.24
Kniegelenkexartikulation 7.27 f.
- Entschädigungssatz 7.32
- Femurkondylenverschmälerung 9.36
- bei Fibulatumor 9.41
- Gefäßversorgung 7.15
- Hautdeckung 9.36
- Hautlappenbildung 7.27 f.
- Lagerung 7.13
- bei Mißbildung 7.7
- bei Nachamputation 7.26
- Schnittführung 9.35 f.
- Stumpfdeckung 7.27
- Technik 7.27 f.
- bei Tibiatumor 9.35 f.
- - Indikation 9.36
- im Wachstumsalter 7.3 f.
Kniegelenk-Exartikulationsstumpf 7.2 f.
Kniegelenkinstabilität 6.35 ff.
- anteriore 6.36
- Arthrographie 6.40 f.
- Arthrose 6.41
- Arthroskopie 6.41
- Bewegungsübungen, aktive postoperative 6.48, 6.50
- - passive postoperative 6.48 ff.
- Femurkondylenfraktur 6.21
- frühfunktionelle postoperative Behandlung 6.48 f.
- Gipsimmobilisation, postoperative 6.50
- klinische Untersuchung 6.37
- laterale 6.36
- mediale 6.36
- Operationsergebnisbeurteilung 6.51
- Operationsindikation 6.41
- Operationszugang 6.42 f.
- Orthesenversorgung 6.42
- posteriore 6.36
- postoperative Behandlungsphase 6.48 ff.
- Röntgendiagnostik 6.40
- Steinmann-Nagel-Schienung, temporäre, postoperative 6.49
- Therapie 6.41 ff.
- - konservative 6.41
- - operative 6.42 ff.
Kniegelenkluxation, traumatische 6.37
Kniegelenkprothesenimplantation, Nervus-fibularis-Schädigung 3.7
Kniegelenkpunktion 6.37 f.
Kniegelenk-Rotationsinstabilität 6.35 ff.
- anterolaterale 6.36
- veraltete 6.48
- anteromediale 6.36 f.
- - Operationstechnik 6.45, 6.47 f.
- posterolaterale 6.37
- - Operationstechnik 6.48
- posteromediale 6.37

Kniegelenksperre 6.37
Kniegelenkstabilisatoren, dynamische 6.33 ff.
- - Hauptaufgabe 6.34
- statische 6.33 ff.
- - primäre 6.33 f.
- - sekundäre 6.34
Kniegelenküberstreckbarkeit, posttraumatische 6.38
Kniegelenküberstreckung bei Spitzfuß 3.14
Knieseitenbandverletzung, Nervus-fibularis-Verletzung 3.5
Knöchelgabel s. Malleolengabel
Knöchelplastik 3.85
Knöchelpseudarthrose s. Malleolarpseudarthrose
Knochenabszeß 4.2
Knochenapposition, subperiostale, lamelläre 4.3
Knochenbrucellose 4.12
Knochendysplasie, fibröse, aggressive 9.37 f.
- - - Tibiadiaphysenresektion 9.37
- - Femur-Rush-Pins 9.22 f.
- - intrakortikale 9.38
Knochengumma 4.12
Knochenmykose 4.12
Knochennekrose 4.3
Knochenneubildung, intraossäre 4.3
Knochensequester 4.3 f.
Knochentaxe 7.33
Knochentophus 4.26 f.
Knochentuberkulose 4.4
Knochentumor 9.1 ff.
- Blutung nach Biopsie 9.2
- extrakompartimentaler 9.3
- Feinnadelpunktion 9.2
- Häufigkeit 9.1
- Kompartimentbeziehung 9.2 f.
- Lokalisation 9.1
- Operationsradikalität 9.2 f.
- - Abhängigkeit vom Biopsiewundenverlauf 9.3 f.
- - onkologische 9.2
Knochentumorbiopsie 9.2
Knochentumorentfernung, radikale 9.3
Knochenxanthom 4.32
Knochenzyste, aneurysmatische, Blutung nach Biopsie 9.2
- - femorale, distale 9.23
- - fibulare 9.41
- - des Fußes 9.44
- - Kryochirurgie 9.33
- - Kürettage 9.33
- - patellare 9.34
- - pelvikale 9.4
- - - Behandlung 9.13
- - - tibiale 9.35
- - - - Kürettage 9.39
- - solitäre, Cortisoninstillation 9.19
- - femorale 9.14
- - - proximale 9.18 f.
- - - Rezidiv 9.18
- - fibulare 9.41
- - des Fußes 9.44

– – Kauterisation 9.18
– – Kürettage 9.18 f.
– – tibiale 9.35
– – – Kürettage 9.39
Kollagenose, Polyarthralgien 4.23
Konjunktivitis 4.22
Kontraktur, ischämische, nach Unterschenkelfraktur 6.70
– bei progredienter chronischer Polyarthritis 4.12
Kopenhagener Schiene 3.35
Körpergewichtsverteilung beim Stehen 1.2 f.
Körperschwerpunktprojektion beim Stehen 1.2
Krallennagel s. Onychogryphosis
Krallenzehe 3.140 ff.
– Definition 3.140
– Hackenhohlfuß 3.77
– Hohlfuß 3.74
– – klassischer 3.76
– kontrakte, Behandlung 3.83
– Muskelkontraktur, ischämische 3.10
– Pathogenese 3.140 f.
– Schmerzursachen 3.142
– bei Spitzfuß 3.4
– Therapie 3.82, 3.142 f.
Kreuzband, hinteres, Ersatz 6.44, 6.46
– – Funktion 6.34 f.
– – Ruptur, Nahttechnik 6.43
– vorderes, Ausriß, tibialer 6.28 f.
– – – beim Kind 6.32
– – Blutversorgung 6.42
– – Distalisierung, tibiale 6.44, 6.46
– – Elongation 6.44, 6.46
– – Ersatz 6.44
– – Funktion 6.34 f.
– – Ruptur 6.41
– – – Operationstechnik 6.43
Kreuzbandausriß, knöcherner, Operationstechnik 6.42
Kreuzbandreinsertion, falsche 6.43 f.
Kreuzbandtransplantat, vorderes, Over-the-top-Methode 6.44 f.
Kreuzbeindefekt, angeborener, Klumpfuß 3.57
Kristallsynovitis 4.27
Krückengang 7.12
Krückstock-Femurendoprothese 9.16
Kuboid, Knochenausriß 2.4
Kuboidkeilosteotomie 3.36
Kuboidpronation 3.87
Kuboidriesenzelltumor, Kürettage 9.45 f.
Kuboidsenkung 3.82
Kugeltalus, Fraktur 6.108
Kuneiforme-I-Fraktur 6.120
Kuneiformemetatarsalgelenk-Arthrodese 6.120
Kunststoff-Beckenendoprothese 9.10
Kunststoffprothese 7.14
Küntscher-Marknagelung 6.15
Kurzprothese 7.8
– mit Kontaktschaft 7.14

L

Labitzke-Patellazuggurtung 6.27
Lachman-Test 6.39
Lähmung, schlaffe, Amputation 7.3
Lähmungsfluß 3.141
Lähmungshackenfuß 3.19, 3.24 ff.
– poliomyelitischer 3.24 f.
Lähmungshohlfuß, Progredienz 3.78
Lähmungsklumpfuß 3.58 ff.
– Achillotenotomie 3.59
– Druckgeschwürrisiko 3.59
– Poliomyelitis 3.24
– Weichteileingriffe 3.59 f.
Lähmungs-Knick-Platt-Fuß, sekundärer 3.4
Lähmungsplattfuß 3.97 f., 3.114 f.
Lähmungsspitzfuß 3.2 ff.
– apoplexiebedingter 3.5
– diphtherischer 3.5
– bei Herpes-zoster-Erkrankung 3.4 f.
– iatrogener 3.7
– leprabedingter 3.4
– Nervus-fibularis-Ganglion 3.8
– Nervus-fibularis-Schädigung 3.5 ff.
– poliomyelitischer 3.3 f., 3.24
– schlaffer 3.4
– Spina bifida 3.8
– tumorbedingter 3.8
Lähmungsspitz-Klump-Fuß 3.24
Laminektomie bei myelodysplastischem Hohlfuß 3.82 f.
Landrysche Paralyse, Fallfuß 3.13
Lange-Metatarsalosteotomie bei Sichelfuß 3.67
Längen-Höhen-Index des Fußes 3.72 ff., 3.99 f.
– – Hohlfuß 3.74
– – Plattfuß 3.100
Larsen-Syndrom, Fußfehlformen 3.12
Laufen, Fußmechanik 1.22 f.
Ledderhose-Krankheit s. Plantaraponeurosenkontraktur
Leichtprothese 7.8
Lepra 4.12
– Spitzfuß 3.4
– Osteoarthropathie 4.33
Lesch-Nyhan-Syndrom 4.24
Ligamenta tarsi dorsalia, Zerreißung 6.64
– tarsometatarsalia, Zerreißung, komplette 6.64
Ligamentum calcaneofibulare 6.63 f.
– – Ersatz 6.64
– – Schädigung 6.63 f.
– calcaneonaviculare plantare 3.89, 3.91
– canalis tarsi 1.33
– femorotibiale laterale anterius 6.33 f.
– patellae, Ausriß, tibialer 6.32
– – Kreuzbandersatz 6.44 ff.
– plantare longum 3.89
– sustentaculonaviculare 3.91
– talocalcaneum interosseum 1.31 f.

– – obliquum 1.33
– talofibulare anterius 6.63 f.
– – – Ersatz 6.64
– teres, Ausriß am Femurkopf 6.8
Lipidstoffwechselstörung 4.30, 4.32
Lipoblastomatose 8.1
Lipodystrophia intestinalis 4.32
Lipoid-Dermato-Arthritis 4.32
Lipoidgicht 4.30
Lipom 8.1
Liposarkom, fibulares 9.41
Lisfranc-Exartikulation 7.18 f.
– Entschädigungssatz 7.32
– bei Zehenphalangentumor 9.46
Lisfrancsches Gelenk 1.34 f., 1.38 f.
– – Beteiligung bei pcP 4.13
– – Fraktur, Plattfuß 3.113
– – Luxation 6.120
– – Metatarsaliabewegungsausschläge 1.38
– – Mobilisation, operative 3.65 ff.
Loefgren-Syndrom 4.11
Lorenzsches Klumpfußredressement, modellierendes 3.34
Losee-Test 6.40
Lues 4.11 f.
– tertiäre 4.12
Lumbalanästhesie 7.13
Luxatio pedis subtalo 6.111 f.
– – – Begleitverletzungen 6.112
Lymphgefäßmißbildung, Amputationsindikation 7.11
Lymphom des Beckenknochens 9.4
– des Femur 9.14
– der Femurdiaphyse 9.19

M

Malleolarfraktur 6.85 ff.
– komplizierte 6.91
– Therapie 6.87 ff.
Malleolarpseudarthrose 6.95 f.
– Blockspaneinbolzung 6.95
– Gabelrekonstruktion 6.95
– laterale 6.95 f.
– mediale 6.95 f.
– Resektion 6.95
Malleolengabel, Außendrehung 3.75
– physiologische 3.106
Malleolengabelrekonstruktion 6.95
Malleolengabelsprengung 6.89, 6.91, 6.96 f.
– Arthrographie 6.64, 6.97
– veraltete 6.97
Malleolengabeltorsion 3.75
– Plattfuß 3.100
Malleolus lateralis, Fehlstellung 3.75
– – Fraktur 6.88
– – Resektion 9.42
– – Zuggurtung 6.88, 6.91
– medialis, Abriß 6.97
– – – bei Talusluxationsfraktur 6.107
– – – bei Talustrümmerfraktur 6.109
– – Epiphysenverletzung 6.100, 6.102

– – Fraktur, isolierte 6.87f.
– – prominenter 3.98
– – Zuggurtung 6.88, 6.90f., 6.109
Malum perforans 4.32f., 5.5ff.
– – Histologie 5.6
– – Lokalisation 5.6
– – Therapie 5.6ff.
Marschfraktur 6.120
Melanom, malignes, subunguales 5.16
Meniskektomie 6.28
Meniskuseinklemmung 6.37
Meniskuslängsriß 6.47
Meniskusrefixation 6.43
Meniskustransplantat 6.43
Meniskusverletzung 6.28
Metakarpalchondromyxoidfibrom 9.45
Metatarsale I, Abweichung, dorsale, supinatorische 3.87
– Luxation 6.120
– Verrenkungsbruch 6.120
Metatarsale II, Fraktur, Plattenosteosynthese 6.122
Metatarsale V, Basisabrißfraktur 6.123f.
– Distorsionsfraktur 2.5
– Luxation 6.120
– Tuberositas, Apophyse 2.4
Metatarsale-I-Adduktionswinkel 3.72, 3.99
– Hohlfuß 3.74
– Plattfuß 3.100
Metatarsale-I-Auftrittswinkel 3.72, 3.98f.
– Hohlfuß 3.74
– Plattfuß 3.98
Metatarsalerekonstruktion 9.45
Metatarsaleresektion 9.45
Metatarsalfraktur 6.120ff.
– komplizierte 6.123
– Therapie 6.121ff.
Metatarsalgie, Differentialdiagnose 5.16
– Hallux valgus 3.134, 3.137
– Hammerzehe 3.142
– Hohlfuß 3.77
– Krallenzehe 3.142
Metatarsalköpfchenbelastung beim Stehen 1.3
Metatarsalköpfchenresektion, komplette 4.20, 4.28f.
Metatarsalköpfchenusur 4.14
Metatarsalosteotomie bei Sichelfuß 3.67f.
Metatarsalpseudarthrosen, multiple 6.123
Metatarsalquerfraktur 6.122
Metatarsalstauchungsbruch 6.122
Metatarsaltumor 9.44ff.
– Amputation 9.44
Metatarsaltumorresektion 9.45
Metatarsophalangealgelenk s. Zehengrundgelenk
Metatarsus adductus s. Sichelfuß
– primus elevatus 3.126
– – varus, kongenitaler 3.128

– varus s. Sichelfuß
Mißbildung, Amputation 7.3, 7.6f., 7.10
– Amputationszeitpunkt 7.11
Mißbildungen, multiple, Klumpfuß 3.57
Mißbildungsklumpfuß s. Klumpfuß, mißbildungsbedingter
Mittelfußamputation 7.17ff.
– beim Alternden 7.8
– Entschädigungssatz 7.32
– Gipsverband 7.17
– Hautlappenbildung 7.19
– Nachbehandlung 7.18
– schräge 7.17
Mittelfußdistorsion 6.64
Mittelfußkeilresektion bei arthrygypotischem Klumpfuß 3.54
– bei idiopathischem Klumpfuß 3.49f.
Mittelfußknochen s. Metatarsale
Mittelfußläufer 1.22f.
Mittelfußreplantation 7.9
Mittelfußstumpf 7.9
– kurzer 7.17f.
– langer 7.17f.
– – Nachamputation 7.23
– Schuhversorgung 7.18f.
– Supinationskontraktur 7.23
Momburgsche Blutleere 7.13
Monofixateur externe 6.69
Morphaea, zirkumskripte s. Sklerodermie, zirkumskripte
Mukokutanes Syndrom 4.23f.
Mukopolysaccharidose 4.32, 5.8
Musculi interossei, Parese 3.141
– – Hohlfuß 3.75, 3.81
Musculus abductor hallucis 3.89f.
– – Aktivität beim Stehen 1.4f.
– extensor digitorum communis, Sehnenverletzung 6.59
– – hallucis longus, Sehnenverletzung 6.59
– flexor digitorum brevis 3.89
– – – Aplasie 3.144
– – longus, Sehnenfixation am Grundglied 3.143
– – hallucis longus, Fixation am Großzehengrundglied 3.82, 3.140
– peronaeus brevis, Einfluß auf die Plattfußentstehung 3.95
– – longus, Funktion 3.75
– – – bei Erhaltung der Fußwölbung 3.90
– – – Sehnenverpflanzung 3.84
– – quartus 3.95
– – quadriceps 6.34f.
– semimembranosus 6.34f.
– soleus, doppelter 3.2
– tibialis anterior, Aktivität beim Stehen 1.4f.
– – – Ansatzverlagerung bei Hohlfuß 3.81
– – – Hypertrophie 3.91
– – – ischämische Kontraktur 6.70
– – – Lähmung 3.24

– – – Hohlfuß 3.75
– – – Sehnentransposition 3.45f., 3.50, 3.106, 3.126, 3.133
– – – Sehnenverletzung 6.59
– – – Spontanruptur 6.59
– – – posterior, Ablösung bei Hohlfuß 3.80f.
– – – Funktion bei Erhaltung der Fußwölbung 3.90
– – – Lähmung 3.24
– triceps surae, Kontraktur 3.13, 3.114
– – – Lähmung, Schienenbehandlung 3.17
Musculus-gastrocnemius-Sehne, Kreuzbandersatz 6.44
Muskelatrophie, spinale, Plattfuß 3.114
Muskeldystrophie, Hohlfuß 3.79
– Plattfuß 3.114
– Spitzfuß 3.3, 3.13
Muskelhämatom 6.54
Muskelprellung 6.54f.
Muskelquetschung 6.54
Muskelriß 6.54f.
Muskelschlingenbildung über dem Stumpfende 7.15
Muskelschwund, diffuser 5.11
Muskelspontanriß 6.55
Muskelverletzung, offene 6.60
Muskelverpflanzung bei Spitzfuß 3.17
Muskelzertrümmerung 6.60
Myalgie 4.12
Myasthenie, Spitzfuß 3.3, 3.13
Myelom, femorales, diaphysäres 9.19
– pelvikales 9.4
Myelomeningozele, Fußdeformitäten 3.58
– Fußulzeration 3.59
– Klumpfuß s. Klumpfuß bei Myelomeningozele
– Plattfuß 3.114
Myelozele, Hackenfuß 3.21
Mykose 4.12
Myokinesigramm der unteren Extremität 1.21
Myopathie, Plattfuß 3.97
Myositis 4.12
– ossificans localisata 6.55
– – – Spitzfuß 3.3, 3.13
– – progressiva, Spitzfuß 3.13
Myxom 8.1
– femorales, proximales 9.18
– phalangeales 9.47
Myzetom 4.33

N

Nachamputation 7.11
– Diathermieschnitt 7.13
– bei Frostnekrosenamputation 7.9
– Wundschluß 7.16
Nagelbettausrottung 5.16f.
Nageldystrophie 5.6
Nagelrandexzision, keilförmige 5.16

Nagelverdickung, krallenartige 5.17
Navikulare s. auch Os naviculare
- keilförmiges 3.109
- trapezoides 3.76
Navikularefehlstellung bei älterem Klumpfuß 3.45f.
Navikulare-Kuneiforme-I-Gelenk-Winkel 3.98, 3.100
- Plattfuß 3.98
Navikulare-Kuneiforme-Luxation 3.98
Navikularelateralwanderung, kontrakte 3.63
Navikularesenkung 3.87
Navikularfortsatz-Abriß 6.119
Navikularfraktur 6.111
- Reposition 6.119
Navikularluxation 6.118f.
- isolierte 6.119
Navikularluxationsfraktur 6.118
Navikularnekrose 6.119
Navikulartrümmerfraktur 6.118
Navikularverletzung 6.118f.
Navikulokuneiformesynostose 2.18
Nekrose, frostbedingte s. Frostnekrose
- hitzebedingte s. Hitzenekrose
Nekrose-Pseudarthrose 6.82
Nephrolithiasis 4.24
Nervendurchtrennung bei Amputation 7.15
Nervenlähmung 6.60ff.
- periphere, Plattfuß 3.114
Nervus fibularis, Druckschädigung 3.5
- - tumorbedingte 3.8
- - Ganglion, perineuralis 3.8
- - Lähmung 3.2, 3.5
- - Präparation bei Fibulatumorresektion 9.41, 9.43
- - peronaeus communis, Lähmung s. Peronäuslähmung
- - profundus 6.60
- - Schädigung 6.60f.
- - - irreparable 6.61
- - - komplette 6.60f.
- - - Sensibilitätsstörung 3.11, 6.61
- - superficialis 3.11, 6.60
- - tibialis, Kompressionssyndrom s. Tarsaltunnelsyndrom
- - - Lähmung 3.4
- - - Naht 6.62
- - - Schädigung, Ersatzoperation 6.62
- - - Verletzung 6.61f.
Neuritis, interstitiale hypertrophische 3.13
Neuroarthropathie 4.32ff.
- Röntgenbefund 4.31ff.
Neurofibromatose, Klumpfuß 3.57
Neurom 7.3, 7.31
Neuropathie, periphere, diabetische 5.6
- - Ursache 5.6
- zentrale 5.6
Nidus 9.21
Normfuß 3.97f.

- Winkelmaße 3.98f.
Notamputation 7.26

O

Oberschenkel s. auch Femur
Oberschenkelamputation 7.28ff., 9.33
- beidseitige, Entschädigungssatz 7.32
- in Blutleere 7.13
- distale 7.28f.
- Entschädigungssatz 7.32f.
- bei Fibulatumor 9.41
- hohe 7.30
- interkondyläre 7.28f., 7.31
- intertrochantäre 7.29
- Knochenversorgung 7.15
- Kontrakturprophylaxe 7.13
- Lagerung 7.13
- Muskelversorgung 7.28f.
- Nachbehandlung 7.14
- Patientenvorbereitung 7.14
- bei Tibiatumor 9.35
- bei Tumor 7.10, 9.35
Oberschenkelamputierter, alternder, Prognose 7.8
Oberschenkelfraktur 6.7ff.
- distale, Epiphysenfugenbeteiligung 6.23ff.
- Kniegelenkbeteiligung 6.16, 6.19, 6.21
- offene 6.17
- Osteomyelitis, örtliche 6.17
- pertrochantäre 6.9, 6.11ff.
- proximale, Komplikation 6.10f.
Oberschenkelhalsfraktur s. Schenkelhalsfraktur
Oberschenkelkondylenfraktur s. Femurkondylenfraktur
Oberschenkelsarkom, parossales 9.14
- - distales 9.23
- - - Resektion 9.26
- - - Malignitätsgrade 9.26
Oberschenkelschaft-Fraktur 6.13ff.
- distale 6.16, 6.19
- Nagelung 6.15f.
- Plattenosteosynthese 6.14ff.
- proximale 6.11
- subtrochantäre 6.14f.
- Verschraubung, einfache 6.16
Oberschenkelschaft-Trümmerfraktur, proximale 6.14ff.
Oberschenkelspontanfraktur 6.16f.
Oberschenkelstumpf 7.28f., 9.35
- beim Alternden, Prothesenversorgung 7.8
- Ideallänge 7.28
- künstlicher 9.20f.
- kurzer 7.29f.
- mittellanger 7.29
- Periostdeckung 7.15
- Prothesenfrühversorgung, Vorbereitung 7.14
- Prothesensofortversorgung, Vorbereitung 7.14
- aus Weichteilen 9.21

Oberschenkelstumpfkorrektur 7.29f.
Oberschenkelstumpfverlängerung 9.25f.
Oberschenkel-Trümmerfraktur, bikondyläre 6.22
- offene, Osteomyelitisprophylaxe 6.18
- pertrochantäre 6.9, 6.11
Oberschenkeltumor, Amputationshöhe 7.10
Oberschenkelverkürzung, Querosteotomie 6.19
Oberschenkelverlängerung 6.19
Oberschenkel-Y-Fraktur, distale 6.22
Olekranonsporn 4.42
Onychogryphosis 5.17
Operationsradikalität 9.2
- onkologische 9.2
Os accessorium supracalcaneum 2.1
- cuboideum s. Kuboid
- cuneiforme I bipartitum 2.18
- cuneo-metatarseum II dorsale 2.1
- intercuneiforme dorsale 2.1
- intermetatarseum 2.1, 2.5f.
- naviculare s. auch Navikulare
- - bipartitum 2.18
- - - Plattfuß 3.102
- - cornutum 2.2f., 3.97
- paracuneiforme 2.1
- peronaeum 2.1, 2.4, 3.100
- - Differentialdiagnose 2.4
- subfibulare 2.7f.
- subtibiale 2.7f.
- supranaviculare 2.1, 2.6f.
- supratalare 2.1, 4.46
- sustentaculi tali 2.7f.
- talotibiale 4.46
- tarsale, arthritisches 4.14
- tibiale externum 2.1ff., 3.100
- - - Differentialdiagnose 2.3
- trigonum 2.1, 2.3f., 3.100, 6.106
- - Differentialdiagnose 2.3f.
- - Fraktur 2.4
- - zweigeteiltes 2.3
- tuberis calcanei 2.1
- tuberositas proprium s. Os vesalianum
- vesalianum 2.1, 2.4f.
Ossa accessoria s. Fußknochen, inkonstante
Osteoarthropathie 4.25
- neurogene 4.32ff.
Osteoblastom des Fußes 9.44
- phalangeales 9.46
Osteochondrom, femorales 9.14
- - distales 9.23, 9.34
- fibulares 9.41
- des Fußes 9.44
- Knorpelkappe 9.12
- patellares 9.34
- pelvikales 9.4
- phalangeales 9.46f.
- tibiales 9.35
Osteoidosteom 4.4
- femorales 9.14
- - diaphysäres 9.21
- fibulares 9.41

- des Fußes 9.44
- Nidusentfernung 9.21, 9.40
Osteoidosteom, patellares 9.34
- phalangeales 9.46
- Randsklerose 9.21
- tibiales 9.35, 9.40
Osteolyse bei Gicht 4.28
- neurogene 4.33
- bei Osteomyelitis 4.2
Osteomyelitis, akute 4.1 f.
- - Differentialdiagnose 4.2
- - hämatogene 4.1
- - - Erreger 4.1
- - Komplikation 4.2
- - posttraumatische 4.1
- - Symptome 4.2
- - Verlauf, Einflußfaktoren 4.2
- Amputation 7.9, 7.11
- chronisch fistelnde 7.11
- chronische 4.2 ff.
- - Differentialdiagnose 4.4
- - Komplikation 4.4
- - plasmazelluläre 4.3 f.
- - Symptome 4.2 f.
- - Therapie 4.4
- bei Fibulafraktur 6.70
- luetische 4.12
- bei Panaritium 4.6
- primär chronische 4.2
- Prophylaxe bei offener Oberschenkelfraktur 6.18
- bei Tibiaschaftfraktur 6.69
Osteoporose, gelenknahe 5.11
- Plattfuß 3.97
Osteosarkom, femorales 9.14 ff., 9.23 ff.
- - Chemotherapie, adjuvante 9.29
- - diaphysäres 9.20
- - distales 9.23 ff.
- - - Amputation durch den Knochen 9.24 f.
- - - Hüftgelenkexartikulation 9.24 f.
- - - Kniegelenkseinbruch 9.27
- - - Resektion durch das Gelenk 9.26 f.
- - proximales 9.15 f.
- - - Hemipelvektomie 9.15
- - - Resektion 9.16
- - - Stumpfrezidiv 9.24 f.
- - fibulares 9.41
- - des Fußes 9.44
- - pelvikales 9.4
- - phalangeales 9.46
- - Skipmetastasierung 9.24
- - tibiales 9.34 f.
- - Kniegelenkinvasion 9.36
- - proximales 9.37
Ostitis multiplex cystica 4.11

P

Paget-Sorkom, femorales 9.14
- pelvikales 9.4
Palindromic-Rheumatismus 4.24
Panaritium 4.6

Panarthritis, ankylosierende 4.21
Pannikulitis, kältebedingte 5.9 f.
Paratendinitis achillea 4.38
- crepitans achillea 4.39
Patellafraktur 6.26 ff.
- Ätiologie 6.26
- Nachbehandlung 6.28
- Operationszugang 6.27
Patellalängsfraktur 6.26 f.
- Querverschraubung 6.27
Patellaluxation 6.25
Patellapolabriß 6.26
Patellaquerfraktur 6.26 f.
- Zuggurtung 6.27
Patellaquerverschraubung 6.27
Patellasternfraktur 6.26 f.
- Therapie 6.27
Patellatrümmerfraktur 6.26
Patellatumor 9.34
Patellazuggurtung 6.27
Patellektomie 6.26, 6.28, 9.34
Peabody-Muro-Metatarsalosteotomie bei Sichelfuß 3.67
Pedobarograph 1.6
Periarthropathia humeroscapularis 5.1
Periostitis calcanei 4.38
Perniosis 5.9 f.
- nässende 5.10
- Prädispositionen 5.9
- Prophylaxe 5.9 f.
Peronäalmuskelatrophie 3.13
Peronäalmuskelkontraktur, fibröse 3.110
Peronäalmuskelnekrose 3.11
Peronäalmuskulatur, schmerzhaft angespannte 3.108 f.
Peronäalmuskulaturverletzung 6.54 f.
Peronäalsehnenkontraktur 3.108 f.
Peronäalsehnenluxation, habituelle 6.58
- subtotale 6.58
Peronäalsehnentranslokation 3.26
Peronäalsyndrom 3.11
Peronäusfederschiene 3.16 f.
Peronäuslähmung 3.4, 3.10
- Hämatom, intraneurales 3.14
Pes adductus s. Sichelfuß
- calcaneus s. Hackenfuß
- cavus s. Hohlfuß
- equinus s. Spitzfuß
- - acquisitus s. Spitzfuß, erworbener
- - congenitus s. Spitzfuß, angeborener
- - paralyticus s. Lähmungsspitzfuß
- planotransversus 3.111
- planovalgus abductus 3.4
- valgoplanus s. Plattfuß
- valgus inflammatus 3.108
Pfannenband s. Ligamentum calcaneonaviculare plantare
Pflasterzellkarzinom bei osteomyelitischer Fisteleiterung 4.4
Phalanx hallucis valga congenita 3.145 f.
Phantomgefühl 7.3, 7.12

Phantomschmerzen 7.3
Phemister 6.82
Phenylbutazon bei Gichtanfall 4.26
Phlegmasia alba dolens 5.8
- coerulea dolens 5.8
Phlegmone 4.7
- bei komplizierter Unterschenkelfraktur 6.77
Pirogow-Amputation 7.6, 7.20, 7.22 f.
- Entschädigungssatz 7.32 f.
- bei Mittelfußtumor 9.44
- modifizierte 7.22 f.
Pirogow-Günther-Amputation 7.20, 7.22 f.
Pirogow-Spitzy-Amputation 7.6 f., 7.10
Pirogow-Spitzy-Stumpf 7.21
- modifizierter 7.2
- Schuhversorgung 7.14
Plantaraponeurose 3.89
- Zusammensetzung 5.2
Plantaraponeurosenexzision 5.2
Plantaraponeurosenkontraktur 5.1 f.
- Histologie 5.2 f.
Plantarfasziendehnung beim Stehen 1.4
Plantarfaszienelastizitätsmodul 1.5
Plantarfaszienreißspannung 1.5
Plantarfibromatose 5.1 f., 8.1
Plantarflexion 1.33
- eingeschränkte 3.19, 3.21
- spastische, im oberen Sprunggelenk 3.13
Plantarflexionskontraktur 3.14
Plantarflexionsübergewicht 3.3
Plantarphlegmone 4.7
Plasmazellmyelom, Blutung nach Biopsie 9.2
Plattfuß 3.87 ff., 3.110 ff.
- beim alten Menschen 3.113
- Ätiologie 3.94 ff.
- bänderschwacher 3.97 f.
- Diagnostik 3.97 ff.
- - klinische 3.98
- - radiologische 3.98 ff.
- Einfluß der Muskulatur 3.95
- Einlagenbehandlung, Ziel 3.118
- Entstehungstheorien 3.90 ff.
- Fersenspornentstehung 4.42
- Fußabdrücke 3.102 f.
- Fußknochenentwicklungsstörung 3.99
- Hallux valgus, Fehlstellung der II. Zehe 3.142
- mit Hammerzehe s. Hammerzehenplattfuß
- Hammerzehenentwicklung 3.140 f.
- Häufigkeit 3.98 f.
- kindlicher 3.104
- Knochenveränderungen 3.97
- kompensatorischer 3.98
- kongenitaler 3.138
- kontrakter 3.110
- - des Adoleszenten s. Adoleszentenplattfuß, kontrakter
- - Talus-Kalkaneus-Brückenbildung 2.15

- Körperlastverteilung 4.44
- Kuneiforme-I-Fraktur 6.120
- lähmungsbedingter 3.97f., 3.114f.
- Längen-Höhen-Index 3.100
- in der Menopause 3.97
- Muskelveränderungen 3.97
- Onychogryphosis 5.17
- Pathogenese 3.94ff.
- posttraumatischer 3.97, 3.113f., 6.60f.
- – Double-Arthrodese 3.114
- – Prophylaxe bei Kalkaneustrümmerfraktur 6.114
- – Präventivmaßnahmen 3.117
- – Rückfußkorrektur 3.118
- – Senkungsvorgang 3.97
- – spastischer 3.108
- – Therapie, physikalische 3.118
- – Ursachen 3.111f.
- – Winkelmaße 3.98ff.
Podagra 5.7
Podometer 3.102
Poliomyelitis, Beinamputation 7.11
- Großklauenzehe 3.139
- Hackenfuß 3.24
- Hammerzehenplattfuß 3.137f.
- – Lähmungstypen 3.139
Plattfuß 3.97, 3.114f.
- Spitzfuß 3.3f., 3.24
Polyarthralgie 4.11
- Kollagenose 4.23
Polyarthritis, chronische, Fußfehlformen 3.11
- – Großklauenzehe 3.139
- – Hallux valgus 3.130
- – Plattfuß, kontrakter 3.110
- – progrediente 4.6, 4.12ff.
- – – Ätiologie 4.12
- – – atypisch beginnende 4.10, 4.24
- – – Fußgelenkbefallsmuster 4.13
- – – Fußversorgung, orthopädietechnische 4.15
- – – Geschlechtsverteilung 4.13
- – – Mutilationsstadium 4.14, 4.19
- – – Operationsindikationen 4.16
- – – Röntgenbefund 4.13f.
- – – Spitzfuß 3.11
- – – Sprunggelenkbeteiligung 4.13
- – – Symptome 4.13
- – – Therapie 4.14ff.
- – – Vorfußveränderungen 4.17ff.
- – – Weichteilveränderungen, sekundäre 4.12
Polydaktylie 3.147
- Hallux varus congenitus 3.146f.
Polydimethyl-Siloxan-Injektion, intraarterielle 4.15
Polyfibromatose 5.1
Polyneuropathie, Peronäusparese 3.5
Polyradikuloneuritis, akute, Fallfuß 3.13
Prähallux 3.97
Privot-Shift-Zeichen 6.38ff.
Processus anterior calcanei, Abscherfraktur 2.7
- calcanearis 1.34
- posterior tali, Fraktur 2.3

- trochlearis calcanei 2.18f.
Pronatorenverletzung 6.60
Prothesenfrühversorgung, Vorbereitung 7.14
Prothesenrandknötchen 7.31
Prothesensofortversorgung 7.12
- Vorbereitung 7.14
Prothesenversorgung 7.12
Pseudarthrose, atrophische 6.82
- biologisch reaktionsfähige 6.82
- – reaktionsunfähige 6.82
- Definition 6.81
- Diagnose 6.81f.
- iliosakrale 9.9
- Klassifikation 6.82
- malleoläre s. Malleolarpseudarthrose
- oligotrophische 6.82
- osteomyelitisbedingte, Amputation 7.11
- Therapie 6.82
- nach Unterschenkelfraktur 6.70, 6.80ff.
- Ursache 6.80ff.
Pseudogicht 3.11, 4.6, 4.25, 4.29f.,
- Differentialdiagnose 4.30
Psoriasisarthritis 4.6, 4.10, 4.22, 5.7
- Differentialdiagnose 4.22
- Gelenkbefallsmuster 4.22
- monoartikuläre 4.25
- Mutilationsstadium 4.22

Q

Quadrizepsdurchtrennung, traumatische 6.54
Querschnittslähmung, Oberschenkelamputation 7.10f.

R

Radiosynoviorthese 4.15
Redresionsschiene bei Klumpfuß 3.35
Reflexdystrophie, sympathische 5.12
Reflexübungen bei Klumpfußbehandlung 3.41, 3.43
Reiter-Syndrom 3.11, 4.22f., 4.25
- Differentialdiagnose 4.23
Resektionsarthrodese, subtalare 3.83
Retikulohistiozytose 4.32
Retinaculum extensorum 1.33
Retinakulärekonstruktion 6.58f.
Revenko-Operation bei kurzem Fußwurzelstumpf 7.20f.
Rheumatismus verus 4.12
Rheumatoid 4.24
- gonorrhoisches 4.6
Riesenwuchs, partieller 3.149
Riesenzelltumor, benigner, Ausräumung 9.21, 9.33f.
- – femoraler 9.14
- – – diaphysärer 9.21
- – – distaler 9.23, 9.26, 9.33f.
- – – proximaler 9.17

- – – Resektion 9.26
- – fibularer 9.41
- – – Resektion 9.41, 9.43
- – – des Fußes 9.44
- – – patellarer 9.34
- – – pelvikaler 9.4
- – – Behandlung 9.12f.
- – – Resektion, onkologisch radikale 9.34
- – – Rezidiv 9.33f.
- – – mehrfaches 9.34, 9.40
- – tibialer 9.35
- – – distaler, Resektion 9.39
- maligner, femoraler, distaler 9.23
- – Femurtransplantation 9.30
- – patellarer 9.34
- – sekundärer 9.34
Risthöhe 3.72
- Hohlfuß 3.74
Ristwinkel 3.72, 3.98f.
- Hohlfuß 3.74
- Plattfuß 3.98
Rohprothese 7.12, 7.14
Rohrskelettprothese, Torsionsadapter 7.31
Röntgenulkus, plantares 5.6
Rückenlagerung bei Amputation 7.13
Rückenmarkwurzelirritation, mechanische, Stumpfschmerzen 7.32
Rückfuß, Equinovalgusstellung, angeborene 3.116
Rückfußanlage, valgische 3.96
Rückfußarthrodese 6.61
Rückfußblockbildung 6.108
Rückfußentwicklung bei Klumpfußbehandlung 3.35, 3.41ff., 3.45
- bei Schaukelfuß 3.117
- bei schnürfurchenbedingtem Klumpfuß 3.57
Rückfußfehlstellung, posttraumatische 6.105
Rückfußkeilresektion bei arthrogrypotischem Klumpfuß 3.54
- bei Klumpfuß 3.50
Rückfußknickung 3.87
Rückfußrelation 3.72, 3.99
- Hohlfuß 3.74
Rückfußschmerzen nach Chopart-Gelenk-Arthrodese 6.117
Rückfußspitzfuß 3.1
Rückfußsupination 3.74
Rückfußsynostose 3.96f., 3.100, 3.109f.
Rückfußvalgusstellung 3.33
- bei Belastung 3.108
- bei manueller Vorfußabduktion 3.64
Rückfußvarusstellung 3.33, 3.38f., 3.74f.
Rückfußverletzung, Epiphysenstörung 6.105
Ruheschmerz 5.11
Rundstiellappen nach Frostnekrosenamputation 7.9
- bei Fußstumpfkorrektur 7.23
- bei Oberschenkelstumpfkorrektur 7.30

- zur Unterschenkelstumpfkorrektur 7.26f.

S

Sacroiliitis enteroiliaca 4.24
Salm-Kalzitonin 5.13f.
- Indikationen 5.14
Sarkoidose, Knochenmanifestation 4.11
Sarkom bei Paget-Krankheit s. Paget-Sarkom
- parossales, Malignitätsgrade 9.26
Sauerbruch-Umkipplastik 9.16, 9.26
Säuglingsklumpfuß, Korrektur, manuelle 3.33
Schambeinresektion 9.12
Schanzsche Hüftbügelleibbinde 7.32
Schanzscher Vorfußverband 3.134
Schaukelfuß 3.112
- angeborener 3.116f.
- - Frühoperation 3.117
Schaumzelleninfiltration, subperiostale 4.30
Schedesches Fersenzuginstrument 3.41, 3.43, 3.45
Schenkelhals-Aufrichtungsosteotomie, intertrochantäre 6.9
Schenkelhalsfraktur 6.7ff.
- AO-Osteosynthese 6.8ff.
- an der Basis 6.9, 6.11
- Epiphysenschädigung 6.8
- Femurkopfentfernung 6.7
- Femurkopfnekroserate 6.7
- beim Jugendlichen 6.8
- laterale 6.8, 6.11
- in der Mitte 6.9f.
- mediale 6.7ff.
- - Therapie, konservative 6.8
- - - operative 6.8f.
- Panwels-Typen 6.7
Schenkelhalsosteoblastom 9.17
Schenkelhalspseudarthrose 6.10f.
Schenkelhalstumor 7.10
Schenkelkopfendoprothese nach Trümmerfraktur 6.8
Schenkelkopfexstirpation nach Schenkelhalsfraktur 6.7
- nach Trümmerfraktur 6.8
Schenkelkopffraktur 6.8
- subchondrale 6.8
Schenkelkopfimpression 6.8
Schenkelkopf-Knorpelschädigung, operationsbedingte 6.8
Schenkelkopfnekrose nach Schenkelhalsfraktur 6.7
Schenkelkopf-Trümmerfraktur 6.8
Schienbein s. Tibia
Schlaufensandale 3.133
Schnürfurche, amniotische, Klumpfuß 3.56f.
Schrittvariabilität 1.18
Schubladentest 6.38f.
Schuh, orthopädischer 4.15
- - bei Mittelfußstumpf 7.18f.
- - physiologischer 3.118

Schuheinlage s. Einlage
Schuhgeschwulst 4.36f.
Schultzesches Klumpfußredressement, forciertes 3.34
Schwebesohle 4.44
Schwiele, plantare 5.14
Sehnennekrose 4.16
Sehnenruptur 4.16
Sehnenverletzung 6.56ff.
- offene 6.60
Sehnenverpflanzung bei Klumpfuß 3.36
- bei Spitzfuß 3.17f.
Semitendinosusplastik 6.43
Senkfuß 3.87
Senk-Platt-Fuß, Fußhöcker 4.45
Senk-Spreiz-Fuß, Onychogryphosis 5.17
- Unguis incarnatus 5.16
Senk-Spreiz-Knick-Fuß, Fußabdruck 3.103
- Isobarenbild 3.103
Sensibilitätsstörung 3.11, 5.5f., 6.61
Sequestration bei komplizierter Unterschenkelfraktur 6.77, 6.81
Sequestrotomie 6.77
Serpentinenfüße 3.63
Sesamum tibiale anterius 2.1
Sichelfuß, angeborener 3.62ff.
- - Ätiologie 3.62
- - Gipsverband nach manueller Reposition 3.64
- - Häufigkeit 3.62f.
- - Metatarsalosteotomie 3.67f.
- - Reposition, gedeckte 3.64
- - Tarsometatarsalgelenkmobilisation, operative 3.65ff.
Siebener-Syndrom 3.22
Silikonkappenimplantation nach Unterschenkelamputation 7.4f.
Sinus tarsi, posttraumatische Verödung 3.110
Sitzbeinresektion 9.12
Skipmetastasierung 9.24f.
Sklerodermie, progressive 5.3, 5.5
- zirkumskripte 5.2ff.
- - Ätiologie 5.3
- - bandförmige 5.5
- - Histologie 5.4
Slocum-Oberschenkelamputation 7.28f., 7.31
Soleuskontraktur 3.8
Spina bifida cystica, Klumpfuß 3.58
- - Hackenfuß 3.21
- - occulta, Hohlfuß 3.79
- - - Hohlfußbehandlung 3.82f.
- - Spitzfuß 3.8
- iliaca anterior inferior, Abrißverletzung 6.3
- - - superior, Abrißverletzung 6.3
- ventosa 4.8
Spiralschiene 3.110
Spitzfuß 3.1ff.
- Achillotenotomie 3.16f.
- angeborener 3.1f.
- beidseitiger 3.2
- lagebedingter 3.2

- - ossär bedingter 3.2
- apoplexiebedingter 3.14
- Arthrogryposis multiplex congenita 3.12
- beidseitiger 3.2, 3.14
- bei Beinlängendifferenz 3.14
- Charcot-Marie-Tooth-Hoffmannsche Krankheit 3.13
- chronische Polyarthritis 3.11
- Definition 3.1
- Dorsalflexionfähigkeit bei gebeugtem Kniegelenk 3.8
- erworbener 3.1f.
- Fehlbelastungsfolgen 3.4
- Gastroknemiuskontraktur 3.8
- Haltungsfehler 3.14
- Hammerzehenentwicklung 3.141
- Hämophilie 3.12
- Hüftgelenkfehlstellung 3.14
- bei Hyperbetalipoproteinämie 3.9
- Ischiadikusverletzung, proximale 3.7
- Klinik 3.14
- nach Klumpfußbehandlung 3.18
- Kniegelenkfehlstellung 3.14
- kontrakter 6.61
- - Entwicklung bei Hängefuß 3.1
- - Klumpfuß bei Myelomeningozele 3.59f.
- lähmungsbedingter s. Lähmungsspitzfuß
- Larsen-Syndrom 3.12
- mechanisch bedingter 3.2, 3.14ff.
- metatarsaler 3.1
- mit Möglichkeit der passiven Dorsalextension s. Hängefuß
- Muskeldystrophie 3.13
- Muskelverpflanzung 3.17
- muskulär bedingter 3.1f., 3.8ff.
- Myositis ossificans 3.13
- narbenbedingter 3.8
- neurogener 3.1f.
- - iatrogener 3.7
- durch Pflegefehler 3.14, 3.16
- Prognose 3.19
- Quengelgipsverband 3.16
- Redressement in Narkose 3.16
- schlaffer 3.4
- Sehnenverpflanzung 3.17f.
- Soleuskontraktur 3.8
- spastischer 3.12f.
- Systemkrankheit 3.2, 3.11ff.
- tendogener 3.2, 3.8ff.
- Therapie 3.14, 3.16ff.
- - konservative 3.16
- Tibialis-anterior-Syndrom 3.10
- Umstellgipsverband 3.16
- Unterschenkelhämangiom 3.8
- Ursachen 3.1
- Zerebralparese, infantile 3.12
Spitzfußstellung, indizierte, bei Fußsohlenulkus 7.11
- rückwärtige 3.22
Spitzyscher Fettpropf 3.104
Spondylitis ankylopoetica 3.11, 4.20
- - bei chronischer Darmerkrankung 4.24

Sachverzeichnis

– – Fersenschmerzen 4.42
Spongiosaplastik bei Pseudarthrose 6.82
– bei Tibiafraktur 6.69, 6.78, 6.80
Spongiosastruktur des Fußskeletts 3.88
Spontanamputation, schnürfurchenbedingte 3.56
Spontanfraktur bei myelodysplastischem Klumpfuß 3.60f.
Spreizfuß 3.95, 3.128
– Hallux valgus 3.128
– Hammerzehenentwicklung 3.141
– Operationsverfahren 3.137
– Polyarthritis, chronische progrediente 4.13
Sprungbein s. Tabus
Sprunggelenk, oberes, Ankylose, tuberkulosebedingte 4.10
– – Arthritis, bakterielle unspezifische 4.4
– – – sympathische 4.2
– – – tuberkulöse 4.8f.
– – Arthrodese 4.17f., 6.108
– – – nach Chopart-Amputation 7.20
– – – Fußbelastung beim Gehen 1.19
– – – bei Fußsohlenulkus 7.11
– – – bei progredienter chronischer Polyarthritis 4.17
– – – bei Unterschenkelfehlstellung 6.83
– – – bei veralteter Luxationsfraktur 6.93, 6.95
– – Arthrographie 6.63, 6.97
– – Arthrosis deformans 6.95
– – Bandapparat 6.63
– – Bandersatzoperationen 6.64ff.
– – Bandverletzung 6.86
– – Bewegung beim Gehen 1.7f.
– – Bewegungszentren 1.27, 1.29
– – Endoprothese 6.83
– – Epiphysenschädigung 6.99ff.
– – Equinusstellung 3.38
– – Flächendruckverteilung, belastungsabhängige 1.30
– – Fraktur, bimalleoläre 6.89f., 6.92
– – – frische 6.85ff.
– – – Plattfußentstehung 3.113
– – – Ruhigstellung 6.89
– – – Therapie 6.87ff.
– – – veraltete, schlechtstehende 6.93ff.
– – Gelenkachse 1.26ff.
– – Kapselspaltung 3.40
– – Krafteinwirkungen 1.28
– – Kugelgelenkbildung bei Talokalkaneosynostose 2.9, 2.11ff.
– – Luxationsfraktur, bimalleoläre 6.92
– – – veraltete 6.93, 6.95
– – Mechanik 1.24ff.
– – Pronations-Abduktions-Fraktur 6.85
– – Pronations-Eversions-Fraktur 6.85

– – Resektionsarthrodese 4.17
– – Sagittalschnitt 1.24
– – Sehnenanordnung 1.38
– – Supinations-Adduktions-Fraktur 6.85
– – Supinations-Eversions-Fraktur 6.85
– – Totalprothese 4.17
– – Verletzung 6.85ff.
– – Vertikalbelastung 1.29ff.
– unteres 3.97
– – Arthrodese 6.108
– – Bewegung beim Gehen 1.8
– – Bewegungsachse 1.31ff., 1.37
– – – Schrägstellung 1.33f.
– – Bewegungsausschlag beim Gehen 1.33
– – Druckverteilung 1.31
– – Kontaktflächen 1.31
– – Mechanik 1.30ff.
– – Muskelwirkung 1.35
– – Sehnenanordnung 1.35, 1.38
Sprunggelenkarthrodese, komplette 6.108
Sprunggelenkdestruktion, Tabes dorsalis 4.32
Sprunggelenkdistorsion 6.63f.
Sprunggelenkeinsteifung, polyarthritische 3.11
Sprunggelenkkontraktur 3.13
Sprunggelenkluxationsbruch mit Fibulafraktur 6.70
Sprunggelenkspitzfuß 3.1
Stabilogramm 1.2
Standspuruntersuchung 3.102f.
Staphylococcus-aureus-Osteomyelitis, akute hämatogene 4.1
Stehen, Fußsohlen-Flächendruck 1.3
– Körpergewichtsverteilung 1.2f.
– Muskelfunktion 1.4f.
Stelzfußgang 4.43
Steppergang 3.5, 3.13
Still-Krankheit, oligoartikuläre 4.20
– polyartikuläre 4.20
Strumpf mit Großzehenfach 3.137
– idealer 7.3
– Muskelschlingenbildung 7.15
– Ödemprophylaxe 7.14
– patientengerechter 7.2f.
– prothesengerechter 7.1
– Verbandbehandlung 7.14
– Weichteilmantel 7.2
Stumpfbeschwerden, prothesenbedingte 7.31
Stumpfdermatitis 7.31
Stumpfdurchblutungsstörung, arterielle 7.31
Stumpfekzem 7.31
Stumpffistel, osteomyelitische 7.31
Stumpffraktur 7.31
Stumpfgelenkkontraktur 7.31
Stumpfhyperpathie 7.31
Stumpfkappenplastik 7.4f.
Stumpfkausalgie 7.32
Stumpfkorrektur 7.11
– Schmerzausschaltung 7.13
Stumpfkrankheit 7.31f.

Stumpfkuppe, Toter-Gang-Bewegung 7.2f.
Stumpfmassage 7.12
Stumpfnarbenlage 7.3
Stumpfneurom 7.31
Stumpfödem 7.31
Stumpfplastik nach Frostnekrosenamputation 7.9f.
– Fußstumpfkorrektur 7.23
– Oberschenkelstumpfkorrektur 7.30
– Unterschenkelstumpfkorrektur 7.26f.
Stumpf-Prothesenschaft-Verbindung 7.2f.
Stumpfschmerzen 7.12
– radikulär bedingte 7.32
Stumpfulzeration 7.11
Stumpfweichteilentzündung 7.31
Subluxatio supinatoria 6.64
Subtalargelenk s. Sprunggelenk, unteres
Sudecksches Syndrom 5.10ff., 6.80
– – Anästhesie, spinale 5.14
– – Ätiologie 5.10
– – Differentialdiagnose 5.12
– – Großklauenzehe 3.139
– – Hammerzehe 3.140, 3.142
– – Hängeprobe 5.14
– – Hautveränderungen 5.11
– – Hohlfuß 3.79
– – Kalzitonintherapie 5.12f.
– – Kortikosteroidtherapie 5.12
– – Pathogenese 5.10f.
– – Physiotherapie 5.14
– – Prognose 5.12
– – Röntgenbefund 5.11ff.
– – nach Spätamputation 7.31
– – Stadien 5.11
– – Therapie 5.12ff.
– – Therapierichtlinien 5.14
Supinationskontraktur des Vorfußes 3.108
Supinatorenverletzung 6.60
Sustentaculum tali, Talokalkaneosynostose 2.15
Syme-Amputation 7.2, 7.20, 7.22f.
– beim Alternden 7.8
– bei Metatarsaltumor 9.44
– Prothesenversorgung 7.14
Symphysenruptur 6.1ff.
– Plattenosteosynthese 6.1, 6.3
Syndaktylie 3.147f.
– Hallux varus congenitus 3.146
– künstliche 3.144f.
– kutane 3.148
Synovektomie 4.11, 4.17
– chemische 4.14f.
Synovialitis, villonoduläre pigmentierte 8.1
Synoviom, plantares 5.2
Synovitis 4.13
– Lupus erythematosus disseminatus 4.23
– proliferative 4.16
Syphilis s. Lues
Syringomyelie 4.32

T

Tabes dorsalis, Osteoarthropathie 4.32
Talalgie 4.20, 4.24
Talokalkanealarthrodese 6.113, 6.119
- extraartikuläre 3.107
Talokalkanealgelenk 1.31, 3.106
- Keilresektion 3.26, 3.49
Talokalkanealgelenklockerung 3.97
Talokalkanearsynostose s. Coalitio talocalcanea
Talokalkaneonavikulargelenk s. Sprunggelenk, unteres
Talokruralgelenk s. Sprunggelenk, oberes
Talonavikulararthrodese 2.15, 2.17, 3.110, 6.119
Talonavikulararthrose bei Naviculare bipartitum 2.18
- plattfußbedingte 3.111
- bei Rückfußsynostose 3.110
Talonavikularfrüharthrose bei Coalitio calcaneonavi
Talonavikulargelenk 1.34, 3.90, 3.106; s. auch Chopartsches Gelenk
- Bewegungsachse 1.34, 1.37
- Kapseldiszision, mediale 3.80
Talonavikulargelenkluxation 3.98, 3.116 f.
Talonavikulargelenkschädigung, Spätzustand 6.119
Talonavikulargelenksubluxation 3.117
Talotibialgelenk s. Sprunggelenk, oberes
Talus accessorius 2.1
- medial-plantar abgleitender 3.87
- Valgusstellung bei Fibulaverkürzung 1.31
- verticalis 3.1, 3.22
- - Plattfuß 3.97 f.
- - Schaukelfuß 3.116
Talusbewegung um den Kalkaneus 1.33
Talus-Boden-Winkel 3.98
- Plattfuß 3.98
Taluschondroblastomkürettage 9.45
Taluschondrosarkomresektion 9.45
Talusdrehung 3.75
Talusexstirpation 6.108, 9.45
- bei arthrogrypotischem Klumpfuß 3.53 f.
- bei Klumpfuß 3.50
- bei Lähmungsklumpfuß 3.60
- temporäre 3.50
- bei Tibiadefekt 3.56
Talusfraktur 6.106 ff.
- Ätiologie 6.106
- Diagnose 6.106
- Dislokation 6.106
- Fragmentnekrose 6.110 f.
- komplizierte 6.108
- Therapie 6.106 ff.
- veraltete 6.108
- Verschraubung 6.106
Talusgelenkfläche, tibiale 1.24 f.

Talushalsfraktur 6.106
Talushalsosteotomie 3.35
Talus-Kalkaneus-Längssystemkreuzung 3.93 f.
Talus-Kalkaneus-Längssystemkreuzung 3.93 f.
Talus-Kalkaneus-Synostose 3.96, 3.100, 3.110
Talus-Kalkaneus-Winkel 3.98
- Plattfuß 3.98
Taluskopfwinkel 3.72, 3.99
- Hohlfuß 3.74
Taluskörperspaltbruch 6.106
Taluslängssystem 3.93 f.
Talusluxation, komplette 6.110 f.
- Tripelarthrodese 6.110
- nach ventral 4.32
Talusluxationsfraktur mit Innenknöchelabriß 6.107
Talusnase 4.46 ff.
- dorsale 2.8
- Differentialdiagnose 4.46
- Klinik 4.47
- Lokalisation 4.46
- Therapie 4.48
- Vorkommen 4.46
Talus-Navikulare-Gelenk-Winkel 3.98, 3.100
- Plattfuß 3.98, 3.102
Talusosteoidosteom 4.46
Talusrandkrümmung, äußere 1.25
- innere 1.25
Talusresektion nach Chopart-Amputation 7.20 f.
Talusstauchungsbruch 6.106
Talussubluxation nach Malleolarfraktur 6.95
- nach vorne 6.64
Talustrümmerfraktur 6.106
- Fragmentnekrose 6.110
- Therapie 6.108 f.
Taluszyste 4.30, 4.33
Tarsalgelenk, queres s. Chopartsches Gelenk
Tarsaltumor 9.44 ff.
Tarsaltunnelsyndrom, passageres 4.16
- Spitzfußhaltung 3.8
Tarsometatarsalgelenk s. Lisfrancsches Gelenk
Tendoatheromatose 6.56
Tendolipoidose 6.56
Tendosklerose 6.56
Tennis-leg 6.56
Tenosynovektomie 4.16
Tenosynovitis, infektiöse, akute 4.7
- retromalleoläre 4.16
Thrombose nach Unterschenkelfraktur 6.70
Tibiaabszeß, intramedullärer 4.4 f.
Tibiabasis-Abscherungsbruch 6.84
Tibiabasis-Epiphysenausriß, lateraler 6.102
Tibiabasis-Epiphysenlösung 6.99 f.
- veraltete 6.100
Tibiabasis-Epiphysenreposition 6.100
Tibiabasis-Epiphysenverletzung 6.99 ff.

- partielle 6.100
Tibiabasis-Epiphyseodese 6.100
Tibiabasis-Trümmerbruch 6.84 f.
Tibiadefekt, angeborener 3.54 f.
- - Amputation 3.56
- - Symptome 3.55
- - Fibula-Fuß-Verbindung, operative 3.55 f.
- - Klumpfuß 3.55
Tibiadefektüberbrückung 9.37
Tibiadiaphysenersatz durch die Fibula 9.38 f.
Tibiadiaphysenresektion 9.37 ff.
Tibiadrehbruch 6.67
Tibiaepiphysenfraktur 6.32
Tibiaepiphysenfugen-Verletzung, proximale 6.31 f.
- Varusfehlstellung 6.104
Tibiaepiphysiodese 6.83
Tibiafraktur, distale, Epiphysenfugenbeteiligung 6.101
- epimetaphysäre 6.31 f.
- kniegelenknahe, Nervus-fibularis-Schädigung 3.5
- nichtossifizierendes Fibrom 9.40
- proximale, Epiphysenfugenbeteiligung 6.31 f.
- Spongiosaplastik 6.69, 6.78, 6.80
- tumorbedingte 9.35
Tibiagelenkfläche, talare 1.24 f.
Tibiakopfdepressionsbruch 6.28 f.
Tibiakopf-Epiphysenverletzung 6.97 f.
Tibiakopffissur 6.28
Tibiakopffraktur 6.28, 6.67
- Bandausriß beim Kind 6.32
- Begleitverletzungen 6.28
- bikondyläre, Osteosynthese 6.30
- kombinierte 6.28 f.
- Operationsindikation 6.29
- Therapie 6.29 f.
- - konservative 6.29
- - operative 6.29 f.
Tibiakopfimpressionsbruch 6.28 f.
Tibiakopfresektion 9.37
Tibiakopfriesenzelltumor, rezidivierender 9.40
Tibiakopfspaltbruch 6.28 f.
Tibiakopftumor 9.35
Tibialis-anterior-Syndrom 3.10, 6.28
- atraumatisch entstandenes 3.10
Tibialismuskulatur, schmerzhafte 3.10
Tibialis-posterior-Entfächerung 3.35 f.
Tibialis-posterior-Transplantation 3.17
Tibialogensyndrom 6.28
Tibiaosteotomie, hohe, Nervus-tibialis-Schädigung 3.5
Tibiaplateaudislokation 6.28
Tibiaplateauimpression 6.30
Tibiapseudarthrose 6.81 f.
- angeborene 9.38
Tibiaquerbruch 6.67
Tibiarotation 1.33, 1.35
Tibiaschaftbruch, Cerclage, primäre 6.67

XXX Sachverzeichnis

- Drahtextension 6.67
- Fixateur externe 6.69
- isolierter 6.67 ff.
- - Therapie 6.67 ff.
- - Osteomyelitis 6.69
- - Osteosynthese 6.69
- - mit Weichteilzertrümmerung 6.69
Tibiaschrägfraktur 6.68 f.
Tibiastauchungsfraktur, distale 6.68
Tibiatumor 9.34 ff.
- diaphysärer, Resektion 9.37 ff.
- distaler, Resektion 9.39
- Operation, radikale 9.35
- - unradikale 9.39 f.
- proximaler, hochmaligner 9.35
- Resektion 9.37
Tibiatumorresektion 9.37 ff.
Tibiofibularsyndesmose, Zerreißung 6.63
Tintenlöscherfuß s. Schaukelfuß
Tophus 4.25 ff.
Tophusentfernung 4.28 f.
Torsionsadapter bei Rohrskelettprothese 7.3
Torsionseinlage 3.106
Tractus iliotibialis 6.34 f.
- - Funktion 6.34
Trauma, Amputationsindikation 7.9
Trendelenburgscher Spieß 7.13
Treppaufgehen, Fußmechanik 1.11
Tripelarthrodese am Fußstumpf 7.23
- bei myelodysplastischem Klumpfuß 3.60
- bei Schaukelfuß 3.117
- bei Talusluxation 6.110
- bei traumatischem Plattfuß 3.114
Trochanter-minor-Absprengung 6.9, 6.11
Trümmerzonen-Pseudarthrose 6.82
Tse-Umkippplastik 9.37
Tuber ischiadicum, Abrißverletzung 6.3
Tuber-calcanei-Keilexzision 2.21
Tubergelenkwinkel 3.114, 6.113
Tuberkulose 4.7 ff., 7.3, 7.9, 7.11
Tuberositas navicularis, Knochenausriß 2.3
- tibiae, Apophysenlösung, Therapie 6.32 f.
Tuberositas-tibae-Ausriß 6.98
Tuberositas-tibiae-Verletzung 6.98
Tumor, Amputation 7.3, 7.10
- - Behandlungsablauf 7.11
- subungualer 5.16
Tumorähnliche Erkrankung, femorale, proximale 9.18
- - pelvikale 9.13
Tumorkapseleröffnung, intraoperative 9.3
Tumorsterilität 9.2 ff.
Tumorverkleinerung 9.20
Tumorzellverschleppung, biopsiebedingte 9.2

U

Überbein 4.45
Ulkus, ischämisches 5.6
- nach Kälteeinwirkung 5.9
- neurotrophes s. Malum perforans
- venöse Durchblutungsstörung 5.8 f.
Ulmer-Platte 6.44 f.
Umdrehplastik s. Borggreve-Plastik
Umkippplastik nach distaler Femurteilresektion 9.29 ff.
- nach Femurresektion 9.16, 9.26
- nach Unterschenkelamputation 9.37
Umknicken im Fußgelenk 6.62
Unguis incarnatus 5.16 f.
Unterschenkelabduktionstest 6.38
Unterschenkeladduktionstest 6.38
Unterschenkelamputation 7.23 ff., 9.33
- beidseitige, Entschädigungssatz 7.32
- in Blutleere 7.13
- Entschädigungssatz 7.32 f.
- bei Fibulatumor 9.41
- bei Fußknochentumor 9.44
- Gipsverband 7.26 f.
- Gipsverbandpolsterung 7.27
- Hautlappenbildung 7.25
- Knochenversorgung 7.15, 7.25 f.
- Muskelversorgung 7.23
- Nachbehandlung 7.14, 7.26 f.
- Stumpfkappenplastik 9.37
- Technik 7.23 ff.
- bei Tibiatumor 9.37
- Wadenbeinkürzung 7.25
Unterschenkelamputierter, alternder, Prognose 7.8
Unterschenkelaußenrotations-Rekurvatum-Test 6.38
Unterschenkel-Auswärtsdrehbruch 6.70
Unterschenkel-Biegungsbruch 6.70, 6.84
Unterschenkelbruch 6.67 ff.
- Amputationsindikation 6.77
- Fehlstellungsvorbeugung 6.82 f.
- Fixateur externe 6.77, 6.80
- Kallusverzögerung 6.70, 6.75, 6.80 ff.
- kompletter 6.70 ff.
- - Ausheilung in Innendrehstellung 6.75, 6.82
- - - in Rekurvationsstellung 6.82
- - - in Valgität 6.76, 6.82
- - - in Varusstellung 6.82
- - Begleitverletzungen 6.70
- - Dislokation 6.70
- - Marknagelung gedeckte 6.72
- - - insuffiziente 6.75
- - - offene 6.72
- - Operationsverfahren, einfache 6.72
- - - offenes 6.72
- - Plattenosteosynthese 6.71 ff.
- - Reposition 6.70
- - Therapie 6.70 ff.
- komplizierter 6.75, 6.77, 6.80
- - Abszeßbildung 6.77
- - Hautplastik 6.75
- - Saug-Spül-Drainage 6.77
- - Sequestration 6.77, 6.81
- - Stellungskorrektur 6.77
- - Wundversorgung 6.75
- Pseudarthrose 6.70, 6.80 ff.
- sprunggelenknaher 6.83 ff.
- Stellungskorrektur im Gipsverband 6.72, 6.83
- supramalleolärer 6.83 f.
- - Ausheilung in Fehlstellung 6.84
- - offener 6.84
- Verriegelungsnagel 6.72, 6.74, 6.82
Unterschenkeldefekt, Knochentransplantat 6.82
Unterschenkel-Drehbruch 6.70, 6.84
- Therapie 6.72
Unterschenkel-Einwärtsdrehbruch 6.70
Unterschenkelfehlstellung 6.82 f.
- frische 6.83
- beim Kind 6.83
- veraltete 6.83
- Vorbeugung 6.82 f.
Unterschenkelhämangiom, Spitzfuß 3.8
Unterschenkelhautatrophie 5.8
Unterschenkelkammern 3.10
Unterschenkelkontusion 6.62
Unterschenkelmuskelfunktion beim Gehen 1.21 f.
- beim Stehen 1.4 f.
Unterschenkelmuskelkontraktur, ischämische 3.9 f.
Unterschenkel-Notamputation 7.26
Unterschenkelpseudarthrose 6.81
- Therapie 6.82
Unterschenkel-Querbruch 6.70
Unterschenkelrotation 1.33, 1.35
Unterschenkelsarkom, parossales, Resektion 9.39
Unterschenkel-Stauchungsbruch 6.84
Unterschenkel-Stückfraktur 6.70
- Plattenosteosynthese 6.72
Unterschenkelstumpf beim Alternden, Prothesenversorgung 7.8
- Ideallänge 7.23
- Konisierung 7.4
- kurzer 7.24 f.
- - Knochenstumpfversorgung 7.25 f.
- - Musculi-gastrocnemii-Versorgung 7.24 f.
- langer 7.3
- Muskeldeckung 7.24
- Prothesenfrühversorgung, Vorbereitung 7.14
- Prothesensofortversorgung, Vorbereitung 7.14
- Silikonkappe 7.4 f.
Unterschenkel-Stumpfkorrektur 7.26
Unterschenkel-Stumpflänge beim Alternden 7.8
Unterschenkel-Trümmerfraktur, proximale 6.71

Unterschenkeltumor, Amputationshöhe 7.10
Urethritis 4.22
Urikosurika 4.28

V

Varisationsosteotomie, intertrochantäre, Nervus-fibularis-Stauchung 3.7
Varusfuß 3.33
Varuszehen 3.146
Vena femoralis, Thrombophlebitis 5.8
Verbrennung 6.54
Verbundosteosynthese nach Femurdiaphysentumorausräumung 9.21
Verlängerungsgerät 6.19
Verriegelungsnagel 6.15f., 6.72, 6.74, 6.82
Verrucae plantares 5.15
Verspannungssystem, plantares 3.89
Volkmannsches Dreieck, Absprengung 6.63, 6.88f., 6.95
Vor-Chopart-Keilosteotomie 3.83
Vorfuß, Abrollvorgang 1.38f.
Vorfußabduktion, manuelle 3.33, 3.64
- - einzeitige 3.64
- - etappenweise 3.64
- - Gipsverbandtechnik 3.64
- - Komplikationen 3.64
Vorfußabplattung 3.111
Vorfußadduktion 3.33, 3.38
- lagerungsbedingte, beim Säugling 3.63
- manuelle 3.64
- Navikularelateralwanderung, kontrakte 3.63
- Sichelfuß 3.62f.
- weiche, beim Neugeborenen 3.63
Vorfußerfrierung, Amputation 7.18f.
Vorfußhauptstreben 3.88
Vorfußinflexion 3.74f.
Vorfuß-Kompressionsschmerz 4.13
Vorfuß-Mittelfuß-Kontraktur, kindliche 3.108
Vorfußnebenstreben 3.88
Vorfußpronation 1.34
- verstärkte 3.74
Vorfuß-Rückfuß-Abhängigkeit 3.105
Vorfußschmerz 4.20
Vorfußspitzfuß 3.1

Vorfußsupination 1.34
- Klumpfuß 3.38f.
- Plattfuß 3.87
Vorfußsupinationskontraktur 3.108
Vorfußveränderungen, polyarthritische 4.17ff.
Vorfußverband 3.134
Vorfußverbreiterung s. Spreizfuß

W

Wachstumsstörung nach distaler Femurepiphysenfugen-Verletzung 6.23
- nach Tibiabasis-Epiphyenschädigung 6.100
Wadenbein s. Fibula
Wadenmuskelatrophie 3.21, 4.43, 6.56
Wadenmuskelkontraktur bei Spitzfuß 3.4
Wagners Verlängerungsgerät 6.19
Warze, plantare 5.15
Weber-A-Fraktur 6.87
Weber-B-Fraktur 6.87
Weber-C-Fraktur 6.87
Wechselbäder 5.10
Weichteilablösung, plantare, bei Hohlfuß 3.80
Weichteilabszeß 4.2
Weichteilchondrom 8.1
Weichteilinfektion 4.6f.
Weichteilschädigung 6.54
Weichteiltuberkulose 4.10
Weichteiltumor 8.1
Whipplesche Krankheit 4.32
Wide resection 9.26f. 9.3
Winkeldifferenz am Fuß 3.72, 3.99
- - Hohlfuß 3.74
Winterferse 4.37f.
Wirbelankylose, knöcherne 4.20
Wirbelsäulenfehlstellung bei Spitzfuß 3.14
Wolffsches Klumpfuß-Etappenredressement 3.34
Wunddrainage bei Amputation 7.16
Wundschluß bei Amputation 7.16
Wundversorgung bei komplizierter Unterschenkelfraktur 6.75
Wurstzehen 4.22

X

X-Bein, kleinkindliches 3.104f.
X-Bein-Osteotomie, Nervus-tibialis-Schädigung 3.5

Z

Zehenamputation 6.124, 7.16f.
- beim Kind 7.6
- Schmerzausschaltung 7.13
Zehenauftrittswinkel s. Metatarsale-I-Auftrittswinkel
Zehenexartikulation 3.143, 9.46
- beim Alternden 7.8
- Entschädigungssatz 7.32f.
- beim Kind 7.6
Zehenextensorenlähmung 3.24
Zehenfraktur 6.124
Zehengrundgelenkbeschwerden 4.13
Zehengrundgelenke, Lastverteilung 1.38
Zehengrundgelenkexartikulation 7.17
- beim Kind 7.6
Zehengrundgelenkosteolyse, neurogene 4.33
Zehengrundgelenksynovektomie 4.18
Zehengrundphalanxamputation 7.17
Zehengrundphalanxstumpf 7.6
Zehenluxation bei chronischer Polyarthritis 4.13
Zehenphalangenamputation 9.46
Zehenphalangentumor 9.46f.
Zehenriesenwuchs, partieller 3.149
Zehenserienfrakturen 6.124
Zehenspitzengang des Laufanfängers 3.2
Zehenstumpfkonisierung 7.6
Zehenstumpfkontraktur 7.6
Zerebralparese, infantile, Spitzfuß 3.12
- - - Therapie 3.18f.
Zirkelschnittamputation, posttraumatische 7.9
Zuggurtungsosteosynthese, Malleolus lateralis 6.88, 6.91
- - medialis 6.88, 6.90f.
- Patella 6.27
Zwergwuchs, diastrophischer, Klumpfuß 3.57

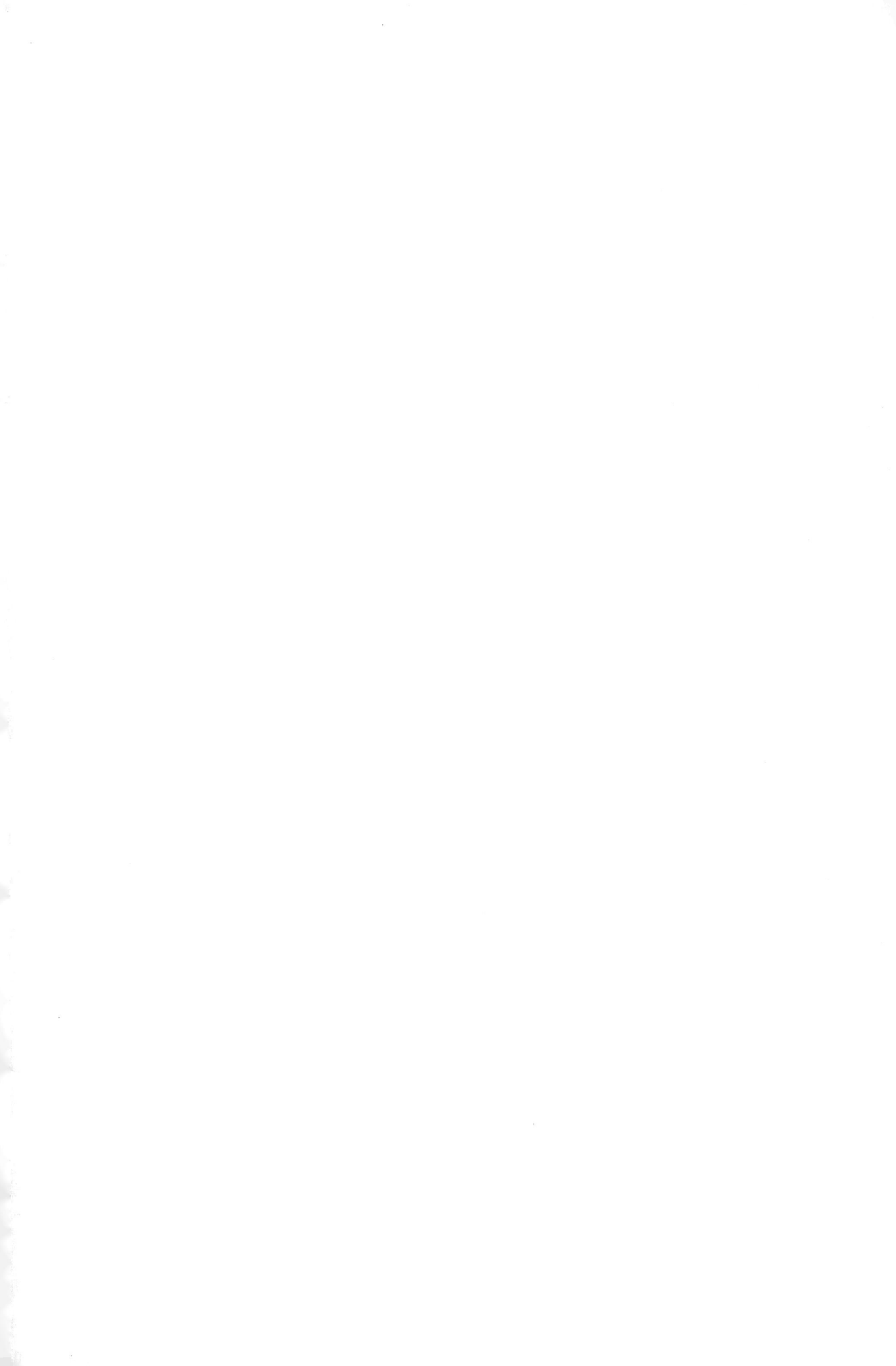